Antibióticos e Quimioterápicos para o Clínico

4ª edição

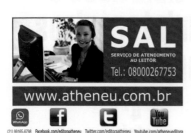

Antibióticos e Quimioterápicos para o Clínico

4ª edição

Walter Tavares

Médico Infectologista, Graduado em Medicina pela Faculdade Nacional de Medicina da Universidade do Brasil (atual Universidade Federal do Rio de Janeiro – UFRJ); Professor Titular do Curso de Medicina do Centro Universitário Serra dos Órgãos da Fundação Educacional Serra dos Órgãos (FESO); Professor Titular da Disciplina de Doenças Infecciosas e Parasitárias do Curso de Medicina do Centro Universitário de Volta Redonda (UniFOA) da Fundação Educacional Oswaldo Aranha (FOA); Professor Titular da Disciplina de Doenças Infecciosas e Parasitárias da Faculdade de Medicina da Universidade Federal Fluminense (UFF) (aposentado); Professor Titular da Disciplina de Doenças Infecciosas e Parasitárias da Faculdade de Medicina da UFRJ (aposentado); Mestre e Doutor em Medicina (Doenças Infecciosas e Parasitárias) pela UFRJ; Especialista em Higiene e Medicina Tropical (DTM&H), pela Liverpool School of Tropical Medicine, University of Liverpool; Membro Titular da Seção de Medicina da Academia Nacional de Farmácia.

Atheneu

Rio de Janeiro • São Paulo

2020

EDITORA ATHENEU

São Paulo —	*Rua Avanhandava, 126 – 8º andar* *Tel.: (11)2858-8750* *E-mail: atheneu@atheneu.com.br*
Rio de Janeiro —	*Rua Bambina, 74* *Tel.: (21)3094-1295* *E-mail: atheneu@atheneu.com.br*

CAPA: Equipe Atheneu

PRODUÇÃO EDITORIAL: Rosane Guedes

CIP-BRASIL. CATALOGAÇÃO NA PUBLICAÇÃO
SINDICATO NACIONAL DOS EDITORES DE LIVROS, RJ

T233a
4. ed.

Tavares, Walter, 1938-
Antibióticos e quimioterápicos para o clínico / Walter Tavares. - Rio de Janeiro : Atheneu, 2020.

Inclui bibliografia e índice
ISBN 978-65-5586-025-2

1. Antibióticos. 2. Agentes anti-infecciosos. 3. Quimioterapia. I. Título.

20-65858 CDD: 615.329
CDU: 615.3

Camila Donis Hartmann - Bibliotecária - CRB-7/6472

10/08/2020 11/08/2020

ANTIBIÓTICOS E QUIMIOTERÁPICOS PARA O CLÍNICO – 4ª edição
Tavares, W.

Colaboradores

Flávio de Queiroz Telles Filho

Médico Infectologista; Graduado em Medicina pela Faculdade Evangélica do Paraná; Professor-Associado de Infectologia, Departamento de Saúde Coletiva da Universidade Federal do Paraná (UFPR); Mestre em Medicina Tropical pela Universidade Federal de Goiás (UFG); Doutor em Microbiologia Clínica pela Fundação Faculdade Federal de Ciências Médicas de Porto Alegre (FFFCMPA); Doutor em Doenças Infecciosas e Parasitárias pela Universidade de São Paulo (USP); Vice-Presidente da Sociedade Internacional de Micologia Humana e Animal (ISHAM 2010-2012); Integrante de Modo Permanente dos Comitês Científico e Executivo do Fórum Latino-Americano sobre Infecções Fúngicas na Prática Clínica (INFOCUS); Coordenador do Comitê de Micologia Médica da Sociedade Brasileira de Infectologia (SBI); Consultor ad hoc *da Fundação de Amparo à Pesquisa no Estado do Paraná – Fundação Araucária; Consultor do Grupo Técnico em Micoses da Secretaria de Vigilância em Saúde do Ministério da Saúde do Brasil.*

Jurema Nunes de Mello

Médica Infectologista; Graduada em Medicina pela Faculdade de Medicina da Universidade Federal Fluminense (UFF); Médica do Hospital Municipal Carlos Tortelly, Niterói, referência no município no atendimento a pacientes infectados pelo vírus da imunodeficiência humana; Médica Infectologista da Reitoria da UFF; Ex-Professora-Assistente da Disciplina de Doenças Infecciosas e Parasitárias do Curso de Medicina do Centro Universitário de Volta Redonda (UniFOA) da Fundação Educacional Oswaldo Aranha (FOA); Especialista em Medicina do Trabalho pela UFF; Residência Médica em Clínica Médica pelo Hospital do Instituto de Assistência dos Servidores do Estado do Rio de Janeiro (IASERJ); Residência Médica em Doenças Infecciosas e Parasitárias pela UFF; Mestre em Medicina pela UFF.

Karla Regina Oliveira de Moura Ronchini

Médica Infectologista; Graduada em Medicina pelo Curso de Medicina da Fundação Técnico-Educacional Souza Marques; Graduada em Farmácia pela Universidade Federal Fluminense (UFF); Coordenadora e Professora Adjunta da Disciplina de Doenças Infecciosas e Parasitárias da Faculdade de Medicina da UFF; Médica e Presidente da Comissão de Controle de Infecção Hospitalar do Hospital Universitário Gaffrée e Guinle (HUGG) da Universidade Federal do Estado do Rio de Janeiro (UNIRIO); Residência Médica em Doenças Infecciosas e Parasitárias pela Universidade Federal do Rio de Janeiro (UFRJ); Especialista em Doenças Infecciosas e Parasitárias e Mestre em Medicina (Doenças Infecciosas e Parasitárias) pela UFRJ; Doutora em Ciências (Imunologia) pela Universidade de São Paulo (USP).

Luiz Henrique Conde Sangenis

Médico Infectologista; Graduado em Medicina pela Escola de Medicina da Fundação Técnico-Educacional Souza Marques; Residência Médica em Doenças Infecciosas e Parasitárias pela Universidade Federal Fluminense (UFF); Professor Titular da Disciplina de Doenças Infecciosas e Parasitárias do Curso de Medicina do Centro Universitário de Valença (UNIFAA); Professor Adjunto da Disciplina de Doenças Infecciosas e Parasitárias do Curso de Medicina do Centro Universitário de Volta Redonda (UniFOA) da Fundação Educacional Oswaldo Aranha (FOA); Tecnologista em Saúde Pública Sênior do Instituto Nacional de Infectologia Evandro Chagas da Fundação Oswaldo Cruz; Especialista em Medicina de Família e Comunidade e Pediatria pela Associação Médica Brasileira (AMB); Mestre em Medicina (Doenças Infecciosas e Parasitárias) pela UFF; Doutor em Medicina Tropical (Doenças Infecciosas e Parasitárias) pelo Instituto Oswaldo Cruz da Fundação Oswaldo Cruz.

Marcelo Eduardo Moreira Goulart

Médico Infectologista; Graduado em Medicina pela Faculdade de Medicina de Petrópolis/ Faculdade Arthur Sá Earp Neto (FASE); Especialista em Medicina de Família e Comunidade pela Sociedade Brasileira de Medicina de Família e Comunidade, Associação Médica Brasileira (AMB); Ex-Professor-Assistente da Disciplina de Doenças Infecciosas e Parasitárias da Faculdade de Medicina de Valença; Mestre em Medicina (Doenças Infecciosas e Parasitárias) pela Universidade Federal do Rio de Janeiro (UFRJ).

Vera Lúcia Lopes dos Reis

Médica Infectologista; Graduada em Medicina pela Faculdade de Medicina da Universidade Federal Fluminense (UFF); Professora Adjunta da Disciplina de Doenças Infecciosas e Parasitárias da Faculdade de Medicina da UFF (aposentada); Professora Adjunta da Disciplina de Doenças Infecciosas e Parasitárias da Faculdade de Medicina da Universidade Federal do Rio de Janeiro (UFRJ) (aposentada); Ex-Professora-Assistente da Disciplina de Doenças Infecciosas e Parasitárias do Curso de Medicina do Centro Universitário de Volta Redonda (UniFOA) da Fundação Educacional Oswaldo Aranha (FOA); Mestre em Medicina (Dermatologia) pela UFRJ.

Dedicatórias

Para Antônio e Diamantina,
a origem.

Para Therezinha,
o suporte e a companheira.

Para Luciana e Lucas,
a continuidade.

Para Leonardo,
sempre presente.

Com afeto

Apresentação

Em 1965, eu era um jovem com 27 anos que terminava seu curso na Faculdade Nacional de Medicina da Universidade de Brasil. Com sonhos, disposição, ansiedade, incertezas. Desde o quarto ano do curso médico já havia direcionado minha opção de carreira ao campo das doenças infecciosas e parasitárias. Fiquei encantado com a possibilidade de estudar e conhecer as doenças prevalentes em nosso país; atender pacientes com doenças que tinham como causa microrganismos e parasitas passíveis de serem medicados e de levar à cura tais pacientes; poder participar de programas de prevenção das doenças infecciosas e parasitárias; poder oferecer apoio humano a pacientes e seus familiares; talvez, participar de estudos científicos e pesquisas no campo da, atual, infectologia. Mas, como exercer minha profissão nessa área do conhecimento médico? Consultório? Emprego em hospital? Instituições de pesquisa? Concursos para médico, qualquer que fosse a área? Atividade docente?

Assim que me formei surgiu a oportunidade de atender pacientes doentes mentais com tuberculose na Colônia Juliano Moreira, no Rio de Janeiro, contratado provisoriamente pelo Ministério da Saúde. A remuneração desse emprego, ainda que pequena, ajudava a manutenção de minha família. E, logo, ganhei uma bolsa de estudos oferecida pelo professor José Rodrigues da Silva, titular da Disciplina de Doenças Tropicais e Infecciosas da, agora, Faculdade de Medicina da Universidade Federal do Rio de Janeiro (UFRJ), para participar de pesquisas ali desenvolvidas e atender pacientes admitidos no Pavilhão Carlos Chagas, da UFRJ, onde se realizavam as atividades da Disciplina.

Ainda em 1966, o professor José Rodrigues Coura assumiu a Disciplina de Doenças Infecciosas e Parasitárias da Faculdade de Medicina da Universidade Federal Fluminense (UFF) e convidou dois médicos, Nelson Gonçalves Pereira e eu, para com ele trabalhar no Hospital Universitário Antonio Pedro, local onde a Disciplina era ministrada, como assistentes voluntários.

Delineava-se um rumo para minha vida profissional – atividade docente, atenção a pacientes e pesquisa, consolidado com minha contratação como Auxiliar de Ensino de Doenças Infecciosas e Parasitárias da UFF e da UFRJ, em 1967 e em 1968, respectivamente.

Seguiram-se os anos de prática médica, aulas, preparação de aulas, cursos, concursos, convivência com professores, colegas e alunos, aprendizado teórico e prático sobre as infecções e a vida, e o estudo dos antimicrobianos.

Desde que conheci os antibióticos e quimioterápicos anti-infecciosos, esses fármacos me fascinaram. Como partículas químicas podiam exercer tamanha atividade contra os microrganismos? Como era sua ação? Como agiam no organismo humano? Quais os problemas que surgiram com o aparecimento da resistência microbiana? Como os germes exerciam e manifestavam sua resistência? Como se podia combater a resistência microbiana?

Esses questionamentos me levaram a escrever apostilas que viraram livros, que foram reimpressos, atualizados e tiveram seu conteúdo dirigido à divulgação e à atualização do conhecimento sobre os fármacos utilizados no tratamento de infecções causadas pelos agentes infecciosos: vírus, bactérias, fungos, protozoários e helmintos. A aceitação desses livros por estudantes de medicina e por colegas médicos muito me honraram e tornou necessária a publicação desta nova edição, considerando as inovações no campo da terapia antimicrobiana e antiparasitária.

Contei, mais uma vez, com o apoio e a generosidade de médicos-professores que, com seu conhecimento, fizeram esta obra atual na transmissão do saber sobre os antimicrobianos e antiparasitários. Assim, sou grato à professora Vera Lúcia Lopes dos Reis, que participou dos capítulos sobre drogas antifúngicas e drogas antimicobactérias; à professora Jurema Nunes de Mello, por escrever o capítulo sobre fármacos antirretrovirais; à professora Karla Regina Oliveira de Moura Ronchini, pelo capítulo sobre fármacos utilizados no tratamento das hepatites; ao professor Luiz Henrique Conde Sangenis, pela participação nos capítulos sobre drogas antiprotozoárias e drogas antimaláricas; ao professor Marcelo Eduardo Moreira Goulart, na realização dos capítulos sobre drogas antifólicas, quinolonas e oxazolidinonas; ao professor Flávio de Queiroz Telles Filho, pela gentileza em rever e atualizar o capítulo sobre fármacos antifúngicos. Minha gratidão a esses profissionais só pode ser medida com o tamanho de meu coração.

Ao me aproximar, cada vez mais, do fim de minha jornada como pessoa e como semeador, reflito nas perdas e ganhos que amealhei.

As perdas foram poucas, mas cruciais em minha vida: perdi meu pai, então um homem em plena maturidade, com 50 anos, em 1962; meu filho, recém-saído da adolescência, com 23 anos, em 1991; e, em 2016, minha mãe, com 96 anos, e minha esposa, com 78 anos. Sobrevivi a esses baques do destino. Pensei não sobreviver à perda de meu filho. Sustentou-me a necessidade de apoiar minha esposa e minha filha, e uma crença, até então desconsiderada, na vontade de Deus. Foi essa crença que me fortificou e me evitou a revolta.

As perdas de minha mãe e de minha mulher vieram com um sentimento de gratidão por ter podido desfrutar de seu afeto, sua ternura, seu amparo, seus ensinamentos. Com minha mulher, compartilhei 51 anos de casados, na alegria e na tristeza. A ela devo o que construí na vida.

Com o falecimento de meu pai, perdi um pilar de sustentação para a vida. Recém-admitido na Faculdade de Medicina, pouco mais que um adolescente, com dúvidas crescentes sobre o que era ser um homem, deixei de contar com o equilíbrio, a generosidade, a experiência, a sabedoria, o apoio de meu pai.

Afetivamente, ocorreram perdas de parentes, de professores e de contemporâneos com quem compartilhei os anos de formação médica, os de atividade docente e de amizade.

Os ganhos foram muitos, plenos de alegria, emoção, preocupação.

Completei o curso médico na Faculdade Nacional de Medicina, aspiração de minha vida desde a infância. Segui a especialidade pela qual me encantei já nos bancos da Faculdade e com a qual exerci atividade docente, clínica e pesquisa.

Casei-me com a mulher que amava e que me deu a alegria de uma filha e de um filho, queridos.

Recebi o apoio de professores para completar minha formação como clínico e de mentores para trilhar a carreira docente. Fui abençoado por ter como mestres nesse mister os professores José Rodrigues da Silva, José Rodrigues Coura e Paulo Francisco Almeida Lopes.

Sob a orientação do professor José Rodrigues Coura completei especialização, mestrado e doutorado em Doenças Infecciosas e Parasitárias. Ainda sob a orientação desse mestre, fui conhecer a realidade dessas enfermidades em territórios fora do Rio de Janeiro, realizando cursos na Bahia, com o professor Aluízio Rosa Prata, e em São Paulo, com o professor Carlos da Silva Lacaz. E conheci um pouco da Amazônia, com o professor Heitor Vieira Dourado. Minha formação acadêmica contou, ademais, com uma bolsa de estudos que recebi com o prêmio José Rodrigues da Silva, outorgado pela Sociedade Brasileira de Medicina Tropical, que me possibilitou realizar o Post Graduate Course in Tropical Medicine and Hygiene, na Liverpool School of Tropical Medicine, no qual fui aprovado para receber o Diploma in Tropical Medicine and Hygiene (DTM&H).

À minha esposa, aos meus filhos, aos meus pais, aos meus mestres; ao meus colegas médicos contemporâneos da faculdade; aos meus amigos que vivenciaram os anos de formação e atividade no Pavilhão Carlos Chagas, da UFRJ, e no Serviço de Doenças Infecciosas e Parasitárias do Hospital Universitário Antônio Pedro, da UFF; aos funcionários e pessoas de meu convívio, agradeço o privilégio de tê-los conhecido. Aos meus alunos, alicerces de minha longa atividade docente, meu apreço e confiança em sua competência e ética na atividade médica.

À Editora Atheneu, na pessoa de seu Editor-Médico, Doutor Paulo Rzezinski, meu agradecimento por se encarregar desta quarta edição do *Antibióticos e Quimioterápicos para o Clínico*. Minha parceria com a Editora Atheneu está estabelecida há 45 anos e meu relacionamento com seu Editor-Médico há muito tornou-se uma ligação fraterna, fundamentada no respeito, amizade, admiração e querer bem.

Ao professor Luiz Alberto Carneiro Marinho, amigo e parceiro em outras empreitadas, minha gratidão por ter aceitado e ter redigido o generoso prefácio desta edição do livro.

É com satisfação que apresento a quarta edição do livro *Antibióticos e Quimioterápicos para o Clínico*, publicado pela Editora Atheneu. Espero estar contribuindo com pequenas sementes de conhecimento para o florescimento do grande desafio do uso racional das substâncias anti-infecciosas.

WALTER TAVARES

Agosto de 2020

Prefácio

"A vida é a arte do encontro", recorro ao pensamento do poeta Vinícius de Morais, para expressar minha satisfação e, principalmente, grande honra em testemunhar novo encontro artístico, entre editor e seus cativos leitores. Refiro-me ao lançamento de mais uma obra de arte do renomado autor, professor Walter Tavares, incessantemente instado a atualizar e ampliar seu *best seller, Antibióticos e Quimioterápicos para o Clínico*, cuja história começou em 2006, na primeira edição, doravante com aceitação crescente. As três publicações anteriores transformaram-se no livro impresso brasileiro mais lido sobre o tema, em virtude do interesse demonstrado por médicos e dentistas, formados ou em formação. A bem da verdade, a trajetória editorial de Walter Tavares é bem mais antiga, desde sua primeira obra sobre o assunto, o *Manual de Antibióticos para o Estudante de Medicina*, há 45 anos. Desde então, dez livros foram editados e reeditados, alguns com títulos diferentes, no entanto, com manutenção do tema central.

Ao aceitar o gentil convite para prefaciar a 4ª edição do livro *Antibióticos e Quimioterápicos para o Clínico*, cumpre-me apresentá-la com as mesmas características das três anteriores, inclusive dotada da reconhecida magia em abordar e comunicar temas científicos complexos, usando linguagem simples, acessível, além de objetiva. O exemplar chega com algumas correções, atualizado em suas referências, mas, sobretudo, ampliado no conteúdo. Permanece com o objetivo maior de ser instrumento facilitador, imprescindível para a utilização dos antimicrobianos na prática diária, aliás, linha editorial adotada desde suas primeiras publicações, fato que conferiu ao querido Walter, o título de prenunciante do atual gerenciamento para o uso correto e racional desses fármacos. São propriedades que asseguram a continuidade da liderança sobre o tema, ao mesmo tempo em que agrega produtos recém-lançados, incorporados ao nosso arsenal terapêutico anti-infeccioso; vai um pouco além, acrescenta outros, previstos como futuros lançamentos no comércio brasileiro.

Costumo dividir os 31 capítulos das edições anteriores, nesta, acrescidos por mais dois, nos seguintes grandes pilares do conhecimento: uma parte introdutória, composta de conceitos básicos, classificações, modo de ação dos antimicrobianos sobre os agentes infecciosos, os mais importantes mecanismos de resistência bacteriana e possíveis eventos colaterais adversos, mesmo quando corretamente empregados. São abordagens gerais ou preliminares, sem as quais, o aprofundamento posterior poderia tornar-se mais difícil, sendo, por conseguinte, úteis e bem-vindas.

O segundo pilar, composto de quatro capítulos (do 7º ao 10º), com informações valorosíssimas sobre interações farmacológicas com outros fármacos, administrados ao mesmo paciente; ainda nesse conjunto, saliento o acervo de orientações científicas compreendidas nos capítulos 8, 9 e 10. Os três reproduzem conhecimentos necessários para a utilização correta e racional desses medicamentos, configurando a essência do "Antibiotic Stewardship Program" da Organização Mundial da Saúde. Com impecável habilidade didática, aliada ao grande poder de síntese, o editor Walter Tavares analisa critérios para o emprego dos antimicrobianos em situações especiais, muitas vezes presentes nas atividades práticas de médicos e dentistas, como sejam, portadores de insuficiências renal ou hepática, grávidas, recém-nascidos, idosos e obesos. Ainda nesse segundo pilar, exatamente no capítulo 10, são fornecidas orientações, baseadas em evidências, para o uso profilático dos antimicrobianos, nos níveis clínico e cirúrgico, assegurando correção e eficiência na prevenção medicamentosa das infecções, sem grande risco de contribuir para a resistência bacteriana.

Comparo esses três capítulos com um verdadeiro meio de campo durante um jogo de futebol, onde o time que tem o seu domínio adquire determinação para o ataque, no caso, mais facilidade em enfrentar os agentes infecciosos com eficácia e segurança.

A terceira parte, ou terceiro pilar, apresenta os antimicrobianos, separados por grupos ou famílias, mas analisados individualmente quase à exaustão, no que concerne ao espectro e mecanismo de ação, aspectos farmacocinéticos/farmacodinâmicos, indicações clínicas, posologias preconizadas, reações colaterais e apresentação comercial. Nada falta nem excede, tudo necessário e suficiente para os profissionais prescreverem com maestria e precisão. Trata-se de conteúdo com aplicação prática imediata, na hora de efetivar o esquema antimicrobiano escolhido, seja empírico ou orientado pela identificação do agente infeccioso envolvido. Aqui, onde mais constata-se ampliação da 4ª edição. Dois capítulos foram adicionados, o 12º, dedicado aos inibidores de beta-lactamases, nos últimos anos talvez a maior contribuição no tratamento das bactérias multirresistentes, em especial, bacilos gram-negativos. O novo capítulo 32 dedica-se ao enorme progresso conseguido pela indústria farmacêutica na produção de novas drogas antivírus B e C, principais etiologias das hepatites crônicas. Outros capítulos, com títulos mantidos da 3ª edição, foram acrescidos por antimicrobianos recém-introduzidos no comércio, como das famílias dos glicolipopeptídeos e das oxazolidinonas, ambas direcionadas às bactérias gram-positivas multirresistentes. À disposição dos leitores, um acervo com mais de 200 antimicrobianos, indicados na terapêutica das viroses, bacterioses, protozooses, micoses e helmintíases mais relevantes da nossa nosologia. Sem dúvida, um livro marcado para acompanhar prescritores ou estudantes, ávidos por respaldo científico na batalha contra processos infecciosos. Essa dependência concretizou-se a partir de 2006, por ocasião do primeiro *Antibióticos e Quimioterápicos para o Clínico*, parecendo ter sido pactuada sua continuidade por vários anos.

É fácil admitir o sucesso desta 4ª edição, sem surpresas, afinal ela mantém a mesma linha editorial, agora somada a correções, atualização e considerável aumento do conteúdo. Conspirando a favor, os colaboradores já conhecidos e a mesma Editora responsável. Só aguardar, torcendo para que o restante do pensamento do poeta Vinícius não se complete: "embora haja tanto desencontro pela vida". Encontros futuros precisam acontecer, simples assim.

Natal, janeiro de 2020

LUIZ ALBERTO CARNEIRO MARINHO

Professor de Infectologia

Sumário

1 Introdução ao Estudo dos Antimicrobianos, *1*

2 Classificação dos Antibióticos, *13*

3 Testes de Sensibilidade aos Antimicrobianos, *19*

4 Mecanismos de Ação dos Antimicrobianos, *25*

5 Resistência Bacteriana, *41*

6 Efeitos Adversos dos Antimicrobianos, *105*

7 Interações Medicamentosas dos Antimicrobianos, *115*

8 Critérios para o Uso Racional dos Antimicrobianos, *137*

9 Uso de Antimicrobianos em Situações Especiais, *153*

10 Uso Profilático dos Antimicrobianos, *203*

11 Penicilinas, *237*

12 Inibidores de Beta-lactamases, *267*

13 Cefalosporinas, *287*

14 Carbapenemas e Monobactâmicos, *313*

15 Aminoglicosídeos, *325*

16 Glicopeptídeos e Lipopeptídeos, *351*

17 Rifamicinas, *365*

18 Macrolídeos, Azalídeos, Cetolídeos e Estreptograminas, *381*

19 Lincosamidas, *403*

20 Cloranfenicol e Tianfenicol, *413*

21 Tetraciclinas e Glicilciclinas, *423*

22 Drogas Antifólicas. Sulfonamidas, Sulfonas e Diaminopirimidinas, *433*

23 Quinolonas, *459*

24 Oxazolidinonas, *479*

25 Fármacos Ativos contra as Micobactérias, *485*

26 Fármacos Antiprotozoários, *501*

27 Fármacos Antimaláricos, *529*

28 Fármacos Anti-helmínticos, *553*

29 Fármacos Antifúngicos, *573*

30 Fármacos Antivirais, *623*

31 Drogas Antirretrovirais, *647*

32 Fármacos Ativos contra os Vírus das Hepatites, *711*

33 Outros Antibióticos e Quimioterápicos, *751*

Apêndices, *769*

Índice Remissivo, *789*

CAPÍTULO 1

Introdução ao Estudo dos Antimicrobianos

HISTÓRICO

O homem e os micróbios partilham uma vida em comum que se perde na sombra do tempo; e, certamente, desde a pré-história os micróbios provocam doença no homem. Entretanto, as causas dessas doenças só começaram a ser descobertas no século XIX, a partir de 1878, graças, sobretudo, aos trabalhos de Pasteur e Koch e de seus contemporâneos, que demonstraram a origem infecciosa de várias enfermidades do homem e de outros animais.

Embora só recentemente a natureza infecciosa de muitas doenças tenha sido descoberta, a história da humanidade tem mais de 50.000 anos e desde longo tempo o homem utiliza substâncias para combater as infecções. Chineses, hindus, babilônios, sumérios e egípcios empregavam plantas medicinais e seus derivados, e, também, produtos de origem animal, como a gordura, toucinho, mel, ou de origem mineral, como o sal de cozinha e sais ou óxidos simples, contendo cobre, antimônio, chumbo e outros.

As primeiras descrições sobre o uso de antimicrobianos datam de 3.000 anos, quando os médicos chineses usavam bolores para tratar tumores inflamatórios e feridas infectadas e os sumérios recomendavam emplastros com uma mistura de vinho, cerveja, zimbro e ameixas. O valor terapêutico desta última mistura certamente era decorrente da ação antimicrobiana do álcool contido no vinho e na cerveja, e do ácido acético contido no zimbro. Já o valor dos bolores possivelmente devia-se à ação de antibióticos produzidos pelos fungos neles presentes e absolutamente desconhecidos naquela época. Aliás, as propriedades terapêuticas dos fungos existentes nos mofos e bolores foram também aproveitadas pelos médicos indianos antigos, que há mais de 1.500 anos recomendavam a ingestão de certos mofos para a cura de disenterias, pelos índios norte-americanos, que utilizavam fungos para o tratamento das feridas e pelos maias que também usavam fungos para o tratamento de úlceras e infecções intestinais. Até mesmo Hipócrates, que viveu cerca de 400 anos antes de Cristo, empregava a lavagem de ferimentos com vinho para evitar a infecção e recomendava o uso de bolores tostados para o tratamento das doenças genitais femininas.

Utilizados de maneira empírica na época, sabe-se hoje em dia que várias plantas e produtos indicados na Antiguidade e na Idade Média apresentam propriedades anti-infecciosas graças a substâncias presentes em sua composição. É assim que a romã (*Punica granatum*), utilizada como anti-helmíntico desde a mais remota Antiguidade, e referida por Dioscórides (40-90 d.C.) em sua *De Materia Medica* (a primeira farmacopeia escrita), deve suas propriedades a alcaloides denominados peletierinas, presentes, sobretudo, na casca da raiz. A cebola e o alho contêm a alicina e o rabanete contém a rafanina, substâncias com ação antimicrobiana e antiparasitária. O vinho, utilizado por Hipócrates para a lavagem de ferimentos e pelas legiões romanas sob a forma de compressas, exerce efeito antibacteriano e antiviral devido à ação do álcool e de polifenóis existentes em sua composição. Já o mel, utilizado em bandagens, exerce efeito antisséptico graças à sua alta osmolaridade, desidratando as bactérias, e à liberação de água oxigenada, letal para os microrganismos. Da mesma maneira, a geleia real, segregada por abelhas-obreiras e alimento das abelhas-rainhas, exerce ação antimicrobiana, podendo ter ação tópica em feridas infectadas. O uso de bandagens com mel ou, em versão mais moderna, com açúcar constitui-se num eficaz método de tratamento de feridas cirúrgicas infectadas. Merece ainda destaque a mistura de gorduras com cinzas, com o que se produz um dos mais importantes degermantes utilizados na limpeza do ambiente e na higienização pessoal – o sabão.

Durante a Idade Média, substâncias de origem vegetal, animal e mineral continuaram a ser usadas sem o conhecimento maior de suas propriedades químico-farmacêuticas, confundindo-se frequentemente a Medicina com a magia. As doenças eram atribuídas aos miasmas, aos maus espíritos, aos humores defeituosos do corpo humano (sangue, bile), à realização de atos maldosos e, nessa época de obscurantismo, a prática médica pouco evoluiu. Pelo contrário, métodos violentos eram utilizados no tratamento das doenças, empregando-se as sangrias profusas, os purgantes violentos, os vomitórios enérgicos e as cirurgias mutilantes, muitas vezes acompanhados de fórmulas mágicas e preces misteriosas. Tais métodos de tratamento permaneceram em uso até o século XIX, acrescidos, porém, de novas drogas introduzidas na prática médica após o ano de 1500.

Embora o uso de substâncias químicas e derivados de plantas seja tão antigo quanto a humanidade, somente a partir do século XVI, com o desenvolvimento da alquimia, as drogas medicinais passaram a ser obtidas por métodos laboratoriais. Data dessa época o emprego do mercúrio para o tratamento da sífilis, introduzido por Fracastorius; a difusão do uso terapêutico dos sais de antimônio, potássio e arsênio, e de tinturas de plantas, popularizados por Paracelso; o surgimento do ácido clorídrico, do amoníaco e de substâncias orgânicas como os fenóis e cresóis. O maior conhecimento dos métodos laboratoriais permitiu, também, o estudo das plantas com propriedades terapêuticas, procurando-se isolar os seus princípios ativos. De início, as substâncias experimentadas (fenóis, formol e outras) revelaram-se eficazes na destruição dos germes, mas sem aplicabilidade na terapêutica anti-infecciosa pela sua toxicidade para seres superiores. Logo, porém, a pesquisa planejada conduziu à descoberta das primeiras substâncias que, usadas em doses adequadas, eram capazes de destruir os microrganismos sem destruir a vida humana. Dessa maneira, instalaram-se, no final do século XIX, as condições materiais e científicas que permitiram o nascimento da moderna quimioterapia.

Uma das primeiras substâncias antimicrobianas assim descoberta foi a quinina, obtida de uma árvore chamada cinchona existente no Peru e de ação notável na terapêutica da malária. Seu uso já era conhecido desde 1633, empregada sob a forma de pó da casca da cinchona para o tratamento de febres; mas só em 1820 a substância ativa, a quinina, foi isolada laboratorialmente. Outra substância também isolada de plantas foi a emetina, utilizada contra a amebíase e obtida da raiz da ipecacuanha, um arbusto nativo do Brasil e usado pelos indígenas no tratamento das diarreias. Nos dias atuais, substâncias com atividade antimicrobiana originadas de plantas voltam a interessar os cientistas, considerando a possibilidade de seu emprego na terapêutica de infecções virais, bacterianas, protozoárias e helmínticas, ou mesmo como estimuladoras imunitárias. O exemplo maior é a notável ação antimalárica dos derivados da artemisinina, o princípio ativo da *Artemisia annua*, planta utilizada por chineses há mais de 2.000 anos no tratamento da malária.

A demonstração, no século XIX, da origem infecciosa de várias doenças estimulou a pesquisa no sentido de se descobrir substâncias específicas no combate aos germes. Em resultado dessas pesquisas, no início do século XX surgiram os primeiros quimioterápicos de ação sistêmica. Os trabalhos pioneiros nesse campo devem-se a Paul Ehrlich, que elaborou as teorias sobre a ação das drogas antimicrobianas (ligação a receptores específicos na célula sensível) e estabeleceu os princípios básicos da quimioterapia (a droga deve ter ação seletiva sobre o agente agressor em dose tolerada pelos tecidos do hospedeiro agredido). Ehrlich e seus colaboradores, no Instituto Experimental de Frankfurt, dedicaram-se ao estudo da ação antimicrobiana de um composto do arsênico chamado atoxil. Tais estudos permitiram a descoberta da ação antissifilítica do 606º composto derivado do atoxil, um arsenobenzol denominado Salvarsan®, o qual foi introduzido por Ehrlich em 1910 para a terapêutica da sífilis e da febre recorrente. Graças aos trabalhos de Ehrlich (Fig. 1.1), verificou-se ser possível a obtenção de novos produtos por meio de transformações químicas em substâncias básicas, o que conduziu à descoberta e síntese química dos derivados sulfamídicos, utilizados inicialmente como corantes. Por tais descobertas, iniciando a moderna terapêutica das infecções, Ehrlich é considerado o pai da quimioterapia.

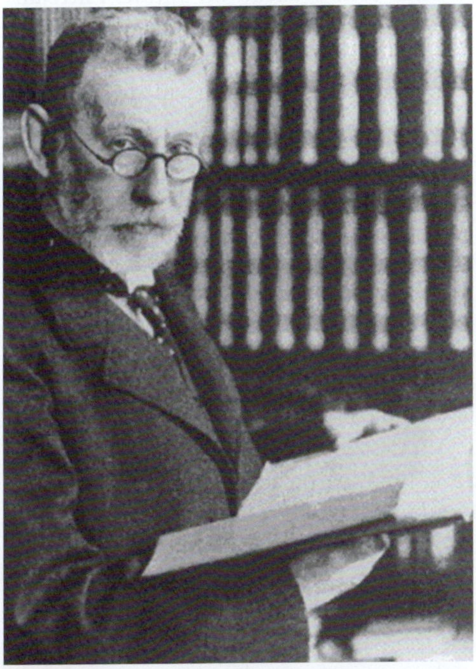

Fig. 1.1 Paul Ehrlich (1854-1915).

As descobertas de Ehrlich e de seus colaboradores revolucionaram a terapêutica e provocaram o desenvolvimento da pesquisa e da indústria químico-farmacêutica, objetivando a obtenção de novas substâncias medicamentosas sintetizadas em laboratório. A finalidade principal era a de se obter drogas ativas contra os microrganismos, mas de baixa toxicidade para o homem, de tal modo que pudessem ser utilizadas nas infecções sistêmicas.

Em 1912, Gaspar Vianna, notável pesquisador brasileiro, demonstrou que o tártaro emético (tartarato de antimônio e potássio) apresentava atividade terapêutica na leishmaniose tegumentar, iniciando, assim, o tratamento racional das doenças parasitárias. Mais tarde, esse medicamento passou a ser utilizado, também, na cura do calazar e da esquistossomose. Na década de 1920 surgiram a pamaquina, de ação antimalárica, e a suramina e a triparsamida, drogas ainda hoje utilizadas no tratamento da tripanossomíase africana. Data também dessa época a introdução de drogas antiamebianas de síntese, como o glicobiarsol e outros.

O próximo grande passo na história das drogas antimicrobianas ocorreu na década de 1930, com a demonstração da atividade terapêutica das sulfonamidas contra as infecções bacterianas sistêmicas. Já conhecidas desde o início do século XX, as sulfas eram utilizadas como corantes e, embora Eisenberg em 1913 tivesse verificado que essas substâncias exerciam um efeito antibacteriano *in vitro*, os produtos então existentes eram muito tóxicos para o homem. Foi graças a Gerhard Domagk que as sulfas ganharam o destaque como drogas medicamentosas. Domagk (Fig. 1.2), em 1932, pela primeira vez demonstrou a atividade antibacteriana das sulfas *in vivo*, utilizando a sulfamidocrisoidina (Prontosil rubrum®) no tratamento de infecções em camundongos. O Prontosil rubrum® foi, também, o primeiro derivado sulfamídico empregado na terapêutica das infecções bacterianas humanas, tendo sido usado, com sucesso, pela primeira vez, na própria filha de Domagk, que apresentava uma infecção estreptocócica grave. Em 1933, a droga foi experimentada em um paciente com sepse estafilocócica, curando-o, estabelecendo-se em definitivo o valor do novo medicamento. Logo depois, foi demonstrado que a substância ativa do Prontosil® era a sulfanilamida, composto químico já conhecido desde 1908, sintetizado por Gelmo e que constitui a base de obtenção das sulfonamidas.

O período de 1938 a 1942 caracterizou-se pelo surgimento de inúmeros derivados sulfamídicos dotados de atividade antibacteriana e com diferentes propriedades farmacodinâmicas e toxicológicas. Muitas das sulfas dessa época são ainda utilizadas, destacando-se a sulfadiazina, o sulfatiazol e a sulfamerazina.

A Segunda Guerra Mundial provocou um grande desenvolvimento da indústria químico-farmacêutica de síntese, originando-se daí inúmeros novos quimioterápicos. Surgiram, no decorrer da guerra e logo após o seu término, novas sulfas de ação mais prolongada, como o sulfametoxazol; novos antimaláricos, como a cloroquina, a amodiaquina e a primaquina; novos anti-helmínticos, como a piperazina (já empregada anteriormente no tratamento da gota) e a dietilcarbamazina; e inúmeras outras inovações na quimioterapia antiparasitária, caracterizadas pela alta eficácia, melhor comodidade posológica e baixa toxicidade, utilizadas atualmente contra diferentes helmintíases e protozooses. Foi também coincidindo com a Segunda Guerra Mundial que o mundo assistiu ao surgimento de uma nova era no tratamento das infecções, com a introdução dos antibióticos na prática médica.

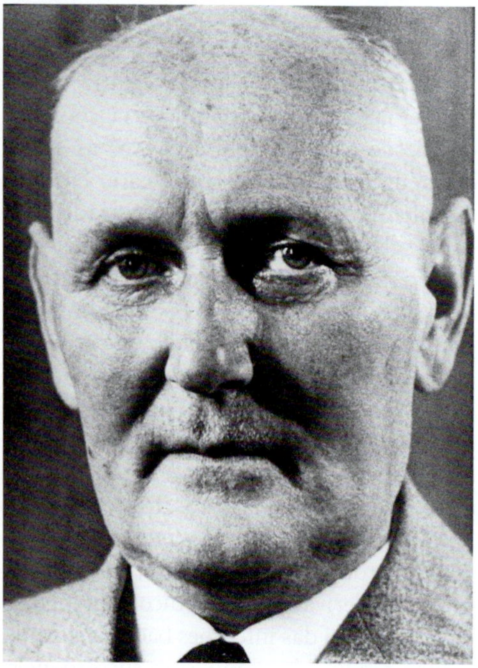

Fig. 1.2 Gerhard Johanes Paul Domagk (1895-1964).

O termo antibiose foi criado por Vuillemin em 1889 para designar o processo natural de seleção pelo qual um ser vivo combate um outro para assegurar sua sobrevivência. Dez anos mais tarde, Ward estendeu o termo para significar o antagonismo microbiano. Tal processo já era conhecido desde o surgimento da era bacteriana, com a verificação de que certos germes não cresciam na presença de outros, conforme assinalado por Pasteur e Joubert, em 1877, em suas experiências com o bacilo do antraz. Entretanto, deve-se a Ernest Duchesne o primeiro trabalho científico em que foi demonstrado que os fungos exerciam atividade terapêutica contra os germes. Em seus estudos publicados em 1897, em Lyon, França, esse autor descreveu que certos fungos, especialmente o *Penicillium glaucum*, inoculados em um animal juntamente com certas bactérias patogênicas, eram capazes de atenuar a virulência dos micróbios infectantes; e concluiu que a concorrência biológica entre fungos e bactérias seria de utilidade na higiene profilática e na terapêutica.

A descoberta da penicilina G, o primeiro antibiótico de utilidade clínica, ocorreu quando Alexander Fleming estudava culturas de *Staphylococcus aureus* no St. Mary's Hospital de Londres. Em setembro de 1928, observou que culturas dessa bactéria deixadas sobre uma bancada se tinham contaminado por um fungo do ar e que ao redor do fungo contaminante não existia crescimento do estafilococo. Fleming (Fig. 1.3) estudou o fenômeno observado, verificando que o fungo pertencia ao gênero *Penicillium*, mais tarde identificado como o *P. notatum* (atualmente denominado *P. chrysogenum*), o qual elaborava uma substância que, difundindo-se no meio de cultura, exercia efeito antimicrobiano sobre a bactéria ali presente. Constatou, ainda, que a substância era filtrável, não tóxica para animais e que exercia atividade antibacteriana não só contra os estafilococos, mas, também, contra os estreptococos, bacilo diftérico, gonococo e meningococo. A tal substância Fleming denominou penicilina e anteviu que seu emprego seria de utilidade no tratamento das infecções.

A descoberta de Fleming não foi aproveitada de imediato, porque não havia tecnologia adequada para cultivar o fungo em grande quantidade, separar o antibiótico do meio de cultura e purificá-lo. Em 1939, Dubos, trabalhando no Instituto Rockefeller nos Estados Unidos, isolou a tirotricina de culturas do *Bacillus brevis*, uma bactéria do solo. Essa substância mostrou atividade antimicrobiana potente contra bactérias gram-positivas, mas se revelou muito tóxica para uso nas infecções sistêmicas de animais. A descoberta da tirotricina, entretanto, estimulou a pesquisa sobre substâncias antimicrobianas diferentes das sulfonamidas e que tivessem uma origem natural. E foi em razão desse interesse que Florey e Chain, pesquisadores da Universidade de Oxford, retomaram as pesquisas de Fleming sobre a penicilina.

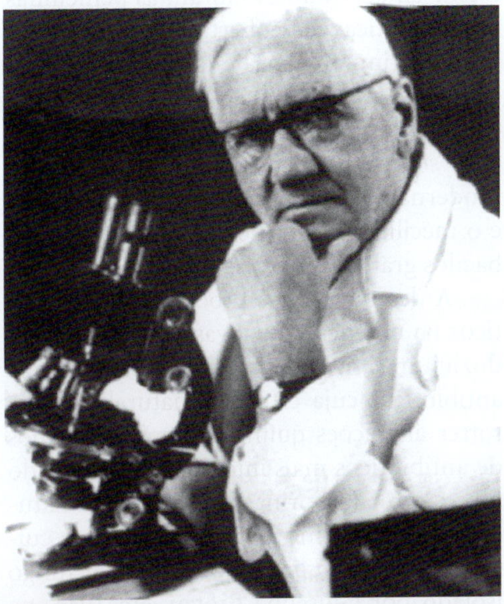

Fig. 1.3 Alexander Fleming (1881-1955).

Graças aos trabalhos de Chain, Florey *et al.*, a penicilina pôde ser isolada das culturas do *Penicillium* e se desenvolveram novas técnicas para sua obtenção. O antibiótico isolado era ativo contra bactérias gram-positivas e, ainda que impuro, mostrou-se eficaz e desprovido de toxicidade no tratamento de infecções em animais de experimentação, passando, em seguida, a ser empregado em enfermos com processos infecciosos bacterianos.

As dificuldades técnicas para a obtenção da penicilina em 1941, na Inglaterra, eram grandes, acentuadas pelos transtornos impostos pela Segunda Guerra Mundial na Europa. Por isso, Florey e seu grupo migraram para os Estados Unidos, onde o suporte técnico e científico de outros pesquisadores e as facilidades materiais e financeiras permitiram a obtenção, em escala industrial, do antibiótico que revolucionou o tratamento das infecções causadas por bactérias gram-positivas, treponemas e cocos gram-negativos.

A era da antibioticoterapia estava, então, iniciada, envolvendo novos técnicos e cientistas, com novos métodos, equipamentos e materiais relacionados à química, à biologia e à farmacologia, e exigindo a montagem de novas estruturas de produção e comercialização da nova droga. O resultado final desse processo científico e tecnológico refletiu-se na mudança de expectativa de inúmeras doenças infecciosas, antes de difícil tratamento, apresentando agora melhor prognóstico, com elevado índice de cura e poucas sequelas (Tabela 1.1). Todo esse gigantesco processo teve origem com o modesto trabalho iniciado por Fleming e desenvolvido por Florey e Chain, sendo os três agraciados com o Prêmio Nobel de Fisiologia ou Medicina de 1945 por sua contribuição para o bem-estar da humanidade.

Tabela 1.1
Efeito dos Antibióticos no Índice de Letalidade de Algumas Infecções Comuns

	LETALIDADE (%)	
Doença	**Era pré-antibiótica**	**Era pós-antibiótica**
Pneumonia pneumocócica	20-85	cerca 5
Endocardite bacteriana subaguda	99	5
Meningite por *H. influenzae*	100	2-3
Meningite pneumocócica	100	8-10
Meningite meningocócica	20-90	1-5
Febre tifoide	8-10	1-2

Fonte: Weinstein L, Barza MJ. Am J Med Sci 1977;273:4-20.

A demonstração do efeito terapêutico da penicilina G estimulou os cientistas na busca de novas substâncias anti-infecciosas originadas de microrganismos. As pesquisas realizadas nos anos seguintes levaram à descoberta da estreptomicina, da cefalosporina C, da eritromicina, das tetraciclinas, da cloromicetina e de outros antibióticos naturais, obtidos da fermentação de fungos ou de bactérias do meio ambiente.

A descoberta de novos antimicrobianos mostrou-se importante, sobretudo pela observação de que a sensibilidade das bactérias às drogas podia sofrer variações, encontrando-se microrganismos pertencentes a uma mesma espécie, nos quais algumas estirpes ou raças eram sensíveis, enquanto outras eram resistentes à ação de um mesmo antibiótico. Com isso, verifica-se que o fenômeno da resistência bacteriana aos antimicrobianos, tão seriamente estudado nos dias atuais, já era manifestação observada desde o início da antibioticoterapia.

O desenvolvimento da antibioticoterapia recebeu um novo impulso quando, em 1959, Batchelor e outros pesquisadores dos Laboratórios Beecham, na Inglaterra, descobriram o método prático de obtenção do ácido 6-aminopenicilânico (6-APA), substância que constitui o núcleo central da penicilina G. Tal método consistiu na interrupção, em determinada fase intermediária, do processo fermentativo de obtenção da penicilina, e tornou acessível a produção industrial do 6-APA. A introdução de novos radicais sobre o 6-APA permitiu o surgimento de novos antibióticos penicilínicos, caracterizados por terem parte de sua obtenção realizada pelo processo fermentativo natural e parte resultante de reações químicas programadas em laboratório. Inaugurava-se, assim, a era dos antibióticos semissintéticos.

A meticilina, introduzida em 1960, foi a primeira descoberta inovadora dessa nova era, por ser uma penicilina resistente à inativação pela penicilinase produzida por estafilococos resistentes à ação da penicilina G. Em 1961, surgiu a oxacilina, com propriedades antimicrobianas semelhantes à meticilina, mas com a vantagem da absorção por via oral. No mesmo ano, e ainda fruto do avanço das pesquisas realizadas pelo Laboratório Beecham, surgiu a ampicilina, a primeira penicilina com amplo espectro de ação, capaz de agir contra bacilos gram-negativos, especialmente enterobactérias e o hemófilo. Desde então, inúmeras foram as penicilinas semissintéticas descobertas, com propriedades antimicrobianas e farmacodinâmicas diferentes da penicilina G natural, destacando-se a carbenicilina e a ticarcilina, por sua ação sobre a *Pseudomonas aeruginosa*, e as modernas penicilinas, como a piperacilina e o mecilinam, com potente ação contra os bacilos gram-negativos.

A descoberta dos processos semissintéticos na obtenção de novas penicilinas produziu uma ativa pesquisa envolvendo outros antibióticos cuja estrutura natural pudesse sofrer alterações químicas. Um dos grupos de antibióticos mais intensamente estudado foi o das cefalosporinas, cujo princípio natural, a cefalosporina C, é proveniente de culturas do *Cephalosporium acremonium*, fungo isolado por Giuseppe Brotzu, em 1945, na Itália. O descobrimento da cefalosporina C resultou de pesquisas realizadas por cientistas da Universidade de Oxford com amostras do fungo enviadas por Brotzu, tendo sido comunicado por Abraham e Newton em 1953. Embora de fraca atividade antibacteriana, esse antibiótico interessou aos cientistas porque era resistente à inativação pela penicilinase. A continuidade das pesquisas permitiu que, em 1961, Loder *et al.* descobrissem o seu núcleo central, o ácido 7-aminocefalosporânico (7-ACA). A partir daí, da mesma maneira que ocorreu com as penicilinas, implantaram-se modificações químicas nas cadeias laterais do 7-ACA surgindo as cefalosporinas semissintéticas, de notável atividade bactericida sobre bactérias gram-positivas e gram-negativas, mesmo as produtoras de penicilinase. A primeira substância assim obtida foi a cefalotina, em 1962, inaugurando a classe das cefalosporinas atualmente em uso clínico.

No mundo atual, a pesquisa, a descoberta e a produção de novos agentes antimicrobianos revelam-se crescentes e necessárias, considerando que, além do seu emprego como agentes terapêuticos em medicina humana e veterinária, os antibióticos são também utilizados para promover o ganho ponderal e rápido crescimento de animais criados para a alimentação humana. Ademais, são utilizados para a proteção contra a deterioração de alimentos mantidos no gelo ou em conservas, no combate a ervas daninhas e na preservação de plantas e na esterilização de meios laboratoriais. Embora a quase totalidade dessas novas substâncias não tenha aplicação prática, a pesquisa por novos antibióticos continua, principalmente para combater os microrganismos resistentes aos antibióticos mais antigos.

O desenvolvimento da indústria farmacêutica, levando ao descobrimento de antimicrobianos ativos contra bactérias gram-positivas e gram-negativas, aliado ao uso mais facilitado e a menos efeitos tóxicos das drogas, provocou uma modificação no receituário médico, particularmente visível no Brasil, onde cerca de 40% dos medicamentos utilizados são antibióticos. Resultado similar foi verificado em 76 países, inclusive o Brasil, onde houve um aumento do consumo de antibióticos de 39% entre os anos de 2000 e 2015 (Klein *et al.*). A facilidade de uso, o diagnóstico somente suspeitoso, a falta de controle farmacêutico, a medicina popular, as dificuldades para o estabelecimento do diagnóstico etiológico correto de um processo infeccioso e a falta de fiscalização da venda de antimicrobianos somente com receita médica são, por outro lado, fatores que levam ao uso inadequado e, muitas vezes, desnecessário das substâncias antimicrobianas. Tal fato deve ser combatido por meio do esclarecimento da classe médica e dos estudantes de Medicina, Odontologia, Veterinária, Enfermagem e Farmácia e de medidas para fiscalizar a compra e a venda dos antimicrobianos. Deve ser lembrado aos que prescrevem esses fármacos, assim como aos que os vendem e aos que os utilizam, que os antimicrobianos não são substâncias desprovidas de efeitos nocivos ao homem, sendo a maioria deles capaz de provocar efeitos adversos, com frequência graves. Além disso, observa-se que é cada vez maior o surgimento de infecções causadas por microrganismos resistentes a um ou mais antimicrobianos, selecionados que foram pelo seu uso, especialmente em ambiente hospitalar.

Urge uma conscientização médica e de outros profissionais da saúde, e uma maior fiscalização pelos órgãos responsáveis pela saúde, a fim de se evitar o uso desnecessário, inadequado e incontrolado desses agentes. Sua utilização indiscriminada é desprestigiante para os profissionais da saúde e deve ser combatida, constituindo o uso racional dos antibióticos e quimioterápicos anti-infecciosos a principal medida de oposição à seleção de germes resistentes, além de contribuir para a redução da ocorrência de efeitos adversos da terapêutica anti-infecciosa.

CONCEITOS

Antibióticos

Já mencionamos que o termo antibiose foi criado por Vuillemin em 1889 para significar o processo natural de seleção pelo qual um ser vivo destrói outro para assegurar sua própria sobrevivência. Mas, somente em 1942 surgiu a definição mais elaborada de antibiótico, por Waksman, que assim considerava as substâncias químicas produzidas por microrganismos capazes de inibir o crescimento ou destruir bactérias e outros microrganismos. O conceito inicial foi posteriormente modificado para indicar as substâncias produzidas por microrganismos capazes de agir como tóxicos seletivos, em pequenas concentrações, sobre outros microrganismos. Mais tarde, foi verificado que não só os microrganismos produziam substâncias com ação antimicrobiana, mas que vegetais superiores eram também produtores. Entre eles, citam-se o jacarandá, a caviúna e várias árvores e plantas existentes no Brasil e em outras partes do mundo. Ademais, substâncias antimicrobianas podem ser produzidas pelo próprio organismo animal, como, por exemplo, a lisozima ou substâncias ácidas da pele e mucosas. Com o descobrimento, em seguida, de antibióticos que têm ação citostática, o conceito inicial de tóxico seletivo teve de ser estendido aos tumores e passou-se a utilizar o termo antibiótico antineoplásico. Atualmente, com a obtenção laboratorial de vários antibióticos, verifica-se que essas substâncias podem ser enquadradas no conceito de quimioterápicos.

Quimioterápicos

Os agentes quimioterápicos são substâncias químicas utilizadas no tratamento das doenças infecciosas e neoplásicas, em concentrações que são toleradas pelo hospedeiro. O conceito de quimioterápico abrange essencialmente as substâncias sintetizadas em laboratório ou de origem vegetal que apresentem toxicidade baixa para as células normais do hospedeiro e alta para o agente agressor. É por essa razão que os detergentes não são considerados quimioterápicos, pois não têm toxicidade seletiva, mostrando-se lesivos para o hospedeiro animal. Embora os antibióticos possam ser enquadrados dentro dos quimioterápicos, ao lado das sulfonamidas, das quinolonas, dos nitrofurânicos e outros, é tradicional a sua separação dentro da quimioterapia anti-infecciosa, principalmente porque grande número deles ainda é obtido a partir de processos de fermentação de fungos ou bactérias. O termo quimioterápico será utilizado, nesta obra, no sentido de substância antimicrobiana e antiparasitária e envolvendo as sulfonamidas, as quinolonas, os imidazóis e outras discutidas na segunda parte do livro.

Probióticos

Um conceito, introduzido mais recentemente, é o de probiótico, inicialmente usado por Lilley e Stilwell, em 1965, para descrever substâncias que segregadas por microrganismos são capazes de estimular o crescimento de outro microrganismo. Embora conhecido o efeito benéfico do emprego de alimentos fermentados para a saúde humana e de outros animais, foi Metchnickoff, no início do século XX, quem sugeriu a ingestão de leite fermentado com bactérias do gênero *Lactobacillus* para reduzir a intoxicação causada pela microbiota intestinal. Conceitualmente, portanto, probióticos são microrganismos benéficos utilizados para melhorar a saúde do homem e de outros animais. Atualmente, os probióticos compreendem os microrganismos inofensivos que são utilizados para ocupar um nicho e, em consequência, excluir um microrganismo patogênico desse nicho, ou são microrganismos introduzidos no organismo que, por sua bioquímica, beneficiam o hospedeiro. O emprego de probióticos é feito, por exemplo, para diminuir a infecção de aves por *Salmonella*, introduzindo leveduras não patogênicas no alimento de frangos ou introduzindo-as em ovos. Nos seres humanos, os probióticos são mais frequentemente utilizados no controle de quadros de diarreias infecciosas, sobretudo na redução de diarreia aguda em crianças, na terapia da diarreia dos viajantes, da diarreia em pacientes infectados pelo vírus da imunodeficiência humana, da diarreia provocada pelo uso de antimicrobianos e na redução de níveis sanguíneos de colesterol. Entre os efeitos benéficos controversos atribuídos aos probióticos, citam-se sua atividade antialérgica e anti-inflamatória, o controle da doença de Crohn e a propriedade de prevenir o câncer colorretal.

Os microrganismos mais utilizados com finalidade terapêutica e de equilíbrio da microbiota intestinal no homem são as bactérias *Lactobacillus acidophilus*, *Lactobacillus casei*, espécies de *Bifidobacterium* e *Streptococcus thermophilous*, e a levedura *Saccharomyces boulardii*. Mais recentemente, foi observado que a colonização da vagina por *Lactobacillus rhamnosus* e *L. fermentans* age como barreira à ascensão de bactérias patogênicas para a bexiga, exercendo, assim, efeito profilático da infecção urinária. Além de produzirem vitaminas utilizadas no metabolismo humano, os probióticos têm-se revelado importantes competidores de bactérias patogênicas, sejam produzindo substâncias que competem com receptores dos microrganismos ou de suas toxinas, ou agindo diretamente contra o agente patogênico. Ademais, estimulam atividades enzimáticas no intestino e os mecanismos de imunidade, especialmente a produção de IgA e a atividade fagocítica de macrófagos, exercendo efeito trófico benéfico e estimulando os mecanismos de defesa.

Os microrganismos utilizados como probióticos em terapêutica humana sobrevivem à ação do suco gástrico e da bile e são resistentes aos antimicrobianos, exercendo sua ação na superfície da mucosa, não tendo capacidade invasiva. É rara a comunicação do isolamento desses microrganismos em cultura de sangue ou em órgãos de pacientes submetidos à bioterapêutica. Essa ocorrência está relacionada à deficiência imunitária, especialmente diabetes melito, ou emprego de medicação e hidratação por via intravenosa profunda. Habitualmente, a administração dos *Lactobacillus*, *Saccharomyces* e *Bifidobacterium* não se acompanha de efeitos adversos e a tolerabilidade é excelente.

ORIGEM DOS ANTIBIÓTICOS

Os antibióticos eram inicialmente obtidos somente a partir de determinados microrganismos e, também, de certos vegetais superiores. Posteriormente, com o conhecimento da sua estrutura química, alguns passaram a ser sintetizados em laboratórios, enquanto de outros foram obtidos derivados semissintéticos que podem apresentar propriedades diferentes da substância original.

Grande número de antibióticos utilizados na prática médica é, ainda hoje, obtido a partir de microrganismos, dos quais são metabólitos liberados para o meio ambiente. Recorde-se, aqui, de que várias bactérias habitantes normais da microbiota intestinal do homem liberam substâncias que têm efeito nocivo sobre o desenvolvimento de outros germes, como, por exemplo, as colicinas produzidas pela *Escherichia coli*. Deve-se lembrar, ainda, que os fungos e os actinomicetos produtores de antibióticos em uso clínico são encontrados livremente na natureza, no ar e no solo, sendo possível a sensibilização do homem aos seus metabólitos. Por isso, pode ocorrer o desenvolvimento de um quadro de hipersensibilidade quando o antibiótico produzido pelo microrganismo sensibilizante for introduzido no organismo, ainda que seja a primeira vez que a droga seja utilizada no paciente.

A grande maioria dos antibióticos naturais em uso na prática médica é originada de fungos pertencentes aos gêneros *Penicillium*, *Cephalosporium* e *Micromonospora*, e de bactérias dos gêneros *Bacillus* e *Streptomyces*.

A produção em escala comercial de um antibiótico natural exige a instalação de um parque industrial contendo grandes fermentadores para o cultivo do agente produtor da droga. O microrganismo é conservado em meios adequados e a obtenção do antibiótico é conseguida após várias fases bioindustriais, em que, após incubação do germe e sua fermentação em meios apropriados, o caldo fermentado é filtrado e o antibiótico produzido é separado. Alguns deles são apresentados sob a forma de sais, como, por exemplo, a penicilina G, utilizada sob a forma de sal sódico ou potássico. Em alguns casos, a partir da substância natural ou básica são obtidos ésteres com propriedades farmacológicas e físico-químicas (absorção por via oral, estabilidade em soluções com determinado pH, dissolução em diferentes veículos, sabor e outras) melhores que a substância-base. Tais ésteres, muitas vezes sem atividade antimicrobiana, em geral são hidrolisados após sua introdução no organismo do hospedeiro, liberando o antibiótico natural, ativo. São conhecidos como pró-drogas. Exemplos disso são as diferentes apresentações da eritromicina, a qual, além de ser comercializada sob a forma de substância-base, o é como éster propionílico, carbamato, estearato, etilsuccinato e outros.

No processo de obtenção de um antibiótico, várias outras substâncias são produzidas, muitas delas com propriedades antibióticas, porém com atividade menor que a droga principal ou com efeitos tóxicos que impedem o seu uso. Por outro lado, essas substâncias secundárias podem provocar manifestações de natureza alérgica, quando presentes, como impurezas, nas apresentações comerciais do antibiótico.

O estudo bioquímico dos antibióticos naturais permitiu o conhecimento de suas fórmulas estruturais e possibilitou a obtenção de alguns por síntese laboratorial, como é o exemplo do cloranfenicol, análogo da cloromicetina. Ademais, o conhecimento da estrutura química dos antibióticos e do seu núcleo ativo permitiu o desenvolvimento de antibióticos semissintéticos.

Os antibióticos semissintéticos atualmente mais desenvolvidos são os derivados da penicilina, da cefalosporina, da tetraciclina e da eritromicina. As penicilinas semissintéticas são obtidas pela adição de diferentes radicais ao núcleo básico da penicilina G, o ácido 6-aminopenicilânico (6-APA). O mesmo ocorre com as cefalosporinas, que resultam do ácido 7-aminocefalosporânico (7-ACA). Já com as tetraciclinas e com alguns novos macrolídeos, os derivados semissintéticos são obtidos, respectivamente, por modificações na tetraciclina ou oxitetraciclina e na eritromicina.

Os derivados semissintéticos podem apresentar propriedades bastante diferentes da substância natural. Assim, a oxacilina, um dos derivados penicilínicos, apresenta maior resistência à inativação pelo pH ácido e penicilinases que a penicilina G; a ampicilina é capaz de agir contra vários bacilos gram-negativos, efeito não observável com a penicilina G. Já a doxiciclina, uma tetraciclina semissintética, diferencia-se da tetraciclina natural pela sua melhor absorção por via oral e pela circulação mais prolongada no organismo do hospedeiro, não havendo diferenças importantes quanto à atividade antimicrobiana.

As características do antibiótico ideal seriam (adaptado de Mingoia, segundo Lacaz): ter atividade antibacteriana sobre amplo espectro de germes; ser absorvido por via oral e parenteral; ter fácil distribuição pelos tecidos e líquidos orgânicos, atingindo concentração bactericida; não sofrer destruição por enzimas tissulares; não provocar efeitos irritantes, tóxicos ou alérgicos no hospedeiro; não induzir o desenvolvimento de germes resistentes; não provocar diminuição da resistência do organismo do hospedeiro; não ter efeitos teratogênicos; produzir concentrações elevadas e por tempo prolongado; ser facilmente obtido em escala industrial, possibilitando sua fabricação em grande quantidade e a baixo custo. Tal antibiótico ideal ainda não foi conseguido e aqueles que mais se aproximam apresentam alto custo, o que torna problemático o seu uso pelas populações de menor poder aquisitivo.

BIBLIOGRAFIA

Abraham EP, et al. Further observations on penicillin. Lancet. 1941; 2:177-88.

Albert A. Selective Toxicity. 4 ed. London: Methuen Co; 1968.

Amorim A, Borba HR. Ação anti-helmíntica de plantas. III. Efeito de extratos aquosos de *Punica granatum* L. (romã) na eliminação de *Vampirolepsis nana* e de oxiurídeos em camundongos. Rev Bras Farmac. 1990; 71:85-7.

Ankri S, Mirelman D. Antimicrobial properties of allicin from garlic. Microbes Infect. 1999; 2:125-9.

Anônimo. A farmácia na história. Âmbito Farmacêutico. 1987; 3(1):3-25.

Anônimo. Probiotics: putting the good microbes to good uses. ASM News. 1996; 62:456-7.

Armuzzi A, et al. The effect of oral administration of *Lactobacillus* GG on antibiotic-associated gastrointestinal side-effects durign *Helicobacter pylori* eradication therapy. Aliment Pharmacol Ther. 2001; 15:163-9.

Batchelor FR, et al. Synthesis of penicillin: 6-aminopenicillanic acid in penicillin fermentation. Nature. 1959; 183:257-8.

Bose B. Honey or sugar in treatment of infected wounds. Lancet. 1982; 1:963.

Calder R. Medicine and the Man – the story of the art and science of healing. New York: New American Library; 1962.

Carneiro PCA. Antibióticos antitumorais e cicatrização de feridas. Folha Med (Br). 1995; 111(2):207-11.

Chain E, et al. Penicillin as a chemotherapeutic agent. Lancet. 1940; 2:226-8.

Chirife J, et al. Scientific basis for use of granulated sugar in treatment of infected wounds. Lancet. 1982; 1:560-1.

Corbett CE. Elementos de Farmacodinâmica. São Paulo: Fundo Editorial Procienx; 1964.

Cowen DL, Segelman AB. Antibiotics in Historical Perspective. USA: Merck Sharp & Dohme; 1981.

Demain AL. Industrial microbiology. Science. 1981; 214:987-95.

Di Palma JR. Drill's Pharmacology in Medicine. 4 ed. New York: McGraw-Hill Book Co; 1971.

Farbman KS, Klein JO. Perspectiva histórica da atividade antibacteriana do alho e da cebola. Pediatria Atual. 1995; 8:60-2.

Fleming A. On the antibacterial action of cultures of a penicillium. Br J Exp Pathol. 1929; 10:226-36.

Fleming A. Penicillin – Its practical application. Philadelphia: Blakiston Co; 1946.

Florey HW, et al. Antibiotics. London: Oxford University Press; 1949.

Gonçalves de Lima O, et al. Substâncias antimicrobianas de plantas superiores. Ocorrência de antibióticos em madeiras-de-lei do Brasil. Rev Inst Antibiot. 1959; 2:19-33.

Grollman A. Pharmacology and Therapeutics. Philadelphia: Lea & Febiger; 1972.

Guslandi M, et al. *Saccharomyces boulardii* in maintenance treatment of Crohn's disease. Dig Dis Sci. 2000; 45:1462-4.

Hirayama K, Rafter J. The role of probiotic bacteria in cancer prevention. Microbes Infect. 2000; 2:681-6.

Kauffman GB. The discovery of penicillin – twentieth century wonder drug. J Chem Educ. 1979; 56:454-5.

Klein EY, et al. Global increase and geographic convergence in antibiotic consumption between 2000 and 2015. Proc Natl Acad Sci U S A. 2018; 115(15):E3463-E3470.

Krantz JC, Carr CJ. Pharmacologic Principles of Medical Practice. 6 ed. Baltimore: Williams & Wilkins; 1965.

Kurylowicz W. Antibióticos – uma revisão crítica. Recife: Univ Fed Pernambuco; 1981.

Classificação dos Antibióticos

CAPÍTULO 2

A classificação dos antibióticos pode ser realizada segundo diversos critérios: de acordo com sua origem; de acordo com sua estrutura química; segundo os tipos de germes sobre os quais atuam; segundo o efeito provocado no germe.

CLASSIFICAÇÃO SEGUNDO A ORIGEM

Segundo a origem, os antibióticos podem ser classificados em naturais, semissintéticos e sintéticos.

Antibióticos naturais são os que resultam sobretudo da fermentação de fungos ou bactérias, representando um produto metabólico do microrganismo. Os primeiros antibióticos foram assim obtidos, a partir do crescimento de bactérias (sobretudo os *Streptomyces*) e de fungos (*Penicillium*, *Cephalosporium*). São exemplos a penicilina G, a eritromicina, a gentamicina, a tetraciclina.

Antibióticos semissintéticos são os que resultam em parte de obtenção natural e em parte de modificações realizadas laboratorialmente sobre a própria substância natural ou sobre o seu núcleo químico. Trata-se de drogas modificadas laboratorialmente a partir do conhecimento da estrutura química da substância produzida por microrganismos. São exemplos a ampicilina, a amoxicilina, todas as cefalosporinas em uso clínico, a doxiciclina, a amicacina.

Antibióticos sintéticos são o resultado da síntese química em laboratório de uma substância originalmente produzida por microrganismos. Resultam do conhecimento da estrutura química da droga e do processo de sua fabricação a partir de elementos químicos. Muitas vezes, é um processo menos dispendioso de obtenção de um antimicrobiano que o processo fermentativo. São exemplos o cloranfenicol, o tianfenicol e a fosfomicina.

CLASSIFICAÇÃO QUÍMICA

Segundo a estrutura química, os antibióticos são divididos em quatro grupos, conforme a Tabela 2.1.

O agrupamento dos antibióticos de acordo com a constituição química tem importância pelo fato de as substâncias do mesmo grupo apresentarem, em geral, mecanismo de ação semelhante e partilharem, total ou parcialmente, os microrganismos sobre os quais atuam (espectro de ação). Assim, os aminoglicosídeos agem de modo idêntico, tendo efeito bactericida, atuando principalmente sobre os bacilos gram-negativos; os poliênicos agem sobre fungos, pelo mesmo mecanismo fungicida; as diferentes tetraciclinas são antibióticos bacteriostáticos, agindo da mesma maneira e com espectro de ação idêntico; os macrolídeos têm efeito bacteriostático sobre os mesmos germes; o cloranfenicol e tianfenicol são similares quanto ao efeito e espectro de atividade. Já com relação às penicilinas e às cefalosporinas, o espectro de ação não é semelhante entre os diversos componentes do grupo, embora todas sejam bactericidas sobre os germes sensíveis, agindo pelo mesmo modo. Fogem à regra geral as polimixinas, a tirotricina,

Tabela 2.1
Classificação Química dos Antibióticos

A – DERIVADOS DE AMINOÁCIDOS

a) Monopeptídeos – cicloserina

b) Polipeptídeos

b.1 – Clássicos – polimixinas, tirotricina, bacitracina, capreomicina

c) Anfenicóis (derivados do aminopropanodiol) – cloranfenicol, tianfenicol

d) Beta-lactâmicos (beta-lactaminas)

d.1 – Penamas (derivados do ácido 6-aminopenicilânico) – penicilinas

d.2 – Carbapenemas – tienamicina, imipeném, meropeném, ertapeném

d.3 – Cefemas (derivados do ácido 7-aminocefalosporânico) – cefalosporinas, cefamicinas

d.4 – Inibidores de beta-lactamases – ácido clavulânico, sulbactam, tazobactam

d.5 – Monobactâmicos – aztreonam

e) Glicopeptídeos – vancomicina, teicoplanina, oritavancina, dalbavancina

f) Lipopeptídeos (peptolídeos)

f.1– Daptomicina

f.2 – Equinocandinas – caspofungina

B – DERIVADOS DE AÇÚCARES

a) Macrolídeos – eritromicina, espiramicina, roxitromicina, diritromicina, claritromicina

a.1 – Azalidas – azitromicina

a.2 – Cetolídeos – telitromicina

b) Lincosamidas – lincomicina, clindamicina

c) Aminociclitóis (aminoglicosídeos) – estreptomicina, gentamicina, tobramicina, amicacina, netilmicina, neomicina, paromomicina, soframicina, aminosidina, espectinomicina

d) Estreptograminas – quinupristina/dalfopristina

C – DERIVADOS DE ACETATOS E PROPIONATOS

a) Poliênicos – nistatina, anfotericina B, metilpartricina

b) Aromáticos

b.1 – Tetraciclinas

b.2 – Glicilciclinas – Tigeciclina

b.2 – Rifamicinas

c) Esteroides – ácido fusídico

d) Derivados do grisano – griseofulvina

D – OUTROS

a) Fosfomicina

b) Variotina

c) Mureidomicinas

a vancomicina e bacitracina, que têm espectro e mecanismo de ação diferentes entre si.

O segundo ponto de importância do agrupamento de antibióticos segundo a constituição química refere-se a, em alguns grupos, existir resistência cruzada entre os seus constituintes. Tal fato ocorre entre os macrolídeos, as tetraciclinas, as cefalosporinas de primeira geração, o cloranfenicol e tianfenicol. Com relação a outros antibióticos, isso não ocorre, porque as substâncias de um mesmo grupo podem apresentar determinados radicais na fórmula estrutural que modificam o ponto de ação do mecanismo de resistência bacteriana, principalmente quando de natureza enzimática. Como exemplo, pode-se citar a penicilina G e a oxacilina frente ao estafilococo produtor de penicilinase. Esse germe é resistente à ação da penicilina G porque a enzima por ele produzida age sobre o anel beta-lactâmico, transformando a penicilina em ácido peniciloico, desprovido de ação antimicrobiana; já a oxacilina apresenta ação bactericida sobre o mesmo germe, porque a penicilinase não é capaz de romper o referido anel, neste caso protegido por um radical mais complexo e ligado mais solidamente. Outro exemplo é dado pelo grupo dos aminoglicosídeos em que, devido a existirem vários mecanismos de resistência, é imprevisível julgar a ocorrência ou não da resistência cruzada.

O conhecimento da resistência cruzada entre antibióticos é de importância para que se evite a terapêutica associada de duas drogas do mesmo grupo químico ou a substituição, em caso de resistência, de um antibiótico por outro que sofrerá o mesmo mecanismo de resistência. Desse modo, quando estiver indicada a associação, não se deverá usar nunca eritromicina associada à espiramicina ou outro macrolídeo; no caso de ocorrer resistência à sulfadiazina, não adianta substituí-la por outra sulfa, ainda que de eliminação mais lenta. O mesmo fato ocorrerá entre as tetraciclinas, em que a resistência a uma delas representa, geralmente, resistência a todo grupo químico.

Outra consequência do conhecimento da sensibilidade ou resistência dos germes a antibióticos de um mesmo grupo está na avaliação da fidedignidade de um antibiograma. Num antibiograma de confiança, a sensibilidade mostrada para o cloranfenicol deve ser a mesma que para o tianfenicol. O mesmo ocorre, em geral, entre os macrolídeos (com exceção dos modernos macrolídeos, como a claritromicina e a azitromicina); as tetraciclinas; as cefalosporinas de primeira geração; as polimixinas.

CLASSIFICAÇÃO SEGUNDO O ESPECTRO DE AÇÃO

Os agentes infecciosos pertencem a seis grandes grupos de seres vivos, a saber: vírus, bactérias, fungos, protozoários, algas e helmintos. A esses agentes biológicos juntam-se, agora, os príons. Com relação às infecções por vírus e helmintos, os fármacos ativos na terapêutica são, sobretudo, quimioterápicos, referidos na última parte desta obra. Os príons não são sensíveis a medicamentos. Os agentes sobre os quais atuam os antibióticos são as bactérias, as algas, os protozoários e os fungos. As bactérias, por sua vez, podem ser divididas em seis grandes grupos, quais sejam: bactérias gram-positivas, gram-negativas, micobactérias, riquétsias, espiroquetas e atípicos (clamídias, micoplasmas e legionelas). Os antibióticos podem, então, ser classificados de acordo com a ação predominante sobre cada um desses grupos (Tabela 2.2) (modificado de Meira *et al.*).

Essa classificação, embora muito utilizada na prática médica, é bastante artificial, pois se verifica que antibióticos ativos sobre fungos e algas (anfotericina B) ou sobre bactérias (tetraciclinas) também o são sobre protozoários. Por outro lado, antibióticos considerados ativos especialmente contra bactérias gram-negativas (p. ex., amicacina ou gentamicina) apresentam boa atividade sobre estafilococos, germes gram-positivos. Verifica-se ainda, na prática médica, que os chamados antibióticos de "largo" ou "amplo" espectro nem sempre se mostram efi-

Tabela 2.2
Classificação dos Antibióticos Segundo o Espectro de Ação

a) Ativos sobre protozoários – paromomicina, tetraciclinas, anfotericina B
b) Ativos sobre fungos – nistatina, anfotericina B, griseofulvina
c) Ativos sobre algas – anfotericina B
d) Ativos sobre bactérias gram-positivas – penicilina G, macrolídeos, bacitracina
e) Ativos sobre bactérias gram-negativas – polimixinas, aminoglicosídeos
f) Ativos sobre bactérias gram-positivas e gram-negativas ("amplo espectro") – cloranfenicol, tetraciclinas, ampicilina, cefalosporinas
g) Ativos sobre micobactérias – rifampicina, estreptomicina, cicloserina, claritromicina
h) Ativos sobre riquétsias, micoplasmas e clamídias – tetraciclinas, cloranfenicol, macrolídeos
i) Ativos sobre espiroquetas – penicilinas, eritromicina, tetraciclinas

cazes sobre grande número de germes, sofrendo os efeitos limitadores da resistência bacteriana.

Mais recentemente, antibióticos com ação anti-helmíntica vêm sendo utilizados na prática médica, destacando-se as avermectinas, cujo representante denominado ivermectina tem destacada atividade na terapêutica da oncocercose e outras helmintíases. Por outro lado, a anfotericina B, clássico antibiótico antifúngico, constitui-se na droga de eleição para a terapêutica dos raros casos de infecção por algas do gênero *Prothoteca* ou como fármaco utilizado na terapêutica do calazar em gestantes.

No emprego de um antibiótico frente a um determinado agente infeccioso, torna-se necessário o conhecimento da sensibilidade desse microrganismo, devendo-se estar ciente das limitações possíveis devidas à resistência microbiana. É principalmente para os microrganismos que apresentam grande variabilidade de resistência que está indicada a determinação *in vitro* da sensibilidade aos antibióticos, conseguida por meio do antibiograma.

CLASSIFICAÇÃO SEGUNDO O EFEITO SOBRE OS GERMES

Segundo a sua ação, os antibióticos são classificados em bactericidas e bacteriostáticos. Bactericidas são aqueles que provocam alterações incompatíveis com a sobrevida bacteriana; bacteriostáticos são os que inibem o crescimento e a reprodução bacteriana sem provocar sua morte imediata, sendo reversível o efeito uma vez retirada a droga. Entretanto, o efeito bactericida ou bacteriostático é relativo e está na dependência da concentração atingida pela droga no meio onde se situa o microrganismo e da sensibilidade deste. Quando se conceitua uma droga de bactericida ou bacteriostática, leva-se em consideração a concentração terapêutica média possível de ser utilizada e a média de germes sobre os quais ela atua.

Qualquer antibiótico pode ter um efeito bactericida ou bacteriostático sobre um determinado germe *in vitro* dependendo da sua concentração no meio ser maior ou menor. Assim, por exemplo, a meticilina, uma penicilina semissintética não comercializada no Brasil, tem efeito bactericida sobre bactérias gram-positivas na concentração de 2,5 a 5 mcg/mL, enquanto na concentração de 0,05 e 0,5 mcg/mL seu efeito é somente bacteriostático. Outro exemplo é dado pela polimixina B, que tem efeito bacteriostático sobre vários germes gram-negativos na concentração de 1 mcg/mL, enquanto a concentração bactericida sobre os mesmos microrganismos é em torno de 2 mcg/mL.

Tabela 2.3
CIM da Cefalexina para Diferentes Cepas de Bactérias

		C.I.M. (mcg/mL)									
Bactérias	**Nº de cepas**	**> 128**	**128**	**64**	**32**	**16**	**8**	**4**	**2**	**1**	**0,5**
E. coli	197	3	1	4	4	29	112	47	2	–	–
Klebsiella pneumoniae	108	2	2	3	2	7	45	39	8	–	–
Proteus mirabilis	92	4	1	1	3	35	45	3	–	–	–
Proteus indol +	80	49	15	9	–	2	5	–	–	–	–
Streptococcus pyogenes	6	–	–	–	–	–	–	–	1	4	1
Pneumococo	14	–	–	–	–	–	3	5	3	1	1
Staphylococcus aureus sensível à penicilina	19	–	–	–	–	–	–	4	6	8	1

Fonte: Foz A – Prensa Med Mexic 1970;35(Supl 9-10):1.

Os valores da concentração inibitória mínima (bacteriostática) e bactericida sofrem grandes variações em função da cepa do germe estudado. A Tabela 2.3 é demonstrativa desse fato. Num estudo de sensibilidade de algumas bactérias à cefalexina, realizado por Foz, verifica-se que em seis cepas do *Streptococcus pyogenes* do grupo A, a concentração inibitória mínima (C.I.M.) foi de 0,5 mcg/mL para uma cepa; 1 mcg/mL para quatro e 2 mcg/mL para uma. Em 197 cepas da *E. coli*, a C.I.M. foi de 2 mcg/mL para duas; 4 mcg/mL para 47; 8 mcg/mL para 112; 16 mcg/mL para 24; havendo três cepas que não foram inibidas por concentrações superiores a 128 mcg/mL.

Observa-se, então, que na atividade antibacteriana de um antibiótico, de início duas grandes variáveis influem no resultado obtido: a sensibilidade do germe e a concentração atingida pela droga. Daí porque quando se refere, por exemplo, que a penicilina tem atividade bactericida, essa afirmativa representa a atividade sobre a maioria de germes que lhe são sensíveis, dentro de concentrações possíveis de atingir *in vivo*.

Muitos antibióticos apresentam concentração bactericida próxima à concentração bacteriostática; em outros, porém, a diferença de um efeito para o outro depende de concentrações muito mais elevadas, as quais não são possíveis de obter *in vivo*, seja por limitações próprias ligadas à absorção e distribuição da droga ou, principalmente, porque tais concentrações bactericidas apresentam efeito tóxico para o organismo do hospedeiro.

É importante relacionar a ação da droga em função da concentração sanguínea, pois nos líquidos e tecidos orgânicos as concentrações podem ser maiores ou menores que aquelas do sangue. Assim, os antibióticos eliminados por via renal podem alcançar concentrações urinárias muito mais elevadas que aquelas do sangue e um antibiótico considerado bacteriostático pode, neste caso, ter um efeito bactericida sobre os germes aí localizados. Outro exemplo é dado pelo cloranfenicol, medicamento bacteriostático para germes gram-negativos que alcança concentração linfática duas vezes maior que a do sangue e, com isso, pode ter ação bactericida sobre salmonelas de localização linfática. O inverso desses exemplos ocorrerá quando um antibiótico normalmente bactericida for administrado em dose inferior à recomendada ou a difusão no tecido infectado for pobre, decorrendo disso uma baixa concentração tissular e um efeito somente bacteriostático.

O princípio de relacionar o efeito da droga com a concentração sanguínea tem importância na avaliação da resistência bacteriana, como veremos mais adiante.

BIBLIOGRAFIA

Abraham EP. The chemistry of new antibiotics. Am J Med. 1985; 39(5):692-707.

Abraham EP, Newton GCF. Chemistry and classification of antibiotics. Br Med Bull. 1960; 16(1):3-10.

Foz A. Estudios sobre el espectro antibacteriano del monohidrato de cefalexina. Prensa Med Mexic. 1970; 35(Supl. 9-10):1-9.

Gaon D, et al. Classificação e mecanismo de ação dos antibióticos. Ars Curandi. 1980; 13(9):8-58.

Haraguchi T. Antibióticos: classificação geral. Rev Bras Med. 2000; 67(10):1109-28.

Korolkovas A. Antibióticos não-beta-lactâmicos. Rev Bras Clin Terap. 1982; 11(4):233-71.

Lopes PFA, Pedrosa PN. Classificação e mecanismo de ação dos antibióticos. Ars Curandi. 1984; 17(10):13-8.

Meira DA, et al. Considerações gerais sobre os antibióticos. Ars Curandi. 1976; 9(6):6-16.

Regna PP. The chemistry of antibiotics. In: Goldberg HS. Antibiotics – their chemistry and non-medical uses. Princeton, N. Jersey: Van Nostrand Co; 1959. p. 49-153.

Weinstein L. Antimicrobial agents. In: Goodman LS, Gilman A (eds.). The Pharmacological Basis of Therapeutics. 5 ed. New York: MacMillan; 1975. p. 1090-200.

Whitworth JAG. Drug of the month: ivermectin. Trop Doct. 1992; 22(4):163-4.

Testes de Sensibilidade aos Antimicrobianos

CAPÍTULO 3

A sensibilidade dos germes à ação das drogas antimicrobianas pode ser determinada *in vitro* por meio do antibiograma. O teste pode ser utilizado para a verificação do efeito bactericida ou bacteriostático, bem como para a demonstração das drogas que exercem esses efeitos. O antibiograma consiste no cultivo do germe, cuja sensibilidade se quer avaliar, em presença de um ou vários antibióticos, verificando-se a ausência de desenvolvimento do microrganismo no meio onde estão presentes as drogas ativas.

Em bases ideais ou de experimentação científica, todos os germes podem ser avaliados frente a todos os antibióticos existentes. Na prática médica, contudo, o antibiograma está indicado para a averiguação da sensibilidade de bactérias e fungos que apresentam variabilidade na sensibilidade/resistência. O exame não é indicado para bactérias cuja sensibilidade aos antimicrobianos é constante, havendo pequena possibilidade de ocorrer resistência às drogas tradicionalmente ativas contra elas. Assim, os *Streptococcus pyogenes* do grupo A, o *Corynebacterium diphteriae*, o *Treponema pallidum* são bactérias que apresentam sensibilidade constante à penicilina G; dessa maneira, é esse o antibiótico de escolha para o tratamento das infecções por eles causadas. O mesmo ocorre com a *Salmonella typhi* em nosso país, habitualmente sensível ao cloranfenicol, às fluoroquinolonas e à ceftriaxona; as clamídias e micoplasmas, com sensibilidade mantida às tetraciclinas e aos macrolídeos. Os cocos anaeróbios e o bacilo tetânico são outros que também mostram habitualmente sensibilidade à penicilina, sendo desnecessária a realização de antibiograma para tratar corretamente o paciente por eles infectado.

Ao contrário, o estafilococo, o gonococo, o *Haemophilus influenzae*, as enterobactérias e as bactérias não fermentadoras, como *Pseudomonas aeruginosa* e *Acinetobacter baumannii*, apresentam sensibilidade às drogas antimicrobianas variável. Ante esses microrganismos, a determinação da sensibilidade *in vitro* permitirá uma terapêutica bem-orientada e segura, especialmente no caso das cepas intra-hospitalares de estafilococos, enterobactérias e bactérias não fermentadoras, cuja resistência a antibióticos tradicionalmente ativos é maior. Esse tema será discutido mais amplamente no capítulo sobre resistência bacteriana (Capítulo 5).

Deve-se referir, porém, que no meio extra-hospitalar a resistência do *Haemophilus influenzae*, da *Neisseria gonorrhoeae* e do *Streptococcus pneumoniae* vem se tornando problemática nos dias atuais, fenômeno este observado em maior ou menor intensidade dependendo do país e da região. No Brasil, atualmente, é elevada a resistência dos gonococos e hemófilos às penicilinas; por outro lado, a resistência dos pneumococos causadores de meningite às penicilinas e às cefalosporinas vem obrigando a modificações em diretrizes de tratamento dessa doença, com a inclusão da vancomicina na sua terapia empírica. Do mesmo modo, a resistência dos enterococos às penicilinas e aos aminoglicosídeos e, agora, à vancomicina, vem se disseminando em inúmeros países, já tendo sido detectada entre nós.

METODOLOGIAS DO ANTIBIOGRAMA

O antibiograma pode ser qualitativo (método de difusão) ou quantitativo (método de diluição). O primeiro é o mais utilizado na prática, no qual uma concentração fixa do antibiótico é aplicada ao meio em que o germe está sendo cultivado. O teste é geralmente realizado em meio sólido, e o antibiótico contido em discos de papel, em orifícios no meio ou em pastilhas. A droga assim aplicada difunde-se no meio de cultura, provocando um halo de inibição do crescimento do germe no local de sua difusão, caso ele seja sensível ao medicamento. O uso de discos é o método mais empregado, utilizando-se concentrações padronizadas internacionalmente. Mais recentemente, foi introduzido o E-teste, que se baseia no método de difusão em ágar, utilizando-se uma fita contendo diferentes gradientes de concentração do antibiótico ao qual se quer testar a sensibilidade do germe. O E-teste tem custo elevado, o que dificulta sua utilização na prática clínica e laboratorial; no entanto, é uma alternativa valiosa e rápida, comparativamente aos métodos quantitativos tradicionais.

Modernamente, métodos automatizados (Bactec, BacT/Alert, Bio Argos, Vitek e outros) vêm sendo implantados na rotina de laboratórios clínicos, permitindo a rápida realização de culturas e determinação da sensibilidade dos microrganismos isolados de material clínico. Os sistemas automatizados utilizam metodologia própria (p. ex., tecnologia de densidade óptica, ou de fluorescência, ou de radiometria) e permitem a identificação dos microrganismos e sua sensibilidade aos antimicrobianos em prazos tão curtos quanto 3 ou 6 horas. Além da rapidez, os aparelhos automáticos reduzem a possibilidade de erros técnicos e permitem a realização de grande número de testes simultâneos, facilitando o trabalho laboratorial. Apesar de suas vantagens, os métodos automatizados nem sempre expressam a real sensibilidade dos microrganismos identificados, podendo falhar na demonstração da resistência a drogas. Os sistemas de microbiologia automatizada têm custo elevado, motivo pelo qual sua utilização é mais encontrada em laboratórios com grande atividade microbiológica.

Antibiograma Quantitativo (Método de Diluição)

O método de diluição é realizado em meios líquidos ou sólidos, aplicando-se concentrações crescentes do antibiótico aos meios de cultivo do germe, determinando-se, dessa maneira, a menor concentração capaz de inibir seu crescimento, isto é, a concentração inibitória mínima (CIM, ou MIC, sigla em língua inglesa), correspondente à concentração bacteriostática. Por esse método pode-se determinar, também, a concentração bactericida mínima do medicamento (CMB, ou MBC, em língua inglesa). Para isso, fazem-se repiques do germe, após ter sido submetido à ação da droga, para meios desprovidos de antibióticos e verifica-se qual a menor concentração em que os repiques não mostram crescimento (Fig. 3.1). O método de diluição é o habitualmente empregado para a verificação da sensibilidade dos germes anaeróbios aos antibióticos, ou em determinadas situações clínicas, como a endocardite bacteriana, nas quais se deseja determinar a concentração bactericida mínima da droga. Contudo, poucos laboratórios de rotina estão aparelhados para realizá-lo, devido às dificuldades técnicas e ao elevado custo do teste. Contudo, nos laboratórios aparelhados com métodos automatizados, é possível a obtenção de resultados quantitativos do teste de sensibilidade. Atualmente, o método de difusão em disco, similar ao usado para os germes aeróbios, foi padronizado para o antibiograma dos anaeróbios, o que facilitou a execução de rotina do exame.

O ideal para tratamento de um processo infeccioso seria a realização do método de diluição, pois assim seriam determinadas quais as concentrações bactericidas e bacteriostáticas sobre o germe em causa. Com

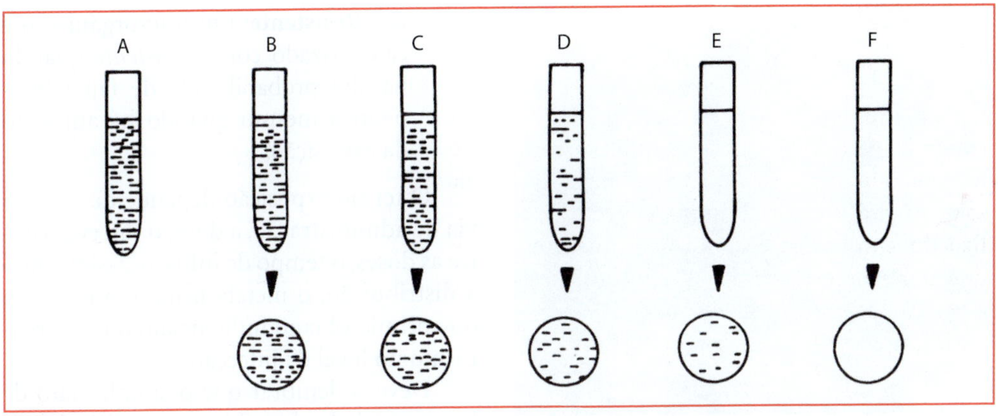

Fig. 3.1 Antibiograma quantitativo. Na bateria de tubos contendo o meio adequado, é semeada a mesma quantidade de um determinado microrganismo, cuja sensibilidade se quer averiguar. O tubo A serve de controle, não contendo o antibiótico a ser testado. Os demais tubos contêm concentrações crescentes do antibiótico. Após incubação, é feito um repique de cada tubo para placas contendo o meio de cultura sem o antibiótico. Os tubos B, C e D apresentaram crescimento bacteriano mesmo em presença da droga, mostrando que as concentrações aí existentes não tiveram efeito antimicrobiano sobre todos os germes. O tubo E não apresentou crescimento de bactérias; porém, o repique para o meio sem antibiótico mostrou crescimento microbiano. Portanto, a concentração do antibiótico existente no tubo E exerceu ação bacteriostática. Já no tubo F, não cresceram os microrganismos e o repique também não revelou crescimento bacteriano, demonstrando que a concentração do antibiótico aí existente foi capaz de matar as bactérias, exercendo ação bactericida.

esse conhecimento, seria utilizado o antibiótico em doses tais que a concentração bactericida fosse alcançada. Caso a droga fosse tóxica, impedindo o uso das concentrações bactericidas, seria usada dose menor, suficiente par alcançar a CIM. Esse emprego ideal do antibiótico exigiria, ainda, a sua dosagem na corrente sanguínea do paciente, pois os níveis hemáticos sofrem variações de doente para doente, embora se utilizando a mesma dose. Na prática médica, tais determinações são difíceis de serem conseguidas, pela complexidade ou pelo custo das técnicas e material utilizado, além do fato de que o seu valor nos processos agudos seria pequeno devido ao tempo que levaria para se conseguirem os resultados.

Antibiograma Qualitativo (Método de Difusão)

O antibiograma de difusão pelo método do disco é o mais utilizado, não só pela facilidade como pela rapidez do resultado obtido. A fim de se obter um resultado ainda mais rápido, o teste pode ser realizado antes mesmo da completa identificação do germe, bastando para isso que os discos sejam aplicados ao meio quando da semeadura inicial do material. Em 24 horas, se observam quais as drogas que inibiram o seu crescimento, tendo-se assim o resultado esperado antes mesmo que o germe tenha sido devidamente identificado.

O resultado do antibiograma é dado pelo diâmetro do halo de inibição, medido em milímetros e padronizado de acordo com a droga, com a concentração utilizada e com o germe. Em geral, o resultado é expresso com os termos sensível, moderadamente resistente e resistente. No antibiograma bem feito, de acordo com as normas e padrões estabelecidos pela Organização Mundial de Saúde e pela Food and Drug Administration (FDA), dos Estados Unidos, há correlação entre o diâmetro do halo de inibição e a concentração inibitória mínima (Fig. 3.2).

Recentemente, em 14 de dezembro de 2018, o Ministério da Saúde publicou a Portaria nº 64 de 11/12/2018 que determina aos laboratórios da rede pública e privada do país a utilização das normas de inter-

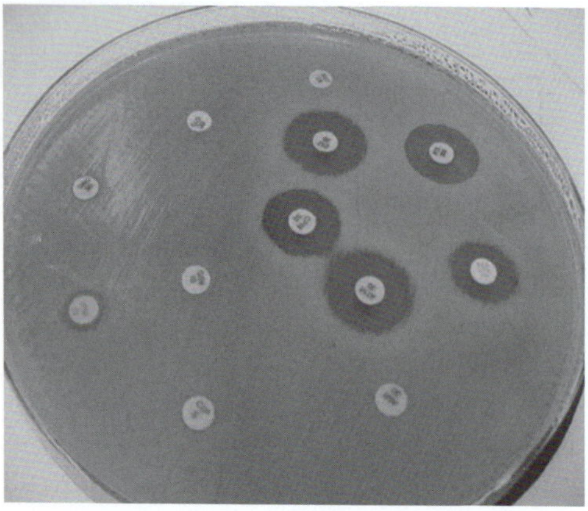

Fig. 3.2 Antibiograma qualitativo. Teste de sensibilidade de uma cepa de *Pseudomonas aeruginosa* por difusão de disco em meio de cultura Mueller Hinton. Dos 12 antimicrobianos testados, a bactéria só mostrou boa sensibilidade a cinco (halo de inibição mensurável). Fonte: Rossi F e Andreazzi DB. Resistência bacteriana – interpretando o antibiograma. São Paulo: Atheneu, 2005.

pretação para os testes de sensibilidade aos antimicrobianos (TSA), seguindo o padrão do European Committee on Antimicrobial Susceptibility Testing (EUCAST). Essas normas foram vertidas para o brasileiro por um comitê denominado Brazilian Committee on Antimicrobial Susceptibility Testing (BrCast) e são disponíveis no site: http://brcast.org.br/documentos/.

O Comitê Gestor do EUCAST decidiu alterar as definições das categorias dos testes de sensibilidade, mas manter as abreviaturas S, I e R.

- **S – Sensível, dose padrão:** um microrganismo é categorizado como *sensível, dose padrão*, quando há uma alta probabilidade de sucesso terapêutico utilizando o regime de dose padrão do agente.
- **I – Sensível, aumentando exposição:** um microrganismo é categorizado como *sensível, aumentando exposição* quando há uma alta probabilidade de sucesso terapêutico porque a exposição foi aumentada ajustando-se o regime de dosagem ou sua concentração no local de infecção.
- **R – Resistente:** um microrganismo é categorizado como *resistente* quando há alta probabilidade de falha terapêutica mesmo quando há aumento da exposição.

O termo exposição depende de como a via de administração, a dose, o intervalo entre as doses, o tempo de infusão, assim como a distribuição, o metabolismo e a excreção do antimicrobiano influenciam o microrganismo no local da infecção.

Deve-se lembrar que o simples fato de haver um halo de inibição ao redor de um disco contendo um antimicrobiano não significa necessariamente boa sensibilidade do germe à droga. A sensibilidade ou resistência é determinada pelo tamanho do diâmetro do halo de inibição, medido em milímetros, que é comparado com padrões estabelecidos para cada antibiótico e de acordo com concentrações fixas da droga em cada disco. Essa concentração é denominada potência do disco e corresponde ao mais elevado nível sanguíneo alcançado pelo antimicrobiano com o emprego de doses usuais.

O resultado do antibiograma corretamente realizado apresenta perfeita correlação com a resposta terapêutica, desde que a droga tenha sido utilizada em dose e por tempo suficientes, absorvida adequadamente e atingido concentração útil no foco da infecção. Vários fatores, entretanto, podem limitar ou falsear o resultado do teste. Assim, o meio de cultivo empregado tem que ser apropriado, sem haver interferência dos seus componentes sobre a atividade da droga; o pH do meio, a temperatura e a atmosfera de incubação devem ser adequados; o tamanho do inóculo não deve ser exagerado; a concentração da droga deve ser padronizada; os discos devem ser de boa qualidade, bem conservados e com concentração mantida; quando vários discos forem aplicados a uma mesma placa, deve haver suficiente espaço entre eles, de tal modo que não haja interferência de uma droga sobre a outra; o halo de inibição deve ser medido corretamente. Tendo em vista quantos fatores são capazes de falsear o resultado do antibiograma, não surpreende que, com muita frequência, os resultados clínicos não se superponham aos dados do laboratório.

Diversos outros fatores, não ligados à prova laboratorial, podem provocar discrepâncias entre os dados clínicos e o antibiograma. Já referimos que a droga escolhida deve ser adequadamente administrada, com perfeito cálculo de dose, tempo de uso e via de absorção. Quanto a esse fator, verifica-se que diferentes indivíduos podem apresentar concentrações séricas distintas quando recebem a mesma dose. Por outro lado, o antibiótico pode não apresentar boa difusibilidade no foco de infecção por não atravessar uma barreira natural (p. ex., barreira hematoencefálica) ou porque a carapaça inflamatória não permite a sua passagem (p. ex., parede de abscessos). Além disso, corpos estranhos ou estruturas físicas como cálculos e helmintos podem abrigar germes na sua intimidade, protegendo-os contra a droga. Outro fator de interferência na ação dos medicamentos é dado pela presença de microrganismos resistentes, associados no foco infeccioso, que produzam enzimas inativadoras da droga. Essa é uma das explicações para a falha do tratamento penicilínico da gonorreia em pacientes nos quais o gonococo (embora sensível à penicilina) esteja associado a estafilococos produtores de penicilinase. A mesma explicação pode ser dada para a falha da penicilina na profilaxia do tétano (estafilococos produtores de penicilinase no foco de infecção) e para a falha da penicilina na erradicação do estreptococo beta-hemolítico da orofaringe de portadores (presença de microrganismos produtores de beta-lactamases, como *Moraxella catarrhalis* e *Staphylococcus*).

É necessário lembrar, por outro lado, que a resistência *in vitro* pode não corresponder à resposta terapêutica, por vezes favorável com o uso da droga, devido às elevadas concentrações que o antibiótico alcança em determinados setores do organismo. Assim, um germe resistente *in vitro* pode ser sensível *in vivo* a concentrações altas da droga, alcançadas, por exemplo, nas vias urinárias ou biliares. Eis o motivo por que o termo resistência é relativo e relacionado sempre às concentrações sanguíneas.

Por fim, deve-se recordar que em um antibiograma não há a necessidade de se testar a ação de todas as drogas, visto que existem grupos de antibióticos que apresentam a mesma atividade. Já referimos, por ocasião da classificação química dos antibióticos, que os macrolídeos apresentam o mesmo espectro de ação e são submetidos aos mesmos mecanismos de resistência, e, assim, a sensibilidade a um deles representa, em geral, a do grupo. O mesmo ocorre com todas as tetraciclinas, as sulfas, as polimixinas, o cloranfenicol e tianfenicol, as cefalosporinas de primeira geração.

BIBLIOGRAFIA

Alós JI, Rodrigues-Baño L. Que antibioticos debemos informar en el antibiograma y como? Enferm Infecc Microbiol Clin. 2010; 28:737-41.

Amato Neto V, et al. Antibióticos na Prática Médica. 5 ed. São Paulo: Roca. 2000; p. 11.

Brazilian Committee on Antimicrobial Susceptibility Test (BrCAST). Tabela de pontos de cortes clínicos. Versão 2019. Disponível em: http://brcast.org.br/. Acessado em: ago 2019.

Coscina AL. Biologia molecular na detecção da infecção hospitalar. Âmbito Hospitalar. 1994; 6(65):5-13.

Cunha WC, et al. Contribuição ao estudo do antibiograma. Hospital. 1969; 76:1399-404.

Fava Netto C. Antibiograma. In: Lacaz CS. Antibióticos. 3 ed. São Paulo: Edgard Blucher, Ed. Universidade de São Paulo; 1975. p. 221.

Gavan TL. In vitro antimicrobial susceptibility testing. Med Clin North Am. 1974; 58:493-503.

Gill VJ, et al. The clinician and the microbiology laboratory. In: Mandell GL, et al. Principles and Practice of Infectious Diseases. 5 ed. Philadelphia: Churchill Livingstone; 2000. p. 184.

Gould JC. The laboratory control of antibiotic therapy. Br Med Bull. 1960; 16:3-9.

Hitzemberger G. Divergências entre o antibiograma e os resultados clínicos nas infecções bacterianas. Serviço Bibliográfico Roche, Seção Pediatria. Ano 1, n. 2; 1973. p. 9-12.

Jones RN, et al. Evaluation of the Vitek System to accurately test the susceptibility of *Pseudomonas aeruginosa* clinical isolates against cefepime. Diagn Microbiol Infect Dis. 1998; 32:107-10.

Jorgensen JH, Ferraro MJ. Antimicrobial susceptibility testing: general principles and contemporary practices. Clin Infect Dis. 1998; 26:973-80.

Joshi S. Hospital antibiogram: a necessity. Indian J Med Microbiol. 2010; 28:277-80.

Lambert HP. Impact of bacterial resistance to antibiotics on therapy. Br Med Bull. 1984; 40:102-6.

Nicolau DP. Current challenges in the management of the infected patient. Curr Opin Infect Dis. 2011; 24(Suppl 1):S1-10.

Petersdorf RG, Plorde JJ. The usefulness of in vitro sensitivity tests in antibiotic therapy. Annu Rev Med. 1963; 14:41-56.

Petersdorf RG, Sherris JC. Methods and significance of in vitro testing of bacterial sensitivity to drugs. Am J Med. 1965; 39:766-79.

Pullen FW. Bacterial resistance to antibiotics: a correlation of clinically attainable blood levels with in vitro sensitivity test. Arch Surg. 1960; 81:942-52.

Rocha H et al. Antibiograma. Rev Microbiol (S Paulo). 1972; 3:51-60.

Rosenblatt JE. Laboratory tests used to guide antimicrobial therapy. Mayo Clin Proc. 1983; 58:14-20.

Rossi F, Andreazzi DB. Resistência bacteriana – interpretando o antibiograma. São Paulo: Atheneu; 2005.

Sader HS. Testes de sensibilidade a antimicrobianos. Rev Bras Med. 1996; 53:637-40.

Suassuna I. Interpretação clínica de antibiograma. Ars Curandi. 1974; 7(5):38-50.

Trabulsi LR. Aplicação prática do antibiograma. Clínica Geral. 1971; 5(6):50-6.

Washington JA. How the microbiology laboratory can improve antimicrobial therapy. Bull N Y Acad Med. 1984; 60:314-26.

Washington JA. Problems in antimicrobial susceptibility testing. Infect Dis Clin Pract. 1995; 4:46-9.

Woods GL. In vitro testing of antimicrobial agents. Infect Dis Clin North Am. 1995; 9:463-81.

Zabransky RJ, et al. Detection of vancomycin resistance in enterococci by the Vitek MAS System. Diagn Microbiol Infect Dis. 1994; 20:113-6.

CAPÍTULO 4

Mecanismos de Ação dos Antimicrobianos

A ação dos antibióticos e quimioterápicos sobre os agentes microbianos provoca dois tipos de efeitos, desde que o germe seja sensível à droga: a morte da bactéria (efeito bactericida – ou fungicida, no caso dos fungos) ou a interrupção de seu crescimento e reprodução (efeito bacteriostático – ou fungistático, no caso dos fungos). Esses efeitos são determinados por mecanismos de ação primários ou secundários das drogas sobre o agente microbiano e são variáveis com a concentração do antibiótico no meio em que se encontra o germe e a sensibilidade do microrganismo. Essa observação é particularmente importante quando se consideram as concentrações possíveis de serem mantidas *in vivo*. Por exemplo, o cloranfenicol, droga bacteriostática por excelência, exerce ação bactericida sobre o pneumococo e o meningococo, considerando a elevada sensibilidade desses microrganismos a esse antibiótico.

O mecanismo de ação das drogas antimicrobianas, compreendendo os antibióticos e os quimioterápicos antimicrobianos (sulfonamidas e quinolonas), é exercido essencialmente por: interferência na síntese da parede celular; alterações na permeabilidade da membrana citoplasmática; interferência na replicação do cromossoma; alterações na síntese proteica; inibição da síntese de ácidos nucleicos; interferência em processos metabólicos (Fig. 4.1).

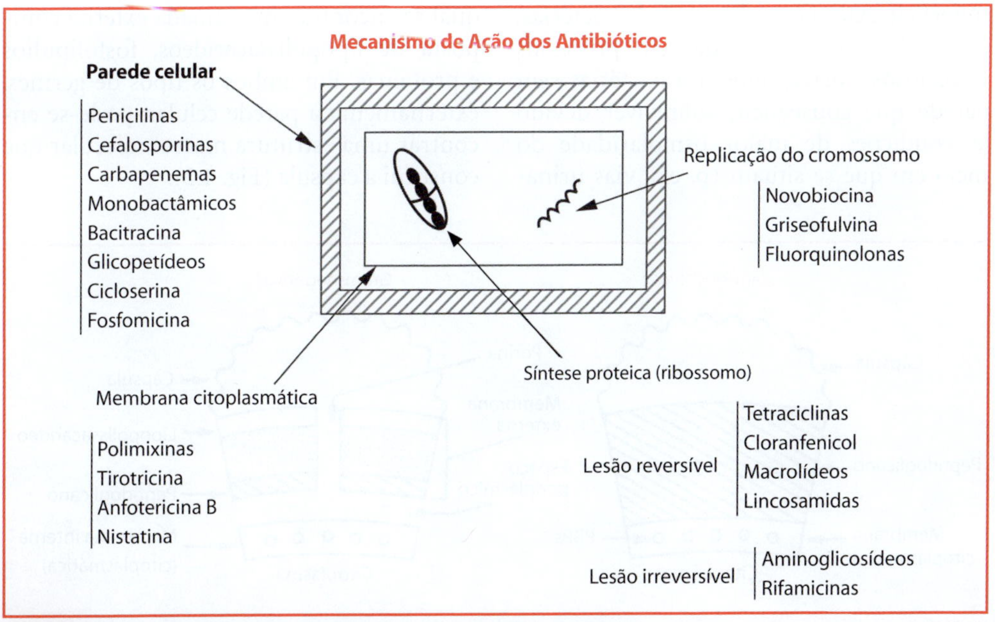

Fig. 4.1 Estruturas celulares e mecanismos de ação dos antimicrobianos.

ANTIMICROBIANOS QUE INTERFEREM NA SÍNTESE DA PAREDE CELULAR

As bactérias (exceto os micoplasmas), assim como as leveduras e plantas, apresentam uma estrutura denominada parede celular, que envolve a membrana citoplasmática. A parede celular é que dá a forma à bactéria (coco, bacilo, espirilo) e funciona como uma barreira osmótica. É uma estrutura vital para a sobrevivência das bactérias no meio líquido, considerando que o meio interno bacteriano é hipertônico. Bactérias sem parede sofrem lise osmótica. As bactérias gram-positivas têm uma pressão osmótica interna 10 a 30 vezes maior que a existente na água, enquanto nas gram-negativas e nos enterococos a pressão osmótica corresponde a 3 a 5 vezes a do meio exterior líquido. Bactérias desprovidas de parede celular podem ser obtidas em laboratório por vários mecanismos, mas só são capazes de sobreviver em meio hipertônico, sendo então denominadas protoplastos, bactérias gram-positivas totalmente despojadas de constituintes da parede celular, ou esferoplastos, bactérias gram-negativas que conservam resíduo da parede celular em sua superfície externa. As formas L de bactérias, eventualmente encontradas em processos infecciosos, correspondem a bactérias sem parede que conseguem sobreviver devido às condições de maior osmolaridade do meio em que se situam (p. ex., vias urinárias, secreção em bronquiectasias). Além da importância na manutenção da hipertonicidade interna da bactéria, a parede celular é necessária à reprodução binária normal da célula, que se inicia pela formação de um septo a partir dela. A parede celular é também denominada membrana externa.

A parede celular tem constituição diferente conforme a bactéria seja gram-positiva (cocos e bacilos) ou um bacilo gram-negativo. Todas, entretanto, apresentam em comum o peptidoglicano, um polímero mucopeptídeo complexo, rígido, constituído por monômeros formados pelos açúcares aminados N-acetilglicosamina e ácido N-acetilmurâmico, ligados por pontes de aminoácidos. Nas bactérias gram-positivas, a parede celular é uma estrutura simples, formada por uma espessa camada do peptidoglicano, o qual se situa imediatamente por fora da membrana citoplasmática. Além do mucopeptídeo, que corresponde a cerca de 60% da sua composição, a parede celular dos germes gram-positivos contém ácidos teicoicos, ribonucleato de magnésio e carboidratos. Já nos bacilos gram-negativos, a parede celular é mais complexa, constituindo o peptidoglicano somente cerca de 10% da sua composição, formando uma camada basal sobre a qual se encontra uma camada externa composta de lipopolissacarídeos, fosfolipídios e proteínas. Em ambos os tipos de germes, externamente à parede celular, pode-se encontrar uma estrutura macromolecular que constitui a cápsula (Fig. 4.2).

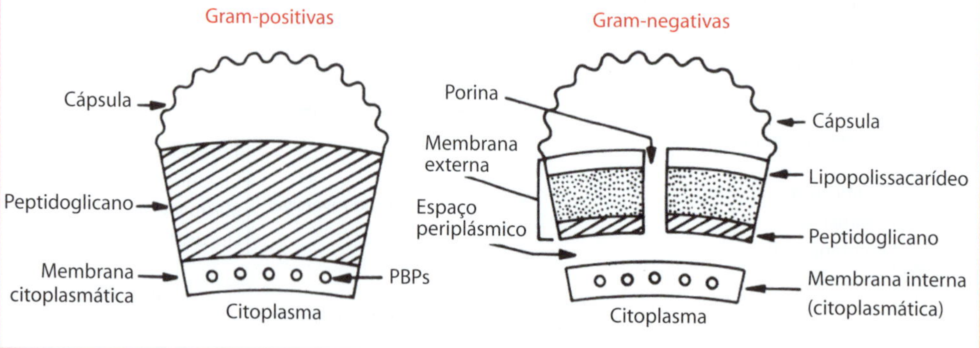

Fig. 4.2 Configuração da parede celular bacteriana.

Essa constituição da parede, variável com o tipo de microrganismo, origina diferenças na permeabilidade às drogas, que devem penetrar na célula para atingir seu local de ação. Assim, por exemplo, a polimixina B atua na membrana citoplasmática das bactérias, situada internamente à parede celular; no entanto, esse antibiótico não tem ação sobre os germes gram-positivos, principalmente porque é retido pela camada de ribonucleato de magnésio presente na parede desses microrganismos. Esse mesmo antibiótico age sobre os bacilos gram-negativos, desprovidos desse elemento em sua parede celular. Por outro lado, drogas com baixa lipossolubilidade têm maior dificuldade em agir sobre germes gram-negativos, ricos em lipídios em sua parede. É o que ocorre com a penicilina G, que em baixas concentrações não é capaz de atravessar as camadas superficiais da parede celular dos bacilos gram-negativos para agir em seu receptor, inibindo a formação do mucopeptídeo. Já a ampicilina pode agir em tais germes, por ser mais lipossolúvel.

A face mais exterior da membrana externa dos bacilos gram-negativos é formada por lipopolissacarídeos que correspondem às endotoxinas desses germes. Sua fração lipídica é responsável pelo efeito tóxico e sua fração polissacarídica constitui o antígeno somático, ou antígeno O. Atravessando a estrutura da membrana externa dos bacilos gram-negativos encontram-se proteínas denominadas porinas, que se dispõem de modo a formar túneis ou poros através dos quais moléculas de tamanho apropriado podem passar do meio exterior para o espaço periplásmico.

Em uma bactéria em atividade biológica, isto é, crescendo e se reproduzindo, a parede celular está constantemente sendo destruída e sintetizada, de modo a permitir que as células-filhas sejam compostas por essa estrutura vital. Nas células em crescimento normal, estabelece-se um equilíbrio entre a síntese e a lise, sendo essa lise produzida por enzimas autolíticas (hidrolases). Esse equilíbrio permite que a divisão celular se dê sem que ocorra destruição celular, pois, à medida que se abrem pertuitos na camada basal da parede, novas subunidades dissacarídico-peptídicas são formadas e interligadas, preenchendo os espaços formados na parede da célula em divisão. Entretanto, se numa bactéria em reprodução ocorrer uma inibição da síntese de constituintes da nova parede, rompe-se o equilíbrio, continuando a destruição da parede anterior. Com isso, a parede celular existente torna-se defeituosa, ou mesmo desaparece, sucedendo a lise osmótica bacteriana, resultante da maior pressão osmótica no interior da célula (Fig. 4.3).

O peptidoglicano é o constituinte fundamental da estrutura da parede celular das bactérias. Os açúcares aminados que o compõem, a N-acetilglucosamina e o ácido N-acetilmurâmico dispõem-se de forma alternada, formando longas cadeias que são ligadas por cadeias peptídicas que se entrecruzam. São essas pontes cruzadas que asseguram a rigidez da parede celular. A biossíntese dos constituintes da parede celular, bem como sua ligação para formar a longa cadeia polissacarídica e as pontes peptídicas, é catalisada por diferentes enzimas. Sendo o peptidoglicano o principal elemento que configura a rigidez da parede, responsável pela manutenção da maior pressão interna nas bactérias, as substâncias que interferem na síntese desse elemento certamente causarão um efeito destrutivo sobre a bactéria. É o que ocorre com penicilinas, cefalosporinas e outros antibióticos beta-lactâmicos, fosfomicina, vancomicina e outros glicopeptídeos, bacitracina e cicloserina, antibióticos que inibem a síntese da parede celular, por agirem em várias etapas da formação do mucopeptídeo, geralmente por mecanismo competitivo e inibitório, com enzimas que participam dessa síntese (Tabela 4.1).

Assim, a fosfomicina inibe a enzima piruviltransferase que participa da formação do ácido acetilmurâmico; a cicloserina compete com enzimas que ligam os peptídeos formadores da parede celular; os glicopeptídeos (vancomicina e teicoplanina) interrompem o alongamento do peptidoglicano por formarem complexos com

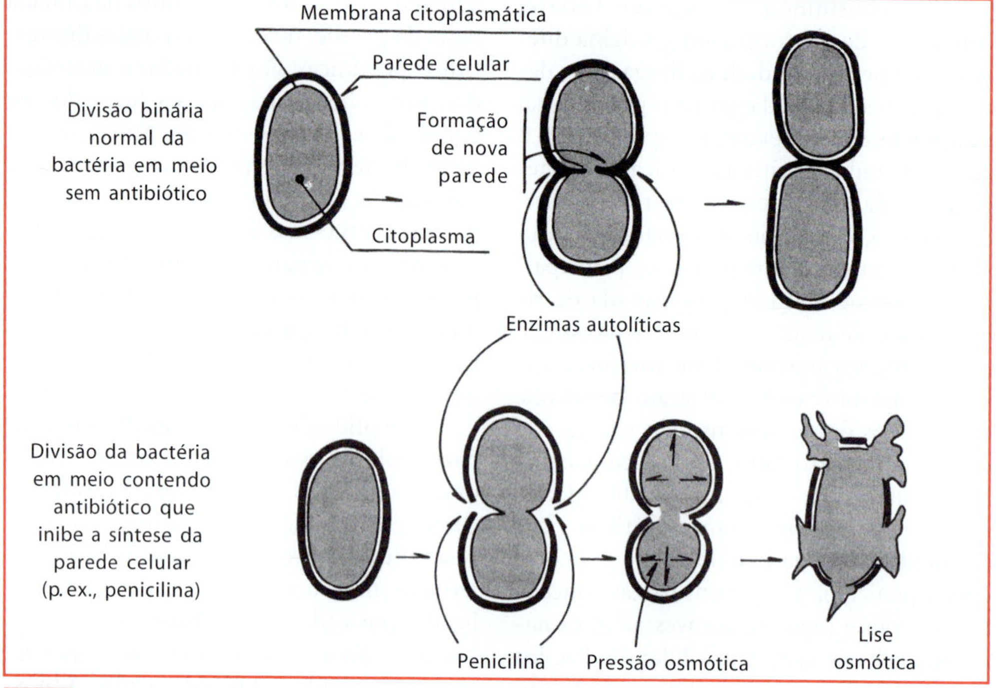

Fig. 4.3 Resultado da ação de antibióticos que agem inibindo a síntese da parede celular (Adaptado de Lorian V. Arch Intern Med 1971;128:623).

Tabela 4.1
Antibióticos que Inibem a Síntese da Parede Celular

A – BACTERICIDAS	
Beta-lactâmicos	Penicilinas Cefalosporinas Carbapenemas Monobactâmicos
Glicopeptídeos	Vancomicina Teicoplanina
Fosfomicina	
Bacitracina	
B – FUNGICIDAS	
Equinocandinas	Caspofungina

peptídeos precursores, funcionando como antagonistas competitivos da polimerização da cadeia peptidoglicana. Por ação dos glicopeptídeos e da bacitracina, ocorre o acúmulo dos precursores do peptidoglicano no interior ou no espaço periplásmico. Esses antibióticos atuam também, de maneira secundária, sobre a membrana citoplasmática, alterando sua permeabilidade, e, por isso, são altamente tóxicos para as células de mamíferos.

A polimerização (ou transglicosilação), pela qual as moléculas precursoras vão sendo ligadas para formar a longa cadeia polissacarídica, é catalisada por enzimas denominadas transglicosidases, as quais podem ser inibidas por antibióticos beta-lactâmicos. A biossíntese do peptidoglicano se completa pela união das cadeias polissacarídicas por meio da ligação entrecruzada das cadeias pentapeptídicas de uma molécula com a de outra. Essa reação é chamada transpeptidação, constituindo-se o polímero mucocomplexo em forma de rede (o peptidoglicano), que proporciona a rigidez e a barreira osmótica da parede celular. A reação de transpeptidação é catalisada por transpeptidases, havendo também a participação de carboxipeptidases e de endopeptidases. É principalmente nessa fase que atuam os antibióticos beta-lactâmicos (penicilinas, cefalosporinas, carbapenemas, monobactâmicos), ao se ligarem de maneira irreversível ao seu receptor de ação, às proteínas ligadoras de penicilinas ou PBPs (*Penicillin-Binding Proteins*), inibindo sua ação. Essas proteínas estão situadas na face externa da membrana citoplasmática e têm atividade enzimática de transglicosidases, transpeptidases, carboxipeptidases e endopeptidases, participando de maneira fundamental na terceira etapa da biossíntese das novas moléculas de peptidoglicano e sua incorporação no peptidoglicano preexistente na parede celular da bactéria em multiplicação. Dessa maneira, ocorre a divisão da célula bacteriana, formação de septos entre as bactérias-filhas e seu alongamento. As PBPs das bactérias variam em número, características de sua formação química e afinidade pelos antibióticos beta-lactâmicos de acordo com a espécie bacteriana. Assim, a pequena afinidade da maioria das cefalosporinas pelas PBPs do *Enterococcus faecalis* correlaciona-se com a pequena atividade desses antibióticos contra esse microrganismo (resistência natural dos enterococos às cefalosporinas). Da mesma maneira, a resistência adquirida dos pneumococos às penicilinas, e de algumas cepas de estafilococos à meticilina e à oxacilina, relaciona-se a alterações na composição das PBPs dessas bactérias, ficando impedida a ligação dos antibióticos em seus locais de ação.

A ligação dos antibióticos beta-lactâmicos às PBPs impede a formação do peptidoglicano, ficando a célula em crescimento defeituosa, rapidamente ocorrendo a lise osmótica.

Deve-se lembrar de que a ação bactericida dos antibióticos beta-lactâmicos depende não só de sua ligação às proteínas ligadoras de penicilinas, mas também do funcionamento adequado das enzimas autolíticas sobre a parede celular anteriormente presente na bactéria. Graças à ação dessas autolisinas, a parede (peptidoglicano) "velha" é rompida, permitindo o acoplamento das novas unidades do peptidoglicano que irão formar o septo divisório entre as células reprodutivas e o alongamento das células-filhas resultantes da divisão bacteriana. Quando o peptidoglicano não é formado pela ação dos antibióticos, mas as enzimas autolíticas continuam a agir na bactéria em divisão, formam-se paredes frágeis ou defeituosas, o que resulta na lise osmótica do germe. Em determinadas cepas de bactérias, pode ocorrer deficiência na ação das autolisinas (com frequência, em resultado da ação de inibidores dessas enzimas), deixando de haver a lise do microrganismo submetido à ação do antibiótico beta-lactâmico, muito embora o germe seja inibido em seu crescimento e divisão devido à ligação do antibiótico em seu receptor. Esses microrganismos são chamados tolerantes, sendo esse tipo de resistência à ação bactericida dos antibióticos descrito em estirpes de estafilococos, estreptococos do grupo A, enterococos e pneumococos.

A ação dos antibióticos beta-lactâmicos em seus receptores depende não só de sua afinidade pelas PBPs, mas também da possibilidade de as drogas chegarem ao seu local de ação. Dessa maneira, é necessário que as membranas externas do microrganismo sejam permeáveis aos antibióticos e que estes cheguem íntegros ao seu receptor. Muitas bactérias resistentes aos antibióticos beta-lactâmicos produzem beta-lactamases que inativam a droga no espaço periplásmico, alterando a integridade da molécula da substância, que perde, assim, a capacidade de ligação às PBPs. A permeabilidade da membrana externa é também fundamental à passagem dos antibióticos, sabendo-se que a penicilina G, a meticilina e a oxacilina são inativas contra os bacilos gram-negativos porque não podem penetrar até seus receptores (resistência natural por impermeabilidade da membrana externa). Essa permeabilidade é controlada nos bacilos gram-negativos pela presença das porinas na membrana externa, que são proteínas que constituem canais ou poros hidrofílicos através dos quais os antibióticos beta-lactâmicos passam para o espaço periplásmico. Dependendo do tamanho da molécula da droga e do diâmetro desses poros, os antibióticos poderão ou não atravessar do meio externo para atingir o seu receptor. A impermeabilidade da membrana externa ou a perda de porinas específicas pode ser um dos mecanismos de resistência aos antibióticos beta-lactâmicos.

Em resumo, as penicilinas, cefalosporinas e outras beta-lactaminas, a fosfomicina, a bacitracina, a vancomicina e outros glicopeptídeos e a cicloserina são antibióticos que inibem a síntese normal do peptidoglicano, causando efeito bactericida. Embora esses antibióticos atuem em diferentes fases da síntese, o resultado será o mesmo, havendo ausência de parede celular, ou formação de uma frágil parede defeituosa, ou ausência de formação dos septos que dividem as células em multiplicação. Em consequência disso, a bactéria não conseguirá sobreviver, pois, devido à hipertonicidade intracelular, entrará água do meio externo para o meio interno e, por fim, ocorrerá a lise bacteriana. A lise osmótica poderá não ocorrer se a bactéria estiver situada em um meio hipertônico, tal como pode ser encontrado na urina. Aí, então, sobreviverá sob a forma de esferoplasto ou protoplasto, mas não conseguirá reproduzir-se enquanto durar a ação do antibiótico. Nos bacilos gram-negativos, a lise osmótica geralmente demora a acontecer e pode não ocorrer se sofrerem a ação de penicilinas, cefalosporinas e fosfomicina por curto espaço de tempo. Isso se deve ao fato de nesses germes a pressão osmótica interna ser pequena e os constituintes da parede celular serem principalmente lipopolissacarídeos e lipoproteínas, tendo menor participação o mucopeptídeo. Dessa forma, embora haja bloqueio da síntese deste último componente, os demais constituintes preservam por tempo mais prolongado a integridade física do germe. A vancomicina e a teicoplanina não originam protoplastos devido à sua toxicidade, que se manifesta também para a membrana citoplasmática.

ANTIMICROBIANOS QUE INTERFEREM NA PERMEABILIDADE DA MEMBRANA CITOPLASMÁTICA

Abaixo da parede celular e circundando o citoplasma está a membrana citoplasmática ou interna. É uma típica membrana com dupla camada de lipídios, com elevado conteúdo de proteínas, estando os lipídios com seus grupos polares orientados para fora e as cadeias apolares voltadas para dentro da membrana. Cerca de 66% de sua constituição são proteínas e 33% são lipídios, principalmente fosfolipídios, e não há esteróis nas bactérias, os quais estão presentes nos fungos.

A membrana citoplasmática possui uma permeabilidade seletiva que controla a passagem de substâncias nutrientes para o interior da célula e a saída de dejetos resultantes do catabolismo. Apresenta um sistema enzimático de transporte ativo, isto é, contra gradientes de concentração, e tem papel na respiração celular por intermédio de citocromo-oxidases, funcionando, portanto, como as mitocôndrias dos protistas superiores (fungos, protozoários), animais e plantas. Na membrana, ocorre a produção de ATP pelo processo de oxidação fosforilativa e se dá a formação final de alguns componentes celulares, como fosfolipídios, e a ação de enzimas envolvidas no processo de síntese da parede celular.

Alguns antibióticos passam livremente para o interior da célula bacteriana, como, por exemplo, a espiramicina e o cloranfenicol. Outros, não penetram imediatamente, necessitando de um sistema ativo de transporte, tal como ocorre com a fosfomicina e os aminoglicosídeos. Modificações nos sistemas de transporte podem ser causa de resistência das bactérias às drogas que necessitam desses sistemas para atingir seu receptor de ação.

As alterações físico-químicas da membrana citoplasmática levam à morte bacteriana, pois a permeabilidade seletiva é rompida, havendo a saída de elementos vitais da célula, como fosfatos, íons, purinas e ácidos nucleicos, ou a entrada de substâncias nocivas ao metabolismo bacteriano. Além disso, a morte pode ocorrer por alterações do sistema respiratório da célula. Existem antibióticos que se ligam aos constituintes normais da membrana atuando como verdadeiros detergentes e provocando, assim, sua desorganização funcional. O exemplo de importância é dado pelas polimixinas. A tirotricina age provavelmente por processo semelhante ou por causar alterações na respiração celular. A nistatina e anfotericina B agem na membrana dos fungos, por se fixarem nos esteróis presentes nesses agentes (Tabela 4.2). Tendo em vista que a composição da membrana citoplasmática das bactérias e, principalmente, dos fungos é bastante semelhante à das células de animais superiores, os antibióticos que atuam nesse órgão têm uma toxicidade seletiva menos marcante, mostrando-se tóxicos também para as células humanas.

A membrana citoplasmática pode, ainda, sofrer alterações porque seus constituintes foram formados de maneira errada. É o que se observa com o uso da estreptomicina e de outros aminoglicosídeos. Esses antibióticos agem primariamente na síntese proteica, determinando a formação de proteínas erradas, as quais podem dar origem a uma membrana anormal. Trata-se, nesse caso, do efeito secundário a uma alteração primariamente feita noutro local.

Tabela 4.2
Antibióticos que Alteram a Permeabilidade da Membrana Citoplasmática

Antibióticos antibacterianos (bactericidas)	Polimixinas Tirotricina
Antibióticos antifúngicos (fungicidas)	Anfotericina B Nistatina Metil-partricina
Azóis antifúngicos (fungicidas)	Cetoconazol Fluconazol Itraconazol Voriconazol Posaconazol

Os antibióticos que interferem na permeabilidade da membrana citoplasmática são, também, bactericidas ou fungicidas. No caso das polimixinas o efeito se manifesta mesmo nos germes em inatividade de biossíntese; no caso dos aminoglicosídeos, o efeito só se manifesta nas bactérias metabolicamente ativas (em crescimento e reprodução).

ANTIMICROBIANOS QUE INTERFEREM NA SÍNTESE PROTEICA

A síntese proteica é um processo metabólico bastante complexo, comandado por genes cromossômicos (Fig. 4.4). Recorde-se de que o cromossoma bacteriano é formado por uma única longa molécula de ADN, no qual está contido o código genético com o programa completo da síntese das proteínas e de outras moléculas.

A síntese proteica tem início pela ação de uma enzima, a ARN-polimerase, que promove a formação de um ARN chamado ARN-mensageiro (ARN-m), que carrega o programa da proteína a ser formada de acordo com o código genético contido no ADN cromossômico. Cada proteína é determinada por uma sequência de genes no ADN e cada ARN-m comporta-se como uma cópia complementar do fragmento do ADN contendo a informação genética especial para a fabricação da proteína desejada. Esse processo de formação dos ARN-m por ação da ARN-polimerase é denominado transcrição. Haverá tantos ARN-m quantas forem as proteínas programadas no cromossoma. No ARN-m, ficam especificados o tipo e a ordem de aminoácidos a serem ligados para formar a proteína útil. Essa especificação é feita por uma sequência de bases nucleicas, que recebe o nome de códon.

Além dos ARN-m, que vão funcionar como o molde da proteína a ser formada, a célula produz um outro tipo de ARN, chamado ARN de transporte (ARN-t), que é

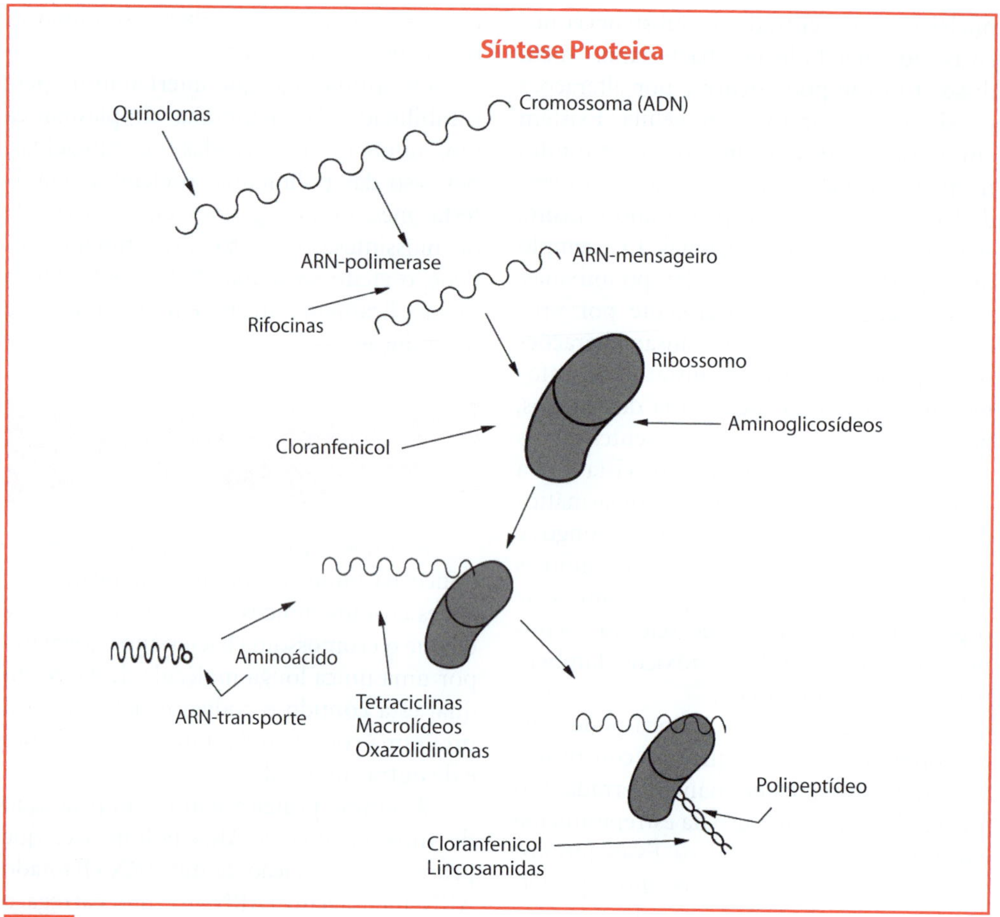

Fig. 4.4 Principais etapas da síntese proteica, assinalando os antibióticos que nela interferem e a fase em que isso ocorre.

encarregado de trazer os aminoácidos absorvidos pela célula para serem ligados na composição do peptídeo.

Os ARN-mensageiros transcritos irão deslocar-se para os ribossomos da célula, ligando-se a eles em sua fração 30S. Os ribossomos são partículas formadas por ácido ribonucleico e proteínas (nucleoproteínas), constituídas por duas partes: uma que sedimenta na fração 30S à ultracentrifugação e outra que sedimenta em 50S, formando um ribossomo 70S. Nas células animais, os ribossomos estão ligados ao retículo endoplasmático, mas nas bactérias estão fixados à membrana citoplasmática. Os ribossomos formam agregados constituindo os polirribossomos ou polissomas e funcionam como sendo uma fábrica de proteínas, ligando-se vários ribossomos a uma mesma molécula do ARN-m.

Uma vez fixado ao ribossomo, o ARN-m funciona como o molde da proteína a ser formada, os polissomas como a fábrica e os ARN-t como os fornecedores da matéria-prima da síntese de proteínas, os aminoácidos.

Os ARN-t apresentam uma sequência de bases que formam anticódons e se fixam ao complexo ARN-m-ribossomo no local do códon correspondente. A ligação ao ribossomo se dá através de suas unidades 30S e 50S. Ocorre, então, uma série de reações, catalisadas por uma enzima, a peptdil-transferase (transferase ribossômica), por meio das quais o ribossomo deslocando-se ao longo do ARN-mensageiro vai ligando os aminoácidos trazidos pelo ARN-t. Esse processo é denominado translocação e resulta na formação dos polipeptídeos de acordo com o programa contido no ARN-m, finalizando por se constituir a proteína codificada geneticamente no cromossoma.

A síntese proteica pode sofrer interferência dos antibióticos em várias fases do seu desenvolvimento: na formação dos ARN (ARN-mensageiro, ARN-ribossômico e ARN de transporte); na fixação do ARN-m ao ribossomo; por alterações no ribossomo; na fixação do ARN-t ao ribossomo (Tabela 4.3).

A interferência na síntese dos ARN é observada com as rifamicinas. Esses antibióticos ligam-se de maneira irreversível às ARN-polimerases das bactérias, bloqueando a iniciação da cadeia dos ARN. Devido à ligação irreversível com as ARN-polimerases, todo o processo da síntese proteica fica comprometido, morrendo a bactéria pela não renovação de seus constituintes vitais. À microscopia eletrônica, verifica-se no *M. tuberculosis* tratado com rifampicina o desaparecimento dos ribossomos e a degeneração dos mesossomos. Considerando-se que os mesossomos exercem atividades fisiológicas importantes na célula bacteriana, principalmente por conterem enzimas respiratórias, sua alteração conduz à morte bacteriana. As ARN-polimerases das bactérias apresentam grande afinidade pelas rifamicinas, o que contribui para a especificidade de ação de baixas concentrações desses antibióticos sobre bactérias em multiplicação e, mesmo, em repouso. As ARN-polimerases de mamíferos apresentam pequena afinidade pelas rifamicinas, motivo pelo qual a síntese do ARN das mitocôndrias das células de mamíferos não é habitualmente inibida pelas concentrações utilizadas da rifampicina e de outras rifamicinas.

A fixação do ARN-mensageiro aos ribossomos é inibida pelo cloranfenicol e o tianfenicol, que competem com o ácido nucleico na ligação com a fração 30S. Mais importante, porém, é a ação desses antimicrobianos ao se ligarem, reversivelmente, à fração 50S do ribossomo, impedindo a ligação do ARN-t e inibindo a ação das peptidiltransferases, bloqueando, assim, a união dos aminoácidos na formação do polipeptídeo. A ação do cloranfenicol e do tianfenicol não impede a formação dos nucleotídeos, não afetando a síntese de ADN e ARN. Resultando de sua ação, o cloranfenicol e o tianfenicol inibem a síntese proteica e exercem efeito bacteriostático sobre a maioria dos germes sensíveis. Consequentemente, se a droga é eliminada, a célula reassume a síntese proteica normal e continua sua reprodução em curto período. Entretanto, o cloranfenicol pode exercer uma ação bactericida contra determinados patógenos que se mostram particularmente sensíveis à droga, como o *Streptococcus pneumoniae*, o *Haemophilus influenzae* e a *Neisseria meningitidis*. Tal ação é obtida mesmo em concentrações habitualmente utilizadas em terapêutica. Eventualmente, em doses mais elevadas, a ação bactericida pode ser observada em outros microrganismos, como *E. coli*, *S. typhi* e *S. aureus*. Essa ação bactericida não tem seu mecanismo suficientemente claro, sendo possivelmente devida a defeitos na parede celular em consequência da falha na sua composição proteica. O cloranfenicol tem pequena afinidade pelos ribossomos 80S das células de mamíferos e plantas, o que explica sua toxicidade seletiva para as bac-

Tabela 4.3
Antibióticos que Interferem na Síntese Proteica Bacteriana

Inibem a formação do ARN (bactericidas)	Rifamicinas
Originam proteínas erradas (bactericidas)	Aminoglicosídeos
Bloqueiam a síntese proteica (bacteriostáticos)	Macrolídeos Lincosamidas Anfenicóis Tetraciclinas

térias. Contudo, a síntese das proteínas das mitocôndrias é similar ao ribossomo 70S e sua inibição pelo cloranfenicol é responsável pela toxicidade hematológica, com depressão medular causada pela droga, mesmo em doses utilizadas em terapêutica.

As lincosamidas (lincomicina e clindamicina) ligam-se também à subunidade 50S, agindo de modo semelhante ao cloranfenicol. Entretanto, habitualmente não se observa toxicidade hematológica com esses antibióticos.

As tetraciclinas ligam-se à fração 30S, impedindo a ligação dos ARN de transporte, impossibilitando o aporte de aminoácidos e bloqueando a síntese proteica. Exercem ação bacteriostática. Esses antibióticos são transportados para o interior da célula por um mecanismo ativo de transporte dependente de energia e em concentrações muito elevadas podem exercer atividade quelante sobre íons metálicos, como o magnésio. As tetraciclinas podem exercer ação tóxica sobre as células de mamíferos, seja por sua afinidade pelos íons Mg++ ou pela inibição da síntese de proteínas. Essa ação em geral só se manifesta em doses elevadas, pois as células de mamíferos não dispõem do sistema ativo de transporte.

Os antibióticos macrolídeos, as oxazolidinonas e o ácido fusídico também se ligam à fração 50S do ribossomo, inibindo a translocação do ARN-t, bloqueando a união dos aminoácidos na formação da cadeia peptídica. Esses antibióticos são primariamente bacteriostáticos e competem com o cloranfenicol e as lincosamidas na ligação pelo mesmo receptor. Dessa maneira, essas drogas são antagônicas entre si. A toxicidade seletiva dos macrolídeos para as bactérias e sua pequena ação tóxica para os mamíferos deve-se ao fato de esses fármacos terem afinidade pela subunidade 50S bacteriana e pela sua não ligação à subunidade 60S das células dos mamíferos.

As alterações no ribossomo são observadas com os aminoglicosídeos. Esses antibióticos interferem na síntese das proteínas, produzindo o seu bloqueio ou causando a formação de proteínas erradas, dependendo da fração do ribossomo à qual se ligam. Em concentrações subinibitórias, essas drogas ligam-se à fração 50S, inibindo a síntese proteica ao impedirem o processo de acoplamento dos aminoácidos que provoca a formação e o alongamento dos peptídeos. Essa ação tem efeito bacteriostático e é a menos importante. Em concentrações terapêuticas, os aminoglicosídeos ligam-se à fração 30S, provocando uma distorção no ARN-mensageiro ligado a essa fração do ribossomo. Com isso, a união dos aminoácidos se faz de maneira diferente da codificada geneticamente, originando-se proteínas aberrantes. Essas proteínas erradas, ao serem incorporadas à membrana celular, enzimas respiratórias e outras estruturas essenciais, provocam alterações em sua função, que levam à morte celular (p. ex., a alteração da permeabilidade celular ou o não funcionamento de enzimas respiratórias). Essa ação dos aminoglicosídeos causa efeito bactericida e só se manifesta nos microrganismos em atividade metabólica de crescimento; portanto, a associação com o cloranfenicol tem efeito antagônico, pois esse antibiótico, ao deter o crescimento (inibição da síntese proteica), limita a formação das proteínas erradas.

ANTIMICROBIANOS QUE INIBEM A SÍNTESE DE ÁCIDOS NUCLEICOS

Como discutido no item anterior, a síntese de proteínas depende de ácidos ribonucleicos que codificam o molde da proteína específica, transportam aminoácidos (matéria-prima das proteínas), e elaboram sua união para formar a proteína de acordo com o código genético (ARN-ribossômico). Ademais, ácidos nucleicos participam do sistema de mitocôndrias (ADN) e constituem o cromossoma das células (ADN-cromossômico). A síntese dos ácidos nucleicos fundamenta-se numa sequência metabólica de derivados do ácido fólico, da qual participam diferentes redutases e sintetases, que podem ser inibidas por quimioterápicos sulfamídicos e diaminopirimidínicos, como a trimetoprima e a pirimetamina.

Nas células de mamíferos, o ácido fólico é utilizado pré-formado, entrando na constituição dos alimentos (espinafre, agrião, ervilha e outros vegetais, caju, feijão, fígado e carnes em geral). As bactérias (com exceção de algumas, como *P. aeruginosa*, *E. faecalis*), os protozoários e os fungos, entretanto, são incapazes de utilizar o ácido fólico pré-formado, necessitando sintetizá-lo a partir do ácido para-aminobenzoico (PABA) presente na matéria orgânica. Por ação de redutases, o ácido fólico é reduzido a ácido folínico e este passa à sua forma ativa, os tetraidrofolatos, que são cofatores para a formação de bases purínicas e pirimidínicas, como timina, adenina, guanina, uracil, metionina. Estas, unindo-se a uma pentose (ribose ou desoxirribose) originam nucleosídeos (timidina, guanosina, adenosina e outros), os quais ao se ligarem irão formar os ARN e ADN. A síntese de timidilatos (timidina) é um dos caminhos importantes para a formação do ADN nuclear (Fig. 4.5).

As sulfonamidas são drogas essencialmente bacteriostáticas, e sua ação é potencializada pela trimetoprima. O mecanismo de ação dessa associação de antimicrobianos fundamenta-se na inibição sequencial da síntese de ácidos nucleicos e de proteínas. As sulfonamidas inibem as sintetases que transformam o PABA em ácido fólico, e a trimetoprima bloqueia as redutases que reduzem o ácido fólico a ácido folínico, impedindo, assim, a formação dos ácidos nucleicos. Em consequência da ação sobre a síntese do ADN, as bactérias deixam de se reproduzir, e o bloqueio da síntese do ARN causa a inibição da formação de proteínas, a qual é dependente dos ARN-mensageiros, ARN de transporte e ARN-ribossômicos. Como resultado dessas ações, o efeito das sulfas e da trimetoprima é primariamente bacteriostático.

As diaminopirimidinas, representadas pela pirimetamina e a trimetoprima, têm uma ação sequencial naquela cadeia metabólica, inibindo a ação das diidrofolato-redutases e impedindo a formação dos tetraidrofolatos. A ação antimicrobiana das pirimidinas deve-se à sua maior afinidade pela diidrofolato-redutase de diferentes microrganismos e à pequena afinidade pela enzima correspondente de mamíferos. Dessa maneira, pequenas concentrações das

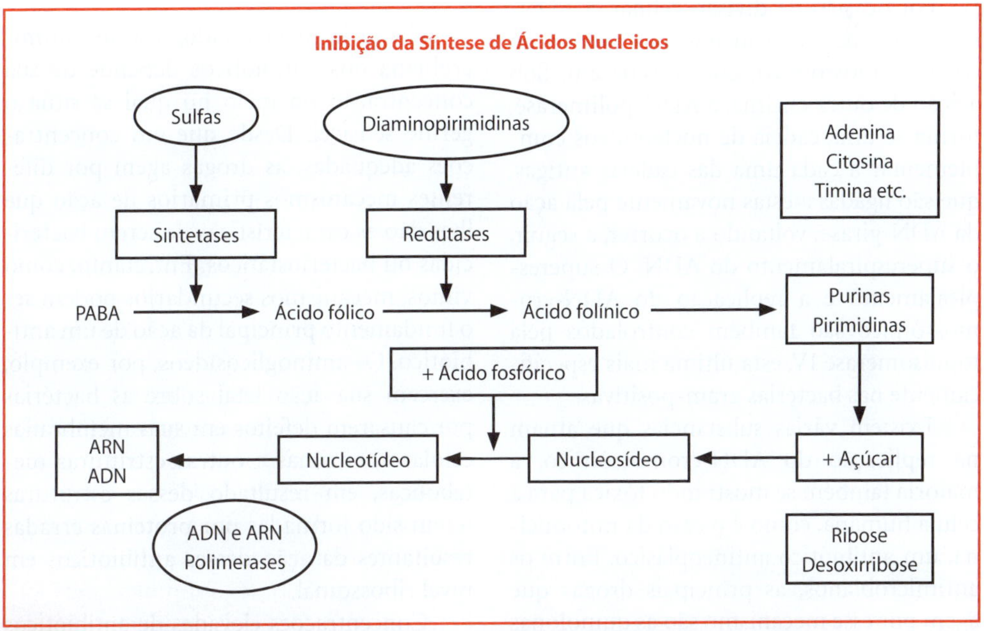

Fig. 4.5 Mecanismo de ação das sulfonamidas e das diaminopirimidinas. (Fonte: Autoria própria.)

drogas são ativas contra certos agentes infecciosos, causando efeito nocivo mínimo para as células humanas. Assim, a diidrofólico-redutase de bactérias é 50.000 a 100.000 vezes mais sensível à ação da trimetoprima que a enzima de mamíferos; já com relação à enzima de plasmódios da malária, a diferença de afinidade a essa droga é de 2.000 vezes. A ação da pirimetamina sobre os plasmódios (e provavelmente sobre o toxoplasma) ocorre com a afinidade semelhante à da trimetoprima. Entretanto, a afinidade pela enzima de bactérias é a mesma apresentada para as células de mamíferos, o que impede o uso da pirimetamina no tratamento de infecções bacterianas.

ANTIMICROBIANOS QUE INTERFEREM NA REPLICAÇÃO DO ADN-CROMOSSÔMICO

O ADN-cromossômico é formado por duas cadeias de nucleotídeos em espiral, as quais se encontram enroladas de modo fortemente apertado, a fim de ocupar o menor espaço na célula. Esse superespiralamento do ADN é controlado por ação de uma enzima, a ADN-girase (ou topoisomerase II). Por ocasião da divisão celular, a ADN-girase provoca uma incisão nas cadeias do ADN-cromossômico, que se separam. Sob a ação de outra enzima, a ADN-polimerase, forma-se uma cadeia de nucleotídeos complementar a cada uma das cadeias antigas, que são ligadas a estas novamente pela ação da ADN-girase, voltando a ocorrer, a seguir, o superespiralamento do ADN. O superespiralamento e a replicação do ADN-cromossômico são também controlados pela topoisomerase IV, esta última mais especificamente nas bactérias gram-positivas.

Existem várias substâncias que atuam na replicação do ADN-cromossômico, a maioria também se mostrando tóxica para a célula humana, como é o caso da mitomicina, um antibiótico antineoplásico. Entre os antimicrobianos, as principais drogas que agem por esse mecanismo são as quinolonas (Tabela 4.4). A intimidade do processo não é bem conhecida, sabendo-se que as quinolonas inibem as subunidades A da ADN-girase e as subunidades ParC e ParE da topoisomerase IV; com isso, o ADN tem suas espirais relaxadas, ocupando um espaço maior que o contido na bactéria. Essa ação explica o alongamento anormal das bactérias, que ocorre sob a influência das quinolonas, e, por fim, o rompimento da célula bacteriana. Além disso, as incisões expostas nas cadeias do ADN induzem a produção de exonucleases, que podem degradar o cromossoma, com consequente morte celular. Paradoxalmente, as quinolonas em elevada concentração têm ação bacteriostática, provavelmente por inibirem a síntese do ARN.

Tabela 4.4
Antibióticos que Inibem Topoisomerases (Bactericidas)

Fluoroquinolonas

AÇÃO DOS ANTIBIÓTICOS EM CONCENTRAÇÕES SUBINIBITÓRIAS. INIBIÇÃO DE ADESINAS

Como já mencionado, a ação antimicrobiana dos antibióticos depende de sua concentração no meio no qual se situa o germe sensível. Desde que em concentrações adequadas, as drogas agem por diferentes mecanismos primários de ação que lhes dão as características de serem bactericidas ou bacteriostáticos. Entretanto, como vimos, mecanismos secundários podem ser o fundamento principal da ação de um antibiótico. Os aminoglicosídeos, por exemplo, exercem sua ação letal sobre as bactérias por causarem defeitos em suas membranas celulares, enzimas e outras estruturas metabólicas, em resultado dessas estruturas terem sido formadas por proteínas erradas resultantes da ação desses antibióticos em nível ribossomal.

Concentrações elevadas de antibióticos bacteriostáticos provocam efeito bactericida.

Tal efeito resulta de alterações secundárias provocadas por mecanismos primários, como, por exemplo, a falta de formação de proteínas para estruturas essenciais da célula ou por alterações primárias ainda não conhecidas. Por outro lado, concentrações subinibitórias podem causar efeitos diferentes dos obtidos com as concentrações terapêuticas.

O efeito de concentrações subinibitórias sobre a célula bacteriana pode resultar de ações anômalas sobre os receptores das drogas antimicrobianas ou ser devido à interferência em outros locais. Alguns antibióticos, em concentrações subinibitórias, reduzem a capacidade de aderência das bactérias aos tecidos. Essa propriedade tem sido observada com as tetraciclinas, estreptomicina, cloranfenicol, clindamicina e associação de sulfas com trimetoprima. É sabido que a capacidade de aderência dos microrganismos está relacionada à presença de adesinas na superfície bacteriana, as quais se ligam especificamente a receptores na superfície da célula epitelial. Essas adesinas são formadas principalmente pelas fímbrias e fibrilas, que são apêndices filamentosos curtos, numerosos, situados, respectivamente, na superfície das bactérias gram-negativas e gram-positivas.

As adesinas têm composição proteica. Por tal motivo, os antibióticos que interferem na síntese proteica, seja bloqueando a síntese, seja originando proteínas anômalas, podem alterar a formação das adesinas. Tem sido relatado que os antibióticos em concentrações subinibitórias podem inibir de maneira diferenciada os fatores proteicos que compõem as adesinas. A inibição da aderência bacteriana também tem sido observada com o uso de concentrações subinibitórias das fluorquinolonas, vancomicina, eritromicina e amoxicilina. Dessa maneira, os antibióticos em concentrações subinibitórias podem atuar como antiadesinas e exercer um papel na profilaxia de infecções, como endocardite bacteriana ou infecções urinárias. É discutível, porém, a difusão desse método de uso dos antibióticos para outras situações clínicas, considerando-se a possibilidade de seleção de germes resistentes. Recentemente, Egusa *et al.* relataram diminuição da aderência de espécies de *Candida* a dentaduras de acrílico com a exposição do material a doses subterapêuticas de nistatina e anfotericina B.

EFEITO PÓS-ANTIBIÓTICO

Denomina-se efeito pós-antibiótico a persistência da atividade inibitória de um antibiótico sobre um determinado microrganismo por um período de tempo após a redução da concentração inibitória contra o germe. Esse fenômeno tem sido observado com diferentes antimicrobianos, variando o tempo de duração do efeito de acordo com o microrganismo estudado e a droga empregada.

A experiência clínica sugere que, em muitas infecções, embora o nível do antibiótico possa cair abaixo da concentração inibitória mínima, seu efeito antimicrobiano persiste por algum tempo, o que pode ser suficiente para a erradicação do microrganismo pelos mecanismos naturais de defesa. Assim, nos primórdios da antibioticoterapia, havia relatos de que a pneumonia pneumocócica podia ser tratada eficazmente com a penicilina G cristalina na dose diária de 80.000 U. Experiências *in vitro*, realizadas por Parker e Luse em 1948, revelaram que o *Staphylococcus aureus* exposto por 15 minutos à penicilina não apresentava qualquer crescimento por duas horas e meia (em média) após a remoção do antibiótico.

O efeito pós-antibiótico pode resultar da ação de concentrações subinibitórias da droga, não dosáveis, mas cuja atividade sobre a célula bacteriana mantém o efeito inibidor. Outra explicação razoável é a de que as bactérias que não sofreram danos letais pela ação do antimicrobiano precisam de algum tempo para recuperar-se e reverter ao estado metabólico normal. Por exemplo, alterações não definitivas estabelecidas na formação da parede celular pelas penicilinas, cefalosporinas ou vancomicina levarão algum tempo para serem recuperadas e o microrganismo reassumir sua biologia própria. Outra justificativa é a de que o antibiótico persiste por algum tempo ligado ao seu alvo de ação no germe, mesmo quando a sua concentração no meio é reduzida ou desaparece, com isso prolongando o efeito antimicrobiano.

O efeito pós-antibiótico e sua duração não são regularmente observados com todos os fármacos antimicrobianos, sendo variáveis de acordo com a dose útil anteriormente empregada, o tempo prévio de utilização regular da droga e com a cepa do microrganismo envolvido. Assim, por exemplo, Bermudez observou que a gentamicina apresenta marcado efeito pós-antibiótico contra certas cepas de *E. coli*, *Klebsiella pneumoniae* e *Pseudomonas aeruginosa*, sendo capaz de inibir o crescimento das três bactérias por mais de duas horas. Já McDonald *et al.* não observaram efeito pós-antibiótico da gentamicina contra estafilococos, o que foi explicado pela intensa atividade bactericida da droga contra esse microrganismo. Em outro exemplo, Ingerman *et al.* referiram que o ciprofloxacino produz um efeito pós-antibiótico supressivo prolongado, acima de duas horas, contra a *Pseudomonas aeruginosa*, enquanto com a ceftazidima o efeito nesse germe não é observado. A duração máxima do efeito pós-antibiótico de beta-lactâmicos, vancomicina, eritromicina e clindamicina contra *Staphylococcus aureus* varia de três a sete horas, enquanto a duração do efeito dos aminoglicosídeos contra *E. coli*, *Klebsiella* e *P. aeruginosa* é de duas a sete horas.

Deve-se referir, contudo, que pode haver discrepâncias entre os resultados do efeito pós-antibiótico observado *in vitro* e *in vivo*. Assim, Hessen *et al.* referem que o efeito pós-antibiótico é observado com o imipeném contra a *Pseudomonas aeruginosa in vitro*, mas em animais de experimentação esse efeito não ocorre. Esses resultados divergentes podem estar relacionados com características metabólicas do microrganismo nas infecções *in vivo* ou a variações na distribuição da droga no foco infeccioso. Por exemplo, na endocardite estreptocócica experimental, a maioria das bactérias entra em uma fase de repouso nas vegetações após dois dias da primeira infecção e, nesse estado, os germes não sofrem a ação bactericida rápida da penicilina. Por outro lado, velhas colônias situadas profundamente nas vegetações podem ser menos atingidas pelo antibiótico e podem causar recaídas após a retirada da droga. Por tais motivos, na terapêutica da endocardite estreptocócica a terapêutica deve ser mantida por tempo superior a duas semanas, tempo necessário para a cicatrização das lesões.

Muito embora o efeito pós-antibiótico varie com o microrganismo em causa, a cepa do germe estudada, a concentração do antibiótico à qual previamente a bactéria esteve exposta, o tempo de exposição do germe à droga e a situação *in vitro* ou *in vivo* é em geral verificado que os beta-lactâmicos apresentam efeito pós-antibiótico de cerca de uma a três horas contra estafilococos; a espiramicina, a eritromicina, a clindamicina e as tetraciclinas mantêm a supressão do crescimento do estafilococo por duas a quatro horas após a exposição às drogas; a vancomicina persiste com o efeito antibiótico contra o estafilococo por quatro horas após a redução da concentração inibitória mínima; a gentamicina não apresenta efeito pós-antibiótico contra estafilococo, mas é capaz de agir contra *E. coli*, *Klebsiella* e *Pseudomonas aeruginosa* por mais de duas horas; a ampicilina exibe efeito pós-antibiótico contra *E. coli* por cerca de duas horas; a cefalotina mantém a inibição contra *E. coli* e *Klebsiella pneumoniae* somente por 30 minutos; a associação do sulfametoxazol com trimetoprima inibe o crescimento da *E. coli* por aproximadamente uma hora, mas não tem efeito pós-antibiótico sobre a *Klebsiella*. O imipeném, embora apresente efeito pós-antibiótico de três a quatro horas, *in vitro*, contra a *P. aeruginosa*, não apresentou esse efeito na endocardite experimental por esse germe. Também a ceftazidima não tem efeito pós-antibiótico *in vivo* contra a *Pseudomonas aeruginosa*, enquanto o ciprofloxacino mantém a supressão do crescimento desse germe por mais de duas horas e meia após a retirada da droga. As fluoroquinolonas em geral apresentam efeito pós-antibiótico prolongado de quatro a seis horas sobre *E. coli*, *P. aeruginosa* e outros bacilos gram-negativos.

Com relação às drogas antifúngicas, Turnidge *et al.* referem que a anfotericina B e a flucitosina apresentam marcado efeito pós-antibiótico contra *Candida albicans* e *Cryptococcus neoformans*, variável de uma a sete horas, podendo chegar a 10 horas no caso da anfotericina B. Entretanto, os imidazóis antifúngicos não apresentam esse efeito sobre os fungos sensíveis.

Embora seja um assunto ainda pouco estudado, pode-se concluir que para as substâncias antimicrobianas que apresentam um longo efeito pós-antibiótico, o intervalo entre as doses pode ser maior que o necessário para manter o nível sanguíneo acima da concentração inibitória mínima (CIM). Isso porque os níveis tissulares dessas substâncias podem ficar abaixo da CIM sem haver perda da sua eficácia. Considerando, porém que esse efeito é variável com o tipo e a estirpe do microrganismo e sua localização no foco infeccioso, recomenda-se a manutenção de intervalos regulares na administração dos antibióticos, em função de sua concentração inibitória. O rigor nesse fracionamento das doses deve ser particularmente seguido em relação aos antibióticos beta-lactâmicos, cujo efeito pós-antibiótico frequentemente é diminuto ou ausente. Do ponto de vista prático, somente em relação aos aminoglicosídeos frente às infecções por bacilos gram-negativos (excetuando as endocardites) é valorizado o efeito pós-antibiótico, utilizado como argumento para aumentar o espaço entre as doses e permitir seu emprego em dose única diária.

BIBLIOGRAFIA

Allen NE, Nicas TI. Mechanism of action of oritavancin and related glycopeptide antibiotics. FEMS Microbiol Rev. 2003; 26:511-32.

Alterthum F. Mecanismo de ação dos antibacterianos e mecanimos de resistência. In: Trabulsi LR, Alterthum F. Microbiologia. 4 ed. São Paulo: Atheneu; 2004. p. 79.

Carter W, McCarty KS. Molecular mechanisms of antibiotic action. Ann Intern Med. 1966; 64:1087-113.

Carvalhal ML, Alterthum F. Morfologia e estrutura da célula bacteriana. In: Trabulsi LR, Alterthum F. Microbiologia. 4 ed. São Paulo: Atheneu; 2004. p. 7-19.

Bermudez LEM. Estudo sobre o efeito pós-antibiótico no tratamento de infecções em pacientes neutropênicos. Rev Hosp Clin Fac Med S Paulo. 1986; 41:76-9.

Craig WA, Vogelman B. The postantibiotic effect. Ann Intern Med. 1987; 106:900-2.

Cruz FS. Mecanismo de ação dos antibióticos. Ars Curandi. 1974; 7:9-25.

Di Mauro E, et al. Rifampin sensitivity of the components of DNA-dependent RNA polymerase. Nature. 1969; 222:533-7.

Edmiston CE Jr, Goheen MP. Impact of subinhibitory concentrations of quinolones on adherence of enterobacteriaceae to cells of small bowel. Rev Infect Dis. 1989; 11(Suppl 5):S948-9.

Edoo Z, et al. Reversible inactivation of a peptidoglycan transpeptidase by a β-lactam antibiotic mediated by β-lactam-ring recyclization in the enzyme active site. Sci Rep. 2017; 7:9136.

Egusa H, et al. Exposure to subtherapeutic concentrations of polyene antifungals suppresses the adherence of *Candida* species to denture acrylic. Chemotherapy (Basel). 2000; 46:267-74.

Freitas CC. Como as penicilinas e outros beta-lactâmicos matas e lisam as bactérias. Ciência e Cultura. 1983; 35:1121-30.

Gale EF. The nature of the selective toxicity of antibiotics. Brit Med Bull. 1960; 16:11-5.

Gaon D, et al. Classificação e mecanismo de ação dos antibióticos. Ars Curandi. 1980; (13):8-58.

Georgopapadakou NH, Liu FY. Penicillin-binding proteins in bacteria. Antimicrob Agents Chemother. 1980; 18:l48-57.

Hessen MT, et al. Absence of postantibiotic effect of experimental *Pseudomonas* endocarditis treated with imipenem. J Infect Dis. 1988; 158:542-8.

Hitchings GH. Mechanism of action of trimethoprim-sulfamethoxazole. J Infect Dis. 1973; 128(Suppl):S433-6.

Hooper DC, et al. Mechanisms of action and resistance of ciprofloxacin. Am J Med. 1987; 82(Suppl 4A):12-20.

Ingerman MJ, et al. The importance of pharmacodynamics in determining the dosing interval in therapy for experimental *Pseudomonas* endocarditis in the rat. J Infect Dis. 1986; 153:707-14.

Kahan FM, et al. The mechanism of action of fosfomycin. Ann N Y Acad Sci. 1974; 235:364-86.

Kaji A, et al. Mode of action of antibiotics on various steps of protein synthesis. Adv Cytopharmacol. 1981; 1:99-111.

Klainer AS, Perkins RL. Surface manifestations of antibiotic-induced alterations in protein synthesis in bacterial cell. Antimicrob Agents Chemother. 1972; 1:164-70.

Koch AL. Bacterial wall as target for attack: past, present, and future research. Clin Microbiol Rev. 2003; 16:673-87.

Lagrou K, et al. Subinhibitory concentrations of erythromycin reduce pneumococcal adherence to respiratory epithelial cells in vitro. J Antimicrob Chemother. 2000; 46:717-23.

Lambert T. Antibiotics that affect the ribosome. Rev Sci Tech Off Int Epiz. 2012; 31:57-64.

Lorian V. The mode of action of antibiotics on gram-negative bacilli. Arch Intern Med. 1971; 128:623-32.

Lorian V. Some effects of subinhibitory concentrations of antibiotics on bacteria. Bull N Y Acad Med. 1975; 51:1046-55.

McGee ZA, et al. Wall-deffective microbial variants: terminology and experimental design. J Infect Dis. 1971; 123:433-8.

Michel-Briand Y. Le mécanisme d'action des deux grandes familles d'antibiotiques: beta-lactamines et aminosides. Ann Anesthes Franc. 1979; 20:571-6.

Nagarajan R. Antibacterial activities and mode of action of vancomycin and related glycopeptides. Antimicrob Agents Chemother. 1991; 35:605-9.

Oerter D, et al. Effect of chloramphenicol and thiamphenicol on mitochondrial components and the possible relationship to drug toxicity. Postgrad Med J. 1974; 50(Suppl 5):65-8.

Pankuch GA, et al. Postantibiotic effects of gatifloxacin against gram-positive and –negative organisms. Antimicrob Agents Chemother. 1999; 43:2574-5.

Parker RF, Luse S. The action of penicillin on staphylococcus: further observations on the effect of short exposure. J Bacteriol. 1948; 56:75-81.

Pogliano J, et al. Daptomycin-mediated reorganization of membrane architecture causes mislocalization of essential cell division proteins. J Bacteriol. 2012; 194:4494-504.

Rahal JJ, Simberkoff MS. Bactericidal and bacteriostatic action of chloramphenicol against meningeal pathogens. Antimicrob Agents Chemother. 1979; 15:13-8.

Reynolds PE. Structure, biochemistry and mechanism of action of glycopeptide antibiotics. Eur J Clin Microbiol Infect Dis. 1989; 8:943-50.

Rolinson GN. Os antibióticos vistos ao microscópio. Folha Med (Br). 1977; 74:773-7.

Rolinson GN. Subinhibitory concentrations of antibiotics. J Antimicrob Chemother. 1977; 3:111-3.

Russel AD. The mechanism of action of some antibacterial agents. Prog Med Chem. 1969; 6:135-99.

Said I, et al. Penicillin tolerance in *Streptococcus faecium*. Antimicrob Agents Chemother. 1987; 31:1150-2.

Silva NP, et al. Mecanismo de ação dos antibióticos. Medicina e Cultura. 1983; 38:74-8.

Smith JT. The mode of action of quinolones. Infection. 1986; 14(Suppl 1):3-15.

Spratt BG. Distinct penicillin-binding proteins involved in the division, elongation and shape of *Escherichia coli* k12. Proc Natl Acad Sci U S A. 1975; 72:2999-3003.

Spratt BG. Properties of the penicillin-binding proteins of *Escherichia coli* k12. Eur J Biochem. 1977; 72:341-52.

Storm DR. Mechanism of bacitracin action. Ann N Y Acad Sci. 1974; 235:387-98.

Swenson RM, Sanford JP. Clinical implications of the mechanism of action of antimicrobial agents. Adv Intern Med. 1970; 16:372-99.

Tomasz A. Penicillin-binding proteins in bacteria. Ann Intern Med. 1982; 96:502-4.

Trabulsi R, Zuliani ME. Mecanismo de ação dos antibióticos. Ars Curandi. 1972; 5:8-28.

Vaxman DJ, Strominger JL. Penicillin-binding proteins and the mechanism of action of ß-lactam antibiotics. Ann Rev Biochem. 1983; 52:825-69.

Vosbeck K, et al. Effects of low concentrations of antibiotics on *Escherichia coli* adhesion. Antimicrob Agents Chemother. 1982; 21:864-9.

Zimmerman W. Penetration of ß-lactam antibiotics into their target enzymes in *Pseudomonas aeruginosa*. Antimicrob Agents Chemother. 1980; 18:94-100.

CAPÍTULO 5

Resistência Bacteriana

O conhecimento do fenômeno da resistência a agentes físicos e químicos entre os microrganismos data do início da era microbiana. Com a introdução das primeiras substâncias químicas com finalidade quimioterápica específica, Ehrlich e seus colaboradores, em 1907, descobriram o fenômeno da resistência a drogas, observando que em culturas de tripanossomas africanos tratados com arsênico ou com determinados corantes havia a sobrevivência de alguns exemplares da mesma colônia. Esses autores descreveram que infecções por tripanossomas tratadas com doses baixas de arsenicais recaíam e relataram que um novo tratamento falhava, porque os tripanossomas haviam desenvolvido resistência às drogas e que essa resistência passava a ser hereditária. O advento do uso clínico de sulfonamidas, feito por Gehard Domagk, em 1933, e, em seguida, da penicilina G, em 1941, levou à constatação de que a resistência bacteriana aos agentes antimicrobianos podia ser uma característica natural das espécies de bactérias ou ser adquirida por cepas individuais dentro de uma população sensível.

Ao descobrir a penicilina em 1929, Fleming foi o primeiro observador da resistência natural de microrganismos aos antibióticos, descrevendo que bactérias do grupo coli-tifoide e a *Pseudomonas aeruginosa* (*Bacillus pyocyaneus*) não eram inibidas pelo antibiótico. A causa dessa resistência natural foi, posteriormente, descoberta por Abraham e Chain, que, em 1940, um ano antes da primeira publicação sobre o uso clínico da penicilina, demonstraram em extratos de *E. coli* uma enzima capaz de destruir a ação da penicilina, a qual denominaram penicilinase. A difusão do uso clínico da penicilina trouxe ao conhecimento o fato de que entre microrganismos sensíveis ao antibiótico havia o encontro de exemplares resistentes, sendo verificado por Kirby, em 1944, que alguns estafilococos isolados de material clínico se mostravam resistentes à penicilina devido à produção de penicilinase. Em 1946, estimava-se que cerca de 25% dos estafilococos isolados de pacientes em hospitais americanos eram resistentes à penicilina; em 1950, atingiam 40% a 50%; e em 1959, eram cerca de 80% nesses hospitais. Essa resistência difundiu-se também para as estirpes isoladas na comunidade e em 1970 a resistência à penicilina próximo de 100% praticamente se igualou em hospitais e na comunidade americanos.

Na atualidade, a resistência bacteriana adquirida é descrita em praticamente todas as espécies de bactérias, conhecendo-se detalhes dos mecanismos de aquisição de resistência e os mecanismos moleculares da manifestação da resistência. Sabe-se, também, que a capacidade dos germes serem resistentes às drogas antimicrobianas não é uma propriedade nova ou dependente do emprego humano dos antibióticos, uma vez que estafilococos isolados em 1937 e preservados em culturas mostravam-se produtores de beta-lactamase. Mais ainda, foi verificado que exemplares de *Bacillus licheniformis* preservados na raiz de uma planta estocada no Museu Britânico desde 1689 também produziam uma beta-lactamase similar à produzida por amostras do mesmo bacilo dos tempos atuais. Esses exemplos são demonstrativos de que caraterísticas genéticas codificadoras de resistência aos antimicrobianos existiam nessas bactérias muito tempo antes do primeiro uso da penicilina.

ORIGEM E DIMENSÃO DO PROBLEMA

A resistência aos antimicrobianos é um fenômeno genético, relacionado à existência de genes contidos no microrganismo, que codificam diferentes mecanismos bioquímicos que impedem a ação das drogas. Esses elementos genéticos são também chamados resistomas. A resistência pode ser natural ou intrínseca, quando os genes de resistência fazem parte do código genético do microrganismo, ou adquirida, quando os genes de resistência não estão normalmente presentes no código genético do germe, sendo a ele incorporados. A resistência adquirida pode ser originada em mutações que ocorrem no microrganismo durante seu processo reprodutivo e que resultam de erros de cópia na sequência de bases que formam o ADN (ácido desoxirribonucleico), responsáveis pelo código genético. A outra origem da resistência é a importação dos genes causadores do fenômeno por mecanismos genéticos de transferência horizontal, consistindo na resistência transferível ou adquirida.

Em inúmeros microrganismos, o fenômeno da resistência é natural. Em particular, a resistência é necessariamente específica contra um determinado antibiótico naqueles microrganismos produtores dessa mesma substância. Assim, por exemplo, o *Streptomyces erythraeus*, produtor da eritromicina, é naturalmente resistente a esse antibiótico por possuir uma estratégia de sobrevivência que impede sua autointoxicação. Essa estratégia consiste em possuir uma subunidade 50S ribossomal modificada, à qual a eritromicina não se fixa, não exercendo, portanto, ação. Já os actinomicetos do gênero *Streptomyces*, produtores de antibióticos aminoglicosídeos, defendem-se da ação desses antibióticos em seus próprios ribossomas, por formarem enzimas que inativam internamente o antibiótico que eles mesmos produzem. Em outras bactérias e fungos produtores de antibióticos, existem esses e outros mecanismos de autodefesa contra as substâncias que produzem, sendo esses mecanismos determinados geneticamente. A resistência natural ou intrínseca está relacionada a genes cromossômicos cuja presença nas espécies bacterianas é independente da prévia exposição a antibióticos e não ocorre por transferência horizontal de genes.

Considerando que os microrganismos produtores de antibióticos existentes no meio ambiente apresentam mecanismos de autoproteção codificados geneticamente, admite-se que, além da mutação, a origem da resistência adquirida em bactérias e fungos causadores de infecção no homem e outros mamíferos esteja principalmente relacionada à transferência de genes de resistência contidos nesses microrganismos presentes na natureza. Dessa maneira, a existência de determinantes de resistência transferíveis entre os microrganismos precede ao emprego dos antibióticos na terapêutica. São indicativos desse fato, além dos exemplos já citados, o isolamento de exemplares de *E. coli* resistentes das fezes de pessoas vivendo em comunidades primitivas e que nunca receberam antibióticos; e a demonstração de genes de resistência em bactérias liofilizadas antes da introdução dos antibióticos. Ademais, o trabalho realizado por D'Acosta *et al.* revelou que microrganismos preservados em fósseis no Alasca há 30.000 anos continham genes de resistência para tetraciclinas, aminoglicosídeos, vancomicina e beta-lactâmicos. E os estudos conduzidos por Bhullar *et al.*, em uma caverna que permaneceu isolada durante 4 milhões de anos no estado do Novo México, Estados Unidos, revelaram bactérias gram-positivas e gram-negativas com genes de resistência para vários antibióticos utilizados clinicamente. Compreende-se, atualmente, que a resistência aos antibióticos tem uma distribuição global na natureza mesmo sem a presença de humanos e que antibióticos e mecanismos de resistência aos antibióticos vêm evoluindo há milhões de anos em resultado da interação dinâmica e competitiva entre microrganismos.

A transferência de genes de resistência de bactérias não patogênicas ou de baixa patogenicidade para microrganismos patogênicos provavelmente é um fenômeno comum. É possível, por exemplo, que a resistência do *Bacteroides fragilis* às tetraciclinas e à eritromicina tenha origem, respectivamente, na *Prevotella ruminicola* e no *Bacillus sphaericus*. O primeiro é um anaeróbio do intestino de porcos e carneiros; o segundo é uma bactéria do solo. Esse fenômeno natural ganha importância, porém, com a utilização das substâncias antimicrobianas, por sua ação selecionadora de microrganismos resistentes. O emprego dos antimicrobianos em seres humanos e animais possibilita a disseminação desses microrganismos, que é tanto maior quanto mais intenso for esse uso.

Embora existente, a resistência entre as bactérias causadoras de infecção humana era pouco frequente ao início da era da antibioticoterapia. A expansão do problema coincide com a introdução e ampla utilização de inúmeros antimicrobianos na década de 1950, agravando-se a partir de 1970 com a introdução dos novos antibióticos beta-lactâmicos. A importância das substâncias antimicrobianas no aumento do fenômeno da resistência reside no seu papel selecionador dos exemplares resistentes, por meio da pressão seletiva resultante de seu emprego clínico (humano e veterinário), industrial (conservação de alimentos), comercial (engorda de animais, tratamento de vegetais) e experimental.

Sem dúvida, o uso clínico dos antimicrobianos em medicina humana exerce papel selecionador das estirpes resistentes e, provavelmente, é a principal causa da resistência, sobretudo a observada no ambiente hospitalar, onde a pressão do uso dessas drogas é maior. Atualmente, discute-se, inclusive, a possível ligação entre o uso de substâncias catiônicas biocidas, como clorexidina, amidinas, acridinas e derivados do amônio quaternário, e a seleção de bactérias resistentes a antimicrobianos. No entanto, o uso não médico dos antimicrobianos deve ser considerado no fenômeno da expansão da resistência entre os microrganismos. Nos Estados Unidos, cerca de metade dos antibióticos usados no país destina-se às infecções humanas, enquanto a outra metade é usada em agricultura e pecuária; neste caso, não só para o tratamento de infecções em animais, mas também com o propósito de promover seu crescimento. É referido que dos 45 dias de vida de frangos utilizados em alimentação humana, em 42 dias os animais são mantidos em uso de antibióticos. Além dessa aplicação em animais, antibióticos são também usados para controlar infecções em plantas, sendo descrito o uso regular de tetraciclinas e estreptomicina para controlar infecções bacterianas em plantações de maçãs, peras e outras frutas. Trabalho de Schnabel e Jones indica que o uso de tetraciclinas em pomares de maçãs pode incrementar a resistência às tetraciclinas, estreptomicina e sulfonamidas em bactérias comensais que habitam as partes aéreas das macieiras, sendo possível a transferência dessa resistência para outras bactérias por meio de plasmídios. Não se conhece adequadamente a consequência, sobre o meio ambiente, do emprego dos antibióticos e quimioterápicos antimicrobianos no controle de fitopatógenos, mas é preocupante o seu potencial papel na resistência de microrganismos patogênicos para o homem e animais.

A importância do uso de antimicrobianos em animais como elemento de influência no desenvolvimento de resistência microbiana tem sido motivo de controvérsia. Evangelisti *et al.* concluíram não haver evidência de relação entre o uso de doses baixas de oxitetraciclina e o aumento de salmonelose em animais e o risco de resistência para seres humanos. Essa não é, porém, a conclusão de outros autores, que valorizam a utilização de antimicrobianos na alimentação de animais, em especial seu emprego em doses subterapêuticas como promotores do crescimento e engorda dos animais, como um importante fator da disseminação da resistência para as bactérias patogênicas para o homem. Descheemaeker *et al.*[80] estabeleceram alguma identidade de genes de resistência contra glicopeptídeos em *Ente-*

rococcus faecium isolados em porcos e aves e no homem, indicando a possibilidade de troca de marcadores genéticos de resistência entre animais e o homem. Também, Donnelly *et al.* e outros autores discutem diversos aspectos da resistência dos enterococos à vancomicina em países da Europa e das Américas, relacionando-a à utilização da avoparcina na alimentação de animais. O mesmo fenômeno vem sendo observado em países onde o uso de fluoroquinolonas na criação de animais, seja na terapêutica ou na profilaxia de infecções em gado, peixes e aves, tem sido relacionado com a elevação de resistência em bactérias dos gêneros *Campylobacter* e *Salmonella*.

Nos dias atuais, tanto em países desenvolvidos como nos em desenvolvimento, o problema da resistência microbiana é particularmente preocupante com os estafilococos resistentes à oxacilina e, agora, aos glicopeptídeos; os enterococos resistentes à ampicilina e, agora, aos glicopeptídeos; os pneumococos resistentes às penicilinas e, agora, às cefalosporinas; as *P. aeruginosa*, *Acinetobacter*, *Enterobacter* e *Klebsiella* multirresistentes a beta-lactâmicos, aminoglicosídeos e quinolonas; o *Mycobacterium tuberculosis* multidroga-resistente; as espécies de *Candida* resistentes aos azóis antifúngicos. Ademais, existem problemas específicos em outros países, como a resistência a múltiplas drogas de *Shigella* em países da África, de *Salmonella typhi* na Índia e de *Vibrio cholerae* no Equador. No Brasil, a resistência de bactérias gram-positivas, com exceção dos estafilococos produtores de penicilinase, ainda não atingiu grande magnitude. Ao contrário, a resistência dos bacilos gram-negativos é elevada entre nós, e não somente no ambiente hospitalar.

CONCEITOS

Resistência

Diz-se que uma bactéria é resistente a um determinado antibiótico quando o germe é capaz de crescer *in vitro* em presença da concentração inibitória que esse fármaco atinge no sangue. Verifica-se logo que o conceito de resistência é relativo e é enunciado em função das concentrações terapêuticas possíveis de serem obtidas no sangue. Isso porque a concentração sanguínea é muito inferior àquela alcançada em certos líquidos ou tecidos orgânicos, como a bile e a urina. Assim, uma bactéria pode ser resistente à concentração da droga atingida no sangue e, no entanto, ser destruída por essa mesma droga ao se localizar, por exemplo, nas vias urinárias, devido à mais elevada concentração nesse local. O inverso pode ocorrer, ao se localizar uma bactéria sensível em uma região onde o antibiótico não alcança boa concentração. Por exemplo, o tratamento de uma meningoencefalite meningocócica com a azitromicina resultará em fracasso terapêutico, não porque o germe seja resistente à droga, mas porque esse macrolídeo não atravessa adequadamente a barreira hematoencefálica, não sendo capaz de atingir concentrações efetivas contra a bactéria nas meninges. Os exemplos relatados demonstram a importância de o conceito de resistência ser relacionado às concentrações sanguíneas. A resistência pode ser natural e adquirida.

A resistência natural ou intrínseca faz parte das características biológicas primitivas dos microrganismos e é observada regularmente em uma determinada espécie bacteriana em relação a diferentes antimicrobianos. Resulta de genes cromossômicos que codificam a existência na célula de estruturas ou mecanismos que impedem o antibiótico de agir em seu receptor ou que codificam a falta do sítio de ação da droga ou que determinam a existência de receptores inadequados para a ligação com uma substância específica. A resistência natural é previsível uma vez identificado o microrganismo e tem importância clínica menor na atualidade, considerando a multiplicidade de substâncias antimicrobianas disponíveis para o tratamento das infecções bacterianas. Seus mecanismos de manifestação serão apresentados adiante.

A resistência adquirida a um determinado antimicrobiano é aquela que surge em uma bactéria primitivamente sensível a esse mesmo antimicrobiano. Refere-se, portanto, ao aparecimento, em um determinado momento, de exemplares de uma espécie bacteriana que não mais sofrem a ação de fármacos que são efetivos contra a população original dessa bactéria. A resistência adquirida tem também uma origem genética e decorre de modificações na estrutura ou no funcionamento da célula, que bloqueiam a ação dos antimicrobianos. Esse tipo de resistência é o mais importante, devido à crescente participação de microrganismos com resistência adquirida na gênese de quadros clínicos infecciosos. Como consequência, ocorre agravamento do prognóstico dessas infecções e elevação do custo do tratamento, além da importância na modificação da ecologia ambiental, conforme discutiremos no decorrer deste capítulo.

Antes de prosseguirmos no estudo dos mecanismos de resistência, torna-se necessário o estabelecimento de outros conceitos. Denomina-se resistência simples quando o germe é resistente a uma só droga; resistência múltipla, quando é resistente simultaneamente a duas ou mais. Chama-se resistência cruzada quando o mecanismo bioquímico de resistência a uma droga é o mesmo para outras. Assim, por exemplo, o mecanismo de resistência do *Staphylococcus aureus* para a penicilina G se deve à produção de uma enzima, uma beta-lactamase, a qual inativa o antibiótico. Tal enzima é ainda ativa contra penicilina V, ampicilina, carbenicilina e amoxicilina, existindo resistência cruzada desse germe frente a esses antibióticos. As bactérias gram-negativas podem ser, também, produtoras de beta-lactamases, algumas das quais mostram atividade não só contra as penicilinas, mas, também, contra as cefalosporinas, são as chamadas beta-lactamases de espectro estendido (ESBL). Pode haver, portanto, resistência cruzada às penicilinas e às cefalosporinas entre determinados germes. A resistência cruzada ocorre mais frequentemente entre antibióticos pertencentes a uma mesma classe e que agem por um mesmo mecanismo de ação. Mas pode ocorrer entre antibióticos de classe e origem diferentes, dependendo especialmente da pressão de seleção de mutantes resistentes.

Com a expansão da resistência microbiana a vários antimicrobianos, novos conceitos foram incorporados à nomenclatura por um grupo internacional de *experts* em antimicrobianos, quais sejam os de multidroga-resistência (MDR), extensa (ou extrema) droga-resistência e pandroga-resistência (PDR). MDR é definida como não suscetibilidade a pelo menos um agente em três ou mais categorias de antimicrobianos; XDR é definida como não suscetibilidade a pelo menos um agente em todas menos duas categorias antimicrobianas (isto é, as bactérias isoladas permanecem suscetíveis a apenas uma ou duas categorias); PDR é definida como não suscetibilidade a todos os agentes em todas as categorias antimicrobianas (isto é, nenhum agente testado é ativo sobre o microrganismo).

É conhecido universalmente que o uso de antibióticos conduz ao aparecimento de resistência microbiana. A principal explicação para esse fenômeno é a pressão de seleção de germes resistentes exercida pelo uso das substâncias antimicrobianas. Em uma população bacteriana, estima-se uma proporção de bactérias, provavelmente 1 em 1.000.000, com resistência natural a um certo antibiótico. Se esse antibiótico for usado por longo tempo ou muito frequentemente, ele irá agir sobre os germes sensíveis, possibilitando, com isso, que as células resistentes aí presentes venham a se desenvolver e ocupar o lugar da população sensível ou que surjam mutantes carreando genes de resistência. Outra possibilidade é a ocupação do espaço por germes resistentes que vêm do meio externo.

É também conhecido que alguns antibióticos podem ser indutores de resistência em determinadas espécies bacterianas. Esse fenômeno manifesta-se principalmente com os novos antibióticos beta-lactâmicos (cefamicinas, cefalosporinas de terceira geração, carbapenemas e outros) e é descrito sobretudo com bacilos gram-negativos dos gêneros *Serratia, Citrobacter, Enterobacter* e *Pseudomonas aeruginosa*. A emergência da resistência entre esses microrganismos durante a terapêutica com aqueles antibióticos resulta da desrepressão de genes cromossômicos previamente existentes no microrganismo, os quais comandam a produção de enzimas ou regulam o funcionamento de sítios de ação dos antibióticos. A resistência induzida será discutida em mais detalhes adiante neste capítulo.

Mais recentemente, vem sendo valorizado o papel de antibióticos como agentes promotores de resistência pelo contato, sobretudo, com doses baixas do antimicrobiano, agindo sobre bactérias com elevadas taxas de mutação, chamadas hipermutantes. Essa aquisição de resistência resulta de alterações genéticas provocadas por mutações, as quais são consequentes a alterações oxidativas, resposta do sistema SOS envolvido na reparação do ADN, alterações de formação de nucleotídeos ou outros efeitos dos antimicrobianos. Mutações provocadas por concentrações subletais de antimicrobianos têm sido observadas principalmente com fluoroquinolonas, mas também com aminoglicosídeos, cotrimoxazol, penicilinas e cefalosporinas.

Tolerância

Um fenômeno relacionado com a resistência é a tolerância aos antibióticos. Esse termo é utilizado para designar o fato de alguns germes mostrarem-se sensíveis às concentrações inibitórias mínimas de determinados antibióticos, isto é, sofrerem bacteriostase, mas não sofrerem a ação das concentrações bactericidas mínimas habituais desses mesmos fármacos. O fenômeno tem sido registrado principalmente no estafilococo e em algumas cepas de enterococos, pneumococos e estreptococos beta-hemolíticos, associado ao uso de penicilinas, cefalosporinas e vancomicina. Com relação a esses antibióticos que inibem a síntese da parede celular dos germes em divisão, a tolerância resulta da deficiência no microrganismo da atividade de enzimas autolíticas envolvidas na divisão celular. Dessa maneira, embora a bactéria não forme nova parede celular por ação dos antibióticos em seu receptor, a lise osmótica não ocorre de maneira rápida, porque o germe não se divide, devido à continuidade da existência da parede celular da célula primitiva. Ocorre bacteriostase (o germe não se divide), mas não ocorre bacteriólise (o germe não sofre lise osmótica). A deficiência das autolisinas observada nas bactérias tolerantes (amidases, N-acetil-glucosaminidases, endopeptidases no estafilococo) resulta da ação de inibidores dessas enzimas autolíticas (como, por exemplo, o ácido lipoteicoico) presentes nesses germes. Devido à ação dos inibidores de autolisinas, a ação bactericida dos antibióticos se faz lentamente, perdendo os microrganismos sua viabilidade somente após tempo prolongado de ação das drogas (24 horas ou mais), enquanto nos germes sensíveis normais o efeito bactericida é rápido (minutos ou uma a duas horas).

A tolerância a antibióticos e substâncias biocidas pode também ser devida à formação de biofilmes, que podem ser encontrados em infecções crônicas, como feridas ulceradas crônicas, otite média, fibrose cística, placas dentárias e infecções associadas a cateteres e implantes.

O fenômeno da tolerância tem sido relacionado a fatores genéticos, sugerindo-se a participação de plasmídios ou transpósons (ver adiante), podendo haver a transferência da característica da tolerância de uma cepa bacteriana para outra por meio de bacteriófagos. A tolerância tem sido também descrita em relação aos aminoglicosídeos, não sendo esclarecido o seu mecanismo.

A tolerância é diagnosticada quando a concentração bactericida mínima (CBM) é 32 vezes maior, às vezes mais, que a concentração inibitória mínima (CIM); devendo-se recordar que nas bactérias habitualmente é esperada que a CBM seja igual ou somente maior em uma ou duas diluições que a CIM. Não há homogeneidade do encontro de microrganismos tolerantes em culturas bacterianas; Rajashekaraiah *et al.* estimam que metade a dois terços das cepas de

Staphylococcus aureus isoladas em casos clínicos sejam tolerantes à oxacilina. O fenômeno da tolerância é instável e as formas tolerantes podem voltar ao comportamento regular da espécie quando mantidas em laboratório e, provavelmente, quando não submetidas à pressão seletiva de antimicrobianos. Frequentemente, os germes tolerantes a um antibiótico que age em parede (p. ex., penicilina) mostram-se também tolerantes a outros antibióticos que tam-bém agem em parede celular (p. ex., cefalosporinas, vancomicina).

Em termos práticos, a tolerância não oferece dificuldades terapêuticas para a maioria das infecções em pacientes com imunidade preservada, uma vez que a atividade bacteriostática da droga é suficiente para permitir aos fatores imunitários do indivíduo eliminar o microrganismo. Entretanto, a tolerância pode ser responsável pela falha na erradicação de microrganismos do foco infeccioso, como ocorre em estreptococos do grupo A tolerantes à penicilina G em infecções no organismo humano. Além disso, a tolerância pode provocar efeitos semelhantes à resistência em circunstâncias clínicas definidas, como as sepses em pacientes imunocomprometidos ou as endocardites ou as osteomielites, registrando-se falha terapêutica da oxacilina em infecções por estafilococos tolerantes a essa droga. Contudo, habitualmente, *in vitro*, os estafilococos tolerantes à oxacilina mostram-se bastante sensíveis à associação desse antibiótico com a gentamicina ou à associação da cefalotina com gentamicina, o que necessariamente não se reflete na clínica. Watanakunakorn e Rajashekaraiah *et al.*, por exemplo, não observaram vantagem terapêutica quando a gentamicina foi associada às penicilinas para o tratamento de endocardites causadas por estafilococos tolerantes à oxacilina.

Persistência

O termo persistência é utilizado para significar a sobrevivência do germe nos tecidos ou líquidos orgânicos, apesar da sensibilidade à droga utilizada para combatê-lo. A persistência pode ser devida à quantidade insuficiente do antibiótico que chega ao foco de infecção (p. ex., abscessos, localização meníngea ou óssea); à inativação do antibiótico por enzimas produzidas por outros germes associados no local da infecção; ou à sobrevivência da bactéria, como um esferoplasto ou protoplasto, ou formas L, desde que o microrganismo esteja submetido a antibiótico que age na parede celular e esteja situado em líquidos orgânicos hipertônicos (p. ex., persistência de *Escherichia coli* sensível à ampicilina em vias urinárias).

A persistência de bactérias sob formas L pode ser responsável pela cronificação de alguns quadros infecciosos ou pela recaída de infecções. É um dos fatores de importância na patogênese de infecções urinárias crônicas e de recaídas de infecção urinária baixa (cistites de repetição). Nesses casos, a diluição da urina, pelo aumento da ingestão de água, constitui medida eficaz para propiciar a plena ação de antibióticos dos grupos das penicilinas e cefalosporinas sobre os germes situados em vias urinárias. As formas L têm sido descritas também em osteomielites, artrites, bronquites crônicas e endocardites.

A persistência devida à inativação do antibiótico pela ação de enzimas produzidas por microrganismos associados no local da infecção pode ser observada, seja quando todos os microrganismos estão envolvidos na gênese do quadro clínico ou quando os germes associados inativadores fazem parte da flora da região. No primeiro caso, temos como exemplo as infecções peritoneais causadas por microbiota mista contendo o *Bacteroides fragilis* e a *Escherichia coli*. Nesse caso, ainda que a *E. coli* seja sensível à ampicilina, o antibiótico não terá ação sobre esse germe por ser inativado por beta-lactamases produzidas pelo anaeróbio. A inativação por germes saprófitos locais pode ser observada, por exemplo, na falência da penicilina no tratamento da gonorreia, devido à sua inativação pela penicilinase produzida por estafilococos também presentes na uretra, ou a falha terapêutica da penicilina no tratamento de estreptococcias faringoamigdalianas em consequência da penicilinase produzida por estafilococos ou por moraxelas da microbiota da boca.

Por fim, deve-se referir a persistência de germes devida a fatores ambientais no foco de infecção. Assim, o pH do meio pode influenciar a ação de alguns antibióticos, devendo-se lembrar que usualmente o pH no foco inflamatório é ácido. Isso faz com que antibióticos que têm estrutura ácida, como, por exemplo, as penicilinas, cefalosporinas e tetraciclinas, tenham atividade antibacteriana implementada nos focos infecciosos; pelo contrário, os aminoglicosídeos, eritromicina e lincomicina têm ação diminuída em pH ácido, o que pode explicar, principalmente em relação aos aminoglicosídeos, falhas terapêuticas em quadros infecciosos causados por microrganismos sensíveis *in vitro* a esses antimicrobianos.

Entre outros fatores ambientais, é referido que as condições de anaerobiose no foco de infecção podem influir negativamente na atividade do antibiótico, o que é observado principalmente com os aminoglicosídeos. A presença de pus pode reduzir a atividade das penicilinas. A grande ligação (acima de 80%) às proteínas do soro pode dificultar a chegada do antibiótico livre no foco infeccioso, como ocorre com as isoxazolilpenicilinas. O antagonismo entre drogas usadas em associação pode reduzir a atividade do antibiótico mais eficaz, como, por exemplo, na associação de penicilina e tetraciclina.

RESISTÊNCIA NATURAL

A resistência natural, também conhecida como intrínseca, caracteriza uma determinada espécie bacteriana e compõe a herança genética cromossômica do microrganismo. A resistência natural é um caráter hereditário, transmitido verticalmente às células-filhas, comandado por genes cromossômicos, os quais determinam na célula bacteriana a ausência de receptores para a ação do antibiótico ou a existência de estruturas e mecanismos que impedem a ação da droga. Como já mencionamos, a resistência natural a uma determinada droga é uma característica necessária à autodefesa nos microrganismos produtores dessa droga. A resistência natural devida à ausência do receptor é observada, por exemplo, entre os micoplasmas em relação aos antibióticos beta-lactâmicos. Esses microrganismos não possuem parede celular, não tendo, assim, o local de ação desses antibióticos. Um segundo exemplo é a resistência natural dos enterococos às cefalosporinas porque as proteínas ligadoras de penicilina desses microrganismos não são receptores para cefalosporinas.

Outro mecanismo natural de resistência é a impermeabilidade à droga, devido à existência no microrganismo de estruturas que impedem o antibiótico de chegar a seu receptor. Assim, é sabido que alguns antibióticos ativos sobre as bactérias gram-positivas, como a penicilina G, não exercem normalmente essa atividade sobre os bacilos gram-negativos, somente o fazendo em elevadas concentrações. Essa resistência natural dos bacilos gram-negativos à penicilina G está relacionada com a composição própria das membranas externas da sua parede celular, que impede o antibiótico de atravessar essa estrutura para ligar-se ao seu receptor, as proteínas ligadoras de penicilina, localizadas internamente por fora da membrana citoplasmática. Igualmente, a resistência de bacilos gram-negativos aos glicopeptídeos resulta de sua incapacidade de passar pela membrana externa desses microrganismos.

A atividade antibacteriana da droga está condicionada à facilidade de passagem pelas diversas camadas que formam a parede celular, a qual apresenta composição diferente, de acordo com cada espécie de bactéria. Exemplo é a resistência do enterococo aos aminoglicosídeos. Esses germes, em geral, não mostram boa sensibilidade a esses antibióticos, pois só são inibidos por eles em concentrações muito elevadas. Entretanto, passam a sofrer a ação do aminoglicosídeo quando este é combinado com penicilinas, as quais interferem na síntese da parede celular, possibilitando a penetração do aminoglicosídeo. Obviamente, os antibióticos que atravessam qualquer tipo de parede terão atividade tanto sobre germes gram-positivos como negativos, desde que o local de ação da droga seja igualmente sensível.

A passagem ou não dos antimicrobianos pelos envoltórios da célula bacteriana parece estar ligada também à hidrofilia e à hidrofobia (lipofilia) do antibiótico e da membrana do germe. Assim, por exemplo, a *E. coli* e os *Proteus* são resistentes a antibióticos hidrofóbicos, como o ácido fusídico e a rifamicina. Além disso, a existência e composição dos poros presentes na membrana externa dos gram-negativos podem ser responsáveis pela maior ou menor permeabilidade do germe a determinados antibióticos, especialmente no que concerne aos beta-lactâmicos.

Por fim, a resistência natural pode ser devida à produção de enzimas que inativam o antibiótico. A determinação dessas enzimas tem sido estudada principalmente em relação aos antibióticos beta-lactâmicos, sendo provável que universalmente tanto as bactérias gram-negativas como as gram-positivas sejam naturalmente produtoras de beta-lactamases de origem cromossômica. Na maioria das espécies, a quantidade de beta-lactamases produzida é mínima e não provoca resistência dos germes, com exceção das espécies de *Klebsiella*, *Enterobacter* e *Serratia* que são naturalmente resistentes à ampicilina. Entretanto, o aumento da produção das enzimas pode ocorrer, seja por mutação cromossômica ou pela indução na presença de antibióticos. No primeiro caso, a produção é considerada constitutiva e no segundo induzida, e serão discutidas no item seguinte ao tratarmos da resistência adquirida.

RESISTÊNCIA ADQUIRIDA

A resistência adquirida consiste no surgimento do fenômeno da resistência a um ou vários antimicrobianos numa população bacteriana originalmente sensível a esses mesmos antimicrobianos. Trata-se, portanto, de uma propriedade nova que surge em exemplares de uma espécie bacteriana, os quais em um determinado momento passam a não mais sofrer a ação de substâncias que são efetivas contra o restante da população.

A resistência adquirida resulta de modificações na estrutura ou no funcionamento da célula bacteriana, as quais são decorrentes de fatores genéticos adquiridos por mecanismos que alteram o cromossomo bacteriano ou afetam elementos extracromossômicos formados por segmentos de ADN e denominados plasmídios. Um tipo particular de resistência é a resistência induzida pelo uso de antibióticos. Esse tipo de resistência resulta de genes presentes no cromossomo bacteriano e que normalmente não expressam sua característica devido à presença na célula de substâncias repressoras. A resistência induzida se manifesta geralmente pela produção de enzimas, a qual é provocada ou aumentada pela presença do antimicrobiano. Na verdade, genotipicamente trata-se de uma resistência natural reprimida que se expressa fenotipicamente como resistência adquirida ao haver exposição do microrganismo ao substrato (antibiótico) desrepressor.

Enquanto a resistência natural não possui grande significado prático, por ser previsível e constante, bastando conhecer o espectro de ação de um antibiótico para se evitá-la, a resistência adquirida é causa de importantes problemas clínicos, devido à crescente participação de microrganismos com sensibilidade aos antimicrobianos modificada na etiologia das infecções.

Mecanismos de Aquisição de Resistência

Fundamentalmente, a aquisição de resistência por uma célula bacteriana sensível é sempre decorrente de uma alteração genética que se expressa bioquimicamente. A resistência adquirida ocorre por mutações no cromossomo bacteriano (o que origina o surgimento de genes de resistência numa bactéria sensível) ou pela transferência de genes de resistência de uma célula para outra, através da inserção na célula receptora de fragmentos de ADN contendo esses genes. As duas modalidades de resistência, a mutação e a transferível, podem estar presentes na mesma bactéria. A resistência por mutação é também denominada cromossômica, muito embora, como se verá adiante, o cromossomo bacteriano possa sofrer alterações genéticas por mecanismos de transferência genética.

A transferência de genes de uma célula doadora para uma receptora constitui a transferência horizontal de genes e se dá por meio de três mecanismos principais: transformação, transdução e conjugação, os quais serão detalhados a seguir. Antes, porém, deve-se referir que em muitas espécies bacterianas existem elementos genéticos extracromossômicos denominados plasmídios, constituídos por segmentos circulares de ADN de cadeia dupla, que podem se multiplicar no citoplasma bacteriano de maneira autônoma em relação ao cromossomo da bactéria. Esse ADN extracromossômico contém genes que conferem à célula características biológicas adicionais, entre as quais a expressão de resistência aos antimicrobianos. Em algumas espécies bacterianas, os plasmídios têm sempre uma situação extracromossômica, como é observado no *Staphylococcus aureus*; em outras espécies, particularmente entre as enterobactérias, os plasmídios podem existir e multiplicar-se de modo autônomo no citoplasma do germe ou incorporar-se ao cromossomo bacteriano, nesse caso multiplicando-se no mesmo ritmo que o cromossomo. O plasmídio integrado ao cromossomo recebeu a denominação de epissoma, mas a tendência atual é abandonar essa nomenclatura, permanecendo o termo plasmídio para designar o ADN extracromossômico livre ou integrado ao cromossomo.

Embora os plasmídios não sejam essenciais à vida da célula bacteriana, sua presença habitualmente é vantajosa para as bactérias que os possuem. Em alguns plasmídios, existem genes que conferem propriedades metabólicas adicionais à bactéria (plasmídios metabólicos), como a fermentação de açúcares, a síntese de enzimas, que atuam no metabolismo de substâncias incorporadas pela célula, e a utilização de vias metabólicas extras às empregadas normalmente pelo germe. Outros plasmídios podem apresentar determinantes genéticos que aumentam a virulência do microrganismo (plasmídios de virulência), codificando a produção de toxinas, a aderência da bactéria, a capacidade invasiva do germe e outros fatores de virulência.

Um tipo especial de plasmídio é o chamado fator F, de fertilidade, atualmente denominado plasmídio conjugativo ou conjugante, que confere à bactéria características de sexualidade, possibilitando à célula que o possui, chamada bactéria doadora ou bactéria F+, a formação de uma estrutura filamentosa de natureza proteica, denominada fímbria ou *pilus* sexual, que a liga a uma bactéria receptora ou F-, desprovida do plasmídio. Através dessa ligação ocorre a transferência de uma das fitas de ADN do plasmídio da célula doadora para a receptora, havendo em seguida a replicação da fita de ADN, tanto da que restou na célula doadora como na que foi transferida para a célula receptora. Esse processo de transferência genética é conhecido como conjugação e os plasmídios contendo genes que o condicionam são denominados plasmídios conjugativos ou conjugantes. Um fato importante do processo de conjugação é que a célula doadora não perde sua característica de sexualidade e a célula receptora passa a expressar essas características, codificadas pelo plasmídio recebido, comportando-se daí em diante como uma célula doadora. A existência de plasmídio conjugativo permite à bactéria, portanto, transmitir características genéticas tanto de modo vertical, à sua progênie, como de modo horizontal, às bactérias com quem conjuga.

Por fim, a maioria das espécies bacterianas patogênicas para o homem apresenta plasmídios que contêm genes que conferem ao germe resistência a um ou a vários antimicrobianos. Essas partículas são chamadas plasmídios R ou de resistência e podem existir de maneira autônoma ou integrados a plasmídios conjugativos, chamados fatores de transferência de resistência (RTF), com propriedades semelhantes ao fator F. Quando isolados, os plasmídios de resistência só podem ser transmitidos verticalmente aos descendentes da célula bacteriana ou por transdução fágica. Já os plasmídios R integrados com plasmídios conjugativos podem ser transmitidos também horizontalmente a outras células pelo mecanismo de conjugação. Alguns autores reservam o termo fator R para aqueles plasmídios que contêm de maneira integrada os genes de resistência e os determinantes de transferência de resistência. Outros autores, porém, utilizam o termo fator R como sinônimo de plasmídio R, caracterizando-o como conjugativo ou não conjugativo, na dependência do fator ser ou não transferível por conjugação.

Além dos plasmídios, as células bacterianas podem conter outro elemento genético móvel, denominado transpóson (ou transpossomo), constituído por partículas de ADN capazes de transpor-se, dentro de uma mesma célula, de plasmídios para o cromossomo e vice-versa e entre plasmídios entre si, podendo ainda inserir-se em bacteriófagos. Esse processo de recombinação genética é conhecido com o nome de transposição.

A plasticidade genômica das bactérias levou ao conhecimento de que, além de genes situados em fagos, plasmídios e transpósons, a resistência pode ocorrer devido a blocos de genes situados em cromossomas, denominados ilhas genômicas e adquiridas de outro microrganismo por transmissão horizontal. As ilhas genômicas podem trazer vantagens para a célula receptora, pois podem conter genes relacionados com o seu metabolismo, sua relação com o ambiente, sua virulência (ilha genômica de patogenicidade), e resistência a antimicrobianos (ilha genômica de resistência). Ilhas genômicas de resistência têm sido descritas em *Staphylococcus*, *Acinetobacter*, *Pseudomonas*, *Bacteroides*, *Salmonella*.

Resistência por Mutação ou Cromossômica

O cromossomo de uma célula bacteriana pode adquirir genes de resistência, originalmente não presentes nas características biológicas da espécie, como resultado de mutações. É sabido que a mutação é uma modificação genética súbita e estável, transmissível hereditariamente. As mutações são fenômenos espontâneos, possíveis de ocorrer no momento da divisão celular, mas que podem ser provocadas por determinados agentes chamados mutagênicos, como os raios X, os raios ultravioleta e o ácido nitroso. Como já referido, sabe-se, atualmente, que mutações podem ser provocadas em bactérias hipermutantes submetidas a baixas doses de antimicrobianos.

Embora a resistência por mutação seja também conhecida como resistência cromossômica, este não é um termo adequado, pois fatores transferíveis (plasmídios, transpósons, fagos) podem também ser incorporados ao cromossomo, possibilitando a transferência de genes aí situados.

A resistência de bactérias às drogas pode surgir devido ao fenômeno da mutação espontânea ou provocada, sendo em geral simples (isto é, para um tipo de drogas). Ocorre ao haver a divisão celular, resultando de um erro de cópia na sequência de bases (códons) que constituem o ADN e que são responsáveis pelo código genético. A resistência por mutação é transmitida verticalmente da célula-mãe às suas descendentes, apresentando o mutante resistente nível de resistência variável a um dado antibiótico.

A mutação é um fenômeno raro, mesmo entre as bactérias, ocorrendo o surgimento de mutantes resistentes a um determinado antibiótico na proporção de 1 para cada 100 milhões (10^8) a 1 para cada 10 bilhões (10^{10}) de células que se reproduzem. Tendo em vista que, para a maioria dos antibióticos, a resistência por mutação estabelece-se por múltiplas etapas, isto é, são necessárias seguidas mutações em um mesmo gene para que sejam atingidos altos níveis de resistência, verifica-se ser difícil o estabelecimento de resistência por esse mecanismo. Além disso, os mutantes resistentes geralmente têm menor capacidade de sobrevivência que as cepas normais, apresentando ritmo de crescimento mais lento, menor resistência a variações de pH, maior sensibilidade à competição biológica e, habitualmente, desaparecem com o progredir da população microbiana sensível. Essas bactérias são denominadas defectivas.

A resistência cromossômica por mutação em múltiplas etapas é observada em relação às penicilinas, tetraciclinas, cloranfenicol, desinfetantes e outros antimicrobianos. Para que ocorra, são necessárias várias mutações, geralmente surgindo para níveis baixos da droga e desenvolvendo-se lentamente. Dessa maneira, é possível o controle terapêutico inicial do mutante com a elevação da dose do medicamento. Esse é o caso observado com o gonococo, que nos tempos iniciais do uso da penicilina se mostrava sensível a concentrações baixas da droga e que progressivamente foi se tornando menos sensível e atualmente é resistente às penicilinas e outros antimicrobianos.

Outro tipo de resistência por mutação é aquele que ocorre em única etapa. Os modelos desse tipo de resistência são a estreptomicina, rifampicina, eritromicina, quinolonas, sulfonamidas e isoniazida. Nesses casos, o surgimento de elevados níveis de resistência depende de uma única mutação. Nesse tipo de mutação, não há vantagem no emprego de doses mais elevadas do antimicrobiano, pois o nível de resistência é superior às concentrações terapêuticas das drogas. Frequentemente, os níveis alcançados são 100 a 1.000 vezes superiores à resistência da célula antes de sofrer a mutação. Esse tipo de resistência é observado em relação à estreptomicina, à isoniazida, à rifampicina, à dapsona e outros medicamentos utilizados na terapêutica de infecções por micobactérias e pode ser encontrado com alguma frequência durante o tratamento da tuberculose e da hanseníase. Nesses casos, a resistência a uma única droga aparece após um intervalo médio de um a quatro meses após o início da quimioterapia (podendo às vezes ser tão curto quanto duas semanas). No *M. tuberculosis*, a possibilidade de mutação para a estreptomicina e a isoniazida situa-se em 2×10^8; para a rifampicina em 2×10^{10}; e em 1×10^7 para o etambutol. Devido à resistência em única etapa que ocorre no *M. tuberculosis* e no *M. leprae*, recomenda-se a associação de antimicrobianos para o tratamento das infecções por esses germes. No caso da tuberculose, o esquema quádruplo de tratamento torna difícil o surgimento de resistência, pois é necessária a mutação para cada droga quádruplo mutante, cujo aparecimento é calculado pela multiplicação das taxas de mutação para cada uma delas.

Habitualmente, a resistência por mutação constitui problema médico no tratamento da tuberculose e da hanseníase, motivo pelo qual se indica a terapêutica com associação de drogas. Igualmente, em relação a outros germes, o mecanismo da mutação é responsável pela aquisição de resistência, como ocorre em enterobactérias resistentes a fluoroquinolonas por terem topoisomerases modificadas e pseudomonas resistentes a carbapenemas por não apresentarem porinas em sua membrana externa. Para que tais mutantes resistentes tenham significado clínico, é preciso que a população infectante seja suficientemente grande e que existam condições favoráveis ao seu desenvolvimento, representadas sobretudo por uma baixa de resistência orgânica e pela destruição da população bacteriana sensível. A resistência nas micobactérias é sempre resultante de mutações cromossomiais, não havendo transmissão horizontal de genes de resistência.

Verifica-se, com isso, que o uso de antibióticos pode provocar a seleção de mutantes existentes previamente na população bacteriana infectante ou propiciar a invasão de certos setores orgânicos por germes resistentes vindos do meio exterior, além de causar diretamente mutações bacterianas em determinadas circunstâncias. Devido à baixa resistência do hospedeiro e à destruição das bactérias sensíveis, tais germes encontram condições para seu desenvolvimento. Por outro lado, o uso de antimicrobianos pode favorecer o surgimento de microrganismos hipermutantes que desenvolvem genes de resistência, e encontrados em *Salmonella enterica, E. coli, Pseudomonas aeruginosa, Haemophilus influenzae, Staphylococcus aureus, Streptococcus pneumoniae.*

A resistência de antimicrobianos da classe das rifamicinas e fluoroquinolonas ocorre primariamente por mutação em genes específicos e não é transferível. Também a resistência de tetraciclinas por mecanismo de efluxo e a resistência a beta-lactâmicos por beta-lactamases induzíveis resulta de mutação em cromossomos e, do mesmo modo, não são transferíveis. A resistência do estafilococo à oxacilina e à meticilina também resulta de genes adquiridos por mutação e que se disseminaram pela população humana.

Resistência Transferível

A transferência de genes de resistência ou resistomas ou elementos genéticos móveis pode ocorrer por quatro mecanismos básicos: transformação, transdução, conjugação e transposição.

Transformação

A transformação é um mecanismo de captação, por uma célula receptora, do ADN solúvel proveniente de parte ou de todo o cromossomo ou plasmídio liberado no meio por uma bactéria doadora, sendo a parte transferida incorporada ao cromossomo ou plasmídios da célula receptora. Em laboratório, pode-se conseguir a extração do ADN de uma célula e sua transferência para outra. Em condições naturais, a transformação pode ocorrer quando uma bactéria sofre morte por lise e o seu ADN livre no meio ambiente é captado por outra (Fig. 5.1).

A transformação é um mecanismo possível de aquisição de resistência, podendo uma bactéria incorporar dessa forma ao seu material genético os genes de resistência existentes em outra bactéria. Contudo, a transformação parece ser um mecanismo de pouca importância na aquisição de resistência em condições naturais, porque para ocorrer é quase sempre necessário que a bactéria receptora esteja em um estado fisiológico especial, denominado estado de competência (p. ex., ser capaz de sintetizar proteínas de superfície que atuam na ligação do ADN) ou que haja condições ambientais que concorram para o processo (p. ex., para ocorrer a transformação na *E. coli* são necessárias altas concentrações de cálcio no meio).

A transformação habitualmente só ocorre entre bactérias da mesma espécie, já tendo sido observada entre hemófilos, neissérias, estafilococos e estreptococos. Mas pode ocorrer entre espécies diferentes e ser estável, como ocorreu com o *Streptococcus pneumoniae*, que incorporou genes de *Streptococcus mitis* para a formação de proteínas ligadoras de penicilinas modificadas que o tornaram resistentes às penicilinas.

Transdução

A transdução consiste na transferência de material genético de uma bactéria para outra por meio de bacteriófagos e foi descrita pela primeira vez em 1952 por Zinder e Lederberg entre salmonelas. Os bacteriófagos utilizam o ADN bacteriano para sua própria multiplicação e, nesse processo, podem incorporar ao genoma das novas partículas virais fragmentos de ADN cromossômico ou plasmidial da bactéria parasitada contendo genes de resistência. Ao infectarem uma nova bactéria, os bacteriófagos podem, então, introduzir nessa célula a característica de resistência da célula precedente.

A transdução é um mecanismo limitado de transferência de resistência, pois somente ocorre entre bactérias da mesma espécie. A transdução de genes cromossômicos de resistência não tem importância prática, porque só casualmente se dará a incorporação ao fago de fragmentos de ADN cromossômico com genes de resistência. Além disso, se o fragmento transduzido não se recombinar adequadamente com o cromossomo da nova célula hospedeira, ele poderá ser destruído por enzimas bacterianas ou permanecer no citoplasma bacteriano sem se replicar, vindo a desaparecer com a contínua multiplicação da bactéria.

A transferência, pela transdução, de genes de resistência localizados em plasmídios de uma bactéria gram-negativa para outra, também não parece ter importância em condições naturais. Entretanto, a transdução plasmidial é geralmente muito eficaz na transferência de genes de resistência, quando os plasmídios são muito pequenos. É o que ocorre nos estafilococos. Essas bactérias são parasitadas por fagos que facilmente transferem dentro da espécie genes de resistência situados em plasmídios. Dessa maneira, a transdução plasmidial é o principal mecanismo de aquisição de resistência dos estafilococos, podendo a resistência ser simples, para a penicilina G, quando há somente um gene determinante dessa característica no plasmídio, ou múltipla, envolvendo a penicilina, eritromicina, tetraciclina e canamicina, quando no plasmídio estão presentes os genes mediadores respectivos. Além disso, o estafilococo pode abrigar diversos plasmídios contendo genes diferentes, sendo descrito o encontro de até 40 cópias de pequenos plasmídios em uma célula do germe e o possível encontro de determinantes genéticos para diferentes antibióticos nessas partículas.

Conjugação

O conhecimento da genética microbiana e da resistência aos antibióticos sofreu profunda modificação a partir de 1952, quando Suzuki *et al.* descreveram uma estirpe de *Shigella* causadora de disenteria bacilar no Japão, que apresentava multirresistência à sulfanilamida (SA), estreptomicina (SM) e tetraciclina (TC). Nos anos seguintes, outros autores japoneses descreveram novos surtos epidêmicos de shigelose por estirpes resistentes a três ou quatro antimicrobianos, sendo referido por Mitsuhashi, em 1957, o isolamento de uma cepa de *E. coli* resistente a quatro drogas (SA, SM, TC e cloranfenicol) durante uma epidemia causada por uma cepa da *S. flexneri* resistente às mesmas quatro drogas. Em 1959, Ochiai *et al.* e Akiba *et al.*, em estudos independentes, concluíram de trabalhos clínicos e experimentais que a múltipla resistência de cepas de *Shigella* em pacientes com disenteria era resultante da transferência dessa característica de resistência a partir de cepas de *Escherichia coli* multirresistentes que habitavam o tubo digestivo dos pacientes. Afastando a transformação e a transdução como possíveis mecanismos de transferência dessa resistência, esses autores japoneses deduziram que o fenômeno da conjugação era o mecanismo responsável pela resistência transferível. Em 1960, Mitsuhashi *et al.* estabeleceram que o fator responsável pela transmissão de resistência às drogas existe extracromossomicamente e reproduz-se de modo autônomo, propondo o termo fator R para designá-lo. Desde então, a resistência devida a fatores R, posteriormente denominados plasmídios, tem sido detectada e estudada em todas as partes da Terra, constituindo-se no principal mecanismo de aquisição de resistência entre os bacilos gram-negativos.

A conjugação é um mecanismo de transferência de material genético de uma célula bacteriana viável para outra, através do contato físico entre elas, realizado por uma organela denominada fímbria sexual ou diretamente pelo contato célula a célula. A fímbria é formada pela bactéria doadora, que possui um plasmídio conjugativo, ocorrendo a passagem desse plasmídio para a célula receptora sem haver perda do caráter pela célula doadora, devido à replicação do ADN plasmidial. Essa transferência de plasmídios conjugativos por meio de fímbrias é habitualmente observada entre os bacilos gram-negativos. Já a transferência pelo contato célula a célula é observada entre os cocos gram-positivos (estreptococos, enterococos e estafilococos) e resulta da secreção pela célula doadora de uma substância chamada feromônio. O feromônio provoca a adesão e a agregação da célula doadora com as células receptoras, possibilitando a transferência dos plasmídios conjugativos. Tal fenômeno tem sido registrado entre estirpes de *Staphylococcus aureus*, *Enterococcus faecium* e *Streptococcus sanguis*, por exemplo. Os plasmídios conjugativos que conferem resistência aos antibióticos são os chamados fatores R e frequentemente apresentam genes de resistência para dois ou três antibióticos, sendo possível o encontro de genes para resistência a até dez tipos de antimicrobianos. Os fatores R apresentam velocidade de replicação superior a do cromossomo bacteriano, podendo haver, dessa maneira, vários fatores R na mesma célula. Essa possibilidade de vários fatores R, juntamente com a característica da resistência transferida habitualmente ser múltipla e fazer-se em bloco para outras bactérias e de modo rápido, permitiu que a transferência de fatores R conjugantes passasse a ser denominada resistência infecciosa. Dessa maneira, a resistência por plasmídios R, conjugativos ou não conjugativos, é conhecida como resistência plasmidial, ou resistência extracromossômica, ou resistência infecciosa.

Deve-se lembrar que, principalmente entre as bactérias gram-negativas, plasmídios conjugativos podem estar integrados ao cromossomo bacteriano, com isso promovendo a incorporação de fragmentos do cromossomo de uma bactéria no cromossomo de outra. Por esse mecanismo, genes de resistência podem ser transferidos entre bactérias da mesma espécie, sem haver intermediação de fagos.

O fato de os plasmídios R carrearem genes de resistência múltipla, com padrões de resistência cruzada para antibióticos não relacionados estruturalmente, aumenta a importância desse tipo de resistência, pois a utilização de um só agente antimicrobiano pode exercer pressão de seleção para bactérias resistentes a esse antibiótico e simultaneamente a vários outros, de mecanismos de ação diversos. Enquanto na mutação, a pressão seletiva do uso de antibióticos é exercida em relação ao antibiótico para o qual houve a modificação genética, na resistência por plasmídios R esse uso de antibióticos tende a levar à seleção de resistência a drogas não relacionadas. Assim, por exemplo, o emprego continuado em um ambiente de derivados penicilínicos pode selecionar formas resistentes não só às penicilinas, mas, também, aos aminoglicosídeos, por associação em um mesmo plasmídio de genes de resistência aos dois grupos de antibióticos.

As bactérias resistentes pela aquisição de plasmídios R, ao contrário das mutantes resistentes, não são defectivas ou metabolicamente defeituosas, comportando-se em relação às condições de pH e umidade, produção enzimática ou ritmo de multiplicação de maneira semelhante ou pouco diferente das bactérias sensíveis da mesma espécie. Dessa maneira são capazes de sobreviver e competir em igualdade de condições com os germes sensíveis. Além disso, podem ser selecionadas, como referimos, pelo uso de antibióticos não relacionados entre si.

Um fator que limita a transferência de plasmídio é a chamada compatibilidade, isto é, a capacidade de um plasmídio coexistir na mesma célula com outro plasmídio. O mecanismo da compatibilidade não é conhecido, mas provavelmente reflete a competição para funções bioquímicas comuns nas bactérias. Por outro lado, a disseminação de exemplares bacterianos resistentes pode também ser limitada pela perda espontânea dos plasmídios resistentes durante o processo de reprodução, em consequência de falhas na replicação do ADN extracromossômico. A perda espontânea do fator R é variável com a espécie bacteriana; por exemplo, salmonelas são mais instáveis que colibacilos, perdendo com alguma facilidade o fator R com os repiques frequentes. Várias substâncias, como a acridina, o sulfato de dodecil, o brometo de etídio, a cloroquina e o ácido nalidíxico, também têm sido utilizadas para impedir a replicação do ADN plasmidial. Entretanto, a utilização clínica dessas substâncias no combate à resistência ainda não está estabelecida.

A resistência por transferência de plasmídios tem sido observada principalmente entre as enterobactérias (*Salmonella*, *Shigella*, *E. coli*, *Klebsiella*, *Proteus* e outras) e em outros bacilos gram-negativos (*Pseudomonas*, *Acinetobacter*, *H. influenzae*), gonococos, *B. fragilis* e o enterococo. A transferência da resistência pode ocorrer não só entre bactérias da mesma espécie, mas, também, entre espécies diferentes de bacilos gram-negativos (*Shigella* para *E. coli*; *Proteus* para *Salmonella* etc.). Além disso, a transferência da resistência pode se dar também de bactérias gram-positivas para gram-negativas (enterococo transferindo resistência à amicacina ou tetraciclina para *Campylobacter* ou *E. coli*, p. ex.) e vice-versa (*E. coli* para enterococo ou estafilococo). Esse fato é assustador, mormente ao se verificar que esses bacilos gram-negativos raramente são resistentes a uma só droga, sendo mais comum o encontro de germes com resistência múltipla, podendo conter um único plasmídio com genes de resistência para três, quatro ou cinco tipos de drogas. A presença de bacilos gram-negativos carreadores de genes de resistência transferíveis é particularmente frequente em ambiente hospitalar. No entanto, a disseminação de bacilos gram-negativos resistentes é também verificada no meio extra-hospitalar.

Na atualidade, a resistência por plasmídios conjugativos faz parte do que é conhecido por mecanismos de transferência horizontal de genes que inclui, além de plasmídios, transpósons, elementos genéticos móveis ou mobilomas, bacteriófagos e ilhas genômicas, isto é, regiões cromossômicas que codificam funções que podem ser vantajosas para o hospedeiro.

Transposição

Denomina-se transposição a transferência de genes de um plasmídio para outro plasmídio, para o cromossomo ou para um bacteriófago, bem como do cromossomo para plasmídios, dentro de uma célula. Essa transferência se dá através de transpósons. A transposição é um mecanismo de transferência, inicialmente descrito em 1974, por Hedges e Jacob, da Universidade de Londres, ao relatarem a transferência de determinantes genéticos de resistência para a ampicilina de um plasmídio para outros plasmídios ou o cromossomo da célula. A existência dos transpósons explica a possibilidade de plasmídios apresentarem múltiplos genes de resistência, ao captarem genes de diferentes fontes, como outros plasmídios, cromossomo e bacteriófagos.

Transpósons são segmentos de ADN que podem "saltar" ou se autotransferir de uma molécula de ADN (plasmídio, cromossomo) para outra (plasmídio, cromossomo, fago). Diferentemente dos plasmídios, os transpósons não são capazes de se replicar independentemente. Por isso, devem manter-se como parte de um replicon funcional, isto é, um ADN autorreprodutivo, como os plasmídios, os bacteriófagos ou o cromossomo da célula. Os transpósons, ao se incorporarem em plasmídios ou no cromossomo bacteriano, podem manter-se estáveis e se replicar junto com o ADN receptor.

Além dos genes necessários para o processo de transposição em si mesmo, os transpósons podem conter genes codificadores de resistência aos antimicrobianos. Por serem pequenos fragmentos de ADN, os transpósons habitualmente transportam poucos genes e, por isso, em geral codificam resistência simples ou resistência para duas ou não mais que três drogas. Resistência simples mediada por transpósons tem sido descrita para a ampicilina, cloranfenicol, tetraciclina e trimetoprima. Resistência múltipla por transpósons é referida para gentamicina, estreptomicina e trimetoprima, bem como para ampicilina, estreptomicina e sulfonamidas ou para eritromicina, tetraciclina e cloranfenicol. Embora o processo de transposição seja intracelular, os transpósons podem ser transferidos para outras células bacterianas quando se incorporam a plasmídios conjugativos ou a bacteriófagos. Por exemplo, genes de resistência para carbapenemas presentes em transpósons conjugativos podem ser transferidos de *Klebsiella* para *Enterobacter*. O mesmo mecanismo está envolvido na transferência de resistência a macrolídeos e lincosamidas de *Clostridium difficile* para *Staphylococcus aureus.*

Menos frequentemente, transpósons situados em cromossomos podem conter genes que codificam um processo conjugativo por eles mesmos, sem a necessidade de um plasmídio incorporado ao cromossomo. Nesse processo, ocorre a formação da fímbria sexual e o contato célula a célula, havendo a transferência de material genético do cromossomo de uma bactéria doadora para o cromossomo da bactéria receptora. Esses transpósons são chamados transpósons conjugativos. A transposição conjugativa pode transferir genes de resistência, inclusive ilhas genômicas de resistência, sendo observada, eventualmente, entre as espécies de enterobactérias, estreptococos do grupo D, estafilococos, clostrídios e bacteroides, não sendo comum a transferência entre espécies diferentes. A transposição conjugativa tem sido referida como causa de aquisição de resistência às tetraciclinas, aminoglicosídeos, cloranfenicol e eritromicina.

Inúmeros transpósons já foram descobertos em bactérias gram-positivas e gram-negativas, atualmente prevalecendo amplamente entre as primeiras. Esses elementos são identificados pela sigla Tn e recebem diferentes números de acordo com a característica da resistência que codificam.

Resistência Induzida

Até anos recentes, o surgimento de resistência a um determinado antimicrobiano em uma bactéria, como resultado direto da ação desse mesmo antimicrobiano, não era valorizado, sendo considerado em termos clínicos que o uso dos antibióticos não seria causa de resistência, mas sim de seleção de germes resistentes. A falha terapêutica por vezes observada com o uso de um antimicrobiano, havendo melhora clínica inicial e recaída precoce da infecção, na qual o germe de início mostrava-se sensível e no decorrer da terapêutica tornava-se resistente à droga usada, era atribuída à presença de exemplares previamente resistentes na população infectante. Tais exemplares, não sendo destruídos pelo antimicrobiano nem pelas defesas orgânicas, continuariam sua multiplicação e substituiriam os microrganismos sensíveis na gênese da infecção, à medida que os germes sensíveis fossem eliminados pela droga ativa. Dessa maneira, ocorreria nesses casos a emergência de clones bacterianos resistentes já existentes entre os germes infectantes, selecionados pelo uso do antimicrobiano num paciente com defesas deficientes. Essa explicação para o fato continua verdadeira; entretanto, agora com a interpretação revalorizada do fenômeno da indução de resistência pelos antimicrobianos.

A indução enzimática é um fenômeno conhecido entre os sistemas celulares, consistindo na produção pela célula de um determinado elemento, quando submetida à ação de um outro elemento. Um exemplo clássico é a utilização da lactose pela *E. coli*, que ocorre pela ação da beta-lactosidase, uma enzima que só é produzida pela bactéria em presença de lactose dentro da célula. A indução é um fenômeno genético e resulta da desrepressão (liberação) de genes responsáveis pela produção da enzima quando um agente neutraliza a ação de substâncias repressoras que bloqueiam a atividade daqueles genes (Fig. 5.1).

Até anos recentes, a resistência induzida era um evento pouco conhecido e não valorizado na prática clínica para a maioria das espécies bacterianas. O fenômeno era conhecido no *S. aureus* em relação à produção de beta-lactamases que inativam as penicilinas e à produção de acetiltransferases que modificam o cloranfenicol e, mais recentemente, em relação à resistência aos macrolídeos e lincosamidas devida a alterações bioquímicas nos ribossomos. No caso do estafilococo, os genes reguladores da resistência para essas drogas têm localização principalmente plasmidial, sendo ativados, ou melhor, desreprimidos pelo indutor (penicilina ou eritromicina, por exemplo).

Com a introdução das cefalosporinas de segunda geração, especialmente com o uso clínico do cefamandol e da cefoxitina, surgiram diversas publicações relatando o insu-

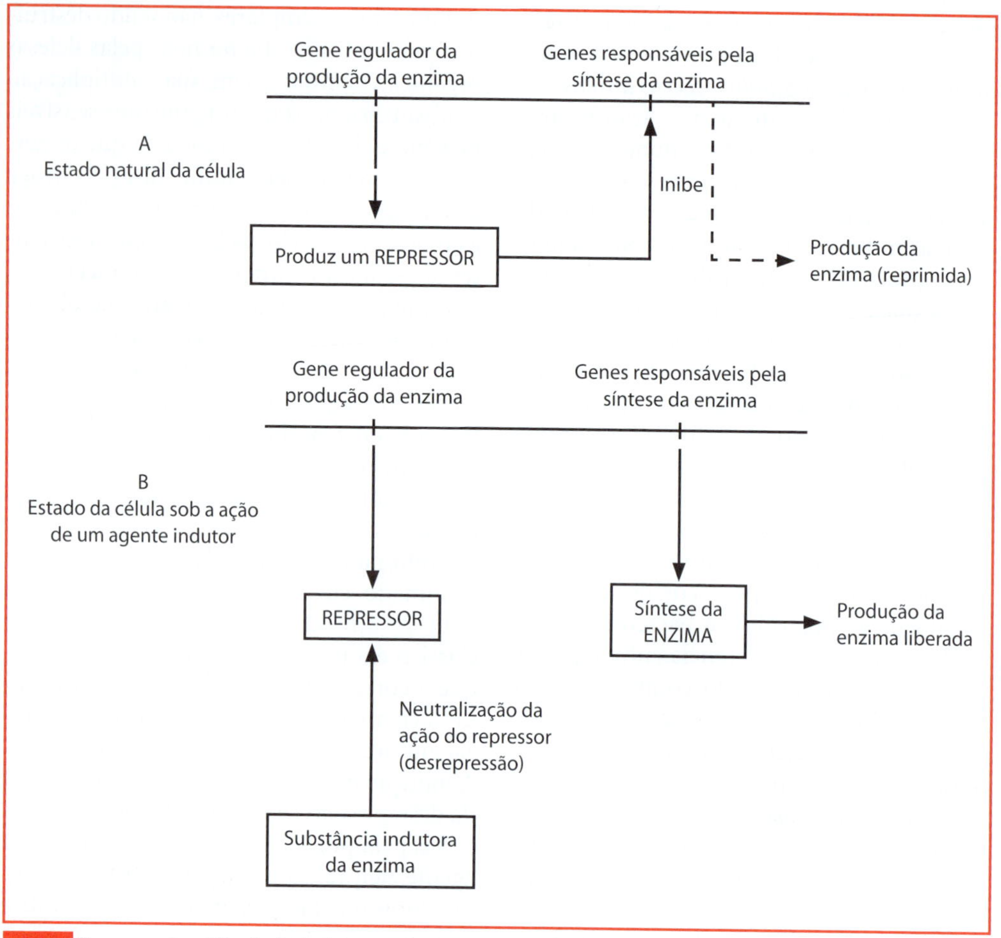

Fig. 5.1 Esquema simplificado da indução enzimática.

cesso da terapêutica de infecções por bacilos gram-negativos com essas drogas, devido à emergência da resistência durante a terapêutica. A partir de 1979, os trabalhos de Sanders e de outros autores demonstraram que diversos bacilos gram-negativos, principalmente os dos gêneros *Serratia*, *Enterobacter*, *Morganella*, *Citrobacter*, *Proteus*, *Providencia* e *Pseudomonas* produzem beta-lactamases de origem cromossômica induzidas por antibióticos beta-lactâmicos. A cefoxitina e as carbapenemas (imipeném e meropeném) constituem os mais potentes antibióticos indutores de resistência, desreprimindo a produção de beta-lactamases por aqueles microrganismos. As cefalosporinas de terceira geração, as ureidopenicilinas, as amidinopenicilinas e o ácido clavulânico mostram-se indutores menos potentes na prática clínica, enquanto a indução de resistência pelo aztreonam, pelo sulbactam e tazobactam e pelas cefalosporinas de quarta geração é mínima. A resistência induzida pelos antibióticos beta-lactâmicos é variável com a concentração da droga, alguns antibióticos só demonstrando a indução enzimática em altas concentrações, como, por exemplo, as cefalosporinas de terceira geração, enquanto a cefoxitina e o imipeném são indutores de resistência, mesmo em concentrações subinibitórias. A característica das cefalosporinas de terceira geração, como a ceftriaxona e a cefotaxima, de mostrarem atividade indutora em concentrações mais elevadas, explica o efeito paradoxal dessas drogas de exercerem melhor atividade antimicrobiana em concentrações baixas que em elevadas concentrações. Também o ácido clavulânico exerce potente ação indutora de beta-lactamases, em geral somente em elevadas concentrações, que excedem as utilizadas na clínica. No entanto, Lister *et al.* demonstraram que o ácido clavulânico tem o potencial de induzir a produção de beta-lactamases do tipo AmpC em cepas de *Pseudomonas aeruginosa* em concentrações terapêuticas, o que pode explicar a falha terapêutica da associação ticarcilina/clavulanato contra estirpes indutoras de *P. aeruginosa*.

A resistência induzida pelos antibióticos beta-lactâmicos entre os bacilos gram-negativos resulta da desrepressão da síntese de beta-lactamases, consequente à interação entre o antibiótico com um repressor dentro da célula. A desrepressão induzida é reversível com a retirada da droga. Merece destaque o fato de a beta-lactamase induzida poder antagonizar não só a ação do antibiótico indutor, mas também a de outros beta-lactâmicos, como ocorre especialmente com a cefoxitina. Sendo assim, essa cefalosporina (em verdade, uma cefamicina) pode causar resistência para si e resistência cruzada para outras cefalosporinas, para as penicilinas e para outros antibióticos beta-lactâmicos, principalmente quando usadas em concentrações subinibitórias. Por outro lado, o imipeném pode induzir a produção de beta-lactamases que têm grande atividade enzimática sobre diferentes antibióticos beta-lactâmicos, mas que têm pequena ação sobre o próprio imipeném.

Com relação aos beta-lactâmicos, tem sido observado que, além da produção de beta-lactamases, a expressão da resistência induzida pode se fazer por outros mecanismos. Medeiros *et al.*, em 1987, descreveram que a resistência de *Salmonella typhimurium* durante o emprego de cefalosporinas pode ser resultante da perda de poros que facilitam a penetração do antibiótico. A resistência por alterações na permeabilidade da membrana externa, por modificação de porinas ou não, é um dos principais mecanismos de bactérias resistirem à ação de antimicrobianos. Por outro lado, Ubukata *et al.*, em 1985, observaram que em estafilococos meticilina-resistentes induzidos por beta-lactâmicos a resistência resulta de modificações no receptor da penicilina, estando presentes nos germes resistentes novas proteínas fixadoras de penicilinas, as quais só são saturadas por elevadas concentrações dos beta-lactâmicos. Por fim, em infecções causadas por *Enterobacter*, *Serratia*, *Pseudomonas aeruginosa* e *Stenotrophomonas maltophilia* tratadas com o imipeném, eventualmente se observa o surgimento de resistência a essa droga, relacionada seja com a produção de beta-lactamases que hidrolisam o imipeném, seja devido a alterações nas proteínas fixadoras de penicilinas ou à perda dos canais porínicos e diminuição da permeabilidade da membrana externa. Mais recentemente, Ogle *et al.* também relataram a aquisição de resistência de origem cromossômica entre estirpes de *Pseudomonas aeruginosa* ao norfloxacino e ao ciprofloxacino durante a terapêutica com essas quinolonas.

MECANISMOS BIOQUÍMICOS DA RESISTÊNCIA AOS ANTIMICROBIANOS

Os mecanismos genéticos que codificam a resistência bacteriana se exteriorizam frente aos antimicrobianos por seis principais mecanismos bioquímicos de ação: inativação da droga por enzimas; alteração da permeabilidade bacteriana à droga; alteração de sistemas de transporte na célula; retirada ativa da droga do meio intracelular (efluxo); alteração do receptor da droga; modificação do sistema metabólico ativo para a droga e síntese de vias metabólicas alternativas.

Resistência por Inativação Enzimática do Antimicrobiano

A inativação de drogas antimicrobianas por enzimas produzidas pelos microrganismos é provavelmente o principal mecanismo molecular de resistência microbiana. Foi inicialmente descrito por Abraham e Chain, em 1940, ao demostrarem em extratos de *E. coli* uma enzima capaz de inativar a ação da penicilina G, antes mesmo do uso clínico desse antibiótico. Essa enzima, denominada penicilinase, atua sobre o anel beta-lactâmico da penicilina, provocando a abertura do anel por hidrólise e transformando o antibiótico em um produto inativo. Com a introdução das cefalosporinas, na década de 1960, o termo cefalosporinase passou a ser empregado para designar as enzimas que hidrolisavam esse novo grupo de antibióticos beta-lactâmicos. Subsequentemente, verificou-se que os microrganismos podiam produzir enzimas hidrolíticas tanto contra as penicilinas como contra as cefalosporinas, passando-se a empregar o termo beta-lactamase para nomear as enzimas ativas contra os antibióticos beta-lactâmicos.

Mais recentemente, foi verificado que a resistência associada à produção de beta-lactamases podia ocorrer sem haver a destruição das penicilinas e cefalosporinas. Nesse tipo de resistência, a interação entre a enzima e o substrato resulta em bloqueio da ação da droga, sem haver sua hidrólise. Por isso, esse mecanismo de ação enzimática é denominado barreira não hidrolítica.

A resistência por inativação enzimática também ocorre com os antibióticos das classes dos aminoglicosídeos, anfenicóis, macrolídeos e da fosfomicina. Dessa maneira, as drogas modificadas tornam-se incapazes ou têm dificuldade em penetrar na célula bacteriana ou perdem sua afinidade pelo seu receptor.

Inativação Enzimática de Antibióticos Beta-lactâmicos

Os antibióticos beta-lactâmicos podem ser o substrato para três diferentes tipos de enzimas produzidas por bactérias: amidases (ou acilases), estearases e beta-lactamases, das quais as últimas são as mais importantes.

As beta-lactamases são a causa principal de resistência aos antibióticos beta-lactâmicos. Essas enzimas produzidas por germes gram-positivos e gram-negativos situam-se no espaço periplasmático e hidrolisam a ligação amida do anel beta-lactâmico, causando a destruição irreversível da atividade antibacteriana desses antibióticos (Fig. 5.2).

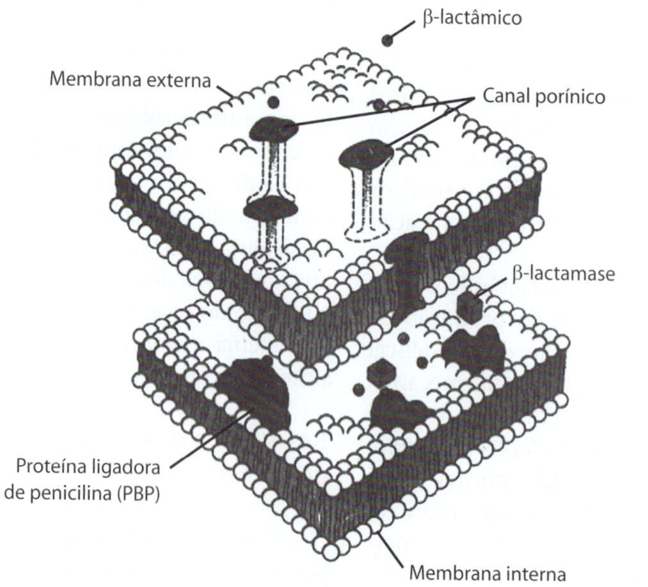

Fig. 5.2 Estrutura da célula bacteriana.

A hidrólise do anel beta-lactâmico do núcleo das penicilinas, o ácido 6-aminopenicilânico, provoca a formação do ácido peniciloico, desprovido de atividade antimicrobiana; consequentemente, a abertura desse anel nas diversas penicilinas conduz à formação de derivados do ácido peniciloico, igualmente inativos. Da mesma maneira, a hidrólise do anel beta-lactâmico do ácido 7-aminocefalosporânico e de derivados cefalosporínicos resulta na formação do ácido cefalosporônico e de derivados desse ácido, todos desprovidos de ação antibiótica. O mesmo ocorre com as carbapenemas, tornadas inativas ao serem hidrolisadas por carbapenemases.

A produção de beta-lactamases é codificada geneticamente no cromossomo bacteriano e em plasmídios e transpósons. Além de serem causa direta de resistência de microrganismos a antibióticos beta-lactâmicos, podem interferir na sobrevivência de outros microrganismos, sensíveis ao antibiótico, quando o germe produtor da enzima se encontra presente como parte de uma microbiota mista. É o que pode ocorrer na orofaringe, quando o estreptococo do grupo A permanece nas amígdalas mesmo após o tratamento com penicilina G ou V, às quais é sensível, devido à inativação do antibiótico por beta-lactamases produzidas por estafilococos ou moraxelas ou bactérias anaeróbias presentes na microbiota amigdaliana.

Entre as bactérias gram-positivas, a produção de beta-lactamases em condições naturais é observada nas micobactérias (*M. tuberculosis*, *M. fortuitum*, *M. smegmatis*), sendo as enzimas ativas contra penicilinas e cefalosporinas e tendo origem cromossômica. Nas demais bactérias gram-positivas, pertencentes aos gêneros *Staphylococcus*, *Streptococcus*, *Bacillus*, *Streptomyces* e *Clostridium*, a produção de beta-lactamases é adquirida por mutação ou transferência de plasmídios, localizando-se as enzimas no espaço extracelular.

Os estafilococos são os principais patógenos gram-positivos produtores de beta-lactamases, tendo sido descritas quatro enzimas, designadas de A a D, indistinguíveis quanto à ação enzimática. Essas beta-lactamases estafilocócicas são determinadas por quatro genes, denominados *blaz*, dos quais três (A, C, D) estão localizados em transpósons situados em plasmídios transferíveis por transdução, transposição e conjugação e um (B) situado no cromossomo. Exceto para a beta-lactamase tipo B, essas enzimas são induzidas na maioria das cepas do *S. aureus* e do *S. epidermidis*. Após exposição a concentrações subinibitórias de antibióticos beta-lactâmicos, é possível a produção de 50 a 80 vezes mais enzima que quando o germe não sofre a indução. Raras cepas do *S. aureus* produzem beta-lactamases D codificadas por genes cromossômicos. As beta-lactamases estafilocócicas agem principalmente como penicilinases, causando rápida hidrólise das penicilinas G e V, da ampicilina e de outras penicilinas de amplo espectro, como as carboxipenicilinas e ureidopenicilinas. É pequena sua ação lítica contra a meticilina, as isoxazolilpenicilinas e as cefalosporinas. As beta-lactamases estafilocócicas são inibidas pelo ácido clavulânico e outros inibidores de beta-lactamases. *Enterococcus faecalis* e *E. faecium* são também produtoras de beta-lactamases do tipo penicilinase, mediadas por plasmídios conjugativos.

A produção de beta-lactamases por clostrídios é rara, sendo mediada por genes cromossômicos adquiridos por mutação, com exceção do *C. ramosum*, no qual se descreveram plasmídios R. As enzimas produzidas por clostrídios geralmente são induzidas pela presença de antibióticos beta-lactâmicos.

Em contraste com as enzimas produzidas pelos germes gram-positivos, que são majoritariamente do tipo penicilinase e apresentando pouca variabilidade em suas características físico-químicas e biológicas, as bactérias gram-negativas podem produzir grande número de beta-lactamases com atividade hidrolítica contra penicilinas e/ou cefalosporinas e/ou carbapenemas. Beta-lactamases produzidas por germes gram-negativos podem ter o seu código genético situado em transpósons; dessa maneira, a origem genética da enzima pode ser transferida para diferentes plasmídios e para o cromossomo.

Muitas beta-lactamases receberam uma nomenclatura relacionada ao tipo de antibiótico sobre o qual atuam, como, por exemplo, as beta-lactamases Oxa-1, Oxa-2 e Oxa-3, cujos substratos são as isoxazolilpenicilinas e a meticilina. Outras enzimas receberam a nomenclatura de acordo com a espécie bacteriana produtora, como, por exemplo, as beta-lactamases PSE-1, PSE-2, PSE-3 e PSE-4, que têm atividade de carbenicilinase e são produzidas por *Pseudomonas*. Outras, ainda, receberam denominação ligada a nomes próprios, como é o caso da beta-lactamase TEM-1, relacionada com o nome Temoniera, de uma paciente na Grécia da qual foi isolada a primeira beta-lactamase de uma *E. coli* resistente a ampicilina. As beta-lactamases do tipo TEM são as principais enzimas produzidas por plasmídios de bacilos gram-negativos, constituindo as beta-lactamases mais comuns em bactérias gram-negativas resistentes isoladas de material clínico, com uma frequência média de 75%.

Muitas beta-lactamases de origem cromossômica produzidas por bacilos gram-negativos pertencem ao tipo AmpC. Virtualmente, todas as bactérias gram-negativas têm um gene cromossômico que codifica enzimas do tipo AmpC, a qual inativa as cefalosporinas, inclusive as de terceira geração, mas não a cefepima. Em condições naturais, essa enzima tem pequena ação hidrolítica contra as cefalosporinas; no entanto, é suficiente uma única mutação nesse gene para ocorrer grande produção da AmpC e a resultante resistência constitutiva se estabelecer. Além disso, essa enzima é induzível em espécies de *Citrobacter*, *Enterobacter*, *Serratia*, *E. coli* e *Pseudomonas aeruginosa*; consequentemente, um desses microrganismos inicialmente sensível pode tornar-se resistente durante o curso da terapêutica com a cefoxitina ou uma cefalosporina de terceira geração. As enzimas AmpC não são inibidas por substâncias inibidoras de beta-lactamases.

Mais recentemente, novos tipos de beta-lactamases plasmidiais vêm sendo descobertos em diferentes estirpes de bacilos gram-negativos resistentes às drogas beta-lactâmicas. Essas novas enzimas têm recebido denominação própria, à medida que são conhecidas suas características físico-químicas e biológicas. É o caso das beta-lactamases Oxa-4, -5, -6 e -7, produzidas por cepas de *E. coli* e *Pseudomonas* isoladas no Brasil, Inglaterra e Estados Unidos, ou o tipo ROB-1, produzido por cepas de *E. coli* e *H. influenzae* isoladas no Brasil e Estados Unidos e que têm atividade enzimática semelhante às beta-lactamases do tipo TEM. Algumas dessas novas beta-lactamases são determinadas geneticamente por transpósons.

Também foi observado o surgimento de bacilos gram-negativos capazes de resistir à ação de cefalosporinas de segunda e terceira gerações, incluindo a ceftazidima, e ao aztreonam, por produzirem beta-lactamases de espectro estendido ou ampliado (tais enzimas receberam a sigla em língua inglesa ESBL), como as CTX-M. Essas enzimas são produzidas sobretudo por *Klebsiella pneumoniae*, *Pseudomonas aeruginosa*, *Acinetobacter baumannii* e *E. coli*. As beta-lactamases de espectro estendido têm origem principalmente em plasmídios, são relacionadas aos tipos TEM, não são induzíveis e são inibidas por inibidores de beta-lactamases, como ácido clavulânico, sulbactam ou tazobactam. Os microrganismos produtores das ESBL são resistentes a todas as cefalosporinas, incluindo as de quarta geração, penicilinas isoladas e monobactâmicos, mantendo sensibilidade às carbapenemas e, em geral, à cefoxitina e à associação piperacilina com tazobactam ou amoxicilina com clavulanato.

Posteriormente, principalmente a partir do ano 2000, ocorre a difusão de bacilos gram-negativos entéricos, principalmente *Klebsiella* e *E. coli* e bacilos não fermentadores da glicose, como *Pseudomonas aeruginosa*, *Stenotrophomonas maltophilia*, *Acinetobacter baumannii* e *A. lwoffii*, isolados em diferentes países, inclusive no Brasil, com resistência também às carbapenemas, pela produção de beta-lactamases de origem cromossômica ou plasmidial e por modificações de canais porínicos. As enzimas com características de carbapenemases não são inibidas pelos inibidores de beta-lactamases clavulanato, sulbactam e tazobactam. Contudo, recentemente, novos inibidores vêm mostrando a propriedade de inibir alguns tipos de carbapenemases e serão discutidos no Capítulo 12. Em 2013, Bush estimava a existência de 1.300 variantes de beta-lactamases, número que deve ter ultrapassado de 2.000, segundo Grigorenko *et al.*, em 2017.

Classificação das Beta-lactamases

Com o conhecimento da origem genética cromossômica ou plasmidial das beta-lactamases, bem como os diversos substratos (antibióticos) sobre os quais atuam e, mais recentemente, seu peso molecular, sua mobilidade eletroforética, sua inibição por diferentes substâncias e o alinhamento das proteínas enzimáticas de acordo com sua focalização isoelétrica, a caracterização das beta-lactamases tornou-se complexa, surgindo diferentes esquemas para a sua classificação. Na atualidade, duas classificações são as mais utilizadas, nas quais uma é fundamentada em sua estrutura molecular, ou seja, na similaridade da sequência de aminoácidos (classificação de Ambler) e a outra em sua funcionalidade, ou seja, o tipo de substrato em que atuam (classificação de Bush, Jacoby e Medeiros). Na classificação de Bush *et al.*, as beta-lactamases são divididas em três grupos, tendo por base sua origem, a ação enzimática e a suscetibilidade a diferentes inibidores. Cada grupo é subdividido em vários subgrupos, de acordo com o substrato de ação. Na classificação de Ambler, a mais referida atualmente, as beta-lactamases são divididas em quatro classes: A, C, D e B; as três primeiras utilizam serina como núcleo ativo para hidrolisar o anel beta-lactâmico e a classe D é uma beta-lactamase que usa zinco para inativar os beta-lactâmicos (Tabela 5.1).

Na classe A de Ambler (grupo 2 de Bush *et al.*) situam-se as principais enzimas produzidas por enterobactérias que inativam aminopenicilinas e cefalosporinas de primeira geração. Incluem as enzimas TEM e SHV, codificadas em genes plasmidiais e são inibidas por inibidores de beta-lactamases. Essas enzimas têm ação de penicilinases produzidas por estafilococos e hemófilos e cefalosporinases produzidas por enterobactérias. Enzimas dessa classe evoluíram para formar beta-lactamases de espectro estendido (ESBL), capazes de inativar todas as penicilinas, cefalosporinas e monobactâmicos, mas inativas contra as cefamicinas e as carbapenemas. As ESBL produzidas por bacilos gram-negativos são inibidas por inibidores de beta-lactamases e entre elas estão as cefotaximases, das

Tabela 5.1
Beta-lactamases de acordo com a Classificação de Ambler – Exemplos e Importância

Classe e Origem	Tipo	Importância
A (Plasmídio)	TEM, SHV CepA ESBL KPC, IMI, SME	Penicilinase Cefalosporinase Espectro estendido Serina carbapenemase
B (Plasmídio)	NDM, IMP, SMP	Metaloenzima (carbapenemases)
C (Cromossoma/plasmídio)	AmpC	Inativam penicilinas e cefalosporinas (menos cefepima)
D (Cromossoma/plasmídio)	OXA	Oxacilinases (OXAs) OXA 48 (ESBL) OXA23 (Carbapenemase)

Fonte: Munita JM, Arias CA. Microbiol Spectr 2016;4(2). doi: 10.1128/microbiolspec.

quais a CTX-M-15 encontra-se amplamente disseminada pelo mundo. Na classe A, são incluídas as enzimas serina carbapenemases, que têm atividade em carbapenemas, das quais as mais importantes são a KPC (*Klebsiella pneumoniae* carbapenemase), a IMI e a SME que surgiram na década de 1990 e disseminaram-se por toda a Terra. As ESBL e carbapenemases da classe A são produzidas principalmente por enterobactérias, *Pseudomonas aeruginosa* e *Acinetobacter*.

As enzimas da classe C (grupo 1 de Bush *et al.*) são produzidas principalmente por bactérias gram-negativas dos gêneros *Pseudomonas*, *Acinetobacter*, *Citrobacter*, *Enterobacter*, *Serratia*, *Providencia* e *Morganella*. Têm origem principalmente em genes cromossômicos, atuam como cefalosporinases e nesse grupo situa-se a enzima AmpC, que confere resistência às penicilinas, aos monobactâmicos e a todas as cefalosporinas, exceto a cefepima. Na atualidade, enzimas AmpC vêm sendo codificadas em genes plasmidiais, o que facilita a sua disseminação. Bactérias produtoras de AmpC podem ter outros mecanismos de resistência, como mudanças em canais porínicos, tornando-as resistentes também às carbapenemas.

As enzimas da classe D (grupo 2 de Bush *et al.*) são conhecidas como oxacilinases ou OXA-enzimas, por inicialmente mostrarem atividade contra oxacilina. São produzidas principalmente por *Pseudomonas aeruginosa*, *Acinetobacter baumannii* e *Escherichia coli* e apresentam diversidade de ação. As de pequeno espectro inativam a oxacilina, bem como a ampicilina e a cefalotina. As variantes de espectro estendido, também ESBL, como a OXA-48, distinguem-se das ESBL do grupo A porque atuam em todas as cefalosporinas, incluindo a cefepima, e não são inativadas por inibidores de beta-lactamases. Também nessa classe incluem-se enzimas com atividade de carbapenemase, agrupadas com os nomes de: OXA-23, OXA-24/40 e, principalmente, a OXA-48, algumas das quais podem ser inibidas por inibidores de beta-lactamases.

As enzimas da classe B (grupo 3 de Bush *et al.*) são as metalo-beta-lactamases, com atividade de carbapenemases. Essas enzimas (IMP, NDM, SPM) inativam todos os antibióticos beta-lactâmicos, com exceção do aztreonam e não são inibidas por ácido clavulânico, sulbactam e tazobactam. São produzidas principalmente por *Pseudomonas aeruginosa*, *Acinetobacter baumannii*, *Serratia marcescens*, *Klebsiella pneumoniae*, *Bacteroides fragilis*, *Stenotrophomonas maltophilia* e *Citrobacter*, inclusive em espécies isoladas no Brasil.

Além da importância epidemiológica e da resistência relacionada com a enzima produzida, o conhecimento das beta-lactamases produzidas pelos microrganismos tem implicação, também, com a efetividade, ou não, de substâncias inibidoras de beta-lactamases, como será desenvolvido no Capítulo 12.

Deve-se considerar, por fim, que, não raro, bactérias podem apresentar múltiplos mecanismos de resistência, como, por exemplo, produção de beta-lactamase e perda de canais porínicos, interferindo na penetração do fármaco para atingir o seu receptor.

Inativação Enzimática dos Aminoglicosídeos

Os antibióticos aminoglicosídeos contêm vários grupamentos hidroxila e amina, os quais são suscetíveis a modificações enzimáticas. A inativação enzimática desses fármacos constitui o principal mecanismo de resistência à sua ação. Além desse mecanismo, as bactérias podem tornar-se resistentes por modificação em seu sítio de ação, o ribossomo, ou por modificações no sistema de transporte dessas drogas para o interior da célula.

A inativação enzimática dos aminoglicosídeos é realizada por mais de 100 enzimas, divididas em três tipos, que, atuando em locais diferentes, provocam modificações que tornam esses antibióticos ineficazes.

a) Aminoglicosídeo-fosfotransferases, causando fosforilação dos grupamentos hidroxila (OH), tendo o ATP como doador de fosfato.

b) Aminoglicosídeo-acetiltransferases, causando acetilação dos grupamentos amina (NH_2), tendo a acetilcoenzima A como doadora de acetila.

c) Aminoglicosídeo-nucleotidiltransferases, causando adenilação dos grupamentos hidroxila, tendo o ATP e outros nucleosídeos trifosfatos como doadores de adenila.

As enzimas inativadoras dos aminoglicosídeos são codificadas em genes situados em transpósons localizados no cromossomo e em plasmídios e a capacidade de sua produção pelo microrganismo pode ser adquirida pelo fenômeno de conjugação. Raramente, tem sido descrita a produção de algumas enzimas sob o controle de genes cromossômicos. As enzimas inativadoras são constitutivas, não sendo induzidas pela presença do aminoglicosídeo. Localizam-se no espaço periplásmico das bactérias, raramente sendo encontradas e agindo fora da célula.

Algumas das enzimas inativadoras de aminoglicosídeos são amplamente distribuídas entre as espécies bacterianas, como é o caso de APH(3'), produzida por microrganismos gram-positivos e gram-negativos. Entretanto, tem sido observado que nem sempre há uma correlação estreita entre a produção da enzima inativadora e a resistência do germe ao antibiótico atingido, havendo situações em que o microrganismo sofre a ação do antibiótico embora seja produtor de enzima inativante. Esse fato é explicado por diferenças de afinidade da enzima pelo fármaco (o antibiótico sendo um substrato pobre para a enzima) ou pela lentidão da atividade da enzima, permitindo às moléculas do antibiótico atingir o seu local de ação, ou pela rapidez de transporte do antibiótico para seu receptor, escapando da ação enzimática.

A resistência dos microrganismos aos antibióticos aminoglicosídeos mediada por enzimas inativantes é dependente da existência de sítios na molécula do antibiótico sensíveis ao ataque pelas enzimas e da frequência com que essas enzimas são produzidas por cada germe. Essa frequência é variável nas diversas regiões do planeta. A existência de diferentes pontos na molécula do antibiótico sensíveis ao ataque das enzimas inativantes torna também mais fácil o surgimento de resistência.

Entre os germes gram-positivos, a resistência aos aminoglicosídeos ocorre naturalmente entre estreptococos e bacilos pela incapacidade de essas drogas alcançarem o receptor de ação. O mesmo fator explica a resistência das bactérias anaeróbias a esses antibióticos. Já os enterococos podem apresentar resistência enzimática pela produção de fosfotransferases (2"). Essas enzimas, bem como a produção de acetiltransferases (6'), são também causa de resistência do estafilococo, especialmente em relação à gentamicina e à tobramicina.

Estudos sobre a resistência aos diversos aminoglicosídeos em diferentes partes do mundo vêm mostrando que os germes gram-negativos apresentam elevada resistência cruzada à gentamicina, à netilmicina e à tobramicina. Esses antibióticos apresentam múltiplos sítios de ataque para as enzimas que são produzidas por aqueles microrganismos e quanto maior a pressão de seleção pelo amplo uso das drogas, mais frequente é o encontro de bacilos gram-negativos produtores das enzimas ativas. Já a resistência à amicacina durante longo tempo permaneceu em níveis baixos, apesar do emprego desse antibiótico. Tal ocorrência se deve ao fato de a amicacina apresentar somente dois sítios de ataque às enzimas, atualmente conhecidas produzidas por bacilos gram-negativos. Contudo, especialmente no Brasil, níveis moderados ou mesmo elevados de resistência à amicacina (11% a 40%) têm sido referidos em bacilos gram--negativos isolados de infecções hospitalares. Tal resistência está relacionada ao uso mais difundido da amicacina nos hospitais, possibilitando a seleção de cepas resistentes por mecanismos de impermeabilidade ou enzimas específicas (AAC-6'-I).

A maneira pela qual as enzimas modificadoras dos aminoglicosídeos produzem resistência ainda não é suficientemente conhecida. Acredita-se que o antibiótico modificado chega ao ribossomo bacteriano, mas não se liga a seu receptor, dessa maneira tornando-se incapaz de inibir a síntese proteica. Além disso, a acumulação de aminoglicosídeos modificados no interior da célula causaria a saturação do mecanismo de transporte das drogas para o meio intracelular, bloqueando a penetração de aminoglicosídeos externos não modificados.

Inativação Enzimática do Cloranfenicol

Sete anos após sua introdução, em 1955, foram registrados por Kitamoto *et al.* os primeiros isolamentos de resistência ao cloranfenicol em cepas de *Shigella* no Japão. Tais germes eram ao mesmo tempo resistentes às sulfonamidas, tetraciclinas e estreptomicina, verificando-se, posteriormente, que essa resistência era mediada por genes situados em plasmídios e transferível por conjugação. Tais genes promovem a formação da enzima cloranfenicol-acetiltransferase, que acetila o cloranfenicol tornando-o desprovido de atividade antimicrobiana. Em alguns germes gram-negativos, especialmente entre os *Proteus*, *Serratia* e *E. coli*, a codificação genética da cloranfenicol-acetiltransferase tem localização cromossômica, ocorrendo a produção da enzima em níveis baixos. Nesses germes, podem ocorrer mutações espontâneas e estabelecer-se resistência em múltiplas etapas até a produção de níveis elevados da enzima (Benveniste e Davies; Murray e Moellering Jr.; Shaw). A ação das enzimas modificadoras do cloranfenicol se dá no meio intracelular. Em resultado da ação enzimática, o antibiótico modificado perde a capacidade de ligar-se ao ribossomo bacteriano, deixando, assim, de exercer a atividade antimicrobiana.

Entre as bactérias anaeróbias das espécies *Bacteroides fragilis* e *Clostridium perfringens*, pode ocorrer resistência ao cloranfenicol devido à ação de uma nitroredutase, que causa a rápida inativação do antibiótico. Contudo, essa resistência de microrganismos anaeróbios é excepcional e sem significado clínico e, para efeitos práticos, o cloranfenicol permanece como uma das principais drogas para o combate do *B. fragilis*.

A resistência ao cloranfenicol também se manifesta para o tianfenicol e tem sido observada com mais frequência em bacilos gram-negativos causadores de infecções hospitalares, em geral compondo com outros antibióticos a característica de resistência múltipla. Epidemias de febre tifoide causadas por uma cepa de *S. typhi* albergando um plasmídio mediador da produção da cloranfenicol-acetiltransferase foram referidas em alguns países (México, Peru), mas a maioria dos isolamentos desse germe em nosso país mantém a sensibilidade à droga. Da mesma maneira, permanece baixa a resistência ao cloranfenicol de *Haemophilus influenzae* e de *Streptococcus pneumoniae* isolados no país.

Modificação Enzimática da Fosfomicina

A fosfomicina é um antibiótico de baixo peso molecular, com ação bactericida por agir na fase inicial da síntese da parede celular de germes gram-positivos e gram-negativos. Mutantes resistentes a esse antibiótico podem surgir entre os bacilos gram-negativos, devendo-se a resistência a genes cromossômicos que alteram o mecanismo de transporte da droga para seu receptor. A resistência à fosfomicina pode também ser adquirida por plasmídios conjugativos, geralmente albergando genes determinantes de resistência para outros antibióticos. O mecanismo da resistência plasmidial consiste na produção de enzimas contendo grupos sulfidrilas, que modificam a fosfomicina no interior da célula, de tal maneira que a droga não mais atua em seu receptor. A resistência à fosfomicina transferida pela aquisição de plasmídios tem sido observada eventualmente entre os *Proteus*, *Salmonella*, *E. coli* e *Serratia*, com frequência havendo resistência múltipla, incluindo também a carbenicilina, gentamicina, estreptomicina, tetraciclina, cloranfenicol e sulfonamidas.

Modificação Enzimática de Macrolídeos Lincosamidas e Estreptograminas

Esses antibióticos, conhecidos pelo grupo MLS, atuam, sobretudo, sobre microrganismos gram-positivos e anaeróbios. Macrolídeos têm ação, também, sobre os germes atípicos e algumas riquétsias. A resistência do grupo MLS aos antimicrobianos se faz por três mecanismos: metilação do cromossomo (alterando a ligação dos antibióticos ao seu receptor); efluxo e modificação enzimática do antibiótico, sendo a metilação o mais importante. Estafilococos raramente produzem uma fosfotransferase que inativa os macrolídeos. Por outro lado, essas bactérias podem produzir uma lincosamida-nucleotidiltransferase que inativa especificamente as lincosamidas. A resistência ao grupo MLS por inativação enzimática habitualmente é pouco expressiva.

Resistência por Alteração da Permeabilidade aos Antimicrobianos

As bactérias gram-positivas e gram-negativas são envolvidas por um sistema de membranas que controla o fluxo de moléculas para dentro e para fora da célula, além de exercer função significativa na manutenção da estrutura celular, na reprodução e na virulência do microrganismo. Nos germes gram-positivos, esse sistema é simplificado, formado pela membrana citoplasmática e pelos constituintes da parede celular, podendo haver uma cápsula externa envolvendo todo o microrganismo. Na maioria das bactérias gram-negativas, o sistema é mais organizado, formado pela membrana citoplasmática ou interna, o espaço periplásmico, onde se localizam várias enzimas, o peptidoglicano da parede celular e uma membrana externa constituída por lipopolissacarídeos, podendo o conjunto ser envolvido também por uma cápsula externa. Dessa maneira, para atingir receptores localizados na membrana citoplasmática ou no interior do citoplasma, os agentes antimicrobianos devem ter a propriedade de atravessar esse sistema de membranas. Essa passagem das drogas é influenciada por sua lipo- ou hidrossolubilidade, seu tamanho e sua carga elétrica, muitas vezes sendo necessária a participação de sistemas de transporte ativos para a chegada da droga ao seu receptor. Além disso, em várias espécies de bactérias gram-negativas existe em sua membrana externa proteínas denominadas porinas, que formam poros transmembranosos hidrófilos, os quais permitem a passagem de moléculas hidrofílicas e anfofílicas de determinados tamanhos (Fig. 5.2).

A permeabilidade seletiva da membrana externa das bactérias gram-negativas esclarece a resistência intrínseca desses germes à penicilina G, à eritromicina e à vancomicina, incapazes de atravessar essa membrana. Ao contrário, antibióticos hidrofílicos têm melhor penetração nesses microrganismos. Assim, por exemplo, a *E. coli* apresenta três porinas principais, OmpC, OmpF e PhoE, que permitem a passagem de antibióticos hidrofílicos, como as cefalosporinas e outros beta-lactâmicos, dependendo do seu tamanho. Também as quinolonas fluoradas, que apresentam moléculas hidrofílicas, cruzam a membrana externa das bactérias gram-negativas por difusão passiva pelos canais porínicos. Paradoxalmente, porém, a *P. aeruginosa* exibe reduzida permeabilidade à maioria desses antibióticos, embora apresente também poros, até mais largos que a *E. coli*. Esse fenômeno tem sido atribuído a características especiais das porinas nas pseudomonas, sendo sugerido que alguns beta-lactâmicos interagem com as paredes dos poros, devido à hidrofilia de ambas as partes, e assim são retirados ou é retardada sua passagem. Ademais, *P. aeruginosa* contém menos porinas que outros gram-negativos.

A resistência pela existência natural de uma barreira impermeável à passagem de antibióticos é observada também nos microrganismos gram-positivos em relação às polimixinas. Alguns bacilos gram-negativos, como os *Proteus*, *Providencia* e *Serratia* são também resistentes a essas drogas pelo mesmo mecanismo. A relativa resistência dos estreptococos aos aminoglicosídeos também se deve à incapacidade desses antibióticos de atravessar as barreiras externas desses cocos.

A resistência por alterações na permeabilidade aos antibióticos e quimioterápicos pode ser adquirida por genes de localização cromossômica ou plasmidial. Os primeiros são resultantes de mutação no cromossomo bacteriano e são responsáveis por modificações em porinas, ou mesmo a perda dessas proteínas em bacilos gram-negativos, com isso impedindo a difusão de antimicrobianos para o seu receptor. Essa resistência já foi referida em *Pseudomonas aeruginosa* e enterobactérias resistentes às carbapenemas e fluoroquinolonas e em salmonelas resistentes às cefalosporinas.

A resistência por alteração na permeabilidade adquirida por mutação passou a ter maior importância ao se descreverem estirpes de *Enterococcus*, em 1986, na Inglaterra, e de *Staphylococcus aureus*, no Japão, em 1996, resistentes ao glicopeptídeos. Os últimos inicialmente mostravam sensibilidade diminuída à vancomicina, sendo denominados VISA (estafilococo com resistência intermediária à vancomicina) e GISA (estafilococos com resistência intermediária aos glicopeptídeos). Esses estafilococos mostram reduzida sensibilidade aos glicopeptídeos porque apresentam espessamento de sua parede celular, resultante do aumento de sua síntese, provocado por maior número de proteínas ligadoras de penicilina.

Atualmente, estafilococos com resistência plena aos glicopeptídeos (VRSA) vêm sendo encontrados em vários países. Tais estafilococos contêm genes de resistência em um transpóson originado de *Enterococcus faecium* resistentes à vancomicina, transmissível por meio de plasmídios conjugativos. A resistência é decorrente do aprisionamento desses antibióticos por resíduos do mucopeptídeo produzido em excesso, com isso reduzindo a quantidade do antibiótico que chega ao seu local de ação na membrana citoplasmática. Outro provável mecanismo da resistência é a produção pela bactéria de precursores de pontes peptídicas que não se ligam ao antibiótico.

A resistência devido a alterações na permeabilidade promovida por genes plasmidiais em outras espécies resulta de alterações nas porinas das membranas externas, que são reduzidas ou deixam de existir, com isso havendo o bloqueio da penetração das drogas em seu local de ação. A ocorrência de resistência por alterações nas porinas é encontrada em bacilos gram-negativos entéricos e em bacilos não fermentadores (*P. aeruginosa*, *Acinetobacter*) resistentes a antibióticos beta-lactâmicos, às quinolonas, ao cloranfenicol; em cepas de *Haemophilus influenzae* resistentes ao cloranfenicol; e em estirpes de *Neisseria gonorrhoeae* resistentes a penicilinas e a tetraciclinas. O mecanismo da impermeabilidade é também atribuído a cepas de pneumococo, apresentando resistência múltipla; à resistência de estafilococos à meticilina e às isoxazolilpenicilinas; dos germes anaeróbios aos antibióticos beta-lactâmicos; e dos bacilos gram-negativos às quinolonas.

Alteração de Sistemas de Transporte na Célula

A passagem dos antibióticos aminoglicosídeos através das membranas bacterianas está associada com a diferença de potencial elétrico existente entre o exterior e o interior da célula. Esses antibióticos têm carga elétrica positiva e são transportados para o meio interno celular, que tem carga elétrica negativa, pela diferença de potencial nas duas faces da membrana. O transporte ativo dos aminoglicosídeos é dependente de energia, a qual é derivada da passagem de elétrons, usando oxigênio ou, alternativamente, nitratos como um terminal receptor. A passagem dos aminoglicosídeos para o interior das células só é realizada, portanto, em condições aeróbias necessárias à geração do fluxo de elétrons. Isso explica a diminuição da atividade dessas drogas em condições anaeróbias e a resistência natural das bactérias anaeróbias, as quais não dispõem desse sistema de transporte.

A resistência aos aminoglicosídeos pode resultar de mutações que afetam o metabolismo energético da membrana, com isso diminuindo a diferença de potencial através da membrana e reduzindo a penetração dos antibióticos. Esse tipo de "impermeabilidade", relacionada com a diminuição do transporte ativo dos aminoglicosídeos para o interior da célula, habitualmente é causa de resistência cruzada completa a vários ou a todos os antibióticos dessa família. Em geral, o nível de resistência não é elevado e poderia ser sobrepujado pelo aumento da concentração do antibiótico, não fosse a toxicidade dos aminoglicosídeos manifestada em concentrações próximas às concentrações terapêuticas.

A alteração no transporte dos aminoglicosídeos é frequentemente responsável pela resistência adquirida da *P. aeruginosa* a essas drogas. Menos comumente, esse mecanismo tem sido relatado também em enterobactérias.

Alterações no transporte ativo para o seu receptor constituem também o mecanismo de resistência para a cicloserina e a fosfomicina, observada em mutantes de bacilos gram-negativos. Normalmente, a fosfomicina penetra através das membranas das bactérias sensíveis por meio de um sistema de transporte de açúcares, especialmente os sistemas denominados uhp e glpt, que transportam glicerofosfatos e hexosefosfatos (glicose-6-fosfato). Resistência à fosfomicina é observada entre os microrganismos gram-negativos, resultante de mutação cromossômica ou aquisição de plasmídios. A resistência mediada por plasmídios é pouco frequente, tendo sido observada em algumas cepas de *Serratia*, *E. coli* e outros bacilos gram-negativos, e é devida à inativação enzimática do antibiótico. Já o surgimento espontâneo de mutantes resistentes à fosfomicina é observado com facilidade, devendo-se o mecanismo de resistência à ausência ou modificação do sistema de transporte para aqueles açúcares. Uma vez que essas permeases não são essenciais para o crescimento bacteriano, mutações cromossômicas que modificam os genes que expressam esse sistema de transporte levam à resistência para a fosfomicina.

Retirada Ativa da Droga do Meio Intracelular (Efluxo)

As células eucarióticas, bem como as de microrganismos, têm proteínas de transporte situadas em suas membranas, que promovem a extrusão de substâncias tóxicas do meio interno celular para o ambiente externo. Essas proteínas são denominadas bombas de efluxo e constituem importante mecanismo de resistência de bactérias e fungos aos antimicrobianos devido à diversidade de múltiplos sistemas de efluxo poliespecíficos que podem expelir da célula bacteriana vários antimicrobianos não relacionados estruturalmente. Os genes que codificam a presença de bombas de efluxo podem situar-se no cromossomo ou em plasmídios e são encontrados tanto em bactérias gram-negativas como em gram-positivas. Bombas de efluxo podem ser específicas para um substrato ou transportar diferentes substâncias não relacionadas, incluindo antibióticos de classes diferentes, neste caso provocando multidroga-resistência. Esse bombeamento ativo do antibiótico é dependente de energia ligada à movimentação de prótons.

As bombas de efluxo são divididas em cinco famílias principais e em cada família descrevem-se inúmeros transportadores relacionados com os microrganismos e com substâncias que são expelidas. Assim, o sistema AcrAB-TolC confere resistência a vários antibióticos em *Escherichia coli*; igualmente, *Pseudomonas aeruginosa* apresenta genes que codificam bombas de efluxo, como a Mex B, que conferem resistência intrínseca a múltiplos antimicrobianos.

A síntese das proteínas transportadoras é induzível, sendo regulada por um gene que codifica um sistema repressor. Esse mecanismo é responsável pela resistência aos macrolídeos e às estreptograminas demonstrada pelos estafilococos, sendo dependente de genes induzíveis localizados em plasmídios. Ademais, é uma das causas da resistência às fluoroquinolonas em mutantes do *Streptococcus pneumoniae*, *P. aeruginosa* e enterobactérias e da resistência do pneumococo aos macrolídeos. Entre as bactérias gram-negativas *E. coli*, *P. aeruginosa* e *N. gonorrohoeae*, a multidroga-resistência para quinolonas, cloranfenicol, tetraciclinas, eritromicina, antibióticos beta-lactâmicos e corantes e substâncias antissépticas pode resultar do mecanismo de efluxo, promovido por sistemas de transporte responsáveis pela resistência intrínseca ou adquiridos por mutação. A resistência por efluxo é a causa da resistência intrínseca natural do *Bacteroides fragilis* às fluoroquinolonas.

O mecanismo de efluxo está também envolvido na resistência dos fungos aos azóis antifúngicos, como o fluconazol e o itraconazol. A resistência a esses antifúngicos é também decorrente de modificações no sistema enzimático citocromo P450 e resulta de mutações cromossômicas.

Alteração do Receptor da Droga

A atividade antimicrobiana dos diferentes antibióticos depende de sua ação sobre vários receptores na célula. Sendo assim, um determinado microrganismo será naturalmente resistente a um dado antibiótico se não apresentar em sua estrutura o receptor adequado a esse antibiótico. É o exemplo já mencionado da resistência natural dos micoplasmas às penicilinas e cefalosporinas, devido a não terem em sua constituição a parede celular (Trabulsi, 1986). Outro exemplo é a resistência da *E. coli* à eritromicina por apresentar a proteína L4 do ribossomo inapropriada para a ação do antibiótico.

A resistência aos antibióticos por alterações no seu receptor geralmente é adquirida por mutação cromossômica, sendo pouco frequente a participação de plasmídios, tanto entre os germes gram-positivos como nos gram-negativos.

Alteração das Proteínas Ligadoras de Penicilinas

A resistência aos antibióticos beta-lactâmicos, observada em cepas mutantes *de N. gonorrhoeae*, *H. influenzae*, *P. aeruginosa*, *E. coli*, *Streptococcus pneumoniae*, *E. faecium*, *S. mitis* (grupo *viridans*) e *Clostridium perfringens*, pode ser devida à diminuição da afinidade desses antibióticos pelas proteínas ligadoras de penicilinas (PBPs), sítio natural de ação dos beta-lactâmicos. Essa diminuição da afinidade pode resultar de quatro tipos de alterações nas PBPs:

a) Ausência ou diminuição no mutante resistente da principal PBP de ligação do antibiótico, como observado, por exemplo, em mutantes do *C. perfringens* resistentes à penicilina G, que apresentam uma redução na quantidade da PBP1, ou em mutantes do *S. pneumoniae* ou da *N. gonorrhoeae* resistentes a penicilinas e cefalosporinas que apresentam diminuição das PBPs 1 e 2. Do mesmo modo, esse é o mecanismo de resistência de cepas de *Proteus mirabilis* ao imipeném.
b) Produção aumentada de uma PBP de menor importância na ação do antibiótico, deslocando a ligação do betalactâmico de sua PBP alvo primário de ação, como verificado, por exemplo, nos enterococos (*E. faecalis* e *E. faecium*) superprodutores da PBP5, de menor reatividade enzimática.
c) Produção de uma PBP adicional com pequena afinidade de ligação ao antibiótico, como observado, por exemplo, em mutantes do *S. aureus* meticilina-resistentes, nos quais ocorre o surgimento de uma nova PBP2, a PBP2' ou PBP2a, que substitui a ação das PBPs -1, -2 e -3. Nos estafilococos, essa resistência está relacionada à presença de genes, denominados *mecA* e *mecC*, que são carreados em elementos genéticos móveis, conhecidos como cassete cromossômico estafilocócico (*staphylococcal cassette chromosome*) ou SCCmec. Os cassetes mec têm grande mobilidade e são transferidos entre diferentes estirpes de *S. aureus* e de espécies de *Staphylococcus* coagulase-negativos. Existem 11 tipos de cassetes mec, os quais variam em tamanho e na ati-

vidade de resistência que provocam. Dependendo do tipo de SCCmec, estafilococos resistentes à meticilina serão mais encontrados em ambiente hospitalar (HA-MRSA) ou no meio comunitário (CA-MRSA). Estafilococos contendo genes mec são resistentes a quase todos os antibióticos beta-lactâmicos, excetuando-se as recentemente conhecidas cefalosporinas de quinta geração, ceftarolina e ceftobiprole.

d) Modificação na constituição da PBP alvo primário do antibiótico, conforme observado em cepas de *H. influenzae* resistentes à ampicilina ou em mutantes de *E. coli* resistentes às cefalosporinas ou em mutantes do *S. aureus* resistentes à meticilina e à cefradina, que apresentam modificações na PBP3, que se traduzem por redução na ação desses antibióticos. Esse é também o mecanismo de resistência do pneumococo às penicilinas, resultante de modificações nas proteínas ligadoras de penicilinas 2b e 2x, com reduzida afinidade pelos beta-lactâmicos. Mendelman *et al.* também relataram o encontro de cepas de *Neisseria meningitidis* com menor sensibilidade às penicilinas, concluindo que a relativa resistência desses mutantes à penicilina decorre de afinidade reduzida da PBP3.

Alteração do Receptor da Vancomicina

A vancomicina bloqueia a síntese da parede celular das bactérias sensíveis por ligar-se a precursores peptídicos que irão constituir o peptidoglicano, impedindo a formação desse elemento fundamental da parede. A teicoplanina atua por mecanismo similar. A resistência adquirida à vancomicina não era conhecida até 1987, quando passou a ser descrita em isolamentos de estafilococos coagulase-negativos. Em 1988, foi verificado que cepas de *Enterococcus faecium* e *E. faecalis* mostravam-se resistentes à vancomicina devido à existência de um gene, denominado VanA, presente em um plasmídio transmissível. Esse gene promove a formação de um novo precursor do peptidoglicano, o qual tem afinidade diminuída pelos glicopeptídeos. Posteriormente, foi observado em algumas cepas de enterococos que a resistência à vancomicina se deve a outros genes chamados VanB e VanC, cromossômicos, sendo verificado que esses microrganismos permanecem sensíveis à teicoplanina. A resistência dos enterococos à vancomicina e à teicoplanina encontra-se em expansão em vários países, inclusive no Brasil.

A partir de 1997, foram descritos *Staphylococcus aureus* com resistência à vancomicina e à teicoplanina. Tais estafilococos receberam a sigla, em inglês, VISA (estafilococos com resistência intermediária à vancomicina) ou GISA (estafilococos com resistência intermediária aos glicopeptídeos), e agora são simplesmente conhecidos como VRSA e têm seu mecanismo de resistência relacionado ao espessamento da parede celular ou ao aprisionamento das drogas pela hiperprodução de componentes da parede. Esses mecanismos foram descritos na parte relacionada à resistência por impermeabilidade.

Alteração do Ribossomo

Outro receptor que pode sofrer alterações em sua constituição devido a mutações em genes cromossômicos é o ribossomo bacteriano, local de ação dos antibióticos aminoglicosídeos, macrolídeos, lincosamidas e a viomicina. A estrutura complexa do ribossomo bacteriano é formada por duas subunidades, 30S e 50S, cada uma formada por ARN e proteínas.

Modificações ou a ausência de proteínas do ribossomo resultam em resistência aos macrolídeos e aos aminoglicosídeos. Por exemplo, a ausência da proteína L6 da subunidade 50S do ribossomo da *Escherichia coli* causa resistência à gentamicina, enquanto a ausência ou modificação de aminoácidos da proteína S12 da subunidade 30S da

E. coli provoca resistência à estreptomicina. Por outro lado, alterações na composição da proteína L4 da subunidade 50S provocam resistência à eritromicina. Entretanto, na maioria das bactérias resistentes à eritromicina o mecanismo da resistência resulta da metilação de um dos ARN do ribossomo. A resistência por alterações em proteínas ribossomais tem sido descrita em mutantes de gonococos, enterococos, estafilococos, pseudomonas e enterobactérias, mas tem pequena importância clínica, com exceção da resistência à estreptomicina observada no *M. tuberculosis* e em bacilos gram-negativos.

Alterações no ARN ribossomal podem causar resistência à eritromicina, lincosamidas (lincomicina, clindamicina), aminoglicosídeos e viomicina. A resistência à eritromicina e demais macrolídeos habitualmente afeta as lincosamidas e as estreptograminas, constituindo a denominada resistência MLS, sendo observado que a eritromicina em concentrações subinibitórias atua como ativo indutor de resistência aos três grupos de antibióticos. A resistência a essas drogas frequentemente resulta de metilação da adenina presente no ARN 23S, um componente da subunidade 50S do ribossomo bacteriano, e pode se apresentar de maneira constitutiva ou induzida. No primeiro caso, os genes mediadores da metilação do ARN surgem por mutações no cromossomo bacteriano, enquanto a indução da resistência é consequente a genes localizados em transpósons situados em um plasmídio. A metilação do ARN diminui a afinidade dos macrolídeos pelo ribossomo, impedindo a ligação das drogas com seu receptor, e, dessa maneira, esses antibióticos deixam de exercer sua ação inibitória na síntese proteica. A resistência aos macrolídeos e às lincosamidas por alteração do ARN ribossomal tem sido identificada principalmente no *S. aureus* e *S. epidermidis*, sendo descritos plasmídios com os mesmos determinantes também em *S. pyogenes*, *Enterococcus faecalis* e *S. pneumoniae*. Além desses, a resistência tem sido encontrada em *C. perfringens*, *B. fragilis*, *C. diphteriae*, *Neisseria gonorrohoeae* e *Mycoplasma pneumoniae*. Com relação aos *Bacteroides* do grupo *fragilis*, a resistência pode ser mediada por plasmídios e manifestar-se fenotipicamente para os macrolídeos e lincosamidas; ou pode ser consequente a genes cromossômicos específicos para a clindamicina (e lincomicina) isoladamente ou para a clindamicina e tetraciclinas. A resistência aos aminoglicosídeos por modificação do ribossomo tem sido encontrada em bacilos gram-negativos e resulta de mutações.

Alteração na Composição da Membrana Citoplasmática

A ação dos antibióticos poliênicos (anfotericina B e nistatina) contra os fungos resulta da fixação irreversível dessas drogas ao ergosterol das membranas fúngicas, causando a desorganização funcional dessas membranas. Em consequência da perda da permeabilidade seletiva da membrana, ocorre a saída de potássio e de outros elementos vitais à sobrevida da célula. A resistência aos poliênicos é rara. Algumas cepas de *Candida* sp. e *C. neoformans* isoladas de material clínico ou mantidas em laboratórios apresentam mutações cromossômicas que codificam a ausência ou a diminuição do ergosterol a membrana ou a formação de esteróis modificados com menor afinidade de ligação aos poliênicos. É também admitido que o mutante resistente seja capaz de produzir maior quantidade de catalase, o que impediria a ação oxidativa da anfotericina B. Habitualmente, esses mutantes têm crescimento mais lento e menor virulência, não apresentando importância clínica. Em pacientes imunocomprometidos, porém, os fungos mutantes resistentes são causa de doença disseminada fatal.

As polimixinas e a daptomicina ligam-se à membrana citoplasmática dos germes sensíveis, provocando a saída de elementos vitais à célula e consequente morte celular. A resistência às polimixinas é observada em bacilos gram-negativos entéricos e em não fermentadores e resulta de modificações na composição de lipopolissacarídeos da membrana citoplasmática. A resistência à daptomicina ocorre em cocos gram-positivos e é também consequente a mudanças na composição lipídica da membrana celular.

Alteração na ADN-girase e Topoisomerase IV

O cromossomo bacteriano é formado por uma única e longa molécula de ADN que, para poder situar-se no interior da célula ocupando um espaço mínimo, encontra-se dobrado sobre si mesmo e superespiralado de modo apertado. A manutenção desse estado e a divisão, a reunião e o enrolamento das cadeias de ADN ao ocorrer a replicação do cromossomo e divisão celular são controlados por meio de enzimas denominadas topoisomerases, entre as quais a topoisomerase II ou ADN-girase e a topoisomerase IV.

A ADN-girase é encontrada principalmente nas bactérias gram-negativas e é constituída por duas subunidades A e duas subunidades B. As primeiras são responsáveis pela divisão de cada uma da dupla cadeia do ADN cromossômico e seu reagrupamento, e são inibidas pelas quinolonas. As subunidades B mantêm o enrolamento do ADN, catalisando a hidrólise de ATP, sendo inibidas pela novobiocina e quinolonas. As quinolonas também inibem a topoisomerase IV, que participa do superenovelamento do ADN cromossômico, principalmente das bactérias gram-positivas.

A resistência às quinolonas pode ser devida a três tipos de mecanismos:

a) Mutações cromossômicas que alteram as enzimas e sua afinidade pelas drogas.
b) Mutações cromossômicas que provocam redução da entrada dos fármacos ou seu efluxo.
c) Genes plasmidiais adquiridos que provocam mudanças nas enzimas ou efluxo dos fármacos.

O primeiro mecanismo é o mais importante e encontrado sobretudo entre bactérias gram-negativas. Em consequência, formam-se ADN-girases modificadas, seja em sua subunidade A ou na subunidade B, ou alterações nas subunidades ParC e ParE das topoisomerases IV, às quais não mais se ligam os antimicrobianos ativos. Mutações afetando as topoisomerases vêm aumentando entre *P. aeruginosa*, *Klebsiella*, *Citrobacter*, *Serratia* e, mesmo, *H. influenzae*. Entre os estafilococos também é cada vez mais frequente o isolamento de exemplares resistentes a essas drogas. Como já referido, a resistência às quinolonas pode também resultar de alterações na permeabilidade das membranas dos germes e por efluxo.

ALTERAÇÃO NA ARN-POLIMERASE

A formação dos ARN-mensageiros da célula bacteriana, codificados geneticamente no ADN cromossômico (transcrição), é realizada pela ação de uma enzima denominada ARN-polimerase. Existem cerca de 1.500 moléculas da enzima em cada célula, sendo verificado que a ARN-polimerase da *E. coli* é constituída por cinco cadeias de polipeptídeos, entre as quais a subunidade B. Antibióticos da classe das ansamicinas, formada pelas rifamicinas e estreptovaricinas, têm a atividade de inibir a transcrição do ADN por se ligarem de maneira irreversível com a ARN-polimerase. A ligação desses antibióticos se faz em vários pontos de contato da enzima, constatando-se que a ligação à subunidade B é fundamental para as rifamicinas e estreptovaricinas bloquearem a síntese do ARN.

Microrganismos resistentes à rifampicina apresentam ARN-polimerases modificadas, de tal maneira que não ocorre a ligação adequada entre o antibiótico e a enzima. Essa resistência resulta de mutações cromossômicas que provocam a formação de ARN-polimerases com subunidades B alteradas, não ligantes ao antibiótico, ou a constituição de enzimas com conformação distorcida, de tal maneira que a ligação à subunidade B fica reduzida ou abolida. O surgimento de resistência às rifamicinas ocorre com certa facilidade entre as enterobactérias, o estafilococo, o meningococo e o *M. tuberculosis*, em decorrência de mutações nesses microrganismos.

MODIFICAÇÃO DO SISTEMA METABÓLICO ATIVO PARA A DROGA E SÍNTESE DE VIAS METABÓLICAS ALTERNATIVAS

Alteração no Metabolismo do Ácido Fólico e na Ação das Sulfas e da Trimetoprima

A síntese dos ácidos nucleicos fundamenta-se numa sequência metabólica de derivados do ácido fólico, da qual participam diferentes redutases e sintetases que podem ser inibidas por quimioterápicos sulfonamídicos e diaminopirimidínicos. Inúmeros microrganismos podem desenvolver resistência a essas drogas por apresentarem modificações nesse sistema enzimático. As características desse tipo de resistência serão discutidas a seguir.

A formação dos ácidos nucleicos (ADN e ARN) e de proteínas celulares é dependente da biossíntese de tetraidrofolatos (sais do ácido tetraidrofólico ou ácido folínico) a partir do ácido diidrofólico ou do ácido fólico. Nas células de mamíferos, essa última substância é utilizada pré-formada, entrando na constituição dos alimentos. Entretanto, as bactérias (com exceção do *Enterococcus faecalis*), os protozoários e os fungos, são incapazes de utilizar o ácido fólico pré-formado, necessitando sintetizar os tetraidrofolatos a partir do ácido para-aminobenzoico e um derivado pteridínico. A condensação desses dois precursores é realizada no interior da célula sob a ação catalítica da enzima diidropteroato-sintetase, formando-se o ácido diidropteroico. Este reage com o ácido glutâmico sob a ação da enzima diidrofolato-sintetase, originando o ácido diidrofólico. Nas células bacterianas, como nas de mamíferos, o ácido diidrofólico é reduzido para tetraidrofolatos ativados, pela ação da diidrofolato-redutase. Os tetraidrofolatos são cofatores que funcionam em várias reações biossintéticas como doadores de fragmentos contendo carbono para a formação de proteínas e ácidos nucleicos.

A biossíntese do ácido tetraidrofólico pode ser inibida em uma etapa inicial pelas sulfonamidas e pelo ácido p-aminossalicílico (PAS), que têm estrutura análoga à do PABA e inibem competitivamente a enzima diidropteroato-sintetase. As sulfas são ativas sobre essas enzimas encontradas em diferentes espécies de bactérias, fungos e protozoários, enquanto o PAS age especificamente sobre o *M. tuberculosis*.

As diaminopirimidinas, representadas pela pirimetamina e a trimetoprima, têm uma ação sequencial naquela cadeia metabólica, inibindo a ação das diidrofolato-redutases e impedindo a formação dos tetrafolatos. A ação antimicrobiana das pirimidinas deve-se à sua maior afinidade para a diidrofolato-redutase de diferentes microrganismos e à pequena afinidade pela enzima correspondente de mamíferos. Dessa maneira, pequenas concentrações das drogas são ativas contra certos agentes infecciosos, causando efeito nocivo mínimo para as células humanas. Assim, a diidrofólico-redutase de bactérias é 50.000 a 100.000 vezes mais sensível à ação da trimetoprima que a enzima de mamíferos; já com relação à enzima de plasmódios da malária, a diferença de afinidade a essa droga é de 2.000 vezes. A ação da pirimetamina sobre os plasmódios (e provavelmente sobre o toxoplasma) ocorre com a afinidade semelhante à da trimetoprima. Entretanto, a afinidade pela enzima de bactérias é a mesma apresentada para as células de mamíferos, o que impede o uso da pirimetamina no tratamento de infecções bacterianas.

Vários mecanismos que provocam alterações no metabolismo dos folatos podem causar resistência às sulfonamidas e à trimetoprima. Esses mecanismos podem ter origem em genes cromossômicos ou em transpósons e plasmídios.

A resistência natural às sulfonamidas e à trimetoprima mediada por genes cromossômicos é encontrada na *P. aeruginosa*, resultando de impermeabilidade às drogas, e entre os germes anaeróbios (*Bacteroides*, *Clostridium*, *Fusobacterium*), devido à diminuída sensibilidade da diidrofolato-redutase desses microrganismos a essas drogas.

A resistência em bactérias gram-positivas e gram-negativas adquirida por mutações em genes cromossômicos pode ocorrer devido aos seguintes mecanismos:

a) Produção de diidropteroato-redutase modificada, apresentando menor suscetibilidade à inibição pelas sulfonamidas, encontrada em mutantes de *E. coli*, gonococo, pneumococo e meningococo.
b) Hiperprodução de PABA, com isso ultrapassando o efeito competidor das sulfonamidas, observado em estafilococos, pneumococos, meningococos e gonococos.
c) Produção de diidrofolato-redutase com menor afinidade pela trimetoprima, referida em mutantes ou presente em genes plasmidiais de *E. coli*, *Proteus*, *Klebsiella*, estafilococos e meningococos.
d) Síntese de uma via metabólica alternativa, com a produção de dois tipos de diidrofolato-redutase, uma das quais não é inativada pela trimetoprima e passa a comandar a síntese dos tetraidrofolatos quando a outra reage com a droga. Esse mecanismo é codificado em genes plasmidiais e é a mais importante causa da resistência em enterobactérias. O único exemplo de via metabólica alternativa de origem cromossômica foi encontrado em um mutante do *Enterococcus faecalis*.
e) Hiperprodução de diidrofolato-redutase e de diidropteroato-sintetase, superando o efeito inibidor da trimetoprima e das sulfas, identificada em mutantes de *E. coli*, pneumococo, *Enterococcus faecium*.
f) Perda da capacidade de sintetizar a enzima timidilato-sintetase, tornando o germe dependente de fontes exógenas de timina ou timidina e, assim, insensível ao efeito sequencial das sulfas e da trimetoprima, relatado em isolados de *H. influenzae*, *S. aureus* e enterobactérias.

A resistência adquirida por genes situados em plasmídios e transpósons manifesta-se pela síntese de vias metabólicas alternativas, expressas pelos seguintes mecanismos:

a) Produção de uma diidropteroato-sintetase adicional à normalmente existente, a qual é altamente resistente à inibição pelas sulfonamidas e que mantém o metabolismo dos folatos, observada nas enterobactérias.
b) Produção de uma diidrofolato-redutase adicional, altamente resistente à inibição pela trimetoprima. É observada nas enterobactérias e estafilococos, sendo referido entre as enterobactérias que a diidrofolato-redutase codificada por plasmídios pode ser 20.000 vezes menos sensível à inibição pela trimetoprima.

A resistência às sulfonamidas e à trimetoprima pode ser encontrada em mais de 40% de germes isolados de material clínico, especialmente as enterobactérias, sendo a presença de fatores R (plasmídios) responsável pela minoria dos casos.

Alteração do Metabolismo do Metronidazol e da 5-Flucitosina

O metronidazol é um derivado nitroimidazólico ativo contra protozoários intestinais e germes anaeróbios. Esses microrganismos possuem um sistema redutor que provoca a redução da droga em seu grupamento nitro, formando-se derivados intermediários citotóxicos que inibem a replicação e inativam o ADN celular. A resistência ao metronidazol e outros nitroimidazólicos resulta de três mecanismos mediados por genes cromossômicos: diminuição ou ausência da penetração da droga, efluxo e diminuição da nitrorredução.

A resistência a essas drogas foi identificada entre mutantes do *Helicobacter pylori*, de germes anaeróbios e protozoários, mas sua importância clínica é maior para o *H. pylori* e para o *Clostridium difficile*. A resistência do *Bacteroides fragilis* é pequena; 1% a 2% na Europa. Já a resistência da

Prevotella pode atingir 20% em algumas citações. A resistência do *Helicobacter pylori* é variável, situando-se entre 11% e 70% em países da Europa, mas atingindo 90% em países com menor desenvolvimento.

A 5-flucitosina é uma pirimidina fluorada ativa contra fungos leveduriformes. Seu mecanismo de ação resulta da ação de desaminases que a transformam em 5-fluorouracil, o qual por ação enzimática é fosforilado e incorporado ao ARN. O ARN defeituoso assim formado fica impedido de participar da síntese proteica, o que explica a ação fungistática da droga. Além disso, o derivado fosforilado atua como inibidor da enzima timidilato-sintetase, interferindo na síntese do ADN. A resistência primária dos fungos leveduriformes à flucitosina é pouco frequente. Entretanto, o surgimento da resistência durante o tratamento de infecções pelo *Cryptococcus neoformans* e *Candida albicans* é muito comum, resultando de indução de mutantes resistentes pelo quimioterápico. O mecanismo da resistência parece relacionar-se à diminuição da permeabilidade à droga e à perda da ação enzimática das desaminases.

Alteração no Metabolismo da Isoniazida, da Etionamida e da Pirazinamida

A isoniazida, etionamida e pirazinamida exercem sua ação antituberculosa na dependência de enzimas que interferem na síntese de ácido micólico e do metabolismo microbiano, como a catalase-peroxidaze, a pirazinamidase e a nicotinamidase. A resistência a essas drogas resulta de mutações que fazem os germes não possuírem essas enzimas.

RESISTÊNCIA NOS PRINCIPAIS GRUPOS BACTERIANOS

A resistência das diversas espécies bacterianas aos antimicrobianos é extremamente variável entre os países, regiões e origem hospitalar ou comunitária das estirpes. Algumas espécies apresentam resistência amplamente difundida em todo o mundo, como é o caso do *Staphylococcus aureus* resistente à penicilina G, enquanto outras mantêm em todos os países notável sensibilidade às drogas ativas, como exemplificado pelo *Streptococcus pyogenes* em relação à mesma penicilina. Entretanto, mesmo entre microrganismos que mantêm sua característica de sensibilidade, observa-se, ainda de maneira inexpressiva, o surgimento de resistência, como observado na *Listeria* sp. em relação à associação sulfametoxazol-trimetoprim ou na *Chlamydia trachomatis*.

Como já discutido, a pressão seletiva do uso de antimicrobianos em medicina humana, medicina veterinária, agricultura e pecuária exerceu, e exerce, papel fundamental na magnitude e disseminação da resistência, conforme bem conhecido no ambiente hospitalar e no meio extra-hospitalar. Entre os microrganismos que sofreram grandes modificações na sensibilidade aos antimicrobianos com o correr dos anos, destacam-se os estafilococos, as enterobactérias, a *Pseudomonas aeruginosa* e o *Acinetobacter baumannii*. Mais recentemente, a resistência vem também se tornando problema clínico em relação aos gonococos, hemófilos, enterococos e ao pneumococo. Em 2017, a Organização Mundial da Saúde publicou uma lista de microrganismos que apresentam multirresistência a antimicrobianos e que necessitam prioridade em pesquisa e desenvolvimento de novos antimicrobianos. Nessa lista, os microrganismos que apresentam prioridade crítica são *Acinetobacter baumannii*, *Pseudomonas aeruginosa* e enterobactérias resistentes a carbapenemas, particularmente *Klebsiella*, *E. coli*, *Serratia* e *Proteus*. Os estafilococos MRSA e VISA e os enterococos resistentes à vancomicina integram os germes com prioridade alta.

Estafilococos

O isolamento de estafilococos resistentes à penicilina G pôde ser observado logo após os primeiros experimentos com sua introdução na clínica, em 1941, registrando-se em 1944 e 1945 índices de resistência de 12% a 22%. Em 1950, cerca de cinco anos após a disponibilidade desse antibiótico para o tratamento de infecções em populações civis, a resistência já atingia em torno de 30% das amostras hospitalares americanas. Ao final da década de 1950, cerca de 80% dos estafilococos dourados isolados em hospitais americanos mostravam-se resistentes à penicilina devido à produção de penicilinases inativadoras desse fármaco, codificadas geneticamente em um gene chamado *blaZ*, situado em plasmídios transmissíveis por transdução. Nos dias atuais, em praticamente todas as partes do mundo, os estafilococos comunitários, sejam coagulase-positivos ou coagulase-negativos, mostram elevada resistência (acima de 90%) à benzilpenicilina (penicilina G), bem como à penicilina V, ampicilina, amoxicilina e carbenicilina. Para combater esses estafilococos, foram descobertas as penicilinas antiestafilocócicas, como a meticilina e a oxacilina e seus derivados, e as cefalosporinas de primeira e de segunda gerações. Contudo, logo após a introdução das primeiras penicilinas antiestafilocócicas, surgiram estafilococos resistentes a elas, inicialmente na Europa, em 1961, e depois em outras partes da Terra. Na atualidade, estafilococos vêm mostrando crescente resistência também a esses beta-lactâmicos beta-lactamase-resistentes, notavelmente em hospitais de grande porte, com serviços de emergência abertos ao público e centros de referência para pacientes infectados. Nesses estafilococos, chamados MRSA ou ORSA (*Staphylococcus aureus* meticilina ou oxacilina-resistentes), a resistência é resultado de genes cromossômicos que codificam modificações no receptor de ação dos beta-lactâmicos, as proteínas ligadoras de penicilinas (PBPs), havendo a produção de uma nova PBP, PBP2a ou PBP2', com pequena afinidade pelos beta-lactâmicos. A codificação dessa nova PBP está relacionada à aquisição do gene *mec*A, o qual é integrante de um elemento genômico móvel, denominado cassete cromossômico estafilocócico mec (SSC*mec*). Deve-se notar que esses estafilococos são, igualmente, resistentes às cefalosporinas, embora possa haver discrepâncias na sensibilidade revelada ao antibiograma. Da mesma maneira, estirpes de *S. epidermidis*, *S. saprophyticus* e *S. haemolyticus*, os estafilococos coagulase-negativos mais frequentemente identificados na clínica, passaram a demonstrar resistência à oxacilina e substâncias afins. Frequentemente, os estafilococos resistentes à oxacilina e à meticilina adquiridos em hospital (HA-MRSA) carregam o cassete cromossômico SSC*mec*A dos tipos I, II ou III e mostram-se também resistentes vários outros antimicrobianos, como macrolídeos, aminoglicosídeos, lincosamidas, ciprofloxacino e cotrimoxazol pelos mecanismos bioquímicos referidos anteriormente. Menos frequentemente, os estafilococos podem apresentar um nível baixo de resistência à oxacilina e à meticilina devido à produção de beta-lactamases que inativam os antibióticos.

Em nosso país, na atualidade, os estafilococos, tanto o *S. aureus* como o *S. epidermidis* e outros estafilococos coagulase-negativos, mostram-se resistentes à penicilina G, ampicilina e amoxicilina em mais de 80% das cepas isoladas, seja em ambiente hospitalar ou na comunidade. Por isso, não é mais indicado o uso desses antimicrobianos para o tratamento de infecções estafilocócicas, mesmo que benignas e mesmo que procedam do ambiente extra-hospitalar. Ademais, esses germes vêm mostrando elevado índice de resistência à meticilina (portanto, também à oxacilina e a cefalosporinas) no meio hospitalar, chamados HA-MRSA, repetindo-se o observado em outros países. Essa situação da resistência à oxacilina varia com a região, e mesmo o hospital analisado, devendo ser avaliada localmente. A título de exemplo, na mesma época (1998), na mesma cidade (Rio de Janeiro), a resistência à oxacilina foi de 27% entre as amostras de *S. aureus* isoladas no Hospital Gaffrée e Guinle (sem Serviço de Emergência), enquanto no Hospital Souza Aguiar (com um dos maiores Serviços de Emergência da cidade) atingiu 58%. No entanto, no Brasil, esses microrganismos ainda mantêm boa sensibilidade (acima de 80%) à oxacilina e às cefalosporinas de primeira geração na maioria das cepas isoladas do meio extra-hospitalar, possibilitando o uso desses antimicrobianos nas infecções estafilocócicas comunitárias.

É necessária, porém, a contínua averiguação da sensibilidade dos estafilococos, a fim de se determinar o aumento desses patógenos meticilina-resistentes também na comunidade. Foi o que ocorreu a partir de 1993, quando foram isolados pela primeira vez estafilococos resistentes à meticilina na comunidade, na Austrália. A partir daí essas estirpes, denominadas CA-MRSA (*Staphylococcus aureus* resistentes à meticilina e à oxacilina adquiridos na comunidade) passaram a ser encontradas em diferentes países, inclusive no Brasil. Os CA-MRSA são definidos epidemiologicamente como estafilococos adquiridos na comunidade em pessoas sem contato com hospital, sem diabetes ou outros estados de imunodepressão, sem passado de colonização por MRSA, sem uso de dispositivos permanentes e que não fizeram diálise ou cirurgia no último ano. Esses estafilococos são também resistentes por produzirem um receptor PBP2a que é, contudo, codificado principalmente no tipo IV e, eventualmente, tipo V do elemento genético SCCmec. Habitualmente, são sensíveis a vários antibióticos não beta-lactâmicos e, em geral, são portadores de genes que codificam a produção de uma exotoxina denominada leucocidina Panton-Valentine, qual causa necrose tissular e destruição de leucócitos. Os CA-MRSA podem ocasionar lesões dermatológicas (foliculite, furunculose, celulite), assim como quadros graves de pneumonia, fascite necrotizante e sepse, especialmente em crianças, desportistas, militares e pessoas encarceradas.

No Brasil, a prevalência do CA-MRSA é pouco conhecida, mas a bactéria já foi demonstrada como contaminante nasal em 7,5% de pessoas sem fatores de risco da população de Novo Hamburgo (RS) (Menegotto e Picoli, 2007) e isolada de pacientes comunitários e hospitalares com infecções da pele, pneumonia, endocardite e sepse. A possibilidade de infecção pelo CA-MRSA provoca uma questão sobre a terapêutica a ser administrada a pacientes com estafilococcias comunitárias. Na atualidade, pode-se manter a habitual conduta de empregar empiricamente as cefalosporinas orais de primeira geração para as infecções cutâneas, mas com a perspectiva de já utilizar cotrimoxazol, ou clindamicina, ou tetraciclinas nas infecções mais extensas ou que não respondam à terapia com cefalosporinas. Nos quadros infecciosos de maior gravidade (pneumonia, sepse, artrite, osteomielite), deve-se considerar como mais prudente a terapêutica empírica inicial com a administração, por via intravenosa, da vancomicina ou da teicoplanina, ou da linezolida ou do cotrimoxazol. Com o resultado de culturas e antibiogramas, faz-se o ajuste adequado.

Afora raros isolamentos de estafilococos coagulase-negativos resistentes à vancomicina e/ou à teicoplanina e do relato excepcional de estirpes de *S. aureus* resistentes à teicoplanina, mas com sensibilidade à vancomicina, os estafilococos mantiveram a sensibilidade aos glicopeptídeos até recentemente. Em 1996, porém, ocorreu o surgimento de estirpes de *S. aureus* com reduzida sensibilidade à vancomicina (CIM > 8-16 mcg/mL), inicialmente no Japão e a seguir nos Estados Unidos, na França, na Alemanha e em outros países. Esses estafilococos, chamados inicialmente VISA e GISA (*Staphylococcus aureus* com resistência intermediária à vancomicina ou aos glicopeptídeos), são atualmente denominados simplesmente VRSA (Vancomicina resistente SA). Seu mecanismo de resistência está relacionado a uma ativação da síntese da parede celular, havendo hiperprodução das proteínas ligadoras de penicilinas PBP2 e PBP2', espessamento da parede celular e aprisionamento das drogas pela hiperprodução de componentes da parede. Estafilococos coagulase-negativos e *Staphylococcus aureus* com resistência aos glicopeptídeos são, também, registrados no Brasil.

A resistência aos glicopeptídeos foi inicialmente observada em estafilococos que mostram resistência à meticilina e oxacilina e em pacientes submetidos anteriormente ao uso da vancomicina, o que indica a pressão de seleção de mutantes resistentes e não a transferência de genes de resistência do enterococo. Os estafilococos resistentes aos glicopeptídeos têm como alternativas terapêuticas a daptomicina, as oxazolidinonas (linezolida), as estreptograminas (quinupristina/dalfopristina) e, mais recentemente, a ceftarolina, o ceftobiprole e a oritavancina. É possível, eventualmente, cepas resistentes à vancomicina mostrarem-se sensíveis à meticilina e à oxacilina. As estratégias para o controle dos estafilococos com resistência à vancomicina incluem as medidas universais de controle de infecção (luvas, cuidados com dejetos e secreções, lavagem das mãos), vigilância epidemiológica, isolamento, uso criterioso dos glicopeptídeos e tratamento dos pacientes infectados.

Estreptococos

Os estreptococos beta-hemolíticos permanecem sensíveis à ação dos antibióticos beta-lactâmicos e a benzilpenicilina continua a ser a droga de escolha para o tratamento de infecções causadas por esses microrganismos. Esse fato talvez encontre explicação na incapacidade de esses microrganismos produzirem beta-lactamases. Contudo, estirpes mutantes de *Streptococcus pyogenes* e *Streptococcus agalactiae* podem apresentar resistência a outros antimicrobianos, como tetraciclinas, cloranfenicol, cotrimoxazol, eritromicina e outros macrolídeos, podendo ou não manter a sensibilidade à clindamicina. Os genes de resistência a esses antimicrobianos podem estar situados em plasmídios conjugativos e serem transferidos entre diferentes espécies de estreptococos e entre outros gêneros de cocos gram-positivos. O isolamento dessas estirpes resistentes é variável em diferentes países, e o principal mecanismo de resistência dos estreptococos do grupo A e de outros grupos aos macrolídeos e tetraciclinas é o mecanismo de efluxo, mediado por genes plasmidiais. Conquanto os *S. pyogenes* mantenham a sensibilidade à penicilina, já se descreve o isolamento de estirpes de estreptococos do grupo B (*S. agalactiae*) com sensibilidade diminuída ou tolerantes às penicilinas.

Nos estreptococos do grupo *viridans* (*Streptococcus mitis*, *S. mutans*, *S. sanguis* e outros), a resistência à penicilina é encontrada em diferentes países, com frequência variável de 4% a 45%, especialmente no *S. mitis*. O mecanismo da resistência nessas bactérias está relacionado a modificações nas proteínas ligadoras de penicilinas, que passam a apresentar afinidade diminuída pelo beta-lactâmico. A resistência é observada também para cefalosporinas, tetraciclinas, eritromicina, cotrimoxazol e clindamicina. A resistência dos estreptococos viridescentes entre nós é baixa.

Pneumococo

A introdução da penicilina G na terapêutica antimicrobiana provocou uma mudança no prognóstico das doenças infecciosas, particularmente notável em relação às infecções pneumocócicas. Na era pré-antibiótica, a letalidade causada pela pneumonia pneumocócica era de cerca de 20%, aumentando para 50% nos casos com sepse e para 80% a 100% na meningite pneumocócica. O emprego terapêutico da penicilina G (benzilpenicilina) fez esses índices caírem para 5%, 20% e 20%-30%, respectivamente. Contudo, nos pacientes idosos com idade superior a 85 anos, a letalidade associada com infecção pneumocócica invasiva situa-se em 40%, apesar da disponibilidade de terapêutica antibiótica específica e cuidados intensivos. Por mais de 25 anos, a penicilina permaneceu a principal droga ativa contra o pneumococo, com eficácia inalterada nas citadas infecções e, também, nas sinusites, otites médias e bronquites bacterianas agudizadas. A sensibilidade do pneumococo era elevada, sendo inibido por concentrações iguais ou inferiores a 0,1 mcg/mL da penicilina. Do mesmo modo, o germe permaneceu com sensibilidade aos macrolídeos, cloranfenicol e cefalosporinas.

Em 1967, foi notificado, na Austrália, o primeiro isolamento em material clínico de *Streptococcus pneumoniae* com resistência intermediária à penicilina, no escarro de um paciente submetido a vários antimicrobianos. Nos anos seguintes, novas amostras de pneumococo com resistência intermediária à penicilina foram isoladas na Papua-Nova Guiné, na Austrália e nos Estados Unidos, até que em 1977 pneumococos com elevada resistência à penicilina (CIM > 1 mcg/mL) ocorreram de maneira epidêmica em hospitais na África do Sul. Diferentemente dos primeiros relatos, os pneumococos isolados na África do Sul mostravam resistência múltipla, não sendo também sensíveis a cloranfenicol, tetraciclinas, eritromicina e clindamicina. Desde então, o encontro de pneumococos com resistência intermediária e elevada à penicilina e a outros antimicrobianos passou a ser relatado em vários países, entre os quais Espanha, França, Bélgica e Estados Unidos. O isolamento de estirpes resistentes é maior no ambiente hospitalar que na comunidade; porém, descreve-se o encontro de 50% ou mais de amostras de pneumococo resistente isoladas de pacientes com infecções respiratórias ou meníngeas que chegam para atendimento médico naqueles países.

A partir de 2008, segundo critérios do CLSI (Clinical and Laboratory Standards Institute), o conceito de resistência do pneumococo às penicilinas varia de acordo com a origem da amostra isolada (diagnóstico clínico). Assim, os pneumococos originados de meningites são considerados sensíveis quando a concentração inibitória mínima (CIM) for ≤ 0,06 mcg/mL e resistentes quando a CIM for ≥ 0,125 mcg/mL. Nos pneumococos originados de outras infecções invasivas (pneumonia, artrite, sinusite, bacteriemia etc.), consideram-se sensíveis à penicilina os pneumococos com CIM ≤ 2 mcg/mL; resistência intermediária (RI) quando a CIM se situa em 4 mcg/mL e resistência elevada (RR) quando a CIM é ≥ 8 mcg/mL. A resistência à penicilina G expressa, da mesma maneira, a resistência à ampicilina, à amoxicilina e às cefalosporinas de primeira geração. Contudo, os critérios do CLSI foram substituídos pelos critérios os EUCAST, recentemente padronizados em nosso país pelo Brazilian Committee on Antimicrobial Susceptibility Testing (BrCAST), a versão brasileira do EUCAST, que considera que os pneumococos originados de meningites são sensíveis quando a concentração inibitória mínima (CIM) for 0,06 mcg/mL e resistentes quando a CIM for > 0,06 mcg/mL. Nos pneumococos isolados de outras infecções invasivas, são sensíveis os agentes com CIM à penicilina 0,06 mcg/mL; resistência intermediária (RI) quando a CIM se situa em 0,12-2 mcg/mL e resistência elevada (RR) quando a CIM é > 2 mcg/mL.

A resistência do pneumococo à ação das penicilinas é mediada por genes cromossômicos que comandam alterações nas proteínas ligadoras de penicilinas, as PBPs 1a, 1b, 2x, 2a, 2b e 3, principalmente a PBP2b e a 2x, que passam a apresentar baixa afinidade de ligação com as penicilinas. Essas PBPs alteradas apresentam também baixa afinidade para outros antibióticos beta-lactâmicos, mas, nos pneumococos com resistência intermediária, as cefalosporinas de segunda e de terceira gerações e as carbapenemas ainda têm afinidade de ligação e exercem ação antimicrobiana. Contudo, nas estirpes RR, que têm maior alteração nas PBPs 1a, ocorre elevada resistência também para as cefalosporinas e as carbapenemas. Frequentemente, os pneumococos com elevada resistência às penicilinas o são também a outros antimicrobianos, como cotrimoxazol, macrolídeos, tetraciclinas, cloranfenicol, configurando o *S. pneumoniae* multirresistente. A resistência do pneumococo aos outros antimicrobianos resulta de mutações em genes que codificam mecanismos específicos de ação. Por exemplo, a resistência à eritromicina é devida à modificação no ribossomo e à presença de um sistema de efluxo, enquanto a resistência ao cotrimoxazol é resultante de modificações no metabolismo dos folatos; a resistência às tetraciclinas se deve a um mecanismo de proteção do ribossomo; a resistência à rifampicina se deve a modificações na ARN-polimerase; e a do cloranfenicol, à produção de uma acetiltransferase.

Os pneumococos com elevada resistência às penicilinas frequentemente mantêm a sensibilidade às fluoroquinolonas antipneumocócicas (levofloxacino, moxifloxacino, gemifloxacino), às oxazolidinonas e aos glicopeptídeos. Dessa maneira, essas drogas representam alternativas terapêuticas para infecções causadas por essas estirpes resistentes: as fluoroquinolonas e a linezolida para as infecções respiratórias e a vancomicina e a teicoplanina para as infecções sistêmicas. Com relação às meningoencefalites, o meropeném isoladamente mostrou-se sem atividade, enquanto a associação da vancomicina com a ceftriaxona apresentou sinergismo (Friedland *et al.*, 1993). Por outro lado, são registradas estirpes de pneumococos que apresentam modificações de suas topoisomerases e apresentam um mecanismo de efluxo que as tornam resistentes também às novas fluoroquinolonas.

A resistência intermediária à penicilina não oferece dificuldade para o tratamento de infecções respiratórias ou sistêmicas pelo pneumococo, visto que as doses usuais ou em ligeiro excesso de penicilinas e de cefalosporinas são adequadas para promover níveis superiores ao limite dessa resistência.

Tabela 5.2
Resistência de Pneumococo Isolado de Infecção Respiratória no Brasil

Autor **Local** **Ano**	**Wolkers *et al.*** **Uberlândia** **1999-2008**	**Yoshioka *et al.*** **São Paulo** **2003-2008**	**Critchley *et al.*** **Brasil** **1999-2000**	**Sireva** **Brasil** **2012**	**Rossi *et al.*** **São Paulo** **2012**
Penicilina RI	1%	6,5%	19,9%	4,6%	0
Penicilina RR	0	0	2,9%	0	0
Eritromicina	13%	4%	–	11,5%	–
Azitromicina			4,7%		
Clindamicina	13%	3%	–	–	–
Sulfa + Trim	75%	68%	39%	28,5%	–
Tetraciclina	21%	–	–	–	–
Ceftriaxona RI	1%	4,5%	2,5%	3%	–
Ceftriaxona RR	0	0	0,4%	0	
Levofloxacino	0	2,5%	0	–	1%
Rifampicina	0	0	–	–	–
Vancomicina	0	0	0	0	–

Fonte:
Critchley IA *et al.* BJID 2001;5:294.
Rossi F *et al.* J Bras Pneumol 2012;38:66.
Sireva II 2012. Organização Panamericana de Saúde, Washington, DC, 2013. 334 p.
Wolkers PC *et al.* J Pediatr (Rio J) 2009;85:421.
Yoshioka C *et al.* J Pediat (Rio J) 2011;87:70.

Tabela 5.3
Brasil – Pneumococos Resistentes Isolados de Pacientes com Meningite

Autor Local Ano	Rossoni Curitiba 2003	Vieira Brasília 2007	Alvares Uberlândia 2011	Menezes Salvador 2011	Barroso Rio de Janeiro 2012	Mott Porto Alegre 2014	Santos Salvador 2015	Sireva II Brasil 2016	Medeiros NE de SP 2017
	100 amostras	232 amostras	72 amostras	397 amostras	264 amostras	28 amostras	864 amostras	370 amostras	364 amostras
Penicilina R	15%	20,2%	23,6%	22,1%	20%	21,4%	20,3%	25,9%	25,5%
Cefotaxima* I	1%	0	6,9%	0	29%	0	0	5,1%	6,4%
Cefotaxima* R	0	0	5,6%	1%	13%	0	2%	4,5%	2,2%

*Cefotaxima ou ceftriaxona.

Fonte:

Rossoni AMO. Tese de Mestrado. Univ. Fed. Paraná, 2003 (Curitiba, PA).
Vieira AC *et al.* J Pediatr (RJ) 2007; 83:71-78 (Brasília, DF).
Alvares JR *et al.* Braz J Infect Dis 2011;15:22-27 (Uberlândia, MG).
Menezes *et al.* Vaccine 2011; 29: 1139-1144 (Salvador, BA).
Barroso D *et al.* Pediatr Infect Dis J 2012; 31: 30-36 (Rio de Janeiro, RJ).
Mott *et al.* Int J Infect Dis 2014; 20:47-51 (Porto Alegre, RS).
Santos MSS *et al.* BMC Infect Dis 2015; 15:302 (Salvador, BA).
Informe Sireva II, 2014. Informe Regional de Sireva II, 2014. OPAS, 2016.
Medeiros MIC *et al.* J Bras Patol Med Lab 2017; 53:177-182 (nordeste de São Paulo).

O mesmo não acontece quando a meningite é causada por um pneumococo com elevada resistência, quando nem mesmo a ceftriaxona ou a cefotaxima exercem atividade terapêutica. Nessa situação, autores recomendam que o tratamento da meningite por pneumococos resistentes deve ser realizado com a vancomicina em associação com a ceftriaxona ou outra cefalosporina de terceira geração. Registra-se que, no Brasil, a resistência elevada de pneumococos isolados de infecções respiratórias é rara e a resistência intermediária é pouco frequente, em geral inferior a 10% (Tabela 5.2). Dessa forma, a amoxicilina ainda se mantém como terapêutica adequada para pneumonia ou sinusite comunitária causadas por esse patógeno. Por outro lado, pneumococos causadores de meningite resistentes às penicilinas e às cefalosporinas de terceira geração foram identificados em Uberlândia, Salvador, Rio de Janeiro e outras cidades do Brasil (Tabela 5.3). Por esse motivo, é recomendável que, também no Brasil, o tratamento empírico das meningoencefalites purulentas seja realizado com vancomicina e ceftriaxona, até que se obtenha o resultado da cultura do líquor e do teste de sensibilidade da bactéria.

A teicoplanina não é indicada na meningite pneumocócica por não atingir níveis adequados no líquor. A terapêutica das meningites pneumocócicas com o cloranfenicol isoladamente tem fracassado quando a cepa apresenta elevada resistência às penicilinas, por não ser atingida suficiente concentração bactericida no sistema nervoso. No entanto, é possível que a associação do cloranfenicol à rifampicina possa ser útil nas meningites por pneumococos resistentes à penicilina e sensíveis ao cloranfenicol.

Enterococo

Os enterococos são habitantes da microbiota do trato digestivo humano e de outros animais, apresentando baixa patogenicidade. No entanto, são causa de infecções urinárias e intra-abdominais, endocardite e sepse, comportando-se, muitas vezes, como um agente oportunista em infecções hospitalares. Os enterococos podem ser causadores de pelo menos 10% das infecções hospitalares e em algumas casuísticas situa-se em terceiro lugar como causa dessas infecções, após *Escherichia coli* e *Staphylococcus aureus*. As principais espécies causadoras de infecção no homem são o *Enterococcus faecalis* e o *Enterococcus faecium*, que apresentam resistência natural a diversos antimicrobianos, incluindo cefalosporinas, aztreonam, cotrimoxazol, clindamicina e quinolonas. Habitualmente, têm pequena sensibilidade aos aminoglicosídeos e à penicilina G, moderada sensibilidade à ampicilina e ao cloranfenicol, mas são bastante sensíveis aos glicopeptídeos. Cerca de 85% a 90% dos enterococos isolados na clínica são *E. faecalis* e 5% a 10% são *E. faecium*, sendo este intrinsecamente mais resistente às penicilinas que o primeiro. Classicamente, as infecções enterocócicas são tratadas com a associação de ampicilina à gentamicina, considerando a ação sinérgica das drogas, devido à penetração dos aminoglicosídeos pela parede celular defeituosa causada pela ampicilina.

A resistência dos enterococos à ampicilina foi inicialmente descrita em 1983, devendo-se à produção de beta-lactamases mediadas por plasmídios transferíveis. Posteriormente, foram descritas estirpes resistentes por modificações das proteínas ligadoras de penicilinas (PBPs), sobretudo no *E. faecium*, tornando-se frequente o isolamento de enterococos ampicilina/aminoglicosídeo-resistentes em infecções hospitalares. No Brasil, é registrada a resistência dos enterococos à ampicilina em 9% a 32% e à gentamicina em até 55% das amostras estudadas.

A partir de 1986, os enterococos passaram a demonstrar resistência também à vancomicina e a outros glicopeptídeos, com o registro dos primeiros casos no Reino Unido por Uttley *et al.* e na França por Leclercq *et al.*, logo se estendendo para outros países, inclusive o Brasil. A resistência dos enterococos aos glicopeptídeos em nosso país é observada em amostras hospitalares, ocorrendo em surtos ou casos esporádicos, sem haver grande expansão. A resistência aos glicopeptídeos resulta de modificações na estrutura da parede celular. Os enterococos resistentes utilizam precursores do peptidoglicano alterados, com terminação em D-alanil-D-lactato em lugar de D-alanil-D-alanina. Dessa maneira, esses precursores modificados não são reconhecidos pela vancomicina e outros antibióticos do grupo.

A resistência à vancomicina é comandada por genes denominados VanA, VanB, VanC, D, E, G, R, X e outros que agem diretamente ou controlam outros genes. Nos enterococos humanos, os mais importantes são os tipos genéticos VanA e VanB, o primeiro encontrado em cerca de 60% e o segundo em 40% dos enterococos resistentes isolados nos Estados Unidos. O gene VanB, induzível, é localizado no cromossomo ou em transpósons cromossômicos e é responsável pela resistência intermediária somente à vancomicina, mantendo a sensibilidade à teicoplanina. O gene VanA é também induzível e localiza-se em transpósons situados em plasmídios que eventualmente podem passar ao cromossomo, sendo responsável pela resistência elevada tanto à vancomicina como à teicoplanina. Os genes plasmidiais podem ser transferidos entre os enterococos humanos e de animais (*E. gallinarum*, *E. casseliflavus*, *E. favium*) e para outras bactérias gram-positivas, incluindo *Staphylococcus aureus*, *Listeria monocytogenes*, *Streptococcus sanguis*. Recorde-se que a transferência de plasmídios conjugativos com genes de resistência pode ocorrer entre espécies e entre gêneros nos cocos gram-positivos por meio do contato célula a célula, como observado entre diferentes espécies de estreptococos ou entre enterococos e estafilococos. Tal fenômeno possibilita a disseminação da resistência para alguns antimicrobianos, como observado com glicopeptídeos, macrolídeos e aminoglicosídeos.

As alternativas atuais para o tratamento de infecções por enterococos resistentes às penicilinas e glicopeptídeos são a daptomicina, a quinupristina/dalfopristina, a tigeciclina e as oxazolidinonas. Fluoroquinolonas são consideradas inapropriadas para o tratamento de infecções sistêmicas pelos enterococos.

Em que pese a resistência do enterococo, a terapêutica empírica das infecções por esse microrganismo, no Brasil, deve ainda ser iniciada com a associação da ampicilina à gentamicina.

Gonococo

A resistência da *Neisseria gonorrhoeae* à ação da penicilina G iniciou-se na década de 1950, sobretudo com os relatos da falha do tratamento da gonorreia no Sudeste Asiático e Japão. Essa resistência rapidamente distribuiu-se em países da Europa, Ásia, África, América do Sul, Estados Unidos, Canadá e Caribe. Paralelamente, estabeleceu-se, também, a resistência à ação das tetraciclinas, dos macrolídeos, das fluoroquinolonas e dos aminoglicosídeos, como atualmente observado em todos os países.

No Brasil, a resistência do gonococo às penicilinas foi descrita inicialmente em Recife, Pernambuco, por Magalhães, em 1984, e em São Paulo, por Lombardi *et al.*, em 1985. Posteriormente, outros trabalhos realizados em Minas Gerais, Rio de Janeiro, Santa Catarina, São Paulo e Amazonas revelaram a resistência da *N. gonorrhoeae* às penicilinas, às tetraciclinas e às quinolonas. Recentemente, em 2018, estudando amostras coletadas no período de 2004 a 2015, no Rio de Janeiro, Costa-Lourenço *et al.* encontraram gonocos não suscetíveis em 99%, 95%, 67% e 47%, respectivamente, às penicilinas, às tetraciclinas, ao ciprofloxacino e à azitromicina. A sensibilidade à ceftriaxona foi verificada em todas as amostras.

A resistência do gonococo às penicilinas tem origem plasmidial ou cromossômica. A primeira, transmissível, resulta de plasmídios contendo genes que codificam a produção de penicilinases que tornam o microrganismo resistente também às cefalosporinas de primeira geração. A resistência cromossômica resulta de mutações que ocorreram em única ou múltipla etapa, originando genes que provocam modificações na permeabilidade do microrganismo às penicilinas ou que codificam modificações nas proteínas ligadoras de penicilinas. A resistência aos aminoglicosídeos tem, também, origem em mutações cromossômicas e resultam de alterações no ribossoma da célula bacteriana. Mais recentemente, a resistência do gonococo é também difundida às tetraciclinas, à azitromicina e às fluoroquinolonas, resultante de mutações cromossômicas que codificam mecanismos de efluxo.

No Brasil, a elevada resistência do gonococo a diferentes antimicrobianos nos estados do Rio de Janeiro, São Paulo e Minas Gerais levou o Ministério da Saúde a recomendar, nesses estados, o tratamento da uretrite e da cervicite gonocócica não complicadas com dose única de 500 mg de ceftriaxona, por via intramuscular. Nos demais estados, a ceftriaxona pode ser substituída por ciprofloxacino na dose única de 500 mg, via oral. Considerando a possibilidade de infecção conjunta por *Chlamydia trachomatis*, a norma ministerial indica a associação de azitromicina na dose de 1 g, via oral.

Meningococo

O prognóstico da meningite meningocócica foi notavelmente modificado com a introdução das sulfonamidas, em 1937, e, em seguida, dos antibióticos na prática médica. Contudo, ao final da década de 1940 surgiram os primeiros relatos de resistência da *N. meningitidis* aos derivados sulfamídicos, havendo a disseminação dessa resistência por todos os países após 1960. A resistência às sulfas originou-se de mutantes com modificações no sistema enzimático da síntese do ácido fólico. Nos dias atuais, a sulfadiazina e outras sulfas não mais se situam entre as opções terapêuticas das infecções meningocócicas. A resistência da *Neisseria meningitidis* à ação da penicilina surgiu na década de 1970, o que levou à recomendação de que a terapêutica das meningoencefalites meningocócicas seja realizada com ceftriaxona ou cefotaxima. Essa resistência à penicilina resulta de mutações que originaram genes que codificam a produção de proteínas ligadoras de penicilinas com reduzida afinidade pela penicilina.

No Brasil, não se observa resistência da *N. meningitidis* ao cloranfenicol e à ceftriaxona e é muito rara a resistência à rifampicina e ao ciprofloxacino. Contudo, taxas de resistência intermediária do meningococo às penicilinas têm sido observadas em 10% a 49% de amostras isoladas de pacientes com doença invasiva (meningite e sepse), o que torna prudente, também entre nós, o emprego de ceftriaxona ou cefotaxima na terapêutica dessas infecções.

Haemophilus influenzae

A resistência do *H. influenzae* à ampicilina em diferentes partes do mundo situa-se entre 10% e 50%, predominando em estirpes do sorotipo B, produtoras de beta-lactamases do tipo penicilinase mediadas por plasmídios. Os hemófilos produtores de beta-lactamases habitualmente mostram-se sensíveis à associação da amoxicilina ao ácido clavulânico, às cefalosporinas orais e injetáveis de segunda e terceira gerações, como a axetil-cefuroxima, a cefprozila, a cefuroxima e a ceftriaxona, e à azitromicina e à claritromicina. Menos frequente é a ocorrência de mutantes do *H. influenzae* resistentes à ampicilina, não pela produção de beta-lactamases, mas por possuírem proteínas ligadoras de penicilinas alteradas, mediadas por genes cromossômicos, com reduzida afinidade por vários antibióticos beta-lactâmicos. Essas últimas estirpes em geral são resistentes aos beta-lactâmicos, inclusive à associação amoxicilina-ácido clavulânico, porém são raramente isoladas em material clínico.

Além dos beta-lactâmicos, o *H. influenzae* adquiriu também resistência às tetraciclinas, cloranfenicol, rifampicina, macrolídeos e sultametoxazol + trimetoprima em índices variáveis entre diferentes países. Os *H. influenzae* são altamente sensíveis à ação das fluoroquinolonas, mesmo aquelas estirpes que se mostram resistentes a outros antimicrobianos. Entretanto, na década de 1990 passou-se a registrar o isolamento de cepas mutantes desse microrganismo que são também resistentes ao ciprofloxacino e ao ofloxacino, por um mecanismo de modificação das topoisomerases. Tais microrganismos são, ainda, raramente isolados.

No Brasil, estudo realizado por Casagrande *et al.* com 1.712 amostras de *H. influenzae* isolados de pacientes em dez estados no período 1996-2000, a resistência à ampicilina variou de 6,5% a 57,7%, com a prevalência global de 18,4%, enquanto a resistência média ao cloranfenicol foi de 16,8%. Entre nós, os mais elevados índices de resistência do *H. influenzae* foram registrados por Starling *et al.*, em Belo Horizonte, que estudando amostras dessa bactéria isoladas de pacientes com meningoencefalites no período 1993-1996 observaram a resistência à ampicilina e ao cotrimoxazol em 62% e 87%, respectivamente. As estirpes de *H. influenzae* isoladas em nosso país mantêm a sensibilidade às cefalosporinas de segunda e de terceira gerações e às fluoroquinolonas. A associação de amoxicilina ou piperacilina a inibidores de beta-lactamases pode não ser eficaz nas cepas ampicilina-resistentes não produtoras de beta-lactamases.

Enterobactérias

Os bacilos gram-negativos entéricos são, na atualidade, amplamente resistentes aos antimicrobianos tradicionalmente ativos, como as sulfonamidas, a ampicilina e a amoxicilina, as cefalosporinas das primeira e segunda gerações e os aminoglicosídeos. Tal resistência é observada tanto em ambiente hospitalar como no meio extra-hospitalar em todos os países, e foi adquirida, sobretudo, por mecanismos de mutação, transposição e conjugação. A eficácia das cefalosporinas de terceira geração, elevada quando de sua introdução na terapêutica, há mais de 40 anos, é, nos dias atuais, também menos consistente em relação aos bacilos gram-negativos hospitalares. Estirpes produtoras de ESBL (beta-lactamases de espectro estendido), resistentes a todas penicilinas, cefalosporinas e monobactâmicos surgiram em 1980 e passaram a ser isoladas em percentuais acima de 20-30% em *Klebsiella*, *Enterobacter*, *Serratia*, *Escherichia coli* e *Morganella*, inclusive em hospitais brasileiros. A resistência hospitalar das enterobactérias ESBL pode manifestar-se, também, para aminoglicosídeos e fluoroquinolonas, mas mantém a sensibilidade a penicilinas associadas com inibidores de beta-lactamases e aos carbapenêmicos.

Conquanto menos frequente, a resistência das enterobactérias na comunidade extra-hospitalar veio aumentando, sendo tanto maior o isolamento de microrganismos resistentes quanto maior for a facilidade para o uso de antimicrobianos pela população. Dessa maneira, repete-se no meio comunitário aquilo observado no meio hospitalar, isto é, uma relação causal entre o uso amplo de substâncias antimicrobianas e a maior ocorrência de exemplares bacterianos resistentes.

Contudo, o padrão de resistência/sensibilidade dos bacilos gram-negativos é muito variável de país para país, de cidade para cidade, de hospital para hospital, o que exige o reconhecimento da sensibilidade local desses microrganismos para a condução mais segura da terapêutica das infecções por eles causadas. Mais ainda, a sensibilidade microbiana aos antibacterianos deve ser periodicamente avaliada numa comunidade, uma vez que modificações nos padrões de sensibilidade/resistência podem ocorrer gradualmente ou, por vezes, de maneira abrupta.

Um fator agravante na resistência das enterobactérias foi a emergência de microrganismos produtores de beta-lactamases do tipo AmpC, que também inativam penicilina e cefalosporinas, exceto a cefepima, e não são neutralizados pelos inibidores de beta-lactamases então existentes: clavulanato, sulbactam e tazobactam. Mais grave foi o surgimento de bacilos gram-negativos entéricos capazes de produzir beta-lactamases do tipo carbapenemases, que inativam as carbapenemas e, igualmente, os demais antibióticos beta-lactâmicos. Já conhecidas desde 1985, com a descrição de metalo-beta-lactamases, foi em 1996 que foi descrita nos Estados Unidos uma carbapenemase produzida por *Klebsiella*, denominada KPC, de origem plasmidial e pertencente ao grupo das serina-beta-lactamases. Essa carbapenemase difundiu-se para outros microrganismos gram-negativos e é encontrada em diferentes países, inclusive no Brasil. Outros tipos de serina-carbapenemases foram registrados (SME, IMI), seguindo-se a descrição de microrganismos produtores de novas metalo-beta-lactamases (NDM, IMP, SOM) que inativam as carbapenemas. Tais germes frequentemente são resistentes também às fluoroquinolonas e aos aminoglicosídeos, mas, em geral, são sensíveis à tigeciclina e às polimixinas. O primeiro isolamento de *Klebsiella pneumoniae* produtora da serina-carbapenemase KPC ocorreu em Recife em 2006, logo se estendendo para outros hospitais brasileiros. Esses microrganismos podem apresentar a combinação de outros mecanismos de resistência (perda de porinas; efluxo; associação com outros tipos de beta-lactamases), o que torna problemático o tratamento de infecções por esses causadas.

Bacilos Gram-negativos não Fermentadores da Glicose (*Pseudomonas aeruginosa*, *Acinetobacter baumannii*, *Burkholderia cepacia* e *Stenotrophomonas maltophilia*)

Entre as bactérias não fermentadoras da glicose, a *Pseudomonas aeruginosa* e o *Acinetobacter baumannii* vêm ganhando importância nos últimos anos, não só pela maior frequência de sua participação como agentes de quadros infecciosos graves, como também pela selecionada resistência às substâncias antimicrobianas. Essas bactérias, juntamente com a *Stenotrophomonas maltophilia* e a *Burkholderia cepacia*, são habitantes normais do meio ambiente, encontradas no solo, na superfície de objetos, sobre a pele e vestimenta de seres humanos, e caracterizam-se por sua resistência intrínseca a múltiplos antimicrobianos. Sua participação nos processos infecciosos do homem e de outros animais habitualmente relaciona-se a pacientes com alteração imunitária, configurando-os como patógenos oportunistas.

Até a década de 1960, a *Pseudomonas aeruginosa* só se mostrava sensível à ação das polimixinas, sendo reconhecida por sua resistência natural às diferentes classes de antimicrobianos existentes. Posteriormente, verificou-se a sensibilidade dessa bactéria a aminoglicosídeos (gentamicina, amicacina, tobramicina e netilmicina), às carboxipenicilinas e ureidopenicilinas, a algumas cefalosporinas de terceira geração, sobretudo a ceftazidima, às cefalosporinas de quarta geração, às carbapenemas, ao aztreonam e ao ciprofloxacino. No entanto, a facilidade de esse microrganismo adquirir resistência, por fenômenos de mutação, conjugação, transposição e indução, tornou a ação dos antimicrobianos obsoleta, como no caso da carbenicilina, ou imprevisível, como no caso da ceftazidima ou da gentamicina. A existência de genes de resistência intrínseca habitualmente confere baixa permeabilidade da parede celular à penetração das drogas antimicrobianas. Somado a isso, a aquisição de novos genes de resistência determina a produção de beta-lactamases inativadoras de antibióticos beta-lactâmicos, inclusive das carbapenemas, e de enzimas inativadoras de aminoglicosídeos e a produção de um mecanismo de efluxo, que retira a droga do meio intracelular, como ocorre com as quinolonas. Nos últimos anos, a resistência da *P. aeruginosa* aos antimicrobianos acentuou-se em todos os países, especialmente no ambiente hospitalar, sendo descritos surtos de infecções hospitalares por estirpes multirresistentes, inclusive em nosso país. Esse aumento da resistência está relacionado ao uso maciço de antimicrobianos, principalmente no ambiente hospitalar, que a par da pressão seletiva, selecionando e concentrando os microrganismos resistentes, exerce papel indutor, desreprimindo genes de resistência não manifestos em condições normais, sem a exposição aos antimicrobianos. Nesse sentido, são esclarecedores o trabalho de Peterson *et al.*, que relacionam a resistência ao ciprofloxacino com o uso de quinolonas, e os de Carmelli *et al.* e Troillet *et al.*, que revelam a atividade adversa do uso do imipeném como fator de risco para o aumento da resistência da *Pseudomonas aeruginosa* a diferentes drogas antipseudomonas.

Essas mesmas considerações são aplicáveis ao *Acinetobacter baumannii*, cuja participação em infecções hospitalares, sobretudo em Unidades de Tratamento Intensivo, é preocupante devido à elevada resistência a múltiplos antimicrobianos. As drogas ativas contra esse patógeno frequentemente limitam-se às polimixinas, carbapenemas, ciprofloxacino e ampicilina associada com sulbactam, não sendo raro o encontro de multirresistência, com sensibilidade somente às polimixinas.

Com relação à *S. maltophilia* e à *B. cepacia*, germes menos encontrados em infecções oportunistas em pacientes hospitalizados, a sensibilidade/resistência deve, também, ser avaliada por testes de sensibilidade da amostra isolada, considerando sua resistência variável aos antimicrobianos. Os antimicrobianos de escolha para o tratamento de infecções por esse patógenos são a associação sulfametoxazol/trimetoprim, a ticarcilina/clavulanato e a ceftazidima. Contudo, a produção de beta-lactamases, a impermeabilidade e o mecanismo de efluxo são os principais mecanismos de resistência nesses microrganismos aos antibióticos beta-lactâmicos. Resistência aos derivados sulfamídicos e pirimidínicos é rara e ocorre por alterações no metabolismo dos folatos. Os mesmos mecanismos são encontrados em raros isolados de *Burkholderia pseudomallei*, agente da melioidose.

A terapêutica das infecções pelas bactérias gram-negativas não fermentadoras constitui-se nos tempos atuais em um desafio, exigindo o conhecimento da ecologia microbiana do local onde se situa o paciente. É, portanto, fundamental a vigilância epidemiológica, a valorização da atividade das comissões de controle de infecção hospitalar e o adequado aparelhamento material e qualidade técnica dos laboratórios de microbiologia para o estabelecimento da terapêutica mais eficaz.

Outros Agentes Microbianos

Não existe resistência de bactérias espiraladas (treponemas, leptospiras) aos antibióticos tradicionais (penicilinas, cefalosporinas, tetraciclinas). A resistência de bactérias atípicas (micoplasma, clamídia, legionela) às tetraciclinas e às fluoroquinolonas já é registrada em alguns países, mas ainda não tem importância clínica. Com relação à *Chlamydia trachomatis* já foram isoladas de material clínico estirpes resistentes simultaneamente às tetraciclinas, eritromicina, sulfonamidas, mas sensíveis à rifampicina, ciprofloxacino e ofloxacino, não sendo claros os mecanismos da resistência. Recentemente, epidemias de infecção por mutantes de *Mycoplasma pneumoniae* são referidas em países asiáticos, com elevados índices de resistência aos macrolídeos na Coreia do Sul, China e Japão, atingindo 90%, ao contrário de países europeus, onde a resistência situa-se em 10%.

As riquétsias permanecem sensíveis ao cloranfenicol e às tetraciclinas. Essas bactérias não são sensíveis aos antibióticos beta-lactâmicos, nem ao cotrimoxazol e aos aminoglicosídeos. Os macrolídeos têm concentração inibitória mínima marginal, não tendo eficácia nas infecções por *Rickettsia rickettsii.*

O *Helicobacter pylori* é sensível a vários antimicrobianos: amoxicilina, bismuto, claritromicina, tetraciclinas, nitrofuranos e metronidazol. A resistência a esses antibióticos é referida como baixa, com exceção do metronidazol, que pode chegar a 40%. Assim, o tratamento convencional com amoxicilina e claritromicina continua a ser opção preferencial. A *Borrelia burgdorferi* também é sensível a vários antimicrobianos, incluindo tetraciclinas, eritromicina, cefuroxima, ceftriaxona e amoxicilina, não se registrando resistência.

As micobactérias podem desenvolver resistência às drogas ativas por mecanismo de mutação. Tanto o *Mycobacterium tuberculosis* como o *M. leprae* desenvolvem com facilidade a resistência quando uma só substância antimicrobiana é administrada e quando a população microbiana é grande. As mutações que originam resistência às drogas antituberculosas são, de certo modo, previsíveis nas populações selvagens do *M. tuberculosis*, estimando-se a ocorrência de resistência à rifampicina na proporção de $1/10^8$, à isoniazida e ao etambutol em $1/10^6$ e à etionamida e capreomicina em $1/10^3$. Em nosso país, em estudo realizado em Porto Alegre, como parte do II Inquérito Nacional de Resistência aos Fármacos Antituberculose, em 2006-2007, a resistência primária e secundária à isoniazida foi de 7,1% e 29,3%, respectivamente; a resistência primária e secundária à rifampicina foi de 2,2% e 13,3%. A tuberculose multirresistente primária à rifampicina e à isoniazida foi de 2,2%, e a secundária de 12,0%. Maior frequência da multirresistência secundária resulta do abandono do tratamento. O mecanismo bioquímico da resistência correlaciona-se com a ação da droga utilizada.

As micobactérias atípicas apresentam grande variabilidade de sensibilidade aos antimicrobianos, na dependência do grupo ao qual pertencem. O *M. avium-intracellulare* caracteriza-se por resistir à pirazinamida e à isoniazida, mas mostra sensibilidade à associação de etambutol com claritromicina (ou azitromicina) e rifampicina ou rifabutina. É rara a resistência aos macrolídeos e, quando ocorre, resulta do uso inadequado do esquema terapêutico ou do emprego do macrolídeo isoladamente. O moxifloxacino e a linezolida são drogas alternativas. O *Mycobacterium leprae* desenvolve com facilidade resistência às sulfonas e à rifampicina quando esses antimicrobianos são usados isoladamente. Com a terapêutica de associação atualmente recomendada pelo Ministério da Saúde (ver Capítulo 12), desde que o paciente siga as recomendações de tomada dos medicamentos, é menor a possibilidade de surgimento de resistência. No entanto, tem sido observado em nosso país resistência à dapsona em 10% a 27,5% dos enfermos, com menor incidência de resistência à rifampicina, 5%, o que demonstra a necessidade de longo acompanhamento dos enfermos, devido à possibilidade de recaídas.

Com exceção do grupo do *Bacteroides fragilis*, *Prevotella* e algumas estirpes de *Fusobacterium*, as bactérias anaeróbias (*Clostridium*, *Peptostreptococcus*, *Propionibacterium* e outros) mantêm a sensibilidade aos antibióticos beta-lactâmicos, cloranfenicol e metronidazol. Resistência aos macrolídeos, lincosamidas e tetraciclinas vem se expandindo em diferentes países. O *B. fragilis* é intrinsecamente resistente aos beta-lactâmicos por produzir beta-lactamases, que são inativadas por inibidores de beta-lactamases. Nas infecções por esse patógeno, as alternativas são metronidazol, clindamicina, cloranfenicol, carbapenemas e penicilinas associadas com inibidores de beta-lactamases. Contudo, trabalho realizado na Índia revela elevação da resistência à clindamicina e ao metronidazol. Além da produção enzimática, os *B. fragilis* podem resistir às penicilinas e cefalosporinas por serem impermeáveis às drogas e por modificação nas proteínas ligadoras de penicilinas. A resistência para o metronidazol e outros 5-nitroimidazóis raramente tem sido observada e o seu mecanismo resulta da diminuição da permeabilidade ou da redução da atividade de nitrorredutases. É excepcional a resistência de anaeróbios ao cloranfenicol.

A resistência às drogas antifúngicas, pouco frequente no passado recente, vem aumentando nos dias atuais, relacionada com o maior uso dos azóis antifúngicos, especialmente os triazóis fluconazol e itraconazol. A resistência resulta de fenômenos de mutação e, em relação aos azóis, é devida a modificações ou hiperprodução da demetilase do sistema enzimático citocromo P450, a enzima envolvida na síntese do lanosterol da membrana fúngica. Ademais, a resistência pode resultar de menor afinidade da enzima pela droga. É também descrito um mecanismo de efluxo que retira a droga ativa nas células resistentes. A resistência adquirida à anfotericina B e a outros polienos é mais rara e resulta de modificações na composição dos esteróis da membrana celular, alterando sua permeabilidade.

Medidas de Combate à Resistência

A resistência bacteriana é um fenômeno dinâmico, previsível em determinados microrganismos e variável para a maioria das espécies bacterianas em função da pressão seletiva do uso de antimicrobianos. Embora existente já na pré-antibiótica, a resistência fora da característica biológica dos microrganismos não era um fenômeno comum e disseminado. Conquanto mutantes com novas características genéticas de sensibilidade aos antimicrobianos surgissem e continuem a surgir entre os microrganismos, a tendência do mutante é de desaparecer, assumindo a população bacteriana sua característica própria de sensibilidade às drogas. Certamente, também, os mecanismos de transdução, conjugação e transposição sempre ocorreram ao mundo microbiano, possibilitando a transferência de genes de resistência. Entretanto, os germes assim resistentes eram pouco expressivos e tendiam a desaparecer ou ficar restritos em número, devido à competição biológica com as bactérias sensíveis, majoritariamente prevalentes.

O desenvolvimento das drogas antimicrobianas produziu uma decisiva redução na morbidade e na mortalidade de inúmeras doenças infecciosas. Paralelamente, porém, a administração dessas drogas à população humana e o seu uso com outras finalidades além da médica favoreceram a seleção de microrganismos resistentes e levaram à presente condição, na qual os antimicrobianos estão perdendo sua eficácia. Tal fato foi, de início, observado principalmente em hospitais, mas é, agora, também reconhecido no meio comunitário. Essa situação é atribuída principalmente ao uso inadequado dos antibióticos para o tratamento e a profilaxia em infecções humanas e à administração das drogas em animais com finalidades terapêuticas, profiláticas e de promoção do crescimento, levando à seleção de germes resistentes em sua microbiota. Estima-se que no Canadá cerca de metade das 26 milhões de prescrições anuais de antimicrobianos não são necessárias. Esse uso empírico inapropriado, associado à automedicação e à baixa qualidade de drogas disponíveis certamente são fatores contribuintes para a resistência microbiana.

O combate à resistência bacteriana pode ser realizado por meio de diversas medidas, quais sejam:

a) Reversão ao estado de sensibilidade primitiva por perda de fatores de resistência ou por mutação – conforme já referido, os fatores R podem ser perdidos pela ação de certas drogas, como o sulfato de dodecil e os derivados da acridina, as quais têm também ação mutagênica. Tais drogas não são usadas na prática, mas constitui uma linha de pesquisa o descobrimento de outras substâncias aplicáveis em condições naturais.
b) Uso de altas concentrações do antibiótico para superar o mecanismo de inativação – conquanto aplicável *in vitro* frente a vários microrganismos, o método é impraticável *in vivo*, devido às limitações de doses impostas pelos efeitos tóxicos que advêm com o uso de doses elevadas dos antibióticos.
c) Rodízio de uso de antibióticos em hospitais – tem sido observado que a descontinuação do uso de um antibiótico no ambiente hospitalar frequentemente se acompanha da redução ou do desaparecimento dos germes resistentes a esse antibiótico, com o retorno da microbiota sensível. Contudo, essa medida só exerce ação benéfica se os antibióticos que permanecem em uso no local não forem afetados pelos mesmos mecanismos bioquímicos da resistência à droga retirada.
d) Uso da associação de antibióticos – esse método foi inicialmente preconizado para o combate à resistência.

Posteriormente, verificou-se que, à exceção das infecções por micobactérias, que têm crescimento lento e em que a resistência se dá por mutação em única etapa com níveis de mutação baixos, o uso associado de antibióticos em geral não reduz o fenômeno da resistência, pode promover a multirresistência, aumenta o risco de efeitos adversos e encarece o tratamento. Além da terapêutica das micobacterioses, na qual o uso associado de antimicrobianos é recomendado para se evitar o desenvolvimento de mutantes resistentes, também nas infecções estafilocócicas tratadas com penicilinas ou cefalosporinas, admite-se que a associação de rifampicina ou de aminoglicosídeos com ação antiestafilocócica (como a gentamicina ou a amicacina) ao início do curso terapêutico reduz a ocorrência do fenômeno da tolerância desse microrganismo às drogas beta-lactâmicas.

e) Descoberta de novas drogas antimicrobianas – constitui um dos caminhos mais explorados pela indústria farmacêutica, buscando-se o encontro de antimicrobianos naturais e sintéticos ou semissintéticos que não sofram a ação dos mecanismos de resistência dos microrganismos. Nem sempre, porém, tem sido alcançado o objetivo da obtenção de drogas eficazes, com estrutura que impeça a ação do mecanismo bioquímico da resistência, de baixa toxicidade e de custo acessível à maioria da população. Os novos antimicrobianos são necessários, mas sua utilidade prática só será mantida se forem usados com propriedade, sabedoria e moderação.

f) Inibição do mecanismo bioquímico da resistência – das tentativas nesse sentido, a de maior êxito relaciona-se à descoberta de substâncias inibidoras das enzimas inativantes dos antibióticos. Essa é uma das medidas mais intensamente pesquisadas na atualidade, após a verificação de que determinadas substâncias são capazes de inibir as beta-lactamases produzidas pelos bacilos gram-negativos e o estafilococo. Em particular, é notável a eficácia do uso do ácido clavulânico e do tazobactam em associação com penicilinas para o tratamento de infecções causadas por vários germes resistentes a essas mesmas penicilinas. A associação de inibidores de beta-lactamases com penicilinas e cefalosporinas é disponível para uso clínico em vários países, mostrando-se uma das medidas práticas de combate à resistência causada pela ação dessas enzimas (ver Capítulo 12). O uso associado de antibióticos com substâncias inibidoras do mecanismo de resistência do germe constitui-se, sem dúvida, em futuro próximo, num dos principais meios de se combater a resistência bacteriana.

g) Limitação do uso de antibióticos para a promoção do crescimento de animais – é recomendado que nenhum antimicrobiano que seja de valor terapêutico para o homem ou que mostre resistência cruzada com antibióticos ativos em terapêutica humana seja usado com finalidade de promover o desenvolvimento de animais. É o caso das tetraciclinas, espiramicina, avoparcina e outros empregados com esse propósito no crescimento rápido e ganho de peso de aves e porcos. Recentemente, Pantosti *et al.* registraram a redução do isolamento de enterococos resistentes à vancomicina na Itália, após a proibição do uso da avoparcina como promotor de crescimento de animais. E, em 1999, nos países europeus passou a ser proibido o uso dos antibióticos usados em medicina humana como promotores de crescimento em animais.

h) Vigilância epidemiológica e sistemas e programas de controle de infecção – tal medida é importante para a adoção de medidas para melhorar o uso terapêutico e profilático de antimicrobianos em hospitais e centros de atendimento a pacientes, estabelecendo-se rotinas específicas mínimas aplicáveis ao local.

i) Restrição ao uso dos antibióticos – é a medida de impacto mais importante e realizável em curto prazo, devendo os antibióticos e quimioterápicos ser restringidos a indicações clínicas bem precisas, tanto em medicina e odontologia humana, como na veterinária. A prescrição desses medicamentos deve ser realizada somente por profissionais médicos, dentistas e veterinários, havendo recomendações para que a aquisição de antibióticos só deva ser permitida mediante receita médica, medida adotada por vários países. Como expresso por técnicos da Organização Mundial da Saúde, a antibioticoterapia é inapropriada se for desnecessária ou se a escolha da droga for inconveniente por haver melhor opção de escolha ou se for administrada em dose errada. Deve-se, portanto, condenar o uso indiscriminado dessas drogas sem o diagnóstico etiológico definido ou presuntivo de um processo infeccioso, sem a seleção da droga em função da sensibilidade conhecida ou presumida do agente causal e sem o conhecimento das propriedades farmacocinéticas e farmacodinâmicas do antibiótico escolhido.

j) Educação para prescrição e uso de antimicrobianos – é certamente a mais importante e a mais difícil de ser estabelecida, pois existe um pensamento geral de que os antimicrobianos são balas mágicas capazes de sempre serem benéficas e não causarem mal. A educação para a prescrição de antimicrobianos por profissionais da saúde inicia-se nas escolas e deve permanecer por toda a vida ativa do médico, dentista, veterinário e outros profissionais da saúde. Da mesma maneira, a população deve ser educada sobre os riscos e benefícios dos antimicrobianos, devendo ser orientada para evitar a automedicação. O uso criterioso dos antibióticos previne a emergência de bactérias resistentes e proporciona uma redução na pressão seletora de microrganismos resistentes. Sua adoção depende dos profissionais da saúde e da ação dos poderes públicos.

Os estudos epidemiológicos e clínicos revelam que a resistência dos microrganismos se encontra em ascensão e disseminação por todos os países da Terra. Não é de se estranhar esse fato, com a facilidade de comunicação entre as diferentes regiões do planeta, os meios de transporte mais rápidos e o uso maciço de substâncias antimicrobianas com as mais diversas finalidades nestes tempos modernos.

Cabe, mais uma vez, uma reflexão sobre os caminhos da humanidade, envolvida com problemas primários de saneamento básico, analfabetismo, desnutrição, mortalidade infantil, injúrias contra grupos minoritários, perseguições étnicas e religiosas, diferenças sociais alarmantes, extermínio de povos e culturas, guerras, drogas, violência, agressão ao meio ambiente. E é aqui, nesse último contexto que surgem os microrganismos resistentes, frutos do uso, do mau uso e, sobretudo, do abuso das substâncias antimicrobianas, num desvario sem precedentes e com as mais intoleráveis justificativas.

Uma comunicação da Organização Mundial da Saúde (OMS) em 1996 estimou que dos 52 milhões de seres humanos mortos em 1995 em mais de 17 milhões (≅ 33%) a causa foi uma doença infecciosa. Dessas, as infecções bacterianas foram responsáveis por 11,4 milhões (≅ 22% do total de mortes e 67% das mortes por infecções) (WHO/OMS-1996). Dentre as razões para essa elevada participação das infecções bacterianas

nas causas de morte do homem, situa-se a crescente resistência desses microrganismos às substâncias antimicrobianas, denunciada nas incontáveis publicações sobre a disseminação de microrganismos resistentes em hospitais e sua ascensão no meio extra-hospitalar. Em julho de 2000, a OMS voltou a advertir os países sobre o crescimento da resistência entre os microrganismos, enfatizando o papel do uso inadequado dos antimicrobianos que poderá levar a humanidade a defrontar-se com infecções para as quais não haja mais drogas ativas (WHO/OMS-2000).

Se a resistência bacteriana é um fenômeno inevitável no espaço restrito do ambiente hospitalar, sua disseminação para o meio extra-hospitalar deve merecer a análise, a crítica e o alerta de todos nós. Maiden considera que as discussões sobre a luta contra bactérias patogênicas obscurecem o fato que a evolução e a disseminação de microrganismos resistentes aos antibióticos são o resultado da pressão selecionadora imposta pelo homem. Nesse sentido, situa-se não só a prescrição necessária dessas drogas por médicos, dentistas e veterinários para situações clínicas que se beneficiam de seu emprego, como também o seu uso desnecessário nas situações inversas, o tratamento antimicrobiano sem diagnóstico estabelecido, a automedicação e a aquisição desses medicamentos em farmácias e drogarias sem qualquer tipo de controle, o desperdício de restos e de antimicrobianos com validade vencida no meio ambiente e o emprego desses fármacos como fatores de crescimento e acréscimo de peso, na produção de alimentos animais. Com essa finalidade, deve ser considerado que não só os antimicrobianos utilizados em terapêutica e profilaxia humana e veterinária podem exercer pressão seletiva de resistência, mas que substâncias antimicrobianas colocadas em rações animais podem causar resistência cruzada com as drogas terapeuticamente úteis.

É necessária a educação continuada dos profissionais da saúde para a prescrição e dispensação dos antimicrobianos e a educação da população sobre a sua utilidade, conforme salientado por diferentes autoridades.

BIBLIOGRAFIA

Abraham EP, Chain E. An enzyme from bacteria able to destroy penicillin. London: Nature. 1940; 146:837.

Abraham EP, et al. Further observations on penicillin. Lancet. 1941; 2:177-89.

Acar JF, Sabath LD. Bacterial persistence in vivo: resistance or tolerance to antibiotics. Scand J Infect Dis. 1978; (Suppl 14):86-91.

3a. Aguiar AA, et al. Efeito da penicilina G a cada três semanas sobre o surgimento de Streptococcus viridans resistentes à penicilina na microflora oral. Arq Bras Cardiol. 2012; 98:452-8.

Aldred KJ, et al. Mechanism of quinolone action and resistance. Biochemistry. 2014; 53:1565-7.

Alekshun MN, Levy SB. Molecular mechanisms of antibacterial multidrug resistance. Cell. 2007; 128: 1037-50.

Alvares JR, et al. Prevalence of pneumococcal serotypes and resistance to antimicrobial agents in patients with meningitis: a ten-years analysis. Braz J Infect Dis. 2011; 15:22-7.

Arruda EA, et al. Nosocomial infections caused by multiresistant *Pseudomonas aeruginosa*. Infect Control Hosp Epidemiol. 1999; 20:620-3.

An SQ, Berg G. *Stenotrophomonas maltophilia*. Trends Microbiol. 2018; 26:637-8.

Baethgen LF. Epidemiologia da doença meningocócica no Rio Grande do Sul, caracterização molecular da resistência à penicilina em isolados de *Neisseria meningitidis*. Tese de Doutorado em Ciências Biológicas, UFRS, Porto Alegre; 2007. p. 134. Disponível em: http://livros01.livrosgratis.com.br/cp045705.pdf. Acessado em julho 2018.

Bellanger X, et al. Conjugative and mobilizable genomic islands in bacteria: evolution and diversity. FEMS Microbiol Rev. 2014; 38:720-6.

Ballhausen B, et al. The mecA homolog mecC confers resistance against β-Lactams in *Staphylococcus aureus* irrespective of the genetic strain background. Antimicrob Agents Chemother. 2014; 58:3791-8.

Barreto NA, et al. Caracterização fenotípica e molecular de *Neisseria gonorrhoeae* isoladas no Rio de Janeiro – 2002–2003. J Bras DST. 2004; 16:32-42.

Barroso DE, et al. β-Lactam resistance, serotype distribution, and genotypes of meningitis-causing Streptococcus pneumoniae, Rio de Janeiro, Brazil. Pediatr Infect Dis J. 2012; 31:30-6.

Bauer AW, et al. Drug usage and antibiotic susceptibility of staphylococci. JAMA. 1960; 173:475-80.

Bébéar C, et al. *Mycoplasma pneumoniae*: susceptibility and resistance to antibiotics. Future Microbiol. 2011; 6:423-31.

Bellanger X, et al. Conjugative and mobilizable genomic islands in bacteria: evolution and diversity. FEMS Microbiol Rev. 2014; 38:720-60.

Betriu C, et al. Antibiotic resistance and penicillin tolerance in clinical isolates of group B streptococci. Antimicrob Agents Chemother. 1994; 38:2183-6.

Bhular K, et al. Antibiotic resistance is prevalent in an isolated cave microbiome. PlosOne. 2012; 7(4):e34953.

Blair JMA, et al. Molecular mechanisms of antibiotic resistance. Nat Rev Microbiol. 2015; 13:42-51.

Blasi F, et al. *Chlamydophila pneumoniae*. Clin Microbiol Infect. 2009; 15:29-35.

Blasquez J, et al. Antimicrobials as promoters of genetic variation. Curr Opin Microbiol. 2012; 15:561-9.

Botelho-Nevers E, et al. Treatment of *Rickettsia spp*. infections: a review. Expert Rev Anti Infect Ther. 2012; 10:1425-37.

Boyce JM. Methicillin-resistant *Staphylococcus aureus* in Hospitals and long-term care facilities: microbiology, epidemiology and preventive measures. Infect Control Hosp Epidemiol. 1992; 13:725-37.

Brasil. Ministério da Saúde. Departamento de DST, Aids e Hepatites virais. Protocolo Clínico e Diretrizes Terapêuticas para Atenção Integral às Pessoas com Infecções Sexualmente Transmissíveis. Brasília: Ministério da Saúde, 2015; p. 122.

Brauner A, et al. Distinguishing between resistance, tolerance and persistence to antibiotic treatment. Nature Rev Microbiol. 2016; 14:320-30.

Brites C, et al. Temporal evolution of the prevalence of Methicillin-Resistant *Staphylococcus aureus* in a tertiary hospital in Bahia, Brazil. Braz J Infect Dis. 2006; 10:235-8.

Bryan LE, et al. Quinolone antimicrobial agents: mechanism of action and resistance development. Clin Invest Med. 1989; 12:14-9.

Burdett V. Identification of tetracycline-resistant R-plasmids in *Streptococcus agalactiae* (Grupo B). Antimicrob Agents Chemother. 1980; 18:753-60.

Bush K. Bench-to-bedside review: The role of β-lactamases in antibiotic-resistant gram-negative infections. Crit Care. 2010; 14:224.

Bush K. A resurgence of β-lactamase inhibitor combinations effective against multidrug-resistant gram-negative pathogens. Int J Antimicrob Agents. 2015; 46:483-93.

Bush K. Proliferation and clinically relevant β-lactamases. Ann N Y Acad Sci. 2013; 1277:84-90.

Butler JC, Cetron MS. Pneumococcal drug resistance: the new "special enemy of old age". Clin Infect Dis. 1999; 28:730-35.

Buu-Hoi A, et al. R-factors in gram-positive and gram-negative aerobic bacteria selected by antimicrobial therapy. Scand J Infect Dis. 1986; (Suppl 49):46-55.

Buynak JD. β-Lactamase inhibitors: a review of the patent literature (2010-2013). Expert Opin Ther Pat. 2013; 23:1469-81.

Caboclo RM, et al. Methicillin-resistant *Staphylococcus aureus* in Rio de Janeiro hospitals: Am J Infect Control. 2013 mar; 41(3):e21-6.

Cai Y, et al. Colistin resistance of *Acinetobacter baumannii*: clinical reports, mechanisms and antimicrobial strategies. J Antimicr Chemother. 2012; 67:1607-15.

Campos HS. *Mycobacterium tuberculosis* resistente: de onde vem a resistência? Bol Pneumol Sanit. 1999; 7:51-64.

Campos SB, et al. Drogorresistencia en tuberculosis. Enferm Infecc Microbiol. 1994; 14:166-70.

Canton R. Antibiotic resistance genes from the environment: a perspective through newly identified antibiotic resistance mechanisms in the clinical setting. Clin Microbiol Infect. 2009; 15(Suppl. 1):20-5.

Carmeli Y, et al. Emergence of antibiotic-resistant *Pseudomonas aeruginosa*: comparison of risks associated with different antipseudomonal agents. Antimicrob Agents Chemother. 1999; 43(6):1379-829.

Caraciolo FB, et al. Antimicrobial resistance profile of *Staphylococcus aureus* isolates obtained from skin and soft tissue infections of outpatients from a university hospital in Recife-PE, Brazil. An Bras Dermatol. 2012; 87:857.

Carraro N, et al. Mobilizable genomic islands, different strategies for the dissemination of multidrug resistance and other adaptive traits. Mob Genet Elements. 2017; 7(2):1-6.

Casagrande ST, et al. Vigilância de base laboratorial de resistência aos antimicrobianos em *Haemophilus influenzae* isolados de casos de meningite no Brasil. Braz J Infect Dis. 1993; 3(Suppl 2):S107.

Cavalcante FS, et al. Characteristics of methicillin-resistant *Staphylococcus aureus* in patients on admission to a teaching hospital in Rio de Janeiro, Brazil. Am J Infect Control. 2017; 45:1190-3.

Cavallo G. A resistência bacteriana. Rassegna Med e Cultural. 1973 ago; p. 15-61.

Chambers HF. The changing epidemiology of *Staphylococcus aureus*. Emerg Infect Dis. 2001; 7:178-82.

Chen J, et al. β-lactamase inhibitors: an update. Mini Rev Med Chem. 2013; 13:1846-61.

Chen LF, et al. Pathogens resistant to antimicrobial agents. Infect Dis Clin North Am. 2009; 23:817-45.

Cherazard R, et al. Antimicrobial resistant *Streptococcus pneumoniae*: prevalence, mechanisms, and clinical implications. Am J Ther. 2017; 24:e361-e369.

Chopra I. Antibiotic resistance resulting from decreased drug accumulation. Br Med Bull. 1984; 40:11-7.

Chow AW, et al. Cross-Resistance of *Pseudomonas aeruginosa* to ciprofloxacin, extended-spectrum β-lactams, and aminoglycosides and susceptibility to antibiotic combinations. Antimicro Agents Chemother. 1989; 33:1368-73.

Chowdhury PR, et al. Genomic islands 1 and 2 carry multiple antibiotic resistance genes in *Pseudomonas aeruginosa* ST235, ST253, ST111 and ST175 and are globally dispersed. J Antimicrob Chemother. 2017; 72:620-2.

Clewel DB, et al. Extrachromosomal and mobile elements in Enterococci: transmission, maintenance, and epidemiology. Boston: Massachusetts Eye and Ear Infirmary; 2014. Disponível em: https://www.ncbi.nlm.nih.gov/books/NBK190430/pdf/Bookshelf_NBK190430.pdfAcesso em 10/02/2018.

Codje FC, Donkor ES. Carbapenem resistance: a review. Med Sci. 2018; 6:1.

Coelho LG, et al. 3rd Brazilian Consensus on *Helicobacter pylori*. Arq Gastroenterol. Disponível em: http://www.

scielo.br/pdf/ag/2013nahead/0004-2803-ag-0113.pdf. Acesso em 10 abr 2018.

Correa CMC, et al. Uso de antimicrobianos e resistência bacteriana em um hospital universitário do Rio de Janeiro. Rev Assoc Med Bras. 1989; 35(2):45-8.

Correia S, et al. Mechanism of quinolone action and resistance: where do we stand? J Med Microbiol. 2017; 66:551-9.

Costa C, et al. New mechanisms of flucytosine resistance in *C. glabrata* unveiled by a chemogenomics analysis in *S. cerevisiae*. PLoS One. 2015; 10(8):e0135110.

Costa-Lourenço APRD, et al. Phylogeny and antimicrobial resistance in *Neisseria gonorrhoeae* isolates from Rio de Janeiro, Brazil. Infect Genet Evol. 2018; 58:157-63.

Couce A, Blásquez J. Side effects of antibiotics on genetic variability. FEMS Microbiol Rev. 2009; 33:531-8.

Courvalin P. Transfer of antibiotic resistance genes between gram-positive and gram-negative bacteria. Antimicrob Agents Chemother. 1994; 38:1447-51.

Courvalin P. Vancomycin resistance in gram-positive cocci. Clin Infect Dis. 2006; 42(Suppl 1):S25-S34.

Crook DW, Spratt BG. Multiple antibiotic resistance in *Streptococcus pneumoniae*. Br Med Bull. 1998; 54:595-610.

Cui L, et al. Cell wall thickening Is a common feature of vancomycin resistance in Staphylococcus aureus. J Clin Microbiol. 2003; 41:5-14.

Cundliffe E. Self defence in antibiotic-producing organisms. Brit Med Bull. 1984; 40:61-7.

Cunha BA. Antibiotic resistance. Drugs of Today. 1998; 34:691-8.

Cunha GR, et al. Antimicrobial resistance in *Streptococcus pneumoniae*: mechanisms and current epidemiology. Clin Biomed Res. 2014; 34:97-112.

Curtis NAC, et al. Periplasmic location or a ß-lactamase specified either by a plasmid or a chromosomal gene in *E. coli*. J Bacteriol. 1972; 112:1433-4.

Dafour D, et al. Bacterial biofilm: structure, function, and antimicrobial resistance. Endod Topics. 2010; 22:2-16.

Dagan R. Impact of pneumococcal conjugate vaccine on infections caused by antibiotic-resistant *Streptococcus pneumoniae*. Clin Microbiol Infect. 2009; 15(Suppl 3):16-20.

Daikos GL, et al. Alterations in outer membrane proteins of *Pseudomonas aeruginosa* associated with selective resistance to quinolones. Antimicrob Agents Chemother. 1988; 32:785-7.

D'Arcy PF, Scott EM. Antifungal agents. Prog Drug Res. 1978; 22:93-147.

Davies J, Davies D. Origins and evolution of antibiotic resistance. Microbiol Mol Biol Rev. 2010; 74:417-33.

Davies PDO. Does increased use of antibiotics result in increased antibiotic resistance? Clin Infect Dis. 2004; 39:18-9.

Davis CE, Anadan J. Evolution of R factor – a study of a preantibiotic community in Borneo. N Engl J Med. 1970; 282:117-22.

De Almeida AE, et al. Antimicrobial susceptibility of *Haemophilus influenzae* isolates collected from 4 centers in Brazil (1990-2003). Diagn Microbiol Infect Dis; 2005.

De Jonge BLM, et al. Altered peptidoglycan composition in vancomycin-resistant *Enterococcus faecalis*. Antimicrob Agents Chemother. 1996; 40:863-9.

Del'Alamo LD, et al. Antimicrobial susceptibility of coagulase-negative staphylococci and characterization of isolates with reduced susceptibility to glycopeptides. Diagn Microbiol Infect Dis. 1999; 34:185-91.

Delcour A. Outer membrane permeability and antibiotic resistance. Biochim Biophys Acta. 2009; 1794:808-16.

Demain AL. How do antibiotic-producing microorganisms avoid suicide? Ann N Y Acad Sci. 1974; 235:601-12.

DeMuri G, Hostetter MK. Resistance to antifungal agents. Pediatr Clin North Am. 1995; 42:665-85.

Descheemaeker PR, et al. Comparison of glycopeptide-resistant *Enterococcus faecium* isolates and glycopeptide resistance genes of human and animal origins. Antimicrob Agents Chemother. 1999; 43:2032-7.

Descours G, et al. Ribosomal mutations conferring macrolide resistance in *Legionella pneumophila*. Antimicrob Agents Chemother. 2017; 61:e02188-16.

Dingsdag SA, Hunter N. Metronidazole: an update on metabolism, structure-cytotoxicity and resistance mechanisms. J Antimicrob Chemother. 2018; 73:265-79.

Diorio SM, et al. Resistência a dapsona e rifampicina em *Mycobacterium leprae* isolado de pacientes portadores de hanseníase no Estado de São Paulo. Hans Int. 2005; 30:9-14.

Dixon B. Antibiotics as growth promoters: risks and alternatives. ASM News. 2000; 66(5):264-5.

Domagk G. Ein Beitrag zur Chemotherapie der bakteriellen Infektionen. Dtsch Med Wochenschr. 1935; 61(7):250-3.

Donnelly JP, et al. Does the use in animals of antimicrobial agents, including glycopeptide antibiotics, influence the efficacy of antimicrobial therapy in humans? J Antimicrob Chemother. 1996; 37:389-90.

Dos Santos Soares MJ, et al. Spread of methicillin-resistant *Staphylococcus aureus* belonging to the Brazilian epidemic clone in a general hospital and emergence of heterogenous resistance to glycopeptide antibiotics among these isolates. J Hosp Infect. 2000; 44:301-8.

Drawz SM, et al. New β-lactamase inhibitors: a therapeutic renaissance in MDR world. Antimicrob Agents Chemother. 2014; 58:1835-46.

Dunn BE, et al. *Helicobacter pylori*. Clin Microbiol Rev. 1997; 10:720-41.

DuPont H, Steele JH. Use of antimicrobial agents in animal feeds: implication for human health. Rev Infect Dis. 1987; 9:447-60.

Dzidic S, et al. Antibiotic resistance mechanisms in bacteria: biochemical and genetic aspects. Food Technol Biotechnol. 2008; 46:11-21.

Eliopoulos GM. Aminoglycoside resistant enterococcal endocarditis. Infect Dis Clin North Am. 1993; 7:117-33.

Evangelista SS, Oliveira AC. *Staphylococcus aureus* meticilino-resistente adquirido na comunidade. Rev Bras Enferm. 2005; 68:236-43.

Evangelisti DG, et al. Influence of subtherapeutic levels of oxytetracycline on *Salmonella typhimurium* in swine, calves and chickens. Antimicrob Agents Chemother. 1975; 8:664-72.

Exner M, et al. Antibiotic resistance: What is so special about multidrug-resistant gram-negative bacteria? GMS Hyg Infect Control. 2017 abr; 12:Doc05.

Feinman SE. Antibiotics in animal feed – Drug resistance revisited. ASM News. 1998; 64(1):24-30.

Ferber D. New hunt for the roots of resistance. Science. 1998; 280:27.

Ferreira WA, et al. Prevalência de *Staphylococcus aureus* meticilina resistente (MRSA) em pacientes atendidos em ambulatório de dermatologia geral em Manaus, Amazonas, Brasil. Rev Patol Trop. 2009; 38:83-92.

Ferreira WA, et al. Resistência de *Neisseria gonorrhoeae* a antimicrobianos em Manaus: período 2005-2006. J Bras Doenças Sex Transm. 2007; 19:65-9.

Flannagan SE, et al. Plasmid content of a vancomycin-resistant *Enterococcus faecalis* isolate from a patient also colonized by *Staphylococcus aureus* with a VanA phenotype. Antimicrob Agents Chemother. 2003; 47:3954-9.

Fleming A. On the antibacterial action of cultures of a *Penicillium*, with special reference to their use in the isolation of *B. influenzae*. Brit J Exp Pathol. 1929; 10(3):226-36. (Rev Infect Dis. 1980; 2:129-39).

Fontana R, et al. Overproduction of a low-affinity penicillin-binding protein and high-level ampicillin resistance in *Enterococcus faecium*. Antimicrob Agents Chemother. 1994; 38:1980-3.

Fraimow HS, Tsigrelis C. Antimicrobial resistance in the intensive care unit: mechanisms, epidemiology, and management of specific resistant pathogens. Crit Care Clin. 2011; 27:163-205.

Friedland IR, Klugman KP. Antibiotic-resistant pneumococcal disease in South African children. Amer J Dis Child. 1992; 146:920-3.

Fujii T, et al. Biochemical properties of ß-lactamase produced by *Legionella gormanii*. Antimicrob Agents Chemother. 1986; 29:925-6.

Galan JC, et al. Antibiotics as selectors and accelerators of diversity in the mechanisms of resistance: from the resistome to genetic plasticity in the β-lactamases world. Front Microbiol. 2013; 4:9.

Gales AC, et al. Antimicrobial susceptibility of *Klebsiella pneumoniae* producing extended expectrum β-lactamases isolated in Hospitals in Brazil. Braz J Infect Dis. 1997; 1196-203.

Gales A, et al. Emergence of linezolid-resistant *Staphylococcus aureus* during treatment of pulmonary infection in a patient with cystic fibrosis. Int J Antimicrob Agents. 2006; 27:300-2.

Galimand M, et al. Worldwide disseminated armA aminoglycoside resistance methylase gene is borne by composite transposon Tn1548. Antimicrob Agents Chemother. 2005; 49:2949-53.

Garau J, et al. Emergence and dissemination of quinolone-resistant *Escherichia coli* in the community. Antimicrob Agents Chemother. 1999; 43:2736-41.

Gardete S, Tomasz A. Mechanisms of vancomycin resistance in Staphylococcus aureus. J Clin Invest. 2014; 124:283-40.

Garneau-Tsodikova S, et al. Mechanisms of resistance to aminoglycoside antibiotics: overview and perspectives. Medchem comm. 2016;7:11-27.

Gelatti LC, et al. *Staphylococcus aureus* resistente à meticilina: disseminação emergente na comunidade. An Bras Dermatol. 2009; 84:501-6.

Gerken H, Misra A. Genetic evidence for functional interactions between TolC and AcrA proteins of a major antibiotic efflux pump of *Escherichia coli*. Mol Microbiol. 2004; 54:620-31.

Ghanem KG, et al. Fluoroquinolone-resistant *Neisseria gonorrhoeae*: the inevitable epidemic. Infect Dis Clin North Am. 2005; 19:351-65.

Ghannoum MA, Rice LB. Antifungal agents: mode of action, mechanisms of resistance, and correlation of these mechanisms with bacterial resistance. Clin Microbiol Rev. 1999; 12:501-17.

Gill MJ, et al. Identification of an efflux pump gene, pmrA, associated with fluoroquinolone resistance in *Streptococcus pneumoniae*. Antimicrob Agents Chemother. 1999; 43:187-9.

Girón-González JA, Pérez-Cano R. Tratamiento de las infecciones por enterococos. Rev Clin Esp. 2003; 203:482-5.

Gobernado M. Fosfomicina. Rev Esp Quimioter. 2003; 16:15-40.

Goetz F. Using antibiotics to treat plant diseases-potential consequences. ASM News. 2000; 66:189.

Goldmann DA. Vancomycin-resistant *Enterococcus faecium*: headline news. Infect Control Hosp Epidemiol. 1992; 13:695-9.

Goldstein FW, Garau J. Resistant pneumococci: a renewed threat in respiratory infections. Scand J Infect Dis. 1994; (Suppl 93):55-62.

Gomes RT, et al. Methicillin-resistant and methicillin-susceptible *Staphylococcus aureus* infection among children. Br J Infect Dis. 2013; 17:573-8.

Gonçalves LF, et al. Multidrug resistance dissemination by extended-spectrum β-lactamase-producing *Escherichia coli* causing community-acquired urinary tract infection in the Central-Western Region, Brazil. J Glob Antimicrob Resist. 2016; 6:1-4.

Gonzales Saldanha N, et al. Resistencia a los fármacos antituberculosos en América Latina. Rev Enfermedades Infec Ped. 1999; 11(48):256-9.

Gootz TD, et al. Genetic organization of transposase regions surrounding bla_{KPC} carbapenemase genes on plasmids from *Klebsiella* strains isolated in a New York City hospital. Antimicrob Agents Chemother. 2009; 53:1998-04.

Gorla MC, et al. Antimicrobial susceptibility of *Neisseria meningitidis* strains isolated from meningitis cases in Brazil from 2006 to 2008. Enferm Infect Microbiol Clin. 2011; 29:85.

Gorla MC, et al. Surveillance of antimicrobial resistance of *Neisseria* meningitidis strains isolated from invasive cases in Brazil from 2009 to 2016. J Med Microbiol. 2018; 67:286-8.

Gradmann C. Magic bullets and moving targets: antibiotic resistance and experimental chemotherapy. Dynamics. 2011; 31:305-21.

Griffith DE, et al. Clinical and molecular analysis of macrolide resistance in *Mycobacterium avium* complex lung disease. Am J Respir Crit Care Med. 2006; 174:928-34.

Guédon G, et al. The obscure world of integrative and mobilizable elements, highly widespread elements that pirate bacterial conjugative systems. Genes. 2017; 8:337.

Grebe T, Hakenbeck R. Penicillin-binding proteins 2b and 2x of *Streptococcus pneumoniae* are primary resistance determinants for different classes of β-lactam antibiotics. Antimicrob Agents Chemother. 1996; 40:829-34.

Guiney DG Jr, et al. Genetic analysis of clindamycin resistance in *Bacteroides* species. J Infect Dis. 1983; 147:551-8.

Guiot HFL, et al. Prevalence of penicillin-resistant viridans streptococci in healthy children and in patients with malignant haematological disorders. Eur J Clin Microbiol Infect Dis. 1994; 13:645-50.

Gutmann L, Williamson R. A model system to demonstrate that ß-lactamase-associated antibiotic trapping could be a potential mean of resistance. J Infect Dis. 1983; 148(2):316-21.

Haaber J, et al. Transfer of antibiotic resistance in *Staphylococcus aureus*. Trends Microbiol. 2017; 25:893-905.

Hachler H, et al. Genetic characterization of a *Clostridium difficile* erythromycin-clindamycin resistance determinant that is a transferable to *Staphylococcus aureus*. Antimicrob Agents Chemother. 1987; 31:1039-45.

Hamilton-Miller JMT. Mechanisms and distribution of bacterial resistance to diaminopyrimidines and sulphonamides. J Antimicrob Chemother. 1979; 5(Suppl B):61-73.

Hanaki H, et al. Activated cell-wall synthesis is associated with vancomycin resistance in methicillin-resistant *Staphylococcus aureus* clinical strains Mu3 and Mu50. J Antimicrob Chemother. 1998; 42:199-209.

Hancock RE. Resistance mechanisms in *Pseudomonas aeruginosa* and other nonfermentative gram-negative bacteria. Clin Infect Dis. 1998; 27(Suppl 1):S93-9.

Hansman D, et al. Increased resistance to penicillin of pneumococci isolated from man. N Engl J Med. 1971; 284:175-7.

Harrison CJ, et al. Susceptibilities of *Haemophilus influenzae*, *Streptococcus pneumoniae*, including serotype 19A, and *Moraxella catarrhalis* paediatric isolates from 2005 to 2007 to commonly used antibiotics. J Antimicrob Chemother. 2009; 63:511-9.

Hashimoto A, et al. Avaliação da sensibilidade a antimicrobianos em bactérias gram-negativas isoladas em hemoculturas. Resultados de um estudo brasileiro multicêntrico. Braz J Infect Dis. 1999; 3(Suppl 2):S103.

Hayes JD, Wolf CR Molecular mechanisms of drug resistance. Biochem J. 1990; 272:281-29.

Hebeka EK, Solotorovsky M. Development of resistance to polyene antibiotics in *Candida albicans*. J Bacteriol. 1965; 89:1533-9.

Hedberg M, Nord CE. Beta-lactam resistance in anaerobic bacteria: a review. J Chemother. 1996 fev; 8:3-16.

Hedges RW, Jacob AE. Transposition of ampicillin resistance from RP4 to other replicons. Mol Gen Genet. 1974; 132:31-40.

Herman D, Gerding D. Antimicrobial resistance among enterococci. Antimicrob Agents Chemother. 1991; 35:1-4.

Hines KM, et al. Characterization of the mechanisms of daptomycin resistance among gram-positive bacterial pathogens by multidimensional lipidomics. mSphere. 2017; 2(6). pii: e00492-17.

Hiramatsu K, Hanaki H. Glycopeptide resistance in staphylococci. Curr Opin Infect Dis. 1998; 11:653-8.

Hitchings GH. Mechanism of action of trimethoprim-sulfamethoxazole. J Infect Dis. 1973; 128(Suppl):S433-6.

Hoefnagels-Schuemans A, et al. Increase in penicillin resistance rates in Belgium due to clonal spread of a penicillin-resistant 23F *Streptococcus pneumoniae* strains. Eur J Clin Microbiol Infect Dis. 1999; 18:120-5.

Høiby N, et al. Antibiotic resistance of bacterial biofilms. Int J Antimicrob Agents. 2010; 35:322-32.

Holzman D. Despite insights, antibiotic resistance raises serious concerns. ASM News. 1998; 64(6):317-9.

Hooper DC, et al. Mechanisms of drug resistance: quinolone resistance. Ann N Y Acad Sci. 2015; 1353:12-31.

Horn DL, et al. Why have group A streptococci remained susceptible to penicillin? Report of a symposium. Clin Infect Dis. 1998; 26:1341-5.

Howe RA, et al. Vancomycin-resistant *Staphylococcus aureus*. Lancet. 1998; 351:601-2.

Huang IF, et al. Endocarditis caused by penicillin-resistant *Streptococcus mitis* in a 12-year-old boy. J Microbiol Immunol Infect. 2002; 35:129-32.

Hughes JM, Tenover FC. Approaches to limiting emergence of antimicrobial resistance in bacteria in human populations. Clin Infect Dis. 1997; 24(Suppl 1):S131-5.

Huycke MM, Sahm DF, Gilmore MS. Multiple-drug resistant Enterococci: the nature of the problem and an agenda for the future. Emerging Infect Dis. 1998; 4:239-49.

Ikeda Y, Nishino T. Paradoxical antibacterial activities of β-lactams against *Proteus vulgaris*: mechanism of the paradoxical effect. Antimicrob Agents Chemother. 1988; 32:1973-7.

Imsande J. Genetic regulation of penicillinase synthesis in gram-positive bacteria. Microbiol Rev. 1978; 42:67-83.

Instituto Lauro de Souza Lima, Bauru, SP. Recidiva e resistência em hanseníase. Rev Saúde Pública. 2011; 45:631-13.

Iyer R. *Acinetobacter baumannii* OmpA is a selective antibiotic permeant porin. ACS Infect Dis. 2018; 4:373-81.

Jacobs MR, et al. Emergence of multiply resistant pneumococci. New Engl J Med. 1978; 299(14):735-40.

Jacoby GA. AmpC β-lactamases. Clin Microbiol Rev. 2009; 22:161-82.

Jacoby GA, Archer GL. New mechanisms of bacterial resistance to antimicrobial agents. N Engl J Med. 1991; 324:601-12.

Jenks PJ, Edwards DI. Metronidazole resistance in *Helicobacter pylori*. Int J Antimicrob Agents. 2002; 19:1-7.

Jensen RH. Resistance in human pathogenic yeasts and filamentous fungi: prevalence, underlying molecular mechanisms and link to the use of antifungals in humans and the environment. Dan Med J. 2016; 63(10). pii: B5288.

Johnson SR, Morse SA. Antibiotic resistance in *Neisseria gonorrhoeae*: genetics and mechanisms of resistance. Sex Transm Dis. 1988; 15(4):217-24.

Jones RN, et al. Susceptibility rates in Latin American nations: report from a regional resistance surveillance program (2011). Braz J Infect Dis. 2013; 17:672-81.

Jones RB, et al. Partial characterization of *Chlamydia trachomatis* isolates resistant to multiple antibiotics. J Infect Dis. 1990; 162:1309-15.

Jorgensen JH. Update on mechanisms and prevalence of antimicrobial resistance in *Haemophilus influenzae*. Clin Infect Dis. 1992; 14:1119-23.

Juhas M, et al. Genomic islands: tools of bacterial horizontal gene transfer and evolution. FEMS Microbiol Rev. 2009; 33:376-93.

Kaatz GW, Seo Sm, Dorman NJ, et al. Emergence of teicoplanin resistance during therapy of *Staphylococcus aureus* endocarditis. J Infect Dis. 1990; 162(1):103-8.

Kanj SS, Kanafani ZA Current concepts in antimicrobial therapy against resistant gram-negative organisms: extended-spectrum beta-lactamase-producing Enterobacteriaceae, carbapenem-resistant Enterobacteriaceae, and multidrug-resistant *Pseudomonas aeruginosa*. Mayo Clin Proc. 2011; 86:250-9.

Kaplan EL. Recent evaluation of antimicrobial resistance in β-hemolytic streptococci. Clin Infect Dis. 1997; 24(Suppl 1):S89-92.

Kaplan EL, Johnson DR. Eradication of group A streptococci from the upper respiratory tract by amoxicillin with clavulanate after oral penicillin V treatment failure. J Pediatr. 1988; 113(2):400-3.

Kaplan SL, Mason Jr EO. Mechanisms of pneumococcal antibiotic resistance and treatment of pneumococcal infections in 2002. Pediat Ann. 2002; 31:250-60.

Kern WV, et al. Emergence of fluoroquinolone-resistant *Escherichia coli* at a Cancer Center. Antimicrob Agents Chemother. 1994; 38:681-7.

Kiehl LF (ed.). A resistência bacteriana. Rassegna Med Cult; 1973 ago. (Coleção de Trabalhos).

Kim KS, Kaplan EL. Association of penicillin tolerance with failure to eradicate group A streptococci from patients with pharyngitis. J Pediatr. 1985; 107:681-4.

Kirby WM. Extraction of a highly potent penicillin inactivator form penicillin resistant staphylococci. Science. 1944; 99:452-3.

Klare I, et al. Occurrence and spread of antibiotic resistances in *Enterococcus faecium*. Int J Food Microbiol. 2003; 88:269-90.

Klugman KP. Pneumococcal resistance to antibiotics. Clin Microbiol Rev. 1990; 3:171-96.

Klugman KP. Pneumococcal resistance to the third-generation cephalosporins: clinical, laboratory and molecular aspects. Int J Antimicrob Agents. 1994; 4:63-7.

Koeth LM, et al. Antimicrobial resistance of *Streptococcus pneunoniae* and *Haemophilus influenzae* in Sao Paulo, Brazil, from 1996 to 2000. Int J Antimicrob Agents. 2004; 23:356-61.

Kogut M, Lightbrown JW. Streptomycin action and aerobiosis. Biochem J. 1973; 89:18-23.

Kong KF, et al. Beta-lactam antibiotics: from antibiosis to resistance and bacteriology. APMIS. 2010; 118:1-36.

Krcméry V, et al. Nosocomial bacteremia due to vancomycin-resistant *S. epidermidis* in four patients with cancer, neutropenia and previous treatment with vancomycin. Eur J Clin Microbiol Infect Dis. 1996; 15:259-63.

Kuhberger R, et al. Alteration of ribosomal protein L_6 in gentamicin-resistant strains of *Escherichia coli*. Effects on fidelity of protein synthesis. Biochemistry. 1979; 18:187-93.

Kumar S, et al. Modulation of bacterial multidrug resistance efflux pumps of the major facilitator superfamily. Int J Bacteriol. 2013; 2013: pii: 204141.

Kunin CM. Resistance to antimicrobial drugs – a worldwide calamity. Ann Intern Med. 1993; 118:557-61.

Kwong SM, et al. Replication of staphylococcal resistance plasmids. Front Microbiol. 2017; 8:2279.

Lacey RW. Antibiotic resistance in *Staphylococcus aureus* and streptococci. Br Med Bull. 1984; 40:77-83.

Lambert HP. Impact of bacterial resistance to antibiotics on therapy. Br Med Bull. 1984; 40:102-6.

Lampe MF, et al. Mutational enzymatic resistance of *Enterobacter* species to beta-lactam antibiotics. Antimicrob Agents Chemother. 1982; 21:655-60.

Leclercq R, Courvalin P. Resistance to glycopeptide in enterococci. Clin Infect Dis. 1997; 24:545-56.

Leonard DA, et al. Class D β-lactamases: a reappraisal after five decades. Acc Chem Res. 2013; 46:2407-15.

Leung T, Williams JD. ß-lactamase of subspecies of *Bacteroides fragilis*. J Antimicrob Chemother. 1978; 4:47-54.

Levine J, et al. Amikacin-resistant gram-negative bacilli: correlation of occurrence with amikacin use. J Infect Dis. 1985; 151:295-300.

Levy SB. Microbial resistance to antibiotics. Lancet. 1982; 2:83-8.

Levy SB, Marshall B. Antibacterial resistance worldwide: causes, challenges and responses. Nature Med. 2004; 10:S122-9.

Lewin CS. Resistance to the 4-quinolones. J Med Microbiol. 1992; 36:9-11.

Leylabadlo HE, et al. Extended spectrum beta-lactamase producing gram-negative bacteria in Iran: a review. J Infect Dis. 2017; 11:39-53.

Li X-Z, et al. The challenge of efflux-mediated antibiotic resistance in gram-negative bacteria. Clin Microbiol Rev. 2015; 28:337-418.

Linton AH. Antibiotic-resistant bacteria in animal husbandry. Br Med Bull. 1984; 40:91-5.

Lister PD, et al. Clavulanate induces expression of the *Pseudomonas aeruginosa* AmpC cephalosporinase at physiologically relevant concentrations and antagonizes the antibacterial activity of ticarcillin. Antimicrob Agents Chemother. 1999; 43:882-9.

Liu J, et al. Staphylococcal chromosomal cassettes mec (SCCmec): A mobile genetic element in methicillin-resistant *Staphylococcus aureus*. Microbial Pathog. 2016; 101:56-67.

Livermore DM. Clavulanate and beta-lactamase induction. J Antimicrob Chemother. 1989; 24(Suppl B):23-33.

Livermore DM, Woodford N. The beta-lactamase threat in Enterobacteriaceae, *Pseudomonas* and *Acinetobacter*. Trends Microbiol. 2006; 14:413-20.

Llaneza J, et al. Plasmid-mediated fosfomycin resistance is due to enzymatic modification of the antibiotic. Antimicrob Agents Chemother. 1985; 28:163-4.

Lombardi C, et al. *Neisseria gonorrhoeae* produtora de penicilinase. Primeira cepa isolada em São Paulo, SP (Brasil). Rev Saúde Publ (São Paulo). 1985; 19:374-6.

Luz K, et al. Sensibilidade do *H. influenzae* a antimicrobianos no Estado do Rio Grande do Norte em 1994. Rev Soc Bras Med Trop. 1995; 28(Supl 1):60.

Lyon B, Skurras R. Antimicrobial resistance in *Staphylococcus aureus*: genetic basis. Microbiol Rev. 1987; 51:88-134.

Machado AMD, Sommer MO. Human intestinal cells modulate conjugational transfer of multidrug resistance plasmids between clinical *Escherichia coli* isolates. PLoS ONE. 2014; 9(6):e100739.

Maddi S, et al. Ampicillin resistance in *Haemophilus influenzae* from COPD patients in the UK. Int J Chron Obstruct Pulmon Dis. 2017; 12:1507-1.8

Magiorakos AP, et al. Multidrug-resistant, extensively drug-resistant and pandrug-resistant bacteria: an international expert proposal for interim standard definitions for acquired resistance. Clin Microbiol Infect. 2012; 18:268-81.

Maiden MCJ. Horizontal genetic exchange, evolution, and spread of antibiotic resistance in bacteria. Clin Infect Dis. 1998; 27(Suppl 1):S12-20.

Marra AR, et al. Nosocomial bloodstream infections in Brazilian hospitals: analysis of 2,563 cases from a prospective nationwide surveillance study. J Clin Microbiol. 2011; 49:1866-71.

Marshall CG, et al. Glycopeptide antibiotic resistance genes in glycopeptide-producing organisms. Antimicrob Agents Chemother. 1998; 42:2215-20.

Martins RM, et al. Resistência bacteriana, infecção hospitalar e consumo de antibióticos. J Bras Med. 1982 jan; (ed. supl):23-9.

Maurin M, Raoult D. In vitro susceptibilities of spotted fever group rickettsiae and *Coxiella burnetti* to clarithromycin. Antimicrob Agents Chemother. 1993; 37:2633-7.

MCarthy AJ, et al. Extensive gene transfer during *Staphylococcus aureus* co-colonization in vivo. Genome Biol Evol. 2014; 6:2697-708.

McDermott W. Microbial persistence. Yale J Biol Med. 1958; 30:257-91.

McDonald S. Transduction of antibiotic resistance in *Staphylococcus aureus*. Lancet. 1966; 2:1107.

McGee ZA, et al. Wall-defective microbial variants: terminology and experimental design. J Infect Dis. 1971; 123:433-8.

McGuiness WA, et al. Vancomycin resistance in *Staphylococcus aureus*. Yale J Biol Med. 2017; 90:269-81.

Medeiros A. β-lactamases. Br Med Bull. 1984; 40:18-27.

Medeiros A. Evolution and dissemination of β-lactamase accelerated by generations of β-lactam antibiotics. Clin Infect Dis. 1997; 24(Suppl 1):S19-45.

Medeiros MIC, et al. Antimicrobial susceptibility of Streptococcus pneumoniae isolated from patients in the northeastern macroregion of São Paulo state, Brazil, 1998-2013. J Bras Patol Med Lab. 2017; 53:177-82.

Melo FAF, et al. Resistência pós-primária do *Mycobacterium tuberculosis* às drogas antituberculosas segundo os antecedentes terapêuticos em uma unidade de referência na cidade de São Paulo. Bol Pneumol Sani. 2002; 10:21-6.

Mendelman PM, et al. Relative penicillin G resistance in *Neisseria meningitidis* and reduced affinity of penicillin-binding protein 3. Antimicrob Agents Chemother. 1988; 32:706-9.

Mendes RE, et al. Decreased ceftriaxone susceptibility in emerging (35B and 6C) and persisting (19A) *Streptococcus pneumoniae* serotypes in the United States, 2011-2012: ceftaroline remains active in vitro among β-lactam agents. Antimicrob Agents Chemother. 2014; 58:4923-7.

Mendonca S, et al. Prevalence of *Helicobacter pylori* resistance to metronidazole, clarithromycin, amoxicillin, tetracycline, and furazolidone in Brazil. Helicobacter. 2000; 5:79-83.

Menezes, et al. Serotype distribution and antimicrobial resistance of *Streptococcus pneumoniae* prior to Introduction of the 10-Valent Pneumococcal Conjugate Vaccine in Brazil, 2000-2007. Vaccine. 2011; 29:1139-44.

Merlo TP, et al. Different VanA Elements in E. faecalis and in E. faecium Suggest at Least Two Origins of Tn1546 Among VRE in a Brazilian Hospital. Microb Drug Resist. 2015; 21:320-8.

Michel J, et al. Bactericial synergistic effect due to chloramphenicol induced inhibition of staphylococcal penicillinase. Chemotherapy. 1977; 23:32-6.

Michelett VCD, et al. Tuberculose resistente em pacientes incluídos no II Inquérito Nacional de Resistência aos Fármacos Antituberculose realizado em Porto Alegre, Brasil. J Bras Pneumol. 2014; 40:155-63.

Mimica I, et al. Estudo da sensibilidade de *Staphylococcus* sp. e *Enterococcus* sp. à teicoplanina e à vancomicina. Rev Assoc Med Bras. 1996; 42:147-50.

Michison DA. Drug resistance in mycobacteria. Br Med Bull. 1984; 40:84-90.

Mitsuhashi S. Review: the R factors. J Infect Dis. 1969; 119:89-100.

Miyamae S, et al. Active efflux of norfloxacin by *Bacteroides fragilis*. Antimicrob Agents Chemother. 1998; 42:2119-21.

Miyamura S, et al. Resistance mechanism of chloramphenicol in *Streptococcus haemolyticus*, *Streptococcus pneumoniae* and *Streptococcus faecalis*. Microbiol Immunol. 1977; 21:69-76.

Mlot C. Foodborne pathogens increasingly antibiotic resistant. ASM News. 2000; 66(5):268-9.

Montelli AC. Evolução da sensibilidade bacteriana aos antimicrobianos no Brasil (1980-86). Rev Bras Med. 1988; 45:103-6.

Moreira BM, Daum RS. Antimicrobial resistance in staphylococci. Pediatr Clin North Am. 1995; 42:619-48.

Moreno S, et al. Infections caused by erythromycin-resistant *Streptococcus pneumoniae*: incidence, risk factors, and response to therapy in a prospective study. Clin Infect Dis. 1995; 20:1195-200.

Morvan A, et al. Antimicrobial resistance of *Listeria monocytogenes* strains isolated from humans in France. Antimicrob Agents Chemother. 2010 jun; 54:2728-31.

Mott M, et al. Susceptibility profiles and correlation with pneumococcal serotypes soon after implementation of the 10-valent pneumococcal conjugate vaccine in Brazil. Int J Infect Dis. 2014; 20:47-51.

Mulligan ME, et al. Methicillin-resistant *Staphylococcus aureus*: a consensus review of the microbiology, pathogenesis and epidemiology with implications for prevention and management. Am J Med. 1993; 94:313-28.

Munita JM, Arias CA. Mechanisms of antibiotic resistance. Microbiol Spectr. 2016 abr; 4(2). doi:10.1128/microbiolspec.

Murray BE, Moellering Jr RC. Patterns and mechanisms of antibiotic resistance. Med Clin North Am. 1978; 62:899-923.

Nascimento-Carvalho CM, et al. Penicillin/ampicillin efficacy among children with severe pneumonia due to penicillin-resistant pneumococcus (MIC=4 μg ml^{-1}). J Med Microbiol. 2009; 58(Pt 10):1390-92.

Nash DR, et al. Characterization of betalactamases in *Mycobacterium fortuitum* including a role in beta-lactam resistance and evidence of partial inducibility. Am Rev Resp Dis. 1986; 134:1276-82.

Nikaido H. Outer membrane barrier as a mechanism of antimicrobial resistance. Antimicrob Agents Chemother. 1989; 33:1831-6.

Nikaido H. Antibiotic resistance caused by gram-negative multidrug efflux pump. Clin Infect Dis. 1998; 27(Suppl 1):S32-41.

Noble WC, et al. Gentamicin resistance gene transfer from Enterococcus faecalis and E. faecium to Staphylococcus aureus, S. intermedius and S. hyicus. Vet Microbiol. 1996; 52:143-52.

Nord CE, et al. Betalactamases in anaerobic bacteria. Scand J Infec Dis. 1985; (Suppl 46):57-63.

Nordmann P, et al. The real threat of *Klebsiella pneumoniae* carbapenemase producing bacteria. Lancet Infect Dis. 2009; 9:228-36.

Normark S, et al. Chromosomal beta-lactam resistance in enterobacteria. Scand J Infect Dis. 1986; 49:38-45.

Novick RP. Plasmids. Scientif Am. 1980; 243:102-4.

O'Brien TF. The global epidemic nature of antimicrobial resistance and the need to monitor and manage it locally. Clin Infect Dis. 1997; 24(Suppl 1):S2-8.

Ogle JW, et al. Development of resistance in *Pseudomonas aeruginosa* to imipenem, norfloxacin and ciprofloxacin during therapy. J Infect Dis. 1988; 157:743-8.

Olarte J, Galindo E. *Salmonella typhi* resistant to chloramphenicol, ampicillin, and other antimicrobial agents: strains isolated during an extensive typhoid fever epidemic in Mexico. Antimicrob Agents Chemother. 1973; 4:597-601.

Oliveira ALC, et al. Prevalência de MRSA em um Hospital Universitário do RJ. Rev Soc Bras Med Trop. 1999; 32(Supl 1):432.

Oppenheim BA. Antibiotic resistance in *Neisseria meningitidis*. Clin Infect Dis. 1997; 24(Suppl 1):S98-101.

Orozco AS, et al. Mechanism of fluconazol resistance in *Candida kruzei*. Antimicrob Agents Chemother. 1998; 42:2645-9.

Otília Santos HLR, et al. Perfil de sensibilidade do *Staphylococcus aureus* e *Staphylococcus epidermidis* no Hospital Municipal Souza Aguiar, 1º semestre de 1998. Rev Soc Bras Med Trop. 1999; 32(Supl 1):423.

Oz T, et al. Strength of selection pressure is an important parameter contributing to the complexity of antibiotic resistance evolution. Mol Biol Evol. 2014; 31:2387-401.

Pagès JM, et al. The porin and the permeating antibiotic: a selective diffusion barrier in gram-negative bacteria. Nat Rev Microbiol. 2008; 6:893-903.

Palazzo IC, et al. Changes in vancomycin-resistant *Enterococcus faecium* causing outbreaks in Brazil. J Hosp Infect. 2011; 79:70-4.

Palmer DW. Inadequate response to adequate treatment of bacterial infection: L forms and bactericidal antibiotic activity. J Infect Dis. 1979; 139:725-7.

Panesso D, et al. Methicillin-susceptible, vancomycin-resistant *Staphylococcus aureus*, Brazil. Emerg Infect Dis. 2015; 21:1844-8.

Pantosti A, et al. Decrease of vancomycin-resistant enterococci in poultry meat after avoparcin ban. Lancet. 1999; 354:741.

Paterson DL, Bonomo RA. Extended-spectrum β-lactamases: a clinical update. Clin Microbiol Rev. 2005; 18:657-86.

Paterson GK, et al. The emergence of *mecC* methicillin-resistant *Staphylococcus aureus*. Trends Microbiol. 2014; 22:42-7.

Pecora ND, et al. Genomically informed surveillance for carbapenem-resistant enterobacteriaceae in a health care system. MBio. 2015; 6(4):e01030.

Peterson LR, et al. Management of fluoroquinolone resistance in *Pseudomonas aeruginosa*-outcome of monitored use in a referral hospital. Int J Antimicrob Agents. 1998; 10:207-14.

Peuchant O, et al. Increased macrolide resistance of *Mycoplasma pneumoniae* in France directly detected in clinical specimens by real-time PCR and melting curve analysis. J Antimicr Chemother. 2009; 64:52-8.

Phillips I, et al. Prevalence and mechanisms of aminoglycoside resistance. Amer J Med. 1986; 80(Suppl 68):48-55.

Picoli SU, et al. Resistance of amoxicillin, clarithromycin and ciprofloxacin of Helicobacter pylori isolated from Southern Brazil patients. Rev Inst Med Trop São Paulo. 2014; 56:197-200.

Piddock LJ. Mechanisms of fluoroquinolone resistance: an update 1994-1998. Drugs. 1999; 58(Suppl 2):11-8.

Piroth L, et al. Spread of extended-spectrum β-lactamase-producing *Klebsiella pneumoniae*: are β-lactamase inhibitors of therapeutic value? Clin Infect Dis. 1998; 27:76-80.

Podnecky NL, et al. Mechanisms of resistance to folate pathway inhibitors in *Burkholderia pseudomallei*: Deviation from the norm. MBio. 2017; 8(5). pii: e01357-17.

Poole K. Mechanisms of bacterial biocide and antibiotic resistance. J Appl Microbiol. 2002; 92:55S-564S.

Pitout JDD. Multiresistant Enterobacteriaceae: new threat of an old problem. Expert Rev Anti Infect Ther. 2008; 6:657-69.

Poyart-Salmeron C, et al. Transferable plasmid-mediated antibiotic resistance in *Listeria monocytogenes*. Lancet. 1990; 335:1422-6.

Quinn EL, et al. Pseudomonas infections. Am Fam Physician. 1976; 14:84-91.

Quinn JP, et al. Serious infections due to penicillin-resistant strains of viridans streptococci with altered penicillin-binding proteins. J Infect Dis. 1998; 157: 764-9.

Rajashekaraiah KR, et al. Clinic significance of tolerant strains of *Staphylococcus aureus* in patients with endocarditis. Ann Intern Med. 1980; 93:96-801.

Ramsay JP. An updated view of plasmid conjugation and mobilization in *Staphylococcus*. Mob Genet Elements. 2016; 6:e1208317.

Rabelo MA, et al. The occurrence and dissemination of methicillin and vancomycin-resistant *Staphylococcus* in samples from patients and health professionals of a university hospital in Recife, State of Pernambuco, Brazil. Rev Soc Bras Med Trop. 2014; 47:437-46.

Rassmussen BA, et al. Antimicrobial resistance in anaerobes. Clin Infect Dis. 1997; 24(Suppl 1):S110-20.

Resende M, et al. Emergence of VanA vancomycin-resistant *Enterococcus faecium* in a hospital in Porto Alegre, South Brazil. J Infect Dev Ctries. 2014; 8:160-7.

Reynolds PE. Structure, biochemistry and mechanism of action of glycopeptide antibiotics. Eur J Clin Microbiol Infect Dis. 1989; 8:943-50.

Rhodes KA, Schweizer HP. Antibiotic resistance in *Burkholderia* species. Drug Resist Updat. 2016; 28:82-90.

Riboldi GP, et al. Antimicrobial resistance profile of *Enterococcus* spp isolated from food in Southern Brazil. Braz J Microbiol. 2009; 40:125-8.

Riccardi G, et al. *Mycobacterium tuberculosis*: drug resistance and future perspectives. Future Microbiol. 2009; 4:597-614.

Rice LB. Tn916 family conjugative transposons and dissemination of antimicrobial resistance determinants. Antimicrob Agents Chemother. 1998; 42:1871-7.

Riska PF, et al. Molecular determinants of drug resistance in tuberculosis. Int J Tuberc Lung Dis. 2000; 4(2 Suppl 1):S4-10.

Rodrigues LS, et al. *Stenotrophomonas maltophilia*: resistência emergente ao SMX-TMP em isolados brasileiros. Uma realidade? J Bras Patol Med Lab. 2011; 47:511-7.

Rossetti MLR, et al. Tuberculose resistente: revisão molecular. Rev Saude Publica. 2002; 36:525-32.

Rossi F. The challenges of antimicrobial therapy in Brazil. Clin Infect Dis. 2011; 52:1138-43.

Rossi F, et al. Transferable vancomycin resistance in a community-associated MRSA lineage. N Engl J Med. 2014; 370:1524-31.

Rossi F, et al. *Streptococcus pneumoniae*: susceptibility to penicillin and moxifloxacin. J Bras Pneumol. 2012; 38:66-71.

Rossoni AMO. Resistência aos antimicrobianos de *Streptococcus pneumoniae* isolados de pacientes com meningite bacteriana aguda no estado do Paraná no período de abril de 2001 a agosto de 2002. Tese de Mestrado em Medicina Interna, Universidade Federal do Paraná; 2003.

Rozkiewicz D, et al. Prevalence rate and antibiotic susceptibility of oral viridans group streptococci (VGS) in healthy children population. Adv Med Sci. 2006; 51(Suppl 1):191-5.

Rubinstein E, Rubinovitch B. Treatment of severe infections caused by penicillin-resistant pneumococci. Role of third generation cephalosporins. Infection. 1994; 22(Suppl 3):S161-6.

Russell AD, et al. Possible link between bacterial resistance and use of antibiotics biocides. Antimicrob Agens Chemother. 1998; 42:2151.

Sabath LD. Mechanisms of resistance to beta-lactams in strains of *Staphylococcus* aureus. Ann Intern Med. 1982; 97:339-44.

Sader H, et al. Evaluation and characterization of multiresistant *Entercoccus faecium* from 12 US medical centers. J Clin Microbiol. 1994; 32:2840-2.

Sader HS, et al. Piperacillin/Tazobactam: evaluation of its in vitro activity against bacterial isolated in two Brazilian hospital and an overview of its antibacterial activity, pharmacokinetic properties and therapeutic potential. Braz J Infect Dis. 1998; 2:241-55.

Sader HS, et al. SENTRY Antimicrobial Surveillance Program Report: Latin American and Brazilian Results for 1997 through 2001. Braz J Infect Dis. 2004; 8:25-79.

Sader HS, et al. Dissemination and diversity of metallo-betalactamases in Latin America: report from the SENTRY Antimicrobial Surveillance Program. Int J Antimicrob Agents. 2005; 25:57-61.

Saham DF, et al. Antimicrobial susceptibility profiles among common respiratory tract pathogens: a GLOBAL perspective. Postgrad Med. 2008; 120(3 Suppl 1):16-24.

Shahid M, et al. Beta-lactams and beta-lactamase-inhibitors in current- or potential-clinical practice: a comprehensive update. Crit Rev Microbiol. 2009; 35:81-108.

Salyer AA, Shoemaker NB. Resistance gene transfer in anaerobes: new insights, new problems. Clin Infect Dis. 1996; 23(Suppl 1):S36-43.

Sampaio JL, Gales AC. Antimicrobial resistance in Enterobacteriaceae in Brazil: focus on β-lactams and polymyxins. Braz J Microbiol. 2016; 47(Suppl 1): 31-7.

Sánchez MB. Antibiotic resistance in the opportunistic pathogen *Stenotrophomonas maltophilia*. Front Microbiol. 2015 jun; 6:658.

Sanders CC. Novel resistance selected by the new expanded-spectrum cephalosporins: a concern. J Infect Dis. 1983; 147:585-9.

Sanders CC, Sanders Jr WE. Emergence of resistance to cefamandole: possible role of cefoxitin – inducible betalactamases. Antimicrob Agents Chemother. 1979; 15:792-7.

Sanders CC, Sanders Jr WE. Type I ß-lactamases of gram-negative bacteria: interactions with ß-lactam antibiotics. J Infect Dis. 1986; 154:792-800.

Sanders Jr WE, Sanders CC. Inducible β-lactmases: clinical and epidemiologic implications for use of newer cephalosporins. Rev Infect Dis. 1988; 10:830-8.

Santos MS, et al. Temporal trends and clonal diversity of penicillin

non-susceptible pneumococci from meningitis cases from 1996 to 2012, in Salvador, Brazil. BMC Infect Dis. 2015; 15:302.

Saunders JR. Transposable resistance genes. Nature. 1975; 258:384.

Saunders JR. Genetics and evolution of antibiotic resistance. Br Med Bull. 1984; 40:54-60.

Schaberg DR, Zervos MJ. Intergeneric and interspecies gene exchange in gram-positive cocci. Antimicrob Agents Chemother. 1986; 30:817-22.

Schnabel EL, Jones AL. Distribution of tetracycline resistance genes and transposons among phylloplane bacteria in Michigan apple orchards. Appl Environ Microbiol. 1999; 65:4898-907.

Schweizer HP. Mechanisms of antibiotic resistance in *Burkholderia pseudomallei*: implications for treatment of melioidosis. Future Microbiol. 2012; (7):1389-99.

Scott JR, Churchward GG. Conjugative transposition. Annu Rev Microbiol. 1995; 49:367-97.

Sebald M. Genetic basis for antibiotic resistance in anaerobes. Clin Infect Dis. 1994; 18(Suppl 4):S297-304.

Senka D, et al. Antibiotic resistance mechanisms in bacteria. Biochemical and genetic aspects. Food Tecchnol Biotechnol. 2008; 46:11-21.

Sessegolo JF, et al. Distribution of serotypes and antimicrobial resistance of *Streptococcus pneumoniae* strains isolated in Brazil from 1988 to 1992. J Clin Microbiol. 1994; 32:906-11.

Shaw WV. Bacterial resistance to chloramphenicol. Br Med Bull. 1984; 40:36-41.

Shigemura K, et al. Azithromycin resistance and its mechanism in *Neisseria gonorrhoeae* strains in Hyogo, Japan. Antimicrob Agents Chemother. 2015; 59:2695-9.

Shoemaker NB, et al. Evidence for extensive resistance gene transfer among Bacteroides spp. and among *Bacteroides* and other genera in the human colon. Appl Environ Microbiol. 200b; 67:561-8.

SIREVA. Informe Regional Sireva II 2014. OPAS, Washington; 2016. p. 268.

SIREVA. Informe Regional de Sireva II 2012. Organização Panamericana de Saúde, Washington, DC; 2013. p. 334.

Slipski CJ, et al. Biocide selective TolC-Independent efflux pumps in Enterobacteriaceae. J Membr Biol; 2017 out. doi: 10.1007/s00232-017-9992-8.

Smânia A, et al. Decreased susceptibility to antibiotics among *Neisseria gonorrhoeae* isolates in Florianópolis – SC, Brasil. Rev Microbiol. 1995; 26:236-8.

Smith DW. Decreased antimicrobial resistance after changes in antibiotic use. Pharmacotherapy. 1999; 19(8 Pt 2):129S-132S.

Smith JT, Amyes SGB. Bacterial resistance to antifolate chemotherapeutic agents mediated by plasmids. Br Med Bull. 1984; 40:42-6.

Sneath PH. Longevity of micro-organisms. Nature. 1962; 195:643-6.

Soares SC, et al. GIPSy: Genomic island prediction software. J Biotechnol. 2016; 232:2-11.

Sokol-Anderson M, et al. Role of cell defense against oxidative damage in the resistance of *Candida albicans* to the killing effect of amphotericin B. Antimicrob Agents Chemother. 1988; 32:702-5.

Souza CO, et al. Resistência antimicrobiana de *Salmonella typhi* identificada no Estado do Pará, Brasil. Rev Pan-Amaz Saúde. 2010; 1:61-5.

Stamm WE. Potential for antimicrobial resistance in *Chlamydia pneumoniae*. J Infect Dis. 2000; 181(Suppl 3):S456-9.

Starling CEF, et al. Perfil de sensibilidade de *Haemophilus influenzae* do tipo B isolados em casos de meningites notificados na região metropolitana de Belo Horizonte. Braz J Infect Dis. 1997; 1(Suppl 1):S7.

Stern CS, et al. Characterization of enterococci isolated from human and nonhuman sources in Brazil. Diagn Microbiol Infect Dis. 1994; 20:61-7.

Stout JE, et al. Update on pulmonary disease due to non-tuberculous mycobacteria. Int J Infect Dis. 2016; 45:123-34.

Sun J, et al. Bacterial multidrug efflux pumps: Mechanisms, physiology and pharmacological exploitations. Biochem Biophys Res Commun. 2014; 453:254-67.

Suzuki RB, et al. Low *Helicobacter pylori* primary resistance to clarithromycin in gastric biopsy specimens from dyspeptic patients of a city in the interior of São Paulo, Brazil. BMC Gastroenterol. 2013; 13:164.

Swartz MN. Use of antimicrobial agents and drug resistance. N Engl J Med. 1997; 337:491-2.

Sykes RB. The classification and terminology of enzymes that hydrolyze ß-lactam antibiotics. J Infect Dis. 1982; 145:762-5.

Tally FP, Malamy MH. Resistance factor in anaerobic bacteria. Scand J Infect Dis. 1988; (Suppl 49):56-63.

Tausk F, et al. Imipenem-induced resistance to antipseudomonal ß-lactams in *Pseudomonas aeruginosa*. Antimicrob Agents Chemother. 1985; 28:41-5.

Teixeira LA, et al. Geographic spread of epidemic multiresistant *Staphylococcus aureus* clone in Brazil. J Clin Microbiol. 1995; 33:2400-4.

Thomson KS. Extended-spectrum-β-lactamase, AmpC, and carbapenemase issues. J Clin Microbiol. 2010; 48:1019-25.

Tomasz A. Antibiotic resistance in *Streptococcus pneumoniae*. Clin Infect Dis. 1997; 24(Suppl 1):S85-8.

Tomita H, et al. Cloning and genetic organization of the bacteriocin 31 determinant encoded on the Enterococcus faecalis pheromone-responsive conjugative plasmid pYI17. J Bacteriol. 1996; 178:3585-93.

Toussaint KA, et al. β-lactam/β-lactamase inhibitor combinations: from then to now. Ann Pharmacother. 2015; 49:86-98.

Towner KJ. Resistance to antifolate antibacterial agents. J Med Microbiol. 1992; 36:4-6.

Torres RS, et al. Group a streptococcus antibiotic resistance in southern Brazil: a 17-year surveillance study. Microb Drug Resist. 2011; 17:313-39.

Trabulsi LR (ed.). Aspectos médicos da resistência bacteriana a drogas. Rev Microbiol (São Paulo). 1973; (supl. espec.):1-30.

Tremblay C, et al. Meningitis in a Canadian adult due to high-level penicillin resistant, cefotaxime-intermediate *Streptococcus pneumoniae*. Canad J Infect Dis. 1996; 7:205-7.

Troillet N, et al. Imipenem-resistant *Pseudomonas aeruginosa*: risk factors and antibiotic susceptibility patterns. Clin Infect Dis. 1997; 25:1094-8.

Tuner K, Nord CE. Beta-lactamase-producing microorganisms in recurrent tonsilitis. Scand J Infect Dis. 1983; (Suppl 39):83-5.

Tunkel AR, et al. 2017 Infectious Diseases Society of America's Clinical Practice Guidelines for Healthcare-Associated Ventriculitis and Meningitis. Clin Infect Dis. 2017; 64(6):e34-e65.

Ubukata K, et al. Occurrence of a ß-lactam-inducible penicillin-binding protein in methicillin-resistant staphylococci. Antimicrob Agents Chemother. 1985; 27:851-7.

Uehara AA, et al. Molecular characterization of quinolone-resistant *Neisseria gonorrohoeae* isolates form Brazil. J Clin Microbiol. 2011; 49:4208-12.

Umezawa H. Studies on aminoglycoside antibiotics: enzymic mechanism of resistance and genetics. Jpn J Antibiot. 1979; 32(Suppl):S1-14.

Uttley AHC, et al. Vancomycin-resistant enterococci. Lancet. 1988; 1:57.

Van Asselt GJ, et al. Penicillin tolerance and treatment failure in group A streptococcal pharyngotonsillitis. Eur J Clin Microbiol Infect Dis. 1996; 15:107-15.

van de Beek D, et al. ESCMID guideline: diagnosis and treatment of acute bacterial meningitis. Clin Microbiol Infect. 2016; 22:S37-S62.

Vanden Bossche H, et al. Antifungal drug resistance in pathogenic fungi. Med Mycol. 1998; 36(Suppl 1):119-28.

Vanrompay D, et al. Antimicrobial resistance in *Chlamydiales*, *Rickettsia*, *Coxiella*, and other Intracellular pathogens. Microbiol Spectr. 2018; 6(2).

van Klingeren B. Antibiotic resistance in *Pseudomonas aeruginosa*, *Hemophilus influenzae*, and *Staphylococcus aureus*. Chest. 1988; 94(2 Suppl):103S-109S.

Vila J, et al. Increase in quinolone resistance in a *Haemophilus influenzae* strain isolated from a patient with recurrent respiratory infections treated with ofloxacin. Antimicrob Agents Chemother. 1999; 43:161-2.

Vilins M, et al. Prevalência de *Enterococcus* resitente à vancomicina (VRE) em hospital de grande porte na região metropolitana de São Paulo. Braz J Infect Dis. 1999; 3(Suppl 2):S24.

Viswanath BG, et al. Emergence of antimicrobial resistance among anaerobic bacteria. Am J Infect Dis Microbiol. 2017; 5:87-93.

Walsh TR, et al. Metallo-β-Lactamases: the quiet before the storm? Clin Microbio Rev. 2005; 18:306-25.

Wang S, et al, Evaluation of antimicrobial resistance and treatment failures for *Chlamydia trachomatis*: A meeting report. J Infect Dis. 2005; 191:917-23.

Wang Y, et al. Antimicrobial Resistance in *Stenotrophomonas* spp. Microbiol Spectr. 2018 jan; 6(1).

Wasels F, et al. Inter- and intraspecies transfer of a *Clostridium difficile* conjugative transposon conferring resistance to MLSB. Microb Drug Resist. 2014; 20:555-60.

Watanabe DSA. Influência da resistência cromossômica e extracromossômica a drogas no crescimento de *Escherichia coli*. São Paulo: Rev Microbiol. 1978; 9:31-8.

Watanabe T. Infective heredity of multiple drug resistance in bacteria. Bact Rev. 1963; 27:87.

Watanakunakorn C. Antibiotic-tolerant *Staphylococcus aureus*. J Antimicrob Chemother. 1978; 4:561-8.

Watkins RR, et al. Novel β-lactamase inhibitors: a therapeutic hope against the scourge of multidrug resistance. Front Microbiol. 2013; 4:392.

Webber JT. Community-associated methicillin-resistant *Staphylococcus aureus*. Clin Infect Dis. 2005; 421:S69-72.

Webber MA, Piddoc LJV. The importance of efflux pumps in bacterial antibiotic resistance. J Antimicrob Chemother. 2003; 51:9-11.

Weinstein MP, et al. Rationale for revised penicillin susceptibility breakpoints versus *Streptococcus pneumoniae*: Coping with antimicrobial susceptibility in an era of resistance. Clin Infect Dis. 2009; 48:1596-600.

Weisblum B. Inducible resistance to macrolides, lincosamides and streptogramin type B antibiotics: the resistance phenotype, its biological diversity, and structural elements that regulate expression--a review. J Antimicrob Chemother. 1985; 16(Suppl A):63-90.

Weiss I, et al. Serotyping and susceptibility to macrolides and other antimicrobial drugs of *Streptococcus pyogenes* isolated from patients with invasive diseases in southern Israel. Eur J Clin Microbiol Infect Dis. 1997; 16:20-3.

Wenzel RP, Edmond MB. Vancomycin-resistant *Staphylococcus*: infection control considerations. Clin Infect Dis. 1998; 27:245-9.

WHO. WHO publishes list of bacteria for which new antibiotics are urgently needed. Disponível em: http://www.who.int/news-room/detail/27-02-2017-who-publishes-list-of-bacteria-for-which-new-antibiotics-are-urgently-needed. Acessado em dez 2017.

WHO. WHO Guidelines on use of medically important antimicrobials in food-producing animals. Geneve: WHO; 2017.

Wi T, et al. Antimicrobial resistance in *Neisseria gonorrhoeae*: Global surveillance and a call for international collaborative action. PloS Med. 2017; 14(7):e1002344.

Wiener J, et al. Multiple antibiotic-resistant *Klebsiella* and *Escherichia coli* in nursing homes. JAMA. 1999; 281:517-23.

Williams RJ, Heymann DL. Containment of antibiotic resistance. Science. 1998; 279:1153-4.

Wistrand-Yuen E, et al. Evolution of high-level resistance during low-level antibiotic exposure. Nat Commun. 2018; 9(1):1599.

Witte W. Medical consequences of antibiotic use in agriculture. Science. 1998; 279:996-7.

Woo PC, et al. Facilitation of horizontal transfer of antimicrobial resistance by transformation of antibiotic-induced cell-wall-deficient bacteria. Med Hypotheses. 2003; 61:503-8.

Wozniak RA, Waldor MK. Integrative and conjugative elements:

mosaic mobile genetic elements enabling dynamic lateral gene flow. Nat

Rev Microbiol. 2010; 8:552-63.

Yang H-J, et al. Mechanism of resistance acquisition and treatment of macrolide-resistant *Mycoplasma pneumoniae* pneumonia in children. Korean J Pediatr. 2017; 60:167-74.

Zhanel GG, et al. The new fluoroquinolones: A critical review. Can J Infect Dis. 1999; 10:207-38.

Zuliani ME, Trabulsi LR. Resistência microbiana a drogas. Ars Curandi. 1972; 5(5):50-72.

Zygmunt DJ, et al. Characterization of four β-lactamases produced by *Staphylococcus aureus*. Antimicrob Agents Chemother. 92; 36:440-5.

Efeitos Adversos dos Antimicrobianos

CAPÍTULO 6

A utilização dos antibióticos em medicina humana, a par dos extraordinários efeitos curativos, pode causar uma série de efeitos indesejáveis que, por vezes, colocam a vida do paciente em risco ou determinam sequelas orgânicas. A iatrogenia decorrente do uso dos antibióticos é, com frequência, inevitável, já que resulta de ações tóxicas ou irritantes inerentes ao medicamento ou de manifestações de hipersensibilidade do hospedeiro ou, ainda, de alterações biológicas e metabólicas que se operam no paciente devido ao antibiótico em uso. Dessa forma, o emprego dessas substâncias envolve, sempre, o risco do surgimento de um efeito adverso, de maior ou menor gravidade.

Entretanto, a potencialidade iatrogênica dos antibióticos pode, muitas vezes, ser prevista, permitindo que os efeitos adversos sejam evitados, minimizados ou neutralizados em sua evolução. Sendo assim, deve o médico ter conhecimento dos paraefeitos dessas drogas a fim de selecionar as menos tóxicas ou irritantes, evitar as manifestações de hipersensibilidade, acompanhar a evolução da terapêutica para surpreender precocemente o efeito colateral e tomar as medidas adequadas caso ocorram os efeitos indesejáveis.

EFEITOS ADVERSOS IRRITATIVOS

Os efeitos irritativos manifestam-se no local de administração e dependem da droga em uso, da apresentação farmacêutica, da dose e do indivíduo. De acordo com as principais vias de administração, podem ser:

- *Gastrointestinais* – o uso de antibióticos por via oral pode causar efeitos irritantes primários na mucosa digestiva, que se manifestam por dor abdominal, sensação de queimação gástrica, náuseas, vômitos e diarreia. Esses efeitos são particularmente observados com eritromicina, penicilina V, tetraciclina, lincomicina, espiramicina, ampicilina e cloranfenicol. Variam em frequência e intensidade com o indivíduo e podem ser modificados pelo uso de outra apresentação comercial do mesmo antibiótico ou pelo uso de outro sal da mesma droga. Podem, ainda, ser diminuídos pela administração junto a alimentos ou leite, devendo-se verificar, entretanto, se essa prática não causa redução na absorção do medicamento, como é o caso da eritromicina, ampicilina, rifampicina e a maioria das tetraciclinas.
- *Muscular* – a administração dos antibióticos por via intramuscular (IM) provoca, em quase todas as drogas, dor e enduração no local de injeção, principalmente com a penicilina G-benzatina e polimixinas. Os fenômenos dolorosos podem ser minimizados pela adição, na fórmula comercial, de anestésicos locais, como é o caso da apresentação intramuscular de ertapeném e ceftriaxona, que contém lidocaína. Alguns antibióticos podem, mesmo, causar necrose e abscessos frios no local da injeção, motivo pelo qual não são utilizados por via

intramuscular, como é o caso da nistatina, anfotericina B e vancomicina.

- *Venoso* – certos antibióticos, por via intravenosa (IV), causam dor e flebites devidas ao efeito cáustico sobre o endotélio. É o que ocorre com a anfotericina B, vancomicina, penicilina G cristalina e outras penicilinas. Para evitar tais efeitos, recomenda-se a injeção intravenosa lenta desses antimicrobianos diluídos em solução glicosada.

EFEITOS ADVERSOS POR HIPERSENSIBILIDADE DO HOSPEDEIRO

Todos os antimicrobianos podem provocar reações de hipersensibilidade, as quais dependem do indivíduo. São reações de natureza imunológica, não ligadas à dose administrada, ocorrendo em pessoas com passado individual ou familiar de alergias a drogas e surgem após exposição anterior ao antimicrobiano ou a substância que tenham determinantes antigênicos comuns. Podem se manifestar por quadros benignos, como exantema maculopapular, urticária, eritema polimorfo, eritema nodoso, rinite, eosinofilia, febre, fotossensibilização, edema de Quincke, reação tipo doença do soro, icterícia colestática. Podem ocorrer sob a forma de quadros graves, com risco de vida do paciente, como choque anafilático, dermatite esfoliativa, hemólise, síndrome de Stevens-Johnson, discrasias sanguíneas, edema de glote, vasculites e nefrite intersticial; ou quadros graves em que há dano funcional para o paciente, como a surdez e cegueira observadas, raramente, com a ampicilina.

As reações do tipo anafilactoide, manifestadas por choque anafilático, edema de Quincke, urticária, são mediadas por imunoglobulinas da classe IgE e ocorrem com qualquer antibiótico, embora sejam mais frequentes com as penicilinas. Esses antibióticos são também os mais frequentemente incriminados nas reações dependentes da deposição de complexos antígeno-anticorpo, como a reação semelhante à doença do soro, as vasculites sistêmicas e a glomerulonefrite focal. O mesmo ocorre nos casos de anemia hemolítica, leucopenia e trombocitopenia, resultantes da ligação de anticorpos antipenicilínicos da classe IgG às células sanguíneas. Já as reações do tipo tardio, mediadas por linfócitos e manifestadas por exantema maculopapular ou petequial, dermatite esfoliativa, eritema nodoso, dermatite de contato, febre, síndrome de Stevens-Johnson e o fenômeno L.E. ocorrem indistintamente com todos os antibióticos sem haver preponderância para as penicilinas. Outras reações podem ocorrer também de modo indistinto entre os antibióticos, não sendo suficientemente esclarecido o seu mecanismo imunológico. Enquadram-se nesse caso a hepatite e a nefrite intersticial por drogas, bem como a aplasia medular, observada raramente com o cloranfenicol.

As reações de hipersensibilidade aos antibióticos regridem, em geral, com a retirada da droga. Entretanto, podem ocorrer sequelas resultantes das lesões vasculares ou teciduais causadas pelo processo alérgico ou a lesão ser irreversível, como habitualmente ocorre na aplasia pelo cloranfenicol e outras drogas.

Com exceção da penicilina G, os efeitos colaterais de natureza alérgica não podem ser evitados pelas provas cutâneas de sensibilidade, as quais com frequência apresentam resultados falso-positivos e falso-negativos. Somente para a alergia à penicilina G existe a indicação para testes de sensibilidade, o que é discutido no Capítulo 10. A melhor maneira de se evitar a reação alérgica é a sua não aplicação em um paciente que já tenha mostrado anteriormente alguma manifestação de hipersensibilidade à droga em causa. Nos que apresentam um antecedente alérgico qualquer, devem ser tomados cuidados especiais, evitando, quando possível, o uso de injeções, particularmente das penicilinas. Quando houver indicação precisa para um antibiótico parenteral, especialmente as penicilinas e em pacientes alérgicos, deve-se aplicar a droga em ambiente hospitalar ou ambulatorial, de modo a atendê-lo numa emergência de choque anafilático e edema de glote, que são de aparecimento imediato. Os pacientes devem, de qualquer modo, ser acompanhados com rigor, suspendendo-se a droga ao surgimento de qualquer manifestação de hipersensibilidade. O uso de anti-histamínicos e corticoides pode ser útil na recuperação do quadro alérgico.

EFEITOS ADVERSOS TÓXICOS

Assim como os antibióticos agem sobre a célula bacteriana, funcionando como tóxico seletivo, podem agir, também, sobre a célula humana e provocar sua lesão, mesmo em concentração terapêutica. A toxicidade dos antibióticos depende da dose utilizada e da duração do tratamento, ocorrendo certa variação individual no tempo de surgimento e na intensidade da manifestação tóxica. Cada antibiótico apresenta uma toxicidade característica, o que permite que o efeito tóxico seja previsível, devendo-se acompanhar clinicamente o paciente para surpreender as manifestações iniciais da intoxicação e suspender a administração do medicamento. O conhecimento da ação tóxica permite, ainda, que se evite a administração da droga em pacientes que têm prévia lesão do órgão em que se manifesta a intoxicação. Estudaremos as ações tóxicas de acordo com os sistemas e aparelhos comprometidos.

Sistema Nervoso

No sistema nervoso central, as manifestações tóxicas exteriorizam-se por cefaleia, convulsões, alucinações, delírios, agitação, desorientação, confusão mental, mioclonias e coma. Tais manifestações são frequentes com a cicloserina, motivo pelo qual essa droga é raramente utilizada na terapia da tuberculose, e não raro ocorrem com as fluoroquinolonas, especialmente em uso prolongado e principalmente em pessoas idosas. O efavirenz, utilizado na terapia antirretroviral, com frequência causa tonteira, cefaleia e pesadelos. Ocasionalmente, alterações de consciência ou de comportamento surgem com a penicilina G e a estreptomicina por via intravenosa em altas doses. Podem surgir, também, com outros medicamentos administrados por via intratecal.

As ações tóxicas para o sistema nervoso periférico manifestam-se por neurites, e o 8º par craniano é o nervo mais comprometido, situando-se a lesão na cóclea e no aparelho vestibular. Exteriorizam-se por surdez e alterações do equilíbrio, sendo bastante frequentes com os aminoglicosídeos, as polimixinas e a minociclina. Esses mesmos antibióticos podem causar neurites em nervos espinhais, manifestadas por parestesias periféricas, ataxia, parestesias ao redor da boca, dor e diminuição da força e do tônus muscular. Neurites periféricas são também relatadas em pacientes infectados pelo HIV em uso de estavudina e didanosina. Raramente, o cloranfenicol e a estreptomicina podem causar neurite óptica redundando em cegueira. Alucinações visuais e escotomas transitórios foram também referidos com a minociclina.

O etambutol, utilizado no tratamento da tuberculose, pode causar efeito colateral manifestado por neurite retrobulbar em 1% a 5% dos pacientes. Essa alteração tóxica manifesta-se por diminuição do campo visual, principalmente a perda da visão lateral, redução da acuidade visual, escotoma central e cegueira para as cores vermelha e verde. Essa toxicidade pode ser uni- ou bilateral e regride com a imediata suspensão da droga. Caso a terapia com o etambutol não seja descontinuada pode ocorrer atrofia óptica, com alteração irreversível da visão. Devido à dificuldade em verificar o distúrbio visual em crianças pequenas, o etambutol é contraindicado em menores de 5 anos de idade.

Considerando-se essas ações tóxicas, os pacientes em uso dos medicamentos referidos devem ser rigorosamente acompanhados, suspendendo-se a droga ao primeiro sinal de comprometimento neural ou encefálico. Deve-se atentar principalmente para as queixas de zumbido, tonteira, vertigem e diminuição da audição, sintomas indicativos de intoxicação do 8º par, pois a demora no diagnóstico e na suspensão do antimicrobiano pode resultar em lesão irreversível.

Embora tal lesão seja mais frequente após o décimo dia de uso dos medicamentos, pode ocorrer mais precocemente.

Os antibióticos aminoglicosídeos e polimixinas podem determinar também o bloqueio da transmissão neuromuscular, seja por interferirem na liberação pré-sináptica da acetilcolina, seja por bloquearem os locais de ligação da acetilcolina em seu receptor no nível da placa mioneural. Tais ações já foram relatadas também com as tetraciclinas, lincomicina e clindamicina e podem causar depressão respiratória pós-operatória e causar ou agravar uma síndrome de miastenia *gravis*. São drogas contraindicadas em pacientes com miastenia *gravis* e seu uso durante o ato cirúrgico exige cuidados do anestesista no pós-operatório, uma vez que potencializam o efeito dos curares.

Aparelho Renal

Vários antibióticos apresentam propriedades nefrotóxicas por causarem necrose tubular. É o caso dos aminoglicosídeos, polimixinas, cefaloridina, bacitracina, tirotricina e vancomicina. A anfotericina B causa também lesão tubular e glomerular, deposição de cálcio e acidose renal. A nefrotoxicidade se manifesta por elevação da taxa sanguínea de ureia e creatinina, oligúria e insuficiência renal grave. Em geral, a nefrotoxicidade é reversível com a suspensão da droga, mas pode ser tão intensa com certos antibióticos que impede seu uso sistêmico, como ocorre com a bacitracina e a neomicina. A nefrotoxicidade é agravada pela presença de doença renal e pelo uso associado de drogas nefrotóxicas. No capítulo sobre aminoglicosídeos (Capítulo 15), é descrito o mecanismo da toxicidade renal dessas drogas.

O uso de tetraciclinas deterioradas (com prazo de validade vencido) é também causa de intoxicação renal, manifestada por quadro semelhante à síndrome de Fanconi (vômitos, proteinúria, glicosúria, acidose) devido à lesão tubular e glomerular.

A nefrite intersticial observada com as penicilinas provavelmente se deve a hipersensibilidade e manifesta-se por febre, dor abdominal, eosinofilia, hematúria, piúria, albuminúria e oligúria, em geral reversível.

Fígado

A hepatotoxicidade tem sido relatada com o uso das tetraciclinas, rifamicinas, pirazinamida, isoniazida, cloranfenicol, lincomicina, clindamicina, sulfonamidas, cetoconazol e outros azóis antifúngicos e griseofulvina. As alterações hepáticas manifestam-se por aumento de transaminases séricas e alterações de outras provas de função hepática, icterícia, vômitos e sinais decorrentes de necrose aguda do fígado. Em geral, a hepatotoxicidade não se reveste de maior gravidade, e é reversível com a suspensão do medicamento. Os casos de insuficiência hepática grave foram referidos, sobretudo, com as tetraciclinas, especialmente em gestantes em uso prolongado e acima de 2 g diários e com a rifampicina.

O estolato de eritromicina provoca em determinados pacientes um quadro de icterícia colestática. Tal efeito não é relatado com o uso da eritromicina básica ou dos demais ésteres, sendo atribuído a uma idiossincrasia de certas pessoas, nas quais a droga determina um efeito hepatotóxico. Tal toxicidade parece dever-se à ligação do éster propiônico na posição 2' da eritromicina básica, e é reversível com a suspensão do antibiótico. Quadros de hepatite colestática podem, raramente, ser causados por penicilinas semissintéticas, clavulanato e sulfonamidas. A ceftriaxona pode depositar-se na bile sob a forma de um sal de cálcio (ceftriaxonato de cálcio) e causar cólica biliar, sem maior gravidade.

Um problema ligado à imaturidade da função hepática é a síndrome cinzenta causada pelo cloranfenicol. Esse antibiótico é metabolizado no fígado pela glucoronil-transferase; em recém-nascidos, principalmente prematuros, essa enzima é deficiente, não ocorrendo a metabolização do cloranfenicol que sofrerá acúmulo, para logo intoxicar o centro respiratório e provocar arritmia respiratória, distensão abdominal, hipotonia e cianose – a síndrome cinzenta.

Sistema Hematopoiético

Discrasias sanguíneas de diversos tipos podem ocorrer com o uso dos antibióticos: anemia, leucopenia, plaquetopenia e agranulocitose. Muitas dessas manifestações devem-se a fenômenos de hipersensibilidade, como a anemia hemolítica pelas penicilinas, ou a uma idiossincrasia individual, como a aplasia medular pelo cloranfenicol. Dos efeitos hematológicos sabidamente tóxicos, isto é, ligados à dose e ao tempo de uso, os mais importantes são a hemólise causada pela tirotricina, o que impede o uso sistêmico desse antibiótico; a anemia pela anfotericina B e o defeito funcional das plaquetas pela carbenicilina, o que exige controle hematológico ao se utilizar tais medicamentos; e a agranulocitose pelo cloranfenicol, fenômeno tóxico observado em todos os pacientes que recebem doses elevadas da droga, resultante da inibição da síntese proteica mitocondrial e consequente lesão mitocondrial e inibição medular, reversível com a suspensão do medicamento. Os derivados sulfamídicos e a zidovudina são, também, causa de anemia e leucopenia. Homens com deficiência em glicose-6-fosfato desidrogenase podem apresentar anemia hemolítica ao serem medicados com primaquina, sulfamidas, sulfonas e nitrofurantoína.

Coração

A miocardiotoxicidade, manifestada por arritmias e insuficiência cardíaca, é relatada com o emprego de anfotericina B, antimoniais, arsenicais e sua utilização deve ser acompanhada de controle eletrocardiográfico. A lincomicina e a clindamicina administradas por via intravenosa em infusão rápida podem causar hipotensão e arritmias. A pentamidina por via IV também pode ser causa de hipotensão arterial. O quadro clínico da *torsades de pointes* (taquiarritmia ventricular, prolongamento do espaço Q-T, síncope) tem sido descrito com o emprego de eritromicina e outros macrolídeos e fluoroquinolonas. A tirotricina é altamente miocardiotóxica, não sendo por isso utilizada por via sistêmica.

Aparelho Gastrointestinal

Manifestações digestivas, com diarreia, dor abdominal, vômitos, náuseas e diarreia, são comuns com o uso de antimicrobianos, sobretudo com eritromicina, amoxicilina com clavulanato, tetraciclinas, drogas antirretrovirais (ritonavir, efavirenz e outras), e são decorrentes de ação irritante das drogas ou a modificações da microbiota intestinal. No entanto, a neomicina, a lincomicina e a clindamicina podem ocasionar lesão tóxica direta da mucosa intestinal, gerando uma síndrome de má absorção, a primeira, ou de colite pseudomembranosa, as duas últimas. O quadro clínico resultante é o de uma diarreia grave, devendo-se suspender de imediato a administração das drogas e, se necessário, instalar hidratação por via parenteral. A colite pseudomembranosa é mais relacionada, atualmente, à ação da toxina produzida pelo *Clostridium difficile*, resistente às drogas e selecionado pelo seu uso.

Pancreatite tóxica pode ocorrer com o emprego de zalcitabina, lamivudina, didanosina, tetraciclinas, sulfonamidas e metronidazol, mas é pouco frequente.

EFEITOS ADVERSOS METABÓLICOS E IMUNOLÓGICOS

Devido a características próprias de ação, os antimicrobianos podem causar alterações metabólicas no organismo humano, algumas de importância prática ao se prescrever essas drogas em terapêutica.

Assim, as tetraciclinas produzem um efeito catabólico e elevação da ureia sanguínea, sem maior repercussão em indivíduos normais, mas que as contraindicam em pacientes com insuficiência renal. Esses antibióticos depositam-se, também, em tecido calcáreo, com isso podendo provocar alterações da cor e má formação dos dentes em crianças cuja mãe fez uso do medicamento durante a gestação ou que tomaram o antibiótico durante a fase de desenvolvimento dentário. Além disso, há a possibilidade de malformações ósseas em crianças cuja mãe utilizou a droga durante a gestação. Por isso, as tetraciclinas são contraindicadas em gestantes e crianças até os 8 anos de idade.

Os antibióticos que agem inibindo a síntese proteica podem teoricamente inibir a formação de anticorpos. Essa possibilidade tem sido observada experimentalmente com o cloranfenicol e a rifampicina, mas se desconhece o significado clínico de bloqueio imunitário determinado pelas drogas.

Pacientes em uso prolongado de minociclina e, menos frequentemente, de isoniazida e de nitrofurantoína podem desenvolver um quadro de lúpus eritematoso sistêmico, com febre, artralgia, adinamia e alterações hepáticas. Tal quadro regride com a descontinuação do fármaco.

O uso de antibióticos por longo tempo pode originar hipovitaminoses do complexo B devido a alterações da microbiota intestinal produtora desses elementos, sendo aconselhável a administração das vitaminas em pacientes em longo uso dos antibióticos.

Muitos antibióticos são apresentados sob a forma de sais de potássio e sódio, o que deve ser considerado ao empregá-los em pacientes renais e cardíacos. É o caso da penicilina G, contendo íons de K ou Na, e da carbenicilina, contendo íon Na, do mesmo modo que algumas cefalosporinas. Por outro lado, a anfotericina B provoca hipopotassemia, por vezes grave, o que exige o controle regular da função miocárdica e a introdução desse íon.

Pacientes em uso de drogas antirretrovirais da classe dos inibidores de proteases podem apresentar alterações metabólicas caracterizadas por lipodistrofia, hiperlipidemia e resistência à insulina.

DANO COLATERAL E SUPERINFECÇÃO

O organismo humano apresenta em vários de seus compartimentos uma microbiota bacteriana de constituição variada, onde estão presentes germes potencialmente patogênicos, e que faz parte integral da vida humana. Tais germes, localizados na pele, vias respiratórias superiores, intestinos, conjuntiva ocular, vagina e meato uretral, estão limitados em seu desenvolvimento por fatores ligados a temperatura, pH, substâncias antimicrobianas produzidas pelo hospedeiro e pelos próprios microrganismos, fagocitose e outros elementos da resistência orgânica. Há uma constante competição e equilíbrio desses germes, o que permite a sobrevivência de uma microbiota variada com inibição das bactérias patogênicas, seja das já presentes na microbiota residente, seja na transitória. Quando a microbiota normal é eliminada ou alterada, desaparecem as condições de competição e modifica-se o meio ambiente, criando-se um vácuo biológico que propicia a proliferação de microrganismos procedentes do meio exterior ou dos germes sobreviventes, que passam a existir em elevado número. Tais microrganismos, se patogênicos, causarão lesões locais e poderão invadir o organismo do hospedeiro, constituindo a superinfecção, fenômeno sempre temido com o uso clínico dos antibióticos. Portanto, essas drogas constituem o principal fator de alteração da microbiota normal do organismo, provocando a sua substituição por germes resistentes às drogas em uso, os quais proliferam e podem provocar quadros patológicos diversos.

Esse é um dos elementos que atualmente se denomina dano colateral. Isto é, modificações ecológicas provocadas pelo emprego dos antimicrobianos, selecionando microrganismos resistentes que infectam o próprio paciente (superinfecção) ou podem infectar outros enfermos ou pessoas no ambiente em que as drogas são utilizadas com maior intensidade. É o que ocorre no ambiente hospitalar, sobretudo nas unidades de tratamento intensivo (UTI), local em que o uso de antimicrobianos é constante e, frequentemente, realiza-se terapêutica antimicrobiana com associação de drogas e com espectro de ação amplo. Nas UTIs, mas não só nelas, o índice de resistência microbiana não raro é elevado, em resultado da pressão seletiva exercida pelo emprego das drogas antimicrobianas.

O dano colateral ecológico exercido pelo indiscriminado e maciço uso de antimicrobianos pode também ser observado no meio comunitário, exemplificado pela alta resistência das bactérias ao cloranfenicol e às fluoroquinolonas em países asiáticos, nos quais esses antimicrobianos são livremente usados pela população.

Sem dúvida, o uso clínico dos antimicrobianos em medicina humana exerce papel selecionador das estirpes resistentes e, provavelmente, é a principal causa da resistência, sobretudo a observada no ambiente hospitalar, onde a pressão do uso dessas drogas é maior. Atualmente, discute-se, inclusive, a possível ligação entre o uso de substâncias catiônicas biocidas, como clorexidina, amidinas, acridinas e derivados do amônio quaternário, e a seleção de bactérias resistentes a antimicrobianos. Entretanto, um aspecto do dano colateral do uso dos antimicrobianos, pouco divulgado no meio médico, diz respeito ao uso não médico dessas drogas.

Além de seu emprego clínico (humano e veterinário), os antimicrobianos têm também utilização industrial (conservação de alimentos), comercial (engorda de animais, tratamento de vegetais) e experimental, e esse amplo uso dessas substâncias deve ser considerado no fenômeno da expansão da resistência entre os microrganismos. Nos Estados Unidos, cerca de metade dos antibióticos usados no país destina-se às infecções humanas, enquanto a outra metade é usada em agricultura e pecuária, nesse caso não só para o tratamento de infecções em animais, mas também com o propósito de promover seu crescimento. É referido que dos 45 dias de vida de frangos utilizados em alimentação humana, em 42 dias os animais são mantidos em uso de antibióticos (Mlot). Além dessa aplicação em animais, antibióticos são também usados para controlar infecções em plantas, sendo descrito o uso regular de tetraciclinas e estreptomicina para controlar infecções bacterianas em plantações de maçãs, peras e outras frutas. Schnabel e Jones indicam que o uso de tetraciclinas em pomares de maçãs pode incrementar a resistência às tetraciclinas, estreptomicina e sulfonamidas em bactérias comensais que habitam as partes aéreas das macieiras, e é possível a transferência dessa resistência para outras bactérias por meio de plasmídios. Não se conhece adequadamente a consequência, sobre o meio ambiente, do emprego dos antibióticos e quimioterápicos antimicrobianos no controle de fitopatógenos, mas, com afirma Goetz, é preocupante o seu potencial papel na resistência de microrganismos patogênicos para o homem e animais.

A superinfecção pode surgir com o uso oral ou parenteral dos antibióticos, mas é mais frequente quando se empregam associações de antibióticos ou os antibióticos de "largo espectro". Manifesta-se principalmente por quadros de enterocolites, infecções dermatológicas, sepses, pneumonias e outras. Os germes mais envolvidos na etiologia da infecção são os estafilococos, *Klebsiella*, *Proteus*, *Pseudomonas*, *E. coli*, *Candida albicans* e não *albicans*, *Bacteroides*, com frequência apresentando alta seleção de resistência aos antibióticos.

A melhor maneira de evitar o surgimento de superinfecção grave por microrganismos multirresistentes é a utilização de um antibiótico específico para a infecção em causa, e o bom acompanhamento clínico evitando-se o prolongamento desnecessário da terapêutica. Esse acompanhamento permitirá, também, surpreender os sintomas e sinais iniciais da superinfecção, devendo-se realizar culturas para a identificação do agente e determinação de sua sensibilidade aos antimicrobianos.

EFEITOS ADVERSOS DEVIDOS À INTERAÇÃO COM OUTROS MEDICAMENTOS

O uso de antibióticos junto com outros medicamentos pode resultar em interferência na atividade das drogas, aumentando ou diminuindo sua eficácia ou, ainda, determinando ou agravando efeitos adversos ao hospedeiro. Assim, os aminoglicosídeos usados simultaneamente com o ácido etacrínico têm sua ototoxicidade aumentada e, se usados com as polimixinas, ocorre elevação da nefrotoxicidade. As tetraciclinas empregadas em pacientes em uso de clorpropamida têm a sua hepatotoxicidade aumentada. O cloranfenicol usado em pacientes recebendo tolbutamida provoca hipoglicemia por aumentar a concentração desse medicamento ao competir em seu metabolismo hepático. Esse antibiótico e mais as sulfas, a cicloserina e a isoniazida, provocam intoxicação pela defenil-hidantoína pelo mesmo mecanismo. A griseofulvina diminui a concentração sérica da varfarina e o cloranfenicol aumenta a concentração sérica dos cumarínicos, causando sangramento. A rifampicina administrada junto a pílulas anticoncepcionais diminui o efeito anticonceptivo.

OUTROS EFEITOS ADVERSOS

Dentre outros efeitos colaterais decorrentes do uso dos antibióticos, deve-se citar a reação do tipo Herxheimer e os acidentes vasculares por injeção do medicamento. O primeiro é observado no tratamento da sífilis e, menos frequentemente, a febre tifoide e outras infecções, resultante da destruição maciça de germes pelo antibiótico com consequente liberação dos antígenos e toxinas presentes no corpo bacteriano. Manifesta-se por febre, erupções, mal-estar, em geral sem maior gravidade. Ocasionalmente, pode ocorrer choque endotóxico.

A administração intravenosa rápida de alguns antibióticos pode causar a liberação de histamina por mastócitos e basófilos, ocorrendo a elevação plasmática dessa substância e causando a conhecida síndrome do homem vermelho (ou do pescoço vermelho). Tipicamente, a síndrome se manifesta, alguns minutos após a infusão do fármaco, por rubor, sensação de calor, desconforto, prurido e, por vezes, edema que afetam a face, o pescoço e a região superior do tórax. Em casos mais graves, pode haver tonteira, hipotensão, cefaleia, dor precordial e dispneia. Contudo, na maioria dos pacientes a síndrome é discreta, com leve rubor e sensação de prurido. A síndrome do homem vermelho é mais frequente com a infusão intravenosa rápida da vancomicina, mas é também descrita com teicoplanina, ciprofloxacino e anfotericina B. Muito raramente, já foi descrita com uso oral de vancomicina e dose elevada de rifampicina. As manifestações clínicas regridem com a suspensão do medicamento e o emprego de anti-histamínicos.

Os acidentes vasculares são devidos à injeção acidental de produtos insolúveis em veias ou artérias, podendo conduzir a embolia pulmonar e obstrução arterial com lesões isquêmicas da região irrigada pelo vaso. Tais acidentes têm ocorrido pela injeção intramuscular de penicilina-procaína ou benzatina, sem os cuidados devidos de verificação se a agulha penetrou ou não em um vaso. Acidentes por injeção podem ocorrer, também, pela picada ou irritação química em nervos.

BIBLIOGRAFIA

Amato Neto V, et al. Antibióticos na Prática Médica. 5 ed. São Paulo: Roca; 2000.

Argov Z, Mastaglia FL. Disorders of neuromuscular transmission caused by drugs. N Engl J Med. 1979; 301:409-13.

Ballantyne J. Ototoxicity: a clinical review. Audiology. 1973; 12:325-36.

Beveridge J. Acute chloramphenicol poisoning in the newborn period. Med J Aust. 1961; 1(1):93.

Burkett L, et al. Mutual potentiation of the neuromuscular effects of antibiotics and relaxants. Anesth Analg. 1979; 58:107-15.

Brown CH, et al. The hemostatic defect produced by carbenicillin. N Engl J Med. 1874; 291:265-70.

Caplin M, et al. Antituberculous therapy and acute liver failure. Lancet. 1995; 345:1170-2.

Carr A, et al. A syndrome of peripheral lipodystrophy, hyperlipidaemia and insulin resistance in patients receiving HIV protease inhibitors. AIDS. 1998; 12:F51-58.

Carvalho I. Interações antibiótico e fígado. Folha Med. 1975; 70:319.

Ceneviva MPB. Efeitos adversos: riscos da antibioticoterapia. Ciência e Cultura. 1985; 37:554-64.

Couce A, Blázquez J. Side effects of antibiotics on genetic variability. FEMS Microbiol Rev. 2009; 33:531-8.

Dajani BM, et al. Effect of rifampin on the immune response in guinea pigs. Antimicrob Agents Chemother. 1973; 3:451-5.

Fekety FR Jr. Gastrointestinal complications of antibiotic therapy. JAMA. 1968; 203:210-2.

Girad JP. Allergic reactions to antibiotics. Helv Med Acta. 1971; 36:3-22.

Girling DJ. Efectos adversos de los medicamentos antituberculosos. Bol Union Intern contra Tuberc. 1984; 59:153-64.

Goetz F. Using antibiotics to treat plant diseases-potential consequences. ASM News. 2000; 66(4):189.

Grinbaum RS. Dano colateral – nome novo para um velho conceito. Prática Hospitalar. 2008; 10(57):86-7.

Hautekeete ML. Hepatotoxicity of antibiotics. Acta Gastroenterol Belg. 1995; 58:290-6.

Kabins SA. Interactions among antibiotics and other drugs. JAMA. 1972; 219:206-12.

McQuillen MP, et al. Myastenic syndrome associated with antibiotic. Arch Neurol. 1968; 18:402-15.

Mlot C. Foodborne pathogens increasingly antibiotic resistant. ASM News. 2000; 66(5):268-9.

Neu HC. Symposium on the tetracyclines. Bull NY Acad Med. 1978; 54:141.

Nouel O. Complications intestinales des antibiotiques. Rev Prat. 1979; 29:1347.

Nyhan WL. Toxicity of drugs in the neonatal period. J Pediat. 1961; 59:1-20.

Paterson DL. Collateral damage from cephalosporin or quinolone antibiotic therapy. Clin Infect Dis. 2004; 38:S341-S345.

Polak BC, et al. Blood dyscrasias attributed to chloramphenicol. Acta Med Scand. 1972; 192:409-14.

Richet G, et al. Les grands accidentes des antibiotiques. Presse Med. 1960; 68:11-2.

Russel AD, et al. Possible link between bacterial resistance and use of antibiotics biocides. Antimicrob Agens Chemother. 1998; 42(8):2151.

Scott JL, et al. A controlled double-blind study of the hematologic toxicity of chloramphenicol. N Engl J Med. 1965; 272:1137-32.

Schnabel EL, Jones AL. Distribution of tetracycline resistance genes and transposons among phylloplane bacteria in Michigan apple orchards. Appl Environ Microbiol. 1999; 65(11):4898-907.

Sibagnanan S, Deleu D. Red man syndrome. Crit Care. 2003; 7:119-20.

Tillotson JR, Finland M. Bacterial colonization and clinical superinfections of the respiratory tract complicating antibiotic treatment of pneumonia. J Infect Dis. 1969; 119:597-624.

Toshniwal R, et al. Etiology of tetracycline-associated pseudomembranous colitis in hamsters. Antimicrob Agents Chermother. 1979; 16:167-70.

Van Ommen RA. Untoward effects of antimicrobial agents on major organ systems. Med Clin N Amer. 1974; 58:465-78.

Weinstein L, Dalton AC. Host determinants of response to antimicrobial agents. N Engl J Med. 1968; 279:524-31.

Wright J, Paauw DS. Complications of antimicrobial therapy. Med Clin N Am. 2013; 97:667-79.

Zaki AS, et al. Red man syndrome due to accidental overdose of rifampicin. Indian J Crit Care Med. 2013; 17:55-6.

Interações Medicamentosas dos Antimicrobianos

CAPÍTULO 7

INTRODUÇÃO

É fato comum, nos dias que correm, os doentes atendidos por médicos (e só nos referimos a estes, não considerando a automedicação ou a medicação por pessoas não habilitadas) receberem simultaneamente dois ou mais medicamentos. As razões para essa prática são múltiplas e incluem a necessidade de se tratar condições mórbidas diferentes no mesmo paciente, o uso de medicamentos destinados a agir sobre as diversas manifestações de uma mesma enfermidade, o emprego combinado de drogas visando à potencialização de ação e até o uso de um medicamento visando neutralizar o efeito adverso de outro.

Se a frequente coprescrição terapêutica é justificada e, mesmo, obrigatória em diversas circunstâncias médicas, em outras é realizada de modo empírico e de maneira abusiva. E isso porque, quando se prescrevem medicamentos simultaneamente, podem ocorrer interferências entre as substâncias, benéficas em alguns casos, mas prejudiciais em outros, seja pela potencialização de efeitos tóxicos, seja pela inativação ou diminuição da ação terapêutica.

A interação medicamentosa é um tema em contínuo progresso de conhecimento, visto que, continuadamente, a indústria farmacêutica lança novos medicamentos no mercado. Sendo assim, para manter o pleno domínio da terapêutica em sua área de atuação, deve o médico adquirir informações sobre as novas drogas, entre as quais as possíveis interferências medicamentosas. É tão vasta a quantidade de informações nessa área que é praticamente necessária a constante consulta a tabelas, guias, programas computadorizados, livros e outras fontes de informação para se evitar interações nocivas ao paciente ao se prescrever uma droga anti-infecciosa. Apesar da possibilidade de interações medicamentosas ser grande, com relação aos antimicrobianos as interações que têm significado farmacológico e terapêutico na prática clínica são limitadas a algumas drogas, como discutiremos neste capítulo.

A interação de drogas pode ser classificada em três tipos: interação farmacêutica, interação farmacocinética e interação farmacodinâmica. A primeira resulta de interferências físico-químicas que afetam a estabilidade da substância antes de sua introdução no organismo. Tal interação ocorre por incompatibilidade entre o fármaco e o seu veículo de administração ou com outras drogas administradas em associação ou em resultado da atuação de fenômenos físicos sobre o medicamento a ser administrado. A interação farmacocinética consiste na interferência na absorção, difusão, metabolismo e/ou excreção de uma droga provocada por outra administrada simultaneamente, disso podendo resultar modificações em sua eficácia. A interferência farmacodinâmica é aquela que resulta da ação de duas drogas sobre o mesmo local (Dias da Costa; Grieco; Hugues; Kristensen; Lorrain; Piscitelli e Rodvold; Polisuk e Vainer; Wood).

Esses tipos de interações de drogas podem ocorrer, igualmente, com os antimicrobianos e são apresentados a seguir e resumidos na Tabela 7.1.

Tabela 7.1
Interação dos Antibióticos e Quimioterápicos entre si e Outras Substâncias ou Condições de pH

Antibiótico ou Quimioterápico	Substância ou Condição de pH que Interfere em Sua Ação	Efeito
A – INTERFERÊNCIA NA ATIVIDADE DO ANTIBIÓTICO OU QUIMIOTERÁPICO		
Penicilinas e outros beta-lactâmicos	Aminoglicosídeos	Sinergismo de ação contra germes sensíveis
Penicilinas e outros beta-lactâmicos	Tetraciclinas Cloranfenicol	Antagonismo em germes sensíveis
Penicilinas	Probenecida Fenilbutazona	Aumento da concentração sérica das penicilinas, por competir na sua ligação proteica e secreção tubular
Penicilinas	Ácido acetilsalicílico	Aumento da concentração sérica das penicilinas, por competir em sua ligação proteica
Penicilinas	Solução glicosada contendo bicarbonato (pH alcalino 8)	Inativação
Penicilinas	Álcool	Degradação das penicilinas, por ação indutiva enzimática do álcool
Ampicilina Carbenicilina Meticilina	Solução contendo succinato de hidrocortisona	Inativação
Ampicilina	Omeprazol e similares	Diminuição da absorção oral da ampicilina
Amoxicilina	Metotrexato	Amoxicilina compete com metotrexato na secreção tubular, diminuindo sua excreção e elevando os efeitos tóxicos do metotrexato
Penicilina G	Procaína Benzatina	Retardo da absorção muscular da penicilina
Penicilina G potássica	Solução contendo complexo B, vitamina C e aminofilina	Inativação
Penicilina V	Neomicina	Diminuição da absorção da penicilina oral
Cefalosporinas	Probenecida Fenilbutazona	Aumento da concentração sérica das cefalosporinas, por competirem na sua secreção tubular
Cefalosporinas	Álcool	Pode ocorrer intolerância ao álcool (principalmente com cefalosporinas da 3ª geração)
Cefalotina	Aminoglicosídeos Polimixinas Ácido etacrínico Furosemida	Aumento da nefrotoxicidade

Continua

Tabela 7.1 (cont.)
Interação dos Antibióticos e Quimioterápicos entre si e Outras Substâncias ou Condições de pH

Antibiótico ou Quimioterápico	Substância ou Condição de pH que Interfere em Sua Ação	Efeito
A – INTERFERÊNCIA NA ATIVIDADE DO ANTIBIÓTICO OU QUIMIOTERÁPICO		
Cefalotina sódica	Soluções de Ringer-lactato e gluconato e cloreto de cálcio e aminofilina	Inativação
Cefaloridina	Furosemida Ácido etacrínico	Aumento da nefrotoxicidade
Ceftriaxona	Soluções contendo cálcio (Ringer-lactato, gluconato etc.)	Precipitação da ceftriaxona, com risco de embolia pulmonar
Meropeném	Ácido valproico	Diminuição do ácido valproico, com redução da ação anticonvulsivante
Imipeném/ cilastatina	Ácido valproico	Diminuição do ácido valproico, com redução da ação anticonvulsivante
Imipeném/cilastatina Ganciclovir	Tramadol	Potencialização do efeito convulsivante do imipeném
Imipeném/ cilastatina	Teofilina	Risco de intoxicação por teofilina, com vômitos, arritmia e convulsão
Linezolida	Clomipramina Amitriptilina	Crise hipertensiva, convulsão, espasmos
Linezolida	Buspirona Carbidopa Dopamina Dobutamına Fluoxetina	Risco de crise serotoninérgica devido ao efeito inibidor da MAO
Linezolida	Bupropiona Citalopram Terbutalina Lítio Metadona	Risco de crise serotoninérgica devido ao efeito inibidor da MAO da linezolida, elevando os níveis de neurotransmissores adrenérgicos
Aminoglicosídeos	Beta-lactâmicos	Sinergismo contra germes sensíveis
Aminoglicosídeos	Polimixinas Vancomicina	Aumento da nefrotoxicidade
Aminoglicosídeos	Ácido etacrínico	Aumento da ototoxicidade
Aminoglicosídeos	Cefalotina	Aumento da nefrotoxicidade
Gentamicina	Soluções contendo penicilina G, carbenicilina ou ampicilina	Inativação da gentamicina
Vancomicina	Aminoglicosídeos	Aumento da nefrotoxicidade

Continua

Tabela 7.1 (cont.)
Interação dos Antibióticos e Quimioterápicos entre si e Outras Substâncias ou Condições de pH

Antibiótico ou Quimioterápico	Substância ou Condição de pH que Interfere em Sua Ação	Efeito
A – INTERFERÊNCIA NA ATIVIDADE DO ANTIBIÓTICO OU QUIMIOTERÁPICO		
Polimixinas	Aminoglicosídeos Cefalotina Cefaloridina	Aumento da nefrotoxicidade
Anfotericina B	Solução de cloreto de sódio a 0,9%	Precipitação
Anfotericina B	Corticoides	Aumento da depleção de potássio
Anfotericina B	Ciclosporina	Aumento da nefrotoxicidade
Anfotericina B	Digitálicos	Risco de intoxicação digitálica devido à hipocalemia
Cloranfenicol	Soluções contendo complexo B, vitamina C e aminofilina	Inativação
Tetraciclinas	Clorpropamida	Aumento do efeito hepatotóxico
Tetraciclinas	Antiácidos orais Caolim Pectina Leite e outros alimentos	Diminuição da absorção do antibiótico
Tetraciclinas	Anticoncepcionais orais	Diminuição do efeito do anticoncepcional
Tetraciclinas	Soluções contendo riboflavina	Fototoxicidade
Tetraciclinas	Fenitoína Clorpropamida Fenilbutazona Metotrexato	Risco de toxicidade hepática
Doxiciclina	Barbitúricos Difenil-hidantoína Carbamazepina	Aceleração da inativação da doxiciclina
Eritromicina	Teofilina Carbamazepina Ciclosporina Warfarin	Aumento da concentração destas drogas no sangue por inibir metabolismo hepático, com risco de toxicidade
Eritromicina	Digoxina	Risco de intoxicação digitálica por inibir metabolismo hepático do digital
Macrolídeos	Derivados do ergot Terfenadina	Risco de ergotismo e arritmias pelo acúmulo por inibirem o metabolismo hepático tóxico da terfenadina
Macrolídeos	Bromocriptina	Intoxicação dopaminérgica, com aumento da ação antiparkinsoniana

Continua

Tabela 7.1 (cont.)
Interação dos Antibióticos e Quimioterápicos entre si e Outras Substâncias ou Condições de pH

Antibiótico ou Quimioterápico	Substância ou Condição de pH que Interfere em Sua Ação	Efeito
	A – INTERFERÊNCIA NA ATIVIDADE DO ANTIBIÓTICO OU QUIMIOTERÁPICO	
Macrolídeos	Anticoncepcionais orais	Risco de icterícia e prurido, por aumento da ação estrogênica
Claritromicina	Cetoconazol Fluconazol	Aumento dos efeitos tóxicos dos antifúngicos
Claritromicina	Ácido valproico Ciclosporina	Toxicidade do ácido valproico e ciclosporina
Claritromicina	Atazanavir Lopinavir/ritonavir	Risco de arritmias cardíacas
Claritromicina	Carbamazepina Clopidogrel Sidenafil	Aumento dos efeitos tóxicos das substâncias
Lincosamidas (lincomicina e clindamicina)	Macrolídeos	Antagonismo de ação contra germes sensíveis
Lincosamidas	Bloqueadores neuromusculares	Prolongamento do bloqueio neuromuscular
Clindamicina	Metronidazol	Sinergismo contra anaeróbios
Clindamicina	Soluções contendo ampicilina ou aminofilina ou barbitúricos ou difenil-hidantoína ou gliconato de sódio ou sulfato de magnésio	Inativação
Lincomicina	Ciclamatos Caolim Pectina	Grande redução na absorção oral da lincomicina
Rifampicina	Alimentos	Diminuição da absorção da rifampicina
Rifampicina	Anticoagulantes orais Antidiabéticos orais Ciclosporina Metadona Teofilina Barbitúricos Corticosteroides Digitálicos Quinidina Verapamila Propranolol	Redução na ação dessas drogas, por indução de enzimas microssomais
Rifampicina	Anticoncepcionais orais	Redução do efeito anticoncepcional, com risco de gravidez indesejada

Continua

Tabela 7.1 (cont.)
Interação dos Antibióticos e Quimioterápicos entre si e Outras Substâncias ou Condições de pH

Antibiótico ou Quimioterápico	Substância ou Condição de pH que Interfere em Sua Ação	Efeito
A – INTERFERÊNCIA NA ATIVIDADE DO ANTIBIÓTICO OU QUIMIOTERÁPICO		
Rifampicina	Cetoconazol	Diminuição da ação do cetoconazol, por aumento de seu metabolismo
Rifampicina	Tetraciclinas Eritromicina Ampicilina Oxacilina Dicloxacilina Penicilina V Cefaclor Lincomicina Didanosina Alimentos	Diminuição da concentração sérica dos antimicrobianos, por diminuir sua absorção intestinal
Griseofulvina	Fenobarbital	Diminuição da atividade da griseofulvina, talvez por diminuir sua absorção intestinal
Griseofulvina	Álcool	Intolerância ao álcool
Tetracilinas Cefaloridina Gentamicina Eritromicina	Soluções com heparina	Precipitação dos antibióticos
Metronidazol	Varfarina	Potencialização do anticoagulante
Metronidazol	Álcool	Intolerância ao álcool
Metronidazol	Derivados do ergot	Intoxicação com ergotismo
Metronidazol	Amiodarona Carbamazepina Ciclosporina Dicumarol Fenitoína	Aumento da ação desses medicamentos
Sulfonamidas	Fenilbutazona Probenecida Ácido acetilsalicílico	Aumento da concentração sérica das sulfas, por competirem na sua ligação proteica
Sulfonamidas	Álcool	Intolerância ao álcool
Sulfametoxazol/ trimetoprima	Terfenadina Amiodarona Amitriptilina Clindamicina Clorpropamida	Aumento do risco de cardiotoxicidade, com arritmias, devido ao aumento do intervalo QT

Continua

Tabela 7.1 (cont.)
Interação dos Antibióticos e Quimioterápicos entre si e Outras Substâncias ou Condições de pH

Antibiótico ou Quimioterápico	Substância ou Condição de pH que Interfere em Sua Ação	Efeito
A – INTERFERÊNCIA NA ATIVIDADE DO ANTIBIÓTICO OU QUIMIOTERÁPICO		
Sulfametoxazol/ trimetoprima	Sotalol Fluoxetina Vasopressina Fluconazol Haloperidol	Aumento do risco de cardiotoxicidade, com arritimias, devido ao aumento do intervalo QT
Sulfametoxazol/ trimetoprima	Varfarina	Aumento do nível da varfarina, com risco de sangramento
Isoniazida	Ácido aminosalicílico	Aumento da concentração sérica da isoniazida, por competir em seu metabolismo hepático (inibição enzimática)
Isoniazida	Álcool	Maior metabolização da isoniazida e intolerância ao álcool
Ácido aminosalicílico	Ácido acetilsalicílico	Intoxicação pelo ácido aminosalicílico, por elevação de sua concentração sérica, por competir na ligação proteica
Aminoglicosídeos Eritromicina Sulfonamidas Quinolonas Nitrofurantoína	pH urinário alcalino	Aumento da atividade em vias urinárias
Trimetoprima Novobiocina	pH urinário ácido	Aumento da atividade em vias urinárias
Cetoconazol Isoniazida	Antiácidos orais	Diminuição da absorção
Cetoconazol	Rifampicina	Diminuição do nível sérico do cetoconazol, por aumentar seu metabolismo
Cetoconazol	Terfenadina	Intoxicação pela terfenadina, com risco de arritmias
Cetoconazol Itraconazol Fluconazol	Cimetidina e outros inibidores H2	Diminuição da absorção dos antifúngicos
Cetoconazol Itraconazol Fluconazol	Ciclosporina Anticoagulantes curmarínicos	Aumento da toxicidade da ciclosporina e ação anticoagulante
Cetoconazol	Fenitoína Aztemizol	Aumento da concentração plasmática das drogas
Fluconazol	Losartana	Hipotensão arterial

Continua

Tabela 7.1 (cont.)
Interação dos Antibióticos e Quimioterápicos entre si e Outras Substâncias ou Condições de pH

Antibiótico ou Quimioterápico	Substância ou Condição de pH que Interfere em Sua Ação	Efeito
A – INTERFERÊNCIA NA ATIVIDADE DO ANTIBIÓTICO OU QUIMIOTERÁPICO		
Fluconazol	Glibencamida	Hipoglicemia
Fluconazol	Sinvastatina	Aumento do risco de rabdomiólise
Fluconazol	Diazepam e similares	Risco de toxicidade, com sedação prolongada
Itraconazol	Anticoncepcionais orais	Redução do efeito anticoncepcional, com risco de gravidez indesejada
Fluorquinolonas	Teofilina	Aumento da concentração da teofilina, com risco de intoxicação
Fluorquinolonas	Antiácidos orais com cálcio e magnésio	Redução na absorção da quinolona
Fluorquinolonas	Corticosteroides	Risco de ruptura de tendão
Didanosina (ddI)	Quinolonas Tetraciclinas	Diminuição da absorção das quinolonas e tetraciclinas, devido aos sais de alumínio e magnésio contidos na apresentação da ddI
Zidovudina (AZT)	Paracetamol	Aumento do risco de neutropenia, por reduzir o metabolismo da AZT
Zidovudina	Ganciclovir	Toxicidade hematológica sinérgica
Zidovudina	Probenecida	Aumento da concentração e prolonga a ação da AZT, por diminuir sua excreção renal por diminuir sua excreção renal
Aciclovir	Probenecida	Aumento da concentração e prolonga a ação do aciclovir, por diminuir sua excreção renal
B – INTERFERÊNCIA DOS ANTIBIÓTICOS E QUIMIOTERÁPICOS NA ATIVIDADE DE OUTRAS SUBSTÂNCIAS		
Tolbutamida Clorpropamida	Sulfonamidas Cloranfenicol	Hipoglicemia, por aumentarem a concentração sérica da tolbutamida, por competirem na sua ligação proteica e secreção tubular ou competirem no metabolismo hepático
Clorpropamida	Tetraciclinas	Aumento do efeito hepatotóxico
Digitálicos	Neomicina oral Vitamina B12	Diminuição da absorção dos glicosídeos digitálicos e da vitamina B12
Digitálicos	Antotericina B	Intoxicação digitálica por hipocalemia
Digitálicos	Eritromicina	Aumento da concentração sérica de digoxina

Continua

Tabela 7.1 (cont.)
Interação dos Antibióticos e Quimioterápicos entre si e Outras Substâncias ou Condições de pH

Antibiótico ou Quimioterápico	Substância ou Condição de pH que Interfere em Sua Ação	Efeito
B – INTERFERÊNCIA DOS ANTIBIÓTICOS E QUIMIOTERÁPICOS NA ATIVIDADE DE OUTRAS SUBSTÂNCIAS		
Digitálicos	Rifampicina	Diminuição da concentração sérica de digitálicos
Metotrexato	Sulfonamidas Tetracicinas	Intoxicação pelo metotrexato, por competirem na sua ligação proteica e secreção tubular
Varfarina e outros anticoagulante orais	Sulfonamidas Metronidazol Eritromicina Cetoconazol Fluconazol	Sangramento, por aumentarem a concentração sérica dos anticoagulantes, por competirem em sua ligação proteica ou no metabolismo hepático
Varfarina	Griseofulvina Fenindiona Rifampicina Hidroxicumarina	Diminuição da concentração sérica dos anticoagulantes, por estimularem o seu metabolismo hepático (estimulação enzimática), diminuindo o efeito anticoagulante
Bilirrubina	Sulfonamidas	Risco de *Kernicterus*, por aumentarem a concentração sérica das bilirrubinas em recém-natos, por competirem na sua ligação proteica
Bilirrubina	Novobiocina Cloranfenicol Sulfonamidas	Icterícia do recém-nato, por aumentarem a concentração sérica da bilirrubina, por competirem em seu metabolismo hepático (inibição enzimática)
Difenil-hidantoína	Sulfonamidas Cloranfenicol Cetoconazol Fluconazol Isoniazida Cicloserina Ácido aminossalicílico	Intoxicação pela difenil-hidantoína, por competirem em seu metabolismo hepático (inibição enzimática)
Bis-hidroxicumarina	Sulfonamidas	Sangramento por aumentarem a concentração sérica da cumarina, por competirem em sua ligação proteica
Bis-hidroxicumarina	Cloranfenicol Cetoconazol Ácido aminossalicílico	Sangramento, por aumentarem sua concentração sérica, por competirem em seu metabolismo hepático
Ergotamina e outros alcaloides do ergot	Macrolídeos	Intoxicação pelos alcaloides do ergot, por competirem em seu metabolismo hepático, com intensa vasoconstrição e risco de necrose de extremidades

Continua

Tabela 7.1 (cont.)
Interação dos Antibióticos e Quimioterápicos entre si e Outras Substâncias ou Condições de pH

Antibiótico ou Quimioterápico	Substância ou Condição de pH que Interfere em Sua Ação	Efeito
B – INTERFERÊNCIA DOS ANTIBIÓTICOS E QUIMIOTERÁPICOS NA ATIVIDADE DE OUTRAS SUBSTÂNCIAS		
Bromocriptina	Macrolídeos	Aumento do nível da bromocriptina, com risco de discinesias
Ciclosporina A	Macrolídeos Cetoconazol Fluconazol Itraconazol	Inibição do metabolismo da ciclosporina, com risco de intoxicação
Anestésicos gerais e bloqueadores neuromusculares	Aminoglicosídeos Polimixinas Lincosamidas	Prolongamento do efeito anestésico e do bloqueio neuromuscular
Anticoncepcionais orais	Rifampicina Tetraciclinas	Diminuição do efeito anticonceptivo, por aumento do metabolismo hepático
Corticosteroides Quinidina Digitálicos Barbitúricos Aminofilina	Rifampicina	Diminuição do efeito das drogas, por aumento do metabolismo hepático
Fluotano Halotano	Isoniazida Rifampicina	Risco de intoxicação hepática aguda grave
Álcool e bebidas alcoólicas	Isoniazida Metronidazol Cetoconazol Griseofulvina Sulfonamidas Cloranfenicol Cefalosporinas	Intolerância ao álcool com reação do tipo "antabuse"
Terfenadina	Eritromicina e outros macrolídeos Cetoconazol	Intoxicação pela terfenadina, com risco de arritmias
Carbamazepina	Eritromicina	Aumento da concentração da carbamazepina com risco de toxicidade
Teofilina Aminofilina	Eritromicina Quinolonas	Aumento da concentração da teofilina e análogos com risco de intoxicação
Propranolol e outros bloqueadores beta-adrenérgicos	Rifampicina	Diminuição do efeito bloqueador por aceleração de seu metabolismo

INTERAÇÕES FARMACÊUTICAS DOS ANTIMICROBIANOS

São as incompatibilidades físico-químicas entre drogas que ocorrem fora do organismo e habitualmente são encontradas com a administração de medicamentos por via intravenosa.

Estabilidade de Antimicrobianos em Soluções Parenterais

Ao se administrar antibióticos por via intravenosa diluídos em grandes volumes de soluções, para aplicação gota a gota por tempo prolongado, deve-se lembrar que, dependendo do fármaco, do pH e da composição química do diluente, da temperatura e do tempo de diluição, a droga pode perder parte de sua atividade antimicrobiana. De modo geral, os antibióticos não apresentam diminuição significativa de sua atividade antimicrobiana quando diluídos por 12 a 24 horas em soluções comumente utilizadas na prática clínica (solução de cloreto de sódio a 0,9% – também chamada solução fisiológica ou solução salina, solução glicosada a 5% ou 10%, Ringer lactato). Sendo assim, é recomendável que, ao se usar antibióticos em solução por via intravenosa em gotejamento contínuo, seja feita a mudança da solução pelo menos a cada 12 horas. Entretanto, a ampicilina e a carbenicilina não devem ser mantidas em solução por mais de quatro a seis horas, pois sofrem inativação mais rápida, devido à sua instabilidade quando em soluções.

Interações de Antimicrobianos com Medicamentos em Solução

As penicilinas sofrem alterações em sua estabilidade em soluções com pH extremos, ácidos ou básicos, mantendo sua estabilidade melhor em pH entre 5,5 e 7. Dessa maneira, em soluções contendo vitamina C ou vitaminas do complexo B (ácidas) ou contendo bicarbonato (básicas) esses antibióticos sofrem inativação. O succinato de hidrocortisona também é capaz de causar a inativação da meticilina, da ampicilina e da carbenicilina em soluções. Por isso, não é recomendada a adição de outras substâncias às soluções de penicilinas. Da mesma forma, as tetraciclinas e a cefalotina sódica sofrem inativação em soluções de Ringer lactato ou de gluconato ou cloreto de cálcio; e o lactobionato de eritromicina é inativado em soluções de cloreto de sódio a 0,9% e em soluções glicosadas contendo vitaminas do complexo B ou vitamina C. O cloranfenicol também é inativado em soluções contendo vitaminas. Por outro lado, a anfotericina B sofre precipitação em soluções salinas ou contendo outras substâncias, motivo pelo qual só pode ser administrada por via IV em solução glicosada a 5%.

Incompatibilidade entre drogas utilizadas em associação no mesmo frasco de solução é observada com a clindamicina associada com ampicilina, gluconato de sódio, aminofilina, difenil-hidantoína, barbitúricos e sulfato de magnésio. Também a teicoplanina é incompatível com os aminoglicosídeos no mesmo frasco. Contudo, a principal incompatibilidade em soluções é a observada entre a gentamicina e a ampicilina, a penicilina G ou a carbenicilina. A interação se dá nos dois sentidos; entretanto, é mais importante a inativação da gentamicina pelas penicilinas. Também a tobramicina sofre inativação pela carbenicilina. Por tal motivo, esses antibióticos não devem ser misturados em soluções. Embora essa interação possa ocorrer também no interior da corrente circulatória, na prática clínica não se observa a inativação da gentamicina pelas penicilinas devido à distribuição tissular das drogas e sua posterior eliminação. Assim, não há tempo útil para ocorrer a interação indesejável. Esta pode ocorrer, porém, em pacientes com insuficiência renal, nos quais as drogas permanecem na circulação por tempo prolongado.

Por fim, a incompatibilidade em soluções ocorre entre a heparina e cefaloridina, gentamicina, tetraciclinas e eritromicina, havendo precipitação dos antibióticos em presença do anticoagulante.

INTERAÇÕES FARMACOCINÉTICAS DOS ANTIMICROBIANOS

São as reações que ocorrem entre as drogas antes de chegarem ao seu receptor. São observadas no local de absorção e na circulação dos medicamentos.

Interações na Absorção de Antimicrobianos

A absorção por via oral de diversos antibióticos, entre eles a base ou o estearato de eritromicina, azitromicina, rifampicina, tetraciclinas (exceto a doxiciclina), oxacilina, ampicilina, penicilina V, cefaclor e lincomicina, sofre diminuição quando são administrados junto a alimentos, inclusive o leite. Os alimentos também reduzem a absorção da isoniazida e dos antirretrovirais didanosina e indinavir. Ao contrário, os alimentos favorecem a absorção do saquinavir e do nelfinavir. Do mesmo modo, o cetoconazol, o mebendazol, a nitrofurantoína, a halofantrina e a griseofulvina têm sua absorção aumentada quando administradas junto com alimentos.

As tetraciclinas têm sua absorção reduzida pelo efeito quelante do cálcio, magnésio, alumínio, ferro e zinco. Também o subsalicilato de bismuto, o caolim, a pectina e o bicarbonato de sódio diminuem a absorção gastrointestinal das tetraciclinas, o mesmo ocorrendo com as formas sólidas desses antibióticos administradas junto com a cimetidina. As quinolonas e a azitromicina também sofrem quelação e diminuição em sua absorção por via oral quando administradas junto a antiácidos contendo cálcio, alumínio e magnésio. Por esse motivo, o sucralfate, que contém alumínio, e o sulfato ferroso reduzem a absorção das quinolonas. A cimetidina e a ranitidina alongam o período de absorção, mas não diminuem a quantidade total de quinolona absorvida. A isoniazida dada junto com antiácidos orais contendo alumínio pode ter sua absorção diminuída, devido ao retardamento do esvaziamento gástrico produzido pelo alumínio. A lincomicina e a clindamicina administradas por via oral juntamente com preparações contendo ciclamatos, atapulgita, caolim e pectina têm sua absorção intestinal grandemente reduzida e, portanto, diminuição de sua eficácia. O caolim, os alcalinos e o carvão ativado reduzem também a absorção de quinolonas, sulfamídicos, nitrofurânicos e tetraciclinas. A griseofulvina tem reduzida a sua absorção quando administrada concomitantemente com o fenobarbital, provavelmente devido ao aumento do peristaltismo intestinal causado pela secreção biliar aumentada provocada pelo barbitúrico. O itraconazol e o cetoconazol, que requerem pH gástrico inferior a 3 para a adequada absorção, sofrem interferência dos sais antiácidos, dos bloqueadores H2 da histamina, do omeprazol e da didanosina. O fluconazol não sofre esse tipo de interação. Por fim, deve-se evitar a administração conjunta da zidovudina e da claritromicina, pois há interferência da claritromicina no local de absorção da zidovudina, com redução do nível sérico desta última.

Por via intramuscular, a absorção da penicilina G é retardada quando administrada junto à benzatina, fato que é aproveitado para manter a circulação do antibiótico por tempo mais prolongado, embora em concentração mais baixa. Isso permite o maior espaçamento das injeções intramusculares da penicilina. A procaína, por causar vasoconstrição local, também aumenta o tempo de circulação da penicilina G.

Interações de Antimicrobianos no Transporte Sanguíneo

Após a absorção, muitos antibióticos e quimioterápicos circulam livremente no sangue ou é pequena sua ligação às proteínas séricas, principalmente a albumina, enquanto outros se ligam acentuadamente, acima de 50%, às proteínas circulantes. No primeiro caso, estão os aminoglicosídeos, polimixinas, vancomicina, cefalosporinas de primeira geração, isoniazida, várias fluoroquinolonas (ofloxacino, ciprofloxacino, pefloxacino). Entre os antimicrobianos com elevada ligação proteica, estão principalmente as penicilinas, ceftriaxona, teicoplanina, pirimetamina e sulfonamidas. Algumas substâncias competem com a ligação proteica dos antibióticos e se administradas simultaneamente provocam aumento da sua concentração sérica. Assim, por meio desse mecanismo, a probenecida, a fenilbutazona e o ácido acetilsalicílico aumentam a concentração sanguínea das penicilinas, o que pode ter efeito benéfico, sobretudo considerando a pequena toxicidade desses antibióticos.

O contrário ocorre entre as sulfonamidas e algumas substâncias de alta ligação proteica. Nesse caso, existe a competição na ligação proteica pelas sulfonamidas, que deslocam e provocam o aumento da concentração sérica da substância, o que pode resultar em efeitos farmacológicos indesejáveis. É o que acontece quando as sulfonamidas são administradas com a tolbutamida ou a clorpropamida, resultando em elevação da concentração sérica desses fármacos e consequente hipoglicemia, ou a administração de sulfas e do ácido nalidíxico com a varfarina (hidroxicumarina), podendo resultar em sangramentos, devido ao aumento da concentração sérica da varfarina. Também a administração de sulfas com metotrexato aumenta a concentração desse medicamento e o risco de intoxicação. Por fim, as sulfonamidas podem competir com a bilirrubina na ligação proteica, trazendo o risco de *Kernicterus* em recém-nascidos.

Interações de Antimicrobianos no Metabolismo Hepático

Muitos antimicrobianos, como os aminoglicosídeos, polimixinas, a maioria das penicilinas e cefalosporinas, o aztreonam, o tianfenicol, grande parte das fluoroquinolonas, o etambutol, são eliminados pelos rins sob forma natural, sem sofrer metabolização. Vários outros, entretanto, antes de sua eliminação, são metabolizados no fígado, como é o caso do cloranfenicol e de eritromicina, claritromicina, clindamicina, rifampicina, isoniazida, pirazinamida, sulfonamidas, nevirapina e inibidores de proteases do vírus da imunodeficiência humana. A finalidade do metabolismo dos fármacos é a sua modificação para substâncias menos tóxicas e que sejam mais hidrossolúveis, possibilitando sua eliminação pelos rins, ou lipossolúveis, facilitando sua excreção pela bile e, em seguida, pelas fezes. A biotransformação se faz sobretudo por meio de enzimas que oxidam ou reduzem os fármacos, constituídas pelo sistema do citocromo P450, e enzimas que conjugam uma substância com outra, favorecendo sua eliminação. O sistema do citocromo P450 é o principal complexo enzimático envolvido no metabolismo de medicamentos e as isoenzimas específicas desse sistema, especialmente as isoenzimas CYP3A4, podem ser inibidas ou induzidas por várias substâncias. No processo de seu metabolismo, os antimicrobianos podem, então, competir com a metabolização de outros fármacos antimicrobianos e outras drogas, causando inibição enzimática. Com isso, diminuem a biotransformação da substância e, consequentemente, provocam a elevação de sua concentração circulante. Na dependência do antimicrobiano, o contrário é também possível, havendo indução enzimática, com consequente aumento do metabolismo de outras substâncias e a diminuição de sua concentração e redução de sua ação farmacológica. Tanto os antimicrobianos indutores como os inibidores enzimáticos podem causar resultados adversos ao interferir na ação terapêutica dos medicamentos usados conjuntamente. Discutiremos a seguir os detalhes dessas interações.

Interação de Antimicrobianos Inibidores Enzimáticos

Vários antimicrobianos têm a propriedade de inibir a metabolização de substâncias pelas enzimas do sistema do citocromo P450, em geral atuando de maneira competitiva pela ligação em receptores da enzima. Ao agirem assim, diminuem a biotransformação da substância, provocando o aumento de sua concentração sérica e tissular.

Os antimicrobianos inibidores enzimáticos clássicos são o cloranfenicol, a isoniazida, os macrolídeos e os azóis antifúngicos, sobretudo o cetoconazol; mais recentemente, as fluoroquinolonas, a delavirdina e os inibidores de proteases, especialmente o ritonavir, também se mostraram importantes inibidores enzimáticos hepáticos. Por ser um efeito direto, a inibição ocorre de maneira rápida, de tal modo que em poucos dias ou horas a biotransformação da droga associada é retardada, ocorrendo seu acúmulo e consequente efeito tóxico em pouco tempo. Katz dá o exemplo de uma mulher em uso de terfenadina que é medicada com cetoconazol. Em cerca de dois dias ela apresentou tonteira, síncope e irregularidade dos batimentos cardíacos, resultantes de alteração do sistema de condução cardíaco provocada pelo acúmulo da terfenadina não metabolizada.

O cloranfenicol é um inibidor do sistema enzimático hepático e quando administrado concomitantemente com a tolbutamida compete na metabolização desse hipoglicemiante, causando aumento de sua concentração e resultando em hipoglicemia. Com a hidroxicumarina, o uso simultâneo do cloranfenicol pode resultar em sangramentos, pelo mesmo mecanismo. Ainda o cloranfenicol, e também as sulfonamidas e a isoniazida, podem competir no metabolismo da difenil-hidantoína (fenitoína), aumentando sua concentração e causando intoxicações por esse anticonvulsivante (nistagmo, confusão mental). Os citados antimicrobianos também interferem na carbamazepina, aumentando sua concentração e toxicidade.

A eritromicina e outros macrolídeos com 14 e 15 membros também são inibidores do metabolismo hepático, causando elevação dos níveis séricos da carbamazepina, ciclosporina, bromocriptina, teofilina, astemizol, cisaprida, triazolam, hipoglicemiantes orais, fenitoína e dos vasoconstritores derivados do esporão do centeio (ergotamina e outros). Com isso, podem causar intoxicações por essas substâncias, especialmente em pacientes idosos, manifestadas por isquemia e necrose de extremidades causadas pelos derivados do ergot. Essa inibição enzimática dos macrolídeos pode ocasionar elevação dos níveis de corticosteroides e aumento dos efeitos dessas drogas. Também podem ocorrer aumento dos níveis de anticoncepcionais orais e combinações de estrogênios e progestogênios, o que pode causar o surgimento de prurido e icterícia, que regridem com a suspensão das drogas. Recentemente, foi observado que o ritonavir é também causador de ergotismo, ao ser administrado simultaneamente com a ergotamina em pacientes com enxaqueca.

Os macrolídeos de 14 membros, como eritromicina, interagem com teofilina e aminofilina, provocando a elevação da concentração sérica dessas substâncias. A interação decorre da inibição do citocromo P450, diminuindo o metabolismo da teofilina e derivados. Com isso, ocorre o acúmulo da teofilina e o risco de manifestações tóxicas por essa substância, especialmente em crianças (vômitos, sede, agitação, convulsões, choque). Essa interação não ocorre com os macrolídeos de 16 membros, como a espiramicina e a miocamicina. Algumas quinolonas, em particular ofloxacino, ciprofloxacino, pefloxacino e norfloxacino, também interferem no metabolismo da teofilina, causando o acúmulo de sua concentração no sangue. Essas quinolonas são potentes inibidores de isoenzimas do citocromo P450 humano, responsável pelo metabolismo da teofilina. Em razão dessa interação, o emprego de quinolonas em pacientes em uso de teofilina, especialmente em idosos, deve ser evitado ou realizado com prudência, devido ao risco, elevado, de intoxicação (vômitos, alucinações, psicoses, convulsões). O levofloxacino e o lomefloxacino não parecem interferir na teofilina. Recentemente, pacientes em uso de enoxacino e fenbufen apresentaram quadros de excitação cerebral e crises convulsivas, o que pode sugerir a possibilidade de interação entre as quinolonas e os anti-inflamatórios não hormonais.

Também recentemente, foi descrito que pacientes em uso de terfenadina que receberam concomitantemente com a eritromicina ou outro macrolídeo ou o cetoconazol podem apresentar efeitos adversos cardiovasculares, caracterizados por prolongamento do intervalo Q-T, taquicardia ventricular, fibrilação ventricular e outras arritmias. Isso foi também observado em pacientes com insuficiência hepática. Esse efeito adverso da interação com a terfenadina resulta da diminuição de seu metabolismo hepático por substâncias inibidoras potentes do sistema de oxidação hepática das isoenzimas CYP3A, como a eritromicina e o cetoconazol. O cetoconazol também interfere no metabolismo da ciclosporina A, causando aumento da nefrotoxicidade desse fármaco.

Vários antimicrobianos são inibidores do metabolismo da varfarina e outros anticoagulantes orais (dicumarol), causando aumento e prolongamento da ação anticoagulante. Entre as drogas, incluem-se sulfonamidas, cloranfenicol, isoniazida, cotrimoxazol, metronidazol, quinolonas, cetoconazol e outros imidazóis, eritromicina. Com o uso dessas substâncias, há aumento do tempo de protrombina e o risco de sangramentos se o anticoagulante for mantido em dose habitual. Por isso, recomenda-se evitar o uso de anticoagulantes junto com os antimicrobianos; se não for possível, deve-se reduzir a dose da varfarina em 50% ao usá-la concomitantemente com os antimicrobianos citados.

Com relação à interação de antimicrobianos e drogas psicotrópicas, tem sido observado que o fenômeno é pouco frequente e geralmente benigno. No entanto, é referido que, sobretudo, os macrolídeos, cetoconazol, isoniazida e fluoroquinolonas podem causar concentrações tóxicas de psicotrópicos, como o midazolam e similares, imipramina e outros antidepressivos, carbamazepina, ácido valproico e benzodiazepínicos. É também relatada a possibilidade de intoxicação pelo lítio em pacientes em uso concomitante de tetraciclinas e metronidazol. Por outro lado, o ácido valproico pode inibir enzimas microssomais, aumentando o nível sérico de antimicrobianos, sem significado clínico, e a carbamazepina pode induzir enzimas, causando níveis subterapêuticos sanguíneos de tetraciclinas.

Por fim, o uso associado da claritromicina e da rifabutina na terapêutica de infecções sistêmicas pelo complexo do *Mycobacterium avium* em pacientes infectados pelo vírus da imunodeficiência humana resulta em uma interação bidirecional. Isso porque a claritromicina aumenta o nível sérico da rifabutina, podendo elevar a frequência de uveítes determinadas por essa droga; ao contrário, a rifabutina diminui a concentração sérica da claritromicina, reduzindo a sua eficácia contra o microrganismo. O mesmo ocorre no uso associado da rifampicina e rifabutina com cetoconazol e itraconazol, quando ocorre diminuição dos níveis séricos dos azóis e elevação das rifamicinas.

Interação de Antimicrobianos Indutores Enzimáticos

Alguns antimicrobianos, ao contrário do discutido anteriormente, são indutores da produção de enzimas microssomais e aceleram o metabolismo de algumas substâncias, causando redução de sua concentração e diminuição ou ausência de sua ação farmacológica. Os principais antimicrobianos que estimulam a produção de enzimas hepáticas são a rifampicina e a rifabutina, a griseofulvina, a nevirapina e o efavirenz. Assim, a rifampicina acelera o metabolismo e, consequentemente, diminui o nível terapêutico da quinidina, varfarina e outros anticoagulantes orais, barbitúricos, drogas psicotrópicas, ciclosporina, zidovudina, cetoconazol, cloranfenicol, dapsona, digitálicos, metadona, teofilina, verapamila, propranolol e outros bloqueadores beta-adrenérgicos, antidiabéticos orais, corticosteroides e contraceptivos orais. Essa última interação deve, em particular, ser lembrada, ao se administrar a rifampicina a mulheres em idade fértil em uso de hormônios anticoncepcionais, a fim de se evitar a gravidez indesejada. Com relação à varfarina, provavelmente haverá a necessidade de aumentar a sua dose. O mesmo ocorre com a tolbutamida e outros antidiabéticos orais e com a verapamila, sendo necessário rigoroso acompanhamento clínico dos pacientes em uso de rifampicina e dos medicamentos citados para determinar a necessidade de aumento de dose desses medicamentos. Essa mesma interação, resultante de indução de enzimas microssomais, é observada com a dicloxacilina, a griseofulvina, a nevirapina e a nafcilina em relação à varfarina, barbitúricos, carbamazepina, bromocriptina e fenitoína. Ao contrário da inibição enzimática, a indução da produção de enzimas microssomais é um processo lento, que pode demorar dias, semanas e meses para surgir, pois requer a síntese de proteínas. É preciso lembrar que, após a retirada da rifampicina e de outros indutores de enzimas microssomais, existe uma duração de duas a três semanas para que o metabolismo de outras drogas atinja o nível do pré-tratamento.

Além da rifampicina, existem relatos de sangramento intermenstrual e gravidez em mulheres utilizando drogas anticoncepcionais para as quais foi prescrito o itraconazol. Não se conhece o mecanismo dessas ocorrências, que parecem ser raras.

Nos pacientes com infecção pelo vírus da imunodeficiência humana, é particularmente importante a propriedade da rifampicina e da rifabutina aumentarem o metabolismo de outros medicamentos, visto que podem comprometer o efeito terapêutico dos inibidores de proteases, principalmente do ritonavir.

Interação de Antimicrobianos no Processo de Eliminação

Os antimicrobianos são eliminados, em sua maioria, principalmente por via renal. Nessa eliminação, alguns têm aumento de sua atividade antimicrobiana em vias urinárias quando se provoca alcalinização do pH urinário. É o que ocorre com os aminoglicosídeos, sulfonamidas, quinolonas e nitrofurantoína. Por outro lado, a acidificação da urina potencializa a atividade das penicilinas e cefalosporinas. Do ponto de vista prático, a importância da alcalinização da urina melhora a dissolubilidade da sulfadiazina e do sulfametoxazol, evitando sua precipitação nos túbulos renais.

Os antibióticos e quimioterápicos eliminados por secreção tubular podem sofrer competição nesse transporte e manter concentrações circulantes mais prolongadas e mais elevadas. É o observado com vários antibióticos beta-lactâmicos quando são administrados associadamente a probenecida ou a fenilbutazona. Por outro lado, as sulfonamidas, além dos efeitos já relatados, também podem competir com a secreção tubular da tolbutamida, da clorpropamida e do metotrexato, contribuindo, juntamente com a ação na ligação proteica, para os efeitos tóxicos dessas substâncias.

Além das interações citadas, é referido que a alteração da microbiota intestinal causada pelo uso de antimicrobianos, particularmente pelas tetraciclinas e pelos macrolídeos, pode interferir na metabolização da digoxina pelas bactérias intestinais, causando aumento da concentração sérica e risco de intoxicação pelo digitálico, o que exige acompanhamento médico rigoroso.

INTERAÇÕES FARMACODINÂMICAS DOS ANTIMICROBIANOS

As interações farmacodinâmicas referem-se às interferências possíveis de ocorrer entre drogas que agem no mesmo local, podendo ser o mesmo receptor ou não. Por exemplo, o uso associado de penicilina e gentamicina tem um efeito favorável no combate ao enterococo, as duas drogas agindo em receptores diferentes do mesmo germe. Já a associação da penicilina à tetraciclina resulta em um efeito desfavorável no combate ao pneumococo, porque o mecanismo de ação de uma (tetraciclina) bloqueia o mecanismo de ação da outra (penicilina). Já o uso associado de vancomicina com gentamicina pode ter um efeito deletério, potencializado sobre a função renal, visto que as duas drogas são nefrotóxicas. Dessa maneira, as interações farmacodinâmicas podem resultar num efeito sinérgico, favorável; num efeito antagônico, desfavorável para uma das drogas envolvidas; ou prejudicial, quando ocorre somação de efeitos indesejáveis.

As interações farmacodinâmicas resultantes do uso de antibióticos entre si e com quimioterápicos serão, em grande parte, discutidas no item "Associação de Antibióticos" do capítulo sobre critérios para o uso racional dos antimicrobianos (Capítulo 8). Em especial, serão apresentados os aspectos referentes ao sinergismo e antagonismo na ação antimicrobiana das drogas associadas.

Um aspecto a ser considerado na associação de antimicrobianos entre si é o da potencialização de efeitos tóxicos, já discutidos no capítulo sobre efeitos colaterais dos antimicrobianos (Capítulo 6). Tal fato é observado na associação de aminoglicosídeos com polimixinas ou com cefalosporinas (especialmente a cefaloridina e a cefalotina) ou com a vancomicina, aumentando a nefrotoxicidade das drogas. Também o risco de potencialização de hepatotoxicidade pode ocorrer na associação de rifampicina com a isoniazida e a pirazinamida na terapêutica da tuberculose.

Efeitos adversos resultam também da ação tissular de antimicrobianos em combinação com outros tipos de medicamentos. Assim, os aminoglicosídeos têm sua nefrotoxicidade aumentada quando administrados simultaneamente com furosemida, metoxifluorano e cisplatinus, e têm sua ototoxicidade potencializada pelo ácido etacrínico. Esse diurético, e também a furosemida, aumentam igualmente a nefrotoxicidade da cefalotina e da cefaloridina.

Os aminoglicosídeos e as polimixinas exercem um pequeno efeito bloqueador neuromuscular. Em função disso, potencializam a ação de drogas curarizantes, podendo causar paralisias pós-recuperação anestésica. O mesmo pode ocorrer com o emprego da lincomicina e da clindamicina e com o uso de altas doses de tetraciclinas por via parenteral ou na superdosagem.

Hepatotoxicidade pode ocorrer com o uso das tetraciclinas e clorpropamida, fenilbutazona e similares e fenitoína, medicamentos com potencial hepatotóxico, que aumentam sua hepatotoxicidade quando usados em combinação.

Por fim, uma interação sempre questionada é a da consequência da administração de bebidas contendo álcool com os antibióticos. É conhecido que o álcool é uma das substâncias que se ligam a receptores intracelulares em diversos órgãos, principalmente o fígado, estimulando a produção de enzimas que metabolizam várias drogas. Assim, a ingestão de bebidas alcoólicas por pacientes em uso de penicilinas ou isoniazida provoca a degradação desses antimicrobianos e redução de sua eficácia terapêutica. Por outro lado, algumas substâncias interferem na ação da desidrogenase aldeídica e, dessa maneira, inibem a oxidação do acetaldeído, bloqueando a metabolização do álcool. O acetaldeído acumula-se no sangue e provoca sintomas desagradáveis, caracterizados por rubor, cefaleia, náuseas, vômitos, diarreia, palpitação, sensação de fraqueza, vertigem, dispneia, visão turva e confusão mental. Em alguns casos, a reação é grave (na dependência da quantidade de álcool ingerida), havendo convulsões, ataxia, insuficiência cardíaca, arritmias, coma e morte. A principal dessas substâncias que bloqueiam a oxidação do álcool é o dissulfiram (Antabuse) e, por isso, as reações resultantes da ingestão concomitante de álcool junto com a administração de medicamentos são conhecidas como "reações ou efeitos tipo antabuse".

Entre os antimicrobianos, reação tipo antabuse devida à ingestão simultânea de álcool tem sido descrita principalmente com griseofulvina, isoniazida, metronidazol e outros imidazóis, substâncias com propriedade de inibir a oxidação do acetaldeído. Esse tipo de intolerância ao álcool é possível de ocorrer também com a administração do cloranfenicol, sulfonamidas, etionamida e cefalosporinas de terceira geração. Considerando que as reações de intolerância ao álcool são variáveis com o indivíduo e a quantidade de álcool ingerida e podem ocorrer com várias substâncias, é conveniente evitar a ingestão de bebidas alcoólicas durante o uso de medicamentos, inclusive antibióticos.

OUTRAS INTERAÇÕES

As tetraciclinas podem diminuir o efeito de anticoncepcionais orais, causando a gravidez indesejada. Por outro lado, potencializam o efeito dos anticoagulantes orais, aumentam o efeito hipoglicemiante dos antidiabéticos orais e elevam o nível sérico do lítio, podendo causar intoxicação em pacientes em uso de lítio.

A anfotericina B habitualmente provoca hipopotassemia. Em pacientes em que se emprega esse antibiótico, o uso concomitante de corticosteroides aumenta a depleção de potássio. A hipocalemia causada pela anfotericina B pode provocar arritmias e facilita o desenvolvimento de intoxicação digitálica. A hipopotassemia pode também aumentar o efeito curariforme de bloqueadores neuromusculares. Deve-se evitar o uso da anfotericina B junto com cisplatina, por aumentar a nefrotoxicidade, e com inibidores da anidrase carbônica, por ocorrer hipocalemia grave.

O fluconazol, paradoxalmente, reduz o nível do indinavir, ao contrário do que ocorre com o uso do cetoconazol e do itraconazol. Não está esclarecido o mecanismo desse efeito; habitualmente, porém, não há necessidade de modificação no esquema de dose ao associar fluconazol em pacientes tratados com indinavir.

Na terapia de pacientes com infecção pelo vírus da imunodeficiência humana, deve ser evitada a associação da zidovudina com estavudina, pois as duas drogas são antagônicas pela mesma via metabólica (competição pela timidino-quinase no processo de fosforilação intracelular). O mesmo ocorre entre a lamivudina e a zalcitabina. Outras interações dos fármacos antirretrovirais estão expostas no Capítulo 30.

INTERAÇÕES COM DROGAS ANTITUBERCULOSAS

As drogas utilizadas no tratamento da tuberculose podem apresentar interações com diversos medicamentos, com já exemplificado pela rifampicina. Ademais, as drogas podem interagir entre si, potencializando a ação contra o *M. tuberculosis* e, ao mesmo tempo, potencializando sua atividade hepatotóxica, como já discutido no Capítulo 6. Considerando a importância da tuberculose no Brasil e a possibilidade de os pacientes estarem em uso de outros fármacos, é necessária atenção para as interações indesejáveis ao se atender os doentes (Tabela 7.2).

Um cuidado especial diz respeito aos pacientes infectados pelo vírus da imunodeficiência adquirida que estão em terapêutica antirretroviral (TARV) utilizando inibidores de protease (IP) ou inibidores da transcriptase reversa não nucleosídeos (NNITR) e necessitam do tratamento para tuberculose. Nesses casos, existe uma importante interação, por meio do sistema do citocromo P450, entre a rifampicina e os IP e dolutegravir. A rifampicina aumenta o metabolismo dessas drogas, reduzindo sua concentração e, portanto, eficácia; por outro lado, os IP reduzem o metabolismo da rifampicina, aumentando seu nível sérico e, assim, potencializando a toxicidade desse antibiótico. Algumas condutas são, então, recomendadas (Brasil-Ministério da Saúde-2017; CDC; Piscitelli e Rodvold):

Paciente com tuberculose que não está em uso de inibidor de protease nem de dolutegravir iniciar TARV em até duas semanas se LT CD4+ < 50 células/mm^3 ou na oitava semana se LT CD4+ > 50 células/mm^3.

Paciente com tuberculose que já está utilizando um IP ou dolutegravir ou em que seja necessário o emprego dessas drogas – nesse caso, não está indicado o uso da rifampicina. Duas condutas podem ser tomadas:

- Substituir a rifampicina pela rifabutina, que é um indutor menos potente do sistema P450. Essa opção não se aplica se o paciente estiver em uso de ritonavir ou efavirenz. A rifabutina é administrada em associação com isoniazida e pirazinamida, na dose de 150 mg/dia, mantida durante nove meses. Em nosso país, a rifabutina é disponível em serviços de atenção especializada a pessoas vivendo com HIV/Aids para o tratamento da coinfecção tuberculose/HIV quando é necessário associar ou manter inibidor de protease associado ao ritonavir no esquema antirretroviral. Tal fato ocorre, em geral, por intolerância, resistência ou contraindicação aos ITRNN. Nessa circunstância, a dose da rifabutina é de 150 mg/dia.

- Substituir a rifampicina pela estreptomicina e pelo etambutol. Nesse caso, o paciente será medicado com estreptomicina, etambutol, pirazinamida e isoniazida por dois meses e em seguida com etambutol e isoniazida durante dez meses. O tratamento deve ser supervisionado.

Tabela 7.2
Interações de Tuberculostáticos com Outras Drogas

Droga – A	Outras Drogas – B	Efeitos Adversos Possíveis
Isoniazida (INH)	Acetaminofen	A diminui metabolismo de B
	Hidróxido de alumínio	B diminui a absorção de A
	Benzodiazepínico	A aumenta o efeito de B
	Carbamazepina	A aumenta níveis de B
	Corticosteroide	B aumenta metabolismo de A
	Cicloserina	A aumenta toxicidade de B no SNC
	Difenil-hidantoína	A aumenta nivel de B
	Cetoconazol e itraconazol	B diminui a absorção de A e A aumenta metabolismo de B
	Sulfonilureias	A potencializa hiperglicemia de B
	Dicumarínicos	A aumenta efeito de B
	Didanosina (ddI) e zalcitabina (ddC)	A e B potencializam neurite periférica de B e A
Rifampicina	Bloqueadores beta-adrenérgicos	A diminui efeito de B
	Clofibrate	A diminui efeito de B
	Corticosteroide	A diminui efeito de B
	Ciclosporina	A diminui efeito de B
	Digitoxina	A diminui nível de B no soro
	Enalapril	A diminui efeito de B
	Cetoconazol e itraconazol	B diminui absorção de A e A aumenta o metabolismo de B
	Metadona	A diminui nível de B no soro

Continua

Tabela 7.2 (cont.)
Interações de Tuberculostáticos com Outras Drogas

Droga – A	Outras Drogas – B	Efeitos Adversos Possíveis
	Fenitoína	A diminui níveis de B
	Propafenona	A diminui níveis de B
	Contraceptivos orais	A diminui eficácia de B
	Quinidina	A diminui efeito de B
	Sulfonilureias	A provoca risco de hipoglicemia
	Teofilina	A diminui nivel de B
	Dicumarínicos	A diminui efeito de B
	Hipoglicemiantes orais	Diminui efeito em nível sêrico
Rifampicina (cont.)	Isoniazida	Somação de hepatotoxicidade
	Halotane	A aumenta hepatotoxidade de B
	Quinidina	A diminui efeito de B
	Barbitúricos	A diminui efeito de B
	Dapsona	A diminui meia-vida de B
Etambutol	Hidróxido de aluminio	B diminui absorção de A
	Didanosina (ddI) e zalcitabina (ddC)	A potencializa risco de neuropatia periférica
Etionamida	Hipoglicemiantes	A aumenta efeito de B Aumento das transaminases
	Rifampicina	Somação de hepatotoxicidade
	Didanosina (ddI)	A potencializa neuropatia periférica
Pirazinamida	Cetoconazol, INH, RMP	Somação de hepatoxicidade

Fonte: Brasil-Ministério da Saúde – Programa Nacional de DST/AIDS. Co-Infecção TB/HIV/AIDS. Brasília, Ministério da Saúde, 1994. 20 p.

BIBLIOGRAFIA

Acosta EP, et al. Optimizing HIV Therapy. Pharmacokinetics for Clinicians. Birmingham, USA: University of Alabama School of Medicine – Pharmacia & Upjohn Inc.; 1999.

American Foundation for AIDS Research (amfAR). HIV/AIDS – Treatment Directory, Vol.10 nº 1, summer 1999. New York, USA, AmfAR, 1999.

Arbex MA, et al. Antituberculosis drugs: Drug interactions, adverse effects, and use in special situations. J Bras Pneumol. 2010; 36:626-40.

Bair JN, Carew DP. Therapeutic availability of antibiotics in parenteral solutions. Bull Parent Drug Assoc. 1965; 19:153-63.

Barcia E, Negro S. Interactions of anti-infectives: a review. Chemotherapy. 2005; 51:197-9.

Barry M, et al. Pharmacokinetics and potential interactions amongst anti-retroviral agents used to treat patients with HIV infection. Clin Pharmacokinet. 1999; 36:289-304.

Bellibas SE, Clumeck N. Indinavir-fluconazole interaction. Antimicrob Agents Chemother. 1999; 43:432-3.

Bint AJ, Burtt I. Adverse antibiotic drug interactions. Drugs. 1980; 20:57-68.

Brasil. Ministério da Saúde – Protocolo Clínico e Diretrizes Terapêuticas para Manejo da Infecção pelo HIV em adultos. Ministério da Saude: Brasilia; 2017.

Brasil, Ministério da Saúde. Manual de Recomendações para o Controle da Tuberculose no Brasil. Brasília: Ministério da Saúde; 2017.

Brodie MJ, Felly J. Adverse drug interactions. Br Med J. 1988; 269:845-9.

Buckley NA, Dawson AH. Drug interaction with warfarin. Med J Aust. 1992; 15.7:479.

Burger DM, et al. Pharmacokinetic interaction between rifampin and zidovudine. Antimicrob Agents Chemother. 1993; 37:1426-31.

Caballero-Granado FJ, et al. Ergotism related to concurrent administration of ergotamine tartrate and ritonavir in an AIDS patient. Antimicrob Agents Chemother. 1997; 41:1207,.

CDC. Centers for Disease Control and Prevention. Prevention and treatment of tuberculosis among patients infected with human immunodeficiency virus: principles of therapy and revised recommendations. 1998; MMWR 47(RR20):1-51.

Davies BI, Maesen FPV. Drug interactions with quinolones. Rev Infect Dis. 1989; 11:S1083,.

Drummer S, et al. Antabuse-like effect of beta-lactam antibiotics. N Engl J Med. 1980; 303:1417-8.

Eljaaly K, et al. Contraindicated drug-drug interactions associated with oral antimicrobial agents prescribed in the ambulatory care setting in the United States. Clin Microbiol Infect. 2018 ago; pii: S1198-

Galenus. Interações medicamentosas. Medicamentos antiinfecciosos. Galenus n. 7 (suplemento científico em Clínica Médica). [Publicação Merck, sem data].

Gallelli JF, et al. Stability of antibiotics in parenteral solutions. Am J Hosp Pharm. 1969; 26:630-5.

Garey KW, Rodvold KA. Disulfiram reactions and anti-infective agents. Infect Med. 1999; 16:741-4.

Giamarellou H. Aminoglycosides plus beta-lactams against gram-negative organisms. Am J Med. 1986; 80(Suppl 6B):126-37.

Goldberg RM, et al. A comparison of drug interaction software programs: applicability to the emergence department. Ann Emerg Med. 1994; 24:619-25.

Granowitz EV, Brown RB. Antibiotic adverse reactions and drug interactions. Crit Care Clin. 2008; 24:421-42.

Greenlaw CW, Zellers DD. Computerized drug-drug interaction screening system. Am J Hosp Pharm. 1978; 35:567-70.

Grieco ML. Interação medicamentosa. Folha Med (Br). 1985; 91:255-9.

Gurevitz SL. Erythromycin: drug interactions. J Dent Hyg. 1997; 71:159-61.

Hafner R, et al. Tolerance and pharmacokintic interactions of rifabutin and clarithromycin in human immunodeficiency virus-infected volunteers. Antimicrob Agents Chemother. 1998; 42:631-9.

Hasten PD. Interações Medicamentosas. Rio de Janeiro: Atheneu; 1978.

Hooper DC, Wolfson JS. Fluoroquinolones antimicrobial agents. N Engl J Med. 1991; 324:384-94.

Hsu A, et al. Pharmacokinetic interaction between ritonavir and indinavir in healthy volunteers. Antimicrob Agents Chemother. 1998; 42:2784-91.

Hugues FC. Les interférences médicamenteuses et leur incidence en thérapeutique. Rev Med. 1983; 24(8): 337-40.

Jacobs J, et al. Intravenous infusions of heparin and penicillins. J Clin Pathol. 1973; 26:742-6.

Jourdan J, Sotto A. Drug interactions and antibiotics. Therapie. 1995; 50:243-5.

Kabins SA. Interactions among antibiotics and other drugs. JAMA. 1972; 219:206-12.

Katz HI. Awareness of potential drug interactions urged. Mycology Observer. 1997; 6(4):6.

Kempfr DJ, et al. Pharmacokinetic enhancement of inhibitors of the human immunodeficiency virus Kitto W. Antibiotics and ingestion of alcohol. JAMA. 1965; 193:411.

Kristensen MB. Drug interaction and clinical pharmacokinetics. Clin Pharmacokinet. 1976; 1:351-72.

Kunin CM. Inhibitors of penicillin binding to serum proteins. J Lab Clin Med. 1965; 65:416-31.

Laforce CF, et al. Effect of erythromycin on theophyline clearance in asthmatic children. J Pediatr. 1981; 99:153-6.

Lazar JD, Wilner KD. Drug interaction with fluconazole. Rev Infect Dis. 1990; 12(Suppl 3):S327-33.

Levy G. Effect of probenecid on blood levels and urinary recovery of ampicillin. Am J Med Sci. 1965; 250:174-9.

Lorrain JM. Antibiotiques: interaction avec d'autres médicaments. Nouv Presse Med. 1979; 8(44):3653-8.

Ludden TM. Pharmacokinetic interactions of the macrolide antibiotics. Clin Pharmacokinet. 1985; 10:63-79.

Lynn B. Pharmaceutics of the semi-synthetic penicillins. Chemist Druggist. 1967; 187:134-6.

Lynn B. Penicillin instability in infusions. Br Med J. 1971; 1:174.

Malaty LI, Kupper JJ. Drug interactions of HIV protease inhibitors. Drug Saf. 1999; 20(2):147-69.

McLaughlin JE, Reeves DS. Clinical and laboratory evidence for inactivation of gentamicin by carbenicillin. Lancet. 1971; 1:261-4.

Mulcahy BM, et al. Pharmacokinetics and potential interactions amongst anti-retroviral agents used to treat patients with HIV infection. Clin Pharmacokinet. 1999; 36:289-304.

Munckhof WJ. Concurrent prescribing. Beware of drug interactions. Aust Fam Physic. 1998; 27:895-90.

Onysko M, et al. Antibiotic interactions: Answers to 4 common questions. J Fam Pract. 2016; 65:442-8.

Palmer RF. Drug interactions. Med Clin North Am. 1971; 55:495-502.

Pereira JM, Paiva JA. Antimicrobial drug interactions in the critically ill patients. Curr Clin Pharmacol. 20131; 8:25-38.

Pessayre D, et al. Drug interactions and hepatitis produced by some macrolide antibiotics. J Antimicrob Chemother. 1985; 16(Suppl A):181-94.

Piscitelli SC, et al. Drug interactions in patients infected with human immunodeficiency virus. Clin Infect Dis. 1996; 23:685-93.

Polis MA, et al. Clarithromycin lowers plasma zidovudine levels in persons with human immunodeficiency virus infection. Antimicrob Agents Chemother. 1997; 41:1709-14.

Polisuk J, Vainer R. Interação medicamentosa. Ars Curandi. 1981; 14(4):96-100.

Portier H, et al. Interaction between ceptholosporins and alcohol. Lancet. 1980; 2:263.

Prince RA, et al. Effect of erythromycin on theophylline kinetics. J Allergy Clin Immunol. 1981; 68:427-31.

Raasch RH. Interactions of oral antibiotics and common chronic medications. Geriatrics. 1987; 42:69-73.

Reed MD, et al. Antibiotic compatibility and stability in a parenteral nutrition solution. Chemotherapy. 1979; 25:336-45.

Rodvold KA, Piscitelli SC. New oral macrolide and fluoroquinolones antibiotics: an overview of pharmacokinetics, interactions, and safety. Clin Infect Dis. 1993; 17(Suppl 1):S192-9.

Russo ME. Penicillin-aminoglicoside inactivation. Am J Hosp Pharm. 1980; 37:702-4.

Sahai J. Risks and synergies from drug interactions. AIDS. 1996; 10(Suppl 1):S21-5.

Sarkar M, et al. In vitro effect of fluoroquinolones on theophyline metabolism in human liver microsomes. Antimicrob Agents Chemother. 1990; 34:594-9.

Self TH, et al. Isoniazid drug and food interactions. Am J Med Sci. 1999; 317:304-11.

Shyu WC, et al. Food-induced reduction in bioavailability of didanosine. Clin Pharmacol Ther. 1991; 50(5 Pt 1):503-7.

Silva COS. Interação medicamentosa em pneumologia. Ars Curandi. 1988; 21(7):52-5.

Simberkoff S, et al. Inactivation of penicillins by carbohydrate solutions at alkaline pH. N Engl J Med. 1970; 283:116-9.

Sternbach H, State R. Antibiotics: neuropsychiatric effects and psychotropic interactions. Harv Rev Psychiatr. 1997; 5:214-26.

Taylor D, Lader M. Cytochromes and psychotropic drug interactions. Br J Psych. 1996; 168:529-32.

Tseng AL, Foisy MM. Management of drug interactions in patients with HIV. Ann Pharmacother. 1997; 31:1040-58.

Wallace SM, Chan LY. In vitro interaction of aminoglycosides with beta-lactam penicillins. Antimicrob Agents Chemother. 1985; 28:274-81.

Weisberg E. Interactions between oral contraceptives and antifungals/antibacterials. Clin Pharmacokinet. 1999; 36:309-13.

Winstanley PA, Orme LE. The effects of food on drug bioavailability. Br J Clin Pharmacol. 1989; 28: 621-8.

Whitlesey P, Hewit WL. Serum concentration of penicillin following administration of crystaline procaine penicillin G in aqueos suspensions. Proc Soc Exper Biol Med. 1948; 68:658.

Wood MJ. Interactions of antibiotics with other drugs. J Antimicrob Chemother. 1987; 20:628-30.

Wright WW, et al. Body fluid concentrations of penicillin following intramuscular injection of single doses of benzathine penicillin G and/or procaine penicillin G. Antibiot Med Clin Therap. 1959; 6:232-41.

Wyatt RG, et al. Stability of antibiotics in parenteral solutions. Pediatrics. 1972; 49:22-9.

8 CAPÍTULO

Critérios para o Uso Racional dos Antimicrobianos

O emprego das drogas antimicrobianas com fins terapêuticos e profiláticos em medicina e odontologia humana e em medicina veterinária é complementado com sua utilização para fins industriais na preservação de alimentos, no maior aproveitamento ponderal de animais que servem à alimentação humana, no controle biológico das fermentações e no isolamento de microrganismos em meios de cultivo. Esse emprego ampliado dos antimicrobianos e os diversos fatores envolvidos nessa utilização, como o uso indiscriminado na medicina humana e veterinária, a administração de doses inadequadas, o emprego para fins industriais de drogas úteis à terapêutica, o desperdício dessas substâncias no meio ambiente ao se prepararem soluções injetáveis ou orais, certamente são os elementos que mais contribuem para a seleção de microrganismos resistentes e sua distribuição no ambiente.

Reconhecidamente, o mau emprego dos antibióticos na terapêutica e na profilaxia humana constitui uma das principais causas do aumento da resistência bacteriana. A esse grave problema, deve-se acrescentar o risco de efeitos adversos dessas drogas, a ineficácia terapêutica dos medicamentos prescritos de maneira errônea e o custo que representam para a economia dos pacientes ou do Estado. Dessa forma, o uso clínico dos antibióticos e quimioterápicos exige o conhecimento de critérios e princípios gerais, que permitem o seu emprego racional e a obtenção dos resultados satisfatórios desejados.

Frente a um processo infeccioso, é raciocínio imediato do médico que a correção de tal estado envolve o uso de antibióticos. Tal conduta deve, no entanto, ser precedida de um juízo crítico, no sentido de indagar:

- Está indicado o uso de um antimicrobiano?
- Qual a droga a ser empregada?
- Como fazê-lo?
- É necessário cuidado especial na seleção e uso do antimicrobiano em meu paciente?
- Por quanto tempo deve o antimicrobiano ser usado?
- Que consequências adversas poderão resultar do emprego da droga?
- Qual o custo para o paciente?

As respostas adequadas a essas indagações permitirão ao médico o emprego racional das substâncias antimicrobianas, possibilitando a obtenção dos resultados satisfatórios desejados com o mínimo de malefícios para o paciente e para o ambiente.

ESTÁ INDICADO O EMPREGO DE ANTIMICROBIANOS?

O primeiro princípio do uso clínico dos antibióticos é o diagnóstico sindrômico e anatômico de um processo infeccioso. Por primária que possa parecer tal afirmativa, não rara é a prescrição de antibióticos a pacientes que apresentam quadros febris, na suposição de que a presença da febre significa sempre uma doença infecciosa. Esquece-se, quem assim procede, que uma série de doenças não infecciosas apresenta em seu cortejo sintomático a presença de febre, citando-se como exemplos as leucemias, os linfomas, o hipertireoidismo, as colagenoses e várias outras doenças metabólicas, degenerativas e por hipersensibilidade. Assim, a simples presença de febre não diagnostica infecção e os antibióticos não podem ser administrados como se fossem antitérmicos, propriedade, inclusive, que não possuem. Por outro lado, vale recordar que pacientes idosos, recém-nascidos e imunodeprimidos podem estar com doença infecciosa e não ter febre.

O diagnóstico de uma síndrome infecciosa é realizado após uma boa anamnese, avaliação de dados epidemiológicos, perfeito exame físico e, muitas vezes, após exames laboratoriais. Deve o médico se esforçar para localizar topograficamente o foco ou focos de infecção, pois tal localização é importante não só para a avaliação da gravidade do caso, como dos possíveis agentes etiológicos e, em consequência, para a utilização do antibiótico ou quimioterápico mais adequado.

Uma vez estabelecido o diagnóstico de doença infecciosa e o foco ou focos de infecção deve o médico tentar estabelecer o diagnóstico etiológico. Tal conduta é fundamental, pois nem todo agente infeccioso é suscetível de sofrer a ação dos antimicrobianos. Além disso, é o estabelecimento ou a presunção da etiologia da infecção que direcionará a escolha do antimicrobiano em função da sua sensibilidade às drogas. São principalmente os protozoários, fungos e bactérias que sofrem a ação dos fármacos antimicrobianos, os quais não têm, no momento, utilização maior nas infecções helmínticas e viróticas. O diagnóstico etiológico de uma infecção pode, em várias condições, ser presumido com grande margem de certeza pela sintomatologia apresentada pelo paciente. Isso torna dispensáveis os exames de laboratório que visam o isolamento do germe, em geral custosos e não acessíveis em muitas partes de nosso país. Assim, várias viroses têm sua sintomatologia característica, facilitando o seu diagnóstico, como, por exemplo, o sarampo, a varicela e a caxumba. Em outras doenças viróticas, no entanto, o diagnóstico etiológico é difícil de ser realizado em nosso meio, na maioria das vezes chegando-se somente ao diagnóstico presuntivo de virose, após terem sido afastadas outras causas.

Nas infecções por helmintos e protozoários, a sintomatologia pode ser reveladora da causa (p. ex., leishmaniose tegumentar, amebíase, oxiuríase), mas em geral é necessário o exame laboratorial de fezes, sangue ou de material de lesão para o esclarecimento da etiologia. O mesmo ocorre nas infecções por fungos, nas quais o exame laboratorial pode ser fundamental para o perfeito esclarecimento da causa, embora em algumas delas o quadro clínico permita a suspeita etiológica (tinhas, pitiríase versicolor).

No que se refere às infecções bacterianas, muitas têm o diagnóstico etiológico subentendido no diagnóstico clínico, dispensando o auxílio do laboratório para seu esclarecimento. Assim, a presença de amidalite aguda com febre elevada e pontos purulentos destacáveis nas amígdalas leva ao diagnóstico de infecção estreptocócica; um paciente com escarlatina também conduz à etiologia estreptocócica. Em algumas condições, o agente etiológico pode ser presumido com base em estatísticas de frequência, como as que indicam ser o *Streptococcus pneumoniae* a causa mais comum de pneumonia lobar comunitária, ou a *Escherichia coli* como o agente habitual das infecções urinárias comunitárias. Pode-se ainda citar os pacientes adultos ou crianças acima dos 5 anos de idade com clínica de meningoencefalite aguda com líquor purulento e lesões cutâneas de vasculite, indicando como primeiro diagnóstico etiológico o meningococo, e os enfermos com quadro séptico, com lesões pulmonares e ósseas ou endocárdicas, cujo foco primário é a furunculose, conduzindo ao diagnóstico etiológico de estafilococcia.

Em muitas outras doenças bacterianas não é possível, *a priori*, reconhecer a etiologia do processo, sendo nesse caso indispensável a realização de culturas de materiais colhidos no paciente (sangue, secreções, líquor) para a identificação do germe, possibilitando a terapêutica mais orientada do caso. Tal é o caso das meningoencefalites purulentas em lactentes, das peritonites, das sepses com porta de entrada desconhecida, das infecções no hospedeiro imunocomprometido e outras. É certo que na maioria dessas infecções o médico deve iniciar uma terapêutica antimicrobiana empírica, devido à gravidade do caso que não possibilita a espera do resultado das culturas. Entretanto, o princípio a ser seguido é o de que o médico deve colher o material para culturas antes de iniciar a terapêutica empírica e que esta deva ser orientada para os possíveis patógenos da situação clínica em causa.

O diagnóstico etiológico, presuntivo ou confirmado constitui o princípio fundamental do emprego dos antibióticos. É necessário ao médico raciocinar sempre sobre a etiologia da infecção e, quando necessário e possível, confirmá-la, a fim de realizar a mais adequada escolha da substância antimicrobiana.

Tendo em vista as dificuldades que possam surgir para o estabelecimento etiológico das infecções, muitas vezes sente-se o médico tentado a usar um antibiótico logo de início de um processo febril. Tornam-se necessários muita serenidade e bom julgamento clínico do caso, devendo ser evitado o uso de drogas sem justa causa. É preciso ter em mente que os antibióticos não só não agirão sobre inúmeros agentes infecciosos como, pelo contrário, podem ser a causa de infecções bacterianas secundárias, às vezes mais graves que o processo inicial, por germes selecionados pelo uso indiscriminado da droga.

QUAL O ANTIMICROBIANO A SER UTILIZADO?

As bactérias apresentam grande variação de sensibilidade aos antibióticos, de acordo com os grupos em que são divididas. Existem alguns grupos bacterianos que apresentam sensibilidade constante, sendo excepcional o encontro de cepas resistentes aos antibióticos tradicionalmente ativos contra elas. Dessa maneira, quando se chega ao diagnóstico etiológico desses microrganismos, automaticamente se conclui pela sua sensibilidade e quais as drogas a serem utilizadas para seu combate. Tal é o caso dos estreptococos do grupo A e das espiroquetas, cuja sensibilidade às penicilinas e a seus substitutos (macrolídeos, por exemplo) tem-se mantido, na maioria dos casos, inalterada. Mesmo o pneumococo, cuja resistência à penicilina constitui problema grave em alguns países, no Brasil a maioria dos isolados ainda mantém a sensibilidade. E as estirpes com resistência intermediária ainda respondem às penicilinas quando são causa de infecções respiratórias. Ao contrário, existem vários outros agentes bacterianos cuja sensibilidade aos antibióticos é imprevisível, devido ao desenvolvimento de resistência a uma ou mais drogas. Tais germes são representados sobretudo pelas enterobactérias, *Pseudomonas aeruginosa* e os estafilococos. Esses microrganismos apresentam uma grande variação na suscetibilidade aos antimicrobianos, tornando-se, por isso, aconselhável a realização dos antibiogramas para a determinação dos antibióticos ativos, possibilitando o tratamento adequado. O mesmo aplica-se a alguns microrganismos, como o gonococo e o hemófilo, que até há poucos anos mostravam-se sensíveis às drogas tradicionalmente ativas, como a penicilina, para o gonococo, e a ampicilina ou o cloranfenicol, para o hemófilo, mas que na atualidade, inclusive no Brasil, apresentam crescente resistência a esses antimicrobianos.

Nem sempre, porém, o médico pode aguardar o resultado das culturas e do antibiograma para iniciar o tratamento. É na eventualidade de um processo bacteriano grave, como as meningoencefalites purulentas, broncopneumonias (sobretudo da infância e da senescência), sepses e outros quadros infecciosos graves, que o médico se vê obrigado ao uso de um antibiótico de modo empírico, antes mesmo de saber a etiologia ou a sensibilidade do germe. Nessas condições, o tratamento deverá ser orientado, quando possível, pela bacterioscopia e pela etiologia mais provável da moléstia. Nos casos em que a etiologia não pode ser avaliada com segurança é indicado o uso dos antibióticos de espectro mais amplo ou de associações de antibióticos, no sentido de usar armas potentes contra um inimigo que é desconhecido. De qualquer modo, a terapêutica deve ser realizada de maneira criteriosa, utilizando-se as drogas mais indicadas para o caso, de acordo com a localização do processo infeccioso, idade do enfermo, gravidade do caso e fatores predisponentes. Devem-se evitar as associações inadequadas e fazer acompanhamento clínico rigoroso, a fim de seguir a melhora ou a piora do paciente e fazer os ajustes necessários.

Quando houver as facilidades para a realização dos exames laboratoriais, a terapêutica empírica dos casos graves deve ser precedida da colheita de sangue para hemoculturas e do material dos focos de infecção e encaminhamento desses materiais para a identificação do microrganismo e de sua sensibilidade. Uma vez recebido o resultado dos exames, o médico decidirá a conduta terapêutica a ser seguida.

Entretanto, o resultado do exame laboratorial deve ser judiciosamente interpretado, valorizando-se o microrganismo isolado em função da suspeita clínica. Como vemos, o perfeito emprego dos antibióticos exige o conhecimento de noções mínimas de clínica das doenças infecciosas, bem como o conhecimento de vários parâmetros ligados ao uso das drogas, como mecanismos de ação, doses, paraefeitos e outros. É o conhecimento desses itens que diferenciará o bom terapeuta e evitará os abusos e erros do uso insensato dos antibióticos. Essas drogas devem ser encaradas pelo médico como a arma que ele tem para o combate a um inimigo invasor; tal arma não pode ser usada indiscriminadamente, sem o conhecimento ou a pressuposição desse inimigo e sem o conhecimento do seu preciso manejo e dos efeitos colaterais que possa provocar.

A maior gravidade da doença infecciosa determina a presteza no estabelecimento da terapia. Ademais, determina a preferência pelo emprego de um antimicrobiano bactericida, quais sejam, penicilinas, cefalosporinas, carbapenemas, monobactâmicos, glicopeptídeos, polimixinas, rifamicinas, fosfomicina, fluoroquinolonas e aminoglicosídeos. Os antibióticos bacteriostáticos são as tetraciclinas, cloranfenicol, tianfenicol, macrolídeos e lincosamidas. O cloranfenicol exerce ação bactericida contra o meningococo, pneumococo e hemófilo, devido à alta sensibilidade desses patógenos, e a clindamicina pode ser bactericida contra estafilococos de localização intracelular, considerando sua elevada concentração no interior de células.

O uso de antibióticos bactericidas é, particularmente, importante e necessário nos pacientes com deficiências em sua imunidade, incluindo os recém-nascidos, o paciente idoso, a gestante, os grandes queimados, os pacientes com colagenoses e outras doenças que alteram a imunidade ou estão em uso de drogas imunossupressoras. Antibióticos bactericidas são também importantes no tratamento de enfermos com doenças graves, sistêmicas, como as meningoencefalites, as sepses e as endocardites.

COMO EMPREGAR O ANTIMICROBIANO?

Para que os antimicrobianos exerçam sua ação é preciso que atinjam concentração ativa contra o microrganismo no local onde está situado. Para que isso ocorra, devem ser administrados em dose suficiente e por uma via que permita sua adequada absorção, se difundam nos tecidos e órgãos e atinjam concentração terapêutica onde está localizada a infecção. Após sua distribuição, os antimicrobianos são eliminados, em forma ativa ou não e em tempo variável com a droga, habitualmente alcançando concentrações elevadas nas vias de eliminação. É necessário, portanto, o conhecimento da farmacocinética dos antimicrobianos, isto é, do modo de absorção, distribuição, metabolismo e eliminação desses medicamentos, a fim de que se mantenham concentrações sanguíneas e tissulares ativas contra os microrganismos causadores da infecção. Além disso, o conhecimento da farmacocinética da droga pode influenciar na dose a ser administrada, para evitar que ocorram concentrações tóxicas nos pacientes cuja via de metabolização e/ou eliminação da substância esteja lesada.

Administração dos Antimicrobianos. Biodisponibilidade

A administração dos antibióticos pode ser feita por via oral, intramuscular, intravenosa, retal, intrarraquiana, intraventricular, aerossol, intracavitária, em perfusão tissular e uso tópico. De todas essas vias, as mais utilizadas nas infecções sistêmicas são as três primeiras.

A quantidade do fármaco absorvida, a sua velocidade de absorção e a quantidade de droga ativa presente no plasma disponível para um efeito biológico constituem a denominada biodisponibilidade da droga. Habitualmente, a biodisponibilidade é referida para os medicamentos administrados por via oral que têm um efeito sistêmico. A biodisponibilidade oral é uma característica química dos diferentes fármacos. Assim, sabe-se que os aminoglicosídeos têm mínima absorção por via oral, sendo desprezível sua biodisponibilidade por essa via. A clindamicina é absorvida quase integralmente por via oral, apresentando a biodisponibilidade oral próxima de 100%, ao contrário da lincomicina que é pouco absorvida por via oral e tem a biodisponibilidade de somente 10% a 20%.

A biodisponibilidade de um medicamento pode sofrer a influência de diversos fatores, como a apresentação farmacêutica (drágeas, cápsulas gelatinosas, suspensão etc.), apresentação química (sais e ésteres da substância básica), estado de repleção gástrica do paciente (influência dos alimentos na absorção), idade do enfermo, estado gestacional e outros.

Antimicrobianos por Via Oral

A via oral é a mais recomendada e preferida para a administração dos antimicrobianos pela sua comodidade, não necessidade de seringas e outros materiais para a administração do medicamento, ausência de dor observada com o uso parenteral, fácil administração pelo próprio paciente, ausência de complicações causadas com o uso de injeções (hepatite sérica, acidentes vasculares, tétano). A via oral sofre limitações devidas à droga ou ao paciente. Assim, em pacientes graves, em que é necessário o alcance de rápidas concentrações sanguíneas ou nos casos em que a situação do paciente impede o uso da via oral (vômitos, choque), deve-se utilizar a via parenteral. Também nos pacientes com acloridria, a absorção de alguns antibióticos sofre redução, como é o caso do itraconazol, do cetoconazol e das sulfonas. Quanto às limitações devidas à droga, vários antibióticos não são absorvidos pela mucosa digestiva e outros são inativados pela ação dos sucos digestórios, não podendo ser utilizados por via oral para o tratamento de uma infecção sistêmica. Assim, aminoglicosídeos, polimixinas, nistatina, anfotericina B, não são absorvidos pela mucosa intestinal, e seu uso por via oral é recomendado somente quando se deseja um efeito tópico na luz intestinal. Já com a penicilina G, o uso por via oral não encontra aplicação, devido à sua pequena absorção e inativação pelo suco gástrico e bactérias intestinais.

Outro aspecto de importância na utilização da via oral está ligado à interferência na absorção da droga causada por alimentos ou outros medicamentos. É sabido, por exemplo, que o nível sérico de tetraciclinas, rifampicina, ampicilina, oxacilina, eritromicina básica, azitromicina apresentada em cápsulas sofre redução quando esses medicamentos são administrados junto aos alimentos; nessas situações, recomenda-se que o medicamento seja tomado fora das refeições (pelo menos uma hora antes ou duas horas após a refeição). Ademais, as tetraciclinas, as quinolonas, a azitromicina e o cetoconazol têm sua absorção reduzida por via oral quando administrados junto a antiácidos orais contendo magnésio, cálcio e alumínio.

Os antimicrobianos administrados por via oral sofrem absorção em sua maior parte no intestino delgado, principalmente no duodeno e jejuno, sendo pequena a absorção pelo estômago e pelo colo. A droga administrada chega ao fígado pelo sistema porta e em seguida alcança a circulação geral, distribuindo-se pelos tecidos orgânicos. Alguns antimicrobianos durante sua passagem pela mucosa gastrointestinal sofrem biotransformações que alteram sua concentração como droga ativa na circulação sistêmica. Essas transformações se devem a enzimas microssomais, como a citocromo P450 presente nas células das vilosidades duodenais ou a estearases presentes na mucosa digestiva. Devido a essa ação enzimática, antimicrobianos administrados sob forma inativa (pró-drogas) são biotransformados, liberando-se a forma ativa da droga. É o que ocorre com os ésteres do cloranfenicol, da cefuroxima, da cefpodoxima ou da eritromicina. Alterações tróficas da mucosa intestinal afetam negativamente a absorção dos medicamentos: diminuição na absorção e, consequentemente, menor concentração sanguínea das drogas em pacientes com espru tropical, desnutrição proteica e jejum prolongado. As doenças diarreicas ou o uso de laxativos também podem reduzir a absorção, ao acelerarem o trânsito intestinal.

Para as drogas que produzem níveis séricos e tissulares virtualmente iguais, seja por via parenteral ou oral, não há diferença na eficácia terapêutica com sua administração por via oral, desde que o paciente esteja apto a absorver o medicamento. É essa propriedade que permite em casos indicados rapidamente converter a terapia anti-infecciosa intravenosa para a oral, quando se usam drogas de elevada absorção oral. A conversão da terapia anti-infecciosa é particularmente possível com cloranfenicol, fluconazol, clindamicina, metronidazol, doxiciclina, pefloxacino, levofloxacino, ofloxacino, sulfametoxazol + trimetoprima, linezolida que têm biodisponibilidade por via oral próxima de 100%.

Antimicrobianos por Via Parenteral

A via parenteral é recomendada para os antimicrobianos que não são bem absorvidos por via oral e para a terapia de infecções graves, nas quais há a necessidade de rápidas e mantidas concentrações de droga. Deve-se enfatizar que a absorção dos antibióticos administrados por via oral pode sofrer variações de um indivíduo para outro, o que recomenda que nas infecções graves a terapêutica inicial seja realizada por via parenteral. A administração parenteral dos antimicrobianos se faz por via intramuscular (IM) e intravenosa (IV).

A administração por via IM é recomendada para os aminoglicosídeos, a teicoplanina e as polimixinas. Para a penicilina G-benzatina e a penicilina G-procaína, a via IM é a única via de administração. A injeção deve ser realizada com cuidados de técnica a fim de não serem atingidos nervos e outras estruturas nobres. É da máxima importância a verificação de não ter sido atingido um vaso sanguíneo, pois a injeção de certos antibióticos, especialmente a penicilina G-benzatina e a penicilina G-procaína, no interior de vasos pode levar a complicações graves, incluindo a gangrena. A via IM sofre limitações devidas à necessidade de seringas e de um técnico para a aplicação; à dor provocada pela injeção; à absorção muitas vezes irregular ou, mesmo, ausente em pacientes em estado de choque, devido à intensa vasoconstrição periférica. Pacientes com diabetes também podem apresentar redução na absorção intramuscular de antibióticos, devido a alterações vasculares. A via IM deve ser evitada em pacientes com tendência a sangramento ou nos que estão recebendo anticoagulantes e em recém-nascidos ou em pacientes caquéticos, devido à pouca massa muscular.

A via IV é a única via de administração de poucos antimicrobianos, destacando-se a anfotericina B, que não é absorvida por via oral nem intramuscular, e a vancomicina, que causa lesão tissular local se injetada por via IM. Frente a certas situações clínicas, o uso IV contínuo do antibiótico é necessário, especialmente quando está indicado o emprego de penicilina G cristalina em altas doses. Para as polimixinas não é a via recomendada, devido à concentração não se manter em níveis terapêuticos por longo tempo, além do perigo de intoxicação aguda. As polimixinas e os aminoglicosídeos são usualmente administrados por via intramuscular. Entretanto, em certas circunstâncias, como no paciente chocado ou com manifestações hemorrágicas, ou nos tratamentos prolongados, os aminoglicosídeos podem ser administrados por via IV diluídos em certa quantidade de solvente (50 a 100 mL em adultos) e aplicados em gotejamento lento por meia hora a uma hora, a cada dose.

Distribuição dos Antimicrobianos. Efeito Pós-antibiótico

Para ser eficaz contra um microrganismo causador de um processo infeccioso, o antimicrobiano ativo deve alcançar no foco de infecção concentração suficiente para matar ou inibir o agente patogênico. As drogas absorvidas distribuem-se pelos tecidos através da corrente circulatória, verificando-se que, em geral, os antibióticos que alcançam boa concentração no sangue atingem, também, concentrações eficazes no sistema linfático, pulmões, rins, fígado, sistema hematopoiético e as serosas. É necessário que o antimicrobiano se mantenha no foco infeccioso em concentração acima da concentração inibitória mínima ativa contra o agente em causa, pois caso contrário pode ocorrer a multiplicação das bactérias sobreviventes, resultando em falha da terapêutica.

Alguns antimicrobianos mantêm sua atividade por um período variável após a redução da concentração inibitória mínima; é o chamado efeito pós-antibiótico. Assim, os aminoglicosídeos e as fluoroquinolonas exercem um efeito supressivo persistente do crescimento de bacilos gram-negativos após a exposição das bactérias às drogas. Ao contrário, os antibióticos beta-lactâmicos, com exceção das carbapenemas, não exercem esse efeito pós-antibiótico nos gram-negativos. No entanto, nos estafilococos, os beta-lactâmicos produzem o efeito pós-antibiótico, da mesma maneira que outros antibióticos. Do ponto de vista prático, o efeito pós-antibiótico pode influenciar favoravelmente o esquema de administração de doses dos aminoglicosídeos no tratamento de infecções por bacilos gram-negativos entéricos, e dos macrolídeos, especialmente azitromicina, contra estreptococos, estafilococos e hemófilos. O mesmo ocorre com a vancomicina, que, por ter efeito pós-antibiótico prolongado, pode ter seu esquema de administração de dose fracionado em tempo maior que o de sua meia-vida sérica.

A manutenção regular de concentrações ativas no foco de infecção ou na corrente circulatória, acima da concentração inibitória mínima, é fundamental para ocorrer a atividade antimicrobiana *in vivo* dos antibióticos beta-lactâmicos. Com o uso desses antibióticos, a duração das concentrações ativas é mais importante que concentrações elevadas para a efetivação da ação antimicrobiana. Portanto, a ação dos beta-lactâmicos é tempo-dependente e na sua utilização é essencial que seja mantida constante a concentração sérica e tissular acima da concentração inibitória ativa contra o microrganismo.

Ao contrário, os aminoglicosídeos e as fluoroquinolonas apresentam atividade antimicrobiana na dependência da concentração da droga, sendo maior sua ação quando rapidamente é atingida concentração elevada da substância. Especialmente com os aminoglicosídeos, concentrações mais elevadas terão atividade antimicrobiana mais efetiva contra os bacilos gram-negativos que concentrações menores. Tendo em vista que os aminoglicosídeos e as fluoroquinolonas têm efeito pós-antibiótico prolongado contra bactérias gram-negativas, continuando sua ação antimicrobiana durante algum tempo, mesmo quando a concentração sérica ou tissular da droga está abaixo da concentração inibitória mínima, esses antibióticos podem beneficiar-se do uso de doses maiores, administradas em uma única tomada durante o dia. A administração de aminoglicosídeos em dose única diária pode, inclusive, diminuir a nefrotoxicidade desses fármacos. A suposição de que a dose mais elevada pudesse causar toxicidade renal maior não ocorreu, visto que a velocidade de captação dos aminoglicosídeos pelas células do córtex renal é saturável e o acúmulo intracelular dessas drogas é menor quando administradas em uma única e elevada dose. Ou seja, não há correlação entre a concentração sanguínea alta e a nefrotoxicidade. Ao contrário, o emprego de doses menores, repetidas em intervalos mais curtos, provoca maior acúmulo dos aminoglicosídeos nas células tubulares renais e, consequentemente, maior nefrotoxicidade.

No entanto, não há redução da ototoxicidade, sendo motivo de dúvida a potencialidade ototóxica de dose elevada dos aminoglicosídeos. Por outro lado, o estudo realizado por Fantin e Carbon na endocardite experimental pelo *Enterococcus faecalis* revelou que a terapêutica com penicilina associada com aminoglicosídeo administrado em regime de múltiplas doses diárias foi mais efetivo que o regime de dose única diária, na redução das vegetações bacterianas.

A Tabela 8.1 apresenta os parâmetros de ação farmacodinâmica dos antimicrobianos, caracterizados como concentração-dependente e tempo-dependente.

A manutenção de níveis elevados com ação bactericida é particularmente importante no paciente neutropênico, em idosos, recém-nascidos e nas infecções sistêmicas graves, nas quais as defesas imunes estão comprometidas. O mesmo se aplica a infecções localizadas em sítios onde os mecanismos normais de defesa celular e humoral são pouco ativos, como as estruturas internas do olho, o líquido cefalorraquidiano e as válvulas cardíacas.

Nem sempre a concentração sanguínea de um antimicrobiano corresponde à sua concentração tissular, observando-se com muitas drogas que a concentração no exsudato inflamatório se mantém em níveis ativos por tempo mais prolongado que no sangue. Esse fato explica a ação terapêutica de antimicrobianos, mesmo quando ocorrem atrasos ou incorreções no fracionamento diário das doses a serem administradas. Para as drogas eliminadas por via renal, a manutenção de níveis elevados e prolongados nas vias urinárias justifica, também, que a frequência diária de administração do fármaco possa ser mais espaçada que a recomendada para infecções em outra parte do organismo.

A penetração dos antimicrobianos no interior das células é outro aspecto da farmacocinética de importância no combate a microrganismos de localização intracelular. Os agentes infecciosos que se localizam no interior de células não sofrem a atividade antimicrobiana de drogas que não penetram nas células tissulares, ainda que *in vitro* a elas sejam sensíveis. É o clássico exemplo da *Legionella pneumophila*, sensível em testes laboratoriais à gentamicina e às penicilinas e cefalosporinas, mas que não responde *in vivo* à terapêutica com esses antibióticos devido à sua localização intracelular. No tratamento da infecção por *Legionella*, os fármacos de eleição são os macrolídeos e as fluoroquinolonas, ativos contra essa bactéria e capazes de atingir elevada concentração no interior das células. As clamídias e riquétsias são, igualmente, patógenos de localização intracelular que exigem para o seu tratamento o cloranfenicol e as tetraciclinas, drogas ativas no interior das células. Os macrolídeos atuam também contra as clamídias, porém

Tabela 8.1
Parâmetros de Ação Farmacodinâmica dos Antimicrobianos

Ação Tempo Dependente	Ação Concentração Dependente
Penicilinas	Aminoglicosídeos
Cefalosporinas	Fluoroquinolonas
Carbapenemas	Azitromicina
Vancomicina	Metronidazol
Eritromicina	Daptomicina
Claritromicina	
Clindamicina	

a eritromicina e azitromicina são inativas contra riquétsias da espécie *Rickettsia rickettsii*, causadora da febre maculosa brasileira. Na brucelose, a terapêutica de eleição é realizada com rifampicina associada com uma tetraciclina, considerando a atividade intracelular dessas drogas. Também nas infecções por estafilococos, salmonelas, micoplasmas e hemófilos, microrganismos que, ao lado de sua situação extracelular, podem ter uma localização intracelular, sobretudo nas infecções crônicas ou recidivantes, o uso de antimicrobianos que se concentram no interior de células pode ser vantajoso comparativamente àqueles que não atingem concentração intracelular.

A difusão dos antimicrobianos pelos tecidos é variável com a droga, com os órgãos e com alterações promovidas pelo processo inflamatório. Existem alguns que apresentam particular concentração em determinados tecidos. Assim, a clindamicina, o ciprofloxacino e a rifampicina apresentam elevada concentração óssea, fato aproveitado no tratamento das osteomielites; a estreptomicina se concentra por tempo prolongado nas lesões tuberculosas; a griseofulvina se combina com a queratina, sendo útil no tratamento das dermatofitoses; o norfloxacino e a nitrofurantoína não mantêm concentração sérica, porém alcançam elevada concentração no sistema urinário inferior. A azitromicina mantém elevada concentração tissular por tempo mais prolongado que a concentração sanguínea.

Enquanto na maioria dos tecidos os antibióticos se difundem passivamente através dos capilares, em alguns locais a penetração dessas drogas não se faz de maneira adequada. Esses locais incluem o tecido cerebral, a próstata, os humores vítreo e aquoso e o líquido cefalorraquidiano.

Com relação ao pâncreas, diversos autores verificaram que as fluoroquinolonas, os betalactâmicos, a clindamicina, o metronidazol, a rifampicina e os glicopeptídeos alcançam concentração efetiva contra microrganismos sensíveis, o que não acontece com os aminoglicosídeos, as tetraciclinas e a eritromicina.

Nas prostatites agudas, com frequência causadas por enterobactérias ou clamídias, vários antimicrobianos atingem concentração no tecido prostático, devido à intensa reação inflamatória; entre os quais o cotrimoxazol (sulfametoxazol + trimetoprima), as fluoroquinolonas, o ácido pipemídico, os aminoglicosídeos, o tianfenicol, as tetraciclinas e os macrolídeos. Considerando que, na atualidade, é elevada a resistência de *E. coli* ao cotrimoxazol e às tetraciclinas, na prática clínica as fluoroquinolonas ciprofloxacino e levofloxacino são usadas preferentemente nas prostatites agudas. Nas prostatites crônicas, a difusão das drogas ativas pelo epitélio prostático é prejudicada. Mas, também aqui, as drogas mais eficazes são as fluoroquinolonas. Poucos trabalhos referem ação da fosfomicina trometamol na prostatites agudas e crônicas, faltando definir o adequado esquema terapêutico (Zhanel *et al.*).

Com relação à penetração intraocular dos antimicrobianos, é também conhecido que poucos são capazes de atingir concentração terapêutica no interior do olho quando administrados por via sistêmica. Assim, as penicilinas, cefalosporinas e aminoglicosídeos têm penetração insignificante para o humor vítreo, mesmo em presença de inflamação. Já o cloranfenicol, doxiciclina, minociclina e clindamicina são capazes de atingir concentração intraocular correspondente a cerca de 20% da sanguínea. Essa concentração pode ser insuficiente para agir contra os agentes patogênicos de endoftalmites bacterianas, além de essas drogas serem bacteriostáticas. Por tal motivo, nos processos de endoftalmite bacteriana os antibióticos ativos devem ser injetados por meio intravítreo pelo especialista, juntamente com a terapêutica sistêmica. Nas endoftalmites por fungos (sobretudo por espécies de *Candida*), a terapêutica é mais bem realizada com o fluconazol por via oral ou IV, pois esse azol antifúngico é capaz de atingir concentração no vítreo e na coroide aproximadamente igual a 50% da concentração sanguínea. Nos casos de coriorretinite por toxoplasma, a administração por via oral da sulfadiazina associada com a pirimetamina constitui a terapêutica de escolha. A clindamicina associada com a sulfadiazina ou a pirimetamina pode também se mostrar eficaz.

Para ocorrer a rápida ação antimicrobiana e esterilização do líquido cefalorraquidiano nas meningites bacterianas, a concentração do antibiótico ou quimioterápico deve ser superior a dez vezes a concentração inibitória ativa da droga contra o microrganismo. A passagem de substâncias orgânicas do sangue para o líquor faz-se através da barreira hemoliquórica, constituída basicamente pelo epitélio do plexo coroide, que é impermeável para a maioria dos antimicrobianos. Fazem exceção o cloranfenicol, o metronidazol, a sulfadiazina e a rifampicina. Como, porém, nos processos inflamatórios das meninges essa barreira fica alterada, antibióticos que normalmente não a ultrapassariam de modo satisfatório são agora capazes de se difundir bem. É o que acontece com as penicilinas, grande parte das cefalosporinas das terceira e quarta gerações, as carbapenemas, o aztreonam e a fosfomicina. A vancomicina e a anfotericina B penetram em pequena quantidade através da barreira hemoencefálica, podendo exercer atividade antimicrobiana sobre patógenos com alta sensibilidade às drogas, como estafilococos e *C. neoformans*, respectivamente. Já aminoglicosídeos, polimixinas, lincosamidas, macrolídeos, tetraciclinas, com exceção da doxiciclina, não atravessam de maneira regular a barreira hemoliquórica, mesmo quando as meninges estão inflamadas. Por isso, são baixas e variáveis as concentrações liquóricas com seu uso, não sendo antimicrobianos indicados para o tratamento das meningoencefalites purulentas.

Nos pacientes com abscesso cerebral, penicilina G, cloranfenicol, cefalotina, ciprofloxacino, ofloxacino, pefloxacino e clindamicina atingem concentração terapêutica. O metronidazol, quimioterápico ativo contra o *Bacteroides fragilis* e outros anaeróbios, também atinge concentração terapêutica em abscessos cerebrais.

Com relação à gestante, a quase totalidade dos antibióticos e quimioterápicos atravessa a barreira placentária. Fazem exceção os macrolídeos. Mas, em princípio, devem ser evitados na gestante os antimicrobianos que podem causar algum problema tóxico ou malformação no feto, representados por tetraciclinas, cloranfenicol, aminoglicosídeos, polimixinas e quinolonas. Os antimicrobianos que oferecem maior segurança de uso na grávida são os beta-lactâmicos e os macrolídeos, devendo-se notar, porém, que os últimos não atravessam a barreira placentária em concentração adequada para garantir efeito terapêutico no feto.

Eliminação dos antimicrobianos

Após sua absorção e difusão nos tecidos os antibióticos são eliminados do organismo, podendo ou não sofrer processos de metabolização. Alguns são eliminados quase totalmente sob forma natural, ativa, como ocorre com penicilinas, cefalosporinas, aminoglicosídeos, glicopeptídeos e polimixinas. Outros sofrem metabolização nos tecidos, sendo eliminados parcialmente sob forma natural, ativa, e em parte como metabólitos, os quais podem ou não exercer atividade antimicrobiana. Assim, o cloranfenicol sofre metabolização no fígado, sendo eliminado pelo rim em 90% a 95% sob forma inativa, como um conjugado glicurônico. A rifampicina é quase totalmente desacetilada no fígado, originando um metabólito que mantém integralmente a atividade contra o bacilo tuberculoso, porém é menos eficaz contra germes gram-positivos que a rifampicina natural. As tetraciclinas, os macrolídeos, as lincosamidas sofrem diferentes processos de metabolização, responsáveis por sua eliminação parcialmente sob forma inativa.

A eliminação dos antimicrobianos se faz principalmente por via renal e biliar. Penicilinas, cefalosporinas, carbapenemas, glicopeptídeos, aminoglicosídeos, polimixinas, claritromicina, a maioria das quinolonas e, em parte, tetraciclinas e sulfas são eliminadas por via renal. Rifamicinas, eritromicina, espiramicina, azitromicina, clindamicina e, em menor proporção, ampicilina, sulfas e tetraciclinas são os antimicrobianos que têm boa eliminação biliar.

A eliminação urinária dos antibióticos e quimioterápicos anti-infecciosos está prejudicada em pacientes com insuficiência renal, bem como nas crianças recém-nascidas, devido à imaturidade renal, e nos idosos, pela deficiente circulação renal e pela redução na filtração glomerular e secreção tubular. Nos dois primeiros tipos de pacientes, a utilização de antibióticos eliminados por via renal deve ser seguida de cuidados, fazendo-se ajustes nas doses e seu fracionamento de acordo com o grau da insuficiência renal ou a idade da criança; nos indivíduos idosos, deve-se evitar o emprego de doses elevadas desses antimicrobianos. Em qualquer circunstância, é necessário acompanhar a evolução do caso clínico para surpreender precocemente o aparecimento de efeitos colaterais resultantes da acumulação tóxica da droga.

Nos pacientes com insuficiência renal, os antimicrobianos eliminados por via renal devem ter suas doses diminuídas ou espaçadas, a fim de se evitar o acúmulo de concentrações tóxicas. O mesmo se aplica aos eliminados por via biliar, que podem sofrer acúmulo no organismo nos processos obstrutivos de vias biliares. Sendo assim, é possível a ocorrência de concentrações tóxicas, especialmente quando o funcionamento hepático se encontra alterado ou é deficiente, impedindo a metabolização normal das drogas.

Dose

O efeito terapêutico de um antimicrobiano está diretamente relacionado com a concentração atingida pela droga no foco de infecção. Fundamentalmente, a concentração sanguínea e a tissular de um antimicrobiano estão relacionadas com a dose administrada, sofrendo variações de acordo com a via de administração, localização do processo infeccioso, apresentação química do medicamento e com o indivíduo. A dose terapêutica dos antimicrobianos é determinada visando as concentrações ativas contra o microrganismo, mas que não produzam intoxicação para o hospedeiro infectado. Tais doses devem ser, preferivelmente, calculadas em função do peso do paciente, pois, dessa maneira, estabelece-se um padrão que permite medicar corretamente tanto crianças como adultos. As doses não são estabelecidas de maneira fixa, sendo calculadas, na maioria dos antibióticos, dentro de uma faixa que permite o ajuste necessário à gravidade do caso. A dose diária deve ser regularmente dividida nas 24 horas de acordo com o tempo de circulação e eliminação da droga. Ou seja, é necessário que a droga permaneça circulando em concentração eficaz.

É PRECISO CUIDADO ESPECIAL NA ADMINISTRAÇÃO DA DROGA AO PACIENTE?

Entre os fatores que modificam a resposta terapêutica deve-se referir os ligados ao hospedeiro. Um primeiro fator limitante é o mau uso pelo paciente da droga receitada. O mau uso pode ser resultante de dificuldades financeiras que impedem a aquisição da droga; a não compreensão da posologia e da correta maneira de sua administração; ou o abandono do tratamento. Uma outra causa de insucesso prende-se ao início tardio da terapêutica, quando já se instalaram lesões orgânicas irreversíveis. A presença de abscessos constituídos, coleções purulentas, corpos estranhos, sequestros ósseos e outras condições que impedem a concentração adequada das drogas são também fatores limitantes da resposta terapêutica. A baixa da resistência orgânica, devida a certas doenças, como leucoses, neoplasias, diabetes e imunopatias, ou ao uso de corticosteroides e imunossupressores, pode causar a ausência de resposta terapêutica ou recaídas precoces, especialmente quando se usam antibióticos somente bacteriostáticos.

O uso dos antibióticos deve ser cercado de especial cuidado em pacientes que apresentam problemas de excreção renal ou hepatopatias e na gestante. No primeiro caso, é necessária a diminuição das doses e/ou alargamento do intervalo entre as doses de antibióticos eliminados por via renal, a fim de ser evitado o acúmulo tóxico. Nos pacientes com hepatopatias, o cuidado reside em não utilizar antibióticos hepatotóxicos e restringir o uso de drogas que sofrem metabolização hepática. Quanto ao uso de antibióticos na gestante, a preferência será para os antibióticos dos grupos das penicilinas e cefalosporinas, tendo em vista os menores efeitos adversos para o feto. Esses aspectos da terapia antimicrobiana serão discutidos a seguir, no Capítulo 9.

QUAL A DURAÇÃO DA TERAPÊUTICA?

O tempo de uso de um antibiótico é extremamente variável em função do quadro clínico, do antimicrobiano empregado e da resposta terapêutica. Para algumas infecções, pode-se estabelecer um tempo mínimo de tratamento; para outras, porém, a duração é imprevisível. Assim, nas infecções da garganta, impetigo e erisipela, devidas ao *Streptococcus* do grupo A, é recomendado o uso da penicilina G ou V por um tempo de 8 a 10 dias, mesmo que já tenha ocorrido remissão dos sintomas. Na cistite não complicada da mulher jovem, a terapêutica é recomendada por três dias, caso seja empregada uma quinolona no tratamento; no entanto, se for utilizada a nitrofurantoína, deve estendida para cinco dias. Nas infecções estafilocócicas do pulmão e sistêmicas, deve-se utilizar a terapêutica por quatro a seis semanas; mas se for endocardite, deve ser por no mínimo seis semanas. Já em um paciente com meningoencefalite purulenta, a duração da terapêutica estará condicionada à melhora clínica e liquórica e ao tipo de microrganismo: se for meningococo, a duração habitualmente é de cinco a sete dias, mas se for pneumococo será de 10 a 14 dias. Da mesma maneira, em vários outros processos infecciosos (sepse, infecção intestinal, osteomielite, piodermite, abscesso etc.) a suspensão do antibiótico está condicionada à cura clínica e normalização dos exames laboratoriais.

QUE EVENTOS ADVERSOS PODEM RESULTAR DO USO DO ANTIMICROBIANO?

Os antibióticos e quimioterápicos anti-infecciosos são substâncias estranhas ao organismo humano e, como tais, podem causar efeitos adversos (paraefeitos) quando de sua utilização. Tais efeitos foram discutidos no Capítulo 6. Os paraefeitos dos antimicrobianos dependem da droga, do sal em que é formulada, da apresentação farmacêutica, da dose, da duração do tratamento, da via de administração e do indivíduo, incluindo sua idade, peso, doenças concomitantes e hipersensibilidade ou idiossincrasia ao medicamento. Entretanto, a potencialidade iatrogênica dos antimicrobianos pode, muitas vezes, ser prevista, permitindo que os efeitos adversos sejam evitados, minimizados ou neutralizados em sua evolução. Sendo assim, é dever do médico estar ciente da possibilidade de efeitos indesejáveis e, ao selecionar o antimicrobiano para a terapêutica, considerar:

a) Utilizar, quando possível, droga menos tóxica e irritante.
b) Evitar o emprego de uma substância à qual o paciente tenha hipersensibilidade.
c) Acompanhar a evolução da terapêutica para detectar precocemente o paraefeito.
d) Tomar medidas necessárias, caso ocorram os efeitos colaterais.

Além dos efeitos adversos individuais para quem utiliza os antimicrobianos, essas drogas podem causar efeitos indesejáveis que interessam à coletividade. Tal ocorre ao provocarem modificações na ecologia microbiana, alterando as espécies de microrganismos presentes em um determinado local geográfico ou provocando a seleção de microrganismos resistentes em um local, região ou país. Quanto mais generalizado e indiscriminado for o uso dos antibióticos e quimioterápicos anti-infecciosos, maior será a possibilidade da emergência e instalação de estirpes microbianas no local ou região. Foi, e continua sendo, o observado nos ambientes hospitalares, onde, no correr dos anos, modificam-se as espécies bacterianas causadoras de infecção, bem como sua sensibilidade às drogas antimicrobianas. Foi, e é, o observado no meio extra-hospitalar, onde padrões de sensibilidade às drogas vêm se modificando em vários microrganismos, como os estafilococos, as shigelas e salmonelas, o pneumococo e o gonococo.

Recordando palavras de Long *et al.*, em 1949, "com múltiplos antibióticos à sua disposição, o médico deve escolher cuidadosamente e sabiamente entre eles, para que seu paciente possa receber a mais efetiva e econômica antibioticoterapia". E, poderíamos acrescentar, a que provoque menos malefício para o enfermo e para o meio ambiente.

QUAL O CUSTO PARA O PACIENTE?

A última preocupação do médico ao selecionar uma droga antimicrobiana para a terapia de um processo infeccioso diz respeito ao custo do medicamento. É a última, porém não menos importante, considerando que grande parte dos antibióticos e quimioterápicos anti-infecciosos é constituída por medicamentos dispendiosos. É a última porque na seleção de uma droga terapêutica o médico deve privilegiar a gravidade do caso, a atividade antimicrobiana do fármaco e a comodidade posológica (facilidade de uso pelo paciente, considerando neste item o uso por via oral e em menor número de tomadas diárias). Contudo, o custo deve ser valorizado na prescrição de medicamentos, considerando que muitos fármacos são atualmente disponíveis na rede pública de atenção à saúde, possibilitando ao enfermo conseguir a medicação gratuitamente; considerando que, na atualidade, no Brasil, vários antimicrobianos são disponíveis sob a forma genérica, diminuindo o custo do fármaco; considerando que, não raro, existem alternativas terapêuticas que podem ser mais acessíveis ao bolso do enfermo.

É certo que o dispêndio na aquisição de uma substância antimicrobiana não deve influenciar a qualidade da terapia. Porém, em situações em que existam alternativas igualmente válidas para o tratamento, o custo da medicação deve ser levado em consideração, tanto para a terapia individual, em consultório, como para a terapia em órgãos de atendimento à saúde publica.

CONSIDERAÇÕES FINAIS

O uso clínico dos antimicrobianos exige um conhecimento mínimo da patologia infecciosa e da terapia antimicrobiana. Essas drogas não podem ser utilizadas indiscriminadamente sem que o médico tenha exata noção do que está receitando, incluindo os efeitos adversos que poderão advir com essa terapêutica, nem por que está receitando. Se possível, o médico deve considerar os custos da aquisição e administração do medicamento, utilizando alternativas menos dispendiosas, garantida a qualidade da terapêutica. Cuidado especial deve ser reservado à continuidade do tratamento, evitando-se as intermitências observadas em hospitais, onde o paciente recebe a cada dia o medicamento disponível no dia ou onde a medicação é modificada de acordo com a preferência do médico plantonista. É preciso, por fim, que o médico tenha serenidade para aguardar o resultado do esquema terapêutico prescrito, evitando-se as suspensões ou mudanças precipitadas antes de transcorrido um prazo mínimo de espera para que as drogas prescritas possam agir.

Vale recordar que, já em 1945, por ocasião do lançamento da penicilina G para uso público, Falk e, também, Long *et al.* e Goodman manifestavam sua preocupação sobre o uso indiscriminado desse antibiótico. Esses autores chamaram a atenção para o fato de a penicilina não ser útil em várias infecções, para a possibilidade de seu uso mascarar os sintomas de infecções específicas, para os riscos do emprego de doses inadequadas, para os efeitos adversos resultantes de seu uso, para o desenvolvimento de cepas resistentes à droga e destacaram que "o perigo maior do uso indiscriminado da penicilina é o desenvolvimento de uma falsa segurança". As preocupações daqueles autores, manifestadas nos primórdios da antibioticoterapia, permanecem, mais que nunca, válidas nos tempos modernos, nos quais a multiplicidade de antimicrobianos existentes exige do médico, individualmente, um adequado conhecimento e um alto senso crítico sobre o uso desses medicamentos

BIBLIOGRAFIA

Barclay ML, et al. Once daily aminoglycoside therapy. Is it less toxic than multiple daily doses and how should it be monitored? Clin Pharmacokinet. 1999; 36:89-98.

Barza M. Factors affecting the intraocular penetration of antibiotics. Scand J Infect Dis. 1978; (Suppl 14):151-9.

Bergeron MG. Tissue penetration of antibiotics. Clin Biochem. 1986; 19:90-100.

Black P, et al. Penetration of brain abscess by systemically administered antibiotics. J Neurosurg. 1973; 8:705-9.

Buchler M, et al. Human pancreatic tissue concentration of bactericidal antibiotics. Gastroenterol. 1992; 103:1902-8.

Campos EP, et al. Escolha do antibiótico. Ars Curandi. 1976; 9:53-62.

Chowdhury MH, Tunkel AR. Antibacterial agents in infections of the central nervous system. Infect Dis Clin North Am. 2000; 14:391-408.

Curatolo W, et al. Mechanistic study of the azithromycin dosage-form-dependent food effect. Pharm Rev. 2010; 27:1361-6.

D'Apice M. Antibióticos em medicina veterinária. In: Lacaz CS. Antibióticos. São Paulo, Fundo Edit. Procienx; 1965. p. 400.

DeLucia R, Sertié JAA. Absorção, biodisponibilidade e bioequivalência de fármacos. In: Valle LBS, et al. Farmacologia Integrada. Vol. I. Princípios Básicos. Rio de Janeiro: Atheneu; 1988. p. 61.

DuPont HL, Steele JH. Use of antimicrobial agents in animal feeds: implications for human health. Rev Infect Dis. 1987; 9:447-60.

Eben-Moussi E, Van Den Driessche J. Pharmacocinétique des antibiotiques dans l'organisme humain. Anesth Analg Rean. 1971; 28:671-87.

Eliopoulos GM, Moellering Jr RC. Princípios da antibioticoterapia. Clin Med Amer Norte. 1982 jan; p. 3-17.

Falk LA. Will Penicillin be used indiscriminately? JAMA. 1945; 127:670.

Fantin B, Carbon C. Importance of the aminoglycoside dosing regimen in the penicillin-netilmicin combination for treatment of *Enterococcus faecalis*-induced experimental endocarditis. Antimicrob Agents Chemother. 1990; 34:2387-91.

Ferreira JM. Normas fundamentais da antibioticoterapia. Rev Med. 1968; 52:199-204.

Freitas CC, Freitas AG. Nefrotoxicidade induzida por aminoglicosídeos: recentes avanços. J Br Doenças Sex Transm. 1994; 6:44-5.

Fukaya K. Intestinal juice level of various antibiotics administered parenterally. Jpn J Exp Med. 1972; 42:435-44.

Gaón D, et al. Biodisponibilidade e efeitos adversos dos antibióticos. Ars Curandi. 1980; 13(9):68-133.

Garrod LP, Scowen EF. The principles of therapeutic use of antibiotics. Br Med Bull. 1960; 16:23-8.

Gerard A. Antibiotiques et alimentation. Lille Med. 1972; 17:678-82.

Goodman H. Will penicillin be used indiscriminately? JAMA. 1945; 127:670.

Hutzler RU. Princípios gerais do uso clínico dos antibióticos. Ars Curandi. 1972; 5(5):86-96.

Hessen MT, Kayer D. Principles of selection and use of antibacterial agents. Infect Dis Clin North Am. 1995; 9:531-45.

Ingham HR, et al. Bacteriological study of otogenic cerebral abscesses: chemotherapeutic role of metronidazole. Br Med J. 1977; 2:991-3.

Kaiser AB, MC Gee ZA. Aminoglycoside therapy of gram-negative bacillary meningitis. N Engl J Med. 1975; 293:1215-20.

Kauffman CA, et al. *Candida* endophtalmitis associated with intraocular lens implantation: efficacy of fluconazole therapy. Mycoses. 1993; 36:13-7.

König C, et al. Bacterial concentrations in pus and infected peritoneal fluid – implications for bactericidal activity of antibiotics. J Antimicrob Chemother. 1998; 42:227-32.

Kramer PW, et al. Antibiotic penetration of the brain. J Neurosurg. 1969; 1:295-302.

Levison ME. Pharmacodynamics of antimicrobial agents. Infect Dis Clin North Am. 1995; 9:483-95.

Levrat M, et al. L'élimination biliaire des antibiotiques. Rev Intern Hepat. 1964; 14:137-694.

Long PH, et al. The use of antibiotics. JAMA. 1949; 141:315-7.

Louvois J, et al. Antibiotic treatment of abscesses of the central nervous system. Br Med J. 1977; 2:985-7.

Lutsar I, et al. Antibiotic pharmacodynamics in cerebrospinal fluid. Clin Infect Dis. 1998; 27:1117-29.

Machado ES, et al. Princípios gerais do uso de antimicrobianos e quimioterápicos. Arq Bras Med. 1088; 62:243-52.

Mendes RP, Campos EP. Farmacocinética de antibióticos. Ars Curandi. 1976; 9:36-44.

Moellering RC Jr. Principles of anti-infective therapy. In: Mandell GL, et al. Principles and Practice of Infectious Diseases. 5 ed. Philadelphia: Churchill Livingstone; 2000. p. 223.

Mucciolo P. Antibióticos na conservação de alimentos. In: Lacaz CS. Antibióticos. São Paulo, Fundo Edit. Procienx; 1965. p. 417.

Nasso I. Os antibióticos como fatores de crescimento. Resenha Clin Cient. 1955 ago; 24:221-2.
Nau R, et al. Pharmacokinetic optimisation of the treatment of bacterial central nervous system infections. Clin Pharmacokinet. 1998; 35:223-46.
Norrby SR. Efficacy and safety of antibiotic treatment in relation to treatment time. Scand J Infect Dis. 1991; (Suppl 74):262-9.
Papastamelos AG, Tunkel AR. Antibacterial agents in infections of the central nervous system and eye. Infect Dis Clin North Am. 1995; 9:615-37.
Peyramond D, et al. 6-day amoxicillin versus 10-day penicillin V for group A beta-haemolytic streptococcal acute tonsillitin in adults. Scand J Infect Dis. 1996; 8:497-501.
Pichichero ME, et al. Effective short-course treatment of acute group A β-hemolytic streptococcal tonsillopharyngitis. Arch Pediat Adolesc Med. 1994; 148:1053-60.
Sawyer MD, Dunn DL. Appropriate use of antimicrobial agents: nine principles. Postgrad Med. 1991; 90:115-6.
Silva P. Biodisponibilidade das drogas. Folha Med. 1982; 85:681-4.
Solberg CO. Protection of phagocytized bacteria against antibiotics. Acta Med Scand. 1972; 191:383-7.
Solomkin JS, Miyagawa CI. Principles of antibiotic therapy. Surg Clin North Am. 1994; 74:497-517.
Wellman WE, et al. Concentration of antibiotics in the brain. J Lab Clin Med. 1954; 43:275-9.
Wilkowske CJ, Hermans PE. General principles of antimicrobial therapy. Mayo Clin Proceed. 1983; 58:6-13.
Winstanley PA, Orme LE. The effects of food on drug bioavailability. Br J Clin Pharmacol. 1989; 28:621-8.
Zhanel GG, et al. Oral fosfomycin for the treatment of acute and chronic bacterial prostatitis caused by multidrug-resistant *Escherichia coli*. Can J Infect Dis Med Microbiol. 2018; 2018:1404813.

Sasse NL, Dyer DF. [illegible] canal [illegible] [illegible].

[illegible] [illegible] das [illegible] [illegible].

Soldberg [illegible]. [illegible] [illegible] 1922 [illegible].

[illegible] [illegible] Clin [illegible].

Williams WE, et al. [illegible] [illegible].

Wolde [illegible] [illegible] Gastroenterol [illegible].

[illegible] [illegible] [illegible] [illegible].

[illegible] [illegible] 2012 [illegible].

[illegible] Microbiol. 2012 [illegible].

Nasso I. Os mundos [illegible] de crescimento [illegible]. Rev [illegible] Clin Cent [illegible].

Nau W, et al. [illegible] [illegible] of backward central nervous system [illegible]. Clin Psychophysiol. [illegible].

Nor by SK [illegible] relation to [illegible] (Suppl) [illegible].

Papanastasiou [illegible] R. [illegible] lesions of the central nervous system and [illegible] The [illegible] North Am [illegible].

Ryan and [illegible].

[illegible] 2012.

[illegible] et al. [illegible] group [illegible].

Uso de Antimicrobianos em Situações Especiais

CAPÍTULO 9

O emprego dos antimicrobianos em determinados hospedeiros que apresentam modificações de sua fisiologia exige cuidados de adaptações, para que seja obtida a adequada ação terapêutica com o menor malefício para o paciente. Assim, será abordado neste capítulo o uso dos antimicrobianos em pacientes com insuficiência renal ou com alterações hepatobiliares, no recém-nascido, no idoso, na gestante, na nutriz e em pacientes obesos.

USO DE ANTIMICROBIANOS NO PACIENTE COM INSUFICIÊNCIA RENAL

Após sua absorção e difusão pelos tecidos, os antibióticos são eliminados do organismo por duas vias principais: a renal e a biliar. A eliminação por via renal é a mais importante para a maioria dos antibióticos, e em pacientes com função renal comprometida ocorre o acúmulo da droga, podendo ser atingida concentração tóxica, caso sua administração não seja ajustada à situação anômala.

A eliminação dos antibióticos por via renal ocorre com penicilinas, cefalosporinas (a maioria), carbapenemas, aztreonam, aminoglicosídeos, tianfenicol, polimixinas, ciprofloxacino, levofloxacino, fosfomicina e claritromicina. Tetraciclinas e sulfamidas são eliminadas em parte pela urina e em parte pela bile. Os antibióticos citados são excretados sob forma ativa, seja da droga natural ou de metabólitos ativos. Outros antimicrobianos podem, também, ser eliminados por via renal sob a forma de produtos metabólicos inativos, como é o caso do cloranfenicol. Para esse fármaco, a existência de insuficiência renal não se acompanha de risco de maior toxicidade, desde que a via metabólica não esteja comprometida. Somente pequena parte das penicilinas e cefalosporinas é metabolizada por acilases hepáticas, originando compostos inativos. Na presença de insuficiência renal, aumenta a quantidade de penicilinas eliminada por via biliar, aumentando também sua metabolização. Por tal motivo, somente na insuficiência renal grave há a necessidade de ajustes na administração da maioria das penicilinas e cefalosporinas.

Nos pacientes com insuficiência renal, a questão mais importante consiste no acúmulo das drogas excretadas naturalmente pelos rins e a toxicidade daí advinda.

Na prática clínica, o modo mais usado de se avaliar a filtração glomerular é por meio da medida da depuração (*clearance*) da creatinina. Como esse exame é trabalhoso e requer certa complexidade técnica, habitualmente o *clearance* da creatinina é calculado por meio do conhecimento da creatinina sérica (Tabela 9.1). Deve-se lembrar, porém, que em pacientes idosos a creatinina sérica pode não expressar adequadamente a filtração glomerular, visto que a produção da creatinina tende a diminuir com a idade, devido à menor massa muscular. De acordo com o resultado do *clearance* (depuração) da creatinina, estabelece-se o grau de insuficiência renal (Tabela 9.2).

Tabela 9.1
Fórmula para Determinar o *Clearance* da Creatinina, a Partir da Creatinina Sanguínea

$$CC = \frac{(140 - i) \times P}{72 \times Cs}$$

CC = *clearance* da creatinina em mL/min
i = idade em anos
Cs = creatinina sanguínea em mg%
P = peso em kg

Tabela 9.2
Função Renal e Graus de Insuficiência Renal (IR)

Normal	CC > 80 mL/min (Cs < 1,5 mg%)
IR leve	CC = 50-80 mL/min (Cs = 1,5-1,9 mg%)
IR moderada	CC = 10-50 mL/min (Cs = 2-6,4 mg%)
IR grave	CC < 10 mL.min (Cs > 6,4 mg%)

CC = *clearance* de creatinina
Cs = creatinina sanguínea

A maneira ideal de se utilizar antibióticos em pacientes com insuficiência renal é dosar regularmente os níveis sanguíneos da droga e administrá-la quando seu nível sérico estiver abaixo da concentração terapêutica. Esse método é, porém, impraticável na maioria dos centros médicos, devido à sofisticação da técnica e ao alto custo do procedimento. Em termos práticos, o uso de antibióticos nesses pacientes é feito fracionando-se as doses habituais em intervalos de tempo maiores que o normal, ou reduzindo-se as doses e mantendo-se os intervalos habituais, sendo possível, ainda, associarem-se os dois métodos. Qualquer que seja o método de ajuste, a primeira dose do antimicrobiano deve ser igual à dose recomendada normalmente, ajustando-se as doses seguintes.

A utilização de fórmulas e tabelas para o cálculo da filtração glomerular e o ajuste de doses e intervalos para a administração de antimicrobianos permitem apenas uma estimativa, apresentando certa margem de erro. Isso porque a função renal, principalmente na insuficiência renal aguda, comporta-se com uma dinâmica flutuante, variando dia a dia. Além disso, a obesidade, o estado do funcionamento hepático e a administração de outros medicamentos podem afetar o nível sérico das drogas. Deve-se também considerar se o paciente está submetido a processos dialíticos, tendo em vista que a diálise pode ou não retirar a droga administrada, havendo diferença, ainda, se o processo é o da hemodiálise ou o da diálise peritoneal.

A administração de antimicrobianos no paciente com função renal alterada é ajustada com base em fórmulas ou tabelas próprias para cada antibiótico, variando esse ajuste de acordo com o grau de insuficiência renal. Em termos práticos, existem tabelas que informam se é necessário ou não o ajustamento de administração da droga e que facilitam esse ajustamento, tanto de acordo com a redução da dose como pelo alongamento do intervalo. Entretanto, com relação aos aminoglicosídeos, vários autores sugerem que o ajuste da dose se faça por cálculos individuais.

Na Tabela 9.3, apresentamos os antibióticos e quimioterápicos mais usuais, diferenciados pela necessidade ou não de ajuste na administração no doente renal. Na Tabela 9.4, os antimicrobianos são apresentados de acordo com suas características de uso na insuficiência renal, expressando, ainda, o efeito da diálise na retirada da droga e observações pertinentes a cada antibiótico. Deve-se enfatizar que os parâmetros apontados nesta tabela pressupõem que o paciente apresenta relativa normalidade da função hepática, devendo ser adaptados a cada caso, individualmente, na vigência de outros fatores que possam influenciar a farmacocinética e a toxicidade dos antimicrobianos.

Tabela 9.3
Características dos Antimicrobianos de acordo com a Necessidade de Ajustes na Administração em Pacientes com Insuficiência Renal (IR)

Antimicrobianos que Não Necessitam de Ajustes na Administração Qualquer que Seja o Grau de IR	Antimicrobianos que Só Necessitam de Ajuste na Administração na IR Grave (CC < 10 mL/min)	Antimicrobianos que Necessitam de Ajuste na Administração em Vários Graus de IR	Antimicrobianos Contraindicados na IR
Cloranfenicol	Penicilina G	Ampicilina	Tetraciclinas*
Eritromicina	Penicilina V	Amoxicilina	Cidofovir
Roxitromicina	Cefaclor	Carbenicilina	Nitrofurantoína
Espiramicina	Metronidazol	Piperacilina	Pirazinamida
Azitromicina	Isoniazida	Cefalotina	
Oxacilina	Norfloxacino	Cefazolina	
Doxiciclina	Ciprofloxacino	Cefoxitina	
Rifampicina	Clindamicina	Cefalexina	
Cetoconazol	Lincomicina	Cefadroxil	
Itraconazol	Pentamidina	Cefuroxima	
Moxifloxacino	Linezolida	Cefotaxima	
Etionamida	Etambutol	Ceftazidima	
Ceftriaxona		Cefixima	
Anfotericina B		Aztreonam	
Pirimetamina		Imipeném	
Clofazimina		Meropeném	
Zidovudina		Ertapeném	
Nevirapina		Fosfomicina	
Efavirenz		Tianfenicol	
Delavirdina		Claritromicina	
Indinavir		Estreptomicina	
Nelfinavir		Gentamicina	
Ritonavir		Netilmicina	
Lopinavir		Amicacina	
Abacavir		Tobramicina	
Amprenavir		Colistina	
Saquinavir		Vancomicina	
Pefloxacino		Teicoplanina	
Mefloquina		Ofloxacino	
		Levofloxacino	
		Gatifloxacino	
		Lomefloxacino	
		Sulfadiazina	
		Sulfametoxazol	
		Flucitosina	
		Fluconazol	
		Quinino	
		Aciclovir	
		Ganciclovir	
		Estavudina	
		Didanosina	
		Lamivudina	
		Zalcitabina	

*Com exceção da doxiciclina. CC = *clearance* da creatinina.

Tabela 9.4
Uso de Antimicrobianos na Insuficiência Renal (IR)

Antibiótico	Meia-vida (em horas)	Ligação Proteica (%)	Intervalo Normal das Doses (em horas)	Método	Ajuste na IR *Clearance* da Creatinina (mL/min)			Efeito da Hemodiálise (H) e Diálise Peritoneal (P) (% de Redução da Concentração Sérica)	Observações
					50-80 (Discreta)	10-50 (Moderada)	< 10 (Grave)		
Penicilinas G	0,5	60	4	I D	4 100	4-6 75-100	8-12 25-50	H – sim (50%) P – não DPCA – 5 milhões U 12/12 h	Dose máxima no paciente anúrico de 4 a 6 milhões U/dia. Administrar dose suplementar de 1,0 a 1,5 milhão U após hemodiálise em adulto
Penicilina V	1	80	6	I	6	6-8	6-8	H – sim (50%) P – não DPCA – 250 mg 12/12 h	Administrar dose suplementar de 250 mg após hemodiálise em adulto
Oxacilina	0,5	92	4-6	I	4-6	4-6	4-6	H – não P – não DPCA – não precisa dose extra	No paciente anúrico, recomendável não usar a dose máxima
Ampicilina	1	20	6	I	6	6-8	8-12	H – sim (40%) P – não DPCA – não precisa dose extra	Administrar dose suplementar de 0,5 g após hemodiálise
Amoxicilina	1,5	20	6-8	I	8	8-12	16-24	H – sim (40%) P – não DPCA – 250 mg 12/12 h	Administrar dose suplementar de 0,25 g após hemodiálise
Carbenicilina	0,5	50	4	1	4-6	6-8	12-24	H – sim (50%) P – sim (20%) DPCA – 1 g 12/12 h	Administrar dose suplementar de 2 g após hemodiálise. Paciente anúrico sob diálise peritoneal, adulto, deve receber 2 g de 6/6 horas

Continua

Tabela 9.4 (cont.)
Uso de Antimicrobianos na Insuficiência Renal (IR)

Antibiótico	Meia-vida (em horas)	Ligação Proteica (%)	Intervalo Normal das Doses (em horas)	Método	Ajuste na IR *Clearance* da Creatinina (mL/min) 50-80 (Discreta)	10-50 (Moderada)	< 10 (Grave)	Efeito da Hemodiálise (H) e Diálise Peritoneal (P) (% de Redução da Concentração Sérica)	Observações
Piperacilina	1,5	40	4-6	1	4-6	6-8	8-12	H – sim (70%) P – não DPCA – 0,5 g 12/12 h	Administrar dose suplementar de 1 a 2 g após hemodiálise
Ticarcilina	1,2	50	4	I	4	8	12	H – sim (70%) P – não DPCA – 1 g 12/12 h	Administrar dose suplementar de 3 g após hemodiálise
Cefalotina	0,5	60	4-6	I	6	6-8	12	H – sim (90%) P – sim (24%) DPCA – 1 g 12/12 h	Administrar dose suplementar igual à normal após hemodiálise e ¼ após diálise peritoneal
Cefazolina	1,5	86	6-8	I	8	12	24-48	H – sim (25%) P – não DPCA – 0,5 g 12/12 h	Administrar dose suplementar de 0,25 g após hemodiálise
Cefalexina	1	15	6	I	6-8	8-12	12-24	H – sim (50%) P – sim (50%) DPCA – 250 mg 12/12 h	Administrar dose suplementar de 0,25 a 0,5 g após hemodiálise ou diálise peritoneal
Cefaclor	0,75	25	6-8	I D	8 100	8-12 50-100	12-24 33	H – sim (90%) P – não DPCA – 250 mg 12/12 h	Administrar dose suplementar igual à normal após hemodiálise

Continua

Tabela 9.4 (cont.)
Uso de Antimicrobianos na Insuficiência Renal (IR)

Antibiótico	Meia-vida (em horas)	Ligação Proteica (%)	Intervalo Normal das Doses (em horas)	Método	Ajuste na IR *Clearance* da Creatinina (mL/min)			Efeito da Hemodiálise (H) e Diálise Peritoneal (P) (% de Redução da Concentração Sérica)	Observações
					50-80 (Discreta)	10-50 (Moderada)	< 10 (Grave)		
Cefadroxil	1,5	20	8-12	I	8-12	12-24	36	H – sim (90%) P – não DPCA – 250 mg 12/12 h	Administrar dose suplementar de 1 g após hemodiálise
Cefuroxima	1,2	33-50	8	I	8	12	24	H – sim (90%) P – sim (90%) DPCA – 250 mg 12/12 h	Administrar dose suplementar igual à normal após hemodiálise e diálise peritoneal
Cefoxitina	0,75	70	6	I	8	8-12	24	H – sim (90%) P – não DPCA – 1 g/dia	Administrar dose suplementar igual à normal após hemodiálise
Cefotaxima	1	40	6	I	6	6-12	12	H – sim (60%) P – não DPCA – 1 g/dia	Administrar dose suplementar de 1 g após hemodiálise
Ceftriaxona	8	95	12-24	I	12-24	12-24	12-24	H – não P-não DPCA – não precisa dose extra	Em pacientes com anúria não ultrapassar a dose de 2 g/dia
Cefixima	3	65	12-24	D	100	75	50	H – sim (90%) P – não DPCA – 200 mg/dia	Administrar dose suplementar igual à dose normal após hemodiálise
Cefpodoxima	2,5	40	12	I	12	24	48	H – sim (> 50%) P – não DPCA – 200 mg/dia	Administrar dose suplementar igual à normal após hemodiálise

Continua

Tabela 9.4 (cont.)
Uso de Antimicrobianos na Insuficiência Renal (IR)

Antibiótico	Meia-vida (em horas)	Ligação Proteica (%)	Intervalo Normal das Doses (em horas)	Método	Ajuste na IR *Clearance* da Creatinina (mL/min) 50-80 (Discreta)	10-50 (Moderada)	< 10 (Grave)	Efeito da Hemodiálise (H) e Diálise Peritoneal (P) (% de Redução da Concentração Sérica)	Observações
Cefepima	2	20	8-12	I	8-12	12-24	24-48	H – sim (30%) P – não DPCA – 0,5 g/dia	Administrar dose suplementar de 0,25 g após hemodiálise
Ceftazidima	1,8	17	8-12	I	8-12	12-24	24-48	H – sim (90%) P – sim (60%) DPCA – 0,5 g/dia	Recomendável no paciente em anúria reduzir a dose para 0,5 g cada 48 h Administrar dose suplementar de 1 g e de 0,5 g após hemodiálise e diálise peritoneal, respectivamente
Aztreonam	2	56	8	I D	8-12 100	12-24 50	24-36 25	H – sim (50%) P – não DPCA – 0,5 g/dia	Administrar dose de 0,5 g após hemodiálise
Imipeném	1	20	6	I	6-8	8-12	12-24	H – sim (90%) P – não DPCA – 0,5 g/dia	Administrar dose suplementar igual à normal após hemodiálise
Meropeném	1	?	8	I	8	12	24	H – sim (90%) P – não DPCA – 0,5 g/dia	Administrar dose suplementar igual à normal após hemodiálise

Continua

Tabela 9.4 (cont.)
Uso de Antimicrobianos na Insuficiência Renal (IR)

Antibiótico	Meia-vida (em horas)	Ligação Proteica (%)	Intervalo Normal das Doses (em horas)	Método	Ajuste na IR *Clearance* da Creatinina (mL/min) 50-80 (Discreta)	10-50 (Moderada)	< 10 (Grave)	Efeito da Hemodiálise (H) e Diálise Peritoneal (P) (% de Redução da Concentração Sérica)	Observações
Amicacina	2,5	0	12	I D	12 75-100	24-36 50	36-48 25	H – sim (80%) P – sim (50%) DPCA – 15 a 20 mg/l/dia	Administrar dose suplementar igual à dose normal após hemodiálise e metade da dose normal após diálise peritoneal
Gentamicina	2	30	8-12	I D	8-12 75-100	12-24 50-75	24-48 25-50	H – sim (50%) P – sim (20%) DPCA – 3 mg/l/dia	Administrar dose suplementar igual à metade da dose normal após hemodiálise Adicionar 5 mg por litro do dialisado peritoneal
Tobramicina	2	20	8-12	I D	8-12 75-100	12-24 50-75	24-48 25-50	H – sim (50%) P – sim (20%) DPCA – igual à gentamicina	Igual à gentamicina
Netilmicina	2	20	8-12	I	8-12	12-24	24-48	H – sim (50%) P – sim (20%) DPCA – igual à gentamicina	Igual à gentamicina
Estreptomicina	2,5	35	12	I	24	24-72	72-96	H – sim (20%) P – não DPCA – 30 mg/l/dia	A pequena quantidade retirada por diálise não torna necessário dose suplementar
Polimixina B	3	70	12	I	48	72	25 96-120	H – não P – sim (20%) DPCA – não precisa dose extra	Habitualmente, não é necessário dose suplementar na diálise peritoneal

Continua

Tabela 9.4 (cont.)
Uso de Antimicrobianos na Insuficiência Renal (IR)

Antibiótico	Meia-vida (em horas)	Ligação Proteica (%)	Intervalo Normal das Doses (em horas)	Método	Ajuste na IR *Clearance* da Creatinina (mL/min)			Efeito da Hemodiálise (H) e Diálise Peritoneal (P) (% de Redução da Concentração Sérica)	Observações
					50-80 (Discreta)	10-50 (Moderada)	< 10 (Grave)		
Vancomicina	4	10	6	I	24-72	72-240	240	H – não P – sim (30%) DPCA – 0,5 g a cada 6 dias	Evitar o uso na IR
Teicoplanina	60	90	24	I	24	48	72	H – não P – não DPCA – não precisa dose extra	Modificação do intervalo a partir da 5ª dose
Rifampicina	5	90	12-24	I	12-24	12-24	12-24	H – não P – não DPCA – não precisa dose extra	–
Anfotericina B	24	90	24-48	I	24-48	24-48	24-48	H – não P – não DPCA – não precisa dose extra	–
Cloranfenicol	2,5	50	6	D	6	6	6	H – não P – não DPCA – não precisa dose extra	–
Tianfenicol	2,5	0	6-8	D I	100 8	75 12	50 24	H – não P – não DPCA – não precisa dose extra	–
Tetracilinas	–	–	–	–	–	–	–	–	Contraindicadas, com exceção da doxiciclina

Continua

Tabela 9.4 (cont.)
Uso de Antimicrobianos na Insuficiência Renal (IR)

Antibiótico	Meia-vida (em horas)	Ligação Proteica (%)	Intervalo Normal das Doses (em horas)	Método	Ajuste na IR *Clearance* da Creatinina (mL/min)			Efeito da Hemodiálise (H) e Diálise Peritoneal (P) (% de Redução da Concentração Sérica)	Observações
					50-80 (Discreta)	10-50 (Moderada)	< 10 (Grave)		
Doxiciclina	18	90	12-24	I	12-24	12-24	12-24	H – não P – não DPCA – não precisa dose extra	–
Eritromicina	1	20-70	6	I	6	6	6	H – não P – não DPCA – não precisa dose extra	Não exceder a dose de 2 g na IR pelo risco de ototoxicidade
Espiramicina	1	30	6	I	6	6	6	H – não P – não DPCA – não precisa dose extra	–
Roxitromicina	12	85	12-24	I	12-24	12-24	12-24	H – não P – não DPCA – não precisa dose extra	–
Telitromicina	8	75	24	I	24	24	24	H – não P – não DPCA – não precisa dose extra	–
Claritromicina	5	50-70	12	D	100	50	50*	H – não P – não DPCA – não precisa dose extra	*50% da dose administrados a cada 24 horas
Azitromicina	20	50	24	I	24	24	24	H – não P – não DPCA – não precisa dose extra	–

Continua

Tabela 9.4 (cont.)
Uso de Antimicrobianos na Insuficiência Renal (IR)

Antibiótico	Meia-vida (em horas)	Ligação Proteica (%)	Intervalo Normal das Doses (em horas)	Método	Ajuste na IR *Clearance* da Creatinina (mL/min)			Efeito da Hemodiálise (H) e Diálise Peritoneal (P) (% de Redução da Concentração Sérica)	Observações
					50-80 (Discreta)	10-50 (Moderada)	< 10 (Grave)		
Lincomicina	4	70	6-8	I	8	12	24	H – sim (20%) P – não DPCA – não precisa dose extra	–
Clindamicina	2,5	90	6-8	I	6-8	6-8	12	H – não P – não DPCA – não precisa dose extra	–
Quinupristina +Dalfopristina	1	60 20	8-12	I	8-12	8-12	8-12	H – não P – não DPCA – não precisa dose extra	–
Linezolida	4,5	31	12	I	12	12	12	H – sim (30%) P – ? DPCA-?	–
Sulfadiazina	10	55	6	I	8	12	24	H – sim (50%) P – sim (50%)	Habitualmente, as sulfonamidas são contraindicadas na IR. Só usar se não houver alternativa. Administrar metade da dose normal após hemodiálise ou diálise peritoneal
Sulfametoxazol+ trimetoprima (cotrimoxazol)	10	60	6-12	I	12	18	24-48	H – sim (50%) P – sim (50%) DPCA – 0,8 g/dia em sulfa	Igual à sulfadiazina

Continua

Tabela 9.4 (cont.)
Uso de Antimicrobianos na Insuficiência Renal (IR)

Antibiótico	Meia-vida (em horas)	Ligação Proteica (%)	Intervalo Normal das Doses (em horas)	Método	Ajuste na IR *Clearance* da Creatinina (mL/min)			Efeito da Hemodiálise (H) e Diálise Peritoneal (P) (% de Redução da Concentração Sérica)	Observações
					50-80 (Discreta)	10-50 (Moderada)	< 10 (Grave)		
Ciprofloxacino	7,5	25	12	I	12	12	24	H – sim (30%) P – não DPCA – 250 mg 8/8 h	Administrar dose suplementar igual a 25% da normal após hemodiálise
Pefloxacino	13	25	12	I	12	12	12	H – não P – não DPCA – não precisa dose extra	–
Ofloxacino	5-7	10	12	I	24	24*	24**	H – não P – não DPCA – 200 mg/dia	Na IR moderada*, a dose deve também ser reduzida em 50%; na IR grave**, para 25% do normal
Lomefloxacino	8	10	24	D	100	50*	50*	H – não P – não DPCA – 200 mg/dia	Pacientes adultos com *clearance* inferior a 30 mL/min* recebem dose inicial de 400 mg seguida de 200 mg/dia
Levofloxacino	48	30	24	D	100	50	25	H – não P – não DPCA – não precisa dose extra	–
Moxifloxacino	12	14	48	I	24	24	24	H – ? P – ? DPCA – ?	–

Continua

Tabela 9.4 (cont.)
Uso de Antimicrobianos na Insuficiência Renal (IR)

Antibiótico	Meia-vida (em horas)	Ligação Proteica (%)	Intervalo Normal das Doses (em horas)	Método	Ajuste na IR *Clearance* da Creatinina (mL/min)			Efeito da Hemodiálise (H) e Diálise Peritoneal (P) (% de Redução da Concentração Sérica)	Observações
					50-80 (Discreta)	10-50 (Moderada)	< 10 (Grave)		
Gatifloxacino	7	8	20	D	100	100	50	H – não P – não DPCA – não precisa dose extra	–
Norfloxacino	4-8	11	12	I	12	12	24	H – – P – –	Habitualmente, contraindicado na IR
Flucitosina	4	0	6	I	6	12-24	24-48	H – sim (50%) P – sim (50%) DPCA – 0,5 g/dia	Habitualmente, a flucitosina é contraindicada na IR Administrar metade da dose normal após diálise
Isoniazida	1-4	0	24	I	24	24	72	H – sim (80%) P – sim (70%) DPCA – 300 mg/dia	Administrar dose suplementar igual à dose normal após diálise
Etionamida	3	0	24	D	100	100	75	H – não P – não DPCA – não precisa dose extra	–
Etambutol	4	0	24	I	24	24-36	48	H – sim P – sim DPCA – 1 g/dia	Administrar dose suplementar igual à dose normal após diálise
Pirazinamida	9	50	24	D	100	50	–	H – sim P – sim	Contraindicada na IR grave devido ao acúmulo e risco de hepatotoxicidade

Continua

Tabela 9.4 (cont.)
Uso de Antimicrobianos na Insuficiência Renal (IR)

Antibiótico	Meia-vida (em horas)	Ligação Proteica (%)	Intervalo Normal das Doses (em horas)	Método	Ajuste na IR *Clearance* da Creatinina (mL/min)			Efeito da Hemodiálise (H) e Diálise Peritoneal (P) (% de Redução da Concentração Sérica)	Observações
					50-80 (Discreta)	10-50 (Moderada)	< 10 (Grave)		
Metronidazol	6-14	20	8	I	8	8	8-12	H – sim (50%) P – não DPCA – 250 mg/dia	Administrar dose suplementar igual à metade da dose normal após hemodiálise
Nitrofurantoína	0,3	60	8	–	–	–	–	–	Contraindicada na IR por causar neuropatia sensorial periférica pelo acúmulo de metabólitos
Pirimetamina	48-96	27	24	I	24	24	24	H – não P – não DPCA – não precisa dose extra	–
Cloroquina	240	22	24	D	100	100	100	H – não P – não DPCA – não precisa dose extra	–
Quinino	5-16	70	8	I	8	12	24	H – sim P – não DPCA	Administrar dose suplementar igual à normal após hemodiálise
Aciclovir	3	15	4* 8**	I I	4 8	6-8 12	12 24	H – sim (60%) P – não DPCA – não precisa dose extra	*Administração oral. **Administração intravenosa. Administrar dose suplementar igual a 75% da dose normal após diálise

Continua

Tabela 9.4 (cont.)
Uso de Antimicrobianos na Insuficiência Renal (IR)

Antibiótico	Meia-vida (em horas)	Ligação Proteica (%)	Intervalo Normal das Doses (em horas)	Método	Ajuste na IR *Clearance* da Creatinina (mL/min)			Efeito da Hemodiálise (H) e Diálise Peritoneal (P) (% de Redução da Concentração Sérica)	Observações
					50-80 (Discreta)	10-50 (Moderada)	< 10 (Grave)		
Ganciclovir (IV)	3	1	12	D	50*	50**	20***	H – sim (50%) P – não DPCA – ?	*Administrar metade da dose normal de 12/12 h. **Administrar metade da dose normal a cada 24 h ***Administrar 20% da dose normal a cada 24 h. Administrar 0,5 g após diálise normal a cada 24 h.
Cidofovir	3	6	15 (dias)	?	?	?	?	H – ? P – ? DPCA – contraindicado em pacientes com insuficiência renal	
Atovaquona	70	99	12	–	–	–	–	–	Desconhecida a farmacocinética na IR
Pentamidina	118	?	21	I	24	24	48	H – não P – não DPCA – não precisa dose extra	–
Cetoconazol	6-9	99	24	I	24	24	24	H – não DPCA – não precisa dose extra	–

Continua

Tabela 9.4 (cont.)
Uso de Antimicrobianos na Insuficiência Renal (IR)

Antibiótico	Meia-vida (em horas)	Ligação Proteica (%)	Intervalo Normal das Doses (em horas)	Método	Ajuste na IR *Clearance* da Creatinina (mL/min)			Efeito da Hemodiálise (H) e Diálise Peritoneal (P) (% de Redução da Concentração Sérica)	Observações
					50-80 (Discreta)	10-50 (Moderada)	< 10 (Grave)		
Fluconazol	17	99,8	24	I	24	24	24	H – sim (50%) P – não DPCA	Administrar uma dose suplementar igual à dose normal após hemodiálise
Itraconazol	17	99,8	24	I	24	24	24	H – não P – não DPCA – 100 mg/dia	–
Clofazimina	70*	?	24	I	24	24	24	H – não P – não DPCA – ?	*Meia-vida de 70 dias
Zidovudina (AZT)	1	10	8-12	I D	8-12 100	12 100	24 50	H – sim P – sim DPCA –	Dosar concentração após diálise
Didanosina (ddl)	1,4	5	12	D	100	75	50-30	H – ? DPCA – ?	–
Estavudina	1,5	0	12	I	12	24	48	H – ? P – ? DPCA – ?	–
Lamivudina	6	50	12	D	100	50	25	H – ? P – ? DPCA – ?	–

Continua

Tabela 9.4 (cont.)
Uso de Antimicrobianos na Insuficiência Renal (IR)

Antibiótico	Meia-vida (em horas)	Ligação Proteica (%)	Intervalo Normal das Doses (em horas)	Método	Ajuste na IR *Clearance* da Creatinina (mL/min)			Efeito da Hemodiálise (H) e Diálise Peritoneal (P) (% de Redução da Concentração Sérica)	Observações
					50-80 (Discreta)	10-50 (Moderada)	< 10 (Grave)		
Nevirapina	25	60	12	D	100	100	100	H – ? P – ? DPCA – ?	–
Efavirenz	45	99	24	D	100	100	100	H – ? P – ? DPCA – ?	–
Delavirdina	6	98	8	D	100	100	100	H – ? P – ? DPCA – ?	–
Saquinavir Indinavir Ritonavir Nelfinavir	Não há necessidade de ajustes na insuficiência renal							H – ? P – ? DPCA – ?	

Obs.: I – ajuste pelo intervalo de administração das doses, em horas; D – ajuste pela correção da dose, em percentual da dose habitual? – dado não apurado ou necessidade de dosar concentração sanguínea. Essas recomendações estão indicadas no paciente com função hepática normal. DPCA – diálise peritoneal ambulatorial contínua.

USO DE ANTIMICROBIANOS EM PACIENTES COM HEPATOPATIA GRAVE

O fígado desempenha papel fundamental na maioria dos processos metabólicos, exercendo função na transformação e excreção de inúmeras drogas. No interior do hepatócito, situa-se o retículo endoplasmático ou microssomo celular, no qual se realiza a síntese de alguns esteroides e a conjugação da bilirrubina e de outras substâncias. No retículo endoplasmático, localizam-se as principais enzimas responsáveis pela detoxificação de medicamentos, como a citocromo C redutase, o sistema do citocromo P450, constituído por várias isoenzimas, acetilases, transferases e outras. Por meio da ação dessas enzimas hepáticas ocorrem, então, os diferentes processos de biotransformação, ou seja, oxidação, redução, hidrólise e conjugação, que modificam a estrutura das moléculas de drogas introduzidas no organismo, modificando sua atividade farmacológica e tornando-as compostos polares, isto é, hidrossolúveis, possibilitando sua eliminação por via renal ou biliar. Habitualmente, substâncias com peso molecular superior a 200 são eliminadas principalmente por via biliar, enquanto as com peso molecular inferior a 200 são excretadas predominantemente por via renal.

A relação entre os antimicrobianos e a função hepática pode ser considerada sob dois aspectos: o primeiro diz respeito a alterações no metabolismo ou na excreção dessas substâncias na vigência do mau funcionamento hepático ou das vias biliares; o segundo relaciona-se com o conhecimento de lesões e alterações das funções hepáticas e biliares causadas pelos antibióticos. Neste capítulo, trataremos somente do primeiro desses aspectos. As alterações hepáticas causadas pelos antimicrobianos foram discutidas no capítulo sobre efeitos colaterais dos antibióticos.

Alguns antibióticos, metabolizados ou não, passam do fígado diretamente para o duodeno juntamente com a bile. Essa excreção biliar pode representar a principal via de eliminação da droga, como acontece com as rifamicinas, os macrolídeos (exceto a claritromicina) e as lincosamidas, ou ser uma via alternativa, como ocorre com a ampicilina e as sulfonamidas. Os antibióticos eliminados por via biliar podem sofrer concentração na vesícula biliar, atingindo níveis na bile maiores que no sangue. Entretanto, se houver obstrução do canal cístico ou do ducto biliar comum, a droga deixa de se concentrar na bile.

Os pacientes com distúrbios da função hepática ou no fluxo biliar podem apresentar modificações na concentração ativa dos antibióticos no organismo, ou alterações no metabolismo e excreção de algumas dessas substâncias. Além disso, o uso de antimicrobianos potencialmente hepatotóxicos pode agravar o grau de insuficiência hepática apresentada pelo enfermo.

A problemática maior do emprego de antimicrobianos nos pacientes com hepatopatias graves é a possibilidade do acúmulo e prolongamento da meia-vida sérica de medicamentos não metabolizados, com o resultante aumento de sua toxicidade. Nessas circunstâncias, é necessário estabelecer ajustes na dose ou no esquema de administração desses medicamentos. Consideram-se pacientes com hepatopatia grave aqueles com hepatite aguda, hepatite crônica, cirrose descompensada, câncer do fígado e com descompensação hepática por hemorragia digestiva. Na Tabela 9.5, apresentamos a relação dos antimicrobianos que não são metabolizados ou cuja metabolização é mínima no fígado e, portanto, podem ser livremente utilizados em pacientes hepatopatas, bem como os metabolizados no fígado que podem necessitar de ajustes em sua administração nesses pacientes.

Em princípio, não há restrição de uso de penicilinas, cefalosporinas, carbapenemas e monobactâmicos nos pacientes com hepatopatia grave. Essas classes de antibióticos são excretadas principalmente por via renal, em sua maior parte inalterada, sem sofrer metabolização. A pequena quantidade des-

Tabela 9.5
Antimicrobianos e Metabolismo Hepático

Antimicrobianos Não ou Pouco Metabolizados no Fígado	Antimicrobianos Metabolizados no Fígado – Não Necessitam de Ajustes no Hepatopata	Antimicrobianos Metabolizados no Fígado – Necessitam de Ajustes no Hepatopata	Antimicrobianos Contraindicados no Hepatopata
Penicilina G	Oxacilina	Rifabutina	Tetraciclinas (exceto doxiciclina)
Penicilina V	Cefalotina	Eritromicina	Sulfonamidas
Ampicilina	Cefotaxima	Espiramicina	Griseofulvina
Amoxicilina	Ceftriaxona	Lincomicina	Rifampicina
Ticarcilina	Claritromicina	Clindamicina	Isoniazida
Piperacilina	Moxifloxacino	Cloranfenicol	Pirazinamida
Cefazolina	Levofloxacino	Tetraciclinas	
Cefradina	Aztreonam	Ivermectina	
Cefalexina	Roxitromicina	Quinupristina/dalfopristina	
Cefadroxil	Azitromicina	Etionamida	
Cefaclor	Telitromicina	Pefloxacino	
Cefprozila		Itraconazol	
Cefuroxima		Cetoconazol	
Cefoxitina			
Ceftazidima			
Cefixima			
Cefpodoxima			
Cefetamet			
Cefepima			
Imipenem			
Meropeném			
Estreptomicina			
Gentamicina			
Tobramicina			
Netilmicina			
Amicacina			
Polimixina B			
Colistina			
Vancomicina			
Teicoplanina			
Doxiciclina			
Tianfenicol			
Ofloxacino			
Ciprofloxacino			
Lomefloxacino			
Etambutol			
Flucitosina			
Fluconazol			

sas drogas eliminada por via biliar, por um mecanismo ativo de secreção do hepatócito, não tem repercussão no hepatopata, que tem aumentada a eliminação das substâncias pelo rim. Em pacientes com função renal normal, as penicilinas e outros beta-lactâmicos são rapidamente eliminados junto com a urina. Esse fato permite que nos doentes com insuficiência hepática, nos quais a metabolização parcial desses antibióticos e sua excreção biliar podem estar comprometidas, as drogas não sofram acúmulo.

Das cefalosporinas em uso no Brasil, somente a ceftriaxona é eliminada sob forma ativa em cerca de 40% por secreção biliar. Contudo, considerando a baixa toxicidade desse antibiótico e sua maior excreção renal nos pacientes com hepatopatia grave, não há restrições ou necessidade de ajuste de sua administração nesses enfermos. Entretanto, a ceftriaxona pode se depositar nas vias biliares, originando um sedimento ou concreções de ceftriaxona cálcica, eventualmente provocando quadro clínico de cólica biliar. Por tal motivo, prefere-se não a utilizar em recém-nascidos e lactentes.

Os inibidores de beta-lactamase, ácido clavulânico, sulbactam e tazobactam são metabolizados no fígado em proporção variável e eliminados por via renal, não sendo necessárias alterações em sua administração no hepatopata devido à baixa toxicidade.

Os aminoglicosídeos, as polimixinas e a fosfomicina não sofrem metabolização hepática, não são hepatotóxicos e são eliminados como substância ativa natural quase totalmente por via renal. Dessa maneira, podem ser utilizados sem restrições em pacientes com insuficiência hepática.

A vancomicina e a teicoplanina não são metabolizadas no organismo, eliminando-se por via renal como substância natural, ativa. Não se concentram na bile e também não têm se mostrado hepatotóxicas. Entretanto, Brown *et al.* verificaram em pacientes com neoplasias com função hepática alterada que a meia-vida sanguínea da vancomicina é prolongada. Desconhece-se o mecanismo que justifica esse achado, especulando-se que possa estar relacionado com a diminuição na concentração de albumina sérica, tendo em vista que a vancomicina se liga às proteínas do plasma em 55%. Aqueles autores recomendam que em pacientes com insuficiência hepática grave a administração da vancomicina seja ajustada por meio da monitorização da sua concentração no sangue. Esse ajuste é recomendado devido ao possível acúmulo da droga, com a potencialização de seus efeitos oto e nefrotóxicos. Com relação à teicoplanina, faltam estudos específicos sobre o tema.

As quinolonas de ação sistêmica sofrem metabolização no fígado por meio de oxidação, sulfoconjugação e conjugação com o ácido glicurônico. As drogas ativas e seus metabólitos são eliminados por via urinária e biliar, sendo também segregados ativamente pelo epitélio intestinal e eliminados pelas fezes. O percentual de eliminação como droga ativa e a quantidade eliminada pelas diferentes vias são variáveis, de acordo com o tipo de medicamento utilizado. Assim, o ciprofloxacino é eliminado por via urinária em 55% como droga ativa inalterada. Menos de 1% de uma dose dessa quinolona administrada por via IV elimina-se pela bile como droga ativa. Entretanto, concentra-se na bile, alcançando níveis dez vezes maiores que o do sangue. Com exceção do pefloxacino (não mais comercializado no Brasil), estima-se que não há necessidade de modificações na administração das fluoroquinolonas nos pacientes com insuficiência hepática moderada. Nos hepatopatas graves, com ascite e icterícia, são necessários estudos sobre a farmacocinética e segurança de uso dessas drogas. No entanto, têm sido utilizadas sem sofrer restrições nesses enfermos, desde que sua eliminação renal esteja normal.

As tetraciclinas são metabolizadas na célula hepática e, em seguida, eliminadas junto com a bile para o intestino, onde são parcialmente reabsorvidas e eliminadas por via renal por filtração glomerular. Em termos gerais, 60% da droga administrada são recuperados na urina e 40% nas fezes. Todas as tetraciclinas concentram-se na bile, alcançando níveis biliares 5 a 10 vezes superiores aos do plasma. Fazem exceção a esse metabolismo a minociclina, que é pouco eliminada na urina (somente cerca de 10% da droga ativa), devido à sua elevada eliminação biliar, e a doxiciclina, cuja eliminação se faz em 90% pelas fezes, sob forma inativa como um produto quelatado, por meio de excreção pelo intestino grosso. Em pacientes com hepatopatias e redução no fluxo biliar, as tetraciclinas deixam de concentrar-se na bile e, com a provável exceção da doxiciclina, aumentam sua concentração sanguínea e têm sua meia-vida prolongada. Por tais motivos, e devido à sua toxicidade para o fígado, as tetraciclinas são contraindicadas em hepatopatas.

O cloranfenicol é metabolizado no fígado, sofrendo inativação após conjugação, principalmente com o ácido glicurônico, por meio da ação da glicuroniltransferase hepática. Os conjugados inativos e a parte não metabolizada são excretados pelos rins. O cloranfenicol não é tóxico para o fígado. Mesmo em pacientes com hepatite viral aguda, o seu uso não agrava o quadro. Os raros casos de icterícia referidos com o uso desse antibiótico provavelmente são decorrentes de hipersensibilidade individual à droga. Entretanto, em pacientes com hepatopatias graves a concentração sanguínea do antibiótico biologicamente ativo e sua meia-vida aumentam, devido à diminuição de sua metabolização. Esse fato ocorre mesmo em pessoas com funcionamento renal normal, mas é mais notável em indivíduos apresentando, ao mesmo tempo, insuficiência hepática e renal. Em razão da diminuição da capacidade de conjugação da droga e elevação dos níveis séricos de cloranfenicol circulantes, os pacientes com hepatopatias graves apresentam maior risco de depressão medular, devido à toxicidade hematológica desse antibiótico, se utilizado em doses altas e por tempo prolongado. Assim sendo, o cloranfenicol deve ser administrado em doses menores e por tempo limitado em pacientes com doença hepática. É sugerido que em tais pacientes seja utilizado na dose de 30 mg/kg/dia (500 mg de 6/6 h em adultos) por um tempo limitado, se possível não mais que 10 a 14 dias. Nas crianças recém-nascidas, principalmente nos sete primeiros dias de vida e as prematuras, a imaturidade da função metabólica e da função excretora renal condicionam a retenção de níveis elevados do cloranfenicol, causando nessas crianças uma intoxicação grave, conhecida como síndrome do bebê cinzento, descrita no capítulo sobre efeitos colaterais dos antibióticos. Devido ao risco dessa intoxicação, o cloranfenicol deve ser evitado em recém-nascidos ou, se absolutamente necessário, utilizado na dose de 25 mg/kg/dia, recomendando-se a monitorização da concentração sanguínea da droga.

As considerações apresentadas sobre a inter-relação entre o cloranfenicol e o fígado não se aplicam ao tianfenicol. Esse antibiótico é pouco metabolizado, eliminando-se sob forma ativa pela urina. A droga não é hepatotóxica e pode ser prescrita a pacientes com insuficiência hepática. Há relatos de sua administração a recém-nascidos, sem apresentar os inconvenientes tóxicos do cloranfenicol.

A eritromicina e a espiramicina são metabolizadas parcialmente no fígado e eliminadas por via biliar como drogas ativas e produtos metabólicos. Somente 2% a 5% são excretados por via urinária como drogas ativas. Dessa maneira, nos pacientes com insuficiência hepática, esses antibióticos devem ser evitados, considerando que ocorre redução em seu metabolismo e acúmulo das drogas ativas, podendo sobrevir efeitos tóxicos, principalmente a surdez. Se for necessária a administração desses macrolídeos no doente com hepatopatia moderada ou grave, é sugerido que a dose seja diminuída em 30% a 50%. Com a roxitromicina, embora ocorra um aumento da meia-vida sérica em hepatopatas, habitualmente não se indicam modificações na dose. Também com a azitromicina, em pacientes com hepatopatia moderada e grave tem sido observado um prolongamento discreto da meia-vida sérica; porém só estão indicados ajustes na dose em pacientes nos quais coexistem doenças hepática e renal. Com relação à claritromicina, foi verificado que no paciente com insuficiência hepática grave ocorre diminuição do seu metabolismo, o que é contrabalançado por um aumento de sua eliminação por via renal. Assim, mesmo em enfermos com insuficiência hepática moderada ou grave, não há a necessidade de ajustes na dose, desde que a função renal esteja íntegra.

Por fim, deve-se lembrar que a eritromicina e outros macrolídeos são substâncias inibidoras de enzimas microssomais, em particular inibindo a oxidação hepática, podendo diminuir o metabolismo de outras substâncias e causar o seu acúmulo tóxico, como descrito com carbamazepina, teofilina, terfenadina, digital e varfarina.

A lincomicina e a clindamicina são metabolizadas no fígado e eliminadas principalmente pela bile. Em pacientes com doença hepática grave ou moderada, esses antibióticos sofrem retenção no organismo, elevando-se sua concentração sérica e aumentando a meia-vida. Não está estabelecido se a administração das lincosamidas em paciente com doença hepática acompanha-se de agravamento da lesão hepática ou de outros distúrbios. Há relatos de elevação de transaminases, fosfatase alcalina e da bilirrubina total com o emprego da clindamicina, sugerindo que concentrações elevadas mantidas dessa droga possam ser hepatotóxicas. Então, até que surjam novas informações, é prudente evitar o uso desses antibióticos em pacientes com insuficiência hepática. Se for necessário seu emprego, é recomendável uma redução, não perfeitamente estabelecida, na dose.

A anfotericina B é um antibiótico antifúngico que se deposita no organismo ligada aos esteróis das membranas celulares. O fígado é um de seus órgãos de depósito, mas não é habitualmente lesado pela droga nas concentrações em que é utilizada. Os relatos iniciais sobre uma possível hepatotoxicidade dessa droga não se confirmaram. Dessa maneira, não há restrições ao seu uso em pacientes com hepatopatias.

Já a griseofulvina interfere no funcionamento enzimático do fígado, aumentando a atividade microssomal. Com isso, o metabolismo de várias substâncias administradas concomitantemente é acelerado, como ocorre com o fenobarbital ou os derivados cumarínicos, reduzindo-se sua eficácia. A griseofulvina interfere no metabolismo das porfirinas. Em animais de experimentação, provoca depósito de protoporfirinas no fígado e cirrose. Devido à sua potencial hepatotoxicidade, é recomendável não utilizar a griseofulvina em pacientes com doença hepática grave.

As rifamicinas são metabolizadas no fígado e excretadas principalmente por via biliar; pequena quantidade é eliminada pela urina, sob a forma de metabólitos. A rifampicina sofre desacetilação por ação da enzima citocromo P450, formando a desacetilrifampicina. Esse metabólito mantém as propriedades antimicrobianas da droga primitiva, mas não é reabsorvido pelo intestino após sua excreção biliar. Cerca de dois terços de uma dose de rifampicina são eliminados pela bile como produto natural e seu metabólito desacetilado. A rifampicina e outras rifamicinas constituem um dos mais potentes agentes indutores de enzimas microssômicas, promovendo a metabolização e reduzindo a meia-vida de numerosas substâncias. Além das próprias rifamicinas, esse efeito é observado com esteroides (prednisona, noretisterona), hipoglicemiantes orais do grupo das sulfonilureias (tolbutamida, clorpropamida e outros), digitoxina e anticoagulantes cumarínicos (varfarina). Devido a essa propriedade, nos pacientes em uso de rifampicina ocorre menor eficácia daqueles medicamentos.

Nos pacientes com doença hepática grave ou moderada ocorre diminuição da metabolização da rifampicina, passando o antibiótico em maior quantidade para o intestino como droga natural, a qual será reabsorvida, aumentando o seu nível sanguíneo. Concomitantemente, há aumento da sua meia-vida sérica. Com isso, eleva-se a bilirrubina do soro devido à maior competição no mecanismo de excreção biliar, além de aumentar o risco de toxicidade hepática e para outros órgãos. Por tal motivo, nos pacientes com doença hepática grave é prudente evitar o uso da rifampicina.

Nos pacientes com tuberculose, as III Diretrizes para a Tuberculose, da Sociedade Brasileira de Pneumologia e Tisiologia, recomendam o emprego do esquema terapêutico básico, com rifampicina, isoniazida, pirazinamida e etambutol, quando as transaminases séricas estiverem até duas vezes o normal, devendo ser mantida a observação semanal do paciente por um mês. Caso as transaminases se mantenham inalteradas, o esquema básico do tratamento da tuberculose deve ser mantido por seis meses. Nos pacientes com quadros clínicos de doença hepática ou níveis de transaminases superiores a três vezes o normal, é recomendado o emprego de estreptomicina, etambutol e ofloxacino (ou levofloxacino), podendo ser acrescentada a isoniazida nos pacientes com melhora clínico-laboratorial da hepatopatia. No item sobre a rifampicina do capítulo sobre rifamicinas (Capítulo 16), são apresentados os esquemas de terapêutica da tuberculose, incluindo o regime alternativo no paciente com hepatopatia grave.

A isoniazida é metabolizada no fígado, eliminando-se pela urina na maior parte como um metabólito acetilado inativo. A isoniazida é uma droga hepatotóxica. As consequências clínicas desse efeito adverso são mais frequentes em pessoas com idade acima de 50 anos e em indivíduos com alterações hepáticas prévias (cirrose). É ainda controvertido se a hepatotoxicidade da isoniazida é maior em alcoólatras. Dessa maneira, por medida de precaução a fim de se evitar seus efeitos neuro e hepatotóxicos, a isoniazida não deve ser usada em pacientes com insuficiência hepática grave (ver Capítulo 15, sobre rifamicinas, para a terapêutica da tuberculose no hepatopata grave).

A pirazinamida é também metabolizada no fígado, passando a ácido pirazinoico e ácido hidroxipirazinoico, que são eliminados pelo rim. Esse quimioterápico é hepatotóxico, situando-se a concentração tóxica próxima à concentração terapêutica. Nos indivíduos com insuficiência hepática, a pirazinamida não é metabolizada normalmente, aumentando o risco de agravamento da insuficiência hepática e ocorrência de necrose hepática. Por isso, a pirazinamida não deve ser utilizada em pacientes com hepatopatias (ver Capítulo 15, sobre rifamicinas, para a terapêutica da tuberculose no hepatopata grave).

O etambutol é metabolizado no fígado em 20% da dose absorvida, eliminando-se por via urinária, 50% como droga ativa e 10% como metabólitos. Cerca de 25% desse quimioterápico é eliminado por via biliar sem sofrer alteração metabólica. O etambutol é uma droga que não apresenta restrições de uso em doentes com hepatopatias, desde que a via renal esteja normal.

As sulfonamidas e a trimetoprima são metabolizadas em grande parte no fígado, eliminando-se por via renal sob a forma livre e de metabólitos. Somente a forma livre exerce ação antimicrobiana. Quantidade mínima desses compostos é eliminada pela bile. Cerca de 70% da sulfa circulante está ligada às proteínas do sangue, podendo competir com a ligação proteica da bilirrubina plasmática. Em geral, esse tipo de competição não causa hiperbilirrubinemia. Entretanto, em recém-nascidos, o uso de derivados sulfamídicos pode ocasionar aumento da bilirrubina livre, não conjugada, para o plasma. Devido à lipossolubilidade dessa bilirrubina, ocorre sua concentração em tecidos ricos em lipídios, como o sistema nervoso central, podendo surgir o grave quadro de intoxicação, conhecido como *Kernicterus*. O risco dessa intoxicação no recém-nascido em uso das sulfas é também resultante da maior quantidade de sulfonamida livre, não metabolizada, circulante, devido à imaturidade do sistema enzimático da acetiltransferase. As sulfonamidas são drogas hepatotóxicas. Considerando sua elevada metabolização no fígado e risco do aumento das reações tóxicas em indivíduos com insuficiência hepática, é recomendável evitar o seu uso em presença de hepatopatia.

A maior parte do metronidazol administrado é metabolizada no fígado por oxidação e conjugação com o ácido glicurônico e radical sulfato. O metronidazol inalterado e seus metabólitos são eliminados pela urina e pela bile, podendo o metronidazol não transformado ser reabsorvido no intestino. O metronidazol não é hepatotóxico. Entretanto, por ser altamente metabolizado no fígado, sofre redução nessa metabolização nos pacientes com insuficiência hepática, acumulando-se como droga ativa, natural, e podendo causar manifestações neurológicas ou hematológicas, principalmente se houver insuficiência renal concomitantemente. Por isso, em pacientes com hepatopatias graves, mesmo com os rins em normalidade funcional, o metronidazol deve ser evitado. Se for necessária a sua utilização, deve ter sua dosagem ajustada preferencialmente por meio da monitorização dos níveis sanguíneos. Caso não seja possível essa dosagem dos níveis séricos, a dose deve ser reduzida em 50%.

A flucitosina é eliminada por via renal praticamente sem sofrer metabolização. Pequena parte é convertida a 5-fluorouracil, o que pode explicar seus efeitos tóxicos para o fígado e medula óssea, observados ocasionalmente. Não existem dados disponíveis a respeito de recomendações de uso de flucitosina em pacientes com hepatopatias. Entretanto, considerando sua potencial ação lesiva para o fígado, seu uso em doentes com insuficiência hepática deve ser realizado com precauções e com acompanhamento da função hepática.

O cetoconazol é metabolizado no fígado, sendo excretado como droga inativa, principalmente pela bile e em pequena quantidade pela urina. Esse composto antifúngico tem ação inibitória sobre enzimas microssomais, em especial a citocromo P450, e pode inibir a síntese de esteroides em gônadas e adrenais. Tem ação hepatotóxica. A redução da dose em paciente com insuficiência hepática é recomendável, mas não existem parâmetros estabelecidos para o ajuste do emprego do cetoconazol nessa situação clínica.

O itraconazol é também intensamente metabolizado no fígado, eliminando-se pela urina e pela bile como produtos inativos. Contudo, ao contrário do cetoconazol, sua ação inibitória sobre a citocromo P450 de seres humanos é mínima, não alterando o funcionamento hepático, nem causando distúrbios hormonais dos pacientes em tratamento. São raros os relatos de alterações hepáticas com o uso desse azol. Os estudos existentes sugerem que o itraconazol pode ser administrado em indivíduos com insuficiência hepática, sem necessidade de ajustes de dose.

O fluconazol é um triazol que, diferentemente do itraconazol, sofre mínima metabolização hepática, eliminando-se na urina em 80% como droga ativa natural. Não altera o metabolismo hormonal e raramente provoca elevação de enzimas hepáticas. Considerando suas características farmacológicas, o fluconazol pode ser empregado em pacientes com hepatopatias, sem haver a necessidade de ajustes na dose administrada.

O aciclovir administrado por via intravenosa é eliminado em maior parte, cerca de 80%, por via renal como droga ativa natural. Cerca de 15% são eliminados sob a forma de dois metabólitos inativos. Administrado por via oral, somente 15% a 30% da dose do aciclovir são absorvidos, perdendo-se pelas fezes a maior parte. A porção absorvida é eliminada pelos rins de modo semelhante à administração IV. Considerando a pequena metabolização e sua ampla eliminação renal, nos pacientes com insuficiência hepática, o aciclovir pode ser administrado nas doses habituais.

O ganciclovir é um nucleosídeo análogo do aciclovir administrado por via intravenosa e via oral. Praticamente não sofre metabolização no organismo humano, eliminando-se em 99% como droga inalterada pelos rins. Considerando essa eliminação e a ausência de hepatotoxicidade, o ganciclovir pode ser administrado em pacientes com hepatopatias nas doses normais.

A pentamidina, após administração IV, distribui-se pelos tecidos orgânicos, acumulando-se em vários órgãos, particularmente rins, fígado, baço, pulmões e cérebro. Somente 15% a 20% da dose administrada é eliminada pela urina em 24 horas. Por ser uma substância organodepositária, a pentamidina pode ser administrada em pacientes com insuficiência hepática sem sofrer acúmulo tóxico.

A zidovudina (AZT) sofre metabolização hepática, sendo conjugada com ácido glicurônico e eliminada em 60% da dose por via renal como um metabólito glicuronídeo. Somente 15% a 25% eliminam-se como droga ativa, inalterada, pelos rins. Devido à sua metabolização hepática, a zidovudina mantém-se em circulação por tempo mais prolongado em pacientes com insuficiência hepática, aumentando o risco de seus efeitos tóxicos. Entretanto, não são precisos os parâmetros para orientar a dose da zidovudina nesses enfermos, devendo-se considerar a redução de 50% na dose em pacientes com insuficiência hepática.

Também a didanosina (ddI) sofre grande metabolização hepática, eliminando-se pelo rim em cerca de 50% como metabólitos. Provavelmente, pacientes com insuficiência hepática apresentam maior risco de toxicidade pela droga, se for mantida a sua administração habitual. Não são disponíveis recomendações para o ajuste da dose em hepatopatas; contudo, deve ser considerada uma redução empírica (25–50% de redução) da dose em pacientes com insuficiência hepática moderada e grave.

Da mesma maneira, a estavudina (d4T) e o abacavir (ABC) são metabolizados no fígado, sendo esperado que sofram modificações em sua farmacocinética em pacientes com insuficiência hepática. Contudo, dados iniciais com uma dose da estavudina em hepatopatas graves não mostraram alteração plasmática significativa da droga. Por ora, o emprego da estavudina não requer modificações na dose ou no intervalo de administração nesses doentes, que devem ser atentamente acompanhados para se observar sintomatologia de alguma toxicidade.

A lamivudina (3TC) praticamente não sofre metabolização hepática, eliminando-se pelos rins em maior parte (acima de 70%) como droga ativa, inalterada. O metabolismo hepático mínimo e a ausência de efeitos adversos para o fígado sugerem que a 3TC seja droga que oferece segurança de uso em pacientes com hepatopatias.

O efavirenz e a nevirapina são extensamente metabolizados no fígado, sendo de esperar a elevação de sua concentração sanguínea e prolongamento do tempo de circulação em pacientes hepatopatas. Contudo, não se conhece adequadamente sua farmacocinética nesses enfermos. Por tal motivo, essas drogas devem ser evitadas. Se necessário o seu uso nesses doentes, devem se utilizadas com cautela, com redução da dose realizada de modo empírico conforme a gravidade da alteração do fígado e a presença de outros fatores que agravem a insuficiência hepática e com rígido acompanhamento para detectar sinais de intoxicação.

Os inibidores da protease do HIV (saquinavir, nelfinavir, amprenavir, ritonavir, lopinavir) são metabolizados no sistema enzimático do fígado, eliminando-se em grande parte sob a forma de metabólitos. Em pacientes com insuficiência hepática ocorre redução de seu metabolismo e elevação de sua concentração sanguínea e aumento de sua meia-vida, mas não se conhece adequadamente sua farmacocinética nesses pacientes. Para esses inibidores de protease, é recomendada a redução empírica da dose diária considerando-se a gravidade da insuficiência hepática, a gravidade da infecção pelo vírus da imunodeficiência humana, o emprego de outras drogas que alteram o metabolismo hepático, o uso de medicamentos hepatotóxicos e outros fatores.

USO DE ANTIMICROBIANOS NO PACIENTE IDOSO

Com o envelhecimento, as funções de diferentes órgãos sofrem modificações regressivas, alterando a resposta às agressões orgânicas e à atividade de substâncias medicamentosas. Nos países desenvolvidos, considera-se o envelhecimento como um processo que ocorre após os 65 anos, enquanto nas regiões subdesenvolvidas seu início se dá aos 60 anos.

Entre as diversas alterações biológicas que ocorrem no indivíduo idoso, algumas têm particular importância no que se relaciona à agressão infecciosa e à terapêutica antimicrobiana. Assim, deve-se considerar que com o envelhecimento:

a) Há uma progressiva perda de células nervosas, que pode chegar a 100 g do cérebro do homem de 75 a 80 anos. Esse fato pode predispor à neurotoxicidade de antimicrobianos.
b) A audição se reduz em torno de 50% a 60% nas pessoas com mais de 70

anos. Sendo assim, a mínima ação de drogas ototóxicas pode causar grande repercussão na reserva auditiva do enfermo.

c) A capacidade respiratória do indivíduo de 70 anos reduz-se em cerca de 50% comparativamente à de uma pessoa jovem. Por esse motivo, a infecção pulmonar no indivíduo idoso deve ser sempre considerada um processo grave, ainda que não seja extensa.

d) O débito cardíaco diminui cerca de 1% ao ano após os 30 anos e a resposta cardíaca às necessidades da demanda de oxigênio durante uma agressão orgânica pode não ser adequada no idoso.

e) Alterações vasculares por arteriosclerose associadas à insuficiência cardiocirculatória conduzem à deficiente oxigenação tissular, dificultando o processo de cicatrização e resposta imunológica e agravando processos subjacentes (diabetes, por exemplo).

f) O fluxo sanguíneo intestinal apresenta-se diminuído, o que pode retardar e diminuir a absorção de substâncias medicamentosas.

g) O metabolismo hepático se reduz, com diminuição das enzimas microssomais, o que pode interferir na metabolização dos antibióticos macrolídeos, lincosamidas, cloranfenicol e rifampicina. Na prática, é observado um aumento da toxicidade hepática da isoniazida, que pode chegar a 2,3% em pacientes com mais de 50 anos, enquanto ocorre em 0,3% em pessoas entre 20 e 34 anos e é virtualmente ausente abaixo dos 20 anos.

h) A capacidade de filtração renal se reduz em cerca de 50% aos 70 anos. Dessa maneira, a agressão renal direta por microrganismos ou por isquemia ou por drogas nefrotóxicas tem maior repercussão sobre a fisiologia renal e assume maior gravidade nos indivíduos idosos. Além disso, a excreção de substâncias pelo rim pode encontrar-se prejudicada, ocorrendo o seu acúmulo e as consequências desse fato.

i) Alterações tróficas na pele e no tecido celular subcutâneo podem retardar o processo de cicatrização de lesões cutâneas.

j) Ocorre uma deficiência imunológica, principalmente com redução da imunidade celular, devido à diminuição do número e da função dos linfócitos T. Ao mesmo tempo, é possível que haja deficiência na função de neutrófilos e alteração nas barreiras mucosas, facilitando a aderência bacteriana. Esses fatores predispõem a maior fragilidade às infecções no idoso e menor eficiência dos mecanismos naturais da defesa.

Por fim, ao se tratar do paciente idoso infectado, deve-se considerar que muitas vezes esses enfermos apresentam outras doenças que podem influenciar a ação farmacológica dos antimicrobianos. Além disso, podem estar em uso de outros medicamentos, cuja interação com os antimicrobianos provoca efeitos prejudiciais ao paciente e complica a administração dos medicamentos. Esses fatos exigem do médico muita ponderação na prescrição de drogas aos pacientes idosos, devendo-se procurar prescrever o mínimo de drogas, facilitando a aderência ao tratamento. As considerações descritas a seguir são pertinentes sobre o uso de antimicrobianos no idoso.

Penicilinas, Cefalosporinas, Carbapenemas, Anfotericina B

Esses antibióticos têm baixa toxicidade e no idoso com função renal adequada não oferecem dificuldade de seu emprego. Somente a penicilina G cristalina potássica pode apresentar algum risco, considerando que cada um milhão de unidades contêm 1,6 mEq de potássio, trazendo o risco de hiperpotassemia e arritmias, se a função renal for deficiente ou na utilização de elevadas doses da droga.

A ampicilina e a amoxicilina por via oral podem interferir no metabolismo da vitamina K. Em pacientes recebendo anticoagulantes do tipo cumarínico, pode haver uma potencialização do anticoagulante, em resultando hemorragias.

Idosos com acidente vascular cerebral podem apresentar hiperexcitabilidade neuromuscular, mioclonias, convulsões e coma ao serem medicados com penicilinas e cefalosporinas por via IV, principalmente se houver hiponatremia e insuficiência renal.

A anfotericina B provoca alcalose hipocalêmica, a qual pode precipitar a intoxicação digitálica em pacientes recebendo digital.

Aminoglicosídeos

Os aminoglicosídeos apresentam maior potencialidade oto- e nefrotóxica nos indivíduos idosos. O risco da ototoxicidade aumenta em razão da diminuição da excreção renal do idoso e quando existe diminuição da acuidade auditiva previamente.

O uso concomitante de diuréticos do tipo ácido etacrínico, e provavelmente a furosemida, potencializa a ação ototóxica dos aminoglicosídeos.

Pacientes com diabetes podem apresentar deficiente absorção de medicamentos administrados por via intramuscular, em resultado de alterações vasculares devidas ao diabetes. Dessa maneira, a administração de aminoglicosídeos por via IM pode resultar em níveis séricos menores nesses enfermos. Sendo assim, é recomendável nos casos de infecção grave no paciente diabético realizar a administração desses antibióticos por via intravenosa, principalmente se houver hipotensão arterial.

Tetraciclinas

Habitualmente, não se recomenda o emprego de tetraciclinas no paciente idoso. A diarreia é frequente, há aumento do catabolismo e pode haver acentuação da insuficiência renal. As tetraciclinas podem interferir no metabolismo da vitamina K, influenciando (diminuindo) sua absorção intestinal. Em pacientes recebendo anticoagulantes cumarínicos, pode haver aumento da ação anticoagulante e risco de sangramentos.

Clindamicina e Lincomicina

Esses antibióticos com alguma frequência provocam alterações da microbiota intestinal, devido principalmente à sua ação sobre anaeróbios. Como resultado, a diarreia é um paraefeito comum, podendo ocorrer até o quadro grave da colite pseudomembranosa. Esse efeito adverso ocorre com frequência aumentada no paciente idoso, motivo pelo qual é prudente restringir o uso das lincosamidas nesses pacientes.

Cloranfenicol

Os efeitos adversos causados pelo cloranfenicol parecem ser mais frequentes no indivíduo idoso, provavelmente em consequência da menor metabolização e excreção da droga. Assim, em doses mais elevadas, pode produzir encefalopatia. Por outro lado, o risco de aplasia medular aumenta no idoso. Em pacientes diabéticos usando tolbutamida ou clorpropamida, esse antibiótico potencializa o efeito hipoglicemiante. Potencializa também a ação da difenil-hidantoína (fenitoína) e dos anticoagulantes cumarínicos, por inibir a atividade enzimática microssomal e causando intoxicação pela difenil-hidantoína e hemorragias.

Sulfonamidas e Isoniazida

As sulfonamidas potencializam o efeito dos hipoglicemiantes orais e dos anticoagulantes cumarínicos. A isoniazida potencializa o efeito da difenil-hidantoína.

Rifampicina e Griseofulvina

Esses antibióticos devem ser usados com precaução no paciente idoso com insuficiência hepática, devido à sua metabolização no fígado. Ambos estimulam a atividade enzimática microssomal, aumentando o metabolismo dos anticoagulantes cumarínicos e reduzindo a sua ação anticoagulante.

Quinolonas

As quinolonas fluoradas são bem absorvidas por via oral durante a senescência, mas seu metabolismo e excreção sofrem alterações devidas ao declínio da atividade enzimática microssomal hepática e à diminuição da filtração glomerular. Essas alterações tornam os indivíduos idosos mais predispostos a sofrer efeitos adversos desses quimioterápicos. Esse fato tem sido observado particularmente com o ofloxacino, que provoca reações adversas para o sistema nervoso central com maior frequência no idoso, que pode apresentar sonolência, irritabilidade, distúrbios de conduta, apatia, tonteira, depressão. Em termos práticos, a dose das quinolonas no paciente idoso é mantida como no mais jovem, com exceção do ofloxacino e, talvez, do lomefloxacino. Essas quinolonas são eliminadas quase totalmente por via renal sem sofrer metabolização. No indivíduo idoso, acima de 70 ou 75 anos, há uma redução na função renal que justifica que a dose diária dessas quinolonas seja reduzida em 25% ou 50%, a fim de se evitar os efeitos tóxicos das drogas. Entretanto, se houver insuficiência renal importante, com *clearance* de creatinina inferior a 15 mL/min, o ajuste na administração deve ser feito conforme mencionado no capítulo sobre uso de antimicrobianos na insuficiência renal.

Macrolídeos

Não existe impedimento de uso de eritromicina ou de outros macrolídeos durante a senescência, exceto se houver insuficiência hepática grave. Contudo, os pacientes idosos podem não tolerar a administração da eritromicina por via oral.

ANTIMICROBIANOS NA GRAVIDEZ

A utilização de medicamentos com finalidade terapêutica ou profilática durante a gravidez deve ser acompanhada de cuidados especiais, a fim de se evitar danos ao binômio gestante-feto. Se os médicos sempre tiveram certa cautela na administração de drogas à gestante, essa preocupação aumentou após a tragédia produzida pela talidomida, a qual trouxe maior conscientização sobre a possibilidade de danos irreversíveis ao concepto pelo uso de medicamentos durante o período gestacional.

Em termos práticos, existe um consenso de que numa gestante, com exceção de ferro, deve-se evitar o uso de medicamentos, bem como de álcool, fumo e drogas em geral. Considera-se que todas as drogas são potencialmente embriotóxicas sob determinadas condições de dose, estágio de desenvolvimento fetal e espécie animal. Ocorre que, em determinadas circunstâncias, a administração de medicamentos à grávida é necessária, seja para o tratamento de doenças da mãe ou para combater complicações perinatais ou, ainda, para o tratamento ou profilaxia de doenças no concepto.

No que se relaciona às substâncias antimicrobianas a escolha do fármaco será condicionada pela sensibilidade do agente infeccioso, localização do processo infeccioso, comodidade de uso pelo paciente, custo do medicamento e farmacocinética da droga, preferindo-se aquelas drogas que causem menores danos ao feto.

As substâncias antimicrobianas que circulam na gestante podem atravessar a barreira placentária e ter circulação e concentração no feto e no líquido amniótico. Do ponto de vista terapêutico, a importância dessa passagem placentária está relacionada com a existência ou não de infecção no conteúdo uterino. Quando a infecção é restrita à gestante, como, por exemplo, sinusite bacteriana, a passagem das drogas para o concepto não apresenta relevância terapêutica, embora, como veremos adiante, deva ser considerada quanto aos riscos de efeitos nocivos para o feto. Em outras condições, entretanto, essa distribuição materno-fetal dos antimicrobianos reveste-se da maior importância terapêutica, quando o processo infeccioso pode atingir também a cavidade uterina e o concepto, como, por exemplo, na sepse ou na toxoplasmose.

Estudos sobre a passagem de antibióticos e quimioterápicos pela placenta são precários, devido às dificuldades naturais para o seu conhecimento e à complexidade da função placentária, a qual condiciona que a cinética das drogas por essa barreira sofra variações individuais e relacionadas com a fase gestacional. Em termos práticos, a chamada barreira placentária não existe para a maior parte dos antimicrobianos, uma vez que compostos com peso molecular abaixo de 600 facilmente atravessam a placenta por difusão passiva, simples, e que a maioria dessas drogas tem peso molecular entre 250 e 400. Contudo, a passagem de drogas pela placenta é um processo complexo, dependente não só do peso molecular, mas de outras propriedades físico-químicas da substância. A solubilidade em lipídios é especialmente importante, sendo tanto maior a passagem placentária quanto maior for a lipossolubilidade da droga. Quanto à ligação proteica, somente a fração livre das substâncias no sangue materno atinge o sangue fetal. Esse fator, junto aos demais, explica por que, em geral, as concentrações sanguíneas dos medicamentos são menores no feto que na mãe. Por outro lado, é maior a passagem das drogas pela barreira placentária ao final da gravidez, devido à maior superfície da placenta e menor espessura das camadas tissulares entre os capilares fetais e maternos.

A concentração dos antimicrobianos no líquido amniótico resulta da excreção das drogas pela urina fetal e, possivelmente, da secreção do epitélio amniótico. Sendo a excreção renal fetal a origem principal, disso conclui-se que aquelas drogas que sofrem metabolização e as que são excretadas por via biliar provocam pequenos níveis no líquido amniótico. Além disso, essas concentrações estarão condicionadas à maturidade da função renal do feto, sendo maiores no terceiro trimestre da gravidez, quando a excreção pelo rim do feto torna-se mais evidente. Dessa forma, compreende-se por que nem todos os antibióticos e quimioterápicos atingem concentrações terapêuticas adequadas no líquido amniótico e haja variações nos níveis produzidos por outros, relacionadas com a idade gestacional.

Pelo exposto, verifica-se que a passagem dos fármacos antimicrobianos da circulação materna para a fetal e para o líquido amniótico sofre variações relacionadas à droga em uso, à via de administração, ao nível sérico materno, à ligação proteica e ao tempo gestacional. Atualmente, considera-se que a maioria dos antimicrobianos atravessa a placenta, atingindo concentrações fetais menores que a materna, porém capazes de exercer atividade terapêutica contra germes que lhes são sensíveis. Já a passagem dos medicamentos para o líquido amniótico não é comum a grande número deles, e é incerto seu valor terapêutico nos casos em que existe amnionite. Na Tabela 9.6, relacionamos a cinética dos antibióticos, identificando sua distribuição no concepto e no líquido amniótico, e os efeitos nocivos para o feto decorrentes de sua utilização na gestante. O mesmo é feito, na Tabela 9.7, para os quimioterápicos antimicrobianos. Para a maioria das drogas, os dados apresentados nas tabelas referem-se às concentrações fetais e amnióticas médias observadas ao final da gestação.

Alguns aspectos da passagem das drogas antimicrobianas pela placenta e sua concentração fetal devem ser assinalados:

- Cefalosporinas administradas por via oral, em geral, atingem menor concentração no feto e líquido amniótico, e podem ser ineficazes nas infecções aí localizadas.
- A oxacilina não oferece segurança para o tratamento da sepse estafilocócica da gestante e há possível comprometimento do conteúdo uterino, pois atravessa mal a barreira placentária. Nessa circunstância, é mais prudente utilizar uma cefalosporina de primeira geração injetável (cefalotina ou cefazolina).
- A penicilina G benzatina dá baixos níveis de penicilina no feto e no líquido amniótico, mas são suficientes para o tratamento da sífilis na gestante e no feto devido à elevada sensibilidade do *T. pallidum* às penicilinas.

Tabela 9.6
Farmacocinética e Efeitos Nocivos Fetais dos Antimicrobianos Utilizados na Gestante

Antibiótico	Ligação Proteica	Concentração Fetal	Concentração no Líquido Amniótico	Efeitos Nocivos Fetais
Penicilina G cristalina	60%	40% a 50% da materna Tendência à igualdade com continuação da terapêutica Nível terapêutico eficaz	Iguala-se à materna em 12 h Nível terapêutico eficaz	Não relatados Potencial risco de encefalopatia com doses elevadas na gestante com insuficiência renal Potencial risco de hiperbilirrubinemia em prematuros por competir na ligação proteica
Penicilina G procaína	60%	Baixa concentração Nível eficaz para a sífilis	Insignificante	Não relatados
Penicilina G benzatina	60%	Baixa concentração Nível eficaz para a sífilis	Insignificante	Não relatados
Penicilina V	78%	Baixa concentração Nível terapêutico incerto	Insignificante	Não relatados
Ampicilina	20%	Igual à materna Nível terapêutico eficaz	Igual ou superior à materna Nível terapêutico eficaz	Não relatados
Amoxicilina	20%	60% da materna Nível terapêutico eficaz	50% a 80% da materna Nível terapêutico eficaz	Não relatados
Oxacilina	80% a 90%	10% a 30% da materna Nível terapêutico incerto	10% da materna Nível terapêutico incerto	Não relatados
Carbenicilina	50%	Superior a 50% da materna Nível terapêutico eficaz	Provavelmente semelhante à fetal por alteração na função plaquetária	Potencial distúrbios na coagulação
Piperacilina	30%	Superior a 50% da materna Nível terapêutico eficaz	Similar à fetal	Não relatados
Cefalotina	60%	40% a 50% da materna Nível terapêutico eficaz	Iguala-se à materna 6 h após Nível terapêutico eficaz	Não relatados
Cefazolina	86%	35% a 60% da materna Nível terapêutico eficaz	Semelhante à concentração fetal	Não relatados
Cefalexina	15%	30% da materna Nível terapêutico incerto	20% da materna Nível terapêutico incerto	Não relatados

Continua

Tabela 9.6 (cont.)
Farmacocinética e Efeitos Nocivos Fetais dos Antimicrobianos Utilizados na Gestante

Antibiótico	Ligação Proteica	Concentração Fetal	Concentração no Líquido Amniótico	Efeitos Nocivos Fetais
Cefoxitina	65%	Semelhante à materna 3 h após Nível terapêutico eficaz	Similar à concentração fetal Nível terapêutico eficaz	Não relatados
Cefuroxima	33-50%	30% a 50% da materna Nível terapêutico eficaz	50% a 70% da materna Nível terapêutico eficaz	Não relatados
Cefotaxima	40%	25% a 30% da materna Nível terapêutico incerto	Similar à fetal Nível terapêutico incerto	Não relatados
Ceftriaxona	90%	25% a 50% da materna Nível terapêutico eficaz	10 a 20% da materna Nível terapêutico incerto	Não relatados
Ceftazidima	17%	80% da materna Nível terapêutico eficaz	Similar à concentração fetal Nível terapêutico eficaz	Não relatados
Cefixima	65%	?		Não relatados
Cefepima	50%	80% da materna	Similar à fetal	Não relatados
Imipenem	20%	33% da materna Nível terapêutico eficaz	16% da materna Nível terapêutico eficaz	Não relatados
Aztreonam	40%	Baixa concentração	Semelhante à concentração fetal	Desconhecidos
Estreptomicina	33%	40% a 60% da materna Nível terapêutico eficaz	Semelhante à concentração fetal Nível terapêutico eficaz	Ototoxicidade com perda parcial ou total da audição
Gentamicina	30%	35% da materna Nível terapêutico eficaz	Semelhante à concentração fetal	Potencial ototoxicidade
Amicacina		20% a 30% da materna Nível terapêutico eficaz	10% a 20% da materna Nível terapêutico incerto	Potencial ototoxicidade
Cloranfenicol	50%	30% a 80% da materna Nível terapêutico eficaz	Insignificante	Potencial risco da síndrome cinzenta do recém-nascido com o uso no último trimestre gestacional Potencial risco de depressão medular

Continua

Tabela 9.6 (cont.)
Farmacocinética e Efeitos Nocivos Fetais dos Antimicrobianos Utilizados na Gestante

Antibiótico	Ligação Proteica	Concentração Fetal	Concentração no Líquido Amniótico	Efeitos Nocivos Fetais
Tianfenicol	0-10%	50% da materna Nível terapêutico eficaz	Semelhante à materna 3 h após Nível eficaz	Potencial risco de depressão medular
Tetraciclinas	30-50%	60% da materna Nível terapêutico eficaz	20% da materna Nível terapêutico incerto	Ação teratogênica (anomalia esquelética) no primeiro trimestre gestacional Depressão ao crescimento ósseo e alterações dentárias no feto e no recém-nascido no segundo e terceiro trimestres
Eritromicina	20-70%	Inferior a 10% da materna Nível terapêutico incerto	Inferior a 10% da materna Nível terapêutico incerto	Não relatados Evitar o sal estolato pelo risco de colestase (principalmente na mãe)
Espiramicina	30%	10% da materna Nível terapêutico incerto	Insignificante	Não relatados
Roxitromicina	90%	Inferior a 10% da materna Nível terapêutico incerto	Similar à fetal	Desconhecidos
Azítromicina Claritromicina		Inferior a 10% da materna Nível terapêutico incerto	Similar à fetal	Não relatados
Lincomicina	70%	10% a 20% da materna Nível terapêutico incerto	Semelhante à concentração fetal Nível terapêutico incerto	Não relatados
Clindamicina	90%	30% a 50% da materna Nível terapêutico eficaz	Inferior a 10% da materna Nível terapêutico incerto	Não relatados
Rifampicina	90%	20% a 30% da materna Nível terapêutico eficaz	Inferior a 10% da materna Nível terapêutico incerto	Duvidoso. Fenda palatina e espinha bífida em animais Discutível possibilidade de redução de membros e hipoprotrombinemia em fetos humanos
Colistina	70%	30% da materna no início Nível terapêutico eficaz	Igualando-se à materna 6 h após Nível terapêutico incerto	Não demonstrada após 3 h
Fosfomicina	0	50% da materna Nível terapêutico eficaz	Similar à fetal Nível terapêutico eficaz	Não relatados

Continua

Tabela 9.6 (cont.)
Farmacocinética e Efeitos Nocivos Fetais dos Antimicrobianos Utilizados na Gestante

Antibiótico	Ligação Proteica	Concentração Fetal	Concentração no Líquido Amniótico	Efeitos Nocivos Fetais
Vancomicina	10%	Adequada Nível terapêutico eficaz	Semelhante à concentração fetal	Potencial oto- e nefrotoxicidade
Teicoplanina	90%	?	?	Potencial oto- e nefrotoxicidade
Anfotericina B	95%	50% da materna Nível terapêutico eficaz	Não demonstrada	Potencial nefrotoxicidade. Não relatados efeitos teratogênicos
Ivermectina	93	?	?	Teratogênica para camundongos. Não demonstrada ação lesiva para fetos humanos

Fonte: modificado de Tavares W Folha Méd (Br) 89:413, 1984.

Tabela 9.7
Concentração Fetal e Efeitos Nocivos para o Feto dos Quimioterápicos Utilizados em Gestantes

Medicamento	Concentração Fetal	Efeito Nocivo Fetal
Sulfonamidas	70% a 90% da materna Nível terapêutico eficaz	Ação teratogênica (má-formações ósseas, fenda palatina) em animais de laboratório. Ação teratogênica não relatada em fetos humanos. Risco de *Kernicterus* no recém-nascido, por competir com a bilirrubina na ligação proteica, quando administradas a gestantes no terceiro trimestre
Metronidazol	Adequada Nível terapêutico eficaz	Mutagênico para bactérias e carcinogênico para animais de laboratório. Não relatados efeitos dessa natureza em seres humanos, nem efeito teratogênico em fetos humanos
Isoniazida	Superior à materna Nível terapêutico eficaz	Potencial toxicidade para o sistema nervoso central por interferir no metabolismo da piridoxina
Etambutol	?	Relato de anoftalmia em fetos de coelhas. Não relatados efeitos tóxicos em fetos humanos
Cloroquina	Adequada	Potencial risco de retinopatia e distúrbios na acomodação visual em doses altas e por tempo prolongado
Quinino	Adequada	Risco de abortamento em doses altas e surdez congênita, trombocitopenia fetal e hipoplasia do nervo óptico
Pirimetamina	Adequada	Má-formações congênitas em animais de laboratório (fenda palatina, focomelia, sindactilia e outras). Risco potencial de ação teratogênica em fetos humanos, principalmente no primeiro trimestre da gravidez
Sulfametoxazol + Trimetoprima	Elevada	Má-formações em animais de laboratório (fenda palatina). Riscos inerentes às sulfas e à pirimetamina

Continua

Tabela 9.7 (cont.)
Concentração Fetal e Efeitos Nocivos para o Feto dos Quimioterápicos Utilizados em Gestantes

Medicamento	Concentração Fetal	Efeito Nocivo Fetal
Nitrofurantoína	Elevada	Risco de anemia hemolítica neonatal
Quinolonas	Elevada	Contraindicadas pelo risco de deposição em cartilagens e ossos em formação
Cetoconazol Fluconazol	?	Contraindicados pelo risco de teratogênese e outras alterações tóxicas no feto
Mefloquina	Adequada	Hipoplasia epididimal em ratos. Anormalidades fetais múltiplas em seres humanos. Contraindicada na gestante
Primaquina	Adequada	Hemólise em fetos e recém-nascidos deficientes em glicose-6-fosfato desidrogenase Evitar na gestante
Pentamidina	Mínima	Não relatados efeitos nocivos
Glucantime®	Adequada	Segurança desconhecida no feto
Mebendazol	Adequada	Teratogênico para animais de laboratório
Albendazol Tiabendazol	–	Contraindicados pelo risco potencial de lesão fetal
Praziquantel Oxamniquina	Adequada	Segurança para o feto desconhecida
Benzonidazol	Adequada	Mutagênico para bactérias e carcinogênico para animais
Nifurtimox	–	Segurança para o feto desconhecida
Pirantel Piperazina	Adequada	Não relatados efeitos nocivos
Aciclovir	70% da materna	Não relatados efeitos nocivos
Ganciclovir	Elevada	Teratogênico para animais. Mutagênico
Zidovudina	Nível adequado	Não relatado
Estavudina	Adequada	Desconhecido
Lamivudina	Adequada	Não relatado
Didanosina	Adequada	Não relatado
Nelfinavir Indinavir Ritonavir	Adequada	Não relatado
Efavirenz	Adequada	Teratogênico em animais

Fonte: Tavares W Folha Méd. (Br.) 89:413, 1984 e Cook GC. J. Infection 25:1, 1992.

- A eritromicina e outros macrolídeos não dão concentração terapêutica no feto, e muito menos em seu sistema nervoso. Por tal motivo, a espiramicina não é droga recomendada para o tratamento da toxoplasmose aguda da gestante se houver comprometimento fetal. Nessa circunstância, a terapêutica de escolha é a associação de sulfadiazina com pirimetamina. Contudo, a pirimetamina não é recomendada antes da 12ª semana de gestação, por ser potencialmente teratogênica; nesse período, é utilizada a sulfadiazina isolada ou associada com espiramicina. Se o feto não estiver infectado, a espiramicina é adequada, pois concentra na placenta e impede a infecção fetal.
- É senso comum que as sulfonamidas não devem ser empregadas ao final da gestação, pois atingem concentração fetal e em decorrência há o risco do *Kernicterus* no recém-nascido. Essa assertiva vem sendo questionada por alguns autores (Dorangeon *et al.*; Peters *et al.*), que consideram não haver suficiente comprovação dessa ação tóxica das sulfas. Não obstante, na gestante com toxoplasmose aguda e infecção do feto, é prudente retirar a sulfadiazina do esquema terapêutico e substituí-la por espiramicina ou clindamicina no último mês da gravidez.
- Nitrofurantoína é um quimioterápico recomendado para o tratamento de cistites comunitárias, inclusive em gestantes. Não é fármaco teratogênico. No entanto, em crianças com deficiência em glicose-6-fosfatodesidrogenase pode causar anemia hemolítica. Ademais, é descrito, raramente, intoxicação pulmonar na gestante relacionada ao uso do medicamento. Por tal motivo, alguns autores recomendam não administrar a droga próximo ao parto.
- As tetraciclinas são contraindicadas na gestante devido ao risco de causarem malformação fetal (micromelia, hipoplasia genital, sindactilia, catarata congênita e outros).
- Considerando a pequena passagem da eritromicina para o feto e o risco de malformações fetais com tetraciclinas, a terapêutica da sífilis na gestante alérgica às penicilinas é dificultada, uma vez que as drogas alternativas (eritromicina e tetraciclinas) são inadequadas. Nessa situação, pode ser tentada administração de ceftriaxona (reação cruzada com penicilinas menor que 10%), ou dessensibilização (ver Capítulo 11, sobre penicilinas), ou empregar a penicilina em ambiente hospitalar, por via IV, mantendo-se material de intubação, corticoide e adrenalina para emprego se ocorrer reação imediata grave.
- Aminoglicosídeos e glicopeptídeos devem ser evitados na gestante devido ao risco de surdez no concepto, somente sendo justificado em situações de elevado benefício.
- Quinolonas são contraindicadas na gestante pelo risco de alterações de crescimento ósseo no feto. Esse risco, demonstrado em animais, não é conhecido em seres humanos. Em situações selecionadas pelo benefício dessas drogas, seu uso é justificado na gestante.
- O emprego da zidovudina em gestantes infectadas pelo HIV diminui o risco de transmissão do vírus para o concepto. Da mesma maneira, o emprego da nevirapina no momento do parto é capaz de reduzir a transmissão materno-fetal do vírus. Os regimes contendo uma dessas duas drogas são atualmente mandatórios nas gestantes infectadas pelo HIV.
- Gestantes infectadas pelo HIV em tratamento antirretroviral devem ser mantidas com seu esquema de drogas. Se estiverem em uso de efavirenz, essa substância deve ser suspendida e ter modificada a terapêutica.

ANTIMICROBIANOS NA LACTAÇÃO

Praticamente todas as drogas administradas a uma nutriz são excretadas pelo leite em pequenas concentrações. Em geral, essa concentração de fármacos no leite depende de sua concentração no plasma materno, sua ligação às proteínas plasmáticas, seu peso molecular, sua lipossolubilidade. Assim, as substâncias de menor peso molecular (abaixo de 400) e pH básico, como a eritromicina, tendem a concentrar-se mais no leite. Já as substâncias levemente ácidas concentram-se menos no leite, tal como ocorre com as penicilinas e cefalosporinas. Por outro lado, substâncias com alta ligação proteica, como a oxacilina, não atingem grande concentração no leite. Segundo Hegg *et al.*, o Catálogo Sueco de Especialidades Farmacêuticas classifica os medicamentos no que diz respeito ao seu uso durante a lactação em quatro grupos:

- Grupo I – fármacos que não passam para o leite.
- Grupo II – fármacos que passam para o leite, mas não parecem afetar o lactente quando usados em doses terapêuticas.
- Grupo III – fármacos que passam para o leite numa quantidade em que existe alto risco de afetar o lactente quando usados em doses terapêuticas.
- Grupo IV – fármacos cuja passagem para o leite é pouco conhecida.

Com relação às substâncias antimicrobianas, em sua maioria, essas drogas atingem pequena concentração no leite sem causar malefícios ao lactente (Grupo II). Têm as seguintes características:

- Penicilinas, cefalosporinas, carbapenemas, monobactâmicos e glicopeptídeos alcançam diminuta concentração no leite. Não há restrição ao seu uso na mulher que amamenta, e a amamentação deve prosseguir sem interrupção.
- Aminoglicosídeos são eliminados pelo leite em quantidades que podem chegar a 45% da existente no plasma da nutriz. Embora sua absorção oral seja pequena, podem causar modificações na microbiota intestinal e diarreia na criança amamentada. Esses antibióticos são classificados nos Grupos III ou IV e não é recomendável sua utilização na nutriz, exceto em situações críticas, quando deverá ser suspenso o aleitamento.
- Macrolídeos e lincosamidas são antibióticos básicos e alcançam concentração elevada no leite materno. Por serem antibióticos de toxicidade mínima, a eritromicina e outros macrolídeos são colocados no Grupo II, podendo ser utilizados pela nutriz. No entanto, devido às alterações que podem causar na microbiota anaeróbia do intestino do lactente, a clindamicina não é recomendável à nutriz, a não ser em situações de indicação precisa, quando o aleitamento materno deve ser suspenso.
- Cloranfenicol é eliminado no leite em pequena quantidade, e sob forma inativa. Sendo assim, o risco da síndrome cinzenta do recém-nascido é pequeno. Entretanto, devido à possibilidade de depressão da medula óssea do lactente, o cloranfenicol é classificado no Grupo III, recomendando-se a suspensão do aleitamento materno quando sua administração à nutriz for imprescindível.
- Tetraciclinas são eliminadas pelo leite em altas concentrações. No entanto, não causam malefícios à criança porque formam complexos insolúveis com o cálcio do leite, os quais não são absorvíveis por via oral. As tetraciclinas são classificadas no Grupo II.
- Sulfonamidas aparecem no leite em pequena quantidade, e no recém-nascido normal a termo não há inconveniente do emprego dessas drogas durante a lactação. Entretanto, devem ser evitadas em mães de prematuros ou de recém-nascidos com icterícia

ou de crianças com deficiência em glicose-6-fosfato-desidrogenase ou com incompatibilidade Rh ou ABO, devido ao risco de *Kernicterus* ou de anemia hemolítica.

- Metronidazol, secnidazol e tinidazol são eliminados pelo leite materno em alta concentração. Não causam efeitos adversos no lactente; no entanto, provocam sabor amargo no leite, fazendo com que a criança recuse a amamentação e possa apresentar náuseas e vômitos. Por isso, se utilizados na nutriz, é indicado suspender a amamentação quando sua administração for imprescindível.
- Nitrofurantoína é pouco eliminada no leite e, embora possa causar anemia hemolítica em crianças com deficiência em glicose-6-fosfato-desidrogenase, é pouco provável que ocorra efeito adverso nos lactentes.
- Quinolonas são eliminadas em concentrações variadas, mas elevadas, pelo leite materno. Podem causar artropatias em crias de animais. Como a segurança de seu uso em crianças ainda não está definitivamente estabelecida, caso o seu uso seja imprescindível na nutriz, o aleitamento materno deve ser suspenso.
- Drogas antituberculosas: rifampicina, isoniazida, etambutol são segregados no leite materno em concentrações variáveis. Não são conhecidos efeitos adversos com a manutenção da amamentação. Sendo assim, o benefício do aleitamento materno supera o risco da ingestão das drogas pelo recém-nascido. Contudo, é recomendado que, nas crianças sob tratamento específico, a amamentação pela nutriz tomando as mesmas drogas seja suspensa, a fim de ser evitada a somação de efeitos tóxicos. Não são disponíveis dados sobre a passagem para o leite materno da pirazinamida e da etionamida.
- Aciclovir é segregado no leite materno em alta concentração. Entretanto, não parece haver riscos de efeitos tóxicos para a criança amamentada, desde que sua função renal esteja normal.
- Drogas antirretrovirais atingem concentração no leite materno. Esse conhecimento não tem importância prática, porque as mulheres infectadas pelo vírus da imunodeficiência humana, sob tratamento ou não, não devem amamentar devido à possibilidade de o vírus ser transmitido ao lactente por meio do leite materno.
- A mefloquina e a pirimetamina apresentam baixa excreção pelo leite materno. Já o quinino e a cloroquina são encontrados no leite materno em alta concentração, mas consideradas drogas seguras para o uso na nutriz. Entretanto, o lactente pode recusar o aleitamento devido ao paladar desagradável do leite.

USO DE ANTIBIÓTICOS NO RECÉM-NASCIDO

O recém-nascido, particularmente o prematuro, apresenta características fisiológicas diferentes das crianças maiores e adultos, as quais influenciam as respostas às infecções e as propriedades farmacodinâmicas e farmacocinéticas dos agentes antimicrobianos. Dessa maneira, o emprego desses fármacos deve sofrer ajustes e recomendações, adaptados à fisiologia dessas crianças, que propiciem a efetividade terapêutica com o mínimo de efeitos adversos.

Os processos infecciosos bacterianos, virais ou por protozoários e fungos que afetam o recém-nascido poderão ser tratados pelos mesmos agentes antimicrobianos utilizados em crianças maiores e adultos. Entretanto, considerando a imaturidade de diversas atividades biológicas do neonato, em particular das funções renal e hepática e da defesa imunitária, sobretudo na criança prematura, alguns antimicrobianos devem ser evitados nessa faixa etária e outros devem administrados com adaptações, em função das peculiaridades fisiológicas desses pacientes. Deve-se considerar que no recém-nascido:

- Devido à imaturidade imunitária, a infecção no recém-nascido apresenta maior gravidade.
- Por tal motivo, deve-se preferir antimicrobiano com ação bactericida.
- A absorção de medicamentos por via oral é mais lenta e prejudicada pelo aleitamento.
- A absorção de substâncias por via IM é prejudicada pela instabilidade vasomotora e menor massa muscular.
- A via mais adequada de administração de antimicrobianos é a IV.
- O metabolismo é imaturo, prejudicando a metabolização de sulfonamidas e cloranfenicol, por exemplo, com risco de *Kernicterus* e síndrome do bebê cinzento, respectivamente.
- A eliminação de antimicrobianos é deficiente, prolongando a meia-vida das drogas, o que exige adaptações no regime de sua administração.
- Os antimicrobianos que oferecem maior segurança de uso são os betalactâmicos.
- Aminoglicosídeos, glicopeptídeos, fluoroquinolonas devem ser evitados, considerando sua potencial toxicidade.

Na Tabela 9.8, são apresentadas as doses diárias e o fracionamento diário das doses dos antimicrobianos utilizados nas infecções em neonatos.

ANTIMICROBIANOS NO PACIENTE OBESO

A obesidade, conceituada como o excesso de gordura no organismo que provoca o aumento do peso de mais de 20% acima do peso ideal, foi chamada a epidemia do século XXI. Muito mais que um problema estético, constitui-se em um problema médico, pois se acompanha de distúrbios metabólicos, entre os quais a hiperinsulinemia e hipertrigliceridemia, maior tendência ao diabetes, calculose biliar, aterosclerose, doença coronariana, osteoartrite, alterações do crescimento e afecções cutâneas. Existem diferentes métodos para se medir a obesidade, utilizando-se na atualidade com mais frequência o chamado índice de massa corporal (IMC), que é a relação entre o peso em quilogramas e a altura em metros, ao quadrado (Tabela 9.9).

De acordo com o Consenso Latino-Americano em Obesidade, o cálculo do índice de massa corporal (IMC) permite avaliar se o indivíduo está dentro de seu peso ideal ou o quanto está acima deste valor e, portanto, a magnitude do risco de sua obesidade. A Tabela 9.10 apresenta a classificação da obesidade de acordo com o IMC. Considera-se que o peso saudável ou ideal corresponde a um índice de massa corporal de 18 a 25 kg/m^2, o que possibilita estabelecer uma tabela de peso saudável e a magnitude da obesidade. De acordo com esses padrões, a obesidade de maior gravidade, chamada obesidade mórbida, corresponde ao IMC igual ou acima de 40. Outro critério de definição, considerando somente o peso, estabelece que obesidade mórbida é um excesso de peso de 45 kg ou mais relativamente ao peso ideal.

No paciente obeso, modificações na constituição do corpo, com alto percentual de gordura e baixo percentual de tecido magro e água, podem causar alterações na farmacocinética das drogas administradas.

Um primeiro elemento a ser considerado é que a administração de drogas por via intramuscular se faz, na verdade, por via intralipomatosa, não sendo conhecida a maneira de absorção de drogas por essa via. Assim sendo, é prudente evitar injeções intramusculares no obeso grave.

Com relação à distribuição de substâncias nos tecidos, deve-se considerar que o conteúdo de água no tecido adiposo é de cerca de 30% em comparação a outros tecidos, e o volume e a velocidade de distribuição de fármacos nos tecidos sofrerão modificações condicionadas pelo aumento do tecido adiposo. Ademais, no paciente obeso a distribuição das drogas nos tecidos sofre variações conforme sejam lipofílicas ou hidrofílicas.

Tabela 9.8
Doses de Antimicrobianos em Recém-nascidos

Antibiótico	Via	Primeira Semana de Vida e Prematuros		Recém-nascidos de 8 a 30 Dias	
		Dose Diária	**Frequência**	**Dose Diária**	**Frequência**
Penicilina G cristalina	IM e IV	50.000 a 150.000 U/kg/dia	8/8 ou 12/12 h	100.000 a 250.000 U/kg/dia	6/6 ou 8/8 h
Penicilina G procaína	IM	50.000 U/kg/dia	24/24 h	50.000 U/kg/dia	24/24 h
Penicilina G benzatina	IM	50.000 U/kg/dia	5/15 dias	50.000U/kg/dia	15/15 dias
Ampicilina	IM e IV	50 a 100 mg/kg/dia	12/12 h	150 a 200 mg/kg/dia	8/8 ou 6/6 h
Ampic/Sulbact	IM e IV	–	–	100 a 300 mg/kg/dia	6/6 h
Oxacilina	IM e IV	75 a 100 mg/kg/dia	8/8 ou 12/12 h	150 a 200 mg/kg/dia	6/6 h
Carbenicilina	IM e IV	200 a 250 mg/kg/dia	8/8 h	300 a 400 mg/kg/dia	6/6 h
Cefazolina	IM e IV	30 mg/kg/dia	12/12 h	30 a 40 mg/kg/dia	8/8 ou 12/12 h
Cefalotina	IM e IV	40 mg/kg/dia	12/12 h	60 mg/kg/dia	8/8 h
Cefuroxima	IM e IV	30 mg/kg/dia	8/8 ou 12/12 h	50 mg/kg/dia	6/6 ou 8/8 h
Cefotaxima	IV e IM	50 mg/kg/dia	12/12 h	150 mg/kg/dia	8/8 h
Ceftriaxona	IV e IM	50 a 100 mg/kg/dia	24/24 h	50 a 100 mq/kq/dia	24/24 h
Ceftazidima	IM e IV	60 mg/kg/dia	12/12 h	100 mg/kg/dia	12/12 h
Aztreonam	IM e IV	60 mg/kg/dia	12/12 h	60 mg/kg/dia	8/8 h
Gentamicina	IM e IV	5 mg/kg/dia	12/12 h	7,5 mg/kg/dia	8/8 h
Tobramicina	IM e IV	4 mg/kg/dia	12/12 h	5 a 7,5 mg/kg/dia	8/8 h
Amicacina	IM e IV	15 mg/kg/dia	12/12 h	15 a 20 mg/kg/dia	8/8 ou 12/12 h
Netilmicina	IM e IV	5 mg/kg/dia	12/12 h	7,5 mg/kg/dia	818 h
Colistina	IM oral	5 mg/kg/dia 10 mg/kg/dia	12/12 h 8/8 h	8 mg/kg/dia 15 mg/kg/dia	12/12 h
Imipeném	IM e IV	50 a 100 mg/kg/dia	8/8 h	50 a 100 mg/kg/dia	8/8 h
Vancomicina	IV	30 mg/kg/dia	12/12 h	45 mg/kg/dia	8/8 h
Teicoplanina	IV	6 mg/kg/dia	24/24 h	10 mg/kg/dia	24/24 h

Continua

Tabela 9.8 (cont.)
Doses de Antimicrobianos em Recém-nascidos

Antibiótico	Via	Primeira Semana de Vida e Prematuros		Recém-nascidos de 8 a 30 Dias	
		Dose Diária	Frequência	Dose Diária	Frequência
Anfotericina B	IV	0,5 mg/kg/dia	24/24 h	0,5 mg/kg/dia	24/24 h
Eritromicina	Oral	20 mg/kg/dia	12/12 h	30 mg/kg/dia	8/8 h
Cloranfenicol	IV	25 mg/kg/dia	24/24 h	25 a 50 mg/kg/dia	12/12 h
Clindamicina	Oral, IV	10 mg/kg/dia	12/12 h	15 mg/kg/dia	8/8 h
Rifampicina	Oral	10 mg/kg/dia	24/24 h	10 mg/kg/dia	24/24 h
Metronidazol	IV, oral	15 mg/kg/dia	12/12 h	20 a 30 mg/kg/dia	8/8 h
Zidovudina	IV, oral	8 mg/kg/dia	6/6 h	8 mg/kg/dia	6/6 h
Didanosina	Oral	100 mg/m^2/dia	12/12 h	100 mg/ m^2/dia	12/12 h
Lamivudina	Oral	4 mg/kg/dia	12/12 h	4 mg/kg/dia	12/12 h
Nelfinavir	Oral	30 mg/kg/dia	8/8 h	30 mg/kg/dia	8/8 h

Tabela 9.9
Antibióticos no Obeso

Índice de Massa Corporal (IMC)

$$\text{IMC} = \frac{\text{Peso (kg)}}{\text{Altura} \times \text{Altura (m)}}$$

As substâncias hidrofílicas não se difundem no tecido gorduroso; sua distribuição tissular se faz no tecido magro e no sangue. Já para as drogas lipofílicas, que se difundem no tecido adiposo, deve-se considerar que a distribuição do medicamento se faz tanto no tecido magro quanto no gorduroso. Além disso, o fluxo sanguíneo tissular, a ligação proteica e a cinética de eliminação de drogas nos tecidos influenciam os parâmetros farmacocinéticos dos fármacos nos tecidos.

A literatura sobre o emprego de antimicrobianos no obeso e os ajustes necessários na administração das doses dos fármacos nesses pacientes é escassa, tanto no adulto quanto em crianças. Em tese, a questão é saber se a dose recomendada deve ser a do peso ideal do paciente, para a qual foram realizados estudos em animais de laboratório e no homem com peso saudável (não obeso), ou se deve ser administrado o medicamento de acordo com o peso real do paciente obeso. Ou, ainda, se deve ser empregado algum fator de ajuste ao cálculo da dose, tendo em vista que mesmo no obeso há cerca de 30% de água no tecido adiposo.

O peso corpóreo ideal pode ser calculado segundo a fórmula citada na Tabela 9.9, apresentada pela Nottingham Hospitals. A mesma fonte apresenta na Tabela 9.11 uma relação entre a altura e o peso, de acordo com o sexo.

Para os glicopeptídeos, e provavelmente também para a anfotericina B, é recomendado que a dose seja calculada de acordo com o peso real do enfermo, considerando que são drogas altamente lipofílicas. Para a vancomicina, por exemplo, será a empregada a dose de 20 a 30 mg/kg/dia, realizando-se a monitorização da concentração sanguínea, sempre que possível.

Tabela 9.10
Caracterização da Obesidade de acordo com o Índice de Massa Corporal

Índice de Massa Corporal	Grau de Obesidade (kg/m²)	Risco de Doença
19 a 24,9	Peso saudável	–
25 a 29,9	Sobrepeso ou excesso de peso (pré-obesidade)	Moderado
30 a 34,9	Obeso leve (Grau I)	Alto
35 a 39,9	Obeso moderado (Grau II)	Muito alto
> 40	Obesidade grave (Grau III) (obesidade mórbida)	Extrema

Tabela 9.11
Peso Ideal e Peso Máximo Corporal de acordo com a Altura e Sexo

Altura Métrica	Peso Ideal Masculino	Peso Ideal Feminino	Peso Máximo Masculino	Peso Máximo Feminino
152 cm	49,6 kg	45,0 kg	60 kg	54 kg
168 cm	54,9 kg	50,4 kg	66 kg	60 kg
163 cm	59,3 kg	54,8 kg	71 kg	66 kg
168 cm	63,8 kg	59,3 kg	77 kg	71 kg
173 cm	68,2 kg	63,7 kg	82 kg	76 kg
178 cm	72,7 kg	68,2 kg	87 kg	82 kg
183 cm	77,1 kg	72,6 kg	93 kg	87 kg

Fonte: Guideline for Antimicrobial Drug Dosing in Extremes of Body Weight. Nottingham University Hospitals. Disponível em: https://www.nuh.nhs.uk/download.cfm?doc=docm93jijm4n5792.pdf&ver=12168, Acessado em setembro 2019.

Os aminoglicosídeos são substâncias com moderada lipofilia e, dessa maneira, distribuem-se com alguma extensão no excesso de gordura corpórea. Ao se utilizar a dose dessas drogas calculada segundo o peso ideal, a concentração sanguínea das substâncias é menor. Por isso, o cálculo da dose dos aminoglicosídeos no obeso grave leva em consideração o excesso do peso acima do peso ideal, sendo recomendados os seguintes ajustes apresentados na Tabela 9.12.

Tabela 9.12
Cálculo da Dose de Aminoglicosídeos em Obeso Grave

Dose de Gentamicina = peso ideal + (peso real – peso ideal) × 0,43
Dose de Tobramicina = peso ideal + (peso real – peso ideal) × 0,58
Dose de Amicacina = peso ideal + (peso real – peso ideal) × 0,38

A nefrotoxicidade dos aminoglicosídeos parece ser maior nos indivíduos obesos, mesmo quando se ajustam as doses ao peso do enfermo. Possivelmente, essa toxicidade está relacionada ao acúmulo de gordura nos rins e ao aumento da retenção renal da droga.

A distribuição das quinolonas no obeso não é adequadamente conhecida. O ciprofloxacino se difunde menos no tecido adiposo que no tecido magro, mas tem um volume de distribuição maior, e trabalhos sobre o ajuste no paciente obeso mostram resultados conflitantes. Hollenstein *et al.*, em publicação de 2001, concluíram que, devido à penetração do ciprofloxacino nos tecidos do obeso ser prejudicada, a dose dessa fluoroquinolona deve ser calculada pelo peso real do enfermo. Os autores alertam, porém, para o maior risco de efeitos adversos do fármaco.

Com relação aos antibióticos beta-lactâmicos, muito pouco se conhece sobre a farmacocinética no obeso. Há relatos da necessidade de aumentar a dose das cefalosporinas, do ertapeném, da piperacilina/tazobactam e da nafcilina, uma vez que a dose habitual não é suficiente para manter níveis bactericidas nos tecidos do obeso. Contudo, não há estudos sobre o esquema de dose ideal. Com a cefazolina, é sugerido dobrar a dose; mas, com o meropeném, possivelmente não há necessidade de modificar a dose no obeso.

Quanto a outros antimicrobianos, as referências são escassas e as indicações de dose no obeso são somente sugestivas. O fluconazol provavelmente necessita ser utilizado em dose maior. Porém, para a linezolida, os sulfamídicos, a rifampicina, a pirazinamida, o etambutol, a estreptomicina e a isoniazida é sugerida a administração de acordo com o peso ideal do enfermo.

Para o cloranfenicol, as tetraciclinas, a eritromicina e outros macrolídeos, a clindamicina e as polimixinas não existem dados na literatura médica sobre a necessidade ou não de ajustes de dose em pacientes obesos.

Os antimicrobianos para os quais existem estudos mais bem definidos sobre o emprego no obeso são apresentados na Tabela 9.13.

Tabela 9.13
Relação de Antimicrobianos e Ajuste de Doses em Pacientes Obesos

Classe/ Antimicrobiano	Distribuição nos Tecidos	Peso Usado para o Cálculo da Dose	Dose Sugerida no Obeso	Observações
Penicilinas	Hidrofílicos			
Penicilina G	Ação extracelular	Peso ideal	Dose padrão	Usar a dose no limite superior das doses consideradas do fármaco
Oxacilina	Ação extracelular	Peso ideal	Dose padrão	Considerar dose máxima 2 g 4/4 h
Ampicilina	Ação extracelular	Peso ideal	Dose padrão	Considerar dose máxima 2 g 4/4 h
Ampicilina/ sulbactam	Ação extracelular	Peso ideal	Dose padrão	1,5 a 3 g 6/6 h, IV. Dose máxima/dia 12 g
Amoxicilina	Ação extracelular	Peso ideal	Dose padrão	Considerar dose máxima 1 g 8/8 h

Continua

Tabela 9.13 (cont.)
Relação de Antimicrobianos e Ajuste de Doses em Pacientes Obesos

Classe/ Antimicrobiano	Distribuição nos Tecidos	Peso Usado para o Cálculo da Dose	Dose Sugerida no Obeso	Observações
Piperacilina/ tazobactam	Ação extracelular	Peso ideal	Dose máxima 4,5 g 6/6 h, IV	Preferível 4,5 g em infusão por 4 h, de 8/8 h
Tica	Ação extracelular	Peso ideal	3,1 g cada 4 ou 6 h, IV	Dose máxima 24 g/dia
Cefalosporinas	Hidrofílicos			
Cefazolina	Ação extracelular	Peso ideal	Dose máxima 2 g 4/4 h	Profilaxia cirúrgica pré-operatória 2 g, até 120 kg; 3 g, acima 120 kg
Cefalotina	Ação extracelular	Peso ideal	Dose máxima 2 g 6/6 h	
Cefalexina	Ação extracelular	Peso ideal		Considerar dose máxima 1 g 6/6 h
Cefuroxima	Ação extracelular	Peso ideal	Dose padrão	Usar a dose máxima do fármaco
Cefotaxima	Ação extracelular	Peso ideal	Dose padrão	Usar a dose máxima do fármaco
Ceftriaxona	Ação extracelular	Peso ideal	Dose máxima 2 g 12/12 h	
Ceftazidima	Ação extracelular	Peso ideal	Dose padrão	Usar a dose máxima 2 g 6/6 h
Cefepima	Ação extracelular	Peso ideal	Dose padrão	Dose máxima 2 g 6/6 h
Ceftarolina	Ação extracelular	Peso ideal	Dose padrão	Usar a dose máxima do fármaco
Ceftazidima/ avibactam	Ação extracelular	Peso atual	Dose padrão	Usar a dose máxima do fármaco
Ceftolozana/ tazobactam	Ação extracelular	Peso ideal	Dose padrão	Usar a dose máxima do fármaco
Carbapenemas	Hidrofílicos			
Imipeném/ cilastatina	Ação extracelular	Peso ideal	Dose máxima 1 g 6/6 h	Cuidado com convulsões
Meropeném	Ação extracelular	Peso ideal	Dose padrão	Dose máxima 2 g 8/8 h
Doripeném	Ação extracelular	Peso ideal	Dose padrão	Usar a dose máxima do fármaco

Continua

Tabela 9.13 (cont.)
Relação de Antimicrobianos e Ajuste de Doses em Pacientes Obesos

Classe/ Antimicrobiano	Distribuição nos Tecidos	Peso Usado para o Cálculo da Dose	Dose Sugerida no Obeso	Observações
Ertapeném	Ação extracelular	Peso ideal	Dose padrão	Dose máxima 1 g 12/12 h
Monobactâmicos				
Aztreonam	Ação extracelular	Peso ideal		Dose máxima recomendada 2 g 8/8 h
Aminoglicosídeos	Hidrofílicos			
Gentamicina	Ação extracelular	Peso ideal	5 a 7 mg/kg/dia	No obeso grave, usar cálculo da Tabela 9.11
Amicacina	Ação extracelular	Peso ideal	20 a 28 mg/kg/dia	No obeso grave, usar cálculo da Tabela 9.11
Glicopeptídeos	Hidrofílico			
Vancomicina	Ação extracelular	Dose inicial peso atual	Inicial 20 a 25 mg/kg	Para doses subsequentes: ideal monitorizar a concentração. Se não possível, considerar 10 mg/kg 12/12 h. Pacientes ≥ 101 kg ou dose ≥ 4 g = risco maior de lesão renal
Teicoplanina	Ação extracelular	Desconhecido	Sugere-se iniciar com 12 mg/kg 12/12 h por 3 dias e em seguida manutenção Dose padrão	Manutenção 6 a 15 mg/kg cada 24 h (dose máxima para casos muito graves)
Oritavancina	Ação extracelular	Desconhecido Experiência clínica limitada		1.200 mg, IV, uma vez/semana
Dalbavancina	Ação extracelular	Desconhecido Experiência clínica limitada	Dose padrão	1.000 mg, IV, seguida de 500 mg uma semana após
Telavancina	Ação extracelular	Experiência clínica limitada	Dose padrão	10 mg/dia, dose única diária, IV
Lipopeptídeos	Hidrofílicos			

Continua

Tabela 9.13 (cont.)
Relação de Antimicrobianos e Ajuste de Doses em Pacientes Obesos

Classe/ Antimicrobiano	Distribuição nos Tecidos	Peso Usado para o Cálculo da Dose	Dose Sugerida no Obeso	Observações
Daptomicina	Ação extracelular	Desconhecido	Calcular a dose baseado no peso atual	Calcular a dose baseado no peso atual
Polimixinas	Hidrofílicos	Desconhecido		
Colistina-metato	Ação extracelular	Desconhecido	Calcular a dose baseado no peso ideal, até limite de 360 mg/dia	Calcular a dose baseado no peso atual pode aumentar toxicidade
Polimixina B	Ação extracelular	Desconhecido	Considerar dose máxima de 200 mg ou 2 milhões U/dia	
Fluoroquinolonas	Lipofílicos			
Ciprofloxacino	Ação intracelular	Difusão em tecido adiposo menor	Sugere-se dose ideal + 0,45	Em infecções graves, 400 mg de 8/8 h ou 800 mg, 12/12 h, IV. Por VO, 800 mg 12/12 h
Levofloxacino	Ação intracelular	Difusão ampla nos tecidos	Dose padrão	Recomendado 750 mg 12/12 h em obesidade mórbida
Moxifloxacino	Ação intracelular	Similar aos controles	Dose padrão	Não necessita aumento de dose
Oxazolidinonas	Lipofílicos			
Linezolida	Ação intracelular discreta	Desconhecido	Dose padrão	Ajuste no obeso desnecessário
Tedizolida	Desconhecida	Desconhecido	Dose padrão	Ajuste no obeso desnecessário
Macrolídeos	Lipofílicos			
Eritromicina	Ação intracelular	Desconhecido	Dose padrão	
Claritromicina	Ação intracelular	Desconhecido	Dose máxima 500 mg 8/8 h	
Azitromicina	Ação intracelular	Desconhecido	Dose padrão	

Continua

Tabela 9.13 (cont.)
Relação de Antimicrobianos e Ajuste de Doses em Pacientes Obesos

Classe/ Antimicrobiano	Distribuição nos Tecidos	Peso Usado para o Cálculo da Dose	Dose Sugerida no Obeso	Observações
Lincosamidas	Lipofílicos			
Clindamicina	Ação intracelular	Desconhecido		Dose máxima de 4,8 g/dia, fracionada
Tetraciclinas	Lipofílicos			
Doxiciclina	Ação intracelular	Desconhecido	Dose máxima 300 mg/dia	Não deve ser usada dose acima da padrão
Tigeciclina	Ação intracelular	Desconhecido	Dose padrão	Recomendado iniciar com 100 mg, seguida de 50 mg de 12/12 h, IV
Anfenicois	Lipofílico			
Cloranfenicol	Ação intracelular	Desconhecido	Dose padrão	
Rifocinas e drogas antituberclose	Lipofílico			
Rifampicina	Ação intracelular	Desconhecido	Dose calculada pelo peso ideal	Dose máxima 1.200 mg/dia, fracionada
Isoniazida	Ação intracelular	Desconhecido	Dose calculada pelo peso ideal	Dose padrão
Pirazinamida	Ação intracelular	Desconhecido	Dose calculada pelo peso ideal	Dose padrão
Etambutol	Ação intracelular	Desconhecido	Dose calculada pelo peso ideal	Dose padrão
Sulfonamidas	Lipofílico			
Cotrimoxazol	Ação intracelular	Desconhecido	Dose máxima 100 mg/kg/dia em sulfa ou 20 mg/kg/dia em trimetoprim	Dose máxima recomendada em pneumocistose
Nitroimidazois	Lipofílico			
Metronidazol	Ação intracelular	Desconhecido	Dose padrão	Dose de 7,5 mg/kg até o máximo de 1 g a cada 6 h podem ser usadas para tratamento de infecções por anaeróbios

Continua

Tabela 9.13 (cont.)
Relação de Antimicrobianos e Ajuste de Doses em Pacientes Obesos

Classe/ Antimicrobiano	Distribuição nos Tecidos	Peso Usado para o Cálculo da Dose	Dose Sugerida no Obeso	Observações
Antivirais	Hidrofílico			
Aciclovir		Não aumentar dose	Dose padrão	Uso de peso atual pode causar maior toxicidade
Ganciclovir		Desconhecido	Dose padrão	
Foscarnet		Desconhecido	Dose padrão	
Oseltamivir		Desconhecido	Dose padrão	
Antifúngicos				
Anfotericina lipossomal	Lipofílico	Dose aumenta com o peso do paciente		Monitorizar a concentração da droga
Anfotericina B deoxicolato	Lipofílico	Desconhecido		Modelos limitados sugerem aumento da dose de 25%
Fluconazol	Lipofílico	Desconhecido	Considerar aumentar dose no obeso	Usar a dose no limite superior de 1.200 mg/dia
Voriconazol	Lipofílico	Difunde em tecido gorduroso	Aumentar a dose	Usar dose baseada no peso atual
Itraconazol	Lipofílico	Difunde em tecido gorduroso	Aumentar a dose	Usar dose de 200 mg, 12/12 h.
Isavuconazol	Lipofílico		Dose padrão	
Posaconazol	Lipofílico	Difunde bem em tecido gorduroso	Aumentar a dose	Usar dose baseada no peso atual
Equinocandinas				
Caspofungina	Lipofílico	Desconhecido	Aumentar dose	Dose máxima 150 a 200 mg/dia
Anidulafungina	Lipofílico	Desconhecido	Aumentar dose	Modelos limitados sugerem aumento da dose de 25%
Micafungina	Lipofílico	Desconhecido	Aumentar dose	Modelos sugerem dose máxima de 300 mg/dia
Flucitosina	Hidrofílico	Desconhecido	Dose padrão	

BIBLIOGRAFIA

Antimicrobianos na Insuficiência Renal

Amato Neto V, et al. Antibióticos na Prática Médica. 4 ed. São Paulo: Roca; 1994.

Bennett WR, et al. A practical guide to drug usage in adult patients with impaired renal function. JAMA. 1970; 214:1468-75.

Bennett WR, et al. Drug therapy in renal failure: dosing guidelines for adults. Part I: antimicrobial agents, analgesics. Ann Intern Med. 1980; 93:62-89.

Cockcroft DW, Gault MH. Prediction of creatinine clearance from serum creatinine. Nephron. 1976; 16: 31-41.

Dudley MN. Clinical pharmacokinetics of nucleoside antiretroviral agents. J Infect Dis. 1995; 171(Suppl 2):S99-112.

Fillastre JP. Quinolones and renal failures. Quinolones Bull; 1988; 4:1-7.

Gouvea Filho WL, et al. Antimicrobianos e os rins. J Bras Med. 1985; 49(5/6):52-62.

Handelman WA, Scherier RW. Influência da insuficiência renal e da diálise. In: Kagan BR. Terapia Antimicrobiana. 3 ed. Rio de Janeiro: Interamericana; 1982. p. 411.

Hilts AE, Fish DN. Antiretroviral dosing in patients with organ dysfunction. AIDS Reader. 1998; 8(4):179-84. Disponível em: http://www.medscape.com/SCP/TAR/1998/v08.n04/a4141.fish/a4141.fish-01.html.

Livornese LL Jr, et al. Use of antibacterial agents in renal failure. Infect Dis Clin North Am. 2000; 14:371-90.

Machado CE, et al. Antibioticoterapia no paciente renal crônico. Rev Ass Med Bras. 1987; 33:187-90.

Norris SR, Mandell GL. Tables of antimicrobial agent pharmacology. In: Mandell GL, et al. Principles and Practice of Infectious Diseases. 2 ed. New York: John Wiley & Sons; 1985. p. 308.

Antimicrobianos em Pacientes com Afecções Hepatobiliares

Acocella G, Conti R. Interaction of rifampicin with other drugs. Tubercle. 1980; 61:171-7.

Brown N, et al. Effects of hepatic function on vancomycin clinical pharmacology. Antimicrob Agents Chemother. 1983; 23:603-9.

Carvalho I. Interações antibiótico e fígado: importância para o tratamento das afecções hepatobiliares. Folha Med. 1975; 70:319-28.

III Diretrizes para a Tuberculose. Sociedade Brasileira de Pneumologia e Tisiologia. J Bras Pneumol. 2009; 35:1018-48.

Flor S. Pharmacokinetics of ofloxacin: an overview. Am J Med. 1989; 87(Suppl 6C):24S-30S.

Hilts AE, Fish DN. Antiretroviral dosing in patients with organ dysfunction. AIDS Reader. 1998; 8(4):179-84. Disponível em: http://www.medscape.com/SCP/TAR/1998/v08.n04/a4141.fish/a4141.fish-01.html.

Lesar TS, Zaske DE. Antibióticos e doença hepática. Clin Med America Norte. 1982 jan; p. 277.

Mazzei T, et al. Pharmacokinetics of azithromycin in patients with impaired hepatic function. J Antimicrob Chemother. 1993; 31(Suppl E):57-63.

Montay G, Gaillot J. Pharmacokinetics of fluroquinolones in hepatic failure. J Antimicrob Chemother. 1990; 26(Suppl B):61-7.

Oga S, et al. Eliminação metabólica de fármacos. In: Souza Valle LB, et al. Farmacologia Integrada. Vol. 1. Rio de Janeiro: Atheneu; 1988. p.103.

Schaad HJ, et al. Pharmacokinetics and safety of a single dose of stavudine in patients with severe hepatic impairment. Antimicr Agents Chemoth. 1997; 41:2793-6.

Silvain C, et al. Antibiotiques et cirrhose. Gastroenterol Clin Biol. 1989; 13:71-9.

Souza RCSE, et al. Lesão hepática por drogas. Ars Curandi Gastro. 1986; 5(6):38-54.

Torres PRR. Antibióticos e insuficiência hepática. J Bras Med. 1985; 49(5/6):93-102.

Westphal JF, et al. Pharmacological, toxicologic, and microbiological considerations in the choice of initial antibiotic therapy for serious infections in patients with cirrhosis of the liver. Clin Infect Dis. 1994; 18:324-35.

Antimicrobianos no Paciente Idoso

Angulo MS. Geriatria e gerontologia. Rev Bras Clin Terap. 1988; 17:228-34.

Cohen JL. Pharmacokinetic changes in aging. Am J Med. 1988; 80(Suppl 5A):31-8.

Gleckman RA. Antibiotics concerns in the elderly. Infect Dis Clin North Am. 1995; 9:575-89.

Khanna KV, Markham RB. A perspective on cellular immunity in the elderly. Clin Infect Dis. 1999; 28:710-3.

Kurfees JF, Dotson RL. Drug interactions in the elderly. J Fam Pract. 1987; 25:477-88.

Moellering RC Jr. Factors influencing the clinical use of antimicrobial agents in elderly patients. Geriatrics. 1978; 33:8391.

Sanderson P. Antibiotics and the elderly. Practitioner. 1990; 234:1064-6.

Schentag JJ, Goss TF. Quinolone pharmacokinetics in the elderly. Am J Med. 1992; 92(Suppl 4A):335-75.

Stalam M, Kaye D. Antibiotic agents in the elderly. Infect Dis Clin North Am. 2000; 14:357-69.

Wajngarten M, et al. Aspectos da antibioticoterapia em idosos. J Bras Med. 1985; 49(5/6):28-34.

Yoshikawa TT, Norman DC. Treatment of infections in elderly patients. Med Clin North Am. 1995; 79:651-61.

Antimicrobianos no Recém-nascido

Brown RD, Campoli-Richards DM. Antimicrobial therapy in neonates, infants and children. Clin Pharmacokinet. 1989; 17(Suppl1):105-15.

Craft JC. Monitoring antibiotic therapy in the newborn infant. Clin Perinatol. 1981; 8:263-72.

Ibarra FJO, et al. Antibióticos en perinatologia. Enferm Infecc y Microbiol. 1994; 14:39-43.

Kessler DL Jr, et al. Chloramphenicol toxicity in a neonate treated with exchange transfusion. J Pediatr. 1980; 96:140-1.

McCracken GH Jr. Pharmacological basis for antimicrobial therapy in newborn infants. Am J Dis Child. 1974; 128:407-19.

McCraken GH Jr, et al. Pharmacologic evaluation of orally administered antibiotics in infants and children: effect of feeding on bioavailability. Pediatrics. 1978; 62:738-43.

Nyhan WL. Toxicity of drugs in the neonatal period. J Pediatr. 1961; 59:1-20.

Paap CM, Nahata MC. Clinical pharmacokinetics of antibacterial drugs in neonates. Clin Pharmacokinet. 1990; 19:280-318.

Pereira CRVR, et al. Antibioticoterapia no período neonatal. Clin Pediatr. 1988 jul/ago; p. 54.

Voigt CM. Como eu uso antibióticos nas infecções neonatais. Residência Med. 1981; 10:56-61.

Yaffe SJ. Antibiotic dosage in newborn and premature infants. JAMA. 1965; 193:818-20.

Antimicrobianos na Gravidez

Adamsons Jr K, Joelsson I. The effects of pharmacologic agents upon the fetus and newborn. Am J Obst Gyn. 1966; 96:437-60.

American College of Obstetricians and Gynecologists. Committee Opinion No. 494. Sulfonamides, nitrofurantoin, and risk of birth defects. Obstet Gynecol. 2011; 117:1484-5.

Andrews EB, et al. Acyclovir in pregnancy registry: six year's experience. Obstet Gynecol. 1992; 79:7-13.

Beckinsale RH. Drugs that cross the placenta and their effect on the foetus. Aust J Hosp Pharm. 1977; 7:20-31.

Berkovitch M, et al. Safety of the new quinolones in pregnancy. Obstet Gynecol. 1994; 84:535-8.

Boulos MIC. Uso de antibióticos durante a gravidez. Rev Ass Med Bras. 1984; 30:243-6.

Brasil. Ministério da Saúde. Coordenação Nacional de DST/AIDS. Recomendações para terapia anti-retroviral em adultos e adolescentes infectados pelo HIV; 1999. Disponível em: http://www.aids.gov.br/assistencia/antiretroviral/consenso99_jul99.htm.

Carter MP, Wilson F. Tetracycline and congenital limb abnormalities. Br Med J. 1962; 2:407.

CDC. Public Health Service. Public Health Service Task Force. Recommendations for the use of antiretroviral drugs in pregnant women infected with HIV-1 for maternal health and for reducing perinatal HIV-1 transmission in the United States. MMWR. 1998; 47:1-30.

Chow AW, Jewesson PJ. Pharmacokinetics and safety of antimicrobial agents during pregnancy. Rev Infect Dis. 1985; 7:287-313.

Conway N, Birt BD. Streptomycin in pregnancy: effect on the foetal ear. Br Med J. 1965; 2:260-3.

Consenso Brasileiro de Tuberculose – 1997. J Pneumol. 1997; 23:279-332.

Cook GC. Use of antiprotozoan and anthelmintic drugs during pregnancy: side-effects and contra-indications. J Infect. 1992; 25:1-9.

Dorangeon PH, et al. Les risqué de l'association pyrimethamine-sulfadoxine dans le traitment antenatal de la toxoplasmose. J Gynecol Obstet Biol Reprod (Paris). 1992; 21:549-56.

Drug safety. Nitrofurantoin in pregnancy and breastfeeding. Disponível em: http://thedrugsafety.com/nitrofurantoin.

Duff P. Antibiotic selection in obstetric patients. Infect Dis Clin North Am. 1997; 11:1-12.

Forfar JO, Nelson MM. Epidemiology of drugs taken by pregnant woman: drugs that may affect the fetus adversely. Clin Pharmac Therap. 1973; 14:632-42.

Howard FM, Hill JM. Drugs in pregnancy. Obst Gynec Survey. 1979; 34:643-53.

King CT, et al. Antifungal therapy during pregnancy. Clin Infect Dis. 1998; 27:1151-60.

Korzeniowski OM. Antibacterial agents in pregnancy. Infect Dis Clin North Am. 1995; 9:639-51.

Lima GR. Antibióticos em tocoginecologia. Ars Curandi. 1972; 5(10):66-76.

Lynch CM, et al. Use of antibiotics during pregnancy. Am Family Phys. 1991; 43:1365-9.

Mead PB, Gump DW. Antibiotic therapy in obstetrics and gynecology. Clin Obstet Gynecol. 1976; 19:109-29.

Mofenson LM. Antiretroviral therapy during pregnancy. Medscape UpToDate. Disponível em: http://www:-medscape.com/UpToDate/2000/10.00/utd1001.09.mofe/utd1001.09.mofe-01.html.

Pacifici GM, Nottoli R. Placental transfer of drugs administered to the mother. Clin Pharmacokinet. 1995; 28:235-69.

Pereira HL, Belfort P. Antibioticoterapia na gravidez. J Bras Med. 1985; 49(5/6):45-50.

Peters PJ, et al. Safety and toxicity of sulfadoxine/pyrimethamine: implications for malaria prevention in pregnancy using intermittent preventive treatment. Drug Saf. 2007; 30:481-501.

Potworowska M, et al. Ethionamide treatment and pregnancy. Polish Med J. 1966; 5:1152-8.

Rodin P, Hass G. Metronidazole in pregnancy. Br J Vener Dis. 1966; 42:210-2.

Schaefer C, et al. Pregnancy outcome after prenatal quinolone exposure. Evaluation of a case registry of the European Network of Teratology Information Services (ENTIS). Eur J Obstet Gynecol Reprod Biol. 1996; 69:63-39.

Tavares W. Antimicrobianos na gravidez. Folha Med. 1984; 89:413-21.

Wong SY, Remington JS. Toxoplasmosis in pregnancy. Clin Infect Dis. 1994; 18:853-62.

Antimicrobianos na Lactação

Anderson PO. Drug use during breast-feeding. Clin Pharm. 1991; 10:594-624.

Atkinson HC, et al. Drugs in human milk. Clinical pharmacokinetic considerations. Clin Pharmacokinet. 1988; 14:217-40.

Duarte-Contreras A. Drogas en la leche materna. Rev Colomb Obstet Gynec. 1980; 31:151-61.

Evaldson GR, et al. Tinidazole milk excretion and pharmacokinetics in lactating women. Br J Clin Pharmacol. 1985; 19:503-7.

Forrest JM. Drugs in pregnancy and lactation. Med J Aust. 1976; 2:138-41.
Hegg R, et al. Uso de fármacos na lactação. Rev Bras Med. 1988; 45:112-7.
Leophonte P. Antibiotiques au cours de la grossesse et de l'allaitement. Rev Mal Resp. 1988; 5:293-8.
Matsuda S. Transfer of antibiotics into maternal milk. Biol Res Pregnancy Perinatol. 1984; 5:57-60.
Passmore CM, et al. Metronidazole excretion in human milk and its effect on the suckling neonate. Br J Clin Pharmacol. 1988; 26:45-51.
Phillips RE, et al. Quinine pharmacokinetic and toxicity in pregnant and lactating women with falciparum malaria. Br J Clin Pharmacol. 1986; 21:677-83.
Pons G, et al. Nitrofurantoin excretion in human milk. Dev Pharmacol Ther. 1990; 14:148-52.
Rego JD, et al. Aleitamento materno – excreção de drogas. J Pediatr (Rio J). 1985; 58:447-52.
Snider DE Jr, Powell KE. Should women taking antituberculosis drugs breast-feed? Arch Intern Med. 1984; 144:589-90.
Vitiello N, Conceição IS. Passagem de fármacos para o leite materno. Femina. 1982 set; p. 705-8.
Vorherr H. Drug excretion in breast milk. Postgrad Med. 1974; 56:97-104.

Antimicrobianos no Paciente Obeso

Albernethy DR, Greenblatt DJ. Drug disposition in obese humans. An update. Clin Pharmacokinet. 1986; 11:199-213.
Association of Scottish Antimicrobial Pharmacists and Healthcare Improvement Scotland. How should antibiotics be dosed in obesity? Updated 1 march, 2017.
Bearden DT, Rodvold KA. Dosage adjustments for antibacterial in obese patients. Clin Pharmacokinet. 2000; 38:415-26.
Chen M, et al. Comparative pharmacokinetics and pharmacodynamic target attainment of ertapenem in normal-weight, obese and extremely obese adults. Antimicrob Agents Chemother. 2006; 50:1222-7.
Cheymol G. Clinical pharmacokinetics of drugs in obesity. An update. Clin Pharmacokinet. 1993; 25:103-14.
Cohen LG, et al. Fluconazole serum concentrations and pharmacokinetics in na obese patient. Pharmacotherapy. 1997; 17:1023-6.
Consenso Latino Americano em Obesidade. Disponível na Internet em: http://www.emagrecimento.com.br. Acessado em dez 2004.
Dougherty S, et al. DUHS Summary to Guide Antimicrobial Dosing In Adult Obese Patients. Updated 2/10/2017.
Ducharme MP, et al. Vancomycin pharmacokinetics in a patient population: effect of age, gender, and body weight. Ther Drug Monit. 1994; 16:513-8.
Geiseler PJ, et al. Dosage of antituberculous drugs in obese patients. Am Rev Respir Dis. 1985; 131:944-6.
Hollenstein UM, et al. Soft tissue concentrations of ciprofloxacin in obese and lean subjects following weight -adjusted dosing. Int J Obes Relat Metab Disord. 2001; 25:354-8.
Janson B, Thursky K. Dosing of antibiotics in obesity. Curr Opin Infect Dis. 2012; 25:634-49.
Meng L, et al. Comprehensive guidance for antibiotic dosing in obese adults. Pharmacotherapy. 2017; 37:1415-31.
Newman D, et al. Serum piperacillin/tazobactam pharmacokinetics in a morbidly obese individual. Ann Pharmacother. 2007; 41:1734-9.
Nottingham University Hospitals. Guideline for Antimicrobial Drug Dosing in Extremes of Body Weight. Disponível em: https://www.nuh.nhs.uk/download.cfm?doc=docm93jijm4n5792.pdf&ver=12168, Acessado em set 2019. Versão abril 2019.
Pai MP. Anti-infective drugs for obese patients. Clin Ther. 2016; 38:2032.
Pai MP, Bearden DT. Antimicrobial dosing considerations in obese adult patients. Phamacotherapy. 2007; 27:1081-91.
Paiva DS, et al. Obesidade. Disponível em: http://e-gerais.com/Cmga/obesidad.htm. Acessado em dez 2004.
Payne KD, Hall RG. Dosing of antifungal agents in obese people. Expert Rev Anti-infect Ther. 2016; 14:257-67.
Schwartz SN, et al. A controlled investigation of the pharmacokinetics of gentamicin and tobramycin in obese subjects. J Infect Dis. 1978; 138:499-505.
Tucker CE, et al. Antibiotic dosing in obesity: the search for optimum dosing strategies. Clin Obes. 2014; 4:287-95.
Wurtz R, et al. Antimicrobial dosing in obese patients. Clin Infect Dis. 1997; 25:112-8.

CAPÍTULO 10

Uso Profilático dos Antimicrobianos

Temos argumentado, ao longo deste livro, que o uso clínico das substâncias antimicrobianas deve visar a um agente infeccioso específico e que tais medicamentos não podem ser utilizados indiscriminadamente, sob pena não só de ocorrer falha terapêutica, como de surgirem efeitos danosos para o organismo humano e possibilitar a seleção de microrganismos resistentes. Insistimos sobre a importância da identificação ou da presunção do agente agressor, de modo que se possa utilizar o antimicrobiano mais adequado para o seu combate. Tais normas de conduta, aqui sumariadas, devem orientar, também, o seu uso profilático.

O termo profilaxia aplica-se ao emprego de meios para evitar doenças, entre os quais o tratamento preventivo das doenças. No caso da profilaxia antibiótica, as drogas são usadas para evitar doenças causadas por agentes sensíveis à sua ação.

A introdução dos antibióticos na terapêutica das doenças infecciosas provocou uma euforia de poder do homem sobre os micróbios, inicialmente relacionada ao emprego curativo dessas drogas e logo estendida ao seu uso profilático. Esse encantamento desfez-se pouco depois, com a observação da existência de microrganismos resistentes aos antimicrobianos existentes e, mais grave, com a demonstração de que as bactérias podiam desenvolver mecanismos de resistência a antimicrobianos aos quais eram sensíveis. Comprovou-se, também, que a eliminação dos germes saprófitos ou de baixa virulência permitia a instalação e o crescimento de outros de maior virulência e resistentes às drogas. Esta última observação foi particularmente importante em relação ao uso profilático dos antibióticos em pacientes com leucemias, linfomas, agranulocitose e outras doenças debilitantes e imunossupressoras, cujos pacientes geralmente falecem em consequência de infecções bacterianas. O uso profilático de antibióticos em tais pacientes, realizado de maneira aleatória, não melhorou em nada o prognóstico, trazendo, pelo contrário, malefícios, já que facilitou a infecção por fungos e germes resistentes, selecionados pelas drogas antimicrobianas. O mesmo fato se observou em pacientes em coma, em uso de corticosteroides, diabéticos, com infecções agudas por vírus, em crianças prematuras e outras condições que, devido à baixa resistência orgânica, expõem os enfermos ao maior risco de infecção bacteriana.

Com relação à infecção cirúrgica, fatos semelhantes se observaram, com a agravante que os cirurgiões passaram a transferir aos antibióticos os cuidados profiláticos aprendidos desde o tempo de Lister. Assim, passou-se a valorizar menos os cuidados de assepsia e antissepsia necessários ao ato cirúrgico, atribuindo-se aos antibióticos um papel que, em verdade, não lhes cabia. O resultado dessa negligência não tardou, retornando a infecção cirúrgica a alarmar os médicos em geral, agravado o problema pela etiologia constituir-se, agora, de germes de alta virulência e selecionada resistência aos antibióticos.

Chegamos aos dias atuais, em que trabalhos conduzidos com adequada metodologia permitiram o melhor conhecimento do fenômeno da infecção, do modo de ação dos antibióticos sobre os germes, dos mecanismos determinantes da resistência bacteriana, da farmacocinética dos antibióticos e dos efeitos colaterais das drogas. E, com esse conhecimento, é possível ordenar e regularizar, dentro de uma linha científica, as condições que se beneficiam com o uso profilático dos antibióticos ou em que existe justificativa para tal prática.

Inicialmente, torna-se necessário rever os fatores que explicam o fracasso das drogas profiláticas; em seguida, justificar a sua indicação com essa finalidade; depois, estabelecer os critérios de uso preventivo dos antibióticos, tendo em conta minimizar os efeitos prejudiciais da conduta; e, por fim, adequar a escolha das drogas às indicações preventivas em medicina clínica e cirúrgica.

RISCOS E DESVANTAGENS DO USO PROFILÁTICO DOS ANTIBIÓTICOS

O mundo dos micróbios é extraordinário, quase infinito, mesmo considerando somente o mundo bacteriano. Cada espécie de bactéria, por sua vez, apresenta características biológicas próprias, entre as quais se inclui a sensibilidade aos antimicrobianos. Ora, não existe droga antimicrobiana que seja capaz de agir sobre todas as bactérias viventes, tornando impossível, assim, a profilaxia de modo indiscriminado. Aplica-se, portanto, à profilaxia o mesmo princípio do uso terapêutico, orientado para o combate a um agente ou agentes específicos, prováveis causadores da infecção. A profilaxia realizada de modo indiscriminado está fadada ao fracasso, assim como a terapêutica indiscriminada.

O fator seguinte que explica a falha da profilaxia relaciona-se ao fenômeno da aquisição de resistência. Da mesma maneira que o uso terapêutico, o uso profilático dos antibióticos exerce uma pressão de seleção de microrganismos resistentes aos antibióticos em uso. E, ao final de algum tempo, tais germes resistentes serão os responsáveis pelas infecções no local em que a prática da profilaxia é uma constante.

O terceiro problema da profilaxia antibiótica diz respeito às modificações produzidas pelo antibiótico na microbiota normal, provocando sua redução e facilitando a infecção por germes resistentes. Sabemos que, em várias partes do nosso organismo, existem microrganismos residentes que fazem parte e convivem com a vida humana. Tal microbiota, complexa e variável em seus componentes, é constituída de bactérias e fungos potencialmente patogênicos para o homem, desde que fora de seu *habitat* normal ou se condições artificiais permitirem o superpovoamento do *habitat* natural por um só microrganismo. Sabemos, por outro lado, que o uso de antibióticos por tempo tão curto quanto três dias pode alterar a microbiota normal, destruindo os microrganismos sensíveis, com consequente desenvolvimento dos germes resistentes ali presentes ou trazidos do meio exterior. Tais germes poderão provocar prejuízos locais ou infecção generalizada, constituindo a superinfecção, episódio sempre temido e que constitui um dos riscos com o uso dos antimicrobianos.

Por fim, uma outra resultante negativa do uso profilático dos antibióticos consiste nos efeitos colaterais de natureza tóxica, irritativa ou alérgica, possíveis de ocorrer com praticamente todos os antimicrobianos, seja com o uso terapêutico ou profilático.

Em adendo final, deve-se lembrar que os antibióticos e quimioterápicos são drogas dispendiosas e que o seu uso representa um custo para o paciente ou a instituição que o assiste. Esse fator não deve representar obstáculo ao seu uso quando se trata de salvar vidas, mas deve ser levado em consideração quando se julgar a necessidade de usar um antimicrobiano.

BENEFÍCIOS E VANTAGENS DO USO PROFILÁTICO DOS ANTIBIÓTICOS

O objetivo da administração profilática de antimicrobianos é o de reduzir a morbidade e a mortalidade por infecções; a redução do tempo de internação hospitalar e, com isso, a diminuição dos custos e de riscos de infecções hospitalares; a redução de complicações não infecciosas que podem ocorrer em pacientes acamados, como tromboflebites e escaras; a diminuição de sequelas resultantes das infecções; a menor seleção de estirpes bacterianas resistentes devido à redução do consumo de antibióticos terapêuticos.

O uso profilático dos antibióticos e quimioterápicos anti-infecciosos está indicado quando existe risco importante do indivíduo adquirir uma infecção. Esse risco deve ser avaliado e quantificado pelo médico, a quem cabe decidir se a importância do risco da infecção justifica a profilaxia medicamentosa e se a possível vantagem com o uso da droga suplanta os riscos envolvidos com o seu emprego.

CRITÉRIOS PARA O USO PROFILÁTICO DOS ANTIBIÓTICOS

Existem algumas situações estabelecidas em que a antibioticoprofilaxia é recomendada ou encontra indicação justificada. Veremos que, nessas situações, sempre se observa um risco importante, seja pela frequência ou pela gravidade de a infecção ocorrer. Seja como for, a profilaxia antibiótica deve ser sempre encarada em função do provável agente causador da infecção, e é nessas condições que deve ser realizada, não sendo indicada quando é mínimo o risco da agressão pelo agente ou quando não se tem ideia do microrganismo. É preferível o tratamento orientado contra um germe identificado que a profilaxia indistinta, que, além de ser dispensável em muitas situações, pode conduzir à seleção de agentes infecciosos resistentes. No campo da medicina clínica, no qual a maioria das infecções é causada por uma bactéria específica, como o tétano ou a meningite meningocócica, é mais fácil definir a orientação da profilaxia antimicrobiana. Já a profilaxia em cirurgia é dirigida para bactérias prováveis, o que torna sua prática mais sujeita a falhas. De qualquer maneira, deve-se seguir os seguintes critérios para o êxito da profilaxia antibiótica:

- O benefício do uso do antibiótico deve ser maior que as desvantagens resultantes do seu emprego. Esse benefício é quantificado não só pelo risco da ocorrência da infecção, mas também pela gravidade da mesma, se ocorrer. Exemplo dessa assertiva é a infecção em cirurgia de implante de prótese articular. O risco de ocorrer a infecção é pequeno; entretanto, devido à gravidade que representa uma infecção nessa situação cirúrgica, está indicado o uso profilático de antibióticos.
- O antibiótico prescrito deve ser ativo contra o microrganismo envolvido na gênese da infecção, preferindo-se as drogas de espectro de ação mais específico, menos tóxicas e de menor custo.
- Na profilaxia da infecção cirúrgica, existe um tempo adequado para o início do emprego do antibiótico e para a duração desse emprego. Atualmente, está estabelecido que o antibiótico deve ser iniciado no pré-operatório imediato, no começo da cirurgia, e terminado ao final do ato cirúrgico. Eventualmente, em cirurgias cardíacas, o antimicrobiano poderá ser mantido por 24 a 48 horas.
- Cabe ao médico avaliar o risco da infecção, levando em consideração fatores relacionados à capacidade de defesa do paciente (diabetes, desnutrição, idade, imunodeficiências), ao tempo da cirurgia (cirurgias longas predispoem à infecção) e a fatores que possam influir na ocorrência da infecção (sangramentos, espaços vazios).

PROFILAXIA EM MEDICINA CLÍNICA

A indicação de antimicrobianos em medicina clínica é realizada nas situações apresentadas a seguir.

Febre Reumática

É clássica a indicação de antibióticos profiláticos nessa doença, desencadeada pelo estreptococo do grupo A. Indica-se a profilaxia após um surto agudo para evitar que novas infecções estreptocócicas possibilitem recaídas da febre reumática, com o risco de agravamento das lesões cardíacas. Antes da era da profilaxia penicilínica, a possibilidade de uma primeira recaída era de 20% a 30%, caindo para 1% com a profilaxia. Utiliza-se a penicilina G benzatina na dose de 1.200.000 U, por via IM, a cada 28 dias. Como alternativa, pode-se empregar a penicilina V e a eritromicina, por via oral; embora a eficácia seja maior com a penicilina G benzatina. A penicilina V é usada na dose de 400.000 U (para adultos) ou 200.000 U (para crianças com menos de 25 kg) de 12/12 horas; a eritromicina é administrada na dose de 500 mg (para adultos) ou 250 mg (para crianças) de 12/12 horas. O tempo de manutenção da profilaxia tem sido motivo de divergência, mas, em geral, é recomendado não ser inferior a cinco anos. Para médicos, enfermeiros, dentistas, professores e outros profissionais que lidam com doentes ou contato próximo com público, sobretudo infantil, recomenda-se a profilaxia por toda a vida profissional.

Mais recentemente, vem sendo questionado que o intervalo de quatro semanas entre as doses de penicilina G benzatina não é capaz de manter o nível sérico adequado de penicilina para agir contra os estreptococos. Com essa consideração, têm sido propostos esquemas de profilaxia com intervalos de três semanas entre as doses da penicilina G benzatina, o que, se por um lado dá mais garantia de eficácia, por outro lado traz a dificuldade em manter a adesão do paciente ao esquema profilático. Em que pesem essas considerações, a American Heart Association e a Organização Mundial da Saúde recomendam a profilaxia habitual com o intervalo de quatro semanas, indicando o intervalo de três semanas somente se o paciente apresentar recorrência da febre reumática apesar da adesão ao regime de quatro semanas.

Endocardite Bacteriana e Infecção de Próteses Vasculares

Em 2008, a American Heart Association e o American College of Cardiology (AHA/ACC) realizaram uma profunda modificação nos critérios e indicação de profilaxia de endocardite em pacientes com doença valvular cardíaca (Nishimura *et al.*). Essas mudanças fundamentaram-se no fato de somente um pequeno número de casos de endocardite ser prevenido por uso de antimicrobianos, sendo mais resultantes de bacteriemias fortuitas que de procedimentos dentais, gastrointestinais ou geniturinários. Os microrganismos mais importantes causadores de endocardite infecciosa relacionada com procedimentos orofaríngeos são os estreptococos do grupo *viridans*. Assim, a manutenção de adequada higiene oral é a medida mais importante na prevenção de endocardite. Ademais, o risco de efeitos adversos com uso de antimicrobianos é maior que o benefício de seu uso.

Considerando esses fatos, as AHA/ACC consideram que a profilaxia da endocardite em procedimentos dentais só é indicada em manipulações envolvendo a gengiva e a região periapical dos dentes, ou perfuração de mucosa, em pacientes com condições cardíacas que têm elevado risco de apresentar endocardite infecciosa.

São considerados pacientes de elevado risco:

a) Aqueles com válvula prostética cardíaca ou nos quais foram usadas próteses para reparar valvas cardíacas.
b) Aqueles com histórico de endocardite infecciosa.
c) Aqueles com valvulopatia cardíaca após transplante cardíaco.
d) Aqueles com doenças cardíacas congênitas específicas, que incluem: cardiopatia congênita cianótica não tratável; cardiopatia congênita reparada com material prostético; com cardiopatia congênita tratada com próteses e que persistem defeitos residuais no local ou adjacências da reparação; transplantados de coração com regurgitação valvar resultante de valva anormal.

As diretrizes revisadas das AHA/ACC não mais recomendam profilaxia antimicrobiana da endocardite infecciosa em pacientes submetidos a procedimentos que envolvem o trato respiratório, como ecocardiografia transesofágica e broncoscopia diagnóstica, exceto em pacientes de alto risco, nos quais foi feita incisão da mucosa respiratória, como amigdalectomia e adenoidectomia. Também não é recomendada a profilaxia em procedimentos gastrointestinais (GI) e geniturinários (GU), incluindo esofagogastroduodenoscopia, clister opaco e colonoscopia. Nos procedimentos GI e GU, se houver infecção, o paciente deve ser tratado previamente. Não há indicação de profilaxia de endocardite em pacientes em tratamentos dentários que envolvem injeção de anestésico em tecido não infectado, colocação, remoção ou ajuste de materiais ortodônticos, sangramento por trauma de lábios ou mucosa oral. Por fim, não há indicação de profilaxia de endocardite em pacientes com estenose aórtica ou mitral e naqueles com prolapso de válvula mitral.

Modernamente, tendo em consideração a eficácia dos antibióticos, os níveis terapêuticos obtidos, a tolerabilidade e a facilidade da aplicação prática dos antimicrobianos ativos, os regimes profiláticos recomendados pela Associação Americana de Cardiologia foram simplificados.

Esquema Profilático Padrão da Associação Americana de Cardiologia (2008)

Para qualquer paciente com elevado risco de endocardite infecciosa, amoxicilina por via oral, na dose única de 2 g, em adultos (metade da dose para crianças com menos de 30 kg), administrada uma hora antes do procedimento. Nos pacientes que não conseguem deglutir, utiliza-se, 30 minutos antes do procedimento, a clindamicina via IM ou IV (600 mg, em adultos; 20 mg/kg, em crianças) ou a cefazolina ou a ceftriaxona via IM ou IV (ambas na dose de 1 g em adultos; 50 mg/kg em crianças).

Nos pacientes alérgicos às penicilinas, indica-se a clindamicina na dose de 600 mg (20 mg/kg, em crianças), por via oral, uma hora antes do procedimento. A azitromicina e a claritromicina, na dose de 500 mg, em adultos (ou 15 mg/kg, em crianças), e o cefadroxil e a cefalexina, ambos na dose de 2 g, em adulto (50 mg/kg, em crianças), são opções. Embora os macrolídeos e a clindamicina tenham ação bacteriostática, sua atividade profilática provavelmente relaciona-se com as alterações que provocam em estruturas da superfície dos estreptococos (adesinas) responsáveis por sua aderência. Nos pacientes alérgicos que não conseguem deglutir, está indicada a administração da clindamicina na dose de 600 mg (20 mg/kg, em crianças), por via IM ou IV, 30 minutos antes do procedimento, ou a cefazolina ou a ceftriaxona via IM ou IV (ambas na dose de 1 g, em adultos; 50 mg/kg, em crianças). As cefalosporinas não devem ser empregadas em pacientes alérgicos que refiram urticária, angioedema e anafilaxia com o uso de penicilinas.

Outros Esquemas Profiláticos

A Associação Britânica para Quimioterapia Antimicrobiana (Gould *et al.*), publicou, em 2006, diretrizes sobre a prevenção da endocardite bacteriana, com algumas diferenças em relação à Academia Americana de Cardiologia. Nos procedimentos dentários, em pacientes de risco, a dose de amoxicilina recomendada em adultos é de 3 g, em dose única, indicando a clindamicina (600 mg) e a azitromicina (500 mg) nos alérgicos às penicilinas. Quando o enfermo não puder deglutir, é recomendada a administração de amoxicilina (ou ampicilina) 1 g, ou clindamicina (300 mg) IV.

Ademais, estabeleceu conduta diferente no que concerne aos riscos de procedimentos gastroenterológicos e geniturinários. Assim, a Sociedade Britânica de Quimioterapia Antimicrobiana recomenda o uso profilático de antibióticos nos pacientes que irão se submeter a dilatação uretral, cistoscopia, ressecção prostática transuretral, biópsia prostática transretal, histerectomia vaginal, colangiopancreatografia endoscópica retrógrada, dilatação de esôfago, escleroterapia de varizes esofagianas, cirurgias hepática e biliares, litotripsia de cálculo renal e cirurgias envolvendo a mucosa intestinal. Considerando que os enterococos são os principais microrganismos causadores de endocardite associada com procedimentos não dentais e orais, é recomendado o emprego de ampicilina ou amoxicilina, na dose única de 1 g, IV, associada com uma dose de 1,5 mg/kg de gentamicina, IV, imediatamente antes do procedimento. Nos pacientes alérgicos às penicilinas, é utilizada a teicoplanina, na dose única de 400 mg, IV, associada com a dose de 1,5 mg/kg de gentamicina IV.

Nos pacientes com lesões orovalvulares ou próteses submetidos a procedimentos cirúrgicos em locais infectados por estafilococos (drenagem de abscessos de partes moles, cirurgia de osteomielites, artrite séptica e cirurgia e curativos cirúrgicos em queimados), recomenda-se o emprego da oxacilina (2 g, em adultos) ou da cefalotina (1 g, em adultos) por via IV, 30 minutos antes do procedimento, seguindo-se o uso da cefalexina ou similar por via oral, se indicada a terapêutica.

Ruptura Prematura da Membrana Amniótica

A ruptura prematura da membrana amniótica ou o prolongamento do trabalho de parto por mais de seis horas após a ruptura da membrana tem indicação para o uso profilático de antibióticos, com a finalidade de evitar infecção materna e fetal. Os riscos de infecção fetal e cavitária aumentam com a duração do prazo transcorrido após a amniotomia, com as condições de assepsia e o número de toques vaginais no acompanhamento do trabalho de parto. A profilaxia antibiótica reduz notavelmente a incidência de corioamnionite materna e de hemorragia intraventricular, e síndrome de desconforto respiratório neonatal.

O esquema de antibióticos indicado pelo Projeto Diretrizes da Associação Médica Brasileira é a ampicilina, 2 g de 6/6 horas, via IV, durante 48 horas, associada com azitromicina, 1 g/dia, via oral ou IV, durante três dias. A paciente será mantida com amoxicilina, 500 mg de 8/8 horas, durante cinco dias. Na paciente com alergia às penicilinas, estas são substituídas por clindamicina. Não é recomendado o emprego de amoxicilina com clavulanato, devido ao elevado risco de enterocolite necrotizante no recém-nascido medicado com esse antimicrobiano.

Para o recém-nascido em condições de ruptura prematura das membranas, é recomendada a administração de uma dose de gentamicina por via IM.

Tétano

É sabido que a profilaxia ideal do tétano é feita com a vacina antitetânica. Nem sempre, porém, um paciente com uma ferida tetanígena tem, ou sabe se tem, imunidade antitóxica. Nessa eventualidade, deveria ser aplicada a gamaglobulina humana hiperimune contra o tétano, a qual nem sempre é disponível. Pode-se, então, utilizar antibióticos, especialmente as tetraciclinas, em doses usuais durante cinco dias. Como alternativa, pode-se utilizar a eritromicina ou uma cefalosporina oral. A penicilina G cristalina pode ser usada nos pacientes politraumatizados que devem permanecer hospitalizados. Alerte-se que a penicilina G benzatina não deve ser indicada para a profilaxia do tétano, pois é desprovida de valor, já que os níveis sanguíneos obtidos com essa forma da penicilina demoram a ser alcançados, e são baixos e ineficazes contra o bacilo tetânico. O uso de antibióticos como profilático do tétano pode não ter eficácia se a administração da droga se fizer após seis horas do traumatismo, pois, além desse prazo, há a possibilidade do *C. tetani* ter passado à forma vegetativa e sua toxina ter atingido o sistema nervoso.

Coqueluche

Indivíduos suscetíveis, em contato com pacientes com coqueluche, podem adquirir a doença. A imunoglobulina humana hiperimune antipertussis não oferece proteção adequada aos comunicantes suscetíveis, estando indicado, nesses casos, o emprego de um antibiótico macrolídeo em doses usuais: a eritromicina durante dez dias, a claritromicina durante sete dias e a azitromicina durante três dias. O antibiótico reduz a possibilidade da infecção e diminui a gravidade nas crianças que vierem a desenvolver a doença.

Difteria

Indivíduos suscetíveis, especialmente crianças com menos de 11 anos de idade, em contato íntimo com pacientes com difteria, estão sob grande risco de adquirir a doença. Sendo assim, está indicado o uso de antibióticos ativos contra o bacilo diftérico nas crianças não imunes comunicantes com pacientes diftéricos. Habitualmente, recomenda-se a eritromicina por via oral, em doses usuais, durante sete dias.

Meningite Meningocócica e por Hemófilo

O meningococo é um microrganismo altamente contagiante, transmitido por via direta de portadores sãos e de pacientes com doença meningocócica para o hospedeiro suscetível. Essa transmissão ocorre com mais facilidade em comunicantes domiciliares ou que habitam as mesmas instalações, como em creches e orfanatos, ou que permanecem em contato durante a maior parte do dia, como os escolares da mesma sala em escolas de tempo integral. Estima-se que o risco de adquirir a infecção meningocócica é 1.000 vezes maior entre os contatos que vivem junto de um caso de doença meningocócica que na população geral. Por tal motivo, indica-se a antibioticoprofilaxia para os contatos íntimos de pacientes com doença meningocócica. Emprega-se a minociclina ou a rifampicina por via oral, por causarem alta concentração nas vias aéreas, preferindo-se este último antibiótico por provocar menos efeitos adversos e por ser útil tanto em adultos como em crianças. A rifampicina é usada na dose de 20 mg/kg/dia, fracionada de 12/12 horas (600 mg a cada 12 horas, em adultos), durante dois dias. A ceftriaxona por via IM na dose de 250 mg em adultos e 125 mg em crianças, e o ciprofloxacino, para adultos, na dose única de 750 mg por via oral, também se revelaram eficazes na erradicação do meningococo. O esquema de erradicação do meningococo também está indicado para o paciente com doença meningocócica, considerando que a penicilina ou o cloranfenicol utilizados no tratamento não erradicam o microrganismo da nasofaringe. A profilaxia com rifampicina ou ceftriaxona deve ser instituída logo ao início do tratamento do caso. Não há indicação para a profilaxia em comunicantes fortuitos ou médicos e outros profissionais da saúde que atendam um paciente com infecção meningocócica, exceto se houver contaminação grosseira (respiração boca a boca, por exemplo).

A mesma indicação de antibioticoprofilaxia é recomendada para os comunicantes íntimos (crianças e adultos que lidam com crianças) de pacientes com meningoencefalite, artrite, pneumonia e sepse por *Haemophilus influenzae*. Utilizam-se as mesmas drogas referidas para o meningococo, preferindo-se a rifampicina, nas mesmas doses, mantida pelo prazo de dois a quatro dias.

Infecções Sexualmente Transmissíveis

O emprego profilático de antibióticos contra sífilis, cancro mole e gonorreia é indicado quando houver um contato sexual de alto risco de transmissão dessas enfermidades. Atualmente, é mais recomendado em vítimas de violência sexual. Vários esquemas podem ser adotados, entre os quais a associação de azitromicina + ciprofloxacino + penicilina G benzatina, em esquema de dose única. Em crianças, substitui-se a quinolona por ceftriaxona (IM) nessa prevenção.

Nos casos de violência sexual, indica-se também a profilaxia pós-exposição contra o HIV, com a administração da associação de zidovudina + lamivudina durante 28 dias. O início ideal da medicação é até duas horas após a exposição; e é iniciada, no máximo, após 72 horas.

Tuberculose

A quimioprofilaxia da tuberculose-doença, por meio da isoniazida durante seis meses na dose de 10 mg/kg/dia, com dose máxima diária de 300 mg, em uma única tomada ao dia, tem sido recomendada para indivíduos cuja infecção recente pelo *M. tuberculosis* foi demonstrada pela conversão do PPD negativo em positivo e que sejam portadores de diabetes, silicose, leucemia, linfoma ou permaneçam em hemodiálise crônica, ou estejam sob terapêutica com corticosteroides e citostáticos. É indicada ainda em crianças com menos de 6 anos expostas ao convívio familiar com doente bacilífero e em recém-nascidos filhos de mãe com doença ativa. Com exceção das já citadas situações, a profilaxia não é indicada em adultos PPD forte-reatores (enduração igual ou maior que 5 mm), devido ao risco da hepatite tóxica pela isoniazida ser maior que o risco de desenvolvimento da tuberculose. Nesse caso, o indivíduo deve ser acompanhado em ambulatório, com regularidade semestral ou anualmente.

A quimioprofilaxia da tuberculose utilizando a isoniazida, na dose e no tempo citados anteriormente, é também indicada em pacientes infectados pelo HIV que apresentam CD4 igual ou inferior a 350 células/mm^3, independentemente da realização da prova tuberculínica. Indica-se, ainda, nos pacientes que apresentam cicatriz radiológica de tuberculose sem tratamento anterior. Em qualquer situação, a quimioprofilaxia só deve ser realizada se afastada a possibilidade de tuberculose-doença ativa.

Oftalmia Neonatal

A oftalmia do recém-nascido, causada pelo gonococo, é rotineiramente prevenida pela instilação de nitrato de prata a 1% nos olhos da criança ou pela aplicação de pomadas oftálmicas contendo eritromicina ou tetraciclina.

Mordeduras

A mordedura de mamíferos, inclusive o homem, e de ofídios causa, com frequência, quadros de celulite, linfangite e abscessos causados por estreptococos, estafilococos, bactérias anaeróbias, *Eikenella corrodens* (nas mordeduras humanas) e *Pasteurella multocida* (nas mordeduras de animais). O quadro clínico pode evoluir para a mionecrose, gangrena e sepse. Os estreptococos, *Eikenella corrodens*, *P. multocida* e germes anaeróbios da flora bucal e da pele, em geral, são sensíveis às penicilinas, mas o estafilococo habitualmente é resistente às penicilinas. A *Eikenella corrodens* costuma ser resistente às cefalosporinas.

Nas mordeduras de animais, as cefalosporinas orais de primeira geração ou a associação de amoxicilina com ácido clavulânico constituem uma boa alternativa para a profilaxia, por agirem contra os estreptococos, anaeróbios, *P. multocida* e os estafilococos produtores de penicilinase. Entretanto, nas mordeduras humanas, as cefalosporinas podem falhar devido à resistência da *E. corrodens*. Dessa maneira, a melhor alternativa nas mordeduras humanas, como nas animais, consiste na administração, durante três a cinco dias, por via oral, da amoxicilina associada com clavulanato. Porém, nos casos de maior gravidade, com mordeduras múltiplas e extensas, é mais prudente a administração por via IV da penicilina G cristalina associada com a oxacilina, durante três a cinco dias.

Infecção em Pacientes Neutropênicos. Descontaminação Seletiva

Pacientes neutropênicos com número de granulócitos inferior a 500 células/mL de sangue, em decorrência de quimioterapia antineoplásica (leucemia), terapêutica imunossupressora (transplante de órgãos), agranulocitose e aplasia medular desenvolvem infecções com grande facilidade devido à imunodepressão. Vários microrganismos podem ser causadores dessas infecções, particularmente os bacilos gram-negativos entéricos, *Pseudomonas aeruginosa*, *Pneumocystis carinii* e *Candida albicans*. Em razão do alto risco de infecção nesses enfermos, diversos esquemas de profilaxia antimicrobiana têm sido propostos. A profilaxia total com drogas contra bactérias, protozoários e fungos só apresenta eficácia se o paciente for mantido em isolamento total, em ambiente esterilizado, com utilização de material esterilizado e recebendo alimentação esterilizada. Tal prática é difícil de ser conseguida mesmo em centros mais avançados.

Considerando que a porta de entrada de infecção nesses casos é predominantemente intestinal e que os bacilos gram-negativos, inclusive a *Pseudomonas aeruginosa*, figuram entre os principais germes causadores da infecção, procura-se reduzir a microbiota aeróbia intestinal, preservando a anaeróbia. Isso porque a presença das bactérias anaeróbias interfere na colonização do intestino por bactérias aeróbias potencialmente patogênicas, constituindo o fenômeno chamado resistência à colonização. Esse método profilático é conhecido como descontaminação seletiva do aparelho intestinal.

A profilaxia utiliza drogas ativas contra bacilos gram-negativos entéricos e para a prevenção da candidíase oral, esofágica e intestinal, e deve ser mantida durante todo o período da neutropenia. Mais frequentemente, os autores recomendam a associação do sulfametoxazol (800 mg) com a trimetoprima (160 mg) por via oral a cada 12 horas, acrescida da administração da nistatina na dose de 1 milhão de unidades de 6/6 horas, também por via oral. O cetoconazol ou o itraconazol ou o fluconazol, na dose de 200 mg em dose única diária, são alternativas à nistatina. As quinolonas, especialmente o ácido pipemídico, o norfloxacino e o ofloxacino, também são utilizadas na descontaminação seletiva do trato digestivo, apresentando resultados semelhantes ou superiores à associação do sulfametoxazol com a trimetoprima ou de vancomicina associada com polimixina. Considerando, porém, que as modernas fluoroquinolonas constituem uma das opções terapêuticas para o tratamento de infecções em pacientes imunocomprometidos e que seu uso abusivo pode acelerar a seleção de microrganismos resistentes à sua ação, é interrogada a necessidade de preservar as fluoroquinolonas, evitando o seu uso na profilaxia.

Um fator adicional para a prevenção da infecção pela *Pseudomonas aeruginosa* no neutropênico é a recomendação para o paciente não ingerir vegetais crus (saladas) e frutas com casca.

Infecção em Pacientes Admitidos em Unidades de Tratamento Intensivo

Pacientes admitidos em unidades de tratamento intensivo (UTI) apresentam elevado risco de adquirir infecção ou sofrer superinfecções. Em particular, pacientes cirúrgicos ou com traumatismos, queimaduras, icterícia e obstrução intestinal, com frequência desenvolvem infecção pulmonar ou sepse causadas por bacilos gram-negativos entéricos. Entre as possíveis causas desses eventos, recentes estudos têm valorizado a translocação bacteriana, isto é, o movimento de bactérias entéricas através da barreira epitelial e sua disseminação para os gânglios linfoides mesentéricos e para órgãos distantes. Dessa maneira, a microbiota aeróbia gram-negativa intestinal exerceria importante papel na patogênese da infecção hospitalar em pacientes com doenças graves admitidos por longo tempo em UTI. O mesmo fenômeno foi descrito em adultos, neonatos e crianças recebendo nutrição parenteral prolongada. Tendo em vista esse fato, a descontaminação seletiva do intestino vem sendo proposta como medida de prevenção da infecção nesses pacientes, assim como é realizada em pacientes neutropênicos. Os regimes de tratamento propostos são administrados a pacientes que presumidamente permanecerão mais de 48 horas na UTI, devendo continuar em uso durante o tempo de permanência na unidade.

Resultados satisfatórios, com redução na incidência de infecção hospitalar, têm sido observados com o emprego da associação de colistina (2 milhões de unidades), tobramicina (80 mg) e anfotericina B (500 mg) em solução através de sonda nasogástrica a cada quatro horas, e também a aplicação de uma pasta contendo os mesmos antimicrobianos na concentração a 2% na mucosa da boca e orofaringe, nariz, ânus e vagina. Outro regime de descontaminação seletiva é constituído por uma pasta contendo 2% de colistina, 2% de gentamicina e 100.000 U de nistatina em cada grama (Orobase® = Colgate, Estados Unidos) aplicada na mucosa bucal quatro vezes ao dia e a administração de 10 mL de uma suspensão contendo colistina (100 mg), gentamicina (80 mg) e nistatina (2 milhões/U) quatro vezes ao dia, por via oral ou por sonda nasogástrica. Alguns autores recomendam acrescentar a esses regimes de uso tópico de mistura de antimicrobianos o emprego sistêmico da cefotaxima ou da cefuroxima, por via parenteral, em doses plenas, durante os três ou cinco dias iniciais de permanência na UTI. Por fim, a descontaminação seletiva do tubo digestivo pode ser realizada com o emprego de uma suspensão contendo 500 mg de norfloxacino (20 mg/mL) a cada oito horas e nistatina na dose de 1 milhão de unidades (100.000 U/mL) a cada seis horas, por sonda nasogástrica ou por via oral.

Em que pese a redução na colonização e na ocorrência de infecção observada em pacientes mantidos em UTI com o emprego da descontaminação seletiva do trato digestivo, o benefício na mortalidade é menos claro, e essa conduta, se administrada por tempo prolongado, é acompanhada do risco de superinfecção por microrganismos primariamente resistentes e de seleção e indução de resistência entre as bactérias endógenas.

Epidemias em Berçários

Surtos de infecção por estafilococos, estreptococos do grupo A e coliformes em berçários são resultantes de falhas nas condições de assepsia local, do material utilizado ou da presença de portadores entre o pessoal que atua na unidade. As medidas preventivas incluem o fechamento da unidade e estudo das causas (exames do pessoal de saúde, revisão do sistema fornecedor de água e do material utilizado, inclusive material de limpeza). Na impossibilidade do fechamento do berçário, se houver doença estafilocócica recomenda-se a administração de oxacilina ou cefalexina, por via oral, enquanto permanecerem no local; se a infecção é pelo estreptococo beta-hemolítico, as crianças serão medicadas com penicilina V, por via oral; nos casos de diarreia por coliformes, institui-se a profilaxia com colistina (15 mg/kg/dia), via oral, fracionada de 6/6 horas ou um aminoglicosídeo por via oral.

Esplenectomia em Crianças

Pacientes submetidos a esplenectomia, principalmente crianças, apresentam um risco de sofrer infecções fulminantes pelo pneumococo e, mais raramente, por meningococos e hemófilos. Com a finalidade de serem evitadas infecções pelo pneumococo e pelo hemófilos, foram desenvolvidas vacinas bastante eficazes contra esses patógenos, mas de custo elevado e nem sempre disponíveis em serviços públicos de saúde. Devido ao risco e à gravidade da infecção pneumocócica em crianças esplenectomizadas (cirurgia indicada em casos de púrpura trombocitopênica idiopática, esferocitose, tumor esplênico e outros) e na impossibilidade de empregar a vacina antipneumocócica, recomenda-se a administração profilática da penicilina G benzatina na dose de 600.000 ou 1.200.000 U por via IM a cada três semanas, durante dois anos após a cirurgia. A penicilina V por via oral em doses de 200.000 a 400.000 U a cada 12 horas é uma alternativa; a amoxicilina na dose de 20 mg/kg/dia, fracionada em duas doses diárias é uma alternativa melhor em crianças com menos de 5 anos de idade, por sua atividade contra os hemófilos. Entretanto, essas condutas necessitam ser revisadas, considerando a frequência cada vez maior de pneumococos e hemófilos resistentes às penicilinas na comunidade.

Infecção Urinária Recorrente

Infecção urinária recorrente (ITU) é a ocorrência de três ou mais episódios de infecção urinária sintomática no período de um ano ou duas no período de seis meses, após ter havido a resolução do episódio anterior. Ocorre mais frequentemente na mulher e é comum na gestante, na idosa e na criança. Resulta habitualmente de reinfecção por um novo patógeno (usualmente *E. coli*); raramente é devida à persistência, nas vias urinárias, da bactéria que causou um episódio prévio. Contudo, essa última hipótese é observada especialmente em homens, pela localização da bactéria na próstata. Também é possível em pacientes com cálculos renais. Nas mulheres com vida sexual ativa, a relação sexual é o principal fator da recorrência de ITU; mas, pode haver outros fatores, como cistocele, higiene precária, deficiência hormonal de estrogênios e cálculo renal.

Para evitar a recorrência, pode-se utilizar três estratégias de uso de fármacos: pós-coito, contínuo e autoadministrado (Tabela 10.1).

A administração após a relação sexual está indicada nas mulheres que nitidamente relacionam a recorrência com o coito. Uma dose plena do antimicrobiano é tomada pela paciente após (ou pouco antes) da cópula. Evidentemente, é uma estratégia adequada em mulheres que têm relações sexuais esporádicas, não se aplicando às que se relacionam sexualmente com frequência diária. A eficácia do método independe do tipo de fármaco utilizado, desde que o microrganismo seja sensível. A profilaxia com uso contínuo é realizada com a nitrofurantoína. É o fármaco que melhor atende ao desejado, com eficácia comprovada, risco inexpressivo de efeitos adversos, comodidade posológica de um comprimido ao dia e cuja utilização prolongada não tem se acompanhado de aumento de resistência bacteriana. A paciente é instruída a ingerir o medicamento uma vez ao dia, preferentemente à noite, durante seis meses a um ano. Embora seja a metodologia de prevenção de recorrência de ITU mais utilizada, não é a ideal, exatamente pela possibilidade de poder selecionar microrganismos resistentes em longo prazo.

A profilaxia pela autoadministração de fármacos ativos é a estratégia ideal, na qual a paciente inicia o tratamento antimicrobiano ao reconhecer o início dos sintomas da cistite. Não é necessário exame de urina, e a paciente dever receber prescrições para três dias de uso do medicamento selecionado pelo médico. É uma metodologia que depende da motivação, da capacidade de entendimento e da habilidade da paciente, mas é a mais adequada por limitar o uso de antimicrobiano à situação em que ele é necessário e, com isso, reduzir a pressão de seleção de germes resistentes. A paciente deve ser alertada para procurar atendimento médico se não houver resolução da sintomatologia dentro de 48 horas, para receber nova orientação.

Na gestante, a profilaxia de infecção recorrente é recomendada, utilizando-se preferencialmente a nitrofuantoína, não sendo indicado o uso de quinolonas.

Tabela 10.1
Quimioprofilaxia da Infecção Urinária Recorrente

Quimioprofilaxia pós-coito – dose única
• Nitrofurantoína – 100 mg/dose
• Norfloxacino – 200 mg/dose
• Ciprofloxacino – 250 mg/dose
Quimioprofilaxia contínua
• Nitrofurantoína – 100 mg/24 h
Automedicação
• Norfloxacino – 200 mg/12 h – 3 dias
• Nitrofurantoína – 100 mg/12 h – 5 dias
• Ciprofloxacino – 250 mg/12 h – 3 dias

Fonte: Autoria própria.

Peste e Leptospirose

Nessas duas doenças de fácil transmissibilidade e elevada gravidade, pessoas expostas ao risco de sua aquisição devem receber profilaxia antimicrobiana. No caso da peste, o risco da aquisição da infecção ocorre entre os comunicantes íntimos dos enfermos, seja pela possibilidade de transmissão direta nas formas pneumônicas ou por meio de pulgas infectadas presentes no meio ambiente. Recomenda-se o emprego de tetraciclina na dose de 15 mg/kg/dia, fracionada em quatro tomadas diárias, durante sete dias, ou a sulfadiazina (1 g de 6/6 horas, em adultos) ou o sulfametoxazol associado com a trimetoprima pelo mesmo período de tempo.

Com relação à leptospirose, a quimioprofilaxia pode ser indicada para indivíduos expostos ao alto risco de infecção em regiões endêmicas. Tal situação existe quando, em locais e regiões onde a doença é endêmica, ocorre a possibilidade da transmissão de leptospiras pelo contato prolongado da pele e das mucosas com águas contaminadas com urina de roedores, como acontece fortuitamente em enchentes. Nesses casos, está indicado o emprego da doxiciclina na dose de 100 mg duas vezes ao dia, durante três a cinco dias, ou a administração da penicilina G benzatina na dose de 1.200.000 U em duas injeções por via IM aplicadas com intervalo de cinco dias. Para trabalhadores que exercem atividades em locais de risco constante da transmissão, a prevenção pode ser realizada com a doxiciclina em dose única semanal de 200 mg.

Malária

Há longo tempo, a profilaxia da malária tem sido realizada com medidas de combate aos anofelinos com inseticidas, uso de roupas apropriadas, telagem das portas e janelas, e utilização de mosquiteiros e repelentes para evitar a picada dos mosquitos. Recomendava-se também o emprego de quimioterápicos e, classicamente, era utilizada a cloroquina na dose única semanal de 5 mg/kg (300 mg/semana em adultos), por todo o tempo de permanência na área malarígena e por mais seis semanas após a saída da área. Nos dias atuais, a cloroquina com frequência mostra-se ineficaz como droga profilática ou terapêutica na malária causada pelo *P. falciparum*, devido à elevada resistência dessa espécie a esse antimalárico no Brasil e em diferentes países da África e da Ásia. As drogas opcionais, o proguanil, a amodiaquina e a associação de sulfadoxina com pirimetamina, são, também, ineficazes nos parasitas resistentes. Por tal motivo, na quimioprofilaxia da malária está indicada a mefloquina, administrada semanalmente na dose de 5 mg/kg, dose máxima de 250 mg/semana, iniciando uma semana antes da entrada na área endêmica e mantida durante a permanência e por mais quatro semanas após a saída da área. A doxiciclina na dose de 100 mg, semanalmente, é uma alternativa à mefloquina. A mefloquina é contraindicada em crianças com menos de 3 meses de idade e no primeiro trimestre da gestação; a doxiciclina é contraindicada em crianças até a adolescência. Os indivíduos devem ser alertados para a possível falha da quimioprofilaxia e orientados para buscar imediato atendimento médico se ocorrer quadro febril.

Infecção pelo *Pneumocystis jiroveci* em Pacientes Imunocomprometidos

A primeira indicação de quimioprofilaxia contra a pneumonia causada pelo *Pneumocystis jiroveci* consistiu no emprego da associação do sulfametoxazol com a trimetoprima (cotrimoxazol) em crianças sob quimioterapia para leucemia. Tais pacientes apresentam elevado risco de ocorrência dessa infecção, superior a 15% em um ano de acompanhamento. Aquela associação de drogas deve ser mantida enquanto durar a terapêutica da doença maligna, podendo prolongar-se por mais de dois anos. Da mesma maneira, pacientes submetidos a transplante de fígado e de coração, que apresentam 3% a 11% de risco de infecção por esse microrganismo nos primeiros seis meses após o transplante, beneficiam-se do uso profilático do cotrimoxazol (800 mg da sulfa e 160 mg da trimetoprima) três vezes por semana, durante, pelo menos, três meses.

Em pacientes infectados pelo vírus da imunodeficiência humana (HIV), estima-se que 80% a 90% dos não tratados com drogas antirretrovirais irão apresentar infecção pelo *P. jiroveci*. O risco de infecção primária pelo parasita em pacientes com contagem de linfócitos CD4 inferior a 200/mm^3 situa-se entre 8% e 13% em seis meses, entre 18% e 24% em 12 meses e entre 33% e 39% em 36 meses. O risco é menor quando a contagem de CD4 estiver acima de 350/mm^3. Nos pacientes que já tiveram um episódio de pneumonia pelo *P. jiroveci*, mesmo sob terapêutica, o risco de recorrência da infecção é de 31% em seis meses e de 66% em 12 meses. Considerando essas informações, a profilaxia primária contra a pneumonia pelo *P. jiroveci* é indicada em pessoas infectadas com o HIV que apresentem contagem de CD4 inferior a 200/mm^3 ou inferior a 20% do total de linfócitos. A profilaxia secundária é recomendada para todos os pacientes com histórico de pneumocistose. Crianças nascidas de mães infectadas pelo HIV devem receber a profilaxia a partir de quarta semana de vida, mantida até que se comprove não terem a infecção. Nas crianças infectadas, a profilaxia deve ser mantida até completarem 1 ano de idade, quando a manutenção do esquema profilático ficará condicionada ao nível de CD4.

O cotrimoxazol constitui o mais eficiente esquema de profilaxia da pneumocistose em pacientes infectados pelo HIV. Em adultos, emprega-se a dose única diária de 160 mg de trimetoprima com 800 mg de sulfametoxazol (um comprimido reforçado), por via oral, durante os sete dias da semana, de maneira contínua. Um regime alternativo é o do cotrimoxazol em dose reforçada, três vezes por semana. Em crianças, a dose é de 20 a 30 mg/kg/dia, calculada em relação à sulfa, fracionada de 12 em 12 horas, diariamente ou três vezes por semana, em dias alternados. O regime de profilaxia com o cotrimoxazol diariamente não é, porém, tolerado por grande número dos pacientes, que apresentam efeitos adversos manifestados por intolerância digestiva, febre, erupções, prurido, pancitopenia, alterações da função hepática. A administração do medicamento durante três dias da semana é referida como igualmente eficaz, com a vantagem da redução dos efeitos adversos. Ambos os regimes são úteis para a profilaxia primária e secundária da pneumocistose.

A associação da sulfadiazina com pirimetamina apresenta atividade antipneumocistes e é similar em eficácia à determinada pelo cotrimoxazol. Dessa maneira, pacientes sob terapêutica curativa ou supressiva para a toxoplasmose com as referidas drogas apresentam risco mínimo de desenvolver pneumonia pelo *P. jiroveci* e não necessitam utilizar outros medicamentos profiláticos contra esse parasita. Essa assertiva não se aplica aos enfermos com toxoplasmose sob tratamento com clindamicina e pirimetamina, pois essa associação tem falhado na profilaxia da infecção pelo *P. carinii* em pacientes com Aids. A associação da sulfadoxina com pirimetamina, administrada duas vezes por semana, tem ação preventiva contra a pneumocistose e a toxoplasmose cerebral em pacientes infectados pelo vírus da imunodeficiência humana (ver item seguinte).

Outras drogas têm sido propostas em regimes alternativos de prevenção da pneumocistose, a saber:

a) Dapsona isolada na dose diária de 100 mg ou administrada uma vez por semana na dose de 200 mg associada com pirimetamina (75 mg) e ácido folínico (25 mg).
b) Pentamidina (isetionato) por via IV na dose de 4 mg/kg (300 mg/adulto), mensalmente.
c) Pentamidina sob a forma inalatória, em aerossol, através de nebulizadores próprios (Respigard II, Fison ultrassônico), na dose de 300 mg mensalmente.
d) Atovaquona na dose diária de 1.500 mg fracionada em três tomadas.
e) Clindamicina 600 mg associada com primaquina 15 mg em dose diária oral.

A eficácia da pentamidina IV administrada uma vez por mês é similar à do cotrimoxazol. A pentamidina inalatória tem eficácia menor, pois esse método não oferece proteção contra a pneumocistose localizada em lobos pulmonares superiores, e não protege e ainda pode facilitar a disseminação extrapulmonar do *P. jiroveci*. Ademais, os pacientes asmáticos e os grandes fumantes podem não tolerar o aerossol de pentamidina.

Nos pacientes sob terapia com drogas antirretrovirais que apresentam melhoria de seu estado imunitário, com elevação de células CD4 no sangue e mantida a contagem dessas células acima de 200/mm³ por pelo menos três meses, a profilaxia da pneumonia pelo *P. jiroveci* pode ser interrompida.

Toxoplasmose em Pacientes Imunocomprometidos

Nos indivíduos imunocomprometidos que são soronegativos para a toxoplasmose, o risco de adquirir a primoinfecção é prevenido por recomendações de não comer carne crua ou malpassada e vegetais crus, não mexer em terra sem a proteção de luvas e evitar o contato com gatos. Os pacientes infectados pelo vírus da imunodeficiência humana adquirida que apresentam linfócitos CD4 em número inferior a 100/mm³ têm o risco de 10% a 50% de ocorrer encefalite pelo *Toxoplasma gondii*, sendo esse risco 27 vezes maior nos indivíduos soropositivos (indicando infecção crônica latente pelo *T. gondii*) que nos soronegativos. Um estudo, em Nova Iorque, estimou em 28% a probabilidade de ocorrer encefalite toxoplásmica no prazo de dois anos após o diagnóstico nesses pacientes com sorologia positiva para o *T. gondii*. Considerando-se esse risco, a profilaxia medicamentosa, visando evitar a encefalite e a pneumonite toxoplásmica, deve ser considerada nos pacientes infectados pelo vírus da imunodeficiência humana com contagem de linfócitos CD4 inferior a 100 células/mm³ (profilaxia primária); da mesma maneira, a profilaxia está indicada nos pacientes com Aids que desenvolveram a encefalite pelo toxoplasma (profilaxia secundária). Nestes, será instituída a terapêutica supressiva após a recuperação do enfermo, para evitar a recorrência da doença.

A profilaxia primária é realizada preferencialmente com a associação de 160 mg de trimetoprima com 800 mg de sulfametoxazol (um comprimido reforçado) em dose única diária, em adultos. Crianças receberão a medicação na dose de 20 a 30 mg/kg/dia em sulfa. A profilaxia secundária consiste na associação de sulfadiazina na dose de 2 g com a pirimetamina na dose de 25 mg e o ácido folínico na dose de 15 mg, administrados três vezes por semana. Outros regimes alternativos são a associação de sulfadoxina (500 mg) e pirimetamina (25 mg) administrada duas vezes por semana, e a associação de dapsona na dose de 50 mg/dia com pirimetamina na dose de 50 mg uma vez por semana e ácido folínico na dose de 25 mg por semana.

Nos pacientes alérgicos aos derivados sulfamídicos e às sulfonas, tem sido empregada a clindamicina, por via oral, na dose de 300 a 600 mg a cada seis horas, associada com a pirimetamina na dose de 25 a 50 mg/dia. Crianças receberão a clindamicina na dose de 20 a 30 mg/kg/dia e a pirimetamina na dose de 1 mg/kg/dia até o máximo de 25 mg/dia. É recomendável o emprego associado de ácido folínico na dose de 5 a 10 mg três vezes por semana. Entretanto, a eficácia da clindamicina é menor. Nos pacientes que apresentam elevação dos níveis de CD4, com contagem de células superior a 200/mm³, a profilaxia poderá ser suspensa de modo similar ao da pneumocistose.

A profilaxia contra a toxoplasmose está também indicada nos transplantes de órgãos (coração, pulmão, fígado), quando o receptor é soronegativo e o órgão transplantado procede de um doador soropositivo. Nessa circunstância, existe risco superior a 50% de transmissão da toxoplasmose ao receptor. Não é o esquema profilático ideal, mas habitualmente é recomendado esquema similar ao da profilaxia da pneumocistose, isto é, a administração da associação sulfametoxazol (800 mg) com trimetoprima (160 mg) três vezes por semana, durante três meses. Em situações de maior risco (uso de anticorpos antilinfócitos mono- ou policlonais), pode ser associada a pirimetamina, na dose de 25 mg, ao esquema profilático.

Criptococose em Pacientes Imunocomprometidos

Os enfermos infectados pelo HIV, que se recuperaram de meningite causada pelo *Cryptococcus neoformans*, apresentam um risco de recorrência da doença em torno de 4,7% em um ano a 7,1% em três anos. Com o emprego de terapia supressiva, esse risco foi reduzido para 0,3% e 0,9%, respectivamente. Dessa maneira, também é recomendada, nesses pacientes, a profilaxia prolongada com fluconazol na dose de 200 mg/dia (5 mg/kg/dia, em crianças). Alternativamente, os pacientes podem ser medicados com itraconazol em dose similar à do fluconazol, ou com anfotericina B na dose de 1 mg/kg (50 mg, em adultos) por via IV, semanalmente. A anfotericina B deve ser a droga de escolha nos pacientes sob terapia para tuberculose com rifampicina, devido à interação desses antibióticos com os azóis. A suspensão da terapia supressiva será realizada quando o enfermo mantiver níveis de CD4 superiores a 200 células/mm^3 por seis meses.

Citomegalovirose em Pacientes Imunocomprometidos

A infecção pelo vírus citomegálico é extremamente comum na população em geral, e mais de 90% dos indivíduos infectados pelo HIV apresentam anticorpos contra o vírus. Nos pacientes com contagem de células CD4 inferior a 250/mm^3, estima-se em 15%, no prazo de dois anos, o risco de ocorrer doenças causadas pelo citomegalovírus, manifestadas sobretudo como retinite, enterite, esofagite, encefalite e pneumonite. Habitualmente, não se recomenda a profilaxia primária na infecção pelo citomegalovírus em pacientes com infecção pelo HIV, mas o tratamento preventivo secundário é recomendado a todos os enfermos que desenvolveram um quadro clínico causado por esse vírus. O ganciclovir é a droga mais frequentemente utilizada na prevenção das recorrências da citomegalovirose-doença, administrado, com os devidos cuidados, na dose de 5 mg/kg/dia por via IV, durante cinco a sete dias da semana. Em crianças, o ganciclovir pode ser administrado na dose de 10 mg/kg/dia, três vezes por semana. Alternativamente, pode ser empregado o foscarnet na dose de 90 a 120 mg/kg/dia, administrado, com os devidos cuidados, por via IV, durante os sete dias da semana.

Mais recentemente, surgiram novas opções de terapia de manutenção da citomegalovirose, constituídas de valganciclovir oral, implante intraocular de ganciclovir em pacientes com retinite pelo vírus e emprego do cidofovir. O valganciclovir, um derivado do ganciclovir administrado por via oral, é eficaz na dose diária de 900 mg. A colocação de um dispositivo contendo o ganciclovir na câmara vítrea do olho tem a vantagem de reduzir a toxicidade sistêmica da droga e permitir sua ação profilática durante longo tempo com uma única aplicação. O implante é realizado com anestesia local, em cirurgia ambulatorial, tendo vida útil de cinco a oito meses, quando deverá ser colocado novo implante. Entre os riscos dessa prática, situam-se as hemorragias e o descolamento de retina. O cidofovir é uma nova droga ativa contra o vírus citomegálico que tem meia-vida longa, permitindo seu emprego na profilaxia de recorrências da doença citomegálica a cada 15 dias. É administrado por via IV na dose de 5 mg/kg de 15/15 dias, devendo ser realizado acompanhamento da função renal e hematológica do enfermo.

Nos pacientes sob terapia com drogas antirretrovirais que apresentam melhoria de seu estado imunitário, com elevação de células CD4 no sangue e mantida a contagem dessas células acima de 150/mm^3 por pelo menos três meses, a profilaxia da doença citomegálica pode ser interrompida. Nos pacientes com lesão retiniana, o risco de recorrência é pequeno, possibilitando a suspensão da droga, desde que o paciente permaneça sob controle oftalmológico, as lesões estejam cicatrizadas e a visão contralateral esteja adequada. Caso a lesão recrudesça, o paciente deve ser tratado e voltar ao regime de prevenção. O risco de infecção pelo citomegalovírus em pacientes transplantados será discutido adiante, no item sobre profilaxia em transplante de órgãos.

Profilaxia Secundária de Outras Infecções Oportunistas no Paciente Infectado pelo Vírus da Imunodeficiência Humana

Pacientes imunocomprometidos pelo HIV, com contagem de CD4 no sangue inferior a 200 células/mm³, encontram-se sob o risco de apresentar quadros clínicos decorrentes de infecções por microrganismos oportunistas. Para evitar o surgimento de doenças causadas por tais agentes, indicam-se medidas preventivas primárias e secundárias, como já referidas para o *P. carinii*, *M. tuberculosis* e o *T. gondii*. Com relação a outros agentes, habitualmente indica-se somente a profilaxia secundária, ou seja, nos pacientes que tiveram manifestações clínicas da infecção. Tal prática é recomendada nas infecções pelo *Mycobacterium avium-intracelullare*, *Histoplasma capsulatum*, *Paracoccidioides brasiliensis* e, em certas condições, *Candida albicans*.

Os pacientes que apresentam recorrências graves de candidíase esofagiana e intestinal devem receber terapêutica supressiva por longo tempo. Indica-se o fluconazol na dose diária de 100 mg (5 mg/kg/dia, em crianças), ou o cetoconazol em igual dose, ou anfotericina B na dose de 1 mg/kg (50 mg, em adultos) por via IV, com os devidos cuidados de administração, semanalmente.

Pacientes com imunodepressão grave causada pelo HIV, com contagem de células CD4 inferior a 75-50/mm³, apresentam elevado risco de infecção disseminada pelo complexo do *Mycobacterium avium-intracelullare* (MAC). No sentido de evitar a ocorrência dos quadros graves da infecção por essa micobactéria, é recomendada a profilaxia primária nos enfermos com CD4 inferior a 75 células/mm³ e a profilaxia secundária nos pacientes com doença comprovada pelo MAC. Na profilaxia primária em adultos, é recomendada a rifabutina na dose de 300 mg/dia ou a claritromicina na dose de 500 mg de 12/12 horas ou a azitromicina na dose de 500 mg três vezes por semana ou 1.200 mg semanalmente. Na profilaxia secundária em adultos, é recomendado o uso da claritromicina (1 g/dia) ou da azitromicina (500 mg/dia), associadas com etambutol (1.200 mg/dia) ou ciprofloxacino (1 g/dia) ou ofloxacino (800 mg/dia). Crianças receberão doses correspondentes. A profilaxia primária e a secundária podem ser descontinuadas nos pacientes que respondem à terapêutica antirretroviral com elevação da contagem de células CD4 para níveis superiores a 100/mm³ mantida por um prazo superior a três meses, na primária, ou seis meses, na secundária.

Nos pacientes infectados pelo HIV que desenvolveram quadro clínico de histoplasmose ou paracoccidioidomicose, é recomendável a manutenção de terapia supressiva para evitar a recorrência da doença. O itraconazol é ativo no combate dessas micoses sistêmicas e utilizado na dose de 200 mg/dia na prevenção das recaídas. A anfotericina B na dose de 1 mg/kg/dia, dose máxima de 50 mg/dia, via IV, administrada uma vez por semana, é uma alternativa. Na paracoccidioidomicose, o cetoconazol e o cotrimoxazol podem também ser utilizados. A terapia supressiva poderá ser suspensa nos pacientes que melhoram seu estado imunitário, com CD4 acima de 200 células/mm³, com a terapia antirretroviral.

Nos pacientes que apresentaram manifestações clínicas de criptosporidiose, microsporidiose, isosporíase, herpes simples e herpes-zóster, habitualmente, não se recomenda o tratamento supressivo, estando indicado o tratamento do quadro agudo, quando se manifestar. Não existe consenso sobre o uso de cotrimoxazol para a prevenção de infecção bacteriana entérica ou respiratória, ou do tiabendazol para a prevenção de estrongiloidíase.

Outras Situações Clínicas em que a Profilaxia Antimicrobiana Pode Ser Útil

Em algumas outras situações clínicas, a eficácia da profilaxia antimicrobiana não está perfeitamente estabelecida ou existe discordância entre diferentes autores, não sendo, por isso, rotineiramente recomendada.

Na erisipela de repetição, acompanhada de alterações tróficas dos linfáticos subcutâneos, alguns autores recomendam a administração profilática da penicilina G benzatina ou da penicilina V durante cinco anos após a cura do segundo episódio. O esquema é semelhante ao recomendado para a febre reumática. A eritromicina e a claritromicina na dose de 500 mg/dia e a azitromicina na dose de 250 mg/dia são alternativas nos pacientes alérgicos à penicilina. Não existe, porém, consenso a respeito dessa conduta.

Em países de clima temperado, diversos autores preconizam a administração de tetraciclinas ou ampicilina ou cotrimoxazol durante os meses de inverno a pacientes que apresentam doença pulmonar obstrutiva crônica. Essa conduta não é seguida uniformemente, havendo os que preferem o tratamento precoce das agudizações da infecção pulmonar.

Alguns estudos indicam a profilaxia antibiótica com tetraciclinas ou cotrimoxazol a indivíduos procedentes de países desenvolvidos que viajam para países do Terceiro Mundo. A finalidade é a prevenção da diarreia por *Escherichia coli* enterotoxinogênica (diarreia dos viajantes), adquirida pela contaminação de água e alimentos em razão das precárias condições de higiene e saneamento. Aqui também não existe consenso, preferindo alguns autores o tratamento do quadro diarreico, se surgir.

Pacientes com cirrose apresentam maior risco de quadros infecciosos, como peritonite bacteriana espontânea, infecções respiratórias e urinárias, e sepse. A peritonite bacteriana espontânea é a complicação infecciosa mais frequente, estimando-se sua ocorrência nesses enfermos em 29% por ano. Com a finalidade de evitar esse quadro clínico, tem sido recomendado o emprego de antimicrobianos visando à descontaminação seletiva do intestino. O cotrimoxazol e o norfloxacino, administrados prolongadamente, previnem a ocorrência da infecção peritoneal por gram-negativos. Por outro lado, aumentam a possibilidade de infecção por estafilococos e por microrganismos resistentes. Também em pacientes com cirrose que apresentam hemorragia gastrointestinal, o uso profilático de antimicrobianos por curto período reduz a ocorrência de infecção intestinal, peritonite bacteriana e sepse.

PROFILAXIA EM MEDICINA CIRÚRGICA

Muito se tem escrito sobre o uso profilático de antibióticos em cirurgia. Certamente, muito ainda há que escrever. No entanto, alguns princípios fundamentais permanecem imutáveis. Desde anos atrás, cirurgiões notáveis alertam sobre a necessidade de critérios para o emprego dos antimicrobianos como profilático em cirurgia. Já em 1956, Pedro Abdala dizia: "Deve-se ter em mente que os antibióticos não suprem os cuidados habituais de assepsia e antissepsia, nem dispensam os princípios fundamentais de tratamento das infecções cirúrgicas. Continua imperiosa a necessidade de remoção e drenagem de coleções purulentas e de todos os focos de tecidos em desagregação. A experiência tem demonstrado que os antibióticos não podem ser usados ao azar, já que seu poder antibacteriano pode causar efeitos secundários indesejáveis para o paciente. É indispensável um bom conhecimento de seu valor preciso, a fim de se conseguir o melhor resultado de sua aplicação." Em 1967, Fernando Paulino ensinava que: "O uso indiscriminado de antibióticos em cirurgia alcançou um ponto verdadeiramente criticável e levou alguns cirurgiões menos exigentes à ideia de que os antibióticos utilizados rotineiramente substituem os rigores clássicos da assepsia cirúrgica. Tal ponto de vista, além de inverídico, é desprestigiante para o cirurgião, e solapa, consciente ou inconscientemente, alguns princípios básicos da cirurgia de todos os tempos. O uso sistemático e indiscriminado de antibióticos em cirurgia deve ser abolido definitivamente, porque é desnecessário e prejudicial." Em 1985, Wippel e Wiens escreveram: "O uso indiscriminado de antibiótico, além de onerar exageradamente a conta hospitalar, pode causar grave prejuízo ao paciente. Devem ser lembradas a resistência microbiana, as superinfecções, o desequilíbrio biológico, favorecendo o crescimento de germens oportunistas e a alergia que pode levar ao choque. Um dos perigos que merece ser lembrado é a falsa sensação de segurança do cirurgião, que acredita não poder haver infecção em paciente que está sob cobertura antibiótica." Em 1988, Guilherme Pinto Bravo Neto ressaltou que: "A perspectiva de se usar as drogas antimicrobianas na prevenção das infecções levou muitos cirurgiões a acreditarem numa grande redução das infecções pós-operatórias, o que gerou, em pouco tempo, um uso abusivo e irracional de antibióticos."

Com o avanço da técnica e dos procedimentos em cirurgia e a disponibilidade de diversas novas substâncias antimicrobianas, associados ao crescente isolamento de microrganismos resistentes a elas, permanecem atuais as preocupações expressadas pelos cirurgiões brasileiros já citados sobre a necessidade do uso criterioso dos antibióticos na profilaxia em cirurgia. Isto é: os antibióticos não podem ser administrados indiferentemente a qualquer paciente cirúrgico com o fim de prevenir infecções pós-operatórias. Tal uso, além de ser dispensável em grande número de situações cirúrgicas, onera o tratamento, pode contribuir para a seleção de microrganismos resistentes e, sobretudo, pode ser prejudicial devido aos paraefeitos resultantes dos antibióticos, particularmente as superinfecções.

O uso profilático de antimicrobianos em cirurgia está justificado, respeitada uma série de princípios básicos, assim resumidos:

a) Se houver risco elevado de infecção da ferida operatória, ou se houver graves consequências se sobrevir essa infecção, não tendo qualquer objetivo de prevenir a ocorrência de infecção em outros sítios orgânicos no pós-operatório.
b) Ao se avaliar o risco da infecção, deve-se levar em consideração fatores predisponentes ou favorecedores da infecção, como diabetes, obesidade, idade avançada, duração prolongada do ato cirúrgico, formação de espaços mortos, presença de tecido desvitalizado, coágulos e sangramentos, emprego de próteses, utilização de drenos e outros.
c) As drogas antimicrobianas usadas na profilaxia devem ser selecionadas de acordo com os prováveis agentes causadores da infecção, que são, habitualmente, os que fazem parte da microbiota endógena do sítio operado.
d) Embora a importância do ambiente operatório seja menor na gênese da infecção da ferida operatória, é necessário o estabelecimento de cuidados na sala cirúrgica, incluindo higienização do ambiente; redução do número de pessoas na sala; evitar a abertura da porta da sala durante o ato cirúrgico; utilização de adequadas roupas, máscaras, luvas pela equipe cirúrgica; sistema de ventilação da sala com exaustão do ar.
e) Estudos de Altemeier *et al.*, em 1968, e de Burke, em 1961 e 1973, demonstraram que o momento definitivo em que se dá a infecção cirúrgica situa-se durante o ato cirúrgico, especialmente nas três primeiras horas. Portanto, para que possa exercer sua ação profilática, a droga antimicrobiana deve estar circulando e presente nos tecidos do paciente no momento em que se dá a contaminação bacteriana; sendo assim, a droga deve ser prescrita pouco antes de se iniciar a cirurgia ou durante o início do ato cirúrgico.
f) Deve-se empregar os medicamentos em dose adequada e por tempo suficiente para combater o germe

contaminante, mas não por prazo tão longo que possa provocar alterações da microbiota normal e, com isso, possa causar superinfecções, ou provocar efeitos tóxicos no paciente. Dessa maneira, a droga escolhida será empregada no pós-operatório por tempo, em geral, não superior a 24 horas. Na maioria das cirurgias de curta duração (uma ou duas horas), é suficiente a administração de uma só dose do antimicrobiano por via intravenosa ao início da cirurgia; em cirurgias mais prolongadas, habitualmente não é necessário mais que duas ou três doses após a dose inicial do antibiótico.

g) Muitas vezes, observa-se que os antibióticos são continuados no pós-operatório até a retirada de drenos ou a cicatrização da ferida. Essa conduta, excetuando os casos de cirurgias infectadas, habitualmente é desnecessária e inútil, aumenta o trabalho da enfermagem, onera os custos e pode prejudicar o paciente devido aos efeitos adversos do medicamento.

h) A contaminação do campo operatório por uma pequena quantidade de germes provenientes do ambiente é praticamente inevitável. Entretanto, essa contaminação exógena é de pequena importância, visto que as defesas naturais do organismo impedem o desenvolvimento bacteriano. Assim, em um indivíduo normal, um inóculo de 100.000 bactérias em uma ferida, em geral, não provoca o desenvolvimento de sinais inflamatórios; no entanto, em presença de um corpo estranho, 100 bactérias já podem ser suficientes para provocar infecção local.

i) Isoladamente, cabe ao cirurgião o papel mais importante na prevenção da infecção cirúrgica. Essa importância está relacionada não só à sua habilidade na técnica operatória, mas também por competir a ele, como o líder da equipe cirúrgica, impor a observância aos princípios fundamentais da assepsia e antissepsia do teatro operatório, do instrumental e material a ser utilizado na cirurgia e da equipe cirúrgica. Cabe a ele indicar o uso profilático de antibióticos para a cirurgia em causa, escolher a droga adequada, ordenar sua administração no momento certo e suspender a antibioticoprofilaxia no tempo apropriado.

Os 14 Mandamentos da Profilaxia em Cirurgia

Em 1991, Condon e Wittmann publicaram os princípios da profilaxia eficaz em cirurgia, por eles chamados os 14 mandamentos, reproduzidos a seguir.

1. O uso de antibiótico profilático não substitui os requisitos absolutos da delicada e precisa técnica cirúrgica. Bons antibióticos não encobrem a má cirurgia.
2. Identifique aquelas cirurgias em que o risco existente de infecção pode ser reduzido por antibioticoprofilaxia, de tal modo que esse benefício exceda o risco, ainda que pequeno, da administração do antibiótico.
3. Determine a microbiota que provavelmente causará a infecção no pós-operatório. Habitualmente, será uma combinação da microbiota exógena com a microbiota endógena própria do local da operação.
4. Escolha o antibiótico ou, menos idealmente, a combinação de antibióticos comprovadamente ativos contra a microbiota especificamente presente no sítio da cirurgia. Entre drogas de igual eficácia, escolha a menos tóxica e, em seguida, a menos dispendiosa.
5. Não adicione antibióticos a um regime de eficácia comprovada. As drogas adicionais usualmente mais aumentam o risco do que trazem benefício.

6. Novos antimicrobianos não devem ser adotados em lugar de um regime de eficiência comprovada até que sua eficácia tenha sido estabelecida em vários trabalhos clínicos. Dados de sensibilidade *in vitro* não são substitutos para uma boa pesquisa clínica.
7. Administre a dose terapêutica integral do antibiótico escolhido. Não reduza a dose somente porque está sendo administrada para a profilaxia.
8. Escolha o momento da administração intravenosa do antibiótico de tal maneira que uma concentração ativa nos tecidos tenha sido alcançada no momento em que possa ocorrer a contaminação bacteriana perioperatória. Em geral, antibióticos devem ser administrados 30 minutos antes de incisão da pele, isto é, na indução anestésica.
9. Repita a administração do antibiótico se a operação for prolongada. A concentração sérica dos antibióticos é imprevisível durante uma operação, devido à perda de sangue, administração de fluidos e outros fatores que alteram o volume sanguíneo. Em geral, repita a dose do antibiótico a cada duas horas durante a operação quando a meia-vida da droga é menor que uma hora.
10. Não administre antibióticos profiláticos no pós-operatório. A profilaxia intraoperatória com uma dose da droga é tão efetiva quanto múltiplas doses continuadas por qualquer período no pós-operatório, seja curto ou longo.
11. Se uma prótese for colocada como parte de uma operação e um dreno é colocado na proximidade da prótese, ou as defesas do hospedeiro estão comprometidas, pode ser necessário continuar o antibiótico até o dreno ser removido ou por um curto período no pós-operatório.
12. Se uma infecção já estabelecida é encontrada durante a operação, o enfoque muda para terapia e o antibiótico será continuado com terapêutica conforme a indicação clínica.
13. Se múltiplas doses do antibiótico são empregadas como profilaxia e uma infecção se desenvolve no pós-operatório (falência da profilaxia), um outro antibiótico deve ser escolhido para o tratamento. Falência de antibioticoprofilaxia após múltiplas doses é associada a um pequeno aumento na incidência de resistência ao antibiótico usado na profilaxia.
14. Preveja que organismos resistentes podem emergir em algum tempo no meio hospitalar se o mesmo antibiótico parenteral é usado persistentemente para a profilaxia. A verificação da emergência de germes resistentes deve ser feita pelo laboratório de microbiologia do hospital e as práticas profiláticas devem mudar, se estiver indicado.

Tendo em vista esses conceitos, podemos discutir as situações cirúrgicas em que se justifica o emprego profilático dos antibióticos. Vários são os critérios de avaliação do risco de ocorrer infecção na cirurgia, sendo utilizada nos Estados Unidos a classificação ASA, da Sociedade Americana de Anestesiologia, que avalia as condições do paciente; o método SENIC de fatores de risco, que considera o local da cirurgia e os fatores envolvidos no procedimento cirúrgico; e o método NNIS, que por meio de um programa computadorizado avalia um número esperado de infecção do sítio cirúrgico. Do ponto de vista prático, o risco da infecção cirúrgica, em pacientes com normalidade de sua resposta imune, também pode ser avaliado segundo as características da ferida cirúrgica. De acordo com o National Research Council e o Colégio Americano de Cirurgiões, as cirurgias foram classificadas em quatro grandes grupos: limpas, potencialmente contaminadas, contaminadas e infectadas. Essa classificação tem recebido críticas por não avaliar as condições do paciente (obesidade, desnutrição, idades extremas, diabetes e outras alterações orgânicas), nem as características da realização da cirurgia (duração, preparo do paciente, presença de corpo estranho, transfusão de sangue e outras). Contudo, essa classificação relacionada às características do sítio cirúrgico é utilizada frequentemente na prática cirúrgica, cabendo ao cirurgião avaliar os fatores associados, predisponentes ou intraoperatórios, que possam aumentar o risco da infecção do sítio cirúrgico.

PROFILAXIA EM CIRURGIAS LIMPAS

Cirurgias limpas são aquelas realizadas geralmente de forma eletiva, na ausência de processo infeccioso local, em tecidos estéreis ou de fácil descontaminação. Constituem a maior parte das cirurgias realizadas em hospitais gerais. São cirurgias realizadas na pele, tecido celular subcutâneo, músculos, peritônio, intratorácicas, coração e vasos, baço, fígado, pâncreas, estômago (exceto em casos de acloridria, obstrução e hemorragia), ossos, articulações, glândulas endócrinas, sistema nervoso, aparelho renal, ovário, trompas e glândulas mamárias. Em condições tecnicamente adequadas, o percentual de infecção é baixo, inferior a 5%, o que, em geral, não justifica o uso profilático de antimicrobianos. Entretanto, em algumas cirurgias limpas está indicado o uso de antibióticos profiláticos, pois, se ocorrer a infecção, o tratamento é problemático, a gravidade é elevada e as complicações resultantes são de difícil resolução.

Nessas cirurgias, os estafilococos são os microrganismos mais frequentemente envolvidos na gênese da infecção do sítio cirúrgico. Por tal motivo, as cefalosporinas de primeira geração são as drogas mais utilizadas nos esquemas profiláticos, preferindo-se a cefazolina por ter meia-vida mais prolongada, possibilitando sua administração em dose única ou repetida a cada três horas. A cefalotina, por ter meia-vida mais curta, necessita ser repetida a cada uma ou duas horas, aumentando o custo.

Cirurgia Cardiovascular

Existe o consenso de que a profilaxia é necessária nas cirurgias cardíacas com circulação extracorpórea e nas operações de enxerto ou implantação de próteses arteriais, devido à alta letalidade se ocorrer a infecção. Embora baixo, há o risco de endocardite, endarterite, supuração da ferida, mediastinite, perda do enxerto, osteomielite do esterno e sepse, que podem apresentar letalidade de 50% ou mais. Os microrganismos mais frequentemente envolvidos na gênese da infecção são os estafilococos (*S. aureus*, *S. epidermidis*) e em menor proporção as enterobactérias. O antibiótico mais recomendado nesse tipo de cirurgia é uma cefalosporina de primeira geração (cefalotina, cefazolina), por via IV. A cefazolina e a cefalotina são usadas na dose inicial de 2 g e em seguida 1 g a cada 4 horas para a cefazolina e a cada 2 horas para a cefalotina, mantidas por 24 a 48 horas.

Mais recentemente, devido à elevada prevalência em hospitais de estafilococos (*S. aureus*, *S. epidermidis*) resistentes à meticilina (e, portanto, resistentes à oxacilina e às cefalosporinas), vem sendo considerada a utilização da vancomicina na profilaxia da infecção na cirurgia cardíaca, desde que o paciente tenha permanecido no hospital por vários dias antes da cirurgia. Nessa circunstância, a vancomicina é usada na dose inicial de 10 a 15 mg/kg administrada por via IV no momento da indução anestésica, repetida a cada quatro horas de peroperatório e a cada oito horas de pós-operatório durante 48 horas. Tal conduta não tem, ainda, consenso, entre os autores e, certamente, não deve ser realizada se o paciente for admitido no hospital no dia ou na véspera da cirurgia. O uso da vancomicina é também a opção para os pacientes alérgicos aos antibióticos beta-lactâmicos.

Cirurgia Ortopédica

Nas cirurgias ortopédicas eletivas limpas, o risco de infecção é mínimo e não há indicação de profilaxia antibiótica. Contudo, a inserção de próteses, parafusos e fios metálicos contribui para o aumento da infecção. Quando esta ocorre, o resultado é desastroso, com perda da prótese e possibilidade de osteomielite crônica. Nesse sentido, indica-se a antibioticoprofilaxia em cirurgia ortopédica, com inserção de próteses e outros materiais. Os germes mais envolvidos são os estafilococos e estreptococos aeróbios e anaeróbios, e usualmente é recomendada uma cefalosporina de primeira geração (cefalotina ou cefazolina) ou da cefuroxima, em esquema semelhante ao da cirurgia cardiovascular, mantida por 24 horas (dose inicial mais duas doses). A associação da amoxicilina com ácido clavulânico, na dose única de 2 g em amoxicilina por via IV, pode ser uma alternativa, pois alcança concentração terapêutica no interior dos ossos.

Nos hospitais onde é elevado o isolamento de estafilococos meticilinorresistentes, nos pacientes que permanecem internados por alguns dias antes da cirurgia é mais adequado o emprego da vancomicina, de modo similar ao recomendado para a cirurgia cardiovascular.

Embora nas fraturas expostas o termo profilaxia antibiótica não seja adequado, cabe aqui referir que nessa situação ortopédica está indicado o uso da cefazolina ou cefalotina ou cefuroxima, visando à infecção pelos estafilococos. A terapia é mantida por um a cinco dias. A clindamicina e a vancomicina são alternativas nos pacientes que não podem receber beta-lactâmicos. A questão do valor do emprego de cimento ósseo (acrílico) impregnado com antibióticos na terapêutica e profilaxia das infecções ortopédicas necessita maior investigação.

Neurocirurgia

A incidência de infecção em neurocirurgia aumenta com a implantação de próteses, na craniotomia exploradora, nas cirurgias com duração maior que seis horas, na reoperação do crânio e quando houver penetração em seios paranasais. O resultado da infecção é grave, com ocorrência de meningites, abscessos, infecção óssea e ventriculites de difícil terapêutica. Os germes mais frequentes são os estafilococos. A indicação de antibióticos na profilaxia de infecções neurocirúrgicas é controversa; e também controversa é a escolha da droga.

Diferentes esquemas de antibióticos isolados têm sido considerados: cefalotina, cefazolina, ceftriaxona, oxacilina, clindamicina. Mais recentemente, a associação ampicilina/sulbactam vem sendo considerada na profilaxia da neurocirurgia. Os autores, habitualmente, não indicam profilaxia antibiótica em cirurgia raquimedular e em pacientes com fístula liquórica, mas há defensores do emprego de 1 g de cefazolina, por via IV, no momento da incisão em pacientes submetidos a laminectomia em cirurgia de disco lombar.

Os antimicrobianos são administrados em dose única por via intravenosa ao início da anestesia. Uma segunda dose é administrada se a cirurgia durar mais de seis horas. Em cirurgias com implantação de próteses (válvulas, derivações) de silicone tem sido recomendada a imersão da prótese durante 30 minutos em soluções contendo bacitracina A (50.000 U em 250 mL) ou gentamicina com a finalidade de reduzir a aderência de bactérias, particularmente *Staphylococcus epidermidis*, à prótese.

Cirurgia Plástica

A antibioticoprofilaxia só é recomendada nas cirurgias plásticas reparadoras em que há extensa dissecção dos tecidos, nas que se realizam em condições de circulação deficiente e na enxertia em lesões abertas. Os germes mais frequentes na infecção dessas cirurgias são os estafilococos e o *Proteus mirabilis*, indicando-se uma cefalosporina de primeira geração (cefalotina, cefazolina), administrada em dose única IV na indução anestésica. Caso a cirurgia se prolongue por tempo superior à vida média da droga, administra-se uma segunda dose. Não há indicação de profilaxia antibiótica na cirurgia de aumento da mama com implantação de próteses, nem na mamoplastia redutora. Nas mastectomias, o uso de uma dose de cefalosporina (2 g de cefazolina) está indicado ao início da cirurgia. Nas cirurgias reparadoras de fissuras labiopalatinas é recomendada uma dose de 100.000 U/kg de penicilina G cristalina, por via IV, ao início da cirurgia.

Cirurgia Ginecológica por Via Abdominal

A indicação de antibioticoprofilaxia em cirurgias ginecológicas e obstétricas é controversa, pois vários são os fatores capazes de influir no risco de infecção nessas cirurgias. Um exemplo é o da operação cesariana, que apresenta um risco mínimo de infecção local (3% a 5%), mas que terá essa infecção em não menos que 20% após trabalho de parto prolongado com ruptura de membranas.

Assim como acontece em outras cirurgias, mais importante que a decisão de usar ou não um antibiótico profilático, a maneira correta de sua utilização é que deve preocupar o cirurgião. É sobretudo fundamental a seleção de um antimicrobiano ativo sobre a microbiota infectante prevalecente no local e que esse antimicrobiano seja administrado precedendo imediatamente o início da cirurgia ou logo após a incisão cirúrgica, não devendo ser mantido por tempo prolongado. Uma a três doses da substância antimicrobiana são suficientes e adequadas para a maioria dos processos cirúrgicos, na dependência da duração e de complicações locais.

Habitualmente, não há indicação de antibióticos profiláticos em miomectomia, ou cirurgias eletivas das trompas e ovários ou na cirurgia para endometriose. No entanto, na histerossalpingografia e na inserção de dispositivos intrauterinos para a contracepção, Hemsell recomenda a administração de doxiciclina em uma dose de 200 mg antes do procedimento. Nas mastectomias, tem sido indicada uma única dose de 2 g de cefazolina ou cefalotina na indução anestésica. Na operação cesariana, alguns fatores de risco tornam mais frequente a infecção e, com isso, indica-se a profilaxia antibiótica. É o que ocorre na cesariana realizada após ruptura da membrana amniótica há mais de seis horas, ou quando o trabalho de parto tem mais de 12 horas, tendo havido dilatação do colo uterino, ou em pacientes submetidas à cesariana pela primeira vez, especialmente se de baixo nível socioeconômico, ou em parturiente com diabetes descompensado, toxemia gravídica, anemia ou obesidade. Os microrganismos infectantes mais frequentes são os estafilococos, *Escherichia coli*, *Proteus* e *Bacteroides fragilis*. A cefalotina ou a cefazolina mostram-se eficazes na redução da infecção, devendo ser administradas ao início da cirurgia ou após o clampeamento do cordão umbilical, em dose única de 2 g. Nas pacientes alérgicas às cefalosporinas ou que tenham alergia do tipo I às penicilinas, é indicada a associação da clindamicina na dose de 600 mg, IV, com 80 mg de gentamicina, por via IM, antes e oito horas após a cesariana.

Também na histerectomia por via abdominal realizada em paciente com obesidade ou anemia ou de baixo nível socioeconômico ou com diabetes ou que tenha sido submetida à curetagem ou dilatação uterina até sete dias antes da cirurgia ou na qual a cirurgia é complementada com perineoplastia ou apendicectomia ou na cirurgia que demora mais de três horas, está indicada a mesma profilaxia citada para a cesariana de risco. A ampicilina associada com a gentamicina também tem sido indicada nessa circunstância.

Cirurgia Pulmonar

A antibioticoprofilaxia na ressecção pulmonar é controvertida, mas tem sido empregada a cefazolina em dose única de 2 g.

Infecção em Transplantes de Órgãos

O vírus citomegálico (CMV) é considerado o mais importante agente infeccioso capaz de agredir os receptores de órgãos. Estima-se que evidências de infecção pelo CMV estão presentes em dois terços dos transplantados de medula óssea, fígado, rim, coração, pulmão e pâncreas. Considerando que a terapêutica imunossupressora adotada nos receptores de órgãos possibilita a infecção destes a partir do órgão contendo o CMV ou a reativação do vírus em estado latente no organismo do próprio receptor, indicam-se medidas profiláticas contra a citomegalovirose. A prevenção contra a citomegalovirose em receptores de órgãos poderá, no futuro, ser alcançada com o emprego de vacinas ainda não disponíveis. Na atualidade, a profilaxia é realizada com a utilização de imunoglobulinas e de drogas antivirais. As imunoglobulinas encontram-se ainda em fase de aperfeiçoamento, têm custo elevado e conferem proteção somente parcial; por isso, a profilaxia é feita principalmente pelo uso de drogas antivirais, representadas pelo aciclovir, o ganciclovir, o cidofovir e o foscarnet.

A eficácia do aciclovir é menor, comparativamente com o ganciclovir, sobretudo nos pacientes com alto risco de adquirir a infecção citomegálica, isto é, os receptores soronegativos de doadores soropositivos. O ganciclovir é a droga antiviral que oferece melhores resultados na prevenção da doença citomegálica em transplantados de medula óssea, rim, fígado e pulmão, utilizado na dose de 5 mg/kg a cada 12 horas por via IV, iniciando no dia do transplante e mantido nessa dose durante duas semanas. Em seguida, a dose de 5 mg/kg é administrada uma vez ao dia durante cinco dias da semana, até 100 a 120 dias após o transplante. O foscarnet tem mostrado resultados similares ao do ganciclovir, mas o cidofovir parece ser menos eficaz. Recentemente, o valganciclovir, um derivado do ganciclovir de boa absorção por via oral, vem mostrando resultados similares ao ganciclovir IV na profilaxia da citomegalovirose em transplantados. A droga é usada na dose de 450 mg de 12/12 horas, mantida por período não inferior a três meses, devendo os pacientes ser monitorizados em relação às alterações hematológicas.

Além da infecção viral, pacientes que recebem transplante de órgãos apresentam alto índice de infecção por bactérias e fungos, bem como apresentam o risco de infecção pelo *Pneumocystis jiroveci* e pelo *Toxoplasma gondii*. Com relação às infecções fúngicas, o risco é maior no transplante de pulmão e coração, estando para ser definido o valor do uso profilático do fluconazol ou do itraconazol. Em transplantes cardíacos, a nistatina (500.000 U de 6/6 horas) ou o cetoconazol são empregados por cerca de dois meses. Quanto à infecção pelo *Pneumocystis jiroveci*, tem sido observado que a pneumonia ocorre em 5% a 10% dos pacientes não submetidos à profilaxia, havendo maior risco em transplantados de pulmão. Dessa maneira, indica-se o uso preventivo da associação sulfametoxazol + trimetoprima ou de esquemas alternativos em doses citadas no item sobre profilaxia da infecção pelo *P. jiroveci* em pacientes imunocomprometidos. A duração da profilaxia não está determinada, mas provavelmente é recomendável o uso das drogas durante um mínimo de seis meses que se seguem ao transplante, período em que ocorre maior imunossupressão. Em geral, não se recomenda a profilaxia para a toxoplasmose nos receptores de órgãos que são soropositivos para a toxoplasmose. No entanto, pacientes receptores que são soronegativos correm elevado risco de adquirir essa infecção se o órgão provém de um doador soropositivo. Nessa circunstância, é recomendado o uso profilático de antimicrobianos referido no item sobre profilaxia da toxoplasmose em imunocomprometidos.

O risco de infecções bacterianas nas cirurgias de transplantes está relacionado com a duração do ato cirúrgico e a outros fatores que favorecem a colonização bacteriana (traumatismo, hemorragia).

Nas recomendações do Manual Farmacêutico do Hospital Albert Einstein, São Paulo, nos transplantes de fígado habitualmente se utiliza ampicilina com sulbactam (3 g, IV, 6/6 horas) associado com cefotaxima (1 g, IV, de 3/3 horas) iniciadas 30 a 60 minutos antes da cirurgia e mantidas por 24 horas. Ademais, no pós-operatório é também recomendada a profilaxia antifúngica, com fluconazol, 200 mg/dia durante 14 dias. Nos pacientes alérgicos às penicilinas, utiliza-se o ciprofloxacino (400 mg, IV, 12/12 horas) associada com metronidazol (500 mg, IV, 8/8 horas).

Nos transplantes cardíaco e renal, são mais utilizadas a cefazolina ou a cefuroxima por via IV, em doses plenas, iniciada na indução anestésica e mantida por 48 horas.

No transplante pulmonar, são mais recomendadas vancomicina 1 g IV 12/12h + cefepima 2 g IV 12/12h, mantidas por tempo prolongado de 10 a 14 dias. Se houver alergia à cefepima, utiliza-se ciprofloxacino 400 mg IV de 12/12 h.

O valor do método de descontaminação seletiva do tubo digestivo (referido anteriormente, neste capítulo) na profilaxia da infecção, no pós-operatório de transplante de fígado, não é consensual.

PROFILAXIA EM CIRURGIAS POTENCIALMENTE CONTAMINADAS

Cirurgias potencialmente contaminadas são as realizadas, na ausência de supuração, em ou através de tecidos que albergam uma microbiota própria, pouco numerosa, de difícil descontaminação. Incluem as cirurgias realizadas na conjuntiva ocular, ouvido externo, esôfago, estômago (nos casos de acloridria, sangramento ou obstrução), duodeno (nas mesmas circunstâncias), vesícula biliar (com determinados fatores de risco), uretra e próstata. O potencial de infecção nessas cirurgias situa-se entre 8% e 15%, recomendando-se, habitualmente, a profilaxia antibiótica.

Cirurgia Oftálmica

Em geral, o risco de infecção oftalmológica após cirurgia ocular é muito baixo. Entretanto, na cirurgia de catarata com implantação de lentes, embora a incidência da infecção seja de 1%, o resultado é dramático, levando à endoftalmite e à panoftalmite. Isso provoca, na melhor das hipóteses, a perda da prótese ocular e, na pior das hipóteses, a perda total da visão em 60% dos casos. Os germes mais envolvidos na infecção são os estreptococos, estafilococos, pneumococos, *Pseudomonas aeruginosa*, *Proteus mirabilis* e, raramente, fungos. Os antibióticos por via parenteral penetram mal para o humor aquoso, não servindo para a profilaxia. O valor do uso profilático de antibióticos locais, sob a forma de colírios ou em injeções subconjuntivais, é controverso e a indicação é polêmica. Alguns autores não utilizam antibiótico profilático na cirurgia oftálmica por ser muito pequeno o risco da infecção em cirurgias realizadas com técnica adequada. Mais frequentemente, é indicado o emprego de soluções aquosas de povidona-iodo a 5%. Alguns fazem uso tópico de colírios, sobretudo os que contêm gramicidina, neomicina, bacitracina, polimixina e framicetina em associações, ou o cloranfenicol. O colírio de gentamicina, também utilizado, sofre restrições devido à baixa atividade desse antibiótico contra estreptococos, causa importante de endoftalmite. A aplicação tópica profilática deve ser iniciada uma ou duas horas antes da cirurgia e realizada durante o ato cirúrgico, em gotejamento do colírio a cada 10 a 15 minutos.

Cirurgia de Esôfago, Estômago e Duodeno

Na cirurgia de esôfago, está indicada a antibioticoprofilaxia devido à alta incidência de infecção causada por microrganismos da microbiota da orofaringe (cocos gram-positivos e anaeróbios). Esse risco de infecção aumenta nos casos de obstrução esofagiana, quando, então, as enterobactérias também participam do quadro infeccioso. Em vista disso, recomenda-se a utilização profilática de uma cefalosporina de primeira geração (cefalotina ou cefazolina) ou da clindamicina.

Na cirurgia gastroduodenal, a indicação da profilaxia antibiótica ocorre nos casos de acloridria, hemorragias, obstrução e uso terapêutico continuado de ranitidina ou outro antiácido. Nessas situações, o pH gástrico aumenta e a mobilidade do estômago diminui, favorecendo a multiplicação de bactérias da microbiota oral e intestinal e aumentando concomitantemente o risco de infecção cirúrgica, que alcança 30%. O antibiótico de escolha é a cefazolina ou a cefalotina, aplicando-se a dose inicial de 2 g e mais uma ou duas doses de 1 g, sendo a primeira dose instituída ao início da cirurgia.

Nas cirurgias digestivas altas, a utilização de cefalosporinas de segunda e de terceira gerações (cefuroxima, ceftriaxona, ceftazidima) não proporciona resultados superiores aos obtidos com a cefazolina ou a cefalotina.

Cirurgia da Vesícula Biliar

O trato biliar, usualmente, é estéril. Na colecistite calculosa crônica, Wippel não vê qualquer vantagem no uso profilático de antimicrobianos. Contudo, em pacientes com idade superior a 60 anos ou que sejam diabéticos, apresentem icterícia obstrutiva ou cálculos biliares em colédoco, tenham sofrido cirurgia prévia no trato biliar, tenham apresentado episódio agudo de colecistite até um mês antes da operação, é verificada a presença de uma microbiota biliar que expõe o paciente ao risco de infecção. Os microrganismos usuais são as enterobactérias, particularmente *Escherichia coli* e *Klebsiella*, e menos frequentes os enterococos e os anaeróbios. Vários esquemas de antibióticos são recomendados, destacando-se a administração isolada de 2 g da cefazolina ou o emprego de 2 g de ampicilina associada com 80 mg de gentamicina, aplicadas em dose única 30 minutos antes da cirurgia. Se no ato operatório for verificada a existência de colecistite ou colangite agudas, o tratamento será estendido para tempo maior, devendo-se associar o cloranfenicol ou o metronidazol ou a clindamicina ao esquema anterior, visando os microrganismos anaeróbios.

Mais recentemente, Garcia-Rodrigues *et al.* e Mascarenhas concluíram que a cefotaxima administrada na dose única de 1 g durante a fase de indução anestésica também se constitui em um esquema profilático eficaz na cirurgia biliar. Os autores recomendam uma segunda dose se a cirurgia se prolongar por mais de duas horas.

Prostatectomia e Cirurgias da Uretra

Na ausência de infecção urinária, a antibioticoprofilaxia não está indicada na prostatectomia suprapúbica. Já nas cirurgias transuretrais, o emprego de antibiótico profilático é controvertido, embora grande número de autores o indique. Pode-se optar pelo emprego da cefalotina ou da gentamicina ou do sulbactam com ampicilina ou, mesmo, por um antimicrobiano oral, como as fluoroquinolonas, administrados em dose única no pré-operatório. Na presença de infecção urinária, todas as cirurgias urológicas são consideradas infectadas e devem receber tratamento antimicrobiano antes, durante e após a cirurgia, escolhendo-se a droga de acordo com a sensibilidade do microrganismo isolado em urocultura.

PROFILAXIA EM CIRURGIAS CONTAMINADAS

Cirurgias contaminadas são as realizadas, na ausência de supuração, em tecidos com microbiota própria abundante, de difícil descontaminação. Incluem as cirurgias realizadas no trato respiratório alto e cavidade bucal; no íleo, colo, reto e ânus; na vulva e vagina. Inclui ainda as feridas traumáticas ocorridas quatro a seis horas antes da cirurgia. Em princípio, o risco de infecção nessas cirurgias é elevado, de 15% a 20%, estando indicada a profilaxia antibiótica. Entretanto, as cirurgias realizadas na boca, vagina, vulva e períneo muito raramente supuram, embora o local seja colonizado por microbiota abundante. A antibioticoprofilaxia é indicada nas seguintes cirurgias contaminadas:

Histerectomia por Via Vaginal

A profilaxia antibiótica está indicada na histerectomia por via vaginal, considerando que a incidência de infecção pélvica pós-operatória pode chegar a 50% dos casos. As principais etiologias da infecção são enterobactérias, anaeróbios, incluindo o

Bacteroides fragilis, enterococos e estafilococos. Vários esquemas de antibióticos têm sido propostos, mas as drogas mais recomendadas para a profilaxia nessa situação cirúrgica são a cefalotina e a cefazolina, utilizadas na dose de 2 g, IV. Com o emprego da cefalotina, a dose deve ser repetida a cada hora até o final da cirurgia; com a cefazolina, só se administra nova dose se a cirurgia demorar mais de três horas. Nos pacientes alérgicos aos beta-lactâmicos, Hemsell recomenda a administração da doxiciclina, por via oral, em uma dose de 100 mg cerca de 8 a 10 horas antes da cirurgia, e nova dose de 100 mg, três ou quatro horas antes do início da cirurgia.

Cirurgias Otorrinolaringológicas e de Cabeça e Pescoço

A literatura sobre o uso controlado de antibióticos na profilaxia de cirurgias do naso-orofaringe e da laringe é escassa. Trata-se de cirurgias altamente contaminadas, em que o risco de infecção é superior a 40% quando há a incisão da mucosa da boca e da laringe. Os estudos existentes referem-se à retirada de tumores, mostrando que os microrganismos mais envolvidos na origem da infecção são os da microbiota residente, principalmente os estreptococos, estafilococos e anaeróbios da boca. Eventualmente, as enterobactérias e a *Pseudomonas aeruginosa* participam na gênese da infecção. Os antibióticos mais recomendados são a cefalotina ou a cefazolina isoladamente ou a associação da ampicilina com a oxacilina, iniciadas junto com a indução anestésica e mantidos por 24 horas. Alguns autores preferem, exclusivamente, o uso da penicilina G. Nas cirurgias de fissuras labiopalatinas, recomenda-se a administração de uma dose de penicilina G cristalina, como já mencionado no item sobre cirurgia plástica.

As cirurgias do ouvido, quando não há secreção, como na estapedectomia, miringoplastia e timpanoplastias exploratórias, são consideradas cirurgias limpas, não havendo indicação para uso profilático de antibióticos. Nas cirurgias infectadas ou quando há inflamação do ouvido com colesteatoma, o uso de antibiótico está indicado, seja em dose única, como profilático, seja em doses repetidas, como terapia. O uso de antimicrobianos nas cirurgias otológicas é ainda controverso, dando-se preferência à cefazolina e à cefuroxima quando houver indicação.

Nas cirurgias da cabeça e do pescoço, a profilaxia antimicrobiana é recomendada para as grandes cirurgias, em geral câncer, nas quais o acesso é feito pela mucosa da boca ou faringe. Os microrganismos contaminantes mais importantes são os estafilococos dourados e os anaeróbios da microbiota oral. A cefazolina ou a cefoxitina, na dose de 2 g, são as drogas mais utilizadas nessas cirurgias. A clindamicina, na dose de 900 mg, proporciona resultados similares às cefalosporinas. As drogas são administradas no pré-operatório imediato, podendo ser repetidas em mais duas doses nas primeiras 24 horas. Mais recentemente, nas cirurgias extensas da cabeça e pescoço, a associação da amoxicilina com o ácido clavulânico ou ampicilina com sulbactam em doses habituais, administradas na indução anestésica em dose única ou em mais uma ou duas tomadas, mostram ação profilática.

Cirurgias do Íleo, Colo e Reto

O intestino delgado inferior e o intestino grosso, particularmente, o colo e o reto, apresentam uma microbiota abundante, constituída por enterobactérias, enterococos e anaeróbios, especialmente o *Bacteroides fragilis*. Na cirurgia colorretal, essas bactérias são causadoras de infecção da ferida cirúrgica e da cavidade peritoneal em até 70% dos casos. A profilaxia antibiótica é mandatória, havendo vários esquemas que podem ser utilizados, variando seu emprego, inclusive na dependência da indicação da cirurgia. Na cirurgia eletiva, na ausência de obstrução, é demonstrado que a limpeza mecânica do colo por meio de laxativos e enemas reduz acentuadamente a flora microbiana e o risco de infecção, havendo maior redução da infecção no pós-operatório ao se associar o emprego de antibióticos no pré- e peroperatório. Com relação a essa conduta, um grupo de autores advoga o uso de antibióticos por via oral, enquanto outros defendem o uso por via parenteral.

Um dos esquemas mais difundidos até recentemente recomendava a preparação do colo para a cirurgia eletiva utilizando neomicina e eritromicina por via oral durante três dias antecedentes à cirurgia. Esse esquema está ultrapassado, preferindo-se os atuais esquemas profiláticos de curta duração por via parenteral.

Existem várias rotinas de uso parenteral de antibioticoprofilaxia nas cirurgias do colo e reto, especialmente visando à microbiota aeróbia gram-negativa e aos anaeróbios, com ênfase sobre o *B. fragilis*. Assim, são recomendadas a associação de gentamicina ou tobramicina com o cloranfenicol ou o metronidazol ou a clindamicina. Uma outra possibilidade é a utilização isolada da cefoxitina ou do ertapeném ou da associação de ampicilina com sulbactam. O índice de infecção pós-operatória com esses esquemas situa-se entre 3% e 9%. As drogas por via parenteral serão utilizadas em dose usuais, administrando-se a primeira dose durante a indução anestésica e empregando-se mais duas ou três doses em intervalos regulares. Mais recentemente, Rowe-Jones *et al.* relataram bons resultados (infecção operatória em 7% dos casos) com o emprego de dose única de 1 g de cefotaxima associada com 500 mg de metronidazol, ambos por via IV administrados ao início da cirurgia.

Na cirurgia eletiva do colo, é utilizado com boa eficácia um esquema de profilaxia que associa a limpeza mecânica com solução de manitol a 10% e a administração parenteral de antimicrobianos. Com esse esquema, a infecção na ferida operatória situa-se em 2% a 9%. A solução hipertônica de manitol provoca uma diarreia osmótica, permitindo em curto espaço de tempo a limpeza do colo para a cirurgia. O preparo é realizado 18 a 24 horas antes da cirurgia e consiste na ingestão de 1.000 a 2.500 mL de uma solução de manitol a 10%, ingerida em quantidades de 150 mL a cada 15 minutos, podendo-se adicionar suco de limão ou uva ou chá para facilitar a aceitação pelo paciente. Naqueles que apresentam intolerância (náuseas, vômitos), pode-se aplicar uma ampola de metoclopramida por via IM. Quando o material eliminado pelo ânus se encontra limpo, sem resíduos, o paciente deve ingerir grandes volumes de líquidos (água, sucos, caldos) até oito horas antes da cirurgia, para compensar a desidratação causada pelo manitol. Quando necessário, hidrata-se o paciente por via parenteral. Uma hora antes da cirurgia se administra a primeira dose do antimicrobiano por via parenteral, injetando-se posteriormente mais uma ou duas doses a intervalos regulares, de acordo com a duração da cirurgia e a droga utilizada.

Deve-se enfatizar que a preparação do colo com manitol não deve ser realizada em pacientes com processos obstrutivos ou em indivíduos idosos ou nos que apresentam estado de desnutrição importante. O preparo com manitol é também utilizado nos pacientes submetidos à colonoscopia.

Apendicectomia

O risco de infecção operatória nas apendicites não supuradas situa-se entre 10% e 20%, alcançando 50% nas apendicites supuradas e 80% se houver perfuração. Nesses dois últimos casos, trata-se de uma cirurgia infectada e o uso de antibióticos tem caráter terapêutico. Nas apendicites não supuradas, alguns autores questionam o uso de antibióticos profiláticos. Considerando, porém, que frequentemente se desconhece o tipo de apendicite no pré-operatório, em geral se administra a primeira dose do antimicrobiano na indução anestésica, mantendo-se ou não as drogas de acordo com o estado do apêndice observado à cirurgia. Nos casos de inflamação sem supuração, administra-se somente a primeira dose (dose única); nas apendicites supuradas, a terapêutica antibiótica é mantida por quatro ou cinco dias. Considerando que a microbiota envolvida na infecção é a mesma do colo, os antibióticos escolhidos devem ser ativos contra enterobactérias e o *B. fragilis*. Vários esquemas são propostos, destacando-se o uso isolado da cefoxitina, ou do ertapeném ou de sulbactam/ampicilina, ou a associação de clindamicina ou cloranfenicol ou metronidazol com um aminoglicosídeo (gentamicina, tobramicina) ou uma cefalosporina de primeira geração (cefalotina, cefazolina).

Traumatismos Recentes

Nas feridas traumáticas ocorridas até seis horas antes do atendimento médico, o emprego de antimicrobianos tem o caráter profilático e será realizado nas seguintes condições: lesões extensas com tecido desvitalizado; feridas puntiformes profundas e penetrantes de difícil desbridamento; feridas afetando tendões; feridas que atingem articulações, cavidade torácica ou abdominal e cérebro. Embora frequentemente prescritos em pacientes com traumatismo penetrante do abdome e do tórax, a eficácia do emprego de antibióticos profiláticos nessas situações é motivo de controvérsia. As feridas grosseiramente contaminadas com sujeira ambiental ou fezes, as feridas abdominais com perfuração de alças intestinais e as fraturas expostas são consideradas feridas infectadas e serão discutidas no item a seguir. No traumatismo penetrante de tórax, se for prescrito um antibiótico, deve ser em dose única e preferentemente uma cefalosporina. Nos traumatismos abdominais sem lesão intestinal, indica-se a clindamicina ou a cefoxitina, também em dose única.

Os microrganismos mais envolvidos na gênese da infecção nos traumatismos acidentais envolvendo a pele e o tecido subcutâneo são os estreptococos, cocos anaeróbios, clostrídios, estafilococos e enterobactérias. Nos grandes ferimentos, o paciente apresenta o risco não só de supuração, celulite e sepse, mas também de gangrena gasosa e tétano (já referido). Para os pequenos ferimentos não há indicação de antibiótico profilático; nas feridas puntiformes profundas e nas pouco extensas, a profilaxia com tetraciclinas ou penicilina G procaína é adequada. Nas feridas acidentais extensas, com perda de substância, nas feridas penetrantes e nos traumatismos por arma branca ou arma de fogo, indica-se uma cefalosporina de primeira geração, por via oral (cefalexina, cefadroxil) ou por via parenteral (cefalotina, cefazolina), dependendo da gravidade da lesão, mantida por dois a três dias. As tetraciclinas ou a clindamicina são alternativas nos pacientes alérgicos aos antibióticos beta-lactâmicos.

Nas lesões traumáticas com solução de continuidade da pele e mucosas, não há indicação para o uso da penicilina G benzatina. Tal conduta trata-se da antimedicina, da prática médica sem fundamento científico, e reflete a ignorância médica de quem a pratica. A penicilina G benzatina produz níveis de penicilina circulantes muito baixos, e mais baixos ainda na pele e no tecido celular subcutâneo, inadequados para atuar sobre possíveis microrganismos infectantes do local traumatizado.

CIRURGIAS INFECTADAS

As cirurgias infectadas compreendem as realizadas em qualquer tecido que apresente supuração local, bem como as feridas traumáticas ocorridas há mais de seis horas do atendimento, as feridas traumáticas grosseiramente contaminadas com sujeira ambiental ou fezes, as fraturas expostas e as perfurações de vísceras ocas no abdome. A infecção ocorre em mais de 50% dos casos e o emprego de antibióticos tem finalidade terapêutica.

As feridas grosseiramente contaminadas, as fraturas expostas e as feridas laceradas extensas e penetrantes com mais de seis horas sofrem infecção, sobretudo pelos estafilococos e clostrídios, recomendando-se a terapêutica com cefalotina ou cefazolina por via IV ou cefalexina ou cefadroxil por via oral, por tempo variável de um a cinco dias, de acordo com as características do caso. O ciprofloxacino e o pefloxacino são alternativas igualmente eficazes. Nas feridas abdominais com perfuração de alça intestinal as opções de antimicrobianos habitualmente incluem uma droga ativa contra enterobactérias (gentamicina, tobramicina, ceftriaxona, cefalotina) associada a um antibiótico com ação contra anaeróbios intestinais (clindamicina, metronidazol). A duração da administração dos antibióticos nos traumatismos penetrantes de abdome ainda é motivo de discussão, havendo evidências de que 24 horas de antibioticoterapia é suficiente e adequada.

SITUAÇÕES ESPECIAIS

Além das situações clínico-cirúrgicas já comentadas, os antibióticos têm sido empregados profilaticamente em algumas outras situações, ora de maneira controversa ou, mesmo, contraindicada, ora com justificada indicação. São elas:

Queimaduras

O paciente grande queimado é um paciente infectado cuja desvitalização tissular favorece o crescimento microbiano, o aprofundamento da infecção e a disseminação dos microrganismos. As tentativas, no passado, de se empregar antimicrobianos tópicos ou sistêmicos para a prevenção das infecções graves e disseminadas mostraram-se ineficazes. Isso porque os antibióticos não só não evitam a infecção, como podem agravá-la, selecionando os microrganismos infectantes.

As medidas terapêuticas no grande queimado incluem o atendimento em centros especializados, por equipes médica e de enfermagem treinadas, adequado cuidado das funções vitais, hidratação suficiente e correto controle dos distúrbios hidreletrolíticos e acidobásico. Serão realizados limpeza e desbridamento da área queimada e enxertia precoce. No acompanhamento, colhem-se periodicamente hemoculturas e biópsias da pele para monitorizar o crescimento bacteriano e determinar a sensibilidade dos microrganismos. Não se indica o emprego de antibióticos profiláticos sistêmicos ou tópicos, mas se indica a terapêutica antimicrobiana se ocorrer infecção pulmonar, urinária ou sistêmica. O tratamento tópico é realizado preferencialmente com a sulfadiazina-prata, que apresenta boa atividade antibacteriana e não causa reação dolorosa local. Na sua falta, pode-se empregar o nitrato de prata a 0,5% ou o acetato de mafenida.

Procedimentos Instrumentais Diagnósticos e Terapêuticos

Na colangiografia endoscópica e na colangiopacreatografia endoscópica retrógrada, existe um risco de infecção por bacilos gram-negativos que justifica a administração de uma dose por via IV de cefalotina ou cefazolina ou piperacilina/tazobactam imediatamente antes do procedimento. Também na gastrostomia endoscópica percutânea para a inserção de tubo de alimentação, uma dose de cefazolina administrada 30 minutos antes do procedimento reduz a infecção. Na biópsia prostática transretal, a profilaxia antibiótica é aceita, considerando o risco elevado de complicações infecciosas. Indicam-se antimicrobianos ativos contra bacilos gram-negativos, em dose única, como as cefalosporinas ou as fluoroquinolonas sistêmicas, administradas uma hora antes do procedimento.

Entretanto, não há indicação para a profilaxia antibiótica em pacientes submetidos a cateterismo cardíaco, angiografias, inserção de marca-passo, retossigmoidoscopia, colocação de próteses respiratórias, endoscopia digestiva, cateterismo vesical, cistoscopia e tratamento dentário, exceto nos pacientes que apresentam lesões orovalvulares ou próteses cardíacas ou arteriais, conforme discutimos no item sobre prevenção da endocardite bacteriana.

Parto por Via Vaginal

Embora a vagina apresente uma microbiota residente mista, não há indicação para o uso de substâncias antimicrobianas tópicas ou sistêmicas no parto normal não complicado. Nos casos em que se executa a episiotomia ou na extração por fórcipe, é referido que a baixa incidência de infecção não justifica o emprego da profilaxia antibiótica; mas a literatura sobre o assunto é escassa. Também no trabalho de parto pré-termo com membranas intactas, não se demonstra vantagem no uso de antibióticos profiláticos.

Pancreatite Aguda

Pacientes com pancreatite aguda apresentam um processo inflamatório estéril que, em menos de 5% dos casos, pode complicar com abscesso pancreático e sepse. Mas a letalidade aumenta de 5-25% nos pacientes com necrose estéril para 15-28% quando existe infecção. Em geral, a etiologia dessas infecções secundárias são os bacilos gram-negativos entéricos. Por tal motivo, antibióticos foram usados no passado, com a finalidade de prevenir a infecção da necrose pancreática. Poucos antibióticos alcançam concentração no pâncreas, e os que apresentam maior atividade bactericida são o ciprofloxacino, o ofloxacino, o metronidazol e o imipeném. Os estudos sobre o valor de antibióticos profiláticos na pancreatite aguda são conflitantes, mas alguns autores recomendam o emprego de fluoroquinolona associada com metronidazol ou a monoterapia com uma carbapenema. Contudo, recentemente (2004), Isenmann *et al.* não observaram benefício do emprego de ciprofloxacino/metronidazol na redução da infecção da necrose pancreática.

Cirurgia Oncológica

As cirurgias oncológicas com frequência são extensas, mutilantes, demoradas, realizadas em pacientes com diminuição de sua imunidade, sendo, por isso, acompanhadas de maior risco de infecção do sítio cirúrgico no pós-operatório, além do risco de infecção respiratória, urinária ou da pele. Não obstante, os mesmos princípios da antibioticoprofilaxia em cirurgia também se aplicam nos procedimentos em pacientes com neoplasias, sendo fundamental na prevenção das infecções pós-operatórias a boa técnica operatória e os cuidados básicos de assepsia e antissepsia. O emprego de antimicrobianos profiláticos na cirurgia oncológica segue o anteriormente referido para as cirurgias em geral. A cefazolina é o antibiótico mais recomendado para cirurgia de cabeça e pescoço, torácica, dermatológica, cardíaca e neurológica, associando-se metronidazol nas intervenções do tubo digestivo e genital feminina. Na cirurgia de cabeça e pescoço, é indicada a associação de cefazolina e clindamicina ou monoterapia com ampicilina/sulbactam.

BIBLIOGRAFIA

AhChong K, et al. Comparison of prophylactic ampicillin/sulbactam with gentamicin and metronidazole in elective colorectal surgery: a randomized clinical study. J Hosp Infect. 1994; 27:149-54.

Abdala P. Antibióticos – uso profilático no pré e pós-operatório. Bol Centro de Estudos do HSE. 1956 nov; p. 369-78.

Alonge TO, et al. The choice of antibiotic in open fractures in a teaching hospital in a developing country. Int J Clin Pract. 2002; 56:353-6.

Altemeier WA, et al. Changing patterns in surgical infections. Ann Surg. 1973; 178:436-45.

Amin M. Antimicrobial prophylaxis in urology: a review. Am J Med. 1992; 92(Suppl 4A):114S-7S.

Apt L, et al. Chemical preparation of the eye in ophthalmic surgery. III. Effect of povidone-iodine on the conjunctiva. Arch Ophtalmol. 1984; 102:728-9.

Armstrong C. AHA Guidelines on Prevention of Rheumatic Fever and Diagnosis and Treatment of Acute Streptococcal Pharyngitis. Am Fam Phys. 2010; 81:346-59.

Averbach M, et al. Preparo de cólon para colonoscopia por manitol. Rev Bras Colo-Proctol. 1987; 7:142-4.

Bacal F, et al. II Diretriz Brasileira de Transplante Cardíaco. Arq Bras Cardiol. 2009; 94(1 supl.1):e16-e73.

Baddour LM, et al. Infective endocarditis. Diagnosis, antimicrobial therapy and management of complications. Circulation. 2008; 111:e394-434.

Bagley DH, Ketcham AS. Antibiotics prior to vaginal hysterectomy. Am J Obstet Gynecol. 1977; 128:703-4.

Baran CN, et al. Prophylactic antibiotics in plastic and reconstructive surgery. Plast Reconstr Surg. 1999; 193:1561-6.

Barsam PC. Specific prophylaxis of gonorrheal ophthalmia neonatorum. N Engl J Med. 1966; 274:731-4.

Beach NW, et al. Erythromycin in the treatment of diphtheria carrier state. Pediatrics. 1955; 16:335-44.

Beger HG, et al. Antibiotic prophylaxis in severe acute pancreatitis. Pancreatology. 2005; 5:10-9.

Bodey GP, Rodriguez V. Infection in cancer patients on a protected environment prophylactic antibiotic program. Am J Med. 1975; 59:497-504.

Bolling DR Jr, Plunkett GD. Prophylactic antibiotics for vaginal hysterectomies. Obstet Gynecol. 1973; 41:689-92.

Bonten MJM, et al. Selective digestive decontamination in patients in intensive care. J Antimicrob Chemother. 2000; 46:351-62.

Boyd RJ, et al. A double-blind clinical trial of prophylactic antibiotics in hip fractures. J Bone Joint Surg. 1973; 55-A(6):1251-8.

Brasil. Ministério da Saúde. Secretaria de Políticas de Saúde. Área Técnica Saúde da Mulher Prevenção e tratamento dos agravos resultantes da violência sexual contra mulheres e adolescentes. Brasília: Ministério da Saúde; 2002.

Brasil. Ministério da Saúde. Secretaria de Vigilância em Saúde Programa Nacional de DST e AIDS. Recomendações para a terapia anti-retroviral em adultos e adolescentes infectados pelo HIV – 2004. Brasília: Ministério da Saúde; 2004.

Bravo Neto GP. Antibioticoprofilaxia em cirurgia. Ars Curandi. 1988; 21(4):48-61.

Bravo Neto GP, et al. Infecção cirúrgica. Ars Curandi. 1986; 19:48-58.

Brayman KL, et al. Analysis of infectious complications occurring after solid-organ transplantation. Arch Surg. 1992; 127:38-48.

Brosco JU, et al. Antibioticoterapia em pós-operatório de fissuras labiopalatinas. Rev Bras Clin Terap. 1986; 15:145-6.

Brown EM. Antimicrobial prophylaxis in neurosurgery. J Antimicrob Chemother. 1993; 31(Suppl B):49-63.

Brun-Buisson C, et al. Intestinal decontamination for control of nosocomial multiresistant gram-negative bacilli. Ann Intern Med. 1999; 110:873-81.

Burke JF. The effective period of preventive antibiotic action in experimental incisions and dermal lesions. Surgery. 1961; 50:161-8.

Burke JF. Use of preventive antibiotics in clinical surgery. Am Surg. 1973; 39:6-11.

Byl B, et al. Antibiotic prophylaxis for infectious complications after therapeutic endoscopic retrograde cholangiopancreatography: a randomized, double-blind, placebo-controlled study. Clin Infect Dis. 1995; 20:1236-49.

Callender DL. Antibiotic prophylaxis in head and neck oncologic surgery: the role of gram-negative coverage. Int J Antimicrob Agents. 1999; 12(Suppl 1):S21-5.

Castagnola E, et al. Prevention of life-threatening infections due to encapsulated bacteria in children with hyposplenia or asplenia: a brief review of current recommendations for practical purposes. Eur J Haematol. 2003; 71:319-26.

CDC-Meningococcal disease surveillance group. Analysis of endemic meningococcal disease and evaluation of prophylaxis. J Infect Dis. 1976; 134:201-4.

Chaisson RD. Prophylaxis of disseminated *Mycobacterium avium* complex. HIV-Adv Res Ther. 1996; 6:15-9.

Chen M, et al. Comparative pharmacokinetics and pharmacodynamic tarte attainment of ertapenem in normal-weight, obese and extremely obese adults. Antimicrob Agents Chemother. 2006; 50:1222-7.

Ciulla TA. Bacterial endophthalmitis prophylaxis for cataract surgery: an evidence-based update. Ophthalmology. 2002; 109:13-24.

Coelho HSM, et al. Infecção e queimadura. Ars Curandi. 1985; 18(3):68-76.

Committee Reports. Prevention of rheumatic fever. Circulation. 1965; 31:953-4.

Condon RE, et al. Efficacy of oral and systemic antibiotic prophylaxis in colorectal operations. Arch Surg. 1983; 118:496-502.

Court-Brown CM. Antibiotic prophylaxis in orthopaedic surgery. Scand J Infect Dis. 1990; (Suppl 70):74-9.

Couto AA, et al. Estado atual da profilaxia da febre reumática. Arq Bras Med. 1990; 64:203-4.

Creatsas G, et al. Bacterial contamination of the cervix and premature rupture of membranes. Am J Obstet Gynecol. 1981; 139:522-5.

Cruciani M, et al. Prophylaxis with fluoroquinolones for bacterial infections in neutropenic patients: a meta-analysis. Clin Infect Dis. 1996; 23:795-805.

Dajani AS, et al. Prevention of bacterial endocarditis. Recommendations by the American Heart Association. JAMA. 1997; 277:1794-801.

Decourt LV. Doença reumática. Profilaxia medicamentosa de recorrências. Folha Med (Br). 1989; 98:125-9.

De Jong E, et al. Effects of selective decontamination of digestive tract on mortality and acquisition of resistant bacteria in intensive care: a randomised controlled trial. Lancet. 2003; 362:1011-6.

Dellinger EP. Antibiotic prophylaxis in trauma: penetrating abdominal injuries and open fractures. Rev Infect Dis. 1991; 13(Suppl 10):S847-57.

Djindjian M, et al. Antibiotic prophylaxis during prolonged clean neurosurgery. J Neurosurg. 1990; 73:388-6.

Edmiston CE Jr, Condon RE. Bacterial translocation. Surg Gynecol Obstet. 1991; 173:73-83.

Espin-Basany E, et al. Prospective, randomised study on antibiotic prophylaxis in colorectal surgery. Is it really necessary to use oral antibiotics? Int J Colorectal Dis. 2005; 20:542-6.

Everett ED, Hirschmann JV. Transient bacteremia and endocarditis prophylaxis: a review. Medicine. 1977; 56:61-77.

Fabian TC, et al. Duration of antibiotic therapy for penetrating abdominal trauma: a prospective trial. Surgery. 1992; 112:788-95.

Fellay J, et al. Treatment of cytomegalovirus infection or disease in solid organ transplant recipients with valganciclovir. Transplat Proc. 2005; 37:949-51.

Freire GC, et al. Cistoscopia: é necessária a antibioticoterapia profilática? J Bras Urol. 1984; 10:129-30.

Garcia-Rodriguez JA, et al. Antibiotic prophylaxis with cefotaxime in gastroduodenal and biliary surgery. Am J Surg. 1989; 158:428-34.

Gorbach SL. Antimicrobial prophylaxis for appendectomy and colorectal surgery. Rev Infect Dis. 1991; 13(Suppl 10):S815-20.

Gould FK, et al. Guidelines for the prevention of endocarditis: report of the Working Party of the British Society for Antimicrobial Therapy. J Antimicr Chemother. 2006; 57:1035-42.

Habr-Gama A, et al. Profilaxia da infecção em cirurgia colorretal eletiva. Rev Bras Colo-Proctol. 1983; 3:83-9.

Hammond JM, Polgieter PD. Neurologic disease requiring long-term ventilation: the role of selective decontamination of the digestive tract in preventing nosocomial infection. Chest. 1993; 104:547-51.

Heineck I, et al. Prescribing practice for antibiotic prophylaxis for cesarean section in a teaching hospital in Brazil. Am J Infect Control. 2002; 30:341-5.

Hemsell DL. Prophylactic antibiotics in gynecologic and obstetric surgery. Rev Infect Dis. 1991; 13(Suppl 10):S821-41.

Hirshberg A, Mattox K. Penetrating abdominal trauma. Eur J Surg. 1996; (Suppl 576):56-8.

Hodson EM, et al. Antiviral medications to prevent cytomegalovirus disease and early death in recipients of solid-organ transplants: a systematic review of randomised controlled trials. Lancet. 2005; 365:2105-15.

Hollenstein UM, et al. Soft tissue concentrations of ciprofloxacin in obese and lean subjects following weight-adjusted dosing. Int J Obes Relat Metab Disord. 2001; 25:354-8.

Hospital Israelita Albert Einstein. Diretrizes Assistenciais. Internação para o Transplante de Fígado: Admissão e Acompanhamento Pós-operatório. Versão eletrônica atualizada 2011. Disponível em: http://medsv1.einstein.br/diretrizes/transplantes/internacao-transplante-figado-admissao-acompanhamento.pdf. Acessado em jul 2013.

Hospital Israelita Albert Einstein. Manual Farmacêutico. Profilaxia Antimicrobiana. Disponível em: https://aplicacoes.einstein.br/manualfarmaceutico/Paginas/Termos.aspx?filtro=Profilaxia%20Antimicrobiana. Acessado em set 2018.

Humar A, et al. A trial of valganciclovir prophylaxis for cytomegalovirus prevention in lung transplant recipients. Am J Transplant. 2005; 5:1462-8.

Isenmann R, et al. Prophylactic antibiotic treatment in patients with predicted severe acute pancreatitis: a placebo-controlled, double-blind trial. Gastroenterology. 2004; 126:997-1004.

Johnson JT, et al. Prophylactic antibiotics for head and neck surgery with flap reconstruction. Arch Otolaryngol Head Neck Surg. 1992; 118:488-90.

Kritski AL, et al. Tuberculose – do ambulatório à enfermaria. Rio de Janeiro: Atheneu; 1999.

Leport C, et al. Antibiotic prophylaxis for infective endocarditis from an international group of experts towards a European consensus. Eur Heart J. 1995; 16(Suppl B):126-31.

Lewis RT. Oral versus systemic antibiotic prophylaxis in elective colon surgery: a randomized study and meta-analysis send a message from the 1990s. Can J Surg. 2002; 45:173-80.

Masur H, et al. Guidelines for preventing opportunistic infections among HIV-infected persons – 2002. Ann Intern Med. 2002; 137:435-78.

Miedzinski LJ, et al. Antimicrobial prophylaxis for open heart operations. Ann Thorac Surg. 1990; 50:800-7.

Mitchell TG, Perfect JR. Cryptococcosis in the era of AIDS – 100 years after the discovery of *Cryptococcus neoformans*. Clin Microbiol Rev. 1995; 8:515-48.

Myers JP. Bite wound infections. Curr Infect Dis Rep. 2003; 5:416-25

Naresh K, et al. Antibiotic prophylaxis for percutaneous endoscopic gastrostomy. Ann Intern Med. 1987; 107:824-8.

Nau E, et al. Emergence of antibiotic-resistant bacteria during selective decontamination of the digestive tract. J Antimicrob Chemother. 1990; 25:881-3.

Nauseef WM, Maki DG. A study of the value of simple protective isolation in patients with granulocytopenia. N Engl J Med. 1981; 304:448-53.

Newman D, et al. Serum piperacillin/tazobactam pharmacokinetics in a morbidly obese individual. Ann Pharmacother. 2007; 41:1734-9.

Nichols RL. Preventing surgical site infections: a surgeon's perspective. Emerg Infect Dis. 2001; 7:220-4.

Nichols RL, et al. Current practices of preoperative bowel preparation among north American colorectal surgeons. Clin Infect Dis. 1997; 24:609-19.

Nishimura RA, et al. ACC/AHA 2008 Guideline update on valvular heart diseases: focused update on infective endocarditis. Circulation. 2008; 118:887-96.

Noskin GA, Murphy RL. Extrapulmonary infection with *Pneumocystis carinii* in patients receiving aerosolised pentamidine. Rev Inf Dis. 1991; 13:525.

Oldfield EC, et al. Once weekly azithromycin therapy for prevention of *Mycobacterium avium* complex infection in patients with AIDS. Clin Infect Dis. 1998; 26:611-9.

Pai MP, Bearden DT. Antimicrobial dosing considerations in obese adult patients. Pharmacotherapy. 2007; 27:1081-91.

Patel R, Paya CV. Infections in solid-organ transplant recipients. Clin Microbiol Rev. 1997; 10:86-124.

Patzakis MJ. The use of antibiotics in open fractures. Surg Clin North Am. 1975; 55:1439-44.

Paulino F. Uso e abuso de antibióticos no pré e pós-operatório. Hospital (Rio). 1967; 72(4):971-5.

Pavel A, et al. Prophylactic antibiotics in clean orthopaedic surgery. J Bone Joint Surg. 1974; 56-A:777-82.

Pederzoli P, et al. A randomized multicenter clinical trial of antibiotic prophylaxis of septic complications in acute necrotizing pancreatitis with imipenem. Surg Gynecol Obstet. 1993; 176:480-3.

Perry CB, Gillepspie WA. Benzathine-penicillin in the prophylaxis of streptococcal infection of rheumatic children. Br Med J. 1954; 2:729.

Petri WA Jr. Infections in heart transplant recipients. Clin Infect Dis. 1994; 18:141-8.

Phan M, et al. Antimicrobial prophylaxis for major head and neck surgery in cancer patients: sulbactam-ampicillin versus clindamycin-amikacin. Antimicrob Agents Chemother. 1992; 36:2014-9.

Platt R, et al. Perioperative antibiotic prophylaxis for herniorrhaphy and breast surgery. N Engl J Med. 1990; 322:153-60.

Polk BF, et al. Randomised clinical trial of perioperative cefazolin in preventing infection after hysterectomy. Lancet. 1980; 1:437-40.

Price DJE, Sleigh JD. Control of infection due to *Klebsiella aerogenes* in a neurosurgical unit by withdrawal of all antibiotics. Lancet. 1970; 2:1213-5.

Projeto Diretrizes. Federação Brasileira de Ginecologia e Obstetrícia. Rotura prematura das membranas. Associação Médica Brasileira/Conselho Federal de Medicina. Projeto Diretrizes. 2008; v. 2.

Rachid M, Schechter M. Manual de HIV/AIDS. 8 ed. Rio de Janeiro: Revinter; 2005.

Read RC, Finch RG. Prophylaxis after splenectomy. J Antimicrob Chemother. 1993; 33:4-5.

Remington JS, Schimpff SC. Please, don't eat salads. N Engl J Med. 1981; 304:433-4.

Ribera E, et al. Comparison of high and low doses of trimethoprim-sulfamethoxazole for primary prevention of toxoplasmic encephalitis in human immunodeficiency virus-infected patients. Clin Infect Dis. 1999; 29:1461-6.

Taber DJ, et al. Valganciclovir prophylaxis in patients at high risk for the development of cytomegalovirus disease. Transpl Infect Dis. 2004; 6:101-9.

Ruf B, et al. Efficacy of pyrimethamine/sulfadoxine in the prevention of toxoplasmic encephalitis relapses and *Pneumocystis carinii* pneumonia in HIV-infected patients. Eur J Clin Microbiol Infect Dis. 1993; 12:325-9.

Safdar N, et al. The role of selective digestive decontamination for reducing infection in patients undergoing liver transplantation: a systematic review and meta-analysis. Liver Transpl. 2004; 10:817-27.

Savitz SI, et al. The risk of wound infection in lumbar disk surgery. Mount Sinai J Med. 1991; 58:179-82.

Serletti JM, et al Efficacy of prophylactic antibiotics in reduction mammoplasty. Ann Plast Surg. 1994; 33:476-80.

Sganga S. New perspectives in antibiotic prophylaxis for intra-abdominal surgery. J Hosp Infect. 2002; 50(Suppl A):S17-21.

Shapiro M. Prophylaxis in otolaryngologic surgery and neurosurgery: a critical review. Rev Infect Dis. 1991; 13(Suppl 10):S858-68.

Shapiro M, et al. Randomized clinical trial of intra-operative antimicrobial prophylaxis of infection after neurosurgical procedures. J Hospt Infect. 1986; 8:283-95.

Shearman CP, et al. Single dose oral antibiotic cover for transurethral prostatectomy. Br J Urol. 1988; 62:434-8.

Snell GI, et al. Lung transplant in patients over the age of 50. Transplantation. 1993; 55:562-6.

Sprauer MA, et al. Prevention of secondary transmission of pertussis in households with early use of erythromycin. Am J Dis Child. 1992; 146:177-81.

Stabile DE, Jacobs AM. Development and application of antibiotic-loaded bone cement beads. J Am Podiatr Med Assoc. 1990; 80:354-9.

Starr MB. Prophylactic antibiotics for ophthalmic surgery. Surv Ophtalmol. 1983; 27:353-73.

Sutherland RD, et al. Postoperative chest wound infections in patients requiring coronary bypass. J Thorac Cardiovasc Surg. 1977; 73:944-7.

Takafuji ET, et al. An efficacy trial of doxycycline chemoprophylaxis against leptospirosis. N Engl J Med. 1984; 310:497-500.

Tavares W. Profilaxia do tétano. Rev Assoc Med Bras. 1982; 28(Supl 1):10-4.

Ugburo AO, et al. An evaluation of the role of systemic antibiotic prophylaxis in the control of burn wound infection at the Lagos University Teaching Hospital. Burns. 2004; 30:43-8.

Van der Waaij D, De Vries JMB. Determination of the colonization resistance of the digestive tract of individual mice. J Hyg (Lond). 1974; 72:379-87.

Velasco E, et al. Profilaxia antimicrobiana em cirurgias oncológicas. Rev Hosp Clin Fac Med S. Paulo. 1997; 52:209-16.

Villalobos T, et al. Antibiotic prophylaxis after basilar skull fractures: a meta-analysis. Clin Infect Dis. 1998; 27:364-9.

Waib LF, et al. Citomegalovírus e a infecção pelo HIV. Revisão da profilaxia secundária na era HAART. J Bras AIDS. 1999; 1:25-30.

Wang JH, et al. Role of benzathine penicillin G in prophylaxis for recurrent streptococcal cellulitis of the lower legs. Clin Infect Dis. 1997; 25:685-9.

Whitcup SM, et al. Discontinuation of anticytomegalovirus therapy in patients with HIV infection and cytomegalovirus retinitis. JAMA. 1999; 282:1633-7.

WHO. Drugs used in the treatment of streptococcal pharyngitis and prevention of rheumatic fever. Geneva, WHO. 1999; p. 28.

Wiener J, et al. A randomized double-blind, placebo-controlled trial of selective digestive decontamination in a medical-surgical intensive care unit. Clin Infect Dis. 1995; 20:861-7.

Wippel A. A infecção em cirurgia geral. Rev Bras Cir. 1986; 76:97-103.

Wippel A, Wiens AM. Antibióticos em cirurgia geral. Ars Curandi. 1985; 18:94-97.

Wittmann DH, Schein M. Let us shorten antibiotic prophylaxis and therapy in surgery. Am J Surg. 1996; 172(Suppl 6 A):26S-32S.

Working Group Report. Chemoprophylaxis for candidosis and aspergillosis in neutropenia and transplantation: a review and recommendations. J Antimicrob Chemother. 1993; 32:5-21.

Wreghitt TG, et al. Toxoplasmosis in heart and heart and lung transplant recipients. J Clin Pathol. 1989; 42:194-9.

Zanon U, Lisboa F. Biologia e profilaxia das infecções cirúrgicas. Rev Bras Cir. 1981; 71:111-7.

Zubowicz VN, Gravier M. Management of early human bites of the hand: a prospective randomized study. Plast Reconstr Surg. 1991; 88:111-4.

Zwaveling JH, et al. Selective decontamination of the digestive tract to prevent postoperative infection: a randomized placebo-controlled trial in liver transplant patients. Crit Care Med. 2002; 30:1204-9.

CAPÍTULO 11

Penicilinas

Beta-lactaminas, ou antibióticos beta-lactâmicos, constituem um grupo de substâncias, caracterizadas pela presença de um grupamento químico heterocíclico azetidinona, denominado anel beta-lactâmico. O termo lactama designa uma amida cíclica; a letra grega beta (β) indica uma posição química: o segundo carbono mais próximo da função ácido carboxílico. Portanto, a denominação beta-lactâmico (β-lactâmico) significa uma amida cíclica com quatro lados, na qual se dá o fechamento da cadeia pela ligação do nitrogênio da amida ao carbono situado na posição beta, conforme mostrado na Figura 11.1. O anel beta-lactâmico é o responsável pela atividade antimicrobiana desse grupo de antibióticos e seu rompimento em qualquer ponto resulta na perda completa da ação antimicrobiana desses fármacos.

A ligação do anel beta-lactâmico com um anel tiazolidínico origina o ácido penicilânico, o qual ao conter um grupamento amina no carbono 6 transforma-se no ácido 6-aminopenicilânico (6-APA) (Fig. 11.1), núcleo central de onde se derivam as penicilinas. A colocação de diferentes radicais químicos na posição 6 origina várias penicilinas, com distintas propriedades físico-químicas, farmacodinâmicas, antimicrobianas e resistência à inativação enzimática (Fig. 11.2). As penicilinas são substâncias ácidas e podem se apresentar sob a forma de sais de sódio ou potássio ou em forma de ésteres.

Recentemente, outros derivados do ácido penicilânico vêm sendo estudados para uso na terapêutica, constituindo os análogos das penicilinas. São as amidinopenicilinas, as metoxipenicilinas e as formamidopenicilinas, classes distintas de antibióticos ainda sem uso clínico. As penicilinas e seus análogos pertencem ao grupo químico de substâncias conhecidas com o nome penam ou penama. Antibióticos desse grupo caracterizam-se por apresentar um núcleo central, formado pelo anel beta-lactâmico, ao qual se liga um pentaciclo saturado.

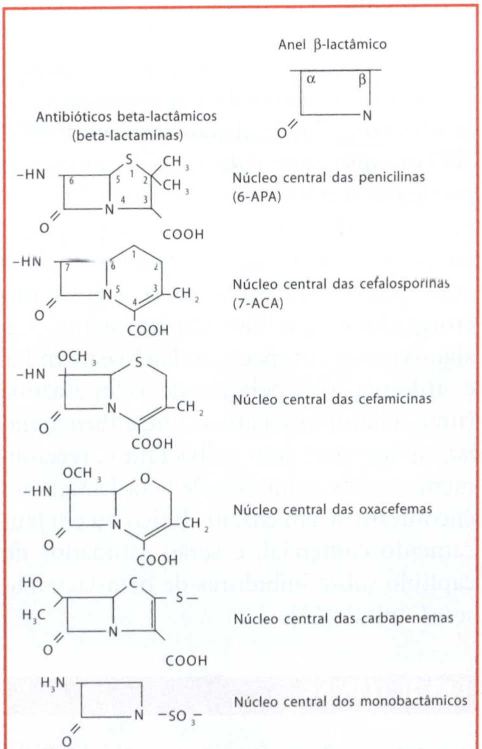

Fig. 11.1 Antibióticos beta-lactâmicos (beta-lactaminas).

A ampla utilização das penicilinas e, também, das cefalosporinas ao longo dos anos fez surgir e serem selecionados microrganismos resistentes à sua ação em todos os continentes. O mecanismo mais frequente de resistência aos antibióticos beta-lactâmicos é a produção de enzimas do tipo beta-lactamase. Essas enzimas são codificadas em genes cromossômicos e plasmidiais e, embora se distingam por várias características físico-químicas e biológicas, o resultado final da sua ação é o mesmo, isto é, a hidrólise do anel beta-lactâmico destruindo a ação antimicrobiana dos antibióticos beta-lactâmicos.

Com a finalidade de bloquear a ação das beta-lactamases, foram desenvolvidas substâncias capazes de inibir sua ação: os inibidores de beta-lactamases. O princípio de seu valor terapêutico fundamenta-se em sua capacidade de inativar a ação da enzima e, assim, restaurar a ação de um antibiótico beta-lactâmico contra uma bactéria que lhe é resistente pelo mecanismo enzimático. As substâncias inibidoras de beta-lactamases em uso clínico são o ácido clavulânico (ou seu sal clavulanato), o sulbactam e o tazobactam. Tais substâncias são usadas em conjunto com algumas penicilinas, em particular a ampicilina, a amoxicilina e a piperacilina, e representam um progresso terapêutico, ao tornar novamente eficaz a ação dessas penicilinas sobre alguns microrganismos que lhes são resistentes. Em alguns países europeus, no Japão e na Índia, é utilizada a associação de cefoperazona (uma cefalosporina ativa contra *Pseudomonas aeruginosa*) com sulbactam e, recentemente, novos inibidores de beta-lactamases encontram-se em ensaio clínico ou em lançamento comercial, e serão estudados no capítulo sobre inibidores de beta-lactamases (Capítulo 12).

PENICILINAS

A penicilina G, ou benzilpenicilina, foi descoberta por Alexander Fleming em 1928, no Hospital St. Mary, Londres, ao observar a atividade antimicrobiana exercida por um fungo contaminante de uma cultura de *Staphylococcus aureus*. O fungo era o *Penicillium notatum* (atualmente *P. chrysogenum*), e a substância com ação antimicrobiana por ele produzida foi denominada penicilina por Fleming. A penicilina só foi identificada em 1940 por Chain, Florey *et al.*, que iniciaram a produção desse antibiótico, que modificou o prognóstico das doenças infecciosas. O rendimento inicial da obtenção da penicilina era extremamente baixo, necessitando-se de mais de 100 litros de meio de cultura para obter a quantidade de antibiótico necessária ao tratamento de um paciente. Com o desenvolvimento industrial, surgiram soluções para sua produção em larga escala, ao mesmo tempo em que permitiram a redução do custo. Assim, enquanto em 1945 cada 1.000.000 de unidades de penicilina custava 7,53 dólares, em 1969 esse custo baixou para 11 centavos do dólar.

Uma outra data de destaque na história das penicilinas foi a descoberta, em 1959, por Batchelor *et al.*, do processo simplificado de obtenção do ácido 6-aminopenicilânico, que possibilitou o desenvolvimento das penicilinas semissintéticas.

No processo normal de fermentação do *Penicillium*, várias penicilinas são produzidas (F, G, K, O, X, V), mas só são utilizadas na prática médica as penicilinas G e V, por serem as mais ativas. Essas penicilinas são chamadas naturais, pois resultam do processo fermentativo do fungo. Diferentemente, as penicilinas semissintéticas originam-se de um processo laboratorial, em que modificações químicas são introduzidas no ácido 6-aminopenicilânico. Dessa forma, as penicilinas semissintéticas têm parte de sua obtenção realizada de modo natural (produção do 6-APA) e parte por síntese química (introdução dos radicais).

As penicilinas são divididas, portanto, em dois grandes grupos: naturais e semissintéticas, apresentando as fórmulas estruturais expostas na Figura 11.2.

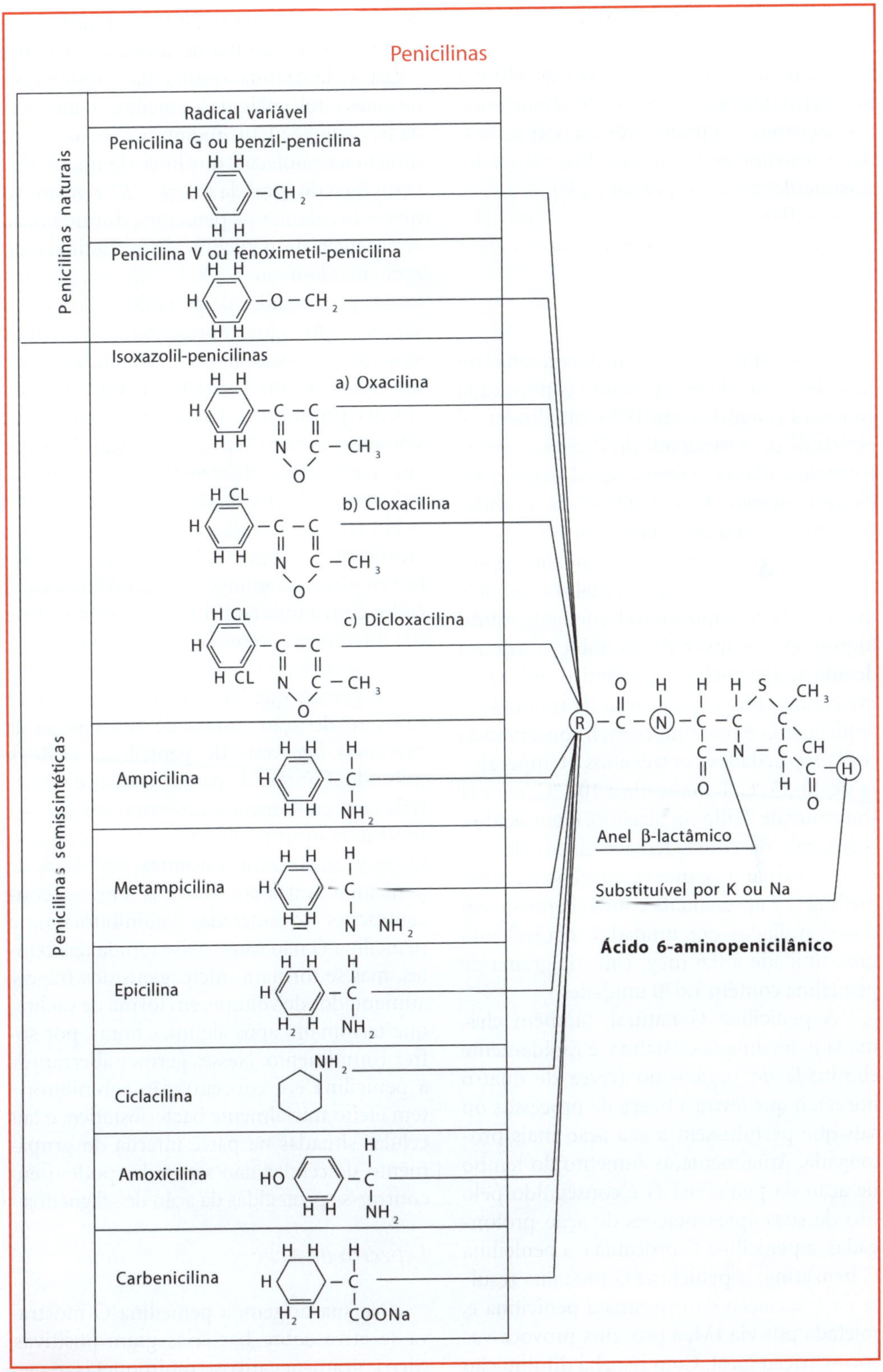

Fig. 11.2 Penicilinas – fórmulas.

PENICILINAS NATURAIS

As penicilinas naturais são as obtidas por fermentação a partir do *Penicillium chrysogenum*. Na prática clínica, são utilizadas a benzilpenicilina (penicilina G) e a fenoximetilpenicilina (penicilina V).

Penicilina G (Benzilpenicilina)

Caracteres Gerais. Mecanismo de Ação

A penicilina G, ou benzilpenicilina, foi descoberta por Fleming, sendo comunicada ao mundo científico em 1929. Atualmente, é obtida de uma variedade do *P. chrysogenum*. É apresentada sob a forma de sal alcalino sódico ou potássico. Cada 1.000.000 de unidades contêm 1,6 mEq de potássio ou 1,5 mEq de sódio. Os sais alcalinos da penicilina apresentam-se como um pó cristalino, branco, inodoro, facilmente solúvel em água, muito higroscópio e instável em solução aquosa devido ao seu anel beta-lactâmico. Sob a forma cristalizada, em ausência de umidade, a penicilina G é bastante estável, conservando suas propriedades por três anos à temperatura de 20-25 °C. É inativada a 100 °C, em pH francamente ácido ou alcalino, e por ácidos, bases, sais de cobre, ferro e zinco, álcoois, agentes oxidantes e outras substâncias. A penicilina G é apresentada comercialmente em doses avaliadas em unidades, equivalendo uma unidade a 0,6 mcg. Um miligrama de penicilina contém 1.670 unidades.

A penicilina G natural, também chamada penicilina G cristalina, é rapidamente eliminada do organismo (cerca de quatro horas), o que levou à busca de processos ou sais que permitissem a sua ação mais prolongada. Atualmente, o aumento do tempo de ação da penicilina G é conseguido pelo uso de suas apresentações de ação prolongadas, a penicilina G procaína e a penicilina G benzatina. A penicilina G procaína resulta da associação da procaína à penicilina e, injetada por via IM, a procaína provoca vasoconstrição local. Com isso, há diminuição de sua absorção, prolongando o tempo de ação. Cada 300.000 U de penicilina G procaína contêm 120 mg de procaína. A penicilina G benzatina resulta da combinação de duas moléculas da penicilina com uma da NN'-dibenziletilenodiamina (benzatina), uma macromolécula que libera lentamente a penicilina do local da injeção IM e promove níveis circulantes de penicilina durante dias. A potência da penicilina G benzatina é de aproximadamente 1.200 U/mg. As apresentações prolongadas da penicilina são pouco solúveis em água, apresentando-se como suspensões; mantêm sua estabilidade por dois anos (forma benzatínica) ou três anos (forma procaínica). Essas penicilinas apresentam o mesmo espectro de ação da penicilina cristalina, diferenciando-se somente pelo tempo de circulação mais prolongado e pela menor concentração de penicilina que alcançam no sangue. A Figura 11.3 exemplifica os níveis sanguíneos de penicilina alcançados com a injeção IM de uma mesma dose das diferentes apresentações da penicilina G.

A penicilina G tem ação bactericida sobre os germes que lhe são sensíveis. Seu mecanismo de ação resulta de sua ligação às proteínas ligadoras de penicilinas (PBPs), inibindo a síntese da parede celular das bactérias em crescimento, causando sua lise osmótica, conforme discutido no Capítulo 4. Quando se utilizam concentrações baixas de penicilina contra uma bactéria sensível (concentrações consideradas subinibitórias), a penicilina G não causa a lise rápida das células, mas se formam microrganismos frágeis, aumentados de volume, em forma de cachos, que terminam, após algumas horas, por sofrer rompimento. Nesses germes aberrantes, a penicilina em concentração subinibitória tem efeito inicialmente bacteriostático, e tais células situadas na parte interna do grupamento de células não separadas podem encontrar-se protegidas da ação dos fagócitos.

Espectro de Ação

Na sua origem, a penicilina G mostrava-se ativa sobre bactérias gram-positivas, cocos gram-negativos, espiroquetas e actinomicetos. Assim, tinha boa ação contra

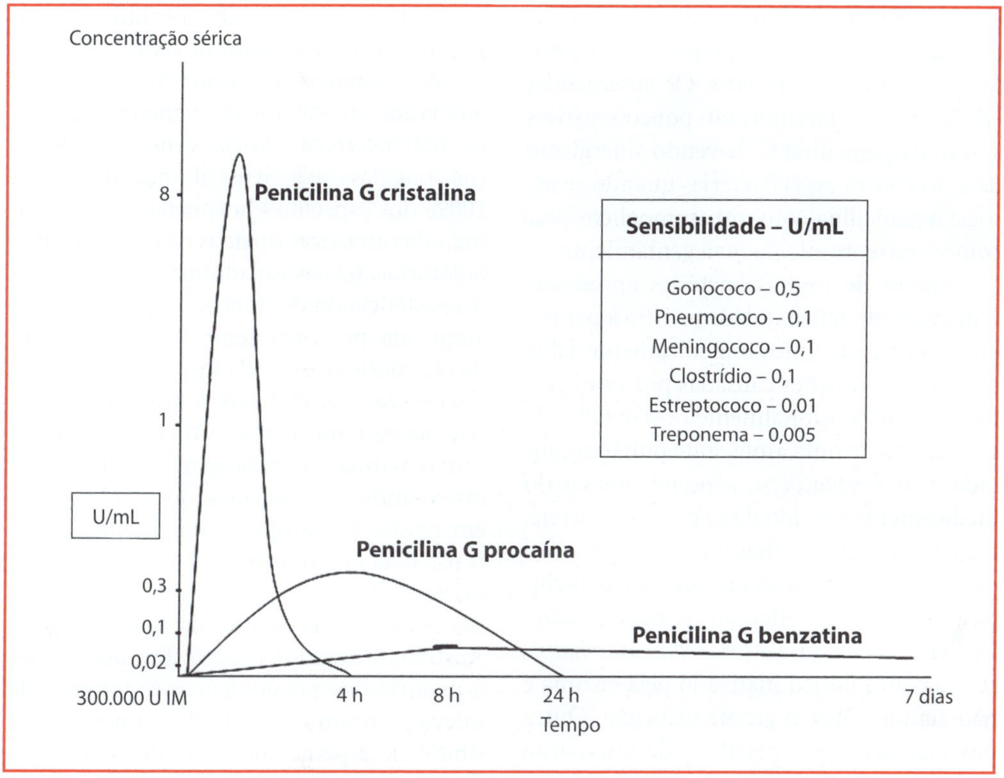

Fig. 11.3 *Níveis séricos de penicilina circulante após administração IM de mesma dose das diferentes apresentações da penicilina G.*

estreptococos beta-hemolíticos dos grupos A (*S. pyogenes*), B (*S. agalactiae*), C (*S. equi*, *S. equisimilis*), D (*S. bovis*) e G, estreptococos do grupo *viridans* (*S. mitis*, *S. salivarius*, *S. sanguis*, *S. mutans*, *S. oralis* e outros), *Streptococcus pneumoniae* (pneumococo), enterococos (*Enterococcus faecalis* e *E. faecium*), estafilococos (*S. aureus*, *S. epidermidis*, *S. saprophyticus*), bacilo diftérico, bacilo tetânico, *Neisseria meningitidis* (meningococo), *N. gonorrhoeae* (gonococo), bacilos causadores de gangrena (clostrídios), treponemas (*T. pallidum*, *T. pertenue*, *T. carateum*), leptospiras e actinomicetos.

Grande parte dessa ação antimicrobiana da penicilina G perdeu-se ao longo do tempo, devido ao surgimento de estirpes resistentes. Na atualidade, é ainda ativa contra estreptococos, clostrídios, leptospiras e treponemas. Tem ação, também, sobre as *Borrelia*, *Streptobacillus moniliformes*, *Spirillum minus*, *Bacillus anthracis*, *Listeria monocytogenes* e *Erysipelotrix*. Sua atividade sobre bactérias anaeróbias (*Veillonella*, *Fusobacterium*, *Eubacterium*, *Peptococcus*, *Peptostreptococcus* e outros) é elevada, exceto contra o grupo do *Bacteroides fragilis* e *Prevotella*, que se mostram resistentes à droga. A penicilina G não é ativa contra bacilos gram-negativos, nem sobre *Mycoplasma*, *Legionella*, *Chlamydia* e *Ureaplasma*. Também, embora apresente boa atividade contra as bactérias do gênero *Actinomyces*, a penicilina G não é ativa contra as *Nocardia*.

A penicilina G tem elevada potência antimicrobiana (isto é, age em baixas concentrações), especialmente contra estreptococos dos grupos A e B, pneumococos sensíveis, treponemas, clostrídios e outros bactérias anaeróbias sensíveis. Os estreptococos do grupo *viridans* habitualmente apresentam boa sensibilidade à penicilina, mas é crescente a diminuição da sensibilidade de algumas estirpes, especialmente dos *Streptococcus oralis* e *mitis*. Os enterococos (*E. faecalis* e *E. faecium*) são pouco sensíveis à ação da penicilina G, havendo sinergismo de ação contra essas bactérias quando se associa a penicilina com um aminoglicosídeo, como a estreptomicina ou a gentamicina.

Apesar de muitas bactérias apresentarem excelente sensibilidade *in vitro* à penicilina, na prática clínica o medicamento falha em certas condições causadas por esses germes. Assim, ocasionalmente ocorre falha do tratamento de uma amigdalite pultácea causada pelo *Streptococcus pyogenes*, apesar do medicamento ter sido dado em dose correta. A causa para essas falhas pode ser a presença de um microrganismo produtor de penicilinase associado na infecção (p. ex., o *Staphylococcus aureus* ou a *Moraxella catarrhalis*), sendo o antibiótico inativado pela enzima e não agindo sobre o germe principal. Outra possibilidade é a capacidade de internação do estreptococo nas células epiteliais da orofaringe, escapando, assim, da ação da penicilina, que só age no meio extracelular.

Resistência. Tolerância

Os bacilos gram-negativos anaeróbios são naturalmente resistentes à ação da penicilina G. Essa resistência natural se deve à incapacidade de esse antibiótico ultrapassar a membrana externa desses germes, ficando impedido, assim, de alcançar o seu receptor, as proteínas ligadoras de penicilinas. Além disso, os bacilos gram-negativos, especialmente os de espécies de *Proteus*, *Enterobacter*, *Escherichia coli* e *Klebsiella* podem produzir beta-lactamases mediadas por genes cromossômicos que inativam a penicilina. Também, o grupo do *Bacteroides fragilis* mostra-se resistente, principalmente pela produção de beta-lactamases. O *Mycoplasma* e o *Ureaplasma* são microrganismos naturalmente resistentes às penicilinas, por não possuírem parede celular, e as *Chlamydia* e *Legionella*, bactérias de localização intracelular, devido ao antibiótico não se concentrar no interior de células animais.

A resistência adquirida à penicilina é observada atualmente de maneira universal no *Staphylococcus aureus* e nos estafilococos coagulase-negativos, alcançando 95% a 100% dos espécimes hospitalares e 80% ou mais das amostras isoladas de pacientes ambulatoriais (cepas isoladas na comunidade). A resistência do estafilococo à penicilina foi adquirida principalmente pela transdução de plasmídios e é devida à produção de beta-lactamases que inativam o antibiótico. A resistência adquirida em outros microrganismos tem uma distribuição menos difundida, observando-se resistência do meningococo em países da Europa, maior frequência de resistência do gonococo em todos os continentes e a difusão de cepas de pneumococos resistentes em países da Europa e Ásia, Austrália e Estados Unidos. Em nosso país, a maioria dos pneumococos causadores de infecções respiratórias ainda mantém a sensibilidade à penicilina; contudo, as estirpes de pneumococos causadoras de meningite já apresentam resistência às penicilinas em grande parte dos isolados no Brasil. Como ocorre em vários países, entre nós é elevada a resistência do gonococo e, também, já há relatos de resistência do meningococo, o que ocasionou mudanças em protocolos de tratamento de meningoencefalites bacterianas.

A resistência de outras bactérias que não o estafilococo é adquirida por mecanismos de mutação, transdução e transposição genética, manifestando-se a resistência pela produção de beta-lactamases (como em várias estirpes do gonococo), modificação ou ausência de proteínas ligadoras de penicilinas (como nos pneumococos e enterococos) ou pela sua impossibilidade de atravessar os envoltórios da célula resistente (raro na resistência adquirida).

Os estreptococos beta-hemolíticos dos grupos A, B, C e G não apresentam resistência à penicilina G, a qual constitui o antibiótico de escolha para o tratamento de infecções por eles causadas. Entretanto, raramente, podem ser isoladas cepas de estreptococos dos grupos C e G tolerantes (concentração bactericida dezenas ou centenas de vezes maior que a concentração inibitória) à penicilina, mas que respondem à associação com um aminoglicosídeo ou com a rifampicina. A resistência entre os estreptococos do grupo *viridans* é rara, mas a tolerância tem sido encontrada com alguma frequência, indicando-se, para o combate a essas amostras, a elevação da dose da penicilina G ou a associação com antibióticos aminoglicosídeos. A potência antimicrobiana da penicilina G contra os enterococos é pequena, o que torna necessário o uso de doses elevadas desse antibiótico no tratamento das infecções enterocócicas. Além disso, a tolerância do germe à penicilina é marcante, necessitando haver concentrações às vezes acima de 100 mcg/mL para ocorrer a morte do enterococo. A associação da penicilina com estreptomicina ou gentamicina tem um efeito sinérgico significativo contra o enterococo, reduzindo-se a concentração bactericida e ocorrendo a morte do germe pela ação das duas drogas.

Farmacocinética e Metabolismo

Absorção

A penicilina G cristalina é instável em meio acentuadamente ácido ou alcalino, sendo rapidamente inativada em pH 2 e pH 8. Entretanto, é estável e aumenta sua atividade antimicrobiana em meios ligeiramente ácidos, como os encontrados nos processos inflamatórios. A absorção da penicilina G por via oral é pequena e irregular; por isso, só é administrada por via parenteral. O seu uso tópico está proscrito, devido à grande sensibilização que provoca no organismo. Pomadas, soluções tópicas, aerossóis e outros preparados de uso local devem ser abandonados.

Por via intramuscular (IM), a penicilina G cristalina é rapidamente absorvida, atingindo níveis sanguíneos máximos em cerca de meia hora. Devido à rápida eliminação, o nível sanguíneo cai em quatro horas. Em virtude do inconveniente de se precisar fazer injeções de 4/4 horas, prefere-se a utilização, por via IM, dos sais de ação mais prolongada. Quando houver necessidade de concentrações mais elevadas, utiliza-se, então, a via intravenosa (IV).

Por via IV somente se usa a penicilina cristalina. Essa via está reservada para os casos graves, em que se necessita manter níveis elevados e constantes de penicilina circulante. A administração IV da penicilina G pode ser feita pelo método gota a gota contínuo, dissolvida em soro glicosado ou fisiológico, ou pela injeção direta na veia em doses fracionadas a cada quatro horas. Mais frequentemente, prefere-se administrar a penicilina G por via IV dissolvida em pequena quantidade (50 mL) do solvente (solução salina ou glicosada), em gotejamento por 15 a 30 minutos, o que diminui a ação irritante da droga e a sensação dolorosa causada pela injeção intravenosa direta da penicilina. Ao se empregar o primeiro método (gota a gota contínuo), deve-se trocar as soluções pelo menos a cada 12 horas e é conveniente não adicionar outras substâncias ao frasco de soro contendo a penicilina, a fim de evitar sua inativação. Particularmente, não se deve adicionar bicarbonato a soluções de glicose contendo a penicilina G ou as penicilinas semissintéticas, pois o antibiótico é inativado rapidamente nessa circunstância.

A penicilina G procaína é uma das penicilinas de ação prolongada. Só pode ser aplicada por via IM e sua absorção e eliminação se fazem lentamente, mantendo níveis séricos por 18 a 24 horas. O nível sanguíneo máximo é alcançado em quatro horas e varia de 0,04 a 1,28 U/mL, mantendo-se em 0,06 a 0,08 U/mL ao final de 24 horas. É observado que o aumento da dose da penicilina G procaína provoca pequena elevação dos níveis séricos, mas prolonga o tempo durante o qual a penicilina pode ser detectada no soro. A penicilina procainada é apresentada comercialmente em ampolas contendo 300.000 U de penicilina G procaína associada com 100.000 U da penicilina cristalina, com a finalidade de serem obtidos rápidos níveis sanguíneos.

A penicilina G benzatina é um sal pouco solúvel, somente administrado por via IM, capaz de manter níveis séricos baixos de penicilina por tempo prolongado de 3, 7, 15, 21 e até 30 dias, dependendo da dose utilizada. O aumento da dose não provoca aumento significativo da concentração sanguínea, mas sim o alongamento do tempo de circulação da droga. Após a aplicação de qualquer dose, a absorção se faz de modo lento e os níveis sanguíneos só começam a ser obtidos após oito horas. A meia-vida da penicilina benzatina após aplicação IM de 1.200.00 UI em pacientes com função renal normal é de aproximadamente 336 horas. Após essa dose, mantêm-se níveis séricos adequados (≥ 0,02 U/mL penicilina) durante os 28 dias seguintes, em número significativo de pacientes, embora a administração a cada três semanas garanta essa concentração numa proporção maior

Nos recém-nascidos, devido à imaturidade renal, o tempo de circulação da penicilina é mais prolongado.

Difusão e Metabolismo

A penicilina G se distribui facilmente pela maioria dos tecidos e líquidos orgânicos, atingindo concentrações terapêuticas nos músculos, pulmões, rins, fígado, gânglios, amígdalas, pele, baço, parede intestinal, líquidos sinovial, pleural e pericárdio, secreção brônquica, sêmen e bile. Sua difusão nos ossos, cérebro, seios da face, próstata, olhos, leite, saliva, líquido peritoneal, lágrima e líquido cefalorraquidiano é pequena ou nula na ausência de inflamação. A passagem da penicilina pela barreira hematoencefálica parece ocorrer normalmente; porém, a penicilina G é rapidamente retirada do líquor por mecanismo ativo de transporte da membrana meníngea. Nos pacientes com meningoencefalite, os níveis liquóricos são elevados, devido ao processo inflamatório que possibilita não só a maior passagem da penicilina do sangue para o líquor, como também interfere no mecanismo de transporte, que remove a penicilina do espaço subaracnóideo. A inflamação também altera outras barreiras naturais, permitindo a obtenção de níveis terapêuticos em abscessos, ouvido médio, seios da face, ossos, peritônio e cérebro. Mesmo na presença de inflamação, sua concentração na próstata e olho é nula ou pequena. As penicilinas G procaína e benzatina não proporcionam concentrações adequadas no líquor.

A penicilina G cristalina atravessa a barreira placentária, atingindo concentração fetal e no líquido amniótico semelhante à materna após 12 horas. A penicilina G procaína e a benzatina produzem baixos níveis de penicilina no feto, mas suficientes para o tratamento da sífilis no feto. A penicilina G tem pequena capacidade de penetrar nas células; por tal motivo, não é ativa sobre microrganismos de localização intracelular.

A penicilina G liga-se às proteínas plasmáticas em cerca de 60%. Somente a penicilina livre, não ligada às proteínas, exerce atividade antimicrobiana. Contudo, a ligação proteica é um processo reversível que permite a manutenção de níveis de penicilina atuante nos tecidos, facilitando, mesmo, o transporte do antibiótico para os tecidos inflamados contendo exsudatos ricos em proteínas.

A penicilina G é pouco metabolizada no fígado, mas é inativada em exsudatos purulentos do homem, provavelmente por uma proteína do pus com atividade enzimática de uma amidase. A meia-vida sérica da penicilina G cristalina é de meia hora em adultos normais. Em pacientes em anúria, a meia-vida aumenta para cerca de dez horas, o que obriga a realização de ajustes na administração da droga.

Eliminação

A penicilina G é excretada rapidamente, sobretudo por via renal, recolhendo-se na urina após quatro horas 75% a 90% da dose injetada. Cerca de 80% da quantidade eliminada pelos rins se faz por secreção ativa no túbulo proximal, sendo o restante eliminado por filtração glomerular. Os níveis séricos da penicilina podem ser mantidos mais elevados e por tempo mais prolongado pelo uso de probenecida, a qual bloqueia a secreção tubular e compete com a ligação proteica do antibiótico.

Nos pacientes com insuficiência renal grave, é necessário o ajuste na administração da penicilina G cristalina, conforme referido no Capítulo 8. Na criança recém-nascida, é também necessário fazer ajuste na administração desse antibiótico, conforme citado no Capítulo 8.

A penicilina G é eliminada no leite materno em pequena quantidade, podendo atingir concentrações no leite, correspondentes a 10% a 20% da presente no plasma da nutriz.

Interações

A penicilina G sofre interferência em sua concentração sanguínea quando usada juntamente com a probenecida, a fenilbutazona e o ácido acetilsalicílico, substâncias que competem em sua ligação proteica e (as duas primeiras) bloqueiam a secreção tubular. Essas substâncias podem provocar uma elevação do nível sanguíneo da penicilina em torno de 20% a 30%.

A penicilina G sofre inativação quando em solução glicosada contendo bicarbonato (pH 8), o mesmo ocorrendo em soluções contendo vitaminas do complexo B e vitamina C.

O sinergismo antimicrobiano pode ocorrer com o uso da penicilina G associada com antibióticos aminoglicosídeos contra bactérias sensíveis ou parcialmente sensíveis às drogas. O antagonismo de ação tem sido observado com o uso associado das penicilinas com o cloranfenicol ou as tetraciclinas. A combinação de penicilina com inibidores de beta-lactamases favorece a atividade das penicilinas contra microrganismos produtores dessas enzimas. Esse efeito, entretanto, depende do tipo de beta-lactamase produzida pelo germe e do inibidor enzimático utilizado.

Indicações Clínicas e Doses

A penicilina G é indicada principalmente nas infecções por bactérias gram-positivas, por treponemas, clostrídios e *Neisseria*, variando a dose e o tipo de penicilina usada de acordo com a gravidade do caso e o tipo de germe infectante.

A principal indicação terapêutica da penicilina G benzatina é o tratamento da sífilis não neurológica e o de outras treponematoses, em que é necessário manter a penicilinemia prolongada, embora não sejam necessários níveis séricos elevados.

A Coordenação DST/AIDS do Ministério da Saúde recomenda que na sífilis primária é suficiente uma dose de 2.400.000 U da penicilina G benzatina por via IM, dividida em 1.200.000 U em cada glúteo. Na sífilis adquirida recente (secundária e latente com menos de um ano de duração), é também utilizada uma dose de 2.400.000 U. A sífilis da gestante é tratada de modo similar. Na sífilis tardia sem alterações neurológicas ou cardiovasculares, a penicilina G benzatina é recomendada na dose total de 7.200.000 U, em injeções semanais de 2.400.000 U (por três semanas), ou 1.200.000 U (por seis semanas). Na sífilis congênita sem alterações clínicas e na qual o exame do líquor não mostrou alterações e não há lesões ósseas, a penicilina G benzatina é utilizada na dose única de 50.000 U/kg. Na neurossífilis e na sífilis congênita com alterações clínicas e nos exames laboratoriais e radiológicos, é indicada a penicilina G cristalina, como referido adiante.

No tratamento da pinta e da bouba, qualquer que seja o estágio da doença, é suficiente uma única dose IM de 2.400.000 U (metade da dose para crianças) da penicilina G benzatina.

Na angina (faringoamigdalite) e no impetigo estreptocócico, habitualmente a injeção por via IM de uma única dose de 1.200.000 U da penicilina G benzatina (600.000 U para crianças com menos de 30 kg) é suficiente para a regressão dos sintomas e a erradicação do microrganismo.

O uso profilático da penicilina está indicado em pacientes que sofreram um surto agudo de febre reumática. Utiliza-se a penicilina G benzatina na dose, em adultos, de 1.200.000 U a cada três ou quatro semanas. A discussão sobre o intervalo entre as doses e o tempo de profilaxia foi realizada no Capítulo 9.

A penicilina G benzatina não deve ser utilizada no tratamento da erisipela, da pneumonia, da gonorreia, de feridas traumáticas e na profilaxia do tétano, pois os níveis séricos e tissulares são baixos e insuficientes para a erradicação dos agentes causais, ainda que sensíveis às penicilinas.

A penicilina G procaína está indicada em infecções estreptocócicas de média gravidade, como erisipela e escarlatina, recomendada na dose de 300.000 U por via IM de 12/12 horas ou 600.000 U a cada 24 horas, mantida por dez dias. É possível a falha terapêutica da penicilina na terapia de infecções estreptocócicas da garganta em até 20% dos pacientes, devido à associação na microbiota da boca e faringe de microrganismos produtores de beta-lactamases (estafilococos, moraxelas e outros), que inativam o antibiótico.

A penicilina G procaína também é utilizada no tratamento da pneumonia pneumocócica comunitária, na dose de 300.000 a 600.000 U via IM a cada 12 horas, em geral por sete a dez dias, embora a preferência nessa infecção seja para a amoxicilina, pela facilidade do uso oral. Esse esquema terapêutico é também indicado para o erisipeloide e as infecções fusoespirilares (angina de Plaut-Vincent).

O uso da penicilina G no tratamento de infecções genitais (uretrite, cervicite) ou sistêmicas (artrite, sepse) causadas por gonococos só tem interesse histórico, considerando a elevada resistência da *Neisseria gonorrhoeae*, na atualidade, à ação das penicilinas. Cefalosporinas de terceira geração são as melhores opções terapêuticas nas gonococcias.

A penicilina G cristalina, por via IV, é recomendada para o tratamento de infecções graves por microrganismos sensíveis. Nas infecções estreptocócicas graves causadas pelos estreptococos do grupo A e de outros grupos, como meningoencefalite, sepse, endocardite, erisipela toxêmica (sobretudo nos idosos ou no diabético descompensado), em geral recomendam-se doses diárias elevadas, regularmente fracionadas de 4/4 horas por via IV ou em infusão intravenosa contínua, gota a gota. Nas sepses e em meningoencefalites estreptocócicas, empregam-se 18 a 24 milhões de unidades ao dia para o adulto (300.000 a 500.000 U/kg/dia em crianças). Essa mesma dose da penicilina G cristalina é utilizada na endocardite bacteriana pelos estreptococos *viridans*, associada com a estreptomicina na dose de 15 mg/kg/dia (adultos, 0,5 g a cada 12 horas) ou gentamicina na dose de 3 a 5 mg/kg/dia (adultos, 180 a 240 mg/dia) fracionada de 12/12 horas, durante duas semanas.

Na endocardite e nas sepses causadas pelos enterococos, a penicilina G cristalina deve ser empregada associada com a gentamicina, nas mesmas doses referidas para a endocardite por estreptococos, mantidos ambos antibióticos por quatro a seis semanas. Contudo, é preferível o emprego da ampicilina na endocardite por esse microrganismo. A gentamicina pode ser substituída por amicacina (15 mg/kg/dia). A associação de penicilinas (penicilina G ou ampicilina) com aminoglicosídeos é também recomendada em outras infecções causadas pelos enterococos (sepse, pielonefrite).

Nas sepses causadas pelo pneumococo sensível, recomenda-se o emprego de doses elevadas de penicilina cristalina, usando-se, em adultos, 18 a 24 milhões U/dia, IV, fracionadas de 4/4 horas (em crianças a dose é de 300.000 a 500.000 U/kg/dia). Essas mesmas doses plenas são também empregadas na meningococcemia fulminante. É conveniente injetar uma dose inicial alta de 75.000 a 100.000 U/kg, mantendo depois o esquema indicado.

Na meningoencefalite pneumocócica, considerando a sua gravidade e a possibilidade de infecção por uma cepa com resistência, é mais prudente, no Brasil, iniciar a terapêutica empírica utilizando uma cefalosporina de terceira geração (ceftriaxona) associada com vancomicina, até que se obtenha o resultado da cultura do líquor e do antibiograma. Na meningoencefalite meningocócica, é mais prudente realizar o tratamento com ceftriaxona ou cefotaxima, considerando o isolamento de estirpes resistentes às penicilinas também no Brasil.

A penicilina G cristalina é a apresentação mais indicada para o tratamento da sífilis congênita neonatal sintomática e com alterações liquóricas e ósseas, recomendada na dose de 50.000 U/kg/dia. Lembrar que na criança recém-nascida, sobretudo nos prematuros e no recém-nascido a termo na primeira semana de vida, a dose da penicilina G é menor e o fracionamento da dose diária é maior, conforme apresentado no item sobre antimicrobianos no recém-nascido do Capítulo 8. A penicilina G cristalina IV é também indicada para a neurossífilis, na dose de 12 a 24 milhões U/dia para adultos, fracionada de 4/4 horas, durante dez dias.

As infecções puerperais causadas por estreptococos anaeróbios ou do grupo B, as infecções genitais por clostrídios, as pneumonias necrotizantes após aspiração e o abscesso pulmonar são indicações para o uso da penicilina G cristalina, nas doses plenas já citadas, associada com antibióticos aminoglicosídeos e medicamentos ativos contra anaeróbios, inclusive o *Bacteroides fragilis* (clindamicina, metronidazol). Já as infecções por anaeróbios localizadas na boca habitualmente respondem à penicilina isoladamente (a menos que existam germes associados produtores de beta-lactamases). Nas celulites e fascites necrotizantes originadas em traumatismos ocorridos na comunidade e causadas por anaeróbios e por estreptococos, a penicilina é também a droga de escolha. Recomenda-se o uso associado de aminoglicosídeos e oxacilina, devido à provável associação de bacilos gram-negativos e estafilococos nessas infecções. Nas fascites abdominais pós-cirúrgicas, é mais recomendado o emprego de aminoglicosídeos (ou cefalosporinas ou quinolonas) associados a metronidazol ou clindamicina, considerando-se que os microrganismos mais prováveis são as enterobactérias e anaeróbios intestinais (*B. fragilis* e outros).

Nas infecções estafilocócicas comunitárias, atualmente, a penicilina G não é mais recomendada, realizando-se a terapêutica com uma penicilina resistente à penicilinase (oxacilina) ou uma cefalosporina de primeira geração, considerando-se a elevada resistência dos estafilococos pela produção betalactamase. E, nas regiões onde estafilococos isolados de infecções comunitárias já mostram resistência à oxacilina e à meticilina, conhecidos como Ca-MRSA, recomendam-se as opções antimicrobianas apresentadas na Tabela 11.1.

Na difteria, embora o tratamento antimicrobiano preferencial seja com a eritromicina ou a clindamicina, pode-se utilizar a penicilina procainada na dose de 300.000 a 600.000 U de 12/12 horas durante 14 dias. Nos casos de difteria maligna, é indicado o uso da penicilina G cristalina por via IV na dose de 100.000 a 200.000 U/kg/dia. No tétano, em geral, utiliza-se a penicilina G cristalina por via IV, aproveitando o fato de o paciente receber hidratação parenteral e, com isso, evitando a estimulação de contraturas paroxísticas pelas injeções musculares. Na gangrena gasosa, utiliza-se, também, a penicilina G cristalina por via IV, na dose de 300.000 U a 500.000 U/kg/dia, associada com clindamicina.

Nos pacientes com insuficiência renal discreta ou moderada, a penicilina G cristalina não sofre acúmulo porque é metabolizada em maior quantidade e é eliminada em maior proporção pela bile, desde que não haja doença hepatobiliar. Nos casos de insuficiência renal grave (creatininemia superior a 6,4 mg% e *clearance* da creatinina abaixo de 10 mL/min), recomenda-se que o

Tabela 11.1
Opções Terapêuticas para Infecções Causadas por Ca-MRSA

Gravidade Menor (Piodermites, Celulites) Via oral	**Gravidade Maior** (Pneumonia, Sepse, Artrite) Via intravenosa
Sulfametoxazol + trimetoprima	Vancomicina
Clindamicina	Teicoplanina
Tetraciclina	Daptomicina
	Linezolida
	Tigeciclina

intervalo das doses seja aumentado para oito horas e que a dose máxima, por vez, seja de 1.600.000 U (30.000 U/kg). A penicilina G não é dialisável por diálise peritoneal, mas é por hemodiálise, estando indicada uma dose suplementar de 1.000.000 a 1.500.000 U, em adultos, após o processo dialítico.

Em todas as indicações citadas, a penicilina G cristalina pode ser substituída pela ampicilina IV, com a vantagem de seu uso fracionado de 6/6 horas.

Efeitos Adversos

A penicilina G é um dos antibióticos mais seguros em uso clínico, sendo mínima sua toxicidade. Esse antibiótico é utilizado na gestante com segurança, visto não provocar efeitos lesivos para o feto; igualmente, a droga oferece segurança de uso para o lactente e é utilizado na mulher que amamenta sem necessidade de modificações no aleitamento.

Contudo, a penicilina G pode provocar paraefeitos de natureza irritativa, tóxica, superinfecção e, sobretudo, alérgica. Os paraefeitos irritativos se manifestam no local da injeção IM das apresentações de depósito (penicilinas procaína e benzatina) sob a forma de dor, enduração, abscessos estéreis e flebites. A dor é muito pronunciada, especialmente quando se usa a penicilina benzatina, e é tão mais intensa quanto maior for a dose injetada. Na administração intravenosa da penicilina G cristalina, é recomendável a dissolução da dose em 20 cm^3 de solução diluente e aplicação lenta em 10 minutos, ou a diluição de 50 ou 100 mL, aplicada em infusão gota a gota durante 30 minutos, para evitar flebites e dor à injeção. Quando se usava injeção intratecal de penicilina, com frequência eram relatados aracnoidite, mielite, meningite química e sinais de irritação encefálica. Tal uso está abandonado atualmente.

Os paraefeitos tóxicos ocorrem no sistema nervoso central, mas são raros e somente relatados pela injeção IV de quantidades elevadas de penicilina G cristalina, em doses acima de 20 milhões U/dia e em geral em pacientes com doença cerebral prévia, pacientes idosos, insuficiência renal e em pós-operatório de cirurgia cardíaca com circulação extracorpórea. Manifestam-se por mioclonias, parestesias, convulsões, hiperreflexia e coma.

Superinfecções após ou durante o uso de penicilina são uma ocorrência possível, principalmente com o uso prolongado da droga por via IV, sobrevindo especialmente no aparelho respiratório, cuja microbiota gram-positiva normal é destruída e substituída por germes resistentes. Superinfecções intestinais e vaginais são menos frequentes.

O principal efeito colateral da penicilina G é representado pelas manifestações de hipersensibilidade. Essas manifestações podem ser de pequena gravidade, destacando-se a urticária e outras erupções cutâneas, febre, eosinofilia, edema de Quincke, eritema nodoso, asma, rinite, prurido. Podem, entretanto, ser de gravidade maior, apresentando-se como choque anafilático, edema de glote, vasculite generalizada, hemólise, doença do soro, dermatite esfoliativa, púrpura, síndrome de Stevens-Johnson. Esses efeitos alérgicos são devidos à própria penicilina, a produtos de sua degradação (ácido penicilênico, peniciloilamina, peniciloato), a impurezas remanescentes do processo de obtenção (proteínas derivadas do fungo produtor) ou à procaína e benzatina utilizadas para prolongar a sua ação.

As manifestações alérgicas podem surgir imediatamente após a injeção, dentro de 15 a 20 minutos, e ser fatais ao paciente (choque anafilático, edema de glote) ou não (urticária, prurido). As reações podem ser aceleradas ou tardias e surgir 48 horas ou alguns dias após o uso da droga, podendo, também, se manifestar por quadros benignos (erupções cutâneas, febre) ou graves (hemólise, vasculite).

Habitualmente, a penicilina G apresenta hipersensibilidade cruzada com outras penicilinas; da mesma maneira, ocorrem reações alérgicas cruzadas entre as penicilinas e as cefalosporinas em 5% a 10% dos indivíduos.

Entretanto, é possível que pacientes alérgicos às penicilinas semissintéticas não apresentem reação de hipersensibilidade à penicilina G, o que é explicado pela existência de determinantes antigênicos próprios nas diferentes penicilinas. Reações de hipersensibilidade às penicilinas ocorrem em 0,7% a 10% dos pacientes medicados, relatando-se o choque anafilático em 0,004% a 0,04% dos casos e estimando-se a ocorrência de 1 a 2 óbitos em cada 100.000 pacientes tratados. As reações alérgicas às penicilinas são menos frequentes em crianças e pessoas idosas e são menos incidentes e menos graves com o emprego das penicilinas orais. Deve-se lembrar que o fato de uma pessoa já ter recebido injeções de penicilina anteriormente sem ter reações não exclui a possibilidade de vir a apresentar manifestações de hipersensibilidade ao receber novas doses. Também, é possível uma pessoa apresentar reações alérgicas à administração da penicilina pela primeira vez, devido à sensibilização prévia de seu organismo por produtos de fungo *Penicillium* existentes no meio ambiente ou à sensibilização anterior pela ingestão de penicilina juntamente com alimentos, como o leite procedente de vacas tratadas com penicilinas para o combate a mastites.

Embora sejam pouco frequentes as reações de hipersensibilidade imediata à penicilina com risco de vida para o paciente, a administração parenteral desse antibiótico deve ser sempre cercada de cuidados, realizando-se um inquérito minucioso do passado alérgico do enfermo. Não parece haver uma correlação direta entre o histórico familiar ou pessoal de alergia a outros agentes (asma, rinite alérgica etc.), mas se verifica uma propensão maior de hipersensibilidade à penicilina em pessoas alérgicas a outros medicamentos. Nesses casos, especialmente nos indivíduos com hipersensibilidade às cefalosporinas, o emprego da penicilina G deve ser realizado com cautela e cercado de cuidados. Naqueles indivíduos com histórico de alergia à penicilina G ou a outra penicilina, prefere-se a sua substituição por outro antimicrobiano com espectro de ação semelhante.

Entretanto, considerando-se que cerca de 30% a 50% dos históricos de alergia à penicilina não correspondem à realidade, nos casos em que se impõe o seu uso, principalmente nas endocardites estreptocócicas e enterocócicas e na sífilis em gestante, está indicada a realização de testes cutâneos de sensibilidade. A alergia à penicilina mediada por IgE, constituindo as reações imediatas ou anafiláticas e as reações aceleradas, pode ser determinada por meio de testes realizados *in vivo* (testes cutâneos) e *in vitro*. Entre esses testes, são empregados principalmente uma técnica de radioimunoensaio chamada RAST e o teste de transformação de linfócitos (LTT), não disponíveis entre nós na prática clínica. Os testes cutâneos determinam a hipersensibilidade individual à penicilina e seus metabólitos, os quais são divididos em dois grupos: o determinante antigênico maior, formado pelo ácido benzilpenicilínico ligado a proteínas plasmáticas ou teciduais, e os determinantes antigênicos menores, formados por benzilpeniciloato, ácido benzilpeniciloico e outros dez metabólitos. O determinante antigênico maior está relacionado geralmente com reações aceleradas ou tardias, como a asma e urticária, raramente causando reação anafilática. Os determinantes antigênicos menores estão envolvidos em reações mais graves e aceleradas (urticária, broncoespasmo, edema de glote, prurido, choque) e tardias (erupções, doença do soro).

Os testes cutâneos de sensibilidade à penicilina determinam a sensibilidade ao determinante maior, usando-se como antígeno a peniciloilpolilisina (PPL), e aos determinantes menores, usando como antígeno uma mistura de substâncias, como o ácido peniciloico, penicilenato e peniloato, ou a própria penicilina G. Em nosso país, a PPL e a mistura de determinantes menores não são disponíveis com facilidade e o teste é realizado empregando-se a penicilina G, o que do ponto de vista prático é suficiente para a demonstração da alergia aos antígenos que mais frequentemente provocam anafilaxia e risco imediato de morte do paciente. Deve-se enfatizar que os testes cutâneos não são inócuos, podendo sensibilizar o paciente ou mesmo provocar reações alérgicas, e que um teste cutâneo negativo não exclui inteiramente a possibilidade de reação à penicilina. Por outro lado, é possível aparecer reações falso-positivas em cerca de 10% dos indivíduos. Nos trabalhos de Baldy *et al.*, Green *et al.*, Sher e Voss *et al.*, o leitor encontrará outras informações sobre hipersensibilidade às penicilinas.

Do trabalho de Baldy *et al.*, reproduzimos na Tabela 11.2 a técnica e a interpretação dos testes cutâneos para a avaliação da sensibilidade às penicilinas. Deve-se frisar que os testes referidos não avaliam as reações à penicilina dos tipos, II, III e IV de Gell e Coombs (plaquetopenia, hemólise, eritema polimorfo, vasculites, dermatite de contato e outras). Portanto, em pacientes com histórico de alergia às penicilinas é mais prudente empregar outras opções terapêuticas, justificando-se os testes somente para situações clínicas em que o uso das penicilinas é mandatório (tratamento da endocardite

Tabela 11.2
Técnica para a Realização de Testes Cutâneos para a Avaliação de Sensibilidade (Reação Imediata) à Penicilina e sua Interpretação

1ª PARTE — TESTE DE ESCARIFICAÇÃO
1) Escarificar área de aproximadamente 1 cm da pele do braço com agulha 13 × 4,5 (agulha de insulina). 2) Pingar sobre a área escarificada uma gota de solução: 1:10.000 da penicilina G cristalina. 3) Fazer a leitura 15 a 20 minutos depois. O teste será considerado positivo se ocorrer a formação de pápula ou induração com halo de eritema com mais de 2 mm de diâmetro. Conclusão: sendo positivo o resultado deste teste, deve-se contraindicar a administração de penicilina; se o resultado for negativo, segue-se à realização do teste intradérmico.
2ª PARTE — TESTE INTRADÉRMICO
1) Injetar na face anterior do antebraço, por via intradérmica, 0,02 (a 0,04 mL) da solução a 1:10.000 de penicilina G cristalina (usar seringa e agulha de insulina). Medir o diâmetro da pápula formada. Como controle, injetar, também, por via intradérmica, no mesmo braço, 15 cm ou mais do local onde se aplicou a penicilina, 0,02 mL de soro fisiológico. 2) Fazer a leitura 15 a 20 minutos depois. O teste é considerado positivo caso ocorra a formação de um nódulo (com ou sem eritema no seu contorno), cujo diâmetro seja pelo menos 1 a 2 mm maior que o da pápula formada pela injeção. Quando há aumento de 1 a 2 mm no diâmetro da pápula, mas não aparece eritema, o resultado é considerado negativo. O resultado também é considerado negativo se aparece eritema, sem aumento significativo do diâmetro da pápula. Outra forma de leitura do teste consiste em avaliar simplesmente o aparecimento de nódulo ou induração: se o seu diâmetro médio for maior que 5 mm (independentemente de haver ou não o aparecimento de eritema), a reação é considerada positiva.
Observação: Esses testes devem ser realizados por médico ou por técnico habilitado (com supervisão médica), em local onde se disponha de recursos para atendimento de eventual reação anafilática: solução aquosa de adrenalina a 1:1.000, anti-histamínico injetável, corticosteroide (hidrocortisona ou metilprednisolona), aminofilina, antiarrítmicos, soro fisiológico, eletrólitos, oxigênio e equipamento para assistência ventilatória (em condições ideais: monitor cardíaco e aparelho de respiração controlada).

Fonte: Baldy JLS *et al.* Rev Assoc Med Bras 1984;30: 247.

por estreptococos e enterococos e da sífilis em gestantes e profilaxia da febre reumática). Deve-se lembrar que o teste de sensibilidade positivo para alergia à penicilina G é demonstrativo de alergia para as penicilinas em geral.

Naqueles pacientes que têm necessidade absoluta de receber a terapêutica penicilínica e apresentam teste de sensibilidade positivo para essas drogas, indica-se a dessensibilização, que pode ser realizada por via oral ou subcutânea ou intradérmica. Habitualmente, utiliza-se a via subcutânea, com a injeção repetida de concentrações crescentes da penicilina G e iniciada com uma solução contendo 100 U/mL. Essa solução é conseguida diluindo-se 1 mL de uma solução com 1.000.000 U/mL em 9 mL de solução salina isotônica, obtendo-se uma diluição de 100.000 U/mL. Sucessivamente, vão-se realizando novas diluições, tomando 1 mL da solução do antibiótico e dissolvendo em 9 mL de solução salina, até alcançar 100 U/mL.

A dessensibilização é iniciada com a injeção subcutânea de 5 unidades da penicilina G, isto é, 0,05 mL da solução com 100 U/mL. Em seguida, prossegue-se à dessensibilização com a injeção de doses crescentes do antibiótico, com intervalos de 15 minutos entre cada injeção. Recomenda-se que ao ser alcançada a diluição de 10.000 U/mL, seja realizado um novo teste de sensibilidade (por escarificação e intradérmico). Se negativo, prossegue-se à dessensibilização; se positivo, retornar para uma diluição dez vezes menor (1.000 U/mL) e reiniciar a injeção progressiva de doses crescentes da droga. Ao ser atingida a dessensibilização com a dose de 800.000 U (0,8 mL da solução a 1.000.000 U/mL), faz-se novo teste de sensibilidade, que em geral é negativo. Nesse ponto, inicia-se a terapêutica intravenosa com a dose preconizada da penicilina, devendo-se manter material de intubação e oxigenação e ampolas de adrenalina e corticosteroides disponíveis para emprego no caso de emergência anafilática. Entretanto, corticosteroides e anti-histamínicos não devem ser administrados precedendo a dessensibilização ou no curso desta (a não ser que seja necessário, devido a reações anafiláticas), para não mascarar possíveis reações durante a dessensibilização. Uma vez iniciada a terapêutica, a administração subsequente de novas doses da penicilina em geral não provoca reações. Contudo, deve-se enfatizar que se a penicilina for interrompida por mais de 48 horas, o paciente pode reassumir seu estado de sensibilidade à droga, sendo novamente necessários os cuidados de dessensibilização da droga.

Além dos paraefeitos relatados, podem ocorrer outros acidentes pelo uso da penicilina. O primeiro está relacionado à introdução de grandes quantidades de potássio nos pacientes que utilizam elevadas doses da penicilina G cristalina. A introdução rápida da penicilina potássica pode causar arritmias cardíacas e as doses elevadas podem causar hiperpotassemia em pacientes com lesão renal prévia. O outro acidente está relacionado à injeção da penicilina G procaína ou da penicilina G benzatina diretamente no interior de um vaso, provocando fenômenos tromboembólicos, que se manifestarão por embolia pulmonar ou obstrução arterial, com necrose da parte irrigada.

Disponibilidade da Droga

As penicilinas G cristalina, procaína e benzatina constam da Relação Nacional de Medicamentos (RENAME) e estão disponíveis nos centros governamentais de atendimento à saúde. A penicilina G cristalina (benzilpenicilina potássica) é apresentada comercialmente em apresentação genérica (Benzilpenicilina potássica®) em frascos-ampola com 5.000.000 U, e em especialidades farmacêuticas em frascos com pó para solução injetável com 1.000.000, 5.000.000 e 10.000.000 U. A penicilina G procaína (benzilpenicilina procaína) é apresentada em frasco-ampola contendo 300.000 U de penicilina G procaína e 100.000 U de penicilina cristalina na especialidade farmacêutica de referência Despacilina® (Bristol-Myers Squibb). A penicilina G benzatina é apresentada em frasco-ampola com 1.200.000 U na especialidade farmacêutica de referência Benzetacil® (Eurofarma). A benzilpenicilina cristalina, a procaína e a benzatina são comercializadas em vários medicamentos similares para uso injetável.

Penicilina V

A penicilina V, ou fenoximetilpenicilina, é obtida pela adição de ácido fenoxiacético aos meios de cultura do *P. chrysogenum*. Seu espectro de atividade e mecanismo de ação são semelhantes ao da penicilina G. Seu diferencial é o uso por via oral, pois essa penicilina é mais resistente à inativação ácida. Entretanto, embora seja resistente ao meio ácido e absorvida pelo duodeno, a absorção da penicilina V é diminuída pelos alimentos e não ocorre de modo regular, havendo variações individuais nas concentrações séricas atingidas. Além disso, é limitada em seu uso em adultos devido à intolerância gástrica que provoca. Crianças em geral toleram bem a droga.

A penicilina V é uma alternativa da penicilina G procaína para infecções de pequena gravidade, causadas por estreptococos (amigdalite, impetigo). Tem o inconveniente de exigir tomada a cada seis horas, o que dificulta a adesão ao tratamento por dez dias. É, ainda, o substituto da penicilina G benzatina na profilaxia da febre reumática.

A dose terapêutica recomendada para a amigdalite e o impetigo estreptocócico é de 40.000 a 50.000 U/kg/dia (correspondendo a 20 a 40 mg/kg/dia), fracionada de 6/6 horas. É apresentada somente para uso oral com doses avaliadas em unidades ou miligramas, em que 125 mg correspondem a 200.000 U.

Os efeitos alérgicos da penicilina V são os mesmos da penicilina G, sendo muito rara a ocorrência de choque anafilático. Sua utilização por via oral leva a manifestações de intolerância digestiva em cerca de 5% dos pacientes, com dor abdominal, náuseas, vômitos e diarreia. A penicilina V é apresentada no Brasil sob a forma de sal potássico, em formulações de comprimidos e suspensão. Faz parte da RENAME e é comercializada em apresentação genérica (Fenoximetilpenicilina potássica®), em comprimidos com 500.000 U e em suspensão oral com 400.000 U/5 mL e na especialidade farmacêutica de referência Pen-Vê-Oral® e em medicamentos similares nas mesmas apresentações farmacêuticas.

PENICILINAS SEMISSINTÉTICAS

Embora sintetizado por Sheeham em 1958, foi em 1959 que Batchelor *et al.* descobriram a obtenção simplificada do ácido 6-aminopenicilânico (6-APA), substância que constitui o núcleo central da penicilina G. Inaugurava-se o campo dos antibióticos semissintéticos, caracterizados por terem parte de sua obtenção realizada por processo fermentativo e parte resultante de interações químicas, artificialmente introduzindo radicais sobre o núcleo obtido pelo processo de fermentação natural.

As penicilinas semissintéticas constituem atualmente um amplo conjunto de antibióticos que, de acordo com sua atividade antibacteriana, pode ser subdividido em cinco grupos:

- Penicilinas de pequeno espectro, absorvíveis por via oral e sensíveis à ação da penicilinase. Ex.: feneticilina e propicilina (não comercializadas no Brasil).
- Penicilinas de pequeno espectro, resistentes à ação da penicilinase. São as penicilinas antiestafilocócicas. Ex.: meticilina, oxacilina e seus derivados (cloxacilina, dicloxacilina, flucloxacilina).
- Penicilinas de largo espectro. Ex.: ampicilina, amoxicilina, epicilina. São também conhecidas como as penicilinas de segunda geração.
- Penicilinas antipseudomonas. Ex.: carbenicilina, ticarcilina. São também conhecidas como penicilinas da terceira geração.
- Penicilinas de espectro de ação ampliado – azlocilina, mezlocilina, piperacilina. São também conhecidas com penicilinas de quarta geração.

Discutiremos, a seguir, as penicilinas semissintéticas, divididas de acordo com sua base química, fazendo-se referência principalmente aos antibióticos em uso comercial no Brasil.

Penicilinas Antiestafilocócicas

As isoxazolilpenicilinas (oxacilina e derivados), juntamente com a meticilina, nafcilina, difenicilina, pirazocilina e quinacilina, constituem um grupo de penicilinas resistentes à ação da penicilinase produzidas por estafilococos. A meticilina foi a primeira penicilina semissintética que mostrou a propriedade de resistir à inativação pela penicilinase. Apresenta pequeno espectro de ação, atuando sobre bactérias gram-positivas e cocos gram-negativos, mas sua potência antimicrobiana é menor que a da penicilina G. Contudo, age contra estafilococos que resistem à penicilina G. É inativada em meio ácido; só é administrada por via parenteral. Com o surgimento das isoxazolilpenicilinas, também resistentes à inativação pela penicilinase e com a vantagem de serem absorvidas por via oral, a meticilina deixou de ser utilizada, mas a nafcilina continua a ser utilizada em vários países. No Brasil, só a oxacilina é disponível.

Oxacilina

Caracteres Gerais. Mecanismo e Espectro de Ação

A oxacilina e seus derivados pertencem ao grupo químico das isoxazolilpenicilinas e são mais efetivas *in vitro* que a meticilina contra os estafilococos e com a vantagem de serem absorvidas por via oral. Caracterizam-se pela presença de uma cadeia lateral isoxazolil (Fig. 10.2), que é a responsável pela resistência dessas penicilinas à ação de penicilinase, provavelmente por meio do bloqueio no ponto de ligação dessa enzima com a penicilina. Embora resistentes à inativação pela penicilinase, esses antibióticos sofrem inativação por outras beta-lactamases produzidas por enterobactérias e pseudomonas.

A primeira isoxazolilpenicilina a ser sintetizada foi a oxacilina, em 1961, seguindo-se seus derivados clorados (cloxacilina, dicloxacilina) e fluorado (flucloxacilina). A oxacilina e seus derivados apresentam propriedades físicas, químicas e antimicrobianas semelhantes, variando em aspectos farmacocinéticos. Todas apresentam estabilidade em meio ácido, mostram-se resistentes à ação de penicilinases, têm ação bactericida sobre os germes sensíveis e seu mecanismo de ação é semelhante ao da penicilina G. Os derivados são mais bem absorvidos por via oral que a oxacilina, e a dicloxacilina já foi comercializada no Brasil. Na atualidade, somente a oxacilina é disponível e em apresentações para uso parenteral, sob a forma de oxacilina sódica, contendo 3 mEq de sódio em cada ampola de 1 g.

A oxacilina é ativa contra cocos e bacilos gram-positivos aeróbios e anaeróbios. No entanto, não age contra os enterococos e é pouco ativa contra os cocos gram-negativos (neissérias). Sua atividade contra o pneumococo sofre as mesmas limitações referidas para a penicilina G.

A importância clínica da oxacilina está na atividade contra os estafilococos produtores de penicilinase, que atualmente predominam como causa de estafilococcias comunitárias. Contudo, no ambiente hospitalar, no Brasil, a ocorrência de estafilococos, tanto os *S. aureus* como os *S. epidermidis*, resistentes à oxacilina atinge 30% a 60% das cepas isoladas. Essa resistência é cruzada com a meticilina, e tais germes são conhecidos como meticilinarresistentes (MRSA) ou oxacilinarresistentes (ORSA). Os estafilococos meticilinarresistentes habitualmente manifestam sua resistência por alterações nas proteínas ligadoras de penicilinas (PBPs), receptores de ação dos antibióticos beta-lactâmicos. Além disso, a resistência pode ser devida à ausência de algumas proteínas ligadoras e, também, a alterações na permeabilidade do envoltório bacteriano, impedindo o antibiótico de atingir o seu receptor. Mais recentemente, vêm sendo descritas cepas de *S. aureus* superprodutoras de grande quantidade de beta-lactamases e que mostram resistência à oxacilina e à meticilina. Esses estafilococos, chamados AORSA (*acquired oxacillin-resistant S. aureus*), do mesmo modo que os estafilococos ORSA, são sensíveis à ação da vancomicina e da teicoplanina e da clindamicina.

Farmacocinética e Metabolismo

A oxacilina é absorvida por via oral e parenteral. A biodisponibilidade da oxacilina por via oral é de somente 30%, sofre influência da alimentação e apresenta variações individuais. Dessa maneira, a concentração sanguínea pode ficar aquém das necessárias ao combate aos microrganismos. Em vista disso, a oxacilina só é indicada para o tratamento de infecções estafilocócicas graves, por via intravenosa (IV). Nas estafilococcias de menor gravidade ou para dar continuidade por via oral ao tratamento iniciado com oxacilina IV, a dicloxacilina é a droga de escolha, visto ser mais bem absorvida por via oral e ter melhor biodisponibilidade (50%). Contudo, esse derivado não é mais disponível no Brasil e nessas circunstâncias utiliza-se como alternativa uma cefalosporina de primeira geração por via oral.

A oxacilina distribui-se e atinge concentrações terapêuticas nos tecidos e líquidos orgânicos. Sua meia-vida sérica é de 30 minutos e sua ligação às proteínas do soro é de cerca de 90%. Atravessa a placenta, mas as concentrações alcançadas no feto e no líquido amniótico são baixas, podendo ser insuficientes para efeito terapêutico nesses locais. Não atravessa a barreira hematoencefálica normal; entretanto, em indivíduos com meningite são alcançados níveis no líquido cefalorraquidiano, que exerce ação sobre estafilococos aí situados. Elimina-se principalmente por secreção tubular renal e em pequena parte pela bile. Não sofre acúmulo em pacientes com insuficiência renal devido aos mecanismos extrarrenais de eliminação e à sua metabolização. Mesmo em pacientes com insuficiência renal grave, o intervalo de aplicação das doses pode ser mantido em quatro a seis horas. Esse antibiótico não é dialisável por diálise peritoneal, nem por hemodiálise.

Indicações Clínicas e Doses

A grande utilização clínica da oxacilina encontra-se nas infecções estafilocócicas graves, como impetigo bolhoso, celulite flegmonosa, síndrome da pele escaldada, furunculose generalizada, broncopneumonia, osteomielite, meningites, sepse, abscesso, artrite séptica e endocardite.

Na sepse estafilocócica, pode haver vantagem na associação da oxacilina com a gentamicina ou a amicacina nos três ou cinco primeiros dias. Essa associação também é recomendada na endocardite estafilocócica, adicionando-se, ainda, a rifampicina em pacientes com próteses valvares. A oxacilina e a rifampicina, nessa situação, serão mantidas pelo menos durante seis semanas.

A oxacilina é utilizada na dose de 100 mg/kg/dia, tanto por via oral como parenteral, fracionada de 4/4 ou 6/6 horas. Em casos de maior gravidade, recomenda-se a dose de 200 mg/kg/dia.

Efeitos Adversos

Os efeitos colaterais observados com a oxacilina são de natureza irritativa, alérgica e superinfecções. Por via oral, podem causar náuseas, vômitos, dor abdominal; por via IM, causa intensa dor no local da injeção; e por via IV, pode causar flebite. Podem ocorrer reações alérgicas, que são cruzadas com outras penicilinas. Casos de hepatite colestática de natureza alérgica já foram referidos com a oxacilina. Superinfecções são possíveis.

Disponibilidade da Droga

A oxacilina faz parte da RENAME e é disponível em centros hospitalares governamentais em frasco-ampola com 500 mg. É comercializada em apresentação genérica (Oxacilina Sódica®) e na especialidade farmacêutica de referência Staficilin-N® (Bristol-Myers Squibb) e em medicamentos similares, também em frasco-ampola com 500 mg.

Aminopenicilinas. Ampicilina e amoxicilina

A ampicilina, descoberta, em 1961, foi a primeira penicilina semissintética capaz de agir contra bacilos gram-negativos. Pertence ao grupo químico das aminopenicilinas e a partir de sua descoberta foram desenvolvidas outras penicilinas que guardam as mesmas propriedades antimicrobianas, mas têm características farmacocinéticas mais favoráveis. As aminopenicilinas são também chamadas de penicilinas de segunda geração. São disponíveis para uso clínico no Brasil a ampicilina e a amoxicilina, isoladas ou associadas a substâncias inibidoras de beta-lactamases (ácido clavulânico e sulbactam), com a finalidade de restaurar sua ação contra alguns microrganismos produtores de beta-lactamases.

Ampicilina

Caracteres Gerais. Mecanismo e Espectro de Ação

A ampicilina é caracterizada por apresentar estabilidade em meio ácido e ter efeito sobre bactérias gram-positivas e gram-negativas. No entanto, é inativada pela ação da penicilinase estafilocócica e de beta-lactamases produzidas por cepas resistentes de bacilos gram-negativos. Sofre absorção por via oral, muito embora essa absorção seja irregular, além de sofrer a interferência dos alimentos. Para melhorar sua absorção, foram desenvolvidos vários derivados (talampicilina, pivampicilina, bacampicilina e outros), que se comportam como pró-drogas, isto é, sofrem biotransformação no organismo, liberando a ampicilina, que é o seu princípio ativo. As pró-drogas da ampicilina não são mais comercializadas no Brasil. A ampicilina é apresentada sob forma tri-hidratada e anidra para uso oral e sob a forma sódica, mais solúvel, para uso parenteral. Cada grama de ampicilina sódica contém 4,2 a 5,2 mEq de sódio.

Mais recentemente, a ampicilina tornou-se disponível em associação com o sulbactam, um inibidor de beta-lactamase, restaurando-se, assim, sua atividade contra microrganismos produtores de alguns tipos dessa enzima e que se mostram resistentes à ampicilina isolada. A associação de ampicilina com sulbactam para uso oral é conhecida pelo nome sultamicilina.

A ampicilina é um antibiótico bactericida, apresentando mecanismo de ação semelhante ao da penicilina G. A potência de ação da ampicilina sobre os cocos gram-negativos e gram-positivos é, comparativamente, menor que a da penicilina G.

À época de seu lançamento (início da década de 1960), a ampicilina mostrava-se ativa contra bactérias gram-positivas (estreptococo beta-hemolítico e *viridans*, enterococo, pneumococo, estafilococo não produtor de penicilinase, listéria, clostrídios, bacilo diftérico) e várias bactérias gram-negativas (meningococo, gonococo, *Haemophilus influenzae*, *Proteus mirabilis*, *Salmonella*, *Shigella*, *Brucella*, *Yersinia*, *Pasteurella*, *Escherichia coli*), inclusive as bactérias anaeróbias (*Actinomyces*, *Veillonella*, *Fusobacterium* e outros), exceto o *Bacteroides fragilis*. Não apresentava atividade contra *Klebsiella-Enterobacter*, *Proteus* indol-positivos, *Serratia*, *Pseudomonas*, bem como contra riquétsias, micoplasmas e clamídias. Devido à sua inativação pela penicilinase, a ampicilina, desde logo, mostrou-se desprovida de ação sobre estafilococos que elaboram essa enzima.

Em consequência ao seu uso difundido e maciço em todo o mundo, a resistência bacteriana à ampicilina desenvolveu-se de maneira constante e ascendente, sendo atualmente incerta a eficácia da droga frente a infecções causadas por bacilos gram-negativos e estafilococos. No Brasil, a ampicilina mantém sua atividade praticamente inalterada sobre o meningococo, estreptococo do grupo A, bacilos gram-positivos e os anaeróbios (exceto o *B. fragilis*). Ao contrário, a emergência de cepas resistentes de *Haemophilus*, *Shigella*, *Salmonella*, *Escherichia coli*, *Proteus mirabilis*, estafilococos, enterococos e gonococo impede a garantia de êxito terapêutico da ampicilina nas infecções por tais germes. Com relação ao pneumococo resistente à benzilpenicilina causador de meningoencefalites, a resistência manifesta-se igualmente para a ampicilina.

Nos bacilos gram-negativos, o mecanismo bioquímico principal de manifestação da resistência é a produção de beta-lactamases, as quais inativam o antibiótico ao romperem seu anel beta-lactâmico. Devido a esse fato, a ampicilina vem sendo utilizada em associação com inibidores de beta-lactamases, para combater os microrganismos ampicilina-resistentes. Em particular, a combinação da ampicilina com o sulbactam mostra-se ativa contra cepas ampicilina-resistentes de estafilococo, *Haemophilus influenzae*, *Bacteroides fragilis* e várias cepas de *E. coli*, *Proteus* e *Serratia* produtoras de beta-lactamases. A associação da ampicilina com inibidores de beta-lactamases não age, porém, em pneumococos e enterococos resistentes, nem sobre estafilococos meticilinar-resistentes, uma vez que, nesses microrganismos, o mecanismo de resistência deve-se à existência de PBPs modificadas, o que impede a fixação da droga em seu receptor.

A tolerância do enterococo e de estreptococos do grupo *viridans* à ampicilina é semelhante à descrita para a penicilina G.

Farmacocinética e Metabolismo

A ampicilina é absorvida por via oral e parenteral (intravenosa). Por via oral, a absorção não é completa, ocorrendo somente em 20% a 35% da dose administrada e sofre variações individuais importantes, além de ser influenciada negativamente pela ingestão de alimentos, já que a alimentação diminui em 20% a 30% a concentração sanguínea do antibiótico. Por esse motivo, nas indicações da ampicilina oral, prefere-se o uso da amoxicilina, que não tem esse inconveniente. A via parenteral é utilizada em situações de maior gravidade, quando se desejam concentrações elevadas e constantes da ampicilina.

Uma vez absorvida, a ampicilina distribui-se pelos tecidos e líquidos orgânicos. É encontrada em níveis elevados no pulmão, fígado, rins, pele, tubo digestivo, bile, líquidos sinovial, peritoneal e pleural. Sua concentração no cérebro, seios da face, músculos, coração, saliva, lágrimas e suor é menor que a do sangue, mas suficiente para ação terapêutica. A concentração nos ossos e próstata é pequena. Atravessa a placenta, dando concentrações terapêuticas no feto e no líquido amniótico. Atravessa a barreira hemoliquórica em pacientes com meningoencefalite, dando concentrações terapêuticas contra bactérias gram-positivas (estreptococos do grupo B, listéria, pneumococos sensíveis), meningococos e alguns bacilos gram-negativos sensíveis. A concentração da ampicilina na bile em pacientes com insuficiência renal é elevada. A ampicilina apresenta baixa ligação às proteínas do soro, entre 10% e 30%. Sua meia-vida sérica é de cerca de uma hora. Como as demais penicilinas, sofre pequena metabolização no fígado.

A eliminação da ampicilina é feita por via urinária e biliar. A via urinária é a principal, eliminando-se pela urina, em seis horas, cerca de 70% da dose administrada por via parenteral e, em 12 horas, cerca de 30% da dose administrada por via oral. Essa diferença é explicada pela absorção incompleta da ampicilina por via oral. A droga é eliminada sob a forma ativa, principalmente por secreção tubular, por meio de um mecanismo ativo de transporte. A probenecida bloqueia a secreção tubular, aumentando em cerca de 25% a concentração sérica da ampicilina administrada por via parenteral. Devido à imaturidade da função renal, o antibiótico tem sua eliminação renal reduzida no período neonatal. Disso resulta que, nessas crianças, a dose deve ser reduzida e o fracionamento da dose diária prolongado, conforme apresentado no Capítulo 8. Pequena parte (1% a 5%) da ampicilina é eliminada por via biliar, sofrendo concentração na bile e reabsorção parcial pelo intestino. Pacientes com obstrução do canal cístico ou do ducto biliar comum não apresentam concentração de ampicilina na vesícula biliar. Nos doentes com insuficiência renal, a ampicilina acumula-se no sangue; por isso, ao ser indicada em insuficiência renal moderada ou grave, deve ter o fracionamento das doses aumentado para seis a oito horas e 8 a 12 horas, respectivamente. A droga não é removida pela diálise peritoneal; a hemodiálise reduz 40% de sua concentração sérica. O sulbactam apresenta farmacocinética similar à da ampicilina.

Indicações Clínicas e Doses

A ampicilina é uma alternativa terapêutica à penicilina G para as infecções causadas por cocos e bacilos gram-positivos e cocos gram-negativos. Sua indicação em infecções por bactérias gram-negativas sofre atualmente a limitação da resistência desses microrganismos. A principal indicação da ampicilina é a infecção por enterococo, incluindo a endocardite e a sepse, utilizada por via intravenosa (IV) em associação com antibióticos aminoglicosídeos. Tem, também, indicação precisa na meningoencefalite causada por *Listeria monocytogenes* e *Streptococcus agalactiae* (grupo B), usualmente observada em crianças recém-nascidas. Pode ser usada na endocardite por estreptococos *viridans* e na meningoencefalite causada por meningococo sensível, em substituição à penicilina G cristalina. Atualmente, não é alternativa adequada para o tratamento da cistite comunitária na gestante, devido à elevada resistência de *E. coli*, inclusive no meio extra-hospitalar. Sofre as mesmas restrições da penicilina no tratamento da meningoencefalite pneumocócica. No entanto, habitualmente mostra-se eficaz no tratamento de infecções respiratórias pelo pneumococo. Nas infecções respiratórias pelo *Haemophilus influenzae*, sua eficácia atualmente é menor, devido ao elevado o nível de resistência desse microrganismo. Com relação às meningoencefalites por *Escherichia coli* e *Salmonella*, é incerta sua eficácia, devido à resistência mais frequente dessas bactérias. A ampicilina pode ser indicada, ainda, na terapêutica da febre tifoide, embora não proporcione resultados mais brilhantes que o cloranfenicol ou as quinolonas ou a ceftriaxona. A droga tem, contudo, maior indicação no portador da *Salmonella typhi*. A ampicilina já foi usada no tratamento da blenorragia, na dose única de 3,5 g por via oral, em adultos, associada com 1 g de probenecida; na atualidade, essa indicação terapêutica em geral se mostra ineficaz, devido à resistência do gonococo.

Pelo que foi referido, a ampicilina isolada tem poucas indicações nos dias atuais, devido à resistência demonstrada por inúmeros microrganismos. Por via oral, é ainda indicada no tratamento da faringoamigdalite pultácea e de infecções respiratórias por pneumococo (pneumonia, bronquite, otite média e sinusite), administrada na dose de 500 mg de 6/6 horas (50 mg/kg/dia, em crianças), recomendando-se que seja ingerida fora das refeições. Por via intravenosa, sua indicação se faz na endocardite estreptocócica ou enterocócica, na sepse e pielonefrite enterocócica, na meningoencefalite meningocócica e na meningoencefalite do recém-nascido, do lactente e do idoso (possibilidade de ser causada por estreptococos e listéria). A dose recomendada por via IV é de 100 a 200 mg/kg/dia, recomendando-se a dose de 200 a 400 mg/kg/dia nas meningoencefalites purulentas. A dose diária deve ser fracionada de 4/4 ou 6/6 horas ou aplicada em infusão venosa contínua gota a gota, dissolvida em solução salina ou glicosada. A ampicilina não deve permanecer por mais de seis horas em soluções, pois perde parte de sua atividade. Nas infecções enterocócicas, a ampicilina deve ser associada com um aminoglicosídeo (gentamicina, 5 mg/kg/dia).

No tratamento da febre tifoide, a ampicilina é empregada na dose de 100 mg/kg/dia (4 g/dia, em adultos), fracionada de 6/6 horas, por via oral ou IV, mantida por 14 dias. Por via oral, sempre se deve ter a preocupação de administrar a ampicilina longe da alimentação (uma hora antes ou duas horas após o paciente alimentar-se). No tratamento do portador da *Salmonella typhi*, emprega-se a ampicilina na mesma dose (100 mg/kg/dia), durante quatro a seis semanas.

Nas infecções respiratórias e na faringoamigdalite purulenta, a ampicilina é substituída, com vantagem, pela amoxicilina, que pode ser administrada de 8/8 horas e não sofre interferência dos alimentos em sua absorção.

As indicações da ampicilina associada com sulbactam são referidas no Capítulo 12.

Efeitos Adversos

Os efeitos colaterais da ampicilina são os mesmos das demais penicilinas. Ocorre alergia cruzada entre elas, devendo ser tomados cuidados especiais na sua utilização em pessoas alérgicas. Superinfecções ocorrem com certa frequência, sobretudo por modificações da microbiota intestinal e respiratória. Candidíase bucal e vaginal pode ocorrer. Aumento de transaminases tem sido observado em pacientes tratados com ampicilina, sem quadro clínico de lesão hepática. Nefrite intersticial, trombocitopenia e surdez, como manifestações de hipersensibilidade, já foram descritos. Os cuidados referentes às manifestações de hipersensibilidade são os mesmos descritos para a penicilina G. Habitualmente, a tolerabilidade da ampicilina sódica por via intravenosa é melhor que a da penicilina G.

Disponibilidade da Droga

A ampicilina consta da RENAME e é disponível em hospitais e ambulatórios públicos do país em apresentações de comprimidos, solução de uso oral e injetável. É comercializada em apresentação genérica (Ampicilina®, oral, e Ampicilina Sódica®, parenteral) e na especialidade de referência Binotal® (Bayer) e em medicamentos similares. Existem várias apresentações farmacêuticas: cápsula com 500 mg e 1 g; suspensão oral com 250 e 500 mg/5 mL, e frascos-ampola com 500 mg e 1 g.

As apresentações de ampicilina associada com sulbactam são apresentadas no Capítulo 12.

Amoxicilina

Caracteres Gerais. Mecanismo e Espectro de Ação

A amoxicilina é uma penicilina semissintética, derivada da ampicilina, introduzida em 1970. É utilizada por via oral sob a forma de ácido livre (anidro) ou tri-hidratado, e sob a forma de sal sódico, por via parenteral. Apresenta as mesmas propriedades antimicrobianas e farmacocinéticas da ampicilina, diferindo desta por sua melhor absorção por via oral, motivo pela qual a maioria das apresentações comerciais da amoxicilina consiste em formulações para uso oral. A droga é bastante estável em meio ácido. Da mesma maneira que a ampicilina, a amoxicilina é um antibiótico bactericida sobre os germes sensíveis, agindo por mecanismo de ação semelhante ao da penicilina G. É inativada por beta-lactamases, originando derivados do ácido peniciloico, desprovidos de ação antimicrobiana.

O espectro de ação da amoxicilina é idêntico ao da ampicilina e há resistência cruzada entre os dois antimicrobianos. Igualmente, a amoxicilina não tem ação sobre estafilococos produtores de penicilinase. A fim de neutralizar a resistência devida à produção de beta-lactamases, mecanismo importante no hemófilo, gonococo, estafilococo e enterobactérias, atualmente a amoxicilina é disponível em associação com o ácido clavulânico e com o sulbactam, substâncias com atividade inibidora de beta--lactamases de origem plasmidial, produzidas por aquelas bactérias. Essas associações são discutidas no Capítulo 12.

Farmacocinética e Metabolismo

A amoxicilina apresenta boa absorção por via oral, proporcionando níveis sanguíneos máximos superiores aos obtidos com a ampicilina por essa via. Sua biodisponibilidade por via oral utilizando cápsulas comerciais comuns é de 70% a 80%, enquanto nas apresentações em suspensão oral a biodisponibilidade alcança mais de 90%. Mais recentemente, a introdução de novas formas galênicas da droga por via oral, com comprimidos solúveis ou com revestimento aquoso, permitiu um melhor aproveitamento do antibiótico, com absorção de 90%. Dessa maneira, a amoxicilina substitui com vantagem a ampicilina por via oral, produzindo níveis séricos duas a três vezes superiores aos obtidos com igual dose da ampicilina por via oral. No entanto, não há vantagem com seu uso parenteral, pois a ampicilina apresenta igual eficácia e tem menor custo. Ao contrário do que ocorre com a ampicilina, a alimentação não interfere na absorção oral da amoxicilina.

A amoxicilina apresenta meia-vida de 60 minutos, similar à ampicilina; contudo, devido à sua melhor absorção por via oral, produzindo níveis séricos mais elevados, é capaz de manter concentrações terapêuticas sobre germes sensíveis por 8 horas, ou até por 12 horas, ao se utilizar as apresentações solúveis. A amoxicilina distribui-se pelo organismo de maneira semelhante à ampicilina. Entretanto, produz concentrações maiores na secreção brônquica, seios nasais, bile e ouvido. Liga-se às proteínas plasmáticas em 20%. A amoxicilina atravessa a barreira hematoencefálica de pacientes com meningoencefalites; entretanto, as concentrações liquóricas são inferiores às alcançadas com doses semelhantes de ampicilina, não havendo qualquer vantagem no seu uso no tratamento de pacientes com meningoencefalites bacterianas.

A eliminação dessa penicilina é feita principalmente por via urinária, por secreção tubular. O uso de probenecida, bloqueando a secreção tubular, provoca níveis séricos mais elevados e prolongados da droga. Cerca de 5% da dose administrada é eliminada pela bile sob a forma ativa, havendo concentração do antibiótico nesse líquido. Nos pacientes com obstrução do canal biliar, a droga não é encontrada na bile. No paciente com insuficiência renal, recomendam-se os mesmos cuidados relatados para a ampicilina. A amoxicilina atravessa a barreira placentária, alcançando níveis terapêuticos no feto e líquido amniótico em torno de 60% dos níveis maternos.

Indicações Clínicas e Doses

A amoxicilina apresenta as mesmas indicações clínicas da ampicilina, da qual é substituta, sem apresentar superioridade quanto à atividade antimicrobiana. Sua vantagem reside na melhor absorção por via oral, proporcionando níveis séricos e tissulares mais estáveis e elevados que a ampicilina. Além disso, sua absorção não sofre interferência dos alimentos. Uma vantagem adicional da amoxicilina é a manutenção de concentrações terapêuticas ativas contra a maioria dos microrganismos sensíveis por oito horas, possibilitando a redução da dose diária por via oral, comparativamente à ampicilina.

No Brasil, a amoxicilina é apresentada somente para uso oral. Suas indicações, considerando a boa atividade que tem contra *Streptococcus pyogenes* e *Streptococcus pneumoniae*, são as mesmas da ampicilina: faringoamigdalite pultácea, erisipela estreptocócica e infecções de vias aéreas superiores (otite, sinusite) e inferiores (bronquite bacteriana aguda ou agudizada, pneumonia) causadas pelo pneumococo. A dose é de 20 a 40 mg/kg/dia (1,5 g/dia em adultos), podendo, em casos de maior gravidade, ser usada a dose de 50 a 100 mg/kg/dia (3 a 4 g/dia, em adultos). Essa dose é a recomendada para o tratamento das infecções respiratórias recidivantes, causadas pelo pneumococo com resistência intermediária às penicilinas. No tratamento da febre tifoide, a amoxicilina deve ser usada na dose de 1,5 g/dia, em adultos, mantida pelo prazo não inferior a 21 dias. Habitualmente, utilizando os comprimidos convencionais e as soluções orais, a dose diária da amoxicilina é fracionada de 8/8 horas. Nas infecções respiratórias, em adultos, os comprimidos de maior solubilidade contendo 750 mg ou 875 mg de amoxicilina podem ser administrados a cada 12 horas. Estudos recentes revelaram que na faringoamigdalite estreptocócica o tempo de tratamento com a amoxicilina pode ser reduzido para seis dias e nas otites médias purulentas, para três dias. Não mais se recomenda a amoxicilina para o tratamento da gonorreia devido à resistência habitual do gonococo.

Apesar de sua fraca atividade contra bactérias do gênero *Chlamydia* e da incerteza de sua eficácia, a amoxicilina é recomendada em diretrizes norte-americanas e europeias como uma alternativa para o tratamento de infecções urogenitais por clamídias na gestante. A dose empregada é de 500 mg de 8/8 horas, durante sete dias; mas, o antimicrobiano de escolha é a azitromicina, na dose única de 1 g, via oral.

As indicações da associação da amoxicilina com ácido clavulânico e com sulbactam são discutidas no Capítulo 12.

Efeitos Adversos

Como para outras penicilinas, o principal paraefeito está relacionado à hipersensibilidade. Exantema maculopapular, prurido, febre e eosinofilia são as manifestações mais frequentes. Vômitos, náusea, dor abdominal e diarreia, bem como quadros de superinfecção, podem surgir, mas são raros. A diarreia é menos frequente com a amoxicilina que com a ampicilina e é menos frequente ainda quando se administram os comprimidos solúveis. Elevação transitória das transaminases e leucopenia foi observada com a amoxicilina. Não são relatados efeitos nocivos para o feto com seu uso em gestantes.

Disponibilidade da Droga

A amoxicilina consta da RENAME e é disponível em hospitais e ambulatórios públicos do país em cápsulas e suspensão oral. É comercializada em apresentação genérica (Amoxicilina®) e na especialidade de referência Amoxil® (SmithKline Beecham) e em medicamentos similares. Existem várias apresentações farmacêuticas: cápsula com 500 mg; suspensão oral com 125, 250 e 500 mg/5 mL. Existem ainda apresentações em frasco-ampola com 1 g, e em comprimidos solúveis com 875 mg.

Carboxipenicilinas

O primeiro antibiótico penicilínico ativo contra a *Pseudomonas aeruginosa* foi a carbenicilina, um derivado carboxílico da penicilina G, descoberta em 1965. Devido à sua instabilidade em meio ácido, a carbenicilina não é absorvida por via oral, o que levou à descoberta da indanil-carbenicilina e da carfecilina, dois ésteres da carbenicilina, que liberam o antibiótico após sua absorção por via oral. Essas pró-drogas não mais existem no Brasil. Em 1970, foi desenvolvida a ticarcilina, um derivado da carbenicilina, que apresenta propriedades antimicrobianas e farmacocinéticas semelhantes a ela. Com o surgimento de bacilos gram-negativos resistentes a essas penicilinas pela produção de beta-lactamases, a ticarcilina passou a ser empregada em associação com o ácido clavulânico (ou o seu sal clavulanato), uma substância inibidora de beta-lactamases de origem plasmidial. As carboxipenicilinas foram também chamadas de penicilinas da terceira geração.

Carbenicilina e Ticarcilina

Caracteres Gerais. Mecanismo e Espectro de Ação

A carbenicilina e a ticarcilina são penicilinas semissintéticas de largo espectro, instáveis em meio ácido, inativadas por beta-lactamases e rapidamente eliminadas por via urinária após administração parenteral. São antibióticos bactericidas, apresentando mecanismo de ação semelhante ao da penicilina G. A potência antimicrobiana da ticarcilina é cerca de duas vezes maior que a carbenicilina. Não apresentam maior vantagem em relação a outras penicilinas para o combate a bactérias gram-positivas e a maioria das gram-negativas, tendo, mesmo, menor atividade que a penicilina G ou a ampicilina sobre os cocos gram-positivos.

Sua vantagem, e principal aplicação prática, residiu no tratamento de infecções por *Proteus* indol-positivos, *Acinetobacter baumannii*, *Stenotrophomonas maltophilia*, *Pseudomonas aeruginosa* e *Bacteroides fragilis*. Na atualidade, é frequente a resistência adquirida dos bacilos gram-negativos a essas carboxipenicilinas, ultrapassando 60% das amostras hospitalares. A resistência é manifestada pela perda de canais porínicos (impermeabilidade) e, principalmente, pela produção de beta-lactamases que são inibidas pelo ácido clavulânico e pelo sulbactam. Por tal motivo, somente a ticarcilina associada com clavulanato é útil na prática clínica atual. Esses antibióticos não são ativos nas infecções causadas por *Klebsiella*, nem por *Staphylococcus* resistentes à meticilina (MRSA).

A ticarcilina com o ácido clavulânico exerce efeito sinérgico contra a *Pseudomonas aeruginosa* quando associada com aminoglicosídeos antipseudomonas.

Farmacocinética e Metabolismo

A carbenicilina e a ticarcilina só são absorvidas adequadamente por via parenteral e na prática clínica somente administradas por via IV, em repetidas injeções diárias. A meia-vida dessas penicilinas é de 60 minutos. Ligam-se às proteínas do soro em cerca de 50%. Alcançam elevadas concentrações no líquido pleural, bile e rins, mas é baixa sua concentração nos ossos, escarro e líquor de pessoas sadias. Em pacientes com meningites, atravessam parcialmente a barreira hemoliquórica, alcançando níveis no líquor correspondentes a 30% a 50% do teor sérico. As drogas atravessam a barreira placentária, dando concentrações no feto e líquido amniótico superiores a 50% da concentração no sangue materno.

A carbenicilina e a ticarcilina são excretadas por via renal, por filtração glomerular e secreção tubular, eliminando-se na urina em seis horas cerca de 90% da dose administrada, como droga ativa. Cerca de 5% da carbenicilina e 15% da ticarcilina são recuperados na urina como metabólitos inativos. A maior parte dos antibióticos é eliminada nas duas horas que se seguem à sua administração. Em pacientes com insuficiência renal grave ou crianças no período neonatal, as drogas sofrem acúmulo parcial, devendo ter suas doses ajustadas (ver Capítulo 8). Tanto a carbenicilina como a ticarcilina são retiradas por hemodiálise em cerca de 50%, devendo ser reposto esse percentual da dose durante o processo dialítico. A diálise peritoneal remove quantidade insignificante das drogas. Em pacientes com insuficiência renal grave e concomitante insuficiência hepática, a dose máxima da carbenicilina e da ticarcilina é de 2 g/dia.

Indicações Clínicas e Doses

A carbenicilina e a ticarcilina já foram indicadas isoladamente em infecções graves, causadas por *Acinetobacter*, *P. aeruginosa*, *Proteus* indol-positivos e outros bacilos gram-negativos. O uso desses antibióticos na prática clínica atual é limitado pela resistência demonstrada pelos bacilos gram-negativos. Mas, a ticarcilina associada com clavulanato é empregada em algumas situações causadas por bactérias gram-negativas produtoras de beta-lactamases de origem plasmidial, as quais são inibidas pelo ácido clavulânico. Essa associação é discutida no Capítulo 12.

Efeitos Adversos

Embora utilizadas em altas doses, a toxicidade desses antibióticos é pouco frequente. Contudo, a carbenicilina e a ticarcilina podem provocar distúrbios da coagulação, com tendência a hemorragias, por causarem alteração na função plaquetária. Essas drogas em altas concentrações ligam-se ao difosfato de adenosina (ADP) das plaquetas, impedindo sua agregação normal. Embora possível de ocorrer esse fenômeno, especialmente em pacientes com insuficiência renal, que acumulam mais facilmente esses antibióticos, a ocorrência de quadros hemorrágicos graves é rara. Alguns casos de hepatite anictérica, com aumento do volume do fígado e elevação de transaminases e de fosfatase alcalina foram relatados com o uso da carbenicilina. Toxicidade para o sistema nervoso central, manifestada por convulsões, pode ocorrer quando as drogas acumulam em pacientes com insuficiência renal sem a necessária redução da dose. Reações alérgicas e superinfecções podem ocorrer da mesma maneira que para outros antibióticos. Flebites estão relacionadas ao emprego de soluções concentradas desses antibióticos. Recomenda-se cuidado especial de uso da carbenicilina e da ticarcilina em pacientes com insuficiência cardíaca, pois pode haver sobrecarga de sódio, tendo em vista que cada grama dessas drogas contém, respectivamente, 4,7 mEq e 5,2 mEq de sódio. Além disso, a grande quantidade de sódio levado ao túbulo distal pode alterar as trocas iônicas e causar a perda de potássio e hipocalemia. A inocuidade desses antibióticos durante a gravidez ainda não está estabelecida; deve-se considerar, porém, o potencial risco de distúrbios na coagulação fetal e materna devidos a alterações na função plaquetária.

Disponibilidade da Droga

No Brasil, atualmente, não existem apresentações isoladas da carbenicilina e da ticarcilina. Somente a ticarcilina está disponível para uso clínico entre nós, associada com ácido clavulânico (ver Capítulo 12, sobre inibidores de beta-lactamases).

Ureidopenicilinas

As ureidopenicilinas constituem um grupo de antibióticos semissintéticos, resultantes de pesquisas destinadas à obtenção de beta-lactâmicos com amplo espectro de ação, potente atividade antipseudomonas e menor toxicidade que os antibióticos aminoglicosídeos. São originadas da ampicilina pela ligação à cadeia de uma molécula de ureia. Alguns autores as denominam penicilinas de espectro ampliado e outros se referem a elas como sendo as penicilinas de quarta geração.

Vários antibióticos pertencem a esse grupo de penicilinas, incluindo a mezlocilina e a azlocilina, utilizadas em alguns países. No Brasil, somente a piperacilina é empregada, em associação com o tazobactam, um inibidor de beta-lactamases que restaura sua atividade antimicrobiana contra patógenos resistentes produtores de certos tipos da enzima.

Piperacilina

Caracteres Gerais. Mecanismo e Espectro de Ação

A piperacilina foi introduzida em 1976, distinguindo-se por apresentar espectro de ação amplo, incluindo a *P. aeruginosa* e outros bacilos gram-negativos não fermentadores, agindo também contra bactérias anaeróbias. Mostra potência antimicrobiana 16 a 32 vezes maior que a carbenicilina contra a *Pseudomonas aeruginosa*. Em particular, a piperacilina destaca-se por sua atividade potente contra *Pseudomonas aeruginosa*, *Serratia*, *Acinetobacter*, *Klebsiella-Enterobacter*, *Proteus* indol-positivos e anaeróbios. Entretanto, a piperacilina é inativada por beta-lactamases de origem plasmidial, produzidas por bacilos gram-negativos. A associação com o tazobactam restaura a atividade dessa penicilina sobre os microrganismos que mostram resistência por esse mecanismo. Tem ação bactericida, agindo por mecanismo de ação semelhante ao da penicilina G. É apresentada sob a forma de sal monossódico, contendo 1,88 mEq de sódio em cada grama da droga.

Farmacocinética e Metabolismo

A piperacilina só é absorvível por via parenteral. Difunde-se pelo organismo de maneira semelhante à da penicilina G. Atravessa em pequena quantidade a barreira hematoencefálica de pacientes com meningites, dando concentrações liquóricas inferiores a 10% da sanguínea. Alcança elevada concentração na bile, por apresentar eliminação parcial por via biliar. É eliminada principalmente por via renal, por secreção tubular e filtração glomerular, em sua maior parte como produto ativo. Apresenta baixa ligação às proteínas do soro, em torno de 20% a 40%. Sua meia-vida no soro é de 1,5 hora.

Devido à sua elevada eliminação biliar, a piperacilina só precisa ter alterada sua dosagem em pacientes com insuficiência renal grave (*clearance* de creatinina inferior a 10 mL/min.), recomendando-se nesses casos, em adultos, a administração de 3 g a cada 8 ou 12 horas. É retirada parcialmente por hemodiálise, indicando-se a administração de uma dose de 2 a 3 g após o processo dialítico. Não é retirada por diálise peritoneal.

Em pacientes com insuficiência hepática grave, a piperacilina deve ter suas doses reduzidas em 50% ou deve-se dobrar o intervalo de administração das doses.

Indicações Clínicas e Doses

No Brasil, a piperacilina é utilizada em associação com tazobactam e indicada principalmente no tratamento de infecções hospitalares causadas por *P. aeruginosa*, *Acinetobacter*, *Serratia*, *Klebsiella* e *Proteus* indol-positivos, bem como em infecções intra-abdominais cirúrgicas. Tem a vantagem nessas situações porque atua contra enterobactérias e anaeróbios, os microrganismos mais envolvidos, e também contra enterococos.

A piperacilina é utilizada em doses de 200 a 300 mg/kg/dia, fracionadas de 4/4 ou 6/6 horas, por via intravenosa em infusões lentas durante cinco minutos. Em recém-nascidos de até 7 dias de idade, a dose é de 75 a 100 mg/kg/dia, fracionada de 12/12 horas; crianças maiores recebem a dose habitual.

Efeitos Adversos

As ureidopenicilinas partilham os mesmos efeitos adversos das penicilinas, relacionados com hipersensibilidade, superinfecções, toxicidade neurológica em elevadas doses e efeitos irritativos para os vasos levando a flebites. A possibilidade de sobrecarga do sódio e de hipocalemia é menor que com a carbenicilina ou a ticarcilina, tendo em vista o menor componente de sódio na molécula das ureidopenicilinas. Também alterações ligadas à disfunção plaquetária têm menor ocorrência com essas novas penicilinas comparativamente à carbenicilina, devido à sua menor afinidade por ADP plaquetário. Em geral, a disfunção plaquetária e o risco de hemorragia é maior com a carbenicilina e ticarcilina, diminuindo com a piperacilina e sendo menor com a mezlocilina. Neutropenia pode ocorrer com o uso de doses elevadas de qualquer penicilina, mas parece ser mais frequente com o emprego de doses altas da piperacilina, tendo sido reportada em 2% a 20% dos pacientes que a utilizaram por mais de duas semanas. A neutropenia é reversível com a retirada da droga.

Disponibilidade da Droga

A piperacilina em associação com o tazobactam e disponível no Brasil em apresentação genérica (Tazobactam piperacilina®), em formulações injetáveis com 4,5 g (4 g de piperacilina e 0,5 g de tazobactam) e 2,25 g (2 g de piperacilina e 0,25 mg de tazobactam). É também disponível no medicamento de referência Tazocin® (Wyeth), em formulação injetável com 4,5 g (4 g de piperacilina e 0,5 g de tazobactam).

BIBLIOGRAFIA

Penicilinas em Geral

Abraham EP. ß-lactam antibiotics and related substances. Jpn J Antibiot. 1977; 30(Suppl):1-26.

Adriens P, et al. La biosynthese des antibiotiques ß-lactames. J Pharm Belg. 1979; 34:222-32.

Baldy JLS, et al. Hipersensibilidade às penicilinas: diagnóstico e conduta. Rev Assoc Med Bras. 1984; 30:247-52.

Bryskier A. Classification des bêta-lactamines. Pathol Biol (Paris). 1984; 35:658-67.

Bush LM, et al. Newer penicillins and beta-lactamase inhibitors. Infect Dis Clin North Am. 1995; 9:653-85.

Centers for Diseases Control and Prevention. Chlamydial infection. Sexually Transmitted Diseases. Treatment Guidelines, 2010. Disponível em: http://www.cdc.gov/std/treatment/2010/chlamydial-infections.htm. Acessado em jul 2013.

Chambers HF. Penicillins. In: Mandell GL, et al. Principles and Practice of Infectious Diseases. 5 ed. Philadelphia: Churchill Livingstone. 2000; 1:261.

Cole M. Inhibitors of bacterial beta-lactamases. Drugs Future. 1981; 6:697-727.

Garrod LP, O'Grady F. Antibiotic and Chemotherapy. 3 ed. Edinburgh: Livingstone; 1972.

Green GR, et al. Evaluation of penicillin hypersensitivity: value of clinical history and skin testing with penicilloyl-polylysine and penicillin G. J Allerg Clin Immunol. 1977; 60:339-45.

Hewitt WL. The penicillins. JAMA. 1963; 185:264-72.

Kabins SA. Interactions among antibiotics and other drugs. JAMA. 1972; 219:206-12.

Medeiros AA. ß-lactamases. Br Med Bull. 1984; 40:18-27.

Neu HC. Beta-lactamase inhibition: therapeutic advances. Am J Med. 1985; 79(Suppl 5B):1-196 (coleção de trabalhos).

Reeves DS, Bullock DW. The aminopenicillins: development and comparative properties. Infection. 1979; 7(Suppl 5):S425-33.

Richmond MH. Factor influencing the antibacterial action of ß-lactam antibiotics. J Antimicrob Chemother. 1978; 4(Suppl B):1-14.

Rolinson GN. Evolution of beta-lactamase inhibitors. Surg Gynecol Obstet. 1991; 172(Suppl):11-6.

Sher TH. Hipersensibilidade à penicilina-revisão. Clínica Pediatr Amer Norte. 1983; 1:173-90.

Swenson RM, Stanford JP. Clinical implications of the mechanism of action of antimicrobial agents. Adv Intern Med. 1070; 16:373-99.

Voss HE, et al. Clinical detection of potencial allergic reactor to penicillin by immunologic test. JAMA. 1966; 196:679-83.

Waxman DJ, Strominger J. Penicillin-binding proteins and the mechanism of action of ß-lactam antibiotics. Annu Rev Biochem. 1983; 52:825-69.

Weinstein L. Antimicrobial agents. In: Goodman LS, Gilman A. The Pharmacological Basis of Therapeutics. 5 ed. New York: McMillan; 1975. p. 1090.

Wright AJ, Wilkowske CJ. The penicillins. Mayo Clin Proc. 1983; 58:21-32.

Penicilina G (Benzilpenicilina)

Brasil, Ministério da Saúde. Coordenação Nacional de DST/AIDS. Manual de controle das doenças sexualmente transmissíveis. Brasília: Ministério da Saúde; 1999.

Chamovits R, et al. Prevention of rheumatic fever by treatment of previous streptococcal infection. N Engl J Med. 1954; 251:466-71.

Chain E, Florey HW, et al. Penicillin as a chemotherapeutic agent. Lancet. 1940; 2:226-8.

Elias W, et al. N,N'-dibenzylethylenidiamine penicillin: a new repository from of penicillin. Antibiot Chemother. 1951; 1:491-8.

Feldman S, et al. Efficacy of benzathine penicillin G in group A streptococcal pharyngitis: reevaluation. J Pediatr. 1987; 110:783-7.

Fishman LS, Hewitt WL. Penicilinas naturais. Clin Med America Norte. 1970 set; p. 1071-89.

Fishman RA. Blood-brain and CSF barriers to penicillin and related organic acids. Arch Neurol. 1966; 15:113-24.

Fleming A. On the antibacterial action of cultures of a penicillium with special reference to their use in the isolation of *B. influenzae*. Br J Exp Pathol. 1929; 10:226-36.

Ganesan A. A single dose of benzathine penicillin G is as effective as multiple doses of benzathine penicillin G for the treatment of HIV-infected persons with early syphilis. Clin Infect Dis. 2015; 60(4):653-60.

Goldman D. Neurosyphilis treated with penicillin. JAMA. 1949; 141:431-8.

Herrel WE, et al. Procaine penicillin (Duracillin): a new salt of penicillin which prolongs the action of penicillin. Proc Staff Meet Mayo Clin (Mayo Clin Proc). 1947; 22:567.

Kaplan EL. Penicillin as the drug of choice: clinical spectrum of antibacterial activity. Folha Med (Br). 1986; 93:55-62.

Kaplan EL, et al. Pharmacokinetics of benzathine penicillin G: serum levels during the 28 days after intramuscular injection of 1,200,000 units. J Pediatr. 1989; 115:146-50.

Klein JO, et al. Levels of penicillin in serum of newborn infants after single intramuscular doses of benzathine penicillin. J Pediatr. 1973; 82:1065-8.

Louvois J, Hurley R. Inactivation of penicillin by purulent exsudates. Br Med J. 1977; 1:998-1000.

Massell BF, et al. Penicillin and the marked decrease in morbidity and mortality from rheumatic fever in the United States. N Engl J Med. 1988; 318:280-6.

Moellering RC Jr, et al. Sinergy of penicillin and gentamicin against enterococci. J Infect Dis. 1971; 124(Suppl):S207-9.

Nurse-Findlay S, et al. Shortages of benzathine penicillin for prevention of mother-to-child transmission of syphilis: An evaluation from multi-country surveys and stakeholder interviews. PLOS Medicine. 2017; 14(12):e1002473.

Penna DO, et al. Penicilina G – procaína: Níveis sanguíneos e ação terapêutica. Rev Inst Adolfo Lutz. 1948; 8(1-2):48-77.

Perry CB, Gillespie EW. Benzathine-penicillin in the prophylaxis of streptococcal infection or rheumatic children. Br Med J. 1954; 2:729.

Reisman RE, et al. Penicillin allergy and desensitization. J Allergy. 1962; 33:178-87.

Seamans KB, et al. Penicillin-induced seizures during cardiopulmonary bypass. N Engl J Med. 1968; 278:861-8.

Sher TH. Penicillin hypersensitivity – a review. Pediatr Clin North Am. 1083; 30:161-76.

Toporovski J, Mimiça L. Concentrações plasmáticas após a inoculação de penicilina benzatina. Rev Ass Med Bras. 1981; 27:5-7.

Tunér K, Nord CE. Betalactamase-producing microorganisms in recurrent tonsillitis. Scand J Infect Dis. 1983; (Suppl 39):83-5.

Vallada HP, Ashcar H. Níveis de penicilinas no líquor após a administração parenteral de altas doses de penicilina G cristalina. Rev Inst Adolfo Lutz. 1953; 13:131.

Vallery-Radot P, et al. Méthode de désensibilisation par doses subintrantes chez un sujet sensibilisé a la pénicilline. Sem Ther. 1960; 36:803-5.

Wallace JF, et al. Studies on the pathogenesis of meningitis. II-antagonism between penicillin and chloramphenicol in experimental pneumococcal meningitis. J Lab Clin Med. 1967; 70:408-18.

Penicilina V (Fenoximetilpenicilina)

Batista NA, et al. Avaliação clínica do ácido 6-fenoxiacetilamino-penicilânico, na forma de sal potássico, em suspensão oral no tratamento de infecções das vias aéreas superiores. Rev Bras Clin Terap. 1977; 6(Supl):21-4.

Gerber MA, et al. Five vs ten days of penicillin therapy for streptococcal pharyngitis. Am J Dis Child. 1987; 141:224-7.

Martin WJ, et al. Penicillin V, a new type of penicillin: preliminary clinical and laboratory observations. Proc Staff Mayo Clin (Mayo Clin Proc). 1055; 30:467-76.

Martin WJ, et al. Observation on clinical use of phenoxymethyl penicillin (penicillin V). JAMA. 1956; 160:928-31.

Martinez TL, et al. Níveis séricos da fenoximetil-penicilina (penicilina V). Folha Med (Br). 1985; 90:235-7.

Isoxazolilpenicilinas. Oxacilina

Bunn PA, Amberg J. Initial clinical and laboratory experiences with methyl-phenylisoxazolypenicillin (P-12). N Y State J Med. 1961; 61:4158.

Douthwaite DH, et al. Methicillin. Br Med J. 1961; 5243:6-8.

Gherardi CR. Un nuevo antibiotico – la dicloxacilina. Prensa Med Argent. 1968; 55:194-204.

Gravenkemper CF, et al. Dicloxacillin. Arch Intern Med. 1965; 116:340-5.

Haley RW, et al. The emergence of methicillin resistance *Staphylococcus aureus* infections in United States Hospitals. Ann Intern Med. 1982; 97:297-308.

Jones ME, et al. Prevalence of oxacillin resistance in *Staphylococcus aureus* among inpatients and outpatients in the United States during 2000. Antimicrob Agents Chemother. 2002; 46:3104-5.

Kirby WMM, et al. Oxacillin: laboratory and clinical evaluation. JAMA. 1962; 181:739-44.

Marcy SM, Klein JO. The isoxazolyl-penicillins: oxacillin, cloxacillin and dicloxacillin. Med Clin North Am. 1970; 54:1127-43.

Massanari RM, et al. Implications of acquired oxacillin resistance in the management and control of *Staphylococcus aureus* infections. J Infect Dis. 1988; 158:702-8.

Neu HC. Penicilinas antiestafilocócicas. Clin Med America Norte. 1982 jan; p. 55-64.

Rosenblat JE, et al. Mechanisms responsible for the level differences of isoxazolyl-penicillins. Arch Intern Med. 1968; 121:345-8.

Rutenburg A, Greenberg HL. Oxacillin in staphylococcal infections. JAMA. 1964; 187:281-6.

Sabath LD. Mechanisms of resistance to betalactam antibiotics in strains of *Staphylococcus aureus*. Ann Intern Med. 1982; 97:339-44.

Shams WE, et al. Methicillin-resistant staphylococcal infections: an important consideration for orthopedic surgeons. Orthopedics. 2004; 27:565-8.

Stefany S, et al. Epidemiology of methicillin-resistant staphylococci in Europe. Clin Microbiol Infect. 2003; 9:1179-86.

Watanakunakorn C. Antibiotic-tolerant *Staphylococcus aureus*. J Antimicrob Chemother. 1978; 4:561-8.

Ampicilina

Bear DM, et al. Ampicillin. Med Clin North Am. 1970; 54:1145-59.

Carvalho ES, et al. *Haemophilus influenzae* resistentes à ampicilina. Jornal Pediatr (Rio J). 1982; 52:31-5.

Cooper MD, et al. Synergistic effects of ampicillin-aminoglycoside combinations on group B estreptococci. Antimicrob Agents Chemother. 1979; 15:484-6.

Klein JO, Finland M. Ampicillin – activity in vitro absorption and excretion in normal young men. Am J Med Sci. 1963; 245:544-55.

Lithander A. Passage of parenteral ampicillin into the cerebrospinal fluid in *Haemophilus influenzae* meningitis. Act Pathol Microbiol Scand. 1965; 64:329-34.

Nordbring F. Review of side-effects of aminopenicillins. Infection. 1979; 7(Suppl):S503-6.

Reeves DS, Bullock DW. The aminopenicillins: development and comparative properties. Infection. 1979; 7(Suppl 5):S425-33.

Saito-Katsuragi M, et al. Ampicillin-induced cutaneous eruption associated with Epstein-Barr virus reactivation. J Am Acad Dermatol. 2005; 52(5 Suppl 1):S127-8.

Schulkind ML, et al. A comparison of ampicillin and chloramphenicol therapy in *Haemophilus influenzae* meningitis. Pediatrics. 1971; 48:411-6.

Shackelfford PG, et al. Therapy of *Haemophilus influenzae* reconsidered. N Engl J Med. 1972; 287:634-8.

Thrupp LD, et al. Ampicillin levels in the cerebrospinal fluid during treatment of bacterial meningitis. Antimicrob Agents Chemother. 1965; 5:206-13.

Amoxicilina

Acred P, et al. Amino p-hidroxybenzylpenicillin, a new broad-spectrum semisynthetic penicillin: in vivo evaluation. Antimicr Agents Chemoth. 1970; 10:416-28.

Afifi AM, et al. Amoxycillin in treatment of typhoid fever in patients with haematological contraindications to chloramphenicol. Br Med J. 1976; 2:1033-4.

Bennett JB, et al. A randomized double blind controlled trial comparing two amoxycillin regimens in the treatment of acute exacerbations of chronic bronchitis. J Antimicrob Chemother. 1988; 21:225-32.

Bodey GP, Nance J. Amoxicillin: in vitro and pharmacological studies. Antimicrob Agents Chemother. 1972; 1:358-62.

Brogden RN, et al. Amoxycillin injectable: a review of its antibacterial spectrum pharmacokinetics and therapeutic use. Drugs. 1979; 18:169-84.

Calderon E. Amoxicillin in the treatment of typhoid fever due to chloramphenicol-resistant *Salmonella typhy*. J Infect Dis. 1974; 129(Suppl):S219.

Chaput de Saintonge DM, et al. Trial of three-day and ten-day courses of amoxycillin in otitits media. Br Med J. 1982; 284:1078-81.

Gordon RC, et al. Comparative clinical pharmacology of amoxicillin and ampicillin administered orally. Antimicrob Agents Chemother. 1972; 1:504-7.

Handsfield HH, et al. Amoxicillin, a new penicillin antibiotic. Antimicrob Agents Chemother. 1973; 3:262-5.

Kosmidis J, et al. Amoxycillin – pharmacology, bacteriology and clinical studies. Br J Clin Pract. 1972; 26:341-6.

Lanjouw E, et al. European guideline for the management of *Chlamydia trachomatis* infections. Disponível em: http://www.iusti.org/regions/europe/pdf/2010/Euro_Guideline_Chlamydia_2010.pdf. Acessado em jul 2013.

May JR, Ingol A. Amoxycillin in the treatment of chronic non-tuberculous bronchial infections. Br J Dis Chest. 1972; 66:185-91.

Merle-Melet M, et al. Is amoxicillin-cotrimoxazole the most appropriate antibiotic regimen for listeria meningoencephalitis? Review of 22 cases and the literature. J Infect. 1996; 33:79-85.

Neu HC. Antimicrobial activity and human pharmacology of amoxicillin. J Infect Dis. 1074; 129(Suppl):S123-31.

Neu HC. Amoxicillin. Ann Intern Med. 1970; 90:356-60.

Peyramod D, et al. 6-day amoxicillin versus 10-day penicillin V for group A – hemolytic streptococcal acute tonsilitis in adults: a french multicentre, open-label randomized study. Scand J Infect Dis. 1996; 28:497-501.

Pillay N, et al. Comparative trial of amoxycillin and chloramphenicol in treatment of typhoid fever in adults. Lancet. 1975; 2:333-4.

Sutherland R, et al. Amoxycillin – a new semi-synthetic penicillin. Br Med J. 1972; 3:13-6.

Wise PJ, Neu HC. Experience with amoxicillin: an overall summary of clinical trials in the United States. J Infect Dis. 1974; 129(Suppl):S266-71.

Carboxipenicilinas. Carbenicilina e Ticarcilina

Barbier-Frebourg N, et al. Molecular investigation of *Stenotrophomonas maltophilia* isolates exhibiting rapid emergence of ticarcillin-clavulanate resistance. J Hosp Infect. 2000; 45:35-41.

Bodey GP, et al. Carbenicillin therapy for *Pseudomonas* infections. JAMA. 1971; 218:62-6.

Darrell JH, Waterwoirth PM. Carbenicillin resistance in *Pseudomonas aeruginosa* from clinical material. Br Med J. 1969; 3:141-3.

Gorbach SL. Intraabdominal infections. Clin Infect Dis. 1993; 17:961-7.

Holloway WJ. Treatment of infection in hospitalized patients with ticarcillin plus clavulanic acid. Am J Med. 1985; 79(Suppl 5B):168-71.

Knirsch AK, et al. Pharmacokinetics, toleration and safety of indanyl carbenicillin in man. J Infect Dis. 1973; 127(Suppl):S105-10.

Nelson JD, et al. Clinical pharmacology of ticarcillin in the newborn infant. J Pediatr. 1975; 87:474-9.

Neu HC. Carbenicilina e ticarcilina. Clin Med Am Norte. 1982 jan; p. 65-82.

Sutherland R, et al. Antibacterial activity of ticarcillin in the presence of clavulanate potassium. Am J Med. 1985; 79(Suppl 5B):13-24.

Swenson RM, Lorber B. Carbenicillin in treatment of infections involving anaerobic bacteria. Antimicrob Agents Chemother. 1976; 9:1025-7.

Vartivarian SE, et al. The clinical spectrum of *Stenotrophomonas (xanthomonas) maltophilia* respiratory infection. Semin Respir Crit Care Med. 2000; 21:349-55.

Ureidopenicilinas

Bodey GP, Le Blanc B. Piperacillin: in vitro evaluation. Antimicrob Agents Chemother. 1978; 14:78-87.

Brun-Buisson C, et al. Treatment of ventilator-associated pneumonia with piperacillin-tazobactam/amikacin versus ceftazidime/amikacin: a multicenter, randomized controlled trial. Clin Infect Dis. 1998; 26(2):346-54.

Bryson HM, Brogden RN. Piperacillin/tazobactam: a review. Drugs. 1994; 47:506-35.

Gooding PG, et al. Piperacillin: a review of clinical experience. J Antimicrob Chemother. 1982; 9 Suppl B:93-9.

Greenwood D, Finch RG (eds.). Piperacillin/tazobactam: a new ß-lactam/ß-lactamase inhibitor combination. J Antimicrob Chemother. 1993; 31(Suppl A):1-124 (coleção de trabalhos).

Holmes B, et al. Piperacillin. A review of its antibacterial activity, pharmacokinetic properties and therapeutic use. Drugs. 1984; 28:375-425.

Kempers J, MacLaren DM. Piperacillin/tazobactam and ticarcillin/clavulanic acid against resistant *Enterobacteriaceae*. J Antimicrob Chemother. 1990; 26:598-9.

Kuck NA, Redin GS. In vitro and in vivo activity of piperacillin, a new broad-spectrum semi-synthetic penicillin. J Antibiot. 1978; 31:1175-82.

Sanders WE Jr, Sanders CC. Piperacillin/tazobactam: a critical review of the evolving clinical literature. Clin Infect Dis. 1996; 22:107-23.

Inibidores de Beta-lactamases

CAPÍTULO 12

O mecanismo mais frequente de resistência aos antibióticos beta-lactâmicos é a produção de enzimas do tipo beta-lactamases, que hidrolisam o anel beta-lactâmico, inativando o antibiótico. As beta-lactamases são produzidas por bactérias gram-positivas e gram-negativas, podendo ser codificadas em genes cromossômicos ou plasmidiais e agir sobre penicilinas e/ou cefalosporinas (ver Capítulo 5 – Resistência Bacteriana).

Embora o resultado final da ação das beta-lactamases seja o mesmo, isto é, a hidrólise do anel beta-lactâmico destruindo a ação antimicrobiana dos antibióticos beta-lactâmicos, as beta-lactamases constituem um grupo de diferentes enzimas, distinguidas por várias características físico-químicas e biológicas, entre as quais a sensibilidade à inibição por várias substâncias.

A utilização de substâncias inibidoras de beta-lactamases constitui uma opção de controlar a resistência aos antibióticos beta-lactâmicos. O princípio de seu valor terapêutico fundamenta-se em sua capacidade de inativar a ação ou inibir a produção da enzima e, assim, ao se empregar um antibiótico beta-lactâmico em associação com um inibidor de beta-lactamase a atividade do antibiótico fica preservada da ação destrutiva da enzima produzida por germes resistentes.

As substâncias inibidoras da ação de beta-lactamases podem agir de maneira competitiva e não competitiva, e sua ação pode causar uma inibição reversível ou irreversível da enzima. A inibição é competitiva quando o inibidor se fixa à enzima no ponto onde esta se liga ao antibiótico beta-lactâmico (competição pelo mesmo receptor). A inibição é não competitiva quando a ligação do inibidor com a enzima se faz em local diferente daquele utilizado pela enzima para ligar-se ao antibiótico. Na inibição reversível, após haver a ligação da substância com a enzima, o complexo assim formado desfaz-se, havendo regeneração do inibidor. As substâncias que agem dessa maneira são também competitivas e compõem um novo grupo de inibidores recentemente tornados disponíveis pela indústria farmacêutica. Na inibição irreversível, não há regeneração da enzima após ocorrer a interação com o inibidor, havendo substâncias inibidoras que destroem a beta-lactamase e ao mesmo tempo são destruídas. Essas substâncias são denominadas inibidores suicidas de beta-lactamases.

Para que uma substância seja um inibidor de beta-lactamase eficiente e ideal, deve ser capaz de penetrar no envoltório externo do germe, apresentar boa afinidade pelas enzimas mais comuns em bactérias isoladas na clínica, agir de modo competitivo, ser estável em solução aquosa, ter mínimos efeitos colaterais, apresentar compatibilidade físico-química com o antibiótico ao qual será associado, ter farmacocinética semelhante a esse antibiótico e adicionar mínima toxicidade a ele.

O conhecimento da inibição de beta-lactamases foi inicialmente revelado por Abraham e Newton, em 1956, após a descoberta da cefalosporina C. Em seguida, verificou-se essa propriedade na meticilina, nas isoxazolilpenicilinas, na nafcilina, na cefoxitina, na carbenicilina, no cloranfenicol e, mais recentemente, em novas cefalosporinas e carbapenemas. Contudo, esses antibióticos não são utilizados com a finalidade inibitória de beta-lactamases, seja por sua atividade antimicrobiana intrínseca, seja porque *in vivo* não se revelaram drogas ativas.

Embora o desenvolvimento das novas cefalosporinas, penicilinas e aminoglicosídeos tenha reduzido o interesse pelos agentes inibidores de beta-lactamases, verifica-se na atualidade a revalorização dessas substâncias à medida que se comprova que mesmo os antibióticos beta-lactâmicos modernos podem ser inativados por diferentes beta-lactamases produzidas por microrganismos com selecionada resistência.

Nas últimas duas décadas, vem sendo observado um aumento de microrganismos produtores de beta-lactamases e a produção de novas enzimas, com a evolução das serina-carbapenemases das classes A e D, da classificação de Ambler, como as *Klebsiella* carbapenemases (classe A, KPC-2 a KPC-11) e OXA-48 (classe D, oxacilinase) e as novas ESBL (beta-lactamases de espectro estendido) da classe A, como a cefotaximase CTX-M-15, a ESB L mais difundida no mundo. A indústria farmacêutica despertou seu interesse pela produção de novos inibidores, surgindo os inibidores de beta-lactamases não beta-lactâmicos, discutidos adiante.

INIBIDORES DE BETA-LACTAMASES BETA-LACTÂMICOS

Os primeiros inibidores naturais de beta-lactamases foram descobertos em 1976: os ácidos olivânicos e as tienamicinas. Os ácidos olivânicos mostraram atividade inibitória de pequena potência e as tienamicinas revelaram-se ativos antibióticos contra largo espectro de microrganismos, passando a ser utilizadas especificamente com a finalidade antimicrobiana, originando a classe das carbapenemas.

O desenvolvimento das pesquisas sobre agentes inibidores de beta-lactamases conduziu, em seguida, à descoberta do ácido clavulânico e seu sal, o clavulanato, do sulbactam e do tazobactam, agentes inibidores suicidas de beta-lactamases, que têm estrutura beta-lactâmica, mas apresentam pequena atividade antimicrobiana. Essas substâncias inibem as beta-lactamases de origem plasmidial da classe A de Ambler (ver Capítulo 5 – Resistência Bacteriana) dos tipos TEM, SHV (penicilinases), Cep A (cefalosporinases) e beta-lactamases de espectro estendido, como CTX-M e outras. Sua utilidade clínica prende-se à intensa ação antienzimática que possuem e à compatibilidade em associação com antibióticos beta-lactâmicos. A estratégia de combater microrganismos produtores de beta-lactamases utilizando inibidores dessas enzimas associados com antibióticos beta-lactâmicos tem alcançado bons resultados frente a vários agentes bacterianos, como *Haemophilus influenzae* e cepas de *Escherichia coli* resistentes à ampicilina e à amoxicilina e outros. No entanto, mais recentemente, observa-se que novas estirpes de bacilos gram-negativos se mostram capazes de escapar do mecanismo de inibição de beta-lactamases, seja pela hiperprodução da enzima inibida ou pela produção de beta-lactamases usualmente não neutralizadas pelo inibidor ou pela produção de beta-lactamases modificadas que se mostram resistentes à ação do inibidor. O último mecanismo é peculiar e representa a tentativa bem-sucedida da bactéria superar especificamente a ação dos inibidores de beta-lactamases, como observado em estirpes de *E. coli* produtoras de CTX-M modificadas, como CTX-M3 ou CTX-M18, com elevada resistência à ação inibitória do clavulanato. Além da *E. coli*, essa produção de beta-lactamases modificadas resistentes aos inibidores tem sido observada em *Klebsiella pneumoniae*, *Proteus mirabilis*, *Pseudomonas aeruginosa*, *Acinetobacter baumannii*, demonstrando a capacidade de os bacilos gram-negativos encontrarem meios de resistir à ação terapêutica das drogas antimicrobianas (Nicolas-Chanoine; Thomson *et al.*; Pérez-Llarena e Bou).

Ácido Clavulânico

Caracteres Gerais. Mecanismo de Ação

O ácido clavulânico é um antibiótico descoberto em culturas do *Streptomyces clavuligerus*, que apresenta atividade antimicrobiana muito baixa, porém exerce potente ação inibitória sobre várias beta-lactamases do grupo A de Ambler. Essa propriedade notabiliza o ácido clavulânico e o torna um medicamento de utilidade na clínica, associado com penicilinas e cefalosporinas, contra os microrganismos produtores de beta-lactamases. O ácido clavulânico e seus sais são também conhecidos como os beta-lactâmicos da série clavam.

O ácido clavulânico (e seu sal clavulanato) é um inibidor competitivo suicida de penicilinases, produzidas por estafilococos e por anaeróbios, e das beta-lactamases das variedades TEM e SHV (as mais frequentes em estirpes extra-hospitalares), produzidas por bacilos gram-negativos entéricos e hemófilos) e que são mediadas por plasmídios. Mostra-se também inibidora de beta-lactamases CepA que inativam cefalosporinas de primeira geração e penicilinas, produzidas por anaeróbios do grupo *Bacteroides fragilis* e de beta-lactamases de espectro estendido, produzidas por bacilos gram-negativos entéricos. A droga não tem ação inibitória sobre carbapenemases de origem plasmidial, nem beta-lactamases de origem cromossômica.

O grau de inibição conseguido pelo ácido clavulânico pode variar entre as cepas de microrganismos, na dependência da quantidade de beta-lactamase produzida. Por exemplo, algumas enterobactérias, como a *E. coli* e a *Klebsiella* portadoras de plasmídio R, produzem alta quantidade da enzima e assim requerem maior concentração do inibidor que as estirpes não portadoras do plasmídio.

Embora seja um potente inibidor de beta-lactamases, o ácido clavulânico tem a propriedade de induzir a produção de beta-lactamases cromossômicas do tipo I em microrganismos gram-negativos, como *Enterobacter*, *Citrobacter* e *Pseudomonas aeruginosa*. Essa capacidade indutora é menos pronunciada que a observada com a cefoxitina ou as carbapenemas e é variável com a concentração da droga e a estirpe da bactéria.

O ácido clavulânico penetra com facilidade através da parede celular das bactérias, alcançando alta concentração no espaço periplásmico, onde interage com as beta-lactamases. A ação inibitória resulta da ligação da beta-lactamase sobre o anel beta-lactâmico do ácido clavulânico, causando sua hidrólise. Ao mesmo tempo em que o ácido clavulânico é destruído, a enzima permanece ligada aos produtos resultantes da hidrólise, sendo dessa maneira inativada. O ácido clavulânico é utilizado sob a forma de sal sódico ou potássico. Na prática clínica, utiliza-se o clavulanato de potássio, que contém 0,1 mEq de potássio em cada 520 mg.

Atividade Antimicrobiana

O ácido clavulânico tem atividade antimicrobiana desprezível. Entretanto, associado à amoxicilina ou à ticarcilina, é capaz de diminuir a concentração inibitória mínima (CIM) desses antibióticos contra microrganismos produtores de beta-lactamases, conforme observado na Tabela 12.1. Mais recentemente, o ácido clavulânico vem sendo utilizado em associação com a cefpiroma, a fim de potencializar a ação dessa cefalosporina de quarta geração contra microrganismos produtores de beta-lactamases, particularmente contra os anaeróbios do grupo do *Bacteroides fragilis*. Além desses, o ácido clavulânico inibe as beta-lactamases produzidas por *Mycobacterium tuberculosis*, *M. fortuitum* e *Mycobacterium kansasii* e que tornam esses microrganismos naturalmente resistentes às penicilinas. No entanto, ainda não está estabelecida a importância do emprego de antibióticos beta-lactâmicos associados com esse inibidor na terapia da tuberculose causada por cepas do *M. tuberculosis* multirresistentes.

Tabela 12.1
Concentração Inibitória Mínima (CIM) de Amoxicilina e de Amoxicilina/Clavulanato contra Bactérias Produtoras de Beta-lactamases

	Amoxicilina CIM Média (μg/mL)	Amoxicilina/Clavulanato CIM Média (μg/mL)
Staphylococcus aureus	16,1	1,6
Haemophilus influenzae	11,5	1,1
Escherichia coli	224,5	19,1
Enterobacter sp.	162,6	68,8
Klebsiella sp.	151,0	6,2
Providencia sp.	256	128
Morganella morganii	149,8	104,3
*Bacteroides fragilis**	33,0	0,5

Fonte: Brogden RN, et al. Drugs. 1981; 22:337-62.
*Bush K. Clin Microbiol Rev. 1988; 1:109-23.

Farmacocinética e Metabolismo

O ácido clavulânico e seus sais são bem absorvidos por via oral, apresentando farmacocinética similar à da amoxicilina. A combinação do ácido clavulânico com a amoxicilina não influencia a absorção individual de cada droga. Da mesma maneira que a amoxicilina, a absorção por via oral do ácido clavulânico não é influenciada por alimentos, leite e antiácidos contendo hidróxido de alumínio. O ácido clavulânico e seus sais (clavulanato) podem ser também administrados por via IV, mas não devem ser administrados por via intramuscular.

Após a ingestão, o ácido clavulânico aparece na corrente circulatória em 15 a 30 minutos. É pequena sua ligação proteica, cerca de 22%. Sua meia-vida sérica é de 2,4 horas e a distribuição nos líquidos e tecidos orgânicos se dá de maneira semelhante à da amoxicilina. Assim, alcança concentração elevada nas vias respiratórias e urinárias, pele e tecido subcutâneo, ouvido médio, líquidos pleural, peritoneal, ascítico e sinovial, secreção brônquica, bile e urina. Não atravessa a barreira hematoencefálica íntegra (somente cerca de 5,5% da concentração sanguínea) e, em associação com a amoxicilina, não oferece atividade bactericida consistente no líquor em pacientes com meningite causada por *H. influenzae* produtor de beta-lactamase. Não obstante, existe relato da eficácia terapêutica elevada com o uso dessa associação em pacientes com meningoencefalites causadas por estreptococos, pneumococos, meningococo e listéria resultante da ação da amoxicilina. Atravessa a placenta em concentração terapêutica, mas sua presença no leite materno é mínima. O ácido clavulânico e a ticarcilina atingem concentração terapêutica no osso. A associação da amoxicilina com clavulanato tem efeito pós-antibiótico de cerca de duas horas para *Staphylococcus aureus*, *Moraxella catarrhalis* e *Haemophilus influenza* e mantém atividade inibitória sobre beta-lactamases por mais três ou quatro horas. Essas características farmacocinéticas têm permitido o uso da associação em intervalos de até 12 horas, sendo empregadas formulações com maior concentração da amoxicilina.

O ácido clavulânico sofre metabolização nos tecidos, eliminando-se por via urinária somente em cerca de 30% como forma ativa. Em pacientes com insuficiência renal, não há necessidade de ajuste na dosagem, tendo em vista sua intensa metabolização. Entretanto, considerando que o ácido clavulânico é empregado em associação com antibióticos beta-lactâmicos, deve-se fazer ajustes na administração em pacientes com insuficiência renal de acordo com a droga usada.

Indicações Clínicas

O ácido clavulânico é utilizado em associação com antibióticos beta-lactâmicos para o tratamento de infecções por microrganismos produtores de beta-lactamases sensíveis à sua inibição. Embora diferentes penicilinas (benzilpenicilina G, ampicilina, amoxicilina, carbenicilina, piperacilina, mezlocilina, azlocilina) e cefalosporinas (cefalotina, cefalexina, cefoperazona, cefotaxima, cefotiano) tenham sua atividade antibacteriana potencializada pelo ácido clavulânico *in vitro*, na prática médica são disponíveis comercialmente e encontram-se em uso em diversos países as associações do ácido clavulânico com a amoxicilina e com a ticarcilina e a cefpiroma. A associação do ácido clavulânico (sob a forma de clavulanato) com a amoxicilina pode ser administrada por via oral e por via IV, neste caso para infecçoes de maior gravidade. Já a associação com a ticarcilina e a cefpiroma só pode ser administrada por via intravenosa. A associação da amoxicilina com o ácido clavulânico é especialmente empregada em infecções determinadas por hemófilos produtores de beta-lactamases (sinusites, otite média, pneumonia, bronquite bacteriana agudizada), podendo ainda ser alternativa terapêutica em infecções causadas por estafilococos produtores de penicilinase e por bacilos gram-negativos beta-lactamase-positivos.

Efeitos Colaterais

O ácido clavulânico é em geral bem tolerado. Os efeitos adversos das associações com amoxicilina ou ticarcilina incluem reações de hipersensibilidade (febre, erupções, eosinofilia), náuseas, vômitos, diarreia, flebite, neutropenia transitória, plaquetopenia e elevação discreta de transaminases. A diarreia é observada com alguma frequência, mas em geral é de pequena intensidade e tende a regredir com a continuação da terapêutica, não sendo necessário suspender a medicação na maioria dos casos. Por outro lado, por vezes é necessário suspender o emprego da droga devido à intensidade das náuseas. Muito raramente, o uso do ácido clavulânico associado com a amoxicilina ou com a ticarcilina foi causa de hepatite colestática.

Atenção especial deve ser dada à administração da ticarcilina associada ao ácido clavulânico a pacientes cirróticos, cardíacos e renais em relação ao aporte de sódio e potássio. A ticarcilina é administrada sob a forma de sal dissódico e o ácido clavulânico como clavulanato de potássio, devendo-se lembrar que a apresentação de 1,6 g da associação contém 7,8 mEq de sódio e 0,5 mEq de potássio.

ASSOCIAÇÕES DO ÁCIDO CLAVULÂNICO COM BETA-LACTÂMICOS

Amoxicilina Associada com Ácido Clavulânico

A associação da amoxicilina com o ácido clavulânico está indicada por via oral no tratamento de infecções urinárias, respiratórias, ginecológicas e da pele e tecido celular subcutâneo causadas por bactérias produtoras de beta-lactamases, em especial as determinadas por hemófilos, estafilococos, moraxela e coliformes. Em especial, a associação da amoxicilina com o ácido clavulânico está indicada em infecções respiratórias nas quais possa estar envolvido o *Haemophilus influenzae* produtor de betalactamases, como otites médias, sinusites e pneumonias agudas em crianças com idade inferior a 5 anos que não receberam a vacina contra hemófilo tipo B. É também indicada em pacientes com mais de 65 anos com pneumonias, sinusites agudas e crônicas, bronquites crônicas agudizadas e em infecções respiratórias em pacientes adultos com imunodeficiências, como insuficiência renal ou hepática, diabéticos descompensados e outras alterações imunitárias, devido à possibilidade de o hemófilo estar envolvido. Tem indicação ainda nos abscessos periamigdalianos e retrofaríngeos, onde germes anaeróbios frequentemente fazem parte da etiologia, e no tratamento de faringoamigdalites não responsivas às penicilinas devido à presença da *Moraxella catarrhalis* ou estafilococos produtores de beta-lactamase no sítio da infecção. É indicada também na terapêutica e profilaxia de infecções decorrentes de mordeduras humanas, considerando sua ação sobre os microrganismos potencialmente envolvidos na gênese dessas infecções (estreptococos, cocos anaeróbios, *Eikenella corrodens* e estafilococos produtores de penicilinase). A dose é similar à da amoxicilina isolada.

Nas infecções de maior gravidade, especialmente na infecção abdominal cirúrgica (peritonites, abscesso intra-abdominal), na gangrena de Fournier e no pé diabético, bem como no aborto séptico, pielonefrite aguda, osteomielite aguda e sepse, a associação é recomendada em administração por via intravenosa. A via IV também pode ser utilizada para o uso profilático da associação em cirurgias digestiva, cardíaca, biliar e da cabeça e do pescoço. Não existem estudos adequados sobre o emprego da associação amoxicilina/clavulanato na terapia de pacientes com meningoencefalite purulenta.

Para uso oral, a associação da amoxicilina com clavulanato é apresentada na proporção 4:1 (p. ex., 500 mg de amoxicilina com 125 mg de clavulanato), administrada de 8/8 horas, e na razão 7:1 (p. ex., 875 mg de amoxicilina e 125 mg de clavulanato), administrada de 12/12 horas. Para a administração por via IV, a razão é de 5:1.

Habitualmente, a associação amoxicilina/ácido clavulânico é utilizada por via oral em adultos na dose de 500 mg de amoxicilina com 125 mg de ácido clavulânico a cada oito horas. Eventualmente, pode-se utilizar doses correspondentes a 2 ou 3 g de amoxicilina ao dia. Em crianças recomenda-se a dose de 30 a 50 mg/kg/dia em amoxicilina, fracionada de 8/8 horas. Mais recentemente, são disponíveis apresentações da associação com maior concentração de amoxicilina para uso em duas tomadas ao dia, a cada 12 horas. Nessas apresentações, indicadas sobretudo para infecções respiratórias, urinárias e da pele, adultos recebem 875 mg de amoxicilina com 125 mg de clavulanato de 12/12 horas. A dose para crianças é a mesma referida acima. Por via intravenosa, a associação é utilizada em adultos em ampolas de 600 mg, contendo 500 mg de amoxicilina e 100 mg de clavulanato, ou de 1,2 g, com 1 g de amoxicilina e 200 mg de clavulanato, empregadas a cada seis ou oito horas. Em crianças, recomenda-se a dose de 30 a 50 mg/kg/dia em amoxicilina, fracionada de 6/6 ou 8/8 horas. A administração por via intravenosa pode ser feita em injeção lenta durante três a quatro minutos ou diluída em 50 a 100 mL de solução de cloreto de sódio a 0,9%, em infusão durante 30 minutos. Não se recomenda a diluição em soluções glicosadas ou de bicarbonato ou líquidos proteicos ou lipídicos devido à pouca estabilidade do clavulanato nessas soluções. Em pacientes com meningite, é mais adequado o emprego de doses de 2 g em amoxicilina a cada seis horas.

Em pacientes com tuberculose resistente à terapêutica tríplice de primeira linha, a associação amoxicilina/ácido clavulânico pode ser uma alternativa terapêutica, adicionada a esquemas de segunda linha, utilizada na dose de 500 mg a 1 g (em amoxicilina) de 6/6 horas, por via oral, durante 12 a 18 meses.

Em pacientes com insuficiência renal moderada, com *clearance* da creatinina (CC) entre 10 e 30 mL/min, recomenda-se, em adultos, que a administração da amoxicilina com clavulanato por via IV na dose inicial de 1,2 g seja seguida da dose de 510 mg de 12/12 horas. Nos enfermos com insuficiência renal grave, com CC menor de 10 mL/min, indica-se a dose inicial de 1,2 g, seguida da dose de 510 mg a cada 24 horas. A diálise retira as drogas, sendo indicada uma dose extra de 1,2 g ao final do processo dialítico. Nos pacientes em uso da amoxicilina/clavulanato por via oral, o ajuste da dose em pacientes com insuficiência renal é similar ao referido para a amoxicilina isoladamente.

A amoxicilina associada com ácido clavulânico é disponível no Brasil em apresentações genéricas (Amoxicilina + Clavulanato de potássio®) em comprimidos com 500 mg de amoxicilina e 125 mg de clavulanato e solução oral com 250 mg de amoxicilina e 62,5 mg de clavulanato. É comercializada na especialidade farmacêutica de referência Clavulin® (SmithKline Beecham) e em medicamentos similares em formulações de comprimidos com 500 mg (500 mg de amoxicilina e 125 mg de clavulanato); suspensão oral com 250 mg de amoxicilina e 62,5 mg de clavulanato; suspensão oral com 125 mg de amoxicilina e 31,25 mg de clavulanato; frasco-ampola para uso IV com 500 mg de amoxicilina e 100 mg de clavulanato; frasco-ampola com 1.000 mg de amoxicilina e 200 mg de clavulanato.

Ticarcilina Associada com Ácido Clavulânico

A associação da ticarcilina com o ácido clavulânico está indicada em infecções graves causadas por *E. coli*, *Klebsiella*, *Proteus*, *Enterobacter*, *Pseudomonas aeruginosa*, *Serratia*, *Providencia*, *Staphylococcus aureus* e *Bacteroides fragilis* produtores de beta-lactamases. Em particular, essa associação é indicada nas infecções por *Burkholderia cepacia* e *Stenotrophomonas maltophilia*.

A associação ticarcilina/ácido clavulânico é administrada somente por via IV em perfusão por 20 a 30 minutos, diluída em 50 mL, ou em injeção lenta por cinco minutos. A dose em adultos é de 3,1 g da associação a cada quatro ou seis horas. Em crianças, a dose recomendada é de 200 a 300 mg/kg/dia, tomando por base de cálculo a ticarcilina, fracionada de 6/6 horas. Em recém-nascidos, incluindo os prematuros, recomenda-se a dose de 200 mg/kg/dia, fracionada de 6/6 horas.

Em pacientes com insuficiência renal discreta, com *clearance* da creatinina (CC) entre 30 e 60 mL/min, utiliza-se a dose de 3,1 g de 8/8 horas em adultos; na insuficiência renal moderada, com CC entre 10 e 30 mL/min, a dose em adultos é de 1,6 g de 12/12 horas (80 mg/kg a cada 12 horas em crianças). Na insuficiência renal grave, com CC inferior a 10 mL/min, a dose em adultos é de 1,6 g (80 mg/kg em crianças) administrada a cada 24 horas. Após a hemodiálise, deve ser administrada, em adultos, uma dose suplementar de 3,1 g da associação.

No Brasil, a associação de ticarcilina com clavulanato é apresentada no medicamento de referência Timentin® (SmithKline), em frasco-ampola com 3,1 g (3 g de ticarcilina e 100 mg de clavulanato).

Cefpiroma Associada com Ácido Clavulânico

Esse tipo de associação vem sendo ensaiado no sentido de aumentar a potência da cefpiroma contra microrganismos gram-negativos produtores de beta-lactamases, bem como obter a ação dessa cefalosporina contra anaeróbios do grupo *Bacteroides fragilis*. Não é disponível no Brasil.

Sulbactam

Caracteres Gerais. Mecanismo de Ação

O sulbactam é um antibiótico semissintético derivado do ácido 6-aminopenicilânico. Consiste numa sulfona do ácido 6-aminopenicilânico, desenvolvida por cientistas do Laboratório Pfizer, Estados Unidos, tendo sido introduzido em 1978 por English *et al.* sob o nome de código CP 45.899.

Da mesma maneira que o ácido clavulânico, o sulbactam apresenta ação antimicrobiana desprezível, só se mostrando ativo contra diferentes microrganismos em concentração inibitória superior a 25 mcg/mL. No entanto, o sulbactam mostra-se ativo para o meningococo e o gonococo em concentrações médias de 0,3 a 0,6 mcg/mL e tem atividade antimicrobiana intrínseca contra o *Acinetobacter baumannii*, sendo descrita a concentração inibitória mínima de 1,67 mcg/mL para 50% das cepas desse microrganismo.

O sulbactam é também um inibidor de beta-lactamases do tipo suicida, ligando-se irreversivelmente às enzimas, sendo destruído à medida que inativa a beta-lactamase. A ação inibitória se manifesta para as mesmas classes de enzimas afetadas pelo ácido clavulânico e, como este, o sulbactam não é ativo contra as beta-lactamases elaboradas por *Pseudomonas* aeruginosa, *Acinetobacter baumannii* e *Klebsiella*. O sulbactam é um inibidor menos potente que o ácido clavulânico, o que exige maior quantidade da droga para exercer a ação inibitória. Por outro lado, é pequena sua indução de beta-lactamases.

Atividade Antibacteriana

A utilidade clínica do sulbactam reside em sua ação sinérgica com antibióticos beta-lactâmicos, restaurando a eficácia dessas drogas contra microrganismos produtores de determinados tipos de beta-lactamases. Contudo, devido à atividade inibitória menos potente do sulbactam sobre as beta-lactamases, em geral esse inibidor é menos ativo contra as bactérias anaeróbias (*Bacteroides, Fusobacterium, Prevotella*) que o ácido clavulânico ou o tazobactam, qualquer que seja a penicilina ou a cefalosporina associada. Referem-se, mesmo, cepas de microrganismos hiperprodutores de beta-lactamases, que se mostram resistentes à associação ampicilina/sulbactam e são sensíveis à associação ampicilina/ácido clavulânico. No entanto, essa associação é frequentemente ativa contra as cepas do *Acinetobacter baumannii*, que se mostram resistentes a outros antibióticos beta-lactâmicos.

Farmacocinética

O sulbactam não é absorvido por via oral de maneira adequada. Por isso, para uso oral é utilizado sob a forma de sua pró-droga, o pivaloiloximetil-sulbactam, que após absorção no intestino é hidrolisado e produz níveis séricos satisfatórios do sulbactam.

Por via intravenosa ou intramuscular, o sulbactam é absorvido com boa tolerância local. Níveis sanguíneos de 60 mcg/mL são obtidos 15 minutos após a injeção IV de 1,0 g da droga.

O sulbactam distribui-se pelos líquidos e tecidos orgânicos, sendo capaz de atravessar a barreira hematoencefálica de pacientes com meningoencefalites purulentas, atingindo concentração liquórica média correspondente a até 30% da concentração sanguínea. A droga é pouco metabolizada, eliminando-se por via renal, principalmente por secreção tubular, sendo encontrada na urina 80% da dose administrada. Sua meia-vida de uma hora é semelhante à da ampicilina.

Indicações Clínicas

O sulbactam é utilizado em associação com antibióticos beta-lactâmicos com a finalidade de restabelecer a atividade destes contra germes produtores de beta-lactamases. Na atualidade, esse agente é encontrado em preparações farmacêuticas comercializadas em vários países associado com a ampicilina, a amoxicilina e a cefoperazona. Entre nós, o sulbactam associado com ampicilina ou com amoxicilina é indicado no tratamento de infecções graves causadas por microrganismos primariamente sensíveis à ampicilina, incluindo os produtores de beta-lactamases.

Efeitos Colaterais

O sulbactam revela-se uma droga de baixa toxicidade e os efeitos adversos da sua associação com ampicilina ou cefoperazona incluem principalmente flebites, dor no local da injeção intramuscular e manifestações de hipersensibilidade. Outros efeitos colaterais são náuseas, vômitos, cefaleia, diarreia, elevação de transaminases séricas, anemia, leucopenia e plaquetopenia reversíveis. Efeitos semelhantes ao uso do dissulfiram são referidos com a cefoperazona, assim como o surgimento de manifestações hemorrágicas. A apresentação do sulbactam com a ampicilina contém 115 mg de sódio em cada 1,5 g do produto.

ASSOCIAÇÕES DO SULBACTAM COM BETA-LACTÂMICOS

Ampicilina Associada com Sulbactam

No Brasil, o sulbactam associado com ampicilina é indicado no tratamento de infecções graves causadas por microrganismos gram-negativos, gram-positivos e anaeróbios, mostrando-se eficaz em infecções causadas por pneumococos e outros estreptococos, enterococos, estafilococos, hemófilos, enterobactérias e anaeróbios. Essa associação não tem atividade contra *Pseudomonas aeruginosa*. São relatados bons resultados com o seu emprego em infecções intra-abdominais (apendicite, abscesso intra e retroabdominal, abscesso subfrênico, peritonite bacteriana, colangite), infecções ginecológicas e obstétricas (endometrite, aborto séptico, abscesso tubo-ovariano, pelviperitonite, infecção puerperal), pneumonias hospitalares, celulites e outras infecções do tecido celular subcutâneo, infecção osteoarticular, infecção urinária complicada, endocardite por enterococo e estafilococo e sepse. É também indicada na gangrena de Fournier e no pé diabético. Em particular, o sulbactam com ampicilina está indicado nas infecções causadas pelo *A. baumannii*, como as observadas em unidades de tratamento intensivo. Utilizada em pacientes com meningite pelo *A. baumannii* multirresistente, a associação de ampicilina com sulbactam demonstrou eficácia clínica, empregada na dose de 2 g (em ampicilina) de 6/6 horas, por via IV. O medicamento pode ser uma alternativa na profilaxia de cirurgias abdominais e ginecológicas.

Para uso IV ou IM, a apresentação comercial contém uma parte de sulbactam sódico e duas partes de ampicilina sódica, recomendando-se a dose em adultos, e de acordo com a gravidade do caso, de 1,5 g (0,5 g de sulbactam com 1 g de ampicilina) a 12 g (4 g de sulbactam com 8 g de ampicilina) por dia, fracionada de 6/6 horas. Em crianças, é recomendada a dose de 150 mg/kg/dia (50 mg de sulbactam e 100 mg de ampicilina), fracionada de 6/6 ou 8/8 horas. Em pacientes com meningoencefalites bacterianas, especialmente as causadas por *H. influenzae*, a dose preconizada é de 50/400 mg/kg/dia em sulbactam/ampicilina. A dose diária máxima de sulbactam é de 4 g.

A ampicilina associada com sulbactam administrada por via oral é também conhecida como sultamicilina. No Brasil, essa associação é disponível na especialidade farmacêutica de referência Unasyn® (Pfizer), em frascos-ampola com 1,5 g e 3,0 g, contendo o sulbactam e a ampicilina, respectivamente, nas seguintes doses: 500 mg + 1.000 mg e 1.000 mg + 2.000 mg. A apresentação oral em comprimidos contém 375 mg (125 mg sulbactam + 250 mg ampicilina); a apresentação em suspensão oral contém 125 mg de sulbactam e 125 mg de ampicilina em cada 5 mL.

Amoxicilina Associada com Sulbactam

A associação da amoxicilina com o sulbactam tem as mesmas indicações da ampicilina com sulbactam, mas é menos eficaz contra o *Acinetobacter baumannii*. Essa associação é apresentada em comprimidos e suspensão oral na razão 1:1; nas apresentações injetáveis, a razão é 2 (amoxicilina):1 (sulbactam). A associação da amoxicilina com o sulbactam é disponível Brasil, no medicamento Trifamox – IBL® (Merck/Bagó), apresentada em comprimidos com 1 g (500 mg de sulbactam e 500 mg de amoxicilina) e 500 mg (250 mg de cada substância); suspensão oral com 500 mg (250 mg de sulbactam e 250 mg de amoxicilina) e 250 mg

(125 mg de cada substância). Na apresentação injetável, os frascos-ampola contêm 750 mg (500 mg de amoxicilina e 250 mg de sulbactam) e 1.500 mg (1.000 mg de amoxicilina e 500 mg de sulbactam).

Cefoperazona Associada com Sulbactam

A associação do sulbactam com a cefoperazona está indicada em infecções graves causadas por germes sensíveis a essa cefalosporina de terceira geração, especialmente as enterobactérias, mostrando-se ativa também contra pseudomonas e bacteroides. Tem se mostrado eficaz em infecções respiratórias, urinárias, ginecológicas, intra-abdominais e em sepses. Essa associação é empregada na razão de 1:1, recomendando-se em adultos a dose diária de 2 g (1 g de sulbactam com 1 g de cefoperazona) a 8 g (4 g de sulbactam com 4 g de cefoperazona), fracionada de 12/12 horas por via IV. Essa associação é conhecida com o nome sulperazon, apresentada em frascos-ampola com doses proporcionais das duas substâncias. Não é disponível no Brasil.

Tazobactam

Caracteres Gerais. Mecanismo de Ação

O tazobactam, como o sulbactam, é um derivado sulfônico do ácido penicilânico, tendo sido desenvolvido por pesquisadores do Laboratório Taiho, Japão, em 1983 e posteriormente licenciado para o Laboratório Lederle. É um inibidor competitivo, suicida, de beta-lactamases, tendo maior atividade inibitória que o sulbactam e apresentando potência semelhante à do ácido clavulânico.

O tazobactam inibe as mesmas classes de enzimas beta-lactâmicas inibidas pelo ácido clavulânico e o sulbactam. Portanto, inibe penicilinases, cefalosporinases e beta-lactamases de espectro estendido de origem plasmidial da classe A de Ambler produzidas por bacilos gram-negativos, mas não age em carbapenemases. O tazobactam se revelou um fraco indutor da produção de beta-lactamase, enquanto o ácido clavulânico pode induzir a produção da enzima em *Enterobacter* e *M. morganii.*

Atividade Antibacteriana

A ação antibacteriana intrínseca do tazobactam é desprezível. Da mesma maneira que o ácido clavulânico e o sulbactam, sua utilidade clínica reside em sua ação sinérgica com antibióticos beta-lactâmicos, restaurando a eficácia dessas drogas contra microrganismos produtores de determinados tipos de beta-lactamases. Esse inibidor é utilizado em associação com a piperacilina, permitindo a essa penicilina de quarta geração agir contra microrganismos produtores de beta-lactamases plasmidiais. Ademais, o tazobactam é apresentado em associação com ceftolozana, uma nova cefalosporina de terceira geração, mais ativa que a ceftazidima.

Farmacocinética

O tazobactam não é absorvido por via oral de maneira adequada, sendo administrado em associação com antibióticos beta-lactâmicos por via parenteral. Por via intravenosa ou intramuscular, o tazobactam é absorvido com boa tolerância local. Níveis sanguíneos médios de 30 mcg/mL são obtidos 15 minutos após a injeção IV de 0,5 g da droga.

O tazobactam distribui-se pelos líquidos e tecidos orgânicos, atingindo elevada concentração no pulmão, fígado, baço, aparelho genital feminino, intestinos, aparelho renal, próstata, músculos e pele. Sua passagem pela barreira hematoencefálica é pequena e sofre variações individuais, mesmo em pacientes com meningoencefalites purulentas. Para ser atingida concentração liquórica ativa na inibição de beta-lactamases produzidas por bacilos gram-negativos, é necessário o uso de doses maiores que as habitualmente recomendadas. A droga é pouco metabolizada, eliminando-se por via renal, principalmente por secreção tubular, sendo encontrada na urina 80% da dose administrada. Sua meia-vida de uma hora é semelhante à da piperacilina, cerca de uma hora.

Indicações Clínicas

O tazobactam é utilizado em associação com antibióticos beta-lactâmicos, encontrando-se em uso clínico associado com a piperacilina. Essa associação tem indicação no tratamento de infecções graves causadas por microrganismos primariamente sensíveis à piperacilina, incluindo os produtores de beta-lactamases. A experiência clínica com a piperacilina com tazobactam vem mostrando bons resultados no tratamento de infecções hospitalares causadas por microrganismos com selecionada resistência aos antimicrobianos. Essa associação usada como monoterapia já demonstrou, inclusive, resultados favoráveis no tratamento de peritonite generalizada.

Efeitos Colaterais

O tazobactam apresenta baixa toxicidade e sua tolerância vem sendo boa. Efeitos adversos da sua associação com piperacilina incluem principalmente flebites, dor no local da injeção intramuscular e manifestações de hipersensibilidade. Outros efeitos colaterais são náuseas, vômitos, cefaleia, diarreia, elevação de transaminases séricas, anemia, leucopenia e plaquetopenia reversíveis. Diarreia é o efeito colateral mais frequente, ocorrendo em cerca de 4% dos enfermos em uso das drogas.

Piperacilina Associada com Tazobactam

O tazobactam foi desenvolvido em associação com a piperacilina na razão 1:8, respectivamente, para o tratamento de infecções causadas por bacilos gram-negativos e anaeróbios produtores de beta-lactamases. Essa associação tem excelente atividade contra hemófilos, moraxela, estreptococos, estafilococos, listéria e grande número de enterobactérias e pseudomonas. Mostra-se ativa contra o *Enterococcus faecalis*, mas o *Enterococcus faecium* e o *Staphylococcus epidermidis* apresentam sensibilidade intermediária ou são resistentes. A piperacilina com o tazobactam é bastante ativa contra os anaeróbios, particularmente os do grupo *Bacteroides*, agindo inclusive contra esses germes resistentes à cefoxitina. Em nosso país, estudos sobre a resistência de microrganismos gram-negativos isolados em ambiente hospitalar revelam que a associação piperacilina/tazobactam situa-se entre as opções terapêuticas mais ativas contra os patógenos resistentes, somente superada pelas carbapenemas. Por outro lado, a associação não tem atividade indutora de resistência, o que é observado com as carbapenemas.

A associação do tazobactam com a piperacilina é administrada somente por via parenteral, encontrando-se concentrações ativas de ambas as drogas na pele e no tecido celular subcutâneo, músculos, pulmões, fígado, baço, rins, intestinos e peritônio 30 minutos após sua administração por via IV. A ligação proteica tanto do tazobactam como da piperacilina é de 20% a 30% e a meia-vida sérica de ambas as drogas é de cerca de uma hora. Esses antimicrobianos atravessam a barreira placentária, dando concentração fetal e no líquido amniótico. O tazobactam sofre metabolização parcial a um produto inativo, enquanto a piperacilina é metabolizada a um derivado que mantém a atividade antibacteriana. As drogas e seus metabólitos são eliminados por via renal, por secreção tubular, eliminando-se na urina cerca de 60% da dose administrada. Pequena quantidade (2%) é eliminada pela bile. É recomendado que em indivíduos com a depuração da creatinina entre 20 e 40 mL/min a dose seja de 4,5 g (4 g de piperacilina e 0,5 g de tazobactam) de 12/12 horas. Nos pacientes com insuficiência renal grave, com depuração da creatinina inferior a 20 mL/min é recomendada a dose, em adultos, de 3,375 g de 12/12 horas. A hemodiálise remove 31% do tazobactam e 39% da piperacilina circulantes, o que recomenda o emprego de uma dose de 50% da habitual após o processo dialítico.

A associação do tazobatam com a piperacilina está indicada particularmente nas infecções causadas por *Pseudomonas aeruginosa*, *Acinetobacter*, *Proteus*, *E. coli*, *Enterobacter* e outros gram-negativos que acometem o paciente hospitalizado, germes em geral com selecionada resistência aos antibióticos beta-lactâmicos. Ademais, é eficaz nas infecções envolvendo os estafilococos (exceto os estafilococos meticilina-resistentes) e anaeróbios. Seu emprego vem se revelando eficaz nas infecções respiratórias hospitalares, nas infecções urinárias complicadas, em infecções intra-abdominais (apendicite, abscesso intra- e retroabdominal, abscesso hepático e subfrênico, peritonite bacteriana, colangite), infecções ginecológicas e obstétricas (endometrite, aborto séptico, abscesso tubo-ovariano, pelviperitonite, infecção puerperal), celulites, pé diabético e outras infecções do tecido celular subcutâneo, infecção osteoarticular, endocardite por enterococo e estafilococo e sepse. Mostra-se também útil como monoterapia na terapêutica empírica do paciente granulocitopênico febril.

Em adultos, é recomendada a dose de 4,5 g (4 g de piperacilina associada com 500 mg de tazobactam) por via IV a cada oito horas. Em infecções de maior gravidade, a dose deve ser repetida de 6/6 horas.

O tazobactam associado com a piperacilina é disponível no Brasil, produzido pelo Laboratório Wyeth sob o nome comercial Tazocin® em frascos-ampola com 4,5 g da associação, sendo 4 g de piperacilina e 0,5 g de tazobactam, e em frascos com 2,25 g da associação, com 2 g de piperacilina e 0,25 g de tazobactam.

Ceftolozana Associada com Tazobactam

Ceftolozana é uma nova cefalosporina de terceira geração com potente atividade contra bacilos gram-negativos, incluindo *Pseudomonas aeruginosa*. A fim de aumentar sua ação contra esses microrganismos, a ceftolozana é apresentada associada com tazobactam, inibidor de beta-lactamases do tipo ESBL. A associação tem notável atividade contra enterobactérias (*E. coli*, *Klebsiella* e outros) e contra *Pseudomonas aeruginosa*. Contudo, não mostra atividade sobre bactérias produtoras de carbapenemases. Como outros antibióticos beta-lactâmicos, ceftolozana exerce ação bactericida, inibindo a síntese da parede celular ao ligar-se às proteínas ligadoras de penicilinas.

Ceftolozana/tazobactam é administrada por via intravenosa e indicada em infecções urinárias e infecções intra-abdominais complicadas causadas por bacilos gram-negativos, incluindo os produtores de ESBL. Nas infecções intra-abdominais, o fármaco deve ser associado com metronidazol, por sua maior atividade contra anaeróbios. Ceftolozana tem meia-vida de três horas e elimina-se por via renal em sua forma original, sem sofrer metabolização.

Ceftolozana/tazobactam é apresentada em frascos contendo 1,5 g (1 g de ceftolozana e 0,5 g de tazobactam). É administrada na dose de 1,5 g em paciente com 18 anos ou mais, por infusão intravenosa durante uma hora, a cada oito horas. Em pacientes com insuficiência renal, são necessários ajustes: *clearance* de creatinina (ClCr) 30-50mL/min, ceftolozana/tazobactam 750 mg, 8/8 h; ClCr 125-29, 375 mg, 8/8h; ClCr < 29, 150 mg, 8/8 h.

Ceftolozana/tazobactam é habitualmente bem tolerado. Efeitos adversos mais frequente são náuseas, cefaleia e diarreia. Essa associação medicamentosa é contraindicada em pacientes que apresentem alergia a qualquer cefalosporina.

A associação ceftolozana/tazobactam é disponível comercialmente no Brasil, lançada pela indústria farmacêutica Merck Sharp Dhome sob o nome Zerbaxa®, apresentado em frascos com 150 mg em pó para reconstituição em solvente.

Cefpiroma Associada com Tazobactam

Mais recentemente, o tazobactam vem sendo ensaiado em associação com a cefpiroma, na razão 1:2, visando à potencialização dessa cefalosporina de quarta geração contra os microrganismos gram-negativos, mas especialmente para aumentar a atividade contra as bactérias anaeróbias do grupo do *Bacteroides fragilis*. Não há previsão de seu lançamento no Brasil.

INIBIDORES DE BETA-LACTAMASES NÃO BETA-LACTÂMICOS

A pesquisa visando à descoberta de novos inibidores de beta-lactamases propiciou a síntese de algumas substâncias com essas propriedades. Inicialmente, vários análogos do ácido clavulânico foram obtidos por modificações estruturais na fórmula deste agente ou por síntese química total. Tais substâncias não apresentaram vantagens terapêuticas sobre a droga original.

Programas de pesquisa realizados por diferentes instituições e indústria farmacêutica conduziram à descoberta de substâncias não beta-lactâmicas com propriedades inibidoras de beta-lactamases. As novas substâncias, recentemente anunciadas em associação com antibióticos beta-lactâmicos, são derivados da azabiciclo-octana e do ácido borônico.

Avibactam

O avibactam é um derivado da azabiciclo-octana, sintetizado por cientistas da Indústria Farmacêutica Aventis, e introduzido em 2003 com a sigla AVE1330A (NXL104). Não apresenta atividade antimicrobiana intrínseca, mas é um potente inibidor de beta-lactamases das classes A e C e a beta-lactamase OXA-48 da classe D produzidas por bacilos gram-negativos entéricos, neutralizando, assim, a atividade de beta-lactamases de espectro estendido, as serina-carbapenemases e as beta-lactamases AmpC que inativam as cefalosporinas, excetuando a cefepima. Administração de avibactam se faz por via intravenosa e sua ligação proteica é baixa, cerca de 10%. Atinge concentração liquórica em pacientes com meningoencefalites. Elimina-se por via renal, em 85% da dose administrada, sendo necessário ajuste da dose em pacientes com insuficiência renal. Avibactam tem meia-vida de duas horas, o que torna compatível seu emprego em associação com ceftazidima e ceftarolina, restaurando a atividade desses antimicrobianos contra microrganismos produtores de beta-lactamases.

Estudos iniciais pesquisam a atividade da associação de avibactam com aztreonam contra bacilos gram-negativos resistentes produtores de todas as classes de beta-lactamases. Esse efeito é possível porque o aztreonam tem a propriedade única de ser estável à ação das metalo-beta-lactamases da classe B de Ambler, embora seja suscetível à ação das demais classes de beta-lactamases.

A principal vantagem do avibactam é sua habilidade em inibir as beta-lactamases da classe A (TEM, SHV, CTX) incluindo as de espectro estendido (ESBL) e as carbapenemases da classe A (KPC); da classe C (AmpC); e as carbapenemases OXA-48 da classe D, enzimas produzidas por enterobactérias (*E. coli*, *Klebsiella* e outros gram-negativos entéricos) e *Pseudomonas aeruginosa*. Dessa maneira, seu uso associado com beta-lactâmicos restaura a ação desses antimicrobianos contra germes que lhes são resistentes.

A Tabela 12.2 apresenta a comparação da atividade inibitória do tazobactam e do avibactam contra algumas beta-lactamases selecionadas.

Ceftazidima Associada com Avibactam

Associação de ceftazidima com avibactam, na razão 4:1, apresenta atividade antimicrobiana contra patógenos gram-negativos resistentes à ceftazidima devido à produção de beta-lactamases da classe A, incluindo as de espectro estendido e as serina-carbapenemases, e as AmpC, da classe C. Dessa forma, essa associação pode agir contra *Klebsiella*, *Enterobacter*, *Escherichia coli* e outras enterobactérias produtoras dessas enzimas, bem como contra várias estirpes de *Pseudomonas aeruginosa*. Não tem ação

Tabela 12.2
Atividade Inibitória de Tazobactam e de Avibactam contra Selecionadas Beta-lactamases

Enzimas	Classe	Substrato	Inibido por	
			Tazobactam	Avibactam
TEM1, TEM2, SHV1	A	Penicilinas e Cefalosporinas da 1ª geração	Sim	Sim
SHV-2, CTM-X 14	A	Beta-lactamases de espectro estendido. Cefalosporinas da 3ª geração e monobactâmicos	Sim	Sim
KPC-2, KPC-3	A	Beta-lactâmicos, incluindo carbapenemas	Não	Sim
NDM-1, IMP-1, VIM-1	B	Beta-lactâmicos em geral, mas não monobactâmicos	Não	Não
Amp C	C	Cefalosporinas	Pouco	Sim
OXA 48	D	Carbapenemas	Não	Sim

Fonte: Duin D, Bonome R. Ceftazidime/avibactam and ceftolozana/tazobactam: second generation β-lactamase inhibitors. Clin Infect Dis. 2016;63:234-41.

contra microrganismos produtores de carbapenemases do tipo metalo-beta-lactamases e é pouco ativa contra bactérias anaeróbias, germes gram-positivos e *Acinetobacter* spp. A associação é bem tolerada, registrando-se alterações da função renal em menos de 10% dos enfermos tratados. Indução de resistência por produção de beta-lactamases AmpC pode ocorrer com o uso do fármaco por mais de dez dias.

A associação de avibactam com ceftazidima está indicada particularmente nas infecções causadas por *Pseudomonas aeruginosa*, *Proteus*, *E. coli*, *Enterobacter* e outros gram-negativos que acometem o paciente hospitalizado, germes em geral com selecionada resistência aos antibióticos beta-lactâmicos. Seu emprego vem se revelando eficaz nas infecções urinárias complicadas, em infecções intra-abdominais (apendicite, abscesso intra-abdominal), nesse caso em associação com metronidazol. O fármaco também exerce ação terapêutica em infecções respiratórias hospitalares, em celulites, pé diabético e outras infecções do tecido celular subcutâneo e em sepses hospitalares. Contudo, seu uso deve ser reservado para situações na quais outros antimicrobianos não tenham revelado eficácia, especialmente hospitais onde são isoladas enterobactérias resistentes por produzirem carbapenemases e ESBL em número superior a 20%. A dose recomendada é 2,5 g a cada oito horas, via IV.

A associação ceftazidima/avibactam é disponível comercialmente no Brasil sob o nome Torgena® (Wyeth/Pfizer), apresentada em frascos-ampola com 2,5 g (2.000 mg de ceftazidima e 500 mg de avibactam), para uso intravenoso.

Ceftarolina Associada com Avibactam

A ceftarolina é uma cefalosporina de quinta geração ativa contra estreptococos e bacilos gram-negativos entéricos, mas que se destaca por sua atividade sobre estafilococos resistentes à oxacilina, os MRSA. Não tem boa ação contra *Pseudomonas aeruginosa* e *Acinetobacter baumannii* e é limitada sua ação contra bactérias gram-negativas produtoras de cefalosporinases de classes A e C de Ambler e sobre gram-negativos produtores de ESBL. Tampouco atua sobre bactérias produtoras de carbapenemases.

A associação de avibactam com a ceftarolina possibilita a ação dessa cefalosporina sobre microrganismos produtores de beta-lactamases que a inativavam. A associação das duas substâncias é indicada para o tratamento de infecções hospitalares por bactérias gram-negativas entéricas multirresistentes, assim como contra estafilococos resistentes à oxacilina. A associação ceftarolina/avibactam tem ação limitada contra *Pseudomonas* aeruginosa e não é ativa contra anaeróbios do grupo do *Bacteroides* fragilis. O produto encontra-se em ensaios clínicos.

Relebactam. Imipeném-Cilastatina/Relebactam

O relebactam é também um derivado da azabiciclo-octana que apresenta atividade inibitória sobre beta-lactamases da classe A de Ambler, incluindo beta-lactamases de espectro estendido e serina-carbapenemases, e as enzimas da classe C (AmpC). O fármaco foi lançado em 2010 com a sigla MK-7655, produzido pelo Laboratório Merck, Estados Unidos, e revelou afinidade pelo imipeném/cilastatina contra microrganismos gram-negativos resistentes, incluindo os produtores de beta-lactamases de espectro estendido (ESBLs), *Klebsiella pneumoniae* carbapenemases (KPCs) e beta-lactamases da classe C. A associação é utilizada na razão 2/2/1 (imipeném, cilastatina, relebactam) e mostra atividade contra isolados de *Pseudomonas aeruginosa* encontrados com mais frequência em infecções hospitalares. Sua ação contra anaeróbios não oferece vantagens em relação à do imipeném isoladamente. Igualmente, não há aumento da atividade contra *Acinetobacter baumannii* e *Stenotrophomonas maltophilia*. O relebactam tem farmacocinética similar à da associação imipeném/cilastatina, inclusive com boa concentração pulmonar e renal.

Resistência ao imipeném-cilastatina/relebactam pode ocorrer se o microrganismo produzir enzimas não neutralizadas pelo relebactam. Mais importante, porém, é a modificação de canais porínicos, dessa maneira ocorrendo limitação da penetração dos antimicrobianos e consequente diminuição da sensibilidade do germe. Na atualidade, esse mecanismo de resistência é raro.

A associação imipeném-cilastatina com relebactam, na dose de 500 mg de imipeném com 250 mg de relebactam administrada por via intravenosa, mostrou sucesso na recuperação de infecções intra-abdominais complicadas (apendicite, colecistite) e em pacientes com pielonefrites graves. O medicamento foi recentemente aprovado nos Estados Unidos com o nome de fantasia "Recabrio" para o tratamento de infecções urinárias grave e infecções intra-abdominais complicadas.

Os efeitos adversos mais frequentes com a administração uso do fármaco são náuseas, diarreia, cefaleia, podendo ocorrer elevação de enzimas hepáticas. Seu uso concomitantemente com ácido valproico pode causar convulsões, devido à redução do nível do ácido valproico.

Vaborbactam. Meropeném/Vaborbactam

Vaborbactam é inibidor de beta-lactamases derivado do ácido borônico descoberto pela Indústria Farmacêutica Rempex, Estados Unidos, e introduzido em 2015 sob a sigla RP X7009. A droga tem propriedades inibidoras de beta-lactamases similares ao avibactam e outros novos inibidores, mas superou a resistência mediada por OXA-tipo carbapenemases. Seu uso foi programado para ser associado com meropeném contra bacilos gram-negativos entéricos produtores de serina-carbapenemases e beta-lactamases de espectro estendido.

A associação meropeném/vaborbactam foi experimentada com sucesso em pacientes com infeção urinária complicada, prostatite, infecção intra-abdominal causadas por bacilos gram-negativos, utilizada na dose de 2 g (1 g meropeném + 1 g vaborbactam) a cada oito horas, por via intravenosa. Não foram relatados efeitos adversos graves com o uso do fármaco. O fármaco também se mostrou eficaz em paciente com sepse por *Klebsiella pneumoniae* resistente a ceftazidima/avibactam.

Como é sugerido para outros novos antimicrobianos, o emprego da associação meropeném/vaborbactam deve ser criterioso, para preservar seu uso em infecções por microrganismos resistentes.

Zidebactam, Zidebactam/Cefepima

Produzido pelo Centro de Pesquisas Wokhardt, Índia, sob a sigla WCK 5107, o zidebactam é o primeiro da série de derivados biciclo-acil-hidrazida que apresenta atividade antimicrobiana contra bacilos gram-negativos devido à sua elevada afinidade pela PBP2. Ademais, a substância exerce atividade inibitória sobre serina-beta-lactamases, incluindo beta-lactamases de espectro estendido e carbapenemases. A associação de cefepima com zidebactam promove o aumento da atividade desta cefalosporina contra microrganismos gram-negativos entéricos e *Pseudomonas aeruginosa* e *Acinetobacter baumannii*.

A associação de zidebactam com cefepima na razão 2:1 vem sendo ensaiada em infecções urinárias e intra-abdominais, administrada por via intravenosa a cada oito horas.

BIBLIOGRAFIA

Geral

Bush LM, et al. Newer penicillins and betalactamase inhibitors. Infect Dis Clin North Am. 1995; 9:653-85.

Butterworth D, et al. Olivanic acids, a family or ?-lactam antibiotics with ?-lactamase inhibitory properties produced by *Streptomyces* species. J Antibiot. 1979; 32:287-94.

Cole M. Inhibitors of bacterial betalactamases. Drugs of the Future. 1981; 6:697-727.

Crosby MA, Gump DW. Activity of cefoperazone and two betalactamase inhibitors, sulbactam and clavulanic acid, against *Bacteroides* sp. correlated with betalactamase production. Antimicrob Agents Chemother. 1982; 22:398-405.

Fu KP, Neu HC. Comparative inhibition of ß-lactam compounds. Antimicrob Agents Chemother. 1979; 15:171-6.

Gorbach S. Intraabdominal infections. Clin Infect Dis. 1993; 17:961-7.

Kobayashi S, et al. In vitro effects of ß-lactams combined with ß-lactamase inhibitors against methicillin-resistant *Staphylococcus aureus*. Antimicrob Agents Chemother. 1989; 33:331-5.

Pérez-Llarena FP, Germán Bou G. ß-lactamase inhibitors: The story so far. Curr Med Chem. 2009; 16:3740-47.

Maeda K, et al. Isolation and structure of a ß-lactamase inhibition from *Streptomyces*. J Antibiot. 1977; 30:770-2.

Michel J, et al. Mechanism of chloramphenicol-cephaloridine synergism on *Enterobacteriaceae*. Antimicrob Agents Chemother. 1975; 7:845-9.

Neu HC (ed.). Betalactamase inhibition: therapeutic advances. Am J Med. 1985; 79(Suppl 5B):1-196. (coleção de trabalhos).

Nicolas-Chanoine MH. Inhibitor-resistant ?-lactamases. J Antimicrob Chemother. 1997; 40:1-3.

Richmond MH. ß-lactamase insensitive or inhibitory ß-lactams: two approaches to the challenge of ampicillin-resistant E. coli. Scand J Infect Dis. 1978; (Suppl 13):11-5.

Rolinson GN. Evolution of betalactamase inhibitors. Surg Gynecol Obstet. 1991; 172(Suppl):11-6.

Thomson KS, et al. ?-lactamase production in members of the family *Enterobacteriaceae* and resistance to -lactam-enzyme inhibitor combinations. Antimicrob Agents Chemother. 1990; 34:622-7.

Ácido Clavulânico

Acar JF, et al. (ed.). Inhibiteurs de ß-lactamases – actualités en 1993. Med Malat Infect. 1993; 23 (n. special bis):7-107. (coleção de trabalhos).

Bakken JS, et al. Penetration of amoxicillin and potassium clavulanate into the cerebrospinal fluid of patients with inflamed meninges. Antimicrob Agents Chemother. 1986; 30:481-4.

Balgos AA, et al. Efficacy of twice-daily amoxycillin/clavulanate in lower respiratory tract infections. Int J Clin Pract. 1999; 53:325-30.

Brambilla C, et al. Cefuroxime and cefuroxime axetil versus amoxicillin plus clavulanic acid in the treatment of lower respiratory tract infections. Eur J Clin Microbiol Infect Dis. 1992; 11:118-24.

Brogden RN, et al. Amoxycillin/clavulanic acid: a review. Drugs. 1981; 22:337-62.

Burstein AH, et al. Ticarcillin-clavulanic acid pharmacokinetics in preterm neonates with presumed sepsis. Antimicrob Agents Chemother. 1994; 38:2024-8.

Calver AD, et al. Dosing of amoxicillin/clavulanate given every 12 hours is as effective as dosing every 8 hours for treatment of lower respiratory tract infection. Clin Infect Dis. 1997; 24:570-4.

Chambers HF, et al. Activity of amoxicillin/clavulanate in patients with tuberculosis. Clin Infect Dis. 1998; 26:874-7.

Damrikarnlert L, et al. Efficacy and safety of amoxycyllin/clavulanate (Augmentin) twice daily versus three times daily in the treatment of acute otitis media in children. J Chemother. 2000; 12:79-87.

Decazes JM, et al. Bactericidal activity against *Haemophilus influenzae* of cerebrospinal fluid of patients given amoxicillin-clavulanic acid. Antimicrob Agents Chemother. 1987; 31:2018-9.

Esmeraldo PA, et al. Avaliação de clavulin em infecções pediátricas. Folha Med (Br). 1985; 90:145-9.

Franz P, et al. Cerebrospinal fluid penetration after single or multiple dosage with ticarcillin/clavulanate. J Antimicrob Chemoth. 1989; 24(Suppl B):107-10.

Goldstein EJC, et al. Comparative in vitro activities of amoxicillin-clavulanate against aerobic and anaerobic bacteria isolated from antral puncture specimens from patients with sinusitis. Antimicrob Agents Chemother. 1999; 43:705-7.

Gooch WM, et al. Use of ticarcillin disodium plus clavulanate potassium in the management of acute bacterial infections in children. Am J Med. 1985; 79(Suppl 5B):184-7.

Holloway WJ. Treatment of infection in hospitalized patients with ticarcillin plus clavulanic acid. Am J Med. 1985; 79(Suppl 5B):168-71.

Jones AE, et al. Pharmacokinetics of intravenous amoxycillin and potassium clavulanate in seriously ill children. J Antimicrob Chemother. 1990; 25:269-74.

Kempers J, MacLaren DM. Piperacillin/tazobactam and ticarcillin/clavulanic acid against resistant *Enterobacteriaceae*. J Antimicrob Chemother. 1990; 26(4):598-9.

Kononenko VV, et al. The clinical use of amoxiclav in patients with suppurative meningoencephalitis. Lik Sprava. 1998; (2):118-21 (resumo em inglês).

Lima MBC, Silva MA. Estudo clínico-laboratorial com o BRL 25000 (amoxicilina/ácido clavulânico). Folha Med (Br). 1984; 89:41-5.

Lyons AJ. An investigation into the effect of traumatically produced cerebrospinal fluid fistulae on the passage of Augmentin across the blood-brain barrier. Br J Oral Maxillofac Surg. 1990; 28:8-11.

Nadler JP, et al. Amoxicillin-clavulanic acid for treating drug-resistant *Mycobacterium tuberculosis*. Chest. 1991; 99:1025-6.

Reed MD. Clinical pharmacokinetics of amoxicillin and clavulanate. Pediatr Infect Dis J. 1996; 15:949-54.

Scully BE, et al. Pharmacology of ticarcillin combined with clavulanic acid in humans. Am J Med. 1985; 79(Suppl 5B):39-42.

Weismeier K, et al. Penetration of amoxycillin/clavulanate into human bone. J Antimicrob Chemother. 1989; 24(Suppl B):93-100.

Wong CS, et al. In-vitro susceptibility of *Mycobacterium tuberculosis*, *Mycobacterium bovis* and *Mycobacterium kansasii* to amoxycillin and ticarcillin in combination with clavulanic acid. J Antimicrob Chemother. 1988; 22:863-6.

Wurst J, Wilins TD. Effect of clavulanic acid on anaerobic bacteria resistant to ß-lactam antibiotics. Antimicrob Agents Chemother. 1978; 13(1):130-3.

Sulbactam

Aswapokee N, Neu HC. A sulfone betalactam compound wich acts as a betalactamase inhibitor. J Antibiot. 1978; 31:1238-44.

Bantar C, et al. Pharmacokinetics and pharmacodynamics of amoxicillin-sulbactam, a novel aminopenicillin-?-lactamase inhibitor combination, against *Escherichia coli*. Antimicrob Agents Chemother. 2000; 43(6):2503-4.

Finegold SM (ed.). Betalactamase inhibition: prophylaxis and treatment of intra-abdominal and female genital tract infections with sulbactam/ampicillin. New Jersey: Advanced Therap Commun Inc; 1987.

Jiménez-Mejias ME, et al. Treatment of multidrug-resistant *Acinetobacter baumannii* meningitis with ampicillin/sulbactam. Clin Infect Dis. 1997; 24(5):932-5.

Labia R (ed.). ß-lactamase inhibition: concepts and therapeutic implications. New Jersey: Advanced Therap Commun; 1984.

Lanoel JL, et al. Amoxicilina-sulbactama en otitis media aguda en niños. Prensa Med Argent. 1990; 2(1):27-35.

Marques MB, et al. Comparative in vitro antimicrobial susceptibilities of nosocomial isolates of *Acinetobacter baumannii* and synergistic activities of nine antimicrobial combinations. Antimicrob Agents Chemoth. 1997; 41(5):881-5.

McGregor JA, et al. Randomized comparison of ampicillin-sulbactam to cefoxitin and doxycycline or clindamycin and gentamicin in the treatment of pelvic inflammatory disease or endometritis. Obstet Gynecol. 1994; 83(6):998-1004.

Nahata MC, et al. Pharmacokinetics of ampicillin and sulbactam in pediatric patients. Antimicrob Agents Chemother. 1999; 43(5):1225-9.

Ramos MC, et al. Ampicillin-sulbactam is effective in prevention and therapy of experimental endocarditis caused by ?-lactamase-producing coagulase-negative staphylococci. Antimicrob Agents Chemother. 1996; 40(1):97-101.

Trabulsi LR, Viotto LH. Atividade in vitro da associação sulbactam-ampicilina frente a amostras de Staphylococcus aureus produtoras de ß-lactamases. Folha Med (Br). 1986; 96(3):131-3.

Williams JD. ?-lactamase inhibition and in vitro activity of sulbactam and sulbactam/cefoperazone. Clin Infect Dis. 1997; 24(3):494-7.

Tazobactam

Akova M, et al. Interactions of tazobactam and clavulanate with inducibly-and constitutively class I ß-lactamases. J Antimicrob Chemother. 1990; 25:199-208.

Bourget P, et al. Influence of pregnancy on the pharmacokinetic behavior and the transplacental transfer of the piperacillin-tazobactam combination. Eur J Obstet Gynecol Reprod Biol. 1998; 76:21-7.

Brismar R. The efficacy and safety of piperacillin/tazobactam in therapy of bacteremia. J Antimicrob Chemother. 1993; 31(Suppl A):97-104.

Brun-Buisson C, et al. Treatment of ventilator-associated pneumonia with piperacillin-tazobactam/amikacin versus ceftazidime/amikacin: a multicenter, randomized controlled trial. Clin Infect Dis. 1998; 26:346-54.

Bryson HM, Brogden RN. Piperacillin/tazobactam: a review. Drugs. 1994; 47:506-35.

Dupont H, et al. Monotherapy with a broad-spectrum betalactam is as effective as its combination with aminoglycoside in treatment of severe generalized peritonitis: a multicenter randomized controlled trial. Antimicrob Agents Chemoth. 2000; 44:2028-33.

Eklund AE, Nord CE. A randomized multicenter trial of piperacillin/tazobactam versus imipenem/cilastatin in the treatment of severe intra-abdominal infections. J Antimicrob Chemother. 1993; 31(Suppl A):78-85.

Greenwood D, Finch RG (eds.). Piperacillin/tazobactam: a new ß-lactam/ß-lactamase inhibitor combination. J Antimicrob Chemother. 1993; 31(Suppl A):1-124 (coleção de trabalhos).

Jacobus NV, et al. Susceptibility of anaerobes in phase 3 clinical studies of piperacillin/tazobactam. Clin Infect Dis. 1993; 16(Suppl 4):S344-8.

Kempers J, MacLaren DM. Piperacillin/tazobactam and ticarcillin/clavulanic acid against resistant *Enterobacteriaceae*. J Antimicrob Chemother. 1990; 26:598-9.

Kinzig M, et al. Pharmacokinetics and tissue penetration of tazobactam and piperacillin in patients undergoing colorectal surgery. Antimicrob Agents Chemother. 1992; 36:1997-2004.

Klein SR, et al. A randomized, double-blind, multicenter comparison of the efficacy and safety of piperacillin/tazobactam (4 g/550 mg) and imipenem/cilastatin (1 g/1 g) administered intravenously every eight hours to treat intra-abdominal infections in hospitalized patients. Clin Infect Dis. 1999; 29:987.

Micozzi A, et al. Piperacillin/tazobactam/amikacin versus piperacillin/amikacin/teicoplanin in the empirical treatment of neutropenic patients. Eur J Clin Microbiol Infect Dis. 1993; 12:1-8.

Mouton Y, et al. Efficacy, safety and tolerance of parenteral piperacillin/tazobactam in the treatment of patients with lower respiratory tract infection. J Antimicrob Chemother. 1993; 31(Suppl A):87-95.

Nau R, et al. Kinetics of piperacillin and tazobactam in ventricular cerebrospinal fluid of hydrocephalic patients. Antimicrob Agents Chemother. 1997; 41:987-91.

Roland R, et al. *In vitro* antimicrobial activity of piperacillin/tazobactam in comparison with other broad-spectrum ß-lactams. Braz J Infect Dis. 2000; 4:226-35.

Sader HS, et al. Piperacillin/Tazobactam: evaluation of its in vitro activity against bacteria isolated in two Brazilian hospitals and an overview of its antibacterial activity, pharmacokinetic properties and therapeutic potential. Braz J Infect Dis. 1998; 2:241-55.

Sanders Jr WE, Sanders CC. Piperacillin/tazobactam: a critical review of the evolving clinical literature. Clin Infect Dis. 1996; 22:107-23.

Novos Inibidores de β-lactamases. Geral

Buynak JD. β-lactamase inhibitors: a review of the patent literature (2010-2013). Expert Opin Ther Patents. 2013; 23:1469-81.

Bush K. A resurgence of β-lactamase inhibitor combinations effective against multidrug-resistant gram-negative pathogens. Int J Antimicrob Agents. 2015; 46:483-93.

Bush K, Bradford PA. β-Lactams and β-Lactamase Inhibitors: An Overview. Cold Spring Harb Perspect Med. 201; 6(8). pii: a025247.

Chen J, et al. β-Lactamase inhibitors: an update. Mini Rev Med Chem. 2013; 13:1846-61.

Drawz SM, et al. New β-lactamase inhibitors: a therapeutic renaissance in an MDR world. Antimicrob Agents Chemother. 2014; 58:1835-46.

Montravers P, Bassetti M. The ideal patient profile for new betalactam/betalactamase inhibitors. Curr Opin Infect Dis. 2018,31:587-93.

Papp-Wallace KM, Bonomo RA. New β-Lactamase Inhibitors in the Clinic. Infect Dis Clin North Am. 2016; 30:441-64.

Watkins RR, et al. Novel β-lactamase inhibitors: a therapeutic hope against the scourge of multidrug resistance. Front Microbiol. 2013; 4:392.

Wright H, Bonomo RA, Paterson DL. New agents for the treatment of infections with gram-negative bacteria: Restoring the miracle or false dawn? Clin Microbiol Infect; 2017. doi: 10.1016/j.cmi.2017.09.001.

Zhanel GG, et al. Imipenem-relebactam and meropenem-vaborbactam: two novel carbapenem-β-lactamase inhibitor ccmbinations. Drugs. 2018; 78:65-98.

Avibactam

Biedenbach DJ, et al. In vitro activity of aztreonam-avibactam against a global collection of gram-negative pathogens from 2012 and 2013. Antimicrob Agents Chemother. 2015; 59:4239-48.

Bonnefoy A, et al. In vitro activity of AVE1330A, an innovative broad-spectrum non-betalactam betalactamase inhibitor. J Antimicrob Chemother. 2004; 54:410-7.

Carmeli Y, et al. Ceftazidime-avibactam or best available therapy in patients with ceftazidime-resistant Enterobacteriaceae and Pseudomonas aeruginosa complicated urinary tract infections or complicated intra-abdominal infections (REPRISE): a randomized, pathogen-directed, phase 3 study. Lancet Infect Dis. 2016; 16:661-73.

Castanheira M, et al. Activity of ceftaroline-avibactam tested against gram-negative organism populations, including strains expressing one or more -lactamases and methicillin-resistant *Staphylococcus aureus* carrying various Staphylococcal Cassette Chromosome *mec* Types. Antimicrob Agents Chemother. 2012; 56:4

Chahine EB, et al. Ceftazidime/avibactam: A new antibiotic for gram-negative infections. Consult Pharm. 2015; 30:695-705.

Karlowsky JA, et al. *In vitro* activity of aztreonam-avibactam against Enterobacteriaceae and Pseudomonas aeruginosa isolated by clinical laboratories in 40 Countries from 2012 to 2015. Antimicrob Agents Chemother. 2017; 61(9). pii: e00472-17.

Mawal Y, et al. Ceftazidime-avibactam for the treatment of complicated urinary tract infections and complicated intra-abdominal infections. Expert Rev Clin Pharmacol. 2015; 8:691-707.

Legace-Wiens P, et al. Ceftazidime–avibactam: an evidence-based review of its pharmacology and potential use in the treatment of gram-negative bacterial infections. Core Evid. 2014; 9:13-25

Livermore DM, et al. Activities of NXL104 combinations with ceftazidime and aztreonam against carbapenemase-producing Enterobacteriaceae. Antimicrob Agents Chemother. 2011; 55:390-4.

Livermore DM, et al. AmpC β-lactamase induction by avibactam and relebactam. J Antimicrob Chemother. 2017; 72:3342-8.

Mawal Y, et al. Ceftazidime-avibactam for the treatment of complicated urinary tract infections and complicated intra-abdominal infections. Expert Rev Clin Pharmacol. 2015; 8:691-707.

Nicolau DP. Focus on ceftazidime-avibactam for optimizing outcomes in complicated intra-abdominal and urinary tract infections. Expert Opin Investig Drugs. 2015; 24:1261-73.

Sharma R, et al. Ceftazidime-avibactam: A novel cephalosporin/β-lactamase inhibitor combination for the treatment of resistant gram-negative organisms. Clin Ther. 2016; 38:431-44.

Shields RK, et al. Emergence of ceftazidime-avibactam resistance due to plasmid-borne *bla*KPC-3 mutations during treatment of carbapenem-resistant *Klebsiella pneumoniae* infections. Antimicrob Agents Chemother. 2017; 61(3):e02097-16.

Shirley M . Ceftazidime-Avibactam: A Review in the treatment of serious gram-negative bacterial infections. Drugs. 2018; 78:675-92.

Ryan KS, et al. Clinical outcomes, drug toxicity, and emergence of ceftazidime-avibactam resistance among patients treated for carbapenem-resistant Enterobacteriaceae infections. Clin Infect Dis. 2016; 63:1615-8.

Tumbarello M, et al. Efficacy of ceftazidime-avibactam salvage therapy in patients with infections caused by *Klebsiella pneumoniae* carbapenemase–producing *K. pneumoniae*. Clin Infect Dis. 2019; 68:355-64.

Zasowski EJ, et al. The β-lactams strike back: ceftazidime-avibactam. Pharmacotherapy. 2015; 35:755-70. 10.1002/phar.1622.

Relebactam

Blizzard TA, et al. Discovery of MK-7655, a β-lactamase inhibitor for combination with Primaxin®. Bioorg Med Chem Lett. 2014; 24:780-5.

Hirsch EB, et al. In vitro activity of MK-7655, a novel β-lactamase inhibitor, in combination with imipenem against carbapenem-resistant gram-negative bacteria. Antimicrob Agents Chemother. 2012; 56:3753-7. doi: 10.1128/AAC.05927-11.

Karlowsky JA, et al. In vitro activity of imipenem/relebactam against gram-negative ESKAPE pathogens isolated in 17 European countries: 2015 SMART surveillance programme. J Antimicrob Chemother. 2018; 73:1872-9.

Lapuebla A, et al. Activity of imipenem with relebactam against gram-negative pathogens from New York City. Antimicrob Agents Chemother. 2015; 59:5029-31.

Livermore DM, et al. Activity of MK-7655 combined with imipenem against Enterobacteriaceae and Pseudomonas aeruginosa. J Antimicrob Chemother. 2013; 68:2286-90.

Livermore DM, et al. AmpC β-lactamase induction by avibactam and relebactam. Antimicrob Chemother. 2017; 72:3342-8.

Lob SH, et al. *In Vitro* activity of imipenem-relebactam against gram-negative ESKAPE pathogens isolated by clinical laboratories in the United States in 2015 (Results from the SMART Global Surveillance Program). Antimicrob Agents Chemother. 2017; 61(6). pii: e02209-16.

Lucasti C, et al. Phase 2, Dose-ranging study of relebactam with imipenem-cilastatin in subjects with complicated intra-abdominal infection. Antimicrob Agents Chemother. 2016; 60:6234-43.

Rhee EG, et al. Pharmacokinetics, safety, and tolerability of single and multiple doses of relebactam, a β-lactamase inhibitor, in combination with imipenem and cilastatin in healthy participants. Antimicrob Agents Chemother. 2018; 62. pii: e00280-18.

Rizk ML, et al. Intrapulmonary pharmacokinetics of relebactam, a novel β-lactamase inhibitor, dosed in combination with imipenem-cilastatin in healthy subjects. Antimicrob Agents Chemother. 2018; 62. pii: e01411-17. doi

Sims M, et al. Prospective, randomized, double-blind, Phase 2 dose-ranging study comparing efficacy and safety of imipenem/cilastatin plus relebactam with imipenem/cilastatin alone in patients with complicated urinary tract infections. J Antimicrob Chemother. 2017; 72:2616-26.

Zhanel GG, et al. Imipenem-relebactam and meropenem-vaborbactam: Two novel carbapenem-β-lactamase inhibitor combinations. Drugs. 2018; 78:65-98.

Vaborbactam

Albin OR, et al. Meropenem-vaborbactam for adults with complicated urinary tract and other invasive infections. Expert Rev Anti Infect Ther. 2018; 16:865-76.

Athans V, et al. Meropenem-vaborbactam as salvage therapy for ceftazidime-avibactam-resistant *Klebsiella pneumoniae* bacteremia and abscess in a liver transplant recipient. Antimicrob Agents Chemother. 2018; 63(1). pii: e01551-18.

Burgos RM, et al. Pharmacokinetic evaluation of meropenem and vaborbactam for the treatment of urinary tract infection. Expert Opin Drug Metab Toxicol. 2018; 14:1007-21.

Castanheira M, et al. Meropenem-vaborbactam tested against contemporary gram-negative isolates collected worldwide during 2014, including carbapenem-resistant, KPC-producing, multidrug-resistant, and extensively drug-resistant Enterobacteriaceae.

Antimicrob Agents Chemother. 2017; 61(9). pii: e00567-17.
Cho JC, et al. Meropenem/Vaborbactam, the first carbapenem/β-lactamase inhibitor combination. Ann Pharmacother. 2018; 52:769-79.
Dhillon S. Meropenem/vaborbactam: a review in complicated urinary tract infections. Drugs. 2018; 78:1259-70.
Hecker SJ, et al. Discovery of a cyclic boronic acid β-lactamase inhibitor (RPX7009) with utility vs class A serine carbapenemases. J Med Chem. 2015; 58:3682-92.
Jorgensen SCJ, Rybak MJ. Meropenem and vaborbactam: stepping up the battle against carbapenem-resistant Enterobacteriaceae. Pharmacotherapy. 2018; 38:444-61.
Kaye KS, et al. Effect of meropenem-vaborbactam vs piperacillin-tazobactam on clinical cure or improvement and microbial eradication in complicated urinary tract infection: The TANGO I Randomized Clinical Trial. JAMA. 2018; 319:788-99.
Lee YR, Baker NT. Meropenem-vaborbactam: a carbapenem and betalactamase inhibitor with activity against carbapenem-resistant Enterobacteriaceae. Eur J Clin Microbiol Infect Dis. 2018; 37:1411-9.
Lee Y, et al. Meropenem-vaborbactam (Vabomere™): Another option for carbapenem-resistant Enterobacteriaceae. PT. 2019; 44:110-3.
Lomovskaya O, et al. Vaborbactam: Spectrum of betalactamase inhibition and impact of resistance mechanisms on activity in Enterobacteriaceae. Antimicrob Agents Chemother. 2017; 61(11). pii: e01443-17.
Petty LA, et al. Overview of meropenem-vaborbactam and newer antimicrobial agents for the treatment of carbapenem-resistant *Enterobacteriaceae*. Infect Drug Resist. 2018; 11:1461-72.
Pfaller MA, et al. In vitro activity of meropenem/vaborbactam and characterization of carbapenem resistance mechanisms among carbapenem-resistant Enterobacteriaceae from the 2015 meropenem/vaborbactam surveillance programme. Int J Antimicrob Agents. 2018; 52:144-50.
Wu G, Cheon E. Meropenem-vaborbactam for the treatment of complicated urinary tract infections including acute pyelonephritis. Expert Opin Pharmacother. 2018; 19:1495-2.
Zhanel GG, et al. Imipenem-relebactam and meropenem-vaborbactam: Two novel carbapenem-β-lactamase inhibitor combinations. Drugs. 2018; 78:65-98.

Zidebactam

Livermore DM, et al. In vitro activity of cefepime/zidebactam (WCK 5222) against gram-negative bacteria. J Antimicrob Chemother. 2017; 72:1373-85.
Moya B, et al. WCK 5107 (Zidebactam) and WCK 5153 are novel inhibitors of PBP2 showing potent "β-Lactam Enhancer" activity against Pseudomonas aeruginosa, including multidrug-resistant metallo-β-lactamase-producing high-risk clones. Antimicrob Agents Chemother. 2017 mai; 61(6). pii: e02529-16.
Moya B, et al. Potent β-lactam enhancer activity of zidebactam and WCK 5153 against Acinetobacter baumannii, including carbapenemase-producing clinical isolates. Antimicrob Agents Chemother. 2017; 61(11). pii: e01238-17.
Mushtaq S, et al. WCK 4234, a novel diazabicyclooctane potentiating carbapenems against Enterobacteriaceae, Pseudomonas and Acinetobacter with class A, C and D β-lactamases. J Antimicrob Chemother. 2017; 72:1688-95.
Papp-Wallace KM, et al. Strategic approaches to overcome resistance against gram-negative pathogens using β-lactamase inhibitors and β-lactam enhancers: activity of three novel diazabicyclooctanes WCK 5153, zidebactam (WCK 5107), and WCK 4234. J Med Chem. 2018; 61:4067-86.
Preston RA, et al. Single-Center evaluation of the pharmacokinetics of WCK 5222 (Cefepime-Zidebactam combination) in subjects with renal impairment. Antimicrob Agents Chemother; 2018 nov. pii: AAC.01484-18.
Rodvold KA, et al. Plasma and intrapulmonary concentrations of cefepime and zidebactam following intravenous administration of WCK 5222 to healthy adult subjects. Antimicrob Agents Chemother. 2018 jul; 62(8). pii: e00682-18.
Sader HS, et al. WCK 5222 (cefepime/zidebactam) antimicrobial activity tested against gram-negative organisms producing clinically relevant β-lactamases. J Antimicrob Chemother. 2017; 72:1696-703.

Capítulo 13

Cefalosporinas

As cefalosporinas constituem uma classe de antibióticos pertencente ao grupo das beta-lactaminas. São aparentadas quimicamente com as penicilinas, apresentando como núcleo central o ácido 7-aminocefalosporânico (7-ACA), substância constituída por dois anéis, um dos quais é beta-lactâmico e o outro é a di-hidrotiazina (Fig. 11.1, Capítulo 11). A estrutura bicíclica central das cefalosporinas constitui o grupo cefém ou cefema, e todas as cefalosporinas em uso clínico são derivados semissintéticos do 7-ACA, o qual foi obtido inicialmente de um antibiótico natural, a cefalosporina C.

A descoberta das cefalosporinas teve início em 1945, quando Giuseppe Brotzu, do Instituto de Higiene da Universidade de Cagliari, na Itália, isolou da água da costa da Sardenha um fungo identificado como o *Cephalosporium acremonium*. Os extratos de culturas desse fungo apresentaram propriedades antimicrobianas e foram usados no tratamento de infecções estafilocócicas e da febre tifoide. Os estudos de Brotzu não conseguiram interessar a indústria farmacêutica italiana, mas chegaram ao conhecimento de Sir Howard Florey, que havia desenvolvido a penicilina na Inglaterra. Trabalhando com uma amostra de cultura do *C. acremonium* enviada por Brotzu, Florey *et al.* verificaram que o fungo produzia várias substâncias com propriedades antibacterianas, das quais a cefalosporina C apresentava um espectro de ação amplo e não era afetada pela ação da penicilinase estafilocócica, revelando ser um antibiótico completamente novo.

As propriedades da cefalosporina C despertaram o interesse dos cientistas, resultando na descoberta de seu núcleo central, o 7-ACA, em 1961. Modificações nas cadeias laterais dessa substância possibilitaram a descoberta de inúmeros derivados cefalosporínicos semissintéticos, dos quais alguns foram selecionados para o emprego na terapêutica das infecções.

A primeira cefalosporina de uso clínico foi a cefalotina, apresentada em 1962. Logo se seguiram a cefazolina, a cefalexina e outras, apresentando como característica a ação contra algumas bactérias gram-negativas entéricas e a capacidade de resistir à inativação pela penicilinase estafilocócica. Sofrem inativação por beta-lactamases produzidas por várias espécies e cepas de bacilos gram-negativos (cefalosporinases), logo perdendo sua eficácia sobre *Klebsiella* e *Enterobacter*.

Posteriormente, surgiram novas cefalosporinas com propriedades antimicrobianas diferentes das primitivas, constituindo a segunda geração desse grupo de antibióticos. São caracterizadas por apresentar espectro de ação mais amplo que o das cefalosporinas primitivas, com atividade contra *Haemophilus influenzae* e *Moraxella catarrhalis*, e por sua maior resistência às cefalosporinases produzidas pelas bactérias gram-negativas. São a cefuroxima, o cefaclor e a cefprozila. Nessa geração incluem-se também as cefamicinas, antibióticos derivados semissintéticos da cefamicina C, estruturalmente semelhantes às cefalosporinas, diferindo destas por possuírem no carbono 7 no núcleo cefém um grupamento metoxílico. A cefoxitina é a primeira cefamicina de aplicação na terapêutica antimicrobiana, mas tem o inconveniente de ser altamente indutora de beta-lactamases, aumentando a resistência entre os bacilos gram-negativos.

A continuação das pesquisas conduziu à descoberta de cefalosporinas de terceira geração, com maior potência contra microrganismos gram-negativos, maior resistência às cefalosporinases e capazes de atingir concentração terapêutica no líquido cefalorraquidiano. Têm menor atividade contra os estafilococos e são importantes indutoras da produção de beta-lactamases por bacilos gram-negativos. São representadas pela ceftriaxona e a cefotaxima. Algumas, como a ceftazidima, são ativas também contra a *P. aeruginosa*.

Em seguida, novas cefalosporinas foram desenvolvidas, tendo como característica a manutenção da atividade contra bactérias gram-positivas, ao lado de serem altamente ativas contra bactérias gram-negativas. Essa nova geração de antibióticos constitui as cefalosporinas de quarta geração, as quais são representadas no Brasil pela cefepima.

Mais recentemente, o arsenal das cefalosporinas foi aumentado com a introdução da ceftarolina e do ceftobiprole, cefalosporinas consideradas de quinta geração, que mostram atividade contra estafilococos resistentes à oxacilina e contra o pneumococo resistente às penicilinas.

Deve-se enfatizar que as modernas cefalosporinas podem também se mostrar ineficazes contra bactérias com resistência selecionada contra elas. Assim, bacilos gram-negativos entéricos (*Klebsiella pneumoniae*, *Escherichia coli*, *Enterobacter* sp. e outros) e bacilos não fermentadores da glicose (*Pseudomonas*, *Acinetobacter*) podem produzir beta-lactamases mediadas por plasmídios, que hidrolisam as penicilinas e as cefalosporinas, inclusive as de terceira, de quarta e de quinta gerações. São as chamadas beta-lactamases de espectro estendido (ESBL).

Todas as cefalosporinas são antibióticos bactericidas e seu mecanismo de ação é similar ao das penicilinas, isto é, fixam-se a proteínas ligadoras de penicilinas, seu receptor de ação, inibindo a síntese da parede celular dos microrganismos sensíveis e causando sua lise osmótica.

CEFALOSPORINAS DE PRIMEIRA GERAÇÃO

São as cefalosporinas que apresentam espectro de ação similar à cefalotina. Caracterizam-se por sua atividade bactericida sobre bactérias gram-positivas e gram-negativas, por sua resistência às beta-lactamases estafilocócicas e por sua sensibilidade frente às beta-lactamases produzidas por bactérias gram-negativas. São divididas em dois grandes subgrupos, de acordo com sua propriedade de serem ou não absorvidas por via oral. No Brasil, as cefalosporinas de primeira geração absorvidas somente por via parenteral, disponíveis, são a cefalotina e cefazolina; as absorvidas por via oral são a cefalexina e a cefadroxila.

CEFALOSPORINAS DE PRIMEIRA GERAÇÃO ABSORVIDAS SOMENTE POR VIA PARENTERAL

Cefalotina e Cefazolina

Caracteres Gerais. Espectro de Ação

A cefalotina foi a primeira cefalosporina semissintética utilizada no tratamento de infecções bacterianas. É apresentada sob a forma de sal sódico (cefalotina sódica), na qual cada 1 g de contém de 55 a 63 mg (2,8 mEq) de sódio. Injetada por via IM provoca dor importante no local. Por este motivo, é utilizada preferentemente por via IV. Também a cefazolina é apresentada sob a forma de cefazolina sódica, contendo 2,1 mEq (48 mg) de sódio em 1 g da droga e sua injeção intramuscular é dolorosa, preferindo-se utilizá-la por via IV.

Na época de seu lançamento, as cefalosporinas de primeira geração apresentavam boa atividade contra estreptococos, estafilococo (produtor ou não de penicilinase), clostrídio, salmonela, gonococo, meningococo, leptospira, *Escherichia coli*, *Klebsiella*, *Salmonella*, *Proteus mirabilis*, *Treponema pallidum* e a maioria dos germes anaeróbios, com exceção do *Bacteroides fragilis*.

Com o surgimento de bactérias resistentes, na atualidade grande parte das *Klebsiella* e *Enterobacter* mesmo originadas do meio extra-hospitalar, é resistente a essas drogas.

As cefalosporinas de primeira geração não têm ação antibacteriana contra *Haemophilus influenzae*, *H. parainfluenzae*, *Serratia*, *Providencia*, *Proteus* indol-positivos e *Pseudomonas aeruginosa* e outros gram-negativos não fermentadores da glicose. Igualmente, os enterococos e o *Bacteroides fragilis* são resistentes a essas drogas. A resistência desses microrganismos é cruzada entre os antibióticos desse grupo.

As cefalosporinas em geral não têm atividade contra micoplasmas, microrganismos desprovidos de parede celular, nem contra clamídias, legionelas e brucelas, microrganismos de localização intracelular, pois não dão concentração intracelular nos mamíferos.

Na prática clínica atual esses antibióticos têm indicação principalmente na terapêutica e na profilaxia de infecções causadas por estafilococos sensíveis à oxacilina.

Farmacocinética e Metabolismo

A cefalotina e a cefazolina são utilizadas por via parenteral, preferindo-se a via IV. Difundem-se rapidamente pelo organismo, atingindo concentrações ativas no fígado, baço, rins, intestino, pulmões, pele, miocárdio, pericárdio, útero e líquidos ascítico, sinovial, pleural e pericárdico e secreção brônquica. É menor sua concentração biliar e em ossos; nesses tecidos, porém, a concentração atingida é geralmente adequada para o combate aos estafilococos. Os níveis no humor aquoso e no cérebro são baixos, e não atravessam regularmente a barreira hematoencefálica, não dando concentração terapêutica no líquor. A aplicação intracisternal das cefalosporinas não é recomendada para o tratamento de meningites purulentas, visto que estudos em animais revelaram que injetadas por esta via são epileptogênicas.

A cefalotina e a cefazolina atravessam a barreira placentária atingindo concentrações elevadas, eficazes e duradouras no sangue fetal e no líquido amniótico. São utilizadas com segurança durante a gravidez, não se conhecendo efeitos nocivos para o feto causados pelas drogas. Passam para o leite materno em pequena quantidade, inferior a 8% da presente no sangue, não havendo restrição de seu emprego na nutriz, pois não causam malefício para o lactente. Como as demais cefalosporinas, não penetram adequadamente no meio intracelular, não sendo, portanto, ativas contra bactérias aí localizadas.

A cefalotina liga-se às proteínas do soro em 65%. Sua meia-vida em adultos é de cerca de meia hora; em recém-nascidos com menos de uma semana a meia-vida é de 1,5 a 2 horas. Cerca de 20% a 40% da cefalotina administrada é metabolizada no fígado, passando a desacetilcefalotina, que apresenta pequena potência antimicrobiana. A cefazolina liga-se em 86% às proteínas plasmáticas, e é pouco metabolizada. Sua meia-vida sérica é de 1,5 hora.

A cefalotina e seu metabólito são eliminados em maior parte pelos rins, principalmente por secreção tubular. Cerca de 75% da dose administrada por via IV são eliminados pela urina em seis a oito horas. A probenecida bloqueia a secreção tubular das drogas, reduzindo sua eliminação renal e prolongando seu tempo de circulação. Pequena parte é eliminada por via biliar. Nas crianças recém-nascidas até os primeiros quatro ou cinco dias o tempo de circulação da cefalotina prolonga-se até 8 a 12 horas, devido à imaturidade renal. Nos pacientes com insuficiência renal essa cefalosporina sofre acúmulo proporcional ao grau de insuficiência. Entretanto, devido à sua metabolização nos tecidos e à eliminação por via biliar, esse acúmulo é pouco pronunciado. Dessa forma, em pacientes com insuficiência renal discreta não é necessário realizar ajustes na administração da cefalotina; mas nos enfermos com maior gravidade são indicados ajustes no intervalo entre as doses, conforme referido no Capítulo 8. A cefalotina é dialisável, sofrendo redução em 90% de sua concentração sérica, após hemodiálise, e cerca de 24%, após diálise peritoneal, devendo ser injetada ao final da hemodiálise uma dose correspondente do antibiótico.

A cefazolina é também eliminada por via renal, principalmente por secreção tubular, e em parte por via biliar, atingindo concentrações na bile três vezes superiores à do sangue. Assim como a cefalotina, essa cefalosporina sofre acúmulo nos pacientes com insuficiência renal, proporcional ao grau de insuficiência (ver Capítulo 8). A cefazolina é pouco dialisável por hemodiálise e não é praticamente dialisável por diálise peritoneal.

A administração concomitante da probenecida ou da fenibultazona prolonga o tempo de circulação e aumenta o nível sérico da cefalotina e da cefazolina. O uso associado da cefalotina com antibióticos aminoglicosídeos e as polimixinas aumenta o risco de nefrotoxicidade dessas drogas. É possível, também, haver risco de nefrotoxicidade da cefalotina quando usada em associação aos diuréticos furosemida e ácido etacrínico. A cefalotina sódica não deve ser adicionada a soluções de Ringer lactato ou de gluconato ou cloreto de cálcio, por sofrer inativação química.

Indicações Clínicas e Doses

Na época de seu lançamento, a cefalotina e a cefazolina estavam indicadas em infecções por germes sensíveis que necessitassem uma terapêutica por via parenteral. Dessa forma, eram indicadas em infecções causadas por bactérias gram-positivas, cocos gram-negativos e por *E. coli*, *Klebsiella* e *Proteus mirabilis*, incluindo o tratamento de infecções biliares e pulmonares, peritonites e infecções em pacientes imunocomprometidos, em geral associadas com antibióticos aminoglicosídeos. Nos dias atuais, não são mais indicadas para a terapia das infecções graves por bacilos gram-negativos, em razão da resistência desenvolvida por esses microrganismos, e foram substituídas pelas cefalosporinas de terceira e quarta gerações. Podem ser, ainda, utilizadas nas infecções urinárias não complicadas causadas por bacilos gram-negativos, devido à elevada concentração que atingem no trato urinário. Contudo, mesmo nessa indicação, podem apresentar falha terapêutica devido à crescente resistência mostrada por *E. coli* na comunidade intra e extra-hospitalar.

Nas infecções por estafilococos produtores de penicilinases, a cefalotina e demais cefalosporinas de primeira geração podem substituir a oxacilina para a terapêutica. Assim, são utilizadas com bons resultados em infecções estafilocócicas graves adquiridas na comunidade, como a broncopneumonia, endocardite bacteriana, osteomielite aguda e sepse. A cefalotina é particularmente indicada na terapêutica de sepse estafilocócica em gestantes, devido à concentração terapêutica que atinge no feto e no líquido amniótico e à ausência de toxicidade fetal e considerando que a oxacilina não atinge concentração adequada no conteúdo uterino. Dessa forma, na atualidade, a indicação terapêutica mais importante da cefalotina e da cefazolina é para as infecções estafilocócicas sistêmicas, como alternativa à oxacilina. Deve-se lembrar, contudo, que estafilococos resistentes à oxacilina (MRSA) o são também às cefalosporinas e, dessa forma, infecções hospitalares causadas por essas estirpes do estafilococo não são responsivas às cefalosporinas de primeira geração. Igualmente, esses fármacos não atuarão em infecções pelo estafilococo resistente à oxacilina adquiridas na comunidade (Ca-MRSA).

Além de seu uso terapêutico, essas cefalosporinas são recomendadas como antibióticos profiláticos em vários tipos de cirurgias: vasculares e ortopédicas com implantação de próteses, cardíaca, cirurgias de estômago, duodeno e biliar de risco, urinária com incisão da uretra e na histerectomia vaginal.

A cefalotina sódica é habitualmente utilizada por via IV. Raramente, pode também ser administrada por via IM profunda, mas deve se evitar a injeção da droga por essa via, por ser muito dolorosa. Pode-se dissolver o antibiótico em uma solução de anestésico local (lidocaína), para diminuir a dor no local da injeção IM. Para a administração IV, a cefalotina deve ser diluída em água destilada e injetada lentamente por três a cinco minutos ou dissolvida em soro glicosado ou solução salina, e aplicada gota a gota. A dose recomendada é de 50 a 100 mg/kg/dia, fracionada de 4/4 ou de 6/6 horas. Eventualmente, a dose diária pode ser elevada para 150 a 200 mg/kg. Adultos em geral recebem 500 mg ou 1 g a cada quatro ou seis horas. Em processos infecciosos particularmente graves, como endocardite e sepse estafilocócica, a dose diária em adultos pode alcançar 12 g. Em recém-nascidos, na primeira semana de vida, recomenda-se a dose de 20 mg/kg a cada 12 horas; nas crianças de 8 a 29 dias, a dose indicada é de 20 mg/kg a cada oito horas.

A cefazolina é administrada na dose de 30 a 50 mg/kg/dia fracionada de 6/6 ou 8/8 horas por via IM ou IV. Em casos graves pode ser utilizada a dose de 100 mg/kg/dia. As apresentações comerciais para uso IM por vezes contêm lidocaína para evitar a reação dolorosa local, e não devem ser empregadas por via IV. Em recém-nascidos até 30 dias, a dose é de 30 mg/kg/dia, fracionada de 12/12 horas. Por via intraocular, no tratamento de endoftalmites bacterianas, a cefazolina é usada em uma dose de 2,3 mg em 0,1 mL, podendo ser repetida 24 horas após.

Efeitos Adversos

As cefalosporinas podem causar paraefeitos tóxicos, alérgicos, irritativos e superinfecção. Por via IM causam dor, e por via IV podem provocar flebites pela ação irritativa local. Fenômenos de hipersensibilidade são possíveis, como *rash* cutâneo, eosinofilia, febre, prurido. Manifestações alérgicas mais graves, como anemia hemolítica e anafilaxia são mais raras. Existe a possibilidade de reação alérgica cruzada em cerca de 7% a 10% dos pacientes alérgicos às penicilinas, devendo-se utilizar as drogas com precaução em doentes com história de alergia às penicilinas. As superinfecções constituem ocorrência possível com as cefalosporinas, já que promovem alterações da microbiota intestinal e respiratória. A cefalotina e as demais cefalosporinas podem provocar raros casos de neutropenia ou aumento discreto das transaminases. Esses efeitos regridem com a redução das doses ou suspensão do medicamento. A cefalotina tem sido implicada, raramente, como causa de insuficiência renal aguda por necrose tubular aguda, devido a fenômenos tóxicos. Essa ocorrência é sobretudo possível quando se usa a droga associada com antibióticos aminoglicosídeos e com furosemida.

Teste de Coombs falsamente positivo pode ocorrer em pessoas utilizando a cefalotina. Esse fenômeno resulta da existência de um complexo cefalotina-globulina que envolve os eritrócitos e reage de modo inespecífico com o soro de Coombs. Pacientes em uso da cefalotina podem apresentar reações falso-positivas para glicose na urina em testes utilizando como reagente o sulfato cúprico (Benidict, Clinitest, Fehling). Reações falso-positivas na urina podem ocorrer também na determinação de proteínas usando o ácido sulfossalicílico e na determinação de 17-cetosteroides, devido à interferência na reação de Zimmerman.

Disponibilidade da Droga

A cefazolina consta da RENAME e é disponível em hospitais governamentais. É comercializada em apresentação genérica (Cefazolina Sódica®), e na especialidade farmacêutica de referência Kefazol® (antibióticos do Brasil) e em produtos similares, em frascos-ampola com 250 mg, 500 mg e 1 g. A cefalotina é comercializada na apresentação genérica (Cefalotina Sódica®), e na especialidade farmacêutica de referência Keflin Neutro® (antibióticos do Brasil) e em medicamentos similares, na forma farmacêutica de 1 g em cada frasco-ampola.

CEFALOSPORINAS DE PRIMEIRA GERAÇÃO ABSORVIDAS POR VIA ORAL

Cefalexina e Cefadroxila

Caracteres Gerais. Espectro de Ação

Com a descoberta, em 1967, da cefalexina, iniciou-se o emprego prático das cefalosporinas de primeira geração de uso oral com atividade sistêmica. No Brasil, são disponíveis a cefalexina e a cefadroxila, que se diferenciam pela meia-vida mais prolongada da cefadroxila, possibilitando seu emprego em doses mais espaçadas. Ambas têm espectro de ação similar ao da cefalotina, mas, como esta, devido à elevada resistência desenvolvida por bactérias gram-positivas e gram-negativas, atualmente são mais indicadas para a terapia de infecções estreptocócicas e estafilocócicas.

Farmacocinética

A cefalexina e a cefadroxila caracterizam-se por sua excelente absorção por via oral, que constitui sua principal via de administração. Os alimentos retardam um pouco a absorção da cefalexina, mas não interferem de modo significativo em sua efetividade. Pacientes com icterícia obstrutiva e anemia perniciosa podem ter diminuída a absorção oral da cefalexina. Os alimentos não interferem na absorção da cefadroxila. A cefalexina e a cefadroxila apresentam boa difusão pelo organismo, atingindo concentrações no intestino, fígado, pulmão, pele, bile, músculos, rins e humor aquoso. Atravessam em pequena proporção a barreira placentária, dando concentrações no feto correspondentes a 15% a 30% da presente no sangue materno e concentrações no líquido amniótico entre 10% e 20% da materna. Sua passagem para o leite materno é mínima. Esses antibióticos não dão concentrações terapêuticas no líquor, mesmo em pacientes com meningites. A cefalexina liga-se muito pouco às proteínas séricas (cerca de 15%). Sua meia-vida sérica é de aproximadamente uma hora. A cefadroxila liga-se às proteínas séricas em 10% e sua meia-vida é de cerca de 1,5 horas.

Cefalexina e cefadroxila são eliminadas por via renal, tanto por filtração glomerular como por secreção tubular. A probenecida produz elevação dos seus níveis séricos e aumento do tempo de circulação, por bloquear a secreção tubular. Cerca de 90% da droga ingerida é recuperada na urina, mostrando a sua excelente absorção intestinal. Em pacientes com insuficiência renal, essas cefalosporinas devem ser ajustadas em sua administração, conforme apresentado no Capítulo 8. Essas cefalosporinas são retiradas por hemodiálise, recomendando-se uma dose suplementar semelhante à usual após o processo dialítico. A cefalexina é também retirada por diálise peritoneal, indicando-se o mesmo procedimento de suplementação da dose.

Indicações Clínicas e Doses

Na prática clínica a cefalexina e a cefadroxila são especialmente indicadas na terapia de infecções estafilocócicas extra-hospitalares de pequena ou média gravidade, especialmente as piodermites (hordéolo, furúnculo, celulite) e ferimentos infectados. Podem ser uma alternativa para a terapêutica de faringoamigdalite purulenta, sobretudo na falha penicilínica causada pela presença de estafilococos produtores de penicilinase no sítio da infecção. São utilizadas no tratamento de infecção urinária não complicada, sobretudo na gestante, por sua atividade contra *E. coli* comunitária, elevada concentração em vias urinárias e ausência de efeitos lesivos para o feto. Deve-se considerar, porém, que a cefalexina e a cefadroxila podem falhar nas indicações referidas, devido à ocorrência de estafilococos resistentes à oxacilina na comunidade (Ca-MRSA), que se mostram igualmente resistentes às cefalosporinas, e à elevada resistência atualmente mostrada por *E. coli* isolada de infecções urinárias em nosso país.

A cefalexina é utilizada por via oral na dose de 30 a 50 mg/kg/dia (2 g a 3 g/dia, em adultos), fracionada de 6/6 horas. Doses mais elevadas podem ser utilizadas, mas é conveniente não ultrapassar 4 g/dia. A cefadroxila é utilizada na dose de 30 mg/kg/dia (1,5 g a 2 g/dia), fracionado de 8/8 ou 12/12 horas.

Efeitos Adversos

A cefalexina e a cefadroxila em geral são bem toleradas por via oral. Manifestações gastrointestinais (náuseas, vômitos, dor abdominal e diarreia) ocorrem em 1% a 2% dos pacientes. Manifestações de hipersensibilidade podem surgir (*rash*, eosinofilia, febre, prurido, edemas), mas não são usuais. Já foram relatadas neutropenia, trombocitopenia e elevação de transaminases com uso das drogas. Superinfecções constituem uma eventualidade como ocorre com outros antibióticos, mas são raras. A cefalexina não é habitualmente empregada por via parenteral devido à dor que provoca.

Disponibilidade da Droga

A cefalexina consta da RENAME e é disponível em centros governamentais de atendimento à saúde. É comercializada em apresentação genérica (Cefalexina®), e na especialidade farmacêutica de referência Keflex® (Eli Lilly) e em produtos similares em comprimido com 1 g, cápsula com 500 mg, suspensão oral com 250 mg/5 mL e 500 mg/5 mL. A cefadroxila é comercializada em apresentação genérica (Cefadroxila®) e na especialidade farmacêutica Cefamox® em cápsulas com 500 mg e suspensão oral com 250 mg/5 mL e 500 mg/5 mL.

CEFALOSPORINAS DE SEGUNDA GERAÇÃO

As cefalosporinas de segunda geração constituem o resultado de pesquisas destinadas à busca de novos compostos com espectro de ação mais amplo que as anteriores e que se mostrem resistentes à hidrólise enzimática pelas cefalosporinases. Entretanto, a capacidade dos microrganismos produzirem novos tipos de beta-lactamases está constantemente sendo renovada, descrevendo-se com frequência novos tipos de enzimas em microrganismos isolados de material clínico.

As cefalosporinas desse grupo têm ação contra bactérias gram-positivas, cocos gram-negativos, hemófilos e enterobactérias, mas não são ativas contra a *Pseudomonas aeruginosa*. Alguns representantes mostram-se ativos contra o *B. fragilis*. O cefamandol foi a primeira cefalosporina de segunda geração introduzida para uso clínico, mas as disponíveis no Brasil são a cefuroxima e seu éster axetilcefuroxima e o cefaclor, verdadeiras cefalosporinas, e a cefoxitina, antibiótico da família das cefamicinas. A cefprozila, também antibiótico desse grupo, foi retirada recentemente do comércio farmacêutico do Brasil.

Cefuroxima e Axetilcefuroxima

Caracteres Gerais. Espectro de Ação

A cefuroxima é uma cefalosporina de amplo espectro de ação, com alguma estabilidade frente às beta-lactamases produzidas por bacilos gram-negativos. É apresentada sob a forma de sal sódico, solúvel em água, para administração por via parenteral. Posteriormente, foi desenvolvido um derivado que funciona como uma pró-droga, o éster axetilcefuroxima, que é absorvido por via oral, liberando a cefuroxima na corrente circulatória.

A cefuroxima apresenta atividade sobre bactérias gram-positivas e gram-negativas, agindo contra estreptococos do grupo A e outros grupos, pneumococos, estafilococos sensíveis e resistentes à penicilina G, bacilo diftérico, clostrídios, gonococo e meningococo. Atua sobre os bacilos gram-negativos entéricos, mas sofre limitação em sua eficácia devido à resistência desenvolvida por esses microrganismos.

A cefuroxima mostra-se ativa sobre estirpes *de Haemophilus influenzae*, *Moraxella catarrhalis* e *Neisseria gonorrhoeae* produtoras de beta-lactamases, bem como sobre os *Staphylococcus aureus*, *S. epidermidis* e *S. saprophyticus* produtores de penicilinase. É ativa contra a maioria das bactérias anaeróbias, mas não tem atividade contra o *B. fragilis*. Também não exerce ação contra espécies de *Campylobacter*, *Vibrio*, *Acinetobacter*, *Mycobacterium*, *Chlamydia*, *Mycoplasma* e *Legionella*, nem sobre a *Bordetella pertussis*.

Farmacocinética e Metabolismo

A cefuroxima sódica é administrada por via IM e IV. A axetilcefuroxima se diferencia da substância-mãe por conter um grupamento éster acetoxietil. Essa esterificação torna o produto lipofílico, aumentando a solubilidade nas gorduras e propiciando sua absorção por via digestiva. A axetilcefuroxima não tem atividade antimicrobiana; porém, sofre hidrólise por estearases presentes na parede intestinal e no fígado, ocorrendo a liberação da cefuroxima ativa. Dessa maneira, não se detecta a axetilcefuroxima na circulação após a tomada oral da droga e sim a cefuroxima original. A absorção da axetilcefuroxima é aumentada quando tomada com alimentos, inclusive o leite.

A cefuroxima difunde-se por todo o organismo, atingindo concentrações terapêuticas no fígado, rim, pulmão, baço, osso, bile, secreção brônquica, líquidos peritoneal e pleural. Não atinge concentração terapêutica no líquor em pessoas com meninges normais. Em pacientes com meningite pode, eventualmente, atingir níveis liquóricos ativos contra meningococo, pneumococo e hemófilos, mas, comparativamente com a ceftriaxona, oferece segurança menor para o tratamento das meningites causadas por esses microrganismos.

A droga apresenta baixa ligação às proteínas plasmáticas, cerca de 33%. Atravessa parcialmente a barreira placentária, atingindo no sangue fetal concentração correspondente a cerca de 30% da do sangue materno. É mínima sua presença no leite materno, não havendo restrição de seu uso na nutriz. É estável nos tecidos, não sofrendo metabolização. Elimina-se pelo rim, sob forma ativa, recuperando-se na urina em oito horas 90% da dose administrada por via IV. Pequena quantidade é eliminada pela bile. A meia-vida da cefuroxima é de 1,5 hora, o que permite sua administração em doses de 8/8 ou 12/12 horas.

Indicações Clínicas e Doses

A cefuroxima está indicada em infecções causadas por estreptococos, pneumococo, estafilococos, hemófilo e enterobactérias. Sua administração parenteral na terapêutica de pneumonias, broncopneumonias, sepses, infecções urinárias, colecistites, peritonites e osteomielites tem sido acompanhada de resultados favoráveis.

A axetilcefuroxima está indicada em infecções causadas pelos mesmos microrganismos, nas quais não haja a necessidade de elevadas concentrações da cefuroxima. Assim, está indicada nas amigdalites e faringites estreptocócicas e estafilocócicas, nas sinusites e otites médias, cujos germes causadores mais frequentes são os pneumococos e o hemófilo (este, sobretudo na criança), nas pneumonias e broncopneumonias pelas mesmas bactérias, nas infecções urinárias por bacilos gram-negativos entéricos e nas infecções da pele e tecido celular subcutâneo causadas por estreptococos e estafilococos.

A cefuroxima injetável é utilizada por via IV ou IM na dose de 50 a 100 mg/kg/dia, não sendo recomendável ultrapassar a dose diária de 6 g. A dose diária deve ser fracionada de 8/8 horas. Em prematuros e crianças normais até o quinto dia recomenda-se a dose de 10 a 30 mg/kg/dia. No recém-nato de uma a quatro semanas a dose é de 50 mg/kg/dia. Nos pacientes com insuficiência renal discreta o intervalo entre as doses não necessita ser alterado; mas, na insuficiência renal moderada, recomenda-se que o intervalo das doses por via parenteral seja de 12 horas, e na insuficiência renal grave o intervalo seja de 24 horas. A hemodiálise reduz a concentração em cerca de 80% e a diálise peritoneal em cerca de 40%.

A axetilcefuroxima é utilizada nas infecções das vias aéreas superiores, da pele e das vias urinárias em adultos na dose de 250 mg a 500 mg de 12/12 horas, por via oral. Em crianças com menos de 2 anos de idade emprega-se a metade da dose; crianças maiores utilizam a mesma dose de adultos. Nas pneumonias e broncopneumonias a dose em adultos é de 500 mg a cada 12 horas, empregando-se a metade dessa dose em crianças. Estudos recentes têm demonstrado que no tratamento da faringotonsilites, bronquite bacteriana aguda ou agudizada e otite média aguda, o emprego da axetilcefuroxima por curto período de cinco dias oferece resultados terapêuticos similares ao uso da penicilina V durante 10 dias. Recomenda-se que a ingestão da axetilcefuroxima seja feita junto a uma refeição ou acompanhada de leite, para sua melhor absorção.

Efeitos Adversos

Por via IM a cefuroxima provoca dor local de pequena intensidade e por via IV pode causar flebite. Febre, erupções, eosinofilia e prurido de origem alérgica podem ocorrer. Elevação de transaminases, fosfatase alcalina e bilirrubinas sanguíneas já foram descritas com seu uso, bem como trombocitopenia, neutropenia e diminuição da hemoglobinemia. Como para outros antibióticos, existe o risco de ocorrerem superinfecções. Por via oral, a axetilcefuroxima em geral é bem tolerada, descrevendo-se queixas de náuseas, vômitos e diarreia em até 5% dos enfermos tratados. Cefaleia, vertigem e manifestações de hipersensibilidade são pouco frequentes. Também pouco frequente é a elevação transitória de transaminases séricas, sem correspondência clínica. A axetilcefuroxima tem gosto amargo, devendo-se evitar a trituração dos comprimidos.

Disponibilidade da Droga

A cefuroxima para uso parenteral (IM e IV) é comercializada em apresentação genérica (Cefuroxima sódica®) e na especialidade farmacêutica de referência Zinacef® (GlaxoSmithKline) e em medicamentos similares em frasco-ampola com 750 mg. A axetilcefuroxima é disponível em apresentação genérica (Axetilcefuroxima®) e na especialidade farmacêutica de referência Zinnat® (GlaxoSmithKline), em comprimidos com 500 mg e 250 mg e em suspensão oral com 250 mg/5 mL.

Cefaclor

O cefaclor é uma cefalosporina oral com propriedades antimicrobianas e farmacocinéticas semelhante à axetilcefuroxima. Seu espectro de ação atinge as bactérias gram-positivas, incluindo os estafilococos resistentes à penicilina G, e algumas enterobactérias, com limitação na atualidade pela resistência desenvolvida por estes últimos microrganismos. Do mesmo modo que a cefuroxima e seu éster, tem ação sobre o *Haemophilus influenzae*, inclusive o produtor de beta-lactamase que inativa a ampicilina e a amoxicilina. O cefaclor, entretanto, não é uniformemente ativo contra os hemófilos produtores de beta-lactamases.

O cefaclor é bem absorvido por via oral, mas sofre interferência importante dos alimentos na absorção, tornando-se mais lenta e ocorrendo diminuição da concentração sanguínea da droga quando tomada junto com alimentos. A droga distribui-se pelo organismo, atingindo níveis terapêuticos nas vias aéreas superiores e inferiores, tecido celular subcutâneo e vias urinárias. Essa cefalosporina não ultrapassa a barreira hematoencefálica em concentração adequada à terapia das meningites. Atravessa a barreira placentária em pequena quantidade, dando concentrações no feto incertas para efeito terapêutico. Passa para o leite materno em quantidade mínima, não havendo restrição de seu uso na nutriz.

O cefaclor liga-se às proteínas séricas em cerca de 25% e sua meia-vida sérica é curta, de 40 minutos. Por ser quimicamente instável, esse fármaco é degradado no organismo humano, eliminando-se totalmente por via urinária após seis a oito horas como produtos inativos. Não sofre acúmulo em pacientes com insuficiência renal. A fim de aumentar o tempo de circulação da droga foi desenvolvida uma formulação melhorada, com dissolução mais lenta, que provoca a diminuição, mas que prolonga o seu nível sérico. Essa formulação permite a administração do cefaclor em tomadas a cada 12 horas.

Por suas características, o cefaclor está indicado no tratamento de faringoamigdalites, de infecções respiratórias comunitárias (otite média, sinusite aguda e crônica, bronquite aguda e agudizada, pneumonia) causadas por pneumococos e hemófilos, das cistites comunitárias causadas por *E. coli* e em infecções dermatológicas causadas por estreptococos e estafilococos.

O cefaclor é recomendado na dose de 20 a 40 mg/kg/dia, fracionada de 6/6 ou 8/8 horas nas infecções respiratórias e cutâneas. Habitualmente, adultos recebem 500 mg a cada seis ou oito horas, podendo essa dose ser dobrada nos casos de maior gravidade (pneumonias). O cefaclor é bem tolerado, registrando-se com o seu uso os mesmos efeitos colaterais relatados para outras cefalosporinas orais. O cefaclor é comercializado no Brasil em apresentação genérica (Cefaclor®) e na especialidade farmacêutica de referência Ceclor® (Sigma Pharma) e em medicamentos similares em cápsulas com 250 mg, 500 mg e 750 mg e em suspensão com 250 mg e 375 mg.

Cefoxitina

Caracteres Gerais

A cefoxitina pertence à classe das cefamicinas, antibióticos extraídos de culturas de amostras de diversas espécies de *Streptomyces*, conhecendo-se as cefamicinas A, B e C. A cefoxitina é um derivado da cefamicina C e apresenta estrutura química parecida à da cefalotina, diferenciando-se pela presença de um radical metoxílico no carbono 7, o que caracteriza as cefamicinas. Apesar de pertencer a outra classe de antibióticos, a cefoxitina é estudada junto às cefalosporinas devido à similaridade química. Tem por característica principal o seu amplo espectro de ação, devido à resistência à inativação por beta-lactamases produzidas por germes gram-positivos e gram-negativos, mas se diferencia por mostrar atividade contra anaeróbios do grupo do *Bacteroides fragilis*. Os enterococos, a *P. aeruginosa*, os estafilococos resistentes à oxacilina e clamídias, legionelas e micoplasmas são resistentes.

Embora seja um antibiótico beta-lactâmico resistente à inativação por algumas beta-lactamases produzidas por germes resistentes às cefalosporinas de primeira geração, a cefoxitina tem a propriedade de induzir a produção de beta-lactamases por determinados bacilos gram-negativos, especialmente *Enterobacter*, *Serratia* e *Pseudomonas aeruginosa*. Essas beta-lactamases induzidas têm origem cromossômica e resultam da liberação de genes existentes nessas bactérias e que se encontram habitualmente reprimidas por um gene repressor. A cefoxitina (e, também, algumas cefalosporinas de terceira geração e os carbapenemas) determina a desrepressão genética nesses microrganismos, dessa forma induzindo (liberando o gene produtor) a produção de beta-lactamases. As enzimas induzidas podem ser ativas não só contra a cefoxitina, como sobre cefalosporinas de segunda e terceira gerações (ver sobre indução de resistência no Capítulo 5). Dessa maneira, o uso desse antibiótico pode determinar o surgimento de microrganismos resistentes a diferentes beta-lactâmicos, motivo pelo qual seu uso na terapêutica é hoje muito restrito. A cefoxitina é apresentada sob a forma de sal sódico. Cada 1 g de cefoxitina sódica contém cerca de 2,3 mEq (53,8 mg) de sódio.

Farmacocinética e Metabolismo

A cefoxitina não é absorvida por via oral e por via IM causa dor no local da injeção, e é preferentemente utilizada por via IV. Essa cefalosporina difunde-se pelos tecidos e líquidos orgânicos, atingindo concentrações terapêuticas no fígado, pulmões, rins, bile, líquidos sinovial e pericárdico e secreção brônquica. Não dá concentração no líquor. Atravessa a barreira placentária dando concentrações no feto e no líquido amniótico semelhantes à concentração no sangue materno. Liga-se às proteínas séricas em cerca de 65%. Sua meia-vida é de uma hora.

A droga não sofre metabolização, eliminando-se pela urina sob a forma ativa em 6 a 12 horas. Nos pacientes com insuficiência renal discreta, o intervalo entre as doses deve ser de 8 horas; nos enfermos com insuficiência renal moderada o intervalo recomendado é de 12 horas; na insuficiência renal grave as doses devem ser administradas de 24/24 horas. A cefoxitina é retirada por hemodiálise, recomendando-se a administração de uma dose suplementar habitual ao final do processo dialítico.

Indicações Clínicas e Doses

Considerando sua ação sobre bacilos gram-negativos e os anaeróbios do grupo do *B. fragilis*, a cefoxitina já foi um antibiótico de ampla utilização na terapêutica de infecções de origem abdominal, como apendicite aguda supurada, diverticulite perfurada, abscessos hepático, subfrênico e sub-hepático, peritonites, doença inflamatória pélvica, aborto infectado, em geral causadas por uma microbiota mista constituída por enterobactérias e anaeróbios. Frequentemente, seu uso nessas circunstâncias é associado a antibióticos aminoglicosídeos. Contudo, com o conhecimento de seu poder indutor de resistência entre bactérias gram-negativas e a demonstração desse fato com o seu uso clínico, bem como a observação da existência de microrganismos aeróbios e anaeróbios com resistência adquirida contra esse antibiótico, a cefoxitina passou a ser menos utilizada na terapêutica das infecções. A droga continua a ser uma alternativa para a profilaxia da infecção cirúrgica em cirurgias de colo e reto, nas apendicites e nas cirurgias ginecológicas (histerectomia por via vaginal), considerando seu espectro de ação e sua utilização nessas situações em dose única ou, no máximo, em três doses, o que diminui a possibilidade de indução da resistência.

A cefoxitina é empregada na dose de 100 a 200 mg/kg/dia, preferentemente por via IV em injeção direta ou diluída em 50 a 100 mL de soro glicosado e aplicada gota a gota durante 30 minutos, fracionando-se a dose diária de 4/4 ou 6/6 horas. Em adultos em geral é administrada na dose de 1 a 2 g a cada quatro ou seis horas. Na profilaxia em cirurgias colorretais ou histerectomia vaginal ou na cesariana de risco, a cefoxitina é usada na dose de 2 g por via IV em dose única ou em duas ou três doses com intervalos de seis horas, aplicando a primeira dose ao início da cirurgia.

Efeitos Adversos

A injeção IM da cefoxitina é dolorosa, o que obriga a associação de anestésico local uso; por via IV pode causar flebites em 32% dos casos. Eosinofilia foi relatada em 16% dos pacientes e há relato de neutropenia com sua utilização. Reações alérgicas podem ocorrer, de maneira semelhante a outras cefalosporinas. A cefoxitina pode induzir a emergência de germes gram-negativos resistentes por produzirem beta-lactamases.

Disponibilidade da Droga

A cefoxitina é disponível em apresentação genérica (Cefoxitina sódica®) e na especialidade farmacêutica Kefox® (antibióticos do Brasil) em frasco-ampola com 1 g.

CEFALOSPORINAS DE TERCEIRA GERAÇÃO

As substâncias pertencentes às cefalosporinas de terceira geração caracterizam-se por apresentar elevada potência contra bactérias gram-negativas, agindo inclusive contra as resistentes às cefalosporinas de primeira e de segunda gerações. Apresentam grande estabilidade frente às beta-lactamases, não sendo inativadas por grande número dessas enzimas produzidas por germes gram-negativos. Algumas cefalosporinas de terceira geração são capazes de agir contra a *Pseudomonas aeruginosa* e outros gram-negativos não fermentadores, constituindo as cefalosporinas antipseudomonas.

A propriedade das cefalosporinas de terceira geração de resistirem à inativação por beta-lactamases produzidas por bactérias gram-negativos não se traduz necessariamente em atividade antimicrobiana contra os microrganismos produtores das enzimas. Isso porque grande número (atualmente, mais de 150 estirpes) de *E. coli*, *Serratia*, *Enterobacter*, *Klebsiella*, *Citrobacter*, *Pseudomonas* e outros gram-negativos podem produzir beta-lactamases de espectro estendido (*extended-spectrum beta-lactamase* – ESBL) que tornam esses microrganismos resistentes também a essas novas cefalosporinas. Mais ainda, tem sido verificado, nessas bactérias, que a produção das beta-lactamases pode ser induzida pela presença de vários antibióticos beta-lactâmicos e que as cepas que possuem beta-lactamases induzidas podem rapidamente desenvolver resistência para uma grande variedade de antibióticos beta-lactâmicos. Essas enzimas induzidas são em sua maior parte de origem cromossômica e o mecanismo de sua produção resulta de um processo de desrepressão genética causado pelo antibiótico indutor ou originado de mutação no *locus* regulador da produção de beta-lactamases (ver Capítulo 8, sobre resistência bacteriana).

A elevada potência antimicrobiana das cefalosporinas de terceira geração contra os bacilos gram-negativos se traduz por sua capacidade inibitória em concentrações menores. Entretanto, essas drogas são menos ativas contra estafilococos.

As cefalosporinas de terceira geração são subdivididas em dois subgrupos: cefalosporinas com pequena ou nula ação antipseudomonas e cefalosporinas com potente ação antipseudomonas, e em sua maioria são absorvidas somente por via parenteral. No Brasil, já foram disponíveis cefalosporinas de terceira geração absorvidas por via oral: cefixima, ceftamet pivoxil, cefpodoxima proxetil. Contudo, esses fármacos não são mais incluídos na lista de antibióticos controlados da Anvisa no Brasil.

CEFALOSPORINAS DE TERCEIRA GERAÇÃO COM PEQUENA AÇÃO ANTIPSEUDOMONAS ABSORVIDAS POR VIA PARENTERAL

No Brasil, são disponíveis somente duas cefalosporinas desse grupo: cefotaxima e ceftriaxona.

Cefotaxima

Caracteres Gerais. Espectro de Ação

A cefotaxima foi a primeira cefalosporina desse grupo, introduzida em 1977. Apresenta amplo espectro de ação, com atividade inibitória sobre bactérias gram-positivas e gram-negativas, mas não apresentando ação contra *Pseudomonas aeruginosa*. Sua notável característica reside na elevada potência antimicrobiana contra as enterobactérias, sendo 1.000 a 1.600 vezes mais ativa que a cefazolina contra *E. coli*, *Serratia*, *Morganella*, *Enterobacter*, *Klebsiella* e *Proteus* indol-positivos. É apresentada sob a forma de sal sódico para administração por via parenteral. Cada 1 g da cefotaxima sódica contém 48 mg de sódio. Como outras cefalosporinas, é um antibiótico bactericida.

A cefotaxima é ativa mesmo sobre os estafilococos, gonococos e hemófilos produtores de beta-lactamases. Entretanto, sua atividade contra os *Staphylococcus aureus* e estafilococos coagulase-negativos é inferior à da cefalotina. Os pneumococos com elevada resistência à penicilina são também resistentes à cefotaxima e outras cefalosporinas. Os estafilococos meticilina-resistentes (MRSA) são também resistentes. A droga não tem ação contra *Listeria*, *Legionella*, *Flavobacterium*, *Mycoplasma*, *Chlamydia*, nem sobre os *Enterococcus*. O mesmo ocorre com o *Bacteroides fragilis*, cuja sensibilidade é muito pequena. Entretanto, outros anaeróbios, como os *Fusobacterium*, *Clostridium*, *Bacteroides melaninogenicus* mostram-se sensíveis.

A cefotaxima apresenta elevada estabilidade às beta-lactamases, seja as de origem plasmidial ou cromossômica. Dessa maneira, é capaz de inibir microrganismos que se mostram resistentes às cefalosporinas de primeira e de segunda gerações. Entretanto, como já mencionado, ao caracterizarmos as cefalosporinas de terceira geração, é possível a existência de estirpes bacterianas que se mostram resistentes a essa substância, pela produção de beta-lactamases, sejam as de espectro expandido, de origem plasmidial, ou cromossômicas, capazes de hidrolisar essa cefalosporina. Especialmente entre as bactérias dos gêneros *Enterobacter*, *Citrobacter*, *Serratia* a emergência de resistência durante a terapêutica com a cefotaxima é rápida, podendo surgir já após a administração da primeira dose do medicamento.

Farmacocinética e Metabolismo

A cefotaxima é absorvida somente por via parenteral, principalmente por via IV. Sua meia-vida sérica é de 1 a 1,5 hora. Atinge elevada concentração nos pulmões, secreção brônquica, líquido ascítico, bile, ouvido médio, osso, líquido pericárdico e na sinóvia. Atravessa a barreira placentária dando concentração no feto e no líquido amniótico, mas sua penetração para o humor aquoso, leite materno e líquor de pessoas com meninges normais é mínima. Quando existe inflamação meníngea, atinge níveis liquóricos que são terapêuticos contra meningococo, pneumococo, hemófilo e enterobactérias. Também atinge concentração útil no interior de abscessos cerebrais. A cefotaxima sofre metabolização por estearases do tecido hepático, eliminando-se em 49% sob a forma de seu metabólito, a desacetilcefotaxima, que mantém a atividade antimicrobiana, porém é oito vezes menos ativo. Liga-se às proteínas séricas em 50%.

A cefotaxima e seu metabólito são eliminados por via renal, principalmente por secreção tubular, atingindo altas concentrações no trato urinário. Em pacientes com insuficiência renal leve, não há a necessidade de ajustes na sua administração. Na insuficiência renal moderada o intervalo entre as doses deve ser de oito horas; nos casos com insuficiência renal grave, com anúria, o intervalo deve ser de 12 horas. A hemodiálise reduz a concentração sanguínea em 60%, recomendando-se uma dose de 15 mg/kg após cada processo dialítico. A diálise peritoneal retira pequena quantidade da droga.

Indicações Clínicas e Doses

A cefotaxima está indicada para o tratamento de infecções causadas por bacilos gram-negativos que se mostrem resistentes às cefalosporinas de primeira geração. Deve-se lembrar que esse antibiótico não tem ação contra enterococos, *Bacteroides fragilis* e *Pseudomonas aeruginosa* e que, portanto, não deve ser considerado isoladamente para o tratamento empírico de infecção no paciente neutropênico ou de infecção cirúrgica abdominal.

Sua indicação principal é o tratamento de sepses por bacilos gram-negativos hospitalares. Também é útil nas infecções por hemófilos produtores de beta-lactamases, especialmente em crianças com pneumonias graves e em pacientes com doença pulmonar obstrutiva crônica. É considerada droga de escolha para o tratamento de meningites em neonatos, devido à sua ação contra enterobactérias e pelo menor risco de efeitos adversos, possíveis de ocorrer com o uso da ceftriaxona (lama biliar). Nessa indicação, porém, deve ser associada com a ampicilina por sua pequena atividade contra listéria. Pode ser utilizada no tratamento de meningoencefalites por meningococo, pneumococo, hemófilo e enterobactérias, bem como em abscessos cerebrais causados por esses microrganismos. É ativa nas meningoencefalites causadas pelo pneumococo, mas não age nas causadas pelo pneumococo com resistência às penicilinas e cefalosporinas. É, atualmente, adequada alternativa para o tratamento da gonorreia causada pelo gonococo produtor de beta-lactamase. Apresenta sinergismo de ação com os antibióticos aminoglicosídeos, sendo essa associação utilizada com frequência na terapêutica empírica em pacientes com infecção grave.

Em suas indicações terapêuticas, a cefotaxima é utilizada habitualmente por via IV, na dose, em adultos, de 1 a 2 g a cada quatro ou seis horas, recomendando-se não ultrapassar a dose diária máxima de 12 g. As doses mais altas estão indicadas em pacientes com meningoencefalites. Em pacientes com gonorreia causada por gonococo produtor de beta-lactamase a droga mostra-se eficaz na dose única de 1 g aplicada por via IM. Em crianças a dose indicada é de 50 a 200 mg/kg/dia, fracionada de 6/6 horas. Em recém-nascidos, na primeira semana de vida, recomenda-se a dose de 25 mg/kg a cada 12 horas; nas crianças de 8 a 29 dias a dose indicada é de 50 mg/kg a cada oito horas.

A cefotaxima tem sido utilizada como uma opção na profilaxia de infecção por bactérias gram-negativas em pacientes de unidades de terapia intensiva, em associação com a descontaminação seletiva do trato digestivo. Com essa finalidade é usada na dose de 50 a 100 mg/kg/dia, fracionada a cada seis horas, por via IV durante os quatro ou cinco primeiros dias que o paciente permanece na UTI (ver capítulo de profilaxia antibiótica). Essa indicação da cefotaxima é, porém, de discutível valor e pode contribuir para a infecção do paciente por microrganismos de selecionada resistência. Essa cefalosporina também pode ser uma alternativa na profilaxia da infecção pós-operatória na cirurgia biliar, utilizada na dose de 1 g em uma ou duas injeções IV, a primeira das quais administrada ao início da cirurgia.

Efeitos Adversos

Aplicam-se à cefotaxima os efeitos colaterais relatados para outras cefalosporinas. Não são observados fenômenos hemorrágicos com o seu uso. Provoca dor local ao ser administrada por via IM, sendo útil a adição de lidocaína ao diluente para a injeção no músculo.

Disponibilidade da Droga

A cefotaxima faz parte da RENAME e é disponível em hospitais públicos. É comercializada em apresentação genérica (Cefotaxima®) e na especialidade farmacêutica de referência Claforan® (Sanofi Aventis) em frascos-ampola com 500 mg e 1 g.

Ceftriaxona

Caracteres Gerais. Espectro de Ação. Farmacocinética

A ceftriaxona é uma cefalosporina de terceira geração com propriedades antimicrobianas similares às da cefotaxima, diferenciando-se desta principalmente por sua farmacocinética mais favorável. Só é absorvida por via parenteral e é apresentada sob a forma de sal sódico, na qual cada 1 g da ceftriaxona contém 83 mg (3,6 mEq) de sódio. Sua atividade antimicrobiana não difere da cefotaxima, agindo sobre os mesmos microrganismos e apresentando as mesmas restrições quanto à resistência bacteriana. Igualmente à cefotaxima, a ceftriaxona tem boa atividade contra os pneumococos sensíveis e os com resistência intermediária à penicilina e mostra-se ativa contra o *Treponema pallidum* e os gonococos, inclusive os produtores de penicilinase. Como outras cefalosporinas, é um antibiótico bactericida, atuando por mecanismo de ação semelhante ao das penicilinas.

Essa cefalosporina caracteriza-se por sua meia-vida prolongada de cerca de sete horas, resultante de sua lenta eliminação determinada por sua especial conformação química. Distribui-se pelos líquidos e tecidos orgânicos, apresentando boa penetração no humor vítreo e pela barreira placentária, dando concentração terapêutica no feto e no líquido amniótico. É encontrada no leite materno em concentrações correspondentes a 3% ou 4% da sanguínea, não havendo restrição ao aleitamento materno. É capaz de atravessar a barreira hematoencefálica de pacientes com meningites e atingir concentrações liquóricas adequadas para o tratamento de meningites por meningococo, hemófilo, pneumococo e enterobactérias. Entretanto, é insuficiente para agir contra estafilococos e pneumococos com elevada resistência à penicilina. No líquido cefalorraquidiano, a ceftriaxona encontra-se farmacologicamente ativa, não ligada a proteínas. Atinge concentrações no tecido cerebral capazes de inibir a maioria das cepas de hemófilos, estreptococos e enterobactérias isoladas.

Sofre metabolização nos tecidos, sendo eliminada como droga ativa pelos rins (2/3 da dose) e pela bile (1/3 da dose). Liga-se às proteínas plasmáticas em 95%. Habitualmente, não há a necessidade de ajustes na dosagem em pacientes com insuficiência renal; contudo, nos pacientes em anúria, não se deve ultrapassar a dose diária de 2 g e se houver insuficiência hepática concomitante é recomendável monitorizar a concentração sanguínea da droga.

Indicações Clínicas e Doses

A principal indicação clínica da ceftriaxona é a terapêutica das meningoencefalites causadas por bacilos gram-negativos, especialmente *Escherichia coli*, *Salmonella* e *Klebsiella*, bactérias causadoras de meningoencefalite do recém-nascido e do lactente, e o *Haemophilus influenzae*, que pode causar a doença no pré-escolar e no idoso. Tem ainda indicação precisa nas meningites provocadas por meningococo e pneumococo. Com relação à meningite pneumocócica, a ceftriaxona é a primeira alternativa de tratamento nas regiões onde é frequente o isolamento de pneumococos com resistência intermediária à penicilina. No entanto, a droga não tem boa eficácia nos pacientes com meningite causada por pneumococos com elevada resistência à penicilina. Deve-se lembrar que na terapêutica empírica das meningites bacterianas do recém-nascido a ceftriaxona deve ser usada em associação com a ampicilina, pois isoladamente não tem boa atividade contra listéria e estreptococos do grupo B, germes também envolvidos na gênese da meningite neonatal. Contudo, na meningite neonatal é mais aconselhável o emprego da cefotaxima, que não provoca deposição na bile, como faz a ceftriaxona, como referido adiante.

Essa cefalosporina é também indicada nas infecções sistêmicas graves causadas por bacilos gram-negativos entéricos produtores de beta-lactamases, como as infecções urinárias, pneumonias e infecções intra-abdominais comunitárias. Constitui, atualmente, o fármaco de escolha para o tratamento da gonorreia, frequentemente causada pelo gonococo resistente a outros antimicrobianos, e da febre tifoide. É indicada, ainda, na terapêutica da sífilis em pacientes alérgicos à penicilina, inclusive os casos de neurossífilis, e da doença de Lyme.

A ceftriaxona é utilizada em adultos na dose única diária de 2 a 4 g, preferencialmente por via IV. Habitualmente, a dose de 3 g, administrada uma vez por dia, ou 2 g a cada 12 horas é adequada para o tratamento das infecções respiratórias, intra-abdominais, urinárias e septicêmicas, em adultos. Em crianças, a dose diária é de 80 mg/kg, em uma única aplicação ao dia. Em pacientes com febre tifoide, a droga mostra-se curativa na dose única diária de 75 mg/kg (3 a 4 g/dia para adultos) por via IV, durante sete a dez dias. Nos enfermos com sífilis primária, a dose única diária de 250 mg por via IM ou IV, durante 10 dias, é adequada. No entanto, em pacientes com Aids que apresentam sífilis latente não responsiva à terapêutica com penicilina ou eritromicina, a ceftriaxona apresenta melhor resultado se administrada na dose de 2 g/dia por via IM ou IV durante dez dias. A droga mostra-se eficaz na vitreíte causada pela *Borrelia burgdorferi*, estando indicada nos casos disseminados e crônicos da doença de Lyme com comprometimento ocular, utilizada na dose de 1 a 2 g a cada 12 horas, durante 14 dias. No tratamento da gonorreia, é empregada em uma única dose de 250 por via IM. Esta mesma dose é altamente eficaz no tratamento do cancroide. Em crianças com oftalmia *neonatorum* (causada pelo gonococo) a dose única de 125 mg por via IM é curativa em 100% dos casos.

Em pacientes adultos com meningoencefalite bacteriana, a ceftriaxona é indicada na dose de 2 g, via IV, a cada 12 horas. Em crianças com essa infecção, é recomendada na dose de 100 mg/kg, (até atingir a dose de adulto), fracionada em duas doses diárias, por via IV.

Efeitos Adversos

Como as demais cefalosporinas, a ceftriaxona pode causar reações de hipersensibilidade e eventual superinfecção. Por via IM, causa dor no local da injeção, motivo pelo qual é administrada junto com lidocaína. Flebites podem ocorrer com seu uso IV. Diarreia é um paraefeito ocasional, em geral de curta duração e pouco intensa; no entanto, já foram descritos casos de colite pseudomembranosa que necessitaram terapêutica específica com vancomicina por via oral. Aumento de transaminases, cefaleia, vertigem, leucopenia e trombocitopenia são eventos raros.

A ceftriaxona pode sofrer precipitação, sob a forma de ceftriaxonato de cálcio, na vesícula biliar, originando a formação de uma lama biliar ou pequenos cálculos ou concreções em 20% a 40% dos pacientes entre o 2º e o 22º dia de tratamento. Essas alterações habitualmente são assintomáticas, mas podem ocorrer queixas de cólica biliar, náuseas e vômitos biliosos em alguns casos. O diagnóstico é estabelecido pelo exame ultrassonográfico da vesícula. A deposição do sal de ceftriaxona na vesícula biliar é transitória, havendo regressão das manifestações clínicas e da alteração ultrassonográfica em um período de dois a 60 dias após a suspensão do medicamento. A formação da lama biliar tem sido descrita tanto em crianças como em adultos e é facilitada por situações predisponentes, como desidratação, nutrição parenteral total e ausência de alimentação oral. Em razão dessa deposição biliar, na criança recém-nascida e no lactente é preferível o emprego da cefotaxima, cuja eliminação se faz totalmente por via renal. Devido à sua elevada ligação proteica, alguns autores temem o risco da ceftriaxona causar *Kernicterus* em recém-nascidos por deslocar a bilirrubina de sua ligação às proteínas séricas. Tal fato nunca foi, porém, descrito.

Disponibilidade da Droga

A ceftriaxona está incluída na RENAME e é disponível nos centros governamentais de atendimento à saúde. É comercializada em apresentação genérica (Ceftriaxona sódica®) e na especialidade farmacêutica de referência Rocefin® (Roche) e em medicamentos similares em frascos-ampola com 500 mg e 1 g para uso IV. Existe a apresentação de 250 mg para uso IM em diluente com lidocaína.

CEFALOSPORINAS DE TERCEIRA GERAÇÃO COM PEQUENA AÇÃO ANTIPSEUDOMONAS ABSORVIDAS POR VIA ORAL

Os representantes iniciais das cefalosporinas de terceira geração só podiam ser administrados por via parenteral, mas o desenvolvimento das pesquisas nesse campo fez surgir novas drogas que são absorvidas por via oral. Deve-se destacar que algumas dessas novas cefalosporinas apresentam intrinsecamente a propriedade farmacocinética de serem absorvidas pela mucosa digestiva, enquanto outras são substâncias absorvíveis por via parenteral que são apresentadas para a administração por via oral como pró-drogas. Estas últimas são substâncias lipossolúveis, esterificadas, sem ação antimicrobiana, que ao serem administradas por via oral são absorvidas pela mucosa digestiva e sofrem a ação de enzimas tissulares e sanguíneas, liberando a substância ativa original. As cefalosporinas de terceira geração absorvidas por via oral são a cefixima, uma cefalosporina original, e a cefpodoxima proxetil e o cefetamet pivoxil, que são pró-drogas. Essas cefalosporinas não são disponíveis atualmente no comércio farmacêutico no Brasil.

CEFALOSPORINAS DE TERCEIRA GERAÇÃO ABSORVIDAS POR VIA PARENTERAL COM POTENTE ATIVIDADE ANTIPSEUDOMONAS

No Brasil, somente é disponível uma cefalosporina desse grupo: ceftazidima. Contudo, essa cefalosporina é disponível atualmente, associada com inibidores de beta-lactamases, como discutido no Capítulo 12.

Ceftazidima

Caracteres Gerais. Espectro de Ação

A ceftazidima é uma cefalosporina semissintética com elevada potência antimicrobiana contra microrganismos gram-negativos, inclusive a *Pseudomonas aeruginosa*. É também ativa contra estreptococos, pneumococos e hemófilos, mas sua ação contra estafilococos é pequena. Não tem ação contra o *Bacteroides fragilis* ou o enterococo. Apresenta notável estabilidade frente às beta-lactamases produzidas por germes gram-negativos, resistindo às enzimas que hidrolisam as cefalosporinas de primeira e de segunda gerações. Entretanto, é cada vez mais frequente o isolamento de *Klebsiella*, *Pseudomonas*, *Enterobacter*, *Citrobacter* e *Serratia* que se mostram resistentes a esse antibiótico por produzirem beta-lactamases que o inativam. A ceftazidima tem capacidade indutora da produção de beta-lactamases pelos microrganismos gram-negativos. Essa propriedade se manifesta principalmente quando empregada em altas concentrações.

Até recentemente, a ceftazidima era o mais potente antibiótico beta-lactâmico contra a *Pseudomonas aeruginosa*. Além disso, mostra-se ativa contra estirpes de *P. aeruginosa* resistentes à carbenicilina, piperacilina e gentamicina. Essa atividade, hoje em dia, é menor, sobretudo em hospitais terciários de grandes cidades, onde a resistência dos bacilos gram-negativos pode atingir mais de 30% das amostras isoladas.

Com a finalidade de recuperar a atividade da ceftazidima contra bacilos gram-negativos, encontra-se em ensaios a associação dessa cefalosporina com avibactam. Avibactam é um inibidor de beta-lactamase sintético capaz de inibir a atividade de beta-lactamases das classes A e C de Ambler. A associação ceftazidima/avibactam aumenta a atividade dessa cefalosporina contra enterobactérias e *Pseudomonas aeruginosa* produtores de beta-lactamases. Contra este patógeno, a associação reduz em quatro vezes a CIM da ceftazidima. Avibactam tem farmacocinética similar à dessa cefalosporina e a associação das duas substâncias apresenta a potencial indicação em infecções intra-abdominais e urinárias complicadas causadas por bacilos gram-negativos produtores de beta-lactamases resistentes à ceftazidima.

Essa cefalosporina tem ação bactericida contra os germes sensíveis, agindo por mecanismo de ação semelhante às penicilinas. É apresentada sob a forma de ceftazidima penta-hidratada associada ao carbonato de sódio para facilitar sua dissolução (118 mg de carbonato de sódio por grama do antibiótico). Cada 1 g da mistura contém 2,3 mEq (54 mg) de íon sódio.

Farmacocinética e Metabolismo

A ceftazidima é absorvida somente por via parenteral. Sua meia-vida é de 1,8 horas e sua ligação proteica é baixa, de 17%. Difunde-se pelos líquidos e tecidos orgânicos, atingindo concentrações terapêuticas nos músculos, coração, útero, ossos, vias respiratórias, pele e tecido subcutâneo, fígado, rins e vias urinárias, peritônio, bile, humor aquoso. Atravessa parcialmente a barreira hematoencefálica em pacientes com meningites, provocando níveis liquóricos correspondentes a 25% da concentração sanguínea nos quatro primeiros dias de tratamento de pacientes com meningoencefalites bacterianas. Essa concentração cai para 7% nos dias 11 a 20 após o início do tratamento, à medida que diminui a inflamação meníngea. Como as demais cefalosporinas, a ceftazidima não atinge boa concentração no meio intracelular. Entretanto, penetra no interior de abscessos cerebrais, atingindo concentrações terapêuticas contra enterobactérias, hemófilos e estreptococos, mas que não são ativas contra anaeróbios e estafilococos.

A ceftazidima não sofre metabolização, eliminando-se por via renal, por filtração glomerular, 80% a 90% da droga administrada. O emprego conjunto de probenecida não provoca aumento da concentração sérica desse antibiótico. Pequena quantidade é eliminada na bile. Em pacientes adultos com insuficiência renal moderada, a administração dessa droga deve ser ajustada para 1 g a cada 12 ou 24 horas. Na insuficiência renal grave, com anúria, a dose deve ser ajustada para 0,5 g a cada 24 horas. A diálise peritoneal retira cerca de 70% da droga circulante, recomendando-se uma dose extra de 0,5 g ao final do processo dialítico. A hemodiálise retira 90%, o que exige uma dose extra de 1 g após a diálise.

Indicações Clínicas e Doses

A ceftazidima tem sido empregada com bons resultados no tratamento de infecções causadas por bacilos gram-negativos, especialmente as infecções hospitalares determinadas por esses microrganismos. Entretanto, o antibiótico deve ser preservado principalmente para o tratamento de infecções causadas ou em que se suspeite do envolvimento da *Pseudomonas aeruginosa*, incluindo as pielonefrites, pneumonias, osteomielites, meningoencefalites e sepses, que habitualmente ocorrem no paciente imunocomprometido. A ceftazidima é também ativa contra a *Burkhlderia cepacia*, sendo útil nas infecções por esse microrganismo. Sua eficácia nas infecções hospitalares causadas por bacilos gram-negativos sensíveis já foi equiparada à do imipeném/cilastatina, mas foi perdida com a emergência de microrganismos multirresistentes.

A ceftazidima pode ser empregada em associação com o metronidazol e a oxacilina para o tratamento do abscesso cerebral de origem otogênica. Essa indicação é especialmente recomendada nas otites crônicas, em que as enterobactérias e a pseudomonas podem ser o agente patogênico da infecção, ao lado de anaeróbios e estafilococos. Esse antibiótico é também recomendado para a terapêutica empírica de pacientes granulocitopênicos febris, seja isolado, seja associado a um aminoglicosídeo com ação antipseudomonas (amicacina ou gentamicina) ou associado a uma quinolona de ação sistêmica ou, ainda, associado com a vancomicina ou a teicoplanina visando ao combate a microrganismos gram-negativos e os estafilococos.

A ceftazidima é administrada, em adultos, em doses de 1 a 2 g a cada 8 ou 12 horas, por via IV. Eventualmente, em infecções de alta gravidade, a dose máxima pode alcançar 12 g (3 g a cada oito horas). Em crianças no período neonatal, a dose recomendada é de 60 mg/kg/dia, fracionada de 12/12 horas. Crianças maiores receberão a dose de 60 a 100 mg/kg/dia fracionada de 8/8 ou 12/12 horas.

Efeitos Adversos

Os efeitos adversos causados pela ceftazidima são semelhantes aos relatados para outras cefalosporinas. Reações de hipersensibilidade com *rash* cutâneo, febre, eosinofilia podem ocorrer em 1% a 5% dos enfermos. Reações anafiláticas são raras. Leucopenia e trombocitopenia são eventos pouco frequentes. Diarreia é possível de ocorrer em 1% a 10% dos enfermos tratados. Superinfecções por *Candida* e bactérias resistentes (enterococos, *Enterobacter*) têm sido descritas. Elevações de transaminases e fosfatase alcalina no sangue foram observadas em 1% a 10% dos casos. Flebites no local da administração podem ocorrer.

Disponibilidade da Droga

A ceftazidima consta da RENAME e é disponível em hospitais públicos do Brasil. É comercializada em apresentação genérica (Ceftazidima®) e na especialidade farmacêutica de referência Fortaz® (GlaxoSmith-Kline) e em medicamentos similares em frasco-ampola com 1 g.

Ceftolozana

Ceftolozana é uma nova cefalosporina de terceira geração com potente atividade contra bacilos gram-negativos, incluindo *Pseudomonas aeruginosa*. O fármaco mostra-se 8 a 16 vezes mais potentes contra gram-negativos que a ceftazidima e a cefepima. Ceftolozana parece ter menor afinidade por beta-lactamases da classe AmpC e é pouco afetada pelo mecanismo de efluxo. Como ocorre com outras cefalosporinas de terceira geração, ceftolozana é ativa contra estreptococos, mas tem menor atividade contra estafilococos e não age contra enterococos. Sua atividade contra *Bacteroides fragilis* é irregular e não age contra clostrídios. Ceftolozana é disponível somente por via intravenosa e elimina-se pelo rim de maneira integral.

A fim de aumentar a potência de ceftolozana contra patógenos gram-negativos, o fármaco é apresentado em associação com tazobactam. A associação dos dois fármacos é discutida no Capítulo 11, sobre inibidores de beta-lactamases.

CEFALOSPORINAS DE QUARTA GERAÇÃO

As cefalosporinas de quarta geração caracterizam-se por apresentarem potente atividade contra bactérias gram-negativas e notável estabilidade frente às beta-lactamases de origem plasmidial e preservarem a atividade antimicrobiana contra estafilococos. Dois antibióticos do grupo foram lançados no Brasil, a cefpiroma e a cefepima, mas somente a segunda é atualmente disponível. Além de suas propriedades antimicrobianas, os representantes desse grupo são muito pouco indutores de beta-lactamases e resistem à inativação por essas enzimas.

Cefepima

Caracteres Gerais. Espectro de Ação

A cefepima é uma cefalosporina que se revela ativa contra enterobactérias, *Pseudomonas* e bactérias gram-positivas. Sua atividade antimicrobiana contra os bacilos gram-negativos é semelhante à da ceftazidima, mostrando ação contra *E. coli*, *Proteus mirabilis*, *Salmonella*, *Shigella*, *Klebsiella*, *Moraxella*, *Citrobacter*, *Enterobacter*, *Haemophilus influenzae*, *Serratia* e *Pseudomonas aeruginosa*. A *Neisseria meningitidis* e a *N. gonorrhoeae* são altamente sensíveis, assim como os estreptococos dos grupos A e B, pneumococos (exceto os com elevada resistência à penicilina) e estafilococos. Entretanto, não tem ação sobre enterococos, nem sobre estafilococos meticilina-resistentes. Também não tem ação sobre os anaeróbios do grupo do *B. fragilis*, nem sobre bactérias atípicas.

A droga é ativa sobre microrganismos produtores de beta-lactamases, tanto as de origem plasmidial como cromossômica. Entretanto, é cada vez mais frequente o isolamento de *Klebsiella*, *Pseudomonas*, *Enterobacter*, *Citrobacter* e *Serratia* que se mostram resistentes a esse antibiótico por produzirem beta-lactamases de espectro estendido, que o inativam.

Um fator de importância epidemiológica e clínica sobre a cefepima é sua pequena atividade indutora de beta-lactamases.

Recentemente, a cefepima vem sendo ensaiada em associação com zidebactam, um novo inibidor de beta-lactamases, como apresentado no Capítulo 12.

Farmacocinética

A absorção da cefepima é feita somente por via parenteral, principalmente por via IV. Sua meia-vida sérica é de duas horas e sua ligação proteica é pequena, de 15%. A droga mantém concentração terapêutica nos líquidos e tecidos orgânicos, ativa contra a maioria das bactérias sensíveis, por 10 a 12 horas. Atinge concentração terapêutica no líquor em pacientes com meningite, ativa contra os microrganismos mais frequentemente causadores de meningites (hemófilos, pneumococos, meningococos, *E. coli*). Elimina-se por via renal, por filtração glomerular, na maior parte sem sofrer metabolização (somente 10% são metabolizados). Em pacientes com insuficiência renal moderada é sugerida a dose, em adultos, de 500 mg uma vez ao dia; nos enfermos com insuficiência renal grave é recomendada a dose diária de 250 mg. A cefepima é retirada em 70% por hemodiálise, recomendando-se dose suplementar de 250 mg após o processo dialítico. Somente 26% são retirados por diálise peritoneal.

Indicações Clínicas e Doses

A cefepima é utilizada na dose de 1 g de 12/12 h por via IV no tratamento de pacientes hospitalizados com infecções respiratórias, urinárias, ginecológicas e da pele e tecido subcutâneo causadas por enterobactérias e *P. aeruginosa*. Em casos de maior gravidade, como nas endocardites e sepses é indicada na dose de 2 g de 8/8 horas ou 12/12 horas, em adultos. Pode ser empregada como monoterapia no tratamento de processo febril em paciente granulocitopênico, usada na dose de 2 g de 8/8 horas, por via IV. Em crianças a dose da cefepima é de 50 mg/kg a cada 12 horas; ou a cada 8 horas, em processos infecciosos de alta gravidade. Em crianças e adultos com meningites, seu uso é recomendado na dose de 50 mg/kg por dose a cada 8 horas, por via IV. A eficácia da cefepima depende do grau de resistência dos microrganismos gram-negativos isolados no hospital.

Efeitos Adversos

A cefepima é uma droga bem tolerada, ocorrendo efeitos adversos em poucos pacientes, manifestados por diarreia, náuseas, tonteira, cefaleia, reações de hipersensibilidade e elevação transitória de transaminases séricas. Esse antibiótico pode causar neurotoxicidade, manifestada por mioclonias, parestesias, depressão de sensório, confusão mental, desconexão temporoespacial, diminuição da consciência, afasia, atetose, convulsão, coma. A neurotoxicidade é mais frequente em pacientes com insuficiência renal, idosos e em pacientes com distúrbios neurológicos prévios. Seu uso tem sido desaconselhado em pacientes com neutropenia febril, por ter sido observada maior mortalidade nesses enfermos que receberam esse antibiótico.

Disponibilidade da Droga

A cefepima é encontrada no Brasil em apresentação genérica (Cefepima®), em frascos-ampola com 1 g e 2 g, e na especialidade de referência Maxcef® (Bristol-Myers Squibb), em frascos-ampola com 500 mg, 1 g e 2 g para uso IM e IV. É disponível em medicamentos similares em apresentações injetáveis com 1 g e 2 g.

CEFALOSPORINAS DE QUINTA GERAÇÃO

As cefalosporinas de quinta geração são também conhecidas como cefalosporinas anti-MRSA, isto é, com atividade contra estafilococos resistentes à oxacilina, propriedade não encontrada nas cefalosporinas discutidas anteriormente. A resistência do estafilococo à oxacilina, igualmente demonstrada para as cefalosporinas até a quarta geração, resulta da produção de uma PBP anômala, a PBP2a, que é codificada em um gene cromossômico mutante denominado mecA. Nos pneumococos, a resistência às penicilinas e cefalosporinas resulta, principalmente, da produção, nos mutantes resistentes, de uma nova PBP, chamada PBP2x. As bactérias que possuem essas proteínas adicionais são capazes de continuar a produzir parede celular mesmo em presença de antibióticos beta-lactâmicos e prosseguir sua reprodução. As cefalosporinas de quinta geração apresentam alta afinidade pelas PBP2a e PBP2x e, dessa maneira, inibem a síntese da parede celular e exercem ação antimicrobiana contra MRSA e pneumococos com elevada resistência às penicilinas e cefalosporinas. Ademais, essas cefalosporinas têm, também, afinidade por proteínas ligadoras de penicilina modificadas, presentes em algumas bactérias gram-negativas resistentes a beta-lactâmicos.

Cefalosporinas de quinta-geração são o ceftobiprole e a ceftarolina e a segunda já se encontra disponível para uso clínico no Brasil.

Ceftarolina Fosamila

Ceftarolina é uma nova cefalosporina com ação contra microrganismos gram-positivos e gram-negativos, cuja principal característica é sua atividade contra estafilococos sensíveis e resistentes à oxacilina, estafilococos com resistência intermediária à vancomicina e *Enterococcus faecalis* sensíveis e resistentes à vancomicina. Essa nova cefalosporina tem ação bactericida, e seu mecanismo de ação é o de inibir todas as transpeptidases, ligando-se, inclusive, à proteína ligadora de penicilina PBP2a, a enzima primariamente responsável pela resistência de bactérias aos antibióticos beta-lactâmicos.

A atividade antimicrobiana da ceftarolina é demonstrada contra diferentes estirpes de estafilococos (sensíveis ou resistentes à oxacilina e à vancomicina), incluindo as produtoras da leucocidina de Panton-Valentine, com atividade superior a 90%. Esse antibiótico é ativo contra estreptococos, pneumococos (sensíveis ou não às penicilinas e cefalosporinas) e *Enterococcus faecalis*, sensíveis e resistentes à ampicilina e à vancomicina. No entanto, não age contra *Enterococcus faecium*. Sua atividade contra bactérias gram-negativas é similar à da cefepima e à da ceftazidima, incluindo enterobactérias e algumas estirpes de *Pseudomonas aeruginosa*. Contudo, as bactérias gram-negativas ESBL e as produtoras de carbapenemases são resistentes à ceftarolina. São também resistentes o *Acinetobacter*, a *S. maltophilia* e a *B. cepacia*. A atividade da droga contra anaeróbios segue o padrão de outras cefalosporinas, não mostrando ação contra *Bacteroides* do grupo *fragilis*, nem sobre *Prevotella* e *C. difficile*. A droga é pouco indutora de resistência.

Esse antibiótico é administrado por via intravenosa sob a forma de uma pró-droga, a ceftarolina fosamila, que por ação de enzimas plasmáticas libera a substância ativa. Tem meia-vida sérica de cerca de 2,6 horas e sua ligação às proteínas do plasma é baixa, de 20%. Distribui-se pelos líquidos e tecidos orgânicos e é parcialmente metabolizada, eliminando-se pelo rim cerca de 50% da dose administrada; por isso, necessita ajustes na administração em pacientes com insuficiência renal moderada e grave.

A ceftarolina fosamila foi aprovada para o tratamento de infecções da pele e do tecido celular subcutâneo e na terapêutica de pneumonia comunitária por pneumococos, com índice de cura superior a 90% em ambas as infecções. A dose utilizada, em adultos, é de 600 mg de 12/12 horas, por via IV, diluída em solução glicosada ou salina, durante 7 a 14 dias. Os efeitos adversos observados com essa nova cefalosporina são de pequena monta e similares ao descritos para outros antibióticos do grupo. A ceftarolina fosamila é comercializada no Brasil com o nome Zinforo® (laboratório Astrazeneca), apresentada em frascos-ampola com 600 mg.

Estudos em desenvolvimento estão avaliando a ação da ceftarolina associada a avibactam, um novo inibidor de beta-lactamases, com a finalidade de reforçar a atividade do antibiótico contra bacilos gram-negativos produtores de ESBL e alguns tipos de carbapenemases.

Ceftobiprole Medocaril

O ceftobiprole é uma nova cefalosporina com ação contra microrganismos gram-positivos e gram-negativos, cuja principal característica é sua atividade contra estafilococos sensíveis e resistentes à oxacilina, estafilococos com resistência intermediária à vancomicina e *Enterococcus faecalis* sensíveis e resistentes à vancomicina.

O ceftobiprole é pouco solúvel em água; por tal motivo, é utilizado sob a forma de uma pró-droga, o ceftobripole medocaril, solúvel, que possibilita a sua administração por via IV. Esse antibiótico não é absorvido por via oral. Distribui-se pelos tecidos e líquidos orgânicos, é metabolizado parcialmente pelo fígado e elimina-se em 83% sob forma ativa pelos rins. Sua ligação proteica é de 22% e a meia-vida sérica de 3,5 horas. Em animais de experimentação com meningite, esse antibiótico atingiu concentrações terapêuticas contra hemófilos e outros microrganismos sensíveis. Não se conhece sua segurança na gestante, na nutriz e em recém-nascidos.

Estudos realizados com o ceftobiprole em pacientes com infecções da pele e tecido celular subcutâneo causadas por MRSA mostraram índice de cura de 93,3%. Em pacientes com pé diabético, o índice de cura alcançou 84%. Já foi empregado em pacientes com osteomielite estafilocócica com bom resultado. O ceftobiprole medocaril é recomendado na dose de 500 mg de 8/8 horas ou 750 mg de 12/12 horas, em infusão por via IV durante 30 a 60 minutos. Efeitos adversos referidos com o seu uso incluem náuseas, vômitos e disgeusia, mas são pouco frequentes. Embora não haja estudos controlados, é sugerido que em pacientes com insuficiência renal moderada a dose em adultos seja de 500 mg de 12/12 horas; nos com insuficiência renal grave a dose recomendada é de 250 mg de 12/12 horas. O ceftobiprole encontra-se em processo de registro no Brasil.

Cefalosporina Siderófora

Cefiderocol

Sideróforos são pequenos compostos com elevada afinidade pelo íon ferro que são produzidos por vários microrganismos e que atuam na captação do ferro do meio ambiente, solubilizando-o e transportando-o para o interior do organismo. O ferro é um componente celular importante em citrocromos, em moléculas que ligam e transportam o oxigênio (hemoglobina e mioglobina) e em muitas enzimas que realizam processo redox, funcionando como transportadoras de elétrons.

Uma possível aplicação de sideróforos é usar a capacidade de transportar fármacos antimicrobianos conjugados com o sideróforo para o interior de microrganismos, o que por vezes tem sido referido como o "cavalo de Troia". Como microrganismos reconhecem e utilizam somente certos sideróforos, esses conjugados apresentam elevada seletividade na ação antimicrobiana.

Cefiderocol é uma cefalosporina sideróforа injetável que forma um complexo com o ferro e assim penetra a membrana externa bacteriana e é transportada para o interior do microrganismo. O cefiderocol contém um componente catecol, o qual contribui para sua potente ação antimicrobiana com bacilos gram-negativos, incluindo os resistentes às carbapenemas.

A concentração inibitória mínima de cefiderocol contra *Klebsiella pneumoniae*, *Escherichia coli*, *Enterobacter aerogenes*, *Serratia marcescans*, *Pseudomonas aeruginosa*, *Acinetobacter baumannii* é ≤ 1-2 μg/mL. Esse antibiótico mostrou-se ativo contra gram-negativos multidroga-resistentes, inclusive os produtores de beta-lactamases dos tipos KPC e NDM-1.

Cefiderocol foi ensaiado no tratamento de infecção urinária complicada na dose de 2 g, infundida durante 1 hora e repetida de 8/8 horas, por 7 a 14 dias, com nível de sucesso não inferior à administração de imipeném-cilastatina.

BIBLIOGRAFIA

Cefalosporinas em Geral

Abraham EP. The cephalosporins. Pharmacol Rev. 1962; 14:473-500.

Andersson KE, et al. Clinical aspects of the second generation cephalosporins. Scand J Infect Dis. 1978; (Suppl 13):94-7.

Boussougant Y. Classification des cephalosporines. Med Malat Infecc. 1986; 16(n spec):31-5.

Cunha BA, Ristuccia AM. Cefalosporinas da terceira geração. Clin Med Amer Norte. 1982 jan. p. 305-14.

Ennis DM, et al. The newer cephalosporins. Infect Dis Clin North Am. 1995; 9:687-713.

Fass RJ. Comparative in vitro activities of third generation cephalosporins. Arch Intern Med. 1983; 143:1743-5.

Gonzales Ruiz, et al. Cefalosporinas de tercera generación: las dos caras de la moneda. Salud Publica Mex. 1985; 27:479-84.

Hewitt WL. The cephalosporins. J Infect Dis. 1973; 128(Suppl):S312-9.

Lago A, et al. Enterobactérias produtoras de ESBL em Passo Fundo, estado do Rio Grande do Sul, Brasil. Rev Soc Bras Med Trop. 2010; 43:430-4.

Medeiros AA. Evolution and dissemination of β-lactamases accelerated by generations of β-lactam antibiotics. Clin Infect Dis. 1997; 24(Suppl 1):S19-45.

Moosdeen F. The evolution of resistance to cephalosporins. Clin Infect Dis. 1997; 24:387-93.

Neu HC. The new beta-lactamase stable cephalosporins. Ann Intern Med. 1982; 97:408-19.

Neu HC. Pathophysiologic basis for the use of third-generation cephalosporins. Am J Med. 1990; 88(Suppl 4A):3S-11S.

Norrby R. Newer cephalosporins and cephamycins: a review. Scand J Infect Dis. 1978; (Suppl 13):27.

Quintiliani R, et al. Cefalosporinas da primeira e segunda gerações. Clin Med Am Norte. 1982 jan. p.197-213.

Richmond MH. β-lactamase insensitive or inhibitory beta-lactams. Scand J Infect Dis. 1978; (Suppl 13): 11-5.

Salaw S. As cefalosporinas. Clin Med Amer Norte. 1970 set. p. 1207.

Sanders CC. Novel resistance selected by the new expanded-spectrum cephalosporins: a concern. J Infect Dis. 1983; 147:585-9.

Stapley EO, et al. Cephamycins, a new family of ß-lactam antibiotics. Antimicrob Agents Chemother. 1972; 2:122-31.

Thompson R, Wright AJ. Cephalosporin antibiotics. Mayo Clin Proc. 1983; 58:79-87.

Waxman DJ, Strominger JL. Penicillin-binding proteins and the mechanism of action of ß-lactam antibiotics. Annu Rev Biochem. 1983; 52:825-69.

Cefalotina, Cefazolina

Cabanillas F, et al. Nephrotoxicity of combined cephalotin-gentamicin regimen. Arch Intern Med. 1975; 135:850-2

Griffith RS, Black HR. Cephalotin – A new antibiotic. JAMA. 1964; 189:823-8.
Kirby WMM, Regamey C. Pharmacokinetics of cefazolin compared with four other cephalosporins. J Infect Dis. 1973; 128(Suppl):S341-6.
Klein JO, et al. Cephalotin. Am J Med Sci. 1964; 248:641-56.
MacAulay MA, Charles D. Placental transfer of cephalotin. Am J Obstet Gynecol. 1968; 100:940-6.
Merril S, et al. Cephalotin in serious bacterial infections. Ann Intern Med. 1966; 64:1-12.
Meyer NL, et al. Cefazolin versus cefazolin plus metronidazole for antibiotic prophylaxis at cesarean section. South Med J. 2003; 96:992-5.
Reller LB, et al. Evaluation of cefazolin, a new cephalosporin antibiotic. Antimicrob Agents Chemother. 1973; 3:488-97.
Ries K, et al. Clinical and in vitro evaluation of cefazolin, a new cephalosporin antibiotic. Antimicrob Agents Chemother. 1973; 3:168-74.
Tang WM, et al. Efficacy of a single dose of cefazolin as a prophylactic antibiotic in primary arthroplasty. J Arthroplasty. 2003; 18:714-8.

Cefalexina, Cefadroxil

Barros DS. Tratamento de pneumonias em crianças com cefadroxil. Folha Med (Br). 1984; 88:173-6.
Caldas N. Cefadroxil em infecções otorrinolaringológicas agudas. Folha Med (Br). 1984; 88:343-5.
Fass RJ, et al. Cephalexin – a new oral cephalosporin: clinical evaluation in sixty-three patients. Am J Med Sci. 1970; 259:187-200.
Focaccia R. Revisão sobre o emprego clínico da cefadroxila. Fundamentos para uso a cada 12 horas. Folha Med (Br). 1989; 98:149-56.
Fung-Herrera CG, Mulvaney WP. Cephalexin nephrotoxicity. JAMA. 1974; 229:318-9.
Martins SM, et al. Cefalexina no tratamento de infecções pulmonares agudas da infância. Rev Bras Clin Terap. 1876; 5:93-6.
Martinelli P, et al. Tratamento das infecções urinárias com cefadroxil. Folha Med (Br). 1983; 87:191-3.
Oclander G. Tratamiento com monohidrato de cefalexina en las infecciones bacterianas en pediatria. Prensa Med Mex. 1970; 35(Supl 9-10):92-9.
Orsolini P. Tissue distribution and serum levels of cephalexin in man. Postgrad Med J. 1970; 46(Suppl):13-6.
Phillips I (ed). The role of cefadroxil in oral antibiotic therapy. J Antimicrob Chemother. 1982; 10(Suppl B):1-160 (coleção de trabalhos).
Queiroz LJC. Uso da cefadroxila em infecções urinárias. Folha Med (Br). 1983; 87:183-4.
Wick WE. Cephalexin, a new orally absorbed cephalosporin antibiotic. Appl Microbiol. 1967; 15:765-9.

Cefuroxima e Axetil Cefuroxima

Adam D, et al. Comparison of short-course (5 day) cefuroxime axetil with a standard 10 day oral penicillin V regimen in the treatment of tonsillopharyngitis. J Antimicrob Chemoth. 2000; 45:23-30.
Baddour Lm, et al. Clinical comparison of single-oral dose cefuroxime axetil and amoxicillin with probenecid for uncomplicated gonococcal infections in women. Antimicrob Agents Chemother. 1989; 33:801-4.
Brambilla C, et al. Cefuroxime and cefuroxime axetil versus amoxicillin plus clavulanic acid in the treatment of lower respiratory tract infections. Eur J Clin Microbiol Infect Dis. 1992; 11:118-24.
Brogden RN, et al. Cefuroxime: a review. Drugs. 1979; 17:233-66.
Camacho AE, et al. Clinical comparison of cefuroxime axetil and amoxicillin/clavulanate in the treatment of patients with acute bacterial maxillary sinusitis. Am J Med. 1992; 93:271-6.
Gooch III WM, et al. Effectiveness of five days of therapy with cefuroxime axetil suspension for treatment of acute otitis media. Pediatr Infect Dis J. 1996; 15:157-64.
Griffith GK, et al. Efficacy and tolerability of cefuroxime axetil in patients with upper respiratory tract infections. Curr Med Res Opin. 1987; 10:555-61.
International Conference on Cefuroxime. Proc R Soc Med. 1977; 70(Suppl 9):1-214 (coleção de trabalhos).
Pessey JJ, et al. Short course therapy with cefuroxime axetil for acute otitis media: results of a randomized multicenter comparison with amoxicillin/clavulanate. Pediatr Infect Dis J. 1999; 18:854-9.

Cefoxitina

Freitas IM, et al. Uso da cefoxitina após o tratamento cirúrgico de infecções abdominais agudas. J Bras Med. 1981(ed supl):21-5.
Habr-Gama A, et al. Profilaxia da infecção em cirurgia colorretal eletiva – cefoxitina ou metronidazol em três doses. Rev Bras Colo-Proct. 1983; 3:83-9.
Jatobá PP, et al. Uso de cefoxitina no pré e pós-operatório de cirurgia colorretal. Rev Bras Colo-Proctol. 1983; 4:206-10.
Kosmidis J, et al. Cefoxitin: a new semi-synthetic cephamycin: an in vitro comparison with cephalotin. Br Med J. 1973; 4:653-5.
Levi GC. Cefoxitina – novo antibiotico do grupo das cefamicinas. J Bras Med. 1981; (ed supl):7-10.
Sanders CV, et al. Cefamandole and cefoxitin. Ann Intern Med. 1985; 103:70-8.

Cefaclor

Arap S, et al. Avaliação clínica de uma nova cefalosporina (cefaclor) no tratamento de infecções urinárias agudas. Folha Med (Br). 1984; 88:173-6.
Brumfitt W, et al (ed.). Advances in antimicrobial therapy: extended release cefaclor AF. Postgrad Med J. 1992; 68(Suppl 3):S1-82 (coleção de trabalhos).
Gonçalves JPB, et al. Uso do cefaclor administrado duas vezes ao dia no tratamento de infecções da pele e dos tecidos moles. Folha Med (Br). 1983; 86:207-10.
Lopes Filho O, et al. Cefaclor no tratamento das otites médias agudas da criança. Folha Med (Br). 1983; 87:47-9.
Nobrega FJ, et al. Uso do cefaclor em crianças com broncopneumonia. Arq Bras Med. 1982; 56:90-2.

Turik MA, et al. Comparison of cefaclor and cefuroxime axetil in the treatment of acute otitis media with effusion in children who failed amoxicillin therapy. J Chemother. 1998; 10:306-12.

Cefotaxima

Asmar BI, et al. Cefotaxime diffusion into cerebrospinal fluid of children with meningitis. Antimicrob Agents Chemother. 1985; 28:138-40.

Fick Jr RB, et al. Penetration of cefotaxime into respiratory secretions. Antimicrob Agents Chemother. 1987; 31:815-7.

Garcia-Rodriguez JA, et al. Antibiotic prophylaxis with cefotaxime in gastroduodenal and biliary surgery. Am J Surg. 1989; 158:428-34.

Hemsell DL, et al. Clinical experience with cefotaxime in obstetric and gynecologic infections. Rev Infect Dis. 1982; 4(Suppl):S432-8.

Jones RN, et al. Workshop on five years of clinical experience with cefotaxime. Infection. 1985; 13(Suppl 1):S1-162 (coleção de trabalhos).

Mullaney DY, John F. Cefotaxime therapy – evaluation of its effects on bacterial meningitis. Arch Intern Med. 1983; 143:1705-8.

Nau R, et al. Passage of cefotaxime and ceftriaxone into cerebrospinal fluid of patients with uninflamed meninges. Antimicrob Agents Chemother. 1993; 37:1518-24.

Ceftriaxona

Baumgartner JD, Glauser MP. Single daily dose treatment of severe refractory infections with ceftriaxone. Arch Intern Med. 1983; 143:1868-73.

Cadoz M, et al. Comparison bacteriologique, pharmacologique et clinique de l'amoxycilline et du ceftriaxone dans 300 meningites purulentes. Pathol Biol (Paris). 1982; 30:522-5.

Childs SJ, et al. Ceftriaxone for once-a-day therapy of urinary tract infections. Am J Med. 1984; 77:73-6.

Congeni BL, et al. Safety and efficacy of daily ceftriaxone for the treatment of bacterial meningitis. Pediatr Infect Dis J. 1986; 5:292-7.

Costa DL, et al. Colelitíase associada ao uso de ceftriaxona. Rev Soc Bras Med Trop. 2005; 38:521-3.

Craig JC, et al. Ceftriaxone for paediatric bacterial meningitis: a report of 62 children and a review of the literature. N Z Med J. 1992; 105:441-4.

Hook III EW, et al. Ceftriaxone therapy for incubating and early syphilis. J Infect Dis. 1988; 158:881-3.

Islam A, et al. Randomized treatment of patients with typhoid fever by using ceftriaxone and chloramphenicol. J Infect Dis. 1988; 158:742-7.

James J, et al. Ceftriaxone – clinical experience in the treatment of neonates. J Infect. 1985; 11:25-33.

Le Van Thoi, et al. Pharmacocinétique de la ceftriaxone chez l'homme. Pathol Biol (Paris). 1982; 30:345-7.

Lucht F, et al. The penetration of ceftriaxone into human brain tissue. J Antimicrob Chemother. 1990; 26:81-6.

Martin E, et al. Ceftriaxone – bilirubin-albumin interactions in the neonate: an in vivo study. Eur J Pediatr. 1993; 152:530-4.

Ceftazidima

Donald FE, Ispahani P. Penetration of ceftazidime into intracranial abscess. J Antimicrob Chemother. 1990; 25:297-301.

EORTC. Ceftazidime combined with a short or long course of amikacin for empirical therapy of gram-negative bacteremia in cancer patients with granulocytopenia. N Engl J Med. 1987; 317:1692-8.

Gozzard DI, et al. Ceftazidime – a new extended-spectrum cephalosporin. Lancet. 1982; 1:1152-6.

Lambert H, et al (ed.). Ceftazidime in clinical practice – Symposium. J Antimicrob Chemother. 1983; 12(Suppl A):1-408 (coleção de trabalhos).

Lim SH, et al. A randomized prospective study of ceftazidime and ciprofloxacin with or without teicoplanin as an empiric antibiotic regimen for febrile neutropenic patients. Br J Haematol. 1990; 76(Suppl 2):41-4.

Modai J, et al. Penetration of ceftazidime into cerebrospinal fluid of patients with bacterial meningitis. Antimicrob Agents Chemother. 1983; 24:126-8.

Pizzo PA, et al. A randomized trial comparing ceftazidime alone with combination antibiotic therapy in cancer patients with fever and neutropenia. N Engl J Med. 1986; 315:552-8.

Richards DM, Brogden RN. Ceftazidime: a review. Drugs. 1985; 29:105-61.

Rodriguez WJ, et al. Cefatzidime in the treatment of meningitis in infants and children over one month of age. Am J Med. 1985; 79(Suppl 2A):52-5.

Sanderson PJ (ed.). Ceftazidime in the management of hospital infection. J Hosp Infect. 1990; 15(Suppl A):1-89 (coleção de trabalhos).

Cefepima

Barbhaiya RH, et al. Pharmacokinetics of cefepime after single and multiple intravenous administration in healthy subjects. Antimicrob Agents Chemother. 1992; 36:552-7.

Barradell LB, Bryson HM. Cefepime: a review. Drugs. 1994; 47:471-505.

Brown EM, et al (ed.). Cefepime: a ß-lactamase stable extended-spectrum cephalosporin. J Antimicr Chemoth. 1993; 32(Suppl B):1-214 (coleção de trabalhos).

Kalil AC. Is cefepime safe for clinical use? J Antimicrob Chemother. 2011; 66:1207-9.

Okamoto MP, et al. Cefepime clinical pharmacokinetics. Clin Pharmacokinet. 1993; 25:88-102.

Oster S, et al. Open trial of cefepime for infections in hospitalized patients. Antimicrob Agents Chemother. 1990; 34:954-7.

Sader H, Jones RN. Cefalosporinas: quatro gerações de evolução estrutural. Rev Assoc Med Bras. 1995; 41:144-50.

Saez-Llorens X, et al. Prospective randomized comparison of cefepime and cefotaxime for treatment of bacterial meningitis in infants and children. Antimicrob Agents Chemother. 1995; 39:937-40.

Sanders CC. Cefepime: the next generation. Clin Infect Dis. 1993; 17:369-79.

Sonck J, et al. The neurotoxicity and safety of treatment with cefepime in patients with renal failure. Nephrol Dial Transplant. 2008; 23:966-70.

Yamamura D, et al. Open randomized study of cefepime versus piperacillin-gentamicin for treatment of febrile neutropenic cancer patients. Antimicrob Agents Chemother. 1997; 41:1704-8.

Ceftolozane

Chandorkar G, et al. Intrapulmonary penetration of ceftolozane/tazobactam and piperacillin/tazobactam in healthy adult subjects. J Antimicrob Chemother. 2012; 67:2463-9.

Craig WA, Andes DR. In vivo activities of ceftolozane, a new cephalosporin, with and without tazobactam against *Pseudomonas aeruginosa* and Enterobacteriaceae, including strains with extended-spectrum-lactamases, in the thighs of neutropenic mice. Antimicrob Agents Chemother. 2013; 57:1577-82.

Duin D, Bonome R. Ceftazidim/avibactam and ceftolozane/tazobacatam: second generation -lactamase inhibitors. Clin Infect Dis. 20116; 63:234-41.

Escolà-Vergé L, et al. Ceftolozane/tazobactam for the treatment of complicated intra-abdominal and urinary tract infections: current perspectives and place in therapy. Infect Drug Resist. 2019; 12:1853-67.

Tan X, Moenster RP . Ceftolozane-tazobactam for the treatment of osteomyelitis caused by multidrug-resistant pathogens: a case series. Ther Adv Drug Saf. 2019; 11:2042098619862083.

Ceftobiprole

Anderson SD, Gums JG. Ceftobiprole: an extended-spectrum anti-methicillin-resistant *Staphylococcus aureus* cephalosporin. Ann Pharmacother. 2008; 42(6): 806-16

Barbour A, et al. Ceftobiprole: a novel cephalosporin with activity against gram-positive and gram-negative pathogens, including methicillin-resistant Staphylococcus aureus (MRSA). Int J Antimicrob Agents. 2009; 34:1-7.

Davies TA, et al. Activity of ceftobiprole against *Streptococcus pneumoniae* isolates exhibiting high-level resistance to ceftriaxone. Int J Antimicrob Agents. 2012; 39:534-8

Deresinski SC. The efficacy and safety of ceftobiprole in the treatment of complicated skin and skin structure infections: evidence from 2 clinical trials. Diagn Microbiol Infect Dis. 2008; 61(1):103-9.

Macdonald A, Dow G. Ceftobiprole: First reported experience in osteomyelitis. Can J Infect Dis Med Microbiol. 2010; 21:138-40.

Mimica MJ. Ceftobiprole: uma nova cefalosporina com ação contra *Staphylococcus aureus* resistentes à oxacilina. Arq Med Hosp Fac Cienc Med Santa Casa São Paulo. 2011; 56:107-11.

Noel GG. Clinical profile of ceftobiprole, a novel beta-lactam antibiotic. Clin Microbiol Infect. 2007; 13(Suppl2):25-9.

Soriano F. New antibiotics against gram-positive microorganisms: linezolid, tigecycline, daptomycin, dalbavancina, telavancin, ceftobiprole. Enferm Infecc Microbiol Clin. 2008; (Suppl 2):13-20.

Widmer AF. Ceftobiprole: a new option for treatment of skin and soft-tissue infections due to methicillin-resistant Staphylococcus aureus. Clin Infect Dis. 2008; 46(5):656-8.

Zhanell GG, et al. Ceftobiprole: a review of a broad-spectrum and anti-MRSA cephalosporin. Am J Clin Dermatol. 2008; 9(4):245-54.

Ceftaroline

Fenoil A, et al. In vitro activity of ceftaroline against *Streptococcus pneumoniae* isolates exhibiting resistance to penicillin, amoxicillin, and cefotaxime. Antimicrob Agents Chemother. 2008; 52:4209-10.

File TM Jr, et al. Integrated analysis of FOCUS 1 and FOCUS 2: randomized, double-blinded, multicenter phase 3 trials of the efficacy and safety of ceftaroline fosamil versus ceftriaxone in patients with community-acquired pneumonia. Clin Infect Dis. 2010; 51:1395-405.

Lodise TP, Low DE. Ceftaroline fosamil in the treatment of community-acquired bacterial pneumonia and acute bacterial skin and skin structure infections. Drugs. 2012; 72:1473-93.

Mushtaq S, et al. In vitro activity of ceftaroline (PPI-0903M, T-91825) against bacteria with defined resistance mechanisms and phenotypes. J Antimicrob Chemother. 2007; 60:300-11.

Saravolatz LD, et al. Ceftaroline: A novel cephalosporin with activity against methicillin-resistant *Staphylococcus aureus*. Clin Infect Dis. 2011; 52:1156-63.

Talbot GH, et al. Phase 2 study of ceftaroline versus standard therapy in treatment of complicated skin and skin structure infections. Antimicrob Agents Chemother. 2007; 51:3612-6.

Zhanel GG, et al. Ceftaroline. A novel broad-spectrum cephalosporin with activity against meticillin-resistant Staphylococcus aureus. Drugs. 2009; 69:809-31.

Cefiderocol

Choi JJ, McCarthy MW. Cefiderocol: a novel siderophore cephalosporin. Expert Opin Investig Drugs. 2018; 27:193-7.

J. Dobias, et al. Activity of the novel siderophore cephalosporin cefiderocol against multidrug-resistant
negative pathogens. Eur J Clin Microbiol Infect Dis. 2017; 36:2319-27.

Portsmouth S, et al. Cefiderocol versus imipenem-cilastatin for the treatment of complicated urinary tract infections caused by gram-negative uropathogens: a phase 2, randomised, double-blind, non-inferiority trial. Lancet Infect Dis. 2018; 18:1319-28.

Zhanel GG, et al. Cefiderocol: A siderophore cephalosporin with activity against carbapenem-resistant and multidrug-resistant gram-negative bacilli. Drugs. 2019. doi: 10.1007/s40265-019-1055-2.

CAPÍTULO 14

Carbapenemas e Monobactâmicos

Antibióticos beta-lactâmicos do tipo penêm (ou penema) caracterizam-se por apresentar um anel pentagonal *não saturado*, ligado ao anel beta-lactâmico. A diferenciação principal com as substâncias do tipo pena (ou penama), como, por exemplo, as penicilinas, reside no fato de estas conterem um anel pentagonal *saturado* ligado ao grupamento beta-lactâmico. De acordo com a presença de um átomo de enxofre, oxigênio ou carbono na posição 1 do anel pentagonal, as penemas são subdivididas nas famílias sulfopenemas (ou penemas propriamente ditas), oxapenemas e carbapenemas, sendo esta última a que apresenta atualmente maior importância clínica. Portanto, as carbapenemas constituem uma classe de antibióticos beta-lactâmicos com estrutura química bicíclica, na qual a estrutura ligada ao anel beta-lactâmico é formada por um anel pentagonal não saturado que tem um átomo de carbono na posição 1 (anel carbapenema) (ver Fig. 11.1, Capítulo 11). Outra diferença fundamental nesses novos antibióticos é a substituição da cadeia lateral acilamino ligada ao carbono 6 do anel beta-lactâmico, presente nas penicilinas, por uma cadeia hidroxietila. As carbapenemas são caracterizadas por sua atividade antimicrobiana diferenciada sobre bacilos gram-negativos com selecionada resistência.

A procura por novos derivados beta-lactâmicos ativos sobre microrganismos resistentes conduziu à descoberta de uma outra classe de antibióticos beta-lactâmicos, monocíclicos, constituídos somente pelo anel beta-lactâmico e nomeados monobactâmicos (ver Fig. 11.1, Capítulo 11).

CARBAPENEMAS

Carbapenemas são antibióticos originariamente naturais, produzidos por diferentes espécies de *Streptomyces*. Na atualidade, substâncias dessa classe vêm sendo produzidas por via sintética, em laboratório. A presença do anel carbapenema dá a essas substâncias a propriedade de agir com elevada potência contra microrganismos gram-positivos e gram-negativos. Ademais, a presença de uma cadeia hidroxietila em transconfiguração confere a essas drogas grande estabilidade na presença da maioria das beta-lactamases produzidas por microrganismos bacterianos.

A descoberta das primeiras carbapenemas remonta a 1972, quando Hata *et al.*, da Universidade Kitasato, no Japão, em pesquisas destinadas à identificação de substâncias inibidoras de beta-lactamases, verificaram que culturas do *Streptomyces olivaceus*, *S. gedanensis* e de outros continham substâncias com essa propriedade. Em 1976, pesquisadores do Laboratório Merck Sharp & Dohme e da Companhia Espanhola da Penicilina e Antibióticos anunciaram a descoberta de um novo antibiótico denominado tienamicina, obtido de culturas do *Streptomyces cattleya*. O isolamento do agente ativo mostrou-se inicialmente difícil, devido à sua instabilidade química; mas, em 1978, Albers-Schomberg *et al.* puderam estabelecer que a estrutura da tienamicina era a de uma carbapenema.

A tienamicina é o representante da classe das carbapenemas que apresentou propriedades antimicrobianas e inibidoras de beta-lactamases mais favoráveis para desenvolvimento para uso clínico.

Tienamicina. Imipeném. Imipeném/Cilastatina

Caracteres Gerais. Mecanismo de Ação

A tienamicina é um antibiótico beta-lactâmico da classe das carbapenemas produzida pelo *Streptomyces cattleya*. Apresenta amplo espectro de ação, sendo ativa contra bactérias gram-positivas e gram-negativas, aeróbias e anaeróbias, inclusive a *Pseudomonas aeruginosa*, o *Acinetobacter baumannii* e o *Bacteroides fragilis*. Além de seu espectro de ação amplo, apresenta como vantagem sua resistência à inativação por beta-lactamases, inclusive as beta-lactamases de espectro de ação ampliado (ESBL).

A tienamicina é um antibiótico muito instável quimicamente, tanto em soluções concentradas como no estado sólido, o que impede sua utilização clínica. A instabilidade se deve às reações químicas que ocorrem entre as próprias moléculas do antibiótico. Para evitar essa inativação, foram realizadas pesquisas para estabilizar o antibiótico e o derivado que mostrou melhor atividade foi a N-formimidoil-tienamicina, conhecida atualmente como imipeném.

O imipeném é um antibiótico beta-lactâmico sintético, derivado da tienamicina, que se mantém estável em soluções e em estado sólido. Exerce ação bactericida sobre as bactérias sensíveis, por inibir a síntese da parede celular dos germes em crescimento, provocando sua lise osmótica. Esse antibiótico liga-se a todas as proteínas ligadoras de penicilinas (PBP) presentes na parede bacteriana, e em resultado dessa ligação as células bacterianas sensíveis sofrem rápida lise. O imipeném atravessa os envoltórios celulares bacterianos de maneira mais rápida que outros antibióticos beta-lactâmicos, sobretudo nas bactérias gram-negativas, graças à sua habilidade de passar pelos canais porínicos dessas bactérias. Os canais porínicos são constituídos por proteínas de membrana, chamados OMPs. A OMP mais importante em *Klebsiella pneumoniae* é a OmpK e em *Pseudomonas aeruginosa* é a OprD e modificações produzidas geneticamente nessas OMPs se traduzem por menor penetração do imipeném e consequente diminuição de sua atividade antimicrobiana.

A ação supressora do imipeném sobre as bactérias é mais duradoura, de tal maneira que mesmo após a concentração da droga ter caído abaixo do nível inibitório, as bactérias que não foram mortas só voltam a multiplicar-se após duas a quatro horas. Esse fenômeno chama-se efeito pós-antibiótico.

O imipeném sofre hidrólise enzimática por uma dipeptidase renal ao circular no organismo e sofrer filtração glomerular. Essa enzima, a deidropeptidase I, produzida no túbulo renal proximal, não tem ação sobre penicilinas e cefalosporinas, mas provoca a inativação do imipeném. Além disso, foi observado que a administração isolada do imipeném provoca nefrotoxicidade, com necrose do túbulo contornado proximal. Essa ação tóxica está relacionada com a formação de metabólitos resultantes da hidrólise enzimática do imipeném pela deidropeptidase renal. Para superar o indesejável metabolismo renal do imipeném, estudos foram realizados para o descobrimento de inibidores da deidropeptidase I que pudessem ser administrados juntamente com o imipeném e não tivessem efeitos adversos sobre o organismo humano. Entre as diversas substâncias estudadas, a cilastatina foi a que demonstrou melhor atividade inibitória da enzima e maior segurança de uso em seres humanos.

A cilastatina sódica tem estrutura química similar à do imipeném, e age como um inibidor competitivo seletivo e reversível da deidropeptidase I. Sua potência inibitória sobre essa enzima é 30.000 vezes maior que a afinidade do imipeném pela enzima. A droga não tem ação antimicrobiana, nem antagoniza ou sinergiza a ação do imipeném contra as bactérias. A combinação da cilastatina com o imipeném, na razão de 1:1, resulta no bloqueio do metabolismo renal do antibiótico, o qual passa a atingir elevada concentração na urina. Além disso, a coadministração do imipeném com a cilastatina resulta na eliminação da nefrotoxicidade do antibiótico.

O imipeném tem a propriedade de induzir a produção de beta-lactamases cromossômicas em espécies de *Citrobacter*, *Enterobacter*, *Serratia*, *Proteus*, *Pseudomonas* e outras bactérias. Essas enzimas não são inibidas pelo ácido clavulânico e outros inibidores de beta-lactamases. Têm a propriedade de hidrolisar penicilinas e cefalosporinas, afetando pouco o próprio imipeném. Dessa maneira, as beta-lactamases induzidas pelo imipeném podem tornar os bacilos gram-negativos que as produziram resistentes a outros antibióticos beta-lactâmicos. A repercussão desse fato sobre a ampliação da resistência bacteriana é motivo de preocupação, tendo em vista o uso mais difundido do imipeném em ambiente hospitalar. Cada 500 mg da apresentação do imipeném contém cerca de 35 mg (1,5 mEq) de sódio.

Espectro de Ação

O imipeném é o antimicrobiano com o mais amplo espectro de ação, sendo capaz de agir contra os cocos e bacilos gram-positivos e gram-negativos aeróbios e anaeróbios de importância clínica. Dessa forma, é ativo contra estreptococos, pneumococos, estafilococos oxacilina-sensíveis, hemófilos, gonococo, meningococo, *Escherichia coli*, *Klebsiella*, *Proteus*, *Morganella*, *Salmonella*, *Shigella*, e outras enterobactérias, *Pseudomonas aeruginosa* e bactérias anaeróbias, incluindo o *B. fragilis*. Os enterococos são sensíveis, mas os *Enterococcus faecium* e o *E. faecalis* resistente à ampicilina são resistentes também ao imipeném.

O imipeném é resistente à degradação pela quase totalidade de beta-lactamases, tanto as de origem cromossômica como as de origem plasmidial. A droga mostra-se estável em presença de beta-lactamases produzidas por estafilococos, gonococos, hemófilos e bacilos gram-negativos entéricos que se mostram resistentes às penicilinas e cefalosporinas. Em particular, o imipeném, como as carbapenemas em geral, não sofre inativação pelas beta-lactamases de espectro ampliado produzidas por bacilos gram-negativos, sobretudo *Klebsiella* e *E. coli*. Contudo, é inativado por metalo-beta-lactamases, as carbapenemases, enzimas de origem cromossômica encontradas na *Stenotrophomonas maltophilia*, *Burkholderia cepacia*, *Aeromonas* e *Flavobacterium*. Ademais, novas beta-lactamases inativadoras das carbapenemas, seja de origem cromossômica ou plasmidial, vêm sendo descritas em *Klebsiella*, *E. coli*, *Pseudomonas*, *Serratia*, *B. fragilis* e *Acinetobacter*, reduzindo a eficácia dessas drogas nas infecções causadas por esses microrganismos.

Em *Chlamydia*, *Mycoplasma* e *Mycobacterium*, é observada resistência intrínseca ao imipeném. Embora ativa *in vitro* contra *Campylobacter*, *Yersinia*, *Brucella* e *Nocardia*, essa ação é desprovida de importância clínica, devido à pequena penetração do antibiótico nas células humanas. O imipeném não tem atividade contra os estafilococos meticilina-resistentes.

Pode ser verificada resistência adquirida ao imipeném na *Pseudomonas aeruginosa*, estando relacionada principalmente a modificações no canal porínico D2, que permite a penetração do antibiótico na célula bacteriana. Resistência ao imipeném tem sido descrita em até 25% de *Pseudomonas aeruginosa* tratadas com o antibiótico isoladamente.

As carbapenemases são capazes de hidrolisar também as cefalosporinas de terceira e de quarta geração e não são inibidas pelo ácido clavulânico ou o sulbactam. A resistência ao imipeném é cruzada com o meropeném.

Farmacocinética e Metabolismo

O imipeném não é absorvido por via oral devido à sua instabilidade no suco gástrico. Também a cilastatina não é absorvida por via oral. A associação do antibiótico com a cilastatina é administrada principalmente por via intravenosa, reservando-se a administração por via intramuscular para infecções de moderada gravidade. Tendo meia-vida de cerca de uma hora, o antibiótico mantém atividade terapêutica por quatro a seis horas. O imipeném liga-se pouco às proteínas séricas, entre 13% e 25%.

A associação do imipeném com cilastatina distribui-se pelos líquidos e tecidos orgânicos, atingindo concentrações terapêuticas nos pulmões, músculos, pele, vesícula biliar, rins, humor aquoso, secreção gastroduodenal, líquido peritoneal e secreção brônquica. Atravessa a barreira hematoencefálica em pacientes com meningoencefalites, alcançando concentração no líquor correspondente a cerca de 20% da presente no sangue. O imipeném atravessa a barreira placentária dando concentração terapêutica no feto e no líquido amniótico. É pequena a passagem para o leite materno e não penetra em concentrações adequadas no interior de leucócitos. Quando administrado isoladamente, sofre metabolização pela deidropeptidase renal que atinge até 75% da dose administrada. Os metabólitos formados não têm atividade antimicrobiana. Quando associado com a cilastatina, a metabolização é acentuadamente reduzida.

O imipeném/cilastatina é eliminado por via renal, tanto por filtração glomerular como por secreção tubular, recuperando-se na urina cerca de 70% da droga como antibiótico ativo e 25% a 30% como metabólitos. A associação da probenecida com o imipeném aumenta sua concentração sérica e prolonga o tempo de sua circulação. Em pacientes com insuficiência renal, a droga sofre acúmulo e sua meia-vida passa a ser de três horas em pacientes com anúria. Por isso, em pacientes com *clearance* da creatinina (CC) entre 20 e 50 mL/min recomenda-se que o intervalo entre as doses seja de 6 a 12 horas e a dose máxima diária de 1,5 g. Nos enfermos com insuficiência renal grave, com CC abaixo de 20 mL/min, recomenda-se o intervalo entre as doses de 12 horas e a dose diária máxima de 1 g. O imipeném e a cilastatina são removidos por hemodiálise, indicando-se uma dose adicional após o processo dialítico.

O imipeném/cilastatina é compatível com as soluções habitualmente utilizadas para infusão intravenosa. Não se conhecem interações químicas com outras drogas. Efeito sinérgico tem sido observado com a associação do imipeném com os aminoglicosídeos. Efeito antagônico pode ocorrer com o uso associado do imipeném com outros antibióticos beta-lactâmicos. É possível que o emprego do imipeném concomitantemente com teofilina tenha um efeito aditivo no desencadeamento de convulsões.

Indicações Clínicas e Doses

O imipeném/cilastatina tem sido utilizado com índices de cura superiores a 90% em pacientes com infecções respiratórias, urinárias, ginecológicas, osteoarticulares e intra-abdominais, compreendendo peritonites, colecistites, abscessos hepático, subfrênico, pancreático e perirretais e sepse. Têm sido observados resultados favoráveis em pacientes com meningoencefalites bacterianas. Contudo, a principal indicação do imipeném/cilastatina é para as infecções graves hospitalares por microrganismos com resistência selecionada a outros medicamentos. Dessa maneira, está recomendado no tratamento de infecções pós-operatórias graves, nas sepses hospitalares, nas infecções em pacientes com neoplasias e diabetes descompensado. O imipeném tem sido utilizado com bons resultados em infecções graves de neonatos e lactentes causadas por bacilos gram-negativos.

Habitualmente, em adultos, o imipeném/cilastatina é administrado por via IV na dose de 500 mg a cada seis horas, diluído em 50 a 100 mL de solução glicosada ou salina, em infusão durante 20 a 30 minutos. Em casos de maior gravidade, a dose diária máxima recomendada é de 4 g. Em crianças, a dose é de 50 mg/kg/dia, fracionada de 6/6 horas. As doses mencionadas referem-se ao componente imipeném da associação. A administração por via IM é uma alternativa para casos selecionados. No recém-nascido na primeira semana de vida e no prematuro a dose recomendada é de 20 mg/kg a cada 12 horas.

Efeitos Adversos

A administração do imipeném/cilastatina habitualmente é bem tolerada, mas sua infusão intravenosa rápida pode causar náuseas e vômitos. Hipotensão, tonteiras, febre, diarreia e manifestações alérgicas são raras. Leucopenia, plaquetopenia e elevação de transaminases sérica também são raras. Convulsões foram observadas em 2% a 16% dos pacientes, em geral com fatores predisponentes, sobretudo em pacientes com infecção grave com história de quadro convulsivo prévio, doenças neurológicas, anóxia e idosos.

Disponibilidade da Droga

O imipeném/cilastatina é comercializado no Brasil em apresentação genérica (imipeném + cilastaina®) em frasco-ampola com 500 mg para uso IV, e na especialidade farmacêutica de referência Tienam® (Merck Sharp Dohme) em frasco-ampola com 500 mg para uso IM e frasco para uso IV com 500 mg, e em medicamentos similares.

Recentemente, o imipeném/cilastatina foi aprovado em associação com relebactam para o tratamento de infecções causadas por microrganismos com selecionada resistência (ver Capítulo 12).

Meropeném

O meropeném é também da classe das carbapenemas, partilhando com o imipeném a atividade contra bacilos gram-negativos e anaeróbios. Entretanto, tem maior potência contra bacilos gram-negativos, inclusive a *Pseudomonas aeruginosa*. As duas carbapenemas apresentam atividade semelhante contra anaeróbios. O meropeném é ativo contra *Listeria monocytogenes*, podendo ser útil nas meningoencefalites por esta bactéria. Diferentemente do imipeném, tem excelente estabilidade frente à ação de deidropeptidases renais, dispensando a coadministração de inibidores dessa enzima. Meropeném compartilha com o imipeném os mesmos mecanismos de ação e de resistência.

Existe resistência cruzada entre o imipeném e o meropeném. Da mesma maneira que o imipeném, o meropeném não age contra a *Stenotrophomonas maltophilia*, *Flavobacterium*, estafilococos resistentes à oxacilina e outros microrganismos relacionados na resistência ao imipeném. Esse antibiótico tem ação sinérgica com a gentamicina contra a *P. aeruginosa*. Da mesma maneira que o imipeném, o meropeném é um indutor de beta-lactamases de origem cromossômica em algumas bactérias, mas sua atividade antibacteriana não é afetada pelas enzimas produzidas pelos microrganismos desreprimidos.

A absorção do meropeném só ocorre por via parenteral. Sua meia-vida sérica é de 1,1 hora. Distribui-se pelos líquidos e tecidos orgânicos, e é capaz de atravessar a barreira hematoencefálica em pacientes com meningites. Atinge níveis no líquor correspondentes a 15% a 20%, em média, dos presentes no sangue. É metabolizado em 30% a um metabólito inativo. A droga é eliminada pela urina, ocorrendo a eliminação de 70% da dose nas primeiras quatro horas, por filtração glomerular e excreção tubular. Em pacientes com insuficiência renal, esse antibiótico e seu metabólito sofrem acúmulo, recomendando-se que em casos de insuficiência renal discreta a dose seja de 500 a 1.000 mg a cada 12 horas; nos pacientes com insuficiência moderada a dose seja de 250 a 500 mg a cada 12 horas; nos enfermos com insuficiência renal grave a dose seja de 250 a 500 mg a cada 24 horas.

O meropeném tem sido indicado como monoterapia no tratamento de sepses e de infecções respiratórias, urinárias, ginecológicas e intra-abdominais graves, adquiridas em hospital ou em pacientes imunocomprometidos, apresentando resultados favoráveis em mais de 80% dos casos. Já foi utilizado também com bons resultados na terapêutica de meningites causadas por meningococos, pneumococos e hemófilo. A droga é usualmente recomendada em adultos na dose de 500 mg a 1 g por via IV a cada oito horas, por injeção lenta em cinco minutos ou diluída gota a gota durante 30 minutos. Doses de até 6 g/dia podem ser administradas em casos de maior gravidade. Crianças recebem a dose de 10 a 20 mg/kg a cada oito horas, recomendando-se 40 mg/kg por dose nos casos de meningite. Em infecções de menor gravidade, o meropeném pode ser administrado por via IM, utilizando-se a formulação própria para essa via, na dose de 500 mg a cada 8 ou 12 horas em adultos.

A administração do meropeném é bem tolerada por via IV. Raramente a droga é causa de diarreia, náuseas, vômitos, leucopenia, trombocitopenia, elevação de transaminases séricas, eosinofilia e reações alérgicas. O meropeném tem menor potencial de causar convulsões que o imipeném, embora Hoffman *et al.* refiram risco similar de convulsões com a administração desses fármacos. Por tal motivo, é mais adequado para o tratamento de infecções do sistema nervoso central ou em pacientes que tenham predisposição a convulsões.

O meropeném é comercializado em apresentação genérica (Meropenem®), na forma de frasco-ampola de 500 mg e no medicamento de referência Meronem® (Astra Zeneca) e em medicamentos similares, em frascos-ampola com 500 mg e 1 g para uso IV.

Recentemente, o meropeném vem sendo ensaiado em associação com vaborbactam para o tratamento de infecções causadas por microrganismos com selecionada resistência (ver Capítulo 12).

Ertapeném

O ertapeném é uma nova carbapenema que apresenta propriedades antimicrobianas similares às do imipeném, mostrando potência antimicrobiana contra bactérias gram-positivas, hemófilos e enterobactérias, incluindo estirpes de bacilos gram-negativos produtoras de beta-lactamase de espectro estendido. É bastante ativa contra anaeróbios, incluindo o *B. fragilis*. Contudo, não apresenta boa atividade contra *P. aeruginosa*. É inativada por beta-lactamases do tipo carbapenemases, produzidas por *Klebsiella* e outros gram-negativos que inativam outras carbapenemas. Como outras carbapenemas, o ertapeném não tem boa atividade contra enterococos, nem contra os estafilococos resistentes à oxacilina. A droga tem por vantagem a meia-vida sérica prolongada, de três a cinco horas, mantendo longa ação com sua administração em dose única diária por via parenteral. Liga-se às proteínas séricas em cerca de 95% e tem ampla distribuição pelos líquidos e tecidos orgânicos. É eliminada parcialmente por via renal (76%) e por via biliar. Não sofre inativação por peptidases renais, podendo ser empregada sem a adição de cilastatina.

Essa nova carbapenema tem indicação no tratamento de infecções graves causadas por microrganismos gram-negativos adquiridas na comunidade e em infecções mistas causadas por gram-negativos e anaeróbios. Dessa maneira, é indicada no tratamento de pielonefrites e infecções urinárias comunitárias complicadas, e em infecções respiratórias causadas por hemófilos e gram-negativos. É particularmente indicada como monoterapia no tratamento do pé diabético e nas infecções intra-abdominais cirúrgicas moderadas, como apendicite supurada, peritonite por perfuração de vísceras, abscesso intra-abominal, considerando sua atividade contra enterobactérias e anaeróbios. Nas infecções hospitalares, nas quais existe a possibilidade de participação da *P. aeruginosa*, o ertapeném não está indicado.

É administrado por via IV em dose única diária de 1 g em adultos. Sua segurança ainda não está estabelecida em crianças e em gestantes. O ertapeném é segregado no leite, não sendo recomendável manter a amamentação materna durante o tratamento com a droga.

O ertapeném é comercializado no Brasil na especialidade farmacêutica Invanz® (Merck Sharp Dohme), apresentado em frasco-ampola com 1 g.

Doripeném

O doripeném é um novo antibiótico carbapenêmico, sintético, com atividade antimicrobiana similar à do imipeném e à do meropeném. Compartilha com as carbapenemas prévias o mesmo espectro de ação e igual resistência à inativação por beta-lactamases produzidas por bacilos gram-negativos. Não tem atividade contra *Enterococcus faecium*, nem sobre *Staphylococcus* resistentes à meticilina, nem sobre *Stenotrophomonas maltophilia*. *In vitro* revela atividade contra cerca de 29% de *Pseudomonas aeruginosa* resistente a outros carbapenêmicos, mas não é conhecida a significância clínica dessa diferença.

Essa nova carbapenema mostra perfil farmacocinético e farmacodinâmico similar ao dos demais carbapenemas. É administrada por via IV e eliminada por via renal, em parte metabolizada. Difunde-se bem pelos líquidos e tecidos orgânicos.

Estudos clínicos preliminares com o doripeném revelam resposta clínica similar à obtida com o emprego de piperacilina com tazobactam ou com meropeném em pneumonias hospitalares, pielonefrites e infecções intra-abdominais. É recomendado seu emprego na dose de 500 mg de 8/8 horas, por via IV.

O doripeném não é disponível no Brasil, encontrando-se licenciado em outros países.

Tebipeném

Tebipeném é a primeira carbapenema de uso oral disponibilizada para uso clínico. Esse novo fármaco é apresentado sob a forma de uma pró-droga, tebipeném pivoxil, que possibilita sua absorção ao ser administrado por via oral, liberando o tebipeném na corrente circulatória. A concentração sanguínea atingida é de cerca de 70%, distribuindo-se o antibiótico pelos líquidos e tecidos orgânicos, mas não atingindo concentração liquórica. Elimina-se por via renal.

O tebipeném mostra atividade contra microrganismos gram-positivos e gram-negativos, com particular atividade contra enterobactérias. Age contra estafilococos sensíveis à oxacilina e contra *Emnterococcus faecalis*; mas não age contra MRSA, nem contra *E. faecium*. Tem boa atividade contra bactérias anaeróbias, inclusive as produtoras de beta-lactamases, como *Bacteroides fragilis*. Não é ativo contra *Pseudomonas aeruginosa*, nem contra *Acinetobacter baumannii*. Mostra notável atividade contra gram-negativos produtores de ESBL e contra *Streptococcus pneumoniae* resistentes às penicilinas e cefalosporinas. É também bastante ativo contra *Haemophilus influenzae* e *Moraxella catharralis*, sendo os mais frequentes agentes causadores de infecções respiratórias comunitárias em crianças. Tem ação *in vitro* contra *Mycobacterium tuberculosis*.

Tebipeném foi originalmente desenvolvida pelo Companhia Wyeth, Estados Unidos, em 1994, mas teve sua licença adquirida pelo Laboratório Meiji, Japão, em 2003, que lançou o medicamento nesse país em uma apresentação pediátrica para o tratamento de infecções otorrinolaringológicas, como otite, sinusite e faringolaringite. Estudos clínicos demonstraram que a dose de tebipeném pivoxil de 4 mg/kg, administrada duas vezes ao dia, durante sete dias é adequada para o tratamento de crianças com otite média purulenta. Trabalhos em andamento estão a definir a eficácia de tebipeném pivoxil em infecções em adultos, especialmente infecções do trato urinário.

A administração de tebipeném pivoxil por via oral é bem tolerada, registrando-se diarreia e náuseas como os efeitos colaterais mais frequentes.

Tebipeném pivoxil está disponível no Japão sob o nome comercial Orapenem®, apresentado como grânulos para uso oral, contendo 100 mg.

Biapeném, Panipeném, Tomopeném, Razupeném

Esses novos representantes da classe das carbapenemas apresentam atividade antimicrobiana similar à do imipeném e à do meropeném, inclusive com atividade contra *Pseudomonas aeruginosa* e bactérias anaeróbias. São administrados por via intravenosa e apresentam farmacocinética comparável à dos demais carbapenêmicos. Biapeném e tomopeném não sofrem ação de peptidases renais, eliminando-se pelo rim sob forma natural. Ao contrário, o panipeném é inativado por enzimas renais e deve ter acoplado à sua apresentação farmacêutica uma substância inibidora das enzimas, o betamiprom. Essa substância neutraliza a ação das peptidases renais e inibe o transporte do panipeném para a córtex renal, reduzindo sua nefrotoxicidade.

O tomopeném encontra-se em estudos clínicos, mas o biapeném e o panipeném já foram licenciados para o tratamento de infecções graves, sobretudo as causadas por bacilos gram-negativos com selecionada resistência. Mostram-se, também, ativos contra pneumococos resistentes às penicilinas. O biapeném é administrado no tratamento de pneumonias graves em doses de 300 mg, administradas a cada oito horas; o panipém/betamiprom é também administrado a cada oito horas. Esses fármacos são disponíveis no Japão e outros países asiáticos.

Razupeném é uma carbapenema experimental com amplo espectro de ação, mas com maior atividade antimicrobiana contra estafilococos, incluindo MRSA.

Faropeném e sulopeném são dois antibióticos do grupo peném, absorvidos por via oral com amplo espectro de ação, similar ao do tebipeném. Nenhuma das drogas recebeu certificado do FDA norte-americano e não se encontram em uso clínico.

MONOBACTÂMICOS

Em 1975, pesquisadores japoneses descobriram que bactérias da espécie *Nocardia uniformis* produziam antibióticos beta-lactâmicos formados por uma estrutura monocíclica. Esses antibióticos foram nomeados nocardicinas e caracterizam-se por apresentarem o anel beta-lactâmico sem estar ligado a outro grupamento cíclico, como ocorre nos demais antibióticos beta-lactâmicos. As nocardicinas constituem, assim, os primeiros representantes de uma nova classe de antibióticos beta-lactâmicos monocíclicos denominados monobactâmicos.

As nocardicinas não apresentaram importância prática devido à sua pequena potência antimicrobiana. Porém, após o seu isolamento foram estabelecidas linhas de pesquisa destinadas à obtenção de novos antibióticos monobactâmicos, que resultaram na descoberta do aztreonam e outros antibióticos dessa classe, dos quais somente o aztreonam é utilizado na prática médica.

Aztreonam

Caracteres Gerais. Mecanismo e Espectro de Ação

O aztreonam é um antibiótico monobactâmico sintético produzido em 1981 com especificidade de ação contra bactérias gram-negativas e estabilidade frente a beta-lactamases produzidas por esses microrganismos. Constitui o primeiro antibiótico monobactâmico liberado para uso clínico. Não tem ação contra bactérias gram-positivas, nem sobre os anaeróbios. Sua alta resistência à inativação por beta-lactamases, tanto as de origem plasmidial como de origem cromossômica, torna esse antibiótico ativo até mesmo contra microrganismos gram-negativos resistentes às cefalosporinas de terceira geração. No entanto, é inativado por beta-lactamases de espectro estendido produzidas por *Klebsiella* e outras bactérias gram-negativas.

As enterobactérias comunitárias habitualmente são sensíveis ao aztreonam em baixas concentrações, incluindo *E. coli*, *Klebsiella*, *Proteus*, *Morganella*, *Salmonella*, *Providencia*. O *Haemophilus influenzae* e o gonococo, produtores ou não de beta-lactamases, e o meningococo são também sensíveis a baixas concentrações do antibiótico. A atividade contra *Pseudomonas aeruginosa* exige concentrações mais elevadas, mas cerca de 90% das cepas desse microrganismo são inibidas, inclusive cepas de pseudomonas resistentes aos aminoglicosídeos. A droga não age contra legionelas, clamídias e micoplasmas e é pequena sua ação contra *Enterobacter*. Na atualidade, bacilos gram-negativos de origem hospitalar podem apresentar resistência ao aztreonam.

O aztreonam não tem atividade indutora da produção de beta-lactamases pelas bactérias gram-negativas. É um antibiótico bactericida e, como outros antibióticos beta-lactâmicos, seu mecanismo de ação consiste em interferir na síntese da parede celular e causar a lise bacteriana, ao ligar-se a proteínas ligadoras de penicilinas. A elevada atividade desse antibiótico contra os germes gram-negativos deve-se à sua alta afinidade pelas PBP_3 desses microrganismos; a pequena atividade contra os germes gram-positivos e anaeróbios resulta da fraca interação dessa droga com as PBP_3 dessas bactérias.

Como ocorre com a maioria dos antibióticos beta-lactâmicos, a concentração bactericida do aztreonam é próxima da concentração inibitória (bacteriostática).

Farmacocinética e Metabolismo

O aztreonam não é absorvido por via oral e é administrado por via IM e IV, esta última sendo a via preferencial de administração. Difunde-se pelo espaço extracelular, atingindo concentração terapêutica nos pulmões, rins, fígado, próstata, ovário, útero, ossos, coração, intestino, pele, bile, saliva, humor aquoso, líquidos peritoneal, pericárdico, pleural e sinovial. É pequena a concentração na secreção brônquica, mas em geral é suficiente para agir contra os patógenos sensíveis. Atravessa a barreira placentária atingindo a concentração no feto e no líquido amniótico após a administração de uma dose de 1 g. A droga aparece no leite materno em pequena quantidade (1% da concentração sérica). Sua ligação às proteínas séricas é de 56%. Atravessa a barreira hematoencefálica tanto em pacientes com meninges sãs como nos pacientes com meninges inflamadas, atingindo concentrações inibitórias para a maioria dos bacilos gram-negativos, inclusive podendo atingir a *Pseudomonas aeruginosa*.

A meia-vida sanguínea do aztreonam é de 1,7 a 2 horas, o que permite sua administração em intervalos de 8 horas. Para as infecções causadas por microrganismos muito sensíveis, especialmente nas infecções urinárias, o intervalo entre as doses pode ser de 12 horas. O aztreonam é muito pouco metabolizado, eliminando-se na maior parte pelo rim como droga ativa. Nos pacientes com insuficiência renal grave, com *clearance* da creatinina (CC) inferior a 10 mL/min, a dose do aztreonam deve ser reduzida a 25% da normal. Nos enfermos com insuficiência renal moderada, com CC entre 10 e 30 mL/min, a dose deve ser reduzida para a metade; nos pacientes com insuficiência renal discreta, a dose deve ser de 75% da normal. O aztreonam é retirado por hemodiálise em 50%, indicando-se uma dose correspondente a 1/8 da dose inicial após a hemodiálise. A retirada da droga pela diálise peritoneal é insignificante (cerca de 10%).

Indicações Clínicas e Doses

O aztreonam tem indicação em infecções causadas por bacilos gram-negativos, especialmente as determinadas por germes comunitários. Tem sido utilizado com elevados índices de cura em infecções urinárias, pulmonares e ginecológicas, em sepses e em infecções osteoarticulares causadas pelos patógenos sensíveis. É particularmente indicado nas infecções intra-abdominais cirúrgicas, incluindo peritonites, abscessos hepático, subfrênico, intra-abdominais e de parede, em pelviperitonites e apendicites. Nessa circunstância, deve ser associado a antimicrobianos ativos contra *Bacteroides fragilis* e outros anaeróbios (clindamicina, metronidazol, cloranfenicol). Constitui uma nova alternativa para o tratamento de meningoencefalites determinadas por microrganismos gram-negativos, incluindo o meningococo, hemófilo e enterobactérias. Já foi utilizado com bons resultados em alguns casos de meningite por *Pseudomonas aeruginosa*. O aztreonam pode ser eficaz em infecções devidas a bactérias gram-negativas hospitalares, na dependência da sensibilidade do agente.

Na maioria das infecções sistêmicas, o aztreonam é administrado em adultos em dose de 1 g a cada 8 ou 12 horas, preferentemente por via IV. Nas infecções urinárias, a dose de 500 mg de 12/12 horas é geralmente adequada. Nas infecções sistêmicas de maior gravidade, especialmente nas causadas pela *Pseudomonas aeruginosa*, a dose recomendada é de 2 g a cada seis ou oito horas. Nas meningoencefalites por bacilos gram-negativos, a dose apropriada é de 2 g de 6/6 horas, correspondendo à dose diária máxima recomendada. Em crianças, o aztreonam é utilizado na dose de 30 mg/kg por dose, repetida a cada 6, 8 ou 12 horas. Em infecções de maior gravidade, como a sepse e infecções pulmonares por *Pseudomonas aeruginosa* e em meningoencefalites da criança, a dose recomendada é de 50 mg/kg/dose repetida a cada seis horas. Nos recém-nascidos de até 7 dias de idade, a dose apropriada é de 30 mg/kg repetida a cada 12 horas; de 7 a 28 dias essa dose é administrada a cada oito horas; em crianças maiores, a dose é repetida de 6/6 ou 8/8 horas.

O aztreonam não sofre a ação de metalo-beta-lactamases do grupo B e vem sendo ensaiado em associação com avibactam, novo inibidor de beta-lactamase que inativa outros grupos de beta-lactamases, ampliando, assim, o espectro de ação contra germes gram-negativos multirresistentes.

Efeitos Adversos

O aztreonam é uma droga bem tolerada por via IV. É relatada a ocorrência de flebite em cerca de 2% dos pacientes, geralmente após uma semana de uso. Dor e edema podem ocorrer no local da injeção IM. Erupção maculopapular tem sido observada em 1% dos enfermos tratados; outras manifestações de hipersensibilidade, como febre, prurido, eosinofilia e púrpura, são raras. Não tem sido observada hipersensibilidade cruzada entre o aztreonam e as penicilinas e cefalosporinas. Dessa maneira, a droga pode ser utilizada, com os devidos cuidados, em pacientes alérgicos a penicilinas e cefalosporinas.

Outros efeitos adversos são raros com o aztreonam: diarreia, náuseas, vômitos, icterícia, alteração do paladar, plaquetopenia, leucopenia, elevação de transaminases séricas e alteração da atividade de protrombina e da fosfatase alcalina. Superinfecções podem ocorrer, como acontece com uso de antibióticos em geral.

O aztreonam atravessa a placenta, mas estudos em animais não mostraram alterações teratogênicas ou toxicidade fetal. Contudo, não existem estudos controlados do uso do aztreonam em gestantes e seu uso durante a gravidez só é justificado em situações de indicação absoluta.

Disponibilidade da Droga

O aztreonam é comercializado na especialidade farmacêutica de referência Azactam® (Bristol-Myers Squibb), apresentado em frascos-ampola com 500 mg e 1 g.

BIBLIOGRAFIA

Carbapenemas em Geral

Birnbaum J, et al. Carbapenems, a new class of beta-lactam antibiotics. Am J Med. 1985; 8(Suppl 6A):3-21.

Bryskier A. Classification des beta-lactamines. Pathol Biol (Paris). 1984; 32:658-67.

Commetta A, et al. Empirical treatment of fever in neutropenic children: the role of the carbapenems. Pediatr Infect Dis J. 1996; 15:744-8.

Drusano GL (ed). The emerging role of carbapenems in the empirical treatment of infections. Curr Opin Infect Dis. 1994; 7(Suppl 1):S1-46 (coleção de trabalhos).

Garcia-de-Lomas J, et al. Outer membrane proteins and susceptibility to carbapenems. Rev Espan Quimioter. 1992; 5(Suppl 4):11-5.

Hoffman J, et al. Safety of imipenem/cilastatin in neurocritical care patients. Neurocrit

Care. 2009; 10:403-7.

Livermore DM. Carbapenemases. J Antimicrob Chemother. 1992; 29:609-13.

Moellering RC Jr, et al. The carbapenems: new broad spectrum ß-lactam antibiotics. J Antimicrob Chemother. 1989; 24(Suppl A):1-7.

Remington JS (ed.). Carbapenems: a new class of antibiotics. Am J Med. 1985; 78(Suppl 6A):1-103 (coleção de trabalhos).

Imipeném

Albers-Schonberg G, et al. Structure and absolute configuration of thienamycin. J Am Chem Soc. 1978; 100:6491-9.

Barza M. Imipenem: first of a new class of beta-lactam antibiotics. Ann Intern Med. 1985; 103:552-60.

Bint AJ, et al (ed.). Imipenem – assessing its clinical role. J Antimicrob Chemother. 1986; 18(Suppl E):1-214 (coleção de trabalhos).

Calandra GB, et al. Review of adverse experiences and tolerability in the first 2,516 patients treated with imipenem/cilastatin. Am J Med. 1985; 78(Suppl 6 A):73-8.

Heikkila A, et al. Pharmacokinetics and transplacental passage of imipenem during pregnancy. Antimicrob Agents Chemother. 1992; 36:2652-5.

Jacobs RF, et al. Cerebrospinal fluid penetration of imipenem and cilastatin in children with central nervous system infections. Antimicrob Agents Chemother. 1986; 29:670-4.

Lipman B, Neu HC. Imipenem. Med Clin North Am. 1988; 72:567-79.

Nalin DR, Jacobsen CA. Imipenem/cilastatin in therapy for serious infections in neonates and infants. Scand J Infect Dis. 1987; (Suppl 52):46-55

Norrby SR (ed.). Imipenem-cilastatin: monotherapy of hospital infections. Scand J Infect Dis. 1987; (Suppl 52):5-78 (coleção de trabalhos).

Zajac BA et al. Safety and efficacy of high-dose treatment with imipenem-cilastatin in seriously ill patients. Antimicrob Agents Chemother. 1985; 27:745-8.

Meropeném

Brismar B, et al. Meropenem versus imipenem/cilastatin in the treatment of intra-abdominal infections. J Antimicrob Chemoth. 1995; 35:139-48.

Chanal C, et al. Comparative in vitro activity of meropenem against clinical isolates including enterobacteriaceae with expanded-spectrum β-lactamases. J Antimicrob Chemother. 1989; 24(Suppl A):133-41.

Christensson BA, et al. Pharmacokinetics of meropenem in subjects with various degrees of renal impairment. Antimicrob Agents Chemother. 1992; 36:1532-7.

Cometta A, et al. Monotherapy with meropenem versus combination therapy with ceftazidime plus amikacin as empiric therapy for fever in granulocytopenic patients with cancer. Antimicrob Agents Chemother. 1996; 40:1108-15.

Davey P, et al. (ed.). Meropenem (SM 7338) – a new carbapenem. J Antimicrob Chemother. 1989; 24(Suppl A):1-320. (coleção de trabalhos).

Edwards JR. Meropenem: a microbiological review. J Antimicrob Chemother. 1995; 36(Suppl A):1-17.

Klugman KP, Dagan R. Carbapenem treatment of meningitis. Scand J Infect Dis. 1995; (Suppl 96):45-8.

Norby SR, Gildon KM. Safety profile of meropenem: a review of nearly 5,000 patients treated with meropenem. Scand J Infect Dis. 1999; 31:3-10.

Weston VC, et al. *Listeria monocytogenes* meningitis in a penicillin-allergic paediatric renal transplant patient. J Infect. 1998; 37:77-8.

Wiseman LR, et al. Meropenem: a review. Drugs. 1995; 50:73-101.

Ertapeném

Cunha BA. Ertapenem. A review of its microbiologic, pharmacokinetic and clinical aspects. Drugs Today (Barc). 2002; 38:195-213.

Goldstein EJ, et al. Comparative in vitro activities of ertapenem (MK-0826) against 1,001 anaerobes isolated from human intra-abdominal infections. Antimicrob Agents Chemother. 2000; 44:2389-94.

Goldstein EJ, Snydman DR. Intra-abdominal infections: review of the bacteriology, antimicrobial susceptibility and the role of ertapenem in their therapy. J Antimicrob Chemother. 2004; 53(Suppl 2:):29-36.

Keating GM, et al. Ertapenem: a review of its use in the treatment of bacterial infections. Drugs. 2005; 65:2151-78.

Lipsky BA, et al. Ertapenem versus piperacillin/tazobactam for diabetic foot infections (SIDESTEP): prospective, randomised, controlled, double-blinded, multicentre trial. Lancet. 2005; 366:1695-703.

Marchese A, et al. In vitro activity of ertapenem against selected respiratory pathogens. J Antimicrob Chemother. 2004; 54:944-51.

Ortiz-Ruiz G, et al. Ertapenem versus ceftriaxone for the treatment of community-acquired pneumonia in adults: combined analysis of two multicentre randomized, double-blind studies. J Antimicrob Chemother. 2004; 53(Suppl 2):59-66.

Zhanel GG, et al. Ertapenem: review of a new carbapenem. Expert Rev Anti Infect Ther. 2005; 3:23-39.

Doripeném

Chahine EB, et al. Doripenem: a new carbapenem antibiotic. Am J Health Syst Pharm. 2010; 67:2015-24.

Greer ND. Doripenem (Doribax): the newest addition to the carbapenems. Proc (Bayl Univ Med Cent). 2008; 21(3):337-41.

Keam SJ. Doripenem: a review of its use in the treatment of bacterial infections. Drugs. 2008; 68:2021-57.

Lucasti C, et al. Efficacy and tolerability of IV doripenem versus meropenem in adults with complicated intra-abdominal infection: a phase III, prospective, multicenter, randomized, double-blind, noninferiority study. Clin Ther. 2008; 30(5):868-83.

Mathews SJ, Lancaster JW. Doripenem monohydrate, a broad-spectrum carbapenem antibiotic. Clin Ther. 2009; 31:42-63.

Réa-Neto A. Efficacy and safety of doripenem versus piperacillin/tazobactam in nosocomial pneumonia: a randomized, open-label, multicenter study. Curr Med Res Opin. 2008; 24(7):2113-26

Valenza G, et al. Comparative Activity of Carbapenem Testing (COMPACT) study in Germany. Int J Antimicrob Agents. 2012; 39:255-8.

Biapeném, Panipeném, Tomopeném, Razupeném

Clark C, et al. Resistance selection studies comparing the activity of razupenem (PTZ601) to vancomycin and linezolid against eight methicillin-resistant and two methicillin-susceptible Staphylococcus aureus strains. Antimicrob Agents Chemother. 2009; 53:3118-21.

Goa KL, Noble S. Panipenem/betamipron. Drugs. 2003; 63:913-25
Karino F, et al. Evaluation of the efficacy and safety of biapenem against pneumonia in the elderly and a study on its pharmacokinetics. Infect Chemother. 2013; 19:98-102.
Koga T, et al. Potent in vitro activity of tomopenem (CS-023) against Methicillin-Resistant *Staphylococcus aureus* and *Pseudomonas aeruginosa*. Antimicrob Agents Chemother. 2008; 52:2849-54.
Kwon KT, et al. Panipenem versus cefepime as empirical monotherapy in adult cancer patients with febrile neutropenia. Jpn J Clin Oncol. 2008; 38:49-55.
Livermore DM, et al. Activity of the anti-MRSA carbapenem razupenem (PTZ601) against Enterobacteriaceae with defined resistance mechanisms. J Antimicrob Chemother. 2009; 64:330-5.
Morinaga Y, et al. In vivo efficacy and pharmacokinetics of tomopenem (CS-023), a novel carbapenem, against *Pseudomonas aeruginosa* in a murine chronic respiratory tract infection model. J Antimicrob Chemother. 2008; 62:1326-31.
Namkoong H, et al. The efficacy, safety, and pharmacokinetics of biapenem administered thrice daily for the treatment of pneumonia in the elderly. J Infect Chemother. 2014; 20:356-60.
Perry CM, Ibbotson T. Biapenem. Drugs. 2002; 62(15): 2221-34.
Suzuki H, et al. A retrospective cohort study of panipenem/betamipron for adult pneumococcal bacteremia at three teaching hospitals in Japan. J Infect Chemother. 2013; 19:607-14.
Wang X, et al. Biapenem versus meropenem in the treatment of bacterial infections: a multicenter, randomized, controlled clinical Trial. Indian J Med Res. 2013; 138:995-1002.

Tebipeném

Arends SJR, et al. Antimicrobial activity evaluation of tebipenem (SPR859), an urally available carbapenem, against a global set of Enterobacteriaceae isolates, including a challenge set of organisms. . Antimicrob Agents Chemother. 2019; 63. pii: e02618-18.
Jain A, et al. Tebipenem, the first oral carbapenem antibiotic. Expert Rev Anti Infect Ther. 2018; 16:513-22.
Kato K, et al. Intestinal absorption mechanism of tebipenem pivoxil, a novel oral carbapenem: involvement of human OATP family in apical membrane transport. Mol Pharm. 2010; 7:1747-56.
Kuroki H, et al. Investigation of pneumonia-causing pathogenic organisms in children and the usefulness of tebipenem pivoxil for their treatment. J Infect Chemother. 2010; 16:280-7.
McEntee L, et al. Pharmacodynamics of tebipenem: New options for oral treatment of multi-drug resistant gram-negative infections. Antimicrob Agents Chemother. 2019 mai. pii: AAC.00603-19.d.
Sakata H, et al. Pediatric community-acquired pneumonia treated with a three-day course of tebipenem pivoxil. J Infect Chemother. 2017; 23:307-11.
Yao Q, et al. Antibacterial properties of tebipenem pivoxil tablet, a new oral carbapenem preparation against a variety of pathogenic bacteria in vitro and in vivo. Molecules. 2016 jan; 21(1):62.

Aztreonam

Bosso JA, Black PG. The use of aztreonam in pediatric patients: a review. Pharmacother. 1991; 11:20-5.
Brewer NS, Hellinger WC. The monobactams. Mayo Clin Proc. 1991; 66:1152-7.
Chartrand SA. Safety and toxicity profile of aztreonam. Pediatr Infect Dis J. 1989; 8:120-3.
Deforges L, et al. Activité in vitro de l'azthréonam sur les bacille gram-negatifs hospitalaires. Pathol Biol (Paris). 1983; 31:488-91.
De Maria Jr A, et al. Randomized clinical trial of aztreonam in the treatment of serious infections caused by gram-negative bacilli. Antimicrob Agents Chemother. 1989; 33:1137-43.
Duma RJ. Aztreonam, the first monobactam. Ann Intern Med. 1987; 106:766-7.
Georgopapadakou NH, et al. Mode of action of azthreonam. Antimicrob Agents Chemother. 1982; 21:960-6.
Lentnek AL, Williams RR. Aztreonam in the treatment of gram-negative bacterial meningitis. Rev Infect Dis. 1991; 13(Suppl 7):S586-90.
Neu HC (ed.). Aztreonam: a monocyclic beta-lactam antibiotic. Am J Med. 1985; 78(Suppl 2A):2-76 (coleção de trabalhos).
Rubinstein E, Isturiz R. Aztreonam: the expanding clinical profile. Rev Infect Dis. 1991; 13(Suppl 7):S581-654 (coleção de trabalhos).
Sader HS, et al. Antimicrobial activities of aztreonam-avibactam and comparator agents against contemporary (2016) clinical Enterobacteriaceae isolates. Antimicrob Agents Chemother. 2017 dez; 62(1). pii: e01856-17.
Wise R, et al. Pharmacokinetics and tissue penetration of azthreonam. Antimicrob Agents Chemother. 1982; 22(6):969-71.

CAPÍTULO 15

Aminoglicosídeos

Os aminoglicosídeos constituem uma classe de antibióticos com constituição química complexa, formados por açúcares e grupamentos amina, e que apresentam em sua estrutura molecular um grupamento químico denominado aminociclitol. Por esse motivo, são também chamados aminociclitóis. Mostram-se ativos principalmente contra os bacilos gram-negativos, têm ação bactericida sobre os microrganismos sensíveis, não são absorvíveis por via oral e são fármacos com toxicidade para os rins e o sistema nervoso periférico. O primeiro representante dessa classe de antibióticos foi a estreptomicina, descoberta por Sacks e Waksman *et al.* em 1944, cujo isolamento a partir de um actinomiceto, o *Streptomyces griseus*, inaugurou a importância desse tipo de microrganismo na produção de antibióticos. A estreptomicina foi o segundo antibiótico com ação sistêmica a ser descoberto, e que iniciou o tratamento quimioterápico da tuberculose. Em seguida à estreptomicina, foram descobertos outros antibióticos naturais com propriedades semelhantes, como a neomicina e a tobramicina, também isolados de culturas de bactérias do gênero *Streptomyces*, e a gentamicina, isolada de culturas de um fungo do gênero *Micromonospora*. Mais recentemente, antibióticos aminoglicosídeos vêm sendo obtidos por modificações em laboratório de antibióticos naturais, constituindo os aminoglicosídeos semissintéticos, representados pela amicacina.

Na Tabela 15.1, apresentamos os aminoglicosídeos disponíveis no Brasil, diferenciados naqueles que são administrados por via parenteral com ação sistêmica e os que são administrados somente por via oral ou tópica, devido à sua maior toxicidade. A espectinomicina é o único antibiótico dessa classe que não tem uma estrutura aminoglicosídica, mas é estudada nessa classe por ter uma molécula aminociclitol, presente também nos demais componentes da classe.

Tabela 15.1
Antibióticos Aminoglicosídeos em Uso no Brasil

AMINOGLICOSÍDEOS SISTÊMICOS
Estreptomicina
Gentamicina
Tobramicina
Netilmicina
Amicacina
AMINOGLICOSÍDEOS TÓPICOS
Neomicina
Aminosidina (Paromomicina)
Framicetina (Soframicina)

CARACTERÍSTICAS GERAIS DOS AMINOGLICOSÍDEOS

Os aminoglicosídeos são substâncias solúveis em água, estáveis em pH 6 a 8 e com estrutura polar de cátions, o que impede sua absorção por via oral e dificulta sua penetração no espaço intracelular ou através da barreira hematoencefálica. Sua atividade antimicrobiana é influenciada profundamente pelas condições de pH e aerobiose do meio, exercendo sua ação principalmente em meio aeróbio e em pH alcalino. A estreptomicina, por exemplo, é 500 vezes mais ativa em pH 8,5 que em pH 5,5. Por tal motivo, a ação das drogas diminui em presença de pus, que é um meio ácido. Da mesma maneira, a presença de oxigênio é fundamental para o transporte ativo dessas drogas nas células microbianas, o que explica sua inatividade contra os microrganismos anaeróbios ou a redução de sua eficácia contra as bactérias aeróbias facultativas quando situadas em condições de anaerobiose, como as coleções purulentas.

Espectro de Ação

Os aminoglicosídeos são ativos principalmente contra as bactérias gram-negativas aeróbias da família das enterobactérias. Dessa maneira, são especialmente úteis no tratamento de infecções causadas por *E. coli*, *Klebsiella*, *Enterobacter*, *Proteus*, *Morganella*, *Serratia*, *Citrobacter* e *Providencia*. A sensibilidade dessas bactérias é, entretanto, variável de acordo com a origem hospitalar ou comunitária do microrganismo. Pode também variar com o tipo de aminoglicosídeo. Embora frequentemente exista resistência cruzada entre os componentes da classe, é possível haver diferenciação na sensibilidade em relação à amicacina e os demais aminoglicosídeos. Além das enterobactérias, os aminoglicosídeos são bastante ativos contra *Brucella*, *Yersinia pestis*, *Y. enterocolitica* e *Y. pseudotuberculosis*.

Com exceção da estreptomicina e da espectinomicina, os aminoglicosídeos de ação sistêmica disponíveis no Brasil mostram-se ativos contra a *Pseudomonas aeruginosa*. Outros bacilos gram-negativos não fermentadores, como *Acinetobacter baumannii*, *Burkholderia cepacia*, *Sthenotrophomonas maltophilia* e *Chryseobacterium* (*Flavobacterium*), mostram-se com frequência resistentes aos aminoglicosídeos.

Contra os bacilos gram-negativos sensíveis, a gentamicina é o aminoglicosídeo mais ativo, tendo maior potência antimicrobiana. A espectinomicina em geral não mostra atividade adequada contra os bacilos gram-negativos, mas tem boa atividade contra o gonococo. Por outro lado, a amicacina é o que, em geral, mantém maior eficácia frente aos microrganismos resistentes.

Aminoglicosídeos não são isoladamente efetivos no combate aos estreptococos e enterococos; entretanto, apresentam sinergismo de ação com as penicilinas contra os estreptococos do grupo *viridans* e contra os enterococos. Nas infecções sistêmicas graves por esses microrganismos, a associação penicilina G ou ampicilina com gentamicina (ou outro aminoglicosídeo sistêmico) situa-se como terapêutica de primeira escolha.

Com exceção da estreptomicina, os aminoglicosídeos são ativos contra *Staphylococcus aureus* e *S. epidermidis*. Contudo, sua ação é mais lenta que a dos beta-lactâmicos, não agem nos microrganismos localizados no interior de células e sua toxicidade impede seu uso prolongado, em geral necessário nas infecções sistêmicas graves por esses patógenos. Dessa forma, não são drogas eletivas no tratamento de infecções por estafilococos, ficando sua utilidade terapêutica nessas infecções limitada a associações sinérgicas com os antibióticos beta-lactâmicos e glicopeptídeos, por curto período de tempo.

Em concentrações elevadas, os aminoglicosídeos, com exceção da estreptomicina, são ativos contra a *Neisseria gonorrhoeae*. A espectinomicina já foi utilizada como alternativa terapêutica em pacientes alérgicos ao beta-lactâmicos, mas esse antibiótico não é mais disponível no Brasil, nem nos Estados Unidos. Com o aumento da resistência do gonococo aos antimicrobianos, inclusive à ceftriaxona, a gentamicina ressurge como uma alternativa, com índice de cura superior a 90% na uretrite, retite, cervicite e orofaringite gonocócica.

Devido à sua toxicidade elevada quando administradas por via parenteral, a neomicina, a soframicina e a paromomicina (aminosidina) são empregadas somente em uso tópico para infecções da pele ou mucosas ou da luz intestinal. A aminosidina tem atividade contra protozoários e já foi utilizada em infecções por ameba, giárdia, criptosporídium por via oral. Por via parenteral, mostra atividade contra leishmânias (*L. donovani*, *L. chagasi* e *L. braziliensis*, *L. tropica*); eventualmente, pode ser uma alternativa terapêutica nas leishmanioses.

Os aminoglicosídeos não são eficazes nas infecções causadas por *Haemophilus influenzae*, *Legionella pneumophila*, *Mycoplasma*, *Chlamydia*, *Bordetella pertussis* e *Shigella*, apesar de exibirem moderada atividade *in vitro* contra esses microrganismos. Devido à sua pequena penetração no interior de células de mamíferos, esses antibióticos também falham na terapêutica da febre tifoide, apesar de sua atividade *in vitro* contra as *Salmonella typhi* e *S. paratyphi*.

Os aminoglicosídeos não agem contra clostrídios, fusobactérias, bacteroides e outras bactérias anaeróbias estritas. Também não agem contra espiroquetas (treponemas, leptospiras), listéria e bacilo diftérico e outras corinebactérias.

A ação contra o *Mycobacterium tuberculosis* é observada com a estreptomicina, a aminosidina e a amicacina, mas a estreptomicina apresenta maior atividade contra esse patógeno. A gentamicina e a tobramicina só atuam sobre o bacilo de Koch em concentrações elevadas, não obtidas com seu uso clínico. Algumas cepas de micobactérias atípicas mostram-se sensíveis à amicacina, podendo esse antibiótico ser incluído no tratamento de infecções pelo *Mycobacterium avium-intracellulare*. A amicacina também é ativa contra *Nocardia*, mas os demais aminoglicosídeos não agem contra esse microrganismo.

Mecanismo de Ação

Todos os aminoglicosídeos agem pelo mesmo mecanismo de ação. São antibióticos primariamente bactericidas, por causarem a formação de proteínas erradas, ao se ligarem ao ribossomo bacteriano. Podem também agir como drogas bacteriostáticas, ao inibirem a síntese de proteínas. A penetração desses antibióticos no interior da célula bacteriana é, portanto, necessária e crucial para que ocorra sua ação, sendo essa etapa do processo dependente de energia e oxigênio.

Após se ligarem à superfície da célula bacteriana, a passagem desses antibióticos para o meio intracelular se dá por meio de um mecanismo ativo de transporte, associado com a diferença de potencial elétrico existente entre os meios exterior e interno da célula. Os aminoglicosídeos têm carga elétrica positiva e são transportados para o meio intracelular, que tem carga elétrica negativa, pela diferença de potencial entre as duas faces da membrana celular. O transporte ativo dessas drogas é dependente de energia, a qual é derivada da passagem de elétrons resultantes da fosforilação oxidativa envolvendo o ATP e oxigênio ou, alternativamente, nitratos como um terminal receptor. O fato de a penetração desses antibióticos ser dependente de oxigênio explica a diminuição da atividade dessas drogas em meio de anaerobiose e a resistência natural dos microrganismos anaeróbios, que não dispõem desse sistema de transporte.

Uma vez no interior da célula, os aminoglicosídeos ligam-se irreversivelmente à subunidade 30 S do ribossomo, deformando e alterando o funcionamento dessa organela, que passa a unir os aminoácidos que irão formar as proteínas de maneira errada à codificada no ARN mensageiro. Com isso, formam-se proteínas anormais que, ao participarem de estruturas essenciais da célula, farão com que essas estruturas sejam defeituosas e sofram alterações lesivas à sobrevivência do germe. Principalmente, a formação de proteínas erradas altera o funcionamento da membrana celular e provoca a saída de sódio, potássio, aminoácidos e outros constituintes essenciais da célula, resultando na morte do microrganismo.

Além dessa ação, que explica o efeito bactericida dessas drogas, os aminoglicosídeos podem inibir a síntese das proteínas, por interagirem com um ou mais pontos (proteínas) de ligação do ribossomo, interferindo na ligação do ARN mensageiro com o ribossomo, impedindo a união dos aminoácidos para formar a proteína codificada. Essa ação bacteriostática é mais observada com a estreptomicina, enquanto a produção de proteínas erradas é mais proeminente com os demais antibióticos do grupo. Na prática, em regra, não existe diferença apreciável entre as concentrações bactericidas e bacteriostáticas dos aminoglicosídeos.

A penetração dos aminoglicosídeos na célula bacteriana é facilitada pela ação de inibidores da síntese da parede celular, como os antibióticos beta-lactâmicos e os glicopeptídeos. Isso explica o sinergismo de ação entre essas drogas, observado em seu uso combinado contra o enterococo, o estafilococo e a *P. aeruginosa*.

A rapidez de ação antibacteriana dos aminoglicosídeos varia entre as diversas espécies de bactérias. É verificado que a *E. coli* é destruída em poucas horas, enquanto a *P. aeruginosa* só é morta após longo tempo de ação das drogas ativas. Esse fato apresenta importância prática no tratamento de infecções por *P. aeruginosa* em pacientes neutropênicos, nos quais a eficácia dos aminoglicosídeos é diminuída. Essa é uma das principais razões para o emprego da combinação de aminoglicosídeos com um beta-lactâmico ativo contra pseudomonas, na terapêutica de infecções por esse patógeno, principalmente no neutropênico.

Os aminoglicosídeos apresentam efeito pós-antibiótico prolongado contra os bacilos gram-negativos, variável entre as drogas e de acordo com o microrganismo, situando-se entre 3 e 7,5 horas.

Resistência

Ao apresentarmos o espectro de ação dos aminoglicosídeos, referimos as bactérias naturalmente resistentes a essas drogas. Já a resistência adquirida pode ser desenvolvida por praticamente todos os microrganismos. A magnitude dessa resistência varia com o local e com o tempo de uso da droga, verificando-se diferentes graus de resistência entre os germes gram-negativos isolados em hospitais de uma mesma região.

A resistência adquirida aos aminoglicosídeos pode ter origem cromossômica ou plasmidial. Mais frequentemente, resulta da aquisição de plasmídios conjugativos contendo genes de resistência, os quais, habitualmente, conferem resistência múltipla, envolvendo ao mesmo tempo vários antibióticos aminoglicosídeos. Esse fato é de crucial importância quando da tentativa de erradicar um patógeno resistente do ambiente hospitalar pela restrição do uso de um determinado antibiótico, tornando necessária a restrição do uso de outros antimicrobianos da mesma classe.

A resistência aos aminoglicosídeos manifesta-se por três mecanismos bioquímicos: alteração do receptor da droga (ribossomo), diminuição da penetração da substância no interior da bactéria e produção de enzimas que modificam e inativam o antibiótico. O primeiro mecanismo resulta de mutação cromossômica e é o menos frequente e menos importante na prática clínica. É mais observado em relação à estreptomicina e referido principalmente no enterococo. Nos mutantes resistentes ocorrem modificações nas proteínas das subunidades 30 S do ribossomo, de tal modo que o antibiótico não é mais capaz de se ligar ao seu local de ação. O segundo mecanismo está relacionado a mutações cromossômicas que afetam o transporte ativo dos aminoglicosídeos para o interior da célula. Dessa maneira, ocorre o bloqueio ou redução da penetração do antibiótico na célula bacteriana, impedindo sua ação no receptor. Esse tipo de resistência geralmente provoca resistência cruzada a todos os aminoglicosídeos e é frequentemente responsável pela resistência da *Pseudomonas aeruginosa* a essas drogas. Com menor frequência, é observada também entre as enterobactérias. A relativa resistência dos estreptococos aos aminoglicosídeos também se deve à incapacidade desses antibióticos penetrarem no interior da célula desses germes.

O mecanismo de resistência associado com a produção de enzimas que inativam o antibiótico é o mais frequente e importante na prática médica. Os genes que codificam a produção das enzimas estão, na maioria dos casos, situados em plasmídios e transpósons e podem ser adquiridos por conjugação ou por transposição conjugativa (ver capítulo sobre resistência bacteriana – Capítulo 5). As enzimas inativadoras de aminoglicosídeos são reunidas em três grupos: fosfotransferases, adeniltransferases (ou nucleotidiltransferases) e acetiltransferases. A produção dessas enzimas é variável com a espécie e a cepa bacteriana, podendo um microrganismo produzir ao mesmo tempo diferentes enzimas. Se na molécula do antibiótico houver vários sítios sensíveis à ação de diferentes enzimas, maior é a possibilidade de a droga ser inativada. Considerando que a inativação do antibiótico depende da existência em sua molécula de sítios sensíveis ao ataque das enzimas e tendo em vista que existem diferenças químicas entre os aminoglicosídeos, nem sempre um determinado antibiótico é um substrato adequado para a enzima produzida pelo germe. Dessa maneira, esse mecanismo de resistência não se acompanha necessariamente de resistência cruzada entre os componentes da classe dos aminoglicosídeos.

Habitualmente, os germes resistentes à gentamicina o são também à estreptomicina e à netilmicina. Com relação à tobramicina, a maioria das enterobactérias resistentes à gentamicina também o é a esse antibiótico. Fazem exceção algumas cepas de *P. aeruginosa* que se mostram sensíveis à tobramicina e resistentes à gentamicina. A amicacina é o aminoglicosídeo menos atingido pelas enzimas inativantes. Porém, mais recentemente, tem sido observada elevada resistência à gentamicina e à amicacina em bacilos gram-negativos hospitalares no Brasil.

Farmacocinética e Metabolismo

Absorção

Os aminoglicosídeos não são praticamente absorvidos por via oral e para exercerem um efeito antibacteriano sistêmico é necessário administrá-los por via parenteral. Somente 1% da dose administrada por via oral sofre absorção, dando níveis sanguíneos desprezíveis em pessoas com função renal normal. Nos indivíduos com insuficiência renal o uso repetido de doses orais pode resultar em níveis séricos acumulativos tóxicos. Da mesma maneira, a intoxicação pode ocorrer quando se utilizam aminoglicosídeos por via tópica em grandes ferimentos, queimaduras, úlceras e irrigação de articulações ou do peritônio, principalmente quando se está administrando aminoglicosídeos por via parenteral ao mesmo paciente.

A absorção por via IM é rápida e completa. A administração por via IV está indicada em pacientes com infecções de alta gravidade, sobretudo em infecções hospitalares (pneumonia, sepse) por bactérias gram-negativas e nos enfermos em estado de choque ou que apresentam discrasias sanguíneas e manifestações hemorrágicas ou quando a aplicação IM está prejudicada (queimaduras extensas, caquexia). Por via IV direta há o risco de intoxicação aguda, devido aos elevados e rápidos níveis séricos. Por esse motivo, a administração IV deve ser realizada diluindo-se o antibiótico em solução salina ou glicosada e aplicada lentamente gota a gota durante 30 minutos. Habitualmente, em crianças maiores e adultos dilui-se o antibiótico em 50 mL de solução glicosada a 5%.

Difusão e Metabolismo

Com os aminoglicosídeos, a atividade antimicrobiana é dependente da concentração da droga, e é tanto maior a sua ação quanto maior for essa concentração e quanto mais rapidamente for atingida a concentração elevada da substância no foco de infecção. Especialmente contra os bacilos gram-negativos, concentrações mais elevadas dos aminoglicosídeos terão atividade antimicrobiana mais efetiva do que concentrações menores, ainda que acima da concentração inibitória mínima. Tendo em vista que os aminoglicosídeos têm efeito pós-antibiótico prolongado contra bactérias gram-negativas, continuando sua ação antimicrobiana durante algum tempo, mesmo quando a concentração sérica ou tissular da droga está abaixo da concentração inibitória mínima, esses antibióticos podem beneficiar-se do uso de doses maiores, empregadas em uma única administração diária. Como já discutido no Capítulo 6, sobre os efeitos adversos dos antimicrobianos, a administração de aminoglicosídeos em dose única diária pode, inclusive, diminuir a nefrotoxicidade desses fármacos. No entanto, não há redução da ototoxicidade.

Devido à polaridade catiônica, os aminoglicosídeos atravessam mal as membranas biológicas que não tenham um mecanismo de transporte. Por isso, atingem baixa concentração no espaço intracelular da maioria dos tecidos do organismo animal, com exceção das células do túbulo renal proximal, que têm um mecanismo de transporte que concentra esses antibióticos no seu interior. Também devido à sua polaridade e por serem insolúveis nos lipídios, os aminoglicosídeos não alcançam concentrações efetivas no líquor e na próstata.

As drogas se difundem facilmente no espaço vascular e intersticial da maioria dos tecidos. Atingem concentrações terapêuticas no fígado, baço, pulmões, rins, linfa, líquido sinovial e bile. Entretanto, se houver obstrução do canal cístico não provocam níveis na vesícula biliar. Sua concentração nos líquidos peritoneal, pleural, pericárdico e ascítico é inferior a 50% da presente no plasma, mas em geral é suficiente para a ação terapêutica.

Atravessam a placenta, alcançando concentrações no tecido placentário, no feto e no líquido amniótico. A concentração na córnea e no humor aquoso é semelhante a 25% a 50% da sanguínea, mas a do humor vítreo é muito baixa e insuficiente para o tratamento de endoftalmites, o que exige a injeção intraocular desses antibióticos.

Os aminoglicosídeos não se difundem na saliva e é pobre sua concentração na secreção brônquica, somente atingindo níveis correspondentes a 20% da sanguínea, insuficientes para a terapêutica das infecções brônquicas. Entretanto, a estreptomicina concentra-se muito bem em lesões caseosas sólidas e cavernas tuberculosas, atingindo concentrações mais elevadas e duradouras que as do plasma.

Os aminoglicosídeos têm marcada afinidade pelo tecido cortical renal, fixando-se às células corticais e acumulando em concentrações 10 a 50 vezes maiores dos presentes no sangue. Esses antibióticos não se concentram no tecido cerebral e não atravessam a barreira hematoencefálica em níveis apreciáveis e de maneira constante. As concentrações liquóricas são bastante inferiores às do sangue, variando entre os indivíduos e flutuando em um mesmo paciente, mesmo na presença de meninges inflamadas. Devido a essa irregularidade, os aminoglicosídeos não são drogas confiáveis para o tratamento de meningoencefalites bacterianas quando administrados por via sistêmica.

Na meningoencefalite tuberculosa, a administração sistêmica da estreptomicina é capaz de exercer ação terapêutica devido à concentração dessa droga na inflamação caseosa.

Os aminoglicosídeos ligam-se de maneira insignificante às proteínas séricas. Somente a estreptomicina e a gentamicina têm ligação proteica em torno de 30%; nos demais essa ligação é desprezível. Essas drogas não sofrem metabolização, sendo eliminadas como produtos inalterados. Sua meia-vida sanguínea situa-se em duas a três horas. Entretanto, difundem-se na linfa e entram no perilinfático do ouvido interno, mantendo a vida média no líquido do labirinto por 11 a 12 horas.

Os aminoglicosídeos distribuem-se em alguma extensão no tecido adiposo; por isso, a dose em indivíduos obesos deve ser calculada de acordo com o peso ideal do paciente adaptado à sua obesidade, conforme referido no capítulo sobre uso de antibióticos em situações especiais (Capítulo 8).

Eliminação

Os aminoglicosídeos são eliminados por via renal, por meio de filtração glomerular. Pequena porção sofre reabsorção no túbulo proximal. Após uma única dose, aproximadamente 60% são excretados na urina nas primeiras 24 horas. O restante permanece ligado às células corticais renais, havendo a eliminação urinária quase completa após 20 a 30 dias da administração da última dose. Somente cerca de 1% da dose é eliminado nas fezes.

Devido a variações no funcionamento renal dos recém-nascidos, os níveis séricos nessas crianças são muito imprevisíveis. Em recém-nascidos normais ocorre um aumento da excreção renal dos aminoglicosídeos, enquanto em prematuros as drogas sofrem acúmulo. Além disso, nos primeiros dez dias de vida extrauterina, as crianças apresentam o volume do líquido extracelular aumentado, o que pode diminuir a concentração sanguínea desses antibióticos.

Os aminoglicosídeos sofrem acúmulo em pacientes com insuficiência renal; dessa maneira, devem ter ajustada sua administração de acordo com o grau da insuficiência. A seleção da dose adequada em pacientes com alterações renais é difícil, devido ao fato de as doses tóxicas serem pouco maiores que as doses terapêuticas e porque existem grandes variações individuais nas concentrações sanguíneas dessas drogas. Por tais motivos, o ideal para a administração dos aminoglicosídeos em pacientes com doença renal é fundamentar-se na dosagem das concentrações séricas das drogas. O mesmo deveria ser realizado em pacientes idosos, nos recém-nascidos e em pacientes com distúrbios hemodinâmicos. Considerando que essas dosagens são impraticáveis na maioria dos centros médicos e aumentam o custo da terapêutica, diversos métodos têm sido formulados para o ajuste da dose nos pacientes com insuficiência renal. Assim, têm sido elaboradas fórmulas para o cálculo da dose a ser aplicada em função do nível da creatininemia, bem como nomogramas e tabelas que ajustam o intervalo na administração de acordo com o grau da insuficiência, mantendo a dose fixa. No Capítulo 8, é apresentada uma tabela de ajuste do intervalo das doses de antibióticos no paciente com insuficiência renal, o que torna prática a administração dos aminoglicosídeos conhecendo-se o grau da insuficiência.

Nos pacientes com insuficiência renal em que se indica o uso de aminoglicosídeos em dose única diária têm sido propostos dois modos de ajustar o emprego das drogas. Redução da dose, mantido o intervalo de 24 horas entre as doses e a manutenção de dose elevada fixa e aumento do intervalo entre as doses. Na Tabela 15.2, são apresentados dois regimes propostos para o uso de gentamicina e tobramicina em pacientes com alteração da função renal utilizando dose única diária das drogas, referido por Fisman e Kaye.

Os aminoglicosídeos são parcialmente dialisáveis por hemodiálise, sendo necessária a suplementação da dose de acordo com a quantidade retirada após cada sessão de hemodiálise, conforme referido no Capítulo 8. Essas drogas não são removidas de maneira importante por diálise peritoneal.

Tabela 15.2
Opções de Ajuste de Administração da Gentamicina e da Tobramicina em Dose Única Diária em Pacientes com Insuficiência Renal

***Clearance* da creatinina**	**Dose reduzida** *Dose a cada 24 h*	***Clearance* da creatinina**	**Aumento do intervalo** *Intervalo de dose usando a dose fixa de 7 mg/kg/dose*
> 80 mL/min	4 mg/kg	> 60 mL/min	24 h
50-80	3,25 mg/kg	40-59	35 h
30-50	2,5 mg/kg	20-39	48 h
< 30	2 mg/kg	< 20	dosar nível sérico

Fonte: Fisman e Kaye. Infect Dis Clin North Am 14(2): 475-87, 2000.

Interações Medicamentosas e Fatores que Afetam a Eficácia dos Aminoglicosídeos

Os aminoglicosídeos não agem em ambiente de anaerobiose, pois o oxigênio é fundamental para o transporte dessas drogas para o interior da célula bacteriana. Do mesmo modo, a redução do pH do meio externo ou o aumento da osmolaridade local onde se situa o microrganismo diminuem a diferença de potencial através da membrana celular, dificultando o transporte das drogas para o interior da bactéria. Esses fatores explicam a ineficácia ou a menor eficácia dos aminoglicosídeos em coleções purulentas. Além disso, fatores existentes nos exsudatos purulentos, como a cromatina leucocítica de leucócitos lisados, podem se ligar de maneira significante ao antibiótico, reduzindo a concentração da droga livre, biologicamente ativa.

Os aminoglicosídeos não exercem ação antimicrobiana sobre os germes situados no interior de células, devido à sua pequena penetração em células animais. Sendo assim, esses antibióticos falham na terapêutica de infecções causadas por microrganismos intracelulares, como a *Salmonella typhi* ou as formas intracelulares do *Mycobacterium tuberculosis* ou os *Staphylococcus aureus* protegidos no interior de neutrófilos polimorfonucleares. Nesse último caso, influenciam, ainda, na redução da atividade bactericida do antibiótico, o baixo pH existente nos fagossomos.

A combinação de aminoglicosídeos com antibióticos beta-lactâmicos resulta em efeito sinérgico contra os germes sensíveis ou parcialmente sensíveis. Esse sinergismo é conhecido de longa data entre a penicilina G e a estreptomicina contra o enterococo e é observado com os diferentes aminoglicosídeos e as novas penicilinas. Particularmente, a associação da gentamicina ou da amicacina com penicilinas antipseudomonas pode aumentar a ação antimicrobiana contra esse germe. Sinergismo da ação antimicrobiana é também encontrado na associação dos aminoglicosídeos com as cefalosporinas ou com a vancomicina. Esse sinergismo resulta da somação da atividade bactericida dos dois tipos de antibiótico, que agem por mecanismos diferentes. Além disso, ocorre uma facilitação da penetração dos aminoglicosídeos nas células bacterianas cuja parede celular foi alterada pela ação dos inibidores da síntese dessa parede (beta-lactâmicos, glicopeptídeos).

Embora tendo ação antimicrobiana sinérgica, os aminoglicosídeos podem sofrer inativação química quando combinados com antibióticos beta-lactâmicos. A inativação resulta do rompimento do anel beta-lactâmico, ocorrendo a ligação do grupo carboxila desse anel aberto com um grupo amina do aminoglicosídeo, formando-se uma amida inativa. Nessa reação, ocorre também a inativação do beta-lactâmico; mas, tendo em vista o número elevado de moléculas beta-lactâmicas, proporcionalmente maior que o dos aminoglicosídeos, a perda de algumas dessas moléculas em geral não provoca diminuição da atividade do beta-lactâmico. A inativação não é uniforme com todos os aminoglicosídeos, sendo mais acentuada com a tobramicina, seguindo-se a gentamicina. A netilmicina é pouco inativada e a amicacina é o aminoglicosídeo mais estável.

A inativação química dos aminoglicosídeos pelos beta-lactâmicos depende das drogas usadas, de sua concentração, do tempo de contato entre elas, da composição do meio e da temperatura. Tem sido observada mais frequentemente com a carbenicilina e a ticarcilina, as quais são usadas em doses elevadas, que proporcionam a quantidade de antibiótico necessária para a ocorrência da reação. Esta acontece mais facilmente em um sistema sem proteínas, daí a inativação ser mais importante quando se misturam os dois antibióticos (p. ex., gentamicina e ticarcilina) em um mesmo frasco de solução para administração intravenosa. Por isso, é fundamental não misturar aminoglicosídeos e beta-lactâmicos em fluidos para uso intravenoso ou na mesma seringa. A inativação nos líquidos orgânicos, à temperatura corporal, se dá de maneira lenta e somente cerca de 15% da atividade da gentamicina é perdida ao final de oito horas ao ser administrada em associação com ticarcilina. Dessa maneira, a inativação química dos aminoglicosídeos pelos beta-lactâmicos não é geralmente de importância na prática clínica, quando se administram as drogas separadamente. Essa interação só tem alguma significância em pacientes com insuficiência renal, podendo causar uma redução na meia-vida do aminoglicosídeo. Nesses pacientes, a forma ideal de administração das drogas é a dosagem regular de sua concentração sanguínea.

Apesar do efeito antimicrobiano sinérgico, a associação dos aminoglicosídeos com a vancomicina (e outros glicopeptídeos) não é habitualmente recomendada, devido à potencialização na nefrotoxicidade de ambas as drogas. A nefrotoxicidade dos aminoglicosídeos é também aumentada pelo uso concomitante dos antibióticos polimixinas, anfotericina B e clindamicina, bem como pela furosemida e pelo metoxifluorano.

O uso associado dos aminoglicosídeos com o ácido etacrínico potencializa a ação ototóxica dos dois grupos de medicamentos. Em pacientes com insuficiência renal, esse risco de ototoxicidade é particularmente acentuado.

O emprego da neomicina por via oral influencia, diminuindo, a absorção da penicilina V, da digoxina e outros glicosídeos digitálicos e da vitamina B12.

A administração de aminoglicosídeos em dose alta ou por via IV rápida pode causar paralisia neuromuscular. Esse efeito pode ser observado com o uso de doses normais em pacientes que receberam agentes curarizantes e magnésio ou em portadores de miastenia gravis. Essa ação neuromuscular dos aminoglicosídeos pode ser revertida pela administração de sais de cálcio.

Indicações Clínicas

Os aminoglicosídeos de ação sistêmica (gentamicina, tobramicina, netilmicina e amicacina) são indicados principalmente na terapêutica de infecções pelos bacilos gram-negativos da família das enterobactérias. Dessa maneira, são empregados no tratamento de infecções urinárias, biliares e pulmonares, peritonites e pelviperitonites, apendicites, abscessos intra-abdominais e sepses causadas por *E. coli*, *Klebsiella*, *Proteus*, *Citrobacter* e outros bacilos gram-negativos entéricos.

Devido à sua toxicidade elevada quando administradas por via parenteral, a neomicina, a soframicina e a paromomicina (aminosidina) são empregadas somente em uso tópico para infecções da pele ou mucosas ou da luz intestinal.

No entanto, a aminosidina por via parenteral constitui-se em uma alternativa para o tratamento da leishmaniose cutâneo-mucosa e do calazar, em substituição aos antimoniais pentavalentes.

A principal indicação da espectinomicina é no tratamento da uretrite gonocócica, como uma alternativa ao emprego das penicilinas em pacientes alérgicos a esses antibióticos.

Os aminoglicosídeos mostram-se ativos contra o *Staphylococcus aureus* e *S. epidermidis*. No entanto, não constituem droga de eleição frente a esses germes, visto serem eles mais sensíveis à ação dos antibióticos beta-lactâmicos e glicopeptídeos, que apresentam, ainda, menor toxicidade. Contudo, em infecções de maior gravidade por esses microrganismos, a associação de um beta-lactâmico com um aminoglicosídeo tem sido advogada, fundamentada no efeito sinérgico das drogas.

Esse efeito também é a justificativa para o emprego de aminoglicosídeos, principalmente a estreptomicina e a gentamicina, associados com a penicilina G ou a ampicilina para a terapêutica da endocardite causada pelos enterococos ou o estreptococo *viridans*.

As infecções causadas pela *Pseudomonas aeruginosa* são indicações para o emprego dos aminoglicosídeos sistêmicos, constituindo exceção a estreptomicina, que não mostra atividade contra esse patógeno. Habitualmente, nas infecções pelas pseudomonas, associa-se um antibiótico beta-lactâmico com ação antipseudomonas (ceftazidima, aztreonam, ticarcilina associada com ácido clavulânico, piperacilina associada com tazobactam e o imipeném ou o meropeném). Ainda que essa associação venha sendo questionada recentemente, quanto à maior eficácia, frequentemente é utilizada no tratamento de infecções graves por bacilos gram-negativos.

Na terapêutica da tuberculose, a estreptomicina é, na atualidade, uma droga de segunda escolha nos esquemas tríplices de tratamento, superada que foi pela rifampicina. Constitui droga de reserva para os bacilos resistentes a outros medicamentos de primeira linha e na tuberculose em pacientes com hepatopatia grave. Além da tuberculose, a estreptomicina encontra indicação no tratamento da peste, da tularemia e da brucelose.

Como já mencionado, os aminoglicosídeos não têm eficácia destacada no tratamento das meningoencefalites por bactérias gram-negativas, pois não ultrapassam de maneira regular e em concentrações úteis a barreira hematoencefálica.

Também não exercem ação terapêutica nas infecções por bactérias anaeróbias estritas. Entretanto, em determinados processos infecciosos que têm a participação etiológica de uma microbiota mista aeróbia e anaeróbia, como as infecções intra-abdominais, abscessos subfrênico e hepático e aborto séptico, os aminoglicosídeos são administrados em associação com drogas ativas contra os anaeróbios, como a clindamicina, o cloranfenicol ou o metronidazol.

Tradicionalmente, os aminoglicosídeos são administrados em doses fracionadas de 8/8 horas ou 12/12 horas, considerando sua meia-vida e tempo de eliminação. Contudo, inúmeros estudos têm indicado a administração dessas drogas em dose única diária, sobretudo por via IV, no tratamento de infecções causadas por bacilos gram-negativos, considerando sua atividade dependente da concentração (maior atividade antimicrobiana com maiores concentrações) e seu efeito pós-antibiótico prolongado, associado à menor nefrotoxicidade com esse modo de administração. Ademais, o emprego dos aminoglicosídeos em dose única diária facilita a terapêutica, provoca melhor adesão ao tratamento e torna mais econômico o curso terapêutico. No contexto clínico, o emprego dos aminoglicosídeos em dose única diária tem sido realizado com segurança e eficácia no tratamento de pacientes com infecção urinária complicada e não complicada, sepse por bacilos gram-negativos, neutropenia febril, infecções da pele e tecido subcutâneo, além da terapêutica da tuberculose. O regime de dose única mostra-se igualmente eficaz e sem apresentar maior nefrotoxicidade também em recém-nascidos e outras crianças. Em pacientes com endocardite e em crianças com mucoviscidose, a vantagem da dose única diária não está estabelecida, sendo recomendada a manutenção do regime de duas doses diárias.

Efeitos Adversos

Os aminoglicosídeos podem causar efeitos adversos de natureza irritativa no local de administração, efeitos tóxicos e de hipersensibilidade e reações devidas a modificações biológicas no hospedeiro.

Dor no local da injeção intramuscular não é proeminente, o que permite a administração das drogas por essa via com boa tolerância por vários dias. Contudo, não raro ocorre enduração no local das injeções, especialmente se repetidas na mesma proximidade. A administração por via intravenosa necessariamente deve ser realizada diluindo-se o antibiótico em solução salina ou glicosada (50 a 100 mL em adultos) e aplicação gota a gota durante 30 a 60 minutos. A injeção direta dos aminoglicosídeos na veia pode provocar intoxicação aguda, com bloqueio neuromuscular e risco de paralisia respiratória, além de nefrotoxicidade aguda e depressão da atividade miocárdica.

Hipersensibilidade aos aminoglicosídeos, manifestada por erupção maculopapular e urticariforme, febre, eosinofilia tem sido descrita em 1% a 3% dos pacientes. Muito raramente, pode ocorrer agranulocitose, púrpura trombocitopênica, aplasia medular e anafilaxia. A hipersensibilidade aos aminoglicosídeos parece ser favorecida pelo uso tópico dessas drogas previamente.

Modificações da microbiota residente, com o surgimento de superinfecções intestinais ou sistêmicas, podem suceder com o uso prolongado dessas drogas. Colite pseudomembranosa e diarreia por modificações da microbiota digestiva têm sido relatadas com o uso dos aminoglicosídeos por via oral.

Os principais efeitos adversos dos aminoglicosídeos estão relacionados à sua toxicidade, que manifesta por neurotoxicidade, ototoxicidade e nefrotoxicidade. A nefrotoxicidade é referida com todos os aminoglicosídeos, sendo observada redução na filtração glomerular em 5% a 25% dos pacientes submetidos a um curso de tratamento com esses antibióticos, notando-se significante elevação da creatinina sérica em 5% a 10% dos enfermos. É rara com a espectinomicina e a estreptomicina e comum com a neomicina e a paromomicina administradas por via parenteral. Não existe diferença na toxicidade renal entre gentamicina, tobramicina, netilmicina e amicacina. As drogas acumulam-se no córtex renal, demonstrando-se que são pinocitadas pelas células do túbulo proximal e em seguida sequestradas no interior de lisossomas. Nessas organelas, os aminoglicosídeos ficam expostos a um pH ácido (entre 5 e 6), condição que favorece sua ligação com fosfolipídios com carga negativa e inibição de fosfolipases lisossomais. Os aminoglicosídeos, então, provocam uma fosfolipidose, com disfunção da esfingomielinase e outras fosfolipases, acúmulo de fosfolipídios e liberação de hidrolases ácidas lisossomais. Os antibióticos também inibem a fosforilação oxidativa nas mitocôndrias do córtex renal e a ATP-ase renal. Essa soma de efeitos conduz à disfunção celular e, por fim, à degeneração das células e necrose dos túbulos renais. Além disso, os aminoglicosídeos alteram o endotélio capilar do glomérulo, reduzindo a filtração glomerular, o que também pode ser resultante da estimulação do sistema renina-angiotensina (vasoconstritor) e inibição do sistema calicreína-cinina (vasodilatador) pelas drogas. As alterações da função renal manifestam-se por poliúria, glicosúria, proteinúria, enzimúria, beta-2-microglobulinúria, excreção aumentada de sódio e diminuição da osmolaridade urinária. A nefrotoxicidade dos aminoglicosídeos é caracteristicamente não oligúrica.

A nefrotoxicidade dos aminoglicosídeos é diretamente relacionada com diversos fatores, incluindo a dose empregada, o tempo de uso, a administração simultânea de drogas nefrotóxicas (como cefalosporinas, anfotericina B, vancomicina, metoxifluorano, ciclosporina A, diuréticos de alça, analgésicos não esteroides), o uso prévio de aminoglicosídeos ou polimixinas, desidratação, pacientes do sexo feminino, idade avançada do paciente e em indivíduos com febre mantida, cirrose grave e sepse. Habitualmente, a nefrotoxicidade é reversível com a retirada do medicamento ao surgirem os primeiros sinais de injúria renal, como elevação da creatinina sérica, demonstração de hidrolases lisossomais na urina e presença de proteínas e células tubulares ao exame de urina.

O emprego dos aminoglicosídeos em dose única diária é capaz de reduzir a nefrotoxicidade porque os receptores desses antibióticos no córtex renal ficam rapidamente saturados, diminuindo o acúmulo intracelular dessas drogas. Ou seja, não há correlação entre a concentração sanguínea alta e a nefrotoxicidade. Ao contrário, o emprego de doses menores, repetidas em intervalos mais curtos, provoca maior acúmulo dos aminoglicosídeos nas células tubulares renais e, consequentemente, maior nefrotoxicidade.

A ototoxicidade dos aminoglicosídeos tem sido referida em 0,5% a 25% dos pacientes. Essa ampla variação é explicada por diferenças na dose utilizada, idade dos pacientes tratados, uso concomitante ou prévio de drogas ototóxicas e outros fatores possíveis de agravar a toxicidade de drogas. Mesmo os diferentes trabalhos que analisam os fatores de risco envolvidos na toxicidade do 8º par craniano apresentam resultados conflitantes. Também em relação ao tipo de aminoglicosídeo empregado, são díspares as conclusões referidas, mas em geral se pode concluir que a espectinomicina não provoca alteração importante da função vestibular ou auditiva, enquanto a di-hidroestreptomicina, a framicetina e a neomicina com frequência causam distúrbios da audição, o que limita o seu uso sistêmico. Com relação aos demais aminoglicosídeos, o risco da ototoxicidade é considerado semelhante, não havendo diferença entre a amicacina, a netilmicina, a tobramicina e a gentamicina.

A ocorrência da ototoxicidade com o emprego de dose única de aminoglicosídeos é ainda motivo de debate. A lesão do 8º par craniano pode afetar a função vestibular ou a função auditiva ou ambas. Mais frequentemente, a gentamicina, a tobramicina, a netilmicina e a estreptomicina causam alterações do equilíbrio, enquanto a amicacina causa mais alterações auditivas. Ambas as alterações tóxicas, geralmente, são irreversíveis. Entretanto, a toxicidade vestibular é considerada menos grave, porque a tonteira e o distúrbio do equilíbrio podem diminuir com o tempo e a alteração pode ser compensada pela orientação espacial visual. A toxicidade auditiva pode se manifestar inicialmente por zumbido e sensação de pressão no ouvido ou iniciar-se logo por distúrbio na audição. Habitualmente, de início há perda da audição para altas frequências, podendo essa alteração passar despercebida pelo paciente. Progressivamente, ocorre perda da audição para baixas frequências, a qual é importante para o entendimento da palavra falada, instalando-se a surdez. Um aspecto de particular gravidade nessa toxicidade é que ela pode começar após a droga ter sido suspensa, ou progredir, apesar da retirada do medicamento.

A ototoxicidade dos aminoglicosídeos está relacionada com a concentração das drogas na endolinfa e perilinfa que banha as células ciliadas do órgão de Corti situado na cóclea e as células vestibulares. Os aminoglicosídeos penetram na endolinfa e na perilinfa lentamente e saem também lentamente, concentrando-se progressivamente nesses líquidos durante sua administração terapêutica prolongada. Os antibióticos lesam as células auditivas do órgão de Corti e as células do vestíbulo por ligarem-se ao bifosfato do fosfatidilinositol e inibirem a ATP-ase reguladora do sódio e potássio celular. Dessa maneira, causam alterações no gradiente iônico da perilinfa e lesão das células cocleares e vestibulares, com subsequente alteração na integridade do 8º par craniano.

A ototoxicidade dos aminoglicosídeos é relacionada com a dose e o tempo de uso, sendo mais frequente com a administração por dez dias ou mais. São também incluídos entre os fatores de risco dessa toxicidade a febre prolongada, o uso concomitante de drogas ototóxicas, particularmente o ácido etacrínico, a idade avançada, a desidratação, a desnutrição, a presença de bacteriemia e a insuficiência renal. O risco de ototoxicidade dos aminoglicosídeos é especialmente alto com o uso tópico de soluções aquosas dessas drogas no ouvido, sobretudo na vigência de perfuração do tímpano, havendo lesões destrutivas do sáculo e da cóclea.

Os aminoglicosídeos são capazes de provocar bloqueio da atividade neuromuscular. Essa ação tóxica é devida à inibição da liberação pré-sináptica da acetilcolina e à depressão da placa mioneural a essa substância. Além disso, interferem com a ação do cálcio no neurorreceptor. O bloqueio neuromuscular é semelhante ao observado com os agentes curarizantes, como a tubocurarina e o pancurônio. O efeito curarizante desses antibióticos é muito raro na ausência de outros fatores predisponentes. Entretanto, pode ser observado ao se administrar as substâncias por via IV rápida ou se realizar lavagem peritoneal com soluções dessas drogas, talvez pela elevada absorção das substâncias e pelo contato direto de altas concentrações com o diafragma. Pacientes com miastenia *gravis*, hipocalcemia ou que receberam outras drogas bloqueadoras sinápticas são particularmente sensíveis. Em função desse último fator, o risco de depressão respiratória por paralisia flácida da musculatura deve ser sempre lembrado em doentes sob terapêutica com aminoglicosídeos e submetidos à anestesia e aos agentes curarizantes, na fase de recuperação pós-anestésica.

O bloqueio neuromuscular causado pelos aminoglicosídeos é reversível pela administração de sais de cálcio por via IV. O efeito tóxico é referido com todos os aminoglicosídeos, havendo variações quantitativas entre eles. A potência bloqueadora neuromuscular parece ocorrer na seguinte ordem: netilmicina, gentamicina, estreptomicina, amicacina, tobramicina.

Alguns pacientes em uso de aminoglicosídeos queixam-se de vertigem, lassidão, fraqueza muscular, parestesias periféricas, particularmente parestesia ao redor da boca (parestesia circumoral), ataxia e dificuldade de acomodação visual. Essas queixas revelam uma neurite periférica e muitas vezes surgem nas horas seguintes à administração da droga. É verificado que, por vezes, tal sintomatologia é menos intensa e menos frequente se os doentes se mantêm em repouso, e pioram com a atividade física, relacionando-se o surgimento dessas manifestações à rapidez da absorção da droga no local de administração IM, motivada pela atividade física. Assim, nos casos com esse tipo de reação, que se deve à obtenção de rápidas e elevadas concentrações da droga, é recomendável a injeção do medicamento à noite, ao deitar, ou que o paciente se mantenha em repouso após a sua administração.

A ação dos aminoglicosídeos inibindo a ação do cálcio no receptor de membrana é responsável por um efeito inotrópico negativo direto, causando a depressão da contração miocárdica. O risco dessa ação tóxica só é pressuposto com a administração de altas doses dos antibióticos por via IV rápida.

A administração dos aminoglicosídeos por via intratecal ou intraventricular provoca ação tóxica direta sobre o sistema nervoso central, manifestada por convulsões, insuficiência respiratória, distúrbios na temperatura e pulso, coma e morte. Outras alterações observadas com o emprego desses antibióticos são raras e incluem elevação de transaminases e da fosfatase alcalina séricas e neurite óptica, com escotomas cintilantes e outros distúrbios da visão, podendo chegar à cegueira. Essa toxicidade para o nervo óptico é muito rara. Síndrome de má absorção é descrita com o emprego por via oral da neomicina e paromomicina. Esses antibióticos interferem com a absorção oral de lipídios, açúcar, ferro, digital, colesterol, carotenos e vitamina B12. Esses efeitos ocorrem geralmente com o uso de doses elevadas, mas podem suceder mesmo com o emprego de doses recomendadas para a supressão da microbiota fecal.

AMINOGLICOSÍDEOS EM USO CLÍNICO NO BRASIL

Estreptomicina

Caracteres Gerais. Espectro de Ação

Como os demais aminoglicosídeos, a ação da estreptomicina é predominantemente bactericida, sendo a concentração bactericida duas vezes superior à concentração bacteriostática. É utilizada sob a forma de sulfato e a partir dela foi obtido um derivado, a di-hidroestreptomicina, hoje em dia abandonada por apresentar maior toxicidade.

Embora tenha ação sobre vários bacilos gram-negativos, a estreptomicina é utilizada principalmente nas infecções pelo *Mycobacterium tuberculosis* e, em associação com penicilinas, nas infecções causadas por estreptococos do grupo *viridans* e pelos enterococos, pois funciona sinergicamente com as penicilinas contra esses microrganismos. Em particular, a associação com a penicilina G é recomendada nas infecções endocárdicas causadas por *Streptococcus salivarius*, *S. anaerobicus*, *S. milleri* e outros estreptococos do grupo *viridans*. A associação age também nas infecções por *Enterococcus faecium* e *E. faecalis*, mas a gentamicina associada com ampicilina tem melhor eficácia nessa circunstância.

Sua farmacocinética e efeitos adversos são similares aos dos demais aminoglicosídeos, referidos na parte geral deste capítulo. No tratamento da tuberculose, a via principal de administração da estreptomicina é a intramuscular, apresentando boa tolerabilidade. Nas indicações das infecções por estreptococos e enterococos, é mais utilizada por via IV, via também utilizada em situações especiais em que a via IM está prejudicada (caquexia, choque, quadros hemorrágicos). Por via IV, a administração deve ser feita diluindo-se a droga em solução salina ou glicosada (100 mL em adultos) e aplicando em gotejamento lento por uma hora. A eliminação da estreptomicina se faz quase totalmente por via renal, sob forma ativa e por mecanismo de filtração glomerular. Em recém-nascidos e em indivíduos com função renal alterada existe acúmulo no organismo, necessitando-se adaptar as doses e intervalos a essas condições (ver Capítulo 8).

Indicações Clínicas e Doses. Efeitos Adversos

A principal indicação da estreptomicina é a tuberculose em suas várias formas clínicas. Atualmente, o esquema recomendado para o tratamento da tuberculose é a associação da rifampicina, isoniazida, pirazinamida e etambutol. Entretanto, a estreptomicina permanece como droga indicada no tratamento da tuberculose resistente à isoniazida e à rifampicina. Nesses casos, a estreptomicina é associada com etambutol, levofloxacino (ou ofloxacino), terizidona e pirazinamida. No Capítulo 17, é apresentada uma tabela (Tabela 17.4) com o tratamento das formas multirresistentes de tuberculose. Nos enfermos com insuficiência hepática grave (hepatite aguda e crônica, cirrose descompensada, elevação de transaminases sanguínea acima de duas vezes o nível normal), o Consenso Brasileiro de Tuberculose recomenda que a terapêutica da tuberculose seja realizada com esquema alternativo, incluindo estreptomicina associada com etambutol e ofloxacino ou levofloxacino (ver Tabela 17.4 no Capítulo 17). Se ocorrer a melhora clínica e laboratorial da hepatopatia, pode ser acrescentada ao esquema alternativo a isoniazida, que será mantida até completar 12 meses de tratamento.

Na endocardite e na sepse por *Streptococcus* do grupo *viridans*, a estreptomicina já foi utilizada em associação com a penicilina G ou a ampicilina; mas, foi substituída, na atualidade, pela gentamicina. Nessa indicação, a penicilina G é utilizada, em adultos, na dose de 18 a 24 milhões de unidades por dia e a estreptomicina na dose única diária de 1 g. Crianças recebem a dose de estreptomicina de 20 a 30 mg/kg/dia. Habitualmente, nessas infecções estreptocócicas, a estreptomicina é mantida por 15 dias, continuando-se a penicilina por um mês.

Outras indicações terapêuticas da estreptomicina são a brucelose, a peste, a tularemia e o granuloma inguinal. Nessa última doença o cloranfenicol, tianfenicol, cotrimoxazol, ceftriaxona, azitromicina e gentamicina são as drogas mais eficazes. Na terapêutica da peste a estreptomicina é a droga indicada, mas deve ser usada com cautela, evitando-se a administração de doses elevadas a cada tomada, uma vez que esse antibiótico é rapidamente bactericida para *a Y. pestis* e em doses excessivas pode causar choque tóxico pela destruição maciça de bactérias. A dose recomendada é de 30 mg/kg/dia, por via IM, empregando-se 2 g em adultos, fracionada de 6/6 horas durante os cinco primeiros dias e, em seguida, de 8/8 ou 12/12 horas por mais três a cinco dias. Nessa infecção, tetraciclinas, cloranfenicol e sulfamídicos são também eficazes.

A terapêutica de primeira escolha da brucelose na atualidade é a associação de rifampicina com uma tetraciclina. Mas, a segunda indicação é estreptomicina associada com uma tetraciclina. Nessa indicação, a estreptomicina é utilizada na dose de 15 a 20 mg/kg/dia (1 g/dia em adultos), fracionada de 12/12 horas ou em dose única diária, durante 21 dias, mantendo-se a tetraciclina (habitualmente a doxiciclina) durante 45 dias.

Uma opção terapêutica para a brucelose na criança é o cotrimoxazol, mantido por seis semanas, associado com gentamicina nos cinco primeiros dias.

Por fim, a estreptomicina constitui o medicamento de eleição para o tratamento da tularemia, sendo empregada na dose de 15 a 20 mg/kg/dia (1 g/dia em adultos) durante 7 a 10 dias, podendo-se utilizar uma dose mais elevada (30 mg/kg/dia = 2 g/dia em adultos) durante os dois ou três primeiros dias. As tetraciclinas e o cloranfenicol são antibióticos alternativos nessa infecção.

A estreptomicina por via IM é bem tolerada, permitindo o seu emprego por longo tempo sem provocar grandes manifestações irritativas no local da injeção. Reações de hipersensibilidade são de ocorrência rara. Superinfecções são pouco frequentes.

O principal efeito colateral da estreptomicina são as manifestações tóxicas dirigidas para o sistema nervoso periférico e, em menor importância, para os rins, como discutido na parte geral deste capítulo. Pode, ainda, ter um efeito potencializador dos curares, já que provoca bloqueio ao nível da junção neuromuscular em doses altas. O efeito curarizante é de particular importância em pacientes cirúrgicos, devendo o anestesista estar prevenido, especialmente em doentes que estejam com sua função renal alterada. A injeção de sais de cálcio neutraliza a ação curarizante. Muito raramente, a estreptomicina pode causar uma encefalopatia tóxica, potencialmente fatal, ao ser usada em doses elevadas ou se não se fizer ajustes na sua administração em pacientes com insuficiência renal. Gestantes em uso da estreptomicina correm o risco de haver surdez no feto, independentemente do período gestacional.

Disponibilidade da Droga

A estreptomicina consta da RENAME e atualmente só é disponível em centros governamentais de atendimento à saúde. É apresentada em frasco-ampola com 1 g.

Gentamicina

Caracteres Gerais. Espectro de Ação

A gentamicina é um antibiótico natural obtido de culturas de *Micromonospora purpurea* e de outras espécies desse fungo. É um complexo formado por três antibióticos, denominados gentamicina C1, C1-a e C2, todos mostrando isoladamente as mesmas propriedades farmacológicas e tóxicas. É apresentada comercialmente sob a forma de sulfato. Suas propriedades antimicrobianas e farmacológicas são semelhantes às dos demais aminoglicosídeos, caracterizando-se por sua ação contra os bacilos gram-negativos do grupo das enterobactérias e por sua atividade sobre a *Pseudomonas aeruginosa* e algumas estirpes de *Acinetobacter baumannii*. Apresenta sinergismo de ação com as penicilinas e cefalosporinas e antagonismo com as tetraciclinas e o cloranfenicol. A gentamicina pode apresentar ou não resistência cruzada com os outros aminoglicosídeos. Resistência cruzada entre a gentamicina e a netilmicina é relativamente comum; a amicacina, porém, com frequência se mostra ativa sobre germes resistentes à gentamicina e eventualmente é possível resistência à gentamicina e sensibilidade à tobramicina. Infelizmente, é cada vez mais frequente o isolamento de bactérias gram-negativas resistentes, particularmente em ambiente hospitalar, o que exige o emprego de antibióticos alternativos. Entretanto, sobre os microrganismos sensíveis, a gentamicina e a tobramicina são os aminoglicosídeos que apresentam a maior atividade (maior potência antimicrobiana) contra as enterobactérias, superando a ação da amicacina e da netilmicina. Como já mencionado, a amicacina pode mostrar atividade contra bacilos resistentes à gentamicina.

A gentamicina tem atividade sinérgica com a penicilina G e a ampicilina, no tratamento da endocardite por enterococo, e com a oxacilina ou a vancomicina, na terapêutica das sepses e da endocardite estafilocócicas.

Como outros aminoglicosídeos, a gentamicina não age contra *Haemophilus influenzae*, nem contra as bactérias anaeróbias. Contra o bacilo de Koch apresenta potência antimicrobiana menor que a da estreptomicina. Tem como vantagem a ação inibitória sobre algumas micobactérias atípicas (*M. scrofulaceum*, *M. fortuitum*), em geral resistentes à estreptomicina. A dificuldade de usar a droga contra tais germes reside no tempo prolongado do tratamento exigido para a cura das infecções por eles causadas, muitas vezes impossível de ser mantido devido à toxicidade do antibiótico.

Como os demais aminoglicosídeos, a gentamicina não é absorvida por via oral e para se obter um efeito sistêmico deve-se empregá-la por via parenteral. Aplicam-se à gentamicina os parâmetros farmacocinéticos e toxicológicos descritos na parte geral deste capítulo.

A gentamicina é excretada principalmente por filtração glomerular, sendo eliminada pela urina em forma ativa. Pequena quantidade é eliminada pela bile. Como outros aminoglicosídeos, elimina-se no leite materno em cerca de 35% da concentração sérica. A droga não é absorvida por via oral no lactente, mas pode causar modificações da sua microbiota intestinal. Devido à sua eliminação ser fundamentalmente realizada pelo rim, esse antibiótico deve ser utilizado com cuidado em pacientes com função renal deficiente, realizando-se ajustes na administração para serem evitados os efeitos tóxicos acumulados (ver Capítulo 8).

Indicações Clínicas e Doses. Efeitos Adversos

A gentamicina está indicada nas infecções por bacilos gram-negativos, em particular as causadas por *Pseudomonas aeruginosa*, *Klebsiella*, *Enterobacter*, *Citrobacter*, *Escherichia coli* e *Proteus* indol-positivos, e nas infecções por estafilococos produtores de penicilinase. Tem emprego, portanto, nas sepses, infecções urinárias, infecções respiratórias, peritonites, infecções biliares e intra-abdominais e outros processos causados por bacilos gram-negativos e o estafilococo.

A associação da gentamicina com ampicilina constitui-se no tratamento de escolha da endocardite pelo enterococo e é também utilizada no tratamento da endocardite por estreptococos do grupo *viridans*.

A gentamicina tem sido utilizada, com resultados variáveis, associada à ampicilina no tratamento de meningoencefalites purulentas, especialmente em crianças menores de 4 meses, em que os microrganismos envolvidos na maioria dos casos são gram-negativos. A eficácia atribuída a essa associação em meningites por *E. coli*, de fato, resulta da ação da ampicilina sobre estirpes dessa bactéria sensíveis à ampicilina (Chang *et al.*). Considerando a passagem deficiente da gentamicina para o líquor, muitos autores recomendaram sua utilização por punção lombar ou intraventricular em tais pacientes. Entretanto, por via intratecal o tratamento não era eficaz nos casos com ventriculite e por via intraventricular havia o risco de lesões cerebrais resultantes de punções repetidas ou da ação tóxica desse antibiótico. Essa indicação foi superada pela introdução das cefalosporinas de terceira e de quarta gerações e de novos beta-lactâmicos na terapêutica das meningites por bacilos gram-negativos.

No tratamento das infecções urinárias, a gentamicina isoladamente provoca alto percentual de cura, tendo em vista a elevada concentração atingida pela droga nesse setor orgânico. É de grande utilização no tratamento de queimados, no qual é frequente a infecção pela *Pseudomonas aeruginosa*.

A gentamicina é frequentemente empregada associada a antibióticos beta-lactâmicos para o tratamento de infecções estafilocócicas ou pela *Pseudomonas aeruginosa* ou para as infecções graves de etiologia indeterminada, principalmente no paciente imunodeprimido. Dessa maneira, é associada à oxacilina na terapêutica da endocardite estafilocócica; à ceftazidima, à cefepima ou à piperacilina/tazobactam para o tratamento de infecções por *Pseudomonas aeruginosa*; às cefalosporinas de terceira e de quarta gerações para as infecções por bacilos gram-negativos de resistência selecionada ou para as infecções graves por germe não identificado. Em casos de infecção mista com participação de anaeróbios (infecções intra-abdominais e ginecológicas) é associada ao cloranfenicol ou à clindamicina ou ao metronidazol.

No tratamento das infecções hospitalares graves causadas por enterobactérias e *Pseudomonas aeruginosa* resistentes à gentamicina, a amicacina, eventualmente, mostra-se eficaz.

Tradicionalmente, a gentamicina era utilizada na dose de 3 a 5 mg/kg/dia, fracionada de 8/8 ou 12/12 horas. Na atualidade, a droga é utilizada em dose única diária por ser mais eficaz que em doses fracionadas, havendo redução da nefrotoxicidade. Além disso, economicamente é mais vantajoso o regime de dose única diária e é melhor a tolerabilidade pelo enfermo. A administração em dose única diária mostra-se vantajosa também no recém-nascido e no paciente imunodeprimido. Assim, nas infecções graves, como sepses e pneumonias hospitalares, recomenda-se a dose de 5 mg/kg/dia, em dose única diária. Nas infecções meníngeas já foi utilizada por via IV em doses plenas de 5 a 7 mg/kg/dia, fracionada de 12/12 horas, associada com sua administração por via intraventricular na dose de 1 a 3 mg em crianças ou 5 a 10 mg em adultos, em injeções diárias por três ou mais dias, de preferência através dos reservatórios de Rickham ou de Ommaya implantados por ventriculostomia. Nas infecções urinárias, as doses mais baixas (3 mg/kg/dia) são suficientes para a cura. Nos pacientes com insuficiência renal, as doses devem ser diminuídas e espaçadas por tempo maior, a fim de evitar acumulação, conforme discutido na parte geral deste capítulo. O ideal para o ajustamento da dose e do fracionamento seria a dosagem da droga no sangue, evitando-se que a concentração ultrapassasse 12 mcg/mL. Como as determinações dos níveis de antibióticos circulantes são, com frequência, impraticáveis no uso rotineiro em nosso meio, recomenda-se que nos pacientes em insuficiência renal o ajuste da dose e do intervalo entre as doses seja feito segundo os parâmetros discutidos na parte inicial desse capítulo, no item sobre farmacocinética dos aminoglicosídeos.

Nos pacientes com endocardite por enterococos, a gentamicina é utilizada em associação à ampicilina ou à penicilina G durante quatro a seis semanas. Nos casos de endocardite e sepses estafilocócicas é recomendável a associação da gentamicina durante os três ou cinco primeiros dias da terapêutica. Nas endocardites no coração direito em usuários em drogas e naquelas em pacientes com prótese valvular, a terapêutica de melhores resultados é a associação de oxacilina (ou similar) ou da vancomicina (nos alérgicos às penicilinas) com gentamicina e rifampicina. Na endocardite enterocócica, a vantagem do regime de dose única ainda não está estabelecida, recomendando-se manter a dose de 5 a 7 mg/kg/dia fracionada de 12/12 horas.

A gentamicina pode ser utilizada no tratamento da gonorreia masculina na dose única de 280 mg por via IM. Essa indicação constitui-se em alternativa para a terapia da gonorreia em pacientes alérgicos à cefalosporinas e resistente a outros antimicrobianos. A gentamicina associada ao cloranfenicol é indicada na donovanose resistente às tetraciclinas ou ao cotrimoxazol.

Ocasionalmente, a gentamicina pode ser empregada por via oral para a redução da microbiota aeróbia intestinal no preparo do colo para cirurgia ou no tratamento do coma hepático. A dose recomendada é de 1 a 2 g/dia, mas é necessário o uso de apresentações especiais (drágeas ou cápsulas) para proteger a droga da ação do suco ácido do estômago.

A gentamicina é utilizada impregnada em cimento ortopédico e em pérolas de metacrilato na profilaxia da infecção de artroplastia de joelho e de quadril. Nessa indicação é utilizada em geral associada com antibióticos também ativos contra estafilococos (cefazolina, vancomicina).

Colírios e pomadas oftálmicas contendo a gentamicina podem ser utilizados para o tratamento de infecções externas do olho (conjuntivites, blefarites) e tecidos anexos (hordéolo, dacrioadenite) causadas por estafilococos e bacilos gram-negativos.

Os efeitos colaterais observados com a gentamicina são os referidos na parte geral desse capítulo. A droga é bem tolerada por via IM. Em uso tópico, sob a forma de pomadas, pode provocar sensibilização orgânica. Deve-se ter cuidado ao usá-la em pomadas ou cremes em grandes superfícies queimadas ou lesões extensas do epitélio, pois pode ser absorvida e sofrer acumulação com as doses empregadas parenteralmente. Não deve ser utilizada em uso tópico no ouvido, sob a forma de soluções aquosas, pois pode provocar a destruição da cóclea e do sáculo se o tímpano estiver perfurado. Os principais paraefeitos da gentamicina estão relacionados à sua toxicidade. Essa pode se manifestar sobre o rim, havendo elevação de ureia e creatinina e alterações urinárias. A nefrotoxicidade não é, porém, frequente nos tratamentos de curta duração, estando em geral associada à lesão renal prévia. É reversível na maioria dos casos com a diminuição da dose ou a suspensão da droga. Um outro fenômeno tóxico está ligado ao bloqueio neuromuscular, mais frequentemente observável após anestesia, podendo levar à insuficiência respiratória. Ocasionalmente, o bloqueio ocorre em pacientes tratados por longo tempo, surgindo manifestações de uma síndrome miastênica. Tal paraefeito é reversível com injeções de sais de cálcio. O principal efeito adverso da gentamicina está ligado à sua ototoxicidade, que aparece em cerca de 2% dos pacientes tratados. A lesão pode ser só auditiva, só vestibular, ou ambas, sendo mais frequente a alteração do ramo vestibular. O comprometimento do 8º par craniano está relacionado à dose, sendo constante quando a concentração sanguínea da droga está acima de 12 mcg/mL. É mais comum em pacientes com função renal alterada e se a droga for associada a outros antibióticos ototóxicos ou se estas substâncias tiverem sido utilizadas previamente. A duração do tratamento com a gentamicina parece não ter relação com o surgimento da intoxicação, porém há relação com a dose total acima de 1 g em pacientes com alterações renais.

Disponibilidade da Droga

A gentamicina injetável e em creme dermatológico consta da RENAME e é disponível em centros governamentais de atendimento à saúde. É comercializada em apresentação genérica em ampola com 80 mg (Gentamicina®) e na especialidade farmacêutica de referência Garamicina® e em medicamentos similares nas formulações injetáveis com 10 mg, 20 mg, 40 mg, 80 mg, 120 mg, 160 mg e 280 mg, É também comercializada em pomada oftálmica, creme dermatológico e em pérolas para aplicação em cirurgia ortopédica. Deve ser ressaltado que as apresentações injetáveis da gentamicina contêm metilparabeno, propilparabeno, bissulfito de sódio, edetato dissódico ou EDTA como preservativos, não sendo recomendável a administração dessas apresentações por via intratecal ou intraventricular.

Amicacina

Caracteres Gerais. Espectro de Ação

A amicacina é um aminoglicosídeo semissintético, derivado da canamicina, um aminoglicosídeo natural atualmente obsoleto. É apresentada sob a forma de sulfato. Suas propriedades antimicrobianas a diferenciam dos demais aminoglicosídeos por ser resistente à inativação pela maioria das enzimas produzidas pelas enterobactérias e *a Pseudomonas aeruginosa*. Assim, a amicacina só é inativada de maneira relevante pela aminoglicosídeo-6-acetiltransferase, enzima produzida principalmente por amostras de *E. coli* e *Pseudomonas*, não sendo afetada de maneira constante pelas demais enzimas que habitualmente inativam outros antibióticos. Essa propriedade faz com que seja ativa sobre a maioria das amostras resistentes à gentamicina, à tobramicina e à netilmicina. Mais recentemente, foi descrita uma nova enzima, a 4-nucleotidil(adenil)-transferase, produzida por *E. coli*, *Klebsiella* e *P. aeruginosa*, capaz de inativar a amicacina e a tobramicina, sem afetar a gentamicina.

Considerando-se que, com progressiva frequência, os bacilos gram-negativos hospitalares adquiriram resistência aos aminoglicosídeos, a amicacina passou a ser mais utilizada na terapêutica de infecções hospitalares por esses microrganismos e no tratamento de infecções no hospedeiro imunocomprometido. Essa utilização mais continuada da amicacina fez com que aumentasse também a resistência a esse antibiótico, particularmente notável em hospitais brasileiros.

O espectro de ação da amicacina é similar à dos demais aminoglicosídeos, mostrando boa atividade também contra o *M. tuberculosis* e o *M. avium-intracellare*. Recentemente, vem sendo experimentada uma formulação lipossomal da amicacina, a qual poderia ser menos tóxica e ter elevada atividade contra *M. tuberculosis*, *M. avium-intracellulare* e bacilos gram-negativos, inclusive microrganismos resistentes. Esse produto encontra-se ainda em ensaios clínicos.

A farmacocinética da amicacina é semelhante à da gentamicina. O antibiótico não é absorvível por via oral, só o sendo por via parenteral. A droga atravessa a placenta atingindo concentração no feto correspondente a 20% a 30% da presente no sangue materno, o que em geral é suficiente para a ação contra bactérias que venham a infectar o feto. Entretanto, a concentração no líquido amniótico é muito baixa, inferior a 10% da do sangue materno, não sendo adequada para a terapêutica de amnionites. Nesses casos é necessária a injeção da droga na cavidade uterina. Sua concentração no leite materno é de cerca de 35% da existente no sangue materno. Embora não seja absorvida por via oral, a quantidade excretada no leite pode provocar modificações na microbiota intestinal do lactente e causar diarreia. Não atinge níveis adequados no líquor.

A amicacina não se liga às proteínas séricas. Distribui-se de modo similar à gentamicina e é eliminada por via renal por filtração glomerular. Nos pacientes com insuficiência renal o intervalo entre as doses deve ser alongado, conforme referido no Capítulo 8.

Indicações Clínicas e Doses. Efeitos Adversos

A amicacina está indicada nas infecções graves determinadas por bacilos gram-negativos e o estafilococo. Contra esse último germe não é a droga de primeira escolha, mas está indicada, associada à cefalotina ou à oxacilina nas graves estafilococcias resistentes à penicilina G. Nas pneumonias e sepse estafilocócicas recomenda-se que a associação da amicacina com o beta-lactâmico seja mantida durante os três ou cinco dias iniciais da terapêutica. Também nos casos de endocardite estafilocócica, sobretudo nos pacientes usuários de drogas que apresentam endocardite direita, e nos enfermos com próteses valvares, a amicacina deve ser mantida por cinco dias, sendo conveniente a associação da rifampicina como terceira droga. Com relação às infecções por *P. aeruginosa*, a amicacina constitui o antibiótico de escolha nos locais em que há resistência à gentamicina, utilizada em associação com antibióticos beta-lactâmicos com ação antipseudomonas. No paciente granulocitopênico febril, a amicacina pode ser utilizada na terapêutica empírica, em associação com uma cefalosporina de terceira geração. Também em pacientes com sepses por provável agente gram-negativo e nas pneumonias nosocomiais, a amicacina pode ser utilizada ao início do tratamento, em associação com um antibiótico beta-lactâmico ativo contra bacilos gram-negativos.

As indicações clínicas da amicacina seguem, portanto, as da gentamicina: sepse, pneumonias, infecções urinárias, colecistites, abscessos e outras infecções determinadas pelas enterobactérias e *a Pseudomonas aeruginosa*. Seja por via IM ou IV, a droga não tem indicação em meningoencefalites, por não atingir concentração adequada no líquor.

Estudos atuais indicam que a amicacina pode ser empregada em dose única diária, apresentando eficácia comparável ou superior ao regime de duas doses diárias. Como já referido na parte geral deste capítulo, o fundamento desse método de administração do antibiótico está no longo efeito pós-antibiótico dos aminoglicosídeos e em uma ação bactericida rápida da amicacina ao ser empregada em dose elevada.

A amicacina é empregada na dose de 15 mg/kg/dia, podendo ser administrada em regime de dose única diária ou fracionada de 12/12 horas. Eventualmente, em casos de particular gravidade a dose diária pode alcançar 25 mg/kg, com a dose máxima de 1,5 g por dia. Em pacientes chocados e com síndromes hemorrágicas, ou quando se utiliza o regime de dose única diária para o tratamento de infecções sistêmicas por bacilos gram-negativos, esse antibiótico deve ser administrado por via IV diluído em solução salina ou glicosada, em infusão gota a gota durante 30 a 60 minutos (em adultos dilui-se em 50 a 100 mL). Não se deve misturar outras substâncias nos frascos contendo a amicacina, devido a possíveis interações químicas. Em pacientes com infecções urinárias a droga é fracionada de 12/12 horas por via IM, havendo relatos de eficácia em 80% a 90% de pacientes com infecção urinária com a dose única diária de 500 mg (adultos).

Os mesmos efeitos colaterais registrados para os demais aminoglicosídeos aplicam-se à amicacina. A droga é, em geral, bem tolerada à injeção IM.

Disponibilidade da Droga

A amicacina consta da RENAME e é disponível em hospitais públicos, apresentada como sulfato de amicacina em ampolas para uso IM e IV. É comercializada em apresentação genérica em ampolas com 125, 250 e 500 mg (Sulfato de Amicacina®). A especialidade farmacêutica de referência Novamin® (Britol-Myers Squibb) não é mais disponível no Brasil.

Neomicina

A neomicina é um aminoglicosídeo natural complexo formado por três constituintes: A, B e C. É apresentada sob a forma de sulfato, e a neomicina B é o principal componente das apresentações comerciais. É ativa contra estreptococos e estafilococos, enterobactérias e micobactérias. Não tem ação contra *Pseudomonas aeruginosa*. Como os demais aminoglicosídeos, não é praticamente absorvida por via oral, e é utilizada por essa via somente para uma ação local sobre as bactérias intestinais. Devido à acentuada nefrotoxicidade e ototoxicidade, levando à surdez irreversível, foi abandonado o seu emprego por via parenteral. Na atualidade, a neomicina é empregada somente por via oral e uso tópico. Por via oral, está indicada ao tratamento de infecções intestinais causadas por *Shigella* e *E. coli*, no tratamento do coma hepático, visando a redução da microbiota gram-negativa intestinal, e na redução dessa microbiota em pacientes submetidos à cirurgia do colo, visando a profilaxia da infecção pós-operatória. Em uso tópico sob a forma de pomadas, cremes e soluções, a neomicina está indicada em feridas superficiais infectadas, conjuntivites e otites externas causadas por estafilococos.

No tratamento de infecções intestinais a dose recomendada é de 30 a 50 mg/kg/dia, fracionada de 6/6 horas. Deve-se atentar que a maioria dos produtos comerciais existentes em nosso meio apresenta doses baixas de neomicina, associada a sulfas e substâncias antidiarreicas, de discutível valor terapêutico. No tratamento do coma hepático e no preparo do colo para cirurgia, a dose recomendada é de 100 mg/kg/dia. Em uso tópico a droga será aplicada quatro a seis vezes ao dia.

O uso oral da neomicina pode provocar náuseas, vômitos e diarreia, consequente à intolerância ou a distúrbios da flora intestinal e superinfecções. Com o uso tópico, manifestações da hipersensibilidade podem surgir. Embora a neomicina seja muito pouco absorvida por via oral (cerca de 3%), deve ser usada com cuidado em pacientes com insuficiência renal, pois nesses doentes há perigo de acúmulo. Da mesma maneira, a neomicina deve ser usada com precaução em aplicação tópica sobre queimaduras ou ferimentos extensos, devido à sua maior absorção e risco de toxicidade renal ou auditiva.

Além de sua indicação como antimicrobiano, a neomicina tem sido utilizada por via oral para reduzir o nível do colesterol sanguíneo. Essa ação resulta da interferência do antibiótico sobre a microbiota intestinal que atua no metabolismo do colesterol. As bactérias intestinais, por ação enzimática da 7-alfadeidroxilase, transformam os ácidos biliares primários (ácidos cólicos) em ácidos deoxicólico e litocólico, os quais participam na absorção do colesterol intestinal. Ao diminuir a população de bactérias produtoras da enzima, a neomicina reduz a absorção do colesterol e aumenta a excreção fecal de esteróis. Para reduzir a hipercolesterolemia, a neomicina é administrada inicialmente na dose de 2 g por dia, fracionada em quatro tomadas diárias, por via oral, reduzindo-se progressivamente a dose até 0,5 g a ser tomada uma vez ao dia ao deitar. Essa dose pode causar diarreia e dor abdominal em cólicas no início do tratamento, regredindo com a continuação da terapêutica. O uso do difenoxilato abrevia a duração dos paraefeitos intestinais. Em geral, não surgem efeitos adversos tóxicos ou superinfecções, mas é necessário o acompanhamento regular do paciente. O uso da neomicina pode reduzir a taxa do colesterol sanguíneo em até 33%, constituindo uma alternativa no tratamento da hipercolesterolemia do tipo II que não responde a dietas associadas com o emprego de outros medicamentos.

Outra indicação não infecciosa da neomicina é na redução do carcinoma celular basal, devido à sua atividade inibidora da proliferação de células endoteliais e neoplásicas. É registrada a diminuição do tumor com a aplicação local de creme contendo neomicina.

No Brasil, a neomicina é apresentada isoladamente para uso oral somente sob a forma de comprimidos de 500 mg constante na RENAME. Existem várias especialidades farmacêuticas para uso oral contendo neomicina associada aos mais diferentes fármacos. Para uso tópico, a neomicina é apresentada em pomadas, cremes, colírios, gotas nasais e soluções, frequentemente em associação com outros antibacterianos e corticoides.

OUTROS AMINOGLICOSÍDEOS

Aminosidina (Paromomicina)

A aminosidina é um antibiótico aminoglicosídeo extraído de culturas de um *Streptomyces* que mostrou identidade química com a paromomicina isolada de outra espécie de estreptomiceto. A denominação atual para esses antimicrobianos é aminosidina. Além de sua ação antimicrobiana contra bacilos gram-negativos e estafilococos, a aminosidina é ativa contra protozoários, exercendo ação antiamebiana, antigiardíase e antileishmaniótica. Tem ação inibitória sobre a *Entamoeba histolytica* e sobre o *Cryptosporidium*, reduzindo a eliminação de oocistos *in vivo*. Não é absorvida por via oral, sendo utilizada por essa via no tratamento de infecções intestinais por bactérias (*Salmonella*, *Shigella*) e protozoários intestinais (giardíase e amebíase). Pode ainda ser utilizada no coma hepático e na cirurgia do colo.

A aminosidina estava praticamente abandonada do receituário médico para as infecções sistêmicas, devido aos paraefeitos oto e nefrotóxicos observados com o seu uso. Mesmo por via oral, esse antibiótico provoca, com alguma frequência, intolerância gastrointestinal e quadros diarreicos. A droga pode, inclusive, causar síndrome de má absorção, observável mesmo com o uso de doses terapêuticas (2 g/dia), atribuída à sua ação na síntese proteica nas células intestinais. Esse efeito tóxico é reversível com a descontinuação da terapêutica. No tratamento da amebíase e da giardíase, a droga está superada por quimioterápicos de melhor ação, menores paraefeitos e menor custo. O mesmo ocorre em relação às infecções intestinais causadas por bacilos gram-negativos.

No tratamento da criptosporidiose intestinal em pacientes com Aids, pode causar rápida melhora, com total ou importante redução da diarreia. Porém, tem sido observado que com a suspensão do tratamento muitos pacientes recaem da diarreia, exigindo que se estabeleça um tratamento continuado de manutenção. Isso ocorre porque a dose habitualmente utilizada da paromomicina (25 a 50 mg/kg/dia) não erradica o *Cryptosporidium parvum*, o que só é observado com doses de 200 a 400 mg/kg/dia. Esse regime de doses elevadas é impraticável em seres humanos, devido ao risco de toxicidade sistêmica pela absorção do antibiótico e pela enteropatia tóxica causada pela droga. Habitualmente, a aminosidina é administrada na criptosporidiose, em pacientes adultos, na dose de 500 mg de 6/6 horas. O tratamento é mantido por duas a quatro semanas e em seguida se estabelece a dose de manutenção de 500 mg de 12/12 horas. Em geral, os pacientes com Aids toleram o emprego da droga, podendo ocorrer queixas de náuseas, vômitos e vertigem em alguns pacientes.

Atualmente, a aminosidina constitui-se em uma alternativa para o tratamento de pacientes com leishmaniose visceral e tegumentar, especialmente naqueles que não podem receber a terapia antimonial ou nos quais o agente causal é resistente aos antimoniais. Estudos controlados revelam índices de cura acima de 90%, sem recaídas, com a administração da aminosidina na dose de 15 a 20 mg/kg/dia, por via IM, em dose única diária, durante 21 dias, podendo ser necessária uma segunda série da droga após um intervalo de três semanas. Os ensaios com a aminosidina na terapêutica do calazar não têm mostrado toxicidade significante, havendo boa tolerabilidade e baixa ocorrência de nefro- e ototoxicidade. A eficácia desse aminoglicosídeo na leishmaniose tegumentar é menor.

A aminosidina já foi comercializada no Brasil, mas sua produção foi suspensa. O produto é fabricado no exterior, onde é conhecido como Gabromicina® e Humatin®, podendo ser obtido por meio de empresas de importação de medicamentos. Pode também ser conseguido em farmácias de manipulação.

Espectinomicina

A espectinomicina, conhecida inicialmente por actinospectacina, é o único representante do grupo que em verdade não é um aminoglicosídeo, sendo, contudo, um aminociclitol. Sua concentração inibitória mínima sobre bactérias gram-positivas e gram-negativas em geral é elevada, refletindo a pequena potência desse antibiótico. Mostra boa atividade contra *N. gonorrhoeae* e *Haemophilus ducreyi*, embora já haja o registro de cepas do gonococo resistentes. Não é absorvida por via oral, somente por via parenteral. Elimina-se por filtração glomerular, sofrendo concentração urinária. Essa propriedade faz com que a droga possa ser indicada na terapêutica de infecções urinárias.

A aplicação prática da espectinomicina reside no tratamento da blenorragia, como uma alternativa terapêutica na uretrite gonocócica e na gonococcemia. Não oferece segurança de uso na faringite gonocócica. É também eficaz no tratamento do cancroide. Na uretrite gonocócica é utilizada em dose única de 2 g para o homem e 4 g para a mulher, em injeção intramuscular. Na infecção disseminada pelo gonococo é recomendada na dose de 4 g/dia, fracionada de 12/12 horas por via IM, durante três dias. No cancroide há referência de índice de cura de 93% utilizada na dose única de 2 g IM. A espectinomicina já foi apresentada em frasco-ampola contendo 2 g na especialidade farmacêutica Trobicin® (Pharmacia & Upjohn).

Tobramicina

A tobramicina é um aminoglicosídeo natural obtido de culturas de *Streptomyces tenebrarius*. Apresenta propriedades antimicrobianas e farmacodinâmicas semelhantes às da gentamicina. Atualmente, em nosso país, a tobramicina é apresentada somente sob a forma de solução em gotas para uso em infecções externas dos olhos causadas por bactérias sensíveis ao antibiótico. É formulada em colírios contendo 3 mg de tobramicina em 1 mL de solvente. Cada mL da solução corresponde a 30 gotas e a posologia recomendada é de uma ou duas gotas no olho afetado de 4/4 horas; eventualmente, em casos graves, pode ser indicada em duas gotas de hora em hora. Existem várias apresentações comerciais.

Framicetina (Soframicina)

A soframicina ou framicetina é um aminoglicosídeo bastante oto e nefrotóxico em baixas concentrações sanguíneas, motivo pelo qual não é utilizado por via parenteral. No Brasil, é apresentado somente em *spray* ou comprimidos para uso tópico em infecções da boca e garganta, associado a outras substâncias medicamentosas.

Netilmicina

Esse aminoglicosídeo, com atividade antimicrobiana similar à da gentamicina, não é mais disponível no Brasil.

Arbecacina

A arbecacina é um aminoglicosídeo semissintético derivado da canamicina B, um aminoglicosídeo natural. É amplamente utilizada por via parenteral no Japão e em outros países orientais para o tratamento de infecções estafilocócicas. Não é disponível no Brasil.

Plazomicina

Plazomicina é um derivado semissintético da sisomicina ativo contra microrganismos gram-negativos entéricos, *Pseudomonas aeruginosa* e *Acinetobacter baumannii*. Caracteriza-se por manter a atividade antimicrobiana em presença da maioria das enzimas que inativam aminoglicosídeos, com exceção da AAC(2')-1. Sua ação contra *P. aeruginosa* e *A. baumannii* é comparável à da amicacina. Contudo, esse antibiótico é capaz de agir em infecções causadas por bactérias gram-negativas resistentes a outros aminoglicosídeos, mostrando-se ativo também contra germes resistentes a carbapenemas. A farmacocinética da plazomicina é similar à dos aminoglicosídeos, com administração somente por via parenteral e eliminação por via renal.

Plazomicina é recomendada na dose de 15 mg/kg em dose única diária e foi aprovada pela US-FDA para o tratamento de infecções urinárias complicadas causadas por bacilos gram-negativos multidroga-resistentes. Esse fármaco não é disponível no Brasil.

BIBLIOGRAFIA

Aminoglicosídeos em Geral

Adams HR. Direct myocardial depressant effects of gentamicin. Eur J Pharmacol. 1975; 30:272-9.

Argov Z, et al. Disorders of neuromuscular transmission caused by drugs. N Engl J Med. 1979; 301:409-13.

Ballantyne J. Ototoxicity: a clinical review. Audiology. 1973; 12:325-6.

Barclay ML, Begg EJ. Aminoglycoside toxicity and relation to dose regimen. Adverse Drug React Toxicol Rev. 1994; 13:207-34.

Barclay ML, et al. Once daily aminoglycoside therapy. Is it less toxic than multiple daily doses and how should it be monitored? Clin Pharmacokinet. 1999; 36:89-98.

Brummett RE, Fox KE. Aminoglycoside-induced hearing loss in humans. Antimicrob Agents Chemother. 1989; 33:797-800.

Cabrera J, et al. Aminoglycoside nephrotoxicity in cirrhosis. Gastroenterology. 1982; 82:97-105.

Chuck SK, et al. National survey of extended-interval aminoglycoside dosing. Clin Infect Dis. 2000; 30:433-9.

Davis BD. Mechanism of bactericidal action of aminoglycosides. Microbiol Rev. 1987; 51:341-50.

Dejace P, Klastersky J. Comparative review of combination therapy: two beta-lactams versus beta-lactam plus aminoglycoside. Am J Med. 1986; 80(Suppl 6B):29-38.

Dowell D, Kirkcaldy RD. Effectiveness of gentamicin for gonorrhoea treatment: sistematic review and meta-analysis. Sex Transm Infect. 2012; 88:589-94.

Isman DN, Kaye KM. Once-daily dosing of aminoglycoside antibiotics. Infect Dis Clin North Am. 2000; 14:475-87.

Gerding DN, Larson TA. Aminoglycoside resistance in gram-negative bacilli during increased amikacin use. Am J Med. 1985; 79(Suppl 1A):1-7.

Hayani K, et al. Pharmacokinetics of once-daily dosing of gentamicin in neonates. J Pediatr. 1997; 131(1-part 1):76-80.

Holtzman JL. Gentamicin and neuromuscular blockade. Ann Intern Med. 1976; 84:55.
Isaksson B, et al. Postantibiotic effect of aminoglycosides on gram-negative bacteria evaluated by a new method. J Antimicrob Chemother. 1988; 22:23-33.
Kamanga G, et al. View point: Gentamicin for treatment of gonococcal urethritis in Malawi. Malawi Med J. 2010; 22:163-4.
Lacy MK, et al. The pharmacodynamics of aminoglicosides. Clin Infect Dis. 1998; 27:23-7.
Lee EL, et al. Intraventricular chemotherapy in neonatal maningitis. J Pediatr. 1977; 91:991-5.
Lerner SA, et al. Comparative study of ototoxicity and nephrotoxicity in patients randomly assigned to treatment with amikacin or gentamicin. Am J Med. 1986; 80(Suppl 6B):98-104.
McCracken Jr GH, et al. Intraventricular therapy in gram-negative bacillary meningits of infancy. Lancet. 1980; 1:787-91.
McLaughlin JE, Reeves DS. Clinical and laboratory evidence for inactivation of gentamicin by carbenicilin. Lancet. 1971; 1:261-4.
Mingeot-Leclercq MP, Tulkens PM. Aminoglycosides: nephrotoxicity. Antimicrob Agents Chemother. 1999; 43:1003-12.
Mingeot-Leclercq MP, et al. Aminoglycosides: activity and resistance. Antimicrob Agents Chemother. 1999; 43:727-37.
Moore RD, et al. Risk factors for the development of auditory toxicity in patients receiving aminoglycosides. J Infect Dis. 1984; 149:23-30.
Noone P. Aminoglycosides. Br Med J. 1978; 2:549-52.
Phillips I. Aminoglycosides. Lancet. 1982; 2:311-4.
Phillips I, Shannon K. Aminoglycoside resistance. Br Med Bull. 1984; 40:28-35.
Rinehart Jr KL. Comparative chemistry of the aminoglycoside and aminocyclitol antibiotics. J Infect Dis. 1969; 119:345-50.
Sande MA, Overton JW. In vivo antagonism between gentamicin and chloramphenicol in neutropenic mice. J Infect Dis. 1973; 128:247-50.
Schatz A, Bugie E, Waksman SA. Streptomycin, a substance exhibiting antibiotic activity against gram-positive and gram-negative bacteria. Proc Soc Exper Biol Med. 1944; 55:68-9.
Tam VH, et al. Once-daily aminoglycosides in the treatment of gram-positive endocarditis. Ann Pharmacother. 1999; 33:600-6.
Tavares W. Antimicrobianos na gravidez. Folha Med (Br). 1984; 89:413-21.
Waksman SA. Streptomycin: background, isolation, properties and utilization. Science. 1953; 118:259-66.
Waksman SA, et al. Isolation of antibiotic substances from soil micro-organisms, with special reference to streptothricin and streptomycin. Proc Staff Meet Mayo Clin (Mayo Clin Proc). 1944; 19:537-48.

Estreptomicina

Bogen E. Laboratory aspects of streptomycin. JAMA. 1949; 140:469-73.
Brown HA, Hinshaw HC. Toxic reations of streptomycin on the eighth nerve apparatus. Proc Staff Meet May Clin (Mayo Clin Proc). 1946; 21:347-52.
Canetti G, Grumbach F. Modalités de pénetration de la streptomycine dans les lesions nécrotiques de la tuberculose pulmonaire. CRS Soc Biol Paris. 1956; 150:1136-40.
Heck WE, et al. Auditory ototoxicity in tuberculosis patients treated with dihydrotreptomycin. JAMA. 1963; 186:18-20.
Hinshaw HC, Feldman WH. Streptomycin in treatment of clinical tuberculosis: a preliminary study. Proc Staff Meet Mayo Clin (Mayo Clin Proc). 1945; 20:313-8.
Marshall Jr EK. The absorption, distribution and excretion of streptomycin. J Pham Exper Ther. 1948; 92:43-8.
MCDermott W, et al. Streptomycin in the treatment of tuberculosis in humans. I – Meningitis and generalized hematogenous tuberculosis. Ann Intern Med. 1947; 27:769-82.
Muschenheim C, et al. Streptomycin in the treatment of tuberculosis in man. II-pulmonary tuberculosis. Ann Intern Med. 1947; 27:989-1027.
Riches HRC. Streptomycin reactions: their characteristic features, incidence, etiology and means of prevention. Br J Tubercul. 1954; 48:298-307.
Robson JM, Sullivan FM. Antituberculosis drugs. Pharmacol Rev. 1963; 15:169-223.
Solera J, et al. Doxycycline-rifampin versus doxycycline-streptomycin in treatment of human brucellosis due to *Brucella melitensis*. Antimicrob Agents Chemother. 1995; 39:2061-7.

Gentamicina

Bulger RJ, et al. Laboratory and clinical studies of gentamicin. Ann Intern Med. 1963; 59:593-604.
El Bakri F, et al. Once-daily versus multiple-daily gentamicin in empirical antibiotic therapy of febrile neutropenia following intensive chemotherapy. J Antimicrob Chemother. 2000; 45:383-6.
Eveillard M, et al. Effectiveness of gentamicin-impregnated cement in the prevention of deep wound infection after primary total knee arthroplasty. Infect Control Hosp Epidemiol. 2003; 24:778-80.
Gyselynck AM, et al. Pharmacokinetics of gentamicin. J Infect Dis. 1971; 124(Suppl):S70-3.
Holtzman JL. Gentamicin and neuromuscular blockade. Ann Intern Med. 1976; 84:55.
Josefsson G, et al. Prophylaxis with systemic antibiotics versus gentamicin bone cement in total hip arthroplasty. A five-year survey of 1688 hips. Clin Orthop Relat Res. 1990; (253):173-8.
Klein JO, et al. Gentamicin in serious neonatal infections. J Infect Dis. 1971; 124(Suppl):S224-7.
Korzeniowski O, et al. Combination antimicrobial therapy for *Staphylococcus aureus* endocarditis in patients addicted to parenteral drugs and in nonaddicts. Ann Intern Med. 1982; 97:456-503.
McCracken GH Jr, et al. Pharmacologic evaluation of gentamicin in newborn infants. J Infect Dis. 1971; 124(Suppl):S214-23.

Reyes MP, et al. Synergy between carbenicillin and an aminoglycoside (gentamicin or tobramycin) against *Pseudomonas aeruginosa* isolated from patients with endocardites. J Infect Dis. 1979; 140:192-201.

Springer BD, et al. Systemic safety of high-dose antibiotic-loaded cement spacers after resection of an infected total knee arthroplasty. Clin Orthop Relat Res. 2004; (427):47-51.

Torda T. The nature of gentamicin-induced neuromuscular block. Br J Anaesth. 1980; 52:325-9.

Watanabe I, et al. Neurotoxicity of intrathecal gentamicin. Ann Neurol. 1978; 4:564-72.

Wininger DA, et al. Antibiotic-impregnated cement and beads for orthopedic infections. Antimicrob Agents Chemother. 1996; 40:2675-9.

Tobramicina

Brogden RN, et al. Tobramycin: a review of its antibacterial and pharmacokinetic properties and therapeutic use. Drugs. 1976; 12:166-200.

Coca A, et al. Tobramycin nephrotoxicity. A prospective study. Postgrad Med J. 1979; 55:791-6.

Houang ET, McKay-Ferguson E. Activities of tobramycin and amikacin against gentamicin-resistant gram-negative bacilli. Lancet. 1976; 1:423-6.

Magalhães M, Veras A. Ineficácia da tobramicina in vitro sobre *Pseudomonas* gentamicina-resistentes. Rev Microbiol (S. Paulo). 1976; 7:4-7.

Neu HC. Tobramycin: an overview. J Infect Dis. 1976; 134(Suppl):S3-18.

Neu HC, Bendush CL. Ototoxicity of tobramycin: a clinical overview. J Infect Dis. 1976; 134(Suppl):S206-18.

Smith CR, et al. Double-blind comparison of the nephrotoxicity and auditory toxicity of gentamicin and tobramycin. N Engl J Med. 1980; 302:1106-9.

Amicacina

Acar JF, et al. (ed.) Decision-making in aminoglycoside therapy. J Antimicrob Chemother. 1981; 8(Suppl A):1-156 (coleção de trabalhos).

Eortc IATCG, et al. Ceftazidime combined with a short or long course of amikacin for empirical therapy of gram-negative bacteremia in cancer patients with granulocytopenia. N Engl J Med. 187; 317:1692-8.

Gerding DN, Larson TA. Aminoglycoside resistance in gram-negative bacilli during increased amikacin use. Am J Med. 1985; 79(Suppl 1A):1-7.

Houang ET, McKay-Ferguson E. Activities of tobramycin and amikacin against gentamicin-resistant gram-negative bacilli. Lancet. 1976; 1:423-4.

Krivoy N, et al. Pharmacokinetic analysis of amikacin twice and single daily dosage in immunocompromised pediatric patients. Infection. 1998; 26:396-8.

Meyer RD. Amikacin. Ann Intern Med. 1981; 95:328-32.

Pijck J, et al. Pharmacokinetics of amikacin in patients with renal insufficiency. J Infect Dis. 1976; 134(Suppl):S331-41.

Tally FP, Gorbach SL. Amikacin therapy of gram-negative bacteremia. Am J Med. 1977; 62:936-9.

Trujilo H, et al. Clinical and laboratory studies with amikacin in newborns, infants and children. J Infect Dis. 1976; 134(Suppl):S406-11.

Wirt TC, et al. Intraventricular administration of amikacin of complicated gram-negative meningitis and ventriculitis. J Neurosurg. 1979; 50:95-9.

Yow MD. An overview of pediatric experience with amikacin. Am J Med. 1977; 62:954-8.

Netilmicina

Baranski MC, et al. Tratamento de doenças infecciosas bacterianas diversas com um novo antibiótico aminoglicosídico netilmicina. Arq Bras Med. 1982; 56:45-8.

Buckwold FJ, et al. Clinical efficacy and toxicity of netilmicin in the treatment of gram-negative infections. Can Med Ass J. 1979; 120:161-7.

De Vries PJ, et al. Prospective radomized study of once-daily versus thrice-daily netilmicin regimens in patients with intraabdominal infections. Eur J Clin Microbiol. Infect Dis 1990; 9:161-8.

Noonne M, et al. Prospective study of amikacin versus netilmicin in the treatment of servere infection in hospitalized patients. Am J Med. 1989; 86:809-13.

Espectinomicina

Bala M, et al. First case of spectinomycin resistant *Neisseria gonorrhoeae* isolate in New Delhi, India. Sex Transm Infect. 2005; 81:186-7.

Holloway WJ, Scott EG. Actinospectacin. Clin Med. 1963; 70:1479-82.

Panikabutra K, et al. Randomised comparative study of ceftriaxone and spectinomycin in gonorrhoea. Genitourin Med. 1985; 61:106-8.

Neomicina

Bosscha MA, et al. The efficacy and safety of topical polymyxin B, neomycin and gramicidin for treatment of presumed bacterial corneal ulceration. Br J Ophthalmol. 2004; 88:25-8.

Greenberg LH, Momary H. Audiotoxicity and nephrotoxicity due to orally administered neomycin. JAMA. 1965; 194:827-8.

Hritcko p, et al. Treatment of hypercholesterolemia with oral neomycin. Am J Health Syst Pharm. 1999; 56:2227-9.

Johnson CA. Hearing loss following the application of topical neomycin. J Burn Care Rehabil. 1988; 9:162-4.

Macdonnald RH, Beck M. Neomycin: a review with particular reference to dermatological usage. Clin Exp Dermatol. 1983; 8:249-58.

Powell LW Jr, Hooker JW. Neomycin nephropathy. JAMA. 1956; 160:557-60.

Straus E, et al. Double-blind randomized clinical trial comparing neomycin and placebo in the treatment of exogenous hepatic encephalopathy. Hepatogastroenterology. 1992; 39:542-5.

Framicetina (Soframicina)

Ghione M, et al. Antibióticos aminosídios. Antib Y Quimiot. 1971; 1:143-54.

Keating MJ, Penington DG. Profilaxis against septicemia in acute leukemia: the use of oral framycetin. Med J Aust. 1973; 2:213-7.

Maccabe AF. Current therapeutics. Framycetin. Practitioner. 1959; 182:628-34.

Aminosidina (Paromomicina)

Almeida W. Ação amebicida da aminosidina. Hospital (Rio). 1961; 59:947.

Bissuel F, et al. Paromomycin: an effective treatment for cryptosporidial diarrhea in patients with AIDS. Clin Infect Dis. 1994; 18:447-9.

Castro C, et al. Eficácia do sulfato de aminosidine na leishmaniose visceral grave, resistente ao tratamento com antimonial pentavalente. Rev Soc Bras Med Trop. 1995; 28:273-7.

Galvão LO, et al. Therapeutic trial in experimental tegumentary leishmaniasis caused by *Leishmania (Leishmania) amazonensis*. A comparative study between mefloquine and aminosidine. Rev Soc Bras Med Trop. 2000; 33:377-82.

Hewitt RG, et al. Paromomycin: no more effective than placebo for treatment of cryptosporidiosis in patients with advanced human immunodeficiency virus infection. Clin Infect Dis. 2000; 31:1084-92.

Jha TK, et al. Randomised controlled trial of aminosidine (paromomycin) v. sodium stibogluconate for treating visceral leishmaniasis in North Bihar, India. Br Med J. 1998; 316:1200-5.

Verdon R, et al. Evaluation of high-dose regimen of paromomycin against cryptosporidiosis in the dexamethasone treated rat model. Antimicrob Agents Chemother. 1995; 39:2155-7.

White AC Jr, et al. Paromomycin for cryptosporidiosis in AIDS: a prospective, double-blind trial. J Infect Dis. 1994; 170:419-24.

Arbecacina

Hamilton-Miller JM, Shah S. Activity of the semi-synthetic kanamycin B derivative, arbekacin, against methicillin-resistant *Staphylococcus aureus*. J Antimicrob Chemother. 1995; 35:865-8.

Hayashi I, et al. Nationwide investigation in Japan on the efficacy of arbekacin in methicillin-resistant *Staphylococcus aureus* infections. Drugs Exp Clin Res. 1994; 20:225-32.

Plazomicina

Abdul-Mutakabbir JC, et al. Teaching an old class new tricks: A novel semi-synthetic aminoglycoside, Plazomicin. Infect Dis Ther. 2019; 8:155-70.

Denervaud-Tendon V, et al. Plazomicin activity against polymyxin-resistant Enterobacteriaceae, including MCR-1-producing isolates. J Antimicrob Chemother. 2017; 72:2787-91.

Eljaaly K, et al. Plazomicin: A Novel Aminoglycoside for the Treatment of Resistant gram-Negative Bacterial Infections. Drugs. 2019; 79:243-69.

Landman D, et al. Antimicrobial activity of a novel aminoglycoside, ACHN-490, against *Acinetobacter baumannii* and *Pseudomonas aeruginosa* from New York City. J Antimicrob Chemother. 2011; 66:32-4.

McKinnell JA, et al. Plazomicin for Infections Caused by Carbapenem-Resistant Enterobacteriaceae. N Engl J Med. 2019; 380:791-3.

Serio AW, et al. Plazomicin is active against Metallo-β-lactamase-producing Enterobacteriaceae. Open Forum Infect Dis. 2019; 6(4):ofz123.

Shaeer KM, et al. Plazomicin: A Next-Generation Aminoglycoside. Pharmacotherapy. 2019; 39:77-93.

Wagenlehner FME, et al. Once-Daily Plazomicin for Complicated Urinary Tract Infections. N Engl J Med. 2019; 380:729-40.

Glicopeptídeos e Lipopeptídeos

CAPÍTULO 16

Os antibióticos glicopeptídeos são constituídos por grandes estruturas cíclicas complexas, contendo em sua molécula aminoácidos e açúcares. A vancomicina tem uma estrutura tricíclica e a teicoplanina uma estrutura tetracíclica. Em consequência de sua conformação molecular, esses antibióticos são resistentes à ação de enzimas proteolíticas, como as beta-lactamases. E, por serem substâncias atípicas para a parede intestinal, não são absorvidos ao serem administrados por via oral, uma vez que são incapazes de utilizar o mecanismo de transporte das células do trato digestório. Também devido ao tamanho e complexidade de sua molécula, esses antibióticos não atravessam com facilidade a barreira hematoencefálica.

Os glicopeptídeos são formados pela vancomicina e pela teicoplanina, disponíveis no Brasil, e pela telavancina, pela dalbavancina e pela oritavancina, novos antibióticos em lançamento para uso clínico. Essa classe de antibióticos inclui ainda a avoparcina, antibiótico utilizado como aditivo alimentar no ganho ponderal de animais, e as bleomicinas, com ação antitumoral. Existem vários outros componentes não utilizados por sua toxicidade.

Os antibióticos glicopeptídeos são ativos contra bactérias gram-positivas aeróbias e anaeróbias. Não têm atividade contra bacilos gram-negativos, bacteroides, micobactérias, treponemas, leptospiras e fungos. Embora algumas estirpes de gonococo e de meningococo mostrem-se sensíveis, esses antibióticos não são usados nas infecções por esses germes.

Os glicopeptídeos exercem efeito bactericida sobre os cocos e bacilos gram-positivos, e seu mecanismo de ação é inibir a síntese da parede celular das bactérias em multiplicação ativa causando sua lise osmótica. Esses antibióticos agem como antagonistas competitivos da polimerização da cadeia peptidoglicana que forma a parede celular. Nos microrganismos em reprodução, formando novas paredes celulares, os glicopeptídeos fixam-se às pontes de peptídeos que ligam as unidades N-acetilglicosamina e N-acetilmurâmico-peptídeo que formam o peptidoglicano da nova parede. Dessa maneira, interrompem o processo de polimerização (formação) da parede celular. Desprovidas de parede celular, as bactérias sensíveis sofrem lise osmótica, devido à elevada pressão osmótica de se interior. Embora a intimidade do processo seja diferente, o resultado final é similar ao observado com os antibióticos beta-lactâmicos. Contudo, a lise osmótica ocorre de maneira mais lenta com os glicopeptídeos. Esses antibióticos fixam-se também à membrana citoplasmática das bactérias sensíveis, alterando sua permeabilidade seletiva. Essa propriedade explica a toxicidade desses antibióticos para os seres humanos, por poderem causar alterações de membranas em células do homem. Em concentrações subinibitórias, a vancomicina tem a propriedade de inibir a aderência das bactérias às células.

Os lipopeptídeos formam uma classe de antibióticos constituída por substâncias polipeptídicas cíclicas, contendo moléculas de ácidos graxos. A primeira substância da classe foi descoberta em 1980 a partir de culturas do *Streptomyces roseosporus*. Sobre esse protótipo foram realizadas modificações, originando derivados semissintéticos dos quais a daptomicina é o primeiro representante para uso clínico. Os antibióticos dessa classe têm espectro de ação similar aos dos glicopeptídeos. A ação bactericida dos lipopeptídeos resulta de sua ligação à membrana citoplasmática das bactérias gram-positivas, causando despolarização da membrana, efluxo de potássio e outros íons, perda de ATP e enzimas e rápida morte do microrganismo.

GLICOPEPTÍDEOS

Vancomicina

Caracteres Gerais. Espectro de Ação

A vancomicina é um antibiótico glicopeptídeo introduzido em 1956 extraído de culturas do *Streptomyces orientalis*. No início de sua produção, o produto comercial continha cerca de 20% de uma outra substância como impureza, responsável pela maior toxicidade do produto que a vancomicina atualmente em uso, que é mais purificada. Quando de seu surgimento, a vancomicina representava a alternativa terapêutica para as infecções causadas pelo estafilococo produtor de penicilinase e resistente à ação da penicilina G. A descoberta da meticilina e da oxacilina fez diminuir a importância médica da vancomicina, que foi relegada a um papel secundário devido a sua maior toxicidade. A partir da década de 1980, a vancomicina voltou a apresentar posição de importância na terapêutica anti-infecciosa, mercê do surgimento e disseminação dos estafilococos meticilina e oxacilina-resistentes (MRSA) e dos enterococos ampicilina-resistentes. Nos dias atuais, a importância da vancomicina cresce, por ser a alternativa principal para o tratamento de infecções graves, especialmente a meningite, causadas por pneumococos com elevada resistência às penicilinas.

Embora seja uma droga ativa sobre cocos e bacilos gram-positivos, e algumas cepas de gonococos, a vancomicina é especificamente indicada para o tratamento de infecções causadas por estafilococos, enterococos e pneumococos, seja visando microrganismos resistentes aos beta-lactâmicos ou em pacientes com hipersensibilidade às penicilinas e cefalosporinas. Além disso, a vancomicina por via oral constitui-se em uma alternativa ao metronidazol na terapêutica da enterocolite pseudomembranosa causada pelo *C. difficile*.

A vancomicina tem efeito bactericida sobre os microrganismos sensíveis, agindo pelo mecanismo referido no início deste capítulo. A atividade bactericida contra estreptococos, pneumococos e estafilococos se faz em baixas concentrações. Contra os enterococos, porém, é necessária elevada concentração para a ação bactericida; tal concentração não é alcançada na terapêutica clínica, devido à toxicidade do antibiótico. Entretanto, quando associada à gentamicina, níveis mais baixos da vancomicina mostram atividade contra os enterococos, devido ao sinergismo de ação entre esses antimicrobianos.

A vancomicina tem boa ação contra os cocos anaeróbios (*Peptococcus*, *Peptostreptococcus*) e clostrídios. Entretanto, não tem potência antimicrobiana contra o *Bacteroides fragilis*, *B. melaninogenicus* e *Fusobacterium*. É capaz de agir contra a *Chryseobacterium* (*Flavobacterium*) *meningosepticum* em alta concentração. O efeito pós-antibiótico da vancomicina contra microrganismos gram-positivos é de uma a duas horas.

Resistência

Resistência adquirida à vancomicina vem sendo observada em amostras de *Enterococcus faecalis* e *E. faecium* isoladas de material (sangue, urina, secreção peritoneal, líquido pleural, bile) de pacientes hospitalizados. Em alguns isolados, essa resistência é cromossômica e induzida, enquanto em outros está codificada em plasmídios conjugativos. Desde a década de 1990, a resistência à vancomicina é descrita em estirpes de

Staphylococcus haemolyticus, S. epidermidis e *Staphylococcus aureus* isolados em vários países, inclusive no Brasil. Os aspectos da resistência aos glicopeptídeos entre as bactérias gram-positivas foram discutidos em maior detalhe no capítulo sobre resistência bacteriana (Capítulo 5). A relação entre o surgimento de estirpes de enterococos resistentes à vancomicina e o uso da avoparcina como aditivo alimentar em animais fez com que o emprego desse último glicopeptídeo fosse suspenso em países da Europa. Com frequência, as bactérias gram-positivas com resistência adquirida à vancomicina mostram-se resistentes também às penicilinas, eritromicina, clindamicina, cotrimoxazol e rifampicina, mas podem mostrar-se sensíveis à linezolida e às recentes dalbavancina, oritavancina e daptomicina. Estafilococos tolerantes à vancomicina têm sido isolados de pacientes com infecções nos quais a droga não mostrou atividade terapêutica. Registros mais recentes também referem o isolamento de pneumococos tolerantes à droga nos Estados Unidos e na Suécia.

Farmacocinética e Metabolismo

A vancomicina é muito pouco absorvida por via oral, e é administrada por essa via somente nos casos de infecção intestinal pelo *C. difficile*. Para efeito sistêmico, deve ser administrada por via parenteral; mas, considerando sua ação extremamente irritante para o músculo quando aplicada em injeções intramusculares, só é recomendada sob a forma de injeções por via intravenosa, diluída em solução glicosada ou salina. Esse fármaco não deve ser administrado em cavidades serosas devido à sua ação irritante química.

Após a administração por via IV, a vancomicina distribui-se pelos líquidos e tecidos orgânicos, atingindo níveis terapêuticos nos líquidos pericárdico, pleural, sinovial e ascítico, bem como no fígado, pulmão, coração, aorta e interior de abscessos. Atinge concentração nos ossos infectados e não infectados suficiente para ação terapêutica na osteomielite estafilocócica. É pequena sua concentração na bile, mas é elevada sua concentração urinária. Ao ser administrada por via oral, atinge elevada concentração fecal. A meia-vida da vancomicina no soro sanguíneo é de seis a oito horas, o que permite o fracionamento da dose diária de 12/12 horas.

A vancomicina não atinge concentração no líquor de indivíduos sem meningite. Em pacientes com inflamação meníngea, níveis terapêuticos podem ser alcançados, mas há variações individuais. Por isso, recomenda-se que nos casos de meningite por bactéria sensível, se não houver resposta terapêutica em 48 horas com o uso intravenoso, a vancomicina seja administrada por via intraventricular, em doses diárias de 10 mg em recém-nascido e de 20 mg em crianças maiores e adultos. Atravessa a barreira placentária, atingindo concentrações no feto e no líquido amniótico superiores a 20% da presente no sangue materno, suficientes para a ação terapêutica.

Esse antibiótico liga-se às proteínas do sangue em 10% a 55%. Não é metabolizado, eliminando-se em 24 horas por via renal, por filtração glomerular, mais de 80% da dose administrada, como droga ativa. Mínima quantidade é eliminada pela bile. Nos pacientes com insuficiência renal, a vancomicina sofre acúmulo, atingindo níveis tóxicos. Sendo assim, é necessário ajustar a administração parenteral do antibiótico, podendo o ajuste ser realizado pela diminuição da dose ou pelo maior espaçamento na sua administração. Pelo primeiro método, a dose diária de manutenção em adultos, em miligramas, é calculada somando-se 150 + 15 vezes o *clearance* da creatinina em mililitros por minuto. Pelo outro método, administra-se 1 g a cada 36 horas quando a creatinina sérica se situa entre 1,5 e 5 mg% e 1 g a cada 10 a 14 dias quando a creatinina sérica for superior a 5 mg%. Em crianças usam-se doses proporcionais ao peso. A hemodiálise não retira quantidades apreciáveis da droga circulante; porém, a diálise peritoneal reduz a concentração sérica em 30% a 40%. Se possível, nos doentes com insuficiência renal os níveis séricos devem ser monitorizados regularmente. Nos pacientes em uso da vancomicina por via oral, não há a necessidade de ajustes na dosagem em pacientes com insuficiência renal.

Em pacientes com câncer que desenvolvem insuficiência hepática tem sido também observado aumento da vida média da vancomicina, podendo haver acúmulo tóxico se mantida a administração em doses habituais. Desconhece-se o mecanismo desse acúmulo, recomendando-se ajuste na dose ou fracionamento por meio da monitorização das concentrações sanguíneas.

Interações Medicamentosas

A administração da vancomicina associada a aminoglicosídeos resulta em potencialização da nefrotoxicidade e neurotoxicidade de ambas as drogas. Tal associação deve ser evitada. Se necessário, recomenda-se que, em adultos, a dose da vancomicina não ultrapasse 500 mg a cada oito horas.

Não se deve adicionar hidrocortisona no mesmo frasco contendo a vancomicina, pois há a precipitação do antibiótico. Além do corticoide, a vancomicina é incompatível com o cloranfenicol, a meticilina e a heparina. A vancomicina não deve ser administrada por via oral juntamente com a colestiramina no tratamento da colite pseudomembranosa. A colestiramina liga-se ao antibiótico, reduzindo marcadamente sua ação antimicrobiana.

Indicações Clínicas e Doses

A principal indicação da vancomicina é para as infecções estafilocócicas graves em pacientes alérgicos às penicilinas e cefalosporinas, e as infecções causadas por estafilococos resistentes à meticilina e à oxacilina. Dessa maneira, está indicada nas pneumonias, osteomielites, sepses, celulites, abscessos, meningoencefalites e endocardites estafilocócicas, como uma alternativa às penicilinas e cefalosporinas. Essas mesmas indicações (com exceção das meningites) aplicam-se também à teicoplanina, como veremos a seguir.

Nas endocardites agudas de válvulas nativas adquiridas na comunidade, o tratamento empírico usualmente indicado é a associação de oxacilina (200 mg/kg/dia, fracionada de 4/4 horas) com vancomicina (15 a 20 mg/kg/dia, fracionada de 12/12 horas).

Nas endocardites estafilocócicas na ausência de válvulas ou outros materiais de prótese em pacientes alérgicos a beta-lactâmicos, ou causadas por cepas resistentes à oxacilina, a vancomicina é usada na dose de 30 mg/kg/dia (dose máxima de 2 g/dia), IV, fracionada de 12/12 horas, mantida por quatro a seis semanas. Na endocardite em próteses intracardíacas causadas por estafilococos oxacilina-resistentes, a Associação Americana de Cardiologia e a Sociedade Americana de Infectologia, bem como as Sociedades Europeias de Cardiologia e de Infectologia, recomendam a associação da vancomicina com rifampicina e gentamicina (ou amicacina), objetivando o efeito sinérgico contra esse patógeno. Nessa indicação, a vancomicina é empregada por via IV, na dose máxima de 2 g/dia, fracionada de 12/12 horas; a rifampicina na dose de 20 mg/kg/dia (dose máxima de 900 a 1.200 mg/dia), fracionada de 8/8 ou 12/12 horas, por via oral; e a gentamicina na dose de 3 mg/kg/dia (dose máxima de 180 mg/dia), fracionada de 12/12 horas, por via IV. A vancomicina e a rifampicina serão utilizadas, pelo menos, durante seis semanas, e a gentamicina, durante duas semanas.

A vancomicina é, também, recomendada, no tratamento de endocardites causadas por estreptococos do grupo *viridans* ou outros estreptococos em pacientes alérgicos às penicilinas, utilizada nas doses acima referidas, durante quatro semanas. Ademais, é empregada em associação com a gentamicina para o tratamento das endocardites causadas por enterococos em pacientes alérgicos às penicilinas, ou, ainda, na endocardite por enterococos resistentes à ampicilina. Nessas circunstâncias, os dois antibióticos devem ser mantidos durante seis semanas.

Eventualmente, a vancomicina é aplicada nas infecções graves por pneumococos multirresistentes, nas meningites por flavobactérias e na profilaxia da endocardite bacteriana em pacientes alérgicos às penicilinas que requeiram esse procedimento. De maneira similar, a droga pode ser aplicada na profilaxia da infecção estafilocócica em cirurgia cardíaca, neurológica ou ortopédica em pacientes alérgicos às penicilinas ou, ainda, em instituições hospitalares nas quais seja elevada a incidência de estafilococos meticilina-resistentes, caso o paciente tenha sido admitido vários dias antes da cirurgia. Na meningite bacteriana em regiões onde ocorram pneumococos com resistência à penicilina e à ceftriaxona, a vancomicina deve ser incluída no esquema terapêutico empírico, em associação à ceftriaxona (por sua ação contra meningococos), até que seja esclarecida a sensibilidade do microrganismo e será mantida se for caracterizada a resistência do pneumococo.

A vancomicina é uma alternativa ao cotrimoxazol para o tratamento de sepse e meningites causadas por *Listeria monocytogenes* em pacientes alérgicos às penicilinas e sulfamídicos. Nas infecções pelo *Chryseobacterium* (*Flavobacterium*) *meningosepticum* a associação da rifampicina com a vancomicina é uma das alternativas terapêuticas.

A vancomicina pode ser recomendada no paciente granulocitopênico febril em associação com cefalosporinas antipseudomonas e aminoglicosídeos. Em geral, a vancomicina não integra a terapêutica empírica inicial nesses pacientes; contudo, em casos que não respondem à terapêutica antipseudomonas ou se houver dados clínicos e microbiológicos que suportem sua indicação, a droga deve ser adicionada ao esquema de tratamento.

Por fim, a vancomicina dada por via oral constitui uma alternativa no tratamento da enterocolite pelo *C. difficile*; contudo, o metronidazol é a droga de eleição para essa situação clínica.

A vancomicina é utilizada por via intravenosa na dose de 30 mg/kg/dia, fracionada de 12/12 horas. Em adultos, habitualmente emprega-se a dose de 1 g, de 12/12 horas, utilizando-se a dose de 1 g, de 8/8 horas em casos de extrema gravidade, como nas meningoencefalites. Em recém-nascidos, a dose máxima é de 30 mg/kg/dia, fracionada de 8/8 ou 12/12 horas; mas, em crianças maiores, com meningoencefalite, a dose diária pode atingir 40 mg/kg. As doses devem ser diluídas em solução fisiológica (solução salina a 0,9%) ou glicosada a 5%, e gotejadas durante 30 a 60 minutos. Em adultos, o antibiótico deve ser diluído em 100 a 250 mL de solução. A administração concomitante de 20 mg de hidrocortisona diminui os efeitos colaterais sistêmicos e locais da vancomicina. Como os corticoides são incompatíveis com esse antibiótico, causando sua precipitação se adicionados ao mesmo frasco de soro, deve-se diluir a hidrocortisona em outro frasco de solução e gotejar separadamente, por meio de um tubo em Y. A heparina também causa precipitação da vancomicina se utilizada no mesmo frasco de solução. Em pacientes obesos, a dose da vancomicina deve ser calculada de acordo com o peso real do paciente.

Quando administrada em associação com os antibióticos aminoglicosídeos, a dose da vancomicina por via IV em adultos não deve ultrapassar de 500 mg, de 8/8 horas. Em crianças utiliza-se dose proporcional.

Por via oral, para o tratamento da colite causada pelo *C. difficile*, a vancomicina é usada na dose de 125 mg diluída em água, de 6/6 horas, durante cinco dias. Cerca de 10% a 15% dos pacientes apresentam recaídas que respondem ao se reinstituir a terapêutica. Nos casos de enterocolite causada por estafilococos, a dose recomendada por via oral é de 500 mg, de 6/6 horas.

Na prevenção da endocardite bacteriana ou de infecções no pós-operatório de cirurgia cardíaca ou neurológica, ou ortopédica, causadas por estafilococos, é recomendada a administração em adultos de uma dose de 1 g por via IV 30 a 60 minutos antes do procedimento cirúrgico. A dose pode se repetida uma vez, 8 a 12 horas após.

Quando indicada em pacientes com meningoencefalites, pode ser necessário que a administração sistêmica da vancomicina seja suplementada pela administração intraventricular de uma dose empírica de

10 a 20 mg, repetida diariamente. Se possível, deve-se realizar dosagens do nível do antibiótico no líquor, de maneira a ajustar as doses para que seja mantida a concentração liquórica de 15 a 50 mcg/mL.

Em pacientes com diálise peritoneal ambulatorial contínua, recomenda-se a administração da vancomicina por via intraperitoneal na dose inicial de 30 mg/kg, seguida da dose de 1,5 mg/kg a cada sessão dialítica. Um esquema alternativo é a administração inicial de uma dose de 15 mg/kg (1 g em adultos) por via intravenosa, seguida da mesma dose por via IV a cada sete ou dez dias. Essa indicação do antibiótico vem sofrendo revisão, devido à possibilidade de serem selecionados microrganismos resistentes.

Efeitos Adversos

A vancomicina provoca diversos efeitos colaterais devido às suas propriedades irritantes, tóxicas e alergizantes. É muito irritante quimicamente para o local da injeção, o que impede seu uso por via intramuscular. Por via IV causa dor e flebite, motivo pelo qual deve ser empregada diluída em grandes volumes de soluções e aplicada em gotejamento lento. Febre, calafrios e sensação de formigamento pelo corpo podem acontecer se a infusão da droga for rápida.

Um efeito colateral frequente com a infusão rápida da droga é a chamada "síndrome do homem (ou do pescoço) vermelho", caracterizada pelo surgimento de prurido, eritema, congestão e angioedema do pescoço e tórax e, raramente, choque. Essa reação é devida ao aumento da concentração de histamina no plasma, relacionado com a desgranulação de mastócitos e basófilos, não dependente de IgE. Ocorre com alguma frequência em adultos que recebem a dose de 1 g rapidamente por via IV, sendo menor sua ocorrência com a dose de 500 mg. Se ocorrer a síndrome, deve-se suspender a infusão do medicamento e aplicar um anti-histamínico. Eventualmente, pode ser necessário o uso de um vasoconstritor, se houver hipotensão grave.

Leucopenia e eosinofilia são raras, mas erupções cutâneas podem ser verificadas em 5% dos enfermos recebendo esse fármaco. Alguns pacientes queixam-se de náuseas.

Os efeitos adversos mais importantes são a nefrotoxicidade e a ototoxicidade, podendo levar à insuficiência renal e à surdez permanente. A nefrotoxicidade é atualmente rara, devido à utilização de produtos comerciais mais purificados. Ocorre, sobretudo, com o emprego de altas doses, sendo reversível com a retirada do medicamento ou a diminuição da dose. A nefrotoxicidade é descrita em cerca de 5% dos enfermos que recebem a vancomicina isoladamente; mas atinge até 35% dos pacientes quando se associa um aminoglicosídeo à terapêutica. A ototoxicidade também está relacionada à administração de doses altas por tempo prolongado. Queixas de zumbido e perda de audição para sons de alta frequência precedem a instalação da surdez. A prevenção desses paraefeitos é realizada pelo uso da vancomicina nas doses recomendadas, devendo-se ter especial cuidado no ajuste da dosagem em pacientes com insuficiência renal, conforme já mencionado. O uso associado de antibióticos aminoglicosídeos aumenta o risco de nefro e ototoxicidade. Superinfecções não são comuns com o emprego da droga.

Disponibilidade da Droga

A vancomicina faz parte da RENAME e é disponível na rede de hospitais públicos sob a forma de cloridrato em ampolas para uso IV. É comercializada em apresentação genérica (Vancomicina®) e na especialidade farmacêutica de referência Vancocina® (Antibióticos do Brasil) em frascos-ampola com 500 mg e 1 g. Existem medicamentos similares em frasco-ampola com 500 mg.

Teicoplanina

Caracteres Gerais. Espectro de Ação

A teicoplanina foi descoberta em 1978 a partir da fermentação do *Streptomyces teichomyceticus*, e é relacionada do ponto de vista químico, atividade antimicrobiana e mecanismo de ação, à vancomicina. Além da vancomicina, é o único antibiótico glicopeptídico atualmente desenvolvido para uso clínico. A teicoplanina diferencia-se da vancomicina principalmente por sua farmacocinética mais favorável, apresentando meia-vida sérica mais longa, que permite sua administração em dose única diária. Ademais, provoca menor irritação química que a vancomicina, podendo ser administrada por via intramuscular, e apresenta menor toxicidade renal e auditiva.

A teicoplanina tem o mesmo espectro de ação da vancomicina, e é ativa essencialmente contra microrganismos gram-positivos. Sua ação antimicrobiana é exercida inclusive sobre as bactérias gram-positivas-problema, isto é, os estafilococos resistentes à oxacilina, os enterococos resistentes à ampicilina e os pneumococos resistentes à penicilina.

Como ocorreu com a vancomicina, descrevem-se na atualidade enterococos resistentes também à teicoplanina. Essa resistência pode ser cruzada entre os dois glicopeptídeos; no entanto, é possível o isolamento de enterococos resistentes à vancomicina que se mantêm sensíveis à teicoplanina.

As estirpes de estafilococos que vêm sendo isoladas com resistência à vancomicina são, também, resistentes à teicoplanina.

A teicoplanina exerce efeito bactericida sobre os microrganismos sensíveis, agindo pelo mecanismo referido no início deste capítulo.

Farmacocinética e Metabolismo

De maneira semelhante à vancomicina, a teicoplanina não é absorvida por via oral, devendo ser administrada por via parenteral para ter ação sistêmica. Entretanto, a droga é menos irritante e tóxica que a vancomicina, e pode ser utilizada tanto por via intravenosa como por via intramuscular. A teicoplanina apresenta a sua meia-vida prolongada, situada próxima a 70 horas. Essa característica resulta da ligação da droga aos tecidos e da sua lenta eliminação renal. A teicoplanina liga-se às proteínas séricas em 90%, e distribui-se em concentrações terapêuticas nas amígdalas, fígado, pâncreas, vesícula biliar, ossos e articulações, mucosa oral, pulmões, líquidos sinovial, pleural e peritoneal e, possivelmente, penetra em células ou liga-se à sua superfície. A droga não penetra em concentrações adequadas no líquido cefalorraquidiano, mesmo em pacientes com meningites. É pequena a concentração da teicoplanina em tecido gorduroso. A elevada ligação proteica da teicoplanina tem sido considerada como responsável pela eventual falha da droga no tratamento de infecções estafilocócicas, especialmente em casos de endocardite. Por tal motivo, recomenda-se o emprego de doses mais elevadas na terapêutica dessas infecções.

A teicoplanina atravessa a barreira placentária, mas não existem trabalhos sobre a importância clínica dessa passagem. Atinge concentração no leite materno, fato sem significado clínico por não ser absorvida por via oral. A farmacocinética da droga em crianças e recém-nascidos é semelhante à de indivíduos adultos.

Esse antibiótico não é praticamente metabolizado (somente 5%), eliminando-se quase integralmente como substância ativa. Sua excreção se faz por via renal, de maneira lenta, sendo 25% eliminados em 24 horas, 48% em 96 horas e 59% após oito dias. Em pacientes com insuficiência renal leve ou moderada, a droga é recomendada, em adultos, na dose de 200 a 400 mg, a cada dois dias a partir da quinta dose. Nos casos com insuficiência renal grave, a dose de 200 a 400 mg é administrada a cada três dias, a partir da quinta dose. Esse antibiótico não é removido do sangue por hemodiálise ou diálise peritoneal.

Indicações Clínicas e Doses

As indicações da teicoplanina são as mesmas da vancomicina, sendo comparável a eficácia das duas drogas, exceto nas infecções meníngeas, para as quais a teicoplanina não é indicada por não atravessar a barreira hematoencefálica. Seu principal emprego clínico são as infecções estafilocócicas, incluindo pneumonias, celulites, osteomielites, endocardites e sepses em pacientes alérgicos às penicilinas ou nas infecções causadas por estafilococos meticilina-resistentes.

Também tem indicação precisa nas infecções enterocócicas em pacientes alérgicos à ampicilina ou nos casos de infecção determinada por enterococos resistentes às penicilinas. Da mesma forma, a teicoplanina constitui uma alternativa terapêutica para a endocardite pelos estreptococos do grupo *viridans* em pacientes com hipersensibilidade às penicilinas. Pode ser ainda indicada no tratamento empírico do paciente granulocitopênico febril, quando não ocorre resposta à terapêutica antipseudomonas. Constitui também uma alternativa terapêutica à vancomicina no tratamento da diarreia e da colite pseudomembranosa causadas pelo *Clostridium difficile*, empregada por via oral. Por fim, a teicoplanina pode substituir a vancomicina na profilaxia da endocardite em pacientes com valvulopatias que vão se submeter a manipulações das vias aéreas e orofaringe, ou urogenitais. Sua indicação profilática inclui, ainda, as cirurgias cardíaca, ortopédica e neurológica em hospitais com elevado índice de isolamento de estafilococos meticilina-resistentes, desde que o paciente tenha sido admitido alguns dias antes da cirurgia e possa ter havido modificação de sua microbiota endógena.

Em indivíduos com mais de 12 anos de idade, a teicoplanina é recomendada na dose inicial de 6 mg/kg administrada por via intravenosa de 12/12 horas (12 mg/kg/dia) durante dois a quatro dias e, em seguida, a dose de manutenção de 6 mg/kg administrada uma vez ao dia, por via IV ou IM. Em adultos, a dose inicial é de 400 mg, de 12/12 horas, por dois a quatro dias, e a dose de manutenção de 400 mg, uma vez ao dia. Em crianças abaixo de 12 anos, inclusive em recém-nascidos, a teicoplanina é administrada na dose inicial de 10 mg/kg a cada 12 horas, durante dois a quatro dias. Em seguida, a dose de manutenção será de 6 a 10 mg/kg, de acordo com a gravidade do caso, administrada uma vez ao dia. Em crianças com granulocitopenia é indicado que a dose de manutenção seja de 12 mg/kg/dia.

Em pacientes com endocardite estafilocócica é mais recomendável a dose inicial de 18 mg/kg/dia fracionada de 12/12 horas durante dois a quatro dias e a dose de manutenção, de 12 mg/kg/dia, fracionada de 12/12 horas. Nesse tipo de infecção, a associação com a rifampicina (900 mg/dia, via oral) pode ser benéfica. Nas endocardites por enterococos recomenda-se a associação da teicoplanina com a gentamicina ou com a tobramicina, visando a ação sinérgica das drogas e o efeito bactericida contra esse microrganismo.

Na profilaxia da endocardite bacteriana em pessoas submetidas à manipulação orofaríngea, a teicoplanina é administrada na dose, em adultos, de 400 mg ao início do evento. A mesma dose é indicada na profilaxia de infecções estafilocócicas em cirurgia cardíaca, ortopédica ou neurológica, administrada por via IV no momento da indução anestésica.

Na terapêutica da colite pseudomembranosa causada pelo *C. difficile*, a teicoplanina é administrada por via oral na dose de 200 mg, três vezes ao dia, no primeiro dia e, depois, 200 mg, duas vezes ao dia durante mais nove dias.

Efeitos Adversos

A teicoplanina apresenta boa tolerância, tanto por via IV como por via IM. Efeitos adversos têm sido relatados em menos de 5% dos pacientes, surgindo sob a forma de erupção maculopapular transitória, exantema urticariforme, febre, leucopenia transitória e diminuição da audição para sons de alta frequência. A droga tem o potencial de nefrotoxicidade e ototoxicidade menor que a vancomicina. Raramente, pode causar o quadro da síndrome do homem vermelho ao ser administrada por via IV, caracterizado por um eritema não pruriginoso generalizado e quadro asmatiforme, com dispneia de curta duração.

A teicoplanina não é indicada para a terapêutica de infecções na gestante, nem na nutriz, exceto em situações clínicas em que o benefício supere o risco de sua administração (nefro e neurotoxicidade fetal).

Disponibilidade da Droga

A teicoplanina é comercializada no Brasil na especialidade farmacêutica de referência Targocid® (Aventis Pharma) e em medicamentos similares, em frascos-ampola com 200 mg e 400 mg, para uso IM e IV.

Avoparcina

A avoparcina é um glicopeptídeo com menor potência contra microrganismos gram-positivos comparativamente à vancomicina. Entretanto, exerce ação antimicrobiana contra bactérias gram-positivas intestinais e atua como inibidor de enzimas digestórias no intestino delgado de animais, aumentando a digestibilidade de matéria orgânica, aumentando a degradação da celulose e hemicelulose e promovendo o ganho de peso dos animais. Seu uso foi largamente aprovado em países europeus e americanos como promotor do crescimento e ganho ponderal de animais destinados à alimentação humana, como gado bovino, galináceos, porcinos e caprinos. Contudo, o amplo uso da avoparcina estimulou a seleção de enterococos resistentes ao antibiótico e, por extensão, a outros glicopeptídeos, inclusive à vancomicina e à teicoplanina. Por tal motivo, na atualidade, o uso da avoparcina é proibido na Comunidade Europeia e seu emprego como estimulador do crescimento animal é condenado por propiciar o desenvolvimento de resistência entre microrganismos gram-positivos.

Dalbavancina, Telavancina e Oritavancina

Esses três novos glicopeptídeos semissintéticos encontram-se em lançamento comercial. A dalbavancina (BI397) é um derivado da teicoplanina, originalmente desenvolvida pelos Laboratórios Biosearch Italia e Vincuron, em 1999, e atualmente produzida pelo Laboratório Pfizer. A oritavancina foi descoberta e desenvolvida pelo Laboratório Eli Lilly, em 1995, derivada da vancomicina, sendo atualmente produzida pelo Laboratório Targanta. A telavancina é um derivado da vancomicina e foi introduzida em 2003 sob a sigla TD-6424, produzida pelo Laboratório Theravance.

Como outros antibióticos dessa classe, a ação da dalbavancina, da telavancina e da oritavancina é exercida contra bactérias gram-positivas, incluindo os estafilococos resistentes à oxacilina, os enterococos resistentes à ampicilina e os pneumococos resistentes à penicilina. A dalbavancina e a telavancina não agem contra estafilococos resistentes à vancomicina, nem contra enterococos resistentes à vancomicina e à teicoplanina, mas a oritavancina age. Esses antibióticos têm ação contra o *Clostridium difficile*, e poderão ser úteis nas infecções intestinais por esse anaeróbio, administrados por via oral.

Esses novos glicopeptídeos não são absorvidos por via oral e seu uso é feito por via IV. A farmacocinética dessas drogas é similar à da teicoplanina, inclusive com meia-vida prolongada. A telavancina tem meia-vida de oito horas, o que permite o seu uso em dose única diária. A dalbavancina tem a surpreendente meia-vida de 147 a 258 horas, o que possibilita o seu uso em dose única semanal. Igualmente, a oritavancina tem a meia-vida prolongada de 393 horas, o que indica o seu uso em dose única semanal. Esses novos antimicrobianos têm elevada ligação proteica (90%) e são eliminados por via renal sem sofrer metabolização. Estudos clínicos já realizados mostram excelentes resultados desses glicopeptídeos em infecções da pele e tecido celular subcutâneo, artrite séptica e osteomielite aguda; outros estudos em andamento permitirão situar a importância, indicações e segurança de uso desses novos glicopeptídeos. Os paraefeitos mais frequentes relatados com o uso das drogas são náuseas, vômitos, distúrbios do paladar.

A oritavancina é recomendada na dose única de 1.200 mg, por via IV, para o tratamento de infecções da pele e subcutâneo em adultos. A dalbavancina foi ensaiada em pacientes com infecção da pele e celular subcutâneo e em infecções relacionadas com cateter, empregada por via IV em uma dose de 1 g, seguida de uma segunda dose de 500 mg no oitavo dia, com excelente resultado. A telavancina é empregada na dose de 10 mg/kg, em dose única diária, via IV.

Dalbavancin e oritavancina foram aprovadas nos Estados Unidos para tratamento de infecções da pele e tecidos moles com o nome de marca Dalvance® e Orbactiv®, respectivamente.

LIPOPEPTÍDEOS

Daptomicina

A daptomicina é um antibiótico lipopeptídeo semissintético desenvolvido em 1984 e licenciado em 2003 para uso clínico. Apresenta atividade contra microrganismos gram-positivos, com espectro de ação similar ao da vancomicina. Mostra-se ativa contra estafilococos meticilina-resistentes, tendo potência antimicrobiana contra o *S. aureus* semelhante ou superior à da vancomicina. Contra o *S. epidermidis* é duas a quatro vezes mais potente que a vancomicina e a teicoplanina. Sua ação contra enterococos e listérias é menor que a da vancomicina; no entanto, a droga pode apresentar ação contra enterococos vancomicina-resistentes. Comparado à linezolida e a quinupristina/dalfopristina, é o antibiótico que apresenta maior potência bactericida contra estafilococos e enterococos resistentes à vancomicina. A daptomicina é rapidamente bactericida contra os microrganismos sensíveis agindo por dois mecanismos: inibição da síntese do peptidoglicano da parede celular e, principalmente, por inibir a síntese do ácido lipoteicoico da membrana citoplasmática. Esse último mecanismo é o mais importante, pois altera o funcionamento da membrana citoplasmática causando a morte bacteriana em cerca de 60 minutos, mesmo nas bactérias desprovidas de parede celular (protoplastos). Tem efeito pós-antibiótico contra estafilococos e enterococos prolongado, por até seis horas.

A daptomicina não é absorvida por via oral, devendo ser administrada por via IV para ter ação sistêmica. Liga-se às proteínas do sangue em 94% e sua meia-vida sérica é de seis horas. Não atravessa a barreira hematoencefálica, não sendo, portanto, adequada para o tratamento de meningites por estafilococos e pneumococos resistentes. É excretada sob a forma ativa por via urinária em 86% da dose administrada.

A daptomicina interage com o surfactante pulmonar e, dessa maneira, ocorre a inibição seletiva de sua atividade antimicrobiana no fluido que reveste o epitélio pulmonar. Por tal motivo, esse antibiótico tem reduzida eficácia nas infecções broncopulmonares.

A droga apresenta bons resultados na sepse e na endocardite estafilocócica utilizada na dose de 6 mg/kg/dia, em dose única, IV. Como outros lipopeptídeos, a daptomicina pode causar miosite, manifestada por fraqueza muscular e mialgia das mãos, punhos e antebraços, precedida de elevação da CPK sérica. Esse efeito adverso é reversível com a retirada da droga, não se observando qualquer alteração na musculatura cardíaca ou em músculos lisos. Esse antibiótico é uma possível alternativa para o tratamento de infecções causadas por microrganismos gram-positivos resistentes à vancomicina e à teicoplanina.

A daptomicina é disponível comercialmente entre nós com o nome Cubicin® (Cubist) para o tratamento de infecções da pele e tecido celular subcutâneo causadas por estafilococos e estreptococos e na endocardite estafilocócica, tanto direita como esquerda. É administrada por via IV na dose única diária de 6 mg/kg, mantida por sete a dez dias nas infecções cutâneas. Em enfermos com sepse é recomendada por 10 a 14 dias e na endocardite por três a seis semanas.

BIBLIOGRAFIA

Vancomicina

Ahmed A, et al. Pharmacodynamics of vancomycin for the treatment of experimental penicillin- and cephalosporin-resistant pneumococcal meningitis. Antimicrob Agents Chemother. 1999; 43:876-81.

Al-Obeid S, et al. Mechanism of resistance to vancomycin in *Enterococcus faecium* and *Enterococcus faecalis*. Antimicrob Agents Chemother. 1990; 34:252-6.

Baddour LM, et al. Infective endocarditis. Circulation. 2005; 111:e394-e433.

Bayston R, et al. Intraventricular vancomycin in the treatment of ventriculitis associated with cerebrospinal fluid shunting and drainage. J Neurol Neurosurg Psychiatry. 1987; 50:1419-23.

Brown N, et al. Effects of hepatic function on vancomycin clinical pharmacology. Antimicrob Agents Chemother. 1983; 23:603-9.

Cook FV, Farrar WE Jr. Vancomycin revisited. Ann Intern Med. 1978; 88:813-8.

Courvalin P. Vancomycin resistance in gram-positive cocci. Clin Infect Dis. 2006; 42(Suppl 1):S25-34.

Endtz HP, et al. Vancomycin resistance: status quo and quo vadis. Eur J Clin Microbiol Infect Dis. 1999; 18: 683-90.

Fekety R. Vancomicina. Clin Med Am Norte. 1982 jan; p. 189-95.

Hermans PE, Wilhelm MP. Vancomycin. Mayo Clin Proc. 1987; 62:901-5.

Hirsch BE, et al. Instillation of vancomycin into a cerebrospinal fluid reservoir to clear infection: pharmacokinetic considerations. J Infect Dis. 1991; 163:197-200.

King CY, Barriere SL. Analysis of the in vitro interaction between vancomycin and cholestyramine. Antimicrob Agents Chemother. 1981; 19:326-7.

Levine DP. Vancomycin: a history. Clin Infect Dis. 2006; 42 (Suppl 1):S5-12.

Nagl M, et al. Bactericidal activity of vancomycin in cerebrospinal fluid. Antimicrob Agents Chemother. 1999; 43:1932-4.

Phillips G, Golledge CL. Vancomycin and teicoplanin: something old, something new. Med J Aust. 1992; 156:53-7.

Polk R, et al. Vancomycin and the red-man syndrome: pharmacodynamics of histamine release. J Infect Dis. 1988; 157:502-7.

Ryback MJ. The pharmacokinetic and pharmacodynamic properties of vancomycin. Clin Infect Dis. 2006; 42(Suppl 1):S35-9.

Rybak MJ, et al. Nephrotoxicity of vancomycin alone and with an aminoglycoside. J Antimicrob Chemother. 1990; 25:679-87.

Sieradzki K, et al. The development of vancomycin resistance in a patient with methicillin-resistant *Staphylococcus aureus* infection. N Engl J Med. 1999; 340: 517-23.

Wilson W, et al. Prevention of infective endocarditis: Guidelines from the American Heart Association. JADA (Journal of American Dental Association). 2008; 139(Suppll 1):35-245.

Teicoplanina

Brogden RN, Peters DH. Teicoplanin – a reappraisal. Drugs. 1994; 47:823-54.

Campoli-Richards DM, et al. Teicoplanin – a review of its antibacterial activity, pharmacokinetic properties and therapeutic potential. Drugs. 1990; 40:449-86.

De Lalla F, et al. Prospective study of oral teicoplanin versus oral vancomycin for therapy of pseudomembranous colitis and *Clostridium difficile*-associated diarrhea. Antimicrob Agents Chemother. 1992; 36:2192-6.

Drayer PG, Williams AH. A review of the safety profile of teicoplanin. J Antimicrob Chemother. 1991; 27 (Suppl B):69-73.

Dubettier S, et al. Red man syndrome with teicoplanin. Rev Infect Dis. 1991; 13:770.

Gilbert DN, et al. Failure of treatment with teicoplanin at 6 milligram/kilogram/day in patients with *Staphylococcus aureus* intravascular infection. Antimicrob Agents Chemother. 1991; 35:79-87.

Martino P, et al. Teicoplanin in the treatment of gram-positive bacterial endocarditis. Antimicrob Agents Chemother. 1989; 33:1329-34.

Menichetti F, et al. Effects of teicoplanin and those of vancomycin in initial empirical antibiotic regimen for febrile, neutropenic patients with hematologic malignancies. Antimicrob Agents Chemother. 1994; 38:2041-6.

Phillips G, Golledge CL. Vancomycin and teicoplanin: something old, something new. Med J Aust. 1992; 156:53-7.

Rowland M. Clinical pharmacokinetics of teicoplanin. Clin Pharmacokinet. 1990; 18:184-209.

Rybak MJ, et al. Teicoplanin pharmacokinetics in intravenous drug abusers being treated for bacterial endocarditis. Antimicrob Agents Chemother. 1991; 35: 696-700.

Speller D, Greenwood D (ed.). Teicoplanin – clinical use and laboratory correlation. J Antimicrob Chemother. 1988; 21(Suppl A):1-146.

Williams A (ed.). The role of teicoplanin in the neutropenic patient. Br J Haematol. 1990; 76(Suppl 2):1.

Williams AH, Gruneberg RN. Teicoplanin revisisted. J Antimicrob Chemother. 1988; 22:397-4018.

Avoparcina

Bager F, et al. Avoparcin used as a growth promoter is associated with the occurrence of vancomycin-resistant *Enterococcus faecium* on Danish poultry and pig farms. Prev Vet Med. 1997; 31:95-112.

Cormican MG, et al. Avoparcin, a glycopeptide used in animal foods: antimicrobial spectrum and potency tested against human isolates from the United States. Diagn Microbiol Infect Dis. 1997; 29:241-8.

Kruse H, et al. The use of avoparcin as a growth promoter and the occurrence of vancomycin-resistant *Enterococcus* species in Norwegian poultry and swine production. Microb Drug Resist. 1999; 5:135-9.

Oritavancina

Allen NE, Nicas TI. Mechanism of action of oritavancin and related glycopeptide antibiotics. FEMS Microbiol Rev. 2003; 26:511-32.

Barrett JF. Oritavancin. Curr Opin Investig Drugs. 2001; 2:1039-44.
Bhavnani SM, et al. Pharmacokinetics, safety, and tolerability of ascending single intravenous doses of oritavancin administered to healthy human subjects. Diagn Microbiol Infect Dis. 2004; 50:95-102.
Chastain DB, Davis A. Treatment of chronic osteomyelitis with multidose oritavancin: A case series and literature review. Int J Antimicrob Agents. 2019; 53:429-34.
Corey GR, et al. Pooled analysis of single-dose oritavancin in the treatment of acute bacterial skin and skin-structure infections caused by gram-positive pathogens, including a large patient subset with methicillin-resistant Staphylococcus aureus. Int J Antimicrob Agents. 2016; 48:528-34.
Dunbar LM, et al. Comparison of the efficacy and safety of oritavancin front-loaded dosing regimens to daily dosing: an analysis of the SIMPLIFI trial. Antimicrob Agents Chemother. 2011; 55:3476-84.
Flüh G, et al. Oritavancin: an update. 2018; 13:727-9.
Hershberger E, et al. Evaluation of bactericidal activities of LY333328, vancomycin, teicoplanin against different strains of vancomycin-intermediate *Staphylococcus aureus*. Antimicrob Agents Chemother. 1999; 43:717-21.
Mercier RC, Hrebickova L. Oritavancin: a new avenue for resistant gram-positive bacteria. Expert Rev Anti Infect Ther. 2005; 3:325-32.
Saravolatz LD, Stein GE. Oritavancin: A long-half-life lipoglycopeptide. Clin Infect Dis. 2015; 61:627-32.
Tice A. Oritavancin: a new opportunity for outpatient therapy of serious infections. Clin Infect Dis. 2012; 54(Suppl 3):S239-43.

Dalbavancina

Billeter M, et al. Dalbavancin: a novel once-weekly lipoglycopeptide. Clin Infect Dis. 2008; 46:577-83.
Bouza E, et al. Dalbavancin in the treatment of different gram-positive infections: a real-life experience. Int J Antimicrob Agents. 2018; 51:571-7.
Dorr MB, et al. Human pharmacokinetics and rationale for once-weekly dosing of dalbavancin, a semi-synthetic glycopeptide. J Antimicrob Chemother. 2005; 55(Suppl 2):ii25-30.
Esposito S, Bianchini S. Dalbavancin for the treatment of paediatric infectious diseases. Eur J Clin Microbiol Infect Dis. 2016; 35:1895-901.
Gales AC, et al. Antimicrobial activity of dalbavancin tested against gram-positive clinical isolates from Latin American medical centers. Clin Microbiol Infect. 2005; 11:95-100.
Jauregui LE, et al. Randomized, double-blind comparison of once-weekly dalbavancin versus twice-daily linezolid therapy for the treatment of complicated skin and skin structure infections. Clin Infect Dis. 2005; 41:1407-15.
Leighton A, et al. Tolerability, pharmacokinetics, and serum bactericidal activity of intravenous dalbavancin in healthy volunteers. Antimicrob Agents Chemother. 2004; 48:940-5
Morata L, et al. Safety and efficacy of prolonged use of dalbavancin in bone and joint infections. Antimicrob Agents Chemother. 2019 abr; 63(5). pii: e02280-18.
Rappo U, et al. Single-dose dalbavancin and patient satisfaction in an outpatient setting in the treatment of acute bacterial skin and skin structure infections. J Glob Antimicrob Resist. 2019; 17:60-5.
Seltzer E, et al. Once-weekly dalbavancin versus standard-of-care antimicrobial regimens for treatment of skin and soft-tissue infections. Clin Infect Dis. 2003; 37:1298-303.
Streit JM, et al. Worldwide assessment of dalbavancin activity and spectrum against over 6,000 clinical isolates. Diagn Microbiol Infect Dis. 2004; 48:137-43.
Tobudic S, et al. Real-world experience with dalbavancin therapy in gram-positive skin and soft tissue infection, bone and joint infection. Infection; 2019 set.
Tobudic S, Thalhammer F. Dalbavancin dosage. Clin Infect Dis. 2019; 68:1608.
Wunsch S, et al. Multicenter clinical experience of real life Dalbavancin use in gram-positive infections. Int J Infect Dis. 2019; 81:210-4.

Telavancina

Nannini EC, et al. A new lipoglycopeptide: telavancin. Expert Opin Pharmacother. 2008; 9:2197-207.
Polyzos KA, et al, Efficacy and safety of telavancin in clinical trials: a systematic review and meta-analysis. PLoS One. 2012; 7(8):e41870.
Smith WJ, Drew RH. Telavancin: a new lipoglycopeptide for gram-positive infections. Drugs Today (Barc). 2009; 45:159-73.
Stryjewski ME, et al. Telavancin versus standard therapy for treatment of complicated skin and skin structure infections caused by gram-positive bacteria: FAST 2 study. Antimicrob Agents Chemother. 2006; 50:862-7.
Stryjewski ME, et al. TD-1792 versus vancomycin for treatment of complicated skin and skin structure infections. Antimicrob Agents Chemother. 2012; 56:5476-83.
Zhanel GG, et al. New lipoglycopeptides: a comparative review of dalbavancin, oritavancin and telavancin. Drugs. 2010; 70:859-86.

Daptomicina

Anônimo. Daptomycin (Cubicin) for skin and soft tissue infections. Med Lett Drugs Ther. 2004; 46:11-2.
Boaretti M, et al. The activity of daptomycin on *Enterococcus faecium* protoplasts: indirect evidence supporting a novel mode of action on lipoteichoic acid synthesis. J Antimicrob Chemother. 1993; 31:227-35.
Canepari P, et al. Lipoteichoic acid as a new target for activity of antibiotics: mode of action of daptomycin (LY 146032). Antimicrob Agents Chemother. 1990; 34:1220-6.
Cunha BA, et al. Daptomycin cure after cefazolin treatment failure of Methicillin-sensitive *Staphylococcus aureus* (MSSA) tricuspid valve acute bacterial endocarditis from a peripherally inserted central catheter (PICC) line. Heart Lung. 2005; 34:442-7.

Dohmen PM, et al. Daptomycin for the treatment of infective endocarditis: results from a European registry. J Antimicrob Chemother. 2013; 68:936-42.

Finney MS, et al. Use of daptomycin to treat drug-resistant gram-positive bone and joint infections. Curr Med Res Opin. 2005; 21:1923-6.

OberholzerCM, Saserta MT. Antimicrobial update: Daptomycin. Pediatr Infect Dis J. 2005; 24:919-20.

Peghin M, et al. Should high-dose daptomycin be an alternative treatment regimen for enterococcal endocarditis? Infect Dis Ther; 2019 ago.

Rybak MJ, et al. Pharmacokinetics and bactericidal rates of daptomycin and vancomycin in intravenous drug abusers being treated for gram-positive endocarditis and bacteremia. Antimicrob Agents Chemother. 1992; 36:1109-14.

Rybak MJ, et al. In vitro activities of daptomicin, vancomycin, linezolid, and quinupristin-dalfopristin against Staphylococci and Enterococci, including vancomycin-intermediate and-resistant strains. Antimicrob Agents Chemother. 2000; 44:1062-6.

Schriever CA, et al. Daptomycin: a novel cyclic lipopeptide antimicrobial. Am J Health Syst Pharm. 2005; 62:1145-58.

Schweiger ES, Weinberg JM. Novel antibacterial agents for skin and skin structure infections. J Am Acad Dermatol. 2004; 50:331-40.

Segreti JA, et al. Daptomycin for the treatment of bacteremia and infective endocarditis. Pharmacotherapy. 2006; 26:347-52.

Silverman JA, et al. Correlation of daptomycin bactericidal activity and membrane depolarization in Staphylococcus aureus. Antimicrob Agents Chemother. 2003; 47:2538-44.

Tally FP, DeBruin MF. Development of daptomycin for gram-positive infections. J Antimicrob Chemother. 2000; 46:523-6.

Tedesco KL, Rybak MJ. Daptomycin. Pharmacotherapy. 2004; 24:41-57.

CAPÍTULO 17

Rifamicinas

As rifamicinas constituem uma classe de antibióticos semissintéticos derivados da rifamicina B, um antibiótico natural extraído em 1959 de culturas do *Streptomyces mediterranei*. A partir da rifamicina B foram produzidos vários antibióticos semissintéticos, dos quais a rifamicina SV foi a primeira introduzida para uso clínico, surgindo posteriormente a rifamicina M, a rifampicina e a rifabutina. Esses antibióticos são quimicamente formados por hidrocarbonetos aromáticos macrocíclicos, não apresentando analogia com outros antibióticos em uso clínico. São solúveis em água com pH ácido e apresentam notável difusão através de lipídios, o que lhes dá a característica de alcançarem elevada concentração no meio intracelular.

O mecanismo de ação das rifamicinas é a inibição da síntese de ARN por ligarem-se às ARN-polimerase, formando complexos firmes e irreversíveis, impedindo a ação da enzima. Dessa maneira, exercem ação antimicrobiana por inibirem a síntese proteica em todos os seus estágios, impedindo a formação do ARN-mensageiro, ARN-ribossomal e ARN de transporte. A síntese do ARN de mitocôndrias das células de mamíferos não é inibida pelas concentrações habitualmente utilizadas das rifamicinas, devido à relativa incapacidade que esse antibiótico tem de agir sobre as ARN-polimerases de mamíferos.

Por seu mecanismo primário de ação, as rifamicinas exercem ação inicialmente bacteriostática; mas, devido à ligação irreversível com a ARN-polimerase, todo o processo de síntese proteica, inclusive do ADN (por bloquear a formação de nucleotídeos) fica comprometido, morrendo a célula pela não renovação de seus constituintes vitais. As rifamicinas são ativas em concentrações muito baixas, o que contribui para a sua especificidade de ação sobre a célula bacteriana, exercendo sua ação principalmente nas bactérias em multiplicação.

Rifamicina SV

Espectro de Ação

A rifamicina SV foi o primeiro representante dessa classe a ser utilizado na clínica. Seu espectro de ação relaciona-se às bactérias gram-positivas, incluindo os estreptococos, estafilococos e pneumococos, e às micobactérias. Não tem boa ação sobre enterococos e clostrídios. É atualmente uma droga de escolha secundária devido à existência de outros medicamentos mais efetivos e de melhor administração. As bactérias gram-positivas desenvolvem resistência rapidamente à rifamicina SV e às rifamicinas em geral, o que limita sua utilidade à monoterapia nas infecções graves causadas por essas bactérias.

Farmacocinética

A rifamicina SV não é absorvida por via oral, e é utilizada por via IV para ter efeito sistêmico. Não atravessa a barreira hematoencefálica em concentração adequada. Como as demais rifamicinas, a droga sofre metabolização parcial no fígado. É eliminada principalmente por via biliar (60% a 80%), onde atinge elevadas concentrações. Em casos de obstrução biliar, a droga acumula-se no organismo. Sua meia-vida é curta e em cerca de três horas a concentração sanguínea está muito reduzida; no entanto, a droga concentra-se nos focos de infecção, exercendo atividade terapêutica por tempo mais prolongado. Pequena quantidade é eliminada pela urina. A rifamicina SV tem sido utilizada também por via intrapleural em lesões tuberculosas e estafilocócicas e por via tópica em lesões dermatológicas infectadas.

Indicações Clínicas e Doses

A rifamicina SV é indicada principalmente em infecções estafilocócicas e como substituto, por via parenteral, da rifampicina na terapêutica da tuberculose. Pode ser uma alternativa terapêutica para infecções causadas por estafilococos produtores ou não de penicilinase, pneumococos e estreptococos beta-hemolíticos. Tem se mostrado útil na profilaxia de infecções ósseas, utilizada por meio de irrigação do campo operatório no período transoperatório de cirurgias ortopédicas. É também referida sua utilidade no tratamento tópico de queimaduras e em úlceras e feridas infectadas, sob a forma de compressas ou em *spray*. É utilizada no tratamento da tuberculose por via parenteral, em pacientes que não podem ingerir a rifampicina.

Nas infecções sistêmicas, a rifamicina SV é utilizada na dose de 10 a 30 mg/kg/dia, diluída em solução glicosada ou salina, em gotejamento lento, por via IV, fracionando-se a dose diária de 8/8 ou 12/12 horas (adultos 250 mg a 500 mg, de 12/12 h). Em uso tópico transoperatório tem sido recomendada em uma solução de 250 mg diluída em 250 mL de soluto fisiológico. Sob a forma de *spray* ou compressas, em feridas, úlceras, dermatoses infectadas e em queimaduras, é utilizada em aplicações duas ou três vezes ao dia. Para a aplicação de compressas, dilui-se uma ampola da rifamicina em 50 mL de água destilada e aplica-se no local. Por via intrapleural, especialmente na tuberculose, é geralmente usada na dose de 250 mg diluída em 3 mL de água, em dias sucessivos ou alternados. À solução de rifamicina SV não se deve adicionar qualquer outra substância, devido à possibilidade de precipitação do antibiótico.

Efeitos Adversos

A rifamicina SV habitualmente é bem tolerada por via IV; por via IM causa dor intensa, motivo pelo qual não é utilizada por esta via. Manifestações de hipersensibilidade, com erupções, prurido, febre e edema são pouco frequentes. Superinfecções são raras. Os pacientes devem ser alertados para a possibilidade de coloração laranja-avermelhada de sua urina. Em pacientes com alguma disfunção biliar, o acúmulo da droga pode causar coloração alaranjada da pele e mucosas. Em casos de superdose, a droga pode ser hepatotóxica e causar distúrbios gastrointestinais (vômitos, diarreia). A rifamicina SV é contraindicada em pacientes com hepatopatias graves. Nesses casos, se indicado o seu uso, a dose deve ser reduzida em 30% a 50%.

Disponibilidade da Droga

A rifamicina SV é comercializada em apresentação genérica (Rifamicina®) sob a forma de *spray* e solução tópica, e sob a forma de sal sódico, para uso IV, na especialidade farmacêutica de referência Rifocina Intravenosa® (Sanofi-Aventis), em ampolas com 500 mg, e em *spray* a 1% (Rifocina *spray*®). Existem medicamentos similares em *spray*.

Rifamida

A rifamida ou rifamicina M é um derivado da rifamicina SV que apresenta melhor solubilidade e maior potência antimicrobiana que a droga anterior. Como esta, é ativa sobre bactérias gram-positivas e micobactérias. A rifamicina M só é absorvida por via parenteral. Suas indicações e farmacocinética superpõem-se às da rifamicina SV. Esse antibiótico possui também os mesmos efeitos colaterais e limitações de uso. Por ser mais solúvel, é indicado por via IM na dose de 10 mg/kg/dia, fracionada de 12/12 horas (adultos 150 mg a cada 8 ou 12 horas). É apresentada em ampolas com 75 mg e 150 mg (Rifocina M® – Sanofi-Aventis).

Rifampicina

Caracteres Gerais. Espectro de Ação

A rifampicina é uma rifamicina que apresenta atividade antimicrobiana superior à das anteriores, distinguindo-se, também, pela facilidade de administração por via oral. Os microrganismos sensíveis são inibidos por concentrações muito baixas desse fármaco, e sofrem alterações irreversíveis com as doses terapêuticas usadas, já que o nível sérico no homem supera em 20 a 100 vezes a sua concentração inibitória mínima. Além de sua elevada potência antimicrobiana *in vitro*, a rifampicina age *in vivo* sobre microrganismos de localização intracelular, uma vez que é um dos antibióticos de maior penetração no interior das células. Todavia, as bactérias gram-positivas e gram-negativas desenvolvem com certa facilidade resistência à rifampicina quando esta é utilizada como droga isolada por tempo mais ou menos prolongado. Seu mecanismo de ação foi referido no início deste capítulo.

A rifampicina apresenta amplo espectro de ação, mostrando-se ativa sobre as bactérias gram-positivas (incluindo os estafilococos resistentes à penicilina e à oxacilina), cocos gram-negativos (gonococo e meningococo), micobactérias, clamídias, *Legionella pneumophila* e vários bacilos gram-negativos, entre os quais a *Escherichia coli*, *Proteus*, *Klebsiella*, *Haemophilus*, *Chryseobacterium* (*Flavobacterium*) *meningosepticum* e *Brucella*. Entretanto, sua maior aplicação clínica está no combate ao *M. tuberculosis* e ao *M. leprae*, germes sobre os quais exerce ação bactericida em baixas concentrações. A rifampicina é bastante ativa contra o meningococo localizado na garganta.

A ação da rifampicina contra micobactérias atípicas é variável, mas em geral as estirpes de *M. kansasii*, *M. phlei* e *M. marinum* mostram-se sensíveis. A sensibilidade do *M. avium-intracellulare* não é constante. A droga é capaz de inibir o crescimento de alguns vírus, como o da vaccínia, e de células tumorais; mas essa ação em geral só é observada com o uso de altas concentrações, não sendo possível obtê-las no homem devido à toxicidade desse antibiótico.

A rifampicina tem ação contra fungos patogênicos para o homem, demonstrando-se sua atividade *in vitro* e *in vivo* contra *Histoplasma capsulatum*, *Coccidioides immitis*, *Cryptococcus neoformans*, *Paracoccidioides brasiliensis*, *Aspergillus* e espécies de *Candida*, especialmente quando associada à anfotericina B. Isso porque esse antifúngico facilita a penetração da rifampicina no fungo, permitindo a sua ação direta na função da ARN-polimerase do parasita. Trabalhos clínicos também indicam a rifampicina contra leishmânias causadoras de leishmanioses cutânea e tegumentar.

Além de sua ação antimicrobiana, a rifampicina atua sobre o sistema imune provocando imunodepressão, caracterizada por inibição da síntese de anticorpos, da quimiotaxia, da atividade microbicida dos macrófagos e diminuição da atividade linfocitária, deprimindo a secreção do fator de inibição da migração. Por outro lado, é também referido que em certas circunstâncias a droga pode ter atividade estimuladora em algumas funções imunitárias, especialmente na destruição intracelular de bactérias e na estimulação da função linfocitária. A imunossupressão pela rifampicina não é constante, e é incompleta. Não afeta a resposta ao tratamento da tuberculose, nem aumenta a suscetibilidade dos pacientes para outras doenças infecciosas.

Resistência

Diversas espécies de bacilos gram-negativos são naturalmente resistentes à rifampicina, em geral não havendo ação sobre *Pseudomonas aeruginosa*, *Enterobacter* e *Serratia*. Também os *Mycobacterium intracellulare*, *M. chelonei* e *M. fortuitum* habitualmente têm resistência natural a esse antibiótico.

Durante o uso da rifampicina pode ocorrer a emergência rápida de cepas resistentes dentre populações bacterianas sensíveis à droga. Essa resistência adquirida tem sido observada também no *M. tuberculosis*. Por esse motivo, na terapêutica da tuberculose a rifampicina deve ser utilizada em associação com outros agentes antimicrobianos ativos, capazes de agir sobre as subpopulações, inicialmente pequenas, de bacilos rifampicina-resistentes.

A resistência adquirida à rifampicina ocorre fundamentalmente pelo surgimento de mutantes contendo genes de resistência à droga. O mecanismo bioquímico da resistência consiste principalmente na presença de uma ARN-polimerase que se mostra refratária à inibição pela rifampicina. Outro mecanismo possível reside na impermeabilidade das membranas à penetração do antibiótico, impedindo a droga de agir em seu alvo, a enzima ARN-polimerase.

Farmacocinética e Metabolismo

A rifampicina é bem absorvida pela via oral; mas, para que sua absorção se faça de modo adequado, deve ser administrada longe das refeições. É lipossolúvel e os alimentos interferem em sua absorção. Na terapêutica da tuberculose e da hanseníase, recomenda-se a administração da droga em jejum. A rifampicina atinge elevada concentração intracelular, desse modo atuando sobre os bacilos da tuberculose e da hanseníase localizados tanto intra- como extracelularmente.

Após sua administração oral, em jejum, a absorção da rifampicina é rápida e quase completa, tendo biodisponibilidade próxima de 100%. A meia-vida plasmática é de duas a cinco horas, mantendo-se concentrações terapeuticamente ativas no sangue por 12 a 16 horas.

A rifampicina difunde-se por todo o organismo, atingindo altas concentrações no pulmão, fígado, rins, tubo digestório, ossos, pele, músculos, saliva, lágrimas, suor, líquidos ascítico e pleural, e no baço. A droga concentra-se no *caseum* e em cavernas tuberculosas. Atinge elevada concentração nos ossos, mas não penetra no tecido cerebral. É capaz de atravessar a barreira hematoencefálica e atingir concentrações terapêuticas no líquor, correspondentes a cerca de 50% da concentração sérica em pacientes com meningite. Em pessoas sem meningite, a rifampicina atinge níveis no líquor correspondentes a, em média, 22% da concentração sanguínea; tais concentrações são adequadas não só para a terapêutica da meningite tuberculosa, mas também recomendam essa droga (em associação com outras drogas ativas) para a terapêutica das meningites por estafilococos e listéria, nas quais pode haver pouca inflamação meníngea. A rifampicina atravessa a barreira placentária, atingindo concentrações terapêuticas no feto correspondentes a 30% da concentração no sangue materno. Sua concentração no líquido amniótico é pequena, inferior a 10% da materna, sendo incerta sua eficácia terapêutica nesse local. É segregada em 10% a 20% pelo leite materno, mas não costuma causar efeitos adversos no lactente. Atinge pequena quantidade no humor aquoso, porém suficiente para agir contra estafilococos.

A rifampicina é metabolizada parcialmente, sofrendo desacetilação no fígado sob a ação do citocromo P450. A droga induz a própria produção de enzimas metabolizantes, aumentando a formação de metabólitos com a continuação da terapia. Entre os metabólitos formados, situam-se a desacetil-rifampicina (o principal), a formil-rifampicina e a quinona-rifampicina. A desacetil-rifampicina é mais hidrossolúvel que a droga original, e mantém a atividade antimicrobiana. Esse metabólito é o principal responsável pela ação antimicrobiana na bile.

A rifampicina apresenta alta ligação proteica, cerca de 90%. A droga atinge elevada concentração nos ossos e na saliva, daí sua utilidade no tratamento de osteomielites e do portador de meningococo na naso- e orofaringes.

É eliminada principalmente (cerca de 2/3 da dose administrada) pela via biliar, atingindo elevadas concentrações na bile, correspondentes a cerca de 20 vezes a do sangue. A eliminação se faz tanto sob a forma íntegra do antibiótico como sob a forma de metabólitos, havendo reabsorção intestinal da porção íntegra, mantendo-se um circuito êntero-hepático. Pequena quantidade é eliminada por via urinária sob forma biologicamente ativa, atingindo concentração na urina dez vezes superior à do sangue.

A droga não sofre acúmulo em pacientes com insuficiência renal, devendo ser utilizada nas doses e fracionamentos normais. Em pacientes com hepatopatias graves e alterações no fluxo biliar, a substância ativa e seus metabólitos sofrem retenção no organismo. Por tal motivo, e devido à sua hepatotoxicidade, a rifampicina deve ser evitada em pacientes com insuficiência hepática grave (icterícia, ascite). Caso seja necessária a sua utilização, a dose deve ser reduzida em 30% a 50%. Nos pacientes com hepatopatia grave e tuberculose, é recomendada a mudança do esquema terapêutico.

Devido a sua longa meia-vida plasmática e sua elevada concentração nos tecidos inflamados, mantendo-se por tempo prolongado no interior das células, bem como em razão da multiplicação lenta do *M. tuberculosis* e *M. leprae*, a rifampicina é recomendada no tratamento da hanseníase em esquemas de administração em doses mensais.

Interações Medicamentosas

A rifampicina induz a produção, pelo fígado, de enzimas do sistema CYP450 que inativam diversas substâncias, entre as quais a metadona, hipoglicemiantes orais, corticosteroides, diazepam, barbitúricos, dapsona, quinidina, cetoconazol, anticoncepcionais orais, derivados digitálicos, estrogênios, progestogênios, droga antirretrovirais inibidoras de protease e não nucleosídeos inibidores de transcriptase reversa, e anticoagulantes orais. Dessa forma, o uso associado da rifampicina com qualquer dessas substâncias provoca redução do nível sanguíneo das drogas e diminuição de sua eficácia terapêutica. Especialmente nas pacientes em uso de anticoncepcionais orais, devem ser indicados outros métodos de contracepção, devido ao risco da gravidez indesejada. Em pacientes usando varfarina ou outro anticoagulante oral, recomenda-se a determinação diária do tempo de protrombina e, se necessário, ajustar a dose desses medicamentos, elevando-a. Em pacientes tomando corticosteroides como terapêutica de substituição, a rifampicina provoca redução do nível circulante do corticoide, podendo causar insuficiência suprarrenal com síndrome de Addison. Pacientes em uso de digitálicos (digoxina, digitoxina) podem necessitar de elevação da dose. O mesmo ocorre naqueles em uso de tolbutamida e outros antidiabéticos orais, barbitúricos, ciclosporina, propranolol e outros bloqueadores beta-adrenérgicos, disopiramida, metadona, nifedipina, quinidina, teofilina e verapamil. Em particular, essa última droga sofre intensa metabolização hepática nos pacientes em uso de rifampicina, reduzindo acentuadamente sua ação terapêutica. Pacientes em uso concomitante de rifampicina e cetoconazol provavelmente necessitam de doses mais elevadas desse antifúngico, pois a rifampicina aumenta o seu metabolismo por induzir enzimas hepáticas. O mesmo ocorre com o fluconazol e o itraconazol.

A rifampicina interage com as drogas antirretrovirais inibidoras da protease, causando intensa redução de seu nível sérico e tissular (acima de 80%), o que contraindica o emprego simultâneo desses medicamentos. É exceção o ritonavir, cuja redução pela rifampicina é de 35%. Os não nucleosídeos inibidores da transcriptase reversa (ITRNN), efavirenz e a nevirapina, são pouco alterados em sua concentração sérica pela rifampicina (redução de 13%, do primeiro, e de 37%, da segunda); igualmente, o tenofovir, um nucleotídeo inibidor da transcriptase reversa (ITRNt), não sofre interferência de sua ação pela rifampicina. A rifampicina também não interage com nucleosídeos inibidores da transcriptase reversa (ITRN) (zidovudina – AZT, didanosina, lamivudina – 3TC, abacavir – ABC), pois essas drogas não são metabolizadas pelo sistema CYP450. Dessa maneira, a rifampicina pode ser utilizada em pacientes com Aids e tuberculose que estejam em uso de combinações contendo dois ITRN e um ITRNN (preferência para efavirenz) ou de dois ITRN e um ITRNt, ou três ITRN (AZT, 3TC, ABC). É, ainda, possível o emprego de lopinavir/ritonavir associado com AZT e 3TC. Em gestante coinfectada com tuberculose e Aids, o esquema AZT+ 2TC+ABC é o preferível, embora possa causar falha virológica quando a carga viral é superior a 100.000 cópias/mL. Por tal motivo, esse esquema deve ser substituído quando terminar a gestação ou o tratamento da tuberculose.

A rifampicina altera os testes microbiológicos para dosagem de folatos e vitamina B12 séricas, bem como o resultado do teste da bromossulftaleína.

A inibição da ARN-polimerase, causada pela rifampicina, se opõe à ação inibitória das quinolonas sobre as ADN-girases. Dessa forma, existe antagonismo de ação entre a rifampicina e as fluoroquinolonas (ciprofloxacino, norfloxacino e outras), devendo ser evitado seu uso associado. O mesmo se aplica ao cloranfenicol e à dapsona, que têm suas concentrações séricas diminuídas pelo uso associado com a rifampicina.

A associação da rifampicina com a isoniazida pode ter um efeito hepatotóxico aditivo, em geral sem maior consequência na prática clínica. No entanto, pacientes com hepatopatias prévias devem ter maior acompanhamento clínico e laboratorial. O aumento da hepatotoxicidade por ação aditiva é também notado com o emprego da rifampicina e do halotano.

A rifampicina associada aos aminoglicosídeos e aos glicopeptídeos (vancomicina e outros) exerce efeito sinérgico contra estafilococos.

Indicações Clínicas e Doses

A rifampicina é indicada principalmente para o tratamento da tuberculose, da hanseníase e da brucelose, e na erradicação do meningococo e do hemófilo da naso- e orofaringes, em portadores desses germes.

No tratamento padrão da tuberculose (Esquema 1), a rifampicina é associada à isoniazida, ao etambutol e à pirazinamida. Essa associação é recomendada em todas as formas de tuberculose, pulmonar e extrapulmonar, inclusive na meningoencefalite tuberculosa. Recomenda-se o uso da associação das quatro drogas durante dois meses e em seguida a associação da rifampicina com a isoniazida até que se completem seis meses de tratamento (Tabela 17.1). Nos casos de meningoencefalite tuberculosa o Mi-

Tabela 17.1
Esquema Básico para Tratamento da Tuberculose em Adultos e Adolescentes (> 10 anos)

Fase do Tratamento	Drogas	Doses	Dose Máxima/Dia
1ª FASE (2 meses)	Rifampicina (RMP) +	10 mg/kg/dia	600 mg
	Isoniazida (INH) +	10 mg/kg/dia	400 mg
	Pirazinamida (PZA) +	35 mg/kg/dia	2.000 mg
	Etambutol (EMB)	25 mg/kg/dia	1.200 mg
2ª FASE * (4 meses)	Rifampicina (RMP) +	10 mg/kg/dia	600 mg
	Isoniazida (INH)	10 mg/kg/dia	400 mg

*Em pacientes com meningoencefalite tuberculosa, a segunda fase deve ser mantida por sete meses.
Fonte: Brasil, Ministério da Saúde, Secretaria de Vigilância em Saúde, Manual de Recomendações para o Controle da Tuberculose no Brasil. Brasília: Ministério da Saúde, 2011. 288 p.

nistério da Saúde indica o mesmo esquema terapêutico, mas a segunda fase do tratamento deve ser mantida por sete meses. Nos casos de meningite tuberculosa é também recomendado o emprego de prednisona, na dose inicial de 1 mg/kg/dia (ou dexametasona em dose proporcional), nos dois primeiros meses de tratamento. O corticoide é também indicado na pericardite e na uveíte tuberculosa. Em crianças abaixo de 10 anos de idade, não se indica o etambutol, devido ao risco de ocorrer neurite óptica e a sintomatologia não ser percebida pelo paciente (Tabela 17.2). Em pacientes com hepatopatia grave (hepatite aguda e crônica, cirrose descompensada, hepatite alcoólica, elevação de transaminases sanguíneas acima de três vezes o limite superior normal), o Ministério da Saúde do Brasil recomenda que a terapêutica da tuberculose seja realizada com esquema alternativo, incluindo estreptomicina (três meses) associada a etambutol e ofloxacino (Tabela 17.3). Se ocorrer a melhora clínica e laboratorial da hepatopatia, pode ser acrescentada ao esquema alternativo a isoniazida, que será mantida até que se completem 12 meses de tratamento. Nos enfermos com multirresistência, utiliza-se o esquema indicado pelo Ministério da Saúde (Esquema 2, Tabela 17.4).

Tabela 17.2
Esquema Básico para Tratamento da Tuberculose em Crianças (< 10 anos)

Fase do Tratamento	Drogas	Doses	Dose Máxima/Dia
1ª FASE (2 meses)	Rifampicina (R) +	10 mg/kg/dia	600 mg
	Isoniazida (H) +	10 mg/kg/dia	400 mg
	Pirazinamida (Z)	35 mg/kg/dia	2.000 mg
2ª FASE * (4 meses)	Rifampicina (R) +	10 mg/kg/dia	600 mg
	Isoniazida (H)	10 mg/kg/dia	400 mg

*Em pacientes com meningoencefalite tuberculosa, a segunda fase deve ser mantida por sete meses.
Fonte: Brasil, Ministério da Saúde, Secretaria de Vigilância em Saúde, Manual de Recomendações para o Controle da Tuberculose no Brasil. Brasília: Ministério da Saúde, 2011. 288 p.

Tabela 17.3
Tratamento da Tuberculose em Casos de Hepatopatia Grave

Fase do Tratamento	Drogas	Doses	Dose Máxima/Dia
1ª FASE (3 meses)	Estreptomicina (S) +	20 mg/kg/dia	1.000 mg
	Etambutol (E) +	25 mglkg/dia	1.200 mg
	Levofloxacino (L)	10 mg/kg/dia	750 mg
2ª FASE * (9 meses)	Etambutol (E) +	25 mg/kg/dia	1.200 mg
	Levofloxacino (L)	10 mg/kg/dia	750 mg

Obs.: a) Pacientes com idade > 50 anos, dose máxima/dia de estreptomicina 500 mg; b) Ofloxacino pode substituir levofloxacino: dose única dia 15 mg/kg, máximo 800 mg.

Tabela 17.4
Terapêutica da Tuberculose Multirresistente

Fase do Tratamento	Fármacos	Doses	Dose Máxima/Dia
Fase Intensiva 1ª ETAPA (2 meses) *(S* aplicada cinco dias/semana)*	Estreptomicina (S*) + Etambutol (E) + Levofloxacino (L) + Pirazinamida (Z) + Terizidona (T)	20 mg/kg/dia 25 mg/kq/dia 10 mg/kg/dia 35 mg/kg/dia 20 mg/kg/dia	1.000 mg 1.200 mg 750 mg 1.500 mg 1.000 mg
Fase Intensiva 2ª ETAPA (4 meses) *(S** aplicada três dias/semana)*	S** + E + L + Z + T		
Fase de manutenção (12 meses)	E + L + T		

Obs.: a) Em pacientes > 50 anos, a dose máxima/dia de estreptomicina é 500 mg; b) Ofloxacino (dose única diária 15 mg/kg, máximo 800 mg) pode substituir levofloxacino.

Na terapêutica da hanseníase, a rifampicina é rápida e altamente bactericida contra o *M. leprae*, estimando-se que cerca de 99,9% dos bacilos nas lesões são mortos em três a sete dias com a dose única de 600 mg em adultos. Da mesma maneira, a dapsona na dose diária de 50 a 100 mg e a clofazimina na dose de 50 mg ao dia, utilizadas por três a quatro meses, destroem a grande maioria dos bacilos. Contudo, pequeno número de bacilos pode permanecer viável nos pacientes, sob a forma latente, e escapar da ação das drogas. Considerando a existência dessas formas persistentes do bacilo de Hansen, bem como a potência das drogas antilepróticas e sua eficácia terapêutica em esquemas simplificados e de menor custo, a Organização Mundial da Saúde recomendou a poliquimioterapia da hanseníase fundamentada no emprego da rifampicina em dose mensal supervisionada e na autoadministração diária da dapsona, e, nos casos graves, da clofazimina. A rifampicina é também utilizada em associação com a minociclina e com o ofloxacino em esquema de dose única, nos pacientes paucibacilares com lesão única na pele e sem alteração neural (Tabelas 17.5 a 17.7).

A rifampicina é também utilizada no tratamento de infecções causada por micobactérias atípicas, embora os patógenos do complexo *M. avium-intracellulare* frequentemente mostrem-se resistentes a essa rifamicina e à isoniazida. Prefere-se, atualmente, para o combate a esse microrganismo, o emprego dos novos macrolídeos claritromicina ou azitromicina associados a etambutol e ofloxacino. A rifabutina, se disponível, pode ser utilizada em lugar da quinolona. Habitualmente, a rifampicina (e outras rifamicinas) não deve ser associada ao ciprofloxacino ou a outras quinolonas, por haver antagonismo entre essas substâncias; não obstante, essa associação (junto às outras drogas) tem mostrado eficácia nas infecções pelo *M. avium-intracellulare*.

Na brucelose, em adultos, a rifampicina é utilizada em associação com a doxiciclina durante 30 a 45 dias. Em crianças de até oito anos de idade, a rifampicina é associada com o cotrimoxazol. Em gestantes e nos casos de meningoencefalite por brucelas, é também recomendável a utilização da rifampicina com o cotrimoxazol.

Nos casos de portadores do meningococo nas rino- e orofaringes, a rifampicina constitui uma das opções terapêuticas, sendo particularmente recomendada em crianças. A droga é utilizada em contactantes ín-

Tabela 17.5
Hanseníase – Esquema de Poliquimioterapia Padrão em Adultos (Oms/ms)

Droga	Paucibacilar	Multibacilar
Rifampicina	600 mg, uma vez por mês, supervisionada, num total de 6 doses, em até 9 meses	600 mg, uma vez por mês, supervisionada, num total de 12 doses, em até 18 meses
Dapsona	100 mg, uma vez ao dia, autoadministrada	100 mg, uma vez ao dia, autoadministrada
Clofazimina	–	300 mg, uma vez por mês, supervisionada, num total de 12 doses em até 18 meses + 50 mg diários, autoadministrada

Obs.: Nos pacientes multibacilares, ao final de 12 a 18 meses de tratamento, a avaliação neurodermatológica e a baciloscopia definirão se é necessário estender o tratamento para mais um ano (12 doses adicionais).
Fonte: Brasil, Ministério da Saúde. Legislação sobre o Controle da Hanseníase no Brasil. Brasília: Ministério da Saúde do Brasil, 2000.

timos de meningite meningocócica, como profilático, durante dois dias. Esse fármaco é também recomendado em contactantes íntimos de pacientes com meningoencefalite por *Haemophilus influenzae*, devendo ser utilizado por dois a quatro dias.

Além dessas indicações principais, a rifampicina pode ser utilizada em outros processos infecciosos causados por germes sensíveis. Assim, provoca índices de cura em torno de 90% no tratamento da gonorreia, em dose única, embora não seja utilizada com essa finalidade. É útil também no tratamento da osteomielite estafilocócica e em infecções urinárias por *Escherichia coli* e *Proteus*. É efetiva na disenteria bacilar por *Shigella* e já foi usada com sucesso em casos de septicemia por *Escherichia coli* e *Klebsiella*, e em meningoencefalites por *Chryseobacterium* (*Flavobacterium*) *meningosepticum*. Nessa última infecção, a rifampicina é recomendada em associação com a vancomicina ou o cotrimoxazol, ou com uma fluoroquinolona.

A rifampicina é recomendada na terapêutica da endocardite estafilocócica em associação com penicilinas antiestafilocócicas e aminoglicosídeos, com a vancomicina ou com a teicoplanina, nos pacientes com próteses intracardíacas e nas endocardites à direita, especialmente nas causadas pelo *S. epidermidis*. A rifampicina não é utilizada isoladamente nas infecções mencionadas, tendo em vista a rápida emergência de mutantes resistentes. Por isso, sua administração é realizada em associação com penicilinas, cefalosporinas e aminoglicosídeos.

A rifampicina apresenta excelente atividade contra as legionelas e clamídias, sendo indicada em associação com a eritromicina ou com tetraciclinas nas legioneloses, a fim de se evitar recaídas e obter efeito sinérgico no interior de macrófagos alveolares. Apesar de sua ação contra o *C. difficile*, a rifampicina não é indicada como droga de escolha na colite pseudomembranosa devido à rápida resistência desenvolvida pelo germe.

A associação da rifampicina com penicilinas, cefalosporinas ou aminoglicosídeos mostra-se eficaz no tratamento de infecções em pacientes com doença granulomatosa crônica, em que os microrganismos (em especial o estafilococo) ficam protegidos da ação bactericida desses antibióticos, situando-se no interior dos leucócitos. Mais recentemente, a rifampicina vem sendo ensaiada no tratamento de sepses por *Pseudomonas aeruginosa*, em associação tríplice com beta-lactâmicos (ceftazidima, piperacilina) e

Tabela 17.6
Drogas e Doses Padronizadas para a Terapêutica da Hanseníase em Adultos e Crianças

DROGA		DOSE	
Esquema Terapêutico	*Idade do Paciente*	*Gravidade*	
		Paucibacilar	*Multibacilar*
Rifampicina Uma vez/mês, supervisionada	< 5 a 6-14 a > 15 a	150-300 mg 300-450 mg 600 mg	150-300 mg 300-450 mg 600 mg
Dapsona Uma vez/dia, autoadministrada	> 5a 6-14a > 15a	25 mg 50 mg 100 mg	25 mg 50 mg 100 mg
Clofazimina Uma vez/mês, supervisionada	< 5a 6-14a > 15a	– – –	100 mg 200 mg 300 mg
Clofazimina Uma vez/dia, autoadministrada	< 5a 6-14a > 15a	– – –	12,5 mg 25 mg 50 mg
Ofloxacino Uma vez/dia, autoadministrada	 6-14a > 15a	 – –	 200 mg 400 mg
Minociclina Uma vez/dia, autoadministrada	 6-14a > 15a	 – –	 50 mg 100 mg

Observações:

1) Em pacientes paucibacilares que não possam receber dapsona, utiliza-se a clofazimina em esquema de doses semelhante aos multibacilares.

2) Pacientes paucibacilares serão tratados por oito meses; pacientes multibacilares serão tratados por 12 a 24 meses.

3) Ofloxacino ou minociclina serão utilizados em pacientes multibacilares que não possam receber clofazimina.

4) Clofazimina associada ao ofloxacino e à minociclina serão utilizados em pacientes multibacilares que não possam receber rifampicina e dapsona. Nos primeiros seis meses, emprega-se a associação tríplice; em seguida, administra-se a associação com duas drogas, a clofazimina com o ofloxacino ou a minociclina.

Fonte: Adaptada de Brasil, Ministério da Saúde. Legislação sobre o Controle da Hanseníase no Brasil. Brasília: Ministério da Saúde do Brasil, 2000.

aminoglicosídeos (tobramicina, gentamicina, amicacina) com ação antipseudomonas.

A rifampicina já foi utilizada na terapêutica de algumas micoses profundas, como a histoplasmose grave, a aspergilose pulmonar, a blastomicose norte-americana e a paracoccidioidomicose, sempre em associação com a anfotericina B. *In vitro*, a rifampicina mostra-se ativa contra a *Naegleria fawleri*, o que indica que seu uso deve ser considerado no tratamento de meningoencefalites por amebas de vida livre, em associação com a anfotericina B. Seu uso, com sucesso, já foi também documentado nas leishmanioses cutânea e tegumentar.

A rifampicina, em associação com outras drogas, é recomendada na tuberculose e na hanseníase, na dose única diária de 600 mg para adultos, tomada em jejum ou duas horas após a ingestão de alimentos, a

Tabela 17.7
Hanseníase – Esquema ROM Esquema de Poliquimioterapia em Dose Única para Pacientes com Lesão Única da Pele sem Envolvimento de Tronco Nervoso

Droga	Dose de Adulto	Dose de Criança
Rifampicina	600 mg	300 mg
Ofloxacino	400 mg	200 mg
Minociclina	100 mg	50 mg

O esquema ROM não é recomendado para gestantes nem para crianças com menos de 5 anos de idade.
Fonte: Brasil, Ministério da Saúde. Legislação sobre o Controle da Hanseníase no Brasil. Brasília: Ministério da Saúde do Brasil, 2000.

fim de assegurar absorção máxima. A dose para crianças é de 10 mg/kg/dia. No recém-nascido é indicada a dose de 7 mg/kg/dia.

Na brucelose, a dose da rifampicina, em adultos, é de 900 mg/dia, tomada de uma só vez em jejum, associada à doxiciclina em dose única de 200 mg, ingerida após o jantar. Em crianças com brucelose, a dose da rifampicina é de 15 mg/kg/dia, e a do cotrimoxazol, de 20 a 30 mg/kg/dia, calculada em relação à sulfa, ambos em dose única diária. O tratamento será mantido por 30 a 45 dias nas infecções sistêmicas e em gestantes ou por três a seis meses nas infecções localizadas (ossos, meninges, endocárdio).

A rifampicina, na dose de 10 mg/kg/dia, com dose máxima de 600 mg/dia, é indicada em associação à amicacina (dose de 7,5 mg/kg a cada 12 horas, IM ou IV) e com uma terceira droga (etambutol, etionamida, eritromicina, clofazimina) para o tratamento de infecções determinadas por micobactérias atípicas fotocromogênicas (*M. kansasii*), escotocromogênicas (*M. scrofulaceum, M. ulcerans*) e de crescimento rápido (*M. fortuitum, M. chelonei*). Para o tratamento das infecções causadas pelo complexo *M. avium-intracellulare* (micobactérias não fotocromogênicas), a rifampicina, em doses usuais, constitui uma alternativa terapêutica em associação com a amicacina (dose acima), etambutol (25 mg/kg/dia, dose máxima 1.600 mg/dia) e a clofazimina (50 a 100 mg/dia, em adultos). Entretanto, como já mencionado, nas infecções pelo complexo *Mycobacterium avium-intracellulare* (MAC) a terapêutica de escolha é a claritromicina, associada ao etambutol e ao ofloxacino.

Em infecções sistêmicas por bacilos gram-negativos e estafilococos a dose é de 10 a 20 mg/kg/dia, fracionada de 8/8 ou 12/12 horas. Na infecção gonocócica a rifampicina é usada, em adultos, na dose única de 900 a 1.200 mg tomada de uma só vez. Nas endocardites estafilocócicas a rifampicina é usada na dose de 20 mg/kg/dia (adultos, 300 mg de 8/8 horas ou 600 mg de 12/12 horas), em associação com a oxacilina (ou com a vancomicina) e a gentamicina, durante seis semanas.

No tratamento da paracoccidioidomicose resistente às sulfas é recomendada a rifampicina na dose diária de 600 mg, associada à anfotericina B na dose de 25 mg três vezes por semana, por três a seis meses. Na terapêutica de outras micoses profundas utiliza-se a mesma dose de 600 mg/dia, em adultos, associada à anfotericina B, por tempo prolongado. Na leishmaniose cutânea (botão do oriente) e na leishmaniose tegumentar, a rifampicina constitui uma alternativa terapêutica administrada na dose de 1.200 mg para adultos e 600 mg para crianças, fracionada em duas tomadas ao dia. O tempo de tratamento é variável de 3 a 15 semanas, de acordo com a cura clínica das lesões. Na profilaxia da infecção meningocócica e da meningite por hemófilo, a droga é usa da dose de 600 mg a cada 12 horas, para adultos, ou 10 mg/kg a cada 12 horas em crianças, durante dois dias, para o primeiro germe, ou durante dois a quatro dias, para o hemófilo. A rifampicina não é eficaz no tratamento da sífilis.

Efeitos Adversos

A rifampicina habitualmente é bem tolerada, sendo pouco frequentes as queixas de náuseas, vômitos e dor abdominal após sua ingestão. Raramente pode causar cefaleia, ataxia, astenia, fraqueza muscular e torpor, indicativos de toxicidade neurológica. Também é rara a ocorrência de hemólise, leucopenia, anemia e trombocitopenia, e de alterações renais manifestadas por proteinúria e cilindrúria. Alguns pacientes têm hipersensibilidade ao medicamento, apresentando prurido, erupção maculopapular e urticariforme, eosinofilia, febre, hemólise e quadros clínicos semelhantes à doença do soro.

O principal efeito adverso da rifampicina está relacionado a sua toxicidade hepática. Em 20% a 30% dos pacientes em uso da droga, são demonstradas alterações hepáticas pela elevação dos níveis séricos de transaminases e de bilirrubinas. Entretanto, a ocorrência de queixas clínicas, e o surgimento de icterícia e hepatomegalia, surge em apenas 1% dos pacientes. Habitualmente, a hepatotoxicidade manifesta-se nas primeiras 12 semanas da terapêutica, especialmente durante a terceira até a sétima semanas. O uso concomitante de outras drogas hepatotóxicas, os antecedentes de hepatopatia e o alcoolismo são fatores associados e contribuintes para a maior ocorrência da lesão hepática.

Também a superdose precipita a hepatotoxicidade. A simples elevação transitória das transaminases sanguíneas, não acompanhada de manifestações clínicas, regride sem a necessidade de interrupção do tratamento. Nos casos em que ocorre sintomatologia decorrente da hepatotoxicidade, o medicamento deve ser suspenso, observando-se habitualmente regressão da lesão.

Raramente a rifampicina pode causar pancreatite aguda, em decorrência de lesão tóxica. Também de maneira rara, é descrita em pacientes com tuberculose renal a ocorrência de nefrite intersticial causada pela rifampicina, podendo acompanhar-se de granulomas e necrose tubular, levando à insuficiência renal aguda.

Nos pacientes que receberam superdose da rifampicina, juntamente com alterações tóxicas do fígado, pode ocorrer a denominada "síndrome do homem vermelho". Caracteriza-se pela intensa coloração vermelha da urina, fezes, lágrimas e saliva, adquirindo na pele uma tonalidade avermelhada que se assemelha à cor de lagostas cozidas. Os pacientes que utilizam a rifampicina de maneira irregular, ou nos quais a droga é administrada de maneira intermitente, uma ou duas vezes por semana, podem apresentar reações caracterizadas por sensação de falta de ar, insuficiência renal, hemólise, choque e uma "síndrome gripal". Essas reações tendem a recorrer de forma mais grave a cada dose subsequente se o paciente persiste na tomada irregular do medicamento. A síndrome gripal é rara nas 12 primeiras semanas de administração, tornando-se mais frequente depois. Consiste em episódios de febre, calafrios, cefaleia, mialgias, sensação de dor nos ossos e tonteira que se iniciam uma ou duas horas após a ingestão da rifampicina, durando cerca de oito horas. É possível que essa reação, bem como hemólise, choque e sensação de falta de ar, estejam relacionadas à presença de anticorpos circulantes contra a rifampicina. Habitualmente, a síndrome gripal regride com o uso regular do medicamento diariamente ou três vezes por semana; nos casos mais graves, em que os pacientes apresentam choque, falta de ar ou hemólise, a rifampicina deve ser suspensa.

Proteinúria, com eliminação de proteínas de cadeias leves, é observada com alguma frequência em pacientes usando a rifampicina. A rifampicina cora as fezes, urina, lágrimas e suor em vermelho, principalmente no início do tratamento. Os pacientes devem ser alertados para esse fato.

Em animais de experimentação, esse antibiótico mostrou atividade teratogênica ao início da gestação, principalmente com a ocorrência de hipodesenvolvimento, fenda palatina e espinha bífida. Não se conhece, ainda, o verdadeiro risco para o feto na espécie humana, mas existem relatos de redução no tamanho dos membros e hipoprotrombinemia com tendência a hemorragias em crianças nascidas de mães que utilizaram o medicamento. Por tais motivos, a rifampicina deve ser evitada na gravidez, principalmente no seu início. No tratamento da tuberculose na gestante, o Ministério da Saúde do Brasil recomenda manter a terapêutica com esquema tradicional (rifampicina, isoniazida, etambutol e pirazinamida), considerando-se que benefício do seu emprego é superior ao risco de efeitos adversos para o feto. Nas gestantes com hanseníase, utilizam-se os esquemas habituais de tratamento, considerando-se a possibilidade do agravamento das lesões ou surtos reacionais durante a gestação.

A rifampicina é contraindicada em pacientes com hepatopatias graves.

Disponibilidade da Droga

A rifampicina consta da RENAME, e está disponível nos centros governamentais de atendimento à saúde apresentada em formulações para uso oral, isolada em cápsulas com 300 mg e em suspensão com 100 mg/5 mL, e em associação com a isoniazida em cápsulas com 300 mg de rifampicina e 200 mg de isoniazida. Está disponível na especialidade farmacêutica de referência Rifaldin® (Sanofi-Aventis) nas mesmas formulações citadas para a droga isolada.

Rifabutina

A rifabutina é uma rifamicina semissintética, derivada da rifamicina SV, com atividade antimicrobiana similar à rifampicina, podendo ser ativa contra cerca de 30% das cepas do bacilo de Koch resistentes à rifampicina. Seu maior diferencial é a atividade contra micobactérias do complexo *M. avium-intracellulare* e contra os *M. scrofulaceum*, *M. fortuitum* e *M. kansasii*. A droga é ativa também contra o *M. leprae*, o *Helicobacter pylori* e contra o *Toxoplasma gondii*.

Essa rifamicina é absorvida de maneira rápida, mas incompleta, por via oral, apresentando biodisponibilidade de 12% a 20%. Distribui-se pelos líquidos e tecidos orgânicos, atingindo elevada concentração nos pulmões, cerca de dez vezes superior à do sangue. Apesar da sua absorção oral incompleta, a concentração da droga no soro e nos tecidos é muitas vezes superior à concentração inibitória mínima para o *M. tuberculosis*. Entretanto, a concentração tissular da rifabutina pode não ser ativa de maneira uniforme contra os patógenos do complexo *M. avium-intracellulare*. A droga atravessa a barreira hematoencefálica mesmo na ausência de meningite, atingindo concentração no líquor correspondente a 50% daquela presente no sangue. Seu metabolismo e excreção são similares aos da rifampicina, o mesmo ocorrendo com as interações.

A principal indicação da rifabutina é o tratamento das infecções localizadas e disseminadas determinadas pelo complexo *M. avium-intracellulare* (MAC), especialmente em pacientes com Aids. Nas infecções causadas pelo MAC é recomendada na dose única diária, em adultos, de 300 a 600 mg, associada ao etambutol (1,0 a 1,6 g/dia) e à claritromicina (1 g, de 12/12 horas). Outros tipos de associação estão em estudos, como a associação com a clofazimina (100 mg/dia) ou com a amicacina (500 mg a cada 12 horas), bem como a eficácia de doses da rifabutina superiores a 600 mg/dia. Não se conhece a potencialidade da rifabutina, sozinha ou associada à pirimetamina ou à atovaquona, na terapêutica da toxoplasmose.

No tratamento da infecção pelo *Helicobacter pylori*, a rifabutina (300 mg uma vez ao dia) associada à amoxicilina (1 g, duas vezes ao dia) e ao pantoprazol (40 mg, duas vezes ao dia), durante dez dias, mostra-se eficaz e bem tolerada.

Essa rifamicina administrada profilaticamente em pacientes com Aids com contagem de linfócitos T4 inferior a 200/mL reduz a ocorrência da infecção pelo complexo *M. avium-intracellulare*. A dose recomendada para adultos é de 300 mg/dia, mantida pelo menos até a recuperação imunológica do enfermo sob tratamento com drogas antirretrovirais, exceto se ocorrer infecção disseminada pelo complexo, quando será instituída a poliquimioterapia. A rifabutina não parece ser ativa na profilaxia da tuberculose; dessa maneira, deve ser instituída a prevenção com isoniazida e rifabutina se indicada a profilaxia contra os dois tipos de micobactérias.

Os efeitos adversos observados com a utilização da rifabutina são semelhantes aos relatados com a rifampicina. Esse antimicrobiano não é comercializado no Brasil. Contudo, seu emprego é possível em Serviços de Atenção Especializada a Pessoas Vivendo com HIV/Aids para o tratamento da coinfecção tuberculose/HIV quando é necessário associar ou manter inibidor de protease associado ao ritonavir no esquema antirretroviral. Tal fato ocorre, em geral, por intolerância, resistência ou contraindicação aos ITRNN. Nessa circunstância, a dose da rifabutina é de 150 mg/dia.

BIBLIOGRAFIA

Rifamicina SV e Rifamicina M

Bergamini N, Fowst G. Rifamycin SV. A review. Arzneimittelforschung. 1965; 15:953-1062.

Erel F, et al. Severe anaphylaxis from rifamycin SV. Ann Allergy Asthma Immunol. 1998; 81:257-60.

Furesz S, Timbal MT. Antibacterial acitvity of rifamycins. Chemotherapia. 1963; 7:200-8.

Riva S, Silvestri LG. Rifamycins: a general view. Annu Rev Microbiol. 1972; 26:199-224.

Theisen IJ. Uso tópico de rifamicina SV no período transoperatório de cirurgias ortopédicas e traumatológicas. Rev Bras Clin Terap. 1981; 10:414-14.

Vega H, Vestidelo S. Tratamiento de lesiones dérmicas con rifamicina SV (spray). Invest Med Int. 1983; 10: 238-42.

Rifampicina

Baddour LM, et al. Infective endocarditis – diagnosis, antimicrobial therapy and management of complications. Circulation. 2005:111:3164-84.

Brasil. Ministério da Saúde. Recomendações para a Terapia Antirretroviral em Adultos Infectados pelo HIV. Brasília: Ministério da Saúde; 2008. p. 136.

Brasil, Ministério da Saúde. Manual de Recomendações para o Controle da Tuberculose no Brasil. Brasília: Ministério da Saúde; 2011. p. 284.

Brasil, Ministério da Saúde. Guia para o controle da hanseníase. Brasília: Fundação Nacional de Saúde; 2002. p. 90.

Brasil, Ministério da Saúde. Legislação Sobre o Controle da Hanseníase no Brasil. Brasília: Ministério da Saúde; 2000. p. 48.

Campos HS. Diagnóstico e tratamento da tuberculose. Rev Bras Clin Terap. 1991; 20:267-81.

CDC. Updated guidelines for the use of rifabutin or rifampin for the treatment and prevention of tuberculosis among HIV-infected patients taking protease inhibitors. MMWR Morb Mortal Wkly Rep. 2000; 49:185-9.

Cobbold RJ, et al. Treatment of gonorrhoea with single oral dose of rifampicin. Br Med J. 1968; 4:681-2.

II Consenso Brasileiro de Tuberculose – 2004. J Pneumol. 2004; 30 (Supl 1).

Dans P, et al. Rifampin: antibacterial activity in vitro and absorption and excretion in normal young men. Am J Med Sci. 1970; 259:120-32.

Devine LF, et al. Rifampin levels in serum and saliva and effect on meningococcal carriers. JAMA. 1970; 214:1055-9.

Dourado HV, et al. Leishmaniose tegumentar americana: tratamento com rifampicina. Rev Bras Clin Terap. 1975; 4:1-6.

European Society of Cardilogy. Guidelines on the prevention, diagnosis and treatment of infective endocarditis. Eur Heart J. 2009; 30:2369-413.

Girling DJ, Hitze KL. Adverse reactions to rifampicin. Bull WHO. 1979; 57:45-9.

Green M, et al. Duration of rifampin chemoprophylaxis for contacts of patients infected with *Haemophilus influenzae* type B. Antimicr Agents Chemoth. 1992; 36:545-7.

Kemper CA, et al. Treatment of *Mycobacterium avium* complex bacteremia in AIDS with a four-drug oral regimen. Ann Intern Med. 1992; 116:466-72.

Kitahara M, et al. Enhanced efficacy of amphotericin B and rifampicin combined in treatment of murine histoplasmosis and blastomycosis. J Infect Dis. 1976; 133:663-8.

Konno K, et al. Mode of action of rifampin on Mycobacteria. Am Rev Resp Dis. 1973; 107:1002-5.

Kritski AL, et al. Tuberculose. Do ambulatório à enfermaria. 2 ed. Rio de Janeiro: Atheneu; 2000.

Nau R, et al. Penetration of rifampicin into the cerebrospinal fluid of adults with uninflamed meninges. J Antimicrob Chemother. 1992; 29:719-24.

Outman WR, et al. Intraocular penetration of rifampin in humans. Antimicrob Agents Chemother. 1992; 36:1575-6.

Paunescu E. In vivo and in vitro suppression of humoral and cellular immunological response to rifampicin. Nature. 1970; 228:1188-90.

Piscitelli SC, Rodvold KA. Drug interactions in infectious diseases. New Jersey: Humana Press; 2001.

Rodrigues NN Jr, et al. Sensibilidade da Neisseria gonorrhoeae a rifampicina: estudo clínico-bacteriológico em 28 doentes portadores de uretrite gonocócica. Arq Bras Med. 1982; 56(1):37-9.

Sanders WE Jr. Rifampicin. Ann Intern Med. 1976; 85: 82-6.

Sippel JE, et al. Rifampin concentrations in cerebrospinal fluid of patients with tuberculous meningitis. Am Rev Respir Dis. 1974; 109:579-80.

Skolnick JL, et al. Rifampin, oral contraceptives and pregnancy. JAMA. 1976; 236:1382.

Solera J, et al. Doxycycline-rifampin versus docycycline-streptomycin in treatment of human brucellosis due to *Brucella melitensis*. Antimicrob Agents Chemother. 1995; 39:2061-7.

Steen JS, Stainton-Ellis DM. Rifampicin in pregnancy. Lancet. 1977; 2:604-5.

Thong YH, et al. Growth inhibition of *Naegleria fowleri* by tetracycline, rifamycin and miconazole. Lancet. 1977; 2:876.

Wanke B, et al. Associação da rifampicina à anfotericina B no tratamento da paracoccidioidomicose. Resultado em três pacientes tratados. Rev Inst Med Trop São Paulo. 1984; 26:205-11.

Wehrli W. Rifampin: mechanisms of action and resistance. Rev Infect Dis. 1983; 5(Suppl 3):S407-11.

WHO Study Group. Chemotherapy of leprosy for control programmes. WHO Technical Report; series 675, 1982.

Rifabutina

Brasil. Ministério da Saúde. Nota Técnica nº 421/2012. Disponível em: http://www.aids.gov.br/sites/default/files/anexos/legislacao/2012/52499/nt421_2012_pdf_13805.pdf. Acesso em nov 2013.

Brogden RN, Fitton A. Rifabutin – a review. Drugs. 1994; 47:983-1009.

CDC. Updated guidelines for the use of rifabutin or rifampin for the treatment and prevention of tuberculosis among HIV-infected patients taking protease inhibitors. MMWR Morb Mortal Wkly Rep. 2000; 49:185-9.

Griffith DE, et al. Adverse events associated with high-dose rifabutin in macrolide-containing regimens for the treatment of *Mycobacterium avium* complex lung disease. Clin Infect Dis. 1995; 21:594-8.

Hoy J, et al. Quadruple-drug therapy for *Mycobacterium avium-interacellulare* bacteremia in AIDS patients. J Infect Dis. 1990,161:801-5.

Masur H, et al. Recommendations on prophylaxis and therapy for disseminated *Mycobacterium avium* complex disease in patients infected with the human immunodeficiency virus. N Engl J Med. 1993; 329:898-904.

Nichols CW. *Mycobacterium avium* complex infection, rifabutin, and uveitis – is there a connection? Clin Infect Dis. 1996; 22(Suppl 1):S43-9.

Nightingale SD, et al. Two controlled trials of rifabutin prophylaxis against *Mycobacterium avium* complex infection in AIDS. N Engl J Med. 1993; 329:828-33.

US Department of Health and Human Services. CDC. Recommendations on prophylaxis and therapy for disseminated *Mycobacterium avium* complex for adults and adolescents infected with human immunodeficiency virus. MMWR Morb Mort Wkly Rep. 1993; 42:14-20.

Macrolídeos, Azalídeos, Cetolídeos e Estreptograminas

CAPÍTULO 18

Os macrolídeos e estreptograminas constituem um grupo de antibióticos formados quimicamente por heterosídeos contendo um anel lactona macrocíclico. A classe dos antibióticos macrolídeos é uma das mais antigas e, por ter fórmula química de difícil manipulação, permaneceu longo tempo somente com drogas naturais, cujo antibiótico padrão é a eritromicina. Posteriormente, a tecnologia farmacêutica e química possibilitou a realização de modificações no núcleo central macrocíclico da eritromicina, surgindo antibióticos semissintéticos com propriedades químicas, antimicrobianas e farmacocinéticas diferenciadas da droga-mãe. Os azalídeos e os cetolídeos constituem subclasses de antibióticos macrolídeos, desenvolvidas a partir de modificações realizadas em laboratório sobre a eritromicina. As estreptograminas são antibióticos complexos de classe diferente, em que um de seus constituintes é um macrolídeo.

Considerando que os antibióticos macrolídeos são constituídos em sua estrutura básica por um anel macrocíclico, esses antimicrobianos são divididos em três grupos conforme sejam formados por estruturas cíclicas com 12, 14, 15 e 16 membros (átomos de carbono, oxigênio e/ou nitrogênio).

Os macrolídeos com 14 membros incluem eritromicina, roxitromicina, claritromicina e diritromicina. No grupo dos macrolídeos de 15 membros encontra-se somente a azitromicina, representante de uma subclasse dos macrolídeos denominada azalídeos. Ao grupo de 16 membros pertencem a espiramicina e outros não disponíveis no Brasil (josamicina, quitasamicina, roquitamicina, midecamicina, miocamicina). Neste grupo situa-se a subclasse de macrolídeos denominada cetolídeos, cujo representante é a telitromicina, não mais disponível no mercado farmacêutico do Brasil.

Os antibióticos macrolídeos caracterizam-se por sua atividade sobre bactérias gram-positivas e cocos gram-negativos, atuando também sobre as bactérias atípicas e anaeróbias. Têm o mesmo mecanismo de ação, exercendo ação bacteriostática por bloquearem a síntese proteica bacteriana. As drogas ligam-se à subunidade 50S do ribossomo e impedem a transferência dos aminoácidos conduzidos pelo ARN de transporte para a cadeia polipeptídica em formação.

MACROLÍDEOS E AZALÍDEOS

Os representantes naturais dos macrolídeos disponíveis para uso clínico são, classicamente, a eritromicina e a espiramicina. O avanço da tecnologia possibilitou a obtenção de novos macrolídeos semissintéticos a partir da eritromicina, incluindo os azalídeos.

Os macrolídeos e derivados disponíveis no Brasil são: eritromicina, espiramicina, roxitromicina, claritromicina, azitromicina.

Eritromicina

Caracteres Gerais. Espectro e Mecanismo de Ação

A eritromicina é um antibiótico complexo descoberto em 1952 a partir de culturas do *Streptomyces erythreus*, formado por três componentes, as eritromicinas A, B e C, das quais a eritromicina A é a predominante e mais ativa. O conjunto dessas substâncias é referido como eritromicina básica.

A eritromicina é uma base fraca que facilmente forma ésteres com ácidos orgânicos, empregando-se na terapêutica, além da eritromicina base, os ésteres propionato, lactobionato, estearato, etilsuccinato, estolato, acistrato e outros. A eritromicina tem sabor amargo; melhorando seu sabor nos ésteres propionato, estolato e estearato. Os ésteres da eritromicina não têm ação antimicrobiana, funcionando como pró-drogas com melhor absorção por via oral, ou melhor tolerância, liberando a eritromicina ativa no sangue e em tecidos após sofrerem a ação de estearases tissulares.

A eritromicina base e seus ésteres são relativamente insolúveis em água. O gluceptato e o lactobionato, por serem mais solúveis em água, são utilizados para a administração intravenosa. A eritromicina básica é inativada em solução ácida, o mesmo ocorrendo com seus ésteres. Por tal motivo, o emprego por via oral desse antibiótico exige a proteção contra o meio ácido do estômago, o que é alcançado por meio de envoltórios de dissolução entérica ou substâncias-tampão, ou ainda pela preparação de sais relativamente insolúveis. Na prática médica, esta última forma é alcançada com o sal laurilsulfato do éster propionílico da eritromicina, conhecido genericamente como estolato de eritromicina. No Brasil são empregados na terapêutica humana o estearato e o estolato de eritromicina.

A eritromicina age sobre bactérias gram-positivas (estreptococos, estafilococos, clostrídios, corinebactérias, listéria, *Erysipelothrix*) e cocos gram-negativos (gonococo, meningococo). Exerce sua ação, ainda, sobre as espiroquetas (treponemas, leptospiras), bacilo da coqueluche, actinomicetos, *Chlamydia*, *Campylobacter*, *Mycoplasma*, *Legionella*, *Gardnerella vaginalis*, *Vibrio cholerae* e a *Entamoeba histolytica*. É ativa contra o *Haemophilus ducreyi*, causador do cancroide, mas é ineficaz sua ação contra a maioria das estirpes de *Haemophilus influenzae*. Age contra o *Calymmatobacterium granulomatis*, causador do granuloma inguinal (donovanose) e tem atividade moderada sobre os germes anaeróbios, mas o *Bacteroides fragilis* é resistente. A eritromicina age contra riquétsias do grupo do tifo (*R. prowazekii*), mas não tem ação em riquétsias do grupo da febre maculosa (*R. rickettsii*), o que está relacionado a diferenças na composição do ribossomo entre essas bactérias.

O espectro de ação da eritromicina sobre as bactérias gram-positivas, cocos gram-negativos e treponemas torna esse antibiótico um substituto natural da penicilina G, e é empregado como droga de segunda escolha em algumas infecções causadas por esses agentes infecciosos. Sua ação sobre estafilococos se faz sentir mesmo sobre aqueles resistentes à penicilina, tornando-se uma opção de escolha para o tratamento de infecções de pequena gravidade causadas por tais microrganismos. A excelente atividade sobre os bacilos da coqueluche e da difteria e sobre as legionelas, com virtual ausência de resistência à eritromicina, faz recair nesse antibiótico a primeira opção da terapêutica específica da coqueluche e difteria. Com relação às legioneloses, sua terapêutica no Brasil fica dificultada pela ausência de apresentações injetáveis da droga no país.

Como os demais antibióticos macrolídeos, a eritromicina é bacteriostática. Atua por inibição da síntese das proteínas, ao ligar-se à fração 50S do ribossomo, impedindo a fixação do ARN de transporte ao ribossomo e bloqueando o aporte dos aminoácidos componentes das proteínas. O local de ação da eritromicina é o mesmo dos demais macrolídeos, da clindamicina e lincomicina e do cloranfenicol. Essas drogas, portanto, competem com a eritromicina pela fixação no receptor ribossômico, razão pela qual não devem ser usadas em associação.

Em concentração subinibitória, a eritromicina reduz a aderência do *Streptococcus pneumoniae* às células epiteliais respiratórias e diminui a lesão desse epitélio causada pela bactéria, possivelmente por interferir na liberação de pneumolisinas.

Além de sua ação antimicrobiana, a eritromicina em concentrações elevadas potencializa e estimula a migração de neutrófilos e aumenta a produção de interleucinas 1 e 6. Desconhece-se a importância clínica desse fato.

Resistência

Os bacilos gram-negativos pertencentes às enterobactérias e os não fermentadores da glicose são naturalmente resistentes à eritromicina e outros macrolídeos, por não serem permeáveis a esses antibióticos, além de poderem produzir enzimas que inativam as drogas. Desenvolvimento de resistência adquirida à eritromicina vem sendo observado com os *Staphylococcus aureus*, *S. epidermidis*, *Streptococcus viridans*, *S. pneumoniae*, especialmente em ambiente hospitalar, onde a resistência do estafilococo já atinge 50% das amostras isoladas em alguns centros. A resistência do pneumococo vem crescendo em vários países, e já alcança 15% entre nós. Resistência do *Streptococcus pyogenes* é rara. Habitualmente a resistência é cruzada com os demais antibióticos macrolídeos. Com relação à lincomicina e clindamicina, poderá haver ou não a resistência cruzada.

A resistência adquirida pode resultar de mutações cromossômicas ou da aquisição de plasmídios. Nesse último caso, a resistência é induzida e cruzada com as lincosamidas e estreptograminas, agindo a eritromicina como um potente indutor, isto é, a resistência se manifestando durante o uso da droga.

O principal mecanismo bioquímico de expressão da resistência adquirida à eritromicina consiste em modificações na unidade 50S do ribossomo bacteriano, de tal maneira que o antibiótico não é mais capaz de se ligar ao seu receptor e alterar a síntese proteica. A resistência resulta de metilação da adenina presente no ARN ribossomal, diminuindo a afinidade da eritromicina e outros macrolídeos pelo ribossomo, impedindo assim a ligação das drogas com seu receptor. Dessa maneira, esses antibióticos deixam de exercer sua ação inibitória na síntese proteica. A resistência à eritromicina e demais macrolídeos por metilação do ARN do ribossomo habitualmente afeta as lincosamidas e as estreptograminas, constituindo a denominada resistência MLS. Além desse mecanismo, a resistência adquirida à eritromicina e outros macrolídeos pode ser devida ao mecanismo de efluxo, no qual a droga é retirada da célula bacteriana logo após sua penetração por um mecanismo ativo de transporte comandado por genes cromossômicos.

Farmacocinética e Metabolismo

Absorção

A eritromicina e suas pró-drogas (ésteres) são absorvidas pela mucosa intestinal de modo satisfatório; porém, sofrem inativação no meio ácido do estômago e têm sua absorção reduzida quando administradas junto a alimentos. Isso porque a presença de alimentos no estômago torna o esvaziamento mais lento, sujeitando o antibiótico ao contato mais prolongado com o meio ácido, facilitando sua inativação. Para superar essas interferências em sua absorção, recomenda-se a administração da droga longe da alimentação, e sob a forma de cápsulas com cobertura resistente aos ácidos e de comprimidos de desintegração entérica ou em suspensões tamponadas em sais insolúveis, como o hidróxido de alumínio. Esses elementos de interferência na absorção oral não se manifestam quando a eritromicina é utilizada sob a forma de estolato. Esse sal é mais estável em meio ácido, mantendo sua potência no pH do suco gástrico por longo período, e é bem absorvido quando administrado junto aos alimentos. Essa maior estabilidade do estolato de eritromicina, permitindo melhor absorção que os demais compostos do antibiótico, justifica os níveis sanguíneos mais elevados, regulares e prolongados com seu uso por via oral. A absorção intestinal da eritromicina processa-se ao nível da mucosa do duodeno, jejuno e porções iniciais do íleo, não sendo absorvida na porção terminal do intestino delgado e colo.

Os ésteres da eritromicina são dissociados parcialmente no intestino. A porção não dissociada é também absorvida, sofrendo hidrólise no sangue e nos tecidos, liberando a eritromicina livre, ativa. Essa dissociação tissular pode, contudo, não ser completa.

Após a administração oral da eritromicina básica ou do estearato, a concentração sérica máxima é alcançada em uma a quatro horas, dependendo da rapidez do esvaziamento gástrico, declinando a concentração em quatro a seis horas. No entanto, sendo o estolato menos influenciado pelas condições de acidez e presença dos alimentos no estômago, é compreensível que a administração desse sal permita a absorção de maior quantidade de substância básica ao nível intestinal, explicando os níveis sanguíneos mais elevados.

Difusão e Metabolismo

A eritromicina difunde-se facilmente nos tecidos e líquidos orgânicos, e dá concentrações terapêuticas nos líquidos pleural, peritoneal, ascítico, prostático e sêmen. Em pacientes com otite média, atinge concentração no exsudato do ouvido médio de cerca de 50% da sanguínea, o que não é suficiente para o combate a diversas estirpes do *Haemophilus influenzae*. Atinge concentrações nos órgãos pélvicos femininos suficientes para agir contra clamídias, ureaplasmas e gonococos. Sofre concentração no fígado, na bile e na linfa. Não atravessa a barreira hematoencefálica normal ou inflamada e, portanto, não dá concentração terapêutica no líquido cefalorraquidiano. A eritromicina apresenta ligação às proteínas séricas variável entre 20% e 70%. Sua meia-vida sérica é de, em média, 1,5 hora, mas sua concentração nos tecidos é mais prolongada. Atravessa mal a barreira placentária, produzindo níveis no plasma fetal de somente 6% a 20% dos presentes no plasma materno, o que é insuficiente para agir nas infecções fetais. Não atinge concentração terapêutica no líquido amniótico. É segregada junto com o leite em concentrações elevadas de até 50% das presentes no plasma da nutriz. Essa concentração não é tóxica para o lactente, mas pode causar modificações na sua microbiota anaeróbia intestinal e haver consequente diarreia.

A droga atinge elevada concentração no meio intracelular, daí sua ação sobre alguns microrganismos intracelulares, como riquétsias clamídias e legionelas. No entanto, a eritromicina não atinge concentração inibitória contra *Rickettsia rickettsii*.

A maior parte da eritromicina absorvida é metabolizada no fígado a metabólitos inativos. Parte significativa, contudo, é eliminada na bile sob forma ativa, o que representa seu principal meio de excreção. A parte da eritromicina ativa eliminada por via biliar é reabsorvida no intestino.

Com o uso da eritromicina e seus ésteres em gestantes não se evidenciaram efeitos lesivos para o feto ou a mãe. Deve-se, porém, evitar o estolato de eritromicina na gestante pela possibilidade de efeitos adversos para o fígado.

Excreção

A excreção da eritromicina se faz principalmente por via biliar sob a forma ativa e de metabólitos. Passando ao intestino, a eritromicina é eliminada pelas fezes, que podem conter elevada concentração do antibiótico. Somente pequena quantidade (2% a 5%) de eritromicina ativa é eliminada na urina. A droga não sofre acúmulo em pacientes com insuficiência renal, devendo ser utilizada em doses e intervalos normais. Não é retirada por hemodiálise ou diálise peritoneal. Em pacientes com insuficiência hepática grave a eritromicina sofre acúmulo no organismo, e não é recomendável seu emprego nessa circunstância. Caso seja indispensável sua administração, a dose deve ser reduzida em 30% a 50%.

Interações Medicamentosas

A eritromicina apresenta efeito antagônico com os demais macrolídeos, o cloranfenicol e as lincosamidas, pela competição no mesmo receptor de ação. É também antagônica com penicilinas e cefalosporinas por exercer ação bacteriostática, inibindo o efeito bactericida dos beta-lactâmicos. Também se descreve antagonismo com o cotrimoxazol.

O uso concomitante da eritromicina com fenobarbital pode causar a metabolização acelerada do antibiótico, devido à indução de enzimas microssomais pelo barbitúrico.

A eritromicina inibe o citocromo P450, diminuindo o metabolismo de glicocorticoides, anticoncepcionais orais, teofilina e carbamazepina e causando o acúmulo tóxico dessas substâncias. Sendo assim, não é recomendável o emprego da eritromicina juntamente com a teofilina ou a aminofilina, a fim de evitar seus efeitos tóxicos (tonteira, palpitação, náuseas, vômitos, hipotensão arterial). Se necessário o uso associado, deve-se proceder ao ajuste na dose da teofilina. Da mesma forma, não se deve usar a carbamazepina junto com a eritromicina para evitar os efeitos tóxicos resultantes do acúmulo daquele fármaco, representados por alucinações, vômitos, tonteira, confusão mental, ataxia, diplopia e choque. A interação com os corticosteroides pode causar sua acumulação e ação por tempo mais prolongado. O uso conjunto de eritromicina com anticoncepcionais orais (combinação de estrogênio e progestogênio) pode causar prurido e icterícia, que em geral desaparecem um mês após a suspensão das drogas.

A eritromicina também interfere no metabolismo da ciclosporina, da bromocriptina e da varfarina, causando elevação dos níveis séricos dessas substâncias e risco de toxicidade. Nos pacientes em uso do anticoagulante, a administração da eritromicina pode causar aumento do tempo de protrombina e risco de hemorragias. Nos enfermos em uso da bromocriptina pode ocorrer aumento da atividade antiparkinsoniana e surgimento de discinesias.

A administração concomitante da eritromicina e da ergotamina pode causar vasoespasmo periférico e isquemia, devido à diminuição do metabolismo hepático. Também a administração de digoxina juntamente com eritromicina resulta em aumento da concentração da digoxina, com risco de intoxicação. Portanto, é recomendável a monitorização da concentração sanguínea da digoxina. Pacientes em uso de eritromicina não devem ser medicados com terfenadina, pois há registros de arritmias cardíacas, aumento do intervalo Q-T, parada cardíaca e morte.

Indicações Clínicas e Doses

Embora o estolato de eritromicina permita a obtenção de concentrações séricas mais elevadas que a substância base ou os demais ésteres, o emprego clínico das diferentes preparações não demonstra resultados terapêuticos diferentes entre elas.

A eritromicina é o antibiótico de eleição para o tratamento da coqueluche, empregada durante cinco a sete dias, e para a erradicação do bacilo diftérico em portadores e pacientes com difteria, utilizada durante sete a dez dias. É também droga antimicrobiana para o tratamento do eritrasma e das pneumonias intersticiais causadas pelo *Mycoplasma pneumoniae*. Ademais, é um dos antibióticos que apresentam melhor eficácia no tratamento das infecções genitais e pélvicas (uretrites, colpites, anexites, prostatites) causadas pela *Chlamydia trachomatis* e pelo *Ureaplasma urealyticum*.

A eritromicina está indicada em diversas infecções em que se utiliza a penicilina G, e é seu substituto quando há hipersensibilidade a ela ou se prefere a administração oral de uma droga ativa. É empregada com sucesso nas infecções estreptocócicas da faringe e pele e na pneumonia pneumocócica e estreptocócica. Nas faringoamigdalites estreptocócicas, o uso da eritromicina durante cinco dias oferece resultados similares ao emprego da penicilina V durante dez dias. Tem indicação na sífilis sem envolvimento neurológico, sendo utilizada como droga alternativa em pacientes com hipersensibilidade às penicilinas. Na sífilis em gestantes, porém, não oferece segurança no tratamento da infecção fetal, devido à sua pequena passagem pela placenta. Também, existem relatos de ineficácia da eritromicina na terapêutica da sífilis em pacientes com Aids.

Além das indicações descritas, a eritromicina constitui uma das alternativas para o tratamento do cancro mole (cancroide) e da angina de Vincent. Pode ser indicada no tratamento do tétano, infecções por *Campylobacter* e infecções por *Gardnerella vaginalis* (vaginites, uretrites, infecção pélvica e puerperal). É uma das opções para o tratamento específico da cólera, principalmente em crianças, nas quais as tetraciclinas são contraindicadas. Pode, ainda, ser usada no tratamento da amebíase, sob a forma de estearato em cápsulas especiais de liberação no íleo terminal, onde o antibiótico não é absorvido.

A eritromicina constitui a principal droga alternativa às penicilinas para a profilaxia da febre reumática e da endocardite bacteriana em pacientes com fatores predisponentes que vão se submeter a procedimentos dentais e orofaríngeos. Pode também ser indicada em associação aos aminoglicosídeos por via oral para a profilaxia da infecção em cirurgia colorretal.

Seja na forma básica ou de ésteres, a eritromicina é utilizada por via oral na dose de 30 a 40 mg/kg/dia, dividida de 6/6 horas. Adultos em geral recebem 500 mg de 6/6 horas. O estolato de eritromicina é recomendado na dose referida, fracionado de 8/8 horas (adultos, 500 mg de 8/8 horas). Em pacientes com legionelose, o tratamento por via oral utiliza a dose de 3 g/dia, em adultos, esquema terapêutico difícil de ser tolerado pelo enfermo.

Devido à sua ação sobre o *Propionibacterium acnes*, a eritromicina é indicada por via oral e/ou em aplicação tópica no tratamento da acne. Para uso tópico é empregada em solução de eritromicina base a 2% isolada ou associada ao peróxido de benzoíla, duas vezes ao dia durante cerca de 90 dias. O uso sistêmico do antibiótico nessa indicação vem sendo condenado em razão dos efeitos adversos e da seleção de microrganismos resistentes.

Na profilaxia da febre reumática em pessoas alérgicas às penicilinas, a eritromicina é recomendada na dose de 250 mg a cada 12 horas, por tempo não inferior a cinco anos. Em pacientes com fatores predisponentes e alérgicos às penicilinas que vão se submeter a manipulações orofaríngeas, a droga é utilizada na dose de 1 g (20 mg/kg, em crianças) uma hora antes do procedimento e 500 mg (10 mg/kg, em crianças) seis horas após. Na cirurgia colorretal, o esquema de profilaxia utilizando a eritromicina em associação com neomicina ou gentamicina é descrito no capítulo sobre profilaxia antibiótica.

Além do uso terapêutico na difteria e coqueluche, a eritromicina é utilizada na profilaxia dessas infecções em contactantes não imunes. A droga é utilizada nas doses habituais durante sete dias, nos contactantes suscetíveis à difteria, e de 10 a 14 dias, nos suscetíveis à coqueluche.

No tratamento da sífilis primária ou secundária, recomenda-se que esse antibiótico seja mantido por dez dias. Na terapêutica da cólera é utilizada durante cinco dias. No tratamento da amebíase, utilizando-se preparações especiais que tornam a droga não absorvível, a eritromicina é recomendada na dose de 150 mg, via oral, de 12/2 horas, para adultos.

A eritromicina pode ser administrada em lactentes e prematuros nas doses habituais, pois é metabolizada de maneira adequada, não sofrendo acumulação no sangue e em tecidos dessas crianças. A droga pode, também, ser empregada em gestantes, devendo-se nesse caso evitar a prescrição do estolato, pela possibilidade de ocorrer icterícia colestática com esse sal. Embora não se conheçam efeitos tóxicos dos demais sais da eritromicina ou da base para a gestante e o feto, com frequência a droga deixa de ser empregada ou é suspensa a sua utilização na grávida, devido aos efeitos colaterais digestivos, manifestados por náuseas, vômitos e dor abdominal. A eritromicina é particularmente indicada na gestante no tratamento do cancroide e da donovanose, como uma alternativa às tetraciclinas e ao cotrimoxazol.

Efeitos Adversos

O efeito colateral mais frequente com a administração da eritromicina e de seus ésteres por via oral é a intolerância digestiva, particularmente em adultos, atribuída à ação estimuladora da contractilidade do intestino delgado. Manifesta-se por náuseas, vômitos, dor abdominal, anorexia, pirose, distensão abdominal, flatulência e diarreia. Tais efeitos, por vezes, regridem ao se mudar a preparação comercial prescrita ao paciente; mas, habitualmente, são intensos e intratáveis, necessitando a suspensão do medicamento. Por via IM, a eritromicina é causa de dor no local da injeção, não sendo em geral tolerada, apesar da recomendação da injeção profunda no músculo. Por via IV, causa dor no trajeto venoso e flebites, só sendo utilizada por tal via em caráter de exceção. Contudo, as apresentações injetáveis da eritromicina não são disponíveis no Brasil.

A eritromicina não apresenta efeitos tóxicos nas doses terapêuticas. Entretanto, pode causar ototoxicidade, com perda da audição, que poderá ser reversível. Tal quadro é observado com a administração de altas doses (superdosagem), mas pode ocorrer em indivíduos idosos ou com insuficiência renal que recebam doses superiores a 2 g ao dia. Também pode ocorrer em pacientes com insuficiência hepática nos quais não se promoveu o ajuste da dose. Quadros de pancreatite aguda têm sido também relatados como manifestação de toxicidade, em decorrência da ingestão de doses elevadas desse antibiótico (superdosagem). A eritromicina é contraindicada em crianças recém-nascidas devido ao risco de causar estenose hipertrófica do piloro e intolerância digestiva.

Superinfecções podem ocorrer com o uso da eritromicina, particularmente em vias aéreas, embora tal ocorrência não seja frequente. Manifestações de hipersensibilidade, em geral benignas, surgindo sob a forma de prurido, erupção maculopapular, febre e eosinofilia, são raras.

O problema mais importante é a possibilidade do surgimento de icterícia colestática, observada mais frequentemente em adultos e com o emprego do estolato de eritromicina. Tal efeito colateral não é habitualmente registrado com o uso da eritromicina base ou dos demais ésteres, sendo atribuído a uma especial idiossincrasia de determinados indivíduos, nos quais a droga determina um efeito hepatotóxico. Estudos têm revelado que o sal laurilsulfato não é o responsável pelo quadro, o qual parece ser provocado pela ligação do éster propiônico na posição 2 da eritromicina básica. O quadro clínico da hepatotoxicidade do estolato de eritromicina pode assemelhar-se ao da colecistite aguda. Há queixas de náuseas, dor abdominal, vômitos, febre e surgimento de acolia fecal, colúria, icterícia e hepatomegalia dolorosa. As transaminases e a fosfatase alcalina séricas geralmente se elevam. A lesão hepática tem sido referida em até 10% a 15% de pacientes adultos que usaram o estolato de eritromicina, e é reversível com a suspensão do medicamento. Embora mais rara, a colestase tem sido descrita também com o etil-succinato e o estearato.

Disponibilidade da Droga

Não existem produtos comerciais injetáveis da eritromicina no Brasil. É apresentada em nosso país por via oral sob a forma de estolato, como consta da RENAME, disponível nos centros governamentais de atenção à saúde em drágeas com 500 mg e em suspensão oral com 125 mg/5 mL e 250 mg/5 mL. O estolato de eritromicina é também comercializado na especialidade farmacêutica de referência Eritrex® (Ache) em comprimidos com 500 mg e suspensão oral com 125 mg/5 mL e 250 mg/5 mL. A eritromicina é também disponível em cremes e soluções de uso tópico.

Espiramicina

Caracteres Gerais. Espectro de Ação. Farmacocinética

A espiramicina é um antibiótico macrolídeo complexo formado por três componentes, descrita em 1954 a partir de culturas do *Streptomyces ambofaciens*. Suas propriedades antimicrobianas são semelhantes às da eritromicina, apresentando potência antimicrobiana menor. No entanto, sua concentração tissular é maior que a da eritromicina, fazendo com que esses macrolídeos se equivalham na ação terapêutica contra as bactérias sensíveis. Existe resistência cruzada entre a espiramicina e a eritromicina.

A espiramicina é bastante ativa contra o *Streptococcus mutans*, germe associado com a cárie dentária, e contra outros microrganismos da microbiota oral relacionados com gengivites e periodontites crônicas, como *Bacteroides gingivalis*, *B. intermedius* e *Treponema denticola*. Mostra-se também ativa contra o *Toxoplasma gondii*. Como os demais macrolídeos, a espiramicina é primariamente bacteriostática por interferir na síntese proteica.

A espiramicina é absorvida por via oral, não havendo interferência do pH ácido do estômago em sua absorção. Também os alimentos não interferem em sua absorção oral. A biodisponibilidade da espiramicina por via oral situa-se entre 36% e 50%. Após a absorção, distribui-se e sofre concentração em vários órgãos, particularmente as amígdalas, baço, fígado, rins, pulmões, coração, tecido linfático, secreção brônquica, saliva, e também nos ossos, seios da face, próstata e tecidos pélvicos femininos (ovário, trompas de Falópio, útero, vagina). Essa alta concentração tissular, superior à concentração sanguínea, explica porque a droga é mais ativa *in vivo* que *in vitro*. Não atravessa a barreira hematoencefálica, nem atinge concentração intraocular adequada. Alcança elevada concentração na placenta, mas não atravessa de modo adequado a barreira placentária, sendo referidos níveis no sangue fetal variáveis, correspondentes a 7% a 50% dos presentes no sangue materno. Quando utilizada por vários dias em animais (macacos *Rhesus*), pode atingir concentração em alguns tecidos fetais, especialmente no fígado e baço, mas não atinge concentração no cérebro do concepto. Dessa maneira, o tratamento precoce com espiramicina pode prevenir a transmissão do *T. gondii* para o feto e, mesmo, agir contra o parasita situado em alguns tecidos fetais, mas não garante ação terapêutica contra a toxoplasmose cerebral do feto.

A espiramicina penetra em macrófagos, exercendo ação contra os microrganismos intracelulares sensíveis. Daí sua eficácia nas infecções por clamídias. A meia-vida sérica da espiramicina é de quatro a cinco horas. Sua ligação às proteínas do plasma é baixa, de cerca de 30%. A droga sofre metabolização parcial no fígado e é eliminada principalmente por via biliar, atingindo níveis na bile 15 a 40 vezes superiores aos encontrados no sangue. A eliminação urinária é de somente 10%. Não há necessidade de ajustes ao administrá-la em pacientes com insuficiência renal, mas é prudente evitá-la em pacientes com insuficiência hepática grave.

A espiramicina não interfere no citocromo P450, enzima microssomal envolvida no metabolismo hepático de diferentes medicamentos. Dessa maneira, a droga não altera os níveis da teofilina, cafeína e antipirina e só discretamente eleva a concentração da carbamazepina.

Indicações Clínicas e Doses. Efeitos Adversos

A espiramicina constitui uma alternativa terapêutica para as infecções causadas por cocos gram-positivos, sobretudo em pacientes alérgicos às penicilinas. Concorre com a eritromicina no tratamento de amigdalites, sinusites, otites, bronquites e pneumonias determinadas por estreptococos, pneumococos e estafilococos. Tem se mostrado eficaz no tratamento de uretrites por clamídias. Particularmente, é uma excelente indicação para as gengivites e outras infecções bucodentárias, devido à sua atividade contra a flora aeróbia e anaeróbia envolvida na gênese de tais processos e por sua elevada concentração salivar.

Em pacientes alérgicos às penicilinas, a espiramicina é uma alternativa no tratamento da sífilis não neurológica. Pode ser utilizada para a erradicação do gonococo em portadores bucofaríngeos do germe. A droga pode ser indicada para a profilaxia da febre reumática e na profilaxia da infecção meningocócica em contactantes íntimos de pacientes com essa infecção, substituindo a rifampicina ou a minociclina.

A espiramicina pode ser utilizada no tratamento da toxoplasmose adquirida em sua forma linfoglandular e na toxoplasmose aguda da gestante, desde que o feto não esteja infectado. Não é recomendada para o tratamento de crianças com toxoplasmose congênita, nem para a uveíte toxoplásmica, nem para a toxoplasmose do indivíduo imunocomprometido. Nessas situações, a toxoplasmose deve ser tratada com a associação de sulfadiazina com pirimetamina ou com sulfametoxazol + trimetoprim.

Devido aos potenciais efeitos tóxicos da sulfa e da pirimetamina, na gestante com toxoplasmose aguda tem sido recomendado, uma vez estabelecido o diagnóstico, o início imediato da espiramicina, que deverá ser usada durante toda a gravidez se for demonstrado que o feto não foi infectado pelo protozoário. A espiramicina diminui a possibilidade de anomalias fetais, caso o parasita se situe na placenta e não tenha passado ao concepto. Entretanto, não modifica o curso das alterações cerebrais no feto caso este já tenha sido infectado previamente à instituição da terapêutica. Dessa maneira, a espiramicina pode não ter ação na mais grave consequência da toxoplasmose congênita. Nos casos em que a infecção fetal é demonstrada no curso da gravidez (por meio de alterações visíveis por métodos de imagens, ou por sorologia ou cultura de sangue colhido no feto intraútero ou por demonstração de antígenos do *T. gondii* no líquido amniótico), a terapêutica deverá ser instituída com a sulfadiazina e a pirimetamina. Essa medicação é mantida durante toda a gestação, associando-se o ácido folínico (ver sulfas e pirimetamina). Um esquema terapêutico alternativo consiste na administração de cursos de três semanas de espiramicina alternados com cursos de três semanas com a associação de sulfadiazina (4 g/dia) com pirimetamina (25 mg/dia) até o final da gravidez. Contudo, esse esquema vem sofrendo críticas por não garantir níveis adequados de substâncias ativas contra o *T. gondii* no sistema nervoso do feto. Outro esquema alternativo consiste no uso diário da espiramicina, em doses plenas, e doses semanais de sulfadoxina (1 g) associada com pirimetamina (50 mg) (dois comprimidos de Fansidar®). Ao se usar as sulfonamidas com a pirimetamina, necessariamente a paciente deve receber ácido folínico na dose diária de 5 mg e realizar exames hematológicos seriados. Nos esquemas utilizando sulfonamidas, ao final da gestação é prudente substituir a sulfa pela clindamicina ou a espiramicina, devido ao risco de *Kernicterus* no recém-nascido.

A espiramicina é utilizada por via oral na dose de 150.000 a 300.000 U/kg/dia (50 a 100 mg/kg/dia), fracionada de 6/6 ou 8/8 horas. Adultos habitualmente recebem 2 a 3 g/dia (6 a 9 milhões de Unidades Internacionais). No tratamento da toxoplasmose da gestante cujo feto não está infectado, o antibiótico deve ser utilizado na dose de 3 g/dia e mantido durante toda a gestação. Na toxoplasmose linfoglandular a terapêutica é mantida por três a seis semanas, de acordo com a melhora clínica. Na profilaxia da infecção meningocócica e no tratamento do portador de gonococo na orofaringe, a droga é mantida por cinco dias. Em pacientes com uretrite não gonocócica, a espiramicina é recomendada na dose de 1 g de 12/12 horas, durante dez dias. Em pacientes com legionelose, a espiramicina é preferentemente empregada no início da terapêutica por via IV (não disponível no Brasil), na dose de 1 g de 8/8 horas. Após o oitavo dia, a droga pode passar para o uso oral, na mesma dose.

A espiramicina é um macrolídeo que apresenta boa tolerância por via oral. São pouco frequentes e, quando presentes, de pequena intensidade, as queixas de náuseas, vômitos, diarreia e dor abdominal. É comum, porém, a referência de sensação de gosto amargo, em resultado da excreção salivar do fármaco. Reações de hipersensibilidade podem eventualmente ocorrer, geralmente sob a forma de erupção maculopapular. Muito raramente, em doses elevadas, pode ser causa de parestesias. Não são descritos fenômenos hepatotóxicos, mas raramente pode causar trombocitopenia.

Disponibilidade da Droga

A espiramicina é disponível no Brasil na especialidade farmacêutica Rovamicina® (Sanofi-Aventis), em cápsulas com 1.500.000 U (500 mg).

Roxitromicina

A roxitromicina é um derivado semissintético da eritromicina introduzida para uso clínico em 1983. Apresenta propriedades antimicrobianas semelhantes às da eritromicina, diferenciando-se desta por sua meia-vida prolongada. Além da atividade sobre bactérias, que partilha com a eritromicina, a roxitromicina tem ação irregular sobre *Isospora belli* e *Cryptosporidium parvum*. Além de sua ação antimicrobiana, a roxitromicina estimula a migração de neutrófilos para o foco infeccioso.

A grande vantagem da roxitromicina reside em sua longa meia-vida no soro, superior a 12 horas, o que se deve à sua boa distribuição tissular e à elevada ligação às proteínas do soro, de cerca de 85%. Tal fato permite sua administração em dose única diária ou fracionada em duas tomadas diárias.

A roxitromicina é estável em meio ácido, sendo absorvível por via oral. A absorção é rápida, e os alimentos e a coadministração de antiácidos e ranitidina não interferem na sua absorção. Esse antibiótico apresenta concentração elevada em tecido pulmonar, amígdalas, baço, fígado, próstata, trato genital feminino, secreção brônquica, exsudato de ouvido médio, saliva, lágrimas e líquido sinovial. É pequena sua presença no leite materno. Sofre metabolização parcial, formando-se metabólitos que são eliminados pela urina. A maior parte da dose administrada (74%) é eliminada inalterada, principalmente por via biliar. Não é necessário realizar ajustes de dosagem em pacientes com insuficiência renal ou hepática.

A roxitromicina é utilizada em infecções respiratórias altas e baixas (sinusite, otite, faringite, amigdalite, bronquite, pneumonia) e em piodermites determinadas por germes sensíveis, com resultado favorável em cerca de 80% dos casos. Também apresenta bons resultados nas infecções odontogênicas agudas. Em função de sua atividade contra clamídias, micoplasmas e ureaplasmas, o fármaco tem sido eficaz em 90% das uretrites não gonocócicas. Devido à sua particular potência antimicrobiana contra legionelas, esse antibiótico constitui uma adequada opção terapêutica nas legioneloses de pequena gravidade. Também na diarreia por *Isospora belli* em pacientes com Aids, o emprego da roxitromicina por 15 dias apresenta resultados favoráveis, mesmo nos casos de falha terapêutica com a associação de sulfas com trimetoprima ou pirimetamina. A droga pode ser uma alternativa para o tratamento da infecção por *Cryptosporidium parvum* em pacientes com Aids.

A roxitromicina é recomendada em adultos na dose de 300 mg em dose única diária ou 150 mg de 12/12 horas por via oral. Nas infecções genitais por clamídias e micoplasmas emprega-se a dose de 300 mg de 12/12 horas. Em crianças é utilizada na dose de 5 mg/kg/dia, fracionada de 12/12 horas.

Efeitos colaterais podem ocorrer em até 7% dos pacientes, manifestados por náuseas, vômitos, dor abdominal e diarreia. Raramente ocorrem manifestações de hipersensibilidade e é excepcional a ocorrência de elevação das transaminases séricas.

Aplicam-se à roxitromicina as mesmas interações referidas para a eritromicina. Em especial, pode haver interação entre a roxitromicina e a ergotamina e outros alcaloides do Ergot de centeio, provocando ergotismo, com isquemia e necrose de extremidades. Por tal motivo, esses medicamentos não devem ser prescritos juntos.

A roxitromicina é comercializada no Brasil em apresentação genérica (Roxitromicina®) em comprimidos com 300 mg e é também disponível em medicamentos similares.

Claritromicina

Caracteres Gerais. Espectro de Ação

A claritromicina é um antibiótico semissintético derivado da eritromicina, comunicado em 1984, com atividade contra estreptococos, estafilococos, pneumococos e bacilo da coqueluche similar à da eritromicina. Destaca-se por ser mais ativa contra as bactérias atípicas, *Chlamydia trachomatis*, *Mycoplasma pneumoniae* e *Legionella*, e distingue-se da eritromicina por agir contra *Haemophilus influenzae*. Ademais, a droga é ativa contra *Mycobacterium leprae*, *M. avium-intracellulare*, *Helicobacter pylori* e o *Toxoplasma gondii*. Juntamente com a amicacina, é a droga que apresenta maior atividade contra micobactérias de crescimento rápido, em particular *M. chelonae*, *M. abscessus*, *M. fortuitum*. Não age contra o bacilo da tuberculose. Como a eritromicina, *in vitro* é pouco ativa contra a *Rickettsia rickettsii* (causadora da febre maculosa), mas é ativa contra a *R. prowazekii* (causadora do tifo epidêmico). A claritromicina tem atividade bacteriostática contra os microrganismos sensíveis, agindo de modo semelhante ao dos demais macrolídeos. No entanto, contra o *Streptococcus pneumoniae* tem atividade bactericida rápida em concentração pouco superior à concentração inibitória mínima. A droga tem um efeito pós-antibiótico prolongado, de três a quatro horas, contra estreptococos, estafilococos e hemófilo.

Farmacocinética

A claritromicina apresenta boa absorção por via oral e propicia níveis séricos mais elevados e prolongados que a eritromicina. Apresenta a biodisponibilidade de cerca de 55%. A droga é estável em meio ácido, não sofrendo a ação do suco gástrico. Os alimentos não interferem em sua absorção. Uma apresentação da claritromicina de absorção lenta, capaz de manter nível terapêutico circulante e nos tecidos durante 24 horas, tem melhor biodisponibilidade quando administrada junto a alimentos. Sua meia-vida é de cinco a sete horas, incluindo seu metabólito ativo 14-hidróxi derivado.

A droga difunde-se pelos líquidos e tecidos orgânicos, atingindo elevada concentração no fígado, pele, mucosa nasal, seios da face, pulmões, amígdalas e vias urinárias. Esse antibiótico penetra no interior das células, alcançando elevada concentração em granulócitos e macrófagos humanos. Sofre metabolização hepática, por meio da hidroxilação na posição 14 do seu anel. O derivado 14-hidroxilado mantém a atividade antimicrobiana da substância natural.

A eliminação da claritromicina e seu metabólito se faz, predominantemente, por via renal. Dessa maneira, em pacientes com insuficiência renal, a meia-vida das substâncias fica prolongada, situando-se em 12 horas quando o *clearance* da creatinina (CC) é de 30 a 80 mL/min, e atingindo 32 horas quando o CC é inferior a 30 mL/min. Em razão desse acúmulo, é recomendado que em pacientes adultos com insuficiência renal grave, com depuração da creatinina inferior a 30 mL/min, a claritromicina na apresentação de absorção rápida seja administrada na dose inicial de 500 mg, seguida da dose de 250 mg a cada 12 horas. Em pacientes com insuficiência hepática a administração da claritromicina se faz de modo semelhante a indivíduos sem hepatopatias.

Interações Medicamentosas

A claritromicina tem ação inibitória sobre o sistema de enzimas do citocromo P450 e, por isso, aumenta a concentração de várias substâncias que são metabolizadas por esse sistema enzimático. Dessa maneira, interfere com o metabolismo e aumenta o nível sanguíneo de teofilina, midazolan e outros benzodiazepínicos, clozapina e outros neurolépticos, rifabutina, carbamazepina, digoxina, terfenadina, varfarina, cisaprida, sildenafil, lovastatina, fenitoína e ciclosporina, causando intoxicação por essas drogas. A claritromicina pode ser coadministrada com o indinavir em pacientes com

Aids sem ocorrer interações clínicas significantes. Mas não deve ser administrada em pacientes em uso de atazanavir (aumento do nível da claritromicina e risco de surdez), nem de efavirenz (diminuição do nível da claritromicina).

Indicações Clínicas e Doses

Por sua ação sobre os microrganismos gram-positivos, o *Haemophilus influenzae* e a *Moraxella catarrhalis*, a claritromicina apresenta indicação nas infecções das vias aéreas superiores e inferiores. Dessa maneira, é eficaz no tratamento de faringites e amigdalites purulentas, sinusites agudas e otite média bacterianas, bronquites agudas e agudizadas, broncopneumonias e pneumonias bacterianas. Tem indicação especial nas infecções pulmonares causadas pela *Chlamydia pneumoniae, Legionella pneumophila* e *Mycoplasma pneumoniae*. É eficaz no tratamento da coqueluche e das piodermites, compreendendo os casos de impetigo, furunculose, ectima e as celulites, habitualmente causadas por estafilococos e estreptococos.

É citada sua eficácia no tratamento da febre maculosa do Mediterrâneo, causada por *Rickettsia conorii*, mas não existem informações sobre sua atuação na febre maculosa causada por *Rickettsia rickettsi*, e esta riquétsia é pouco sensível à claritromicina *in vitro*.

A claritromicina é a principal droga para o tratamento de infecções por micobactérias do complexo *M. fortuitum-chelonae*, manifestadas sobretudo por úlceras crônicas, granulomas das piscinas, abscessos cutâneos em local de traumas, osteomielites e doença pulmonar. A claritromicina deve ser associada a amicacina durante duas a quatro semanas e em seguida uma outra droga de uso oral, como o ciprofloxacino ou a doxiciclina. O tratamento é prolongado por 6 a 12 meses e as drogas são empregadas nas doses usuais.

Nas infecções bacterianas das vias respiratórias e nas piodermites a claritromicina é recomendada em adultos na dose de 250 a 500 mg de 12/12 horas e em crianças na dose de 15 mg/kg/dia, fracionada a cada 12 horas, mantida pelo prazo mínimo de sete dias. Em adultos pode ser utilizada a apresentação em comprimido de absorção prolongada, na dose única diária de 1 g. Nas infecções por clamídias, micoplasmas e legionelas a dose é de 500 mg de 12/12 horas em pacientes adultos, mas é recomendável iniciar o tratamento por via IV nos casos de legionelose, devido à maior gravidade dessa infecção.

A descoberta da claritromicina modificou o prognóstico da infecção pelo complexo do *M. avium-intracellulare* (MAC) em pacientes com infecção pelo vírus da imunodeficiência humana, possibilitando a recuperação dos enfermos, antes com prognóstico muito reservado. É utilizada em associação com o etambutol e o ofloxacino. A rifabutina, só disponível no Brasil em situações especiais (ver Capítulo 17), ou uma outra fluoroquinolona podem ser alternativas ao ofloxacino. Nesses esquemas, a claritromicina é utilizada na dose, em adultos, de 500 mg de 12/12 horas, por via oral. O tratamento é prolongado, mantido por 12 a 40 semanas ou até a recuperação do estado imunitário do paciente pela terapêutica com drogas antirretrovirais. Caso a amicacina seja prescrita, esse antibiótico será empregado por quatro semanas. A claritromicina (ou a azitromicina) é empregada na profilaxia primária e secundária da infecção por MAC em pacientes HIV-positivos. Na profilaxia primária, com CD4 < 50 células/mm^3, a claritromicina é empregada na dose de 500 mg duas vezes ao dia, mantida até que o nível de CD4 seja superior a 100 células/mm^3 por no mínimo três meses. Na profilaxia secundária, a claritromicina, na dose referida, associada com etambutol (15 mg/kg/dia) em dose única diária, é mantida até que o paciente permaneça seis meses com CD4 superior a 100 células/mm^3.

Também na terapêutica da toxoplasmose cerebral em pacientes com Aids, a claritromicina se mostra um medicamento alternativo, especialmente nos pacientes com hipersensibilidade aos sulfamídicos. Nessa indicação, a claritromicina é utilizada na dose, em adultos, de 1 a 2 g/dia, fracionada em tomadas a cada 12 horas, associada com a pirimetamina, empregada na dose inicial de 100 a 200 mg no primeiro dia, seguida da dose de 50 a 75 mg/dia. O paciente deve receber também o ácido folínico na dose de 15 a 20 mg/dia. Na toxoplasmose, a terapêutica é recomendada por seis semanas, mantendo-se o emprego dos antimicrobianos até a recuperação do estado imunitário dos pacientes. Na terapêutica de manutenção as doses são reduzidas à metade.

Mais recentemente, a claritromicina vem sendo investigada na terapêutica da hanseníase, em associação com a rifampicina ou a minociclina ou uma quinolona fluorada. Trabalhos experimentais sugerem a utilização da claritromicina associada com a minociclina ou, então, essa associação e mais o ofloxacino em tomadas diárias, junto com a rifampicina em dose mensal, para o tratamento da hanseníase multibacilar.

Além das indicações referidas, a claritromicina apresenta utilização nas diarreias causadas pelo *Campylobacter* e em infecções geniturinárias por clamídias e micoplasmas.

Nos pacientes com infecção pelo *Helicobacter pylori* com úlcera péptica, linfoma gástrico MALT ou gastropatia hipertrófica existe consenso de estar indicado o tratamento com associação tríplice de medicamentos composta de um inibidor de bomba de prótons (omeprazol, lansoprazol, rabeprazol) e dois antimicrobianos. Mais frequentemente são utilizadas a claritromicina (500 mg de 12/12 h) e a amoxicilina (1 g de 12/12 h), mas são empregados também o metronidazol e sais de bismuto. O tratamento deve ser mantido por sete dias.

Efeitos Adversos

A claritromicina vem se revelando um antibiótico com boa tolerância por via oral e baixa toxicidade. Alguns pacientes queixam-se de náuseas, vômitos, tonteiras, cefaleia, dor abdominal, em geral não sendo necessário suspender o uso do medicamento. Existem relatos de hipoacusia em pacientes recebendo 2 a 3 g/dia do antibiótico. Raramente, a droga causa trombocitopenia, taquicardia ventricular e psicose maníaca aguda. Raramente, também, pode causar arritmias, com prolongamento do espaço Q-T e *torsade de pointes*. Contudo, essas manifestações são frequentes com o uso concomitante de cisaprida, motivo pelo qual é contraindicada essa associação. Por via IV, a claritromicina provoca desconforto e dor por ser irritante para o endotélio vascular; por tal motivo deve ser administrada diluída em solução glicosada, lentamente em 30 a 60 minutos.

Disponibilidade da Droga

A claritromicina consta da RENAME e deve ser disponível em hospitais governamentais. É comercializada em apresentação genérica (Claritromicina®) e na especialidade farmacêutica de referência Klaricid® (Abbott) e em medicamentos similares em comprimidos com 250 mg e 500 mg, em solução oral com 125 mg/5 mL e 250 mg/5 mL e em frasco-ampola com 500 mg. É também disponível em comprimidos de absorção prolongada com 500 mg, para ser administrada em dose única diária (Klaricid® UD).

Azalídeos: Azitromicina

Caracteres Gerais. Espectro de Ação

A azitromicina constitui o protótipo da subclasse dos azalídeos. Foi introduzida para uso clínico em 1986 e diferencia-se da eritromicina por seu espectro de ação mais amplo, capaz de agir contra microrganismos gram-negativos, e por sua farmacocinética mais favorável e melhor tolerância.

A azitromicina é ativa contra *Streptococcus pyogenes*, *Streptococcus agalactiae*, *S. pneumoniae*, *Staphylococcus aureus*, *S. epidermidis*, *Listeria monocytogenes*, *Corynebacterium diphteriae* em concentrações duas a quatro vezes menos potentes que a da eritromicina. Por outro lado, sua ação contra vários microrganismos gram-negativos é maior, mostrando-se duas a oito vezes mais potente contra *Haemophilus influenzae*, *Neisseria gonorrhoeae*, *Moraxella catarrhalis*, *Brucella melitensis*, *Pasteurella multocida* e espécies de *Campylobacter* e *Legionella*. A azitromicina é particularmente ativa contra *Gardnerella vaginalis*. Mostra-se ativa contra a maioria das estirpes de *Salmonella*, *Shigella* e *Yersinia* e pode, também, agir contra *Escherichia coli*. Apresenta moderada atividade, comparável à da eritromicina, contra microrganismos anaeróbios, incluindo os cocos anaeróbios, clostrídios e a maioria das espécies de *Bacteroides*. Contudo, sua ação contra o *Bacteroides fragilis* é pequena, não sendo útil na terapêutica das infecções por esse patógeno.

A azitromicina apresenta boa ação contra *H. parainfluenzae*, *H. ducreyi*, *Chlamydia trachomatis*, *Mycoplasma pneumoniae*, *M. hominis*, *Bordetella pertussis*, *B. parapertussis*, *Helicobacter pylori*, *Borrelia burgdorferi*, *Ureaplasma urealyticum* e *Treponema pallidum*. Em concentrações elevadas tem ação contra bactérias do complexo *Mycobacterium avium-intracellulare*. Esse antibiótico tem atividade parasitostática contra o *Toxoplasma gondii* e é capaz de agir contra o *Cryptosporidium parvum*, a *Babesia microti* e a *Entamoeba histolytica*.

Os bacilos gram-negativos dos gêneros *Klebsiella*, *Proteus*, *Citrobacter*, *Enterobacter*, *Serratia*, *Pseudomonas* são naturalmente resistentes à azitromicina. A droga também não age contra o *Mycobacterium tuberculosis* e os enterococos. Os estafilococos meticilina-resistentes mostram-se também resistentes.

A azitromicina é um antibiótico com ação bacteriostática, podendo exercer ação bactericida sobre microrganismos de alta sensibilidade. Seu mecanismo de ação é semelhante ao da eritromicina, inibindo a síntese de proteínas por ligar-se à fração 50S do ribossoma. Com isso, impede a fixação do ARN de transporte, bloqueando o aporte de aminoácidos componentes das proteínas. Sua ação sobre o *Toxoplasma gondii* também se dá por inibição da síntese proteica.

Farmacocinética e Metabolismo

A azitromicina é estável em meio ácido, permitindo sua administração por via oral, com a biodisponibilidade de 40% por essa via. A administração de antiácidos contendo alumínio e magnésio interferem na absorção desse antibiótico, reduzindo a sua concentração sérica; igualmente, na apresentação em cápsula ocorre diminuição de sua absorção quando administrada junto a alimentos. Esse efeito dos alimentos não ocorre com a apresentação em comprimidos revestidos e na apresentação em suspensão oral.

Após sua absorção por via oral, a azitromicina atinge pequena concentração no sangue, porém elevada e mantida nos tecidos, alcançando níveis tissulares 10 a 50 vezes maiores que os do sangue. Assim, concentra-se em amígdalas, brônquios, seios da face, secreções respiratórias, pulmões, músculos, peritônio, fígado, ovários, útero, próstata, trompas e rins. A ligação proteica da azitromicina é de 30% a 50%. Esse antibiótico mantém-se no meio intracelular e nos tecidos por longo tempo, sendo eliminado lentamente. Sua meia-vida sérica é de 14 a 20 horas, enquanto nos tecidos mantém-se por até 60 horas, o que permite sua utilização em dose única diária. A azitromicina é pouco metabolizada, eliminando-se em 72% sob forma natural, ativa. A principal via de eliminação é através da mucosa intestinal, eliminando-se pelas fezes 50% da dose absorvida. A eliminação urinária é lenta, e são recuperados na urina após 24 horas somente 6% da dose administrada. Em pacientes com insuficiência renal não há a necessidade de ajustes na administração. Também em pacientes com hepatopatia grave não é necessário modificar o esquema de dose.

Interações Medicamentosas

A azitromicina não inibe de modo apreciável as enzimas do citocromo P450; desse modo, não interfere no metabolismo da teofilina, benzodiazepínicos e da carbamazepina. No entanto, não é recomendável sua administração concomitante com a digoxina, devido à possível elevação da concentração sérica e risco de intoxicação digitálica. Recomenda-se também evitar o antibiótico em pacientes usando ergotamina, cisaprida, lovastatina e varfarina. Não se conhece adequadamente a interação com outros medicamentos referidos para a eritromicina e a claritromicina.

Indicações Clínicas e Doses

A azitromicina é utilizada no tratamento de infecções respiratórias e dermatológicas causadas por estreptococos e estafilococos e nas infecções respiratórias provocadas por *Haemophilus influenzae* e *Bordetella pertussis*. A droga é eficaz no tratamento de infecções urogenitais causadas por clamídias e micoplasmas, com índices de cura superiores a 90%. É também eficaz na terapêutica da sífilis primária e na doença de Lyme em seu início. A azitromicina é útil na infecção pelo *Mycobacterium avium-intracellulare* em pacientes com Aids, reduzindo a micobacteremia e a sintomatologia clínica. Em pacientes com encefalite pelo *T. gondii* que mostram intolerância ou hipersensibilidade às sulfonamidas e à clindamicina, a azitromicina pode ser empregada associada com pirimetamina, provocando índice de cura de 65%. Essa terapêutica alternativa é menos eficaz que a associação de sulfadiazina e pirimetamina e também na prevenção de recaídas. A droga vem sendo, também, estudada na terapêutica da amebíase, criptosporidiose e babesiose.

Nas infecções respiratórias agudas (otites, sinusites, faringites, bronquites, pneumonias) a azitromicina é recomendada, em adultos, na dose única de 500 mg no primeiro dia e em seguida 250 mg ao dia durante mais quatro dias. Em crianças, a dose recomendada é de 10 mg/kg no primeiro dia de tratamento, em dose única, seguida de 5 mg/kg em dose única diária por mais quatro dias.

A azitromicina está indicada na uretrite e na cervicite gonocócica e nas infecções genitais causadas pela *Chlamydia trachomatis* e pelo *Ureaplasma urealyticum*. Nas infecções gonocócicas a dose única de 2 g é eficaz na maioria dos enfermos. Na uretrite e cervicite não gonocócicas a dose recomendada é de 1 g, em única tomada. Também no cancroide causado pelo *H. ducreyi*, a dose única de 1 g promove a cura de mais de 90% dos casos ao final de 14 dias. Em prostatites crônicas causadas por *Ureaplasma* ou por *Chlamydia* é demonstrada a eficácia da azitromicina na dose de 500 mg/dia durante três dias seguidos da semana, repetida por três semanas (dose total: 1,5 g). A azitromicina mostrou-se eficaz no tratamento da sífilis primária e secundária, empregada na dose de 500 mg uma vez ao dia, durante dez dias.

Nas infecções por *Mycobacterium avium-intracellulare*, a dose é de 500 mg por dia, seguindo o esquema de tratamento da Tabela 18.1. A azitromicina é também empregada na profilaxia primária ou secundária referidas no item sobre a claritromicina, substituindo esse antibiótico, mas empregada na dose de 1.250 mg/semana ou 500 mg três vezes por semana.

Como terapêutica alternativa na toxoplasmose em pacientes com Aids, a dose da azitromicina é de 1.000 mg, associada com pirimetamina, mantida por seis semanas. A azitromicina vem demonstrando eficácia no tratamento da febre tifoide não complicada, tanto em adultos como em crianças, utilizada na dose de 10 mg/kg/dia, dose máxima de 500 mg/dia, em dose única diária, durante sete dias.

A associação da quinina com a azitromicina pode ser uma alternativa terapêutica para a babesiose, naqueles pacientes que não responderam ao tratamento com quinina e clindamicina. Nessa infecção, a quinina é utilizada na dose de 500 mg a cada seis ou oito horas e a azitromicina na dose de 500 mg em dose única ao dia, administrando-se a associação durante dez dias. Na doença de Lyme, a azitromicina é recomendada na dose inicial de 500 mg no primeiro dia e em seguida 250 mg durante mais quatro dias.

A administração por via oral da azitromicina em cápsulas deve ser feita pelo menos uma hora antes ou duas horas após a ingestão de alimentos ou de antiácidos. Existe uma apresentação na dose de 500 mg em compri-

Tabela 18.1
Tratamento de Infecção por *Mycobacterium Avium-intracellulare*

Esquema Principal		Drogas Alternativas	
Claritromicina	500 mg 12/12 h	Azitromicina	500 mg/dia
Etambutol	1.200 mg/dia		
Ofloxacino	400 mg 12/12 h	Ciprofloxacino	750 mg 12/12 h
Amicacina	500 mg 12/12 h		

Obs.: 1) As duas drogas mais importantes são a claritromicina (ou, alternativamente, a azitromicina) e o etambutol.
2) A amicacina entra no esquema como quarta droga, em situações de elevada gravidade.
3) Quando disponível, a fluoroquinolona pode ser substituída por rifabutina (300 mg/dia).
4) Crianças são tratadas somente com a claritromicina ou a azitromicina com etambutol. Não há recomendação para uso de fluoroquinolona, mas seu emprego pode ser considerado, na dependência da gravidade.
5) O tratamento deve ser mantido, pelo menos, por oito semanas, podendo ser suspenso com a melhora clínica e imunológica do paciente.

midos revestidos que são mais resistentes à inativação pelo suco gástrico e podem ser administrados com ou sem alimentos.

Efeitos Adversos

A azitromicina é habitualmente bem tolerada. Efeitos colaterais têm sido referidos em até 8% dos pacientes, em geral de pequena intensidade e relacionados à esfera gastrointestinal (náuseas, vômitos, dor abdominal, diarreia, pirose). Outras queixas referidas são de tonteiras, cefaleia, cansaço e, raramente, erupções cutâneas. A azitromicina já foi utilizada em gestantes, não sendo observada qualquer alteração nos recém-nascidos dessas pacientes.

Disponibilidade da Droga

A azitromicina é comercializada no Brasil em apresentação genérica (Azitromicina®) na forma de comprimidos revestidos com 500 mg e suspensão oral com 200 mg/5 mL, e na especialidade farmacêutica de referência Zitromax® (Pfizer) em comprimidos revestidos com 500 mg, cápsulas com 250 mg, suspensão oral com 200 mg/5 mL e em frasco-ampola com 500 mg. É, também, disponível em vários medicamentos similares.

CETOLÍDEOS: TELITROMICINA, CETROMICINA, SOLITROMICINA

Cetolídeos constituem uma nova geração de macrolídeos, derivados semissintéticos da eritromicina, que apresentam maior espectro de ação. São antibióticos bacteriostáticos, com ação similar à da eritromicina. São ativos contra bactérias gram-positivas, germes atípicos e *Bordetella pertussis*, podendo ter melhor atividade contra *Haemphilus influenzae* e *Neisseria gonorrhoeae.* Nenhum antibiótico cetolídeo é atualmente comercializado no Brasil.

A telitromicina é absorvida por via oral, apresentando meia-vida plasmática de nove horas; concentra-se nos tecidos e no interior de células fagocitárias. É metabolizada no fígado e elimina-se pelos rins e pela bile. Esse antibiótico interfere no sistema enzimático hepático, inibindo o citocromo P450. Dessa maneira, é de se prever que, de modo similar à eritromicina, pode interagir com várias substâncias, causando a elevação de sua concentração sérica. A indicação clínica principal da telitromicina é o tratamento de infecções respiratórias comunitárias de pequena gravidade, como faringoamigdalites, rinossinusites, bronquites agudas, exacerbações de bronquites crônicas e pneumonia de baixa gravidade. Em adultos é recomendada por via oral na dose única diária de 800 mg. Esse antibiótico pode causar alterações na visão (diplopia, visão borrada) em cerca de 1% dos pacientes (por paralisia do corpo ciliar); hepatotoxicidade; agravamento de miastenia *gravis*; alterações do espaço Q-T e, por isso, é contraindicada em pacientes em uso de algumas drogas antiarrítimicas. Esses efeitos adversos levaram à suspensão de sua comercialização em vários países, inclusive o Brasil.

A cetromicina é o mais recente cetolídeo desenvolvido, com atividade antimicrobiana igual à da telitromicina. Esse fármaco não é disponível no Brasil.

Solitromicina é um novo antibiótico cetolídeo desenvolvido para o tratamento de infecções respiratórias causadas por pneumococos e germes atípicos. Mostra-se ativo contra estirpes de *Streptococcus pneumoniae* e *Mycoplasma pneumoniae* resistentes aos macrolídeos. Esse fármaco é absorvido por via oral e parenteral, possibilitando a mudança de sua via de administração no decorrer da terapêutica. No tratamento de pacientes com pneumonia comunitária, foram verificados aumento assintomático de transaminases e reações no local da infusão venosa. Esses efeitos adversos indicam cautela na prescrição do medicamento. Contudo, estudos em andamento revelam que solitromicina é útil no tratamento da gonorreia resistente a outros antimicrobianos, administrada em dose única de 1.000 ou 1.200 mg, por via oral.

ESTREPTOGRAMINAS

As estreptograminas ou sinergistinas constituem um grupo de antibióticos formados por substâncias complexas, em que um dos componentes é macrolídeo. Seu comportamento antimicrobiano, isto é, espectro e mecanismo de ação, resistência bacteriana, farmacodinâmica e farmacocinética, é semelhante ao dos macrolídeos. Somente um antibiótico dessa classe havia sido lançado, na década de 1960, para uso clínico: a pristinamicina, que teve, entretanto, seu uso na terapêutica das infecções prejudicado por não ser disponível sob a forma injetável e por sua absorção parcial e irregular por via oral. Mais recentemente, foram desenvolvidas novas drogas derivadas da pristinamicina, e duas delas foram associadas num mesmo produto, constituindo a quinupristina/dalfopristina. Esse antibiótico já foi disponível para uso no Brasil, mas recentemente foi suspensa sua produção pelo laboratório responsável. A quinupristina/dalfopristina será aqui mencionada por sua importância na terapia anti-infecciosa, devido à atividade contra estafilococos meticilina-resistentes, enterococos vancomicina-resistentes e estafilococos resistentes aos glicopeptídeos.

Quinupristina/Dalfopristina

O espectro de ação da quinupristina/dalfopristina (Q/D) atinge estreptococos, incluindo os pneumococos resistentes à penicilina e à eritromicina, e estafilococos, incluindo as estirpes meticilina-resistentes, eritromicina-resistentes e glicopeptídeo-resistentes. Ademais, tem ação contra *Enterococcus faecium* sensível ou resistente à ampicilina e à vancomicina e teicoplanina. Entretanto, sua atividade sobre o *Enterococcus faecalis* é pequena. A Q/D é o agente com maior atividade antimicrobiana contra estafilococos e *E. faecium*, superando os glicopeptídeos e a linezolida, inclusive contra as estirpes dessas bactérias resistentes à vancomicina.

A droga é também ativa contra gonococo, meningococo, hemófilos, moraxela, legionela, clamídia, micoplasma e *Toxoplasma gondii*. Tem atividade variável contra anaeróbios. Sua ação contra hemófilos não é constante. Apresenta efeito pós-antibiótico prolongado, de duas a oito horas, contra estafilococos e pneumococos.

Os componentes da quinupristina/dalfopristina têm ação bacteriostática, agindo por inibição da síntese proteica ao se ligarem ao componente 50S do ribossomo. A dalfopristina bloqueia a ligação dos aminoácidos ao peptídeo em formação e a quinupristina impede o alongamento da cadeia peptídica, que é liberada precocemente, sem ter ocorrido a adequada formação da proteína. A atuação sequencial dos dois antibióticos resulta em atividade antibacteriana 16 a 100 vezes maior que cada componente isoladamente e pode exercer ação bactericida contra microrganismos gram-positivos.

Além de sua ação antimicrobiana, a Q/D exerce um efeito imunomodulador na resposta humana às infecções, reduzindo a produção das interleucinas 1-alfa, 1-beta, 6 e 10 pelos monócitos, bem como de fator de necrose tumoral-alfa e de fator estimulador de colônias de granulócitos e macrófagos.

Não existe resistência cruzada entre a quinupristina/dalfopristina e outros antibióticos. No entanto, resistência a essa droga já foi detectada em 2% de amostras de *Enterococcus faecium* e se deve principalmente à produção de uma enzima, a estreptogramina A-acetiltransferase. Outros mecanismos de resistência são o efluxo e a mudança no receptor da droga. É possível que a emergência de cepas resistentes de enterococos esteja relacionada ao emprego da virginiamicina (uma estreptogramina) na engorda de animais.

A Q/D não é absorvida por via oral e não deve ser administrada por via IM por ser um irritante químico. Sua administração se faz somente por via IV profunda. A droga não deve ser administrada em veia periférica por causar flebite com muita frequência. Sua meia-vida sérica é de uma hora. Apresenta ampla distribuição pelos líquidos e tecidos orgânicos, mas não atravessa a barreira hematoencefálica, não dando concentração no líquor. A ligação proteica é de 55% a 78% para a quinupristina e de 11% a 26% para a dalfopristina. Esse antimicrobiano sofre metabolização hepática, originando metabólitos que mantêm a atividade antimicrobiana. Ambos os componentes são eliminados por via biliar e fecal. Não é conhecida a passagem da quinupristina/dalfopristina pela barreira placentária, nem sua excreção no leite materno. A droga não é retirada por hemodiálise, nem por diálise peritoneal.

A Q/D inibe a isoenzima CYP 3A4 (citocromo P450), podendo haver interação com substâncias metabolizadas por esse sistema enzimático. Dessa maneira, provoca o aumento do nível sérico de midazolam, ciclosporina e nifedipina se administrada concomitantemente com esses fármacos. Precaução especial deve ser tomada nos enfermos que utilizam concomitantemente a terfenadina, quinidina, astemizol e cisaprida, pois pode ocorrer aumento do intervalo QT.

A associação da quinupristina/dalfopristina com doxiciclina e rifampicina ou com vancomicina pode exercer atividade sinérgica contra *Enterococcus faecium* resistente à vancomicina.

A descoberta da Q/D trouxe novas perspectivas para o tratamento de infecções causadas por *Enterococcus faecium* vancomicina-resistentes e por estafilococos (coagulase-positivo e negativo) resistentes à vancomicina, melhorando o prognóstico dos pacientes com essas infecções. Além disso, esse medicamento é uma nova alternativa para o tratamento de infecções graves causadas por microrganismos gram-positivos em pacientes que se mostram alérgicos aos beta-lactâmicos e não podem receber antibióticos glicopeptídicos.

A quinupristina/dalfopristina é utilizada na clínica para o tratamento de infecção por estafilococo meticilina-resistente e glicopeptídeo-resistente, incluindo a pneumonia hospitalar, osteomielite, endocardite, infecção complicada da pele e tecido celular subcutâneo, sepse e infecção relacionada com cateter. É também recomendada para o tratamento da infecção urinária, da infecção intra-abdominal e da sepse causada pelo *Enterococcus faecium* resistente à ampicilina e à vancomicina. A eficácia clínica desse antibiótico é de 85% na pneumonia comunitária grave, e de cerca de 70% na pneumonia hospitalar, na infecção complicada da pele e na sepse por bactérias gram-positivas. Em pacientes com artrite séptica e com osteomielites causadas por estafilococos resistentes à meticilina, a resposta clínica favorável tem sido de 70% a 75%.

A quinupristina/dalfopristina é empregada por via IV na dose de 7,5 mg/kg a cada 8 ou 12 horas. O medicamento deve ser diluído em solução de glicose a 5% e administrado através de um cateter venoso central em infusão durante uma hora. Esse antibiótico não é compatível com solução salina, nem com heparina. Não é recomendada a administração da Q/D por meio de uma veia periférica devido ao surgimento de flebite. Não se deve misturar outras substâncias no frasco com esse antibiótico, pois pode ocorrer incompatibilidade física entre as drogas.

A administração dessa estreptogramina pode causar náuseas, vômitos, diarreia, mialgias e exantema, mas são pouco frequentes. O principal efeito adverso é a queixa de artralgias, referidas por 3% a 11% dos pacientes.

A quinupristina/dalfopristina é conhecida com o nome de marca Synercid® (Sanofi-Aventis), e apresentada em frasco-ampola com 500 mg, contendo 150 mg de quinupristina e 350 mg de dalfopristina. Esse antibiótico não é mais disponível no Brasil. Se necessária sua administração, deverá ser importado por meio de empresas especializadas.

BIBLIOGRAFIA

Macrolídeos em Geral

Boswell FJ, Wise R. Advances in the macrolides and quinolones. Infect Dis Clin North Am. 1998; 12:647-65.

Carbon C. Pharmacodynamics of macrolides, azalides, and streptogramins: effect on extracellular pathogens. Clin Infect Dis. 1998; 27:28-32.

Hardy DJ, et al. Comparative in vitro activities of new 14-, 15- and 16-membered macrolides. Antimicrob Agents Chemother. 1988; 32:1710-9.

Labro MT. Immunological effects of macrolide. Curr Opin Infect Dis. 1998; 11:681-8.

Levi GC. Antibióticos macrolídeos – retorno à vista? Rev Ass Med Bras. 1991; 37:153-6.

Masur H, et al. Guidelines for preventing opportunistic infections among HIV-infected persosn – 2002. Ann Intern Med. 2002; 137:435-77.

Mazzei T, et al. Chemistry and mode of action of macrolides. J Antimicrob Chemother. 1993; 31(Suppl C):1-9.

Modai J. The clinical use of macrolides. J Antimicrob Chemother. 1988; 22(Suppl B):145-53.

Odenholt-Tornqvist I, et al. Postantibiotic effects and postantibiotic sub-MIC effects of roxithromycin, clarithromycin, and azithromycin on respiratory pathogens. Antimicrob Agents Chemother. 1995; 39:221-6.

Periti P, et al. Clinical pharmacokinetic properties of the macrolide antibiotics. Clin Pharmacokinet. 1989; 16:193-214.

Periti P, et al. Adverse effects of macrolide antibacterials. Drug Saf. 1993; 9:346-64.

Swenson RM, et al. Clinical implications of the mechanism of action of antimicrobial agents. Adv Intern Med. 1970; 16:373-99.

Von Rosensteil NA, Adam D. Macrolide antibacterials. Drug interactions of clinical importance. Drug Saf. 1995; 13:105-22.

Westphal JF. Macrolide – induced clinically relevant drug interactions with cytochrome P-450A (CYP) 3A4: an update focused on clarithromycin, azithromycin and dirithromycin. Br J Clin Pharmacol. 2000; 50:285-95.

Zuckerman JM, Kayer KM. The newer macrolides. Infect Dis Clin North Am. 1995; 9:731-45.

Eritromicina

Anderson R. Erythromycin and roxithromycin potentiate human neutrophil locomotion in vitro. J Infect Dis. 1989; 159:966-73.

Bass JW, Melson JD. The role of antimicrobial agents in the treatment of pertussis. J Pediatr. 1973; 83:891-3.

Bechtol LD, et al. Erythromycin esters – comparative in vivo hydrolysis and bioavailability. Curr Ther Res. 1976; 20:610-22.

Blenk H, et al. Erythromycin treatment of acute and chronic urethritis, prostatitis and colpitis caused by *Ureaplasma urealyticum* and *Chlamydia trachomatis*. J Intern Med Res. 1980; 8(Suppl 2):59-63.

Blute JF Jr. Use of erythromycin in diphteria. N Engl J Med. 1954; 251:70-1.

Braun P. Hepatotoxicity of erythromycin. J Infect Dis. 1969; 119:300-6.

Brittain DC. Erythromycin. Med Clin North Am. 1987; 71:1147-54.

Conant MA, et al. Sexually transmitted disease: a treatment update. Patient Care. 1990; 24:83.

Cucé LC, et al. Eritromicina tópica na acne vulgar. An Bras Dermat. 1985; 60:409-10.

Duncan WC. Failure of erythromycin to cure secondary syphilis in a patient infected with the human immunodeficiency virus. Arch Dermatol. 1989; 125:82-4.

El-Din GN. Erythromycin in the treatment of amebiasis. Am J Trop Med. 1956; 5:72-5.

Farmer CD, et al. Intrahepatic cholestasis associated with the ingestion of erythromycin estolate. Gastroenterology. 1963; 45:157-60.

Ginsburg CM, Eichenwald HF. Erythromycin: a review of its uses in pediatric practice. J Pediatr. 1976; 89: 872-84.

Gurevitz SL. Erythromycin: drug interactions. J Dent Hyg. 1997; 71:159-61.

Houin G, et al. Erythromycin pharmacokinetics in man. J Int Med Res. 1980; 8(Suppl 2):9-14.

Philipson A, et al. Transplacental passage of erythromycin and clindamycin. N Engl J Med. 1973; 288:1219-23.

Pilot MA, Qin XY. Macrolides and gastrointestinal motility. J Antimicrob Chemother. 1988; 22(Suppl B):201-6.

Sacristan JA, et al. Erythromycin-induced hypoacusis: 11 new cases and literature review. Ann Pharmacother. 1993; 27:950-5.

Espiramicina

Allen HH, et al. Spiramycin concentrations in female pelvic tissues. J Antimicrob Chemother. 1988; 22(Suppl B):111-6.

Chan ECS, et al. In vitro susceptibilities of oral bacterial isolates to spiramycin. Antimicrob Agents Chemother. 1989; 33:2016-8.

Chang HR, Pechere JC. Activity of spiramycin against *Toxoplasma gondii* in vitro, in experimental infections and in human infection. J Antimicrob Chemother. 1988; 22(Suppl B):87-92.

Couvreur J, et al. Prophylaxis of congenital toxoplasmosis. Effect of spiramycin on placental infection. J Antimicrob Chemother. 1988; 22(Suppl B):193-200.

Daffos F, et al. Prenatal management of 746 pregnancies at risk for congenital toxoplasmosis. N Engl J Med. 1988; 318:271-5.

De Cock L, Poels R. Comparison of spiramycin with erythromycin for lower respiratory tract infections. J Antimicrob Chemother. 1988; 22(Suppl B):159-63.

Descotes J, et al. Spiramycin: safety in man. J Antimicrob Chemother. 1988; 22(Suppl B):207-10.

Hudson DG, et al. Spiramycin. Arch Intern Med. 1956; 97:57-61.

Schoondermark-Van der Ven E, et al. Pharmacokinetics of spiramycin in the rhesus monkey: Transplacental passage and distribution in tissue in the fetus. Antimicrob Agents Chemother. 1994; 38:1922-9.

Stray-Pedersen B. Treatment of toxoplasmosis in the pregnant mother and newborn child. Scand J Infect Dis. 1992; (Suppl 84):23-31.

Roxitromicina

Barry AL, et al. In vitro studies of azithromycin, clarithromycin, erythromycin, roxithromycin and clindamycin. Antimicrob Agents Chemother. 1988; 32:752-4.

Gentry LO. Roxithromycin, a new macrolide antibiotic, in the treatment of infections in the lower respiratory tract: an overview. J Antimicrob Chemother. 1987; 20(Suppl B):145-52.

Kafetzis DA, Blanc F. Efficacy and safety of roxithromycin in treating paediatric patients. A European multicentre study. J Antimicrob Chemother. 1987; 20(Suppl B):171-7.

Musey KL, et al. Effectiveness of roxithromycin for treating *Isospora belli* infection. J Infect Dis. 1988; 158:646.

Puri SK, Lassman HB. Roxithromycin: a pharmacokinetic review of a macrolide. J Antimicrob Chemother. 1987; 20(Suppl B):89-100.

Claritromicina

Altintas E, et al. Maastricht II treatment scheme and efficacy of different proton pump inhibitors in eradicating *Helicobacter pylori*. World J Gastroenterol. 2004; 10:1656-8.

Anzueto A, Norris S. Clarithromycin in 2003: sustained efficacy and safety in an era of rising antibiotic resistance. Int J Antimicrob Agents. 2004; 24:1-17.

Barradell LB, et al. Clarithromycin. A review of its pharmacological properties and therapeutic use in *Mycobaterium avium-intracelullare* complex infection in patients with acquired immune deficiency syndrome. Drugs. 1993; 46:289-312.

Porras MB, et al. Intoxicación digitálica secundaria al tratamiento con claritromicina. Farm Hosp. 2005; 29:209-13.

Boruchoff SE, et al. The steady-state disposition of indinavir is not altered by the concomitant administration of clarithromycin. Clin Pharmacol Ther. 2000; 67:351-9.

Brown BA, et al. Activities of four macrolides, including clarithromycin, against *Mycobacterium fortuitum*, *Mycobacterium chelonae* and *M. chelonae*-like organisms. Antimicrob Agents Chemother. 1992; 36:180-4.

Coelho LG, et al. 3rd Brazilian Consensus on *Helicobacter pylori*. Arq Gastroenterol. 2013; 50:81-96.

Coulston J, Balaratnam N. Irreversible sensorineural hearing loss due to clarithromycin. Postgrad Med J. 2005; 81:58-9.

Dalston MO, et al. Claritromicina associada a pirimetamina na toxoplasmose cerebral – relato de dois casos. Rev Soc Bras Med Trop. 1995; 28:409-13.

De Lalla F, et al. Clarithromycin-ciprofloxacin-amikacin for therapy of *Mycobacterium avium-Mycobacterium intracellulare* bacteremia in patients with AIDS. Antimicrob Agents Chemother. 1992; 36:1567-9.

Fernandes-Martin J, et al. Pyrimethamine-clarithromycin combinations for therapy of acute *Toxoplasma* encephalitis in patients with AIDS. Antimicrob Agents Chemother. 1991; 35:2049-52.

Kamochi H, et al. Clarithromycin associated with torsades de pointes. Jpn Circ J. 1999; 63:421-2.

Karma P, et al. The comparative efficacy and safety of clarithromycin and amoxicillin in the treatment of outpatients with acute maxillary sinusitis. J Antimicrob Chemother. 1991; 27:83-90.

Label MH, Mehra S. Efficacy and safety of clarithromycin versus erythromycin for the treatment of pertussis: a prospective, randomized, single blind trial. Pediatr Infect Dis J. 2001; 20:1149-54.

Marco F, et al. Antimicrobial susceptibilities of 1,730 *Haemophilus influenzae* respiratory tract isolates in Spain in 1998-1999. Antimicrob Agents Chemother. 2001; 45:3226-8.

Peters DH, Clissold SP. Clarithromycin: a review. Drugs. 1992; 44:117-64.

Riffer E, et al. Once daily clarithromycin extended-release vs twice-daily amoxicillin/clavulanate in patients with acute bacterial sinusitis: a randomized, investigator-blinded study. Curr Med Res Opin. 2005; 21:61-70.

Williams KN, Bishai WR. Clarithromycin extended-release in community-acquired respiratory tract infections. Expert Opin Pharmacother. 2005; 6:2867-76

Azitromicina

Araujo FG, et al. Azithromycin, a macrolide antibiotic with potent activity against *Toxoplasma gondii*. Antimicrob Agents Chemother. 1988; 32:755-7.

Cooper MA, et al. The pharmacokinetics and inflammatory fluid penetration of orally administered azithromycin. J Antimicrob Chemother. 1990; 26:533-8.

Curatolo W, et al. Mechanistic study of the azithromycin dosage-form-dependent food effect. Pharm Res. 2010; 27:1361-6.

Dillon JA, et al. Reduced susceptibility to azithromycin and high percentages of penicillin and tetracycline resistance in *Neisseria gonorrhoeae* isolates from Manaus, Brazil, 1998. Sex Transm Dis. 2001; 28:521-6.

Eun-Kyoung C, Pai H. Azithromycin therapy for scrub typhus during pregnancy. Clin Infect Dis. 1998; 27:1538-9.

Finch RG, et al. (eds.). Azithromycin: clinical experience. J Antimicrob Chemother. 1993; 31(Suppl E):1-198.

Foulds G, et al. The pharmacokinetics of azithromycin in human serum and tissues. J Antimicrob Chemother. 1990; 25(Suppl A):73-82.

Frenck RW Jr, et al. Azithromycin versus ceftriaxone for the treatment of uncomplicated typhoid fever in children. Clin Infect Dis. 2000; 31:1134-8.

Gladue RP, Snider ME. Intracellular accumulation of azithromycin by cultured human fibroblasts. Antimicrob Agents Chemother. 1990; 34:1056-60.

Hammerschlag MR, et al. Single dose of azithromycin for the treatment of genital chlamydial infections in adolescents. J Pediatr. 1993; 122:961-5.

Hopkins S. Clinical toleration and safety of azithromycin. Am J Med. 1991; 91(Suppl 3A):40S-45S.

Jacobson JM, et al. Dose-escalation, phase I/II study of azithromycin and pyrimethamine for the treatment of toxoplasmic encephalitis in AIDS. AIDS. 2001; 15:583-9.

Johnson RC, et al. In vitro and in vivo susceptibility of *Borrelia burgdorferi* to azithromycin. J Antimicrob Chemother. 1990; 25(Suppl A):33-8.

Peters DH, et al. Azithromycin – a review. Drugs. 1992; 44:750-99.

Retsema JA, et al. Relationship of high tissue concentration of azithromycin to bactericidal activity and efficacy in vivo. J Antimicrob Chemother. 1889; 25(Suppl A):83-9.

Shaio MF, et al. Response of babesiosis to a combined regimen of quinine and azithromycin. Trans R Soc Trop Med Hyg. 1997; 91:214-5.

Steingrimsson O, et al. Azithromycin in the treatment of sexually transmitted diseases. J Antimicrob Chemother. 1990; 25(Suppl A):109-15.

Cetolídeos: Telitromicina, Cetromicina e Solitromicina

Brinker AD, et al. Telithromycin-associated hepatotoxicity: Clinical spectrum and causality assessment of 42 cases. Hepatology. 2009 jan; 49:250-7.

Brown SD. Benefit-risk assessment of telithromycin in the treatment of community-acquired pneumonia. Drug Saf. 2008; 31:561-75.

Buege MJ, et al. Solithromycin: A novel ketolide antibiotic. Am J Health Syst Pharm. 2017; 74:875-87.

English ML, Cethromycin versus clarithromycin for community-acquired pneumonia: comparative efficacy and safety outcomes from two double-blinded, randomized, parallel-group, multicenter, multinational noninferiority studies. Antimicrob Agents Chemother. 2012; 56:2037-47.

Hammerschlag MR, et al. Use of cethromycin, a new ketolide, for treatment of community-acquired respiratory infections. Expert Opin Investig Drugs. 2008; 17:387-400.

Hook EW, et al. A phase 2 trial of oral solithromycin 1200 mg or 1000 mg as single-dose oral therapy for uncomplicated gonorrhea. Clin Infect Dis. 2015; 61:1043-8.

Jones RN, Biedenbach DJ. Antimicrobial activity of RU-66647, a new ketolide. Diagn Microbiol Infect Dis. 1997; 27:7-12.

Mancuso AM, et al. Solithromycin (CEM-101): A new fluoroketolide antibiotic and Its role in the treatment of gonorrhea. J Pharm Pract. 2018; 31:195-201.

Mansour H, et al. Cethromycin: a new ketolide antibiotic. Ann Pharmacother. 2013; 47:368-79.

Nguyen M, Chung EP. Telithromycin: The first ketolide antimicrobial. Clin Ther. 2005; 27:1144-63.

Rafie S, et al. Cethromycin: a promising new ketolide antibiotic for respiratory infections. Pharmacotherapy. 2010; 30:290-303.

Tellier G, et al. Telithromycin for the treatment of acute bacterial maxillary sinusitis: a review of a new antibacterial agent. South Med J. 2005; 98:863-8.

Van Rensburg DJ, et al. Efficacy and safety of telithromycin in community-acquired pneumonia. Curr Med Res Opin. 2002; 18:397-400.

Zhanel GG, et al. The ketolides: a critical review. Drugs. 2002; 62:1771-804.

Quinupristina/Dalfopristina

Jevitt LA, et al. In vitro activities of Daptomycin, Linezolid, and Quinupristin-Dalfopristin against a challenge panel of Staphylococci and Enterococci, including vancomycin-intermediate staphylococcus aureus and vancomycin-resistant *Enterococcus faecium*. Microb Drug Resist. 2003; 9:389-93.

Jones RN, et al. Epidemiology trends in nosocomial and community-acquired infections due to antibiotic-resistant gram-positive bacteria: the role of streptogramins and other newer compounds. Diagn Microbiol Infect Dis. 1999; 33:101-12.

Leclerq R, Courvalin P. Streptogramins: an answer to antibiotic resistance in gram-positive bacteria. Lancet. 1998; 353:591-2.

Linden P. Quinupristin-Dalfopristin. Curr Infect Dis Rep. 1999; 1:480-7.

Livermore DM. Quinupristin/dalfopristin and linezolid: where, when, which and whether to use? J Antimicrob Chemother. 2000; 46:347-50.

Olsen KM, et al. Arthralgias and myalgias related to quinupristin/dalfopristin administration. Clin Infect Dis. 1999; 29:1001.

Pechere JC. Streptogramins. A unique class of antibiotics. Drugs. 1996; 51(Suppl1):13-9.

Torralba MD, et al. Treatment of methicillin-resistant *Staphylococcus aureus* infection with quinupristin/dalfopristin. Clin Infect Dis. 1995; 21:460-1.

Wood MJ (ed.). Quinupristin/dalfopristin – a novel approach for the treatment of serious gram-positive infections. J Antimicrob Chemother. 1999; 44(Topic A):1-46.

Yanagihara K, et al. Efficacy of quinupristin-dalfopristin against methicillin-resistant *Staphylococcus aureus* and vancomycin-insensitive S. *aureus* in a model of hematogenous pulmonary infection. Chemotherapy. 2004; 50:260-4.

Lincosamidas

CAPÍTULO 19

As lincosamidas ou lincomicinas são antibióticos heterosídeos originais, mas com espectro e mecanismo de ação que as aproximam dos macrolídeos, com quem, inclusive, podem ter resistência cruzada. Essa classe é formada por um antibiótico natural, a lincomicina, e por cinco derivados semissintéticos, dos quais somente a clindamicina é utilizada na clínica, por apresentar melhor atividade antimicrobiana.

LINCOSAMIDAS

Lincomicina

Caracteres Gerais. Espectro e Mecanismo de Ação

A lincomicina é um antibiótico natural obtido em 1962 da fermentação do *Streptomyces lincolnensis*. Tem efeito bacteriostático e seu mecanismo de ação é o de bloquear a síntese proteica, de maneira similar aos antibióticos macrolídeos. A lincomicina age essencialmente sobre as bactérias aeróbias gram-positivas, incluindo *Streptococcus pyogenes*, *Streptococcus agalactiae*, *Streptococcus* do grupo *viridans*, *S. pneumoniae*, *Staphylococcus aureus*, *S. epidermidis* e *Corynebacterium diphteriae*. É ativa também contra os microrganismos anaeróbios, tanto gram-positivos como gram-negativos, agindo contra *Fusobacterium*, *Prevotella* (*Bacteroides*) *melaninogenicus*, *Bacteroides fragilis*, *B. vulgatus*, *B. distasonis*, *B. ovatus*, *B. thetaiotaomicron*, *Actinomyces*, *Bifidobacterium*, *Eubacterium*, *Clostridium tetani*, *C. perfringens*, *Peptococcus*, *Peptostreptococcus* e *Veillonella*. A lincomicina não tem ação sobre enterococos, meningococos, gonococos, *Chlamydia trachomatis*, *Bordetella pertussis*, nem sobre *Haemophilus influenzae* ou outros bacilos gram-negativos.

A resistência adquirida à lincomicina vem sendo observada em estafilococos e pneumococos e é cruzada completa com a clindamicina e pode ser parcial com a eritromicina, isto é, germes podem mostrar-se resistentes à eritromicina e serem sensíveis ou não à lincomicina. A resistência à lincomicina pode ser devida a modificações na permeabilidade das estruturas celulares do germe à droga, ou alterações no receptor ao nível ribossomal.

Farmacocinética e Metabolismo

A lincomicina é absorvida por via oral e parenteral. Por via oral, a absorção é incompleta e sofre interferência pela ingestão concomitante de alimentos. Somente 20% a 35% da dose são absorvidos quando administrada pela via oral em jejum, havendo redução em torno de 50% quando a administração se dá junto ou logo após a alimentação. Após a administração por via oral, em jejum, níveis sanguíneos terapêuticos se mantêm por cerca de seis horas; pela via IM ou IV, os níveis séricos terapêuticos se mantêm por cerca de 12 horas.

A lincomicina distribui-se amplamente pelos diversos líquidos e tecidos orgânicos, atingindo concentrações terapêuticas no fígado, baço, rins, cérebro, olhos, medula óssea, ossos, cápsula articular, líquidos pleural, sinovial, peritoneal e bile. É alta sua ligação às proteínas séricas, de cerca de 70%. O antibiótico não ultrapassa a barreira hematoencefálica normal, e em pacientes com meningite as concentrações no líquor são inconstantes, não oferecendo segurança para a terapêutica dessa infecção. A droga atinge concentração útil no meio intracelular. A lincomicina atravessa mal a barreira placentária, dando concentração no feto e no líquido amniótico correspondente a 10% a 20% da existente no sangue da mãe. A droga aparece no leite materno em quantidade correspondente a 10% a 20% da concentração sanguínea. Embora baixa, a quantidade do antibiótico no leite pode causar diarreia no lactente, por modificação da microbiota anaeróbia.

A lincomicina é inativada no fígado, e, em pacientes com insuficiência hepática, a droga mantém-se na circulação por tempo mais prolongado, de até o dobro do normal. É eliminada por via urinária, biliar e fecal, variando o percentual de eliminação conforme a via de administração. Através das fezes são excretados cerca de 40% da dose administrada por via oral, enquanto, por via parenteral, a eliminação fecal é de 10% a 40%. Em pacientes com insuficiência renal grave, há retenção parcial da lincomicina, motivo pelo qual se recomenda redução da dose em 20% a 30% ou que o intervalo entre as doses seja prolongado para 12/12 horas. A lincomicina é hemodialisável, reduzindo-se sua concentração sérica em 40% após hemodiálise. A droga não é retirada por diálise peritoneal.

Interações Medicamentosas

A absorção da lincomicina por via oral é diminuída pelos alimentos, bem como pelos ciclamatos (em 25%) e por medicamentos contendo atapulgita e misturas de caolim e pectina (em até 90%). A atividade antibacteriana da lincomicina é inibida pela eritromicina, porque os dois antibióticos competem pelo mesmo local de ação. A lincomicina interage com os bloqueadores neuromusculares, aumentando o efeito dessas substâncias e prolongando o seu efeito paralisante, o que deve ser considerado nos pacientes submetidos a cirurgias sob anestesia geral. Essa interação pode ser revertida pelo uso de neostigmina e respiração assistida.

Indicações Clínicas e Doses

A lincomicina é indicada principalmente no tratamento de infecções estreptocócicas, pneumocócicas e estafilocócicas de pequena e média gravidade, bem como na difteria. Seu uso clínico em otites, sinusites, amigdalites, pneumonias, celulites, artrites e osteomielites causadas pelos germes citados habitualmente se acompanha de sucesso terapêutico. No entanto, a droga falha no tratamento de otites e sinusites causadas pelo *Haemophilus influenzae*, como pode ocorrer em crianças. Seu uso em osteomielites estafilocócicas agudas e crônicas pode ser eficaz, devido à sua elevada concentração óssea. A lincomicina apresenta-se como um medicamento alternativo em pacientes com hipersensibilidade às penicilinas.

Esse antibiótico tem sido recomendado na profilaxia de infecção em cirurgia colorretal, associado à gentamicina. Recomenda-se, nessa situação, o início do uso seis horas antes da cirurgia, mantendo-se a terapêutica por mais 24 horas após o ato cirúrgico.

A posologia básica da lincomicina pela via oral é de 30 a 50 mg/kg/dia, fracionada de 6/6 ou 8/8 horas. Adultos recebem habitualmente 500 mg a cada seis ou oito horas. A administração por via oral deve ser feita somente com água e longe das refeições.

Pela via intramuscular a dose recomendada é de 10 a 20 mg/kg/dia, administrada de 12/12 horas. Em adultos a posologia é de 300 a 600 mg a cada 12 horas. Pela via intravenosa, a dose é de 30 a 50 mg/kg/dia, fracionada a cada 8 ou 12 horas. A administração pela via IV deve ser realizada diluindo-se o conteúdo do frasco-ampola em pelo menos 100 mL de solução salina ou glicosada e aplicada gota a gota por período não inferior a uma hora. A lincomicina é compatível com soluções de cloreto de sódio, glicose, lactato de sódio, Ringer e Dextran.

Efeitos Adversos

Em geral, a tolerância à lincomicina é boa, mas alguns pacientes podem apresentar náuseas, vômitos, dor abdominal e diarreia, de frequência e gravidade variável. A diarreia pode ser resultante da ação irritativa da droga sobre a mucosa digestiva ou de alterações na microbiota fecal, permitindo o desenvolvimento de microrganismos resistentes, particularmente o *Clostridium difficile*, implicado na gênese da colite pseudomembranosa. A ocorrência de diarreia com o emprego da lincomicina varia entre 3% e 23% e a ocorrência da colite pseudomembranosa é de 0% a 1%. Por via IM, a administração da lincomicina é causa de dor local e, por via IV, raramente provoca flebite. Em pacientes alérgicos podem ocorrer exantemas, prurido, febre, eosinofilia, granulocitopenia, edema angioneurótico e, excepcionalmente, síndrome de Stevens-Johnson. A alergia é cruzada com a clindamicina. Raramente, podem ocorrer manifestações de hepatotoxicidade, com icterícia e alterações das provas de função hepática. É recomendável não usar esse antibiótico em pacientes com hepatopatias graves.

A lincomicina exerce efeito na transmissão neuromuscular e, por isso, deve ser administrada com cautela em pacientes sob anestesia, pois prolonga o período da paralisia pós-anestésica. A administração intravenosa desse antibiótico deve ser feita lentamente, em gotejamento por 60 minutos, pois a injeção rápida causa bradicardia, hipotensão arterial, arritmias e, mesmo, a morte por parada cardíaca. Dessa maneira, é necessária a rigorosa observação de sua administração lenta, gota a gota, sobretudo em pacientes com miocardiopatias. Do mesmo modo, pacientes submetidos a atos cirúrgicos sob indução anestésica devem ser mantidos sob rigorosa observação no período pós-operatório imediato caso estejam em uso da lincomicina, devido ao risco de ocorrer paralisia respiratória.

O emprego da lincomicina em gestantes não tem sido acompanhado de aumento de risco de malformações, julgando-se haver segurança no uso dessa droga durante a gravidez.

Pacientes em uso prolongado da lincomicina, como ocorre na terapêutica de osteomielites, devem realizar avaliação laboratorial de seu funcionamento hepático a cada 7 ou 15 dias. Da mesma forma, exames hematológicos repetidos estão indicados nos tratamentos de longa duração.

Disponibilidade da Droga

A lincomicina é disponível no Brasil em apresentação genérica para uso parenteral (Cloridrato de Lincomicina®) em ampolas com 300 mg e 600 mg e na especialidade farmacêutica de referência Frademicina® (Pfizer/Pharmacia) em cápsulas com 500 mg; em xarope com 250 mg/5 mL; e ampolas com 300 mg e 600 mg. É também disponível em medicamentos similares.

Clindamicina

Caracteres Gerais. Espectro de Ação

A clindamicina é um antibiótico semissintético derivado da lincomicina introduzido em 1966. É apresentada sob a forma de cloridrato hidratado para uso oral em cápsulas, de cloridrato palmitato para uso oral em suspensão e de fosfato para uso parenteral, IM e IV. Seu espectro de ação é semelhante ao da lincomicina, apresentando, porém, maior atividade contra bactérias anaeróbias e sobre bactérias gram-positivas, tendo uma potência antimicrobiana 4 a 16 vezes maior que a da lincomicina. Entre os germes aeróbios gram-positivos, a clindamicina mostra-se ativa contra *Staphylococcus aureus, S. epidermidis*, mesmo os produtores de penicilinase e os meticilina-resistentes, estreptococos beta-hemolíticos dos grupos A, B e C, estreptococos alfa-hemolíticos e pneumococo. É bastante ativa contra o *Corynebacterium diphteriae* e o *Campylobacter jejuni*.

A clindamicina não é ativa contra o meningococo e o gonococo, nem contra os enterococos, bacilos gram-negativos entéricos, *Bordetella pertussis*, *Moraxella catarrhalis* e *Mycoplasma pneumoniae*. Habitualmente, o *Haemophilus influenzae* é resistente. Algumas cepas de *Chlamydia trachomatis* são sensíveis a doses elevadas, mas o fármaco não é indicado nas infecções por esse microrganismo.

A clindamicina é particularmente ativa contra bactérias anaeróbias estritas, incluindo as espécies de *Fusobacterium*, *Eubacterium*, *Bacteroides*, *Propionibacterium*, *Nocardia* e *Actinomyces*. É elevada sua ação contra o *Clostridium perfringens*, mas é menor sua potência contra outros clostrídios. Não age contra o *Clostridium difficile*. Destaque-se que a maioria das estirpes do *Bacteroides fragilis*, mesmo as produtoras de beta-lactamases, é sensível a esse antibiótico. A clindamicina é bastante ativa contra anaeróbios participantes da microbiota bucal e orofaríngea (com frequência envolvidos na gênese de infecções bucofaríngeas), agindo em baixas concentrações contra *Peptococcus*, *Peptostreptococcus*, *Lactobacillus*, *Fusobacterium necleatum*, *Bifidobacterium dentium* e as espécies anteriormente conhecidas como *Bacteroides* pigmentados, atualmente conhecidas como *Prevotella* e *Porphyromonas*, incluindo a *Prevotella* (*Bacteroides*) *melaninogenicus*. Alguns desses anaeróbios (*Prevotella buccae*, *Prevotella intermedia*, *Fusobacterium nucleatum*) são produtores de beta-lactamases e, portanto, resistentes à penicilina G e às penicilinas de amplo espectro de ação (ampicilina, piperacilina).

A clindamicina tem ação bacteriostática, similar à lincomicina. Contudo, devido à sua elevada concentração no meio intracelular, pode exercer ação bactericida sobre *Staphylococcus aureus* albergados no interior de polimorfonucleares.

A clindamicina age contra *Plasmodium falciparum* (sensível ou não à cloroquina), *Babesia microti*, *Toxoplasma gondii* e *Pneumocystis jiroveci*. A droga não age contra o *Plasmodium vivax*, mas é recomendada como alternativa terapêutica associada com o quinino no tratamento da malária grave causada por *P. falciparum*.

Além de sua ação antimicrobiana, a clindamicina tem atividade imunoestimuladora, potencializando a opsonização, acelerando a quimiotaxia e fagocitose dos leucócitos e favorecendo a destruição intracelular dos microrganismos.

Resistência

A resistência adquirida à clindamicina tem sido observada em algumas cepas de estafilococos, mas é rara entre os estreptococos, o *Bacteroides fragilis* e os anaeróbios em geral. A resistência adquirida resulta do processo de mutação ou da aquisição de plasmídios resistentes, manifestando-se por modificações no ribossomo bacteriano, que impedem a ligação do antibiótico ao seu receptor, ou as alterações na permeabilidade à droga.

Existe resistência cruzada completa entre a clindamicina e a lincomicina; entretanto, a clindamicina pode ser ativa contra algumas estirpes de clamídias, o que não acontece com a lincomicina. Resistência cruzada entre a clindamicina e a eritromicina pode ser encontrada entre os estafilococos, estreptococos e pneumococos, mas é parcial. Isso significa que germes resistentes à eritromicina podem mostrar-se sensíveis à clindamicina. Não há resistência cruzada entre a clindamicina e as penicilinas e os aminoglicosídeos. Entretanto, tem sido observado que os estafilococos meticilina-resistentes com frequência se mostram também resistentes à clindamicina e à lincomicina.

Farmacocinética e Metabolismo

A clindamicina é absorvida por via oral e parenteral. Suas formas de apresentação, em palmitato, cloridrato e fosfato, sofrem hidrólise no tubo digestivo, sangue e tecidos, liberando a base ativa. Por via oral, o palmitato e o cloridrato de clindamicina são estáveis em meio ácido, não sendo inativados pela acidez gástrica. A absorção é rápida e quase completa, ao contrário da lincomicina que só é parcialmente absorvida por via oral. Também, a administração da clindamicina junto com a ingestão de alimentos não altera de modo significativo a absorção e a concentração sanguínea da droga, o que ocorre com a lincomicina.

Administrada por via oral, a clindamicina mantém concentrações séricas ativas por seis ou oito horas; por via parenteral, os níveis se mantêm por 8 ou 12 horas.

Após sua absorção, a clindamicina circula na corrente sanguínea ligada em 90% às proteínas séricas. Rapidamente distribui-se pelo organismo, atingindo concentrações terapêuticas nos pulmões, fígado, baço, rins, intestinos, apêndice, útero, ossos, articulações, próstata, líquidos sinovial e pleural, saliva, bile, secreção brônquica, secreção sebácea e exsudato inflamatório. Concentra-se em abscessos. Sua concentração liquórica é baixa, mesmo em presença de meningite. No entanto, atinge concentração adequada no tecido cerebral para o tratamento de encefalite pelo *T. gondii*. Atravessa a barreira placentária, alcançando nível no sangue fetal correspondente a cerca de 30% a 50% do presente no sangue materno. Concentra-se nos tecidos do feto, especialmente em seu fígado, e atinge concentração ativa contra o *T. gondii* no sistema nervoso do concepto. Contudo, não proporciona concentrações adequadas no líquido amniótico. Atinge concentrações terapêuticas na coroide e na retina, mas não nos humores vítreo e aquoso. É encontrada no leite materno em concentrações iguais a 10% a 20% das presentes no sangue da nutriz.

Deve-se ressaltar a elevada concentração da clindamicina no tecido ósseo e líquido e tecido articular, que atinge 60% a 85% da concentração sérica. Essa concentração é observada tanto no tecido cortical como no esponjoso dos ossos e mostra-se eficaz no combate aos microrganismos sensíveis causadores de artrites e osteomielites. A clindamicina penetra rapidamente nos polimorfonucleares e em outras células, atingindo concentração intracelular 50 vezes maior que a extracelular.

Esse antibiótico é metabolizado no fígado, e excretado por via renal e biliar sob a forma de derivados bioinativos e ativos. Dentre estes, são identificados o sulfóxido de clindamicina e a N-dimetilclindamicina. Este metabólito apresenta atividade antimicrobiana três vezes superior à do antibiótico original e é organodepositário, permanecendo ligado às células intestinais durante longo tempo.

Devido à sua metabolização hepática e excreção dos metabólitos principalmente por via biliar, a dose da clindamicina deve ser reduzida em 50% nos pacientes com insuficiência hepática moderada e grave. Por outro lado, considerando que somente cerca de 10% da droga eliminam-se pela urina, não há a necessidade de ajustes na dose administrada a pacientes com insuficiência renal leve ou moderada. Em pacientes com insuficiência renal grave, anúrica, recomenda-se que a droga seja administrada em doses correspondentes à metade da dose normal ou que o fracionamento das doses habituais se faça de 12/12 horas. A hemodiálise e a diálise peritoneal não removem de modo significativo a clindamicina do sangue.

Interações Medicamentosas

O fosfato de clindamicina usado por via IV é fisicamente incompatível com aminofilina, vitaminas do complexo B, gluconato de cálcio e sulfato de magnésio. Existe antagonismo de ação entre a clindamicina e a eritromicina e outros macrolídeos e o cloranfenicol, com redução da atividade da clindamicina quando as duas drogas são usadas em associação, devido à competição pelo mesmo local de ação. É possível a ocorrência de antagonismo entre a clindamicina e as penicilinas, pois é demonstrado *in vitro* que a atividade bacteriostática da clindamicina reduz a atividade bactericida da ampicilina.

Não há antagonismo entre a clindamicina e os aminoglicosídeos, e é usual o emprego dessa associação para o tratamento de infecções mistas causadas por germes anaeróbios e gram-negativos aeróbios. Existe ação sinérgica entre a clindamicina e o metronidazol contra o *Bacteroides fragilis*. Como ocorre com a lincomicina, também a clindamicina interage com os bloqueadores neuromusculares prolongando seu efeito, o que resulta em manutenção do estado de paralisia respiratória ao se usar concomitantemente os dois tipos de drogas. Essa interação reverte com o emprego de neostigmina.

A clindamicina não inibe o metabolismo do citocromo P450 e, dessa maneira, não provoca interações de importância funcional com outros medicamentos.

Indicações Clínicas e Doses

A principal indicação clínica da clindamicina está no tratamento das infecções causadas por bactérias anaeróbias, particularmente o *Bacteroides fragilis* e as *Prevotella*, produtores de beta-lactamases. Dessa maneira, está indicada nas fascites e celulites necrotizantes, sinusite crônica, abscessos periamigdaliano e retrofaríngeo, pneumonia de aspiração, actinomicose, abscessos hepático, pulmonar e subfrênico, peritonites, pelviperitonites, apendicite supurada, aborto séptico e sepses por anaeróbios. Considerando que muitas dessas infecções têm etiologia mista, em que os germes anaeróbios estão em associação com bacilos gram-negativos, como é o caso das peritonites por ruptura de intestino ou do abscesso hepático ou o aborto séptico, recomenda-se o uso associado da clindamicina com um antibiótico aminoglicosídeo (gentamicina, tobramicina, amicacina), uma cefalosporina ou uma fluoroquinolona, sendo, também, frequentemente necessária a apropriada intervenção cirúrgica.

Com relação ao abscesso cerebral, às meningites e às endocardites por anaeróbios, a ação da clindamicina é pouco eficaz. Nas pneumonias por aspiração, abscessos pulmonares, fascites e celulites necrotizantes e actinomicose, a clindamicina é tão eficaz quanto as penicilinas.

Nas infecções estafilocócicas, incluindo as piodermites, pneumonias e sepses, a clindamicina pode ser uma alternativa em pacientes com hipersensibilidade às penicilinas. Nos processos agudos de osteomielites estafilocócicas e nas artrites sépticas por esse germe, a clindamicina apresenta eficácia semelhante à das penicilinas isoxazólicas. Entretanto, a clindamicina apresenta eficácia superior na osteomielite crônica, devido à boa sensibilidade do estafilococo a esse antibiótico e à sua elevada concentração óssea.

A clindamicina pode ser usada como droga alternativa às penicilinas, especialmente em pacientes alérgicos a esses antibióticos, na terapêutica de infecções estreptocócicas e pneumocócicas, como faringoamigdalites, gengivites, sinusite aguda, otite média, abscessos orais, pneumonia lobar e piodermites. É também uma droga opcional para a prevenção da endocardite pelo estreptococo *viridans* em pacientes com fatores predisponentes que vão se submeter a manipulações orofaríngeas e respiratórias e que são alérgicos às penicilinas. Mostra-se eficaz na erradicação do bacilo diftérico, tanto em pacientes com difteria como no portador.

Nos pacientes com malária causada pelo *Plasmodium falciparum*, a clindamicina associada ao quinino constitui uma notável alternativa terapêutica no Brasil. O quinino tem ação rápida e a clindamicina ação mais lenta, demorando cerca de três dias para exercer sua ação esquizonticida sanguínea. Por tal motivo, o uso isolado da clindamicina na terapia da malária pelo *P. falciparum* só é recomendado como droga alternativa, nos pacientes com imunidade prévia e quadros clínicos de menor gravidade. Nos casos de malária grave pelo *P. falciparum* uma alternativa para o tratamento é a associação da clindamicina com derivados da artemisinina (ver Capítulo 27 sobre drogas antimaláricas). A associação da clindamicina com o quinino é também recomendada no tratamento da babesiose.

Há resultados positivos com o emprego da clindamicina na terapêutica da toxoplasmose ocular associada com corticosteroides. O antibiótico é capaz de cicatrizar os processos agudos de coriorretinite toxoplásmica, empregado por via oral ou em injeções perioculares. Entretanto, recaídas foram descritas, assim como ocorre também com o tratamento sulfamídico mais a pirimetamina. Também em pacientes com Aids que apresentam encefalite pelo *Toxoplasma gondii*, a clindamicina é utilizada como uma alternativa terapêutica à usual associação da sulfadiazina com a pirimetamina, sobretudo em pacientes alérgicos às sulfas. Embora a clindamicina não atinja concentração elevada no sistema nervoso central, possivelmente ocorre maior nível desse antibiótico nas áreas inflamadas, em resultado do rompimento da barreira sangue-encéfalo. A droga é também eficaz em outras formas da toxoplasmose (pneumonite, miocardite, miosite, doença disseminada) em pacientes com outros quadros de imunodepressão (câncer, hemopatias, transplante de órgãos) e pode ser usada na gestante como uma alternativa às sulfas e pirimetamina.

Estudos realizados em pacientes com Aids mostram a eficácia da clindamicina associada com a primaquina nas infecções pelo *Pneumocystis jiroveci* (*P. carini.*). Nos casos leves e moderados, a associação produz resultados favoráveis em mais de 90%; mas, nos casos graves, com tensão de oxigênio arterial inferior a 50% e que necessitam ventilação mecânica, a clindamicina mais a primaquina falham em 20% a 50%, como ocorre com o tradicional tratamento com o cotrimoxazol. Quando ocorre melhora clínica, esta costuma se dar em 48-72 horas após o início do tratamento.

A clindamicina tem sido usada com bons resultados, sob a forma tópica, na terapêutica da acne, e por injeção intravítreo na endoftalmite por cocos e bacilos gram-positivos. Nessa indicação é empregada em uma dose de 1 mg diluído em 0,1 mL, podendo ser repetida 24 horas após.

A dose da clindamicina usualmente recomendada é de 15 a 40 mg/kg/dia, fracionada de 8/8 horas, tanto por via oral como por via parenteral. Em adultos com infecções de pequena e média gravidade, em geral utiliza-se 300 mg a cada oito horas, por via oral. Nas infecções graves, a dose é elevada para 450 a 600 mg de 8/8 horas, por via oral ou parenteral. Em casos de maior risco, especialmente nas infecções pelo *B. fragilis*, recomenda-se a dose de 900 mg de 8/8 h por via intravenosa em adultos, podendo a dose diária chegar a 4.800 mg, fracionada de 6/6 horas. Em crianças com infecções graves, a dose de 30 a 40 mg/kg/dia deve ser administrada por via IV, recomendando-se que a dose diária mínima seja de 300 mg, independentemente do seu peso corporal. Para uso intravenoso, o fosfato de clindamicina deve ser diluído em solução glicosada a 5% ou de cloreto de sódio fisiológico e aplicado lentamente gota a gota em 30 a 60 minutos, de maneira a não exceder 30 mg/min. A clindamicina não deve ser injetada diretamente na veia sem diluição, devido ao risco de efeitos adversos cardíacos.

No tratamento da acne, o cloridrato e o fosfato de clindamicina são utilizados em formulações para uso tópico a 1% em veículo hidroalcoólico, ajustado a pH 6,7. O tratamento é realizado por seis a oito semanas, aplicando o medicamento duas vezes ao dia nas lesões.

No tratamento da malária grave, a clindamicina é usada por via oral e/ou parenteral na dose de 20 a 30 mg/kg/dia (600 mg de 8/8 h ou 900 mg de 12/12 h, em adultos) durante cinco a sete dias. Tendo em vista que a clindamicina é um esquizonticida de ação lenta, com declínio e negativação da parasitemia a partir do terceiro dia, deve ser associada com quinino ou derivados da artemisinina em pacientes com malária grave pelo *P. falciparum*.

Na uveíte por toxoplasma, nos casos indicados (alergia a sulfamidas), a clindamicina é utilizada em adultos na dose de 300 mg de 6/6 horas por uma semana e em seguida 150 mg de 6/6 horas ou 300mg de 8/8 horas por mais 21 dias ou até a cicatrização das lesões oculares. Na encefalite toxoplásmica, é associada com a pirimetamina (50 mg/dia, via oral), administrada inicialmente por via IV em doses de 1,8 a 3,6 g/dia, em adultos. Habitualmente, empregam-se 2,4 g/dia, por via IV ou oral, fracionados de 6/6 ou 8/8 horas durante 21 a 30 dias. Em seguida, é usada na terapêutica supressiva na dose de 450 mg de 8/8 horas por via oral associada com a pirimetamina na dose de 25 mg/dia.

Em adultos com pneumonia por *Pneumocystis carinii* com intolerância ou não responsivos à terapêutica convencional, a clindamicina é usada inicialmente por via IV na dose de 600 mg de 6/6 horas ou 900 mg de 8/8 horas, em associação com a primaquina na dose única diária de 30 mg por via oral. Nos casos menos graves ou após a melhora clínica do enfermo, a clindamicina é usada por via oral na dose de 450 mg de 6/6 horas ou 600 mg de 8/8 horas, junto com a primaquina, até completar pelo menos três semanas de tratamento. Não está estabelecido o valor preventivo dessa associação na pneumocistose.

Na prevenção da endocardite por *Streptococcus* do grupo *viridans* em pacientes alérgicos às penicilinas, a clindamicina é usada na dose de 300 mg (10 mg/kg em crianças) uma hora antes do procedimento cirúrgico ou instrumental na boca e em vias aéreas superiores, seguida de uma dose de 150 mg (5 mg/kg em crianças) seis horas após. Se o paciente consegue deglutir, utiliza-se a via oral; caso contrário, emprega-se a via venosa, nas mesmas doses.

Por fim, a clindamicina em associação com o quinino constitui a terapêutica de eleição da babesiose, recomendando-se a clindamicina na dose de 20 mg/kg/dia (600 mg de 8/8 horas, em adultos) e o quinino na dose de 25 mg/kg/dia (500 mg de 8/8 horas, em adultos), ambos por via oral ou IV, durante sete a dez dias.

Efeitos Adversos

Os efeitos colaterais mais frequentes com o uso da clindamicina são os distúrbios gastrointestinais, os quais ocorrem tanto com a administração oral como parenteral da droga. Náuseas, vômitos, anorexia, flatulência, dor abdominal e diarreia podem ocorrer isoladamente ou associados em até 50% dos pacientes. A diarreia é observada em média em 7% dos enfermos (2% a 20% dos casos) e pode ser uma manifestação do quadro grave da colite pseudomembranosa relatada em 0,01% a 10% dos pacientes em uso da droga. Quando presente, em 75% dos casos a diarreia aparece nos 5 primeiros dias de uso do antibiótico, podendo surgir, porém, até 11 dias após a terapêutica ter sido descontinuada. É mais frequente em pessoas que referem sofrer de diarreia anteriormente, em indivíduos acima de 60 anos e no sexo masculino. A diarreia pode ser profusa, com mais de cinco evacuações ao dia, aquosa e, por vezes, sanguinolenta. Devido à dificuldade em distinguir clinicamente se a diarreia resulta de uma colite inespecífica ou da colite pseudomembranosa, recomenda-se a suspensão do uso da clindamicina se ocorrer diarreia intensa.

A colite pseudomembranosa é causada pela ação de uma exotoxina produzida pelo *Clostridium difficile* que se desenvolve no intestino dos pacientes em uso da clindamicina e de outros antibióticos. É um quadro de diarreia grave com fezes mucossanguinolentas, acompanhada de dor abdominal, febre e distúrbios hidrossalinos. É tratada com o emprego da vancomicina ou da teicoplanina ou do metronidazol por via oral durante 7 a 14 dias. A colestiramina durante três ou quatro dias também se mostra benéfica. As substâncias que inibem o peristaltismo, como a atropina, o Lomotil®, o Imosec® e os opiáceos em geral são contraindicados porque prolongam o quadro diarreico e o agravam, podendo resultar em megacolo tóxico.

A clindamicina possui a propriedade bloqueadora neuromuscular, o que deve ser considerado se o paciente for submetido a anestesia, pois prolonga o período de paralisia pós-anestésica.

Por via IV, a clindamicina deve necessariamente ser administrada lentamente, gota a gota, conforme referido na parte do uso clínico e dose, pois há relatos de hipotensão, diminuição respiratória, arritmias e parada cardíaca com a injeção direta desse antibiótico na veia.

Reações alérgicas à clindamicina são pouco frequentes, registrando-se erupções maculopapulares, urticária, prurido, febre, eritema polimorfo e síndrome de Stevens-Johnson.

Outros paraefeitos relatados incluem leucopenia, hiperbilirrubinemia, hipertrigliceridemia, ulcerações esofagianas, elevação de transaminases e superinfecção por *Candida albicans*. Alguns pacientes se queixam de sensação de gosto amargo na boca com o uso oral ou parenteral da clindamicina, o que se deve à elevada concentração da droga na saliva.

Por precaução, recomenda-se não administrar preparações contendo caolim juntamente com as formulações orais da clindamicina, devido à possibilidade de ocorrer redução na absorção do antibiótico, como ocorre com a lincomicina.

As injeções intramusculares são dolorosas e podem causar induração e abscesso estéril no local. Para minimizar essa reação, recomenda-se a injeção intramuscular profunda do antibiótico. Tromboflebite e dor podem ocorrer com o uso intravenoso da droga, o que é pouco frequente com a administração gota a gota diluída em soluções salinas ou glicosadas.

A clindamicina é considerada uma droga segura para o tratamento de infecções na gestante, não sendo descritos efeitos tóxicos ou teratogênicos para o feto. A droga é contraindicada em pessoas alérgicas à lincomicina.

O uso da clindamicina em pacientes com insuficiência hepática grave ou moderada deve ser avaliado com cautela e, se precisamente indicado, deve ser acompanhado de redução na dosagem em 50%. O mesmo se aplica a pacientes com insuficiência renal anúrica.

Disponibilidade da Droga

A clindamicina consta da RENAME e é disponível em hospitais públicos do Brasil. É comercializada em apresentação genérica (Clindamicina®) e na especialidade farmacêutica de referência Dalacin C® (Pfizer/Pharmacia) e em medicamentos similares em cápsulas com 300 mg, em ampolas com 300 mg, 600 mg e 900 mg. É disponível também em forma de creme ginecológico, solução e gel para uso tópico.

BIBLIOGRAFIA

Lincomicina

Ashton H, et al. Lincomycin and clindamycin. Br J Dermatol. 1970; 83:604-6.

Bartlett JG, et al. Treatment of anaerobic infections with lincomycin and clindamycin. N Engl J Med. 1972; 287:1006-10.

Farhat CK. Avaliação multicêntrica da lincomicina em amigdalofaringites agudas. Folha Med (Br). 1986; 93:139-48.

Kaplan K, et al. Lincomycin. Pediatr Clin North Am. 1968; 15:131-9.

Kaplan K, et al. Microbiological, pharmacological and clinical studies of lincomycin. Am J Med Sci. 1965; 250:137-46.

Mickal A, Panzer JD. The safety of lincomycin in pregnancy. Am J Obstet Gynecol. 1975; 121:1071-4.

Samuelson RJ, et al. Lincomycin-curare interaction. Anesthesia Analg. 1975; 54:103-5.

Sanders E. Lincomycin versus erythromycin: a choice or an echo. Ann Intern Med. 1970; 70:585-90.

Smart RF, et al. Severe pseudomembranous colitis after lincomycin and clindamycin. Br J Surg. 1976; 63:25-9.

Trakas JC, Lind HE. Lincomycin in ear, nose and throat infections. Antimicrob Agents Chemother. 1963; 161:216-9.

Clindamicina

Alecrim MG, et al. Tratamento da malária (*P. falciparum*) com clindamicina. Rev Inst Med Trop São Paulo. 1981; 23:86-91.

Amato Neto V, Souza-Dias CR. Tratamento da retinocoroidite toxoplasmótica com o cloridrato de clindamicina. Rev Inst Med Trop São Paulo. 1984; 26:110-2.

Bassaris HP, et al. Interaction of subminimal inhibitory concentrations of clindamycin and *Escherichia coli*: effects on adhesion and polymorphonuclear leukocyte function. J Antimicrob Chemother. 1984; 13:361-7.

Becker LE, et al. Topical clindamycin therapy for acne vulgaris. Arch Dermatol. 1981; 117:482-5.

Black JR, et al. Clindamycin and primaquine therapy for mild to moderate episodes of *Pneumocystis carinii* pneumonia in patients with Aids. Clin Infect Dis. 1994; 18:905-13.

Brook I. Clindamycin in treatment of aspiration pneumonia in children. Antimicrob Agents Chemother. 1979; 15:342-5.

Katlama C, et al. Pyrimethamine-clindamycin vs. Pyrimethamine-sulfadizine as acute and long-term therapy for toxoplasmic encephalitis in patients with Aids. Clin Infect Dis. 1996; 22:268-75.

Klainer AS. Clindamycin. Med Clin North Am. 1987; 71:1169-75.

Kremsner PG, et al. Clindamycin treatment of falciparum malaria in Brazil. J Antimicrob Chemother. 1989; 23:275-81

Kremsner PG, et al. Clindamycin is effective against *Plasmodium falciparum* but not against *P. vivax* mixed infections. Trans R Soc Trop Med Hyg. 1989; 83:332-3.

LeFrock JL, et al. Clindamicina. Clin Med Am Norte. 1982 jan; p. 109.

Mickal A, Panzer JD. The safety of lincomycin in pregnancy. Am J Obstet Gynecol. 1975; 121:1071-4.

Pereira PCM, et al. Malária no Município de Humaitá, Estado do Amazonas. XIII – Uso da clindamicina no tratamento de doentes com infecção causada pelo *Plasmodium falciparum*. Rev Inst Med Trop São Paulo. 1982; 24(Suppl 6):16-23.

Ramharter M, et al. Artesunate-clindamycin versus quinine-clindamycin in the treatment of *Plasmodium falciparum* malaria: a randomized controlled trial. Clin Infect Dis. 2005; 40:1777-84.

Santos JCM, Levy CE. Tratamento das peritonites purulentas generalizadas usando como terapia adjuvante a associação de clindamicina com gentamicina. Arq Bras Med. 1987; 61:355-60.

Smart RF, et al. Severe pseudomembranous colitis after lincomycin and clindamycin. Br J Surg. 1976; 63:25-9.

Sobania LC, Cunha LA. Osteomielite aguda hematogênica em pediatria-Estudo comparativo entre oxacilina/dicloxacilina e clindamicina. Arq Bras Med. 1987; 61:431-5.

Tabbara KF, O'Connor GR. Ocular tissue absorption of clindamycin phosphate. Arch Ophtalmol. 1975; 93:1180-5.

Tate GW Jr, Martin RG. Clindamycin in the treatment of human ocular toxoplasmosis. Canad J Ophtalm. 1977; 21:188-95.

Watanakunakorn C. Clindamycin therapy of *Staphylococcus aureus* endocarditis. Am J Med. 1976; 60:419-56.

Wittner M, et al. Successful chemotherapy of transfusion babesiosis. Ann Intern Med. 1982; 96:601-4.

CAPÍTULO 20

Cloranfenicol e Tianfenicol

O cloranfenicol e o tianfenicol são dois antibióticos semelhantes, obtidos atualmente por síntese laboratorial, apresentando características químicas, farmacológicas e antimicrobianas comuns, o que permite o seu estudo conjunto. Primitivamente, o cloranfenicol recebeu o nome de cloromicetina, ao ser descoberto em 1947 a partir de culturas do *Streptomyces venezuelae*. Com o conhecimento de sua fórmula química, relativamente simples, a droga passou a ser obtida por via sintética, em laboratório, de modo mais fácil, rápido e econômico e recebeu o nome cloranfenicol. O tianfenicol foi descoberto em 1952 e é um análogo sintético do cloranfenicol. Na molécula desta droga existe um grupamento químico nitroso, que não existe no tianfenicol, ao qual se atribui a causa do mais grave efeito adverso do cloranfenicol, a aplasia medular.

CARACTERES GERAIS DOS ANFENICÓIS

O cloranfenicol e o tianfenicol são pouco solúveis em água e têm sabor amargo, o que prejudica sua administração sob forma injetável e sob forma líquida a crianças. Para aumentar sua solubilidade e melhorar sua aceitação por via oral, esses antibióticos são apresentados sob a forma de ésteres: o cloranfenicol principalmente como palmitato (para uso oral) e hemissuccinato (para uso injetável), e o tianfenicol sob a forma de glicinato (para uso oral). No estômago e duodeno os ésteres são rapidamente hidrolisados por lipases pancreáticas, liberando a droga ativa. O mesmo ocorre nos tecidos com as formulações injetáveis.

O cloranfenicol e o tianfenicol provocam efeito bacteriostático por inibição da síntese proteica. Os antibióticos impedem a ligação do ARN-mensageiro ao ribossomo, por fixarem-se na fração 30S do ribossomo, competindo com o ácido nucleico. Porém, sua ação mais importante resulta de sua ligação à fração 50S do ribossomo, inibindo a ação de peptidil-transferases, bloqueando a união dos aminoácidos na formação do polipeptídeo.

Sobre determinados microrganismos que se mostram muito sensíveis, como o pneumococo, o meningococo e o hemófilo, o cloranfenicol pode exercer ação bactericida. Tal ação contra esses patógenos é observada mesmo em concentrações habitualmente utilizadas na clínica. Contra outros germes, como *Salmonella typhi*, *Escherichia coli* e *Staphylococcus aureus*, a ação bactericida é exercida somente em concentrações elevadas. Essa ação bactericida não tem o seu mecanismo suficientemente claro, sendo possivelmente devida a defeitos na parede celular em consequência da falha na sua composição proteica.

Cloranfenicol

Caracteres Gerais. Espectro de Ação

O cloranfenicol é um antibiótico de amplo espectro. Sua atividade contra bactérias gram-positivas e gram-negativas, associada à facilidade de administração por via oral e ao relativo baixo custo, fizeram com que, juntamente com as tetraciclinas, tornassese um dos antibióticos mais utilizados na clínica diária. Atualmente, porém, com o aumento de microrganismos resistentes e o maior temor de seus efeitos colaterais, e com o surgimento de novas drogas com atividade antimicrobiana igual ou superior, vem sendo reduzida a sua utilização indiscriminada.

O espectro de ação do cloranfenicol abrange estreptococos, inclusive os do grupo *viridans* e pneumococos, enterococos, *Staphylococcus aureus*, *S. epidermidis*, listéria, bacilo diftérico, treponemas e leptospiras, neissérias, *Haemophilus influenzae*, *Campylobacter jejuni*, *C. fetus*, enterobactérias dos gêneros *Salmonella*, *Shigella*, *E. coli*, *Proteus*, *Citrobacter*, *Klebsiella* e outros bacilos gram-negativos. A droga é bastante ativa sobre os anaeróbios, inclusive os do grupo do *Bacteroides fragilis*. Age sobre os micoplasmas e as bactérias obrigatoriamente intracelulares dos gêneros clamídia, riquétsia e bartonela.

Embora, na generalidade, as bactérias se mostrem sensíveis à ação do cloranfenicol, a resistência primária à droga é observada usualmente com a *Pseudomonas aeruginosa*, *Serratia marcescens*, *Providencia* e *Proteus rettgeri*. A resistência adquirida pela transferência de plasmídios com genes de resistência é observada entre as enterobactérias, hemófilos, estreptococos, estafilococos e *Bacteroides fragilis*.

O principal mecanismo bioquímico da resistência ao cloranfenicol consiste na sua inativação enzimática, por meio do mecanismo da acetilação enzimática do antibiótico, devido à presença nos germes resistentes da cloranfenicol-acetiltransferase. Essa enzima catalisa a acetilação do cloranfenicol, levando à formação de metabólitos inativos. Em algumas enterobactérias a produção dessa enzima tem uma origem genética cromossômica, resultante de mutações espontâneas. Entre as bactérias anaeróbias, a resistência pode também ser devida a um outro tipo de enzima, uma nitrorredutase, que provoca a redução do antibiótico a um produto inativo.

O segundo mecanismo de importância na resistência ao cloranfenicol reside na impermeabilidade do germe à droga. É observado principalmente entre os hemófilos e coliformes, causando a impossibilidade de o fármaco atingir o seu receptor de ação.

A resistência ao cloranfenicol é variável de acordo com o microrganismo e também varia em frequência de local para local. Tem sido particularmente encontrada em enterobactérias e hemófilos, mas é descrita também em pneumococo, meningococo e enterococo. Eventualmente, pode surgir sob forma epidêmica, conforme observado entre as *Salmonella typhi* isoladas no México. O cloranfenicol pode se mostrar ineficaz no tratamento de meningites causadas por pneumococos resistentes à penicilina, ainda que tais microrganismos apresentem sensibilidade às concentrações bacteriostáticas da droga. Ocorre que a concentração bactericida mínima do cloranfenicol contra essas estirpes do pneumococo é elevada, frequentemente não sendo atingida no líquor com o emprego das doses terapêuticas do antibiótico. No entanto, o cloranfenicol pode ser uma alternativa terapêutica nas infecções respiratórias e sistêmicas por pneumococos com resistência moderada à penicilina.

O cloranfenicol tem pequena afinidade pelo ribossomo das células de mamíferos, o que explica sua ação seletiva sobre as bactérias. Contudo, a síntese das proteínas das mitocôndrias é similar à que ocorre nos ribossomos 70S das bactérias e sua inibição é responsável pela toxicidade hematológica causada pela droga, levando à depressão medular. Essa toxicidade é reversível com a retirada precoce do fármaco ou a redução de sua dose.

Além de sua ação antimicrobiana, o cloranfenicol pode agir como um inibidor da produção de beta-lactamases por algumas bactérias. Essa propriedade é geralmente observada com concentrações baixas da droga e provavelmente está relacionada com sua ação inibitória sobre a síntese proteica (inibição da formação de beta-lactamases, formadas por proteínas). Essa ação do cloranfenicol explica o eventual sinergismo observado entre esse antibiótico e os antibióticos beta-lactâmicos contra bactérias resistentes a estes últimos por produzirem beta-lactamases.

O cloranfenicol exerce um efeito depressor na imunidade celular, deprimindo a blastogênese linfocitária induzida por antígenos. Entretanto, o fármaco não suprime a produção de linfocinas por linfócitos sensibilizados. Desconhece-se a importância clínica desse fato como fator predisponente para infecções por *Candida* e outros agentes contra os quais a imunidade celular é protetora.

Farmacocinética e Metabolismo

Absorção

O cloranfenicol é rápida e quase completamente absorvido por via oral. Por essa via é empregado sob a forma básica ou sob a forma de ésteres (palmitato, estearato), os quais se hidrolisam no duodeno e jejuno por ação de enzimas digestivas, liberando-se o antibiótico básico. Por via IM não é habitualmente recomendado, devido à excelente absorção oral e por não manter níveis sanguíneos tão constantes como pelas vias oral ou IV. A via IV é recomendada para os casos graves que não possam receber a medicação por via oral. Outras vias de administração têm sido utilizadas, como retal, aerossol, subcutânea, mas não são normalmente recomendadas. O uso tópico sob a forma de pomadas, colírios e óvulos vaginais terá indicação precisa, havendo a possibilidade de sensibilização do organismo.

A biodisponibilidade do cloranfenicol por via oral é próxima de 100%. Por via IV esse aproveitamento é menor (70%), porque parte da droga administrada como succinato ou hemissuccinato é eliminada pela urina como éster, sem sofrer a dissociação enzimática nos tecidos. A meia-vida do cloranfenicol é de cerca de três horas.

Difusão e Metabolismo

O cloranfenicol difunde-se muito bem em todos os líquidos e tecidos orgânicos, devido ao pequeno tamanho de sua molécula, à sua alta solubilidade em lipídios e à ligação proteica pouco elevada (25% a 50%). Atinge grande concentração (em torno de 50% dos níveis séricos) no fígado, pulmão, coração, baço, tecido linfoide, bile, saliva, líquidos pleural, sinovial e ascítico. Sua concentração no interior de abscessos e nos humores vítreo e aquoso corresponde a 15% a 20% da concentração sanguínea máxima. É pequena sua concentração na próstata não inflamada. Atravessa a placenta atingindo níveis no feto correspondentes a 30% a 80% dos existentes no sangue materno, mas não atinge níveis terapêuticos no líquido amniótico. É muito pequena sua concentração em ossos compactos (1%) e na medula óssea (10%).

O cloranfenicol é o antibiótico que apresenta maior passagem para o tecido cerebral e o líquido cefalorraquidiano. No cérebro e em abscessos cerebrais a concentração pode ser nove vezes superior à existente no sangue. No líquor, mesmo na ausência de meningite, sua concentração atinge o correspondente a cerca de 50% da sanguínea. A inflamação meníngea produz pouca influência na concentração liquórica do cloranfenicol. Somente pequena quantidade da dose administrada é recuperada na bile (0,2%) ou na urina (5% a 10%). Entretanto, a porção eliminada concentra-se nessas vias, atingindo níveis terapêuticos. Assim, na urina, podem ser atingidos níveis de até 200 mcg/mL.

O cloranfenicol é bastante metabolizado no fígado, excretando-se em cerca de 90% como metabólitos inativos. A principal via metabólica é a conjugação de sua hidroxila alcoólica primária com o ácido glicurônico, por meio da ação enzimática da glicuroniltransferase. Nas crianças recém-nascidas, especialmente em prematuros, essa ação enzimática pode não se encontrar desenvolvida, devido à imaturidade hepática. Isso tem por consequência o acúmulo do cloranfenicol não metabolizado, principalmente se houver concomitantemente imaturidade renal, resultando em um quadro de intoxicação grave conhecido como síndrome cinzenta. Eventualmente, pacientes com insuficiência hepática descompensada, com icterícia e ascite, podem também não metabolizar o cloranfenicol, ocorrendo o seu acúmulo.

Além da glicuronídeo-conjugação, o cloranfenicol é metabolizado em seu radical dicloroacetílico, sofrendo oxidação pelo citocromo P450 microssomal e hidrólise por amidases hepáticas, formando-se produtos inativos. Por fim, o nitro-grupo do antibiótico sofre a ação de nitrorredutases hepáticas e de enzimas semelhantes produzidas pela microbiota intestinal, formando-se metabólitos nitrosos, hidroxilamino e aminoderivados. Supõe-se que o derivado hidroxilamino esteja envolvido na gênese do mais grave efeito adverso do cloranfenicol, a aplasia medular. Esse metabólito é altamente reativo e poderia agir como hapteno, ligando-se a proteínas circulantes ou proteínas componentes das células da medula óssea, formando-se, assim, proteínas heterólogas, presumivelmente com potencial antigênico. O antígeno assim produzido poderia estimular a produção de anticorpos pelo hospedeiro, com subsequente reação antígeno-anticorpo, do que resultaria a lesão medular. Essa hipótese explica o fato da aplasia medular não ser observada com o tianfenicol, visto que esse antibiótico não apresenta o nitro-grupo.

Além da metabolização hepática, o cloranfenicol pode sofrer desacetilação parcial em coleções purulentas, reduzindo sua atividade.

Excreção

O cloranfenicol é eliminado, principalmente, através dos rins, por filtração glomerular, em sua maior parte como um metabólito glicurônico inativo e atóxico. Quando se utiliza o etilsuccinato, parte da droga injetada é eliminada pelos rins sem sofrer hidrólise. Somente 5% a 10% da dose administrada são encontrados na urina sob forma ativa.

Nas crianças recém-nascidas e em pacientes com insuficiência hepática grave, a conjugação com o glicuronídeo é reduzida e a meia-vida do cloranfenicol é prolongada, resultando em acúmulo da droga, que será maior se houver insuficiência renal concomitante.

Nos indivíduos com insuficiência renal sem alteração do metabolismo hepático, a excreção do metabólito do cloranfenicol é prejudicada, ocorrendo seu acúmulo. Entretanto, esse fato não tem consequências adversas, devido à atoxicidade do glicuronídeo. Nas pessoas com insuficiência hepática (cirróticos com icterícia e ascite; hepatites aguda e crônica), a dose do cloranfenicol deve ser reduzida para 30 mg/kg/dia, evitando-se o uso da droga por mais de 14 dias, a fim de prevenir seus efeitos mielotóxicos. Nos recém-nascidos, principalmente em prematuros, o cloranfenicol é contraindicado devido ao acúmulo tóxico produzir a síndrome do bebê cinzento, grave intoxicação do sistema nervoso central. Se for de absoluta indicação nessa faixa etária, a dose do antibiótico não deve ultrapassar de 25 mg/kg/dia. O cloranfenicol não é dialisável por hemodiálise nem por diálise peritoneal.

Interações Medicamentosas

A metabolização do cloranfenicol é acelerada por fenobarbital, rifampicina e difenil-hidantoína, que induzem a ação enzimática hepática. Dessa maneira, o uso concomitante dessas substâncias resulta em níveis séricos menores do cloranfenicol. Por outro lado, o cloranfenicol pode inibir o citocromo P450, diminuindo o metabolismo do fenobarbital e da hidantoína, elevando o nível sérico desses fármacos e trazendo o risco de intoxicação. O mesmo ocorre com os anticoagulantes orais (varfarina, hidroxicumarina), havendo o risco de sangramentos. A ação hipoglicemiante da tolbutamida e da clorpropamida é aumentada quando esses fármacos são usados juntos com o cloranfenicol. Isso se deve à competição do antibiótico no metabolismo hepático desses hipoglicemiantes.

O cloranfenicol interfere, por mecanismo não determinado, no aproveitamento do ácido fólico, do ferro e da vitamina B12. Em pacientes com anemia devida à carência desses elementos, o antibiótico não deve ser utilizado porque antagoniza a resposta hematológica à administração desses fatores.

O cloranfenicol tem efeito antagônico com os antibióticos beta-lactâmicos e aminoglicosídeos, por interferir em seu mecanismo de ação bactericida. Entretanto, pode ter ação sinérgica com antibióticos beta-lactâmicos contra microrganismos produtores de beta-lactamases, devido à sua propriedade de inibir a produção dessas enzimas (ver item sobre associação de antibióticos no capítulo sobre princípios gerais de uso dos antibióticos).

O succinato de cloranfenicol não deve ser adicionado a soluções contendo complexo vitamínico B e vitamina C por sofrer inativação. A ingestão de álcool durante o uso do cloranfenicol pode se acompanhar de reações semelhantes ao dissulfiram (ver Capítulo 7).

Indicações Clínicas e Doses

O cloranfenicol pode ser utilizado para o tratamento de diversos quadros infecciosos por germes gram-positivos e gram-negativos. Entretanto, devido à superioridade de ação de outros antimicrobianos que têm efeito bactericida e menor toxicidade, é reservado para algumas infecções em que apresenta destacada atividade.

É a droga de escolha para o tratamento da febre maculosa grave, e de outras riquetsioses, administrada por via intravenosa nos casos em que as tetraciclinas não podem ser empregadas (choque, hipotensão arterial, hemorragia digestiva). É a droga alternativa para o tratamento das meningites por pneumococo, hemófilos e meningococo em pacientes alérgicos aos beta-lactâmicos. Situa-se como medicamento de primeira linha na terapêutica da bartonelose (verruga peruana ou doença de Carrión) e das infecções pelo *Bacteroides fragilis* (em plano semelhante ao do metronidazol e outros imidazóis e da clindamicina). É ainda droga útil no tratamento das febres tifoide e paratifoide, se não for possível o uso de fluoroquinolonas ou da ceftriaxona, fármacos atualmente preferíveis nessa infecção.

O cloranfenicol é utilizado na terapêutica da febre tifoide na dose de 50 mg/kg/dia, dividida em quatro tomadas diárias, mantendo-se essa dose até que o paciente permaneça 48 horas apirético, quando se reduz a dose para 25 mg/kg/dia e mantém-se por mais 10 a 14 dias. Com esse esquema terapêutico é bastante rara a ocorrência de recaídas e consegue-se a cura bacteriológica e clínica na quase totalidade dos casos (desde que a *Salmonella typhi* seja sensível à droga). O cloranfenicol deve ser utilizado por via oral, empregando-se a via IV somente em pacientes que não possam ingerir. Por via venosa a dose é a mesma, devendo-se passar à via oral logo que possível.

Nas infecções por riquétsias (febre maculosa, febre Q, tifo epidêmico etc.) o cloranfenicol e as tetraciclinas constituem as drogas de eleição. O cloranfenicol é usado na dose de 50 mg/kg/dia, fracionada de 6/6 horas, mantendo-se a terapêutica durante dez dias. Na bartonelose, esse antibiótico é empregado na dose de 40 mg/kg/dia, de 6/6 horas, durante dez dias.

Nas infecções intra-abdominais, com possível presença do *Bacteroides fragilis* e outros anaeróbios, o cloranfenicol é uma das alternativas terapêuticas visando os anaeróbios (outras opções são o metronidazol e outros imidazois, a clindamicina, o ertapeném e as associações de penicilinas com inibidores de beta-lactamases). Em geral, nessas infecções, que incluem as apendicites, pelviperitonites, aborto séptico, perfuração de vísceras, abscessos hepáticos, subfrênico e de outras localizações, existe uma microbiota bacteriana mista, composta por bacilos gram-negativos entéricos (*E. coli* e outros) e anaeróbios (inclusive o *B. fragilis*, produtor de beta-lactamases). Por tal motivo, nessas situações clínico-cirúrgicas, entre as opções terapêuticas situa-se o emprego de uma droga antianaeróbia (cloranfenicol ou os demais citados) e um antimicrobiano ativo contra gram-negativos (p. ex., aminoglicosídeos, fluoroquinolonas sistêmicas, ceftriaxona. A dose recomendada do cloranfenicol é de 50 mg/kg/dia, podendo ser administrada, inicialmente a dose de 100 mg/kg/dia em casos de maior gravidade.

Por sua ação contra anaeróbios e por sua penetração adequada no tecido cerebral e em abscessos, o cloranfenicol é uma das drogas indicadas no tratamento clínico do abscesso cerebral (a outra é o metronidazol), em associação, em geral, com penicilina G ou ceftriaxona ou vancomicina. A dose recomendada é de 100 mg/kg/dia.

Na terapêutica das meningoencefalites causadas por *Neisseria meningitidis*, *Streptococcus pneumoniae* e *Haemophilus influenzae*, em pacientes com hipersensibilidade a penicilinas e cefalosporinas, o cloranfenicol é indicado na dose de 100 mg/kg/dia, fracionada de 6/6 horas, por via IV. Como já referido, o cloranfenicol frequentemente é ineficaz no tratamento de meningites causadas por pneumococos resistentes à penicilina G.

Além dessas doenças, em que apresenta indicação precisa, o cloranfenicol é utilizado em outras infecções causadas por germes gram-negativos – *E. coli*, *Klebsiella*, *Proteus*, *Pasteurella* e outras, especialmente quando o antibiograma mostrar boa sensibilidade do microrganismo à droga. Em infecções determinadas por bactérias gram-positivas o cloranfenicol pode funcionar como uma alternativa antimicrobiana, especialmente em pacientes alérgicos às penicilinas. O cloranfenicol mostra-se eficaz no tratamento da sífilis primária e secundária, empregado na dose de 30 mg/kg/dia, mas não é usualmente recomendado nessas infecções.

Em crianças no período neonatal a dose do cloranfenicol não deve ultrapassar 25 mg/kg/dia.

Efeitos Adversos

O principal efeito adverso do cloranfenicol é representado pela ação sobre o sistema hematopoiético, provocando anemia, agranulocitose, trombocitopenia e aplasia medular. Os três primeiros quadros, isoladamente ou em associação, são devidos à ação tóxica da droga, inibindo a síntese de proteínas da membrana mitocondrial e levando à supressão da respiração das mitocôndrias, com isso comprometendo a atividade de síntese da célula e a proliferação celular. Há aumento do ferro sérico e o exame da medula óssea revela bloqueio do amadurecimento e vacuolização das séries granulocítica, eritrocítica e megacariocítica. Esses efeitos tóxicos da droga estão relacionados à dose e tempo de uso, sendo observados em geral quando são atingidos níveis plasmáticos iguais ou superiores a 35 mcg/mL. Pacientes utilizando doses superiores a 50 mg/kg/dia e por tempo superior a dez dias com frequência apresentam baixa de granulócitos e plaquetas, a qual é reversível com a retirada do antibiótico.

A aplasia medular é um quadro da maior gravidade, frequentemente irreversível, e independente da dose e tempo de uso. É atualmente estabelecido que se deve a uma idiossincrasia individual, com predisposição genética, pois já foi observada em gêmeos. Parece ser decorrente da inibição da síntese do ADN nas células de todas as linhagens da medula óssea, resultando no despovoamento da medula óssea, pancitopenia periférica e consequentes anemia, hemorragia e infecções. A letalidade média em cinco anos de evolução situa-se em torno de 67%, com pior prognóstico para as idades extremas da vida. A aplasia pode ocorrer algumas semanas ou meses após a supressão da droga e é relatada mesmo com o uso de doses baixas e, por vezes, após tratamento descontinuado. Já foi observada até mesmo com o uso de colírio de cloranfenicol. O risco de ocorrer tal paraefeito é variável com os autores, estimando-se em 1 caso para cada 25.000 a 40.000 pessoas que recebam o medicamento. Conforme discutimos no item sobre difusão e metabolismo, existem indicações de que a aplasia medular está relacionada com o radical p-nitro do grupamento nitrobenzeno da molécula do cloranfenicol, pois com o tianfenicol, um análogo do cloranfenicol que não possui esse radical, não é relatada a ocorrência da aplasia.

Além dos efeitos hematológicos, o cloranfenicol, em tratamento muito prolongado, é tóxico para o sistema nervoso periférico, provocando polineurites e um tipo de neurite óptica, com fotofobia e diminuição da acuidade visual. Tais paraefeitos em geral só ocorrem em tratamentos prolongados por meses.

A utilização do cloranfenicol em dose igual ou superior a 50 mg/kg/dia em recém-nascidos e prematuros provoca uma intoxicação conhecida por síndrome cinzenta, caracterizada por distensão abdominal, vômitos, taquipneia, coloração esverdeada das fezes, letargia, hipotermia, hipotonia, cianose, coloração acinzentada da pele, choque e morte, em geral dentro de dois dias. Cardiomegalia e hepatomegalia podem ser observadas em alguns casos. Por ser mais comum em recém-nascidos é também conhecida como síndrome do bebê cinzento; entretanto, pode ocorrer em crianças maiores e até adultos que recebam doses excessivas do cloranfenicol e/ou que tenham o seu funcionamento hepático alterado. A síndrome é decorrente da deficiente metabolização do antibiótico pelo fígado e da eliminação renal inadequada, resultando no acúmulo de concentrações séricas elevadas da droga ativa, acima de 40 mcg/mL. Em decorrência dos elevados níveis séricos, a droga ativa inibe a síntese de proteínas do organismo, resultando em autointoxicação pelo excesso de aminoácidos circulantes e aumento da amoniemia. A síndrome cinzenta acompanha-se de letalidade em cerca de 70% de recém-nascidos que a apresentam, devendo ser tratada, se possível, com exsanguineotransfusão. Quando não é possível, e em crianças maiores, o tratamento dessa complicação inclui a adequada hidratação, digitálicos, diuréticos, corticosteroides, vasopressores e oxigênio.

Em adultos, a intoxicação pelo cloranfenicol pode manifestar-se por náuseas, vômitos, confusão mental, delírios, alucinações, perda da memória, desorientação, distensão abdominal e tremores nas mãos, sugerindo uma encefalopatia causada diretamente pela droga ou devida à hepatotoxicidade. É possível, porém, que o mecanismo tóxico seja semelhante ao da síndrome cinzenta. Isso porque alguns enfermos adultos que receberam superdoses do fármaco evoluíram para o óbito com um quadro de distensão abdominal, cianose, hipotermia e choque.

Além das manifestações tóxicas, o cloranfenicol é causa de superinfecções, principalmente devidas a modificações da microbiota intestinal, podendo sobrevir enterites por *Candida*, pelo *Clostridium difficile* e por estafilococos.

Devido à sua eliminação pela saliva e ao seu sabor amargo, alguns pacientes queixam-se de gosto amargo na boca. Intolerância digestiva, com náuseas e vômitos, pode ocorrer. Manifestações alérgicas são pouco frequentes.

O cloranfenicol é contraindicado em gestantes, tanto no início como no final da gestação. Ao final da gestação há o risco de ocorrer o parto e a criança nascer com a síndrome cinzenta, tendo em vista a elevada concentração que a droga atinge nos tecidos fetais. Ao início da gestação, o cloranfenicol inibe a síntese de proteínas mitocondriais, com isso interferindo na respiração celular, havendo o risco de embrioletalidade.

Disponibilidade da Droga

O cloranfenicol faz parte da RENAME e é disponível em centros governamentais de atendimento à saúde em drágea, xarope e frasco-ampola. É comercializado na especialidade farmacêutica de referência Quemicetina® (Pfizer), sob a forma de succinato em drágeas com 250 mg e 500 mg e sob a forma de palmitato em xarope com 125 mg/5 mL. É também disponível em apresentação tópica em pomada dermatológica associado com colagenase na especialidade de referência Iruxol® (Abbott). Existem vários medicamentos similares disponíveis no Brasil.

Tianfenicol

O tianfenicol apresenta as mesmas propriedades antimicrobianas do cloranfenicol, mostrando-se em particular bastante ativo contra *Gardnerella vaginalis* e *Haemophilus ducreyi*. Distingue-se quimicamente do cloranfenicol por apresentar um radical metilsulfonílico em lugar do radical nitro ligado ao anel benzênico. Essa diferença faz com que o tianfenicol praticamente não seja metabolizado no organismo humano. Mais importante, a ausência do radical nitro retira do tianfenicol a potencialidade de causar aplasia da medula óssea observada com o cloranfenicol.

Esse antibiótico é bem absorvido por via oral e parenteral, difunde-se nos vários órgãos e líquidos do organismo e é eliminado por via urinária e biliar praticamente sem sofrer metabolização.

Por ser lipossolúvel e devido à sua pequena ligação, às proteínas séricas (inferior a 10%), o tianfenicol penetra no tecido prostático e no testículo em maior concentração que o cloranfenicol. Atravessa parcialmente a barreira hematoencefálica, alcançando a concentração liquórica maior em pacientes com meningoencefalites.

As indicações clínicas do tianfenicol são as infecções respiratórias, urinárias, prostáticas, biliares, osteoarticulares e meníngeas causadas por bactérias gram-negativas. Bons resultados (cerca de 90% de cura) são referidos no tratamento da uretrite gonocócica com o emprego da dose única de 2,5 g no homem. Esse fármaco mostra-se também eficaz nas uretrites não gonocócicas, na doença inflamatória pélvica e no linfogranuloma venéreo causados por clamídias. Da mesma forma, é indicado no tratamento das vulvovaginites causadas por *G. vaginalis* e *Chlamydia trachomatis*, no cancro mole determinado pelo *H. ducreyi* e na donovanose causada pelo *Calymmatobacterium granulomatis*. Nessas infecções sexualmente transmissíveis, o tianfenicol é recomendado em adultos na dose de 500 mg de 8/8 horas durante 10 a 14 dias. Na vaginose bacteriana é referido índice de cura superior a 90% com o emprego da dose única diária de 2,5 g durante dois dias. No cancroide, a dose única de 5 g tem elevada eficácia.

Os efeitos colaterais do tianfenicol se manifestam por náuseas, vômitos, diarreia e dor no local da injeção. A droga provoca depressão medular ao ser usada em doses altas por tempo prolongado, de maneira semelhante ao cloranfenicol. Em especial, observa-se diminuição da série eritrocítica. Esse efeito é reversível com a retirada do fármaco. Diferentemente do cloranfenicol, não são relatados casos conclusivos de aplasia medular irreversível do tipo idiossincrasia. Dos seis casos referidos na literatura de aplasia medular relacionada com a administração do tianfenicol, diversos fatores concorrentes estavam presentes, trazendo dúvida sobre a implicação direta da droga como causa da aplasia medular. Também não é relatada a ocorrência da síndrome cinzenta com o tianfenicol. Entretanto, esse antibiótico é menos extensamente utilizado que o cloranfenicol, não sendo descartada a possibilidade de poder causar esse efeito tóxico em recém-nascidos com alterações do fluxo renal. O tianfenicol atravessa a barreira placentária e atinge concentrações no feto e no líquido amniótico iguais ou superiores à existente no sangue materno.

O tianfenicol é contraindicado ao início da gestação, no período de organogênese, por inibir a síntese de proteínas mitocondriais, alterar a respiração celular e poder causar morte do embrião. O potencial dessa droga de causar toxicidade fetal parece ser mínimo, comparado com o cloranfenicol.

A administração do tianfenicol em pacientes com insuficiência renal deve receber ajustes. Na insuficiência renal discreta, com depuração da creatinina acima de 50 mL/min, o intervalo entre as doses de 0,5 g em adultos deve ser de oito horas; na insuficiência renal moderada, com depuração da creatinina entre 10 e 50 mL/min, o intervalo entre as doses será de 12 horas; na insuficiência renal grave, com *clearance* da creatinina inferior a 10 mL/min, a droga é administrada uma vez ao dia. O tianfenicol não é dialisável.

O tianfenicol é utilizado na dose de 30 a 50 mg/kg/dia, fracionado a cada seis ou oito horas. Adultos em geral recebem 1,5 a 2,0 g ao dia, podendo ser administrada a dose diária de 3,0 g em casos de maior gravidade.

O tianfenicol é comercializado no Brasil na especialidade farmacêutica Glitisol® (Zambon), sob a forma de cápsulas com 500 mg, em envelopes do antibiótico granulado contendo 2,5 g.

BIBLIOGRAFIA

Cloranfenicol

Bartlett JG. Cloranfenicol. Clin Med Amer Norte. 1982; p. 95-107.

Bessudo D, et al. Aislamiento de *S. typhi* resistente a altas concentraciones de cloranfenicol. Bol Ofic Sanit Panamer. 1973; 74:1-4.

Black P, et al. Penetration of brain abscess by systemically administered antibiotics. J Neurosurg. 1973; 38:705-9.

Chang N, et al. Optic neuritis and choramphenicol. Am J Dis Child. 1966; 112:46-8.

Friedland IR, Klugman KP. Failure of chloramphenicol therapy in penicillin-resistant pneumococcal meningitis. Lancet. 1992; 339:405-8.

Friedman CA, et al. Chloramphenicol disposition in infants and children. J Pediatr. 1979; 95:1071-7.

Forster J. Chloramphenicol treatment of childhood bacterial meningitis. Lancet. 1989; 2:161.

Hargraves MM, et al. Aplastic anemia associated with the administration of chloramphenicol. JAMA. 1952; 149:1293-304.

Herzog C, Geddes AM. Chloramphenicol in the treatment of enteric fever. Trans R Soc Trop Med Hyg. 1982; 76:848-9.

Lautenbach E, et al. The role of chloramphenicol in the treatment of bloodstream infection due to vancomycin-resistant *Enterococcus*. Clin Infect Dis. 1998; 27:1259-65.

Laxdal T, Hallgrimsson J. The "grey toddler". Chloramphenicol toxicity. Arch Dis Child. 1974; 49:235-6.

Levine PH, et al. Chloramphenicol-associated encephalopathy. Clin Pharm Ther. 1970; 11:194-9.

Lischner H, et al. An outbreak of neonatal deaths among term infants associated with administration of chloramphenicol. J Pediatr. 1961; 59:21-34.

Michel J, et al. Bactericidal synergistic effect due to chloramphenicol-induced inhibition of staphylococcal penicillinase. Chemotherapy. 1977; 23:32-6.

Najean Y, et al. Etiology of acquired aplastic anemia – a retrospective analysis of 457 cases. In: Najean Y, et al (ed.). *ibid*, p. 61.

Polak BCP, et al. Blood dyscrasias attributed to chloramphenicol. Acta Med Scand. 1972; 192:409-14.

Rahal Jr JJ, Simberkoff MS. Bactericidal and bacteriostatic action of chloramphenicol against meningeal pathogens. Antimicr Agents Chemoth. 1979; 16:13-8.

Rosenthal RL, Blackman A. Bone-marrow hypoplasia following use of chloramphenicol eye drops. JAMA. 1965; 191:136-7.

Sacks T, et al. Inhibition of ß-lactamase: synergistic bactericidal effect of combination of chloramphenicol-cephaloridine. J Antimicrob Chemother. 1977; 3:525-6.

Scott JL, et al. A controlled double-blind study of the hematologic toxicity of chloramphenicol. N Engl J Med. 1965; 272:1137-42.

Weiss CF, et al. Chloramphenicol in the new-born infant. N Engl J Med. 1960; 262:787-94.

Yunis AA. Chloramphenicol toxicity and the role of the p-N^2 in aplastic anemia. In: Najean Y et al. (ed.). *ibid* p. 17.

Tianfenicol

Belda W Jr, et al. Thiamphenicol in the treatment of chancroid. A study of 1,128 cases. Rev Inst Med Trop Sao Paulo. 2000; 42:133-5.

Berezowsky M. Ensaio terapêutico com tianfenicol em algumas pneumopatias inespecíficas. Hospital (Rio). 1965; 68:455-66.

Cattapan A. Tianfenicol no tratamento das DST no Brasil. J Bras Doenças Sex Transm. 1995; 7:4-22.

Heinke E. Thiamphenicol in the treatment of venereal diseases. Br J Vener Dis. 1971; 47:379-80.

Linhares IM, et al. Vaginose bacteriana: experiência com o tianfenicol. J Bras Ginec. 1995; 105:405-9.

Mingoia Q. Tianfenicol e cloranfenicol: diferenciação química e farmacológica. Rev Bras Clin Terap. 1977; 6:495-500.

Nau H, et al. Thiamphenicol during the first trimester of human pregnancy: placental transfer in vivo, placental uptake in vitro, and inhibition of mitochondrial function. Toxicol Appl Pharmacol. 1981; 60:131-41.

Plomp TA, et al. Concentration of thiamphenicol in the human prostate and testis. Chemotherapy (Basel). 1979; 25:254-60.

Rocha LCA, et al. Uretrites por *Chlamydia trachomatis*: tratamento com tianfenicol. J Bras Doenças Sex Transm. 1994; 6:5-9.

Sotto JJ, et al. Toxicité hematologique du thiophenicol. Nouv Presse Med. 1976; 5:2163.

Van Beers D, et al. Comparative in vitro activity of chloramphenicol and thiamphenicol on common aerobic and anaerobic gram-negative bacilli. Chemotherapy. 1975; 21:73-81.

Yunis AA. Differential in-vitro toxicity of chloramphenicol, nitroso-chloramphenicol, and thiamphenicol. Sex Transmit Dis. 1984; 11(4 Suppl):340-2.

CAPÍTULO 21

Tetraciclinas e Glicilciclinas

As tetraciclinas constituem uma classe de antibióticos formados por hidrocarbonetos aromáticos polinucleares, de amplo espectro de ação, dos quais três são obtidos naturalmente por fermentação de determinados fungos e os demais por processo semissintético. Constituem a segunda classe de antibióticos de amplo espectro mais antiga, iniciando-se o seu conhecimento em 1948.

Devido ao seu amplo espectro de ação e à facilidade de sua administração por via oral, as tetraciclinas foram amplamente utilizadas em todos os países, o que conduziu ao desenvolvimento de resistência pelos microrganismos, sobretudo por mecanismo de efluxo e de modificação no ribossomo. Para superar o problema da resistência às tetraciclinas, foram estabelecidas pesquisas para a obtenção de novas substâncias dessa classe ativas contra as bactérias resistentes. Como resultado desse programa, tendo a minociclina como droga básica, surgiram as glicilciclinas, novos derivados semissintéticos que mostram atividade antimicrobiana contra patógenos resistentes a vários antibióticos.

TETRACICLINAS CARACTERES GERAIS

A primeira tetraciclina descoberta foi a aureomicina, obtida em 1948 a partir de culturas do *Streptomyces aureofaciens* e depois denominada clortetraclina. Em 1950, foi descoberta a terramicina, ou oxitetraciclina, a partir de culturas do *Streptomyces rimosus*. Em 1953, foi obtida a tetraciclina básica, conseguida por via semissintética e por fermentação do *S. alboniger*. Conhecidos os três antibióticos naturais em suas características bioquímicas, farmacológicas e microbiológicas, foram obtidos derivados semissintéticos, que, entretanto, não apresentam diferenças significativas no espectro de ação em relação às drogas primitivas. Sua vantagem é relacionada à melhor farmacodinâmica e menor toxicidade. Entre os inúmeros derivados obtidos, encontram-se em uso clínico no Brasil a minociclina e a doxiciclina.

As tetraciclinas em uso clínico apresentam o mesmo espectro de ação e mecanismo de ação, permitindo o seu estudo em conjunto. No Brasil, são disponíveis a tetraciclina, sob a forma de cloridrato e fosfato, a doxiciclina e a minociclina.

Tetraciclinas

Caracteres Gerais. Mecanismo e Espectro de Ação

As tetraciclinas são antibióticos ativos contra bactérias gram-positivas e gram-negativas, riquétsias, micoplasmas, clamídias, borrélias, espiroquetas, actinomicetos, legionelas e algumas micobactérias. Têm ação limitada sobre a *Entamoeba histolytica* e os plasmódios causadores da malária humana. A doxiciclina e a minociclina mantêm a atividade terapêutica no organismo humano por tempo prolongado e penetram muito bem nos tecidos, devido à sua lipossolubilidade. São designadas como tetraciclinas de segunda geração. As demais têm ação curta ou intermediária no organismo e constituem as tetraciclinas de primeira geração e no Brasil, atualmente, só é disponível a tetraciclina, sob a forma de cloridrato e de fosfato.

As tetraciclinas são antibióticos bacteriostáticos nas concentrações terapêuticas usuais. Seu mecanismo de ação se deve à inibição da síntese proteica, por ligarem-se à fração 30S do ribossomo bacteriano, impedindo a fixação do ARN de transporte. Com isso, interferem no aporte e na ligação dos aminoácidos formadores das proteínas. Esses antibióticos são transportados para o interior da célula por um mecanismo ativo de transporte dependente de energia e em concentrações elevadas podem exercer um efeito bactericida, provavelmente por sua atividade quelante sobre íons metálicos, como o magnésio e o ferro.

As tetraciclinas podem exercer ação tóxica sobre as células de mamíferos devido à sua afinidade pelos íons magnésio e à inibição da síntese proteica. Essa ação habitualmente só se manifesta em concentrações elevadas. Em alguns indivíduos, porém, a toxicidade hepática e renal se manifesta mesmo em doses terapêuticas. Além disso, as tetraciclinas ligam-se a tecidos calcários em formação, podendo causar alterações ósseas e dentárias em crianças.

Além do uso em medicina humana e veterinária, as tetraciclinas são utilizadas em vários países para promover o crescimento de animais criados para consumo humano, sobretudo aves. Essas drogas modulam o crescimento bacteriano intestinal, provocando melhor aproveitamento dos alimentos pelos animais.

As tetraciclinas já foram antibióticos de elevada eficácia no tratamento de infecções de moderada gravidade das vias respiratórias e da pele e tecido subcutâneo causadas por estreptococos, pneumococos e estafilococos; de infecções urinárias, intestinais e biliares causadas por bacilos gram-negativos entéricos. Contudo, devido à ampla difusão da resistência a essas drogas, muito se perdeu de sua eficácia e segurança. Contudo, apresentam a propriedade de se difundirem para o interior das células, o que as torna antibióticos de excelente ação contra bactérias de localização intracelular. Além disso, devido à sua ação se fazer sobre o metabolismo proteico no interior da bactéria, sua atividade se faz sentir em vários germes que não apresentam parede celular e, portanto, são insensíveis às penicilinas e cefalosporinas. Essas são as razões pelas quais as tetraciclinas são os antibióticos de escolha para o tratamento das infecções por riquétsias, clamídias, borrélias e micoplasmas, os três primeiros parasitas intracelulares e o último desprovido de parede celular. Ainda dentro desse raciocínio, as tetraciclinas mostram atividade sobre formas L, esferoplastos e protoplastos bacterianos, não destruídos pela ação da penicilina e outros antibióticos que interferem na formação da parede celular. São ainda de indicação adequada na terapêutica da cólera, da actinomicose, do cancroide, das infecções por *Legionella* e *Ureaplasma urealyticum*. Os germes do gênero *Campylobacter* em geral mostram-se sensíveis, assim como o *Mycobacterium marinum*.

As tetraciclinas são utilizadas como drogas adjuvantes no tratamento da malária por *Plasmodium falciparum* e na amebíase por *Entamoeba histolytica*. A minociclina demonstra atividade contra o *M. leprae*.

Resistência

A resistência adquirida às tetraciclinas é, atualmente, bastante difundida entre as bactérias gram-positivas e gram-negativas. A resistência pode ser devida a alterações cromossômicas resultantes de mutação ou adquirida pela transferência de plasmídios e transpósons, sendo esta a mais frequente. A resistência se manifesta principalmente por alterações no sistema de transporte da célula, o que impede a acumulação do antibiótico no seu interior. Muito provavelmente, essa alteração é devida à presença de proteínas nas membranas citoplasmáticas dos germes resistentes, codificadas em genes plasmidiais, que promovem a retirada ativa das tetraciclinas levadas para o interior da célula pelo sistema normal de transporte das bactérias. As proteínas de resistência que promovem o efluxo das tetraciclinas, bombeando sua exclusão da célula, são induzíveis e existem normalmente nas bactérias, sendo reguladas por um gene que codifica um sistema repressor. Nas bactérias resistentes, esse sistema falha e as proteínas de resistência passam a atuar, transportando as tetraciclinas para fora da célula.

A resistência às tetraciclinas é cruzada entre os componentes da família. Eventualmente, algumas cepas de *E. coli* e *S. aureus* tetraciclina-resistentes podem mostrar-se sensíveis à minociclina, provavelmente devido a essa tetraciclina ser menos facilmente excluída da célula.

Farmacocinética e Metabolismo

Absorção

É na farmacologia clínica que se encontram as diferenças entre as diversas tetraciclinas. As existentes no Brasil são absorvíveis por via oral, em quantidades variáveis com a droga, com o indivíduo e com o fato da administração se dar ou não junto a alimentos. A tetraciclina tem biodisponibilidade por via oral entre 60% e 70%, e é maior quando as drogas são administradas fora das refeições. Ao contrário, a absorção oral da doxiciclina e da minociclina não é afetada pela alimentação, e é, mesmo, maior, quando as drogas são dadas com alimentos. A administração oral não deve ser feita junto com leite ou produtos farmacêuticos contendo cálcio, magnésio ou alumínio, pois as tetraciclinas combinam-se com esses íons, reduzindo-se marcadamente a sua absorção.

As tetraciclinas administradas por via IM são muito irritantes para o músculo e são apresentadas associadas com lidocaína. Por via IV, são também irritantes e causam flebites e atualmente não existem apresentações para esse uso disponíveis no Brasil.

As concentrações séricas atingidas e o tempo de circulação sofrem diferenças entre as diversas tetraciclinas. A tetraciclina mantém níveis sanguíneos capazes de efeito terapêutico por seis horas; a doxiciclina e minociclina por cerca de 24 horas.

Difusão e Metabolismo

A distribuição das tetraciclinas nos tecidos e líquidos orgânicos é semelhante, sendo atingidos níveis no fígado, pulmão, pele, rim, músculos, saliva, leite, humor vítreo. Atravessam a placenta atingindo boa concentração fetal e no líquido amniótico. Não atravessam adequadamente a barreira hematoencefálica, e são baixos os teores liquóricos, mesmo em pacientes com meningoencefalites. A doxiciclina e a minociclina têm maior concentração liquórica, mas não oferecem segurança para o tratamento de meningites.

As tetraciclinas ligam-se às proteínas plasmáticas em quantidades variáveis; cerca de 93% para doxiciclina, 76% para a minociclina, 64% para tetraciclina. Sofrem concentração na pele, no fígado e na bile e têm afinidade de ligação para áreas calcárias em formação (dentes, unhas, ossos) e células tumorais.

As tetraciclinas sofrem sequestração, principalmente no fígado. A minociclina e a doxiciclina são muito lipossolúveis e têm penetração tissular maior que as demais tetraciclinas, o que explica sua elevada concentração na lágrima e na saliva, suficiente para erradicar o meningococo das vias aéreas superiores.

A doxiciclina e a minociclina atingem elevadas concentrações na bile, no tecido prostático, no aparelho reprodutor feminino, na secreção brônquica e nos seios da face. A doxiciclina é a que apresenta maior concentração no parênquima renal, mesmo com o tecido renal lesado por pielonefrite. A minociclina é a que atinge maior nível no líquido cefalorraquidiano. Também a doxiciclina pode alcançar concentração liquórica ativa contra alguns microrganismos, como as borrélias.

As tetraciclinas são parcialmente metabolizadas no fígado, sofrendo conjugação com o ácido acético e o ácido glicurônico. Parte dessas drogas é eliminada pela bile. A minociclina, em particular, é eliminada em 90% pela bile, enquanto a doxiciclina tem pequena eliminação biliar.

Em pacientes com insuficiência hepática e redução do fluxo biliar, as tetraciclinas têm sua meia-vida prolongada e sofrem acúmulo se mantida sua administração, principalmente a minociclina. Isso não ocorre com a doxiciclina, devido à sua excreção pela mucosa do intestino. Considerando sua ação hepatotóxica dependente da dose, as tetraciclinas são contraindicadas em pacientes com hepatopatias.

Excreção

A tetraciclina é excretada principalmente por filtração glomerular, recuperando-se cerca de 60% da droga ativa na urina. Cerca de 40% são eliminados pela bile e fezes. A minociclina é eliminada principalmente pela bile, sofrendo reabsorção e circulação êntero-hepática. Cerca de 10% desse composto eliminam-se pela urina. A doxiciclina é eliminada sob a forma de um quelato inativo através do trato gastrointestinal.

As tetraciclinas, com exceção da doxiciclina, sofrem acúmulo em pacientes com insuficiência renal. Nessa circunstância, as drogas exercem ação tóxica, especialmente para o fígado e rins, devido ao seu efeito antianabólico. A minociclina, em particular, tem acentuada toxicidade vestibular, em virtude de sua elevada concentração na linfa. Entre os efeitos tóxicos das tetraciclinas no enfermo com insuficiência renal são relatadas azotemia, hiperfosfatemia, perda de peso, vômitos, hipovolemia e acidose. Dessa maneira, as tetraciclinas são contraindicadas nesses pacientes, sendo tolerado o emprego da doxiciclina em situações de indicação precisa. A hemodiálise pode retirar 20% a 30% das tetraciclinas clássicas. Já a diálise peritoneal não remove essas drogas do sangue. Com relação à doxiciclina e à minociclina, a diálise peritoneal e a hemodiálise exercem efeito insignificante em seus níveis séricos.

Interações Medicamentosas

As tetraciclinas têm elevada afinidade por cátions bivalentes e trivalentes, ligandose e sofrendo quelação com alumínio, cálcio, magnésio e ferro em medicamentos e nos alimentos. Por isso, sofrem interferência em sua absorção por via oral ao serem administradas junto a alimentos em geral, leite e medicamentos antiácidos e com sais de ferro, sendo eliminados como quelatos inativos nas fezes. Também o bicarbonato de sódio pode dificultar a absorção oral das tetraciclinas por mecanismo não bem conhecido, mas provavelmente relacionado à elevação do pH do suco gástrico. Os sais de bismuto também diminuem a absorção das tetraciclinas, bem como o caolim, a pectina e a cimetidina. Também o sucralfato, por ligar-se a esses antibióticos, diminui a absorção das tetraciclinas. A doxiciclina e a minociclina não sofrem interferência na absorção pelos alimentos, mas sua absorção é diminuída por sais de ferro.

O uso concomitante de medicamentos antiepilépticos, como a difenil-hidantoína, barbitúricos e carbamazepina, acelera a inativação da doxiciclina, que tem reduzida em 50% sua meia-vida. A clorpropamida aumenta a hepatotoxicidade das tetraciclinas. O mesmo ocorre com a fenitoína e a fenilbutazona e derivados. Esses antibióticos podem potencializar o efeito dos anticoagulantes orais; por esse motivo é indicado acompanhar com mais atenção os parâmetros de coagulação do paciente. Também o efeito dos antidiabéticos orais é potencializado pelas tetraciclinas, sendo necessário maior vigilância pelo risco de hipoglicemia e, ao se usar fenformina ou outros derivados biguanidas, de acidose lática.

A administração de diuréticos com as tetraciclinas acentua a elevação do nitrogênio ureico do sangue, talvez por potencializar o efeito antianabólico das tetraciclinas. Dessa forma, em pacientes com insuficiência renal, as tetraciclinas em associação com diuréticos têm agravados seus efeitos tóxicos. Também o metoxiflurano (Pentrane) tem potencializado o efeito nefrotóxico associado com o emprego de tetraciclinas, não sendo recomendado o uso desse antibiótico em indivíduos que receberem esse anestésico.

As tetraciclinas podem interferir com o efeito de drogas anticoncepcionais, resultando em gravidez não desejada. Provavelmente, isso se deve por agirem nas bactérias intestinais que hidrolisam os conjugados esteroides contraceptivos administrados por via oral, resultando numa menor concentração circulante dos esteroides.

Indicações Clínicas e Doses

As tetraciclinas são medicamentos indicados principalmente na terapêutica das riquetsioses, cancroide, linfogranuloma venéreo, uretrites não gonocócicas, psitacose, tracoma, cólera, pneumonia atípica por micoplasma e clamídia, febres recorrentes, tularemia, febre por mordedura de rato e peste. As infecções uretrais e prostáticas por clamídias e micoplasmas têm nas tetraciclinas o medicamento de escolha para o tratamento. Nos pacientes com brucelose, a terapêutica de eleição é a associação da doxiciclina com a rifampicina.

As infecções por estreptococo beta-hemolítico, pneumococo e estafilococo podem ser tratadas com essas drogas, embora não sejam o medicamento de primeira escolha. Não é raro o encontro de estreptococos e pneumococos resistentes a elas. O *C. tetani* é sensível às tetraciclinas, as quais podem ser utilizadas na profilaxia e terapêutica do tétano. As infecções por bacilos gram-negativos poderão ser tratadas pelas tetraciclinas, na dependência da sensibilidade demonstrada pelo germe ao antibiograma. As sepses por *Bacteroides* e a actinomicose em geral respondem às drogas em estudo. Esses antibióticos podem ser usados, também, no tratamento da sífilis como substitutos das penicilinas. Embora ativas contra as legionelas, os macrolídeos são preferíveis às tetraciclinas nas legioneloses. A minociclina pode ser uma das opções para a profilaxia medicamentosa da meningite meningocócica. A doxiciclina constitui uma opção à penicilina G para o tratamento da doença de Lyme com comprometimento neurológico, pois suas concentrações no líquor são ativas contra a *Borrelia burgdorferi*.

As tetraciclinas são as drogas de primeira escolha para o tratamento das riquetsioses em suas diferentes manifestações clínicas. O cloranfenicol é a outra droga alternativa. Os macrolídeos não oferecem a segurança da eficácia na febre maculosa. Nesta riquetsiose o uso de uma tetraciclina é a medicação principal, devendo ser utilizada à menor suspeita de se tratar dessa infecção. As tetraciclinas devem, inclusive, ser utilizadas no tratamento de crianças, preferindo-se a doxiciclina por ser menos tóxica e melhor tolerada.

Na bartolenose, as tetraciclinas são drogas de segunda escolha, preferindo-se o cloranfenicol. A minociclina, em trabalhos experimentais, mostra-se ativa em associação com a claritromicina contra o *M. leprae*, sendo sugerida a possível utilização dessa associação uma vez por mês e mais a rifampicina, para o tratamento da hanseníase multibacilar.

As tetraciclinas em geral, especialmente a doxiciclina e a minociclina, têm sido empregadas no tratamento da acne, considerando sua atividade contra o *Corynebacterium* (*Propionibacterium*) *acnes*, sua ação inibitória sobre a lipase produzida por esse microrganismo e sua concentração na derme.

Esses antibióticos já foram utilizados nas infecções intestinais pela *Entamoeba histolytica*, mas seu uso nessas infecções está superado por novos medicamentos antiamebianos. As tetraciclinas são medicamentos coadjuvantes para o tratamento da malária pelo *P. falciparum* resistente à cloroquina e utilizadas em associação com o quinino.

As doses empregadas dependem do antibiótico escolhido. Por via oral, o cloridrato de tetraciclina e o fosfato complexo de tetraciclina são recomendados na dose de 20 a 40 mg/kg/dia (2 g/dia para adultos) fracionada de 6/6 horas. A doxiciclina é utilizada em adultos na dose de 200 mg na primeira tomada e a seguir 100 mg duas vezes ao dia. Embora não se recomendem tetraciclinas para crianças, na febre maculosa está indicada a administração da doxiciclina, na dose inicial de 4 mg/kg e a seguir a dose de 2,2 mg/kg a cada 12 horas para crianças com menos de 45 kg. Em crianças com peso maior, utiliza-se a dose de adulto. A minociclina é recomendada na dose inicial de 200 mg e depois 100 mg de 12/12 horas para adultos.

A duração da terapêutica é variável de acordo com o quadro infeccioso. Assim, na brucelose, a doxiciclina é recomendada, em adultos, na dose de 100 mg duas vezes ao dia durante 45 dias, associada com rifampicina na dose de 900 mg/dia, tomada em jejum, durante 45 dias. Alternativamente, se não for possível utilizar a rifampicina, administra-se a tetraciclina associada com estreptomicina, na dose diária de 1 g, via IM, durante 14 dias. Nas riquetsioses, a terapêutica é mantida por dois ou três dias após a defervescência, em geral durando sete a dez dias. Na peste, as tetraciclinas (ou a estreptomicina ou o cloranfenicol) são utilizadas habitualmente por dez dias. Também na febre recorrente causada por borrélias, a terapêutica com as tetraciclinas durante dez dias é altamente eficaz. Já na doença de Lyme, causada pela *Borrelia burgdorferi*, a doxiciclina durante 10 a 20 dias constitui uma alternativa terapêutica à penicilina G em pacientes alérgicos a esse antibiótico. Na cólera, o tratamento é realizado por cinco dias. Nas pneumonias causadas por clamídias, micoplasmas e legionelas, as tetraciclinas são administradas por uma ou duas semanas. Nas uretrites, cervicites, salpingites e endometrites por micoplasma, ureaplasma ou clamídia, o tratamento com as tetraciclinas por sete a dez dias é habitualmente adequado. Entretanto, no linfogranuloma venéreo e na donovanose (granuloma inguinal) o tratamento deverá ser mantido pelo menos por 14 dias. No tracoma, as tetraciclinas são usadas sob a forma de pomadas oftálmicas associadas à administração de sulfonamidas por via oral. Em pacientes alérgicos às sulfas, a administração sistêmica das tetraciclinas constitui a alternativa terapêutica dessa infecção, sendo utilizadas por cerca de três semanas. As tetraciclinas mostram-se eficazes no tratamento de longa duração (60 dias) da acne, preferindo-se o emprego da minociclina ou da doxiciclina por sua melhor difusão nos folículos sebáceos. Na terapêutica da sífilis primária e secundária, em substituição à penicilina G, as tetraciclinas são mantidas por 20 dias. O emprego das tetraciclinas na terapêutica da malária pelo *P. falciparum* resistente é realizado em associação com o quinino, administrando-se este quimioterápico por dois ou três dias e o antibiótico por sete dias (ver Capítulo 27, sobre drogas antimaláricas). Por fim, a tetraciclina pode ser usada na profilaxia de algumas doenças infecciosas, a saber: na peste em pessoas sob risco da infecção, em doses habituais durante sete dias; a minociclina durante dois dias é uma das opções na profilaxia da infecção meningocócica em contatos íntimos de pacientes com meningococcemia; e as tetraciclinas em geral são recomendadas durante cinco dias na profilaxia do tétano em pacientes não imunizados que não receberam antitoxina por ocasião de um traumatismo com risco de tétano.

Efeitos Adversos

As tetraciclinas provocam com grande frequência paraefeitos de natureza variada, fato que deve ser considerado pelo médico sempre que receitar um desses preparados.

Como os demais antibióticos, podem causar problemas alérgicos que estão na dependência do indivíduo. Manifestações de intolerância gastrointestinal são muito frequentes, surgindo em até 10% dos pacientes, especialmente náuseas e diarreia. Por via IM provocam dor, eritema e enduração local, o que limita o seu uso por essa via, especialmente em tratamentos prolongados. As tetraciclinas, juntamente com o cloranfenicol, são os antibióticos mais frequentemente relacionados com superinfecções, especialmente do trato digestivo. As superinfecções intestinais ocorrem em geral após o quinto dia de tratamento, mas podem surgir já no segundo ou terceiro dia. Os agentes mais comuns são cândidas, o estafilococo resistente e o *C. difficile*.

As tetraciclinas apresentam efeitos tóxicos para o fígado, sistema hematopoiético e para o feto. A infiltração gorda do fígado, podendo levar ao óbito em coma hepático, é referida com maior frequência em gestantes que utilizaram doses acima de 2 g diários. A intoxicação hepática, com menor frequência, já foi referida em pacientes não gestantes. Com respeito ainda às gestantes, as tetraciclinas são contraindicadas, porque atravessam a placenta e fixam-se nos tecidos ósseos em formação do feto, podendo levar a malformações ósseas e dentárias. As tetraciclinas são formalmente contraindicadas em gestantes. Devido à sua ligação com os dentes, provocando coloração acinzentada ou marrom ou sua malformação, as tetraciclinas não devem ser utilizadas em crianças com menos de oito anos de idade. Casos raros de neutropenia e anemia têm sido relatados.

A administração de tetraciclinas degradadas, com prazo de utilização vencido, pode provocar efeitos tóxicos para o rim, manifestando-se por glicosúria, proteinúria, fosfatúria, acidose, hipopotassemia e fraqueza muscular, caracterizando-se a síndrome de Fanconi, reversível com a suspensão da droga. Além desse efeito renal, as tetraciclinas exercem um efeito antianabólico, provocando elevação da ureia sanguínea e aumento da excreção urinária de nitrogênio. Esse efeito está relacionado com sua ação na síntese proteica celular. Devido a esse efeito metabólico, as tetraciclinas são contraindicadas em pacientes com insuficiência renal. Como já referimos, o uso das tetraciclinas nesses enfermos provoca azotemia, hiperfosfatemia, anorexia, acidose, náusea, vômitos e hipovolemia. Se houver indicação absoluta para o uso de tetraciclinas no doente renal, deve-se preferir a administração da doxiciclina, por não sofrer acúmulo nesses doentes. Alguns pacientes recebendo esses antibióticos em doses altas apresentam uma síndrome de diabetes insípido, provavelmente devida à inibição da ação do AMP-cíclico. Raramente, as tetraciclinas podem provocar uma erupção bolhosa das mãos (epidermólise bolhosa induzida por droga). Alguns pacientes desenvolvem fotossensibilidade a esses antimicrobianos.

A minociclina causa efeitos adversos com frequência (em até 90% dos pacientes), manifestados por tonteira, vertigem, náuseas, vômitos e ataxia, devido à intoxicação do sistema de equilíbrio (vestíbulo). Distúrbios visuais também já foram relatados. Os sintomas aparecem dentro das primeiras 72 horas de uso do medicamento e regridem com a sua suspensão.

Disponibilidade da Droga

Dos diversos tipos de tetraciclinas, são atualmente disponíveis no Brasil para uso oral somente o cloridrato e o fosfato de tetraciclina, a doxiciclina e a minociclina. Somente a doxiciclina consta da relação nacional de medicamentos essenciais (RENAME) e é disponível nos centros de atendimento governamental à saúde. É comercializada em apresentação de medicamento genérico (Cloridrato de Doxiciclina®) e na especialidade farmacêutica de referência Vibramicina® (Pfizer) em comprimidos e drágeas com 100 mg. A minociclina é comercializada em apresentação genérica (Cloridrato de Minociclina®) em comprimidos com 100 mg. A tetraciclina sob a forma de cloridrato e fosfato é comercializada em vários medicamentos similares em apresentações orais. Existe uma apresentação genérica de associação de tetraciclina com anfotericina B em creme para uso vaginal.

GLICILCICLINAS

Tigeciclina

Modificações químicas realizadas na minociclina deram origem a novos antimicrobianos que se mostram ativos contra microrganismos resistentes às tetraciclinas e a outros antibióticos, denominados glicilciclinas. Essas substâncias mantêm o núcleo cíclico das tetraciclinas, sobre o qual foram ligados diferentes radicais, sendo as mais ativas as modificadas na posição 9 do anel. Diferentes derivados foram produzidos, conhecidos por siglas: DMG-MINO é a dimetilglicilamido-9-aminominocliclina; GAR-936 é a butilglicilamido minociclina e outras.

As glicilciclinas mantêm o amplo espectro de ação das tetraciclinas, mas mostram potente atividade contra microrganismos gram-positivos e gram-negativos resistentes por meio dos mecanismos de efluxo e de alteração ribossomal. A glicilciclina mais desenvolvida para uso clínico é a tigeciclina e seu uso clínico no tratamento de infecções intra-abdominais e infecções da pele e tecido celular subcutâneo foi aprovado pela FDA, órgão dos Estados Unidos que licencia medicamentos, em 2005.

A tigeciclina é um antibiótico de amplo espectro de ação, mostrando-se ativa contra bactérias aeróbias e anaeróbias gram-positivas e gram-negativas. Em particular, apresenta atividade contra estafilococos resistentes à meticilina, enterococos resistentes à vancomicina e pneumococos resistentes à penicilina. É ativa contra enterobactérias (*E. coli*, *Klebsiella pneumoniae*, *K. oxytoca*, *Proteus mirabilis*, *P. vulgaris*, *Morganella morganii*, *Enterobacter*, *Citrobacter*), incluindo as cepas produtoras de beta-lactamases de espectro estendido (ESBL). Ademais, tem atividade contra *Acinetobacter* sp., *Stenotrophomonas maltophilia*, *Haemophilus influenzae* e *Neisseria gonorrhoeae*. Seu espectro de ação abrange o grupo do *Streptococcus anginosus* (*S. anginosus*, *S. intermedius* e *S. constellatus*), o grupo do *Bacteroides fragilis* (*Bacteroides thetaiotaomicron*, *B. uniformis*, *B. vulgatus*, *B. fragilis*), *Clostridium perfringens* e *Peptostreptococcus*. A droga mantém a atividade das tetraciclinas contra os patógenos atípicos *Chlamydia*, *Mycoplasma* e *Ureaplasma*. Em que pese sua ação contra bacilos gram-negativos produtores de ESBL, a tigeciclina não tem atividade contra *Pseudomonas aeruginosa* e, dessa maneira, sua indicação para infecções hospitalares só é recomendada se for afastada a *P. aeruginosa* como etiologia.

A tigeciclina não é absorvida por via oral, e é empregada por via intravenosa. A droga distribui-se pelos líquidos e tecidos orgânicos, atingindo elevada concentração no pulmão, colo, vesícula biliar, tecido subcutâneo, mas com pequena concentração em articulações e ossos. Liga-se às proteínas em 70%. Sua meia-vida é longa, de cerca de 44 horas. A tigeciclina é pouco metabolizada. Elimina-se em 90% como droga ativa, sendo 60% pela bile e fezes e 33% pela urina. Em pacientes com insuficiência renal não é necessário ajustes na administração. A droga não é retirada por processos dialíticos. Entretanto, nos pacientes com insuficiência hepática modera a grave, a dose de manutenção deve ser reduzida à metade. A tigeciclina não inibe o citocromo P450 e, assim, não causa interações importantes com substâncias que são metabolizadas por esse sistema enzimático.

A administração da tigeciclina no homem tem se acompanhado de intolerabilidade, manifestada por náuseas (29%) e vômitos (19%). Outros efeitos adversos incluem tonteira, cefaleia, diarreia, insônia, tosse, erupções, elevação de transaminases e fosfatase alcalina, anemia, observados em menos de 5% dos enfermos tratados.

Considerando sua atividade contra estafilococos e estreptococos, bacilos gram-negativos entéricos e bactérias anaeróbias, a tigeciclina está indicada no tratamento de infecções da pele e do tecido celular subcutâneo (celulites estafilocócicas, feridas infectadas extensas, escaras) e em infecções intra-abdominais (abscessos intra-abdominais, apendicite, peritonite) comunitárias ou hospitalares, como monoterapia. Outras indicações não receberam ainda aprovação.

Trabalhos recentes revelam que o emprego da tigeciclina em infecções graves acompanha-se de elevado risco de falha terapêutica, inclusive com maior número de mortes, quando comparado com outros antimicrobianos. A FDA, dos Estados Unidos, não indica esse antibiótico para pneumonias hospitalares ou infecção em pé diabético e recomenda que seja utilizado somente se não houver uma alternativa terapêutica.

A tigeciclina é administrada por via IV na dose inicial de 100 mg e em seguida 50 mg de 12/12 horas, diluída em solução salina ou glicosada, em gotejamento durante uma hora.

A tigeciclina é comercializada no Brasil com o nome Tygacil® (Wyeth) em frascos-ampola com 50 mg.

BIBLIOGRAFIA

Tetraciclinas

Akers WA, Maibach HI. Relative safety of long-term administration of tetracycline in acne vulgaris. Cutis. 1976; 17:531-4.

Cantú JEP. Doxiciclina en el tratamiento de la uretritis gonocócica y no gonocócica en el hombre. Invest Med Int. 1980; 7:23-6.

Devine LF, et al. The effect of minocycline on meningococcal nasopharyngeal carrier state. Am J Epidemiol. 1971; 93:337.

Buckingham SC. Rocky mountain spotted-fever: a review for the pediatrician. Pediatr Ann. 2002; 31:163-8.

Del Fiori FS, et al. A febre maculosa no Brasil. Rev Panamer Salud Publica. 2010; 27:461-6.

Doteval L, Hagberg L. Successful oral doxycycline treatment of Lyme disease-associated facial palsy and meningitis. Clin Infect Dis, 1999; 28:569-74.

Douglas AC. The deposition of tetracycline in human nails and teeth. Br J Dis Chest, 1957; 57:44.

Greene GR. Tetracycline and pregnancy. N Engl J Med, 1976; 295:512-3.

Hughes J, et al. Treatment of epidemic typhus. Trans R Soc Trop Med Hyg, 1979; 67:718-21.

Jacobson JA, Daniel B. Vestibular reactions associated with minocyclin. Antimicrob Agents Chemother. 1975; 8:453.

Kline AH, et al. Transplacental effect of tetracyclines on teeth. JAMA, 1964; 188:178.

Levi GC, et al. Tratamento da amebíase intestinal mediante emprego da doxiciclina. Hospital (Rio), 1969; 76:1319-23.

Murphy AA, et al. The effect of tetracycline on levels of oral contraceptives. Amer J Obstet Gynec, 1991; 164:28-33.

Neunoveu PJ, et al. Interference of iron with the absorption of tetracyclines in man. Br Med J. 1970; 4:532-4.

Norby SR, et al. (ed.). Doxycycline revisited. Scand J Infect Dis. 1988; (Suppl 53).

Ory EM. The tetracycline. Med Clin North Am. 1970; 54:1173-86.

Puri SK, Dutra GP. Antibiotics in the chemotherapy of malaria. Prog Drug Res. 1982; 26:167-205.

Raoult D, Drancourt M. Antimicrobial therapy of rickettsial diseases. Antimicrob Agents Chemother. 1991; 35:2457-62.

Solera J, et al. Doxycycline-rifampin versus doxycycline-streptomycin in treatment of human brucellosis due to Brucella melitensis. Antimicrob Agents Chemother. 1995; 39:2061-7.

Wallman IS. Hilton HB. Teeth pigmented by tetracycline. Lancet. 1962; 1:827-9.

Glicilciclinas

Babinchak T, et al. The efficacy and safety of tigecycline for the treatment of complicated intra-abdominal infections: analysis of pooled clinical trial data. Clin Infect Dis. 2005; 41 (Suppl 5):S354-67.

Barbour A, et al. Clinical pharmacokinetics and pharmacodynamics of tigecycline. Clin Pharmacokinet. 2009; 48:575-84.

FDA Drug Safety Communication: FDA warns of increased risk of death with IV antibacterial Tygacil (tigecycline) and approves new Boxed Warning. Disponível em: http://www.fda.gov/Drugs/DrugSafety/ucm369580.htm. Acessado em out 2013.

Freire AT, et al. 311 Study Group. Comparison of tigecycline with imipenem/cilastatin for the treatment of hospital-acquired pneumonia. Diagn Microbiol Infect Dis. 2010; 68:140-51.

Gales AC, et al. In vitro activity of tigecycline, a new glycylcycline, tested against 1,326 clinical bacterial strains isolated from Latin America. Braz J Infect Dis. 2005; 9:348-56.

Jones CH, Petersen PJ. Tigecycline: A review of preclinical and clinical studies of the first-in-class glycylcycline antibiotic. Drugs Today (Barc). 2005; 41:637-59.

Oliva ME, et al. A multicenter trial of the efficacy and safety of tigecycline versus imipenem/cilastatin in patients with complicated intra-abdominal infections. BMC Infect Dis. 2005; 5:88-99.

Rubinstein E, Vaughan D. Tigecycline: a novel glycylcycline. Drugs. 2005; 65:1317-36.

Scheinfeld N. Tigecycline: a review of a new glycylcycline antibiotic. J Dermatolog Treat. 2005; 16207-12.

Yahav D, et al. Efficacy and safety of tygecicline: a systematic review. J Antimicr Chemother. 2011; 66:1963-71.

Drogas Antifólicas. Sulfonamidas, Sulfonas e Diaminopirimidinas

CAPÍTULO 22

A síntese dos ácidos nucleicos fundamenta-se numa sequência metabólica de derivados do ácido fólico, da qual participam diferentes enzimas redutases e sintetases que podem ser inibidas por quimioterápicos sulfamídicos e diaminopirimidínicos, como a trimetoprima e a pirimetamina (ver Capítulo 4). As sulfonamidas e as diaminopirimidinas bloqueiam sequencialmente a biossíntese de tetraidrofolatos (a forma ativa do ácido folínico) por inibirem sintetases que transformam o ácido para-aminobenzoico em ácido fólico (as sulfas) e redutases que reduzem o ácido fólico a ácido folínico (a pirimetamina e a trimetoprima). Não havendo a formação de tetraidrofolatos, fica comprometida a síntese de bases purínicas e pirimidínicas que iriam originar os ácidos nucleicos. Dessa maneira, o uso associado de sulfonamidas e diaminopirimidinas tem ação sinérgica sobre microrganismos sensíveis a essas drogas. Por sua ação no metabolismo do ácido fólico e sua sequência, sulfas e diaminopirimidinas são chamadas drogas antifólicas e seu estudo pode ser realizado em conjunto.

DIAMINOPIRIMIDINAS: PIRIMETAMINA, TRIMETOPRIMA E ICLAPRIM

A pirimidina é uma substância nitrogenada formada por uma cadeia fechada hexagonal contendo dois átomos de nitrogênio e constitui o núcleo do uracil, da timina e da citosina, bases pirimidínicas que participam na formação dos ácidos nucleicos. O conhecimento dessa estrutura levou os cientistas a produzir substâncias análogas das pirimidinas naturais, capazes de interferir, por competição ou inibição enzimática, na síntese desses ácidos. Entre os derivados pirimidínicos com atividade antibacteriana, antifúngica e antiprotozoária destacam-se as diaminopirimidinas, constituídas pela pirimetamina e pela trimetoprima.

As diaminopirimidinas interferem na síntese de ácidos nucleicos (ADN e ARN) porque são potentes inibidores da di-hidrofólico-redutase, enzima responsável pela conversão do ácido fólico (ou ácido di-hidrofólico) em ácido folínico (ou ácido tetraidrofólico). Dessa ação resulta o bloqueio na síntese das purinas, serina e, principalmente, timina, substratos formadores dos ácidos nucleicos. Por extensão, havendo o bloqueio da síntese de ADN e ARN, fica também comprometida a síntese proteica e a normalidade dos ribossomos e de outras estruturas da célula.

O emprego das diaminopirimidinas na terapêutica antimicrobiana deve-se à sua maior afinidade para a di-hidrofólico-redutase de diferentes microrganismos e à pequena afinidade pela enzima correspondente de mamíferos. Dessa maneira, pequenas concentrações das drogas são ativas contra certos agentes infecciosos, causando efeito nocivo mínimo para as células humanas. Assim, a di-hidrofólico-redutase de bactérias é 50.000 a 100.000 vezes mais sensível à ação da trimetoprima que a enzima de mamíferos; já o mesmo não ocorre em relação à pirimetamina, cuja afinidade por enzimas bacterianas é similar à apresentada por enzimas de mamíferos. Por tal motivo, a pirimetamina não é empregada nas infecções bacterianas, mas é na terapia de protozooses, porque a enzima destes parasitas é mais sensível à ação da droga.

Pirimetamina

Caracteres Gerais. Espectro de Ação

A pirimetamina é um derivado pirimidínico, sintetizado em 1950 por George H. Hitchings e Gertrude B. Elion, cientistas ingleses que receberam o Prêmio Nobel de Fisiologia e Medicina em 1988 por suas descobertas sobre drogas que interferem na síntese de ácidos nucleicos. A pirimetamina foi uma importante substância utilizada no tratamento da malária no Brasil e em outros países, especialmente quando empregada junto com a sulfadoxina. Na atualidade, a maioria das estirpes do *Plasmodium falciparum* isoladas no Brasil mostra-se resistente à pirimetamina isolada ou associada com sulfas. Sobre os plasmódios sensíveis, a pirimetamina tem ação sobre os esquizontes eritrocitários de todas as espécies, determinando a cura radical da infecção pelo *P. falciparum* sensível e a regressão do quadro febril causado pelos demais parasitas; essa ação, entretanto, é mais lenta que a da quinina ou da cloroquina. Age, também, nas formas parasitárias pré-eritrocitárias do *P. falciparum* sensível, impedindo, dessa forma, a iniciação do parasitismo hemático. É, por isso, considerada um medicamento profilático causal, do mesmo modo que o proguanil. Não tem ação sobre gametócitos. É mais potente que o proguanil como medicação profilática e menos valiosa que a cloroquina na terapêutica da crise malárica.

Além de sua atividade antipalúdica, a pirimetamina age contra os trofozoítas do *Toxoplasma gondii* e, na atualidade, esta é sua principal indicação clínica, associada a medicamentos sulfamídicos, com os quais estabelece sinergismo de ação. É também útil isoladamente ou associada aos sulfamídicos no tratamento das infecções por *Isospora belli* em pacientes com Aids.

Farmacocinética e Metabolismo

A pirimetamina é absorvida por via oral de maneira lenta, mas completa. É uma droga organodepositária por ligar-se às proteínas circulantes (87%) e teciduais, prolongando sua vida média por 120 horas (35 a 175 horas). Sofre metabolização no organismo e um de seus metabólitos, a di-hidrotriazina, mantém a propriedade antimalárica. A pirimetamina é eliminada pela urina lentamente; é também excretada no leite materno em quantidade suficiente para exercer ação antimalárica na criança amamentada. Atravessa parcialmente a barreira hematoencefálica, proporcionando níveis no líquido cefalorraquidiano correspondentes a 13% a 27% da concentração sérica, o que é adequado para o tratamento da toxoplasmose meningoencefálica. Em pacientes com insuficiência renal, não é necessário realizar ajustes na administração da pirimetamina. Esse fármaco não é retirado por processos dialíticos.

Indicações Clínicas e Doses

A principal indicação da pirimetamina é no tratamento da toxoplasmose grave, isto é, a toxoplasmose aguda da gestante em que há infecção concomitante do feto, a toxoplasmose do paciente imunocomprometido, em particular a neurotoxoplasmose em pacientes com Aids, a toxoplasmose congênita, a uveíte toxoplásmica, a toxoplasmose no paciente transplantado, e em casos esporádicos de toxoplasmose disseminada no recém-nascido e de pneumonite e miocardite pelo *Toxoplasma gondii*. Em todas essas indicações, no Brasil, a pirimetamina é administrada em associação com a sulfadiazina. As doses recomendadas e a duração dos tratamentos são discutidas no item sobre administração e doses da parte sobre sulfonamidas deste capítulo.

A pirimetamina pode, eventualmente, ser utilizada no tratamento da malária em associação com as sulfonamidas, principalmente a sulfadoxina. Como já referido, sua ação é mais lenta que a da cloroquina ou a da amodiaquina contra o *P. vivax* e a droga não é mais eficaz no tratamento da malária pelo *P. falciparum*, devido à sua resistência. A dose recomendada é de 1 g da sulfa e 50 mg da pirimetamina no primeiro dia (dois comprimidos), seguido de 500 mg da sulfadoxina com 25 mg de pirimetamina por mais dois dias. Na profilaxia causal, a pirimetamina é utilizada na dose de 50 mg uma vez por semana, isoladamente, ou, de preferência, em associação com a sulfadoxina na dose de 1 g, também em administração semanal. Existe uma apresentação comercial associando 500 mg de sulfadoxina com 25 mg de pirimetamina no mesmo comprimido: Fansidar® (Roche).

A associação da dapsona em doses diárias de 100 mg com a pirimetamina na dose de 50 mg por semana mostra-se eficaz na prevenção da ocorrência primária da encefalite toxoplásmica e da pneumocistose em pacientes com Aids com baixo número de CD4. O emprego da pirimetamina isoladamente não tem demonstrado eficácia adequada nessa profilaxia primária.

Nas infecções por *Isospora belli* em pacientes com Aids que não podem receber a associação do sulfametoxazol com trimetoprima, a pirimetamina isoladamente na dose de 50 a 75 mg/dia mostra resultados favoráveis em 15 a 30 dias. É recomendado, após a regressão do quadro clínico, manter o tratamento preventivo com a dose de 25 mg por dia. A roxitromicina é outra alternativa na isosporíase.

Todo paciente em uso da pirimetamina por tempo prolongado deve receber concomitantemente ácido folínico por via oral, na dose de 5 a 10 mg/dia, indicando-se a realização de exame hematológico, incluindo contagem de plaquetas, com certa regularidade, para a detecção de possível anemia ou depressão de medula óssea. Não se deve prescrever ácido fólico, pois este pode inibir a ação da pirimetamina sobre os parasitas.

Efeitos Adversos

Devido à sua ação no metabolismo do ácido folínico, a pirimetamina pode causar efeito tóxico que se manifesta principalmente por anemia megaloblástica. Esse efeito adverso não é geralmente observado durante a terapêutica da malária, pela curta duração do tratamento. Entretanto, seu uso na terapêutica da toxoplasmose ou na profilaxia causal da malária, realizadas por tempo prolongado, pode acompanhar-se do efeito hematológico, principalmente em indivíduos com nutrição deficiente. Afora esse inconveniente, a pirimetamina é em geral bem tolerada, registrando-se eventuais queixas de náuseas e desconforto abdominal.

A pirimetamina tem sabor adocicado, podendo haver o risco de ser ingerida por crianças em doses tóxicas e causar alterações da hematopoiese, convulsões e morte. Em animais de laboratório, é teratogênica, causando malformações do tipo fenda palatina, focomelia, sindactilia e outras. Não se conhece ação teratogênica da droga em seres humanos. Apesar de já ter sido largamente usada em gestantes na profilaxia da malária, sua administração deve ser evitada no primeiro trimestre da gestação, devido à sua potencialidade lesiva.

Disponibilidade da Droga

A pirimetamina consta da RENAME e é disponível nos centros governamentais de atenção à saúde. É comercializada isoladamente na especialidade farmacêutica Daraprim® (Farmoquímica), em comprimidos com 25 mg. É também disponível na especialidade farmacêutica Fansidar® (Roche), em associação com a sulfadoxina em comprimidos e ampolas contendo 500 mg da sulfa e 25 mg da pirimetamina.

Trimetoprima

Caracteres Gerais. Mecanismo de Ação. Farmacocinética

A trimetoprima é um derivado da pirimidina sintetizado em 1956 por Hitchings *et al.*, os mesmos cientistas que obtiveram a pirimetamina. Embora isoladamente possa exercer ação antimicrobiana, sua efetividade é diminuída pela acumulação de di-hidrofolatos que continuam a ser formados pela célula parasitária a partir do ácido para-aminobenzoico. Dessa forma, a associação com uma droga que impeça a formação dos di-hidrofolatos deve potencializar sua ação antiparasitária. Esse é, exatamente, o fundamento da associação da trimetoprima com derivados sulfonamídicos, os quais bloqueiam a síntese do ácido fólico. Como resultado da associação, surge uma atividade altamente sinérgica contra os microrganismos sensíveis e com baixa toxicidade para o homem. A associação das sulfas com a trimetoprima pode exercer uma ação bactericida, dependendo da sensibilidade do microrganismo, da concentração das drogas e da composição do meio. O mecanismo de ação bactericida está relacionado à inibição da síntese da timina e a um outro mecanismo de ação, provavelmente a formação defeituosa da parede celular devido à inibição da síntese de fosfatídeos que dela participam.

Além da ação sinérgica com as sulfas, a trimetoprima apresenta sinergismo também com as polimixinas e a rifampicina. Com relação às primeiras, o sinergismo se explica pela alteração da parede celular determinada pela trimetoprima, facilitando a penetração do antibiótico até a membrana celular, seu local de ação. A ação sinérgica com a rifampicina deve-se ao fato de os dois antimicrobianos atuarem em locais diferentes da mesma via metabólica, visto que a rifampicina inibe a ARN-polimerase e assim bloqueia a síntese de ácidos nucleicos.

Diversas sulfas foram experimentadas na associação com a trimetoprima, todas funcionando adequadamente. Entretanto, considerando a curva da concentração sanguínea e de eliminação da trimetoprima, foram selecionadas sulfas com farmacocinética semelhante, especialmente o sulfametoxazol. A associação dessa sulfa com a trimetoprima recebeu o nome cotrimoxazol.

A trimetoprima é bem absorvida por via oral, sem haver interferência dos alimentos. Atinge concentração sanguínea em uma a duas horas e tem meia-vida sérica de 9 a 13 horas, a mesma do sulfametoxazol. As duas drogas difundem-se pelos líquidos e tecidos orgânicos e por sua lipofilia concentram-se na próstata, no fígado, no escarro. A ligação proteica da trimetoprima é de 45% e a do sulfametoxazol de 66%. As duas substâncias penetram através da barreira hematoencefálica dando concentrações terapêuticas no líquor correspondentes a 25% a 40% da presente no plasma. A trimetoprima é metabolizada parcialmente, eliminando-se pela urina em 60% a 80% como droga ativa, por secreção tubular. Os metabólitos da trimetoprima mantêm a atividade antimicrobiana. Pequena quantidade da droga é eliminada pela bile. Em pacientes com insuficiência renal é necessário realizar ajustes na administração do cotrimoxazol. A trimetoprima e o sulfametoxazol são retirados por hemodiálise e diálise peritoneal (ver Tabela 8.4 do Capítulo 8).

Indicações Clínicas

A trimetoprima associada às sulfas é utilizada no tratamento de infecções bacterianas, protozooses e micoses e nas infestações por piolhos. Lembre-se que essa associação constitui uma alternativa terapêutica para infecções estafilocócicas em pacientes alérgicos às penicilinas e cefalosporinas e para os casos de infecção pelo estafilococo meticilina-resistente (MRSA). Sobretudo na atualidade, quando, em vários países, inclusive no Brasil, estafilococos do tipo MRSA vêm sendo isolados em infecções adquiridas na comunidade (Ca-MRSA), o cotrimoxazol (associação de sulfametoxazol com trimetoprima) situa-se como importante opção terapêutica. Assim, é indicado em celulites, furunculose e abscessos causados por esse microrganismo, e pode também ser indicado nas meningoencefalites por esses estafilococos, devido à passagem irregular da vancomicina pela barreira hematoencefálica.

Associada à rifampicina, a trimetoprima pode ser útil na terapêutica de infecções pela *Chryseobacterium* (*Flavobacterium*) *meningosepticum*.

Nas protozooses, o cotrimoxazol constitui a terapêutica de eleição para as infecções pelo *Pneumocystis jiroveci*. A associação é também eficaz nas infecções pelo *Toxo-*

plasma gondii e *Isospora belli* em pacientes com Aids, mas é pouco ativa nas infecções por *Cryptosporidium* nesses doentes. A associação apresenta resultados favoráveis no tratamento da malária pelo *Plasmodium falciparum*, quando não há resistência. Infelizmente, no Brasil é elevada a resistência desse plasmódio aos derivados sulfamídicos e pirimidínicos. Quanto às micoses, o cotrimoxazol é um dos principais medicamentos para a paracoccidioidomicose, mostrando atividade em casos resistentes à terapêutica sulfamídica isolada. Mais recentemente, foi verificado que o cotrimoxazol tem alta eficácia no tratamento da pediculose da cabeça ao ser administrado por via oral, supondo-se que o *Pediculus humanus* seja atingido pelas drogas ao ingerir o sangue do hospedeiro.

Além de sua ação específica na terapêutica da infecção pelo *P. jiroveci*, o cotrimoxazol constitui um dos medicamentos de eleição para a profilaxia primária e secundária dessa infecção em pacientes com Aids ou em transplantes de órgãos ou em crianças com leucemia. Da mesma maneira, a associação é indicada para a terapêutica supressiva (profilática) da toxoplasmose em pacientes com Aids.

Essas indicações clínicas, bem como doses e esquemas terapêuticos, da associação sulfametoxazol + trimetoprima são detalhadas a seguir, na parte sobre sulfonamidas.

Na parte referente às sulfonas deste capítulo também são referidas as doses da associação da trimetoprima com as sulfonas (DDS) para a terapêutica e a profilaxia da pneumocistose.

A associação do sulfametoxazol mais trimetoprima pode ser utilizada para o tratamento das formas graves da toxoplasmose, substituindo a associação de sulfadiazina e de pirimetamina, devido à dificuldade por vezes observada em nosso país para a aquisição desses fármacos.

Efeitos Adversos. Disponibilidade da Droga

A trimetoprima é um medicamento bem tolerado por vias oral e parenteral, raramente causando efeitos colaterais de gravidade. Eventualmente, pode causar anemia, neutropenia, agranulocitose e plaquetopenia. Nos tratamentos prolongados ou utilizando doses elevadas, os pacientes devem receber ácido folínico, conforme referido para a pirimetamina. Em doses elevadas, como as utilizadas na terapêutica da pneumocistose, pode causar hiperpotassemia, por mecanismo referido na parte das sulfonamidas. Em animais de experimentação, pode causar teratogênese, mas não é descrita essa ação em seres humanos. Não obstante, o uso da trimetoprima associada com sulfametoxazol (cotrimoxazol) na gravidez só deve ser indicado em situações de elevado benefício, como o tratamento da toxoplasmose e da pneumocistose na gestante.

A trimetoprima não é comercializada isoladamente no Brasil, somente em associação com o sulfametoxazol e a sulfadiazina. As apresentações dessa associação serão apresentadas a seguir, na discussão sobre as sulfonamidas.

Iclaprim

Iclaprim é um novo inibidor de hidrofolatos, sintético, com ação seletiva na hidrofolato redutase de *Staphylococcus aureus* que se mostram resistentes à oxacilina, à trimetoprima e à vancomicina. Tem atividade também contra pneumococos sensíveis e resistentes à penicilina, à eritromicina e ao cotrimoxazol, bem como contra *Enterococcus faecalis*, *E. faecium*, *H. influenzae*, *E. coli*, *Moraxella catarrhalis*, *Chlamydia trachomatis*, *C. pneumoniae*, *Neisseria* e *Acinetobacter*. Não tem ação sobre *Pseudomonas aeruginosa*. É administrado por via intravenosa e via oral, com boa distribuição orgânica. Tem atividade bactericida e exerce ação sinérgica com sulfametoxazol.

Os estudos clínicos realizados com o iclaprim mostram índice de cura elevado em infecções da pele e tecido celular subcutâneo causadas por estafilococos sensíveis e resistentes à oxacilina. A tolerabilidade desse fármaco é boa, com queixas de intolerância digestiva ocorrendo em cerca de 7% dos pacientes, sem maior gravidade. O medicamento vem sendo ensaiado no tratamento da pneumonia hospitalar e de pneumonias associadas com ventilação. É administrado na dose de 0,8 mg/kg a cada 12 horas, por via IV e por via oral.

O iclaprim é produzido pela Companhia Farmacêutica Arpida, da Suíça, e foi submetida a licenciamento nos Estados Unidos e Canadá. Seu lançamento significará uma nova opção para o tratamento de infecções graves por estafilococos resistentes à oxacilina e, também, à vancomicina.

SULFONAMIDAS, SULFONAS E OUTROS DERIVADOS SULFÚRICOS

A utilização do enxofre e seus derivados na terapêutica é tão antiga quanto a história da medicina, relatando-se o seu uso desde a Antiguidade como purificador do ar e da água, como expulsor de maus espíritos e como antisséptico intestinal, estimulante da pele e articulações e parasiticida externo. Com o desenvolvimento da química, farmacologia e medicina e a introdução dos produtos sintéticos, foram obtidos inúmeros derivados do enxofre com propriedades terapêuticas as mais diversas, desde substâncias hipoglicemiantes até os tiocompostos com ação quimioterápica. O estudo destes últimos compreende três grandes grupos de substâncias, a saber: as sulfonamidas, as sulfonas e os outros derivados sulfurados.

Sulfonamidas

Caracteres Gerais. Classificação e Mecanismo de Ação

As sulfonamidas constituem a primeira classe de substâncias com atividade contra bactérias gram-positivas e gram-negativas introduzida na terapêutica humana. O uso desses quimioterápicos se inicia em 1932, quando Gerhard Domagk verificou a ação antimicrobiana da sulfamidocrisoidina em infecções estreptocócicas de camundongos e utilizou esse fármaco, com sucesso, no tratamento de uma infecção estreptocócica em sua própria filha. Em que pese a descoberta do primeiro antibiótico, a penicilina G, por Fleming, quatro anos antes, a penicilina só se tornou uma realidade na terapêutica médica em 1941, quando as sulfonamidas já se encontravam em uso clínico em todo o planeta, desde 1935. O ano de 2020 marcará, portanto, o 85º aniversário do emprego das sulfonamidas na prática médica.

Todas as sulfonamidas com atividade antimicrobiana apresentam a mesma estrutura básica derivada da sulfanilamida. A introdução de diversos radicais nessa substância permitiu a obtenção de inúmeros derivados sulfonamídicos, conhecidos também por sulfamidas ou simplesmente sulfas, dos quais são utilizados atualmente no Brasil a sulfadiazina, o sulfametoxazol e a sulfadoxina.

Todas as sulfas apresentam espectro e mecanismo de ação semelhante, agindo sobre microrganismos bacterianos, fungos e protozoários. Ao início de seu emprego na clínica, as sulfas mostravam atividade sobre ampla gama de bactérias gram-positivas e gram-negativas, incluindo estreptococos, estafilococos, neissérias, hemófilos, brucelas, vibriões, pasteurelas, salmonelas, shigelas e outras enterobactérias, actinomicetos, clamídias. Com o passar do tempo, esse espectro de ação sofreu grande influência da resistência bacteriana adquirida, de tal modo que, na atualidade, muitas bactérias não mais respondem à terapia sulfamídica, como ocorre, frequentemente, com o *Staphylococcus aureus*, a *Neisseria meningitidis* e a *Salmonella typhi*. A resistência às sulfas é observada em praticamente todos os agentes bacterianos e é variável de país para país, de cidade para cidade, bem como de acordo com a origem urbana ou rural do germe infectante e a característica intra ou extra-hospitalar da infecção.

Um notável avanço ocorrido na terapêutica sulfamídica foi a constatação de que a associação de derivados pirimidínicos, a saber a pirimetamina e a trimetoprima, com as sulfas, exercia um efeito sinérgico contra determinados patógenos, aumentando a potência de ambos os fármacos contra o microrganismo considerado. Além disso, no campo das doenças bacterianas verificou-se que a associação do sulfametoxazol com a trimetoprima era capaz de agir contra microrganismos resistentes aos componentes isoladamente. Por tais motivos, na atualidade essa associação substituiu, com vantagem, o emprego das sulfamidas isoladas nas infecções bacterianas.

Com relação aos agentes infecciosos não bacterianos, as sulfas revelam ação terapêutica contra o *Paracoccidioides brasiliensis*, *Toxoplasma gondii*, *Isospora belli*, *Nocardia* e *Pneumocystis jiroveci*. Também aqui, a ação das sulfas é especialmente notável quando associadas à pirimetamina ou à trimetoprima. Os plasmódios da malária humana já se mostraram sensíveis às sulfas, e a associação da sulfadoxina com pirimetamina já foi utilizada no Brasil no tratamento da malária por *P. falciparum*. Na atualidade, esse plasmódio não mais responde a essa terapêutica no país.

As sulfonamidas são drogas essencialmente bacteriostáticas, e sua ação é potencializada pela trimetoprima. Sobre bactérias muito sensíveis, as sulfonamidas associadas com a trimetoprima podem exercer uma ação bactericida. O mecanismo de ação dessa associação de antimicrobianos foi apresentado no Capítulo 4 e, fundamentalmente, está relacionado com a inibição da síntese de ácidos nucleicos e de proteínas.

Em consequência da ação sobre a síntese do ADN, as bactérias deixam de se reproduzir, e o bloqueio da síntese do ARN causa a inibição da formação de proteínas, a qual é dependente dos ARN-mensageiros, ARN de transporte, e ARN-ribossômicos. Como resultado dessas ações, o efeito das sulfas e da trimetoprima é primariamente bacteriostático. Entretanto, diversas observações *in vitro* demonstram ação bactericida dessas substâncias, especialmente quando associadas. A natureza dessa ação não está ainda definitivamente determinada, mas provavelmente está relacionada à inibição da síntese de timina, elemento essencial à formação do ADN cromossômico.

Farmacologia

As sulfonamidas de interesse clínico são absorvidas por via oral e excretadas por via renal, geralmente por filtração glomerular. São eliminadas parcialmente pela bile, sofrendo reabsorção intestinal. Difundem-se por todos os tecidos e líquidos orgânicos, mas sua concentração liquórica e nos humores aquoso e vítreo é variável com o tipo de sulfa. Atravessam a placenta, dando concentração terapêutica no feto e no líquido amniótico. Devido à sua potencialidade tóxica para o feto, seu uso durante a gravidez, especialmente ao início e ao final da gestação, deve ser reservado para situações definidas de grande benefício. Pequena quantidade dessas substâncias é encontrada no leite materno.

Dentre os inúmeros derivados sulfonamídicos sintetizados, os de maior interesse clínico apresentam as seguintes características:

Sulfadiazina – é uma sulfapirimidina, derivado sulfamídico de rápida absorção pelo trato gastrointestinal e rápida eliminação por via renal. Sua absorção é facilitada em pH alcalino, e é quase completa quando administrada junto a substâncias alcalinas, como o bicarbonato de sódio. Distribui-se em todos os líquidos e tecidos orgânicos, inclusive no humor aquoso, lágrima e líquido cefalorraquidiano. Neste local atinge níveis correspondentes a 70% dos existentes no sangue. Como os demais derivados sulfamídicos, atravessa a barreira placentária dando concentração no feto e no líquido amniótico. Atravessa as membranas celulares, exercendo ação intracelular. Sua metabolização para a forma acetilada, inativa, é pequena, inferior a 20%. A droga é eliminada pelo rim, principalmente por filtração glomerular, diminuindo sua concentração sérica em seis horas; mas, a sulfadiazina pode permanecer em circulação, em níveis baixos, por três dias, devido a sofrer reabsorção nos túbulos renais. A alcalinização da urina favorece a eliminação da sulfadiazina livre e acetilada, por diminuir a reabsorção renal. A droga é eliminada parcialmente pela bile.

A sulfadiazina, juntamente com as demais sulfapirimidinas (sulfamerazina, sulfametazina) e a sulfapirazina são as sulfas mais ativas contra o *Toxoplasma gondii.* A associação sulfadiazina e pirimetamina constitui a terapêutica mais utilizada na maioria dos países, inclusive no Brasil, para o tratamento das formas agudas graves da toxoplasmose, da encefalite toxoplásmica em pacientes com Aids, da toxoplasmose congênita, da uveíte toxoplásmica e da toxoplasmose aguda da gestante quando o feto está infectado. É também indicada na terapêutica de manutenção de pacientes com Aids para evitar a recaída da toxoplasmose cerebral, agindo também na prevenção da pneumonia por *P. jiroveci* nesses pacientes.

A sulfadiazina pode ser utilizada em associação com a trimetoprima para o tratamento de infecções urinárias e em otites e sinusites, em esquemas de uma ou duas tomadas diárias, referindo-se bons resultados terapêuticos. Essa associação é chamada cotrimazina e no Brasil existe uma especialidade farmacêutica com essa formulação.

Sulfametoxazol – é uma sulfa de ação intermediária, com rápida absorção oral e excreção renal prolongada. Atinge níveis séricos em 2 horas, os quais são mantidos por 12 horas. Difunde-se adequadamente por todo o organismo, alcançando níveis terapêuticos na bile e no líquor. É metabolizado no organismo, eliminando-se por via renal somente em 20% sob a forma ativa. Já foi comercializada em nosso país isoladamente, mas sua produção foi suspensa. É a sulfonamida mais utilizada em associação com a trimetoprima para o tratamento de infecções por germes sensíveis. A associação das drogas é chamada cotrimoxazol e contém a proporção de uma parte de trimetoprima para cinco partes da sulfa. Habitualmente os comprimidos contêm 80 mg de trimetoprima e 400 mg de sulfametoxazol, havendo apresentações que contêm o dobro dessas doses (chamadas apresentações reforçadas). O cotrimoxazol, na proporção 1:5, produz um efeito sinérgico, de tal modo que microrganismos pouco sensíveis a uma delas frequentemente se mostram bastante sensíveis às duas drogas associadas.

O sulfametoxazol e a trimetoprima têm perfil farmacocinético semelhante, o que assegura a atividade sinérgica da associação contra os microrganismos sensíveis. A meia-vida sérica das drogas é de cerca de 12 horas. Ambas são eliminadas por via renal, por filtração glomerular, e a maior parte do sulfametoxazol é eliminada sob a forma de metabólito inativo. Tanto o sulfametoxazol como a trimetoprima atingem concentração no líquor, alcançando níveis correspondentes a 20% a 60% da concentração sanguínea para o primeiro e 15% a 50% para o segundo, variando o nível conforme a dose usada, o tempo de administração e o método de dosagem.

O cotrimoxazol é, na atualidade, utilizado em diversos quadros infecciosos, especialmente nas infecções urinárias e prostatites, por sua ação sobre a *Escherichia coli* e elevada concentração nas vias urinárias e próstata. Também é indicado nas infecções brônquicas agudas e agudizadas, por sua atividade sobre *Haemophilus influenzae* e pneumococos, e como droga alternativa para o tratamento da febre tifoide. Contudo, nessas infecções encontra-se, cada vez mais frequentemente, a falha terapêutica do cotrimoxazol, devido à resistência dos microrganismos causadores. Na dependência da sensibilidade da cepa causadora, o cotrimoxazol pode ser eficaz em meningites causadas por meningococo, pneumococo, enterobactérias, estafilococos, hemófilos, brucela e listéria. Não é, porém, antimicrobiano de escolha nessas situações clínicas. Por outro lado, o cotrimoxazol é o medicamento de escolha para o tratamento e profilaxia das infecções pelo *Pneumocystis jiroveci* e para a profilaxia primária da toxoplasmose cerebral em pacientes com Aids.

O cotrimoxazol, a associação ticarcilina/clavulanato e a tigeciclina são as drogas mais eficazes para o tratamento de infecções causadas por *Stenotrophomonas maltophilia.* Em pacientes com quadros de maior gravidade (sepse, endocardite, meningite) ou que apresentem risco de evoluir gravemente (imunocomprometidos), os dois medicamentos estão indicados simultaneamente, considerando a possibilidade de resistência a um dos componentes e a atividade somente bacteriostática do cotrimoxazol contra esse microrganismo. Nas infecções por *Burkholderia cepacia*, a resistência desse patógeno é elevada e o cotrimoxazol perdeu grande parte de sua atividade. É mais usual nas infecções por esse agente a associação de meropeném ou imipeném com aminoglicosídeos.

Sulfadoxina – é uma sulfa de ação ultraprolongada, capaz de manter níveis terapêuticos no organismo durante sete dias. É absorvida por via oral e pode ser administrada por via IV. Distribui-se pelos tecidos e líquidos orgânicos, sofrendo metabolização mínima, circulando sob forma livre cerca de 92% da dose absorvida. Sua lenta eliminação renal é responsável por sua circulação prolongada. A droga é útil em tratamentos de longa duração, como no tracoma e na paracoccidioidomicose, ou quando se deseja ação de depósito. Já foi comercializada isoladamente no Brasil com o nome Fanasulf® (Roche), mas sua produção isolada foi suspensa. É ainda disponível em associação com a pirimetamina no tratamento da toxoplasmose, especialmente no tratamento de manutenção para evitar recaídas da encefalite toxoplásmica em pacientes com imunodeficiências. A associação já se mostrou também eficaz no tratamento da toxoplasmose congênita, mantida por um ano. Não é mais recomendada no tratamento da malária pelo *Plasmodium falciparum*, considerando a resistência desse plasmódio a essa droga.

Sulfadiazina argêntica ou sulfadiazina de prata – é uma substância apresentada sob a forma de creme para uso tópico no tratamento tópico de infecções em pacientes queimados e em feridas infectadas, bem como em infecções ginecológicas vaginais. A droga tem ação sobre bactérias gram-positivas e gram-negativas, inclusive sobre a *Pseudomonas aeruginosa*, e a *Candida albicans*. Tem efeito bactericida devido ao íon prata que é liberado localmente por ação de enzimas bacterianas e tissulares. A prata age sobre radicais sulfidrilas e aminas da célula microbiana, causando a precipitação de proteínas, e lesa a parede e a membrana citoplasmática, causando a morte celular. Esse efeito não é observado nos tecidos porque a prata é muito pouco absorvida. É bem tolerada em aplicação tópica, não causando efeitos tóxicos.

Sulfassalazina ou azulfidina – é uma sulfonamida que após administração oral desdobra-se em sulfapiridina e um derivado salicílico, o ácido 5-aminossalicílico (5-ASA). A sulfapiridina tem função de transporte do 5-ASA, que é o componente ativo, com ação anti-inflamatória tópica no intestino decorrente da inibição local de prostaglandinas. Por outro lado, a sulfapiridina é absorvida no colo, podendo causar efeitos adversos. A sulfassalazina tem sido empregada com bons resultados no tratamento da colite ulcerativa e na doença de Crohn.

Uso Clínico

Na atualidade, o emprego de derivados sulfamídicos isolados como droga de primeira escolha para a terapêutica de infecções é limitado a poucas indicações, ainda que possam ser usados eventualmente como medicamentos alternativos ao uso de antibióticos. Ao contrário, a associação sulfa + trimetoprima encontra aplicação em diversos processos infecciosos, comparando-se sua atividade aos antibióticos de largo espectro. A seguir, serão referidas várias entidades mórbidas para as quais as sulfas encontram indicação principal, seja isoladamente ou em associação com drogas pirimidínicas.

Tracoma e conjuntivite de inclusão – na infecção ocular pela *Chlamydia trachomatis* é indicado o uso tópico de tetraciclina ou eritromicina. Nos casos mais graves, prescreve-se o tratamento sistêmico com tetraciclinas ou macrolídeos. As sulfas podem ser uma alternativa para o tratamento sistêmico, menos usual na atualidade. Prefere-se a sulfadiazina e a sulfadoxina, por sua concentração no humor aquoso e na lágrima. As drogas devem ser empregadas por um prazo variável de três semanas a três meses.

Cancroide ou *cancro mole* – as sulfas não mais constituem drogas de primeira escolha para a infecção causada pelo *Haemophilus ducreyi*, preferindo-se a azitromicina, o tianfenicol e a ceftriaxona, em esquemas de dose única. O cotrimoxazol pode ser uma alternativa secundária, utilizado por um prazo de 10 a 14 dias.

Linfogranuloma venéreo – as sulfas, as tetraciclinas e o tianfenicol são igualmente eficazes nessa doença sexualmente transmissível. O cotrimoxazol e as tetraciclinas são utilizados por três semanas. Também aqui, a azitromicina é mais indicada, por ser utilizada em menos tempo.

Donovanose ou *granuloma inguinal* – a associação do sulfametoxazol com trimetoprima situa-se entre as drogas de escolha para o tratamento dessa doença, junto com as tetraciclinas, o tianfenicol, a azitromicina e o ciprofloxacino. O tratamento sulfamídico deve ser mantido, no mínimo, por 21 dias.

Peste – a sulfadiazina, durante no mínimo dez dias, é eficaz no tratamento da peste bubônica, mas não é recomendada para a peste pneumônica e septicêmica. A estreptomicina e as tetraciclinas constituem as drogas de escolha para a terapêutica dessa doença. Entretanto, as sulfas podem ser empregadas na profilaxia de contatos com casos pestosos, sendo recomendadas nessa situação por dez dias.

Brucelose – o atual tratamento de escolha da brucelose é a associação de tetraciclinas (doxiciclina, principalmente) com a rifampicina. O cotrimoxazol é uma das opções, ao lado da estreptomicina. O tratamento deve ser mantido por duas a quatro semanas. Em gestantes e na criança, o cotrimoxazol constitui a terapêutica de escolha, recomendado durante seis semanas.

Melioidose – essa rara infecção causada pela *Burkholderia* (*Pseudomonas*) *pseudomallei* pode ser tratada com carbapenemas, doxiciclina e amoxicilina com clavulanato. Contudo, o cotrimoxazol vem se evidenciando como de escolha principal associado com ceftazidima IV no tratamento da fase aguda, por 15 dias. Em seguida mantém-se o tratamento com o cotrimoxazol associado com doxiciclina por no mínimo 60 dias.

Nocardiose e *actinomicose* – as sulfonamidas são as drogas de eleição para o tratamento de micetomas causados pela *Nocardia* e outros actinomicetos. A *Nocardia brasiliensis* é o agente mais frequente no Brasil e, para seu tratamento, utilizam-se tanto as sulfas isoladamente como em associação com a trimetoprima. O tratamento é prolongado, ultrapassando de quatro meses. Bons resultados são referidos com a aplicação intralesional do cotrimoxazol em micetomas podálicos. Quanto à actinomicose causada pelo *Actinomyces israeli*, embora passível de tratamento pelas sulfas, a droga de escolha é a penicilina G.

Infecções urinárias – a associação do sulfametoxazol com a trimetoprima foi, durante longo tempo, o fármaco de escolha para o tratamento de infecções urinárias baixas causadas por *Escherichia coli*, *Proteus mirabilis* e outros bacilos gram-negativas. Presentemente, mostra frequente falha terapêutica, devido à difusa resistência de *E. coli* e outros microrganismos à sua ação. Dados da literatura médica no Brasil revelam resistência ao cotrimoxazol acima de 50% em *E. coli* isolada de pacientes com cistite comunitária. Eventualmente, devido à elevada concentração do sulfametoxazol e da trimetoprima nas vias urinárias baixas, a associação pode agir contra bactérias que mostram resistência *in vitro*, porque a concentração dos fármacos na bexiga ultrapassa o limiar de resistência. Mesmo assim, o cotrimoxazol, na atualidade, não é mais medicamento de segurança para o tratamento ou a profilaxia de infecções urinárias.

Prostatites – o cotrimoxazol já foi utilizado para o tratamento das infecções prostáticas, geralmente causadas por *Escherichia coli*, devido à sua alta concentração no tecido prostático. Contudo, o ciprofloxacino é opção de primeira escolha. Alternativamente, a fosfomicina trometamol apresenta boa eficácia. O tratamento deve ser mantido, pelo menos, por 30 dias.

Uretrite gonocócica e *uretrite não gonocócica* – o cotrimoxazol já foi considerado opção medicamentosa para a terapêutica de uretrites determinadas pelo gonococo e clamídias. Na atualidade, não tem mais essa indicação devido à resistência do gonococo e à existência de fármacos com melhor perfil terapêutico contra clamídias. O cotrimoxazol não é eficaz no tratamento da sífilis, nem da uretrite pelo *Ureaplasma urealyticum*.

Infecções respiratórias – as sulfonamidas já foram utilizadas largamente no tratamento de infecções estreptocócicas das vias aéreas superiores (amigdalites, faringites, sinusites, otites) e inferiores (pneumonias), estando atualmente superadas pela maior eficácia das penicilinas e outros antibióticos. Entretanto, as associações de sulfas com a trimetoprima constituem uma opção terapêutica efetiva, ainda que causando melhora clínica menos brilhante que as penicilinas. Essas associações estão mais bem indicadas no tratamento de infecções brônquicas por *Haemophilus influenzae* e pneumococo, sendo recomendadas nas bronquites bacterianas agudas e recorrentes e na profilaxia da exacerbação das bronquites crônicas.

Infecções estafilocócicas e *meningocócicas* – no passado, as sulfonamidas foram de grande utilidade no tratamento e profilaxia da meningite meningocócica, deixando de sê-lo em resultado da ampla disseminação do meningococo resistente. Quanto às infecções estafilocócicas, a terapêutica antibiótica logo superou o emprego das sulfas em termos de eficácia. Contudo, atualmente, verifica-se um crescente isolamento de estafilococos resistentes à ação das penicilinas, inclusive da oxacilina, e o cotrimoxazol pode demonstrar atividade antimicrobiana contra estes patógenos. Em tais situações, e na ausência de melhor escolha terapêutica, o cotrimoxazol pode tornar-se uma opção ao tratamento de estafilococcias, em particular nas infecções estafilocócicas causadas pelo Ca-MRSA (ver trimetoprima).

Febre tifoide – o cotrimoxazol tem atividade antimicrobiana contra a *Salmonella typhi*, e é droga opcional para o tratamento da febre tifoide.

Infecções por Salmonella *e* Shigella – as sulfonamidas isoladas têm pequena atividade contra esses microrganismos, nos dias de hoje. Por isso, o uso das sulfas não absorvíveis para o tratamento das disenterias bacilares e diarreias por esses agentes está superado. No entanto, o cotrimoxazol pode agir contra esses germes e, eventualmente, pode ser de utilidade na terapêutica de infecções intestinais por *Shigella*, no tratamento de salmoneloses sistêmicas e na extinção do estado de portador intestinal de *Salmonella*.

Cólera – nessa infecção, o cotrimoxazol pode ser utilizado como droga alternativa às tetraciclinas, especialmente no tratamento de crianças.

Endocardite bacteriana – o cotrimoxazol é geralmente eficaz no tratamento da endocardite causada pela *Burkholderia* (*Pseudomonas*) *cepacia*, não sendo utilizado nas infecções cardíacas causadas por outros germes. Contudo, as sulfonamidas isoladas ou em associação com a trimetoprima podem constituir-se em opções para a profilaxia da endocardite pelo estreptococo viridescente.

Infecção por Stenotrophomonas maltophilia – o cotrimoxazol é a droga mais eficaz para o tratamento de infecções causadas por *Stenotrophomonas maltophilia*, juntamente com a tigeciclina e a associação da ticarcilina com clavulanato. Em pacientes com quadros de maior gravidade (sepse, endocardite, meningite) ou que apresentem risco de evoluir gravemente (imunocomprometidos), os dois medicamentos estão indicados simultaneamente, devido à possibilidade de resistência dessa bactéria a algum componente da associação.

Profilaxia de infecções em pacientes neutropênicos – a utilização do cotrimoxazol em pacientes neutropênicos (leucemia sob quimioterapia; aplasia medular) tem sido proposta com a finalidade de reduzir a microbiota aeróbia intestinal e, assim, evitar infecções sistêmicas por germes gram-negativos. Não existem, ainda, conclusões definitivas sobre essa conduta. Recentemente, Ward *et al.* publicaram os resultados de uma avaliação do cotrimoxazol profilático em pacientes com leucemia aguda em granulocitopenia, concluindo que a associação não é eficaz na prevenção de infecções nesses enfermos e que pode contribuir para a seleção de microrganismos resistentes.

Outras infecções bacterianas – a associação sulfametoxazol + trimetoprima tem sido ensaiada em colecistites, osteomielites, meningoencefalites bacterianas, sepses e outros quadros determinados por germes sensíveis à sua ação. Tais situações clínicas não constituem indicações formais para a escolha dessas drogas, preferindo-se o uso dos antibióticos. Contudo, a associação do sulfametoxazol com a trimetoprima constitui uma opção para o tratamento de meningites por bacilos gram-negativos (*Enterobacter*, *Serratia*, *Acinetobacter*, *Burkholderia cepacia*) que se mostram resistentes ou pouco sensíveis às cefalosporinas de terceira geração. Ademais, o cotrimoxazol pode ser útil no tratamento de meningites estafilocócicas e por *Listeria monocytogenes*. A droga tem sido utilizada tanto em neonatos como em crianças maiores e adultos.

Toxoplasmose – as sulfas, isoladamente, são ativas contra as formas trofozoíticas do *Toxoplasma gondii*, observando-se, porém, que a potência antiparasitária não é homogênea entre os diversos derivados sulfamídicos. O que apresenta maior ação é o sulfatiazol, mas a droga não é utilizada, devido à concentração ativa aproximar-se da concentração tóxica. Dessa forma, as sulfonamidas mais ativas para o uso clínico são as sulfapirimidinas (sulfadiazina, sulfamerazina e sulfametazina), a sulfametoxipiridazina, o sulfametoxazol e a sulfapirazina. Dessas, somente a sulfadiazina é disponível no Brasil. Além das sulfas, a pirimetamina é também eficaz; ao contrário, a trimetoprima isoladamente é pouco ativa contra esse parasita. Considerando-se esses fatos, o tratamento das formas graves da toxoplasmose é realizado no Brasil preferentemente com a associação da sulfadiazina com a pirimetamina. Nessa indicação, incluem-se a toxoplasmose generalizada grave, a uveíte e a pneumonite toxoplásmica, a encefalite toxoplásmica do paciente imunocomprometido, especialmente do enfermo com Aids, a toxoplasmose aguda da gestante em que há infecção fetal e a toxoplasmose congênita. A duração do tratamento é variável com a forma clínica e o estado imunitário do paciente. Habitualmente, o tratamento é feito por 30 a 60 dias, mas pode ser prolongado por 6 a 12 meses no paciente imunocomprometido, na toxoplasmose da gestante e na toxoplasmose congênita. Em pacientes com Aids, é recomendável manter o tratamento supressivo (profilaxia secundária) com a sulfadiazina e a pirimetamina, pelo menos até que ocorra a melhora do estado imunitário do enfermo (CD4 acima de 200) sob terapia com drogas antirretrovirais. Recomenda-se a administração conjunta de ácido folínico para evitar os efeitos tóxicos decorrentes do uso prolongado das sulfas em associação com a pirimetamina.

Quanto à eficácia do cotrimoxazol, as pesquisas realizadas *in vitro* demonstraram marcado sinergismo da trimetoprima e do sulfametoxazol contra o *T. gondii* localizado no interior das células. Na atualidade, o valor terapêutico do cotrimoxazol já foi estabelecido na toxoplasmose humana, mas sua utilização na encefalite e outras formas graves de toxoplasmose só se justifica se a sulfadiazina e a pirimetamina não forem disponíveis. O cotrimoxazol pode ser empregado na forma ganglionar da toxoplasmose em pacientes imunocompetentes e se mostra eficaz na profilaxia primária da toxoplasmose em pacientes com infecção pelo vírus da imunodeficiência humana que apresentam baixos níveis de CD4. A espiramicina, a clindamicina e a claritromicina são antibióticos utilizados em casos de alergia às sulfas e podem ser uma alternativa para o tratamento da gestante.

Infecção pelo Pneumocystis jiroveci (P. carinii) – a pneumocistose é uma infecção encontrada usualmente em hospedeiros com comprometimento imunitário. O cotrimoxazol tem revelado maior eficácia (85% de cura nos episódios primários) no tratamento dessa infecção que a pentamidina (61,5% de cura), sem apresentar os efeitos tóxicos graves dessa droga. Também a associação da sulfadiazina com a pirimetamina apresenta boa ação, mas é mais tóxica que o cotrimoxazol. Entretanto, em pacientes com Aids que apresentam concomitantemente toxoplasmose e pneumocistose, a terapêutica deve ser realizada com a associação da sulfadiazina com a pirimetamina. E mais, pacientes com Aids sob tratamento de manutenção supressiva com sulfadiazina e pirimetamina para a prevenção da toxoplasmose cerebral não necessitam receber outros medicamentos para a prevenção da pneumonia pelo *P. jiroveci.* O tratamento da pneumocistose é mantido por três semanas. Além da ação terapêutica, a associação do sulfametoxazol com a trimetoprima é também indicada na profilaxia primária (isto é, prevenção de um episódio inicial de pneumocistose em pacientes com contagem de CD4 inferior a 200/mL) e secundária (isto é, prevenção de um episódio subsequente) da pneumonia pelo *P. jiroveci.* Para a prevenção secundária, o medicamento é recomendado até que ocorra a recuperação imunitária do enfermo com o uso de drogas antirretrovirais.

Malária – a ação antipalúdica das sulfonamidas é conhecida de longa data, mas sua valorização com essa finalidade ocorreu somente após a disseminação do *Plasmodium falciparum* resistente a outros antimaláricos. As sulfonamidas são esquizonticidas sanguíneos pouco potentes e de ação lenta quando usadas isoladamente. Quando em associação com a pirimetamina ou a trimetoprima, ocorre a potencialização de sua ação antiparasitária, de tal modo que suprimem a parasitemia em três ou quatro dias. Embora ativas contra os esquizontes sanguíneos das diferentes espécies de plasmódios da malária humana, as drogas são reservadas para o tratamento da infecção pelo *P. falciparum* resistente aos antimaláricos de síntese. Diversas sulfas podem ser utilizadas em associação com a pirimetamina ou a trimetoprima no tratamento e na profilaxia da malária humana. Na prática, porém, a associação mais empregada é a da sulfadoxina com a pirimetamina, por mostrar-se mais eficaz e de uso mais cômodo. O cotrimoxazol e outras associações sulfa-trimetoprima, mesmo sendo ativos, não são considerados de primeira escolha por sua ação mais lenta e pelo risco de induzirem resistência bacteriana com seu uso disseminado nas áreas endêmicas. A utilização terapêutica da sulfadoxina + pirimetamina é feita em dose única ou repetida durante três dias seguidos. Para a profilaxia supressiva em indivíduos que se dirigem para áreas onde existe a transmissão do *P. falciparum* resistente, a associação é empregada em dose única semanal. Infelizmente, nas regiões malarígenas do Brasil a resistência do *P. falciparum* também é frequente para associação das sulfas com derivados pirimidínicos.

Isosporíase – a *Isospora belli* é um protozoário coccídio que raramente é causa de diarreia no homem. Em pacientes com Aids, pode causar diarreia grave indistinguível da criptosporidiose. O cotrimoxazol é bastante eficaz no tratamento da isosporíase, utilizado em dose elevada, similar à recomendada para a pneumocistose, durante dez dias, seguindo-se a metade da dose por mais três semanas. É recomendável manter o tratamento supressivo indefinidamente, pois as recidivas são comuns.

Criptosporidiose – ao contrário da isosporíase, a associação do sulfametoxazol com a trimetoprima não tem revelado eficácia nas infecções intestinais pelo *Cryptosporidium parvum*. Várias tentativas terapêuticas têm sido infrutíferas nessa infecção, sendo relatados melhores resultados com o emprego da roxitromicina e da azitromicina.

Infecção por Cyclospora cayetanensis – a associação do sulfametoxazol com a trimetoprima é, também, bastante eficaz na infecção por esse protozoário, causador de infecção intestinal em pacientes imunodeprimidos.

Paracoccidioidomicose – as sulfonamidas absorvíveis são, classicamente, os medicamentos de escolha para o tratamento da micose de Lutz em todas as suas formas clínicas. Para os casos crônicos preferem-se aquelas de efeito prolongado ou ultraprolongado pela facilidade e comodidade da terapêutica. A associação de sulfametoxazol com trimetoprima mostra-se, habitualmente, eficaz nas formas crônicas da doença e situa-se, na ausência do itraconazol, como o principal medicamento para o tratamento dessas formas em pacientes ambulatoriais no Brasil. Na forma disseminada aguda (infantojuvenil) da paracoccidioidomicose, é mais indicado iniciar o tratamento com a anfotericina B, por sua ação fungicida e mais rápida. Com a melhora do enfermo, passa-se em seguida ao tratamento de manutenção com o itraconazol e, na ausência deste, as sulfas isoladas ou o cotrimoxazol. Nos pacientes alérgicos ou nos casos de resistência às sulfas, usam-se como drogas opcionais a anfotericina B ou o cetoconazol ou o itraconazol. O tratamento da paracoccidioidomicose com derivados sulfamídicos é longo, recomendando-se no mínimo dois anos do cotrimoxazol. Na atualidade, o itraconazol situa-se como droga de eleição no tratamento dessa micose, por sua elevada eficácia e efeitos colaterais mínimos; contudo, nem sempre se encontra disponível nos ambulatórios de atendimento a esses pacientes.

Pediculose – tem sido observado que a administração do cotrimoxazol a pacientes infestados com piolhos em sua cabeça resulta na eliminação desses parasitas, mas não de seus ovos. Nem a sulfa nem a trimetoprima isolados têm atividade pediculocida, admitindo-se que sua ação sobre o piolho resulte de alterações na microbiota bacteriana do inseto provocada pela ingestão do sangue contendo as drogas. O efeito terapêutico é obtido com o uso de um comprimido com 400 mg de sulfametoxazol + 80 mg de trimetoprima a cada 12 horas, por três dias, repetido dez dias após. Evidentemente, essa aplicação do sulfamídico não é justificada na rotina terapêutica, considerando a existência de outros métodos de tratamento local da pediculose, mais práticos, com maior eficácia, menor custo e menores efeitos colaterais.

Colite ulcerativa e quadros diarreicos crônicos inespecíficos – pacientes com retocolite ulcerativa, bem como com doença de Crohn e diarreias crônicas de etiologia desconhecida têm-se beneficiado com o uso da sulfassalazina. Esta sulfa exerce uma ação anti-inflamatória tópica, em razão do seu componente, o ácido 5-aminossalicílico. Não tem indicação nos casos graves e complicados da colite, mas é útil nas formas crônicas, alongando o período de remissão da doença.

Dermatite herpetiforme de Duhring-Brocq – essa doença eruptiva com lesões bolhosas polimorfas e descamativas e evolução em surtos pode ser tratada com a sulfapiridina com bons resultados. Outras sulfas são menos eficazes, desconhecendo-se o mecanismo dessa ação. A dapsona é igualmente eficaz.

Infecção por Mycobacterium avium – alguns estudos demonstram a atividade da associação sulfametoxazol com trimetoprima contra o complexo *M. avium* (MAC), havendo relatos de bons resultados com o emprego dessa associação na profilaxia da infecção pelo MAC em pacientes com Aids e baixa contagem de CD4.

Vaginose bacteriana e candidíase vaginal – a sulfadiazina de prata pode ser utilizada, nessas situações clínicas, sob a forma de creme local.

Infecção de feridas e queimados – a sulfadiazina de prata é o principal agente antimicrobiano utilizado no tratamento de queimados, com finalidade profilática e terapêutica. É aplicado sob a forma de creme em queimaduras de segundo e terceiro graus. Pode também ser utilizada no tratamento de feridas extensas e escaras.

Administração e Doses

As doses em que as sulfas são utilizadas variam com o tipo de droga e com a finalidade de seu emprego. Considerando as preparações existentes em nosso país, recomendam-se os seguintes esquemas terapêuticos:

Sulfadiazina – qualquer que seja sua indicação, a dose terapêutica da sulfadiazina é de 75 a 100 mg/kg/dia (4 a 6 g/dia em adultos), por via oral, fracionada de 6/6 horas, devendo a primeira tomada ser o dobro das demais. A dose máxima é de 6 g/dia. É apresentada em comprimidos com 500 mg. Deve-se enfatizar a necessidade de ingestão concomitante de pelo menos 1,5 litro de líquidos ao dia em adultos, a fim de evitar o risco de cristalúria. A alcalinização da urina diminui a deposição das sulfas nas vias urinárias, podendo-se empregar com essa finalidade o bicarbonato de sódio por via oral na dose de 12 g/dia, fracionada durante o período diário. O citrato e o lactato de sódio são igualmente úteis.

A sulfadiazina é a droga de primeira escolha para a terapêutica da toxoplasmose em associação com a pirimetamina, obtendo-se índice de cura de 85% a 90% no tratamento da encefalite toxoplásmica no paciente com Aids. Nessa indicação, a sulfadiazina é administrada na dose acima referida e a pirimetamina na dose (adultos) inicial de 75 a 100 mg por dia, fracionada em duas tomadas, nos dois primeiros dias e em seguida 25 a 50 mg por dia. Nas crianças a dose da pirimetamina é de 1 mg/kg/dia até a dose de 25 mg, recomendando-se que nos dois primeiros dias a dose seja dobrada. Para evitar os efeitos tóxicos dessa associação deve-se usar o ácido folínico por via oral ou parenteral na dose diária de 10 mg. A duração do tratamento curativo é de seis a oito semanas, na dependência da melhora clínica e tomográfica. Na profilaxia secundária, em casos de encefalite toxoplásmica em adultos com Aids, a sulfadiazina é administrada na dose de 2 g/dia, fracionada em duas tomadas, associada com pirimetamina na dose de 25 mg/dia em tomadas diárias ou em dias alternados, até que ocorra a melhora imunológica do paciente com as drogas antirretrovirais. Nos pacientes com toxoplasmose cerebral que apresentam alergia às sulfas, a terapêutica sulfamídica é substituída pela clindamicina ou pela claritromicina ou azitromicina, mantendo-se a associação com a pirimetamina.

Na toxoplasmose congênita a associação da sulfadiazina com a pirimetamina, nas doses, respectivamente, de 75 a 100 mg/kg/dia e 1 mg/kg/dia (2 mg/kg/dia nos dois primeiros dias), deve ser mantida durante um ano, independentemente de haver ou não sintomatologia. A terapêutica por mais de um ano só é recomendada para os casos em que a infecção se mantenha ativa, determinada por exames laboratoriais. Concomitantemente, as crianças devem receber ácido folínico na dose de 5 a 10 mg três vezes por semana, ou diariamente (em doses de até 20 mg) nos casos com leucopenia. A espiramicina será empregada como droga alternativa à associação sulfa + pirimetamina nos casos de toxicidade desses fármacos. Recomenda-se que no período neonatal, isto é, no primeiro mês de vida, a administração da pirimetamina se faça com intervalos de três dias.

Na toxoplasmose da gestante confirmada sorologicamente, é atualmente indicado o emprego da associação sulfadiazina com pirimetamina e o uso de ácido folínico tão logo seja estabelecido o diagnóstico. A terapêutica será mantida durante toda a gestação se houver sido demonstrada a infecção do feto por meio de métodos sorológicos ou pela demonstração do parasita ou seus antígenos no líquido amniótico ou por meio de métodos de imagem. A possibilidade de alterações teratogênicas decorrentes do uso da pirimetamina ao início da gravidez ou do risco de *Kernicterus* no recém-nascido devido ao uso da sulfadiazina ao final da gestação não foi, até hoje, demonstrada na espécie humana. Contudo, por precaução, no primeiro trimestre da gravidez o tratamento recomendado é a espiramicina. Ao final da gravidez, a associação da clindamicina ou da espiramicina com a pirimetamina é uma alternativa ao uso da sulfadiazina + pirimetamina, para evitar o risco de *Kernicterus*. Nos casos em que não se confirmar a infecção fetal, a terapêutica da gestante poderá ser realizada com a espiramicina isoladamente, mantida durante toda a gestação.

Nos pacientes adultos com toxoplasmose aguda que apresentam fenômenos tóxicos ou alérgicos às sulfonamidas, o tratamento será realizado com a associação da pirimetamina, na dose inicial de 50 mg/dia, com a clindamicina, na dose de 600 mg de 6/6 horas, por via IV ou oral durante 21 a 30 dias. Crianças receberão doses proporcionais. Nos pacientes com Aids, em seguida institui-se o tratamento supressivo de manutenção com a clindamicina na dose de 450 mg de 8/8 horas e a pirimetamina na dose de 25 mg/dia. Alternativamente, a pirimetamina pode ser utilizada em associação com a azitromicina (1.500 mg/dia) ou a claritromicina (2 g/dia) em pacientes com toxoplasmose encefálica e que não podem receber a terapêutica convencional.

A associação da sulfadiazina com trimetoprima (cotrimazina) não é mais disponível no Brasil.

Cotrimoxazol (associação de sulfametoxazol com trimetoprima) – é a apresentação de sulfamídico mais utilizada na atualidade para o tratamento de infecções bacterianas e na paracoccidioidomicose e é a droga de escolha para a pneumocistose. O cotrimoxazol é administrado na maioria de suas indicações na dose, em adultos, de 800 mg de sulfametoxazol e 160 mg de trimetoprima (dois comprimidos da apresentação simples ou um comprimido da apresentação com dose dupla) a cada 12 horas. Em crianças, a dose é de 40 mg/kg/dia, calculada em relação à sulfa (8 mg/kg/dia, em trimetoprim). Essas doses são válidas tanto para a administração oral como para a parenteral, sendo especialmente utilizadas na terapêutica de infecções por bactérias sensíveis às drogas. No entanto, nas meningoencefalites por bactérias sensíveis, é recomendado, inicialmente, o tratamento por via intravenosa, na dose de 50-60 mg/kg/dia em sulfametoxazol (10-12 mg/kg/dia em trimetoprima), fracionada em três ou quatro tomadas diárias. Para as meningites do recém-nascido, utiliza-se a metade da dose.

O estudo de Stein *et al.* em pacientes com implantes ortopédicos infectados pelo *Staphylococcus aureus* multirresistente, mas sensível ao cotrimoxazol, revelou que essa associação pode apresentar resultados terapêuticos quando utilizada na dose de 100 mg/kg/dia em sulfa (20 mg/kg/dia em trimetoprima) mantida por tempo prolongado de seis a nove meses. A remoção da prótese será realizada, se necessária (prótese instável), após três a seis meses de tratamento.

Na paracoccidioidomicose, o tratamento inicial deve ser feito com a dose de 800 mg de sulfametoxazol + 160 mg de trimetoprima de 8/8 horas (crianças 40 mg/kg/dia, em sulfa) mantida por 20 a 30 dias, passando-se a seguir ao esquema de 800 mg de sulfa + 160 mg de trimetoprima (20 a 30 mg/kg/dia, em sulfametoxazol, em crianças) a cada 12 horas. O tratamento deve ser mantido, pelo menos, por dois anos. O itraconazol é, atualmente, a melhor opção.

Na pneumonia pelo *P. jiroveci* utiliza-se a dose de 75 a 100 mg/kg/dia de sulfametoxazol e 15 a 20 mg/kg/dia de trimetoprima por via oral ou IV, dividida em três ou quatro tomadas diárias durante 21 dias. Essa mesma dose é utilizada nos pacientes com Aids que apresentam infecção intestinal por *Isospora belli* e pode ser tentada nos enfermos com criptosporidiose. Na infecção por *Cyclospora cayetanensis*, o cotrimoxazol é utilizado em doses reforçadas habituais (800 mg de sulfa + 160 mg de trimetoprima), quatro vezes ao dia, durante dez dias.

No tratamento da toxoplasmose cerebral em adultos, a dose diária situa-se em

1.920 mg (1.600 mg de sulfametoxazol + 320 mg de trimetoprima) a 3.840 mg (3.200 mg de sulfametoxazol + 640 mg de trimetoprima) da associação, fracionada em duas tomadas diárias, até a regressão das lesões observadas na tomografia cerebral computadorizada (Smadja *et al.*). Entre nós, Nóbrega empregou a dose diária de 2.400 mg de sulfametoxazol e 480 mg de trimetoprima, por via oral ou IV, fracionada em três tomadas diárias, até a recuperação clínica dos pacientes, recomendando a seguir a dose de manutenção de 1.600 mg de sulfa com 320 mg de trimetoprima, em duas tomadas diárias.

Na profilaxia da pneumocistose e da toxoplasmose cerebral em pacientes adultos com Aids que se recuperaram de um episódio (profilaxia secundária) emprega-se o cotrimoxazol na dose reforçada de 160 mg de trimetoprima e 800 mg de sulfametoxazol (10 a 15 mg/kg em sulfa, para crianças) por via oral, em uma tomada diária, mantida até a recuperação imunológica. Essa dose é, também, indicada para a profilaxia primária da pneumocistose em pacientes com Aids com contagem de CD4 inferior a 200/mm^3 e pode ser utilizada em pacientes submetidos a transplantes de órgãos, mantida durante seis meses. O estudo de Fraser *et al.* também indica que essa dose é adequada para a profilaxia da infecção pelo *Mycobacterium avium* em pacientes com Aids. Existem evidências de que na profilaxia da pneumocistose em pacientes com Aids o emprego de uma dose reforçada (800 mg de sulfametoxazol e 160 mg de trimetoprima) tomada três vezes por semana é igualmente eficaz, tendo melhor tolerância e menor custo,

O uso profilático do cotrimoxazol reduz a incidência de recaídas em pacientes com granulomatose de Wegener em remissão, empregado na dose reforçada de 800 mg de sulfametoxazol com 160 mg de trimetoprima, mantida por longo tempo (superior a dois anos) (Stegeman *et al.*).

Sulfadoxina – na terapêutica humana, só é disponível no Brasil associada com pirimetamina, indicada no tratamento e na profilaxia de longa duração da toxoplasmose e na profilaxia da pneumocistose. Seu emprego na terapêutica e na profilaxia da malária por *P. falciparum* não é mais recomendado, devido à resistência das estirpes do plasmódio no Brasil. A associação da sulfadoxina com pirimetamina é apresentada em comprimidos contendo 500 mg da sulfa e 25 mg de pirimetamina.

A sulfadoxina com pirimetamina pode ser usada na terapêutica da toxoplasmose em gestantes na dose de dois comprimidos semanais, juntamente com a espiramicina diariamente na dose de 3 g/dia. Essa associação pode também ser indicada na profilaxia supressiva da toxoplasmose em pacientes com Aids na dose de dois comprimidos semanais. É também uma alternativa na terapia da toxoplasmose congênita, utilizada na dose correspondente a 1/4 de comprimido para 5 kg/peso, mantida por um ano. A dose para crianças dessa medicação é de um comprimido (500 mg de sulfa e 25 mg de pirimetamina) para cada 20 quilos do paciente.

Para a profilaxia da pneumonia pelo *P. jiroveci* em pacientes com Aids que já sofreram um episódio de pneumocistose ou quando há indicação para a profilaxia primária, a associação da sulfadoxina com pirimetamina é indicada na dose de um comprimido tomado uma vez por semana, devendo ser mantida até a recuperação imunológica do enfermo sob terapia antirretroviral.

Existe no Brasil uma apresentação farmacêutica de sulfadoxina associada com trimetoprima para uso veterinário.

Sulfassalazina – utilizada na colite ulcerativa e nas enterocolites inespecíficas, a posologia nos estados agudos é de 1 a 2 g a cada 4 ou 6 horas. O tratamento é prolongado indefinidamente, usando-se a dose de 1,5 a 2 g ao dia. Esse fármaco é apresentado na especialidade farmacêutica Azulfin® em comprimidos de 500 mg.

Sulfadiazina de prata – é apresentada para uso tópico no tratamento de feridas infectadas e, também, no tratamento e profilaxia de infecções em queimados de segundo e terceiro graus sob a forma de curativos abertos ou fechados. No método aberto, o antimicrobiano é aplicado sobre a lesão sem haver cobertura e renovado durante o dia sempre que necessário para manter a ferida coberta. Na aplicação fechada, o creme é aplicado em geral uma vez ao dia e coberto com gaze e bandagens. Pode ser necessário renovar o curativo mais de uma vez ao dia na dependência da exsudação da queimadura. A sulfadiazina de prata é disponível em apresentação genérica de creme dermatológico a 1%.

Interações Medicamentosas

A associação das sulfonamidas com os derivados pirimidínicos tem efeito sinérgico sobre os parasitas e microrganismos sensíveis. Pode haver também algum sinergismo entre as sulfonamidas e os macrolídeos, o que justifica o uso da eritromicina associada com sulfas em preparações farmacêuticas disponíveis em alguns países, com finalidade do combate a pneumococos e hemófilos.

As sulfonamidas têm efeito inibitório sobre o metabolismo hepático, podendo interferir na metabolização do álcool, aumentando sua concentração e prolongando seu efeito, não sendo recomendável aos pacientes em uso de sulfas a ingestão de bebidas alcoólicas. Devido à diminuição do metabolismo, as sulfas aumentam o efeito dos anticoagulantes orais, da fenitoína, metotrexato, hipoglicemiantes orais e tiopental. Por mecanismo não conhecido, as sulfonamidas podem reduzir o efeito dos anticoncepcionais orais e da ciclosporina. O uso de antiácidos orais pode diminuir a absorção das sulfas. Esses quimioterápicos não devem ser utilizados em associação com a metenamina e seus sais, pois pode ocorrer a cristalização das sulfas na urina ácida.

Efeitos Adversos

A utilização terapêutica ou profilática das sulfonamidas pode ser acompanhada de efeitos colaterais de natureza, localização e gravidade das mais diversas. Em termos gerais, podem ocorrer reações adversas em cerca de 3% a 5% dos pacientes em uso de uma sulfonamida. Essas reações são principalmente de natureza tóxica e alérgica, e são menos frequentes as superinfecções decorrentes de modificações da microbiota endógena.

Os efeitos colaterais de natureza tóxica dependem das drogas, não estando relacionadas com reações do sistema imunitário do hospedeiro. São incluídas nesse grupo as manifestações associadas com lesões celulares e alterações físico-químicas decorrentes da ação direta das drogas. Já os efeitos adversos de natureza alérgica resultam da sensibilização do sistema imunológico do indivíduo, podendo ocorrer alterações tissulares resultantes dos quatro mecanismos básicos de reação imune: hipersensibilidade imediata mediada principalmente pela imunoglobulina E; lesões produzidas por anticorpos citotóxicos; lesões devidas à deposição de complexos antígeno-anticorpo; e hipersensibilidade tardia devida a linfócitos sensibilizados.

Um primeiro grupo de efeitos adversos causados pelas sulfonamidas inclui as queixas de náuseas, vômitos, dor abdominal, anorexia, sensação de boca amarga e outros distúrbios da esfera digestiva com o seu emprego por via oral. Tais efeitos ocorrem em 1% a 2% dos enfermos, mas em geral são de pequena monta e não impedem a continuação do tratamento. São mais frequentes com o uso das sulfas de ação rápida, e são relacionados ao grande número de comprimidos a serem ingeridos. Podem também ser de origem central por intoxicação do sistema nervoso. Por via intramuscular, a associação do sulfametoxazol com trimetoprima frequentemente causa dor local. Por esse motivo, o cotrimoxazol deve ser administrado por via IV diluído em infusão.

Um grupo de efeitos adversos de natureza tóxica compreende as alterações renais observadas, sobretudo, com as primitivas sulfas. A principal via de excreção das sulfonamidas é o rim e, em geral, essas drogas e seus metabólitos acetilados são pouco solúveis em líquidos com pH ácido, como a urina. Isso propicia que as sulfas possam sofrer cristalização nas vias urinárias, depositando-se desde os túbulos renais até a bexiga. Os cristais depositados podem formar concreções e originar processos obstrutivos tubulares, com consequente dano renal. Essa complicação é menos frequente com as modernas sulfas, mais solúveis nos líquidos orgânicos e utilizadas em menor quantidade. Na atualidade, o risco de sua ocorrência existe com o emprego da sulfadiazina (pouco solúvel e empregada em grande quantidade) e com o sulfametoxazol (eliminado em grande parte como derivado acetilado, pouco solúvel). Evidentemente, nos processos obstrutivos existentes anteriormente, que levem à estase urinária, os estados de desidratação e de baixa diurese são fatores agravantes da cristalização e deposição das sulfas nas vias urinárias. Para evitar essa ocorrência, é recomendável aumentar a diurese pela ingestão forçada de 1,5 litro ou mais de líquidos por dia. Além disso, como já referido, a alcalinização da urina favorece a solubilização das sulfas.

Recentemente, tem sido observado em pacientes com Aids recebendo altas doses do cotrimoxazol a ocorrência de hiperpotassemia. Esse efeito adverso resulta da ação da trimetoprima no tubo distal, bloqueando a reabsorção de sódio e impedindo a eliminação do potássio.

Manifestações de intoxicação do sistema nervoso central atualmente são raras com o uso das sulfas. No entanto, eventualmente são observadas com o uso de doses elevadas e prolongadas ou em pacientes com Aids em uso de doses normais. As drogas podem causar um quadro de encefalopatia e psicose, com tremor, cefaleia, tonteira, zumbidos, desorientação, incoordenação motora, distúrbios visuais, polineurite, confusão mental, alucinações, delírios, letargia, depressão, euforia e desatenção. O quadro regride com a retirada da droga.

Os compostos sulfamídicos podem causar alterações hematológicas diversas. Assim, por ação tóxica direta, pode haver depressão medular, com agranulocitose, trombocitopenia e até aplasia medular. A agranulocitose e a trombocitopenia podem ocorrer em 0,1% dos pacientes, sendo reversível com a retirada do medicamento; a aplasia medular é extremamente rara e o seu curso geralmente é fatal. Alterações hemáticas, com formação de metemoglobina e sulfemoglobina e surgimento de cianose podem resultar da ação oxidante das sulfas. Ademais, elevadas concentrações sanguíneas dessas drogas podem causar a formação de um pigmento azul-acastanhado no sangue circulante, sem maior consequência. Essas manifestações são raras. Mais frequente é a anemia hemolítica, que pode resultar da ação tóxica direta das sulfas, causando destruição oxidativa da hemoglobina em indivíduos com deficiência de glicose-6-fosfato-desidrogenase, ou de um processo de natureza imunoalérgicas em indivíduos previamente sensibilizados a esses quimioterápicos ou a outras drogas com estrutura química semelhante (tolbutamida, sulfonilureia e outros). Além disso, anemia megaloblástica, leucopenia e trombocitopenia podem surgir, principalmente com a utilização de associações de sulfas com drogas antifólicas (pirimetamina, trimetoprima), sobretudo nos tratamentos prolongados ou utilizando doses elevadas. A fim de minimizar esse efeito adverso, indica-se o uso concomitante de ácido folínico, por via oral, em doses de 5 a 10 mg diariamente ou em dias alternados.

As alterações observadas mais frequentemente com o uso das sulfas manifestam-se na esfera dermatológica. Podem surgir exantemas maculares, maculopapulares, vesiculares, bolhosos, eritema polimorfo, eritema nodoso, reações urticarianas, prurido, dermatite esfoliativa, exantemas purpúricos, síndrome de Stevens-Johnson, síndrome de Behçet e fotossensibilidade. Tais reações resultam de um processo de vasculite, cuja origem é a hipersensibilidade a essas drogas. Outras manifestações de natureza semelhante são a febre por droga, eosinofilia, manifestações semelhantes à doença do soro. Esses quadros alérgicos surgem em 2% a 3% dos pacientes e sua gravidade é variável com o indivíduo e a duração da manutenção dos níveis sérico da sulfa. Por isso, em alguns países, as sulfas de ação prolongada e ultraprolongada foram retiradas ou restringidas em seu uso. Eventualmente, as sulfas também podem desencadear quadros de lúpus eritematoso e poliarterite nodosa.

Em raros casos, as sulfonamidas podem causar uma hepatite focal ou difusa e pancreatite aguda, relacionadas a uma ação tóxica direta ou a hipersensibilidade. Também raras atualmente são as manifestações de neurotoxicidade já referidas e os quadros de nefrite intersticial, pneumonite e bronquite relacionados com hipersensibilidade.

As sulfonamidas podem causar efeitos teratogênicos em animais. Fêmeas prenhes de coelhos, ratos e camundongos que recebem essas drogas podem gerar fetos com alterações dentárias, malformações cranianas e baixo peso. Tais alterações não foram descritas na espécie humana. Também a ocorrência de *Kernicterus* no recém-nascido, ao serem administradas no período neonatal ou a gestantes ao final da gestação, pela possibilidade de competirem com a bilirrubina na ligação às proteínas séricas, não tem sido referida na literatura médica. O risco de alterações teratogênicas pelo uso de sulfas associadas com pirimetamina ou trimetoprima ao início da gestação também não tem sido observado, recomendando-se, porém, só usar essas associações na gestante se o benefício for maior que o risco e com a suplementação de ácido folínico. Por prudência, a fim de evitar o *Kernicterus*, ao final da gestação (último mês) é recomendável não usar as sulfamidas e nos casos de toxoplasmose substituí-las por clindamicina ou espiramicina, em associação com a pirimetamina.

Deve-se evitar o uso das sulfas de ação rápida, intermediária e longa em pacientes com insuficiência renal, devido ao risco de acúmulo tóxico, a não ser que se possam realizar dosagens regulares dos níveis séricos dessas drogas. Se o paciente estiver em diálise peritoneal, o cotrimoxazol pode ser empregado, pois tanto o sulfametoxazol como a trimetoprima são removidos pela diálise.

Em pacientes com infecção pelo vírus da imunodeficiência humana que necessitam receber o cotrimoxazol para a profilaxia e que apresentam alergia às sulfonamidas, pode ser tentada a dessensibilização em 48 horas segundo o seguinte esquema proposto por Caumes *et al.*: dia 1 – sulfametoxazol (S) 4 mg + trimetoprima (T) 0,8 mg às 9,00 h; S 8 mg + T 1,6 mg às 11 h; S 20 mg + T 4 mg às 13 h; S 40 mg + T 8 mg às 17 h; dia 2 – S 80 mg + T 16 mg às 9 h; S 160 mg + T 32 mg às 15 h; S 200 mg + T 40 mg às 21 h; e dia 3 – S 400 mg + T 80 mg às 9 h. Os autores referem êxito na dessensibilização em 77% dos pacientes.

Disponibilidade da Droga

A sulfadiazina faz parte da RENAME e é disponível nos hospitais e centros de saúde governamentais. É comercializada na especialidade farmacêutica de referência Suladrin® (Catarinense) e com o nome Sulfadiazina® genérica em comprimidos com 500 mg.

O cotrimoxazol também faz parte da RENAME e é disponível nos hospitais e centros de saúde governamentais. É comercializado em apresentação genérica (Sulfametoxazol Trimetoprima®) e na especialidade farmacêutica de referência Bactrim® (Roche) em comprimidos contendo 400 mg de sulfametoxazol e 80 mg de trimetoprima, suspensão com 200 mg de sulfametoxazol e 40 mg de trimetoprima em cada 5 mL, e em ampolas com 5 mL para uso intravenoso contendo 400 mg de sulfametoxazol e 80 mg de trimetoprima. É também encontrado em formulação com dose dupla em apresentação genérica e na especialidade farmacêutica de referência (Bactrim F®), em comprimidos com 800 mg de sulfametoxazol e 160 mg de trimetoprima. Existem vários medicamentos similares, com diferentes formas de apresentação; mas todas as apresentações comerciais do cotrimoxazol contêm sempre as drogas na proporção 5:1.

A sulfassalazina consta da RENAME e é comercializada na especialidade farmacêutica de referência Azulfin® (Apsen) em comprimidos com 500 mg.

A sulfadiazina de prata consta da RENAME e é comercializada em apresentação genérica (Sulfadiazina de prata®) e na especialidade farmacêutica de referência Dermazine® (Silvestre) em creme dermatológico a 1% na forma de bisnagas com 15 g, 30 g e 50 g e em potes com 100 g e 400 g. É também comercializada no medicamento Gino-Dermazine® (Silvestre) em creme vaginal em bisnagas contendo 30 g.

A sulfadoxina com pirimetamina é comercializada na especialidade farmacêutica Fansidar® (Roche) em comprimido e em ampola contendo 500 mg de sulfadoxina e 25 mg de pirimetamina.

SULFONAS E OUTROS DERIVADOS SULFURADOS

Sulfonas

Caracteres Gerais, Classificação e Mecanismos de Ação

A diferenciação química entre as sulfonamidas e as sulfonas está na ligação dos radicais que se combinam ao núcleo sulfonil. Enquanto nas sulfonas esse núcleo se combina a dois átomos de carbono ($RC\text{-}SO_2\text{-}CR$), nas sulfonamidas a ligação se faz com o carbono e um grupo aminado ($RC\text{-}SO_2\text{-}NH_2$). Essa diferença química traduz-se em diferente atividade antimicrobiana entre os dois grupos de drogas, caracterizando-se as sulfonas por uma maior especificidade de ação. A descoberta da ação antimicrobiana das sulfonas está relacionada ao interesse despertado pelo valor terapêutico das sulfonamidas. Sua utilização clínica está ligada principalmente à quimioterapia da hanseníase. Exercem ação bacteriostática sobre o *Mycobacterium leprae*, agindo provavelmente por mecanismo similar ao das sulfonamidas, isto é, competindo com o PABA na formação do ácido fólico.

A dapsona, também conhecida como DDS e sulfona-mãe, foi a primeira sulfona sintetizada. Vários fármacos foram derivados da sulfona-mãe (acedapsona, acetosulfona, glicosulfona, solapsona, sulfoxona), mas a dapsona é a principal sulfona em uso clínico, devido à sua eficácia, baixa toxicidade nas doses recomendadas, absorção por via oral, baixo custo e rara ocorrência de resistência do bacilo de Hansen. A dapsona é a única sulfona disponível para emprego clínico no Brasil.

Além de seu emprego na hanseníase, a dapsona demonstra atividade no tratamento e profilaxia da malária pelo *P. falciparum* e no tratamento da dermatite herpertiforme, do pioderma gangrenoso e de erupções eczematiformes. Sua eficácia nessas afecções dermatológicas não está devidamente estabelecida, supondo-se que se deva à ligação com polissacarídeos tissulares. Também é útil na profilaxia e tratamento da infecção pelo *Pneumocystis jiroveci* e no tratamento da leishmaniose cutânea. A dapsona demonstra atividade terapêutica na psoríase e na artrite psoriásica, provavelmente em decorrência de sua ação anti-inflamatória e imunodepressora.

Farmacologia

A dapsona é absorvida de modo quase completo por via oral. Sua concentração sanguínea é obtida uma a três horas após a administração, mantendo-se os níveis circulantes por cerca de 12 horas ao início do tratamento. Com a continuação da terapêutica, níveis sanguíneos são demonstrados por até 35 dias após a interrupção do tratamento. Isso ocorre porque a droga é organodepositária, concentrando-se principalmente no fígado e nos rins, além de haver um circuito enterobiliar, com reabsorção da substância eliminada pela bile. A DDS distribui-se por todo o organismo, alcançando elevada concentração em pele, músculos, fígado e rins, onde se deposita. A concentração liquórica é baixa, mas a dapsona passa para o leite materno, podendo ser detectada na urina de crianças amamentadas por mulheres em uso da droga. Sua excreção se faz principalmente por via urinária, eliminando-se pela urina cerca de 80% da dose administrada, em sua maior parte sob a forma de metabólitos resultantes de sua ligação com o ácido glicurônico. A ação antimicrobiana dos metabólitos eliminados é bastante inferior à da sulfona natural.

Uso Clínico e Dose

Em que pese sua ação antibacteriana (estreptococos, estafilococos, bacilos gram-negativos, bacilo da tuberculose), as sulfonas não têm indicação nas infecções por esses agentes devido à existência de drogas mais ativas e menos tóxicas.

A dapsona está indicada principalmente para o tratamento da hanseníase. Na terapêutica atual dessa enfermidade, o Ministério da Saúde do Brasil adotou a poliquimioterapia recomendada pela Organização Mundial da Saúde (OMS). De acordo com essa recomendação, nos casos paucibacilares o tratamento é realizado com a associação da rifampicina, em doses mensais, com a dapsona em doses diárias. Nos casos multibacilares, a essa associação de drogas acrescenta-se a clofazimina em doses diárias e mensais. O esquema padrão de tratamento da hanseníase é apresentado nas Tabelas 16.4 a 16.6 do Capítulo 16, recomendando-se manter a terapêutica por 6 meses nos casos paucibacilares e por 12 meses, no mínimo, nos casos multibacilares.

O tratamento sulfônico pode e deve ser realizado em gestantes com hanseníase, recomendando-se a suplementação com ácido folínico. Nos pacientes com insuficiência renal grave deve-se reduzir a dose diária da DDS ou utilizá-la em doses habituais uma ou duas vezes por semana.

A dapsona associada com a trimetoprima é também empregada no tratamento da pneumonia pelo *Pneumocystis jiroveci* em pacientes com Aids como medicação alternativa ao cotrimoxazol. A dapsona é usada na dose de 2 mg/kg/dia (100 mg/dia em adultos) e a trimetoprima na dose de 20 mg/kg/dia, durante 21 dias, mostrando-se tão eficaz quanto o cotrimoxazol. Lembrar, porém, que a trimetoprima não é comercializada isoladamente em especialidades farmacêuticas no Brasil, havendo necessidade de formular sua prescrição. A monoterapia com dapsona nessa infecção apresenta eficácia menor (60%), e não é recomendada. A dapsona é também utilizada na profilaxia da pneumocistose, empregada em adultos na dose de 100 mg associada com a trimetoprima (160 mg) ou a pirimetamina (25 mg) três a cinco vezes por semana. A associação de 100 mg diários de dapsona com pirimetamina na dose de 50 mg por semana também se mostra adequada na profilaxia primária da pneumocistose e da encefalite toxoplásmica em pacientes com Aids com contagem de CD4 inferior a 200/mm^3.

Além do emprego na hanseníase e na pneumocistose, a dapsona foi ensaiada no tratamento da malária por *P. falciparum*, obtendo-se resultados apreciáveis em indivíduos parcialmente imunes. Entretanto, a ação antimalárica da dapsona ocorre de modo lento, o que não recomenda a droga para os casos agudos graves. A eficácia terapêutica da dapsona na malária é mais evidente quando associada aos derivados pirimidínicos (pirimetamina e trimetoprima), mas, ainda assim, não é recomendada para o tratamento do acesso malárico, a não ser como escolha secundária. Pode ser usada na profilaxia da malária em áreas de transmissão do *P. falciparum*; mas o plasmódio resistente às sulfas é também resistente às sulfonas. Por fim, a administração da dapsona na dose de 100 mg de 12/12 horas durante seis semanas, em pacientes com leishmaniose cutânea na Índia, mostrou boa eficácia (cerca de 80% de cura) e boa tolerância. Na psoríase, a dapsona é utilizada na dose de 100 mg/dia, por via oral, obtendo-se resultados terapêuticos a partir da segunda semana de uso.

Efeitos Adversos

As sulfonas são agentes oxidantes e produzem hemólise e metemoglobinemia em pessoas que utilizam doses acima de 200 mg/dia. Esses efeitos tóxicos são raros com a dose de 100 mg/dia. Entretanto, indivíduos com deficiência em glicose-6-fosfato-desidrogenase podem apresentar quadros hemolíticos benignos ou quadros graves de crises de metemoglobinemia, com cianose dos lábios, orelhas e extremidades, vômitos, cólicas abdominais, cefaleia, insônia, confusão mental ou agitação psicomotora, torpor, convulsões e coma. Esse quadro mais grave é encontrado nos casos de ingestão tóxica acidental ou voluntária de sulfona, exigindo internação hospitalar e tratamento com azul de metileno em infusão intravenosa durante cinco minutos na dose de 1 a 2 mg/kg em solução a 1%, juntamente com o uso de diuréticos de ação rápida. Pode ser necessária a exsanguíneo-transfusão.

Queixas gastrointestinais, com náuseas, vômitos, dor abdominal, anorexia e pirose, e neuropsíquicas, com cefaleia, insônia, fadiga e parestesias, podem ocorrer com doses normais e tendem a regredir com a continuidade do tratamento. Pouco frequentes são as manifestações de fotodermatite, urticária, eritema polimorfo e eritema nodoso, psicose, agranulocitose, hematúria, febre, polineurites, icterícia colestática e a síndrome da sulfona. Esta última manifestação é relatada raramente, surgindo cinco a seis semanas após o início do tratamento, manifestando-se por febre, icterícia, exantema maculopapular ou esfoliativo, hepatomegalia e linfoadenomegalia generalizada, assemelhando-se à mononucleose infecciosa.

Disponibilidade da Droga

A dapsona consta da RENAME e sua dispensação é feita nos serviços governamentais de assistência à saúde. É formulada em comprimidos com 50 mg e 100 mg, não sendo comercializada em especialidades farmacêuticas no Brasil.

Outros Derivados Sulfurados

Desde a Antiguidade o enxofre esteve relacionado à Medicina como agente purificador, relatando-se na Odisseia que as fumigações com enxofre provocam a absolvição e a expulsão dos maus espíritos. Os banhos com águas sulfurosas eram utilizados com finalidade curativa no Oriente, ganhando notável repercussão no Império Romano. Dioscórides recomendava o enxofre para a cura da tosse e tumores internos, e Galeno o prescrevia aos tísicos.

Em verdade, os preparados do enxofre exercem atividade fungicida e parasiticida. Além disso, o enxofre tem propriedades queratolíticas, o que justifica os resultados de seu emprego em diversas afecções dermatológicas. O efeito antisséptico dos produtos de enxofre decorre de sua transformação na pele em ácido sulfídrico e no ácido pentatiônico, ambos de ação parasiticida. Utilizam-se os seguintes preparados do enxofre:

a) *Enxofre sublimado (flor de enxofre), enxofre coloidal e enxofre precipitado* – empregados sob a forma de soluções e pomadas, esses preparados do enxofre dão formação ao ácido sulfídrico ao serem aplicados sobre a pele, exercendo ação queratolítica e esfoliante, parasiticida e fungicida. Têm utilidade no tratamento da sarna e de piodermites, podendo ser empregados na acne, no eczema seborreico e em outras afecções da pele. A clássica pomada de Helmmerich, utilizada no tratamento da sarna, após banho quente com vigorosa limpeza da pele com sabão, é constituída de 20 g de flor de enxofre, 10 g de carbonato de potássio e manteiga benzoinada 120 g. Para lactentes e crianças com pele delgada com escabiose, a pomada contendo 6 g de enxofre precipitado em 100 g de vaselina é particularmente útil.
b) *Hipossulfito de sódio* – é usado no tratamento da pitiríase versicolor, formulado em loção contendo 25 g de hipossulfito em 100 mL de água destilada, aplicado sobre as áreas afetadas. Tem o inconveniente do odor desagradável.
c) *Sulfetos e tiossulfatos* – exercem ação bactericida na pele tendo emprego no tratamento de infecções cutâneas estafilocócicas.
d) *Ictiossulfato de amônio* – é um antisséptico fraco com ação anti-inflamatória empregado em casos de acne, eczemas e dermatites infectadas.

BIBLIOGRAFIA

Pirimetamina e Trimetoprima

Alford Jr CA, et al. Congenital toxoplasmosis: clinical, laboratory and therapeutic considerations. Bull N Y Acad Med. 1974; 50:160-81.

Almeida Netto JC, Barbosa W. Associação do sulfametoxazol ao trimetoprim no tratamento da malária pelo *Plasmodium falciparum*. Rev Soc Bras Med Trop. 1972; 6:1-9.

Brihaye M, et al. Étude de la pénétration intra-ocularire de divers médicaments à effet thérapeutique sur la toxoplasmose. Étude préliminaire. Bull Soc Belge Ophtalmol. 1980; 191:39-53.

Bushby SRM, Hitchings GH. Trimethoprim, a sulfonamide potentiator. Br J Pharmacol Chemother. 1968; 33:72-90.

Campos R, et al. Cura da pediculose da cabeça por meio do cotrimoxazol administrado por via oral. Rev Inst Med Trop São Paulo. 1981; 23:28-30.

Couvreur J. Le traitment in utero de la toxoplasmose congénitale par l'association pyriméthamine-sulfadiazine. Presse Med. 1991; 20:1136.

Daschner F. Inhibition of cell wall synthesis by sulfonamide and trimethoprim. Chemotherapy. 1978; 22(1):12-8.

Derouin F, Chastang C. In vitro effects of folate inhibitor on *Toxoplasma gondii*. Antimicrob Agents Chemother. 1989; 33:1753-9.

Derouin F, Santillana-Hayat M. Anti-*Toxoplasma* activities of antiretroviral drugs and interactions with pyrimethamine and sulfadiazine in vitro. Antimicrob Agents Chemother. 2000; 44:2575-7.

Dorangeon PH, et al. Passage transplacentaire de l'association pyriméthamine-sulfadoxine lors du traitement anténatal de la toxoplasmose congénitale. Presse Med. 1990; 19:2036.

Girard PM, et al. Dapsone-pyrimethamine compared with aerosolized pentamidine as primary prophylaxis against pneumonia and toxoplasmosis in HIV infection. N Engl J Med. 1993; 328:1514-20.

Glekman R, et al. Trimethoprim-sulfamethoxazole. Am J Hosp Pharm. 1979; 36:893-906.

Heald A, et al. Treatment for cerebral toxoplasmosis protects against *Pneumocystis jiroveci* pneumonia in patients with AIDS. Ann Intern Med. 1991; 113:760-3.

Hughes WT, et al. Successful chemoprophylaxis for *Pneumocystis jiroveci* pneumonia. N Engl J Med. 1977; 297:1419-26.

Hutchinson DA, Farquhar JA. Trimethoprim-sulfamethoxazole in the treatment of malaria, toxoplasmosis and pediculosis. Rev Infect Dis. 1982; 4:419-25.

Jacobson MA, et al. Primary prophylaxis with pyrimethamine for toxoplasmic encephalitis in patients with advanced human immunodeficiency virus disease: results of a randomized trial. J Infect Dis. 1994; 169:384-94.

Jurado R, et al. Pyrimethamine/sulfadoxine for prevention of *Pneumocystis jiroveci* pneumonia in patients infected with the human immunodeficiency virus. Clin Infect Dis. 1994; 19:218-9.

Karaiskos I, et al. Oral fosfomycin for the treatment of chronic bacterial prostatitis. J Antimicrob Chemother. 2019 fev. pii: dkz015.

Leport C, et al. An open study of the pyrimethamine-clindamycin combination in AIDS patients with brain toxoplasmosis. J Infect Dis. 1989; 160:557-8.

McLeod R, et al. Levels of pyrimethamine in sera and cerebrospinal and ventricular fluids from infants treated for congenital toxoplasmosis. Antimicrob Agents Chemother. 1992; 36:1040-8.

Mirlesse V, et al. Toxoplasmose au cours de la grossesse. Presse Med. 1993; 22:258-62.

Norrby R, et al. Treatment of toxoplasmosis with trimethoprim-sulfamethoxazole. Scand J Infect Dis. 1975; 7:72-5.

O'Farrell N, et al. Cerebral toxoplasmosis and co-trimoxazole prophylaxis. Lancet. 1991; 337:986.

Powell RD. The chemotherapy of malaria. Clin Pharmacol Ther. 1966; 7:48-76.

Stray-Pedersen B. Treatment of toxoplasmosis in the pregnant mother and newborn child. Scand J Infect Dis. 1992; (Suppl 84):23-31.

Sullivan G, Takacs E. Comparative teratogenicity of pyrimethamine in rats and hamsters. Teratology. 1971; 4:205.

Weiss LM, et al. Pyrimethamine concentrations in serum and cerebrospinal fluid during treatment of acute toxoplasma encephalitis in patients with AIDS. J Infect Dis. 1988; 157:580-3.

Weiss LM, et al. *Isospora belli* infection: treatment with pyrimethamine. Ann Intern Med. 1988; 109:474-5.

Iclaprim

Huang DB, et al. An updated review of iclaprim. Open Forum Infect Dis. 2018 jan; 5(2):ofy003.

Kohlhoff SA, Sharma R. Iclaprim. Expert Opin Investig Drugs. 2007; 16(9):1441-8.

Laue H, et al. In vitro activity of the novel diaminopyrimidine, iclaprim, in combination with folate inhibitors and other antimicrobials with different mechanisms of action. J Antimicrob Chemother. 2007; 60(6):1391-4.

Schneider P, et al. Iclaprim, a novel diaminopyrimidine with potent activity on trimethoprim sensitive and resistant bacteria. Bioorg Med Chem Lett. 2003; 13(23):4217-21.

Noviello S, et al. Iclaprim: a differentiated option for the treatment of skin and skin structure infections. Expert Rev Anti Infect Ther. 2018; 16:793-803.

Sulfonamidas

Aaron SD, et al. Multiple combination bactericidal antibiotic testing for patients with cystic fibrosis infected with *Burkholderia cepacia*. Am J Respir Crit Care Med. 2000; 161(4 Pt 1):1206-12.

Alecrim MGC, et al. Resistência do *Plasmodium falciparum* na Amazônia brasileira à associação sulfadoxina mais pirimetamina. Rev Inst Med Trop São Paulo. 1982; 24(Supl 6):44-7.

Angehrn P, Then R. Investigations on the mode of action of the combination sulfametoxazole-trimethoprim. Chemotherapy. 1973; 19:1-10.

Anônimo. Pyrimethamine combinations in pregnancy. Lancet. 1983; 2:1005-7.

Bergan T, Brodwall EK. Human pharmacokinetics of a sulfamethoxazole-trimethoprim combination. Acta Med Scand. 1972; 192:483-92.

Burchal JJ. Mechanism of action of trimethoprim-sulfamethoxazole. J Infect Dis. 1973; 128(Suppl):S437-41.

Campos R, et al. Cura da pediculose da cabeça por meio do cotrimoxazol administrado por via oral. Rev Inst Med Trop São Paulo. 1981; 23:28-30.

Caumes E, et al. Efficacy and safety of desensitization with sulfamethoxazole and trimethoprim in 48 previously hypersensitive patients infected with human immunodeficiency virus. Arch Dermatol. 1997; 133:45-69.

Daikos GK, et al. Trimethoprim-sulfamethoxazole in brucellosis. J Infect Dis. 128(Suppl):S731-3.

Daschner F. Inhibition of cell wall synthesis by sulfonamides and trimethoprim. Chemotherapy (Basel). 1976; 22(1):12-8.

Editorial Staff. Trimethoprim-sulfamethoxazole. Drugs. 1971; 1:7-53.

Fraser I, et al. Prophylactic effect of co-trimoxazole for *Mycobacterium avium* complex infection: a previously unreported benefit. Clin Infect Dis. 1994; 19:211.

Gleckman R, et al. Trimethoprim-sulfamethoxazole. Am J Hosp Pharm. 1979; 36:893-906.

Gottlieb MS, et al. Prophylaxis of *Pneumocystis jiroveci* infection in AIDS with pyrimethamine-sulfadoxine. Lancet. 1984; 2:398-9.

Grollman A. The sulfonamides and related compounds. In: Grollman A. Pharmacology and Therapeutics. Philadelphia: Lea & Ferbiger. 1952; p. 422.

Heald A, et al. Treatment for cerebral toxoplasmosis protect against *Pneumocystis jiroveci* pneumonia in patients with AIDS. Ann Intern Med. 1991; 115:760-3.

Hitchings GH. Mechanism of action of trimethoprim-sulfamethoxazole. J Infect Dis. 1973; 128(Suppl):S433-6.

Jurado R, et al. Pyrimethamine/sulfadoxine for prevention of *Pneumocystis cariinii* pneumonia in patients infected with the human immunodeficiency virus. Clin Infect Dis. 1994; 19:218-9.

Kilpatrick R. The sulphonamides. Practitioner. 1968; 200:10-4.

Kovacs JA, Masur H. Prophylaxis of *Pneumocystis jiroveci* pneumonia: an update. J Infect Dis. 1090; 160:882-6.

Leport C, et al. Treatment of central nervous system toxoplasmosis with pyrimethamine/sulfadiazine. Am J Med. 1988; 84:94-100.

Levi GC, Amato Neto V. Tratamento da febre tifoide pela associação do sulfametoxazol e trimetoprim. Rev Soc Bras Med Trop. 1970; 4:183-7.

Lopes HV. Ca-MRSA: um novo problema para o infectologista. Rev Panam Infectol. 2005; 7(3):34-6.

Marcinak JF, Frank AL. Treatment of community-acquired methicillin-resistant Staphylococcus aureus infection in children. Curr Opin Infect Dis. 2003; 16:265-9.

Masur H, et al. Guidelines for preventing opportunistic infections among HIV-infected persons – 2002. Ann Intern Med. 2002; 137:435-77.

McAuley J, et al. Early and longitudinal evaluations of treated infants and children and untreated historical patients with congenital toxoplasmosis. Clin Infect Dis. 1994; 18:38-72.

McBride C. Ca-MRSA lesions: what works, what doesn't. J Fam Pract. 2008; 57:588-92.

Nóbrega JPS. Tratamento da neurotoxoplasmose com a associação sulfametoxazol-trimetoprim. Arq Neuro -Psiquiat (São Paulo). 1991; 49:279-84.

North Caroline State Wide Program for Infection Control. North Caroline consensus guideline for management of suspected community-acquired *Staphylococcus aureus* (CA-MRSA) skin and soft tissue infections. Disponível na Internet em: http://www.unc.edu/depts/spice/CA-MRSA-2007-03-05.pdf. Acessado em dez 2008.

Orsenhendeer E, Matheron S. Toxoplasmose: nouveaux aspects diagnostiques et traitement. Revue Prat. 1992; 42:155-9.

Pedrosa PN, et al. Emprego da associação sulfametoxazol + trimetoprim no tratamento da paracoccidioidomicose. Rev Soc Bras Med Trop. 1974; 8:159-65.

Riley SA, Turnberg LA. Sulfasalazine and the aminosalicylates in the treatment of inflammatory bowel disease. Quat J Med new series. 1990; 75:551-62.

Sattler FR, Remington JS. Intravenous trimethoprim-sulfamethoxazole therapy for *Pneumocystis jiroveci* pneumonia. Am J Med. 1981; 70:1215-21.

Smadja D, et al. Efficacité et bonne tolérance du cotrimoxazole comme traitement de la toxoplasmose cérébrale au cours du SIDA. Presse Med. 1998; 27:1315-20.

Stegeman CA, et al. Trimethoprim-sulfamethoxazole (co-trimoxazole) for the prevention of relapses of Wegener's granulomatosis. N Engl J Med. 1996; 335:16-20.

Stein A, et al. Ambulatory treatment of multidrug-resistant *Staphylococcus*-infected orthopedic implants with high-dose oral co-trimoxazole (trimethoprim-sulfamethoxazole). Antimicrob Agents Chemother. 1998; 42:3086-91.

Stray-Pedersen B. Treatment of toxoplasmosis in the pregnant mother and newborn child. Scand J Infect Dis. 1992; (Suppl 84):23-31.

Thern R, Anghern P. Sulphonamide-induced 'thymineless death' in *Escherichia coli*. J Gen Microbiol. 1973; 76:255-63.

Verdier RI, et al. Trimethoprim-sulfamethoxazole compared with ciprofloxacin for treatment and prophylaxis of *Isoapora belli* and *Cyclospora caytanensis* infection in HIV-infected patients. Ann Intern Med. 2000; 132:885-8.

Weinstein L, et al. The sulfonamides. N Engl J Med. 1960; 263:793-9; e 842-9; e 900-7.

Sulfonas

Bass AD, Weinstein I. Sulfones. In: Di Palma JR. Drill's Pharmacology in Medicine. 4 ed. New York: McGraw-Hill; 1971; p. 1657 e 1674.

Brasil, Ministério da Saúde. Manual de Leprologia. Rio de Janeiro: Serviço Nacional de Lepra; 1960.

Brasil, Ministério da Saúde. Portaria nº 1401 de 14/08/91 – Controle da Hanseníase. Diário Oficial 16 agosto 1991, seção I, p. 16707.

Carneiro SCS, et al. Estudo duplo cego de placebo × dapsona em pacientes com psoríase e/ou artrite psoriásica. Folha Med (Br). 1994; 109:133-6.

Costa PU, Patru OA. Hanseníase. In: Neves J. Doenças Infectuosas e Parasitárias. Rio de Janeiro: Guanabara-Koogan; 1981. p. 425.

DeGowin RL. A review of therapeutic and hemolytic of dapsone. Arch Intern Med. 1967; 120:242-8.

Dogra J. A double-blind study on the efficacy of oral dapsone in cutaneous leishmaniasis. Trans R Soc Trop Med Hyg. 1991; 85:212-3.

Doull JA, Wolcott RA. Treatment of leprosy. N Engl J Med. 1956; 254:20-5.

Edelson PJ, et al. Dapsone, trimethoprim-sulfamethoxazole and the acquired immunodeficiency syndrome. Ann Intern Med. 1985; 103:963.

Girard PM, et al. Dapsone-pyrimethamine compared with aerosolized pentamidine as primary prophylaxis against *Pneumocystis jiroveci* pneumonia and toxoplasmosis in HIV infection. N Engl J Med. 1993; 328:1514-20.

Grollman A. The sulfonamides and related compounds. In: Grollman A. Pharmacology and Therapeutics. Philadelphia: Lea & Ferbiger; 1952. p. 422.

Mills J, et al. Dapsone treatment of *Pneumocystis jiroveci* pneumonia in the acquired immunodeficiency syndrome. Antimicrob Agents Chemother. 1988; 32: 1057-60.

Osugue SA, Osugue JY. Hanseníase. In: Tavares W, Marinho LAC. Rotinas de Diagnóstico e Tratamento das Doenças Infecciosas e Parasitárias. São Paulo: Atheneu; 2005. p. 488.

Shepard CC. Chemotherapy of leprosy. Annu Rev Pharmacol. 1969; 9:37-50.

Weinstein L. Drugs used in the chemotherapy of tuberculosis and leprosy. In: Goodman LS, Gilman A. The Pharmacological Basis of Therapeutics. 5 ed. New York: McMillan; 1975. p. 1201.

WHO Study Group. Chemotherapy of leprosy for control programmes. WHO Technical Report, series 675; 1982.

Outros Derivados Sulfurados

Harvey SC. Antiseptics and disinfectants; fungicides; ectoparasiticides. In: Goodman LS, Gilman A. The Pharmacological Basis of Therapeutics. 5 ed. New York: McMillan; 1975. p. 987.

Mauri AC. Estudo geral dos antissépticos e desinfetantes. In: Corbet CE. Elementos de Farmacodinâmica. São Paulo: Procienx; 1964. p. 721.

Prietro JG. Dermatología. 4 ed. Barcelona: Ed. Cientifico Medica. 1957; p. 85.

Rivitti EA. Fármacos de uso dermatológico. In: Valle LBS, et al. Farmacologia Integrada. Rio de Janeiro: Atheneu; 1991. p. 845.

Sheter J. O enxofre na antiguidade. O enxofre na alquimia e na antiga química. Actas Ciba. 1947; 14:2-4.

Quinolonas

23 CAPÍTULO

CARACTERES GERAIS

Histórico e Classificação

O termo quinolona foi utilizado pela primeira vez por Price *et al.*, em 1949, ao descreverem um ácido carboxílico com a estrutura das quinoleínas e contendo um átomo de oxigênio (uma função cetona), obtido da degradação de certos alcaloides, não sendo reconhecida como uma droga com atividade biológica. Em 1962, Lesher *et al.*, dos Laboratórios Sterling-Winthrop, Estados Unidos, noticiaram que durante o processo de síntese da cloroquina era produzida uma substância halogenada, a 7-cloroquinolina, a qual demonstrou alguma ação contra bactérias gram-negativas. A partir daí foi descoberto o ácido nalidíxico, a primeira das substâncias atualmente conhecidas como quinolonas de uso clínico, e que mostrou ação bactericida contra bactérias gram-negativas. Após a descoberta do ácido nalidíxico, inúmeros derivados quinolônicos foram produzidos em laboratório, ocorrendo um grande avanço nessa classe de antimicrobianos a partir de 1980.

Na atualidade, considerando que foram descobertas quinolonas que diferem entre si por propriedades antimicrobianas e farmacocinéticas, essas drogas têm sido classificadas por gerações. É uma classificação controversa e algo confusa, uma vez que diferentes autores utilizam diferentes critérios. Alguns só consideram as gerações de quinolonas a partir dos agentes fluorados, enquanto outros tomam por ponto de partida o ácido nalidíxico. Habitualmente, são considerados o espectro de ação e a farmacocinética das drogas para agrupá-las, além de sua constituição química. Neste texto será seguida a classificação das gerações proposta por King *et al.* e por Ambrose e Owens Jr., com pequena modificação nas integrantes de quarta geração (Tabela 23.1). Só serão mencionadas as quinolonas existentes no Brasil e as com expectativa de serem comercializadas.

Tabela 23.1
Classificação das Quinolonas por Gerações

Primeira Geração	***Segunda Geração***		***Terceira Geração***	***Quarta Geração***
	Subgrupo A	***Subgrupo B***		
Ácido nalidíxico Rosoxacino Ácido pipemídico	Norfloxacino Lomefloxacino	Pefloxacino Ofloxacino Ciprofloxacino	Levofloxacino Gatifloxacino Gemifloxacino	Moxifloxacino Trovafloxacino Clinafloxacino Sitafloxacino

Fonte: Modificada de King DE et al. Am Fam Phys 2000;61:624; e Ambrose PG, Owens RC Jr. Semin Resp Crit Care Med 2000;21:19.

Mecanismo de Ação e Resistência

O cromossomo bacteriano é formado por uma única e longa molécula de ADN que, para poder situar-se no interior da célula ocupando um espaço mínimo, encontra-se dobrado sobre si mesmo e superenrolado em espirais bem apertadas. A manutenção desse estado e a divisão, reunião das novas cadeias e enrolamento do novo ADN ao ocorrer a replicação do cromossomo e a divisão celular, são controlados por meio de enzimas denominadas topoisomerases, entre as quais a topoisomerase II, também chamada ADN-girase, e a topoisomerase IV. Essas enzimas faltam na célula humana e são específicas e essenciais para a replicação do ADN bacteriano.

Nas bactérias gram-negativas, o principal local de ação das quinolonas é a ADN-girase, enquanto nos estafilococos e pneumococos o local primário de ação é a topoisomerase IV, e a ADN-girase um local secundário. O mecanismo de ação bactericida das quinolonas resulta da inibição da ação das topoisomerases. Com isso, o ADN tem relaxadas suas espirais e passa a ocupar um espaço maior que o contido nos limites do corpo bacteriano. Além disso, a criação de um complexo irreversível da enzima com o antimicrobiano causa a inibição da síntese de ADN e a morte bacteriana.

A ação bactericida de algumas quinolonas, como, por exemplo, o ácido nalidíxico e o norfloxacino, é abolida por drogas inibidoras da síntese proteica, como o cloranfenicol, ou inibidores do ARN-mensageiro, como a rifampicina. Essa interferência antagônica só ocorre parcialmente com o ofloxacino e o ciprofloxacino, o que sugere que essas quinolonas tenham mecanismos de ação adicionais diferentes das demais. As quinolonas são sinérgicas com a gentamicina ou a ceftazidima contra *Pseudomonas*.

A resistência adquirida às quinolonas tem sido observada entre os bacilos gram-negativos, principalmente a *Pseudomonas aeruginosa* e *Serratia marcescens*. A resistência tem origem cromossômica, resultando de um processo de mutação em uma ou duas etapas, manifestando-se pela existência de ADN-girases modificadas que não sofrem inibição pelas drogas. Além desse mecanismo, a resistência pode resultar de modificações nos canais porínicos da membrana externa das bactérias, diminuindo a difusão das drogas para o interior da célula. Também é importante a existência de um mecanismo de efluxo que retira a droga do interior da célula bacteriana. Embora exista resistência cruzada entre as fluoroquinolonas, as novas quinolonas fluoradas mostram-se habitualmente ativas contra os microrganismos resistentes às antigas drogas. Em geral, consideram-se resistentes os microrganismos que apresentam concentração inibitória mínima superior a 4 mcg/mL.

Efeitos Adversos

As quinolonas são medicamentos de boa tolerância, sendo referidos efeitos adversos por 5% a 10% dos pacientes que as utilizam. Na maioria dos casos as queixas relacionam-se à esfera digestiva, com náuseas, vômitos, diarreia e dor abdominal. A possibilidade de colite pseudomembranosa existe, mas é muito rara.

Manifestações de hipersensibilidade não são comuns, mas podem surgir sob a forma de urticária, eosinofilia, erupções maculopapulares e febre. Eventualmente, são relatadas anormalidades em provas de função hepática, com elevação de transaminases. Leucopenia é, também, rara. Em alguns casos pode haver cristalúria com o uso de doses elevadas do norfloxacino. Entretanto, é rara a ocorrência de lesão renal pelas quinolonas.

Esses quimioterápicos podem causar efeitos tóxicos sobre o sistema nervoso central, em frequência variável e dependente da dose. Manifestam-se por sonolência, cefaleia, insônia, tonteiras, fadiga, depressão e, por vezes, convulsão. Essas manifestações, em geral, são relatadas com o uso de doses elevadas e são mais frequentes em pacientes idosos. A ação tóxica das quinolonas no sistema nervoso resulta, em parte, da inibição das respostas ao ácido gama-aminobutírico (GABA) nos receptores do GABA no tecido nervoso, sendo referido que o ciprofloxacino tem atividade antagonista parcial do GABA. Os indícios de que as fluoroquinolonas pudessem causar descolamento de retina não foram confirmadas em trabalhos recentes de meta-análise.

Em 2013, a Food and Drug Administration (FDA), dos Estados Unidos, determinou que nas bulas dessa classe de antimicrobianos constasse a advertência quanto à possibilidade de desenvolvimento de neuropatia periférica de início rápido, podendo perdurar por meses ou anos e, até mesmo, ser permanente. Não há diferença se a administração é feita por via oral ou venosa, assim como não existem riscos identificados como duração do tratamento ou idade do paciente. No caso de surgimento de qualquer manifestação de neuropatia (dor, queimação, fraqueza, parestesia, alteração na sensação do toque, dor ou temperatura e na percepção da posição do membro) a medicação dever ser substituída por outra classe de antimicrobiano se o caso permitir. As fluoroquinolonas possuem ação bloqueadora neuromuscular, não devendo ser prescritas para portadores de miastenia *gravis*. As quinolonas trifluoradas (temafloxacino, tosufloxacino, trovafloxacino) e as bi-halogenadas (clinafloxacino, esparfloxacino, lomefloxacino, difloxacino, fleroxacino) apresentam maior toxicidade que as monofluoradas ou as que não têm flúor na molécula. Assim, fototoxicidade, com o escurecimento da pele e o surgimento de eritemas à exposição à luz solar, é ocorrência frequente com o uso prolongado das fluoroquinolonas; no entanto, esse paraefeito é especialmente observado com as quinolonas bi-halogenadas. Por outro lado, alterações hepáticas têm sido mais observadas com as trifluoroquinolonas, o que resultou em sua retirada ou na limitação de seu uso clínico. As fluoroquinolonas citadas nessa frase não são disponíveis no Brasil.

Quinolonas podem causar hipoglicemia, efeito particularmente observado com o emprego do gatifloxacino, registrando-se casos de morte com o seu uso. Por tal motivo, o laboratório produtor desse quimioterápico suspendeu sua produção.

O temafloxacino foi retirado do comércio nos Estados Unidos e em outros países devido à ocorrência, em proporção inesperada, de efeitos adversos caracterizados por hipoglicemia, hemólise, insuficiência renal, insuficiência hepática, trombocitopenia e coagulação intravascular disseminada. É a chamada síndrome do temafloxacino. Casos de insuficiência hepática, com morte de alguns pacientes, foram observados após o lançamento comercial do trovafloxacino, o que resultou na recomendação da droga só ser utilizada em situações especiais, sob absoluta indicação e vigilância médica. O grepafloxacino também teve sua comercialização suspendida devido à toxicidade cardíaca com prolongamento do intervalo QT e taquiarritmia ventricular, quadro clínico conhecido como *torsades de pointes*. Entre as quinolonas, as substâncias com maior potencial de causar o prolongamento do intervalo QT são o esparfloxacino e o grepafloxacino. Esse efeito é menor com o moxifloxacino, o gatifloxacino e o gemifloxacino e praticamente ausente com o ciprofloxacino, o levofloxacino e o ofloxacino, de acordo com estudo binacional realizado na Suécia e na Noruega (Inghammar M *et al.*).

As quinolonas depositam-se no tecido cartilaginoso de animais em crescimento. Administradas em doses elevadas a cães em desenvolvimento (filhotes), essas drogas causam erosão das cartilagens e lesão permanente das articulações. Em seres humanos, o emprego desses fármacos por vezes é acompanhado de artralgia de intensidade variável e reversível com a retirada das drogas. Devido ao risco potencial de esses medicamentos causarem lesões articulares e interferirem no crescimento ósseo, as quinolonas não são recomendadas para a administração a crianças e adolescentes (pacientes menores de 18 anos) ou em mulheres grávidas e nutrizes. Contudo, mais recentemente, vem sendo demonstrada a segurança do emprego dessas drogas na infância e adolescência, não se observando distúrbios morfológicos ou do crescimento em crianças medicadas com essas substâncias. Assim, Adam e outros autores (Green; Jafri e McCracken Jr; Schaad *et al.*) verificaram que o emprego das quinolonas em doses terapêuticas não foi acompanhado de artropatias em crianças. E admitem que a alteração articular associada ao uso das quinolonas em animais jovens não ocorre em seres humanos devido às diferenças entre as espécies. Também não tem sido observado maior risco de prematuridade ou aborto espontâneo ou alterações teratogênicas em fetos e recém-nascidos, em resultado do uso desses fármacos em gestantes (Berkovitch *et al.*; Loebstein *et al.*; Schaefer *et al.*). Dessa maneira, na atualidade, as quinolonas podem ser utilizadas para o tratamento de infecções em crianças e gestantes nas quais existe indicação precisa, como infecções por *P. aeruginosa* em crianças com fibrose cística, infecção intestinal por patógenos resistentes, infecção urinária e sepse por bacilos gram-negativos de selecionada resistência, osteomielites estafilocócicas, infecções do sistema nervoso por bacilos gram-negativos e estafilococos, infecção intestinal por salmonelas, shigelas e *E. coli*, otite média supurativa crônica causada pela *P. aeruginosa*.

As fluoroquinolonas, especialmente (mas não unicamente) o pefloxacino, podem causar inflamação e ruptura de tendões, especialmente do tendão de Aquiles, mesmo em cursos terapêuticos de curta duração. Os enfermos queixam-se de dor e dificuldade em mobilizar o local, que apresenta sinais inflamatórios. A patogenia desse paraefeito não é adequadamente conhecida, mas provavelmente resulta de um efeito tóxico vascular, causando isquemia em um local com vascularização deficiente, como são os tendões. Assim, a ruptura do tendão de Aquiles frequentemente ocorre 2 a 3 cm acima da inserção no calcâneo, local relativamente avascular (Harrell). A ruptura de tendões e a tendinite são mais frequentes em homens, em idosos, em obesos, em pacientes transplantados e em pessoas que utilizam ou utilizaram corticosteroides. A evolução clínica dos pacientes que apresentam tendinite é favorável, embora a sintomatologia possa persistir por mais de dois meses. Os pacientes devem ser alertados para não fazer esforço físico e suspender o uso do medicamento se surgirem sinais de dor e inflamação em tendões.

Algumas quinolonas, especialmente o norfloxacino e o ciprofloxacino, interferem no metabolismo hepático da teofilina, aumentando a concentração sérica dessa droga, e podem causar intoxicação, manifestada por náuseas, vômitos, taquicardia, agitação e convulsão, se utilizadas em conjunto. A interação ocorre também com a varfarina, e pode levar a sangramentos. A absorção por via oral das quinolonas é prejudicada quando administradas juntamente com antiácidos contendo magnésio, cálcio e alumínio, reduzindo-se acentuadamente sua concentração sérica. Os inibidores H_2, do tipo da ranitidina e da cimetidina, não interferem na farmacocinética desses quimioterápicos.

Por fim, a Agência Europeia de Medicamentos, a FDA e outras instituições de informação, regulação, recomendação e autorização de medicamentos advertem que quinolonas e fluoroquinolonas não devem ser usadas:

- Para tratar infecções que podem melhorar sem tratamento ou não são graves (como infecções de garganta).
- Para tratar infecções não bacterianas, por exemplo, prostatite não bacteriana (crônica).
- Para prevenir a diarreia do viajante ou infecções recorrentes do trato urinário inferior.
- Para tratar infecções bacterianas ligeiras ou moderadas, a menos que outros medicamentos antibacterianos comumente recomendados para essas infecções não possam ser utilizados.
- Para tratar sinusite aguda, exacerbação aguda de bronquite crônica ou infecção não complicada do trato urinário.

QUINOLONAS DE PRIMEIRA GERAÇÃO (ANTIGAS QUINOLONAS)

São quinolonas de primeira geração aquelas com ação antimicrobiana sobre as enterobactérias, com limitada ação antipseudomonas, sem atividade contra bactérias gram-positivas e com ação terapêutica somente em vias urinárias e no intestino. A esse grupo pertencem o ácido nalidíxico e drogas análogas (ácido pipemídico, rosoxacino).

Essas quinolonas são atualmente obsoletas e seu uso não é mais recomendado.

Ácido Nalidíxico

Sintetizado em 1962, o ácido nalidíxico apresenta ação antibacteriana somente contra os bacilos gram-negativos entéricos, especialmente *Escherichia coli* e *Proteus mirabilis*. Contudo, durante o uso da droga no tratamento de infecções por esses microrganismos, não é raro o surgimento de resistência bacteriana. Essa quinolona é quase totalmente absorvida por via oral e prontamente eliminada pelos rins, exercendo ação antimicrobiana nas vias urinárias baixas. O ácido nalidíxico não exerce ação terapêutica nas prostatites. O ácido nalidíxico causa, com certa frequência, náuseas, vômitos, tonteira, dificuldade de acomodação visual, insônia, excitabilidade, prurido, erupções cutâneas e dor abdominal. Mais raramente, pode provocar reações neurológicas reversíveis, caracterizadas por cefaleia, vertigens, convulsões e psicose. As crianças são mais suscetíveis a apresentar esses efeitos adversos. A droga já foi utilizada na terapêutica de infecções urinárias por *E. coli*, administrada na dose de 500 mg de 6/6 horas. Atualmente, seu uso está superado com o desenvolvimento das fluoroquinolonas.

O ácido nalidíxico era comercializado na especialidade farmacêutica Wintomylon® (Sanofi-Aventis), mas sua produção foi suspensa.

Rosoxacino

O rosoxacino apresenta atividade bactericida sobre os germes gram-negativos e estafilococos, mas sua utilidade clínica destacou-se no tratamento da infecção gonocócica uretral masculina e feminina, utilizado em dose única de 300 mg. Apresenta intolerância em vários pacientes, que se queixam de sensação vertiginosa, sonolência, náuseas e eventualmente vômitos. O rosoxacino não consta mais da relação de medicamentos do Ministério da Saúde do Brasil.

Ácido Pipemídico

O ácido pipemídico foi introduzido em 1974 e apresenta as mesmas propriedades antimicrobianas do ácido nalidíxico, porém com maior potência. Sua indicação era o tratamento da cistite comunitária por bactérias gram-negativas, com baixa frequência de efeitos adversos e baixo custo. Era utilizado, em adultos, na dose de 400 mg de 12/12 horas por via oral, de preferência após alimentação.

O ácido pipemídico era comercializado na especialidade farmacêutica de referência Pipurol® (Zambon), mas sua produção foi suspensa em 2013.

QUINOLONAS DE SEGUNDA GERAÇÃO

As quinolonas de segunda geração inauguram as quinolonas fluoradas e caracterizam-se por terem elevada potência antimicrobiana contra os cocos e bacilos gram-negativos, moderada ou potente ação contra a *P. aeruginosa*, atividade contra estafilococos sensíveis à oxacilina e, com exceção do norfloxacino, exercem ação terapêutica sistêmica, pois atingem concentrações ativas nos líquidos e tecidos orgânicos. Não têm atividade antimicrobiana regular contra os estreptococos, pneumococos, enterococos e bacilos gram-positivos, nem sobre os anaeróbios. As quinolonas de segunda geração podem ser subdivididas em dois subgrupos: o primeiro inclui o norfloxacino e o lomefloxacino, disponíveis somente para uso oral e com pequena atividade terapêutica sistêmica, dirigidos principalmente às infecções urinárias e intestinais; o segundo grupo inclui o pefloxacino, o ofloxacino e o ciprofloxacino, disponíveis para uso oral e intravenoso, e úteis no tratamento de infecções sistêmicas causadas por bactérias sensíveis.

Embora o lomefloxacino atinja concentração nos pulmões e no intestino, sua indicação clínica é voltada para as infecções em vias urinárias, local onde apresenta maior concentração. O norfloxacino, por ser pouco absorvido por via oral, só atinge concentração em vias urinárias e no intestino; mas no fluido prostático atinge níveis bacteriologicamente ativos.

Embora existam diferenças na potência antimicrobiana entre o ofloxacino, o pefloxacino e o ciprofloxacino, na prática clínica há uma correspondência entre elas. Os resultados terapêuticos nos processos infecciosos causados por enterobactérias, hemófilos, gonococos e estafilococos são similares, qualquer que seja a quinolona desse grupo utilizada. A exceção é a *Pseudomonas aeruginosa*, contra a qual a potência do ciprofloxacino suplanta a das demais. Nas infecções sistêmicas pela *P. aeruginosa*, o ciprofloxacino oferece maior segurança de êxito e deve ser utilizado preferencialmente. Uma outra diferença entre a atividade das quinolonas desse grupo são as infecções por micobactérias, nas quais a ação do ofloxacino é mais vantajosa.

No Brasil, as apresentações orais de pefloxacino e de lomefloxacino foram retiradas do comércio farmacêutico.

Norfloxacino

O norfloxacino foi a primeira piperazinil-fluoroquinolona descoberta e lançada para uso clínico em 1977. Apresenta como núcleo central o anel quinolônico e, como as demais quinolonas fluoradas, tem o átomo de flúor ligado ao carbono 6 da molécula, responsável por sua elevada ação contra os bacilos gram-negativos. Além disso, tem um grupamento piperazínico ligado ao carbono 7, o que lhe confere alguma atividade contra a *P. aeruginosa*.

O norfloxacino é ativo contra *Escherichia coli*, *Klebsiella*, *Salmonella*, *Shigella*, *Proteus*, *Enterobacter*, *Yersinia*, *Morganella*, *Citrobacter* e outras enterobactérias. As *Serratia* e *Providencia* são menos sensíveis e é pouco potente contra *P. aeruginosa*. É também ativo contra *N. meningitidis*, *N. gonorrhoeae*, *Haemophilus influenzae*, *Haemophilus ducreyi*, *Moraxella catarrhalis*, *Campylobacter*, *Vibrio cholerae*, *V. parahaemolyticus*, *Pasteurella multocida*, *Eikenella* e *Aeromonas*. O norfloxacino não apresenta boa ação contra *Pseudomonas cepacia*, *S. maltophilia*, *Brucella* e *Gardnerella vaginalis*, nem sobre as bactérias anaeróbias. Não atua contra as bactérias gram-positivas, exceto os estafilococos coagulase-positivos e negativos que podem se mostrar sensíveis.

O norfloxacino é a fluoroquinolona que apresenta farmacocinética menos favorável, só sendo absorvido por via oral em 30% a 40% da dose administrada. Devido à sua pequena solubilidade em soluções com pH 7,0, a droga não é disponível para uso parenteral.

Em resultado de sua pequena absorção por via oral, o norfloxacino proporciona níveis sanguíneos pouco elevados. Não apresenta boa difusão e concentração nos tecidos, registrando-se níveis nas amígdalas e membranas dos seios da face correspondentes a 35% a 40% da concentração sanguínea. Entretanto, atinge elevada concentração no parênquima renal e nas vias urinárias, encontrando-se níveis nos rins entre 4 e 12 vezes maiores que os do sangue e nas vias urinárias, cerca de 100 a 300 vezes superiores aos do sangue. A droga também atinge concentração na bile três a sete vezes superior à do sangue e com o uso de doses terapêuticas atinge concentração na próstata suficiente para o tratamento de prostatites pela *E. coli*, mas não pela *P. aeruginosa*.

O norfloxacino sofre metabolização parcial no fígado, em torno de 20%. A droga e seus metabólitos são eliminados por via renal, principalmente por secreção tubular, recuperando-se na urina como droga ativa cerca de 30% da dose administrada. A porção não absorvida do medicamento é eliminada junto com as fezes, recuperando-se mais de 50% da dose administrada na matéria fecal. Os níveis nas fezes superam a concentração inibitória sobre a microbiota gram-negativa aeróbia entérica.

A principal indicação clínica do norfloxacino é o tratamento de infecções das vias urinárias inferiores. Devido à sua elevada concentração na bexiga, a droga apresenta alta eficácia terapêutica em cistites agudas com a dose de 400 mg de 12/12 horas por um prazo de três dias. O norfloxacino também se mostra útil na profilaxia de infecções urinárias recorrentes (exceto na gestante) utilizada em uma única dose após o coito, quando há relação estrita entre a recorrência e o ato sexual. Infelizmente, é crescente a resistência às quinolonas da *E. coli*, principal patógeno causador de infecções urinárias. Outra indicação clínica do norfloxacino é o tratamento de prostatites agudas e crônicas primariamente causadas pela *E. coli*. Empregando-se a dose de 400 mg de 12/12 horas durante quatro a seis semanas, o índice de cura é em geral superior ao obtido com a associação do sulfametoxazol com trimetoprima. Nos casos de prostatite causada pela *P. aeruginosa* ou pelos enterococos, o tratamento não costuma ser eficaz.

O uso do norfloxacino no tratamento da gonorreia não é mais recomendado devido à elevada resistência do gonococo observada no Brasil e em outros países. O norfloxacino não apresenta atividade terapêutica nas uretrites não gonocócicas causadas por clamídias e ureaplasmas. Também não é ativo contra o *Treponema pallidum*, causador da sífilis. Entretanto, é possível sua ação contra o *Haemophilus ducreyi* causador do cancroide.

O norfloxacino pode ser indicado nas infecções gastrointestinais em adultos causadas por *Salmonella*, *Shigella* e *E. coli*. O tratamento está indicado nas diarreias crônicas ou nas diarreias agudas em pacientes imunocomprometidos e na senescência. É também indicado na diarreia dos viajantes.

Quanto às indicações como profilático, o norfloxacino tem sido considerado como uma importante alternativa ao emprego da associação do sulfametoxazol com trimetoprima na profilaxia de infecções por germes gram-negativos em pacientes neutropênicos. Com a finalidade profilática, o norfloxacino é recomendado na dose de 400 mg de 8/8 ou 12/12 horas em pacientes com leucemia na vigência de neutropenia consequente à quimioterapia antineoplásica.

Os efeitos adversos com o uso do norfloxacino são os mesmos referidos para as quinolonas em geral, apresentados ao início deste capítulo.

O norfloxacino é comercializado no Brasil em apresentação genérica (Norfloxacina®) e na especialidade farmacêutica de referência Floxacin® (Merck Sharp Dohme) e em vários medicamentos similares em comprimidos com 400 mg.

Ofloxacino

O ofloxacino, comunicado em 1980, tem espectro de ação similar ao de outras fluoroquinolonas de terceira geração, mostrando ação antimicrobiana contra bacilos gram-negativos entéricos, hemófilos e estafilococos. Sua potência antimicrobiana é menor que a do ciprofloxacino; entretanto, não há diferença na eficácia clínica do ofloxacino comparativamente às demais quinolonas, exceto contra a *P. aeruginosa*, contra a qual o ciprofloxacino tem maior eficácia. Por outro lado, o ofloxacino mostra atividade contra *Mycobacterium tuberculosis*, *M. leprae* e micobactérias atípicas.

O ofloxacino é rápida e quase completamente absorvido por via oral, apresentando melhor absorção que o ciprofloxacino. Sua biodisponibilidade por via oral é próxima de 100%. Os alimentos não interferem em sua absorção, mas os antiácidos contendo alumínio, cálcio ou magnésio o fazem. A droga apresenta a meia-vida de cinco a sete horas. O ofloxacino é também administrado por via IV, não havendo diferença importante nos níveis séricos obtidos comparativamente com a via oral. Essa quinolona difunde-se amplamente pelos tecidos e líquidos orgânicos, provocando concentrações terapêuticas nas amígdalas, seios maxilares, ouvidos, gânglios linfáticos, pulmões, pele e tecido subcutâneo, fígado, pâncreas, saliva, secreção brônquica, bile, próstata e aparelho geniturinário. Atravessa a barreira hemoliquórica, mesmo na ausência de inflamação meníngea, atingindo níveis no líquor correspondentes a cerca de 50% a 60% dos existentes no sangue, o que é adequado para o tratamento de meningoencefalites por hemófilo e enterobactérias.

O ofloxacino é a quinolona que apresenta menor metabolização hepática, correspondendo a somente 5% da dose administrada. Sua eliminação se faz por via renal, e é excretado na urina em 70% a 90% como droga inalterada. Por isso, em pacientes com insuficiência renal, o ofloxacino dever ter sua dose ajustada. Essa quinolona não é removível por hemodiálise ou diálise peritoneal.

As indicações clínicas do ofloxacino acompanham as referidas para o ciprofloxacino. O ofloxacino tem se mostrado eficaz no tratamento de cervicites e uretrites por clamídias e constitui-se em uma nova droga alternativa para o tratamento da tuberculose, da hanseníase e é útil no tratamento da micobacteriose sistêmica provocada pelo *M. avium-intracelullare*. No item sobre claritromicina do Capítulo 16 e no item sobre etambutol do Capítulo 25 se descreve o emprego do ofloxacino nessa infecção.

Os efeitos adversos com o uso do ofloxacino são semelhantes aos relatados para as demais quinolonas. Não apresenta interação que tenha significado clínico com a teofilina e a cafeína. Como as demais quinolonas, o ofloxacino não é recomendado para pacientes com menos de 17 anos, nem em gestantes e nutrizes pelos motivos expostos na parte geral deste capítulo.

O ofloxacino é habitualmente utilizado na dose de 200 a 400 mg de 12/12 horas para a terapêutica das infecções respiratórias, urinárias, dermatológicas, biliares, ginecológicas e entéricas causadas pelos germes sensíveis. Na uretrite gonocócica é recomendado na dose única de 400 mg, enquanto nas uretrites por clamídias é usado na dose de 200 mg de 12/12 horas durante nove dias. Nas infecções urinárias, a dose de 200 mg de 12/12 horas durante três dias oferece índice de cura superior a 90%. Na tuberculose têm sido obtidos resultados favoráveis na dose única diária de 300 mg durante seis a oito meses, em associação com outras drogas antituberculosas.

O ofloxacino é indicado em solução oftalmológica no tratamento de blefarite, dacriocistite, conjuntivite, ceratite, úlcera de córnea e infecção pós-operatória ocular.

O ofloxacino consta da RENAME e é disponível em medicamentos similares em comprimidos e em solução de uso ocular.

Ciprofloxacino

O ciprofloxacino, descoberto em 1983, constitui a mais potente quinolona contra microrganismos gram-negativos, mostrando-se quatro a oito vezes mais ativo que o norfloxacino contra enterobactérias e pseudomonas. Tem ação contra estafilococos, exceto os meticilina-resistentes, mas é pequena sua ação contra estreptococos. Também não tem ação contra anaeróbios e não apresenta eficácia regular nas infecções por clamídias, legionelas e micoplasmas. Entretanto, exerce alguma ação contra o *Mycobacterium tuberculosis* e contra micobactérias atípicas, podendo constituir-se numa alternativa na terapêutica de infecções por esses microrganismos. Embora apresente menor concentração inibitória contra enterobactérias, hemófilo e neissérias comparativamente com outras fluoroquinolonas, clinicamente existe equivalência na eficácia do ciprofloxacino e das demais quinolonas de terceira geração, exceto nas infecções sistêmicas e prostáticas causadas pela *P. aeruginosa*, em que se prefere o uso do ciprofloxacino, devido à sua potência mais diferenciada.

O ciprofloxacino é administrado por via oral e intravenosa. Por via oral são absorvidos cerca de 70% da dose administrada. Comparativamente com o ofloxacino e o pefloxacino, o ciprofloxacino tem menor absorção por via oral, e é necessário administrar doses mais elevadas para ser atingido o nível terapêutico. Como ocorre com outras quinolonas fluoradas, os alimentos não interferem na absorção oral do ciprofloxacino, mas o uso concomitante de antiácidos contendo alumínio, cálcio e magnésio reduz acentuadamente a absorção desse medicamento. Por via IV, uma dose de 400 mg proporciona níveis séricos semelhantes aos conseguidos com a dose de 750 mg por via oral. Sua meia-vida é de quatro horas e sua ligação às proteínas séricas situa-se entre 20% e 30%.

A distribuição do ciprofloxacino se faz por diferentes líquidos e tecidos orgânicos, atingindo concentração terapêutica em amígdalas, gânglios linfáticos, secreção brônquica, pulmões, saliva, pele e tecido subcutâneo, fígado, pâncreas, músculos, aparelho genital feminino, ossos, próstata, sêmen e aparelho renal. Atinge concentração na bile 4 a 12 vezes maior que a concentração sanguínea. Administrada na dose de 1 g por via oral, provoca níveis no humor aquoso suficientes para agir contra patógenos gram-negativos contaminantes de cirurgia de catarata. Atravessa a barreira hemoliquórica em quantidades variáveis; são referidas concentrações liquóricas correspondentes a 5% a 40% da concentração sanguínea. Após uma dose de 200 mg por via IV, em pacientes com meningite, o nível desse fármaco no líquor pode ser suficiente para o combate a meningococo, hemófilo e enterobactérias, mas é inadequado para o tratamento de infecções pela *P. aeruginosa* e por estafilococos e pneumococos. A terapêutica de infecções do sistema nervoso central pelo ciprofloxacino pode ser inadequada quando o grau de inflamação das meninges é pequeno. Como as demais fluoroquinolonas, o ciprofloxacino penetra em macrófagos e polimorfonucleares.

O ciprofloxacino é metabolizado em 10% a 20%, eliminando-se por via urinária principalmente como droga natural. Em pacientes com insuficiência renal, a administração do ciprofloxacino deve ser ajustada. Pequena porção (cerca de 15%) da dose administrada por via oral é eliminada nas fezes, principalmente devido à parte não absorvida.

O ciprofloxacino interage com a teofilina, podendo haver manifestações clínicas resultantes da elevação dos níveis séricos da teofilina (náuseas, vômitos, convulsões). Não é aconselhável o uso concomitante dessas drogas.

O ciprofloxacino está indicado para o tratamento de infecções por enterobactérias, estafilococos, hemófilos, neissérias e *P. aeruginosa*. Seu uso clínico revela alta eficácia no tratamento de infecções urinárias altas e baixas, prostatites, febre tifoide, salmoneloses, shigeloses, em infecções respiratórias por hemófilos e enterobactérias e em osteomielites e infecções biliares, urinárias, pulmonares e cutâneas causadas pela *P. aeruginosa*. Bons resultados são referidos com o emprego da droga na terapêutica da pneumonia e da otite externa maligna causadas pela *P. aeruginosa*, com o tratamento mantido por seis semanas. Sua eficácia no tratamento da infecção gonocócica varia com o padrão de resistência desse germe na região. Em pacientes com meningites por enterobactérias e pseudomonas, resultados favoráveis foram relatados em 80% dos casos tratados por via IV. A eficácia de seu emprego em pacientes com legionelose é inconstante. O ciprofloxacino não se mostrou eficaz na terapêutica da malária por *Plasmodium falciparum*, mesmo utilizado na elevada dose de 750 mg a cada 12 horas por via oral. Por outro lado, é uma alternativa na terapêutica da endocardite estafilocócica, associada com a rifampicina. Pode também se constituir em uma opção para o tratamento de infecções por micobactérias, particularmente as micobacterioses atípicas.

Habitualmente, o ciprofloxacino é utilizado na dose de 500 mg de 12/12 horas por via oral. Em infecções de maior gravidade ou localizadas em sítios onde a droga atinge menor concentração, como nas meningites, prostatite e fibrose cística, a dose pode ser aumentada para 750 mg a 1.000 mg a cada 12 horas. Por via IV, o fármaco é indicado em infecções graves ou naqueles pacientes que não podem ingerir. A dose recomendada é de 200 mg para as infecções urinárias e de 300 mg para infecções respiratórias e pélvicas, repetida a cada 12 horas. Para infecções sistêmicas de maior gravidade (sepse, infecção intra-abdominal, meningites) é recomendada a dose de 400 mg de 8/8 horas em uso intravenoso. A droga deve ser dissolvida em 100 mL de solução de cloreto de sódio a 0,9% ou soro glicosado e administrada gota a gota por um período de 30 minutos.

Na terapêutica da gonorreia (uretrite, proctite), o ciprofloxacino é eficaz na dose única de 250 mg a 500 mg por via oral. Ao contrário, essa quinolona frequentemente mostra-se ineficaz na uretrite por clamídia, mesmo ao ser usada na dose de 750 mg ou 1 g por via oral de 12/12 horas durante sete dias. No cancroide, a droga costuma ser eficaz na dose de 500 mg de 12/12 horas durante sete dias. Para a erradicação do meningococo da orofaringe, é recomendada na dose de 250 mg a 500 mg a cada 12 horas durante três dias. Na terapêutica da endocardite estafilocócica, tem sido utilizada na dose, por via oral, de 750 mg de 12/12 horas, durante pelo menos 28 dias, associada com 300 mg de rifampicina de 12/12 horas, via oral, pelo mesmo prazo.

O ciprofloxacino apresenta os mesmos efeitos colaterais referidos para as quinolonas na parte geral deste capítulo. Essa quinolona tem sido utilizada na terapêutica de infecções por *P. aeruginosa* em crianças com fibrose cística, sem causar alterações articulares ou hepáticas nas crianças tratadas. Eventuais descrições de tendinite ou artropatia não contraindicam o uso da droga em situações clínicas bem definidas.

O ciprofloxacino faz parte da RENAME e está disponível nos centros governamentais de atenção à saúde. É comercializado em apresentação genérica (Cloridrato de Ciprofloxacino®) e na especialidade farmacêutica de referência Cipro® (Bayer) em comprimidos com 250 mg e 500 mg e em frascos com solução injetável de 100 mL com 200 mg e de 200 mL com 400 mg para administração intravenosa. É também disponível nas mesmas apresentações genéricas e de referência em bisnagas com pomada oftálmica e em frascos com solução oftálmica. Existem vários medicamentos similares com diferentes formas de apresentação do ciprofloxacino.

QUINOLONAS DE TERCEIRA GERAÇÃO

As quinolonas de terceira geração incluem substâncias que, a par de sua atividade terapêutica em infecções sistêmicas por microrganismos gram-negativos, agem também contra bactérias gram-positivas, incluindo os estreptococos hemolíticos e o pneumococo e as bactérias atípicas. São chamadas quinolonas respiratórias, por agirem em patógenos mais frequentemente causadores de infecções respiratórias, quais sejam pneumococo, hemófilos e clamídias, legionelas e micoplasmas. São representadas no Brasil pelo levofloxacino e o gemifloxacino. O gatifloxacino em apresentação oral foi retirado do Brasil devido à possibilidade maior de causar hipoglicemia grave; mas, o fármaco é disponível em solução oftálmica.

Levofloxacino

O levofloxacino, introduzido em 1986, foi a primeira das quinolonas de terceira geração introduzidas para uso clínico. Sua constituição química, com um anel piperazínico metilado na posição 7, permite ter atividade contra bactérias gram-negativas, como as de segunda geração, e também contra microrganismos gram-positivos, além de aumentar sua potência contra as bactérias atípicas. Ademais, sua meia-vida é prolongada, possibilitando seu emprego em dose única diária.

O espectro de ação do levofloxacino abrange bactérias gram-positivas e gram-negativas, mostrando ação contra *E. coli*, *Klebsiella*, *Proteus*, *Enterobacter* e outras enterobactérias, hemófilos, gonococo, meningococo, *Moraxella catarrhalis*, *Pseudomonas aeruginosa*, *Acinetobacter baumannii*, *Stenotrophomonas maltophilia*, *Streptococcus pyogenes* e outros estreptococos dos grupos A e G, *Streptococcus pneumoniae*, *Staphylococcus aureus* e estafilococos coagulase-negativos. Sua potência antimicrobiana é pelo menos duas vezes maior que a do ofloxacino. Apresenta elevada atividade contra os patógenos atípicos, agindo contra *Chlamydia*, *Legionella* e *Mycoplasma* em baixa concentração. É ainda ativo contra o *Mycobacterium tuberculosis*, *M. avium-intracellulare*, *M. leprae* e contra o *Helicobacter pylori*. Sua potência contra a *P. aeruginosa* é inferior à do ciprofloxacino e não apresenta ação antimicrobiana constante contra as bactérias anaeróbias gram-negativas. Como ocorre com outras quinolonas, não tem ação sustentada contra enterococos. Exerce efeito pós-antibiótico contra microrganismos gram-positivos por três a quatro horas e contra os gram-negativos por uma a três horas.

A absorção do levofloxacino por via oral é completa, tendo a biodisponibilidade de 99% e atingindo concentração sanguínea similar à administração por via IV. Os alimentos não interferem na sua absorção, mas, como ocorre com as demais fluoroquinolonas, os antiácidos orais contendo alumínio, magnésio e cálcio e o sucralfato reduzem a absorção da droga. Portanto, o levofloxacino só deve ser administrado duas horas após as tomadas desses medicamentos. Não há interação dessa quinolona com a teofilina ou a cafeína. A meia-vida sérica do levofloxacino é de seis a oito horas e sua ligação proteica é de 30%. Esse fármaco difunde-se pelos líquidos e tecidos orgânicos, atingindo concentração terapêutica nos pulmões, epitélio respiratório, vias aéreas superiores, fígado, vias urinárias, próstata, osso, testículo, sêmen, bile, pele e aparelho genital feminino. Não atinge concentração terapêutica no líquido cefalorraquidiano. É elevada sua concentração no interior de células fagocitárias. Sua excreção se faz, principalmente, pela urina, onde são eliminados 65% da dose administrada, na maior parte sem sofrer metabolização. Nos pacientes com insuficiência renal moderada (*clearance* de creatinina – CC de 20 a 50 mL/min) é recomendável reduzir a dose do levofloxacino em 50% e nos com insuficiência renal grave (CC inferior a 20 mL/min) a dose deve ser reduzida para 25% da dose usual. Essa quinolona não é retirada pela diálise peritoneal, nem por hemodiálise.

O levofloxacino está indicado no tratamento de infecções respiratórias comunitárias como monoterapia, considerando sua ação antimicrobiana contra os patógenos mais frequentemente encontrados na etiologia dessas infecções. Assim, tem indicação na otite média purulenta, nas sinusites bacterianas, na agudização bacteriana da bronquite crônica, na pneumonia lobar e na broncopneumonia, nas pneumonias intersticiais causadas por clamídias e micoplasmas e na infecção pulmonar por legionela. Tem indicação ainda nas infecções urinárias altas e baixas, na blenorragia, na prostatite bacteriana aguda e crônica, na febre tifoide e em infecções da pele e tecido celular subcutâneo. Pode ser utilizado no tratamento de infecções intra-abdominais, como peritonites, abscesso hepático e subfrênico, apendicite supurada, em associação com drogas ativas contra o *Bacteroides fragilis* e outros anaeróbios intestinais. São necessários maiores estudos sobre a eficácia do levofloxacino na terapia de endocardites e das osteomielites causadas por microrganismos sensíveis.

O levofloxacino é administrado em pacientes adultos na dose de 500 mg em uma única tomada ao dia, seja por via oral ou por via IV, e essa via só está indicada em casos de maior gravidade ou quando o paciente não pode ser medicado por via oral. Logo que possível, o tratamento deve continuar com a mesma dose por via oral. Na pneumonia comunitária, é recomendável o emprego da dose de 750 mg, a fim de garantir adequada concentração terapêutica no parênquima pulmonar. Nas infecções do trato urinário a droga pode ser utilizada na dose de 250 mg uma vez ao dia. A administração do levofloxacino em crianças e em gestantes deve seguir as recomendações referidas na parte geral deste capítulo.

Os efeitos adversos observados com o levofloxacino são aqueles referidos na parte geral deste capítulo. A ocorrência de prolongamento do intervalo Q-T não é frequente, nem a presença de alterações hepáticas. Como ocorre com outras fluoroquinolonas, é possível a indução de tendinite e a ruptura de tendões com o uso desse fármaco, sobretudo em pacientes obesos, homens idosos ou em uso de corticosteroides.

O levofloxacino é disponível no Brasil em apresentação genérica (Levofloxacino®) e em duas especialidades farmacêuticas de referência, Levaquin® (Janssen Cilag) e Tavanic® (Aventis Pharma), em comprimidos com 250 mg e 500 mg e solução injetável com 250 mg e 500 mg. Existem vários medicamentos similares nas apresentações orais.

Gemifloxacino

Lançado em 2007, o mesilato de gemifloxacino é uma recente quinolona de terceira geração disponível para uso clínico. Pertencente à classe das nafitiridonas por apresentar um átomo de nitrogênio na posição 8 do núcleo central, age inibindo a ação das topoisomerases II (ADN-girase) e IV. Seu espectro de ação é similar ao das outras quinolonas desse grupo, mostrando atividade contra cocos e bacilos gram-negativos, estreptococos, pneumococos, estafilococos e bactérias atípicas. Contra as bactérias gram-positivas possui excelente atividade, apresentando maior potência *in vitro* que as demais quinolonas. Sua ação bactericida é particularmente notável contra o *S. pneumoniae*, inclusive contra as estirpes que apresentam resistência intermediária e total à penicilina, às demais quinolonas e aos macrolídeos. Sua força contra outros agentes relacionados às infecções do trato respiratório também é elevada, sendo ativa contra *H. influenzae*, *M. catarrhalis* e os atípicos *L. pneumophila*, *Chlamydia* spp. e *Mycoplasma* spp. Sua potência antimicrobiana contra as enterobactérias equivale à do ciprofloxacino e sua ação contra a *P. aeruginosa* é mais elevada que a de outras quinolonas, exceto o ciprofloxacino. A droga tem alguma atividade contra bactérias anaeróbias, mas é pouco potente contra os anaeróbios gram-negativos.

O gemifloxacino é rapidamente absorvido após administração por via oral, alcançando pico de concentração plasmática em cerca de 1 h, com biodisponibilidade de 71%. Não sofre interferência pela alimentação, mas não deve ser administrado próximo ao uso de antiácidos contendo cálcio, magnésio, alumínio e os sais ferrosos por reduzirem sua biodisponibilidade. Sua meia-vida é de seis a oito horas e sua ligação às proteínas do soro é de 60%. Difunde-se pelos líquidos e tecidos orgânicos, possuindo alta concentração no meio intracelular. Nas meninges inflamadas, utilizando modelo animal, a concentração liquórica de gemifloxacino foi de 22% a 33% da do plasma. É pouco metabolizado no fígado (menos de 10% da dose) e excretado, na sua maior parte, pelas fezes. Cerca de 30% da dose administrada é eliminada na urina de forma inalterada, em 24 h. Nenhum dos seus metabólitos possui atividade antimicrobiana significativa. Não é necessário o ajuste de dose na insuficiência hepática e, nos pacientes com insuficiência renal grave, a dose padrão diária deve ser diminuída à metade. O gemifloxacino é bem tolerado, podendo ser causa de manifestações leves e autolimitadas como cefaleia, dor abdominal, diarreia, náusea e *rash* cutâneo (3%), principalmente em mulheres abaixo de 40 anos em tratamento há mais de sete dias e não relacionado à exposição aos raios ultravioleta. Com exceção de elevação transitória das enzimas hepáticas (em até três vezes o valor normal), nenhuma outra alteração laboratorial foi relatada. A ocorrência de convulsão e de tendinite é rara, assim como o prolongamento do intervalo QT. Nenhum caso de *torsades de pointes* foi relatado. Segundo o fabricante, deve ser evitado o uso concomitante de eritromicina, claritromicina, fluconazol, fluoxetina e antiarrítmicos das classes I, IA e III, devido ao potencial de prolongamento do intervalo QT e aumento da cardiotoxicidade.

Assim como os demais membros da sua geração, o gemifloxacino está indicado no tratamento das infecções respiratórias, com índices de cura em torno de 95% (sinusite, otite média, exacerbação aguda de bronquite crônica e pneumonia comunitária), urinárias, na prostatite, uretrite e cervicite gonocócicas e nas infecções de pele e do tecido subcutâneo. Pode ser utilizado nas infecções intra-abdominais em associação com antimicrobianos ativos contra os anaeróbios intestinais. Seu emprego em gestantes e crianças segue as recomendações referidas na parte geral desse capítulo. É administrado na dose de 320 mg ao dia, em dose única, por cinco dias, nos casos de exacerbação de bronquite crônica e, por sete dias, na pneumonia aguda comunitária.

O gemifloxacino encontra-se disponível no Brasil com o nome Factive® (Aché), em comprimidos contendo 400 mg de mesilato de gemifloxacino, correspondendo a 320 mg da substância natural.

QUINOLONAS DE QUARTA GERAÇÃO

As quinolonas de quarta geração são aquelas que, ao lado de apresentarem atividade antimicrobiana potente sobre bactérias aeróbias gram-negativas e gram-positivas, têm potente atividade contra as bactérias anaeróbias gram-positivas e gram-negativas. Assim, diferentemente das quinolonas descritas anteriormente, exercem atividade contra os anaeróbios das vias aéreas superiores e da pele, como também sobre os microrganismos anaeróbios intestinais, particularmente os do grupo do *Bacteroides fragilis*. A esse grupo pertencem o moxifloxacino, o trovafloxacino, o clinafloxacino, o sitafloxacino e outros representantes em estudos iniciais ou que não tiveram lançamento devido a efeitos adversos. Somente o moxifloxacino é disponível no Brasil.

Moxifloxacino

O moxifloxacino é também uma 8-metoxi fluoroquinolona, introduzida em 1996, com potente ação antimicrobiana contra bactérias gram-negativas e gram-positivas, participante do grupo das quinolonas respiratórias. Apresenta propriedades antimicrobianas similares às do levofloxacino e do gatifloxacino, mostrando-se ativo contra enterobactérias, hemófilos, neissérias, moraxela, estafilococos, estreptococos e pneumococos. Contudo, sua ação sobre anaeróbios é mais ampla, mostrando-se ativo contra cocos e bacilos anaeróbios, incluindo o grupo do *Bacteroides fragilis*. Sua potência antimicrobiana contra *P. aeruginosa* é inferior à do ciprofloxacino, mas tem elevada potência contra pneumococos, micoplasmas, clamídias e legionelas. Exerce efeito pós-antibiótico sobre os microrganismos sensíveis, variável entre uma e três horas. O moxifloxacino tem elevada potência de ação contra o *Mycobacterium tuberculosis* e contra o *M. avium*.

Essa quinolona é absorvível por via oral. Tem biodisponibilidade de 89% e não sofre interferência dos alimentos na absorção. Distribui-se pelos tecidos e líquidos orgânicos e concentra-se no meio intracelular. Sua ligação às proteínas do soro é de 48% e sua meia-vida no soro é de 11 a 14 horas. Em animais é rápida sua passagem pela barreira hematoencefálica, atingindo concentração no líquor normal correspondente a 50% da presente no plasma e chegando a 80% quando há meningite. A concentração liquórica atingida por essa quinolona torna possível seu uso no tratamento de meningite causada pelo pneumococo. Sofre metabolização hepática, eliminando-se pela urina e pela bile em grande parte sob a forma de metabólitos. Somente cerca de 20% da dose administrada são eliminados pela urina como droga natural. Em pacientes com insuficiência renal, não é necessário fazer ajustes na administração de doses da droga; contudo, nos pacientes com insuficiência hepática grave, com ascite e icterícia, é recomendável a redução da dose em 50%.

O moxifloxacino tem as mesmas indicações do levofloxacino e do gatifloxacino. Apresenta eficácia em infecções respiratórias (pneumonias comunitárias e hospitalares, exacerbação de bronquite crônica, abscesso pulmonar) e urinárias, uretrite e cervicite gonocócicas e infecções da pele e do tecido subcutâneo. É ativo em sinusite, otite média, exacerbação aguda de bronquite crônica e pneumonia mesmo causadas por pneumococo resistente às penicilinas. Ademais, por mostrar-se ativo contra diferentes bactérias anaeróbias, incluindo o *Bacteroides fragilis*, o moxifloxacino pode ser indicado como monoterapia nas infecções intra-abdominais (apendicite supurada, peritonite consequente à ruptura de vísceras, abscessos intra-abdominais), considerando que em tais eventos os patógenos envolvidos são habitualmente os gram-negativos e anaeróbios intestinais.

A droga é utilizada na dose diária de 400 mg, em uma única tomada ao dia, seja por via intravenosa ou via oral. Índices de cura acima de 90% são obtidos com o emprego do moxifloxacino nas exacerbações bacterianas da bronquite crônica, da sinusite bacteriana e da pneumonia adquirida na comunidade. Nas infecções intra-abdominais, o moxifloxacino apresenta índices de cura similares ou maiores que a associação piperacilina com tazobactam. Estudos em andamento poderão esclarecer o papel desse fármaco no tratamento de infecções por micobactérias e das meningoencefalites em seres humanos.

A tolerabilidade do moxifloxacino é boa, podendo, porém, causar efeitos adversos referidos na parte geral desse capítulo. Não parece ser uma droga hepatotóxica; mas é uma quinolona com potencialidade de causar fototoxicidade e alterações no intervalo QT. As recomendações para o seu emprego em gestantes e crianças são as mesmas já referidas para outras quinolonas.

O moxifloxacino é disponível no Brasil em comprimidos para uso por via oral e em frasco para uso IV, com 400 mg na especialidade farmacêutica Avalox® (Bayer). É disponível também em solução oftálmica na especialidade farmacêutica Vigamox® (Alcon).

Delafloxacino

O delafloxacino é uma fluoroquinolona com propriedades antimicrobianas semelhantes às do moxifloxacino, revelando atividade bactericida contra cocos gram-positivos (estafilococos, pneumococo, estreptococo), enterobactérias (*E. coli*, *Klebsiella* e outras), *Pseudomonas aeruginosa*, bactérias atípicas e germes anaeróbios, com elevada atividade contra *Bacteroides fragilis*. Diferencia-se por mostrar ação contra *Enterococcus faecalis*, mas não age contra *E. faecium*. Sua ação contra *Mycobacterium tuberculosis* e *M. avium* necessita ser mais bem avaliada. Age também contra gonococos sensíveis às fluoroquinolonas.

Essa nova fluoroquinolona é administrada por via intravenosa e tem absorção por via oral de 60%, o que permite o tratamento sequencial de infecções por germes sensíveis. Seus efeitos adversos são semelhantes aos de outras drogas do grupo.

O delafloxacino foi aprovado recentemente nos Estados Unidos para o tratamento de infecções da pele e tecido celular subcutâneo (celulites, erisipela, fascites) e deve ser aprovada para o tratamento de infecções respiratórias bacterianas. É utilizado na dose de 300 mg por via intravenosa ou 450 mg por via oral, administradas de 12/12 horas,

Prulifloxacino

O prulifloxacino é uma pró-droga da fluoroquinolonas ulifloxacino, que apresenta amplo espectro de ação, mostrando, habitualmente, elevada atividade contra *Pseudomonas aeruginosa*, mas não age contra *Acinetobacter baumannii*. Tem boa atividade antimicrobiana contra estafilococos e bactérias anaeróbias. Uma caraterística adicional é seu efeito imunomodulador, sobre citocinas pró-inflamatórias, que podem ter papel em prostatites crônicas. Tem meia-vida prolongada, o que possibilita o seu uso por via oral e parenteral em dose única diária. Vem sendo ensaiada na profilaxia de infecção urinária recorrente, utilizado em uma dose semanal de 600 mg.

O prulifloxacino é dispensado em países da Europa para o tratamento de infecções do trato respiratório e urinário, mostrando eficácia igual ou superior a outras fluoroquinolonas. O fármaco é administrado na dose única diária de 600 mg por via oral.

Trovafloxacino, Clinafloxacino, Sitafloxacino, Pazufloxacino

O trovafloxacino, o clinafloxacino e o sitafloxacino caracterizam-se por seu amplo espectro de ação, com atividade contra bactérias gram-positivas e gram-negativas, incluindo germes anaeróbios, com notável atividade contra *Bacteroides fragilis* e *Prevotella melaninogenica*. O clinafloxacino e o sitafloxacino têm atividade contra *Pseudomonas aeruginosa* comparável à do ciprofloxacino. Contudo, esses três fármacos não se tornaram disponíveis para uso clínico devido a seus efeitos adversos graves e frequentes. O trovafloxacino mostra-se hepatotóxico; o clinafloxacino é cardiotóxico, fototóxico e causa hipoglicemia grave; e o sitafloxacino é causa de fototoxicidade. O pazufloxacino é uma antiga fluoroquinolona que apresenta atividade contra microrganismos gram-positivos e gram-negativos, incluindo estafilococos resistentes à oxacilina e *Pseudomonas aeruginosa*. O fármaco é utilizado sob a forma de solução oftálmica para o tratamento de conjuntivites bacterianas e foi desenvolvido por via intravenosa para o tratamento de infecções respiratórias e intra-abdominais. Pode ser causa de convulsão e reações dermatológicas.

Outras Fluoroquinolonas

A síntese de fluoroquinolonas é ascendente na indústria farmacêutica, especialmente na China e no Japão, mas grande parte desses novos fármacos não chega a ser experimentada na clínica.

O besifloxacino é uma fluoroquinolona com atividade contra estreptococos, estafilococos e hemófilos e foi desenvolvido sob a forma de suspensão tópica oftálmica para o tratamento de conjuntivites bacterianas. Esse fármaco é comercializado em países da Europa.

O finafloxacino é uma fluoroquinolona em investigação, que apresenta amplo espectro de ação contra bactérias gram-positivas, gram-negativas e anaeróbias. Estudos *in vitro* revelam boa atividade dessa fluoroquinolona contra *Acinetobacter baumannii*. Caracteriza-se por atuar melhor em meio ácido e ter atividade intracelular prolongada, o que possibilita reduzir o tempo de tratamento em infecções urinárias. É administrada por via intravenosa e por via oral, na dose única diária de 800 mg.

O zabofloxacino é outra fluoroquinolona em experimentação clínica, mostrando atividade antimicrobiana similar à do moxifloxacino. O fármaco foi ensaiado no tratamento de doença pulmonar obstrutiva crônica por via oral na dose única diária de 367 mg.

DESFLUOROQUINOLONAS

Por fim, deve-se referir um novo grupo de quinolonas constituído pelas desfluoroquinolonas, isto é, quinolonas que não contêm átomos de flúor na molécula, mas que apresentam espectro de ação e potência antimicrobiana das quinolonas fluoradas. Entre as substâncias desse novo grupo de quinolonas desenvolvida para uso clínico situam-se o garenoxacino e o nemonoxacino.

O garenoxacino caracteriza-se por ter atividade contra microrganismos gram-negativos e gram-positivos, bactérias atípicas, *Mycobacterium tuberculosis* e bactérias anaeróbias, incluindo as do grupo do *Bacteroides fragilis*. Exerce ação contra micoplasma, legionela, bacilo da tuberculose, clamídia em mínimas concentrações e sua atividade contra estafilococos e pneumococos suplanta a de outras quinolonas. Age inclusive contra as estirpes dessas bactérias que se mostram resistentes às penicilinas e às outras quinolonas. Mostra elevada atividade contra bacilos gram-negativos não fermentadores, como *S. maltophilia*, *Flavobacterium*, *Acinetobacter* e contra *P. aeruginosa*. Ademais, vem mostrando ação contra *Enterococcus faecalis* e *E. faecium* em baixas concentrações, propriedade esta não observada em outras quinolonas. O garenoxacino tem meia-vida em torno de 15 horas e é eliminado em 30% a 50% sob forma inalterada na urina. Essa nova quinolona se encontra em início de experimentação em seres humanos. Estudos iniciais têm mostrado baixa toxicidade desse composto.

O nemonoxacino foi desenvolvido e experimentado sobretudo na China, mostrando atividade particular contra microrganismos causadores de pneumonia comunitária e estafilococos. É pouco ativo contra microrganismos gram-negativos. É administrado por via oral e parenteral no tratamento de infecções respiratória e infecções decorrentes de pé diabético. Seu uso está licenciado na China, utilizado na dose de 500 mg em dose única diária.

BIBLIOGRAFIA

Geral

Adam R. Use of quinolones in pediatric patients. Rev Infect Dis. 1989; 11(Suppl 5):S1113-6.

Alfaham M, et al. Arthropathy in a patient with cystic fibrosis taking ciprofloxacin. Br Med J. 1987; 285:669.

Alves C, et al. A systematic review and meta-analysis of the association between systemic fluoroquinolones and retinal detachment. Acta Ophthalmol. 2016; 94:e251-9.

Ambrose PG, Owens RC Jr. New antibiotics in pulmonary and critical care medicine: focus on advanced generation quinolones and cephalosporins. Semin Respir Crit Care Med. 2000; 21:19-32.

Appelbaum PC, Hunter PA. The fluoroquinolone antibacterials: past, present and future perspectives. Int J Antimicrob Agents. 2000; 16:5-15.

Ball P. New antibiotics for community-acquired lower respiratory tract infections: improve activity at a cost? Int J Antimicrob Agents. 2000; 16:263-72.

Ball P. Quinolone generations: natural history or natural selection? J Antimicrob Chemother. 2000; 46(Topic T1):17-24.

Berkovitch M, et al. Safety of the new quinolones in pregnancy. Obstet Gynecol. 1994; 84:535-8.

Bertino J, Fish D. The safety profile of the fluoroquinolones. Clin Ther. 2000; 22:798-817.

Chiba K, et al. Proarrhythmic effects of fluoroquinolones antibacterial agents: in vivo effects as physiologic substrate for torsades. Toxicol Appl Pharmacol. 2000; 169:8-16.

Dalhoff A. Pharmacodynamics of fluoroquinolones. J Antimicrob Chemother. 1999; 43(Suppl B):51-9.

Davies J. The new quinolones: back to the future. Rev Infect Dis. 1989; 11(Suppl 5):S898-901.

Davies BI, Maesen FPV. Drug interactions with quinolones. Rev Infect Dis. 1989; 11(Suppl 5):S1083-90.

European Medicines Agency. Quinolones and fluoroquinolones containing medical products. Disponível em: https://www.ema.europa.eu/en/medicines/human/referrals/quinolone-fluoroquinolone-containing-medicinal-products. Acesso em mai 2019.

Green SDR. Indications and restrictions of fluoroquinolone use in children. Br J Hosp Medic. 1996; 56:420-33.

Harrell RM. Fluoroquinolone-induced tendinopathy: what do we know? South Med J. 1999; 92:622-5.

Hendershot EF. Fluoroquinolones. Infect Dis Clin North Am. 1995; 9:715-29.

Hooper DC. Bacterial topoisomerases, anti-topoisomerases, and anti-topoisomerases resistance. Clin Infect Dis. 1998; 27(Suppl 1):S54-63.

Jafri HS, et al. Fluoroquinolones in paediatrics. Drugs. 1999; 58(Suppl 2):43-8.

King DE, et al. New classification and update on the quinolone antibiotics. Am Fam Phys. 2000; 61:2741-8.

Lipsky BA, Baker CA. Fluoroquinolones toxicity profiles: a review focusing on newer agents. Clin Infect Dis. 1999; 28:353-64.

Lode H, et al. Pharmacodynamics of fluoroquinolones. Clin Infect Dis. 1998; 27:33-9.

Mitcheson JS, et al. A structural basis for drug-induced long QT syndrome. Proc Natl Acad Sci U S A. 2000; 97:12329-33.

O'Donnell JA, Gelone SP. Fluoroquinolones. Infect Dis Clin North Am. 2000; 14:489-513.

Owens RC, Ambrose PG. Clinical use of fluoroquinolones. Med Clin North Am. 2000; 84: 1447-69.

Poole K. Efflux-mediated resistance to fluoroquinolones in gram-positive bacteria and the mycobacteria. Antimicrob Agents Chemother. 2000; 44:2595-9.

Rubinstein E, et al. (eds.). Second International Symposium of new quinolones. Geneva, 25-27 august 1988. Rev Infect Dis. 1989; 11(suppl 5):1.

Schaad UB, et al. Use of fluoroquinolones in pediatrics: consensus report of an International Society of Chemotherapy commission. Pediatr Infect Dis J. 1995; 14:1-9.

Scheld WM. Quinolone therapy for infections of the central nervous system. Rev Infect Dis. 1989; 11(Suppl 5):S1194-202.

Zhanel GG, et al. The new fluoroquinolones: a critical review. Can J Infect Dis. 1999; 10:207-38.

Ácido Nalidíxico, Rosoxacino e Ácido Pipemídico

Aguinaga SA, et al. Estudo do ácido pipemídico no tratamento das infecções urinárias. J Bras Urol. 1982; 8:188-92.

Archimbaud JP, Leriche A. Concentration d'acide pipémidique dans le tissu prostatique chez l'homme. J Urol Nephrol (Paris). 1979; 85:191-8.

Atlas E, et al. Nalidixic acid and oxolinic acid in the treatment of chronic bacteriuria. Ann Intern Med. 1969; 70:713-21.

Aubert J. La prostatite aiguë, valeur du traitement par l'acide pipémidique. Gaz Med France. 1982; 89:4333-6.

Calubiran OV, et al. Treatment of uncomplicated gonorrhoea in women. Comparison of rosoxacin and spectinomycin. Br J Vener Dis. 1982; 58:231-5.

Lenz L, et al. Tratamento da infecção urinária com ácido pipemídico – considerações sobre 50 casos. J Bras Ginecol. 1983; 93:195-6.

Limson BM, Macasaet RK. Single oral dose rosoxacin in the treatment of gonorrhoea in males. J Int Med Res. 1982; 10:42-5.

Schaad UB, Wedgwood-Krucko J. Nalidixic acid in children: a retrospective matched controlled study for cartilage toxicity. Infection. 1987; 15:165-8.

Shimizu M, et al. Pipemidic acid: absorption, distribution and excretion. Antimicrob Agents Chemother. 1975; 7:441-6.

Simpósio sobre Infecções Urinárias (vários trabalhos sobre ácido nalidíxico). J Bras Med; (suplemento), 1966 nov.

Yamada RT, et al. Ácido pipemídico em infecções urinárias. Folha Med (Br). 1983; 86:289-95.

Norfloxacino

Corrado ML, et al. Norfloxacin: a review of safety studies. Am J Med. 1987; 82(Suppl 6B):22-6.

Goldstein J, et al. Norfloxacin, a fluoroquinolone antibacterial agent. Am J Med. 1987; 82(Suppl 6B):3-17.

Mathias S. Infecções urinárias bacterianas no sexo feminino: co-trimoxazole versus norfloxacino. Rev Bras Med. 1987; 44:200-5.

Moellering RC Jr (ed.). Norfloxacin: a fluoroquinolone carboxylic acid antimicrobial agent. Am J Med. 1987; 82(Supp 6B):3.

Norrby SR (ed.). Norfloxacin: targeted antibiotic therapy. Scand J Infect Dis. 1986; 48(Suppl):1-91.

Rocha LCA. Norfloxacino em infecções urinárias recidivantes. Rev Bras Med. 1988; 45:32-5.

Rodrigues Netto N Jr, et al. Avaliação da concentração tecidual renal e prostática de norfloxacin. Rev Bras Clin Terap. 1984; 13:439-40.

Wolfson JS, Hooper DC. Norfloxacin: a new targeted fluoroquinolone antimicrobial agent. Ann Intern Med. 1988; 108:238-51.

Pefloxacino

Gonzales JP, Henwood JM. Pefloxacin – a review. Drugs. 1989; 37:628-68.

Guibert J, Brumpt I. Traitement de la cystite par péflacine monodose. Gaz Med. 1991; 98:37-40.

Guibert J, et al. A clinical trial of pefloxacin in prostatitis. J Antimicrob Chemother. 1990; 26(Suppl B):161-6.

Lauwer S, et al. Efficacy and safety of pefloxacin in the treatment of severe infections in patients hospitalized in intensive care units. J Antimicrob Chemother. 1986; 17(Suppl B):111-5.

Nascimento O, et al. Pefloxacino no tratamento de infecções no pós-operatório neurocirúrgico. Folha Med (Br). 1989; 98:55-8.

Santos Jr JCM, et al. Eficácia e segurança da associação pefloxacino/metronidazol versus gentamicina/metronidazol na terapêutica coadjuvante das infecções de origem peritoneal. Rev Bras Cir. 1992; 82:207-16.

Vanderdonkt J. Pefloxacin in the treatment of lower respiratory tract infections in geriatrics. J Int Med Res. 1987; 15:234-39.

Wise R, Leigh DA (eds.) Pefloxacin – a laboratory and clinical evaluation of a new quinolone. J Antimicrob Chemother. 1986; 17(Suppl B):1-118.

Ofloxacino

Adam D, et al. Ofloxacin. Infection. 1986; 14(Suppl 4):S221-338.

Gromatzky C, et al. Ofloxacino: estudo clínico-terapêutico em infecções urinárias. Folha Med (Br). 1990; 101:215-7.

Ichiyama S, Tsukamura M. Ofloxacin and the treatment of pulmonary disease due to *Mycobacterium fortuitum*. Chest. 1987; 92:1110-2.

Lomar AV, et al. Tratamento de infecções graves com ofloxacino por via oral. Arq Bras Med. 1991; 65:515-7.

Moellering RC Jr, Neu HC (eds.). Ofloxacin: a pharmacodynamic advance in quinolone antimicrobial therapy. Am J Med. 1989; 87(Suppl 6C):1S-81S.

Monk JP, Campoli-Richards DM. Ofloxacin: a review. Drugs. 1987; 33:346-91.

Nicolle LE, et al. Ofloxacin use in a geriatric population. Chemotherapy. 1991; 37(Suppl 1):49-54.

Traeger SM, et al. Seizures associated with ofloxacin therapy. Clin Infect Dis. 1995; 21:1504-6.

Ciprofloxacino

Brown EM, et al. Ciprofloxacin – defining its role today. J Antimicrob Chemother. 1990; 26(Suppl F):3-193.

Campoli-Richards D, et al. Ciprofloxacin: a review. Drugs. 1988; 35:373-447.

Kubin R. Safety and efficacy of ciprofloxacin in paediatric patients – review. Infection. 1993; 21:413-21.

Neu HC, et al. (eds.). Ciprofloxacin: a major advance in quinolone chemotherapy. Am J Med. 1987; 82(4A):1-404.

Phillips I, et al. (eds.). Ciprofloxacin: quinolones in practice. J Antimicrob Chemother. 1986; 18(Suppl D):1-197.

Renkonken OV, et al. Effect of ciprofloxacin on carrier rate of *Neisseria meningitidis* in army recruits in Finland. Antimicrob Agents Chemother. 1987; 31:962-3.

Samuelson WM, et al. Arthropathy secondary to ciprofloxacin in an adult cystic fibrosis patient. Ann Pharmacother. 1993; 27:302-3.

Schacht P, et al. Dados clínicos mundiais sobre a eficácia e a segurança do ciprofloxacino. Arq Bras Med. 1989; 63:419-34.

Shah A, et al. Comparative pharmacokinetics and safety of ciprofloxacin 400 mg IV thrice daily versus 750 PO twice daily. J Antimicrob Chemother. 1994; 33:795-801.

Wallace Jr RJ, et al. Activities of ciprofloxacin and ofloxacin against rapidly growing mycobacteria with demonstration of acquired resistance following single-drug therapy. Antimicrob Agents Chemother. 1990; 34:65-70.

Levofloxacino

Davies BI, Maesen FPV. Clinical effectiveness of levofloxacin in patients with acute purulent exacerbations of chronic bronchitis. J Antimicrob Chemother. 1999; 43(Suppl C):83-90.

Dhople AM, Ibanez MA. In vitro activity of levofloxacin, singly and in combination with rifamycin analogs, against *Mycobacterium leprae*. Antimicrob Agents Chemother. 1995; 39:2116-9.

Ji B, et al. In vitro and in vivo activities of levofloxacin against *Mycobacterium tuberculosis*. Antimicrob Agents Chemother. 1995; 39:1341-4.

Kahn JB, et al. Levofloxacin versus azithromycin plus ceftriaxone in moderate to severe community-acquired pneumonia. Clin Infect Dis. 1999; 29:985.

Lewis JR, et al. Levofloxacin-induced bilateral Achilles tendonitis. Ann Pharmacother. 1999; 33:792-5.

Nicodemo AC, et al. Oral levofloxacin in the treatment of community-acquired pneumonia. Braz J Infect Dis. 2000; 4:60-6.

North DS, et al. Levofloxacin, a second-generation fluoroquinolone. Pharmacotherapy. 1998; 18:915-35.

Rastogi N, et al. In vitro activities of levofloxacin used alone and in combination with first- and second-line antituberculous drugs against *Mycobacterium tuberculosis*. Antimicrob Agents Chemother. 1996; 40:1610-6.

Gemifloxacino

Allen A, et al. Multiple-dose pharmacokinetics and tolerability of gemifloxacin administered orally to healthy volunteers. Antimicrob Agents Chemother. 2001; 45:540-5.

Appelbaum P, et al. Gemifloxacin: potency and performance J Antimicrob Chemother. 2000; 45(Suppl S!):1-107.

Bhavnani SM, Andes DR. Gemifloxacin for the treatment of respiratory tract infections: in vitro susceptibility, pharmacokinetics and pharmacodynamics, clinical efficacy and safety. Pharmacotherapy. 2005; 25(5):717-40.

Davies TA, et al. Antipneumococcal activities of gemifloxacin compared to those of nine other agents. Antimicrob Agents Chemoher. 2000; 44:304-10.

File T, et al. Gemifloxacin versus amoxicillin/clavulanate in the treatment of acute exacerbations of chronic bronchitis. J Chemother. 2000; 12:314-25.

Gee T, et al. Pharmacokinetics and tissue penetration of gemifloxacin following a single oral dose. J Antimicrob Chemother. 2001; 47:431-4.

Islinger F, et al. Concentrations of gemifloxacin at the target site in health volunteers after a single oral dose. Antimicrob Agents Chemother. 2004; 48:4246-9.

King A. Comparative in vitro activity of gemifloxain. J Antimicrob Chemother. 2000; 45(Suppl 1):1-12.

Lowe MN, Lamb HM. Gemifloxacin. Drugs. 2000; 59:1137-47.

Saravolatz L, et al. Antimicrobial activity and a comparison of published pharmacodynamics of gemifloxacin and eight fluoroquinolones against *Streptococcus pneumoniae*. Int J Antimicrob Agents. 2005; 26:81-4.

Saravolatz L, Leggett J. Gatifloxacin, gemifloxacin and moxifloxacin: the role of 3 newer fluoroquinolones. Clin Infect Dis. 2003; 37:1210-5.

Moxifloxacino

Balfour JAB, Lamb HM. Moxifloxacin: a review. Drugs. 2000; 59:115-39.

Ballow C, et al. Absolute bioavailability of moxifloxain. Clin Ther. 1999; 21:513-22.

Edminston C. In vitro activities of moxifloxacin against 900 aerobic and anaerobic surgical isolates from patients with intra-abdominal and diabetic foot infections. Antimicrob Agents Chemother. 2004; 48:1012-6.

Kanellakopoulou K, et al. Pharmacokinetics of moxifloxacin in non-inflamed cerebrospinal fluid of humans: implication for a bactericidal effect. J Antimicrob Chemother. 2008; 61:1328-31.

Malangoni MA, et al. Randomized controlled trial of moxifloxacin compared with piperacillin-tazobactam and amoxicillin-clavulanate for the treatment of complicated intra-abdominal infections. Ann Surg. 2006; 244(2):204-11.

Miravitlles M, Anzueto A. Moxifloxacin: a respiratory fluoroquinolone. Expert Opin Pharmacother. 2008; 9(10):1755-72.

Stass H, Kubitza D. Pharmacokinetics and elimination of moxifloxacin after oral and intravenous administration in man. J Antimicrob Chemother. 1999; 43(Suppl B):83-90.

Stass H, et al. Pharmacokinetics, safety and tolerability of ascending single doses of moxifloxacin, a new 8-mehtoxy quinolone, administered to healthy subjects. Antimicrob Agents Chemother. 1998; 42:2060-5.

Stein GE. The methoxyfluoroquinolones: gatifloxacin and moxifloxacin. Infect Med. 2000; 17:564-70.

Wise R. A review of the clinical pharmacology of moxifloxacin, a new 8-methoxiquinolone, and its potential relation to therapeutic efficacy. Clin Drug Invest. 1999; 17:365-87.

Delafloxacino

Bassetti M, et al. Delafloxacin: an improved fluoroquinolone developed through advanced molecular engineering. Future Microbiol. 2018; 13:1081-4.

Candel FJ, Peñuelas M. Delafloxacin: design, development and potential place in therapy. Drug Des Devel Ther. 2017 mar; 11:881-91.

Cho JC, et al. What Is Old Is New Again: Delafloxacin, a modern fluoroquinolone. Pharmacotherapy. 2018; 38:108-21.

Jorgensen SC. Delafloxacin: Place in Therapy and Review of Microbiologic, Clinical and Pharmacologic Properties. Infect Dis Ther. 2018; 7:197-217.

Lodise T, et al. Safety of Delafloxacin: Focus on Adverse Events of Special Interest. Open Forum Infect Dis. 2018; 5(10):ofy220.

Mogle BT, et al. Clinical review of delafloxacin: a novel anionic fluoroquinolone. J Antimicrob Chemother. 2018; 73:1439-51.

Ocheretyaner ER, Park TE. Delafloxacin: a novel fluoroquinolone with activity against methicillin-resistant Staphylococcus aureus (MRSA) and Pseudomonas aeruginosa. Expert Rev Anti Infect Ther. 2018; 16523-30.

Righi E, et al. Emerging treatment options for acute bacterial skin and skin structure infections: focus on intravenous delafloxacin. Infect Drug Resist. 2018; 11:479-88.

Prulifloxacino

Blasi F, et al. Prulifloxacin: a brief review of its potential in the treatment of acute exacerbation of chronic bronchitis. Int J Chron Obstruct Pulmon Dis. 2007; 2:27-31.

Cazzola M, et al. Prulifloxacin: a new fluoroquinolone for the treatment of acute exacerbation of chronic bronchitis. Pulm Pharmacol Ther. 2006; 19(Suppl):1:30-7.

Chen Y, et al. Prulifloxacin versus levofloxacin in the treatment of respiratory and urinary tract infections: a multicentre, double-blind, randomized controlled clinical trial. Chemotherapy. 2012; 58:249-56.

Costantini E, et al. Prulifloxacin vs fosfomycin for prophylaxis in female patients with recurrent UTIs: a non-inferiority trial. Int Urogynecol J. 2014; 25:1173-8.

Giannarini G, et al. Prulifloxacin: clinical studies of a broad-spectrum quinolone agent. Future Microbio. 2009; 4:13-24.

Giusti M, et al. Prulifloxacin vs Levofloxacin for exacerbation of COPD after failure of other antibiotics. COPD. 2016; 13:555-60.

Keam SJ, Perry CM. Prulifloxacin. Drugs. 2004; 64(19): 2221-34.

Rafailidis PI, et al. Prulifloxacin: a review focusing on its use beyond respiratory and urinary tract infections. Int J Antimicrob Agents. 2011; 37:283-90.

Trovafloxacino, Clinafloxacino, Sitafloxacino, Pazufloxacino

Appelbaum PC. Quinolone activity against anaerobes. Drugs. 1999; 58(Suppl 2):60-4.

Bron NJ, et al. The tolerance and pharmacokinetics of clinafloxacin (CI-960) in healthy subjects. J Antimicrob Chemother. 1996; 38:1023-9.

Donahue PE, et al. Trovafloxacin in the treatment of intra-abdominal infections: results of a double-blind, multicenter comparison with imipenem/cilatatin. Am J Surg. 1998; 176(6A suppl):53S-61S.

Feldman C, et al. An open, randomised, multi-centre study comparing the safety and efficacy of sitafloxacin and imipenem/cilastatin in the intravenous treatment of hospitalised patients with pneumonia. Int J Antimicrob Agents. 2001; 17:177-88.

Garey KW, Amsden GW. Trovafloxacin: a review. Pharmacotherapy. 1999; 19:21-34.

Gnocchi CA. Infección intraabdominal y nuevas quinolonas. Medicina (B Aires). 1999; 59(Suppl 1):47-54.

Goldstein EJC. Possible role for the new fluoroquinolones (levofloxacin, grepafloxacin, trovafloxacin, clinafloxacin, sparfloxacin and DU-6859A) in the treatment of anaerobic infections: review of current information on efficacy and safety. Clin Infect Dis. 1996; 23(Suppl 1):S25-30.

Nord CE. Use of newer quinolones for the treatment of intraabdominal infections: focus on clinafloxacin. Infection. 1999; 27:166-72.

Siami G, et al. Clinafloxacin versus piperacillin-tazobactam in treatment of patients with severe skin and soft tissue infections. Antimicrob Agents Chemother. 2001; 45(2):525-31.

Solomkin JS, et al. The role of oral antimicrobials for the management of intra-abdominal infections. New Horiz. 1998; 6(Suppl 2):S46-52.

Winston DJ, et al. Randomized, double-blind, multicenter trial comparing clinafloxacin with imipenem as empirical monotherapy for febrile granulocytopenic patients. Clin Infect Dis. 2001; 32:381-90.

Vora A. Pazufloxacin. J Assoc Physicians India. 2009 out; 57:722-3.

Outras Fluoroquinolonas

Bartoletti R, et al. Finafloxacin for the treatment of urinary tract infections. Expert Opin Investig Drugs. 2015; 24:957-63.

Bertino JS, et al. Besifloxacin, a new ophthalmic fluoroquinolone for the treatment of bacterial conjunctivitis. Expert Opin Pharmacother. 2009; 10:2545-54.

Carter NJ, Scott LJ. Besifloxacin ophthalmic suspension 0.6%. Drugs. 2010; 70:83-97.

Chang MH, Fung HB. Besifloxacin: a topical fluoroquinolone for the treatment of bacterial conjunctivitis. Clin Ther. 2010; 32:454-71.

Deschênes J, Blondeau J Besifloxacin in the management of bacterial infections of the ocular surface. Can J Ophthalmol. 2015; 50:184-91.

Kocsis B, Szabo D. Zabofloxacin for chronic bronchitis. Drugs Today (Barc). 2016; 52:495-500.

Mah FS, Sanfilippo CM. Besifloxacin: Efficacy and safety in treatment and prevention of ocular bacterial infections. Ophthalmol Ther. 2016; 5:1-20.

McKeage K. Finafloxacin: first global approval. Drugs. 2015; 75:687-93.

Rhee CK, et al. Zabofloxacin versus moxifloxacin in patients with COPD exacerbation: a multicenter, double-blind, double-dummy, randomized, controlled, Phase III, non-inferiority trial. Int J Chron Obstruct Pulmon Dis. 2015; 10:2265-75.

Silverstein BE, et al. Efficacy and tolerability of besifloxacin ophthalmic suspension 0.6% administered twice daily for 3 days in the treatment of bacterial conjunctivitis: a multicenter, randomized, double-masked, vehicle-controlled, parallel-group study in adults and children. Clin Ther. 2011; 33:13-26.

Taubert M, et al. Population pharmacokinetics of finafloxacin in healthy volunteers and patients with complicated urinary tract infections. Antimicrob Agents Chemother. 2018; 62(4). pii: e02328-17.

Wagenlehner F, et al. Explorative randomized phase II clinical study of the efficacy and safety of finafloxacin versus fiprofloxacin for treatment of complicated urinary tract infections. Antimicrob Agents Chemother. 2018 ; 62(4). pii:e02317-17.

Desfluoroquinolonas: Garenoxacino, Nemonoxacino

Chen YH, et al. In vitro activity of nemonoxacin (TG-873870), a novel non-fluorinated quinolone, against clinical isolates of Staphylococcus aureus, enterococci and Streptococcus pneumoniae with various resistance phenotypes in Taiwan. J Antimicrob Chemother. 2009; 64:1226-9.

Edmiston CA Jr, et al. Comparative in vitro antimicrobial activity of a novel quinolone, garenoxacin, against aerobic and anaerobic microbial isolates recovered from general, vascular, cardiothoracic and otolaryngologic surgical patients. J Antimicrob Chemother. 2005; 56:872-8.

Fung-Tomc J, et al. Antibacterial spectrum of a novel des-fluoro(6)quinolone, BMS-284756. Antimicrob Agents Chemother. 2000; 44:3351-6.

Gaijar DA, et al. Multiple-dose safety and pharmacokinetics of oral garenoxacin in healthy subjects. Antimicrob Agents Chemother. 2003; 47:2256-63.

Huang CH, et al. The potential role of nemonoxacin for treatment of common infections. Expert Opin Pharmacother. 2015; 16:263-70.

Lai CC, et al. Nemonoxacin (TG-873870) for treatment of community-acquired pneumonia. Expert Rev Anti-infect Ther. 2014; 12:401-17.

Liebetrau A, et al. In vitro activities of a new des-fluoro(6) quinolone, garenoxacin, against clinical anaerobic bacteria. Antimicrob Agents Chemother. 2003; 47:3667-71.

Li ZX, et al. Nemonoxacin has potent activity against gram -positive, but not gram-negative clinical isolates. Clin Ter. 2015; 166:e374-80.

Loza E, et al. Actividad in vitro comparativa de garenoxacino (BMS-284756). Enfermed Infecc Microbio Clin. 2003; 21:404-9.

Qin X, Huang H. Review of nemonoxacin with special focus on clinical development. Drug Des Devel Ther. 2014; 8:765-74.

Rolston KV, et al. Antimicrobial activity of a novel desfluoro (6) quinolone, garenoxacin (BMS-284756), compared to other quinolones, against clinical isolates from cancer patients. Diagn Microbiol Infect Dis. 2002; 44:187-94.

Yuan J, et al. Safety and efficacy of oral nemonoxacin versus levofloxacin in treatment of community-acquired pneumonia: A phase 3, multicenter, randomized, double-blind, double-dummy, active-controlled, non-inferiority trial. J Microbiol Immunol Infect. 2019; 52:35-44.

Oxazolidinonas

CAPÍTULO 24

INTRODUÇÃO

Oxazolidinonas são substâncias químicas constituídas por lactonas cíclicas formadas por um anel pentagonal com uma função cetona na posição 2. As primeiras substâncias dessa classe com atividade antibacteriana para uso em humanos foram desenvolvidas por cientistas da Indústria DuPont, Estados Unidos, em 1987, mas não puderam ser experimentadas no homem por serem hepatotóxicas em animais. Posteriormente, modificações químicas realizadas por cientistas da companhia Upjohn possibilitaram, na década de 1990, a síntese de duas oxazolidinonas com potente ação contra microrganismos gram-positivos, micobactérias e anaeróbios e com baixa toxicidade para seres humanos, a linezolida e a eperozolida.

As oxazolidinonas constituem a única classe contendo substâncias antibacterianas originais desenvolvida desde a década de 1960, quando foram descobertas as quinolonas. As oxazolidinonas são quimioterápicos com efeito bacteriostático, por inibirem a síntese proteica das bactérias sensíveis. Não mostram resistência cruzada com qualquer outro antimicrobiano e podem ser administradas por vias oral e parenteral.

A linezolida foi a primeira oxazolidinona utilizada na clínica, seguida recentemente pela tedizolida, considerada oxazolidinona de segunda geração. Outras novas oxazolidinonas encontram-se em lançamento comercial ou em ensaios laboratoriais e clínicos.

Linezolida

Caracteres Gerais. Espectro e Mecanismo de Ação

A linezolida, comunicada em 1996, foi a primeira oxazolidinona a ser lançada para uso clínico, constituindo uma inovação no campo da terapia antimicrobiana, por pertencer a uma classe de antimicrobianos totalmente distinta das anteriormente existentes. Sua atividade antimicrobiana abrange as bactérias gram-positivas, inibindo o crescimento de estreptococos, estafilococos e enterococos, incluindo os estafilococos resistentes à oxacilina e à vancomicina, os pneumococos resistentes à penicilina e os enterococos, tanto o *E. faecalis* como o *E. faecium*, resistentes à ampicilina e à vancomicina. A droga é também ativa contra *Streptococcus pyogenes*, *Corynebacterium*, *Listeria* e clostrídios, inclusive o *C. difficile*. A linezolida é ativa contra o *Mycobacterium tuberculosis* e micobactérias de crescimento rápido, como o *M. fortuitum* e *M. chelonae*. Tem ação sobre a *Pasteurella multocida* e outras pasteurelas encontradas na boca de animais, mas não age contra a *Eikenella corrodens*, patógeno encontrado na boca de seres humanos. É ativa contra alguns anaeróbios da microbiota oral, como *Fusobacterium nucleatum* e *Peptostreptococcus*, mas não tem boa atividade contra os anaeróbios do grupo do *Bacteroides fragilis* e sua ação é marginal contra *Prevotella*. Tem efeito pós-antibiótico contra estafilococos e enterococos de cerca de uma hora.

Como outras oxazolidinonas, o mecanismo de ação da linezolida consiste em inibir a síntese proteica ao ligar-se à fração 50S do ribossomo, inibindo a ligação do ARN de transporte ao ribossomo, dessa forma impedindo o início da formação do complexo peptídico. O cloranfenicol e a lincomicina também têm ligação no ribossomo, porém agem de maneira distinta das oxazolidinonas, interferindo no processo de alongamento e finalização da formação dos peptídeos. Não há resistência cruzada entre cloranfenicol, macrolídeos, lincosamidas, aminoglicosídeos e tetraciclinas e as oxazolidinonas. A ação desse novo antimicrobiano produz efeito bacteriostático sobre as bactérias sensíveis.

Farmacocinética e Metabolismo

A linezolida é rapidamente absorvida por via oral, atingindo concentração sanguínea máxima em uma a duas horas e tendo biodisponibilidade oral de 100%. A administração junto com alimentos não afeta a atividade antimicrobiana do fármaco. Liga-se às proteínas séricas em 31%. Essa oxazolidinona distribui-se pelos líquidos e tecidos orgânicos, alcançando concentrações superiores a 70% da presente no plasma. Em vegetações de endocardite, a linezolida atinge concentração de cerca de 50% da presente no plasma. Em pacientes com meningite e ventriculite, é encontrada no líquor em concentração superior a 50% da presente no sangue. A droga é metabolizada parcialmente no fígado, por oxidação, a um derivado carboxílico sem ação antimicrobiana. Sua eliminação se faz em 70% por via urinária, aproximadamente em 30% como droga não modificada e 40% como metabólitos. Parte do medicamento é eliminada por via biliar como metabólitos. Sua meia-vida sérica é de quatro a seis horas, o que possibilita sua administração em doses duas vezes ao dia.

Em pacientes com insuficiência renal leve ou moderada, não há a necessidade de ajustes na dose ou fracionamento da dose a ser administrada ao enfermo. Nos casos com insuficiência renal grave, deve ser considerada uma redução na dose. Em pacientes em processo de hemodiálise deve ser administrada uma dose de 30% a 50% após a diálise. Não há a necessidade de ajuste na administração da linezolida em pacientes com insuficiência hepática.

A linezolida pode ser administrada a crianças nas suas indicações. Estudos realizados em animais não mostraram ação teratogênica da droga, mas não existem estudos sobre seu emprego em gestantes. Dessa forma, somente em situações de elevada gravidade está justificado seu uso durante a gestação. Igualmente, estudos em animais revelam que essa oxazolidinona atinge concentração no leite materno similar à existente no sangue; mas não existem estudos sobre a segurança de sua administração em nutrizes e em recém-nascidos.

A linezolida não interfere no sistema do citocromo P450 e dessa maneira não modifica a concentração de medicamentos que são metabolizados por esse sistema enzimático (varfarina, teofilina, digoxina, midazolan e outros). No entanto, interage com substâncias simpaticomiméticas, como é discutido adiante, em efeitos adversos.

Indicações Clínicas e Doses

A linezolida é indicada nas infecções causadas por bactérias gram-positivas, mas é sobretudo indicada para infecções causadas por microrganismos resistentes a drogas tradicionais ou em pacientes alérgicos aos beta-lactâmicos. Tem indicação na pneumonia pneumocócica comunitária grave em pacientes alérgicos a penicilinas, nas infecções pulmonares e da pele e tecido subcutâneo causadas pelos estafilococos resistentes à oxacilina e nas infecções causadas por enterococos, incluindo infecção urinária, infecção intra-abdominal e sepse, especialmente as causadas por estirpes resistentes à ampicilina ou à vancomicina. Esse fármaco já foi utilizado em pacientes com neutropenia apresentando pneumonia, infecção urinária, infecção da pele e subcutâneo, sepse e endocardite causadas por estafilococos e enterococos, provocando bom índice de cura clínica na maioria dos casos. Em enfermos com neoplasias e infecção por enterococos resistentes à vancomicina é relatado índice de cura em 83% dos casos tratados. Em pacientes com pneumonia hospitalar, a linezolida utilizada em associação com o aztreonam provoca índices de cura em torno de 66%, similares aos obtidos com a vancomicina associada com o aztreonam. A linezolida tem propiciado cura clínica e microbiológica em pacientes com meningite estafilocócica e enterocócica, e em ventriculites pós-neurocirurgia causadas por estafilococos e pneumococos.

Em estudos em animais, a linezolida não mostrou eficácia no tratamento de osteomielite causada por estafilococos sensíveis à meticilina. No entanto, Melzer *et al.* relataram um caso de osteomielite vertebral em um paciente que se recuperou com o uso da droga durante seis semanas. E Till *et al.* referiram seu emprego durante oito semanas, com sucesso, em osteomielite de quadril causada por enterococo.

Existem relatos iniciais do uso da droga, em regimes combinados com outros agentes (tiacetazona, amoxicilina com clavulanato, clofazimina), em pacientes com tuberculose multidroga-resistente, com obtenção de resultados favoráveis. A terapia é prolongada por 12 meses, o que dificulta sua conclusão devido ao surgimento de efeitos tóxicos da linezolida.

A linezolida é utilizada em todas suas indicações na dose de 600 mg de 12/12 horas, em adultos, tanto por via intravenosa como por via oral. Em crianças, a dose é de 20 mg/kg/dia, fracionada de 12/12 horas.

Efeitos Adversos

É boa a tolerabilidade da linezolida. Embora possam ser referidos efeitos adversos em até 33% dos enfermos tratados, eles são de pequena intensidade e não impedem a continuação do tratamento. Os eventos mais comuns são náuseas, dor abdominal, vômito, diarreia, descoloração da língua, cefaleia e alteração do paladar. Nos tratamentos de curta duração, a descontinuação do uso da droga é observada em cerca de 3% dos enfermos medicados. Efeitos adversos de maior gravidade, como elevação de enzimas hepáticas, trombocitopenia, anemia, leucopenia, fibrilação atrial, agravamento de insuficiência renal e pancreatite, foram observados em menos de 1% dos pacientes tratados por curto tempo. Reações alérgicas dermatológicas são igualmente raras.

A linezolida é um inibidor não seletivo da monoamino-oxidase e pode causar a síndrome da serotonina se associada com substâncias adrenérgicas ou serotoninérgicas, como pseudoefedrina, fenilpropanolamina, paroxetina, citalopram e outros simpaticomiméticos e inibidores da recaptação da serotonina. O uso conjunto desses fármacos deve ser evitado, pois causa taquicardia, ansiedade, agitação, tremores, rigidez muscular e elevação de pressão arterial, insuficiência respiratória. A síndrome surge poucos dias após o uso das drogas e evolui rapidamente.

Questão de maior importância é a depressão medular e a neuropatia periférica observadas em tratamentos de longa duração com a linezolida. A mielodepressão se manifesta por trombocitopenia, anemia e granulocitopenia e, por vezes, é necessário realizar transfusões de sangue. O quadro é observado geralmente em tratamentos com duração superior a 14 dias e é reversível com a suspensão da droga. A neuropatia periférica acomete tanto as fibras sensoriais como motoras, queixando-se o enfermo de entorpecimento nas mãos, pernas, pés e sensação dolorosa, principalmente nos pés, e perda sensorial nas mãos e nos pés. A neuropatia pode se manifestar por neurite óptica tóxica, com alteração da visão bilateral, diminuição da acuidade visual, alteração de visão para cores, e pode ocorrer isoladamente ou associada com manifestações nos membros. A neuropatia causada pela linezolida tem sido mais descrita em tratamentos prolongados, de mais de 90 dias e pode não ser reversível. Esses efeitos adversos da linezolida limitam sua indicação em situações clínicas como osteomielites, endocardite e tuberculose e outras infecções por micobactérias.

Disponibilidade da Droga

A linezolida é comercializada no Brasil na especialidade farmacêutica Zyvox® (Pharmacia) em comprimidos com 600 mg e em bolsas para infusão intravenosa com 600 mg. A solução para infusão intravenosa deve ser administrada lentamente durante 30 a 120 minutos, podendo ser administrada em veia periférica.

Tedizolida

A tedizolida ou torezolida é um novo representante dessa classe de antimicrobianos. É apresentada sob a forma de uma pró-droga, o fosfato de tedizolida, o qual é convertido na sua forma ativa, a tedizolida, por fosfatases no plasma. É considerada uma oxazolidinona de segunda geração por apresentar propriedades antimicrobianas, farmacocinéticas e toxicológicas diferenciadas da linezolida. De forma similar a esse fármaco, age por meio da inibição da síntese proteica, ligando-se à fração 50S do ribossoma. É ativa contra as bactérias gram-positivas incluindo MSSA, MRSA, estafilococos coagulase-negativos sensíveis e resistentes a meticilina, enterococos sensíveis e resistentes à vancomicina, *S. pneumoniae*, *S. pyogenes* e *S. agalactiae*, além de alguns anaeróbios gram-positivos incluindo *Peptostreptococcus* spp., *Porphyromonas* spp., *Prevotella* spp. e *Clostridium perfringens*. Tem ação também contra o *Mycobacterium tuberculosis* e o complexo do *Mycobacterium avium*. Esse fármaco pode mostrar atividade contra estafilococo e enterococos resistentes à linezolida.

Quando comparada à linezolida, demonstrou atividade quatro a oito vezes maior principalmente frente a *S. aureus*, *Enterococcus* spp. e *S. pneumoniae*, e o fármaco já foi utilizado com sucesso em casos selecionados de tuberculose. Yuest *et al.* utilizaram a tedizolida em paciente transplantado de fígado com tuberculose durante 20 meses, associada com levofloxacino e etambutol, com sucesso terapêutico e ausência de efeitos adversos hematotóxicos de importância.

A meia-vida da tedizolida é de 12 horas, o que possibilita sua administração em dose única diária. O fármaco é administrado por via intravenosa e oral, com ou sem alimentos. Essa oxazolidinona distribui-se bem na pele e subcutâneo e no pulmão, já tendo sido ensaiada em pacientes com infecções da pele e anexos com bom resultado. Sua biodisponibilidade por via oral é de 90%, possibilitando a conversão da administração da dose da via intravenosa para via oral. Sua eliminação se faz através do fígado sob a forma de um derivado inativo. Não há a necessidade de ajustes de dose em pacientes com insuficiência renal ou hepática.

A tedizolida apresentou-se segura e bem tolerada nos estudos clínicos e parece ser pouco indutora de mielodepressão. Não existem estudos sobre sua segurança de uso na gestante, nem na nutriz. Seu uso foi recentemente aprovado para dispensação no Brasil com o nome de marca Sivextro® (Bayer) para o tratamento de infecções da pele e tecido celular subcutâneo, habitualmente na dose de 200 mg por dia, por via oral ou intravenosa, durante seis dias.

Novas Oxazolidinonas

A busca por representantes desse grupo, com menos efeitos adversos, maior potência e maior espectro de ação levou ao desenvolvimento de novos compostos. Dentre os diversos antimicrobianos em investigação, os mais promissores são a ranbezolida e a radezolida.

A ranbezolida, anteriormente denominada RBX-7644, é uma nova oxazolidinona desenvolvida pelo Laboratório de Pesquisa Ranbaxi (Índia). De modo similar à linezolida, mostra-se ativa contra os cocos e anaeróbios gram-positivos. Entretanto, diferencia-se por apresentar excelente ação contra os anaeróbios gram-negativos, incluindo *B. fragilis*. Outro ponto positivo da droga é seu menor poder mutagênico e sua fraca inibição da monoamino-oxidase (MAO), diminuindo a ocorrência de efeitos indesejáveis, como depressão da MO e a síndrome da serotonina, respectivamente.

A radezolida é outra nova oxazolidinona com espectro de ação similar ao da linezolida, podendo atuar sobre microrganismos que se mostram resistentes a essa droga. Ademais, mostra atividade contra *Haemophilus influenzae* e *Moxarella catarrhalis*.

A sutezolida é uma oxazolidinona que revelou atividade contra o *Mycobacterium tuberculosis* maior que a linezolida. Esse fármaco permaneceu ignorado durante longo tempo, mas se encontra em estudos visando micobactérias tuberculosas resistentes. Outro composto, ainda sem nome, identificado pela sigla RWJ-416457 encontra-se em fase investigacional, demonstrando ser duas a quatro vezes mais potente que a linezolida contra estafilococos, enterococos e estreptococos sensíveis e contra algumas cepas resistentes desses mesmos microrganismos. DA-7867 é a sigla de outra droga em investigação, que demonstrou em estudos *in vitro*, e em infecções em modelo animal, maior potência que a linezolida contra MRSA, VRE, pneumococos resistentes às penicilinas e anaeróbios gram-positivos.

BIBLIOGRAFIA

Linezolida

Bassetti M, et al. Role of linezolid in the treatment of orthopedic infections. Exper Rev Anti Infect Ther. 2005; 3:343-52.

Birmingham MC, et al. Treating outpatients with significant gram-positive infections with linezolid. Clin Infect Dis. 2000; 31:224-6.

Bostic GD, et al. Comparative in vitro and bactericidal activity of oxazolidinone antibiotics against multidrug-resistant enterococci. Diagn Microbiol Infect Dis. 1998; 30:109-12.

Clemett D, Markham A. Linezolid. Drugs. 2000; 59:815-27.

Corallo CE, Paull AE. Linezolid-induced neuropathy. Med J Aust. 2002; 177:332.

Evans GA. The Oxazolidinones. Curr Infect Dis Rep. 2002; 4:17-27.

Fortun J, et al. Linezolid for the treatment of multidrug-resistant tuberculosis. J Antimicrob Chemother. 2005; 56:180-5.

French G. Linezolid. Int J Clin Pract. 2001; 55:59-63.

Frippiat F, Derue G. Causal relationship between neuropathy and prolonged linezolid use. Clin Infect Dis. 2004; 39:439.

Gerson SL, et al. Hematologic effects of linezolid: summary of clinical experience. Antimicrob Agents Chemother. 2002; 46:2723-6.

Gillman PK. Linezolid and serotonin toxicity. Clin Infect Dis. 2003; 37:1274-5.

Hachem RY, et al. Myelosuppression and serotonin syndrome associated with concurrent use of linezolid and selective serotonin reuptake inhibitors in bone marrow transplant recipients. Clin Infect Dis. 2003; 37:e8-11.

Krueger WA, et al. Treatment of meningitis due to methicillin-resistant *Staphylococcus epidermidis* with linezolid. J Clin Microbiol. 2004; 42:929-32.

Rubinstein E, et al. Linezolid versus vancomycin in the treatment of hospitalized patients with nosocomial pneumonia: a randomized double-blind study. Clin Infect Dis. 2001; 32:402-12.

Rupprecht TA. Clinical experience with linezolid for the treatment of central nervous system infections. Eur J Neurol. 2005; 12:536-42.

Sabbatani S, et al. Linezolid in the treatment of severe central nervous system infections resistant to recommended antimicrobial compounds. Infez Med. 2005; 13:112-9.

Swaney SM, et al. The oxazoldinone linezolid inhibits initiation of protein synthesis in bacteria. Antimicrob Agents Chemother. 1998; 42:3251-5.

Till M. Linezolid treatment for osteomyelitis due to vancomycin-resistant *Enterococcus faecium*. Clin Infect Dis. 2002; 34:1412-4.

Villani P, et al. Cerebrospinal fluid linezolid concentrations in postneurosurgical central nervous system infections. Antimicrob Agents Chemother. 2002; 46:936-7.

von de Lippe B, et al. Efficacy and safety of linezolid in multidrug resistant tuberculosis (MDR-TB)-a report of ten cases. J Infect. 2006; 52:92-6.

Tedizolida

Bouza E, et al. The role of tedizolid in skin and soft tissue infections. Curr Opin Infect Dis. 2018; 31:131-40.

Corey R, et al. Comparison of the microbiological efficacy of tedizolid and linezolid in acute bacterial skin and skin structure infections: Pooled data from phase 3 clinical trials. Diagn Microbiol Infect Dis; 2019 jan. pii: S0732-8893(19)30099-9.

Deshpande D, et al. Tedizolid is highly bactericidal in the treatment of pulmonary Mycobacterium avium complex disease. J Antimicrob Chemother. 2017; 72(Suppl 2):ii30-ii35.

Flanagan S, et al. In vitro, in vivo, and clinical studies of tedizolid to assess the potential for peripheral or central monoamine oxidase interactions. Antimicrob Agents Chemother. 2013; 57:3060-6.

Flanagan SD, et al. Pharmacokinetics of tedizolid following oral administration: single and multiple dose,

Effect of food, and comparison of two solid forms of the prodrug. Pharmacotherapy. 2014; 34:240-50.
Im WB, et al. Discovery of torezolid as a novel 5-hydroxymethyl-oxazolidinone antibacterial agent. Eur J Med Chem. 2011; 46:1027-39.
Kanafani ZA, Corey GR. Tedizolid (TR-701): a new oxazolidinone with enhanced potency. Expert Opin Investig Drugs. 2012; 21:515-22.
Kisgen JJ, et al. Tedizolid: A new oxazolidinone antimicrobial. Am J Health-Syst Pharm. 2014; 71:621-33.
Pedretti Z, et al. Tedizolid use in immunocompromised patients. Fed Pract. 2018; 35:8-11.
Prokocimer P, et al. Tedizolid Phosphate vs Linezolid for treatment of acute bacterial skin and skin structure infections. JAMA. 2013; 309:559-69.
Rodríguez-Avial I, et al. In vitro activity of tedizolid (TR-700) against linezolid-resistant staphylococci. J Antimicrob Chemother. 2012; 67:167-9.
Sahre M, et al. Skin and soft tissue concentrations of tedizolid (formerly torezolid), a novel oxazolidinone, following a single oral dose in healthy volunteers. Int J Antimicrob Agents. 2012; 40:51-4.
Urbina O, et al. Potential role of tedizolid phosphate in the treatment of acute bacterial skin infections. Drug Des Devel Ther. 2013; 7:243-65.
Vara Prasad JVN. New oxazolidinones. Curr Op Microbiol. 2007; 10:454-60.
Yuste JR, et al. Efficacy and safety of long-term use of tedizolid after liver transplantation in an adolescent with pulmonary tuberculosis. J Antimicrob Chemother; 2019 mai. pii: dkz216.
Zhanel GG. Tedizolid: A novel oxazolidinone with potent activity against multidrug-resistant gram-positive pathogens. Drugs. 2015 ; 75:253-70.

Ranbezolida e Outras Oxazolidinonas

Andrews J. To be or not to be exclusive: the sutezolid story. Lancet Glob Health. 2016; 4:e89-90.
Ednie LM, et al. Antianaerobe activity of RBX 7644 (ranbezolid), a new oxazolidinone, compared with those of eight other agents. Antimicrob Agents Chemother. 2003; 47:1143-7.
Foleno BD, et al. In vitro antibacterial activity of the pyrrolopyrazolyl-substituted oxazolidinone RWJ-416457. Antimicrob Agents Chemother. 2007; 51:361-5.
Hoellman DB, et al. Antipneumococcal and antistaphylococcal activities of ranbezolid (RBX 7644), a new oxazolidinone, compared to those of other agents. Antimicrob Agents Chemother. 2003; 47:1148-50.
Lawrence L, et al. In vitro activities of the Rx-01 oxazolidinones against hospital and community pathogens. Antimicrob Agents Chemother. 2008 mai; 52(5): 1653-62.
Lemaire S, et al. Cellular pharmacodynamics of the novel biaryloxazolidinone radezolid: studies with infected phagocytic and nonphagocytic cells, using Staphylococcus aureus, Staphylococcus epidermidis, Listeria monocytogenes, and Legionella pneumophila. Antimicrob Agents Chemother. 2010; 54: 2549-59.
Hilliard JJ, et al. In vivo activity of the pyrrolopyrazolyl-substituted oxazolidinone RWJ-416457. Antimicrob Agents Chemother. 2009; 53:2028-33.
Michalska K, et al. Recent development of potent analogues of oxazolidinone antibacterial agents. Bioorg Med Chem. 2013; 21:577-91.
Michalska K, et al. Comprehensive spectral identification of key intermediates to the final product of the chiral pool synthesis of radezolid. Chem Cent J. 2017; 11:82.
Shaw KJ, Barbachyn MR. The oxazolidinones: past, present, and future. Ann N Y Acad Sci. 2011; 1241:48-70.
Wallis RS, et al. Mycobactericidal activity of sutezolid (PNU-100480) in sputum (EBA) and blood (WBA) of patients with pulmonary tuberculosis. PLoS One. 2014; 9(4):e94462.
Yoon EJ, et al. In vitro and in vivo activities of DA-7867, a new oxazolidinone, against aerobic gram-positive bacteria. Antimicrob Agents Chemother. 2005; 49: 2498-500.

Fármacos Ativos contra as Micobactérias

CAPÍTULO 25

A terapêutica da tuberculose, da hanseníase e de infecções pelas chamadas micobactérias atípicas (*M. avium-intracellulare, M. kansasii, M. fortuitum* e outros) é realizada com associação de drogas antimicrobianas, considerando o sinergismo mostrado pelas substâncias ativas e a prevenção da resistência entre os microrganismos causadores. Já apresentamos no Capítulo 17 os esquemas terapêuticos específicos da tuberculose e da hanseníase, enfatizando que no tratamento atual dessas doenças, o emprego da rifampicina é mandatório. Já no tratamento da infecção pelo *M. avium-intracellulare* é fundamental o uso da claritromicina ou da azitromicina. Além das rifamicinas e dos macrolídeos, os aminoglicosídeos, a amoxicilina associada com ácido clavulânico, as quinolonas e as sulfonas são também empregados no tratamento de infecções por micobactérias e já foram apresentados em capítulos precedentes. Neste capítulo, serão apresentados outros antibióticos e quimioterápicos utilizados no tratamento de micobacterioses.

ANTIBIÓTICOS ANTIMICOBACTÉRIAS

Na tuberculose, a capreomicina, a cicloserina e a viomicina, antibióticos peptídicos, eventualmente são utilizados em esquemas alternativos de tratamento da doença.

Capreomicina

A capreomicina é um antibiótico polipeptídico complexo, obtido do *Streptomyces capreolus* e comunicado em 1959, que apresenta moderada atividade contra o *Mycobacterium tuberculosis* e outras micobactérias (*M. kansasii, M. phlei, M. avium*). Estirpes do *M. tuberculosis* resistentes a estreptomicina, isoniazida, rifampicina, etambutol, cicloserina e etionamida usualmente permanecem sensíveis à capreomicina. Resistência à capreomicina é rapidamente desenvolvida no bacilo da tuberculose quando a droga é usada isoladamente na terapêutica. A droga exerce ação bacteriostática, por mecanismo de ação desconhecido.

A capreomicina não é absorvida por via oral, sendo utilizada por via IM. Excepcionalmente, pode ser administrada por via IV, diluída em solução glicosada ou salina, em infusão lenta. A distribuição tissular da capreomicina não é suficientemente conhecida, sabendo-se que 50% da dose administrada são eliminados por via renal nas primeiras oito horas, sem sofrer metabolização. Pequena porção da droga é eliminada por via biliar. Em pacientes com insuficiência renal, a capreomicina sofre acúmulo, sendo necessária a dosagem dos níveis séricos. Quando isso não é possível, nos casos com insuficiência renal grave deve-se reduzir a dose em cerca de 75%. A hemodiálise retira a droga da circulação sanguínea.

A capreomicina é uma droga de alta toxicidade para o 8º par craniano e para os rins, principalmente em tratamentos prolongados. Provoca lesão vestibular e auditiva e necrose tubular, estando sua concentração terapêutica próxima à concentração tóxica. Por tal motivo, a capreomicina foi praticamente abandonada, só sendo utilizada no tratamento da tuberculose em casos de resistência às demais drogas tuberculostáticas, principalmente à estreptomicina e à amicacina. Nessa circunstância, esse antibiótico é utilizado em associação com o etambutol e uma terceira droga (etionamida, pirazinamida, quinolona, cicloserina), e administrado em adultos na dose de 1 g por dia, por via IM, durante dois a quatro meses. Após esse prazo, a dose é reduzida para 1 g duas ou três vezes na semana, até o final do tratamento. É recomendável que pacientes com mais de 60 anos recebam a dose de 0,5 g por vez. Se necessário seu uso em crianças, a dose adequada é de 15 mg/kg por vez. A capreomicina não é disponível para a comercialização em nosso país, mas é encontrada em centros de referência do Ministério da Saúde especializados no tratamento da tuberculose. A droga é disponível nos Estados Unidos e outros países com o nome Capastat® ou Caprocin® (Lilly), em ampolas com 1 g.

Cicloserina

A cicloserina foi descoberta em 1955, originada de diversas espécies de *Streptomyces*. Atualmente, a droga é obtida por síntese laboratorial. É um antibiótico monopeptídico que tem atividade sobre bactérias gram-positivas e a *Escherichia coli*, porém em altas concentrações, impossíveis de serem alcançadas no homem devido à sua toxicidade. Não obstante, apresenta boa atividade contra o *Mycobacterium tuberculosis*, e é empregada como droga de reserva na terapêutica da tuberculose. Ademais, a cicloserina é ativa contra espécies de micobactérias não tuberculosas, especialmente o *M. avium-intracellulare* (MAC). A droga difunde-se por todo o organismo, atravessando as barreiras hemoliquórica e placentária. Elimina-se pela urina. Para o tratamento da tuberculose, a cicloserina é administrada por via oral em dose de 10 a 25 mg/kg/dia, em geral utilizando-se 250 mg duas a três vezes ao dia, em adultos. Não se deve ultrapassar a dose de 1 g/dia.

É um medicamento altamente tóxico para o sistema nervoso, mesmo em doses baixas, causando cefaleia, insônia ou sonolência, tonteiras, parestesias, tremores, convulsões, delírios, alucinações, agitação ou letargia, desinibição ou depressão, e coma. Seu uso em tuberculose está praticamente abandonado, tendo em vista as novas drogas tuberculostáticas. Eventualmente, poderá ser indicada em pacientes com tuberculose por cepas multirresistentes ou em casos de infecção pelo MAC. A cicloserina é disponibilizada em nosso país somente em centros governamentais de referência de tratamento da tuberculose multirresistente.

Terizidona

A terizidona é um derivado da cicloserina sintetizado em 1965, utilizada também como droga de reserva na terapia da tuberculose. Tem ação tuberculostática. É absorvida somente por via oral, devendo ser administrada fora das refeições e com água. Distribui-se pelos líquidos e tecidos orgânicos, atingindo concentração no líquor. Não é metabolizada no fígado, eliminando-se pelo rim de modo quase integral. Não se conhece efeito teratogênico dessa droga, que pode ser administrada à gestante, à nutriz e ao hepatopata.

A terizidona não deve ser administrada junto com a isoniazida, por haver potencialização de efeitos tóxicos. Administrada junto com álcool pode causar convulsões. Apresenta atividade contra o bacilo de Koch similar à da cicloserina, mas destaca-se por sua menor toxicidade neurológica, registrando-se menor ocorrência de cefaleia, insônia e manifestações psíquicas com o seu uso.

A terizidona compõe o esquema de tratamento da tuberculose multidroga-resistente, associada com estreptomicina, levofloxacino, etambutol e pirazinamida (Tabela 16.4, do Capítulo 16). É administrada na dose única diária de 20 mg/kg, com dose máxima de 1 g/dia,

Viomicina

A viomicina é um antibiótico polipeptídico com atividade sobre o *Mycobacterium tuberculosis*, administrado somente por via intramuscular em doses de 1 a 2 g/dia, com intervalos de dois a três dias entre cada aplicação. A droga foi abandonada para o tratamento da tuberculose devido à sua toxicidade para o rim e o sistema nervoso periférico, causando insuficiência renal, bloqueio neuromuscular, lesão do 8º par craniano, distúrbios hidreletrolíticos, hipopotassemia, além de fenômenos alérgicos.

QUIMIOTERÁPICOS ATIVOS CONTRA MICOBACTÉRIAS

Isoniazida

Em 1952, Bernstein *et al.* e outros pesquisadores demonstraram que a hidrazida do ácido isonicotínico, sintetizada por Mayer e Mally em 1912, exercia potente ação sobre o bacilo da tuberculose, iniciando-se o seu emprego clínico. A continuação das pesquisas possibilitou a descoberta da etionamida e da iproniazida, outros derivados piridínicos com ação antituberculosa (dos quais o segundo é altamente tóxico para o homem).

A hidrazida do ácido isonicotínico, oficializada com o nome isoniazida e abreviada pela sigla INH, apresenta potente atividade sobre o *Mycobacterium tuberculosis*, agindo também sobre algumas cepas de micobactérias atípicas (*M. kansasii*, *M. xenopi*). Entretanto, não tem ação sobre o complexo *Mycobacterium avium-intracellulare*. Constitui, juntamente com a rifampicina, a pirazinamida e o etambutol, medicamento de primeira escolha para o tratamento de todas as formas da tuberculose.

A isoniazida tem ação tanto em pH ácido como em pH alcalino, e é capaz de penetrar nas células e exercer ação sobre os bacilos intra e extracelulares. É um quimioterápico essencialmente bactericida sobre as micobactérias em crescimento ativo (multiplicação rápida). Sua ação sobre os germes de crescimento lento (geralmente intracelulares) e os de multiplicação intermitente (geralmente extracelulares) é pequena ou ausente. A isoniazida não atua sobre o *M. tuberculosis* em estado dormente. Seu mecanismo de ação é complexo, admitindo-se que provoca quelação de íons metálicos, especialmente do cobre, essenciais ao metabolismo da micobactéria sensível. É também inibidora da síntese de lipídios precursores do ácido micólico, importante componente da parede celular do *M. tuberculosis*, por interferir na enzima micolase-sintetase, resultando na formação de bacilos estruturalmente deficientes, que são lisados. Além disso, admite-se sua ação no metabolismo da glicose e na respiração celular das micobactérias em geral, possivelmente por competir com a nicotinamida na formação do NAD (nicotinamida-adenina-nucleotídeo), elemento formador de citocromos que participam como coenzimas nos processos metabólicos. Por fim, é também referida a interferência da INH na síntese de proteínas e na formação do ADN e ARN das micobactérias.

O *M. tuberculosis* tem uma frequência de mutação natural originando cepas resistentes à INH em torno de 1×10^6, estimando-se a resistência primária no Brasil em cerca de 3%, enquanto na Bolívia alcança 32% e nos Estados Unidos, 16%.

A isoniazida é bem absorvida por via oral, com biodisponibilidade próxima de 100%, sofrendo interferência nessa absorção por substâncias alcalinas. Por esse motivo, não deve ser administrada concomitantemente com drogas antiácidas. A injeção intramuscular provoca níveis séricos semelhantes aos obtidos por via oral. Após sua absorção, difunde-se por todos os líquidos e tecidos orgânicos, atingindo alta concentração no meio intracelular, bem como no líquido cefalorraquidiano, líquido pleural e no escarro. Sua meia-vida sérica é de uma a três horas, dependendo da rapidez de seu metabolismo, por acetilação. A INH concentra-se em material caseoso, mantendo níveis e atividade terapêutica nas lesões tuberculosas por tempo mais prolongado que o de sua circulação sérica. Cruza facilmente a barreira placentária, alcançando concentração no feto e no líquido amniótico. É excretada pelo leite.

A isoniazida é metabolizada no fígado, sofrendo acetilação pela enzima N-acetiltransferase e formando-se o ácido nicotínico e acetilidrazina, substâncias sem ação tuberculostática. Existem variações individuais na rapidez com que essa acetilação ocorre, dividindo-se as pessoas em acetiladores rápidos e acetiladores lentos. A eliminação da isoniazida e seus metabólitos se faz pelo rim. Em pacientes com insuficiência renal leve e moderada não há a necessidade de modificação na administração da droga; porém, nos pacientes com insuficiência renal grave com anúria, recomenda-se reduzir a dose pela metade. A INH é dialisável em 100% por hemodiálise e em 70% por diálise peritoneal, indicando-se uma dose plena da droga (300 mg em adultos) após esses processos dialíticos.

A ampla utilização da isoniazida demonstrou sua boa tolerância e baixa toxicidade em doses terapêuticas, raramente provocando náuseas e vômitos. Eventualmente, pode causar reações de hipersensibilidade, sob a forma de febre, exantemas, icterícia colestática e artralgias. Raramente, foram descritas leucopenia, trombocitopenia, anemia, acne e alterações neuropsíquicas, com depressão, excitabilidade, convulsões, ataxia, tonteiras, tremores, psicoses, relacionadas com a dose e distúrbios neuropsiquiátricos prévios. Pode ocorrer neuropatia periférica por competição da isoniazida com a vitamina B6, sobretudo em indivíduos com carência dessa vitamina por desnutrição ou alcoolismo, ou ao se usar doses elevadas. Esse efeito adverso é prevenível e reversível com a administração de doses suplementares de 40 mg/dia, via oral de vitamina B6 (piridoxina). É relatada neurite óptica em alguns pacientes, reversível com a suspensão precoce da droga. Raramente, é descrita ginecomastia relacionada ao uso da isoniazida.

O efeito colateral de maior importância da isoniazida é a hepatite tóxica, que pode ocorrer tanto em acetiladores rápidos como lentos. Tal paraefeito raramente provoca manifestações clínicas, mas já se descreveram casos de necrose maciça do fígado. Sua ocorrência é excepcional na criança e no adolescente, aumentando com a idade. Estima-se que o risco do quadro clínico da hepatite é de 0,3% em pessoas entre 20 e 34 anos de idade; de 1,2% entre 35 e 49 anos; e de 2,3% acima dos 50 anos de idade. Entretanto, é referido que 20% do total dos pacientes tratados podem apresentar alterações nos testes enzimáticos hepáticos, desde alterações discretas até elevação significante das transaminases sanguíneas, que obriga à suspensão do uso da droga. A incidência da hepatite é maior em hepatopatas crônicos, alcoólatras e nos tratamentos associados com a rifampicina e a pirazinamida.

A isoniazida tem sido considerada uma droga de segurança para uso na gestante, não causando alterações teratogênicas. Entretanto, as grávidas devem receber doses suplementares diárias de 50 mg de vitamina B6, pois são descritos retardo mental, letargia, convulsões e mioclonias em crianças nascidas sob o uso da droga, atribuídas à sua interferência no metabolismo da piridoxina no feto.

A isoniazida inibe o metabolismo hepático do diazepam e da fenitoína, causando elevação da concentração sérica dessas substâncias e aumento do risco de manifestações tóxicas.

A única indicação da isoniazida consiste na terapêutica e profilaxia da tuberculose. O esquema de tratamento da tuberculose adotado no Brasil, tanto para a forma pulmonar como para a extrapulmonar, utiliza a associação da isoniazida com a rifampicina, o etambutol e a pirazinamida durante dois meses e em seguida a isoniazida mais a rifampicina por mais quatro meses. Na meningite tuberculosa, a segunda fase do tratamento é feita com a isoniazida associada com a rifampicina por sete meses, isto é, mantida até completar nove meses de tratamento. A dose recomendada para o tratamento da tuberculose em adultos é de 400 mg em dose única tomada em jejum, junto aos demais medicamentos. Em crianças, a dose é de 10 mg/kg/dia, até alcançar a dose de adultos. Na meningite tuberculosa, a dose para crianças é duplicada, até o limite da dose de adultos (ver Tabela 17.1, no Capítulo 17).

Além de sua indicação na terapêutica, a isoniazida é empregada na profilaxia da tuberculose em situações definidas no capítulo sobre o uso profilático de antimicrobianos (ver Capítulo 10).

A isoniazida consta da RENAME e é disponível nos órgãos governamentais de atendimento à saúde (Postos e Centros de Saúde e Hospitais Públicos), apresentada em comprimidos com 100 mg e em cápsulas contendo 200 mg associada com 300 mg de rifampicina. A isoniazida não é comercializada em especialidades farmacêuticas.

Etionamida

A etionamida, também conhecida pela sigla ETH, é uma tioamida derivada do ácido isonicotínico descoberta em 1956, que tem atividade tuberculostática em concentrações toleráveis pelo homem. Essa droga tem a vantagem de mostrar-se ativa contra cepas do *M. tuberculosis* resistentes à isoniazida. Ademais, é ativa também contra o *M. leprae*. A etionamida exerce ação tuberculostática, agindo tanto sobre os bacilos intracelulares como sobre os extracelulares. A droga é degradada para H_2S e ácido isonicotínico, o qual é incorporado à enzima difosfopiridina nucleotídeo (ou nicotinamida adenina-dinucleotídeo) do bacilo, tornando-o defeituoso.

A etionamida é absorvida por via oral, não sofrendo interferência de alimentos ou antiácidos nessa absorção. Distribui-se rapidamente nos tecidos e líquidos orgânicos, inclusive no líquido cefalorraquidiano, onde atinge concentração semelhante à do plasma, independentemente do estado inflamatório das meninges. Atinge concentração no feto; desconhece-se a passagem para o leite. Sua meia-vida sérica é de três horas. É metabolizada, eliminando-se na urina quase totalmente sob a forma de metabólitos inativos.

A etionamida é tóxica também para o homem em concentrações pouco superiores às que exercem ação sobre o bacilo de Koch. Provoca frequente intolerância digestiva, com dor abdominal, náuseas, vômitos, anorexia. Outros efeitos adversos são: cefaleia, hepatite tóxica, polineurites, tonteira, hipotensão arterial postural, depressão mental, alterações visuais e olfatórias, artrite, ginecomastia, impotência sexual, exantemas, convulsões, púrpura e, raramente, bócio. A hepatotoxicidade é referida em 5% dos pacientes que a utilizam. A droga é contraindicada em enfermos com insuficiência hepática, insuficiência renal e alcoólatras. É também contraindicada na gestante, por ser teratogênica em animais. No entanto, a etionamida tem sido administrada em gestantes com tuberculose multidroga-resistente, sem ter ocasionado malformações congênitas nas crianças nascidas dessas mulheres.

Devido a seus efeitos tóxicos, a etionamida só é empregada na tuberculose e na hanseníase como droga de escolha secundária, nos casos de resistência aos medicamentos de primeira linha. Nessa circunstância, a etionamida é empregada no tratamento da tuberculose em associação com a estreptomicina, o etambutol e a pirazinamida durante três meses. Em seguida, a associação da etionamida é feita somente com o etambutol por mais nove meses. Na hanseníase, a etionamida é utilizada somente nos casos multibacilares, em associação com a rifampicina e a clofazimina, nos pacientes em que há impossibilidade de usar a dapsona, ou associada com a dapsona e a rifampicina, quando houver impossibilidade de usar a clofazimina (ver Capítulo 17).

Na tuberculose, é utilizada na dose de 750 mg em dose única diária, em adultos (12 mg/kg/dia, em crianças). Na hanseníase é administrada na dose única diária de 250 mg, em adultos (5 a 10 mg/kg/dia em crianças). A etionamida consta da RENAME e é apresentada em drágeas e comprimidos contendo 250 mg, fornecidos pelos órgãos públicos de atendimento à saúde. Não é comercializada.

Protionamida

A protionamida (PTH) é também uma tioamida com atividade contra micobactérias semelhante à da etionamida, havendo resistência cruzada entre as duas drogas. Sua farmacocinética e efeitos adversos são também similares aos da etionamida, apresentando maior hepatotoxicidade. A PTH é utilizada no tratamento da tuberculose e da hanseníase em substituição à etionamida, com melhor tolerabilidade. É também administrada por via oral, em doses de 375 mg/dia, em adultos (5 a 10 mg/kg/dia em crianças). Em alguns países, é disponível em formulação associada com a isoniazida e a dapsona, destinada ao tratamento da hanseníase. Não é disponível no Brasil.

Pirazinamida

A pirazinamida, conhecida pela sigla PZA, é o análogo pirazínico da nicotinamida. É convertida no organismo a ácido pirazinoico, a substância ativa contra o *Mycobacterium tuberculosis*. A conversão se faz pela enzima nicotinamidase produzida pelo bacilo da tuberculose e ocorre sobretudo em pH baixo. Por isso, a pirazinamida atua sobre os germes de localização intracelular no macrófago, uma vez que o meio ácido aí existente proporciona as melhores condições para sua eficácia. A droga é pouco ativa sobre os bacilos presentes no *caseum* e em paredes cavitárias, onde o pH é alcalino.

Por sua ação intracelular, a pirazinamida atua sobre a população bacilar de desenvolvimento lento, suplantando a ação da isoniazida e da rifampicina. Por outro lado, por ser um quimioterápico bactericida, sua ação é superior à de outras drogas ativas no meio intracelular, como a etionamida, o etambutol e a tiacetazona, de ação somente bacteriostática. Considerando suas propriedades favoráveis contra o bacilo de Koch, a pirazinamida é atualmente situada na primeira linha de drogas antituberculosas, em associação com a isoniazida, o etambutol e a rifampicina. A pirazinamida não tem ação contra o complexo *Mycobacterium avium-intracellulare*. O mecanismo de ação da pirazinamida não é bem conhecido, supondo-se que sua forma ativa, o ácido pirazinoico, agindo no meio intracelular da micobactéria, inativa a enzima ácido graxo sintetase I, impedindo, assim, a síntese do ácido micólico da parede celular do microrganismo.

A pirazinamida é absorvida por via oral de maneira quase completa. Distribui-se facilmente no organismo, inclusive no líquor, onde atinge concentração similar à do plasma. A droga também atinge elevada concentração nas células alveolares e no fluido epitelial do pulmão, similar à obtida no sangue. Sua meia-vida sérica é de nove a 10 horas. Liga-se às proteínas do sangue em 50%. É metabolizada no fígado, principalmente a ácido pirazinoico, o metabólito ativo da substância original. A eliminação da pirazinamida se faz em 70% pelos rins, mas somente em 4% a 14% sob a forma inalterada. Em pacientes com insuficiência renal grave, com depuração da creatinina inferior a 10 mL/min, a dose deve ser reduzida para 20 mg/kg/dia.

A droga é tóxica para o organismo humano, observando-se alta frequência de efeitos adversos com doses altas, o que limitou durante longo tempo seu emprego na clínica. Atualmente, sabe-se que para se obter seu efeito antituberculoso não é necessária a utilização de altas concentrações. Isso permitiu a redução da dose com consequente diminuição dos efeitos colaterais. Nas doses atuais recomendadas, a tolerância à pirazinamida é boa e seu paraefeito principal é a hepatotoxicidade. Estima-se que essa alteração ocorra em 2% a 6% dos pacientes, havendo potencialização do efeito tóxico pela associação com a rifampicina e a isoniazida. Outros efeitos colaterais incluem astenia, náuseas, tonteiras, disúria, dores articulares, erupções, febre, fotossensibilidade e irritabilidade. O medicamento aumenta a concentração de ácido úrico no sangue e pode desencadear crises de gota em pacientes geneticamente predispostos, devendo ser usado com cautela em indivíduos com hiperuricemia. Artralgia é um efeito adverso frequente com o uso da PZA e em geral regride em oito semanas, mesmo com a continuação da terapêutica. A queixa articular melhora com o uso de aspirina, mas não de alopurinol. Pacientes com hipersensibilidade podem adquirir coloração bronzeada na pele ao se exporem à luminosidade excessiva. Não há registro de efeito teratogênico da pirazinamida usada durante a gravidez. A droga é contraindicada em pacientes com hepatopatia crônica e na insuficiência hepática aguda.

A pirazinamida é utilizada na terapêutica da tuberculose como droga de primeira linha, na dose de 35 mg/kg/dia, adultos recebendo a dose de 2 g/dia, em dose única pela manhã, juntamente com a isoniazida, o etambutol e a rifampicina. Seu uso habitualmente é recomendado por dois meses. Esse quimioterápico faz parte da RENAME, apresentado em comprimidos com 500 mg, e é disponível em instituições governamentais de atendimento à saúde. Não é comercializado.

Morfazinamida

A morfazinamida (MZA), descrita em 1962, tem atividade contra o bacilo da tuberculose similar à da pirazinamida e tem potencialidade hepatotóxica igual a esta droga. É absorvida por via oral; contudo não oferece qualquer vantagem comparativamente à pirazinamida.

Etambutol

O etambutol, conhecido pela sigla EMB, é uma poliamina do butanol apresentada em 1961, que mostra atividade sobre o bacilo da tuberculose e outras micobactérias. Além do *M. tuberculosis*, o etambutol é habitualmente ativo contra *M. kansasii*, *M. avium-intracellulare*, *M. marinum*, *M. szulgai* e *M. xenopi*. A maioria das cepas do bacilo da tuberculose mostra-se sensível ao etambutol, incluindo aquelas que são resistentes à isoniazida e à estreptomicina.

O etambutol exerce ação bacteriostática, agindo tanto sobre os bacilos intracelulares como extracelulares. Seu mecanismo de ação está relacionado com a inibição da síntese de ácidos nucleicos da bactéria. A droga é bem absorvida por via oral, e é maior a absorção quando administrada em jejum. O uso concomitante de antiácidos reduz a absorção do etambutol em 30%. Sua meia-vida sérica é de três a quatro horas, mantendo níveis tissulares ativos por 24 horas. Não atravessa a barreira hemoliquórica em indivíduos sadios, mas em pacientes com meningite tuberculosa a concentração liquórica corresponde a 10% a 50% da sanguínea. É excretado principalmente por via renal e em pequena porção pelas fezes, eliminando-se em cerca de 80% sob forma inalterada, ativa; somente 20% são eliminados sob a forma de metabólitos.

O etambutol (EMB) é recomendado no tratamento da tuberculose em associação com a rifampicina (RMP), a pirazinamida (PZA) e a isoniazida (INH). No tratamento da tuberculose, o etambutol é usado na dose de 20 mg/kg/dia, em adultos com mais de 50 kg recebendo a dose de 1.200 mg/dia, tomada por via oral em dose única diária, em jejum, juntamente com outras drogas antituberculosas. Em crianças com menos de 10 anos de idade, não está indicado o emprego do etambutol devido à possibilidade de ocorrer neurite óptica e esse efeito adverso não ser notado pela criança. Além da terapêutica da tuberculose, o etambutol é utilizado no tratamento de micobacterioses atípicas. Especialmente nas infecções pelo complexo *M. avium-intracellulare* (MAC) em pacientes com Aids, o etambutol é empregado na dose já referida em associação com a claritromicina (500 mg de 12/12 horas, em adultos) ou a azitromicina (500 mg/dia) e um terceiro fármaco. O mais recomendado é a rifabutina, na dose de 300 mg/dia. Na ausência da rifabutina pode-se empregar uma fluorquinolona (ofloxacino, 400 mg 12/12 h, ou ciprofloxacino, 750 mg/dia, ou levofloxacino, 500 mg/dia). Nos pacientes com grave depressão imunitária, pode-se acrescentar como quarta droga a amicacina ou a estreptomicina, ambos na dose de 15 mg/kg (adultos, 1 g), administradas três vezes por semana por via IM, durante oito semanas. Em pacientes idosos ou com menos de 50 kg, a dose dos aminoglicosídeos deve ser reduzida para 6 mg/kg. Nesses pacientes, a dose da claritromicina também deve ser reduzida para 500 mg/dia, a fim de serem evitados efeitos adversos. A claritromicina e o etambutol serão administrados, pelo menos, durante 12 meses e só serão suspensos quando a recuperação imunológica do paciente com o uso de drogas antirretrovirais revelar níveis de CD4 superiores a 100 células/mm^3 mantidos por seis meses.

O etambutol (15 mg/kg/dia) associado com rifampicina (600 mg/dia) e com isoniazida (300 mg/dia) é também indicado no tratamento da infecção pulmonar e sistêmica por *Mycobacterium kansasii*, mantida a terapêutica por 12 a 18 meses. A terapia recomendada para infecções por essa bactéria resistente à rifampicina inclui a isoniazida em dose elevada (900 mg/dia), associada com etambutol e com claritromicina, podendo ser utilizado o cotrimoxazol como quarta droga.

O EMB é habitualmente bem tolerado. Os efeitos adversos são raros, manifestados por náuseas, tonteiras, dor abdominal, cefaleia, confusão mental, desorientação, artralgias, alopecia ou reações de hipersensibilidade (febre, erupções). A droga pode diminuir a eliminação renal do ácido úrico, aumentando sua concentração sanguínea e desencadear crises de gota. O etambutol é uma droga considerada segura para uso durante a gravidez.

O principal efeito colateral do EMB é a neurite retrobulbar, possível de ocorrer em 1% a 5% dos pacientes recebendo as doses atualmente recomendadas. Essa alteração tóxica manifesta-se por diminuição do campo visual, principalmente a perda da visão lateral, redução da acuidade visual, escotoma central e cegueira para as cores vermelha e verde. Essa toxicidade pode ser uni ou bilateral e costuma ser reversível, em tempo mais ou menos longo, com a suspensão da droga. A alteração para a visão de cores é um dos principais indícios da intoxicação pela droga. Caso a terapia com o etambutol não seja descontinuada, pode ocorrer atrofia óptica, com alteração irreversível da visão. Devido à dificuldade em verificar o distúrbio visual em crianças pequenas, o etambutol é contraindicado em menores de cinco anos de idade.

O etambutol não apresenta hepatotoxicidade, e é empregado em pacientes com alterações da função hepática. Nos pacientes com insuficiência renal moderada, a dose deve ser reduzida para 7,5 a 10 mg/kg/dia e nos com insuficiência renal grave para 5 mg/kg/dia. O ajuste também pode ser feito pelo espaçamento das tomadas do medicamento, utilizando-se a dose normal a cada 36 horas nos enfermos com insuficiência renal moderada e, a cada 48 horas, nos com insuficiência renal grave. O etambutol é retirado em quantidade significativa pela hemodiálise e diálise peritoneal, sendo necessária a administração de uma dose suplementar após o processo dialítico.

O etambutol consta da RENAME e sua distribuição é realizada pelos serviços governamentais de assistência à saúde, apresentado em comprimidos com 400 mg e em xarope com 125 mg/5 mL. Não é disponível comercialmente no Brasil.

Tiacetazona

A tiacetazona, também conhecida como tibiona e amitiozona, descoberta em 1946, é um derivado da tioureia com ação contra micobactérias e foi utilizada associada à isoniazida e à estreptomicina em substituição ao ácido para-aminossalicílico na terapêutica da tuberculose. Seu baixo custo e facilidade de composição com a isoniazida em um mesmo comprimido simplificaram o esquema tríplice do tratamento. Entretanto, seus efeitos colaterais e sua atividade somente bacteriostática diminuíram a sua importância, sendo substituída por drogas mais potentes. Além da atividade tuberculostática, a tiacetazona mostrou-se ativa no tratamento da hanseníase, especialmente a forma tuberculoide da doença. Com a continuação de seu uso, porém, ocorre o desenvolvimento de resistência do *Mycobacterium leprae*, o que limita a utilização do medicamento.

A tiacetazona age tanto no meio extracelular como no meio intracelular. Seu mecanismo de ação não é bem conhecido, supondo-se que provoque quelação de íons metálicos essenciais ao desenvolvimento do *M. tuberculosis*. Mesmo quando se utilizam doses elevadas da tiacetazona, sua ação é somente bacteriostática para o bacilo de Koch, de tal maneira que seu principal papel na terapêutica da tuberculose é o de evitar a emergência de resistência à isoniazida. Esse quimioterápico é tóxico para o homem em concentrações pouco acima das necessárias para exercer ação terapêutica.

A tiacetazona é bem absorvida por via oral. Sofre metabolização no organismo, eliminando-se por via urinária em 20% como droga natural. Sua meia-vida sérica é de 12 horas.

A toxicidade da tiacetazona é conhecida desde o início de seu uso clínico. Náuseas, vômitos, anorexia, perda de peso e tonteira podem ocorrer em até 10% dos pacientes. A droga é causa também de manifestações de hipersensibilidade, surgindo prurido, erupção maculopapular e até síndrome de Stevens-Johnson e dermatite esfoliativa. É também hepatotóxica, neurotóxica e pode causar depressão medular, acompanhada de anemia, leucopenia e agranulocitose. Esses fenômenos são mais observados quando se utilizam doses diárias de 200 mg ou mais e variam com a etnia do paciente, sua dieta e fatores ambientais não bem definidos.

Um novo elemento de preocupação com o emprego da tiacetazona refere-se à maior frequência e maior gravidade dos fenômenos tóxicos em pacientes infectados pelo vírus da imunodeficiência adquirida (HIV). O risco de reações cutâneas graves, com síndrome de Stevens-Johnson e necrólise epidérmica tóxica é maior em pacientes positivos para o HIV, ocorrendo em mais de 20% dos pacientes, com a mortalidade em 3% dos casos; e são tanto mais graves as manifestações de toxicidade quanto maior for a imunodepressão do enfermo.

O emprego da tiacetazona na terapêutica da tuberculose está atualmente superado, com o advento de drogas mais ativas e com menor toxicidade. Entretanto, a droga é ainda utilizada em países subdesenvolvidos da África, considerando seu baixo custo e facilidade de administração. Habitualmente, inicia-se o tratamento com o esquema de rifampicina, isoniazida e pirazinamida, e em seguida é costume manter a isoniazida (300 mg) associada no mesmo comprimido com a tiacetazona (150 mg), por seis meses. Contudo, tendo em vista a pequena atividade da tiacetazona e a possibilidade de reações cutâneas graves em pacientes infectados pelo HIV, risco que é maior em países africanos devido à elevada soroprevalência para o HIV, a droga vem sendo retirada mesmo nesses países.

Também na hanseníase a tiacetazona é pouco empregada na atualidade, permanecendo como droga de reserva. A posologia recomendada é de 100 a 150 mg por dia, fracionados em duas tomadas. Sua ação terapêutica na hanseníase é muito lenta, só negativando o muco nasal após cerca de dois anos de tratamento.

A tiacetazona é também conhecida pelos nomes Contebem® e Tebessal®, mas não é encontrada comercialmente, e somente é disponível em instituições governamentais de atenção à saúde.

Ácido Para-aminossalicílico

Conhecido desde 1902, o ácido para-aminossalicílico (PAS) e seus sais foram introduzidos em 1946 no tratamento da tuberculose, e compuseram durante vários anos a terapêutica tríplice da doença, juntamente com a isoniazida e a estreptomicina. A droga foi ensaiada também no tratamento da hanseníase, não demonstrando qualquer valor terapêutico.

O PAS apresenta atividade tuberculostática sobre os bacilos de localização extracelular. É atualmente muito pouco utilizado no tratamento da tuberculose, devido à sua ação lenta e à dificuldade para sua administração por via oral, que exige a ingestão de grande quantidade de comprimidos.

O PAS é utilizado sob a forma de ácido ou como sal de sódio, potássio e cálcio, destacando-se o para-aminossalicilato de cálcio por sua melhor tolerância e solubilidade. Seu mecanismo de ação está relacionado à inibição da síntese de ácido fólico e ácido folínico por mecanismo competitivo com o ácido para-aminobenzoico (PABA), de maneira similar à ação dos derivados sulfamídicos. O PAS e seus sais são administrados principalmente por via oral, podendo também ser usada a via intravenosa. A droga não tem propriedades antipirética nem anti-inflamatória. Devido à sua ação irritante, provoca efeitos colaterais digestivos com frequência, manifestados por náuseas, vômitos, diarreia e dor abdominal. Pode causar alterações tóxicas no fígado e exercer uma ação antitireoideana, com o aparecimento de bócio.

Considerando sua ação tuberculostática menor, a incidência frequente de efeitos adversos com seu uso e a ocorrência de resistência do *M. tuberculosis*, o PAS é atualmente uma substância superada por novos medicamentos antituberculosos, figurando como droga de reserva.

O PAS é administrado na dose de 150 a 200 mg/kg/dia, o que significa uma posologia diária de 12 g para o adulto. Essa elevada dosagem torna necessário seu fracionamento em duas ou três tomadas diárias. A droga não é mais comercializada no Brasil.

Clofazimina

A clofazimina é um corante de cor vermelha brilhante do grupo das fenazinas sintetizada em 1957, que exerce ação anti-inflamatória e tem atividade contra o *Mycobacterium leprae, M. tuberculosis, M. bovis* e micobactérias atípicas, especialmente o *M. ulcerans* e o *M. avium-intracellulare.*

Tem ação bacteriostática, atuando sobre o ADN das micobactérias por mecanismo desconhecido. Além de sua ação antimicrobiana, tem ação anti-inflamatória, o que é de importância na hanseníase, por evitar o surgimento de eritema nodoso. A clofazimina é uma das principais drogas utilizadas contra o *Mycobacterium leprae.*

A absorção da clofazimina após administração por via oral é parcial, apresentando a biodisponibilidade de 40% a 60%. Os alimentos, inclusive o leite, favorecem a absorção por via oral. A droga é lipofílica e organodepositária, concentrando-se no tecido adiposo, fígado, baço, linfonodos, pele e macrófagos. Sua meia-vida é de cerca de 70 dias. A ação terapêutica da clofazimina depende do seu uso continuado, surgindo o efeito bacteriostático somente após 50 dias de tratamento e melhora clínica evidente das lesões da hanseníase no sexto mês. Elimina-se pela urina e pelas fezes, basicamente como droga ativa, não metabolizada. Atravessa a barreira placentária e aparece no leite materno, podendo causar hiperpigmentação no concepto. Apesar deste efeito, é considerada uma droga segura para o tratamento da hanseníase na gestante, pois não causa malformações ou lesões tóxicas no feto.

Na atualidade, a clofazimina faz parte da poliquimioterapia recomendada na hanseníase, estando indicada em associação com a rifampicina e a dapsona no tratamento das formas multibacilares da doença (virchovianas, dimorfas). Nos enfermos adultos com essa forma da doença a clofazimina é utilizada nas doses de 300 mg uma vez por mês, supervisionada, e 50 mg diariamente, autoadministrada, em associação com a rifampicina e a dapsona, conforme apresentado na Tabela 16.6 do Capítulo 16, sobre rifamicinas. Crianças recebem doses proporcionais, apresentadas na Tabela 15.5 do capítulo citado.

Nas infecções por micobactérias atípicas, a clofazimina pode ser uma alternativa, em associação com a claritromicina e o etambutol, podendo ser ainda acrescentada a amicacina. No entanto, na terapia da infecção pelo *M. avium-intracellulare*, a associação de drogas mais eficaz é a claritromicina (ou azitromicina), com etambutol e a rifabutina ou o ofloxacino. Recorde-se que as quinolonas são antagônicas com as rifamicinas, não devendo ser prescritas associadas. Nas micobacterioses, a dose da clofazimina é de 100 mg/dia, em adultos, devendo a droga ser mantida durante pelo menos seis meses.

A clofazimina é um valioso auxiliar no tratamento do eritema nodoso, especialmente em mulheres grávidas, nas quais a talidomida é contraindicada.

A clofazimina é bem tolerada quando administrada em doses não superiores a 100 mg por dia. Cora as fezes, o suor e a pele com uma coloração vermelho-pardacenta, que pode perdurar por mais de um ano após a suspensão da droga. Além desse inconveniente, a clofazimina é causa frequente de xerodermia e fotossensibilidade, devendo os doentes que a utilizam evitar a luminosidade intensa. Outros efeitos adversos importantes são os relacionados com a deposição de cristais da substância na mucosa intestinal, ocorrendo náuseas, vômitos, diarreia e dor abdominal que podem simular o quadro de abdome agudo. A droga pode causar ictiose, eritema, prurido e ressecamento da pele. Raramente, causa icterícia, enterite, eosinofilia, hepatite, candidíase mucocutânea, neuralgia, fadiga, depressão emocional, sonolência, alteração do paladar, sangramento, tonteiras e vertigem. As reações indesejáveis são habitualmente de pequena intensidade e reversíveis com a redução da dosagem. Em especial, a fototoxicidade pode ser diminuída pelo uso de protetores solares e permanência do paciente na sombra. A clofazimina pode alterar, aumentando, a determinação laboratorial da velocidade de hemossedimentação e dosagens sanguíneas de glicose, bilirrubinas, transaminases e albumina.

A clofazimina é também conhecida pelo nome de fantasia Lampren®. Faz parte da RENAME com o nome Clofazimina, sendo fornecida pelos serviços governamentais de atendimento à saúde em cápsulas com 50 mg e 100 mg. O medicamento deve ser ingerido junto com alimentos ou leite.

Quinolonas

O ofloxacino, o levofloxacino e o moxifloxacino têm atividade contra o bacilo da tuberculose e são indicados na composição de esquemas de tratamento da tuberculose multirresistente. O ciprofloxacino não é recomendado nessa indicação. O moxifloxacino participa também do esquema de tratamento de infecções cavitárias e sistêmicas pelo complexo do *Mycobacterium avium-intracellulari*. A atividade desses fármacos foi discutida no Capítulo 23.

NOVOS FÁRMACOS ANTITUBERCULOSE

Bedaquilina

A bedaquilina é uma substância pertencente ao grupo das diarilquinolinas com atividade contra *Mycobacterium tuberculosis* multidroga-resistente. É o primeiro fármaco desenvolvido para o tratamento da tuberculose desde 1998, quando a rifapentina foi aprovada nos Estados Unidos. A atividade da bedaquilina sobre o bacilo de Koch resulta de sua ligação à subunidade c da ATP-sintetase, enzima essencial para a produção de energia pela micobactéria, com isso provocando a inibição enzimática e inibição do crescimento do bacilo. O distinto modo de ação da bedaquilina reduz a possibilidade de resistência cruzada com outras drogas tuberculostáticas e permite seu uso no tratamento da tuberculose multidroga-resistente (MDR) e extensivamente resistente (XDR).

A bedaquilina é absorvida por via oral, devendo ser administrada junto com alimentos para promover sua melhor absorção. É metabolizada no fígado pelo sistema enzimático CYP3A4 a um metabólito que é quatro a seis vezes menos potente que o fármaco original. Substâncias indutoras da enzima reduzem a eficácia da bedaquilina, enquanto as inibidoras podem aumentar a concentração da droga e causar efeitos adversos do tuberculostático.

O novo medicamento deve ser administrado junto com drogas utilizadas no tratamento da tuberculose multidroga-resistente em regime de terapia diretamente observada. A dose inicial é de 400 mg uma vez ao dia, durante duas semanas, seguida de 200 mg três vezes por semana durante 22 semanas. Após, o tratamento deve continuar com os fármacos utilizados em regimes para MDR.

Os efeitos adversos mais frequentes com o uso da bedaquilina são náuseas, vômitos, cefaleia, artralgias, anorexia. O medicamento pode causar prolongamento do espaço QT, que pode piorar com o uso simultâneo de outros fármacos com o mesmo efeito, como fluoroquinolonas, macrolídeos e clofazimina. Nos pacientes que utilizam essas associações medicamentosas recomenda-se realizar eletrocardiogramas semanais. Em casos de prolongamento QT acentuado ou arritmia ventricular, o medicamento deve ser suspenso. Ademais, é indicado realização de hepatograma a cada 10 ou 15 dias, para observar possíveis efeitos tóxicos do medicamento para o fígado. A bedaquilina não é recomendada em pacientes com menos de 18 anos, em gestantes e nutrizes e em casos de tuberculose extrapulmonar e em pacientes infectados pelo HIV, por ser desconhecida a eficácia e segurança de uso nesses pacientes.

O emprego da bedaquilina foi aprovado no Brasil em fevereiro de 2019 para compor o esquema de tratamento da tuberculose MDR e só pode ser utilizado sob orientação médica específica. O fármaco foi registrado com o nome de marca Sirturo® (Janssen).

Delamanida

A delamanida é um novo medicamento tuberculostático, pertencente à classe do nitroimidazólicos, que age inibindo a biossíntese do ácido micólico. Tem ação bactericida sobre micobactérias em replicação, latentes e intracelulares. O fármaco foi descoberto por cientistas da Companhia Farmacêutica Otsuka, Japão, e aprovado pela Agência Europeia de Medicamentos em 2014. É atualmente disponível em outros países e indicado pela Organização Mundial da Saúde para o tratamento da tuberculose MDR e XDR, em associação com outras drogas tuberculostáticas. Recente trabalho realizado por Lee *et al.* revela eficácia da associação de delamanida, linezolida, levofloxacino e pirazinamida em 80% de pacientes com tuberculose MDR, medicados durante 9 a 12 meses. A delaminida não é metabolizada pelo sistema CYP450, não sendo esperadas interações com outros medicamentos. O fármaco é bem tolerado por via oral, mas são registrados prolongamento do intervalo Q-T em alguns enfermos.

Outros Fármacos

A pretomanida e a suterzolida são novos derivados nitroimidazólicos com atividade similar à delamanida. Encontram-se em estudos clínicos para o tratamento da tuberculose resistente aos tuberculostáticos tradicionais.

A despazolida é uma substância da classe das oxazolidinonas, com atividade inibidora da síntese proteica. Igualmente, encontra-se em estudos para avaliação de sua eficácia e segurança.

BIBLIOGRAFIA

Capreomicina, Cicloserina, Terizidona, Viomicina

Anderson RC, et al. Pharmacology and toxicology of cycloserine. Antibiot Chemother. 1956; 6:360.

Arbex MA, et al. Drogas antituberculose: fármacos de segunda linha. J Bras Pneumol. 2010; 36:641-56.

Black HR, et al. Absorption, excretion and metabolism of capreomycin in normal and diseased states. Ann N Y Acad Sci. 1966; 135:974-82.

Crofton J. The chemotherapy of tuberculosis. With special reference to patients whose bacilli are resistant to the standard drugs. Br Med Bull. 1960; 16:55-60.

Holdiness MR. Clinical pharmacokinetics of the antituberculosis drugs. Clin Pharmacokinet. 1984; 9:511-44.

Kass I. Chemotherapy regimens used in retreatment of pulmonary tuberculosis. Part II-Observations on the efficacy of combinations of ethambutol, capreomycin and companion drugs. Tubercle. 1965; 46:166-77.

Leite G. Novo antibiótico contra a tuberculose: a cicloserina. Rev Bras Med. 1958; 15:829-30.

Lim BT, Aquinas M. Ethambutol and capreomycin in the retreatment of advanced pulmonary tuberculosis. Am Rev Resp Dis. 1969; 99:792-3.

Organick AB, Wilson EM. Multiple drugs in retreatment of chronic pulmonary tuberculosis. Dis Chest. 1968; 53:560-72.

Pyle M. Etambutol e viomicina. Clin Med Am Norte. 1970; p. 1307.

Rabachi MF, et al. Tratamento da tuberculose. J Br Pneumol. 2017; 43:472-86.

Rizzo A, et al. Cicloserina e terizidona no tratamento da tuberculose pulmonar: estudo clínico da tolerância. Rev Bras Med. 1969; 26:119-22.

Schutz I, et al. The combination of ethambutol, capreomycin and a third drug in chronic pulmonary tuberculosis with bacterial polyresistance. Antibiot Chemother. 1870; 16:43-58.

Steiner M. Newer and second-line drugs in the treatment of drug-resistant tuberculosis in children. Med Clin North Am. 1967; 51:1153-67.

Wilson TM. Capreomycin and ethambutol. Practitioner. 1967; 199:817-24.

Yoshikawa TT, Fujita NK. Drogas antituberculosas. Clin Med Am Norte. 1982; p. 227.

Isoniazida, Pirazinamida, Etionamida, Protionamida, Morfazinamida

Albert A. Mode of action of isoniazid. Nature. 1956; 177:525-6.

Arbex MA, et al. Drogas antituberculose. Parte 1: fármacos de primeira linha. J Bras Pneumol. 2010; 36:626-40.

Auclair B, et al. Pharmacokinetics of ethionamide administered under fasting conditions or with orange juice, food, or antacids. Antimicrob Agents Chemother. 2001; 45:810-4.

Bergogne-Berezin E, et al. Gynécomaties imputables à l'isoniazide. Nouv Press Med. 1976; 5:213-4.

Bethlem N. Tratamento da tuberculose. Folha Med (Br). 1981; 82:87-92.

Bowersox DW, et al. Isoniazid dosage in patients with renal failure. N Engl J Med. 1973; 289:84-7.

Branco BC, et al. Esquemas antituberculose padronizados no Brasil. J Bras Med. 2000; 78(4):44-53.

Brasil. Ministério da Saúde. Brasil. Ministério da Saúde. Manual de Recomendações para o Controle da Tuberculose no Brasil. Brasília: Ministério da Saúde; 2019. p. 366.

Brasil. Ministério da Saúde. Programa de Controle da Hanseníase. Portaria nº 1401 de 14 de agosto de 1991. Diário Oficial seção I, p. 16707-10, 16 ago 1991.

Brasil. Ministério da Saúde. Manual de Recomendações para o Controle da Tuberculose no Brasil. Brasília: Ministério da Saúde; 2011. p. 288.

Bravo, et al. Reappraisal of the activity of morphazinamide against *M. tubeculosis*. Tubercle. 1975; 56:211-7.

Choudhri SH, et al. Pharmacokinetics of antimycobacterial drugs in patients with tuberculosis, AIDS, and diarrhea. Clin Infect Dis. 1997; 25:104-11.

Consenso Brasileiro de Tuberculose – 1997. J Pneumol (Rio J). 1997; 23:279-82.

Conte JE Jr, et al. Intrapulmonary concentrations of pyrazinamide. Antimicrob Agents Chemother. 1999; 43:1329-33.

Davidson PT, Le HQ. Drug treatment of tuberculosis. Drugs. 1992; 43:651-73.

Drucker D, et al. Ethionamide-induced goitrous hypothyroidism. Ann Intern Med. 1984; 100:837-9.

Elmendorf DF Jr, et al. The absorption, distribution, excretion and short-term toxicity of isonicotinic acid hydrazide in man. Am Rev Tuberc. 1952; 65:440-2.

Girling DJ. Efectos adversos de los medicamentos antituberculosos. Bol Union Int Contra Tuberc. 1984; 59:153-64.

Holdiness MR. Clinical pharmacokinetics of the antituberculosis drugs. Clin Pharmacok. 1984; 9:511-44.

Kar HK, et al. Hepatitis and multi-drug therapy in leprosy with special reference to prothionamide. Indian J Lepr. 1985; 57:78-89.

Katoch K, et al. Treatment of paucibacillary leprosy with a regimen containing rifampicin, dapsone and prothionamide. Indian J Lepr. 1992; 64:303-12.

Korolkovas A. Agentes antituberculosos e seu mecanismo de ação. Rev Bras Clin Terap. 1975; 4:197-200.

Kundu SK, et al. Prothionamide and dapsone therapy of leprosy – a clinical study. Indian J Lepr. 1985; 57:90-6.

Loschiavo F. Risultati clinici della terapia morfazinamidica nella malatia tubercolare. Minerva Med. 1965; 56:2844-6.

Morrone N, et al. Efeitos colaterais dos tuberculostáticos. Rev Bras Clin Terap. 1982; 11:212-25.

Reed MD, Blumer SL. Farmacologia clínica das drogas antituberculosas. Clin Pediatr Am Norte. 1983; 1:191-208.

Robinson H, et al. Toxicity of pyrazinamide. Am Rev Tuberc. 1954; 70:423-9.

Ross RR. Use of pyridoxine hydrochloride to prevent isoniazid toxicity. JAMA. 1958; 168:273-6.

Torres Filho SR. Tuberculose. In: Tavares W, Marinho LAC. Rotinas de Diagnóstico e Tratamento das Doenças Infecciosas e Parasitárias. São Paulo: Atheneu; 2005. p. 1023.

Weinstein. Drugs used in the chemotherapy of tuberculosis and leprosy. In: Goodman LS, Gilman A. The Pharmacological Basis of Therapeutics. 5 ed. New York: MacMillan; 1975. p. 1201.

WHO Study Group. Chemotherapy of leprosy for control programmes. WHO Technical Report. Series 675; 1982.

Zavaglia C, et al. Severe acute hepatitis associated with morphazinamide therapy. J Hepatol. 1886; 25:1001.

Etambutol

American Thoracic Society. Diagnosis and treatment of disease caused by nontuberculous mycobacteria. Am J Respir Crit Care Med. 1997; 156:S1-S25.

Bethlem N. Tratamento da tuberculose. Folha Med (Br). 82(2): 87-92,1981.

Brasil. Ministério da Saúde. Manual de Recomendações para o Controle da Tuberculose no Brasil. Brasília: Ministério da Saúde; 2019. p. 366.

Centers for Diseases Control and Prevention. Guidelines for the Prevention and Treatment of Opportunistic Infections in HIV-Infected Adults and Adolescents. Disponível em: http://aidsinfo.nih.gov/contentfiles/adult_oi.pdf. Acessado em nov 2013.

Davidson PT, Le HQ. Drug treatment of tuberculosis. Drugs. 1992; 43:651-73.

Goldman S, et al. Clinical and bacteriological results with myambutol. Antibiot Chemother. 1970; 16:239-56.

Hoy J, et al. Quadruple-drug therapy for *Mycobacterium avium-intracelulare* bacteremia in AIDS patients. J Infec Dis. 1990; 161:801-5.

Jacobson MA, et al. Mycobacterium avium complex and atypical mycobacterial infections in the setting of HIV infection. HIV in Site. 2006 jan. Disponível em: http://

hivinsite.ucsf.edu/InSite?page=kb-05-01-05#S7X. Acessado nov 2013.
Kemper CA, et al. Treatment of *Mycobacterium avium* complex bacteremia in AIDS with a four-drug oral regimen. Ann Intern Med. 1992; 116:466-72.
Peet EA, et al. The absorption, excretion and fate of ethambutol in man. Am Rev Resp Dis. 1965; 91:51-8.
Peloquin CA, et al. Pharmacokinetics of ethambutol under fasting conditions, with food and with antacids. Antimicrob Agents Chemother. 1999; 43:568-72.
Place VA, et al. Clinical pharmacology of ethambutol. Am Rev Resp Dis. 1963; 87:901-4.
Reis VLL, et al. Micobactérias atípicas. Arq Bras Med. 1984; 58:160-9.
Robson JM, Sullivan FM. Antituberculosis drugs. Pharmacol Rev. 1963; 15:169-223.
Tacquet A, et al. L'éthambutol dans le traitement de la tuberculose pulmonaire. Antibiot Chemother. 1970; 16:257-77.
Wilson TM. Capreomycin, ethambutol and rifampicin. Clinical experience in Manchester. Scand J Resp Dis. 1969; 69(Suppl):33-42.
Weinstein L. Antimicrobial agents. In: Goodman LS, Gilman A. The Pharmacological Basis of Therapeutics. 5 ed. New York: MacMillan; 1975. p. 1090.

Tiacetazona, Terizidona, Ácido Para-aminossalicílico

Becheli LM. Lepra. In: Veronesi R. Doenças Infecciosas e Parasitárias. 2 ed. Rio de Janeiro: Guanabara-Koogan; 1962. p. 293.
Behnisch R, et al. Chemical studies on thiosemicarbazones with particular reference to antituberculous activity. Am Rev Tuberc. 1950; 61:1-7.
Brasil. Ministério da Saúde. Manual de Leprologia. Rio de Janeiro: Serviço Nacional de Lepra; 1960.
Briones FH. Avaliação das manifestações secundárias em doentes tratados com terizidona. Rev Bras Med. 1970; 27:271-5.
Davidson PT, Le HQ. Drug treatment of tuberculosis. Drugs. 1992; 43:651-73.
East African/British Medical Research Council. Fifth Thiacetazone Investigation. Tubercle. 1970; 51:123-51.
Estado do Rio Grande do Sul, Secretaria da Saúde. Erupções cutâneas graves causadas pela tiacetazona no tratamento da tuberculose. Bol Ofic Sanit Panamer. 1981; 90:10-7.
Kelly P, et al. Cutaneous reactions to thiacetazone in Zambia – implications for tuberculosis treatment strategies. Trans R Soc Trop Med Hyg. 1994; 88:113-5.
Korolkovas A. Agentes antituberculosos e seu mecanismo de ação. Rev Bras Clin Terap. 1975; 4:197-250.
Micheletti V, et al. La terapia della tubercolosi polmonare negli psicopatice mediante terizidone. Menerva Med. 1968; 59:249-65.
Nunn P, et al. Thiacetazone – avoid like poison or use with care? Trans R Soc Trop Med Hyg. 1993; 87:578-82.
Rizzo A. Tiacetazona em associação tríplice em tuberculosos virgens de tratamento. Folha Med (Br). 1975; 71:347-52.
Rizzo A, et al. Cicloserina e terizidona no tratamento da tuberculose pulmonar: estudo clínico da tolerância. Rev Bras Med. 1969; 26:119-22.
Rosemberg J. Quimioterapia da tuberculose. Rev Ass Med Bras. 1983; 29:90-101.
Wurzel HA, Mayoch RL. Thrombocytopenia induced by sodium paraaminosalicylic acid. JAMA. 1953; 153:1094-5.

Clofazimina/Fluoroquinolonas

Belda W. Experimentação clínica com a clofazimina no tratamento ambulatorial da hanseníase. Anais Bras Dermat. 1972; 47:19-37.
Brasil. Ministério da Saúde. Portaria nº 1401 de 14/08/91. Controle da Hanseníase. Diário Oficial 16 agosto 1991, seção I, pag. 16707.
Brasil. Ministério da Saúde. Monografia MS 129/92. Clofazimina. Diário Oficial 11 fevereiro 1992, seção I, pag. 1650.
Ellard GA. Rationale of the multidrug regimens recommended by a World Health Organization study group on chemotherapy of leprosy for control programs. Intern J Leprosy. 1984; 52:395-401.
Gonçalves A, Gonçales NNS. A poliquimioterapia na hanseníase, com especial referência do Brasil. Bras Med. 1986; 23:5-10.
Kwon YS, et al. Treatment of Mycobacterium avium complex pulmonary disease. Tuberc Resp Dis (Seoul). 2019; 82(1):15-26. doi: 10.4046/trd.2018.0060.
Maitre T, et al. Are moxifloxacin and levofloxacin equally effective to treat XDR tuberculosis? J Antimicrob Chemother. 2017; 72:2326-33.
Osugue SA, Osugue JY. Hanseníase. In: Tavares W, Marinho LAC. Rotinas de Diagnóstico e Tratamento das Doenças Infecciosas e Parasitárias. São Paulo: Atheneu; 2005. p. 488.
Shepard CC. Chemotherapy of leprosy. Annu Rev Pharmacol Toxicol. 1969; 9:37-50.
Silva NC, et al. Terapêutica da lepra pela clofazimina. Ann Bras Dematol. 1972; 47:1-6.
Thee S, et al. Fluoroquinolones for the treatment of tuberculosis in children. Tuberculosis (Edinb). 2015; 95:229-45.

Novos Fármacos

Blair HA, Scott LJ. Delamanid: a review of its use in patients with multidrug-resistant tuberculosis. Drugs. 2015; 75:91-100.
Caminero JA, et al. Bedaquiline: how better to use it. Eur Respir J. 2017; 50(5). pii: 1701670.
Centis R, et al. Delamanid: does it have a role in tuberculosis treatment? Lancet Respir Med. 2019; 7:193-5.
Cohen K, Maartens G. A safety evaluation of bedaquiline for the treatment of multi-drug resistant tuberculosis. Expert Opin Drug Saf. 2019; 18:875-82.
D'Ambrosio L. Delamanid and bedaquiline to treat multidrug-resistant and extensively drug-resistant tuberculosis in children: a systematic review. J Thorac Dis. 2017; 9:2093-101.

Deoghare S. Bedaquiline: A new drug approved for treatment of multidrug-resistant tuberculosis. Indian J Pharmacol. 2013; 45:536-7.

Izquierdo YB, et al. Bedaquiline in multidrug-resistant pulmonary tuberculosis GENESIS-SEFH drug evaluation report. Farm Hosp. 2015; 39(1):

Karekar SR, Marathe PA. Current status of delamanid in the management of MDR tuberculosis. J Assoc Physicians India. 2018; 66:72-5.

Kempker RR, et al. Clinical outcomes among patients with drug-resistant tuberculosis receiving bedaquiline or delamanid containing regimens. Clin Infect Dis. 2019. pii: ciz1107. doi: 10.1093/cid/ciz1107.

Lee M, et al. Delamanid, linezolid, levofloxacin, and pyrazinamide for the treatment of patients with fluoroquinolone-sensitive multidrug-resistant tuberculosis (Treatment Shortening of MDR-TB Using Existing and New Drugs, MDR-END): study protocol for a phase II/III, multicenter, randomized, open-label clinical trial. Trials. 2019; 20(1):57. doi: 10.1186/s13063-018-3053-1.

Liu Y, et al. Delamanid: From discovery to its use for pulmonary multidrug-resistant tuberculosis (MDR-TB). Tuberculosis (Edinb). 2018; 111:20-30. doi: 10.1016/j.tube.2018.04.008.

Pontali E, et al. Combined treatment of drug-resistant tuberculosis with bedaquiline and delamanid: a systematic review. Eur Respir J. 2018; 52(1). pii: 1800934.

Pontali E, et al. Recent evidence on delamanid use for rifampicin-resistant tuberculosis. J Thorac Dis. 2019; 11(Suppl 3):S457-S460. doi: 10.21037/jtd.2018.11.26.

Rabahi MF, et al. Tuberculosis treatment. J Bras Pneumol. 2017; 43:472-86.

Salinger DH, et al. Daily dosing for bedaquiline in patients with tuberculosis. Antimicrob Agents Chemother. 2019; 26. pii: AAC.00463-19.

Schnippel K, et al. Effect of bedaquiline on mortality in South African patients with drug-resistant tuberculosis: a retrospective cohort study. Lancet Respir Med. 2018; 6:699-706.

Silva DR, et al. Novos fármacos e fármacos repropostos para o tratamento da tuberculose multirresistente e extensivamente resistente. J Bras Pneumol. 2018; 44(2):153-60.

Worley MV, Estrada SJ. Bedaquiline: a novel antitubercular agent for the treatment of multidrug-resistant tuberculosis. Pharmacotherapy. 2014; 34:1187-97.

Fármacos Antiprotozoários

CAPÍTULO 26

As infecções humanas por protozoários são conhecidas desde os primórdios da humanidade, com a descrição de epidemias de malária e de diarreias muito provavelmente causadas por amebas patogênicas. A doença do sono, a doença de Chagas, a giardíase, o calazar e a toxoplasmose são outros exemplos de protozooses responsáveis por elevados índices de morbidade e mortalidade entre os seres humanos.

Ao longo desta obra, discutimos diferentes medicamentos utilizados no tratamento de protozooses. Na parte sobre antibióticos, referimos a ação de macrolídeos, tetraciclinas e anfotericina B no tratamento da toxoplasmose, das leishmanioses e da malária. Igualmente, já apresentamos a ação antiprotozoária das sulfonamidas, das diaminopirimidinas e das quinolonas e discutiremos no Capítulo 26 as drogas utilizadas no tratamento da malária.

Neste capítulo, complementaremos o estudo sobre os quimioterápicos ativos contra protozoários causadores de infecção humana. Algumas drogas são também ativas na infecção pelo *Pneumocystis carinii*, antes situado entre os protozoários e, atualmente, estudado junto às micoses.

A nitazoxanida, um quimioterápico de recente lançamento no Brasil, com ação antiparasitária, antibacteriana e antiviral, e que exerce atividade terapêutica na giardíase e outras protozooses, será discutida no Capítulo 30.

DROGAS ANTIAMEBIANAS E ANTIGIÁRDIA

A amebíase é uma das doenças parasitárias que mais preocuparam os cientistas na busca de medicamentos eficazes, considerando a sua vasta distribuição em todos os países da Terra, a gravidade de algumas de suas formas clínicas, o desconforto e o abatimento produzidos pelo parasitismo intestinal crônico e as repercussões sociais de sua sintomatologia. Tratada desde tempos imemoriais de modo empírico com sais de bismuto, de mercúrio, de arsênio e de antimônio, com resultados incertos e, com frequência, nocivos, passou a ser mais bem controlada com a introdução da ipecacuanha, planta nativa do Brasil e de onde se extrai a emetina, seu alcaloide ativo, cujo uso, porém, acompanha-se de efeitos adversos frequentes e graves.

A partir da segunda metade do século XX, inúmeros medicamentos foram sintetizados e utilizados na terapia da amebíase, que atualmente é especificada para dois tipos de medicamentos: os 5-nitroimidazóis, com ação nas formas invasivas, e os derivados da dicloroacetamida (ou haloacetamida), com ação nas formas císticas situadas na luz intestinal. Os 5-nitroimidazóis são, também, na atualidade, as drogas de eleição para o tratamento da giardíase, enfermidade na qual a furazolidona, um derivado nitrofurano, é uma alternativa terapêutica.

METRONIDAZOL E OUTROS 5-NITROIMIDAZÓIS

Os 5-nitroimidazóis utilizados em medicina humana são substâncias com propriedades antiparasitárias e antimicrobianas. O metronidazol foi o primeiro representante desse grupo, utilizado no tratamento da tricomoníase e da amebíase humanas. Posteriormente, verificou-se a ação desse fármaco no combate a bactérias anaeróbias, transformando-o em um dos principais medicamentos para o tratamento de infecções graves por estes microrganismos.

Metronidazol

Caracteres Gerais. Espectro e Mecanismo de Ação

O metronidazol foi o primeiro 5-nitroimidazólico introduzido na terapêutica humana, em 1959, e permanece até os dias atuais como o principal representante do grupo. Seu emprego por via oral constituiu um notável progresso no tratamento da tricomoníase, até então medicada com drogas de uso vaginal, com resultados terapêuticos incertos e de difícil erradicação no homem. Em seguida, estabeleceu-se sua potente atividade giardicida e amebicida, com eficácia tanto na amebíase intestinal como na extraintestinal. Em 1962, foi descoberta sua ação contra bactérias anaeróbias, ao ser verificado por Shinn que pacientes com estomatite de Vincent em uso do metronidazol para o tratamento da tricomoníase se curavam de ambas as doenças.

O metronidazol apresenta elevada potência antimicrobiana contra a maioria dos cocos e bacilos anaeróbios gram-positivos e gram-negativos, mostrando-se ativo contra as bactérias dos gêneros *Peptococcus*, *Peptostreptococcus*, *Veillonella*, *Clostridium*, *Fusobacterium* e *Bacteroides*, incluindo o *Bacteroides fragilis* e o *Clostridium difficile*. É pouco ativo contra os anaeróbios dos gêneros *Eubacterium*, *Propionibacterium*, *Lactobacillus* e *Actinomyces*. Tem ação contra *Helicobacter pylori*, *Gardnerella vaginalis* e *Campylobacter fetus*, mas não age contra os cocos e bacilos aeróbios. Apresenta potente ação contra protozoários anaeróbios, incluídos *Entamoeba histolytica*, *Giardia lamblia*, *Trichomonas vaginalis* e *Balantidium coli*. É eficaz no tratamento da dracunculose e da doença de Crohn, neste caso por sua ação contra anaeróbios intestinais. O fármaco foi também ensaiado no tratamento da doença de Chagas, mostrando-se ineficaz, e na leishmaniose cutânea, com resultados controversos. Pode melhorar a diarreia causada por microsporídeos em pacientes com Aids.

O metronidazol exerce atividade bactericida contra as formas quiescentes do *Mycobacterium tuberculosis* em focos de anaerobiose. Contudo, as implicações terapêuticas desse fato são mínimas, visto que em condições habituais o microrganismo não está em condições metabólicas nas quais seria suscetível à ação do metronidazol.

A resistência adquirida ao metronidazol é um acontecimento raro entre as bactérias anaeróbias. Eventualmente, cepas de *Trichomonas vaginalis* e de *B. fragilis* mostram-se resistentes por alteração na permeabilidade à droga ou modificação no metabolismo, com diminuição da sua nitrorredução. Falha terapêutica da vaginite por *Trichomonas* pode ocorrer, não por resistência do protozoário, mas porque microrganismos aeróbios da flora vaginal, como *E. coli*, *Enterococcus*, *Proteus* e outros podem absorver o metronidazol, com isso diminuindo sua concentração local. Resistência do *Helicobacter pylori* é variável, podendo ocorrer entre 11% e 70% em países desenvolvidos, e em até 90% das amostras em países em desenvolvimento.

O metronidazol tem atividade bactericida e protozoaricida. Seu mecanismo de ação resulta da ligação de produtos intermediários (originários de sua redução intracelular) com o ADN, formando-se complexos que inibem a replicação e inativam o ADN, dessa forma impedindo as sínteses enzimáticas e causando a morte celular. Sua ação seletiva sobre microrganismos e parasitas anaeróbios é devida à presença, nesses agentes infecciosos, de um sistema de proteínas de baixo potencial de oxirredução, semelhante à ferridoxina, que reduz o metronidazol a produtos intermediários, os quais têm a ação tóxica e são responsáveis pela atividade antimicrobiana. O fato de os germes aeróbios não serem capazes de reduzir a droga explica sua insensibilidade a ela. Sua toxicidade para o homem é baixa; entretanto, mostrou-se mutagênico para algumas bactérias e em altas concentrações provoca neoplasia do pulmão em camundongos e tumor de fígado e de mama em ratos. Tais efeitos não foram observados em hamsters e não existe sua comprovação no homem.

Farmacocinética, Metabolismo

O metronidazol é rapidamente absorvido por via oral, retal e IV. Sua absorção por via oral é rápida e quase completa, tendo a biodisponibilidade de 90% a 95%. Essa absorção não é alterada pela ingestão de alimentos. A absorção por via retal sob a forma de supositórios também é adequada, com biodisponibilidade de 60% a 70%. Por via retal o nível sérico é mais baixo e somente alcançado em quatro horas. O metronidazol distribui-se pelos líquidos e tecidos orgânicos, atingindo concentração terapêutica no líquido cefalorraquidiano e no pus de abscessos, inclusive do abscesso cerebral. É também encontrado na saliva e no leite materno e é segregado no estômago, atingindo elevada concentração no suco gástrico. É pequena sua ligação às proteínas séricas, menos de 20%. Sua meia-vida sérica é de sete a dez horas, o que possibilita o tratamento de infecções por bactérias anaeróbias intestinais com a administração de uma dose diária elevada.

Esse 5-nitroimidazólico sofre metabolização hepática, eliminando-se por via urinária e em parte por via biliar. Seu principal metabólito é o hidroxi-metronidazol, que mantém a atividade contra bactérias anaeróbias. Em pacientes com insuficiência renal, não há necessidade de proceder a ajustes na dose, pois a droga metabolizada é eliminada por via biliar. Nos enfermos em hemodiálise, o metronidazol é removido em 50%; por isso, é indicada uma dose suplementar igual à metade da dose habitual. É pouco removido em pacientes em diálise peritoneal. Em pacientes com insuficiência hepática, a droga sofre acumulação, podendo causar neurotoxicidade, necessitando ajustes no esquema terapêutico, preferentemente por dosagens sanguíneas do seu nível circulante. Caso isso não seja possível, e considerando que em pacientes com cirrose hepática a meia-vida do metronidazol praticamente dobra, atingindo cerca de 20 horas, recomenda-se que em pacientes com insuficiência hepática o intervalo entre as doses seja duplicado.

Indicações Clínicas e Doses

O metronidazol está indicado nas infecções por bactérias anaeróbias, compreendendo as peritonites e pelviperitonites consequentes à perfuração intestinal traumática e úlceras perfuradas, apendicite supurada, aborto séptico, bem como nos abscessos abdominais, subfrênicos, hepáticos e cerebrais, nas fascites necrotizantes e mionecrose. Nessas situações clínicas é administrado preferentemente por via oral, reservando-se as vias IV e retal para casos de maior gravidade ou que não possam receber a medicação pela boca. A dose recomendada, seja qual for a via de administração, é de 15 mg/kg (1 g para um adulto de 60 a 70 kg) como dose inicial, seguida de 7,5 mg/kg (400 ou 500 mg em adultos) a cada seis ou oito horas. Por via IV a dose deve ser diluída em 100 mL de solução salina ou glicosada, neutralizada com bicarbonato de sódio (1 mEq para cada 100 mg), aplicada lentamente pelo tempo de uma hora. Atualmente, existem preparações comerciais apresentadas em frascos com 100 mL contendo 500 mg e em frascos com 300 mL contendo 1,5 g do metronidazol, prontos para uso. A apresentação intravenosa de 1,5 g é apropriada para o tratamento em dose única diária de infecções intra-abdominais causadas por bactérias intestinais anaeróbias em adultos. O metronidazol isoladamente é pouco eficaz nos abscessos pulmonares devido à microbiota mista incluindo estreptococos e, também possíveis, germes gram-negativos nessa situação clínica.

O tratamento da infecção pelo *H. pylori* pode ser realizado com diferentes esquemas terapêuticos. Nas regiões onde é elevada a resistência da bactéria ao metronidazol, é preferível a utilização de regimes que não incluam essa droga ou outros imidazóis (p. ex., omeprazol + amoxicilina + claritromicina; ou omeprazol + bismuto + amoxicilina). Nos locais onde a resistência do *H. pylori* aos imidazóis é baixa, pode-se utilizar o omeprazol associado com o metronidazol e a claritromicina ou a amoxicilina ou sais de bismuto. Esses esquemas de tratamento permitem a erradicação da bactéria em cerca de 90% dos casos. Nas falhas terapêuticas, pode-se empregar o omeprazol (ou pantoprazol ou outro inibidor de bomba de prótons) associado com dois ou três dos seguintes antimicrobianos: bismuto, tetraciclinas, claritromicina, furazolidona, amoxicilina e metronidazol ou tinidazol. O metronidazol nesses esquemas de tratamento é utilizado na dose de 250 mg quatro vezes ao dia (nas refeições e ao deitar-se) ou 500 mg de 12/12 horas, por 7 a 14 dias. As doses dos demais medicamentos são: tetraciclina – 500 mg quatro vezes ao dia ou doxiciclina 100 mg de 12/12 horas; amoxicilina – 1 g de 12/12 horas; furazolidona – 200 mg três vezes ao dia; subsalicilato ou subcitrato de bismuto – dois comprimidos quatro vezes ao dia e ao deitar; claritromicina – 500 mg de 12/12 horas; omeprazol – 20 mg duas vezes ao dia, antes das refeições. Infelizmente, em nosso país é elevada a resistência do *H. pylori* ao metronidazol.

No tratamento da diarreia e da colite pseudomembranosa causadas pelo *Clostridium difficile*, o metronidazol é atualmente utilizado preferencialmente à vancomicina. Nessa indicação, a droga é administrada por via oral na dose de 250 mg de 6/6 horas durante dez dias.

Na vaginite por anaeróbios e por *G. vaginalis* (vaginose bacteriana), a dose recomendada para adultos de 2 g em dose única é tão eficaz quanto 500 mg duas vezes ao dia durante sete dias. Na tricomoníase vaginal, pode-se utilizar o esquema de 2 g em dose única ou 500 mg duas vezes ao dia durante sete dias. Nessa infecção, recomenda-se o tratamento simultâneo do parceiro sexual. O uso tópico do metronidazol gel intravaginal duas vezes ao dia por cinco dias pode ser uma alternativa de tratamento em mulheres grávidas e nutrizes.

Na amebíase intestinal e extraintestinal, a dose é de 750 mg três vezes ao dia durante cinco a dez dias. Em crianças, emprega-se a dose de 50 mg/kg/dia dividida em três tomadas durante dez dias. É recomendável a ingestão do medicamento após as refeições. Devido à sua rápida e quase completa absorção no intestino delgado, a concentração do metronidazol na luz do intestino grosso é pequena. Por esse motivo, a droga é pouco eficaz na erradicação dos cistos eliminados por portadores crônicos da *Entamoeba histolytica*, relatando-se falha terapêutica em cerca de 40% dos casos tratados durante cinco dias. Por isso, é recomendável nos eliminadores crônicos de cistos o uso de drogas antiamebianas não absorvíveis, como a etofamida, a diloxanida ou o teclozan. Contudo, tendo em vista que a comercialização de especialidades farmacêuticas desses fármacos encontra-se reduzida no Brasil, recomenda-se cursos repetidos de tratamento com o metronidazol para alcançar a negativação do encontro de cistos da ameba nas fezes.

Na giardíase, a posologia em adultos é de 250 mg três vezes ao dia durante cinco dias e em crianças emprega-se a dose de 15 mg/kg/dia dividida em três tomadas por cinco a sete dias. Na balantidíase, o esquema terapêutico é o mesmo da amebíase, mantido por dez dias. O índice de cura obtido com o metronidazol nessas protozooses intestinais situa-se entre 90% e 95%.

Na terapêutica da leishmaniose cutânea causada pela *Leishmania mexicana* existem relatos da cicatrização das lesões com a administração de 250 mg do metronidazol de 12/12 horas durante 15 dias ou em duas séries de dez dias com intervalo de dez dias entre as séries.

No tratamento da dracunculose, o metronidazol mostrou-se eficaz na dose de 400 mg três vezes ao dia, durante cinco dias, provocando a expulsão do verme e regressão da sintomatologia. Na doença de Crohn, o uso da droga tem proporcionado melhora clínica com a dose de 1,5 g ao dia fracionada em três tomadas, durante dois a quatro meses.

Efeitos Adversos e Interações

Habitualmente, é boa a tolerância ao metronidazol. Alguns pacientes referem queixas de náuseas, dor abdominal, cefaleia, anorexia e sensação de gosto metálico desagradável na boca. Em raros casos, com o uso de doses altas e por tempo prolongado, pode ocorrer neuropatia, com parestesias, reversíveis com a suspensão da droga. Em pacientes com insuficiência hepática em uso de doses normais ou na superdosagem, pode ocorrer neurotoxicidade central, com distúrbios mentais. Raramente foi associada a ocorrência de pancreatite.

A urina de pacientes em uso do metronidazol pode tomar uma coloração vermelho-escura. A droga interage com a varfarina, potencializando sua ação anticoagulante. Não são descritos efeitos teratogênicos do metronidazol e seu uso na gestante não se acompanha de anormalidades congênitas. Deve ser evitado seu uso na nutriz, pois é eliminada no leite, que fica com gosto desagradável, além de poder modificar a microbiota intestinal do lactente.

Recomenda-se que os pacientes se abstenham da ingestão de bebidas alcoólicas enquanto permanecerem sob tratamento, pois o metronidazol provoca efeito semelhante ao dissulfiram (Antabuse®) se houver a ingestão de álcool (vômitos intensos, congestão generalizada, cefaleia, confusão mental, estado psicótico e até morte). Não há interação do metronidazol com a fenitoína e o diazepam, mas com a varfarina há elevação de seus níveis. O metronidazol é apresentado em formulações para uso oral e parenteral e para aplicação tópica vaginal.

Disponibilidade da Droga

O metronidazol consta da RENAME e está disponível em centros governamentais de atenção à saúde. É comercializado em apresentação genérica (Metronidazol®) em comprimidos com 250 mg e 400 mg e em gel e creme vaginal, e na especialidade farmacêutica de referência Flagyl® (Aventis Pharma) em comprimidos com 250 mg e 400 mg, em solução pediátrica com 40 mg/mL, em solução injetável em frascos com 100 mL contendo 500 mg e em gel e creme para uso ginecológico. É também disponível em medicamentos similares com várias apresentações farmacêuticas.

Tinidazol

O tinidazol é também um derivado 5-nitroimidazólico introduzido em 1969, apresentando atividade contra germes anaeróbios, tricomonas e protozoários intestinais do homem similar à do metronidazol. O mecanismo de ação do tinidazol é igual ao do metronidazol, bem como sua farmacocinética. Sofre rápida e completa absorção no intestino delgado e difunde-se por todos os líquidos e tecidos orgânicos. Existe uma correspondência entre os níveis séricos obtidos com 2 g do tinidazol por via IV e os obtidos com a dose de 1,6 g por via oral. Sua biodisponibilidade oral é de 90% e a meia-vida sérica de 9 a 14 horas. Atravessa a barreira placentária e está presente no leite humano. Embora não se conheça sua segurança durante a gestação, a droga não é recomendada na gestante no primeiro trimestre da gravidez, pois causa alterações fetais em animais de experimentação. Seu uso é contraindicado na nutriz pelos motivos referidos para o metronidazol. Elimina-se principalmente por via urinária, na maior parte sob a forma de metabólitos, sendo somente em 25% sob forma ativa. Nos pacientes com insuficiência renal não há a necessidade de modificações no esquema terapêutico; mas em pacientes com insuficiência hepática aplicam-se as mesmas considerações apresentadas para o metronidazol.

O tinidazol é eficaz no tratamento da giardíase e da tricomoníase na dose de 150 mg duas vezes ao dia, via oral, durante cinco dias para adultos, recomendando-se a metade da dose para crianças com menos de 12 anos de idade. Bons resultados são também obtidos com a administração da dose única de 2 g em adultos e 50 mg/kg em crianças. Recomenda-se a tomada do medicamento após a alimentação. Na tricomoníase urogenital feminina, é conveniente associar o tratamento local com cremes e comprimidos vaginais em aplicação duas vezes ao dia, durante sete dias. Recomenda-se também o tratamento do parceiro sexual. Na amebíase intestinal aguda existem vários esquemas terapêuticos. O mais empregado é a dose, para adultos, de 2 g/dia, em uma única tomada ou fracionada de 12/12 horas, durante dois a três dias. Na amebíase extraintestinal a duração do tratamento é de cinco a dez dias. Em crianças a dose é de 50 mg/kg/dia. Como ocorre com o metronidazol, em eliminadores crônicos de cistos de ameba a ação do tinidazol é menor que a das drogas antiamebianas não absorvíveis. O tinidazol é recomendado no tratamento da infecção pelo *Blastocystis hominis* na dose de 50 mg/kg/dia (2 g/dia em adultos) em dose única diária durante cinco dias.

Nas infecções por bactérias anaeróbias o uso do tinidazol por via IV tem assegurado boa resposta na terapêutica inicial de sepses, infecções ginecológicas e intra-abdominais, na dose de 400 a 800 mg a cada 12 horas, em adultos. A administração por via oral, na dose diária de 2 g é igualmente eficaz.

Como ocorre com outros derivados nitroimidazólicos, os pacientes em uso do tinidazol devem abster-se da ingestão de bebidas alcoólicas. Seu emprego deve ser evitado na gestante durante o primeiro trimestre da gestação e durante a amamentação.

O tinidazol é comercializado em apresentação genérica (Tinidazol®) em comprimidos com 500 mg e na especialidade farmacêutica de referência Pletil® (Pfizer) em comprimidos com 500 mg. Existem várias apresentações comerciais do tinidazol associado com antifúngicos para uso ginecológico.

Nimorazol (Nitrimidazina)

O nimorazol, ou nitrimidazina, foi sintetizado em 1963 e pertence ao mesmo grupo químico e apresenta as mesmas propriedades antibacterianas e antiprotozoárias do metronidazol, mostrando-se eficaz no tratamento das infecções por germes anaeróbios e das protozooses intestinais, onde alcança índice de cura superior a 90%. A droga é absorvida por via oral, eliminando-se por via urinária em 15% sob forma ativa.

O nimorazol é eficaz no tratamento de giardíase, tricomoníase e balantidíase utilizado na dose de 250 mg duas vezes ao dia durante cinco dias, em adultos. Crianças com menos de 10 anos de idade devem receber metade da dose. Recomenda-se administrar o medicamento após o café da manhã e o jantar. Na amebíase intestinal e extraintestinal, a dose e o tempo de uso são dobrados. Assim, em adultos, a posologia é de 500 mg duas vezes ao dia durante dez dias. Sua tolerância costuma ser boa, havendo queixas de náuseas, dor abdominal e cefaleia de pequena intensidade. A droga colore a urina em vermelho. Não está estabelecida sua segurança na gravidez.

O nimorazol é apresentado comercialmente em comprimidos com 500 mg na especialidade farmacêutica Naxogin® (Pfizer).

Secnidazol

O secnidazol é também um derivado 5-nitroimidazólico com atividade contra protozoários intestinais e bactérias anaeróbias, inclusive a *Gardnerella vaginalis*. É absorvido por via oral, apresentando biodisponibilidade próxima de 100%. Distingue-se por sua meia-vida prolongada de 17 horas, permitindo manter concentração sérica em níveis terapêuticos por 48 horas. É pequena sua ligação proteica, menos de 10%. Sofre metabolização hepática, eliminando-se pela urina sob a forma de metabólitos, principalmente derivados hidroxilados. A droga mostra-se ativa no tratamento de tricomoníase urogenital, amebíase intestinal aguda, giardíase e vaginites inespecíficas por *G. vaginalis* empregada na dose única de 2 g em adultos, ou 30 mg/kg em crianças, tomada de preferência junto a uma refeição.

Na amebíase hepática é recomendado na dose de 2 g/dia, em uma única tomada diária, durante dois a cinco dias. Em crianças a dose é de 50 mg/kg/dia.

O secnidazol apresenta boa tolerância, podendo causar tonteira, náuseas, vômitos, cefaleia, anorexia e diarreia de pequena intensidade. A droga interage com álcool, produzindo efeito do tipo dissulfiram, descrito para o metronidazol. O secnidazol apresenta-se como uma droga particularmente útil em pediatria, por proporcionar elevado índice de cura na giardíase com o emprego de dose única. Não é conhecida a segurança do uso do secnidazol em gestantes. Como ocorre com outros nitroimidazólicos, a droga não é recomendada no início da gestação e é contraindicada na nutriz, por tornar o leite amargo.

O secnidazol é comercializado no Brasil em apresentação genérica (Secnidazol®) em comprimidos com 1.000 mg e em suspensão oral com 30 mg/mL e na especialidade farmacêutica de referência Secnidal® (Aventis Pharma) em comprimidos com 1.000 mg e em suspensão oral com 30 mg/mL. É disponível em medicamentos similares com várias apresentações farmacêuticas.

DERIVADOS DA DICLOROACETAMIDA (OU HALOACETAMIDA)

Vários medicamentos desse grupo já foram disponíveis para uso clínico (clefamida, diloxanida e outros), mas caíram em desuso com a introdução do teclozan e da etofamida.

Teclozan

O teclozan foi introduzido em 1961 na terapêutica da amebíase. É uma substância pouco absorvida por via oral, concentrando-se a maior parte da dose administrada no intestino grosso e nas fezes, onde exerce ação sobre trofozoítas e cistos da *E. histolytica*. A droga foi empregada em vários esquemas terapêuticos na amebíase intestinal crônica e atualmente é recomendada, em adultos, na dose única de 1,5 g, tomada de uma só vez ou fracionada em três tomadas durante 24 horas. Esse esquema de dose proporciona um índice de cura entre 75% e 100% e simplificou extraordinariamente o tratamento da parasitose em sua localização intestinal. Em crianças com menos de 7 anos, recomenda-se a dose de 50 mg três vezes ao dia durante cinco dias, ou cinco vezes ao dia durante três dias. Os efeitos adversos com sua utilização manifestam-se por náuseas, dor epigástrica e constipação, mas são pouco frequentes e de pequena intensidade.

Por sua eficácia antiamebiana, sua facilidade de uso e sua boa tolerância, o teclozan participa do moderno arsenal terapêutico contra a amebíase intestinal crônica. Era apresentado comercialmente em comprimidos com 100 mg e 500 mg e em suspensão com 50 mg/5 mL na especialidade farmacêutica Falmonox® (Sanofi Aventis); mas, recentemente, o produto foi descontinuado pela empresa farmacêutica.

Etofamida

A etofamida, ou etilclordifene, foi introduzida em 1969, apresentando, como os demais compostos desse grupo, ação amebicida sobre a *E. histolytica* de localização intestinal. Não sofre absorção por via oral, eliminando-se totalmente pelas fezes. Tem sido usada na terapêutica da amebíase intestinal em adultos no esquema terapêutico de 100 mg ou 200 mg cinco vezes ao dia durante três dias com índice de cura de 100%, podendo também ser administrada na dose de 500 mg duas vezes ao dia por três dias com índice de cura semelhante. Crianças recebem metade da dose. A tolerância a esse medicamento é excelente.

A etofamida era comercializada na especialidade farmacêutica Kitnos® (Pfizer), apresentada em comprimidos com 500 mg e em suspensão com 100 mg/5 mL; mas foi descontinuada em 2015 por decisão estratégica da empresa.

QUIMIOTERÁPICOS UTILIZADOS NO TRATAMENTO DAS LEISHMANIOSES

As leishmanioses cutânea, tegumentar e visceral são tratadas pelos mesmos medicamentos, entre os quais os antimoniais situam-se como as drogas de escolha. A anfotericina B, discutida no Capítulo 30, é uma escolha igualmente importante e, não fosse o elevado custo das suas apresentações lipídicas, seriam essas as drogas de escolha, por sua eficácia e ação sobre estirpes dos parasitas que se mostram resistentes aos antimoniais. A aminosidina, discutida no Capítulo 13, sobre os aminoglicosídeos, vem se firmando como outra opção terapêutica e surge, agora, uma nova alternativa, com a introdução para uso clínico da miltefosina, a primeira droga de uso oral para o tratamento dessa protozoose. Neste capítulo, serão discutidos os antimoniais, as diamidinas aromáticas e a miltefosina.

ANTIMONIAIS PENTAVALENTES

A aplicação dos antimoniais na quimioterapia iniciou-se em 1906, quando o tartarato de potássio e antimônio, conhecido desde o século XVI como tártaro emético, passou a ser empregado na tripanossomíase africana. Entretanto, coube a Gaspar Viana, em 1912, demonstrar o valor terapêutico desse antimonial na leishmaniose tegumentar. Logo, a droga mostrou-se igualmente eficaz na leishmaniose cutânea e no calazar, seguindo-se a descoberta de novos compostos com menor toxicidade. Seu valor atual é somente histórico.

Os antimoniais são utilizados sob a forma de derivados trivalentes e pentavalentes. Os primeiros são mais tóxicos e praticamente abandonados na terapêutica moderna. Eventualmente são usados como medicamentos alternativos para o tratamento da esquistossomose japônica e nas infecções pelo *Clonorchis sinensis* e pelos *Opisthorchis felineus* e *O. viverrini*.

Os antimoniais pentavalentes constituem, ainda hoje, os quimioterápicos de eleição para as leishmanioses tegumentar e visceral. Seu mecanismo de ação sobre as leishmânias permanece incerto. As drogas não exercem efeito parasiticida sobre as formas de leptomonas em culturas; entretanto, reduzem os parasitas intracelulares nas lesões leishmanióticas. Alguns autores argumentam que para ocorrer a atividade antiparasitária, os antimoniais pentavalentes seriam reduzidos a trivalentes, que exerceriam a ação leishmanicida; outros autores, porém, admitem que as drogas não exercem efeito parasiticida direto, resultando sua ação de uma estimulação imunológica do antimônio no organismo agredido.

Os compostos antimoniais são mal absorvidos pelo tubo digestivo e provocam acentuada irritação química da mucosa intestinal. Por isso, só são administrados por via parenteral. São substâncias organodepositárias, acumulando-se no fígado, baço, tireoide e podendo impregnar as articulações, coração e rins, determinando lesões tóxicas. São eliminados pelos rins, sem sofrer metabolização. Em pacientes com insuficiência renal grave, níveis de antimônio são recuperados na urina oito dias após a administração do medicamento e é recomendável suspender o uso da droga. Somente dois antimoniais pentavalentes (SbV) permanecem em uso clínico: o gluconato de antimônio e sódio ou antimoniogliconato de sódio (Pentostan®) e o antimoniato de N-metil-glucamina (Glucantime®).

Gluconato de Antimônio e Sódio

Também chamado estibogliconato de sódio é o gliconato pentavalente de sódio e antimônio, descoberto em 1936. É considerado a droga de escolha em países de língua inglesa para o tratamento de leishmanioses cutânea, tegumentar e visceral, disponível no medicamento Pentostan® (Glaxo-Wellcome). É uma substância hidrossolúvel e aplicada em injeções por via IV e IM, e sua meia-vida sérica é prolongada com a repetição das doses, alcançando cerca de 71 horas. O Pentostan®, de origem inglesa, é apresentado em ampolas de 2 mL contendo 100 mg de antimônio em cada 1 mL. O esquema terapêutico mais utilizado estabelece a dose para adultos de 600 mg (6 mL) diariamente durante 10 dias, repetindo-se nova série após um intervalo de 10 dias. Em crianças a dose é de 10 mg/kg/dia. Os efeitos colaterais são semelhantes aos observados com o Glucantime®, descrito a seguir. O Pentostan® não é disponível no Brasil. No entanto, recentemente, uma apresentação do estibogliconato de sódio de origem chinesa tornou-se disponível entre nós, para o tratamento das leishmanioses, utilizado na dose de 15 a 20 mg/kg/dia (em antimônio), por via IV ou IM, em dose única diária, durante 20 dias.

Antimoniato de N-metilglucamina

Introduzido em 1946, é também chamado antimoniato de meglumina e conhecido pelo seu nome de referência, Glucantime® (Aventis Pharma). É o antimonial mais em uso no Brasil para o tratamento das leishmanioses tegumentar e visceral. Apresenta baixa toxicidade, boa tolerância e alta eficácia nessas doenças, com efeito terapêutico semelhante ao produzido pelo Pentostan®. Tem ainda indicação, como droga alternativa, na capilaríase hepática. É uma droga hidrossolúvel, apresentada em ampolas de 5 mL em solução a 30%. Cada 5 mL da preparação contêm 1,5 g do sal, correspondendo a 425 mg de antimônio pentavalente (SbV). É uma substância de eliminação renal rápida, eliminando-se pela urina em 24 horas, o que contribui para sua baixa toxicidade. A droga foi utilizada em vários esquemas terapêuticos, tanto na leishmaniose tegumentar como nas leishmanioses cutânea e visceral. Um esquema clássico é o que recomendava a dose de 60 a 100 mg/kg/dia do sal, com dose máxima de 6 g por dia, em aplicações por via IV ou IM, em duas ou três séries de dez dias cada uma, com intervalo de dez dias entre cada série. Na atualidade, sabe-se que os antimoniais pentavalentes são rapidamente eliminados por via renal, somente sendo retida no organismo uma pequena porção da dose administrada, não havendo mais indicação para as séries intercaladas que eram justificadas pelo risco de acúmulo tóxico. Além disso, tem sido demonstrado que o tratamento contínuo com doses elevadas provoca cura mais rápida e diminui a incidência de recaídas, em particular no calazar observado no Quênia, que é mais resistente ao tratamento com os antimoniais que o existente no Brasil.

De acordo com o esquema terapêutico recomendado pela Organização Mundial da Saúde, para a leishmaniose cutaneomucosa, a dose do Glucantime® é de 20 mg/kg/dia do antimônio pentavalente (lembrar que cada ampola de 5 mL contém 425 mg de SbV; portanto, cada 1 mL contém 85 mg de SbV) administrada em injeção diária única durante 30 dias seguidos ou até uma semana após a completa regressão da lesão. Na leishmaniose cutânea isolada, a dose é reduzida para 10 a 15 mg/kg/dia, do antimônio pentavalente. As injeções são aplicadas por via IM ou IV, preferindo-se a via IV em injeção lenta durante cinco minutos, porque o Glucantime® por via IM provoca dor no local da injeção. Na forma cutânea difusa, a dose é de 15 mg/kg/dia de SbV durante 20 dias.

Com relação ao calazar no Brasil, a resposta terapêutica aos antimoniais pentavalentes costuma ser rápida, recomendando-se a dose de 20 mg/kg/dia de antimônio durante 15 a 20 dias, por via IV ou IM. Um segundo esquema, recomendado em pacientes ambulatoriais, emprega uma ampola (5 mL) duas vezes por semana por via IM, tanto para adultos como para crianças, no total de dez ampolas.

Habitualmente, o antimoniato de meglumina é bem tolerado; as reações adversas são pouco frequentes e geralmente sem maior gravidade quando se utilizam doses baixas, mas são frequentes com o uso de doses elevadas por tempo prolongado. Pode haver queixas de tosse, inapetência, vômitos, pirose, prurido, febre, tonteira, palpitação, insônia, náuseas, dor abdominal, artralgias, astenia, mialgias, sendo excepcional a ocorrência de icterícia e exantemas. Deve-se fazer o acompanhamento eletrocardiográfico durante o tratamento para o diagnóstico de possível alteração miocárdica, mais comum de ocorrer em pessoas com lesões cardíacas prévias e nos tratamentos repetidos. A alteração cardíaca mais observada ao eletrocardiograma é o aumento do intervalo QT, traduzindo distúrbio da repolarização ventricular, e inversão da onda T. Alterações pancreáticas podem ocorrer desde o início do tratamento, manifestadas por elevação de amilase e lipase. Habitualmente, essas alterações regridem com a continuidade do tratamento; contudo, se a lipase aumenta 15 vezes ou a amilase aumenta quatro vezes do limite superior da normalidade, é indicada a suspensão do antimonial, podendo ser reassumida a terapia quando ocorrer a normalidade das enzimas.

Nos pacientes com leishmaniose tegumentar com lesões na orofaringe e laringe, pode ocorrer edema de instalação rápida na mucosa ao início do tratamento (nos primeiros três dias), provocando quadros de obstrução respiratória. Nesses casos, a dose inicial deve ser reduzida e utilizam-se corticosteroides de ação rápida, previamente à injeção do antimonial. Essa reação inflamatória local observada ao início do tratamento pode ocorrer também em lesões cutâneas, sem haver maiores consequências.

Não se conhece adequadamente a passagem dos antimoniais pela placenta; contudo, há relato de uso de antimonial pentavalente no tratamento de gestantes no segundo trimestre da gestação sem ter ocorrido toxicidade fetal. Mas, considerando a potencialidade tóxica do antimônio, a terapêutica antimonial é contraindicada em gestantes.

Entretanto, os sais de antimônio pentavalente podem ser administrados à nutriz, pois é pequena sua passagem para o leite materno e é mínima sua absorção por via oral. Dessa maneira, é improvável que o recém-nascido seja intoxicado pelo antimônio. Em pacientes com tuberculose, cardiopatias, insuficiência renal e hepatopatias, a terapêutica deve ser realizada sob internação hospitalar, com rigorosa avaliação clínica e realização duas vezes por semana de exames eletrocardiográficos e bioquímicos do sangue para a avaliação das funções renal e hepática.

O antimoniato de meglumina faz parte da RENAME e está disponível em hospitais governamentais. É comercializado na especialidade farmacêutica de referência Glucantime® (Aventis Pharma) em ampolas com 5 mL contendo 300 mg do sal/mL, isto é, 85 mg de antimônio pentavalente em cada 1 mL.

DIAMIDINAS AROMÁTICAS

Diamidinas aromáticas são substâncias constituídas por duas amidas ligadas a estruturas fenólicas e sua atividade contra bactérias, fungos e protozoários foi verificada em 1939 por Lourie e Yorke. Apesar de sua ação tóxica, quatro derivados diamidínicos aromáticos permanecem no armamentário terapêutico: estilbamidina, hidroxiestilbamidina, pentamidina e propamidina, sobretudo por sua eficácia na tripanossomíase africana e na pneumocistose. São também indicadas na terapêutica das leishmanioses, da paracoccidioidomicose e na babesiose. Não se conhece adequadamente seu mecanismo de ação antiparasitária, admitindo-se que interferem no metabolismo anaeróbio da glicose e na síntese de ácidos nucleicos. As drogas podem inibir a ARN-polimerase e a função ribossomal e interferir na síntese de ácidos nucleicos, proteínas e fosfolipídios. Ademais, inibem a ação de proteases e interferem com o consumo de oxigênio tissular.

As diamidinas aromáticas são medicamentos muito tóxicos, provocando com alguma frequência, quando administradas por via intravenosa, vômitos, hipotensão arterial, hipoglicemia, hepatite medicamentosa, neurite tóxica, insuficiência renal e dor no local da injeção. Devido à sua toxicidade, as diamidinas aromáticas constituem medicamentos de reserva, e são indicadas como drogas de segunda escolha nas infecções consideradas. No Brasil, só é disponível a pentamidina, devido à sua estabilidade, solubilidade em água e menor toxicidade.

Pentamidina

A pentamidina é um fármaco pertencente ao grupo das diamidinas aromáticas, mostrando-se ativa contra o *Trypanosoma brucei gambiense* e o *T. b. rhodesiense*, tripanossomas causadores da doença do sono (tripanossomíase africana), mas não contra o *T. cruzi*. Apresenta ainda atividade contra *Leishmania braziliensis* e outras leishmânias causadoras de leishmaniose tegumentar, *L. donovani*, *L. chagasi*, *Babesia*, *Pneumocystis jirovecii*, *Sporothricum schenkii*, *Blastomyces dermatitidis*, estreptococos beta-hemolíticos e estafilococos dourados. Na atualidade, a pentamidina vem se constituindo em valiosa alternativa terapêutica no tratamento da pneumonia pelo *P. jirovecii* (*P. carinii*) em pacientes com síndrome de imunodeficiência adquirida e nas leishmanioses em pacientes que não podem receber antimoniais.

A pentamidina é apresentada sob a forma de dois sais, o isetionato e o mesilato (ou dimesilato); o primeiro é o mais utilizado para uso clínico, considerando que o mesilato parece ser mais pancreatotóxico. Cada 1 mg de pentamidina base corresponde a 1,74 mg de isetionato de pentamidina e a 1,56 mg do mesilato de pentamidina. A droga não é absorvida por via oral, e é administrada por via intravenosa ou intramuscular, para ação sistêmica, ou sob a forma de aerossol, para a prevenção da pneumonia pelo *P. carinii* em pacientes com Aids.

Após a administração de uma dose de 4 mg/kg por via IM do sal isetionato de pentamidina (ou o correspondente a 2,3 mg/kg de pentamidina base), os níveis sanguíneos e tissulares máximos só são atingidos cinco a oito dias após o início da terapêutica. Sua meia-vida sérica é de 4 a 12 dias. A pentamidina penetra no interior das células, concentrando-se em hemácias, leucócitos e plaquetas. Deposita-se em vários órgãos, acumulando-se principalmente no fígado, rins, baço e glândulas suprarrenais. Atinge concentração menor nos pulmões, somente alcançando o nível terapêutico no quarto ou quinto dia de tratamento. Sua concentração no tecido cerebral e no líquido cefalorraquidiano é muito baixa. A pentamidina permanece depositada nos tecidos durante meses, e até um ano após a última dose pode ser demonstrada nas vísceras. A droga concentra-se na placenta, mas é mínima sua passagem para o feto. Sua eliminação se faz lentamente por via renal. Entre 15% e 20% de uma dose diária desse fármaco são eliminados sem sofrer metabolização nas 24 horas seguintes à administração. Em pacientes com insuficiência renal não há necessidade de realizar ajustes na sua administração. A droga não é dialisável por diálise peritoneal ou hemodiálise.

Apesar de sua atividade antiestafilocócica e contra estreptococos e *Candida albicans*, a toxicidade da pentamidina limita o seu uso na prática clínica somente para o combate ao *P. carinii*, aos tripanossomos africanos e às leishmânias.

A primeira grande indicação da pentamidina é no tratamento da doença do sono causada pelo *Trypanosoma b. gambiense* em sua fase inicial, na forma hemolinfática. São excluídas as formas nervosas, uma vez que a droga não alcança concentração liquórica adequada. A atividade sobre o *T. b. rhodesiense* é menos marcante. Sua ação tripanocida é rápida, observando-se a redução ou o desaparecimento das formas sanguíneas circulantes no terceiro dia de tratamento. O regime terapêutico recomendado para a tripanossomíase africana é de sete a dez injeções por via IM ou IV, na dose de 3 a 4 mg/kg em pentamidina base (5 a 7 mg/kg em isetionato de pentamidina), diariamente ou em dias alternados. A droga é usada também na profilaxia da tripanossomíase africana empregada na dose única de 3 mg/kg (calculada em pentamidina base) por via IM profunda ou, preferentemente, por via IV, a cada seis meses. A profilaxia não é recomendada para viajantes turistas, mas deve ser considerada para médicos, missionários e pessoas que trabalham em áreas endêmicas, bem como para tribos nômades nas regiões endêmicas.

Juntamente com a anfotericina B, a pentamidina é uma droga de reserva para a terapêutica das leishmanioses tegumentar e visceral, nos casos resistentes aos antimoniais ou com hipersensibilidade a essas substâncias. Na leishmaniose visceral o isetionato de pentamidina é usado na dose de 4 mg/kg por dose (máximo de 300 mg do sal) em duas séries de dez doses administradas diariamente, com intervalo de dez dias entre as séries. Em pacientes com leishmaniose tegumentar e cutânea, o isetionato de pentamidina é usado na dose de 4 mg do sal/kg por dose, administrada por via IV ou IM profunda, em aplicações diárias ou a cada dois dias em um total de quatro a nove doses. A droga pode ser utilizada em outros esquemas terapêuticos, sendo referidos bons resultados na leishmaniose cutânea com o uso da dose de 4 mg/kg (do sal) injetado por via IM em dias alternados, em um total de três doses, ou em dose única por via IV (três ampolas, em adultos). Nos casos de blastomicose norte-americana disseminada, a pentamidina pode ser usada excepcionalmente, recaindo a preferência terapêutica desses casos na anfotericina B, cetoconazol e hidroxistilbamidina. Também nas infecções pela *Babesia microti*, a pentamidina pode ser atualmente considerada como droga alternativa à administração da clindamicina associada com o quinino. Nessas duas enfermidades a dose é também de 4 mg/kg/dose, do isetionato de pentamidina, administrada diariamente durante 14 a 21 dias.

Nas infecções pelo *Pneumocystis jiroveci* em pacientes com imunodeficiências, a pentamidina oferece resultados notáveis ao ser administrada por via parenteral. Entretanto, devido à sua toxicidade, prefere-se a associação do sulfametoxazol com trimetoprima para a terapêutica da pneumocistose, por ser igualmente ativa e apresentar menores efeitos colaterais. Reserva-se a pentamidina como droga alternativa para os pacientes alérgicos às sulfas ou que apresentem efeitos adversos ao emprego do cotrimoxazol. Na terapêutica da pneumocistose, o isetionato de pentamidina é utilizado na dose de 4 mg/kg/dose (do sal) (300 mg em adultos) em injeções por via IM ou IV, diariamente durante 15 a 21 dias. A pentamidina injetável também pode ser utilizada na profilaxia da pneumocistose em pacientes com Aids que apresentem contagem de CD4 inferior a 200 células/mm^3 (profilaxia primária) ou nos que se recuperaram de um episódio de pneumonia pelo *P. jiroveci* (profilaxia secundária). Na profilaxia da pneumocistose, o isetionato de pentamidina injetável é utilizado na dose de 4 mg/kg administrado uma vez por mês, preferentemente por via intravenosa. A injeção intramuscular da pentamidina é extremamente dolorosa e pode causar abscessos frios (estéreis); caso seja usada essa via, a injeção deve ser realizada profundamente no músculo, evitando-se a presença do medicamento no tecido subcutâneo.

Em pacientes infectados pelo vírus da imunodeficiência humana com pneumonia pelo *P. jiroveci* a pentamidina já foi empregada sob a forma de aerossol, dissolvendo-se 600 mg em 6 mL de água destilada, em sessões inalatórias durante 20 a 30 minutos, diariamente durante 21 dias. A eficácia desse método terapêutico depende do tipo de nebulizador empregado, sendo necessário que as partículas inaladas tenham um tamanho de 1 a 2 micrômetros para sofrerem deposição nos alvéolos pulmonares. A nebulização deve ser realizada empregando um compressor capaz de fornecer um fluxo de ar comprimido de 5 a 7 litros por minuto com 25 a 50 PSI de pressão. Habitualmente, a pentamidina em aerossol é administrada com o nebulizador Respigard II ou Fisson ou semelhante, devendo ser diluída em 6 mL de água estéril e empregada com um fluxo de ar comprimido de 6 litros por minuto, com 50 PSI de pressão. Na atualidade, a pentamidina inalatória é pouco empregada na terapêutica da pneumocistose pulmonar, por oferecer menor eficácia nos pacientes com maior gravidade e ter efeitos colaterais que dificultam seu emprego (tosse, espasmo brônquico) no paciente com insuficiência respiratória. Ademais, não exerce ação terapêutica nos enfermos com pneumocistose sistêmica.

A pentamidina administrada sob a forma de aerossol pode ser utilizada para a profilaxia da pneumocistose pulmonar em pacientes com Aids, apresentando menores efeitos colaterais sistêmicos comparativamente à sua administração por via parenteral. Considerando que a substância inalada permanece depositada no pulmão por até 30 dias, utiliza-se a dose de 300 mg uma vez por mês. Contudo, uma das complicações dessa forma de administrar o fármaco é a possibilidade de infecção dos ápices pulmonares pelo *P. jirovecii* e a ocorrência da pneumocistose sistêmica, não prevenível pela pentamidina inalatória, a qual pode, mesmo, mascarar a disseminação do parasita. Por tal motivo, muitos especialistas consideram que, mesmo na profilaxia, é mais prudente o emprego da pentamidina por via intravenosa, em doses mensais de 300 mg em adultos.

Para a administração do isetionato de pentamidina por via intravenosa, as ampolas devem ser diluídas em 100 a 250 mL de solução glicosada a 5%, injetando-se o medicamento gota a gota por 60 a 90 minutos. Com a injeção IV lenta, são menos frequentes as alterações hemodinâmicas causadas pela droga. Como já mencionado, a pentamidina não deve ser administrada rotineiramente por via IM. Nos casos em que for injetada por via IM é recomendável acrescentar 2 mL de lidocaína a 1% ou xilocaína a 2% em cada aplicação. Tanto por via IM como por via IV, é recomendado que o paciente permaneça deitado em repouso por 30 minutos após a administração da droga e que o medicamento seja administrado após uma refeição, para neutralizar o seu efeito hipoglicemiante.

A administração sistêmica da pentamidina costuma se acompanhar de efeitos adversos agudos e tardios. Por via IM, habitualmente provoca dor intensa e enduração no local da administração, podendo, mesmo, originar abscesso estéril local em cerca de 10% dos pacientes tratados, o que dificulta sua aplicação por essa via. Por via IV rápida, após a injeção é comum o surgimento de hipotensão arterial, hipoglicemia, sensação de desfalecimento, congestão facial, cefaleia, sudorese, febre, tonteiras, palpitação e taquicardia. Raramente pode ocorrer choque. Já foram referidas mortes por hipoglicemia não diagnosticada. A hipoglicemia está relacionada com a lesão de células ß pancreáticas pela droga, resultando em uma excessiva liberação de insulina. Tem sido referida em 27% dos pacientes tratados, ocorrendo mesmo após o término da terapêutica. Em consequência da necrose de células ß, pode resultar a sequela de diabetes melito em cerca de 10% a 15% dos casos. Com a administração da pentamidina por via IV gota a gota, lentamente, as reações gerais e a hipotensão arterial são menos intensas e menos frequentes. Recomenda-se que ao ser administrado o medicamento o paciente esteja deitado ou reclinado e permaneça por algum tempo nessa posição. Com o uso continuado da droga podem ocorrer, ainda, náuseas, anorexia, vômitos, diarreia, adinamia, exantemas, neutropenia, trombocitopenia, hipocalemia, neurite periférica, convulsões e alterações renais e hepáticas. A nefrotoxicidade pode surgir em até 25% dos casos, sendo habitualmente leve e reversível. A pancreatite pode também ocorrer, mas é rara. A pentamidina é embriotóxica para ratos, mas não se conhece a segurança de sua administração em humanos.

Sob a forma de aerossol, a pentamidina não provoca efeitos adversos sistêmicos, mas pode causar tosse e broncoespasmo, principalmente em pacientes fumantes. Uma queixa comum, sem maior significado, é a sensação de gosto desagradável na boca durante e após a nebulização. Alguns pacientes referem fadiga, sensação de queimação na garganta, tonteiras e, raramente, pode haver discreta hipoglicemia. Nos enfermos que apresentam broncoespasmo está indicada a administração de um broncodilatador em aerossol, recomendando-se que nas subsequentes aplicações da pentamidina seja utilizado, antes, o broncodilatador. Como já mencionado, a administração da pentamidina por inalação não previne a pneumocistose dos ápices pulmonares, nem a disseminação extrapulmonar do *P. jiroveci*.

No Brasil, a pentamidina faz parte da Relação Nacional de Medicamentos (RENAME), e está disponível em serviços de atendimento à saúde e hospitais públicos em ampolas contendo 300 mg do isetionato de pentamidina. Não é disponível comercialmente no Brasil.

FOSFOLIPÍDIOS

A miltefosina é um fosfolipídio derivado da fosfocolina, há longos anos conhecida por suas propriedades antineoplásicas, especialmente indicada no tratamento do câncer de mama. Em 1992, foi verificado que a droga exercia atividade contra protozoários do gênero *Leishmania* e posteriormente contra *Entamoeba histolytica* e *Trypanosoma cruzi*. Seu desenvolvimento foi destinado ao tratamento da leishmaniose visceral, especialmente o calazar indiano, em que é frequente a resistência aos antimoniais. A miltefosina tem pequena eficácia na terapêutica da leishmaniose tegumentar americana, pois é pouco ativa contra *Leishmania* (*Viannia*) *braziliensis*, *L.* (*V.*) *guyanensis*, *L.* (*V.*) *amazonensis* e *L. mexicana*. Tem alguma ação contra *L.* (*V.*) *panamensis*.

Dois novos fosfolipídios, a edelfosina e a ilmofosina, encontram-se em estudos, parecendo ser mais ativas contra as leishmânias causadoras da leishmaniose tegumentar.

Miltefosina

A miltefosina é um fosfolipídio desenvolvido para o tratamento das leishmanioses. Atua na formação da membrana citoplasmática de leishmânias e demonstra propriedades imunomoduladoras, ativando linfócitos T e elevando os leucócitos e plaquetas na corrente sanguínea. Além de sua ação sobre a *L. donovani*, *L. guyanensis* e *L. braziliensis*, a miltefosina age contra *E. histolytica*, *Trichomonas vaginalis*, *T. cruzi* e sobre vários fungos (*Candida*, *Fusarium*, *Cryptococcus*, *Aspergillus*) e pode ser uma droga candidata para o tratamento de micoses sistêmicas. A sensibilidade de leishmânias varia de acordo com a espécie e a estirpe do parasita e com a região geográfica.

A miltefosina caracteriza-se por ser absorvida por via oral, mostrando, portanto, farmacocinética mais favorável que outras drogas utilizadas no tratamento das leishmanioses cutânea, mucosa e visceral, como os antimoniais, a anfotericina B e a pentamidina, de uso parenteral. É uma droga organodepositária, acumulando-se em vários órgãos e tem vida média plasmática de oito dias. Constitui na atualidade o medicamento mais promissor para o tratamento do calazar, sobretudo nas regiões onde o parasita causador revela resistência aos antimoniais pentavalentes, como vem ocorrendo na Índia. Tem ação sinérgica com a anfotericina B.

A miltefosina é empregada na dose de 2,5 mg/kg/dia, com dose máxima diária de 150 mg, fracionada em duas tomadas. Para melhor eficácia e diminuição de efeitos adversos gastrointestinais, o fármaco deve ser administrado junto a alimentos.

Na Índia, pacientes com calazar, causado por *L. donovani*, têm índice de cura de 94% tratados com a miltefosina, enquanto, no Brasil, onde o calazar é causado pela *L. infantum*, somente cerca de 50% foram curados pelo fármaco, devido à resistência primária à ação da droga. Por outro lado, em pacientes do Brasil e de outros países americanos com leishmaniose cutânea causada por *L. guyanensis* e por *L. braziliensis*, a miltefosina demonstra eficácia de 70% a 80%, em geral superior à dos antimoniais. Trabalho com a miltefosina no tratamento da leishmaniose tegumentar na Bolívia mostrou eficácia de 83% nos casos menos graves (pele e mucosa das narinas somente) e de 58% nos casos mais extensos (lesões no palato, faringe e laringe).

A miltefosina provoca com frequência intolerância digestiva, ocorrendo náuseas, vômitos e anorexia em 40% a 60% dos enfermos e diarreia em 15% a 25% dos enfermos. Esses efeitos adversos regridem com a continuação do tratamento na maioria dos enfermos. Raramente, podem ocorrer alterações de enzimas hepáticas e elevação da ureia e creatinina plasmáticas. A droga não deve ser administrada a gestantes, pois é teratogênica em animais.

A miltefosina não é disponível no Brasil para o tratamento da leishmaniose visceral em humanos, mas o emprego de sua preparação farmacêutica, denominada Impavido® (Zentaris), vem sendo patrocinado pela OMS na Índia. Em agosto de 2016, o Ministério da Agricultura, Pecuária e Abastecimento emitiu nota técnica conjunta com o Ministério da Saúde autorizando o uso da miltefosina para tratamento do calazar canino, liberando o registro do produto Milteforan® (Virbac) na apresentação em solução para uso oral.

DROGAS UTILIZADAS NO TRATAMENTO DAS TRIPANOSSOMÍASES

As duas principais tripanossomíases que acometem o homem são a tripanossomíase africana, a doença do sono, e a tripanossomíase americana, a doença de Chagas. Embora biologicamente aparentados, os agentes causadores dessas enfermidades têm características patogênicas e de sensibilidade a drogas antiparasitárias diferentes. Para a doença de Chagas existem somente dois medicamentos utilizados na terapia, o benznidazol e o nifurtimox, enquanto na tripanossomíase africana são disponíveis algumas drogas (arsenicais, suramina, pentamidina, eflornitina), utilizadas de acordo com a forma clínica da doença. As características da pentamidina foram discutidas anteriormente, neste capítulo, no item referente às drogas utilizadas no tratamento das leishmanioses.

QUIMIOTERAPIA DA DOENÇA DE CHAGAS

Benznidazol

O benznidazol é um derivado 2-nitroimidazólico com atividade antiprotozoária e antibacteriana introduzido em 1971. Sua atividade é exercida sobre *Trichomonas vaginalis*, *Entamoeba histolytica*, *Trypanosoma rhodesiense*, *T. congolense*, *T. cruzi*, mas seu interesse clínico é dirigido somente para a doença de Chagas. Exerce efeito supressivo sobre as formas circulantes do *Trypanosoma cruzi*, provocando a redução ou negativação da parasitemia, demonstrável pelo xenodiagnóstico de controle. Seu efeito inibidor sobre o *T. cruzi* não se manifesta imediatamente, mas aumenta com o período de contato entre a droga e o parasita, verificando-se que seus movimentos tornam-se mais lentos, em seguida as células mudam de forma e por fim ocorre a lise. Ao nível molecular, foi demonstrado que o benznidazol inibe a síntese do ARN e das proteínas do tripanossoma em crescimento em meios de cultura, diminuindo também a síntese do ADN. A droga possivelmente age sobre os tripomastigotas extracelulares e nos amastigotas intracelulares, pois a substância distribui-se no meio extra e intracelular.

O benznidazol é absorvido por via oral, distribuindo-se pelo organismo, inclusive para o líquido cefalorraquidiano. Mantém níveis plasmáticos acima da concentração inibitória por mais de 24 horas. Sua eliminação é predominantemente por via urinária, completando-se em três dias. Cerca de 25% são eliminados pelas fezes.

Esse medicamento vem sendo utilizado no tratamento da doença de Chagas em suas fases aguda e crônica, registrando-se resultados variáveis na cura parasitológica conforme o local em que é aplicado e a fase evolutiva da doença. Assim, na Argentina é referida a negativação do xenodiagnóstico em 80% dos pacientes na fase aguda, enquanto no Brasil pode ser de somente 50%. Na fase crônica, foi relatada em trabalhos argentinos a negativação da parasitemia em 94% dos pacientes submetidos ao tratamento, enquanto no Brasil esse índice variou de 30% a 100%. Mesmo no Brasil, existem diferenças regionais na eficácia da droga, com resultados inferiores na Bahia comparativamente aos relatados em Brasília e São Paulo. A desigualdade na eficácia do benznidazol provavelmente está relacionada a variações na sensibilidade do *T. cruzi*, pois foi demonstrado que diferentes cepas do parasita apresentam sensibilidade diferente aos quimioterápicos.

O benznidazol apresenta maior eficácia terapêutica na fase aguda da moléstia de Chagas, com índice de cura que atinge 76%. Seu valor na fase crônica tem sido motivo de controvérsias. Embora o índice de negativação parasitológica após o uso da droga seja significativo, em alguns estudos o mesmo não se observa em relação à sorologia. Em ensaio clínico randomizado desenvolvido em vários países endêmicos da América Latina, 2.854 pacientes com cardiopatia chagásica, acompanhados por um período de cinco anos após receberem benznidazol ou placebo, não apresentaram significância na redução da deterioração clínica cardíaca. O benznidazol é administrado por via oral, em tratamento prolongado por 60 dias, na dose de 5 mg/kg/dia para adultos e 10 mg/kg/dia para crianças, fracionada em três a duas tomadas diárias.

É referido que o efeito colateral mais frequente é a dermatite urticariforme, possível de ocorrer em até 30% dos pacientes, já no final da primeira semana de tratamento. Essa reação apresenta boa resposta terapêutica com anti-histamínicos ou com pequenas doses orais de corticosteroides. Outros efeitos colaterais frequentes são náuseas, cefaleia, tonteira, astenia, dor abdominal, anorexia e perda de peso. Queixas relacionadas a polineurites, principalmente parestesias, podem prejudicar a continuação do tratamento. Mais raramente, podem surgir trombocitopenia, púrpura e dermatite esfoliativa. Nas doses terapêuticas, os efeitos adversos, quando surgem, costumam ser de pequena intensidade, permitindo a continuação do tratamento. O benznidazol não provocou efeito tóxico embrionário em fêmeas de coelhos e ratos prenhes, mas sua segurança na gravidez humana não está estabelecida. Por isso, seu uso na gestante deve limitar-se aos casos de doença aguda sintomática.

O benznidazol consta da RENAME com o nome Benznidazol em comprimidos com 100 mg e só é disponível em centros de referência para o tratamento de pacientes com doença de Chagas.

Nifurtimox

O nifurtimox foi introduzido para o tratamento da doença de Chagas em 1959 por demonstrar ação sobre o *T. cruzi*. É absorvido por via oral, sofrendo metabolização rápida no interior do organismo. É ativo tanto sobre as formas tripomastigotas circulantes como sobre as amastigotas intracelulares do *T. cruzi*, causando alterações estruturais no parasita e sua morte.

Autores argentinos e chilenos referiram resultados favoráveis, apontando sua boa ação tanto na fase aguda como na fase crônica da doença. Os resultados no Brasil foram menos brilhantes, embora seja observada, também, a melhora clínica da sintomatologia e redução da parasitemia na fase aguda. Na fase crônica, com frequência o medicamento falha em negativar o xenodiagnóstico e as reações sorológicas e não parece modificar a evolução do quadro clínico. A discrepância entre os resultados observados por diferentes autores possivelmente se deve a diferenças de sensibilidade de cepas do *T. cruzi* à droga. O nifurtimox é uma alternativa em pacientes com doença do sono causada pelo *T. b. gambiense* resistente ao melarsoprol. A droga não parece agir nas infecções pelo *T. b. rhodesiense* e mesmo em relação ao *T. b. gambiense* existem variações de sensibilidade entre as cepas isoladas na África Central. O nifurtimox foi, também, utilizado no tratamento da leishmaniose tegumentar, com resultados menos notáveis que os obtidos com os antimoniais pentavalentes.

No Sudão, o nifurtimox vem sendo usado rotineiramente como medicação alternativa na doença do sono refratária aos arsenicais. A dose utilizada foi de 12 a 17 mg/kg/dia durante 60 dias, fracionada em três tomadas ao dia. Provavelmente, melhores resultados serão obtidos com doses, mais elevadas, de 20 a 30 mg/kg/dia. A dose recomendada do nifurtimox na doença de

Chagas é de 8 a 10 mg/kg/dia, fracionada em três tomadas diárias, em tratamento de curso prolongado por 60 a 120 dias.

Efeitos colaterais ocorrem com certa frequência, principalmente em adultos, queixando-se os pacientes de náuseas, anorexia, perda de peso, insônia, astenia, dor abdominal, eritema polimorfo e manifestações decorrentes de polineuropatia, com parestesias, tremores, fraqueza e dores musculares. O nifurtimox era apresentado em comprimidos com 120 mg (Lampit® – Bayer), mas foi retirado do comércio farmacêutico do Brasil.

QUIMIOTERAPIA DA TRIPANOSSOMÍASE AFRICANA

Arsenicais

Os sais do arsênio situam-se entre os mais antigos agentes terapêuticos, empregando-se tanto os derivados inorgânicos como os orgânicos. Os sais inorgânicos (arsenito de sódio, cálcio ou cobre; arseniato de chumbo, cálcio ou sódio) são empregados como inseticidas, rodenticidas, fungicidas e herbicidas, caracterizando-se por serem substâncias letais aos seres vivos devido à sua alta toxicidade aguda. O anidrido arsenioso (trióxido de arsênio) constitui o arsênico, também chamado arsênio branco, participando de vários preparados formicidas e um dos mais potentes venenos existentes. Essa mesma atividade ocorre com a arsina (AsH_3), gás industrial de alta toxicidade, e o verde-paris (acetoarsenito de cobre) empregado como rodenticida e inseticida.

No presente, os arsenicais ainda usados na quimioterapia são o melarsoprol e a triparsamida, indicados no tratamento da tripanossomíase africana, especialmente nas formas em que há comprometimento do sistema nervoso central. Seu uso no tratamento de filarioses causadas por *W. bancrofti* e *O. volvulus* está ultrapassado.

Melarsoprol (Mel B® ou Arsobal®) é a droga de escolha para o tratamento da tripanossomíase africana (doença do sono) quando há envolvimento do sistema nervoso central, sobretudo a do leste africano (tripanossomíase rodesiense). É um arsenical preparado em 1949 e constituído pela associação do óxido de melarsen com o dimercaprol (BAL). O dimercaprol é um antagonista dos metais pesados, agindo por formar complexos com esses metais (quelação), impedindo sua ação tóxica sobre sistemas enzimáticos, especialmente as sulfidril-enzimas. A associação do BAL ao melarsen diminui a toxicidade humana desta última droga sem afetar sua ação tripanossomicida. O melarsoprol é ativo contra o *Trypanosoma brucei gambiense* e o *T. brucei rhodesiense*, causando a morte desses parasitas. Entretanto, na tripanossomíase do oeste africano (tripanossomíase gambiense) a terapêutica de eleição quando há o comprometimento do sistema nervoso central é a eflornitina, por ser menos tóxica. Essa droga não tem ação contra o *T. b. rhodesiense*, constituindo o melarsoprol a droga de escolha quando há a localização deste último parasita no sistema nervoso.

O melarsoprol é uma droga pouco solúvel em água; por isso é administrado por via intravenosa em solução com propilenoglicol. Após a absorção, atinge pequena concentração no líquido cefalorraquidiano, suficiente para agir sobre os tripanossomas localizados no sistema nervoso. Por ser uma droga tóxica, não é recomendada para a fase inicial (hemolinfática) da doença do sono, tratada com outros quimioterápicos (suramina e pentamidina).

O melarsoprol é apresentado em ampolas de 5 mL em concentração de 3,6 g% (180 mg em 5 mL). O esquema terapêutico é feito em três séries de três dias com intervalos de sete dias entre as séries. A dose diária em cada série é de 3,6 mg/kg (adultos receberão 5 mL = 180 mg/dia). Nos casos mais graves, com evolução avançada, da infecção pelo *T. b. rhodesiense*, é mais indicado o esquema terapêutico de elevação progressiva da dose. Nesses casos, os adultos com mais de 50 kg receberão na primeira série 90 mg (2,5 mL) no primeiro dia, 90 mg no segundo dia e 108 mg (3 mL) no terceiro dia; a segunda série começa no décimo dia com 108 mg,

144 mg (4 mL) no 11º dia e 180 mg (5 mL) no 12º dia; a terceira série, final, vai do 19º ao 21º dia, injetando-se 180 mg (5 mL) por dia. Em crianças ou adultos desnutridos o tratamento é realizado em três séries, como descrito acima, em doses progressivamente altas até a dose máxima de 5 mL por vez. Nesse caso, inicia-se com a dose de 0,36 g/kg por vez até atingir a dose máxima por vez de 3,6 mg/kg. Nos pacientes em estado grave, febre alta e meningoencefalite avançada é recomendável o tratamento preliminar com a suramina (um derivado sintético da ureia, descrito a seguir), em duas a quatro doses de 250 a 500 mg em dias alternados.

O melarsoprol é uma droga tóxica, mas altamente eficaz na doença do sono. Deve ser injetado cuidadosamente por via IV, pois o extravasamento nos tecidos locais causa intensa irritação química. Seus efeitos colaterais são frequentes, exigindo o acompanhamento dos pacientes sob tratamento. O efeito adverso mais grave é a encefalopatia arsenical, que surge no início do tratamento em 2% a 10% dos pacientes, manifestando-se por agitação ou sonolência, incoordenação motora, podendo eventualmente ocorrer hiperpirexia, coma e morte. Alguns pacientes apresentam reação tipo Herxheimer, quadros de hipotensão e sudorese, vômitos e dor abdominal em cólica. Estes últimos efeitos são reduzidos pela administração do medicamento no paciente em jejum e mantido em posição semielevada. O uso de corticosteroides tem efeito benéfico nos casos de reações mais intensas. Outros efeitos colaterais são as polineurites, miocardite tóxica, hepatite medicamentosa, albuminúria e cilindrúria, dermatite esfoliativa e neurite óptica.

Triparsamida é um arsenical pentavalente, sintetizado em 1919, e utilizado durante longo tempo, por via intravenosa, nas formas neurológicas da doença do sono causada pelo *T. gambiense*. Não é eficaz nas formas avançadas da infecção pelo *T. rhodesiense*. Sua ação tripanossomicida é pequena, mas a droga atinge alta concentração no líquor, podendo ser eficaz nas formas nervosas da doença. Devido à sua elevada toxicidade e à longa duração do tratamento, a triparsamida foi substituída pelo melarsoprol, sendo excepcional seu uso na atualidade. É aplicada na dose de 30 mg/kg (dose máxima 2 g) em injeções intravenosas repetidas a cada cinco ou sete dias, num total de 5 a 15 doses.

Suramina

A suramina é uma naftilamina sulfonatada derivada da ureia, introduzida em 1920 para o tratamento da tripanossomíase africana. É ativa tanto sobre o *Trypanosoma brucei gambiense*, como sobre o *T. brucei rhodesiense* exercendo ação antiparasitária também contra os vermes adultos da *Onchocerca volvulus*. O fármaco é parasiticida por um mecanismo de ação relacionado à inibição de sistemas enzimáticos dos parasitas. Além da ação antiparasitária, a suramina é um inibidor da transcriptase reversa dos retrovírus e inibe *in vitro* a replicação do vírus da imunodeficiência humana (HIV). Nos ensaios em pacientes com Aids, porém, a droga mostrou-se ineficaz e com efeitos tóxicos graves que incluíram insuficiência renal, hepática e suprarrenal, tendo sido abandonada nesta indicação.

A suramina não é praticamente absorvida por via oral, e por via IM é extremamente irritante, motivo pelo qual é administrada somente por IV. É uma substância de longa circulação, ligando-se fortemente às proteínas plasmáticas, das quais é liberada lentamente. Não penetra facilmente nas células, mas sofre alguma deposição nos rins. Não atravessa a barreira hematoencefálica e por isso não tem atividade na doença do sono com comprometimento neurológico. A droga mantém-se em circulação por três meses e sua administração repetida tem efeito cumulativo. Sua excreção se faz pelos rins, na maior parte sob forma natural, já que é pouco metabolizada.

A suramina é um quimioterápico de elevada toxicidade para o homem, causando paraefeitos digestivos, renais, neurológicos, hematológicos, cutâneos e gerais. Após sua administração, com frequência surgem náuseas, vômitos, febre, prurido, erupções cutâneas, podendo ocorrer choque, síncope e coma, resultantes de uma reação imediata que é variável com o paciente. Por esse motivo, deve-se iniciar o tratamento com doses menores para observar a sensibilidade do indivíduo. Outros efeitos colaterais surgem no decorrer da terapia e são mais frequentes e graves no paciente desnutrido. Podem ocorrer estomatite, conjuntivite, fotofobia, adenomegalia dolorosa, erupções cutâneas, anemia hemolítica, hematúria e proteinúria, dor abdominal, parestesias, hiperestesias plantares e palmares, diarreia, edema palpebral e discrasias sanguíneas. A droga é teratogênica para ratos, mas não foi demonstrada alteração dessa natureza na espécie humana.

Apesar de seus efeitos adversos, a suramina constitui a droga de escolha para o tratamento da fase inicial da infecção causada pelo *T. b. rhodesiense*, já que a pentamidina é pouco ativa sobre as formas circulantes desse parasita. Na infecção pelo *T. b. gambiense*, a pentamidina e a suramina são igualmente eficazes, desde que não haja comprometimento neurológico.

Na oncocercose, a suramina era indicada em associação com a dietilcarbamazina, iniciando-se o tratamento com esta última droga por 15 a 21 dias, em seguida a suramina por cinco semanas e depois nova série da dietilcarbamazina. Esse esquema terapêutico está superado pela introdução da ivermectina no tratamento nessa filariose.

A suramina é aplicada no tratamento da doença do sono na dose inicial de 100 a 200 mg por via IV lentamente, fazendo-se exame do sedimento urinário 48 horas após, para determinar a sensibilidade do paciente e a ação renal da droga. Se surgirem cilindrúria maciça e hematúria após esta ou em subsequentes doses, a droga não deve ser usada. No entanto, discreta ou moderada albuminúria é comum durante o tratamento. Caso não haja alterações renais de vulto, aplica-se no terceiro dia a dose de 15 a 20 mg/kg, com dose máxima de 1,0 g, por via IV, que será repetida semanalmente durante cinco semanas, no caso do *T. gambiense*, ou sete semanas, no caso do *T. rhodesiense*. Os parasitas costumam desaparecer da circulação poucos dias após o início da medicação. Se a febre ou a parasitemia persistirem após terem sido aplicadas 3,0 g da suramina, o medicamento deve ser suspenso e iniciado o uso do melarsoprol. Se houver necessidade de novo tratamento, a suramina só pode ser administrada três meses após a série inicial.

Para a terapêutica da oncocercose a suramina era utilizada visando sua ação contra os vermes adultos, após a série inicial da dietilcarbamazina, que tem ação microfilaricida. O esquema de tratamento com a suramina é semelhante ao referido anteriormente, iniciando-se com uma dose teste e em seguida a dose de 1,0 g semanal em adultos (crianças 15 mg/kg) durante cinco a sete semanas. No entanto, as reações adversas são frequentes após a injeção do fármaco, manifestadas por prurido, congestão ocular, lacrimejamento, fotofobia, edema ocular e periorbitário e edema facial. Recomenda-se o uso concomitante de um anti-histamínico. Em pessoas com envolvimento ocular por microfilárias da *O. volvulus*, o tratamento com a suramina pode causar lesões oculares segmentares posteriores. Por tal motivo, essa terapêutica está superada após a introdução da ivermectina.

A suramina é apresentada comercialmente em diferentes países da África com os nomes de Antrypol®, Moranyl®, Bayer 205®, Germanin®, em frascos contendo 0,5 g da droga em pó, a qual é dissolvida em 5 mL de água destilada estéril no momento da injeção intravenosa. O medicamento deve ser administrado imediatamente após sua dissolução, pois é instável em solução. A suramina não existe no Brasil.

Difluorometilornitina (DFMO) ou Eflornitina

A DL-difluorometilornitina (DFMO), também conhecida como eflornitina, é uma substância análoga da ornitina com propriedade antineoplásica (tumores do cérebro e melanoma maligno), que vem sendo utilizada com sucesso no tratamento de algumas formas da tripanossomíase africana e da pneumocistose. A DFMO é um inibidor irreversível da ornitina-decarboxilase, uma enzima fundamental à síntese de poliaminas que participam da multiplicação celular.

A DFMO mostra atividade antiparasitária contra *P. jirovecii* (*P. carinii*) e *Trypanosoma brucei gambiense*, mas é pouco ativa contra o *T. b. rhodesiense*, e não tem ação contra o *Toxoplasma gondii*. Vem sendo ensaiada no tratamento da criptosporidiose.

A absorção da DFMO por via oral é pequena, apresentando biodisponibilidade de 55%. A droga não se liga às proteínas plasmáticas. Sua meia-vida sanguínea é de três a quatro horas. Atravessa a barreira hematoencefálica numa proporção de 40% a 60% da concentração sanguínea. Seu nível no líquor de crianças abaixo de 12 anos de idade é menor que em adultos. Elimina-se pela urina em 80% sem sofrer metabolização.

A DFMO mostra-se eficaz no tratamento dos estágios iniciais e finais (neurológicos) da forma ocidental da tripanossomíase africana (*Trypanosoma brucei gambiense*), administrada por via oral e por via parenteral. Em particular nos casos avançados da doença do sono, a droga potencializa a ação do melarsoprol, melhorando o prognóstico da infecção. Nas formas neurológicas da tripanossomíase gambiense, a DFMO é usada na dose elevada de 400 mg/kg/dia, por via IV, fracionada em quatro tomadas diárias, durante duas semanas, seguida da dose de 300 mg/kg/dia, fracionada também de 6/6 horas, por via oral, durante seis semanas. Embora ativo, esse fármaco deve ser usado em altas doses e por tempo prolongado, o que prejudica sua indicação como medicamento de escolha na tripanossomíase africana. Não obstante, provoca o rápido desaparecimento dos parasitas do organismo e a melhora dramática dos sinais e sintomas da doença do sono.

A difluorometilornitina é também ativa contra o *P. jiroveci*, mas sua eficácia é menor que a obtida com a associação do sulfametoxazol com a trimetoprima e com a pentamidina ou a atovaquona. Vem sendo ensaiada como uma nova alternativa terapêutica em pacientes com pneumonia por esse agente, nos casos que apresentam resistência ou em que haja intolerância ou intoxicação com a associação do cotrimoxazol ou a pentamidina. A DFMO é recomendada na pneumonia pelo *P. carinii* na dose de 100 mg/kg a cada seis horas (400 mg/kg/dia), por via IV, durante 14 dias, seguida da dose de 75 mg/kg a cada seis horas por via oral durante quatro a seis semanas. Seu índice de cura situa-se em torno de 57%, e é melhor (78%) nos pacientes que não necessitam de aparelhos de respiração.

Uma indicação adicional da eflornitina é seu uso em forma de creme a 13,9% para a retirada de pelos faciais em mulheres. A ornitina decarboxilase é uma enzima que catalisa a síntese de poliaminas necessárias ao crescimento de pelos. A ação da droga inibindo a enzima diminui o crescimento de pelos faciais, ao ser aplicada sob a forma tópica na face.

Os efeitos adversos mais frequentes e graves com o emprego da DFMO são de natureza hematológica. Leucopenia, anemia e trombocitopenia ocorrem em 15% a 48% dos pacientes no curso da terapêutica, sendo reversíveis com a suspensão do medicamento. Podem surgir, ainda, flebite, diarreia, febre, náuseas, vômitos, dor abdominal, zumbido, aftas bucais, exantemas, convulsões, perda de pelos, alopecia e, raramente, diminuição da audição. A difluorometilornitina interrompe o desenvolvimento de embriões em camundongos. Não é conhecida sua segurança em gestantes.

A DFMO não está disponível no Brasil, mas é comercializada em outros países com o nome Eflornitina® (Merrel Dow). O creme de eflornitina é comercializado no exterior sob o nome Vaniqa®.

DROGAS USADAS NO TRATAMENTO DA TOXOPLASMOSE E DA PNEUMOCISTOSE

As formas graves da infecção causada pelo *Toxoplasma gondii* são tratadas principalmente com a associação de sulfadiazina com pirimetamina, como foi discutido no

Capítulo 21, sobre drogas antifólicas. Como antimicrobianos alternativos situam-se a clindamicina, a espiramicina, a claritromicina e a azitromicina, referidas nos Capítulo 17 e 18. Uma outra droga que pode ser usada alternativamente no tratamento da toxoplasmose é a atovaquona, discutida a seguir.

O *Pneumocystis jirovecii* (anteriormente nomeado *P. carinii*) não é um protozoário e sim um fungo e a terapêutica de eleição nas infecções por esse agente é a associação do sulfametoxazol com trimetoprima, chamada cotrimoxazol, como foi discutido no Capítulo 20. Nos enfermos que não podem receber o tratamento com o cotrimoxazol, o tratamento da pneumocistose é feito com dapsona, como citado no Capítulo 21, com clindamicina associada com primaquina e com medicamentos utilizados nas protozooses, como a pentamidina, referida anteriormente, neste capítulo, e a atovaquona e o trimetrexato, discutidos a seguir.

HIDROXINAFTOQUINONAS E TRIMETREXATO

As naftoquinonas são substâncias que apresentam por núcleo central um duplo anel fenólico com duas funções cetona; nas hidroxinaftoquinonas um radical hidroxila está presente na fórmula. Foi descoberta uma série de substâncias desse grupo químico com atividade contra protozoários dos gêneros *Plasmodium*, *Trypanosoma*, *Leishmania*, *Toxoplasma*, *Eimeria* e *Theileria*. Contudo, dificuldades relacionadas à sua instabilidade, farmacocinética e toxicidade, diminuíram o interesse dos cientistas por essas drogas, restando somente a atovaquona em uso clínico.

Atovaquona

A atovaquona é a primeira substância da série das hidroxinaftoquinonas a receber aprovação para o tratamento das formas de pequena e média gravidade de pneumonia pelo *P. jirovecii* (*P. carinii*) em pacientes intolerantes à associação do sulfametoxazol com a trimetoprima (cotrimoxazol). Além de sua ação contra o *P. jiroveci*, a atovaquona mostra-se bastante ativa contra as formas sanguíneas de plasmódios e as formas trofozoíticas e císticas do *Toxoplasma gondii*, mas tem pequena ação antiprotozoária sobre leishmânias. Demonstra atividade contra *Babesia* e pode tornar-se uma alternativa terapêutica nessa parasitose. Apesar de sua ação contra o *P. falciparum*, os ensaios clínicos com essa droga revelaram falha terapêutica em cerca de 30% dos casos e rápida emergência de plasmódios resistentes. Contudo, recentemente, a atovaquona vem sendo utilizada em associação com o proguanil, registrando-se elevado índice de cura sem a frequente ocorrência de recrudescência. O proguanil é um antigo antimalárico muito utilizado na África colonial inglesa, com ação esquizonticida sanguínea. Na atualidade, é elevada a resistência dos plasmódios a essa droga isolada.

A atovaquona exerce sua ação antiparasitária por meio de potente e seletiva inibição no transporte de elétrons mitocondriais em protozoários e do *P. jioveci*, resultando na cessação da síntese da pirimidina. O local de ação parece ser o complexo citocromo bc1, e foi observado que a droga é capaz de matar o pneumocisto, enquanto o cotrimoxazol e a pentamidina só têm efeito inibitório sobre o parasita. Esse quimioterápico é pouco tóxico para as células de mamíferos porque essas células são capazes de utilizar pirimidinas pré-formadas.

A atovaquona é absorvida por via oral, mas sua biodisponibilidade é limitada, sobretudo quando administrada sob a forma de comprimidos (somente 23% de absorção). Mais recentemente, uma nova formulação em suspensão apresenta a biodisponibilidade em torno de 47%. A concentração sérica não se eleva com o uso de doses superiores a 750 mg, mas é maior com o emprego da suspensão e tomada junto com alimentos. A droga é lipofílica e sua administração junto com alimentos aumenta o nível sérico em duas ou três vezes. Sua meia-vida sérica é de 55 horas e a ligação às proteínas plasmáticas é quase de 100%. A atovaquona não é metabolizada no homem, eliminando-se por via biliar como droga natural, reabsorvendo-se no intestino através de um circuito êntero-hepático. Sua eliminação urinária é desprezível. É pequena sua passagem pela barreira hematoencefálica, inferior a 1% da concentração sanguínea. Em pacientes com vômitos e diarreia a absorção da atovaquona sofre redução.

A tolerância à administração oral da atovaquona é excelente. Efeitos adversos manifestados por erupção maculopapular, febre e elevação das transaminases sanguíneas podem ocorrer em até 12% dos pacientes. A droga não provoca alterações hematológicas, renais, neurológicas ou gastrointestinais. A administração da atovaquona associada ao proguanil em gestantes no segundo e no terceiro trimestres da gravidez não causou dano fetal.

A rifampicina interage com a atovaquona, reduzindo seu nível sérico em cerca de 50%. Não há interferência importante entre a atovaquona e a zidovudina.

A atovaquona é recomendada para o tratamento da pneumonia pelo *P. jiroveci* em adultos, utilizada na dose de 750 mg três vezes ao dia, ingerida junto com alimentos, mantida por 21 dias. O índice de cura alcançado nas formas de pequena e média gravidade situa-se em torno de 80%. Comparativamente, o uso do cotrimoxazol oferece melhores resultados que a atovaquona, motivo pelo qual essa droga é indicada especialmente nos pacientes que apresentam intolerância ou hipersensibilidade ou intoxicação hematológica com o cotrimoxazol.

A associação da atovaquona com antimoniais ou com fluconazol constitui um potencial esquema terapêutico para o calazar. Sua administração junto com o proguanil é uma alternativa na terapêutica e na profilaxia da malária causada pelo *P. falciparum* em países da África e da Ásia. Nessa associação utiliza-se a dose diária em adultos de 1 g de atovaquona e 400 mg de proguanil, administrada durante três dias, por via oral.

Possivelmente, a atovaquona possa ser utilizada na profilaxia da pneumocistose, em tratamento de manutenção em pacientes com Aids, restando determinar a dose adequada. Também falta determinar o valor desse fármaco na terapêutica e profilaxia da encefalite pelo toxoplasma em pacientes imunocomprometidos. Os dados iniciais vêm mostrando eficácia da atovaquona na toxoplasmose cerebral e ocular em pacientes com Aids, empregada por via oral na dose de 750 mg quatro vezes ao dia, mantida por um mês. Não está ainda definida a dose supressiva de manutenção.

A atovaquona não é disponível comercialmente no Brasil, mas é licenciada nos Estados Unidos com o nome Mepron® (Burroughs Wellcome), apresentada em comprimidos com 250 mg e em suspensão com 750 mg em cada 5 mL. A associação com o proguanil, registrada com o nome Malarone®, é apresentada em comprimidos com 250 mg de atovaquona e 100 mg de proguanil.

Trimetrexato

O trimetrexato é um análogo do metotrexato e, como este, tem atividade antineoplásica. Foi observado que o trimetrexato exerce ação inibitória sobre a di-hidrofolato-redutase do *Pneumocystis carinii*, e tem uma potência inibitória 1.500 vezes maior que a trimetoprima, o que levou à utilização dessa droga na terapêutica da pneumonia pelo parasita. O trimetrexato é bastante lipossolúvel, penetrando com facilidade no interior das células. É mínima sua absorção por via oral. Devido ao seu efeito antianabólico, o trimetrexato é tóxico tanto para as células cancerígenas como para as normais do homem. Contudo, a adição ao tratamento do ácido folínico reduz a toxicidade, sem alterar sua ação antiparasitária. O trimetrexato é indicado como droga alternativa no tratamento das formas moderadas e graves da pneumonia pelo *P. jiroveci* em pacientes que não podem receber o cotrimoxazol ou a pentamidina e naqueles em que esses medicamentos não se mostraram eficazes. A droga tem proporcionado índice de cura de em torno de 80%; entretanto, a recaída precoce parece ser mais frequente com o trimetrexato que com a terapêutica convencional. É empregado na dose de 45 mg/m² (1,2 mg/kg), em infusão intravenosa durante 60 minutos, diariamente durante 21 dias. Concomitantemente o paciente deve receber ácido folínico por via oral ou IV na dose de 20 mg/m², a cada seis horas, também diariamente. Os efeitos adversos manifestam-se por anorexia, dor abdominal em cólicas, febre, dermatite, mucosite, elevação discreta de transaminases séricas e, principalmente, depressão medular, com leucopenia e trombocitopenia. Insuficiência renal e convulsões são efeitos adversos raros. A droga é contraindicada na gestante por ser teratogênica. O uso concomitante de cetoconazol ou eritromicina pode inibir o metabolismo do trimetrexato, causando elevação e manutenção da concentração sérica e tissular, sendo necessário monitorizar a droga e reduzir sua dose. Ao contrário, a rifampicina e a rifabutina aumentam o metabolismo desse fármaco, por induzirem enzimas microssomais, causando a diminuição de sua concentração. O trimetrexato sob a forma de glicuronato foi recentemente lançado comercialmente nos Estados Unidos com o nome Neutrexin® (Bioscience), em ampolas com 25 mg de trimetrexato. Não é disponível no Brasil.

OUTRAS PROTOZOOSES

Infecção por *Trichomonas*

No gênero *Trichomonas*, o único protozoário de interesse na patologia humana é o *T. vaginalis*, causador de vaginites e eventualmente outras alterações do trato geniturinário. As infecções por esse flagelado são tratadas adequadamente com o metronidazol e outros nitrotiazólicos, por via oral em dose única, complementados do emprego das substâncias em aplicação tópica. As doses e os esquemas de uso foram referidos na descrição realizada anteriormente sobre drogas antiamebianas.

Infecção por *Babesia*

Os protozoários do gênero *Babesia* são importantes patógenos em medicina veterinária, ocasionalmente provocando casos humanos. Provoca quadros clínicos polimorfos, desde a infecção assintomática a formas semelhantes à malária. O tratamento da babesiose é realizado principalmente com a associação de quinina com clindamicina, conforme foi apresentado nos Capítulos 17 e 26. A atovaquona é uma nova alternativa para o tratamento.

Infecção por *Blastocystis hominis*

O *Blastocystis hominis* é um protozoário encontrado nas fezes de humanos e outros animais, comportando-se como um comensal do intestino. Em pacientes com alterações imunitárias, especialmente em pacientes com Aids, pode causar queixas gastrointestinais agudas ou crônicas. O tratamento pode ser realizado com a associação de sulfametoxazol com trimetoprima (um comprimido reforçado de 12/12 horas), ou metronidazol (750 mg de 8/8 horas), durante dez dias. A nitazoxanida, um novo quimioterápico antiparasitário (ver Capítulo 30), é eficaz na dose de 500 mg de 12/12 horas, durante três dias.

Infecção por Coccídeos Intestinais

Os protozoários coccídeos causadores de diarreia no homem são a *Isopora belli*, o *Criptosporidium parvum*, a *Cyclospora cayetanensis* e os microsporídeos. Causam eventual diarreia em indivíduos imunocompetentes; e provocam diarreia aquosa, profusa, crônica e debilitante em pacientes com grave alteração imunitária causada pelo vírus da imunodeficiência humana. O melhor método de fazer regredir o quadro intestinal é a recuperação da imunidade celular com o tratamento com drogas antirretrovirais.

Contudo, na fase aguda, a isosporíase melhora rapidamente com a administração do cotrimoxazol, um comprimido reforçado ou dois comprimidos simples quatro vezes ao dia durante 10 dias e em seguida metade da dose por mais três semanas. O ciprofloxacino (500 mg de 12/12 horas) e a pirimetamina (25 mg/dia, durante 20 semanas) são opções terapêuticas.

A infecção pela ciclospora também é tratada com a associação do sulfametoxazol com a trimetoprima na dose de um comprimido reforçado de 12/12 horas durante sete a dez dias. O ciprofloxacino (500 mg duas vezes/dia) é uma alternativa menos eficaz.

Na microsporidiose, a melhor terapêutica é realizada com o albendazol, utilizado na dose de 400 mg de 12/12 horas durante duas a três semanas. O metronidazol é a segunda opção, com menor eficácia.

A criptosporidiose é a infecção intestinal mais problemática em pacientes com Aids, considerando que os diferentes fármacos utilizados na terapêutica apresentaram resultados frustrantes. A paromomicina, apregoada inicialmente como adequada ao tratamento, em estudo controlado não se mostrou mais eficaz que um placebo. O mesmo ocorreu com a espiramicina. Resultados inconstantes são referidos com o emprego da roxitromicina e da azitromicina. A nitazoxanida (ver Capítulo 31), na dose de 1 g duas vezes ao dia durante 14 dias, promoveu a cura parasitológica e clínica em alguns estudos e constitui-se em uma nova perspectiva.

Infecção por *Balantidium coli*

O *Balantidium coli* é um protozoário ciliado de grandes dimensões que parasita o intestino grosso de várias espécies animais, inclusive do homem. Habitualmente, a infecção é assintomática, mas o parasita pode causar um quadro de colite indistinguível da colite amebiana. Nesses casos, é indicado o tratamento com uma tetraciclina, que é a droga de escolha, principalmente a doxiciclina na dose de 100 mg/dia, durante 10 a 14 dias. O metronidazol (750 mg de 8/8 horas durante 21 dias) é uma alternativa com menor eficácia. A aminosidina (paromomicina) pode ser usada na dose de 1,5 a 2 g/dia durante cinco a dez dias. A nitazoxanida provavelmente é uma nova opção terapêutica.

Infecção por Amebas de Vida Livre

Amebas de vida livre constituem um grande grupo de protozoários dispersos na natureza. As amebas patogênicas para o homem situam-se principalmente nos gêneros *Acanthamoeba*, *Naegleria* e *Balamuthia* e são raramente causa de ceratoconjuntivites, sinusites, meningites e encefalites. A terapêutica varia com a localização, mas nos quadros neurológicos de maior gravidade a anfotericina B é a droga de escolha. Em outras situações, podem ser tentados o itraconazol e a pentamidina. O prognóstico é reservado.

BIBLIOGRAFIA

5-Nitroimidazóis

Back E, et al. Metronidazole treatment of liver abscess due to *Bacteroides fragilis*. Scand J Infect Dis. 1978; 10:152-4.

Bagnoli VR, et al. Vaginites inespecíficas – tratamento comparativo entre o secnidazol e metronidazol. Folha Med (Br). 1989; 98:171-4.

Barie OS, et al. The cost-effectiveness of cefepime plus metronidazole versus imipenem/cilastatin in the treatment of complicated intra-abdominal infection. Surgical Infections. 2004; 5:269-80.

Beard M, et al. Lack of evidence for cancer due to use of metronidazole. N Engl J Med. 1979; 301:519-22.

Bergan T. Antibacterial activity and pharmacokinetics of nitroimidazoles. A review. Scand J Infect Dis. 1985; (Suppl 46):64-71.

Brasil. Ministério da Saúde. Coordenação Nacional de DST/AIDS. Corrimentos Vaginais. Manual de Controle das Doenças Sexualmente Transmissíveis. 3 ed; 1999.

Brogden RN, et al. Metronidazole in anaerobic infections: a review. Drugs. 1978; 16:387-417.

Fiuza de Melo FA, et al. Metronidazol no tratamento e profilaxia da tuberculose: possibilidade de uso. Bol Pneumol Sanit. 1999; 7:38-40.

Gardner TB, Hill DR. Treatment of giardiasis. Clin Microbiol Rev. 2001; 14:114-28.

Harris A. Current regimens for treatment of *Helicobacter pylori* infection. Br Med Bull. 1998; 54:195-205.

Ings RMJ, et al. The mode of action of metronidazole in *Trichomonas vaginalis* and other microorganisms. Biochem Pharmacol. 1974; 23:1421-9.

Lamp KC, et al. Pharmacokinetics and pharmacodynamics of the nitroimidazole antimicrobials. Clin Pharmacokinet. 1999; 36:353-73.

Long PI. Cutaneous leishmaniasis treated with metronidazole. JAMA. 1973; 223:1378-9.

Nord CE, Kager. Tinidazole-microbiology, pharmacology and efficacy in anaerobic infections. Infection. 1983; 11:54-60.

Piato S, Cymbalista N. Tratamento da tricomoníase com dose única de secnidazol. Rev Bras Med. 1977; 4:197-200.

Samuelson J. Why metronidazole is active against both bacteria and parasites. Antimicrob Agents Chemother. 1999; 43:1533-41.

Scully BE. Metronidazole. Med Clin North Am. 1988; 72:613-21.

Teasley DG, et al. Prospective randomised trial of metronidazole versus vancomycin for *Clostridium difficile* associated diarrhoea and colitis. Lancet. 1983; 1043-6.

Videau D, et al. Secnidazole. Br J Vener Dis. 1978; 54:77-80.

Wayne LG, Sramek HA. Metronidazole is bactericidal to dormant cells of *Mycobacterium tuberculosis*. Antimicrob Agents Chemother. 1994; 38:2054-8.

Yellin AE, et al. Ertapenem monotherapy versus combination therapy with ceftriaxone plus metronidazole for treatment of complicated intra-abdominal infections in adults. Int J Antimicrob Agents. 2002; 20:165-73.

Derivados da Dicloroacetamida (ou Haloacetamida)

Abramovitch BB, et al. Eficácia e tolerância da etofamida em pacientes com infecção intestinal por *Entamoeba histolytica*. Folha Med (Br). 1992; 104:239-41.

Almeida JM, et al. Eficácia do teclozan no tratamento da amebíase crônica. Folha Med (Br). 1978; 7:45-7.

Fernandes P, et al. Aminometilbenzeno (Teclozan) utilizado em dose única na amebíase intestinal. Folha Med (Br). 1980; 81:121-4.

Huggins D, et al. Drogas antiamebianas. Rev Bras Clin Terap. 1982; 11(9):683-700.

Padua MA. Tratamento da amebíase intestinal pelo teclozan. Hospital (Rio).

Antimoniais

Aronson NE, et al. Safety and efficacy of intravenous sodium stibogluconate in the treatment of Leishmaniasis: recent U.S. military experience. Clin Infect Dis. 1998; 27:1457-64.

Berman JD. Human leishmaniasis: clinical, diagnostic and chemotherapeutic developments in the last 10 years. Clin Infect Dis. 1997; 24:684-703.

Brasil. Ministério da Saúde. Guia de Controle da Leishmaniose Tegumentar Americana. Brasília, Fundação Nacional da Saúde. 1991; p. 46.

Correia D, et al. Estudo comparativo entre antimoniato de meglumina, isotianato de pentamidina e sulfato de aminosidina no tratamento de lesões cutâneas primárias causadas por *Leishmania (Viannia) braziliensis*. Rev Soc Bras Med Trop. 1996; 29:447-53.

Falqueto A, Sessa PA. Leishmaniose tegumentar americana. In: Focaccia R. Tratado de Infectologia. 3 ed. São Paulo: Atheneu; 2005. p. 1543.

Hantson P, et al. Antimony excretion in a patient with renal impairment during meglumine antimoniate therapy. Pharmacotherapy. 2000; 20:1141-3.

Marsden PD. Pentavalent antimonials: old drugs for new diseases. Rev Soc Bras Med Trop. 1985; 18:187-98.

Neves J. Atualização terapêutica e conceito de cura da leishmaniose visceral americana (calazar). J Bras Med. 1966; 10:265-75.

Sampaio NR, et al. Leishmaniose tegumentar americana. An Bras Dermatol. 1982; 55:69-76.

Utili R, et al. Visceral leishmaniasis during pregnancy treated with meglumine antimoniate. Infection. 1995; 23:182-3.

Pentamidina

Bazin C, et al. Pneumocystosis extrapulmonaires et disséminées au cours de l'infection par le VIH. Presse Med. 1993; 22:161-5.

Conte Jr JE, et al. Intravenous or inhaled pentamidine for treating *Pneumocystis carinii* pneumonia in AIDS. Ann Intern Med. 1990; 113:203-9.

Ena J, et al. Once-a-month administration of intravenous pentamidine to patients infected with human immunodeficiency virus as prophylaxis for *Pneumocystis carinii* pneumonia. Clin Infect Dis. 1994; 18:901-4.

Kuryshev YA, et al. Pentamidine-induced long QT syndrome and block of hERG trafficking. J Pharmacol Exp Ther. 2005; 312:316-23.

Masur H, et al. Recommendations for prophylaxis against *Pneumocystis carinii* for persons infected with human immunodeficiency virus. J AIDS. 1993; 6:46-55.

Nok AJ. Arsenicals (melarsoprol), pentamidine and suramin in the treatment of human African trypanosomiasis. Parasitol Res. 2003; 90:71-9.

Robertson DHH. Chemotherapy of African trypanosomiasis. Practitioner. 1962; 188:80-3.

Sands M, et al. Pentamidine: a review. Rev Infect Dis. 1985; 7:625-34.

Sattler FR, et al. Trimethoprim-sulfamethoxazole compared with pentamidine for treatment of *Pneumocystis carinii* pneumonia in the acquired immunodeficiency syndrome. Ann Intern Med. 1988; 109:280-7.

Talhari S, et al. Tratamento da leishmaniose tegumentar americana. Resultados preliminares com a pentamidina. An Bras Dermatol. 1985; 60:361-4.

Wispelwey B, Pearson RD. Pentamidine: a review. Infect Control Hosp Epidemiol 1991; 12:375-82.

Miltefosina

Chrusciak-Talhari A, et al. Randomized controlled clinical trial to access efficacy and safety of miltefosine in the treatment of cutaneous leishmaniasis caused by *Leishmania (Viannia) guyanensis* in Manaus, Brazil. Am J Trop Med Hyg. 2011; 84:255-60.

Dorlo TPC, et al. Miltefosine: a review of its pharmacology and therapeutic efficacy in the treatment of leishmaniasis. J Antimicrob Chemother. 2012; 67:2576-97.

Herwaldt BL. Miltefosine – the long-awaited therapy for visceral leishmaniasis. N Engl J Med. 1999; 341: 1840-2.

Herwaldt BI. Milfetosine for visceral leishmaniasis. N Engl J Med. 2000; 342:895.

Jha TK, et al. Miltefosine, an oral agent, for the treatment of Indian visceral leishmaniasis. N Engl J Med. 1999; 341:1785-800.

Machado PR, et al. Miltefosine in the treatment of cutaneous leishmaniasis caused by *Leishmania braziliensis* in Brazil: A Randomized and Controlled Trial. PLOS Negl Trop Dis. 2010; 4:e912.

Moore EM, Lockwood DN. Treatment of visceral leishmaniasis. J Glob Infect Dis. 2010; 2:151-8.

Sherwood JA. Miltefosine for visceral leishmaniasis. N Engl J Med. 2000; 342:895.

Soto J, et al. Miltefosine for new world cutaneous leishmaniasis. Clin Infect Dis. 2004; 38:1266-72.

Verma NK, Dey CS. Possible mechanism of miltefosine-mediated death of *Leishmania donovani*. Antimicrob Agents Chemother. 2004; 48:3010-5.

Yardley V, et al. The sensitivity of clinical isolates of *Leishmania* from Peru and Nepal to miltefosine. Am J Trop Med Hyg. 2005; 73:272-5.

Benznidazol e Nifurtimox

Andrade AL, et al. Short report: benznidazole efficacy among *Trypanosoma cruzi*-infected adolescents after a six-year follow-up. Am J Trop Med Hyg. 2004; 71:594-7.

Andrade SG, et al. Influência de cepa de *Trypanosoma cruzi* na resposta à terapêutica experimental pelo Bay 2502. Rev Inst Med Trop São Paulo. 1975; 17:380-9.

Barclay CA, et al. Aspectos farmacológicos y resultados terapéuticos del benznidazol en el tratamiento de la infección chagásica. Prensa Med Argent. 1978; 65:239-44.

Boainain F, Rassi A. Terapêutica etiológica da doença de Chagas. Arq Bras Cardiol. 1979; 32:395-9.

Brasil. Ministério da Saúde. Tratamento etiológico da doença de Chagas. Brasília: Fundação Nacional de Saúde; 1977.

Cançado JR. Long term evaluation of etiological treatment of Chagas disease with benznidazole. Rev Inst Med Trop Sao Paulo. 2002; 44:29-37.

Cançado JR, et al. Ensaio terapêutico clínico na doença de Chagas crônica com o nifurtimox em três esquemas de duração prolongada. Rev Inst Med Trop São Paulo. 1975; 17:111-25.

Garcia S, et al. Treatment with benznidazole during the chronic phase of experimental Chagas' disease decreases cardiac alterations. Antimicrob Agents Chemother. 2005; 49:1521-8.

Dias JCP, et al. II Consenso brasileiro em doença de Chagas, 2015. Epidemiol Serv Saúde. 2016; 25:7-86.

Guerra MFV, et al. Further trials of nifurtimox in mucocutaneous leishmaniosis. Trans R Soc Trop Med Hyg. 1981; 75:335-7.

Marsden PD, et al. Nifurtimox in the treatment of South American Leishmaniasis. Trans R Soc Trop Med Hyg. 1979; 73:391-4.

Morillo CA, et al. Randomized trial of benznidazole for Chronic Chagas' cardiomyopathy. N Engl J Med. 2015; 373:1295-306.

Pepin J, et al. An open clinical trial of nifurtimox for arsenoresistant *Trypanosoma brucei gambiense* sleeping sicknes in Central Zaire. Trans R Soc Trop Med Hyg. 1989; 83:514-5.

Polak A, Richle R. Mode of action of 2-nitroimidazole derivative benzimidazole. Ann Trop Med Parasitol. 1978; 72:45-9.

Prata A. Possibilidade de tratamento da doença de Chagas. Rev Ass Med Bras. 1978; 24:140-2.

Prata A, et al. Tratamento da doença de Chagas pelo nifurtimox. Rev Soc Bras Med Trop. 1975; 9:297-307.

Sociedade Brasileira de Cardiologia. I Diretriz Latino-Americana para o Diagnóstico e Tratamento da Cardiopatia Chagásica. Arq Bras Cardiol. 97:2(Supl 1):1-38.

Sosa Estani S, et al. Efficacy of chemotherapy with benznidazole in children in the indeterminate phase of Chagas' disease. Am J Trop Med Hyg. 1998; 59:526-9.

Arsenicais e Suramina

Apted FI. Present status of chemotherapy and chemoprophylaxis of human trypanosomiasis in the Eastern Hemispher. Pharmacol Therap. 1980; 11:391-413.

Bouteille B, et al. Treatment perspectives for human African trypanosomiasis. Fundam Clin Pharmacol. 2003; 17:171-81.

Burchmore RJ, et al. Chemotherapy of human African trypanosomiasis. Curr Pharm Des. 2002; 8:256-67.

Docampo R, Moreno SN. Current chemotherapy of human African trypanosomiasis. Parasitol Res. 2003; 90 (Supp 1):S10-3.

Jannin J, Cattand P. Treatment and control of human African trypanosomiasis. Curr Opin Infect Dis. 2004; 17:565-71.

Nok AJ. Arsenicals (melarsoprol), pentamidine and suramin in the treatment of human African trypanosomiasis. Parasitol Res. 2003; 90:71-9.

Rocha LAC, Ferreira FSC. Tripanossomíase humana africana. In: Veronesi R, Focaccia R. Tratado de Infectologia. 2 ed. São Paulo: Atheneu; 2002. p. 1326.

Levine AM, et al. Suramin antiviral therapy in the acquired immunodeficiency syndrome. Ann Intern Med. 1986; 105:32-7.

Robertson DHH. Chemotherapy of African trypanosomiasis. Practitioner. 1962; 188:80-3.

Difluorometilornitina

Burri C, Brun R. Eflornithine for the treatment of human African trypanosomiasis. Parasitol Res. 2003; 90(Supp 1):S49-52.

Chapui F, et al. Eflornithine is safer than melarsoprol for the treatment of second-stage *Trypanosoma brucei gambiense* human African trypanosomiasis. Clin Infect Dis. 2005; 41:748-51.

Hickman, et al. Human dermal safety studies with eflornithine HCl 13.9% cream (Vaniqa), a novel treatment for excessive facial hair. Curr Med Res Opin. 2001; 16:235-44.

Jennings FW. Chemotherapy of trypanosomiasis: the potentiation of melarsoprol by concurrent difluoromethylornithine (DFMO) treatment. Trans R Soc Trop Med Hyg. 1988; 82:572-3.

Milord F, et al. Eflornithine concentrations in serum and cerebrospinal fluid of 63 patients treated for *Trypano-*

soma brucei gambiense sleeping sickness. Trans R Soc Trop Med Hyg. 1993; 67:473-7.

Santa-Rita RM, et al. Effect of the lysophospholipid analogues edelfosine, ilmofosine and miltefosine against *Leishmania amazonensis*. J Antimicrob Chemother. 2004; 54:704-10.

Smith DE, et al. Eflornithine versus cotrimoxazole in the treatment of *Pneumocystis carinii* pneumonia in AIDS patients. AIDS. 1992; 6:1489-93.

Wery M. Therapy for African trypanosomiasis. Curr Opin Infect Dis. 1991; 4:838-43.

Atovaquona

Araújo FG, et al. Remarkable in vitro and in vivo activities of the hydroxynaphthoquinone 566C80 against tachyzoites and tissue cysts of *Toxoplasma gondii*. Antimicrob Agents Chemother. 1991; 35:293-9.

Croft SL, et al. The activity of hydroxynaphthoquinones against *Leishmania donovani*. J Antimicrob Chemother. 1992; 30:827-32.

Dohn MN, et al. Oral atovaquone compared with intravenous pentamidine for *Pneumocysis carinii* pneumonia in patients with AIDS. Ann Intern Med. 1994; 121:174-80.

Gray J, et al. Zoonotic babesiosis. Int J Med Microbiol. 2002; 291 (Suppl 33):108-11.

Haile LG, Flaherty JF. Atovaquone: a review. Ann Pharmacother. 1993; 27:1488-94.

Homer MH, et al. Babesiosis. Clin Microbiol Rev. 2000; 13:451-69.

Hughes W, et al. Phase I safety and pharmacokinetics study of micronized atovaquone in human immunodeficiency virus-infected infants and children. Antimicrob Agents Chemother. 1998; 42:1315-8.

Katlama C, et al. Atovaquone as long-term suppressive therapy for toxoplasmic encephalitis in patients with AIDS and multiple drug intolerance. Atovaquone Expanded Access Group. AIDS. 1996; 10: 1107-12.

Marra F, et al. Atovaquone-proguanil for prophylaxis and treatment of malaria. Ann Pharmacother. 2003; 37:1266-75.

Na-Bangchang K, et al. The pharmacokinetics and pharmacodynamics of atovaquone and proguanil for the treatment of uncomplicated falciparum malaria in third-trimester pregnant women. Eur J Clin Pharmacol. 2005; 61:573-82.

Pearson PA, et al. Atovaquone for the treatment of toxoplasma retinochoroiditis in immunocompetent patients. Ophthalmology. 1999; 106:148-53.

Rolan PE, et al. Disposition of atovaquone in humans. Antimicrob Agents Chemother. 1997; 41:1319-21.

Srivastava IK, Vaidya AB. A mechanism for the synergistic antimalarial action of atovaquone and proguanil. Antimicrob Agents Chemother. 1999; 43:1334-9.

Sundar S, et al. Atovaquone alone or with fluconazole as oral therapy for Indian kala-azar. Clin Infect Dis. 1998; 27:215-6.

Trimetrexato

Allegra CJ, et al. Trimetrexate for the treatment of *Pneumocystis carinii* pneumonia in patients with the acquired immunodeficiency syndrome. N Engl J Med. 1987; 317:978-85.

Davey RT Jr, Masur H. Recent advances in the diagnosis, treatment and prevention of *Pneumocystis carinii* pneumonia. Antimicrob Agents Chemother. 1990; 34:499-504.

Fulton B, et al. Trimetrexate. A review of its pharmacodynamic and pharmacokinetic properties and therapeutic potential in the treatment of Pneumocystis carinii pneumonia. Drugs. 1995; 49:563-76.

Masur H, Kovacs JA. Treatment and prophylaxis of *Pneumocystis carinii* pneumonia. Infect Dis Clin North Am. 1988; 2:419-27.

Satler FR, et al. Trimetrexate with leucovorin versus trimethoprim-sulfamethoxazole for moderate to severe episodes of Pneumocystis carinii pneumonia. J Infect Dis. 1994; 170:165-72.

Tuazon CU, Labriola AM. Management of infectious and immunological complications of acquired immunodeficiency syndrome (AIDS). Drugs. 1987; 33:66-84.

Outras Protozooses

Didier ES. Microsporidiosis. Clin Infect Dis. 1998; 27:1-8.

Cunha RMC. Balanditíase. In: Tavares W, Marinho LAC. Rotinas de diagnóstico e tratamento das doenças infecciosas e parasitárias. São Paulo: Atheneu; 2005. p. 128.

Foronda AS. Infecção por amebas de vida livre. In: *ibid* Cunha RMC. p. 596.

Gellin BG, Soave R. Coccidian infections in AIDS. Toxoplasmosis, cryptosporidiosis, and isosporiasis. Med Clin North Am. 1992; 76:205-34.

Hewitt RG, et al. Paromomycin: no more effective than placebo for treatment of cryptosporidiosis in patients with advanced human immunodeficiency virus infection. Clin Infect Dis. 2000; 31:1084-92.

Jongwutiwes S, et al. Recurrent isosporiasis over a decade in an immunocompetent host successfully treated with pyrimethamine. Scand J Infect Dis. 2002; 34:859-62.

Pape JW. Isospora belli infections. Prog Clin Parasitol. 1991; 2:119-27.

Rossignol JF, et al. Effect of nitazoxanide in persistent diarrhea and enteritis associated with Blastocystis hominis. Clin Gastroenterol Hepatol. 2005; 3:987-91.

Sprinz E, et al. AIDS-related cryptosporidial diarrhoea: an open study with roxithromycin. J Antimicrob Chemother. 1998; 41 (Suppl B):85-91.

Stenzel DJ, Boreham PF. *Blastocystis hominis* revisited. Clin Microbiol Rev. 1996; 9:563-84.

Fármacos Antimaláricos

CAPÍTULO 27

A quimioterapia da malária teve seu início antes mesmo da descoberta de seus agentes causais, datando do século XVII o conhecimento das propriedades antipalúdicas da quinina. Em 1633, o monge Calancha descreveu em um livro religioso que os nativos da nação Inca da localidade de Loxa, no Peru, utilizavam a casca de uma árvore da região, chamada árvore da febre, para o combate e a cura das febres terçãs. A cortiça era reduzida a pó e, segundo consta, foi utilizada em 1638 para o tratamento de febres na esposa do vice-rei do Peru, a condessa da Chinchon. Graças ao sucesso alcançado, o pó passou ser conhecido como pó da condessa e a cortiça da febre foi levada para a Espanha em 1639 pelo conde de Chinchon, disseminando-se o seu uso na Europa. Devido à sua origem no Peru e ao fato dos jesuítas serem seus principais distribuidores e seu uso defendido pelo cardeal de Lugo, em Roma, a cortiça foi denominada cortiça peruviana, ou dos jesuítas, ou do cardeal. Mais tarde, a árvore recebeu o nome de cinchona, dado por Linneu, talvez em homenagem à condessa, e tornou-se também conhecida por quina, possivelmente em decorrência do termo inca Kinia, indicativo de casca ou cortiça. Dessa planta são conhecidos vários alcaloides, dos quais o mais importante é a quinina. Seu isômero dextrógiro, a quinidina, também tem ação antimalárica, mas não é utilizado com essa finalidade.

Com o desenvolvimento da indústria farmacêutica de síntese no século XX, surgiram novas substâncias com atividade antimalárica, com destaque para os derivados quinoleínicos e a redescoberta da ação antipalúdica de produtos utilizados na Medicina tradicional chinesa.

ALCALOIDES

Alcaloides são substâncias de natureza alcalina existentes em várias plantas, constituídas em geral por bases orgânicas azotadas. Foram utilizados empiricamente desde a Antiguidade sob a forma de chás, macerados e pós, mas somente a partir de 1805 se descobriu o primeiro alcaloide natural, a morfina, isolada da papoula branca. Na terapêutica anti-infecciosa, somente um alcaloide encontra-se, ainda, em uso clínico: a quinina, derivada da quina. A quinidina, também isolada da quina, embora tenha propriedades antipalúdicas, é mais utilizada em cardiologia, como antiarrítmico.

ALCALOIDES DA QUINA

Quinina

Caracteres Gerais. Mecanismo de Ação

A quinina foi isolada em 1820, por Pelletier e Caventou. Embora na atualidade possa ser sintetizada em laboratório, sua fonte de obtenção mais prática e econômica continua a ser a árvore da quina ou cinchona, existente primitivamente no Peru e países vizinhos e mais tarde cultivada na Indonésia e outros países asiáticos. Existem várias espécies desse vegetal, destacando-se a quina-amarela ou real, a quina de loxa ou huanuco e a quina vermelha ou chimborazo, sendo esta última uma das mais utilizadas para a obtenção da quinina por conter grande quantidade do alcaloide. A quinina é a substância química natural; o quinino corresponde aos sais da quinina, em especial o sulfato de quinina.

A quinina é um derivado quinoleínico, assim denominadas as substâncias que contêm o grupamento quinoleínico ligado a diferentes radicais. É um veneno protoplasmático, atuando em diferentes tipos de células ao formar complexos com o ADN. Em consequência, ocorre o bloqueio enzimático da síntese do ADN e ARN resultando em alterações estruturais na célula parasitária. Além disso, a droga parece competir com a 6-fosfofrutoquinase e a citocromo-redutase no metabolismo anaeróbio e aeróbio da glicose, e aumenta o pH de lisossomas e vacúolos digestivos das células, provocando alterações lisossomais e em membranas dos parasitas.

A quinina é um potente esquizonticida sanguíneo para os plasmódios, atuando ainda como gametocida do *P. vivax*, *P. malariae* e *P. ovale*. Não age sobre as formas exoeritrocitárias dos plasmódios (formas hepáticas) nem sobre os gametócitos do *P. falciparum*. Em altas concentrações, tem atividade sobre determinadas bactérias, fungos e protozoários, mas não tem utilidade terapêutica contra tais parasitas; entretanto, recentemente vem sendo indicada associada à clindamicina no tratamento da babesiose. A quinina tem pequena ação curarizante e provoca efeito ocitócito, podendo causar o aborto em doses elevadas. Tem, também, ação antipruriginosa, por mecanismo ignorado, e ação anti-inflamatória e antipirética. Exerce toxicidade para diferentes tecidos do organismo humano quando usada em doses excessivas, o que é designado por cinchonismo.

Atualmente, a quinina é reservada para o tratamento da malária pelo *P. falciparum* resistente aos antimaláricos quinoleínico. No Brasil, já foi a segunda droga de escolha para os casos graves de malária por esse parasita. Na atualidade, os derivados da artemisinina são mais indicados nessa forma da malária no Brasil, não só devido à elevada eficácia dessas substâncias, como à resistência já observada do *P. falciparum* também à quinina. Esse fármaco já foi a primeira escolha na malária grave por esse plasmódio em grávidas no primeiro trimestre da gestação e em lactentes, devido ao temor de efeitos adversos para a gestante e para os lactentes. Recentemente, porém, o Ministério da Saúde do Brasil e a Organização Mundial da Saúde atualizaram o esquema de tratamento da malária complicada e não complicada causada por *P. falciparum*, recomendando o emprego de derivados da artemisinina também em gestantes durante toda a gestação e em crianças menores de 6 meses.

A quinina age sobre os esquizontes circulantes, provocando redução da parasitemia em menos de três dias. Na malária mista causada pelos *P. falciparum* e *P. vivax* atua sobre os esquizontes dos dois parasitas e sobre o gametócito do *P. vivax*. A quinina é também utilizada como droga alternativa no tratamento da babesiose. Este quimioterápico é também empregado no tratamento de cãibras noturnas que ocorrem sobretudo em pessoas idosas e após diálise peritonial na dose de 400 mg, ingerida à noite, por curtos períodos.

Farmacocinética e Metabolismo

A quinina é administrada por via oral e intravenosa. Não o é por via subcutânea, por ser absorvida irregularmente e ser altamente irritante, podendo causar necrose química no local. Seu uso por via intramuscular deve ser evitado; porém, se necessário em pacientes em que a via IV está dificultada, a administração deve ser feita por injeção IM profunda, evitando a colocação da droga no subcutâneo. Por via oral, é rapidamente absorvida, atingindo níveis séricos em uma a quatro horas, mantidos por seis a oito horas. Sua biodisponibilidade por via oral é próxima de 100%, e sua absorção é facilitada em meio ácido, recomendando-se sua tomada junto ou após a alimentação. Por via IV, é administrada dissolvida em solução salina ou glicosada, lentamente. Após sua absorção, a quinina atinge elevada concentração em todos os líquidos e tecidos orgânicos, inclusive no interior das hemácias, onde alcança concentração de 1/3 a 1/2 da presente no plasma. A concentração no fígado, nos pulmões e nos rins é 20 vezes superior à do plasma. No líquor, a concentração corresponde a 2% a 10% da presente no plasma. Sua meia-vida sérica é de cerca de 12 horas. É metabolizada em 80% no fígado a derivados hidroxilados, que possuem pequena ação antimalárica, e são eliminados pelos rins. Somente cerca de 10% da dose ingerida é eliminada como substância natural pelos rins. Nos pacientes com insuficiência renal, há acúmulo de metabólitos da quinina, especialmente da 3-hidroxiquinina, que mantêm atividade terapêutica parcial da substância-mãe, mas também podem ter potencial cardiotoxicidade, sobretudo nos pacientes que persistem em insuficiência renal prolongada. A concentração no feto e no leite materno é de aproximadamente 1/3 da presente no plasma da mãe.

A quinina é apresentada sob a forma de diferentes sais, em comprimidos e ampolas para uso intravenoso. No Brasil, a apresentação em comprimidos contém 500 mg de sulfato de quinina. A apresentação injetável é formulada geralmente com o bicloridrato ou o cloridrato de quinina, em ampolas de 5 mL com 500 mg da droga.

Indicações Clínicas e Doses

A quinina é indicada no tratamento da malária causada pelo *P. falciparum* como droga de escolha secundária e da babesiose humana. Na malária pelo *P. falciparum*, é utilizada em associação com a doxiciclina ou com a clindamicina, na dependência da gravidade de apresentação da malária e do paciente a ser tratado. Nas formas de pequena gravidade, com parasitemia inferior a 10.000 parasitas/mL, a quinina é usada associada com doxiciclina, ambas as drogas por via oral. Em gestantes e crianças substitui-se a doxiciclina por clindamicina. Nas formas graves e com maior parasitemia, está indicado o emprego da quinina com clindamicina, ambas as drogas por via IV. Este último esquema é empregado alternativamente em pacientes com malária grave (coma malárico e outras formas graves) quando não forem disponíveis os derivados da artemisinina, referidos adiante.

Na terapêutica atual da malária, recomendada pelo Ministério da Saúde do Brasil, as formas não graves da malária são tratadas preferencialmente com a associação de artemeter com lumefantrina (ver adiante), permanecendo a associação da quinina com doxiciclina ou com clindamicina e a mefloquina isoladamente (ver adiante) como esquemas de tratamento opcionais.

Quando usada em associação, a dose da quinina é de 30 mg/kg/dia (1,5 g/dia, em adultos), fracionada de 8/8 horas durante três dias e a doxiciclina (100 mg de 12/12 h, em adultos) durante sete dias (Tabela 27.1). Na malária grave, a quinina é administrada por via IV na dose de 30 mg/kg/dia (por três dias) em associação com clindamicina IV na dose de 20 mg/kg/dia (durante sete dias) (Tabela 27.2). A administração da quinina por via IV deve ser realizada dissolvida em 500 mL de solução glicosada (ou volume adequado para crianças), em gotejamento lento durante quatro horas. As ampolas de quinino não devem ser administradas por via IV direta, devido ao risco de causar toxicidade aguda, inclusive miocárdica. Também a clindamicina deve ser administrada diluída em solução salina ou glicosada, em gotejamento lento por uma hora, para evitar sua cardiotoxicidade aguda. Quando a via intravenosa não for possível, os sais de quinina podem ser excepcionalmente administrados por via intramuscular profunda, na dose inicial de 20 mg/kg seguida de 10 mg/kg a cada oito horas. Deve-se evitar a injeção intraglútea, pois a absorção nesse local é lenta e irregular.

Nos casos graves, nos quais a droga é administrada por via parenteral, é particularmente importante evitar a hipoglicemia causada pela quinina, administrando glicose por via IV ou por sonda nasogástrica. Logo que possível, o tratamento por via parenteral deve passar para a via oral até completar-se o tempo de tratamento, na dependência da negativação dos plasmódios do sangue. O uso de tetraciclinas é contraindicado em crianças e gestantes; por isso se indica a associação da quinina com clindamicina nesses pacientes.

Em situações da falta da doxiciclina, esta pode ser substituída por tetraciclina (2 g/dia), e na ausência de tetraciclina e clindamicina pode ser tentado o uso da quinina junto com uma dose única de três comprimidos da associação sulfadoxina (1,5 g) + pirimetamina (75 mg), ou da quinina com a pirimetamina (50 mg/dia por três dias), ou com a sulfadiazina (500 mg de 6/6 h durante seis dias), mantendo-se o mesmo esquema de dose e uso da quinina.

Deve ser enfatizado que nos casos de malária causada pelo *Plasmodium falciparum* a terapêutica principal é com o emprego de derivados da artemisinina, associados ou não com mefloquina. Discutiremos as doses dos diferentes derivados da artemisinina adiante.

A quinina associada com clindamicina também é indicada nos casos de babesiose. No tratamento dessa infecção, a quinina é usada na dose de 25 mg/kg/dia (adultos, 500 mg de 8/8 horas), por via oral ou IV, associada com a clindamicina na dose de 20 mg/kg/dia (adultos, 600 mg de 8/8 horas) por via oral ou IV, durante sete a dez dias. Recentemente, a associação de azitromicina (500 mg, inicialmente, e depois 250 mg, dose única diária) com atovaquona (750 mg, de 12/12 h) durante sete dias mostra-se igualmente efetiva na terapia da babesiose, com menores efeitos adversos.

Efeitos Adversos

A quinina tem sabor amargo e sua administração oral pode causar náuseas e vômitos, sobretudo em crianças. Sua utilização terapêutica pode acompanhar-se de efeitos adversos variados, o que é chamado cinchonismo. São resultantes de sua ação tóxica, geralmente de pequena intensidade. Mais frequentemente, provoca zumbidos, tonteiras, cefaleia e distúrbios visuais como fotofobia, diplopia, visão colorida, escotomas e redução do campo visual. Tais manifestações decorrem de sua ação tóxica na retina. Em doses elevadas ou em tratamentos prolongados surgem manifestações de intoxicação mais graves, com vômitos intensos, diminuição da acuidade auditiva e visual, podendo chegar à surdez e cegueira. Outras queixas são a dor abdominal, sudorese, diarreia, febre, urticária, erupção eritematosa e hipertensão arterial. Mais raramente, podem ocorrer quadros decorrentes da intoxicação nervosa e hematológica, com excitação psicomotora, alucinações, quadros psicóticos, choque, falência cardiorrespiratória, coma, púrpura trombocitopênica, agranulocitose, hipoprotrombinemia e hemoglobinúria. Nas gestantes, em doses altas, a quinina pode provocar aborto e causar intoxicação fetal, com surdez, hipoplasia no nervo óptico, trombocitopenia e outras malformações. No entanto, em doses terapêuticas, a quinina não oferece maior risco de ocorrerem alterações fetais ou estimulação uterina. O efeito adverso mais importante da quinina na gestante é a ocorrência de hipoglicemia induzida pela droga, que é mais frequente durante a gravidez. Por tal motivo, é de grande importância a avaliação regular da glicemia da paciente e instituir medidas terapêuticas caso ocorra o evento. A quinina não deve ser associada à cloroquina, pois há evidências de antagonismo entre as duas drogas.

A quinina é um potente estimulador da secreção de insulina pancreática e provoca hipoglicemia com alguma frequência. Esse paraefeito é particularmente frequente em gestantes e em pacientes que permanecem com malária grave por vários dias. A hipotensão postural observada em pacientes com malária é agravada pela quinina. Essa droga interage com a digoxina aumentando a concentração sérica do digitálico.

A injeção intravenosa direta da quinina é causa de hipotensão arterial e arritmias, com risco de óbito. Por tal motivo, a administração da droga por via intravenosa deverá, sempre, ser realizada dissolvida em soluções de glicose ou cloreto de sódio, em gotejamento durante pelo menos duas horas.

Disponibilidade da Droga

No Brasil, a quinina consta da RENAME com o nome sulfato de quinino e é distribuída pela Fundação Nacional da Saúde, do Ministério da Saúde, responsável pelo controle da malária no país. É apresentada em comprimidos com 500 mg de sulfato de quinino e em ampolas com 300 mg de sulfato ou cloridrato ou bicloridrato de quinino. As ampolas do cloridrato ou do bicloridrato de quinina podem conter azul de metileno em associação. Não existem especialidades farmacêuticas com quinina no Brasil, mas a droga pode ser formulada como sulfato, carbonato e etilcarbonato em drogarias especializadas, para uso oral.

DERIVADOS QUINOLEÍNICOS

Os derivados quinoleínicos compreendem um grupo de substâncias sintéticas introduzidas em 1926 que têm em seu núcleo o anel quinoleínico. As quinoleínas primitivas foram divididas em dois grupos: as 4-aminoquinoleínas e as 8-aminoquinoleínas, ambos com substâncias com atividade antimalárica. Posteriormente foram sintetizadas outras quinoleínas com ação contra protozoários intestinais e helmintos, discutidas em outro local.

8-AMINOQUINOLEÍNAS

As 8-aminoquinoleínas têm atividade antimalárica, agindo principalmente sobre as formas exoeritrocíticas do *Plasmodium vivax* e *P. ovale* e sobre os gametócitos, especialmente do *P. falciparum*. Sua ação gametocitocida é exercida após metabolização no organismo, quando sofrem demetilação e oxidação do anel aromático. Têm fraca ação esquizonticida sanguínea. Essas drogas já foram ensaiadas no tratamento da doença de Chagas, mostrando ação supressiva sobre o *Trypanosoma cruzi* circulante, mas sem ter atividade nos parasitas intracelulares. A pamaquina, ou plasmoquina, foi a primeira dessas drogas, descoberta em 1920 em decorrência de pesquisas destinadas à obtenção de antimaláricos de síntese. Em 1946, foi descoberta a primaquina e, em 1979, a tafenoquina.

As 8-aminoquinoleínas impedem a divisão nuclear porque inibem a ADN e a ARN-polimerases e assim bloqueiam a síntese de ADN e ARN dos plasmódios. Além disso, interferem na atividade de outras enzimas, alterando os processos oxidativos celulares. As drogas são tóxicas para o homem, provocando metemoglobinemia e hemólise. Este último efeito é o mais grave e ocorre principalmente em indivíduos com deficiência da glicose-6-fosfato-desidrogenase em suas hemácias.

As 8-aminoquinoleínas são empregadas essencialmente como medicamentos erradicantes na malária por *P. vivax* e *P. ovale*. Somente a primaquina é usada atualmente. A tafenoquina é um novo derivado 8-aminoquinoleínico que apresenta atividade similar à da primaquina, com a vantagem de ser menos tóxica e ter meia-vida mais prolongada.

Primaquina

A primaquina é considerada a 8-aminoquinoleína menos tóxica, e é a única disponível no Brasil. É absorvida rápida e completamente ao ser administrada por via oral. Não é organodepositária e sua meia-vida sérica é de cerca de quatro horas. Sofre intensa metabolização no organismo, praticamente não sendo mais detectada nos tecidos 24 horas após a administração. A excreção dos metabólitos se faz por via renal e biliar, eliminando-se pela urina somente 5% a 10% da droga natural. Portanto, não é necessária a realização de ajustes na sua administração em pacientes com insuficiência renal. Entretanto seu emprego em pacientes com insuficiência hepática é contraindicado.

A primaquina é empregada no tratamento erradicante da malária por *P. vivax* e *P. ovale*, por sua ação nas formas exoeritrocíticas (hipnozoítas no fígado), e como gametocitocida para todas as espécies de plasmódios humanos, impedindo a transmissão para o mosquito anofelino. Sua ação resulta da formação de produtos tóxicos (peróxido de hidrogênio, radicais hidroxila) decorrentes da redução de oxigênio. Para o tratamento erradicante é empregada em adultos na dose de 30 mg da primaquina base diariamente durante sete dias ou 15 mg por dia durante 14 dias. Em crianças a dose diária é de 0,3 ou 0,5 mg/kg, por 7 ou 15 dias, respectivamente. Esse esquema terapêutico pode iniciar-se junto ao tratamento da crise com drogas esquizonticidas sanguíneas ou após o emprego destas últimas.

Nos casos de infecção pelo *P. falciparum*, uma única dose de 45 mg (0,75 mg/kg em crianças) de primaquina ou a dose diária de 15 mg durante três dias é suficiente para a eliminação dos gametócitos circulantes. Essa conduta está indicada em regiões onde exista a possibilidade da transmissão, isto é, presença de anofelinos.

Na dose recomendada, a ocorrência de efeitos adversos é pequena, podendo alguns pacientes queixar-se de anorexia, estado nauseoso e dor abdominal de intensidade variável. Em doses elevadas ou em indivíduos com deficiência de glicose-6-fosfato-desidrogenase (G6PD), a droga pode provocar metemoglobinemia, com cianose, e hemólise grave. A metemoglobinemia desaparece 24 a 72 horas após a suspensão da primaquina, mas a hemólise pode persistir por cinco a sete dias. Outras causas que contribuem para a ocorrência desses fenômenos tóxicos são as doenças hepáticas e renais, que podem alterar a metabolização e a excreção da primaquina, bem como o uso concomitante de sulfas e derivados antifólicos.

A primaquina não deve ser empregada durante a gestação, pois é desconhecido se o feto é deficiente em G6PD, o que pode ocorrer mesmo se a mãe tiver normalidade dessa enzima. Não deve também ser administrada a crianças com menos de seis meses de idade, pelo risco de hemólise. Nas gestantes com malária causada pelo *P. vivax*, realiza-se o tratamento com cloroquina se ocorrerem recaídas, somente administrando-se a primaquina após o parto.

Tem sido recomendado que em pessoas com deficiência de glicose-6-fosfato-desidrogenase (mais frequente em negros, judeus, gregos e iranianos) a primaquina seja utilizada na dose única semanal de 45 mg, repetida durante oito semanas. Tal esquema é tão eficaz quanto o de doses diárias da droga para a cura radical da malária pelo *P. vivax*, com menor risco de efeito hematológico. Nas pessoas negras, a deficiência da enzima é mais comum nas hemácias velhas, o que torna o processo hemolítico menos grave. Além dos efeitos hematológicos periféricos, a primaquina pode causar leucopenia, agranulocitose, arritmias cardíacas e hipertensão arterial.

Mais recentemente, a primaquina associada com a clindamicina é utilizada no tratamento da pneumonia por *Pneumocystis jirovecii* (*P. carinii*) em pacientes com Aids que apresentam intolerância ou que não respondem à terapêutica convencional com o cotrimoxazol ou a pentamidina. Pode ser também indicada como terapia inicial em pacientes com quadros de pneumonia de pequena ou moderada gravidade (definidos como tendo a tensão de oxigênio no sangue arterial superior a 50 Torr). O esquema de tratamento é referido no Capítulo 18, em que se discute a clindamicina, sendo referidos resultados favoráveis em cerca de 90% dos casos. Os efeitos colaterais mais frequentes são diarreia e erupção maculopapular, em geral de pequena intensidade.

No Brasil, a primaquina é distribuída pela Fundação Nacional de Saúde, órgão do Ministério da Saúde encarregado de combate às grandes endemias. A droga consta na RENAME e é formulada em comprimidos com o difosfato de primaquina, correspondendo a 5 mg e 15 mg de primaquina base.

Tafenoquina

A tafenoquina é a segunda 8-aminoquinoleína disponibilizada para o tratamento erradicante da malária causada por *Plasmodium vivax*, recentemente aprovada pela

US-FDA e em processo de aprovação em nosso país. Administrada por via oral, tem a mesma propriedade antipalúdica da primaquina, agindo contra hipnozoíto, mas tendo meia-vida prolongada de cerca de duas semanas. Essa propriedade permite o tratamento erradicante da malária causada por *P. vivax* com uma única dose, de 300 mg. Igualmente, a tafenoquina pode agir na profilaxia causal da malária por *P. vivax*. Possivelmente, esse novo fármaco será também indicado para o tratamento em dose única da babesiose. O medicamento deve ser administrado com alimentos.

A tafenoquina pode causar náuseas, vômitos, tonteira e cefaleia. Mas, o efeito colateral mais preocupante da tafenoquina é o mesmo da primaquina, ou seja, anemia hemolítica em quem tem deficiência em glicose-6-fosfato-desidrogenase (G6PD). Por tal motivo, é recomendado que pessoas que ignorem sua condição de deficiente em G6PD façam teste quantitativo sobre a enzima antes de serem medicados com esse novo fármaco.

4-AMINOQUINOLEÍNAS

Da pesquisa com derivados 4-aminoquinoleínicos resultou a descoberta da cloroquina e da amodiaquina, substâncias com ação esquizonticida sanguínea, atuando sobre as formas assexuadas dos plasmódios humanos localizadas nas hemácias. Atuam, ainda, sobre os gametócitos dos plasmódios *vivax*, *ovale*, *malariae*, mas não são gametocidas para o *P. falciparum*. Como outros derivados quinoleínicos, essas drogas inibem as enzimas (polimerases) envolvidas na síntese do ADN e ARN e outras enzimas celulares, interferindo nos processos oxidativos da glicose. As 4-aminoquinoleínas são absorvidas por via oral e parenteral. São substâncias organodepositárias, concentrando-se no fígado, baço, leucócitos e hemácias. Sofrem metabolização hepática parcial, eliminando-se por via renal. A cloroquina e a amodiaquina são as mais utilizadas na prática clínica e disponíveis no Brasil.

Cloroquina

Caracteres Gerais. Espectro de Ação

A cloroquina é o principal antimalárico utilizado em nosso meio para o tratamento das crises febris determinadas pelos *P. vivax*, *P. malariae* e *P. ovale*. O *P. falciparum* habitualmente é resistente a essa droga em várias partes da Terra, fato constatado também no Brasil e outros países sul-americanos da bacia amazônica. A cloroquina atua ainda sobre os trofozoítas da *Entamoeba histolytica*; no entanto, só é empregada na amebíase hepática, devido à sua baixa concentração na luz e nas paredes intestinais e à elevada concentração que atinge no fígado.

A cloroquina já foi empregada no tratamento da teníase e da babesiose e em infecções causadas por trematódeos dos gêneros *Clonorchis*, *Metagonimus*, *Opistorchis*, *Dicrocoelium*, *Paragonimus*, *Fasciola*, *Fasciolopsis* e *Echinostoma*, mas foi substituída nessas indicações por drogas mais eficazes. Exerce atividade anti-inflamatória, em resultado de sua ação estabilizadora de membranas lisossomais; por isso, tem efeito benéfico no tratamento da osteoartrite erosiva, do lúpus eritematoso sistêmico e da artrite reumatoide.

Farmacocinética

A cloroquina é bem absorvida por via oral, exercendo sua ação antimalárica logo após a absorção e promovendo rápida queda da parasitemia quando o plasmódio é sensível a ela. Sua biodisponibilidade por via oral é de 70% a 75%. Após uma dose oral de 10 mg/kg o nível plasmático máximo é atingido em duas horas. Por via IM ou IV a concentração sanguínea assemelha-se à alcançada por via oral, porém o nível máximo é atingido em 5 a 20 minutos. Liga-se às proteínas plasmáticas em 55%. É organodepositária, concentrando-se nos tecidos, inclusive no sistema nervoso central, mas sua concentração no líquido cefalorraquidiano é baixa, de cerca de 3% da existente no sangue.

No interior das hemácias atinge concentração três vezes superior à do plasma. Também se concentra em leucócitos e em plaquetas. Sua meia-vida plasmática em níveis terapêuticos é de 6 a 10 dias. Atravessa a barreira placentária e, em tratamentos prolongados, pode causar lesão no feto. Atinge pequena concentração no leite materno, exercendo ação profilática em crianças amamentadas ao seio. É liberada lentamente dos locais de deposição, sofrendo intensa metabolização hepática e originando metabólitos que guardam pequena atividade antimalárica. Sua eliminação se faz por via renal, em cerca de 50% como droga inalterada. Em pacientes com insuficiência renal, ocorre redução de sua eliminação, mas é irrelevante o acúmulo da droga não metabolizada, não havendo a necessidade de ajustes na sua administração nesses pacientes.

Indicações Clínicas e Doses

No tratamento da crise malárica causada pelo *P. vivax* e pelo *P. malariae*, a cloroquina é usada por via oral na dose inicial de 10 mg/kg em cloroquina base, seguindo-se uma dose de 5 mg/kg seis horas após, a qual é repetida 24 horas e 48 horas após a primeira tomada. Em adultos emprega-se a dose inicial de 600 mg, seguida de 300 mg 6, 24 e 48 horas após. Para facilitar a administração, o Ministério da Saúde recomenda a dose inicial de 600 mg (quatro comprimidos) seguida de 450 mg (três comprimidos), em uma única tomada diária, no segundo e no terceiro dia (Tabela 27.1). Nos casos em que é necessária a administração parenteral (vômitos, coma, choque) a droga é aplicada por via IV na dose inicial de 5 mg/kg diluídos em 500 mL de soro glicosado ou fisiológico, em administração gota a gota por quatro a seis horas. A cloroquina não deve ser injetada por via intravenosa de modo rápido, por causar hipotensão e ação inotrópica negativa, devido à elevada concentração sanguínea obtida. Logo que possível, continuar o tratamento por via oral. Caso seja necessária a manutenção da via parenteral, o esquema terapêutico deve prosseguir com a administração de 5 mg/kg a cada seis horas até a dose total de 25 mg/kg. A droga pode ser injetada por via IM ou subcutânea em casos de vômitos intensos, preferindo-se, porém, o uso IV quando necessária a administração parenteral.

Nas infecções pelo *Plasmodium vivax* e *P. ovale*, o tratamento com a cloroquina deve ser suplementado pelo emprego da primaquina, a fim de se erradicar as formas hepáticas de latência dos parasitas.

Na profilaxia da crise malárica, a cloroquina é empregada na dose única semanal de 600 mg, iniciada quando o indivíduo entrar na área malarígena e mantida por mais quatro semanas após o seu regresso. Entretanto, essa indicação profilática da droga vem sendo condenada pela possibilidade de seleção de plasmódios resistentes.

Tabela 27.1
Tratamento da Malária por *P. vivax* – Doses por Dia

	1º Dia	2º Dia	3º Dia	4º Dia	5º Dia	6º Dia	7º Dia
Cloroquina[1]	10 mg/kg (4 comp.)[3]	7,5 mg/kg (3 comp.)[3]	7,5 mg/kg (3 comp.)[3]	–	–	–	–
Primaquina[2]	0,5 mg/kg 1×/dia (2 comp.)	0,5 mg/kg 1×/dia (2 comp.)	0,5 mg/kg 1×/dia (2 comp.)	0,5 mg/kg 1×/dia (2 comp.)	0,5 mg/kg 1×/dia (2 comp.)	0,5 mg/kg 1×/dia (2 comp.)	0,5 mg/kg 1×/dia (2 comp.)

Fonte: Brasil. Ministério da Saúde. Guia Prático de Tratamento da Malária no Brasil, 2010.
[1]Apresentação da cloroquina: comprimidos de 150 mg.
[2]Apresentação da primaquina: comprimidos de 5 e 15 mg.
[3]Número de comprimidos recomendado para um adulto com peso médio de 60 kg.

Na terapêutica da hepatite e do abscesso hepático amebiano, a cloroquina é utilizada na dose de 600 mg/dia da cloroquina base durante dois dias, seguida de 300 mg/dia durante duas ou três semanas. Atualmente, essa indicação da cloroquina foi superada pelo uso do metronidazol. Com relação à babesiose, a terapêutica com a cloroquina foi abandonada, visto que a droga não exerce ação contra as *Babesia*, atribuindo-se a melhora do quadro febril à sua ação anti-inflamatória e ao curso autolimitado dessa doença. Na babesiose em humanos, o tratamento de escolha é a associação da quinina com a clindamicina e como opções alternativas a pentamidina e a atovaquona. Nas infecções hepáticas causadas por vermes dos gêneros *Clonorchis* e *Opistorchis*, o fosfato de cloroquina, utilizado na dose de 250 mg a cada oito horas durante seis semanas, mostrou-se de eficácia moderada. Tem ainda indicação nessas helmintíases como droga alternativa ao uso do praziquantel, que é atualmente o medicamento de escolha na terapêutica da clonorquíase e opistorquíase. Também na fasciolíase e na paragonimíase, a droga já foi administrada em tratamentos prolongados, sendo substituída atualmente pelo praziquantel e o bitionol. A cloroquina ainda é empregada na terapêutica da infecção hepática pelo *Dicrocoelium dendriticum*.

Como anti-inflamatório, no tratamento do lúpus eritematoso crônico e da artrite reumatoide, o sulfato de cloroquina tem sido usado em doses variáveis de 100 mg três vezes ao dia, no lúpus, a 250 mg uma vez ao dia ou 500 mg três vezes por semana, na artrite reumatoide.

Efeitos Adversos

Nas doses terapêuticas, a cloroquina apresenta boa tolerância e baixa toxicidade. Alguns pacientes queixam-se de pirose, desconforto epigástrico, náuseas, vômitos, cefaleia e prurido. O prurido é particularmente frequente em indivíduos da raça negra e não diminui com o uso de anti-histamínicos, porém melhora e pode ser evitado pela injeção de complexo de vitamina B. A administração por via intravenosa pode causar arritmia cardíaca e hipotensão arterial, motivo pelo qual é recomendado seu emprego em gotejamento lento. O uso de altas doses provoca falência cardíaca, por diminuir a contractilidade e o ritmo cardíaco, e causa vasodilatação, choque e alterações neurológicas manifestadas por excitabilidade, tonteira, alterações visuais e convulsões. Em tratamento prolongado, a cloroquina pode causar retinopatia por acumular-se em células ricas em melanina, levando à cegueira. São, também, descritas alterações vestibulares e acústicas, alopecia, erupções eritematosas e liqueniformes e neuromiopatias em pacientes em uso prolongado da droga para o tratamento da artrite reumatoide. Não há contraindicação do emprego da cloroquina no tratamento da malária em gestantes, desde que não se ultrapasse as doses e o tempo recomendados. Seu uso prolongado em gestantes pode causar lesões retinianas no feto. A droga deve ser evitada em indivíduos com psoríase, porfiria e retinopatias.

Disponibilidade da Droga

A cloroquina é apresentada para uso oral sob a forma de difosfato e sulfato em comprimidos contendo 150 mg de cloroquina base. Para uso parenteral é apresentada em ampolas com 3 mL de cloridrato ou bicloridrato de cloroquina contendo 50 mg de cloroquina base por 1 mL.

No Brasil, a cloroquina consta da RENAME com o nome Cloroquina sob a forma de fosfato ou sulfato em comprimidos com 150 mg e sob a forma de cloridrato, fosfato ou sulfato em ampolas com 150 mg, e é distribuída pela Fundação Nacional de Saúde, MS. A cloroquina já foi disponível comercialmente no medicamento Aralen®, mas na atualidade deve ser formulada e adquirida em farmácias de manipulação em comprimidos com 250 mg de difosfato de cloroquina.

Amodiaquina

A amodiaquina apresenta as mesmas propriedades antimaláricas da cloroquina, da qual é um substituto tão eficiente como medicação supressiva na malária causada pelos *P. vivax*, *P. malariae* e *P. ovale*. A droga foi usada também na amebíase hepática com bons resultados. A farmacocinética da amodiaquina é semelhante à da cloroquina. A droga é igualmente absorvida rápida e completamente por via oral. É organodepositária e elimina-se por via urinária de maneira lenta, sob a forma de metabólitos. Apresenta baixa toxicidade e boa tolerância em doses terapêuticas. Raramente, tem sido referida a ocorrência de agranulocitose e exacerbação de quadros de porfiria e psoríase com o seu uso. Sua administração prolongada provoca hiperpigmentação do leito das unhas, da pele e na região palatina.

A dose total para o tratamento da crise malárica em adultos é de 1,5 g, iniciando-se com 600 mg (quatro comprimidos) no primeiro dia, seguindo-se 450 mg (três comprimidos), em uma única tomada diária, no segundo e terceiro dia. Para crianças, a dose inicial é de 10 mg/kg e as doses subsequentes de 5 mg/kg. Para uso na profilaxia da crise malárica a amodiaquina é prescrita na dose de 600 mg (10 mg/kg, em crianças) semanalmente, devendo o tratamento continuar por mais quatro semanas após a saída da área malarígena. Da mesma maneira que ocorreu com a cloroquina, atualmente o *P. falciparum* apresenta resistência à amodiaquina, e a resistência é cruzada completa entre as duas drogas.

A amodiaquina foi conhecida pelo nome de marca Camoquin®, e já foi distribuída no Brasil pela Fundação Nacional de Saúde do Ministério da Saúde, apresentada sob a forma de cloridrato em comprimidos contendo 150 mg da substância básica.

QUINOLEÍNO-METANÓIS

A ampla distribuição do *Plasmodium falciparum* resistente aos antimaláricos de síntese, agravada nos últimos tempos pela resistência também à quinina e à associação sulfa + pirimetamina, tornou necessário o descobrimento de novas drogas capazes de agir contra esse parasita. Dentre as várias linhas de pesquisa, os arilaminoálcoois ou derivados do 4-quinoleíno-metanol ou 4-hidroximetilquinoleínas mostraram-se eficazes contra os plasmódios resistentes às 4-aminoquinoleínas. O grupo 4-quinoleíno-metanol é formado por substâncias análogas à quinina, destacando-se dentre elas a mefloquina, por sua atividade sobre os plasmódios, longa duração de ação e menores efeitos tóxicos.

Mefloquina

Caracteres Gerais. Mecanismo de Ação

A mefloquina foi sintetizada em 1971 e tem ação esquizonticida sanguínea contra todas as espécies de plasmódios humanos, comparável à da quinina. Provoca a regressão da febre na malária em cerca de 60 horas e o desaparecimento da parasitemia em três dias. Não tem ação sobre as formas sexuais (gametócitos) dos plasmódios. A droga é ativa contra o *P. vivax* e o *P. falciparum*, tanto os sensíveis como os resistentes às 4-aminoquinoleínas e à associação sulfadoxina + pirimetamina. Existe resistência cruzada entre a mefloquina e a halofantrina; em relação à quinina, pode ou não haver resistência cruzada. É pequena a ação da mefloquina contra *Leishmania* (*Leishmania*) *amazonensis* e *Leishmania* (*Viannia*) *braziliensis*, causadoras de leishmaniose tegumentar em nosso país.

O mecanismo de ação da mefloquina é semelhante ao da quinina, isto é, a droga inibe a síntese enzimática dos ADN e ARN ao formar complexos com o ADN do parasita. Essa ação produz alterações morfológicas na célula, resultando em lesão da membrana celular do plasmódio e sua lise.

Farmacocinética e Metabolismo

A mefloquina é rapidamente absorvida por via oral, alcançando concentração máxima em 2 a 12 horas. Liga-se às proteínas séricas em 98% e às membranas celulares, mantendo-se em circulação por tempo prolongado, variável de 6 a 22 dias. Concentra-se nas hemácias. Não atravessa a barreira hematoencefálica. É eliminada pela bile e fezes, principalmente sob a forma de metabólitos inativos. Pequena quantidade é eliminada pela urina sem sofrer transformação. Em pacientes com insuficiência renal não há a necessidade de ajustes na dose.

A rápida absorção e a vida média longa permitem o tratamento da malária com a mefloquina utilizada em dose única.

Indicações Clínicas e Doses

A mefloquina provou ser altamente eficaz no tratamento da malária pelo *P. falciparum*, inclusive a causada pelas estirpes resistentes, sobretudo quando associada com derivados da artemisinina. Altos índices de cura são obtidos com a dose única de 1 g em adultos e 15 a 20 mg/kg em crianças, por via oral, de preferência junto com algum alimento. A administração fracionada em duas tomadas com intervalo de seis a oito horas melhora a tolerabilidade, reduz a incidência de vômitos e de diarreia nos pacientes. A ação da mefloquina é rápida, com regressão da parasitemia em três dias; porém, como a droga não tem ação gametocida, nem sobre as formas exoeritrocitárias (sanguíneas), pode ser necessário complementar a terapêutica com o uso da primaquina.

Nos pacientes com malária grave causada pelo *P. falciparum* resistente à cloroquina e à sulfadoxina + pirimetamina, como é o caso do Brasil, a mefloquina é administrada em associação com o artesunato, por via oral, nos casos de malária *falciparum* não grave, de acordo com esquema apresentado na Tabela 27.4.

A mefloquina tem sido utilizada também na profilaxia da malária em áreas com elevado risco de transmissão do *P. falciparum* resistente. É recomendada na dose de 250 mg por via oral, em adultos, tomada uma vez por semana, devendo ser mantida por mais uma semana após a saída da área endêmica.

Efeitos Adversos

A tolerância à administração da mefloquina é boa, mas não é rara a ocorrência de vômitos, tonteira e diarreia, em geral pouco intensos e que em geral não prejudicam a continuidade do tratamento. Se o paciente vomitar após a tomada do medicamento dever receber outra dose. Mais raramente, a mefloquina causa zumbidos, visão turva, hipotensão arterial, bradicardia, convulsões e quadros psicóticos e depressivos. O fármaco deve ser usado com cautela, preferindo-se sua administração em doses menores, em pacientes com epilepsia e com distúrbio na condução cardíaca. Não deve ser usado juntamente com quinolonas devido ao risco de convulsões. A mefloquina tem ação depressora sobre a imunidade mediada por anticorpos, mas não sobre a imunidade celular. Esse medicamento já foi utilizado na terapêutica e na profilaxia da malária em gestantes e nutrizes apresentando excelente atividade antimalárica, não havendo associação entre o uso da droga e alterações para o concepto ou o lactente. No entanto, recente trabalho de Nosten *et al.* associou o uso da mefloquina durante a gestação e a ocorrência de maior natimortalidade. Entretanto, a Organização Mundial da Saúde não faz restrição ao uso da mefloquina durante a gestação, mas orienta que seu emprego no primeiro trimestre deve ser feito com cuidado e só é justificado em situações de malária grave causada pelo *P. falciparum* resistente à cloroquina.

Disponibilidade da Droga

No Brasil, a mefloquina consta da RENAME e é distribuída pela Fundação Nacional de Saúde, do Ministério da Saúde. É disponível em comprimidos com 250 mg de mefloquina base e associada com o artesunato em comprimidos, de uso em adultos, contendo 100 mg de artesunato e 200 mg de mefloquina. Comprimidos para uso infantil têm um quarto dessas doses.

DERIVADOS E ANÁLOGOS DA ARTEMISININA

O chinghaosu (*qinghaosu*) é o extrato cristalino de uma erva chinesa denominada chinghao (*qinghao*), cujas propriedades antimaláricas foram redescobertas em 1971. A *qinghao*, cujo nome científico é *Artemisia annua*, é uma planta conhecida há mais de 2.000 anos e utilizada na medicina tradicional chinesa no tratamento das febres, em particular na malária. Estudos realizados por cientistas chineses, a partir de 1972, conduziram ao isolamento de seu princípio ativo, o qual foi denominado qinghaosu e depois artemisinina. Quimicamente a artemisinina é uma sesquiterpeno-lactona, isto é, uma lactona heterocíclica contendo três anéis sem nitrogênio e possuindo uma ponte interna de peróxido, essencial à atividade antimalárica da droga.

Devido à insolubilidade da artemisinina, impedindo sua administração por via parenteral, foram desenvolvidos derivados e análogos mais solúveis, encontrando-se em uso clínico, além da artemisinina, o artesunato, o artemeter, o arteeter e o arteflene. Este último é um análogo derivado de outra planta chinesa com propriedades antipalúdicas. Somente o artesunato e o artemeter são disponíveis no Brasil.

Artemisinina

A artemisinina é isolada somente da *Artemisia annua* e da *Artemisia opiacea*, principalmente da primeira, plantas existentes naturalmente no território chinês. Além da ação antimalárica, age sobre *Naegleria fowleri*, *Schistosoma mansoni*, *S. japonicum* e *Clonorchis sinensis*. Sua atividade sobre o *Toxoplasma gondii* é inconstante e a droga e seus derivados não mostraram eficácia na toxoplasmose experimental. Sua ação mais notável se dá contra as formas circulantes (esquizontes) dos *Plasmodium falciparum* e *P. vivax*, rapidamente eliminando os parasitas da circulação, e com ação inclusive sobre os plasmódios resistentes à cloroquina e à quinina.

A ação antimalárica da artemisinina e seus derivados é exercida de modo mais rápido que a obtida com a quinina e a mefloquina. Essa característica da substância a torna de notável importância em pacientes com alta parasitemia pelo *P. falciparum*, pois a rápida destruição dos parasitas reduz o risco de malária cerebral e outras formas graves ou pode permitir a recuperação de pacientes com essas formas perniciosas da doença. O mecanismo de ação da artemisinina é exercido sobre as membranas celulares dos plasmódios, bem como sobre os ribossomos, mitocôndrias e retículo endoplásmico, afetando a permeabilidade dessas membranas, a síntese proteica, a respiração e a integridade dos parasitas, que rapidamente, em 30 a 60 minutos, sofrem degeneração. Assim, a artemisinina e seus derivados são as drogas de ação antimalárica mais rápida e na China e em outros países da Ásia substituíram a quinina para o tratamento da malária pelo *P. falciparum*. A ação das drogas não se dá sobre as formas exoeritrocitárias do *P. vivax*, o que torna necessário o uso associado da primaquina para ser obtida a cura radical da infecção por este plasmódio.

A artemisinina é insolúvel em água, e é utilizada sob a forma de comprimidos e supositórios. Essa forma farmacêutica é bastante prática em pacientes graves, tem atividade rápida e com perfeita tolerância, e constitui medicação de valor particularmente em crianças. Sob a forma de comprimidos a droga é rapidamente absorvida por via oral, atingindo a concentração sanguínea máxima em uma hora e distribuindo-se com facilidade pelos líquidos e tecidos orgânicos, inclusive no cérebro. A artemisinina é rapidamente hidrolisada a di-hidroartemisinina, o metabólito que preserva a atividade antimalárica do produto natural. A meia-vida da artemisinina e de seu metabólito é curta, de duas a quatro horas, quando administrada por via oral, e de quatro horas, quando administrada como supositório.

A resistência dos plasmódios à artemisinina e seus análogos é rara nos países em que é pouco utilizada. Entretanto, há registros de ascensão da resistência, que pode chegar a 50%, em países asiáticos, devido ao uso extenso das drogas. Os plasmódios com resistência à artemisinina mostram-se também resistentes à quinina e à cloroquina.

Embora a ação da artemisinina seja rápida, com eliminação imediata dos esquizontes do *P. falciparum* do sangue periférico, tem sido observado no Brasil e em outros países que é frequente (acima de 50%) a recrudescência (recaída) do quadro febril após a suspensão da droga, quando administrada isoladamente e por tempo curto. Os trabalhos realizados demonstram a excelente ação e ausência de recrudescências com o uso associado da artemisinina ou seus derivados com a mefloquina ou a quinina ou a doxiciclina. Portanto, a rápida ação da artemisinina deve ser consolidada pelo emprego complementar com outras drogas ativas contra o plasmódio.

A artemisinina e seus derivados e análogos apresentam boa tolerância e baixa toxicidade para o homem. Poucos pacientes podem apresentar redução transitória no número de reticulócitos e febre passageira. Em animais, altas doses da artemisinina podem causar cárdio e neurotoxicidade e provocam toxicidade fetal, com reabsorção do feto, desconhecendo-se a importância desses fatos na espécie humana. Por precaução, essas drogas não devem ser administradas à gestante e à nutriz.

A principal e única indicação da artemisinina e seus derivados está no tratamento da malária pelo *Plasmodium falciparum*, em especial as formas graves e, sobretudo, nos países onde a resistência do plasmódio a outros antimaláricos é importante. Constitui o medicamento atualmente mais empregado para o tratamento da malária no Sudeste Asiático (Tailândia, Vietnã) e China. No Brasil, dois derivados da artemisinina, o artemeter e o artesunato, são recomendados pelo Ministério da Saúde para o tratamento das formas graves da infecção pelo *P. falciparum*.

A artemisinina é utilizada por via oral na dose inicial de 1 g seguida de 500 mg de 12/12 horas durante mais dois dias. Sob a forma de supositórios é aplicada na dose inicial de 600 mg, seguida de 600 mg quatro horas após e depois 400 mg de 12/12 horas por mais dois dias, perfazendo a dose total de 2.800 mg em três dias. A administração complementar da mefloquina na dose de 15 a 20 mg/kg (1 g em adultos, fracionada em duas tomadas com intervalo de seis horas) evita a ocorrência da recrudescência da malária. A artemisinina não é disponível no Brasil.

Artesunato, Artemeter

Devido à insolubilidade da artemisinina, impedindo sua administração por via parenteral, foram desenvolvidos derivados mais solúveis, encontrando-se em uso clínico no Brasil o artesunato e o artemeter.

O artesunato é o sal succinil sódico da artemisinina (hemissuccinato de artemisinina), solúvel em água, porém instável em solução, rapidamente sofrendo hidrólise para a di-hidroartemisinina, que é pouco solúvel. É dispensado sob a forma de ácido artesúnico em pó juntamente com uma ampola de bicarbonato de sódio, devendo a solução injetável ser preparada e imediatamente injetada por via intravenosa ou intramuscular. Poucos minutos após a injeção intravenosa, o artesunato é transformado no metabólito ativo, a di-hidroartemisinina, motivo pelo qual o artesunato é considerado uma pró-droga da di-hidroartemisinina. A meia-vida do artesunato e do seu metabólito quando administrado por via IV é muito curta, de cerca de 48 minutos. A droga é também formulada para utilização por via oral e por via retal, apresentando rápida absorção. O artesunato é especialmente útil por via IV para os casos graves, sobretudo em pacientes em coma malárico, por ser o derivado de mais rápida ação terapêutica.

O artemeter é o derivado metil-éter da artemisinina, solúvel em lipídios, e apresentado sob a forma oleosa para injeção intramuscular e em cápsulas para administração por via oral. A forma injetável da droga é bastante estável à temperatura ambiente por até quatro anos. Após a injeção IM do artemeter, sua concentração sanguínea máxima é alcançada em cerca de seis horas, tendo a meia-vida sérica variável de quatro a onze horas. Sua metabolização, por demetilação, é lenta, distribuindo-se amplamente pelos tecidos e exercendo a atividade antimalárica predominantemente sob a forma não metabolizada. A forma oral do artemeter vem sendo utilizada em associação com a lumefantrina no tratamento da malária pelo *P. falciparum*, com notável eficácia. A associação é denominada coartemeter, tendo recebido o nome de marca Coartem®, e, atualmente, é recomendada como medicamento de primeira escolha para o tratamento das formas não complicadas da malária pelo *Plasmodium falciparum* no Brasil e em outros países.

O artesunato é administrado por via IV, oral e em supositórios. Considerando que seu emprego é destacado para os casos graves da malária por *P. falciparum*, a droga é habitualmente administrada por via IV na dose inicial de 2,4 mg/kg, seguida da dose de 1,2 mg/kg de 12/12 horas, durante sete dias. Cada dose deve ser diluída em 50 mL de solução glicosada a 5% ou 10% e infundida gota a gota durante cinco minutos. O tratamento com artesunato nos casos de malária *falciparum* grave deve ser complementado com o emprego de clindamicina (20 mg/kg/dia), ou doxiciclina (3,3 mg/kg/dia) ou mefloquina (15 a 20 mg/kg). No Brasil, o Ministério da Saúde recomenda a associação com clindamicina durante todo o tratamento, como apresentado na Tabela 27.6.

Por via oral, o artesunato é utilizado, na dose de 2,4 mg/kg, fracionada de 12/12 horas no primeiro dia e em seguida na dose de 1,2 mg/kg/dia, durante cinco dias. A doxiciclina, a mefloquina ou a clindamicina são empregadas em associação durante cinco dias. O artesunato sob a forma de supositórios constitui-se numa alternativa para a terapêutica em crianças ou pacientes em coma malárico, indicando-se a dose de 200 mg/dia, em adultos. Em crianças, é indicado o supositório durante quatro ou cinco dias em dose única diária de 50 mg para crianças de 1 e 2 anos; 50 mg de 12/12 horas entre 3 e 5 anos; e 50 mg de 8/8 horas, entre 6 e 12 anos de idade. No Brasil, atualmente, o artesunato é disponibilizado pelo Ministério da Saúde em associação com a mefloquina em apresentação em um único comprimido para o tratamento da malária causada por *P. falciparum* não grave, conforme esquema apresentado na Tabela 26.4.

Estudos realizados em países da África e em países asiáticos utilizaram o artesunato por via oral associado com amodiaquina para o tratamento da malária por *P. falciparum* não complicada. Os resultados foram similares aos obtidos com a associação do artemeter com a lumefantrina. A associação do artesunato com amodiaquina só está disponível em comprimidos, o que dificulta o seu emprego no tratamento de crianças. Essa associação não está disponível no Brasil.

No tratamento da malária grave causada pelo *P. falciparum*, o artemeter é administrado por via IM na dose única de 3,2 mg/kg (160 mg em adultos) no primeiro dia, seguindo-se 1,6 mg/kg (80 mg em adultos), em dose única diária, durante mais quatro dias (cinco dias de tratamento). No Brasil, o Ministério da Saúde recomenda a associação do artemeter com clindamicina por via IV, como apresentado na Tabela 27.6. Por via oral, o artemeter é administrado em associação com a lumefantrina (coartemeter), tendo recebido o nome de marca Coartem®. Essa associação é indicada na malária causada por *P. falciparum* não grave, em esquema de tratamento apresentado na Tabela 27.3. Os comprimidos vêm com doses fixas de 20 mg de artemeter e 120 mg de lumefantrina e são embalados em cartelas com posologias adequadas ao peso e a idade do paciente. O Coartem® deve ser ingerido junto com alimentos, para melhor eficácia.

Em gestantes, os derivados da artemisinina podem ser empregados no segundo e terceiro trimestres, mas são contraindicados no primeiro trimestre. As drogas podem ser empregadas em crianças. Tanto na gestante como em crianças é contraindicado o uso das tetraciclinas; dessa maneira, a terapia sequencial deve ser realizada com clindamicina ou mefloquina.

O artesunato é disponível em frasco-ampola com 60 mg, em supositórios com 50 mg e 200 mg, e comprimido com 50 mg. O artemeter é disponível em ampolas para uso IM com 80 mg. Como mencionado, o Ministério da Saúde do Brasil disponibiliza o artemeter, na dose 20 mg, associado com lumefantrina, na dose 120 mg, em um mesmo comprimido. Igualmente, é disponível a associação de artesunato e mefloquina em um só comprimido, com 25 mg de artesunato e 50 mg de mefloquina nos comprimidos infantis e 100 mg de artesunato de 200 mg de mefloquina nos comprimidos de adultos. As ampolas de artesunato contêm 60 mg e, as de artemeter, 80 mg.

As Tabelas 27.2 a 27.6 apresentam os esquemas de tratamento recomendados para a malária por *Plasmodium falciparum* no Brasil.

ARTEETER, ARTEFLENE

O arteeter é o derivado etil-éter da artemisinina, formulado para uso IM, e com absorção mais rápida que o artemeter por ser mais solúvel. Sua meia-vida parece ser mais prolongada que a dos derivados anteriores. Essa droga foi lançada para uso em áreas onde há resistência do *P. falciparum* aos antimaláricos de síntese, mas a experiência clínica ainda é pequena. Os resultados são comparáveis aos obtidos com o emprego da quinina. É utilizada por via intramuscular em injeção diária da dose de 150 mg, em adultos, durante três dias consecutivos.

O arteflene é um derivado sintético de um peróxido cíclico natural denominado Yingzhaosu, obtido inicialmente de uma planta nativa da China, a *Artabotrys uncinatus*, e que havia mostrado ação antimalárica em modelos animais. Dentre os diversos derivados obtidos, o arteflene foi o que mostrou maior atividade antipalúdica, similar à da artemisinina, porém com maior estabilidade química que esta droga. O arteflene é, portanto, um análogo da artemisinina, com melhor estabilidade, boa atividade antimalárica e sem apresentar atividade mutagênica. É absorvido por via oral, preferencialmente junto a alimentos, pois é maior a absorção. Seu nível sanguíneo máximo é atingido em cerca de 2,5 horas e a meia-vida é de duas a quatro horas. A droga é intensamente metabolizada, mantendo o seu hidroxi-metabólito a atividade antimalárica.

Tabela 27.2
Tratamento da Malária Não Complicada Causada pelo *P. falciparum*
Esquemas Gerais – Ver Doses nas Tabelas 26.3 e 26.4

	Drogas Antimaláricas	Via de Administração	Intervalo de Doses	Duração
Esquema de primeira escolha	Artemeter + Lumefantrina	Oral (associação em um comprimido)	12/12 h	3 dias
Esquema alternativo*	Artesunato + Mefloquina	Oral (associação em um comprimido)	24 h	3 dias
Esquema especial**	Quinina + Doxiciclina	Oral	12/12 h + 12/12 h	3 dias + 5 dias
Esquema de escolha em gestantes e lactentes***	Quinina + Clindamicina	Oral IV	12/12 h + 12/12 h	3 dias + 5 dias

Obs.: * Disponível em algumas localidades.
** Caso o esquema de primeira escolha não seja disponível.
*** Gestantes no primeiro trimestre e crianças com menos de seis meses.

Tabela 27.3
Tratamento da Malária por *P. falciparum* Não Grave com a Combinação Artemeter-Lumefantrina – Doses

Idade/ Peso	Número de Comprimidos						
	1º Dia			2º Dia		3º Dia	
	Manhã		Noite	Manhã	Noite	Manhã	Noite
	Artemeter + Lumefantrina	Primaquina comp. 15 mg	Artemeter + Lumefantrina				
6 m-2 anos 5-14 kg	1	1/2	1	1	1	1	1
3-8 anos 15-24 kg	2	1	2	2	2	2	2
9-14 anos 25-34 kg	3	1 e 1/2	3	3	3	3	3
≥ 15 anos ≥ 35 kg	4	3	4	4	4	4	4

Comprimido: 20 mg de artemeter e 120 mg de lumefantrina; primaquina: comprimidos de 15 mg.
Cada tratamento vem em uma cartela individual, em quatro tipos de embalagem, de acordo com o peso ou a idade das pessoas.
Sempre dar preferência ao peso para a escolha da dose.
Recomenda-se a ingestão dos comprimidos junto com alimentos.
Ver esquema de tratamento na gestante no primeiro mês e criança abaixo de 6 meses na Tabela 26.6.
Primaquina em uma única dose, no 1º dia, pela manhã.
Fonte: Brasil. Ministério da Saúde. Guia Prático de Tratamento da Malária, 2010.

DERIVADOS DE AMINOÁLCOOIS

HALOFANTRINA

A halofantrina é uma substância sintética formada por um 9-fenantrenometanol, pertencente à classe dos aminoálcoois, descoberta durante a 2ª Guerra Mundial. Recebeu inicialmente a sigla WR 171669, e seu desenvolvimento permaneceu por 20 anos sem estudos, devido ao sucesso da cloroquina na terapia da malária. Com o surgimento e a disseminação da resistência do *P. falciparum* aos antimaláricos de síntese, ressurgiu o interesse pela halofantrina. Essa droga é relacionada estruturalmente com a mefloquina, e estudos recentes revelam frequente resistência cruzada entre essas drogas. Usada isoladamente, a resistência à halofantrina ocorre de modo rápido e é cruzada com a mefloquina, mas os plasmódios aumentam sua sensibilidade à cloroquina.

A halofantrina exerce ação esquizonticida sobre o *P. vivax* e *P. falciparum*, tanto sobre as formas sensíveis como as resistentes à cloroquina, pirimetamina e quinino. A droga exerce sua ação por interferir no aproveitamento do ferro pelo plasmódio, bem como por alterar suas mitocôndrias. A atividade antimalárica alcança 70% a 95% dos casos, quando utilizada em multidose, provocando a remissão da febre em 24 a 60 horas e o desaparecimento das formas circulantes do parasita em 36 a 72 horas. Dessa forma, a halofantrina tem ação esquizonticida rápida, de modo semelhante à cloroquina, ao quinino e à artemisinina.

A solubilidade em água da halofantrina é pequena, fazendo com que sua absorção por via oral seja lenta e o nível sérico seja

Tabela 27.4
Tratamento da Malária por *P. falciparum* Não Grave com a Combinação Artesunato-Mefloquina – Doses

Idade/ Peso	Número de Comprimidos por Dia – 1º Dia: Artesunato + Mefloquina			2º Dia		3º Dia	
	Infantil	Adulto	Primaquina comp. 15 mg	Infantil	Adulto	Infantil	Adulto
6-11 meses 5-8 kg	1		1/2	1		1	
1-5 anos 9-17 kg	2		1	2		2	
6-11 anos 18-29 kg		1	1 e 1/2		1		1
≥ 12 anos ≥ 30 kg		2	3		2		2

Comprimido infantil: 25 mg de artesunato e 50 mg de mefloquina; adulto: 100 mg de artesunato e 200 mg de mefloquina; primaquina: comprimidos de 15 mg.
Cada tratamento vem em uma cartela individual, em quatro tipos de embalagem, de acordo com o peso ou idade das pessoas.
Sempre dar preferência ao peso para a escolha da dose.
Para crianças pequenas, esmagar o comprimido para facilitar a administração, podendo ingerir o comprimido com água ou leite.
Recomenda-se administrar o comprimido junto com alimentos.
Primaquina administrada somente no primeiro dia para ação gametocitocida.
A dose de primaquina é dispensável se o paciente não reside ou permanece em área de transmissão.
Fonte: Brasil. Ministério da Saúde. Guia Prático de Tratamento da Malária, 2010.

atingido somente quatro a seis horas após a administração. Sua absorção é aumentada quando ingerida junto a alimentos gordurosos. Não existe, ainda, apresentação da halofantrina para uso parenteral. A droga é metabolizada, e o seu principal metabólito, a N-desbutil-halofantrina, é também ativo contra os plasmódios. A meia-vida sérica da halofantrina é de um a dois dias e a de seu metabólito de três a cinco dias.

Habitualmente, a halofantrina é bem tolerada, mesmo em doses repetidas. Poucos pacientes apresentam queixas de cefaleia, náuseas, vômitos, diarreia, dor abdominal, tonteira, prurido e erupção maculopapular. Mais recentemente, tem sido descrita toxicidade cardíaca em alguns pacientes, manifestada por retardo na condução atrioventricular e prolongamento na repolarização ventricular, observado ao eletrocardiograma pelo aumento do intervalo QT. Em geral, essa alteração não tem ocasionado prejuízo para os pacientes, mas pode causar taquiarritmia ventricular e morte em pacientes com distúrbios cardíacos prévios. A halofantrina não provoca teratogênese, mas pode determinar intoxicação do embrião, e por isso não é recomendada na gestante.

A halofantrina não é situada como droga importante nos programas de controle da malária, devido à sua biodisponibilidade incerta, resistência cruzada com a mefloquina, custo elevado e por sua cardiotoxicidade. Por sua limitação de ser administrado somente por via oral, o fármaco é recomendado para quadros clínicos de moderada gravidade. A halofantrina é administrada por via oral sob a forma de cloridrato, em cápsulas gelatino-

Tabela 27.5
Esquema Recomendado para o Tratamento das Infecções por *Plasmodium falciparum* Não Grave com Quinina, Doxiciclina ou Clindamicina e Primaquina, Usado Excepcionalmente

Idade/ Peso	Número de Comprimidos por Medicamento por Dia			
	1º, 2º e 3º Dias		4º e 5º Dias	6º Dia
	Qunina	Doxiciclina	Doxiciclina	Primaquina
8-10 anos 22-29 kg	1 e 1/2	1	1	1
11-14 anos 30-49 kg	2 e 1/2	1 e 1/2	1 e 1/2	2
≥ 15 anos ≥ 50 kg	4	2	2	3

Sulfato de quinina: comprimidos de 500 mg do sal; doxiciclina: comprimidos de 100 mg do sal; primaquina: comprmidos de 15 mg.
A dose diária de quinina e da doxiciclina deve ser dividida em duas tomadas de 12/12 horas.
Sempre dar preferência ao peso para a escolha da dose.
A dose de quinina é calculada em 30 mg/kg/dia e a de doxiciclina em 3,4 mg/kg/dia e a de primaquina em 0,75 mg/kg/dia.
Em gestantes e a crianças abaixo de 8 anos de idade substituir a doxiciclina por clindamicina, na dose de 20 mg/kg/dia, fracionada de 12/12 horas (adulto 600 mg de 12/12 h).
Este esquema de tratamento é usado excepcionalmente na ausência do esquema preferencial com artemeter (Tabela 26.3) ou artesunato (Tabela 26.4).
Fonte: Brasil. Ministério da Saúde. Guia Prático de Tratamento da Malária, 2010.

Tabela 27.6
Tratamento da Malária Grave Causada pelo *P. falciparum* ou pelo *P. vivax*

	Droga e Via de Administração	Dose Diária e Intervalo de Doses	Duração
Esquema de primeira escolha em pacientes em choque ou hemorragias	Artesunato IV + Clindamicina IV[2]	2,4 mg/k/dia[1], 12/12 h 20 mg/kg/dia, 8/8 h	7 dias
Esquema de primeira escolha para pacientes com adequada perfusão capilar	Artemeter IM + Clindamicina IV[2]	3,2 mg/kg/dia[1], 12/12 h 20 mg/kg/dia, 8/8 h	5 dias 7 dias
Esquema de segunda escolha[3]	Quinina IV[4] + Clindamicina IV[2]	30 mg/kg/dia[5], (12/12 h) + 20 mg/kg/dia, 12/12 h	7 dias

Obs.: [1]Dose de ataque, seguida por metade da dose a cada 12 horas.
[2]Clindamicina IV deve ser diluída em solução glicosada e administrada gota a gota em 1 hora.
[3]Esquema empregado em gestantes no primeiro trimestre, em crianças com menos de 6 meses ou se os derivados da artemisinina não são disponíveis.
[4]Quinina IV deve ser diluída em solução glicosada e administrada gota a gota durante 4 horas.
[5]Dose de ataque de quinina de 20 mg/kg, seguida das doses a cada 12 horas.
[6]Quando o paciente puder deglutir, administrar os medicamentos por via oral
[7]Ampolas de artesunato com 60 mg e as de artemeter com 80 mg.
Fonte: Brasil. Ministério da Saúde. Guia Prático de Tratamento da Malária, 2010.

sas, na dose total de 1.500 mg (24 mg/kg em crianças), fracionada em três tomadas com intervalo de seis horas. A repetição da mesma dose sete dias depois aumenta o índice de cura e diminui a possibilidade de recaída. Em regiões onde ocorre a multirresistência do *P. falciparum* e nos casos de recorrência, a repetição do tratamento durante três dias (dose total de 72 mg/kg) proporciona melhores resultados.

A halofantrina foi licenciada para produção pelo Laboratório SmithKline Beecham, e aprovada em mais de 50 países, geralmente sob o nome Halfan®, em comprimidos com 250 mg. Não é disponível no Brasil.

LUMEFANTRINA (OU BENFLUMETOL)

A lumefantrina, ou benflumetol, é um aminoálcool derivado do fluoreno, quimicamente similar à halofantrina e à mefloquina, sintetizada e utilizada na China há vários anos, isoladamente ou associada com outros antimaláricos. Exerce atividade rápida e prolongada contra o *Plasmodium falciparum* sensível e o resistente à cloroquina. É absorvida por via oral, ocorrendo maior absorção quando administrada com alimentos. A biodisponibilidade da lumefantrina é altamente dependente da ingestão de alimentos. Sua meia-vida é de oito horas e aumenta em pacientes com malária. É metabolizada e excretada pelo fígado para as fezes. Estudos iniciais realizados com a droga mostraram sua atividade antipalúdica utilizada na dose de 2 g/dia, em tomadas fracionadas de 8/8 ou 12/12 horas, durante quatro dias.

Contudo, estudos posteriores revelaram melhor eficácia da lumefantrina associada com o artemeter, chamado coartemeter (CGP 56697). Essa associação é produzida pela Indústria Novartis com o nome de marca Coartem®, sendo capaz de provocar índice de cura superior a 95% na malária não complicada causada pelo *P. falciparum*. O esquema de tratamento é apresentado na Tabela 27.3. O Coartem® não deve ser administrado a crianças com menos de 10 kg e a gestantes e nutrizes. A droga é bem tolerada, não ocasionando alterações cardíacas ou renais. Os efeitos adversos mais observados com a lumefantrina são náuseas, vômitos, tonteira, diarreia, cefaleia e, raramente, prurido. Uma desvantagem nos pacientes gravemente enfermos é sua menor absorção, e consequente menor eficácia, devido à não ingestão de alimentos por via oral nesses enfermos. Também as crianças com frequência recusam o medicamento devido ao sabor amargo dos comprimidos macerados.

A associação artemeter com lumefantirna é considerada pelo Ministério da Saúde do Brasil uma das drogas de escolha para a terapia da malária não complicada causada pelo *P. falciparum*. Só é disponível em comprimidos com 20 mg de artemeter e 120 mg de lumefantrina, havendo a expectativa de ser produzida uma apresentação pediátrica com melhor sabor.

OUTROS MEDICAMENTOS RECENTES

Várias combinações de drogas antimaláricas estão em consideração ou experimentação laboratorial, seguindo o modelo já adotado de utilizar dois esquizonticidas que atuem de maneira sinérgica. São exemplos amodiaquina e artesunato, sulfadoxina + pirimetamina e artesunato e outras. Uma associação que vem demonstrando eficácia no tratamento da malária por *P. falciparum* não responsiva a mefloquina e quinina é a atovaquona com proguanil. A tafenoquina, novo agente contra formas exoeritrocíticas, foi apresentada no item sobre 8-aminoquinoleínas.

Associação de Atovaquona e Proguanil

A atovaquona foi desenvolvida como droga antimalárica, mas tornou-se um medicamento de importância no tratamento e profilaxia de infecções oportunistas em pacientes infectados pelo HIV, especialmente a pneumocistose e a toxoplasmose. As características dessa substância foram discutidas no Capítulo 25, que trata das drogas antiprotozooses. A atovaquona é um antimalárico de pequena eficácia, pois a recrudescência da malária ocorre em cerca de um terço dos enfermos medicados isoladamente com a droga.

O proguanil é uma antiga droga com ação contra os plasmódios humanos, que exerce ação esquizonticida sanguínea muito lenta, demorando cerca de quatro dias para a obtenção de sua ação supressiva ao ser administrada por via oral. Além disso, tem sido cada vez mais frequente a descrição de amostras de *P. falciparum* e *P. vivax* resistentes à sua ação. Registros atuais revelam que a monoterapia com o proguanil resulta em falha terapêutica em até 90% dos casos. Por esses motivos, não é mais utilizada isoladamente na terapêutica da crise malárica, apesar de ser uma droga bem tolerada.

Na atualidade, o proguanil vem sendo utilizado em associação com a atovaquona no tratamento e na profilaxia da malária em países da África e do sudeste asiático nos casos de falha terapêutica de esquemas contendo a quinina e a mefloquina. A combinação de doses fixas de 250 mg de atovaquona com 100 mg de proguanil, denominada Malarone®, exerce um efeito sinérgico, evitando a recrudescência habitualmente observada quando se utiliza a atovaquona isoladamente. O Malarone® é utilizado na terapêutica da malária causada pelo *P. falciparum* na dose, em adultos, de quatro comprimidos tomados em dose única diária durante três dias, apresentando índice de cura de 87% a 98%. Os efeitos adversos mais frequentes com essa associação são as náuseas (33% dos pacientes) e vômitos (cerca de 30% dos pacientes), cefaleia, dor abdominal e diarreia, mas já foram descritos quadros de cardiotoxicidade e hepatite. O Malarone® é também utilizado na profilaxia da malária, mostrando eficácia com a administração de um comprimido diariamente enquanto o paciente permanecer na área endêmica, mantido por mais uma semana após a saída da região. Esse antimalárico não estava disponível no Brasil até janeiro de 2006.

Ferroquina e Derivados

Ferroquina é um derivado da cloroquina que mostra atividade contra *P. vivax* e *P. falciparum*, incluindo as estirpes deste plasmódio que são resistentes aos antimaláricos de síntese. Vários derivados da ferroquina estão em estudos para observação de sua atividade antipalúdica e segurança de uso. São fármacos promissores como antimaláricos, mas ainda em fase inicial de experimentação clínica sobre sua farmacocinética e farmacodinâmica e eficácia terapêutica.

BIBLIOGRAFIA

Geral

Boulos M. Tratamento da malária. In: Focaccia R. Tratado de Infectologia. 3 ed. São Paulo: Atheneu; 2005. p. 1623-7.

Brasil. Ministério da Saúde. Guia Prático de Tratamento da Malária no Brasil. Brasília: Secretaria de Vigilância em Saúde, Ministério da Saúde; 2010. p. 38.

Dietrich M, Kern P. Malaria. Antibiot Chemother (Basel). 1981; 30: 224-56.

Hunsicker LG. The pharmacology of the antimalarials. Arch Intern Med. 1969; 123:645-9.

Korolkovas A. Mecanismo de ação dos antimaláricos. Rev Bras Clin Terap. 1975; 4:183-6.

Krogstad DJ, et al. Antimalarial agents: specific treatment regimens. Antimicrob Agents Chemother. 1988; 32:957-61.

Mutis MCS, et al. Malária. In: Coura JR. Dinâmica das doenças infecciosas e parasitárias. Rio de Janeiro: Guanabara-Koogan; 2005. p. 833.

Nogueira A Jr. Antimaláricos – estado atual do seu emprego. Ars Curandi. 1969; (1):36-44.

OMS. Tratamento da malária não complicada e uso de medicamentos antimaláricos para a proteção de viajantes. Genebra: OMS; 1995.

OMS/OPAS. Orientação sobre a quimioterapia da malária humana. Publicação Científica nº 273; 1979.

Powell RD. The chemotherapy of malaria. Clin Phamol Ther. 1966; 7:48-76.

Ridley RG, Hudson AT. Chemotherapy of malaria. Curr Opin Infect Dis. 1998; 11:691-705.

Schesinger PH, et al. Antimalarial agents: mechanism of action. Antimicrob Agents Chemother. 1988; 32:793-8.

Tauil PL, Fontes CJ. Malária. In: Cimerman S, Cimerman B. Condutas em Infectologia. São Paulo: Atheneu; 2004. p. 323.

WHO – Division of Control of Tropical Diseases. Severe and complicated malaria. Trans R Soc Trop Med Hyg. 1990; 84(Suppl 2):1-65.

WHO. Severe falciparum malaria. Trans R S Trop Med Hyg. 2000; 94(Suppl 1):1-90.

WHO. Overview of malaria treatment. Disponível em: https://www. who. int/malaria/areas/treatment/overview/en/. Acessado em junho 2019.

Quinina

Alecrim WD, et al. Tratamento da malária (*P. falciparum*) com clindamicina. II – Esquema posológico de cinco dias. Rev Inst Med Trop São Paulo. 1982; 24(Supl 6):40-3.

Bonington A, et al. Fatal quinine cardiotoxicity in the treatment of falciparum malaria. Trans R Soc Trop Med Hyg. 1996; 90:305-7.

Cowan MM. Plant products as antimicrobial agents. Clin Microbiol Rev. 1999; 12:564-82.

Hall AP. The treatment of severe falciparum malaria. Trans R Soc Trop Med Hyg. 1977; 71:367-78.

Dondorp A, et al. Artesunate versus quinine for treatment of severe falciparum malaria: a randomized trial. Lancet. 2005; 366:717-25.

Goldenberger AM, Wexler LF. Quinine overdose: review of toxicity and treatment. Clin Cardiol. 1988; 11:716-8.

Kremsner PG, et al. Clindamycin in combination with chloroquine or quinine is an effective therapy for uncomplicated *Plasmodium falciparum* malaria in children from Gabon. J Infect Dis. 1994; 169:467-70.

Newton P, et al. Pharmacokinetics of quinine and 3-hydroxyquinine in severe falciparum malaria with acute renal failure. Trans R Soc Trop Med Hyg. 1999; 93:69-72.

Pukrittayakamee S, et al. Therapeutic responses to quinine and clindamycin in multidrug-resistant falciparum malaria. Trans R Soc Trop Med Hyg. 2000; 44:2395-8.

Ramharter M, et al. Artesunate-clindamycin versus quinine-clindamycin in the treatment of *Plasmodium falciparum* malaria: a randomized controlled trial. Clin Infect Dis. 2005; 40:1777-84.

Schaio MG, Yang KD. Response of babesiosis to a combined regimen of quinine and azithromycin. Trans R Soc Trop Med Hyg. 1997; 91:214-5.

4-aminoquinoleínas e 8-aminoquinoleínas

Alecrim MGC, et al. *Plasmodium vivax* resistance to chloroquine (R2) and mefloquine (R3) in Brazilian amazon region. Rev Soc Bras Med Trop. 1999; 32:67-8.

Baird JK, et al. Primaquine for prevention of malaria fin travelers. Clin Infect Dis. 2003; 37:1659-67.

Baird JK. Hoffman SL. Primaquine for therapy of malaria. Clin Infect Dis. 2004; 1336-45.

Butler I. Retinopathy following the use of chloroquine and allied substances. Ophtalmologica. 1965; 149:204-8.

Coatney GR. Pitfalls in a discovery: the chronicle of chloroquine. Am J Trop Med Hyg. 1963; 12:121-8.

Conan NJ. The treatment of hepatic amebiasis with chloroquine. Am J Med. 1949; 6:309-20.

Ebstie YA, et al. Tafenoquine and its potential in the treatment and relapse prevention of Plasmodium vivax malaria: the evidence to date. Drug Des Devel Ther. 2016; 10:2387-99.

Kennedy CB, et al. Chloroquine – therapeutic indications and side effects. South Med J. 1963; 56:760-4.

Kitchener S, et al. Adequate primaquine for vivax malaria. J Travel Med. 2005; 12:133-5.

Lacerda MVG, et al. Single-dose tafenoquine to prevent relapse of *Plasmodium vivax* malaria. N Engl J Med. 2019; 380:215-28.

Lewis HJ. Chloroquine sulphate in treatment of chronic discoid lupus erythematosus. B Med J. 1955; 1:329-30.

Lopes PFA, et al. Resistência do *P. falciparum* às 4-aminoquinoleínas – estudo de 3 raças provenientes do Estado de Goiás. Rev Soc Bras Med Trop. 1969; 3:73-86.

Mesbrick SR, Alker AP. Amodiaquine and combination chemotherapy of malaria. Am J Trop Med Hyg. 2005; 73:821-3.

Mordue DG, Wormser GP. Could the Drug Tafenoquine Revolutionize Treatment of Babesia microti Infection? J Infect Dis; 2019 mai 17. pii: jiz119.

Tan KR, et al. Tafenoquine receives regulatory approval in USA for prophylaxis of malaria and radical cure of *Plasmodium vivax*. J Travel Med. 2018 jan; 25(1).

Toma E, et al. Clindamycin/primaquine versus trimethoprim-sulfamethoxazole as primary therapy for *Pneumocystis carinii* pneumonia in AIDS. Clin Infect Dis. 1993; 17:178-84.

Quinoleíno-Metanóis. Mefloquina

Croft AM, et al. Side effects of mefloquine prophylaxis for malaria: an independent randomized controlled trial. Trans R Soc Trop Med Hyg. 1997; 91:199-203

Gotsman I, et al. Mefloquine-induced acute hepatitis. Pharmacotherapy. 2000; 20:1517-9.

Harinasuta T, et al. Quinine resistant falciparum malaria treated with mefloquine. Southeast Asian J Trop Med Public Health. 1990; 21:552-7.

Karbwang J, et al. Comparison of oral artemether and mefloquine in acute uncomplicated falciparum malaria. Lancet. 1992; 349:1245-8.

Laguna-Torres VA, et al. Mefloquina no tratamento da leishmaniose cutânea em um área endêmica de *Leishmania* (*Viannia*) *braziliensis*. Rev Soc Bras Med Trop. 1999; 32:529-32.

Lobel HO, et al. Long-term malaria prophylaxis with weekly mefloquine. Lancet. 1993; 341:848-51.

Nosten F, et al. The effects of mefloquine treatment in pregnancy. Clin Infect Dis. 1999; 28:808-15.

Palmer KY, et al. Mefloquine: a review. Drugs. 1993; 45: 430-75.

Pous E, et al. Mefloquine-induced grand mal seizure during malaria chemoprophylaxis in a non-epileptic subject. Trans R Soc Trop Med Hyg. 1995; 89:434.

Price RN, et al. Artesunate/mefloquine treatment of multi-drug resistant falciparum malaria. Trans R Soc Trop Med Hyg. 1997; 91:574-7.

White NJ. Mefloquine in the prophylaxis and treatment of falciparum malaria. Br Med J. 1994; 308:286-7.

Artemisinina e Derivados e Análogos

Asthana OP, et al. Post-marketing surveillance of arteether in malaria. J Assoc Physicians India. 2002; 50:539-45.

Brasil. Ministério da Saúde. Secretaria de Vigilância em Saúde. Malária. Disponível em: http://portal.saude.gov.br/

portal/saude/visualizar_texto.cfm?idtxt=27455. Acessado em 13 dez 2008.
Chawira AN, et al. The effect of combinations of qinghaosu (artemisinin) with standard antimalarial drugs in the suppressive treatment of malaria. Trans R Soc Trop Med Hyg. 1987; 81:554-8.
Dondorp A, et al. Artesunate versus quinine for treatment of severe falciparum malaria: a randomised trial. Lancet. 2005; 717-25.
Falade CO, et al. High efficacy of two artemisinin-based combinations (artemether-lumefantrine and artesunate plus amodiaquine) for acute uncomplicated malaria in Ibadan, Nigeria. Trop Med Internat Health. 2008; 13(5):635-48.
Hien TT. An overview of the clinical use of artemisinin and its derivatives in the treatment of falciparum malaria in Viet Nam. Trans R Soc Trop Med Hyg. 1994; 88(Suppl 1):7-8.
Hien TT, White NJ. Qinghaosu. Lancet. 1993; 341:603-8.
Jiang JB, et al. Antimalarial activity of mefloquine and qinghaosu. Lancet. 1969; 2:285-8.
Li G, et al. Clinical trials of artemisinin and its derivatives in the treatment of malaria in China. Trans R Soc Trop Med Hyg. 1994; 88(Suppl 1):5-6.
Looareesuwan S. Overview of clinical studies on artemisinin derivatives in Thailand. Trans R Soc Trop Med Hyg. 1994; 88(Suppl 1):9-11.
Mandall PK, et al. Efficacy of arteether in chloroquine resistant falciparum malaria in eastern India. Indian J Med Res. 2004; 119:28-32.
Myint PT, Shwe T. A controlled clinical trial of artemether (qinghaosu derivative) versus quinine in complicated and severe falciparum malaria. Trans R Soc Trop Med Hyg. 1987; 81:559-61.
Myint PT, et al. Clinical study of the treatment of cerebral malaria with artemether (qinghaosu derivative). Trans R Soc Trop Med Hyg. 1989; 83:72.
Pengsaa K, et al. Life-saving rectal artesunate for complicated malaria in children. Southeast Asian J Trop Med Public Health. 2005; 36:597-601.
Ramharter M, et al. Artesunate-clindamycin versus quinine-clindamycin in the treatment of *Plasmodium falciparum* malaria: a randomized controlled trial. Clin Infect Dis. 2005; 40:1777-84.
Shwe T, et al. The effect of mefloquine-artemether compared with quinine on patients with complicated falciparum malaria. Trans R Soc Trop Med Hyg. 1988; 82:665-6.
Shwe T, et al. Clinical studies on treatment of cerebral malaria with artemether and mefloquine. Trans R Soc Trop Med Hyg. 1989; 83:489.
Taylor TE, et al. Rapid coma resolution with artemether in Malawian children with cerebral malaria. Lancet. 1993; 341:661-2.
White N. Artemisinin: current status. Trans R Soc Trop Med Hyg. 1994; 88(Suppl 1):3-4.
White NJ. Clinical pharmacokinetics and pharmacodynamics of artemisinin and derivatives. Trans R Soc Trop Med Hyg. 1994; 88(Suppl 1):41-3.
World Health Organization. Antimalarial Drug Combination Therapy: Report of a WHO Technical Consultation. (WHO/CDS/RBM/2001/35), Geneva: WHO; 2001.

Halofantrina

Cosgriff TM, et al. Evaluation of the antimalarial activity of the phenanthrene-methanol halofantrine (WR 171669). Am J Trop Med Hyg. 1982; 31:1075-9.
Couland JP, et al. Treatment of imported cases of falciparum malaria in France with halofantrine. Trans R Soc Trop Med Hyg. 1986; 80:615-6.
Jagota SC. Halofantrine in the treatment of acute malaria: a multi-centre study in 268 patients. Curr Med Res Opin. 1993; 13:140-4.
Krudsood S, et al. Clinical trial of halofantrine with modified doses for treatment of malaria in the hospital for tropical diseases. Southeast Asian J Trop Med Publ Health. 2001; 32:255-61.
Nosten F, et al. Cardiac effects of antimalarial treatment with halofantrine. Lancet. 1993; 341:1054-6.
Ter Kuile RO, et al. Halofantrine versus mefloquine treatment of multi-drug resistant falciparum malaria. Lancet. 1993; 341:1044-9.

Lumefantrina. Artemeter/Lumefantrina

Bakshi R, et al. An integrated assessment of the clinical safety or artemether-lumefantrine: a new oral fixed-dose combination antimalarial drug. Trans R Soc Trop Med Hyg. 2000; 94:419-24.
Basco LK, et al. In vitro activity of lumefantrine (benflumetol) against clinical isolates of *Plasmodium falciparum* in Yaoundé, Cameroon. Antimicrob Agents Chemother. 1998; 42:2347-51.
Boulos M. Tratamento da malaria. In: Focaccia R. Tratado de Infectologia. 3 ed. São Paulo: Atheneu; 2005. p. 1623-7.
Bindschedler M, et al. Cardiac effects of co-arthemether (arthemether/lumefantrine) and mefloquine given alone or in combination to healthy volunteers. Eur J Clin Pharmacol. 2000; 56:375-81.
Ezzet F, et al. Pharmacokinetics and pharmacodynamics of lumefantrine (benflumetol) in acute falciparum malaria. Antimicrob Agents Chemother. 2000; 44:697-704.
Falade C, et al. Efficacy and safety of artemether-lumefantrine (Coartem) tablets (six-dose regimen) in African infants and children with acute, uncomplicated falciparum malaria. Trans R S Trop Med Hyg. 2005; 99:459-67.
Hastings IM, Ward AS. Coartem (artemether-lumefantrine) in Africa; the beginning of end? J Infect Dis. 2005; 192:1303-4.
Looareesuwan S, et al. A randomized, double-blind, comparative trial of a new oral combination of artemether and benflumetol (CGP 56697) with mefloquine in the treatment of acute *Plasmodium falciparum* malaria in Thailand. Amer J Trop Med Hyg. 1999; 60:238-43.
Omari AA, et al. Artemether-lumefantrine for uncomplicated malaria: a systematic review. Trop Med Int Health. 2004; 9:192-9.

Piola P, et al. Supervised versus unsupervised intake of six-dose artemether-lumefantrine for treatment of acute, uncomplicated Plasmodium falciparum malaria in Mbarara, Uganda: a randomised trial. Lancet. 2005; 365:1467-73.

Van Vugt M, et al. Artemether-lumefantrine for the treatment of multidrug-resistant falciparum malaria. Trans R Soc Trop Med Hyg. 2000; 94:545-8.

Outros Medicamentos Recentes

Biot C, et al. The antimalarial ferroquine: from bench to clinic. Parasite. 2011; 18:207-14.

Ebstie YA, et al. Tafenoquine and its potential in the treatment and relapse prevention of *Plasmodium vivax* malaria: the evidence to date. Drug Des Devel Ther. 2016; 10:2387-99.

Giao PT, et al. Atovaquone-proguanil for recrudescent *Plasmodium falciparum* in Vietnam. Ann Trop Med Parasitol. 2003; 97:575-80.

Gupta RK, et al. Short report: no evidence of cardiotoxicity of atovaquone-proguanil alone or in combination with artesunate. Am J Trop Med Hyg. 2005; 73:267-78.

Lacerda MVG, et al. Single-dose tafenoquine to prevent relapse of *Plasmodium vivax* malaria. N Engl J Med. 2019; 380:215-28.

Marfurt J, et al. Ex vivo drug susceptibility of ferroquine against chloroquine-resistant isolates of *Plasmodium falciparum* and *P. vivax*. Antimicrob Agents Chemother. 2011; 55:4461-4.

Marra F, et al. Atovaquone-proguanil for prophylaxis and treatment of malaria. Ann Pharmacother. 2003; 37:1266-75.

Patel SN, Kain KC. Atovaquone/proguanil for the prophylaxis and treatment of malaria. Expert Rev Anti Infect Ther. 2005; 3:849-61.

Petersen E. The safety of atovaquone/proguanil in long-term malaria prophylaxis of nonimmune adults. J Travel Med. 2003; 10 (Suppl 1):S13-5.

Povinelli L, et al. Plasmodium vivax malaria in spite of atovaquone/proguanil (malarone) prophylaxis. J Travel Med. 2003; 10:353-5.

Srivastava IK, Vaidya AB. A mechanism for the synergistic antimalarial action of atovaquone and proguanil. Antimicrob Agents Chemother. 1999; 43:1334-9.

Tan KR, et al. Tafenoquine receives regulatory approval in USA for prophylaxis of malaria and radical cure of *Plasmodium vivax*. J Travel Med. 2018 jan; 25(1).

Wani WA, et al. Ferroquine and its derivatives: new generation of antimalarial agents. Eur J Med Chem. 2015; 101:534-51.

CAPÍTULO 28

Fármacos Anti-helmínticos

Desde tempos ancestrais, a terapêutica das helmintíases é realizada com produtos de origem natural e popular, muitas vezes acompanhada de resultados satisfatórios. Assim, eram empregadas determinadas plantas medicinais contendo princípios ativos, cuja utilização empírica, sob a forma de macerados, infusões e extratos, estende-se até os dias de hoje. Citam-se como exemplos a raiz e o caule da romãzeira, as folhas da erva de Santa Maria (*Chenopodium* sp.), a semente de abóbora, o extrato de feto macho, o látex da figueira brava (ficina) e outros.

A maioria dos produtos obtidos das plantas citadas exerce efeito tóxico para o homem e seu emprego inadequado produz reações adversas por vezes graves, como, por exemplo, a depressão respiratória causada por peletierina (alcaloide presente na romãzeira), quenopódio (presente na erva de Santa Maria) e a filicina (presente no feto macho). Por outro lado, o resultado terapêutico de seu emprego nem sempre era obtido ou era somente parcial, tornando necessária a descoberta de novos anti-helmínticos.

Atualmente, as helmintíases são tratadas adequadamente com substâncias sintéticas que serão discutidas neste capítulo, apresentadas de acordo com sua classe química: derivados da piperazina, derivados do imidazol, derivados das quinoleínas e outros. A nitazoxanida, um quimioterápico de recente lançamento no Brasil, com ação antiparasitária, antibacteriana e antiviral, e que exerce atividade terapêutica em várias helmintíases, será discutida no Capítulo 31.

DERIVADOS DA PIPERAZINA

A piperazina, ou dietilenodiamina, é uma substância conhecida desde o início do século XX, recomendada no tratamento da gota devido à sua propriedade de ser solvente para o ácido úrico. Seu emprego com essa finalidade foi abandonado ao verificar-se sua ineficácia como droga uricosúrica. Entretanto, pacientes gotosos infectados por oxiúros curavam-se da verminose após o uso da piperazina, o que determinou o seu emprego nessa situação clínica e na ascaridíase.

Alguns derivados da piperazina foram sintetizados, na busca por novos produtos antiparasitários, mas na prática médica utilizam-se principalmente a própria piperazina e a dietilcarbamazina.

Piperazina

A piperazina é um quimioterápico usado durante longo tempo no tratamento da ascaridíase e oxiuríase como a droga mais eficiente e menos tóxica. O índice de cura alcançado com seu emprego nessas verminoses variava entre 70% e 100% e a droga tinha a especial vantagem de seu baixo custo, facilitando o tratamento daquelas verminoses nas populações carentes. Posteriormente, a introdução de novos anti-helmínticos com igual ou maior eficácia e em esquemas posológicos mais simples diminuiu o interesse pela piperazina. Associado a isso, foi observado mais recentemente um decréscimo na eficácia dessa droga na ascaridíase. Entretanto, a piperazina continua a ser uma droga anti-helmíntica de valor, especialmente na ascaridíase, em que é o medicamento de escolha no tratamento clínico dos quadros de oclusão e suboclusão intestinal pelo verme.

A piperazina provoca paralisia flácida dos helmintos sensíveis à sua ação, os quais são eliminados pelo movimento peristáltico do intestino. Seu mecanismo de ação é o de bloquear a junção mioneural do verme, fenômeno provavelmente resultante de alterações na permeabilidade da membrana celular, com consequente modificação na polarização e potencial das células musculares. A droga é bem absorvida por via oral, sofrendo metabolização parcial no organismo e sendo eliminada por via renal, em parte sob forma ativa e em parte como produtos degradados. Sua toxicidade é baixa e é boa sua tolerância. Poucos pacientes referem queixas de náuseas e dor abdominal. Efeito neurotóxico transitório, com ataxia, cefaleia, tonteira, distúrbios visuais, confusão mental e hipotonia muscular, é raro, estando mais relacionado ao uso de doses excessivas ou em pacientes com alterações em sua função renal. Pacientes epilépticos parecem apresentar maior sensibilidade ao efeito neurotóxico da piperazina. A droga tem sido usada em gestantes, não se registrando efeitos maléficos para o feto.

A piperazina é administrada por via oral sob a forma de vários sais (citrato, adipato, hexaidrato, fosfato), todos apresentando propriedades anti-helmínticas semelhantes. Existem vários esquemas terapêuticos. Na enterobíase, é empregada na dose única diária de 65 mg/kg (4 g em adulto) repetida durante 7 a 10 dias seguidos, mas seu uso nessa verminose está ultrapassado por drogas de esquema terapêutico mais simples (pirvínio, pirantel, mebendazol). Na ascaridíase, a dose é de 75 a 100 mg/kg/dia, com o máximo de 4 g, repetida por dois a quatro dias em uma tomada diária. O índice de cura com o emprego da dose única de 100 mg/kg é muito baixo (35% a 40%), aumentando com a repetição diária da droga. Por isso, também na ascaridíase, a piperazina foi substituída por drogas anti-helmínticas mais modernas, como o levamisol, o mebendazol e o albendazol.

Contudo, nos casos de oclusão ou suboclusão intestinal por áscaris, a piperazina é a droga de escolha, aplicada na dose de 100 mg/kg após medidas de dieta zero, hidratação parenteral, aspiração gástrica e administração de óleo mineral. Após a desobstrução, manter a administração da piperazina por mais quatro dias na dose diária de 50 a 100 mg/kg/dia. O mebendazol e o albendazol não são drogas adequadas para o tratamento da obstrução intestinal por áscaris. A piperazina já foi também utilizada no tratamento da larva *migrans* cutânea, estando hoje ultrapassada pelo uso do tiabendazol.

A piperazina consta da RENAME e é disponível em centros médicos de atenção à saúde em solução com 500 mg/5 mL.

Dietilcarbamazina

A dietilcarbamazina (DEC) é um derivado piperazínico, introduzido em 1947, para o tratamento de infecções por filárias. É eficaz nas infecções causadas por *Wuchereria bancrofti*, *W.* (*Brugia*) *malayi*, *Loa loa*, *Onchocerca volvulus* e *Mansonella streptocerca*, bem como na larva *migrans* visceral e cutânea e contra o *Ascaris lumbricoides*. A droga tem ação sobre os vermes adultos *da W. bancrofti*, *W. malayi* e *Loa loa*, mas é pouco ativa contra as *O. volvulus* adultas. Age contra as microfilárias da *W. bancrofti*, *W. malayi*, *Loa loa* e *O. volvulus* em circulação nos tecidos e na corrente sanguínea, mas não age nas larvas deste último verme localizadas em nódulos, nem nas microfilárias da *W. bancrofti* em hidroceles. Não tem ação contra a *Mansonella ozzardi* e é pouco ativa contra *M. perstans*, mas pode ser útil nas infecções por *Lagochilascaris minor*. Na infecção pela *O. volvulus*, além da DEC, outros medicamentos mostram ação microfilaricida, entretanto, a ivermectina é a droga recomendada na atualidade. Esse antibiótico tem elevado índice de resolução clínica e excelente tolerância nas filarioses pela *O. volvulus*, *W. bancrofti* e *Loa loa*, revelando notável ação contra as microfilárias com o emprego de dose única de 100 a 200 mcg/kg, por via oral (ver Capítulo 30).

A dietilcarbamazina não tem ação direta sobre as microfilárias e seu mecanismo de ação provável é o de atuar como opsonina, sensibilizando as larvas e facilitando sua fagocitose por macrófagos do sistema linforreticular. A droga é rapidamente absorvida por via oral, distribuindo-se pelos tecidos orgânicos, mas concentrando-se pouco nas gorduras. Sofre metabolização, e é eliminada por via renal. Causa efeitos adversos frequentes, principalmente ao início da terapêutica, queixando-se os pacientes de cefaleia, tonteiras, náuseas, mal-estar geral, mialgias, anorexia, dores articulares e vômitos. A destruição dos vermes ao iniciar-se o tratamento provoca reações de hipersensibilidade, que incluem febre, edemas, prurido, exantemas, adenomegalia e eosinofilia. Nos casos de oncocercose há intensa reação edematosa e pruriginosa na pele, em nódulos e gânglios por três a sete dias, podendo ocorrer alterações respiratórias e colapso circulatório. Nos pacientes com infecção maciça por *Loa loa* podem suceder manifestações de encefalopatia. Nas infecções oculares por *O. volvulus* e *Loa loa*, as reações alérgicas no olho costumam agravar lesões já existentes, motivo pelo qual a terapêutica deve ser iniciada com doses baixas, associando-se o emprego de corticosteroides.

A DEC é recomendada como droga de escolha no tratamento das filarioses por *W. bancrofti*, *Brugia malayi*, *B. timori* e *M. streptocerca*, na dose de 6 mg/kg/dia, fracionada em três tomadas após as refeições. Na bacroftose o tratamento é mantido por 12 dias e nas infecções por *Brugia* durante três semanas. Esse esquema terapêutico (21 dias) é também empregado na filariose por *M. streptocerca* e na larva *migrans* visceral. Nas infecções por *D. perstans* a dose é dobrada e o tratamento repetido em várias séries. Nos pacientes com loíase e oncocercose, quando a ivermectina não é disponível, a DEC pode ser utilizada na dose de 6 mg/kg/dia durante 21 dias, mas é necessária a repetição de duas ou três séries terapêuticas. Na oncocercíase é indicado fazer o tratamento associado com drogas ativas contra os vermes adultos, como a suramina. Nessa filariose, se houver lesão ocular o tratamento deve ser iniciado com doses menores, começando com 0,5 mg/kg em uma única dose no primeiro dia, duas doses no segundo, passando a 1 mg/kg duas ou três vezes no terceiro dia até atingir a dose habitual. Em qualquer filariose, sempre que houver reação de hipersensibilidade grave ao início da terapêutica, deve-se associar corticosteroides sistêmicos em dose alta (9 a 12 mg de dexametasona ao dia ou dose correspondente de outro corticoide).

Existem relatos de sucesso terapêutico com o emprego da DEC em casos de lagoquilascaríase humana, na dose de 100 mg três vezes ao dia por tempo prolongado de até 144 dias. A droga tem sido utilizada na quimioprofilaxia das filarioses em regiões endêmicas na dose de 4 a 6 mg/kg, dada uma vez por semana.

A dietilcarbamazina consta da RENAME e no Brasil é distribuída pela FUNASA do Ministério da Saúde em comprimidos contendo 50 mg. Não é disponível em especialidades farmacêuticas.

DERIVADOS DO IMIDAZOL

BENZIMIDAZÓIS

Os benzimidazóis constituem um grupo de substâncias inicialmente estudadas visando a obtenção de drogas anti-helmínticas contra parasitas de animais. Em 1961, a descoberta do tiabendazol e a posterior demonstração de sua eficácia contra helmintos parasitas do homem atraiu o interesse para esse grupo de drogas, resultando na síntese de inúmeros derivados, todos apresentando a característica química do grupo, a presença de um anel benzeno ligado ao núcleo imidazol.

Tiabendazol

O tiabendazol foi comunicado em 1961, e sua descoberta veio preencher uma lacuna na quimioterapia das verminoses do homem, considerando que até então o tratamento da estrongiloidíase era dificultado pela toxicidade das drogas existentes e sua eficácia modesta.

O tiabendazol apresenta amplo espectro de ação contra os geo-helmintos que infectam o homem e os animais; contudo, sua eficácia clínica é inferior à de outros anti-helmínticos, apresentando seus maiores índices de cura na estrongiloidíase. Assim, na ascaridíase o índice de cura situa-se em 50%; na ancilostomíase varia de 30% a 60%; na tricuríase de 20% a 30%. Atualmente, a utilização terapêutica do tiabendazol é dirigida principalmente à estrongiloidíase, verminose na qual atinge o índice de cura de 90%. Entretanto, vem sendo substituído pelo cambendazol e pela ivermectina, mais bem tolerados e de mais fácil aplicação. É também indicado na terapêutica da tricostrongilíase, da capilaríase intestinal e hepática, da larva *migrans* cutânea e visceral, na angiostrongilíase e na infecção por *Anisakis*. Sua atividade terapêutica nas infecções por *Lagochilascaris minor* é pequena. A droga é ativa contra fungos, particularmente os do gênero *Tricophyton* e *Microsporum*, mas seu uso na terapêutica de micoses superficiais é pouco eficaz. Contudo, existem relatos de sucesso terapêutico do tiabendazol na cromomicose, empregado na dose diária de 3 g, fracionados em três tomadas ao dia, durante seis semanas, seguido da dose de 2 g/dia durante oito meses. Além de sua ação antiparasitária, o tiabendazol tem ação anti-inflamatória e antipirética.

O tiabendazol exerce ação sobre geo-helmintos adultos e suas larvas; porém, não tem atividade *in vivo* contra as formas larvares do *Strongyloides stercoralis* e da *Trichinella spiralis*, bem como é inútil contra as filárias. Seu mecanismo de ação é pouco conhecido, sabendo-se que inibe sistemas enzimáticos dos helmintos. Mais recentemente, foi evidenciado que os benzimidazóis atuam no sistema de microtúbulos das células, ligando-se à β-tubulina. Os microtúbulos são constituintes importantes do citoesqueleto e de estruturas de adesão e de movimento (flagelos) de parasitas. Sua alteração conduz à inibição e morte do parasita.

O tiabendazol é rapidamente absorvido por via oral, atingindo concentração sanguínea em uma hora. Sofre metabolização hepática e elimina-se principalmente por via urinária, em 24 horas. Provoca efeitos colaterais com certa frequência, tanto mais intensos quanto maiores as doses empregadas. As queixas mais frequentes são náuseas, vômitos, tonteira, cefaleia, sonolência, desconforto abdominal, mal-estar e anorexia. Menos comum é a ocorrência de prurido, hipotensão arterial, distúrbios visuais, xantopsia, zumbidos, confusão mental e alterações hepáticas e adenomegalia. Seu uso em pacientes com insuficiência hepática e insuficiência renal deve ser evitado. Estudos realizados em fêmeas prenhes de ratos, coelhos e bois não revelaram efeitos teratogênicos desse quimioterápico, não sendo conhecidas alterações dessa natureza também em seres humanos.

Na terapêutica da estrongiloidíase, o tiabendazol é utilizado em três esquemas terapêuticos. No primeiro a droga é usada na dose única de 50 mg/kg à noite ao deitar, com dose máxima de 3 g, podendo ser repetida no 10º dia e 20º dia após a primeira dose. Esse esquema é bastante eficaz, mas são mais intensos os efeitos colaterais. No segundo esquema, emprega-se a dose de 25 mg/kg/dia por dois a cinco dias, podendo ser repetido dez dias após. Esse esquema é mais bem tolerado, sendo igualmente eficaz, com índices de cura de 95%. O terceiro esquema terapêutico é reservado para os casos de autoendoinfecção ou no tratamento de pacientes imunodeficientes, com a utilização do tiabendazol na dose de 10 mg/kg/dia durante 30 dias seguidos. Em qualquer esquema, recomenda-se a ingestão do medicamento após uma alimentação.

No tratamento da tricostrongilíase, o esquema de tratamento é similar ao da estrongiloidíase. Na triquinelose, é usada a dose de 25 mg/kg/dia durante cinco a sete dias. Na capilaríase hepática e intestinal, o medicamento deve ser usado na dose de 25 a 50 mg/kg/dia durante 30 dias. Na larva *migrans* cutânea de pequena extensão e gravidade, o tratamento pode ser realizado com a aplicação local de soluções e pomadas a 10% ou 15% do tiabendazol quatro a seis vezes ao dia durante 5 a 10 dias. Nos casos mais graves faz-se o tratamento por via oral na dose de 25 mg/kg/dia, fracionada em duas tomadas ao dia, durante dois a cinco dias. Com relação à larva *migrans* visceral por larvas de toxocara, o tiabendazol pode ser tentado na dose de 50 mg/kg/dia, fracionado em duas tomadas ao dia, durante cinco dias, mas a eficácia terapêutica é controversa (a dietilcarbamazina parece apresentar melhores resultados). Nessa helmintíase, deve-se associar o uso de corticosteroides ao tratamento, se houver alterações oculares. Na angiostrongilíase abdominal o tiabendazol vem sendo ensaiado na dose de 25 a 50 mg/kg/dia durante 10 dias.

No Brasil, fazendo parte da RENAME, o tiabendazol é disponível em órgãos públicos de assistência à saúde, bem como em apresentação genérica (Tiabendazol®) e na especialidade farmacêutica de referência Thiaben® (UCI Farma) e em vários medicamentos similares em comprimidos com 500 mg e suspensão oral com 250 mg/5 mL. É também disponível na especialidade farmacêutica de referência Foldan® (UCI Farma) em pomadas e loções dermatológicas.

Cambendazol

O cambendazol foi introduzido, em 1970, para o tratamento de helmintíases de animais e a seguir na terapêutica da estrongiloidíase humana, apresentando eficácia semelhante à do tiabendazol, em torno de 95%, com a vantagem de ser ativo em doses mais baixas e apresentar melhor tolerância. Na posologia recomendada tem pequena eficácia em outras helmintíases, mas tem sido utilizado com bons resultados na infecção por *Lagochilascaris minor*.

O cambendazol é absorvido por via oral de maneira incompleta, eliminando-se por via renal, principalmente sob a forma de metabólitos. É utilizado na terapêutica da estrongiloidíase na dose única de 5 mg/kg tomada ao deitar-se. Em adultos, habitualmente administram-se dois comprimidos de 180 mg. Nessa dose, sua tolerância é excelente, sendo rara a ocorrência de efeitos colaterais. Alguns pacientes queixam-se de náuseas, dor abdominal, sensação de gosto metálico e vômitos, em geral de pequena intensidade. Não há relatos de efeitos teratogênicos com o seu uso. Em pacientes com lagoquilascaríase, Fraiha *et al.* recomendam o cambendazol na dose de 20 mg/kg/dia, em duas tomadas diárias, durante cinco dias consecutivos, repetido em quatro séries com intervalo de 15 dias entre elas. Nos casos de localização no sistema nervoso central, a dose diária será de 30 mg/kg. Junto com a primeira série indicam o uso associado do levamisol na dose única diária de 150 mg em adultos (80 mg para crianças de até sete anos de idade). A fim de evitar a recidiva e assegurar a cura parasitológica é necessário manter o levamisol na dose de 150 mg em dose semanal por três a seis meses.

O cambendazol é apresentado em comprimidos com 180 mg e em suspensão com 6 mg/mL na especialidade farmacêutica Cambem® (UCI-Farma).

Mebendazol

O mebendazol é um derivado introduzido em 1971 na terapêutica de helmintíases humanas, caracterizando-se por seu amplo espectro de ação antiparasitária. A droga apresenta ação polivalente contra diversas helmintíases humanas, registrando-se índices de cura em torno de 95% na ascaridíase e oxiuríase, 60% a 90% para a ancilostomíase, 60% a 70% para a tricuríase e 70% a 90% paras as teníases (neste caso em doses mais elevadas). O mebendazol em doses usuais não atua contra o *Strongyloides stercoralis*; entretanto, é bastante ativo contra *Giardia lamblia* e *Trichomonas vaginalis*. Isoladamente, tem atividade terapêutica pouco expressiva na oncocercose, mesmo quando administrado em doses altas; entretanto, em associação com o levamisol promove a redução das microfilárias, mas de modo transitório. Essa associação de drogas é mais eficaz na filariose causada pela *Dipetalonema perstans*, promovendo a redução das microfilárias em tratamento por tempo mais curto que o mebendazol isoladamente.

O mebendazol tem sido utilizado no tratamento do cisto hidático, com resultados ainda controversos. Nessa doença o melhor resultado terapêutico tem sido referido nas infecções pela larva do *Echinococcus granulosus* que nas causadas pelo *E. multilocularis*, empregando-se o mebendazol em doses elevadas e por tempo prolongado. A droga não mostrou eficácia nos raros casos de esparganose em que foi usada e não tem atividade contra larvas de ancilostomídeos. Ao contrário, na capilaríase intestinal humana, causada pela *Capilaria philippinensis*, o mebendazol constitui a droga de escolha para o tratamento. Estudos mais recentes revelam que o mebendazol é bastante ativo contra *Giardia lamblia*, sendo utilizado no tratamento da giardíase com bons resultados.

A ação do mebendazol sobre os helmintos intestinais é parasiticida. Seu mecanismo de ação é o de inibir a captação da glicose, provocando a depleção de glicogênio no parasita e diminuição na produção de ATP, essencial à sobrevida e reprodução do verme. Ademais, atua no sistema de microtúbulos de modo semelhante ao tiabendazol. A ação do mebendazol sobre as células do hospedeiro, interferindo no metabolismo da glicose e causando efeitos tóxicos é pouco conhecida. De qualquer modo, tais efeitos não ocorrem, devido à absorção desprezível desse fármaco quando administrado por via oral. Entretanto, em alguns pacientes nos quais o mebendazol foi utilizado em altas doses, proporcionando níveis sanguíneos mais elevados, foram observadas toxicidade hematológica (leucopenia) e hepática (elevação de transaminases), reversíveis com a retirada da droga. Nas doses habituais, tais paraefeitos não são encontrados; sua tolerância é excelente, raramente causando náuseas, desconforto abdominal e tonteiras. O mebendazol não deve ser empregado em doses altas na gestante, pois é embriotóxico e pode ser teratogênico. É desconhecida a segurança de doses baixas habituais em gestantes; por isso se recomenda evitar o seu uso durante a gravidez.

O mebendazol é administrado no tratamento da enterobíase, ancilostomíase, ascaridíase e tricuríase na dose de 100 mg duas vezes ao dia durante três dias, tanto em crianças como em adultos. Recentemente foi verificado que seu emprego na dose única de 600 mg oferece índices de cura na ascaridíase e tricuríase semelhantes aos alcançados com a dose em três dias, com a vantagem de simplificação do tratamento em uma única tomada, não sendo observados efeitos adversos mais frequentes. Na teníase, a dose preconizada é de 200 mg duas vezes ao dia durante quatro dias. Na giardíase, a droga é eficaz na dose de 200 mg três vezes ao dia durante um dia, mostrando resultados superiores, mesmo, ao metronidazol.

Na filariose por *D. perstans*, o mebendazol pode ser utilizado isoladamente na dose de 100 mg duas vezes ao dia durante 30 dias ou em associação, na mesma dose, com o levamisole na dose de 50 mg ao dia, durante 10 a 14 dias. Na capilaríase intestinal os melhores resultados são obtidos com a dose única diária de 400 mg durante 20 dias.

Com relação à hidatidose, a terapia mais recomendada pelo Consenso da OMS é a técnica conhecida como PAIR que consiste em puncionar o cisto, aspirar, injetar substância escolicida (solução salina a 20%, ou álcool a 95%, ou Cetrimide®) e reaspirar após 10 minutos. Pode-se, também, injetar no cisto uma solução de mebendazol (300 mcg/mL) ou albendazol (120 mcg/mL). Em cistos grandes, pode ser necessária a excisão cirúrgica. Após o PAIR ou a cirurgia, indica-se o tratamento com mebendazol ou, preferencialmente, com albendazol. O mebendazol, mais frequentemente, é empregado na dose de 50 a 100 mg/kg/dia, fracionada em três tomadas diárias, mantida durante 12 a 48 semanas seguidas, ou aplicado em duas ou mais séries de 30 dias. Recomenda-se iniciar o tratamento com doses menores, de 600 mg ao dia, durante três ou quatro dias, aumentando-se progressivamente até atingir a dose de 40 mg/kg/dia. O tratamento clínico do cisto hidático com o mebendazol pode acompanhar-se de efeitos colaterais relacionados com a ação da droga sobre os cistos e a difusão do material antigênico pelos tecidos. Esses paraefeitos manifestam-se por febre, prurido, eosinofilia, pneumonite intersticial, artralgias, edemas, sendo mais comuns ao início da terapêutica. Alternativas para o tratamento da hidatidose são o emprego do albendazol e do praziquantel.

No Brasil, o mebendazol faz parte da RENAME, e é disponível em instituições governamentais de atendimento à saúde. É comercializado em apresentação genérica (Mebendazol®) e na especialidade farmacêutica de referência Pantelmin® (Janssen Cilag) em cápsulas e comprimidos de 100 mg e em suspensão com 100 mg/5 mL. É também disponível em vários medicamentos similares.

Albendazol

O albendazol foi introduzido em 1976 na terapêutica de helmintíases de animais e em 1981 na terapêutica humana. Mostra-se eficaz em dose única contra áscaris, ancilostomídeos, tricocéfalos, oxiúros, embora o percentual de cura seja inferior ao obtido com o mebendazol em esquemas de doses múltiplas. A droga também se revela eficaz na estrongiloidíase e na teníase e himenolepíase em esquemas de doses mais elevadas e tratamento prolongado, com percentuais de cura inferiores aos obtidos, respectivamente, com o cambendazol e o praziquantel.

Além de sua atividade contra cestódeos (tênias) adultos, o albendazol possui atividade sobre as larvas cisticerco e sobre o cisto hidático quando administrado por tempo mais prolongado. Sua ação manifesta-se sobre vermes adultos, larvas e ovos, exercendo ação parasiticida por bloquear a absorção da glicose pelos helmintos sensíveis, que ficam, assim, desprovidos da fonte de energia necessária à sua sobrevivência. O albendazol não exerce ação sobre os trematódeos parasitas do homem (esquistossomas, fascíola e outros); entretanto, age contra giárdias. Ademais, é ativo contra microsporídeos, em particular os do gênero *Encephalitozoon*, causadores de infecções intestinais e disseminados em pacientes com Aids.

O albendazol é parcialmente (cerca de 50% da dose) absorvido por via oral, e é rapidamente metabolizado no fígado em sulfóxido de albendazol. Dessa maneira, não se detecta o albendazol na corrente circulatória (exceto no cirrótico) e sim o seu metabólito sulfóxido, o qual mantém as propriedades anti-helmínticas da droga original. Esse derivado apresenta vida média em torno de oito horas, sofrendo posterior hidrólise e oxidação, eliminando-se por via urinária. O sulfóxido de albendazol atinge concentrações terapeuticamente úteis no fígado, pulmões e na parede e líquido dos cistos hidáticos.

O albendazol é empregado na terapêutica da ascaridíase, oxiuríase e ancilostomíase na dose única de 400 mg para adultos e crianças acima de dois anos de idade. Para a tricocefalíase a dose única de 600 a 800 mg oferece melhores resultados. Nas infecções por *Strongyloides stercoralis* e na teníase, a droga é recomendada na dose de 400 mg/dia durante três dias consecutivos. Para assegurar índice de cura maior nestas helmintíases recomenda-se repetir o tratamento 10 a 15 dias após. A droga tem sido administrada com bons resultados na terapêutica da larva *migrans* cutânea, na dose diária de 400 mg durante cinco dias. O albendazol não é indicado para a terapêutica da himenolepíase, devido à pequena atividade contra esse cestódeo. Esse fármaco já foi utilizado no tratamento da giardíase com bons resultados, sendo necessário, porém, maior experiência nessa indicação.

Nas infecções por microsporídeos em pacientes com Aids, o albendazol é administrado na dose inicial de 400 mg duas vezes ao dia por via oral durante 28 dias, seguindo-se a dose diária de manutenção de 400 mg.

No tratamento da hidatidose (cistos hidáticos de *Echinococcus granulosus* situados no fígado, pulmões, rins, baço, peritônio, mediastino) o albendazol proporciona resultados terapêuticos superiores ao mebendazol isolado ou associado ao praziquantel. Nessa helmintíase, como citado no item sobre mebendazol, a técnica PAIR é usualmente o esquema terapêutico recomendado. O albendazol é administrado na dose de 10 a 15 mg/kg/dia (800 mg/dia em adultos), fracionada em duas tomadas ao dia, durante três meses. Mais recentemente, vem sendo recomendada sua administração na mesma dose em ciclos de quatro a seis semanas de duração, com intervalos de 14 dias entre cada ciclo, num total de três ciclos, verificando-se a seguir a indicação ou não de procedimento cirúrgico. Outro esquema terapêutico recomenda a dose, em adultos, de 400 mg (10 mg/kg) duas vezes ao dia, ingerida com um alimento, durante até dois anos. Na equinococose cerebral (cisto hidático cerebral) a dose é a mesma, recomendando-se associar corticosteroides (1,5 mg de dexametasona de 6/6 horas) ao início do tratamento.

O albendazol é também empregado no tratamento da cisticercose cerebral, sendo referidos índices de cura de 77% com a dose de 15 a 25 mg/kg/dia durante 30 dias. Mais recentemente, foi demonstrado que um curso terapêutico de 8 dias é tão eficaz quanto o de 30 dias, obtendo-se 85% de regressão dos cistos com a dose de 15 mg/kg/dia por 8 dias. Pode ser necessária uma segunda série de tratamento após 14 dias, na dependência da melhora dos exames complementares (líquor, tomografia computadorizada do encéfalo). É útil a associação da dextroclorofeniramina, um anti-histamínico que atinge boa concentração no sistema nervoso central, na dose de 18 mg/dia, fracionada em três tomadas, durante todo o tratamento e por mais algum tempo após o seu término. A droga também pode ser utilizada no tratamento da cisticercose ocular e subaracnoide, recomendando-se o uso associado de corticosteroides. Na neurocisticercose, o albendazol vem apresentando eficácia maior que a do praziquantel, mostrando-se eficaz em pacientes que apresentaram pequena resposta a este anti-helmíntico.

Na terapêutica das helmintíases intestinais e na larva *migrans* cutânea, o albendazol é bem tolerado, sendo pouco frequentes e de pequena magnitude os efeitos adversos com o seu uso. Alguns pacientes queixam-se de náuseas, vômitos, dor epigástrica, diarreia, cefaleia e tonteiras, passageiros. No tratamento do cisto hidático, mal-estar, febre, calafrios e cefaleia podem surgir ao início do tratamento, o que se deve à ação lesiva da droga sobre os cistos. Os pacientes devem ser acompanhados em hospital ao início do tratamento, devido ao risco de rompimento dos cistos e liberação do material antigênico e consequente reação de hipersensibilidade, com anafilaxia. Alguns pacientes apresentam leucopenia e elevação de transaminases, reversíveis com a suspensão do medicamento.

Na neurocisticercose, pode haver queixas de cefaleia, febre, vômitos, sinais meníngeos, diplopia e convulsões ao início do tratamento, também relacionados com a ação da droga sobre os cisticercos e a reação inflamatória decorrente da morte do parasita. Alguns pacientes apresentam hipertensão intracraniana grave. Em geral, as reações são controladas com o emprego de aspirina, sedativos e anticonvulsivantes, mas pode ser necessário o emprego de corticosteroides (prednisona 60 a 80 mg/dia ou dexametasona 12 a 15 mg/dia) por três a cinco dias. Tanto no tratamento do cisto hidático como da neurocisticercose os pacientes devem ser acompanhados com tomografia computadorizada do encéfalo para a observação da regressão das lesões. Nos pacientes com quadros epilépticos, deve ser mantido o uso de drogas antiepilépticas, especialmente a carbamazepina ou a fenitoína.

O albendazol é embriotóxico e teratogênico para animais de experimentação (ratos, coelhos), causando anomalias esqueléticas nos fetos. Por isso, seu uso é contraindicado em gestantes durante toda a gravidez. No entanto, alguns especialistas recomendam o seu uso no tratamento da ancilostomíase em gestantes após o primeiro trimestre da gestação, em áreas onde a prevalência de anemia ancilostomótica é elevada (acima de 30% da população).

O albendazol faz parte da RENAME e é disponível em instituições governamentais de atenção à saúde. É comercializado em apresentação genérica (Albendazol®) e na especialidade farmacêutica de referência Zentel® (GlaxoSmithKline) e em medicamentos similares em comprimidos mastigáveis com 200 mg e 400 mg, e em suspensão com 40 mg/mL.

Triclabendazol

O triclabendazol pertence ao grupo dos benzimidazóis carbamatos, utilizado em veterinária como fasciolicida para animais domésticos. Tem sido utilizada com bons resultados no tratamento da infecção humana pela *Fasciola hepatica* e espécies de *Paragonimus*. É absorvido parcialmente por via oral, sendo metabolizado a sulfóxido de triclabendazol, ativo contra os vermes maduros situados nas vias biliares e as formas imaturas presente no parênquima hepático. Sua tolerância é boa e não tem propriedades mutagênicas ou teratogênicas. O triclabendazol é utilizado na terapêutica da fasciolíase hepática e na paragonimíase humanas na dose de 10 a 12 mg/kg/dia em dois dias consecutivos, por via oral. Pode ser necessária a repetição do tratamento seis meses após. O fármaco encontra-se em novos ensaios para a determinação da dose ótima e da segurança de uso em seres humanos. É comercializado na Europa para uso veterinário com o nome Fasinex® (Ciba-Geigy).

FENILIMIDAZÓIS

Em 1966, foi apresentado um novo anti-helmíntico derivado de fenilimidazol, denominado tetramisol, indicado inicialmente para o tratamento de nematodioses de animais. Logo em seguida, verificou-se que o medicamento era eficaz na terapêutica da ascaridíase humana, tornando-se a droga de escolha para essa infecção, devido à sua extrema tolerância, alta eficácia e facilidade de uso em dose única de um comprimido. A forma levógira do tetramisol é o levamisol, atualmente a mais utilizada.

Tetramisol e Levamisol

O tetramisol é a forma racêmica de um derivado fenilimidazólico com propriedade anti-helmíntica e sua forma levógira, o levamisol, é a substância ativa e de melhor eficácia na terapêutica da ascaridíase, da lagoquilascaríase e da tricostrongilíase. Além de suas propriedades anti-helmínticas, o levamisol tem ação imunomoduladora inespecífica, aumentando a resposta imunológica do tipo celular. Essa propriedade parece não existir no tetramisol. As drogas não mostram boa eficácia no tratamento da ancilostomíase, tricuríase e outras verminoses intestinais humanas. Não exercem ação sobre vermes adultos ou larvas da *Onchocerca volvulus* quando administradas isoladamente, mas em associação com o mebendazol reduzem temporariamente o número de microfilárias. Nas filarioses causadas por *Wuchereria bancrofti* e *W.* (*Brugia*) *malayi* têm ação microfilaricida e provavelmente macrofilaricida.

O levamisol e o tetramisol agem sobre os nematódeos provocando sua paralisia por inibirem a fumarato-redutase (succino-desidrogenase) dos músculos dos helmintos. As drogas são bem toleradas e pouco tóxicas para seres humanos quando utilizadas em doses baixas ativas na ascaridíase. Em alguns pacientes provocam tonteira discreta, cefaleia, cólica abdominal, náuseas, insônia e vômitos. Raramente, têm sido descritas convulsões associadas ao uso desses medicamentos. Na terapêutica da filariose bancroftiana foram observados efeitos adversos relacionados à liberação de substâncias antigênicas dos parasitas mortos, manifestados por febre, prurido, dores articulares, erupções cutâneas, vertigem. Não existem relatos sobre efeitos maléficos da droga quando administrada em gestantes.

O levamisol é utilizado no tratamento da ascaridíase e da tricostrongilíase na dose única de 150 mg para adultos e 80 mg para crianças até os 7 anos de idade. Na lagoquilascaríase o levamisol é utilizado na dose de 150 ou 80 mg ao dia durante cinco dias juntamente com a primeira série de cambendazol (ver item correspondente), sendo recomendável manter o levamisol na dose de 150 mg semanalmente durante três a seis meses, a fim de assegurar a cura parasitológica. Nessa utilização prolongada deve-se realizar exames hematológicos do paciente com certa regularidade, para detectar possível leucopenia pelo levamisol.

Na filariose bancroftiana e malaia, a dose em adultos de 100 mg duas vezes ao dia durante dez dias tem se mostrado útil.

A posologia do levamisol como droga imunomoduladora, restauradora da fagocitose e estimuladora da imunidade celular é variável com a patologia básica e a evolução clínica do paciente. Pode-se empregar a dose de 2,5 mg/kg/dia, fracionada em duas ou três tomadas, durante 40 dias consecutivos ou em séries de três dias de duração repetidas semanalmente.

O levamisol é comercializado na especialidade farmacêutica Ascaridil® (Janssen-Cilag) em comprimidos com 150 mg e 80 mg.

DERIVADOS QUINOLEÍNICOS

O estudo de substâncias do grupo da tetraidroquinoleína divulgado em 1969 demonstrou que diversos derivados da 2-aminometiltetraidroquinoleína apresentavam atividade esquistossomicida. Dentre eles, a oxamniquina, descoberta em 1971, revelou baixa toxicidade para o homem e elevada eficácia contra o *Schistosoma mansoni*, podendo ser administrada por via oral e parenteral.

A continuidade de pesquisas para a obtenção de novos compostos contra os vermes do gênero *Schistosoma* resultou na descoberta do novo grupamento químico das pirazinoisoquinoleínas heterocíclicas com atividade contra esses vermes. O derivado que mostrou maior atividade foi o praziquantel, sintetizado em 1975, verificando-se a seguir que o espectro de ação dessa droga abrangia outros helmintos e que a mesma se revelava segura para a terapêutica humana.

A oxaminiquina e o praziquantel são as principais drogas para o tratamento da esquistossomose mansônica em todos os continentes.

Oxamniquina

A oxamniquina é uma tetraidroquinoleína com notável ação contra o *S. mansoni* nas Américas do Sul e Central. A droga não tem boa atividade sobre o *S. haematobium*, nem sobre o *S. japonicum*. Também o *S. mansoni* da África é menos sensível que o encontrado no Brasil. Foi amplamente ensaiada por pesquisadores brasileiros, tanto em adultos como em crianças, apresentando eficácia clínica na esquistossomose mansônica entre 80% e 95% quando administrada em dose única por via oral e atingindo índices de 90% a 100% quando aplicada por via intramuscular. Sua tolerância por via oral é excelente, mas por via IM causa dor local intensa e duradoura, ficando a região endurada e edemaciada. Por esse motivo, a oxamniquina só é administrada por via oral. A droga não exerce atividade antimicrobiana e, portanto, não é ativa contra bactérias do gênero *Salmonella*. Entretanto, seu emprego no tratamento da salmonelose septicêmica prolongada em pacientes com esquistossomose provoca, com frequência, a cura da infecção bacteriana, concomitantemente à eliminação do verme.

A droga atua tanto sobre vermes adultos como imaturos, desconhecendo-se seu exato mecanismo de ação. Sob o efeito do medicamento ocorre a parada da oviposição e os vermes são levados pela circulação porta ao fígado, onde sofrem agressão da reação inflamatória e são fagocitados. A oxamniquina é mais ativa contra os vermes machos que sobre as fêmeas; as fêmeas sobreviventes são capazes de migrar novamente para as vênulas do sistema porta, onde permanecem vivas durante algum tempo sem que haja oviposição. A droga tem fraca potência esquistossomicida *in vitro*. Já se descrevem algumas cepas do S. *mansoni* resistentes à ação da oxamniquina, mas sem importância prática, na atualidade.

A absorção da oxamniquina pela mucosa digestiva se faz de modo rápido e quase completo, tendo a biodisponibilidade de cerca de 73%. A concentração máxima no sangue é atingida em três horas e sua meia-vida ao ser administrada por via oral é de cerca de seis horas. A droga é intensamente metabolizada no fígado a produtos biologicamente inativos, que são eliminados por via urinária. Somente cerca de 10% da dose administrada são eliminados na urina sem sofrer transformação.

A ação da oxamniquina sobre as formas imaturas (esquistossômulos) do *S. mansoni* permite sua utilização no tratamento de pacientes imediatamente após uma possível infecção pelo contato com águas que contenham cercárias. Esse tratamento preventivo é provavelmente adequado com o emprego da dose de 12,5 mg/kg/dia durante dois dias e pode ser recomendado a indivíduos que fortuitamente possam ter se infectado em áreas de alta endemicidade.

A oxamniquina é utilizada no tratamento da esquistossomose mansônica no Brasil na dose única de 15 mg/kg (quatro comprimidos em adultos de 60 a 70 kg), por via oral, tomada preferencialmente após a última refeição do dia. Em crianças, a dose única é de 20 mg/kg, fracionada em duas tomadas de 12/12 horas após as principais refeições. Em países da África (Quênia, Sudão, Egito), a dose eficaz contra o *S. mansoni* varia de 15 a 60 mg/kg, na dependência da sensibilidade da cepa infectante. Em nosso país, já foram relatados casos em que a droga não se mostrou eficaz devido à resistência da estirpe do esquistossomo.

A tolerância à oxamniquina administrada por via oral costuma ser boa. Os efeitos colaterais que provoca são habitualmente de pequena intensidade, surgindo queixas de náuseas, vômitos, tonteiras, lassidão, sonolência, febre, dor abdominal e cefaleia. Em crianças pode causar quadros de excitabilidade, agressividade e obnubilação. Tais manifestações surgem poucas horas após a ingestão do medicamento e são transitórias, regredindo em um ou dois dias. Eventualmente, a droga provoca convulsões, na maioria das vezes em pessoas com antecedentes de epilepsia. Devido a essas reações, os pacientes medicados com a oxamniquina devem ser avisados para não dirigir veículos. Raramente, a droga causa arritmia cardíaca, por bloqueio atrioventricular. A oxamniquina é lesiva para fetos de coelhos e camundongos quando administrada em dose alta a fêmeas prenhes desses animais. Não se conhece seu efeito na espécie humana, mas recomenda-se não usar a droga em gestantes. Também não é indicado o seu uso em pacientes com insuficiência hepática.

A oxamniquina era distribuída pelo Ministério da Saúde e comercializada na especialidade farmacêutica de referência Mansil® (Pfizer), apresentada em cápsulas com 250 mg e em xarope contendo 50 mg por mL. Entretanto, sua produção e distribuição foram descontinuadas no Brasil, uma vez que o Ministério da Saúde brasileiro optou pelo praziquantel como droga preferencial e indicada para o tratamento da esquistossomose.

Praziquantel

O praziquantel é uma pirazinoisoquinoleína com amplo espectro de ação anti-helmíntica, agindo contra cestódeos e trematódeos, mas não atuando contra nematódeos. Sua ação abrange os esquistossomos parasitas do homem (*S. mansoni*, *S. haematobium*, *S. japonicum*, *S. mekongi*, *S. intercalatum*), bem como *Taenia solium*, *T. saginata*, *Hymenolepis nana*, *Diphyllobothrium latum*, *D. pacificum*, *Paragonimus westermani* e outras espécies de *Paragonimus*, *Heterophyes heterophyes*, *Clonorchis sinensis*, *Opisthorchis felllineus*, *O. viverrini* e *Metagonimus yokogawai*. É ativo contra as larvas cisticerco de tênias, contra os protoescólex nos cistos hidáticos de *Echinococcus* e na cenurose, doença causada pela larva de espécies de tênias *Taenia* (*Multiceps*). Tem se mostrado também eficaz no tratamento de infecções pelo *Fasciolopsis buski*. Não parece ser útil na esparganose e na infecção pela *Fasciola hepatica*. Não é eficaz isoladamente no tratamento da hidatidose, pois embora altere os escólex, a membrana germinativa não é destruída.

A droga tem ação esquistossomicida, causando alterações estruturais nos vermes de ambos os sexos dentro de 15 minutos após sua administração. Ocorre vacuolização do tegumento do helminto, com formação de vesículas na cutícula, a qual se rompe, seguindo-se a desintegração do parasita. Ao nível molecular demonstrou-se que a substância atua no metabolismo glicídico do verme, inibindo a captação da glicose. Além disso, rapidamente inibe as enzimas que controlam os gradientes de íons inorgânicos interna e externamente às células, provocando a entrada de sódio e cálcio para o interior das células e inibindo a entrada de potássio. Isso provoca a imediata contração e paralisia dos vermes após o contato com o praziquantel. A ação sobre os demais helmintos sensíveis é semelhante à observada nos esquistossomos. Nas larvas cisticerco, são observadas alterações similares às encontradas nos vermes adultos, com degeneração do tegumento e maceração larvar.

O praziquantel é rapidamente absorvido por via oral, atingindo a concentração sanguínea máxima de 2,17 mcg/mL cerca de 2,5 horas após a ingestão de uma dose de 60 mg/kg. Sua meia-vida sérica é de cerca de duas horas. Ocorre que a droga é rapidamente metabolizada pelo fígado após sua absorção, e somente pequena quantidade da substância ativa (cerca de 10%) alcança a circulação sistêmica. O nível da substância ativa no líquido cefalorraquidiano é similar. Os metabólitos não têm ação anti-helmíntica e são eliminados pelos rins, juntamente com a substância não metabolizada, em 24 horas. Em pacientes com esquistossomose hepatoesplênica a biodisponibilidade do praziquantel é aumentada, devido à passagem da droga para a circulação sistêmica pela circulação colateral porto-cava. Também em pacientes com insuficiência hepática a droga permanece em circulação em maior concentração e por tempo mais prolongado, aumentando sua eficácia contra os esquistossomos. Por outro lado, nesses pacientes é maior a ocorrência de efeitos adversos devidos ao medicamento.

Na esquistossomose mansônica, os índices de cura com o praziquantel têm variado entre 65% e 90% com a administração de uma dose única de 50 a 60 mg/kg por via oral em uma só tomada ou fracionada em duas tomadas com intervalo de 4 a 12 horas. Em crianças, melhores resultados são obtidos com a dose de 70 mg/kg, fracionada em duas tomadas. A droga é eficaz tanto na fase crônica como na fase aguda da infecção. Na esquistossomose causada pelo *S. haematobium* o praziquantel também apresenta alta eficácia, com índices de cura de 90% com a administração de uma dose única de 40 mg/kg por via oral. Nas demais esquistossomoses (japônica, *mekongi*) a dose proposta é de 60 mg/kg, fracionada em três tomadas durante um dia, obtendo-se índices de cura entre 70% e 100%.

No tratamento da teníase e da himenolepíase, o praziquantel apresenta índices de cura entre 90% e 100% com a dose única por via oral. Nas teníases a dose é de 10 mg/kg (600 mg em adultos) e na himenolepíase a dose é de 20 a 30 mg/kg. Nas infecções pelo *D. latum* e *D. pacificum* a dose é de 25 mg/kg.

Na neurocisticercose e cisticercose generalizada, o praziquantel, bem como o albendazol, têm se mostrado as únicas drogas de comprovada eficácia, por serem ativas contra as formas larvares da tênia. O praziquantel não deve ser utilizado em pacientes que apresentam cisticercose ocular, pois a morte do parasita pode desencadear intensa reação inflamatória intraocular e a resultante perda da visão. Na cisticercose subcutânea generalizada sem acometimento do sistema nervoso e do olho, o praziquantel é utilizado na dose de 30 mg/kg, fracionada em três tomadas ao dia, durante sete dias seguidos. O emprego de corticosteroide (dexametasona na dose de 3 mg/dia ou prednisona na dose de 20 mg/dia, em duas tomadas) iniciado um dia antes e mantido por quatro dias após o começo do tratamento com o praziquantel contribui para a redução de efeitos colaterais (dor abdominal, cefaleia, náuseas, vômitos). Na neurocisticercose a dose é de 50 mg/kg/dia, fracionada em três tomadas ao dia em intervalos de quatro a seis horas, durante 15 dias seguidos. Esquemas utilizando cursos menores do praziquantel necessitam melhor avaliação. Nos pacientes que apresentam edema cerebral deve-se iniciar a administração da droga utilizando 1/3 da dose normal (17 mg/kg) nos três primeiros dias, passando a 2/3 da dose (33 mg/kg) nos três dias seguintes, para então passar à dose normal. Devido à possibilidade de ocorrer reação inflamatória intensa causada pela morte do parasita, surgindo em decorrência edema cerebral agudo, recomenda-se que o tratamento da neurocisticercose pelo praziquantel seja acompanhado do uso de corticosteroides (dexametasona na dose de 9 a 12 mg/dia ou outro corticoide em dose equivalente). O corticoide deve ser iniciado um dia antes de se instituir a terapêutica com o praziquantel, devendo permanecer o seu uso enquanto durar o tratamento anti-helmíntico, fazendo-se a retirada progressiva do corticoide. Nos pacientes que já estavam em uso de corticoides ou drogas anticonvulsivantes, as mesmas devem ser mantidas. Em caso de falha terapêutica, com persistência das alterações liquóricas, clínicas e tomográficas, o tratamento com o praziquantel pode ser repetido seis meses após.

Em pacientes com cisto hidático, o praziquantel mostra-se rapidamente ativo contra os protoescólex dos *Echinococcus granulosus* e *E. multilocularis*. A droga tem sido recomendada nessa helmintíase na dose total de 120 a 210 mg/kg, fracionada em cinco ou seis dias, em associação com o mebendazol ou o albendazol. Entretanto, o albendazol isoladamente parece oferecer melhores resultados que a associação praziquantel com mebendazol.

Com relação às infecções causadas por trematódeos parasitas do fígado, o praziquantel não apresenta boa eficácia na fasciolíase. Entretanto, tem revelado notável atividade terapêutica, com índice de cura próximo a 100%, na clonorquíase e opistorquíase, utilizado na dose única de 75 mg/kg, fracionada em três tomadas em um dia por via oral. A droga é ativa na paragonimíase pulmonar, registrando-se índices de cura variáveis entre 80% e 95% com a dose diária de 75 mg/kg, fracionada em três tomadas ao dia, durante dois a três dias. Bons resultados são também obtidos nas infecções por trematódeos intestinais, usando-se a dose de 20 mg/kg em uma única tomada na fasciolopsíase e repetida durante dois dias na metagonimíase e na heterofíase.

O praziquantel é uma droga bem tolerada. Embora cause efeitos adversos com alguma frequência, na maioria dos casos são leves, passageiros e de pequena gravidade nas doses terapêuticas. A queixa mais comum é de tonteira, seguindo-se o relato de lassidão, dor e desconforto abdominal, cefaleia, sonolência, náuseas, vômitos, diarreia e sensação de gosto metálico. Eventualmente, pode causar dor abdominal intensa e diarreia sanguinolenta pouco após a sua administração, mas esses eventos são de curta duração. Pacientes com insuficiência hepática podem apresentar efeitos adversos mais intensos, e é indicado reduzir a dose nesses casos.

O praziquantel consta da RENAME e é disponível em instituições governamentais de atenção à saúde, em comprimidos com 150 mg e 600 mg. É comercializado no Brasil em duas especialidades farmacêuticas de referência, Cisticid® (Merck) em comprimidos com 500 mg, para a terapêutica da cisticercose, e Cestox® (Merck) em comprimidos com 150 mg, para o tratamento das demais helmintíases.

AVERMECTINAS

A avermectina é um antibiótico complexo com ação anti-helmínitca, produzido pelo *Streptomyces avermetilis*, descoberto em 1979. É constituída quimicamente por lactonas macrocíclicas; e da avermectina B1 foi obtido um derivado, a ivermectina, que apresenta maior ação contra vermes.

A descoberta da ivermectina e sua introdução em 1980 constituíram um grande progresso terapêutico em medicina veterinária, por ser um agente antiparasitário capaz de agir contra nematódeos e artrópodes parasitas de bovinos, equinos, suínos e cães em dose única ou repetida mensalmente. A droga é eliminada pelas fezes dos animais e tem ação residual, impedindo o desenvolvimento de insetos e outros artrópodes no estrume depositado no solo. Em helmintíases intestinais e extraintestinais de animais, destacou-se por sua ação em concentrações extremamente baixas, boa tolerância e ausência de efeitos colaterais em doses terapêuticas. Além de sua ação contra vermes, foi verificado que a ivermectina atua também contra artrópodes, causando a morte ou a paralisia da postura de ovos de triatomíneos, carrapatos e moscas que se alimentam do sangue de animais que receberam o fármaco.

Ivermectina

Caracteres Gerais. Espectro e Mecanismo de Ação

A ivermectina é um antibiótico anti-helmíntico que atua principalmente sobre as formas imaturas de nematódeos. Exerce alguma ação contra os nematódeos adultos, mas não age contra trematódeos. Tem, também, notável ação contra artrópodes. O modo de ação antiparasitária da ivermectina aparentemente reside na inibição da atividade do ácido gama-aminobutírico (GABA) como mediador na neurotransmissão. Os artrópodes e helmintos utilizam o GABA como principal neurotransmissor e sua inibição conduz à paralisia e morte do parasita. Seu uso clínico iniciou-se na medicina veterinária e atualmente tem indicação precisa em situações clínicas em humanos.

A introdução da ivermectina em medicina humana ocorreu em 1981 ao ser verificada sua eficácia no tratamento da oncocercose. Posteriormente, foi demonstrada a ação do medicamento contra outras helmintíases humanas, com índices de cura na ascaridíase próximos a 100%, e na estrongiloidíase, tricuríase e enterobíase em torno de 90%. É pequena sua eficácia na ancilostomíase e na necatoríase, de menos de 50%.

Farmacocinética

A ivermectina é administrada por via oral e parenteral. Em seres humanos a droga é bem absorvida por via oral, atingindo níveis sanguíneos em quatro horas. Liga-se às proteínas séricas e distribui-se pelos tecidos, ocorrendo essa distribuição em sua maior parte como droga natural e em pequena parte como um metabólito hidroximetilado. Sofre concentração e deposição principalmente no fígado e no tecido adiposo. Sua principal via de eliminação é através das fezes, somente pequena quantidade sendo excretada na urina.

Indicações Clínicas e Doses

A ação anti-helmíntica mais notável da ivermectina manifesta-se nas filarioses, agindo contra *Onchocerca volvulus*, *Wuchereria bancrofti*, *Loa loa*, *Mansonella perstans Mansonella streptocerca* e *Mansonella ozzardi*. Em sua indicação no tratamento da oncocercose, a ivermectina superou a dietilcarbamazina, mudando radicalmente o prognóstico da doença. A droga provoca a redução da densidade de microfilárias na pele a níveis próximos a zero poucos dias após a administração de uma única dose, permanecendo esse efeito durante pelo menos seis meses. Nessa filariose, a ivermectina vem sendo utilizada para o tratamento de massa em países da África, administrada em doses anuais. Há necessidade de tratamentos repetidos, uma vez que a droga age contra as larvas (microfilárias), mas tem pequena ação contra os vermes adultos. No entanto, impede a saída das larvas do útero das fêmeas. Nos pacientes com acometimento ocular, a ivermectina não tem provocado o agravamento das lesões, como é observado com o uso da dietilcarbamazina. É recomendado que nos casos de oncocercose ocular a ivermectina seja readministrada a cada seis meses.

A ivermectina também provoca rápida diminuição no número de microfilárias de *Loa loa* e de *Wuchereria bancrofti*, tornando-se praticamente não identificável a presença dos vermes 7 a 30 dias após a administração de uma única dose por via oral. Nas infecções por *Mansonella perstans* a redução das microfilárias é menos notável, atingindo somente cerca de 60%. Assim como ocorre na oncocercose, é necessária a repetição do tratamento nessas filarioses, recomendando-se, porém, a administração da droga a cada seis meses. Nas infecções por *M. streptocerca* e *M. ozzardi* o tratamento com dose única da ivermectina é habitualmente suficiente.

Como já mencionado, nas helmintíases intestinais humanas (ascaridíase, tricuríase, estrongiloidíase e enterobíase) a ivermectina oferece índices de cura elevados com o emprego de uma única dose. Ademais, nos casos em que não ocorreu a erradicação do helminto observa-se notável redução na postura de ovos ou na eliminação de larvas. O mesmo é observado nas infecções por ancilostomídeos, em que a erradicação só é conseguida em 20% a 50% dos casos tratados; porém, nos pacientes não curados é observada importante redução na contagem de ovos nas fezes.

A ivermectina é também eficaz no tratamento da larva *migrans* cutânea, com índice de cura de 77% com uma única dose e atingindo 97% com a repetição da dose. É desconhecida sua eficácia na larva *migrans* visceral causada por larvas de *Toxocara*. No entanto, a ivermectina revelou-se ativa no tratamento da lagoquilascaríase humana, uma vez que a droga impede a embriogênese dos ovos do *Lagochilascaris minor*. Nessa infecção, é recomendado o emprego de doses do medicamento repetidas semanalmente, durante seis a dez semanas.

Em medicina humana, além das infecções por helmintos, a ivermectina é também utilizada na terapia da escabiose e da pediculose. Na infestação por *Sarcoptes scabiei*, a droga é bastante eficaz, apresentando índice de cura entre 80% e 100%. Mesmo em pacientes com sarna crostosa ou sarna norueguesa esse antibiótico mostra elevada eficácia, mas é recomendável a administração de doses repetidas, considerando a possibilidade de reinfestação. Igualmente, na pediculose, a ivermectina apresenta elevada eficácia, utilizada em regime de duas doses, por via oral, com intervalo de dez dias entre as doses.

A ivermectina é utilizada por via oral em doses e esquemas de tratamento variáveis. Na ascaridíase, enterobíase e tricuríase é administrada na dose única de 50 a 100 microgramas por quilograma de peso (mcg/kg). Adultos com 50 a 65 kg recebem 6 mg. Na estrongiloidíase os melhores resultados são obtidos com a dose de 150 a 200 mcg/kg (12 mg em adultos), recomendando-se a mesma dose para a ancilostomíase e necatoríase. Em pacientes com Aids e estrongiloidíase é recomendável o tratamento com três ou quatro doses repetidas de 200 mcg/kg em intervalos de cinco dias.

Na filariose por *W. bancrofti* a dose é de 100 a 150 mcg/kg, repetida a cada seis meses. Nas infecções por *Onchocerca volvulus*, é recomendada a dose de 150 a 200 mcg/kg, repetida anualmente, mantida durante 15 a 20 anos, que é o tempo de sobrevida dos vermes adultos. Nas infecções por *Loa loa* indica-se a dose de 200 mcg/kg, repetida semestralmente. Nas infecções por *M. streptocerca* e *M. ozzardi* é recomendada a dose única de 150 mcg/kg. As infecções por *M. perstans* respondem mal ao tratamento com ivermectina, mas pode ser tentada a dose de 200 mcg/kg.

Em pacientes com escabiose, pediculose e larva *migrans* cutânea recomenda-se a dose de 200 mcg/kg, podendo ser necessária a repetição da dose dez dias após. Na lagoquilascaríase, a droga é utilizada na dose de 300 mcg/kg, repetida semanalmente por seis a dez semanas. Ressalte-se que a dose da ivermectina é calculada em microgramas, tal a sua atividade contra os vermes sensíveis.

Efeitos Adversos

A ivermectina habitualmente é bem tolerada nas helmintíases intestinais. Efeitos adversos são observados em até 50% dos pacientes com filarioses, manifestados sobretudo por prurido, mialgias, artralgias, edema de face e membros, cefaleia, erupção urticariforme, febre e eosinofilia. Tais reações surgem 1 a 25 dias após a tomada da droga. Esses efeitos resultam da lenta destruição dos parasitas e em geral são de pequena monta; podem, porém, ser mais intensos em indivíduos com infecções maciças. Nestes casos indica-se o uso de anti-histamínicos e, eventualmente, corticosteroides. A ivermectina já foi usada em gestantes, não tendo causado efeitos nocivos para o desenvolvimento da gravidez nem para os fetos e recém-nascidos.

Disponibilidade da Droga

A ivermectina é disponível no Brasil para uso veterinário e humano. Para uso humano faz parte da RENAME indicada para o tratamento de filarioses. É comercializada na especialidade farmacêutica de referência Revectina® (Solvay Farma) em comprimidos com 6 mg.

OUTROS ANTI-HELMÍNTICOS

Pirvínio

O pirvínio foi introduzido, em 1953, na terapêutica de infecções por oxiúros de animais. Em 1956, o cloreto de pirvínio foi utilizado na enterobíase humana, produzindo índices de cura de 100%; entretanto, essa droga mostrou-se provida de toxicidade humana, determinando intensos distúrbios digestivos manifestados por náuseas, vômitos e dor abdominal. Em 1959, o pirvínio passou a ser utilizado sob a forma de pamoato, sal muito menos tóxico e não absorvível, reduzindo-se acentuadamente a intolerância digestiva. A droga é o medicamento de primeira escolha para o tratamento específico da infecção causada por *Enterobius vermicularis*, dada sua alta eficácia, com índice de cura de 90% a 100%. Apresenta excelente tolerância e seu único inconveniente é o de corar as fezes em vermelho-escarlate, ocorrendo a mesma coloração nas roupas íntimas sujas com fezes, podendo ser confundida com sangramento. Por vezes, também a boca e dentes coram-se em vermelho com a ingestão da droga. A posologia recomendada é de 10 mg/kg/dia em dose única, preferentemente pela manhã, em jejum, sendo aconselhável repetir a mesma dose 20 dias após. O pamoato de pirvínio é comercializado no Brasil em comprimidos de 100 mg e em suspensão contendo 50 mg/5 mL na especialidade farmacêutica Pyr-Pam® (UCI-Farma) e medicamentos similares.

Pirantel

O pirantel é um derivado pirimidínico sintetizado em 1966 e introduzido, inicialmente, para uso veterinário. Apresenta amplo espectro de ação contra os geo-helmintos, mostrando-se ativo contra áscaris, ancilostomídeos e enteróbios, provocando a paralisia espástica dos vermes por inibir a ação da colinesterase e bloqueando a função neuromuscular. Os vermes paralisados são eliminados com o bolo fecal. Dentre os sais do pirantel, o pamoato foi escolhido para o uso em terapêutica humana por sua boa tolerância e comodidade de uso. Recentemente, seu derivado, o oxipirantel, revelou excelente atividade contra o *Trichuris trichiura*, com índice de cura da tricuríase em torno de 70% a 90%, mas essa droga não é comercializada no Brasil.

O pamoato de pirantel é indicado para o tratamento da tricuríase e da ascaridíase, administrado na dose de 20 a 30 mg/kg/dia, durante três dias, por via oral. Os efeitos colaterais são pouco frequentes e de pequena gravidade, surgindo como náusea, vômitos, tonteira e diarreia. É comercializado no Brasil na especialidade farmacêutica Ascarical® (Farmoquímica) em comprimidos com 250 mg e em suspensão com 250 mg/15 mL.

BIBLIOGRAFIA

Derivados da Piperazina

Aguiar-Santos AM, et al. Filaríases. In: Focaccia R. Tratado de Infectologia. 3 ed. São Paulo: Atheneu; 2000. p. 1735.

Amato Neto V, Correa MOA. Tratamento da ascaridíase pelo hidrato de piperazina. Rev Inst Adolfo Lutz. 1955; 14:230.

Aziz MA, et al. Invermectin in onchocerciasis. Lancet. 1982; 2:1456-7.

Bartholomew CE, et al. The failure of diethylcarbamazine in the treatment of *Mansonella ozzardi* infections. Trans R Soc Trop Med Hyg. 1978; 72:423-4.

Brown HW. Anthelmintics, new and old. Clin Pharmacol Ther. 1968; 10:5-21.

Fuglsang H, Anderson J. Collapse during treatment of onchocerciasis with diethylcarbamazine. Trans R Soc Trop Med Hyg. 1974; 68:72-3.

Haarbrink M, et al. Adverse reactions following diethylcarbamazine (DEC) intake in endemic normal, microfilaraemics and elephantiasis patients. Trans R Soc Trop Med Hye. 1999; 93:91-6.

Leão RNQ, et al. Infecção humana pelo *Lagochilascaris minor*. Rev Inst Med Trop São Paulo. 1978; 20:300-6.

Levi GC, et al. Tratamento da ascaridíase em zona rural; estudo comparativo entre as atividades de doses únicas de hexa-hidrato de piperazina, tetramisole e pamoato de pirantel. Rev Inst Med Trop São Paulo. 1972; 14:392-6.

Moura LCRV, et al. Filarioses. In: Tavares W, Marinho LAC. Rotinas de diagnóstico e tratamento das doenças infecciosas e parasitárias. São Paulo: Atheneu; 2005. p. 463.

Norton S, Beer EJ. Investigations on the action of piperazine on *Ascaris lumbricoides*. Trop Med Hyg. 1957; 6:898.

Sabry M, et al. A placebo controlled double-blind trial for the treatment of bancroftian filariasis with ivermectin or diethylcarbamazine. Trans R Soc Trop Med Hyg. 1991; 85:640-3.

Setúbal S. Ascaridíase. Ars Curandi Gastro. 1987; 6(3): 22-30.

Benzimidazóis

Agapejev S, et al. Neurocysticercosis: treatment with albendazole and dextrochloropheniramine. Rev Inst Med Trop São Paulo. 1988; 30:387-9.

Amato Neto V, et al. Nossas observações iniciais sobre a eficácia do cambendazol no tratamento da estrongiloidíase. Rev Inst Med Trop São Paulo. 1978; 20:161-3.

Baranski MC, et al. Tratamento da estrongiloidíase humana com novo anti-helmíntico, o cambendazol. Rev Inst Med Trop São Paulo. 1978; 20:213-8.

Bekhta A, et al. Treatment of hepatic hydatid disease with mebendazole. Br Med J. 1977; 2:1047-51.

Bergold AM, Korolkovas A. Albendazol: anti-helmíntico de ação tríplice. Rev Bras Med. 1991; 48:705-12.

Bernberg HC, et al. The combined treatment with levamisole and mebendazole for a perstans like filarial infection in Rhodesia. Trans R Soc Trop Med Hyg. 1979; 73:233-4.

Brown HW. Anthelmintics, new and old. Clin Pharmacol Ther. 1968; 10:5-21.

Brugmans JP, et al. Mebendazole in enterobiasis. JAMA. 1971; 217:313-6.

Brunetti E, et al. Expert consensus for the diagnosis and treatment of cystic and alveolar echinococcosis in humans. Acta Trop. 2010; 114:1-16.

Bryceson ADM, et al. Experience with mebendazole in the treatment of inoperable hidatid disease in England. Trans R Soc Trop Med Hyg. 1982; 76:510-8.

Calvopina M, et al. Treatment of human pulmonary paragonimiasis with triclabendazole: clinical tolerance and drug efficacy. Trans R Soc Trop Med Hyg. 1998; 92:566-9.

Campbell WC. Thiabendazole effects in visceral larva migrans. JAMA. 1971; 217:342-3.

Campos R, et al. Tratamento da ascaridíase e da tricocefalíase por meio do albendazol. Arq Bras Med. 1983; 57:185-6.

Chaia G, Cunha AS. Novo esquema terapêutico com o tiabendazol na estrongiloidíase humana. Rev Inst Med Trop São Paulo. 1966; 8:173-6.

Chaia G, et al. Papel do mebendazol no tratamento da tricocefalíase e da necatoríase. Rev Inst Med Trop São Paulo. 1973; 15:239-47.

Del Brutto OH, et al. Therapy of neurocysticercosis. A reappraisal. Clin Infect Dis. 1993; 17:730-5.

El-Marsry N, et al. Albendazole in the treatment of *Ancylostoma duodenale* and *Ascaris lumbricoides*. Trans R Soc Trop Med Hyg. 1983; 77:160-1.

Escobedo F, et al. Albendazole therapy for neurocysticercosis. Arch Intern Med. 1987; 147:738-41.

Fairweather I. Triclabendazole: new skills to unravel an old(ish) enigma. J Helminthol. 2005; 79:227-34.

Flores AL. Efectividad terapéutica de mebendazole en la tricocefalosis masiva. Salud Publ Mexico. 1979; 21:83-7.

Gomes MCO. Tratamento da teníase pelo mebendazol. Folha Med (Br). 1973; 66:1053-61.

Gryschek RCB, et al. Fraco desempenho do albendazol no tratamento da estrongiloidíase. Rev Soc Bras Med Trop. 1992; 25:205-6.

Horton RJ. Chemotherapy of *Echinococcus* infection in man with albendazole. Trans R Soc Trop Med Hyg. 1989; 83:97-9.

Katz N, Zicker F. Ensaio clínico com o mebendazol nas teníases. Rev Soc Bras Med Trop. 1973; 7:225-9.

Keiser J, Utzinger J. Chemotherapy for major foodborne trematodes: Expert Opin Pharmacother. 2004; 5:1711-26.

Keiser J, et al. Triclabendazole for the treatment of fascioliasis and paragonimiasis. Expert Opin Investig Drugs. 2005; 14:1513-26.

Keshmiri M, et al. Albendazole versus placebo in treatment of echinococcosis. Trans R Soc Trop Med Hyg. 2991; 95:190-4.

Leão RNQ, Fraya Neto H. Lagoquilascaríase. In: Tavares W, Marinho LAC. Rotinas de diagnóstico e tratamento das doenças infecciosas e parasitárias. São Paulo: Atheneu; 2005. p. 679.

Lecuit M, et al. Use of albendazole for disseminated microsporidian infection in a patient with AIDS. Clin Infect Dis. 1994; 19:332-3.

Lloyd S, et al. Effect of albendazole on the metacestodes of *Taenia saginata* in calves. Experientia. 1978; 34:723-4.

Maisonneuve H, et al. L'albendazole. Bull Soc Pathol Exot Filliale. 1981; 74:434-44.

Morris DL. Chemotherapy of hydatid disease. J Antimicrob Chemother. 1983; 11:494-6.

Ollé-Goig JE, Domingo J. A case of chromomycosis treated with thiabendazole. Trans R Soc Trop Med Hyg. 1983; 77:773-4.

Picot S, et al. A new report of triclabendazole efficacy during invading phase fascioliasis. Eur J Clin Microbiol Infec Dis. 1992; 11:269-70.

Pungpak S, et al. Albendazole in the treatment of strongyloidiasis. Southeast Asian J Trop Med Public Health. 1987; 18:207-10.

Ramalingam S, et al. Albendazole, an effective single dose, broad spectrum anthelmintic drug. Am J Trop Med Hyg. 32:984-9.

Reuter S, et al. Benzimidazoles in the treatment of alveolar echinococcosis: a comparative study and review of the literature. J Antimicrob Chemother. 2000; 46:451-6.

Rossignol JF, Maisonneuve H. Albendazole: placebo-controlled study in 870 patients with intestinal helminthiasis. Trans R Soc Trop Med. 1983; 77:707-11.

Santos BR, et al. Hidatidose. In: Tavares W, Marinho LAC. Rotinas de diagnóstico e tratamento das doenças infecciosas e parasitárias. São Paulo: Atheneu; 2005. p. 555.

Soli ASV. Parasitoses intestinais: atualização terapêutica. Folha Med (Br). 1991; 103:199-212.

Sotelo J, et al. Albendazole vs praziquantel for therapy of neurocysticercosis. Arch Neurol. 1988; 45:532-4.

Sotelo J, et al. Comparison of therapeutic regimen of anticysticercal drugs for parenchymal brain cysticercosis. J Neurol. 1990; 237:69-72.

Souza DWC, et al. Ação terapêutica do mebendazol (R 17635) em pacientes poliparasitados. Resultados finais. Rev Soc Bras Med Trop. 1973; 7:237-41.

Takayanagui OM, Martinez R. Cisticercose. In: *ibid* Santos BR, et al. p. 173.

Tavares W. Helmintíases de importação helmintíases raras no Brasil. In: *ibid* Santos BR, et al. p. 513.

Wessely K, et al. Human fascioliasis treated with triclabendazole (Fasinex R) for the first time. Trans R Soc Trop Med Hyg. 1988; 82:743-4.

Fenilimidazóis

Camillo-Coura L, et al. Tratamento da ascaridíase humana com sais de tetramisole. Rev Soc Bras Med Trop. 1967; 282-9.

Chieffi PP. Infecção cutânea por *Lagochilascaris minor* – tratamento e cura rápida pelo levamisole. Ann Bras Dermatol. 1981; 56:141-4.

Guerrero J, Oliveira Neto W. Levamisole, um modulador químico da imunorresposta celular. Folha Med (Br). 1976; 72:611-7.

Leão RNQ, Fraiha H. Lagoquilascaríase. In: Tavares W, Marinho LAC. Rotinas de diagnóstico e tratamento das doenças infecciosas e parasitárias. São Paulo: Atheneu; 2005. p. 679.

Maertens K, Wery M. Effect of mebendazole and levamisole on *Onchocerca volvulus* and *Dipetalonema perstans*. Trans R Soc Trop Med Hyg. 1975; 69:359-60.

Van Den Bossche H, Janssen PAJ. The biochemical mechanism of action of the anthelmintic drug tetramisole. Life Science. 1967; 6:1781-92.

Oxamniquina

Amato Neto V, et al. Tratamento da salmonelose de curso prolongado por meio da oxamniquina. Rev Inst Med Trop São Paulo. 1979; 21:137-9.

Bina JC, Prata A. Tratamento da esquistossomose com oxamniquina (xarope) em criança. Rev Soc Bras Med Trop. 1975; 9:175-8.

Coura JR, et al. Clinical trial with oxamniquine in the treatment of Schistosomiasis mansoni. Rev Inst Med Trop São Paulo. 1973; 15(Supl 1):41-6.

Foster R. A review of clinical experience with oxamniquine. Trans R Soc Trop Med Hyg. 1987; 81:55-9.

Katz N. Current results in the clinical therapy of schistosomiasis mansoni. Rev Inst Med Trop São Paulo. 1980; 22(Supl 4):8-17.

Lacaz CS (ed.). Symposium de oxaminiquine. Rev Inst Med Trop São Paulo. 1973; 15(Supl 1)(6):1-176.

Prata A, et al. Tratamento da esquistossomose mansoni pela oxamniquina em dose única via oral. Rev Soc Bras Med Trop. 1976; 10:127-36.

Stokvis H, et al. Convulsions after oxamniquine. Trans R Soc Trop Med Hyg. 1987; 81:880.

Praziquantel

Ambroise-Thomas P, et al. Le praziquantel dans le traitement des opisthorchiasis chez des réfugés du Sud-Est asiatique. Bilan de 153 cas. Bull Soc Pathol Exot Filiales. 1985; 78:492-9.

Baranski MC. Terapêutica da teníase e himenolepíase nana com dose oral única de praziquantel. Rev Inst Med Trop São Paulo. 1980; 22:82-8.

Branchini MLM, et al. Double-blind trial comparing praziquantel with oxamniquine in the treatment of patients with schistosomiasis mansoni. Rev Inst Med Trop São Paulo. 1982; 24:315-21.

Cao WJ, et al. Paragonimiasis: treatment with praziquantel in 40 human cases and in 1 cat. Arzneimittelforschung. 1984; 34(9B):1203-4.

Corona T, et al. Single-day praziquantel therapy for neurocysticercosis. N Engl J Med. 1996; 334:125.

Costa W, et al. Tratamento da esquistossomose mansoni com praziquantel. Folha Med (Br). 1983; 86:167-9.

Del Brutto OH, et al. Therapy of neurocysticercosis: a reappraisal. Clin Infect Dis. 1993; 17:730-5.

Espejo H. Tratamiento de infecciones por *Hymenolepsis nana*, *Taenia saginata*, *Taenia solium* y *Diphylobothrium pacificum* con praziquantel. Bol Chil Parasitol. 1977; 32:39-40.

Farid Z, Wallace CK. Schistosomiasis and praziquantel. Ann Intern Med. 1983; 99:883.

Farid Z, et al. Praziquantel and *Fasciola hepatica* infection. Trans R Soc Trop Med Hyg. 1989; 83:813.

Gonnert R, Andrews P. Praziquantel, a new broad-spectrum antischistosomal agent. Z Parasitenk. 1977; 52:129-50.

Groll E. Praziquantel for cestode infection in man. Acta Trop (Basel). 1980; 37:293-6.

Harisunata T, et al. Trematode infections. Opisthorchiasis, clonorchiasis, fascioliasis, and paragonimiasis. Infect Dis Clin North Am. 1993; 7:699-701.

Hawn TR, Jong EC. Update on hepatobiliary and pulmonary flukes. Curr Infect Dis Rep. 1999; 1:427-33.

Jong E, et al. Praziquantel for the treatment of *Clonorchis/Opisthorchis* infections. J Infect Dis. 1985; 152:637-40.

Katz N, et al. Clinical trial with oxamniquine and praziquantel in the acute and chronic phases of schistosomiasis mansoni. Rev Inst Med Trop São Paulo. 1983; 25:173-7.

Moreira AAB, et al. Tratamento por meio do praziquantel das teníases humanas devidas à *Taenia saginata* e *Taenia solium*. Rev Inst Med Trop São Paulo. 1983; 25:79-81.

Pearson RD, Guerrant RL. Praziquantel: a major advance in anthelmintic therapy. Ann Intern Med. 1983; 99:195-8.

Puch RNN, Teesdale CH. Long-term efficacy of singe-dose oral treatment in schistosomiasis haematobium. Trans R Soc Trop Med Hyg. 1984; 78:55-9.

Shaw MK, Erasmus DA. *Schistosoma mansoni:* effects of praziquantel on the ultrastructure of worms in vitro. Trans R Soc Trop Med Hyg. 1982; 76:528.

Sotelo J, et al. Albendazole vs praziquantel for therapy of neurocysticercosis. Arch Neurol. 1988; 45:532-4.

Spina-França A, Nobrega JPS. Neurocisticercose e praziquantel. Arq Neuropsiq (São Paulo). 1981; 39:279-85.

Takayanagui OM, Martinez R. Cisticercose. In: Tavares W, Marinho LAC. Rotinas de diagnóstico e tratamento das doenças infecciosas e parasitárias. São Paulo: Atheneu; 2005. p. 173.

Tavares W. Helmintíases de importação helmintíases raras no Brasil. In: *ibid* Takayanagui OM. p. 513.

Vianna LG, et al. Tratamento da neurocisticercose com praziquantel. Arq Neuropsiq (São Paulo). 1990; 48:425-30.

Watt G, et al. Praziquantel pharmacokinetics and side-effects in *Schistosoma japonicum*-infected patients with liver disease. J Infect Dis. 1988; 157:530-5.

Yangco BG, et al. Clinical study evaluating efficacy of praziquantel in clonorchiasis. Antimicrob Agents Chemother. 1987; 31:135-8.

Ivermectina

Aguiar-Santos AM, et al. Filaríases. In: Focaccia R. Tratado de Infectologia. 3 ed. São Paulo: Atheneu; 200. p. 1735.

Bento RF, et al. Human lagochilascariasis treated successfully with ivermectin: a case report. Rev Inst Med Trop São Paulo. 1993; 35:373-5.

Caumes E. Treatment of cutaneous larva migrans. Clin Infect Dis. 2000; 30:811-4.

Dadzie KY, et al. Changes in ocular onchocerciasis after two rounds of community-based ivermectin treatment in a holo-endemic onchocerciasis focus. Trans R Soc Trop Med Hyg. 1991; 85:267-71.

Datry A, et al. Treatment of *Strongyloides stercoralis* infection with ivermectin compared with albendazole: results of an open study of 60 cases. Trans R Soc Trop Med Hyg. 1994; 88:344-5.

Dourmishev A, et al. Efficacy and tolerance of oral ivermectin in scabies. J Eur Acad Dermatol Venereol. 1998; 11:247-51.

Doumbo O, et al. Ivermectine et grossesses en traitement de masse au Mali. Bull Soc Path Exot Filiales. 1992; 85:247-51.

Freedman DO, et al. The efficacy of ivermectin in the chemotherapy of gastrointestinal helminthiasis in humans. J Infect Dis. 1989; 159:1151-3.

Glaziou P, et al. Efficacy of ivermectin for the treatment of head lice (pediculosis capitis). Trop Med Parasitol. 1994; 45:253-4.

Greene BM. Ivermectin for onchocerciasis. Curr Opin Infect Dis. 1990; 3:838-40.

Huffam SE, Currie BJ. Ivermectin for *Sarcoptes scabiei* hyperinfestation. Int J Infect Dis. 1998; 2:152-4.

Naquira C, et al. Ivermectin for human strongyloidiasis and other intestinal helminths. Am J Trop Med. 1989; 40:304-9.

Richard-Lenoble D, et al. Ivermectin and filariasis. Fundam Clin Pharmacol. 2003; 17:199-203.

Taylor HR, et al. Ivermectin treatment of patients with severe ocular onchocerciasis. Am J Trop Med Hyg. 1989; 40:494-500.

Torres JR, et al. Efficacy of ivermectin in the treatment of strongyloidiasis complicating AIDS. Clin Infect Dis. 1993; 17:900-2.

Outros Anti-helmínticos

Baranski MC, et al. Tratamento da enterobíase pelo pamoato de pirantel. Estudo comparativo com o pamoato de pirvínio. Rev Inst Med Trop São Paulo. 1971; 13:422-7.

Beck JW, et al. The treatment of pinworm infections in humans (enterobiases) with pyrvinium chloride and pyrvinium pamoate. Am J Trop Med. 1959; 8:349-52.

Brown H. Anthelmintics, new and old. Clin Pharmacol. 1068; 10:5-21.

Rodrigues YT, et al. Tratamento da oxiuríase com dose única de um novo medicamento, o pamoato de pirvínio. Hospital (Rio). 1961; 59:591-7.

Sinniah B, Sinniah D. The anthelmintic effects of pyrantel pamoate, oxantel-pyrantel pamoate, levamisole and mebendazole in the treatment of intestinal nematodes. Ann Trop Med Parasitol. 1981; 75:315-21.

Soli ASV. Parasitoses intestinais: atualização terapêutica. Folha Med (Br). 1991; 103:199-212.

CAPÍTULO 29

Fármacos Antifúngicos

Durante longos anos, a terapêutica das micoses, especialmente das micoses profundas, encontrava dificuldades devido ao fato de os fungos serem células eucarióticas que parasitam um hospedeiro com células eucarióticas. Assim, as diferenças citológicas entre o parasita e o hospedeiro são pequenas e as drogas que interferem no metabolismo daqueles habitualmente agem no metabolismo dos últimos. O desenvolvimento dos antifúngicos sistêmicos foi relativamente lento, se comparado ao dos antibióticos antibacterianos. Essa demora deve-se a dois fatores principais: mamíferos e fungos, por serem eucariontes, possuem muitos componentes celulares semelhantes, como a membrana plasmática, de natureza lipoproteica. Assim, ao contrário das drogas antibacterianas, mais seletivas, os primeiros antifúngicos sistêmicos, como a anfotericina B deoxicolado (D-AMB) e os derivados imidazólicos como o miconazol e o cetoconazol, embora eficazes e com amplo espectro, são tóxicos para humanos. O segundo fator relaciona-se ao aumento significativo das micoses oportunísticas, como a criptococose e micoses invasivas como a aspergilose, candidíase, fusariose e mucormicose, entre outras, a partir da década de 1990. Essas infecções possuem altas taxas de morbimortalidade, significativamente superiores às das micoses endêmicas e às de interesse dermatológico e necessitavam de fármacos que lhes fossem ativos. Assim, o desenvolvimento das novas substâncias antifúngicas acelerou-se à medida que novos cenários epidemiológicos foram se apresentando nas últimas três décadas, como a Aids e a ampla utilização de imunossupressores, quimioterapia antineoplásica, corticoterapia, imunobiológicos etc. Também contribuíram para o aumento de incidência e prevalência de micoses oportunistas, a iatrogenicidade de procedimentos invasivos, como transplantes de órgãos sólidos e de células-tronco hematopoiéticas, cuidados intensivos, nutrição parenteral, cateteres, próteses ou órteses e outros.

Historicamente, o primeiro fármaco com ação antifúngica específica foi o iodeto de potássio, utilizado desde 1903 na terapêutica da esporotricose, mas atualmente em desuso por ser mais tóxico e menos eficaz que itraconazol (ITZ), a terapêutica de escolha para essa micose de implantação. O advento dos derivados sulfamídicos, na década de 1930, constituiu um verdadeiro avanço na terapia da paracoccidioidomicose, histoplasmose e da pneumocistose, na época classificada entre as protozooses.

Em 1939, deu-se a descoberta do primeiro antibiótico antifúngico, a griseofulvina, que somente em 1958 foi introduzida na terapêutica das micoses humanas, após ter sido demonstrada sua eficácia no combate a micoses de plantas e dermatofitoses animais. A década de 1950 foi marcante na era dos antifúngicos sistêmicos com a descoberta de compostos da classe dos poliênicos, cujo primeiro representante foi a nistatina, de ação tópica, seguida da anfotericina B em 1955, com atividade sobre a maioria dos fungos causadores de infecção no homem, mas de ação sistêmica somente por via parenteral. A anfotericina B em deoxicolato (D-AMB), de uso intravenoso, foi impactante na terapêutica de várias micoses sistêmicas endêmicas ou de distribuição global, que até então possuíam altos índices de letalidade, como a paracoccidioidomicose, histoplasmose, coccidioidomicose e criptococose, entre outras. Embora eficaz em várias micoses endêmicas e oportunísticas, a formulação em deoxicolato de anfotericina B possui significativa toxicidade, principalmente renal e cardíaca. Esses eventos adversos foram minimizados com a descoberta das formulações lipídicas de anfotericina B (L-AMB), a partir da década de 1990, e hoje bastante empregadas em todo o mundo, apesar de seu alto custo, se comparado ao do D-AMB.

A terapêutica das micoses foi ampliada com a introdução, nas décadas de 1960 e de 1970, das substâncias azólicas antifúngicas, inicialmente os imidazóis com ação tópica (miconazol, clotrimazol e outros) e depois a identificação do cetoconazol, o primeiro azol antifúngico de amplo espectro, absorvível por via oral e com ação sistêmica. As pesquisas realizadas a seguir conduziram à descoberta dos derivados triazólicos, com espectro de ação antifúngico amplo, farmacocinética e farmacodinâmica favorável no homem, possibilitando seu emprego na terapêutica das micoses humanas sistêmicas e superficiais com o mínimo de efeitos adversos. Nesse grupo, estão o ITZ, o fluconazol (FCZ), considerados triazólicos de primeira geração, e o voriconazol (VCZ), o posaconazol (POS) e, recentemente, o isavuconazol (ISA), todos triazólicos de segunda geração.

Paralelamente ao desenvolvimento dos triazólicos, o arsenal terapêutico dos antifúngicos foi incrementado com o desenvolvimento das equinocandinas, uma nova classe de antifúngicos, que atua exclusivamente na parede celular da célula fúngica, com notável ação candicida. Atualmente, três equinocandinas são comercializadas: caspofungina, micafungina e anidulafungina, todas consensualizadas como sendo de melhor evidência para tratamento de formas invasivas de infeções por leveduras do gênero *Candida* spp.

O desenvolvimento cronológico dos antifúngicos sistêmicos pode ser visualizado na Figura 29.1.

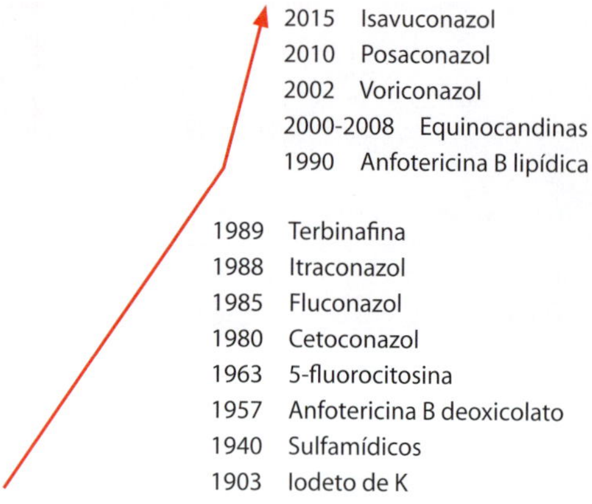

Fig. 29.1 Desenvolvimento cronológico dos antifúngicos de ação sistêmica.

Registre-se, por fim, a existência de outros antibióticos e quimioterápicos antifúngicos específicos, como a flucitosina, a terbinafina e outros que discutiremos neste capítulo, que é dividido em duas partes: antifúngicos de ação sistêmica e os de ação tópica. Cada parte será subdividida entre os antibióticos, os azóis e outras drogas antifúngicas. Na Tabela 29.1, estão resumidas as propriedades do antifúngicos de ação sistêmica.

MECANISMOS DE AÇÃO DOS ANTIFÚNGICOS

Os principais alvos celulares das drogas antifúngicas atualmente disponíveis incluem a membrana celular, o DNA e a parede celular. A membrana celular da célula fúngica contém o ergosterol, um éster análogo ao colesterol de mamíferos. Atuam sobre o ergosterol os antifúngicos poliênicos e os derivados azólicos. O primeiro grupo inclui D-AMB e L-AMB, além da nistatina, da metilpartricina e da pimaricina, os três de ação tópica, formulados como cremes ou colírios. O principal mecanismo de ação dos compostos poliênicos constitui-se em sua ligação bioquímica com o ergosterol, formando poros na membrana citoplasmática, que determina perda iônica intracelular, principalmente de NA^+, K^+ e MG^+. Essa ação pode também ocorrer na célula de mamíferos pela afinidade de poliênicos com o colesterol, o que explica

Tabela 29.1
Doses Recomendadas e Reações Adversas de Drogas Antifúngicas Parenterais e Orais na Infância e Adolescência

Drogas	Via de Administração	Dose (Por Dia)	Reações Adversas
Anfotericina B desoxicolato	IV	0,7 a 1 mg/kg/dia; infundir dose única por 2 horas	Febre, calafrios, sintomas do trato gastrointestinal, cefaleia, hipotensão, disfunção renal, hipocalemia, anemia, arritmias cardíacas, neurotoxicidade, anafilaxia
	IT	0,025 mg, aumentar para 0,5 mg, duas vezes por semana	Cefaleia, sintomas do trato gastrointestinal, aracnoidite/radiculite
Anfotericina B complexo Lipídico (ABELCET®)[a,b]	IV	5 mg/kg/dia, infundir em 2 horas ou mais	Febre, arrepios, outras reações associadas com anfotericina B desoxicolato, mas com menos nefrotoxicidade; hepatotoxicidade tem sido relatada
Anfotericina B lipossomal (AmBisome®)[a,b]	IV	3-5 mg/kg, infundir em 1-2 horas	Febre, arrepios, outras reações associadas com anfotericina B, mas com menos nefrotoxicidade; hepatotoxicidade tem sido relatada
Anidulafungina[a,b]	IV	Adultos: dose de ataque de 100-200 mg, em seguida 50 a 100 mg uma vez ao dia (dose mais alta na candidemia) Crianças: dose de ataque de 1,5 a 3 mg/kg uma vez ao dia, então 0,75-1,5 mg/kg/dia	Febre, dor de cabeça, náusea, vômito, diarreia, leucopenia, enzimas hepáticas elevadas e flebite
Micafungina	IV	Adultos: 60 a 150 mg, um vez/dia Crianças: 2 a 10 mg/kg, uma vez/dia (doses maiores são necessárias para pacientes < 8 anos de idade). Máximo 200 mg/dia	Febre, cefaleia, náuseas, diarreia, leucopenia, elevação de enzimas hepáticas, flebite

Continua

Tabela 29.1 (cont.)
Doses Recomendadas e Reações Adversas de Drogas Antifúngicas Parenterais e Orais na Infância e Adolescência

Drogas	Via de Administração	Dose (Por Dia)	Reações Adversas
Caspofungina[a,b]	IV	Adultos: dose de ataque de 70 mg, depois 50 mg uma vez por dia Crianças: 70 mg/m^2 de dose de ataque, e após 50 mg/m^2 uma vez ao dia	Febre, erupção cutânea, prurido, flebite, dor de cabeça, sintomas do trato gastrointestinal, anemia; o uso concomitante com ciclosporina não é recomendado, a menos que benefícios potenciais superem riscos potenciais
Fluconazol[b]	IV	Crianças: 3-6 mg/kg por dia, dose única (até 12 mg/kg por dia para infecções graves)	Erupção cutânea, sintomas do trato gastrointestinal, hepatotoxicidade, síndrome de Stevens-Johnson, anafilaxia
	VO	Crianças: 6 mg/kg por dia, dose única; e depois 3 mg/kg por dia na candidíase orofaríngea ou esofágica; 6-12 mg/kg por dia para infecções fúngicas invasivas; terapia supressora em infectados com HIV de 6 mg/kg por dia na meningite criptocócica Adultos: 200 mg em dose única, seguidos de 100 mg/dia na candidíase orofaríngea ou esofágica; 400 a 800 mg/dia para outras infecções fúngicas invasivas; 400 mg/dia na terapia supressora em pacientes infectados com HIV e com meningite criptocócica	
Fluorocitosina	VO	50-150 mg/kg por dia em 4 doses, de 6/6 h (ajustar dose se tiver disfunção renal); acompanhar rigorosamente o nível sérico	Supressão da medula óssea, disfunção renal, sintomas do trato gastrointestinal, erupção cutânea, neuropatia, hepatotoxicidade, confusão mental, alucinações

Continua

Tabela 29.1 (cont.)
Doses Recomendadas e Reações Adversas de Drogas Antifúngicas Parenterais e Orais na Infância e Adolescência

Drogas	Via de Administração	Dose (Por Dia)	Reações Adversas
Griseofulvina	VO	10 mg/kg por dia, dose única ou fracionada em duas doses; dose máxima, 1.000 mg	Erupção cutânea, parestesias, leucopenia, sintomas do trato gastrointestinal, proteinúria, hepatotoxicidade, confusão mental, cefaleia
Itraconazol[b]	IV, VO	Crianças: 4 mg/kg por dia dividido em 2 doses; confirmar nível terapêutico após duas semanas de terapia para garantir exposição adequada à droga (≥ 1 μg/mL mas < 10 μg/mL) Adultos: 200-400 mg/dia em dose única; 200 mg, uma vez por dia, para terapia supressiva em pacientes infectados pelo HIV com histoplasmose	Sintomas do trato gastrointestinal, erupção cutânea, edema, cefaleia, hipocalemia, hepatotoxicidade, trombocitopenia, leucopenia; toxicidade cardíaca é possível em pacientes também em uso de terfenadina ou astemizole
Isavuconazol	IV	Uso em adultos Dose inicial: 200 mg (uma ampola) de 8/8 h, durante 48 h Dose de manutenção: 200 mg/dia	Náuseas, vômitos, diarreia, elevação de enzimas hepáticas no sangue, hipocalemia, dor lombar
	Oral	Dose inicial: 200 mg (duas cápsulas) de 8/8 h durante 48 h Dose de manutenção: 200 mg/dia	
Micafungina[a,b]	IV	Adultos: 50 a 150 mg uma vez ao dia Crianças: 2 a 10 mg/kg por dia, uma vez ao dia (doses maiores são necessárias para pacientes < 8 anos de idade), máximo de 200 mg por dia)	Febre, cefaleia, náuseas, vômitos, diarreia, leucopenia, elevação de enzimas hepáticas e flebite

Continua

Tabela 29.1 (cont.)
Doses Recomendadas e Reações Adversas de Drogas Antifúngicas Parenterais e Orais na Infância e Adolescência

Drogas	Via de Administração	Dose (Por Dia)	Reações Adversas
Nistatina	VO	Lactentes: 200.000 U, 4 vezes por dia, após as refeições Crianças e adultos: 400.000-600.000 U, 3 vezes ao dia, após as refeições Adultos: 400 mg, duas vezes ao dia com refeições com alto teor de gordura (ou suplemento nutricional líquido) para tratamento; 200 mg, três vezes ao dia por profilaxia	Sintomas do trato gastrointestinal, erupção cutânea
Posaconazol[a,b]	Solução oral	Crianças: uso não autorizado Adultos: 250 mg, uma vez por dia	Sintomas do trato gastrointestinal, erupção cutânea, edema, cefaleia, anemia, neutropenia, trombocitopenia, fadiga, artralgia, mialgia, febre
Terbinafina[a]	VO	Crianças de 2 a 12 anos: 9 mg/kg, IV, a cada 12 horas por 1 dia, depois 8 mg/kg, IV, a cada 12 h (dose máxima, 350 mg, a cada 12 h); seguir os níveis séricos rigorosamente (> 2 µg/mL) Adultos e crianças ≥ 12 anos: 6 mg/kg, 12/12 h por 1 dia (dose de ataque), então 4 mg/kg, 12/12 h; seguir níveis séricos rigorosamente (> 1 µg/mL)	Sintomas do trato gastrointestinal, erupção cutânea, anormalidades do paladar, hepatite colestática
Voriconazol[b]	IV	Crianças de 2 a 12 anos: 9 mg/kg, a 12/12 h; acompanhar os níveis séricos rigorosamente (muito menor biodisponibilidade em crianças que em adultos)	Distúrbios visuais, alucinações, erupção cutânea fotossensível, aumento das provas de função hepática, encefalopatia; evidências recentes de malignidade cutânea agressiva

Continua

Tabela 29.1 (cont.)
Doses Recomendadas e Reações Adversas de Drogas Antifúngicas Parenterais e Orais na Infância e Adolescência

Drogas	Via de Administração	Dose (Por Dia)	Reações Adversas
Voriconazol[b] (cont.)		Adultos: < 40 kg: 200 mg, a cada 12 h para 1 dia, depois 100 mg, a cada 12 h; > 40 kg: 400 mg, 12/12 h por 1 dia, depois 200-300 mg, 12/12 horas	Associada ao uso prolongado de voriconazol

HIV, vírus da imunodeficiência humana; IT, intratecal; IV, intravenosa; VO, oral.

[a]A experiência com a droga em crianças é limitada; 3 mg/kg é a dose geralmente usada.

[b]Uso limitado ou nenhuma informação sobre o uso em recém-nascidos está disponível.

O voriconazol foi agora identificado como um fator de risco independente para o desenvolvimento de malignidades cutâneas em pacientes transplantados de pulmão.

[c]Para crianças menores de 2 anos a dose diária não foi estabelecida ainda.

Fontes:

Aids Info. Guidelines for the Prevention and Treatment of Opportunistic Infections Among HIV-Exposed and HIV-Infected Children. Disponível em: https://aidsinfo.nih.gov/guidelines. Acessado em 9 nov 2018.

American Academic of Pediatrics. Red Book: 2018-2021 Report of the Committee on Infectious Diseases. 31 ed. Itasca, IL: American Academy of Pediatrics; 2018. p. 938-55.

American Academy of Pediatrics. Antifungal Drugs for Systemic Fungal Infections In: Kimberlin DW ed. Redbook; 2018.

Brasil, Ministério da Saúde. Protocolo Clínico e Diretrizes Terapêuticas para Manejo da Infecção pelo HIV em Crianças e Adolescentes. Relatório de Recomendações. Conitec SUS (Comissão Nacional de Incorporação Tecnológica no SUS); 2017 jul.

McInerny K (ed.). American Academy of Pediatrics Care. 2 ed. Elk Grove Village, IL: American Academy of Pediatrics; 2018.

os eventos adversos da anfotericina B, mais frequentes com D-Anfo B que com L-AMB.

Os derivados azólicos também atuam sobre o ergosterol, porém de modo mais seletivo que D-AMB. Essa atuação se dá por inibição da enzima 14-α-demetilase, necessária à síntese do ergosterol. Os derivados azólicos são mais seletivos, determinando menos eventos adversos no hospedeiro. Atualmente, são empregados como antifúngicos sistêmicos apenas os compostos triazólicos de segunda geração: FCZ, ITZ, VOR, POS e ISA.

As equinocandinas atuam em componente exclusivo da célula fúngica, a parede celular, por meio da inibição de sua síntese. Ha três equinocandinas disponíveis: anidulafungina, caspofungina e micafungina, sendo que sua principal indicação é no tratamento de candidíases invasivas.

A 5-fluorcitosina é um antifúngico que atua por inibição de ácidos nucleicos, de maneira análoga ao fluoracil, uma droga antineoplásica. Atualmente não é disponível no Brasil, e sua principal indicação é em terapia combinada com anfotericina B para formas graves de criptococose.

ANTIFÚNGICOS DE AÇÃO SISTÊMICA

ANTIBIÓTICOS ANTIFÚNGICOS

Os antibióticos antifúngicos têm origem, como os antibióticos antibacterianos, em culturas de microrganismos do solo, em particular estreptomicetos e fungos. Assim, a anfotericina B e a nistatina, antibióticos com estrutura poliênica, são originados, respectivamente, de culturas de *Streptomyces nodosus* e de *Streptomyces noursei*, enquanto a griseofulvina origina-se em culturas de *Penicillium griseofulvum*.

ANTIBIÓTICOS POLIÊNICOS

Poliênicos são substâncias formadas por átomos de carbono com dupla ligação. Alguns antibióticos com essa estrutura são ativos contra fungos, protozoários e algas, não demonstrando ação antibacteriana importante. São substâncias tóxicas para o homem e outros mamíferos, por provocarem lesões nas células de animais semelhantes às causadas nos microrganismos referidos.

Os poliênicos ligam-se a membranas citoplasmáticas que contêm esteróis, provocando sua desorganização funcional. Por esse motivo, não agem sobre a grande maioria das espécies bacterianas, desprovidas de tais substâncias em sua membrana. Nos fungos, os poliênicos ligam-se principalmente ao ergosterol, que constitui o esterol prevalente da sua membrana citoplasmática. Com isso, alteram a permeabilidade seletiva dessa membrana, por originar poros permeáveis à saída de água e de íons essenciais à sobrevida do microrganismo. Em consequência da desintegração da permeabilidade da membrana, ocorre deterioração metabólica e morte da célula. Mais recentemente, foi noticiado que os poliênicos podem causar alterações celulares por um processo oxidativo, cuja intimidade não é bem conhecida.

O efeito dos poliênicos varia com a composição lipídica da membrana (tipo de esterol presente), ligando-se de maneira mais seletiva à membrana das células fúngicas, ricas em ergosterol, e menos às células do hospedeiro animal, ricas em colesterol. Varia também com a composição química do poliênico utilizado (anfotericina B mais potente que outros) e a sua ação fungicida ou fungistática é dependente da concentração da droga no meio. Assim, anfotericina B em baixas concentrações liga-se de maneira reversível à membrana fúngica, provocando um aumento da permeabilidade da membrana para íons potássio, que causa somente efeito fungistático, com inibição do crescimento. Em altas concentrações, a ligação da anfotericina B à membrana é irreversível, causando a morte da célula por alterar as propriedades físico-químicas da membrana, que se torna permeável a constituintes essenciais da célula, como açúcares, ésteres fosfatos, nucleotídeos e proteínas.

Somente a anfotericina B, a nistatina, a mepartricina e a miparicina (ou netamicina) são os poliênicos em uso clínico. A ação primária desses antibióticos tem efeito fungicida e protozoaricida sobre os microrganismos sensíveis. Ocorre, porém, que, devido aos seus efeitos tóxicos para o homem, a maioria dessas drogas não pode ser utilizada por via sistêmica. A anfotericina B é o único representante dessa classe de antibióticos que mostra regular ação antifúngica quando empregada por via sistêmica e será aqui discutida. Os outros antibióticos poliênicos: nistatina, miparicina e metilpartricina, serão discutidas na parte de antifúngicos de ação tópica.

Além da anfotericina B deoxicolato (D-AMB), temos atualmente, no Brasil, duas formulações lipídicas desse poliênico: anfotericina B em complexo lipídico (ABLC) e anfotericina B lipossomal (LIPO-AMB). A principal vantagem das formulações lipídicas sobre D-AMB é justamente diminuir os efeitos adversos durante sua administração, bem como a nefrotoxicidade. Aparentemente, os resultados terapêuticos são similares entre as diferentes formulações de anfotericina B, havendo diferenças apenas com relação à sua toxicidade. Lamentavelmente, o alto custo das formulações lipídicas de anfotericina B limita sua utilização na rotina dos hospitais. Ainda com relação à anfotericina B, encontra-se em fase de pesquisa clínica uma nova formulação oral desse poliênico, que possibilitaria menor toxicidade com a mesma eficácia que a solução de uso intravenoso.

Anfotericina B

Caracteres Gerais. Espectro de Ação

A anfotericina B é um antibiótico poliênico demonstrado, em 1955, a partir do *Streptomyces nodosus*, que produz também a anfotericina A, de menor potência antifúngica. A anfotericina B em estado seco é um pó amarelo-alaranjado, que conservado sob refrigeração a 5 °C mantém a atividade antimicrobiana por um ano. É instável em pH muito ácido ou muito básico, não absorvível por via oral, e somente administrada por via IV. É insolúvel na água, mas aumenta sua solubilidade quando complexada com o deoxicolato (um sal biliar), constituindo a anfotericina B convencional (D-AMB). Quando essa apresentação da droga é dissolvida em água ou solução glicosada a 5% forma-se uma suspensão coloidal apropriada para uso intravenoso. Qualquer adição de eletrólitos (cloreto de sódio, por exemplo) provoca a agregação das partículas coloidais e floculação, tornando a mistura imprópria para uso clínico. A droga se decompõe lentamente em solução e sob a ação da temperatura e da luz. Entretanto, a suspensão preparada para uso IV se mantém estável por 24 horas à temperatura de 22 °C, mesmo em presença da luz. Essa apresentação da anfotericina B tem elevada toxicidade para o rim, coração e sistema hematopoiético e importante efeito irritante para o endotélio vascular, frequentemente causando flebites.

Recentemente, foram preparadas apresentações lipídicas da anfotericina B, em uma estratégia para reduzir os seus efeitos colaterais ao serem administradas por via IV. Assim, a anfotericina B pode ser incorporada a lipossomas, isto é, nanovesículas contendo fosfolipídios. Comparativamente à apresentação da anfotericina B convencio nal, o encapsulamento da droga em lipossomas é uma estratégia para melhorar a tolerância sem prejudicar a sua eficácia. Além dos lipossomas, a anfotericina B foi também preparada em fitas de fosfolipídios, permitindo aumentar sua concentração. Essa preparação é chamada anfotericina B em complexo lipídico (ABLC). Havia também uma terceira formulação lipídica no Brasil, a dispersão coloidal (ABCD, em língua inglesa) mas por ser tão tóxica quanto D-AMB, deixou de ser comercializada. As formas da anfotericina B em lipossomas e em partículas de fosfolipídios também são administradas por via IV, dissolvidas em soro glicosado.

A experiência acumulada com as formulações lipídicas da anfotericina B revela boa eficácia em várias infecções fúngicas, na leishmaniose visceral e na tegumentar, com redução dos efeitos adversos, especialmente das reações devidas à infusão intravenosa, da nefrotoxicidade e da hipocalemia. Podem ser administradas em doses mais elevadas que a preparação convencional, com o consequente aumento do nível sanguíneo e tissular e a possibilidade de ser atingida concentração fungicida.

Deve-se ressaltar que, em que pese a menor toxicidade dessas apresentações lipídicas da anfotericina B, sua eficácia não é melhor que a anfotericina B convencional, podendo, mesmo, ser menor quando se usam doses habituais. Por tal motivo, os fabricantes dessas apresentações lipídicas recomendam o seu emprego em doses mais elevadas (três a cinco vezes maiores que a dose habitual), o que se acompanha de elevação dos custos do tratamento.

A anfotericina B apresenta atividade contra os fungos dimórficos, agentes de micoses endêmicas, como *Histoplasma capsulatum*, *Paracoccidioides brasiliensis*, *P. lutzii*, *Coccidioides immitis*, *C. posadasii*, *Sporotrichum schenckii* e *S. brasiliensis*, além de outros fungos causadores de micoses invasivas, de caráter oportunístico ou não. São eles: *Cryptococcus neoformans*, *C. gattii*, várias espécies de *Aspergillus*, *Fusarium* e agentes de mucormicose. Embora atue em várias espécies de *Candida* spp., algumas espécies, como *C. lusitanea* e *C. auris*, podem ser resistentes à anfotericina B. Por outro lado, as equinocandinas são hoje o tratamento de escolha para candidíases invasivas, incluindo a candidemia. Além de sua atividade antifúngica, a anfotericina B tem ação, também, sobre os protozoários *Leishmania donovani*, *Leishmania chagasi*, *Leishmania brasiliensis*, *Plasmodium falciparum* (sensível ou resistente à cloroquina) e amebas de vida livre dos gêneros *Hartmanella*, *Acantamoeba* e *Naegleria*. Age sobre algas aclorofiladas do gênero *Prototheca* e sobre o *Mycobacterium leprae*. A anfotericina B é capaz de alterar o envelope viral dos vírus *Herpes* e dos vírus da imunodeficiência humana, diminuindo sua infectividade. Além disso, interfere com o mecanismo de reprodução dos príons, partículas proteicas causadoras de encefalopatias progressivas, como o kuru e as várias formas da doença de Creutzfeldt-Jakob.

A anfotericina B tem ação limitada contra fungos melanizados, agentes da cromoblastomicose e da feohifomicose, assim como *Trichosporum ashai*, *T. beigelli* e *Scedosporium apiospermum*, agente da scedosporiose e de eumicetomas. Esse fármaco não é eficaz em infeções por *Lacazia loboi* (*Loboa loboi*), agente da lacaziose (lobomicose), nem *Lomentospora prolificans* (*Scedosporium prolificans*), também agente de scedosporiose invasiva. A resistência adquirida à anfotericina B é um fenômeno muito raro. Em isolados de material clínico, a resistência tem sido observada em cepas mutantes de *Candida krusei*, *C. parakrusei*, *C. albicans*, *C. tropicalis*, espécies de *Fusarium* e no *Cryptococcus neoformans*. Os mutantes resistentes apresentam, em geral, alterações na composição dos esteróis das membranas, com diminuição ou ausência do ergosterol ou a formação de esteróis modificados, com menor afinidade pelos polienos. É também admitido que a resistência seja devida à maior produção de catalase pelo fungo, o que impediria a ação oxidativa da anfotericina B. Habitualmente, os mutantes resistentes apresentam menor virulência que os fungos naturais.

A anfotericina B provoca efeito fungistático e fungicida, conforme descrito na parte inicial deste capítulo. Ademais, esse fármaco apresenta potente ação imunoestimulante, tanto sobre a imunidade humoral como sobre a imunidade celular. Dessa maneira, esse poliênico não só atua sobre os microrganismos infectantes sensíveis, como aumenta a resistência do hospedeiro à infecção. Essa ação da anfotericina B é de grande importância na clínica, uma vez que pacientes com infecções micóticas sistêmicas com frequência apresentam depressão em sua imunidade celular.

Farmacocinética e Metabolismo

Absorção

A anfotericina B não é absorvida por via oral e sofre inativação no meio ácido do estômago. Em alguns países existem apresentações orais de uma preparação microcristalina da droga, em cápsulas e xarope com veículos apropriados, para o tratamento da candidíase intestinal. Essas apresentações não existem no Brasil. Por via IM, a absorção desse antibiótico é mínima, não dando níveis sanguíneos úteis e causando intensa irritação local, podendo provocar abscessos frios. Para uso tópico, a anfotericina B microcristalina é apresentada em cremes e pomadas associada a antibacterianos para o tratamento de infecções dermatológicas por *Candida albicans* e da candidíase e tricomoníase vaginal. Pode também ser usada topicamente na terapêutica de ceratites fúngicas.

A principal via de administração da anfotericina B, tanto a forma convencional como as preparações lipídicas, é a via intravenosa, empregada dissolvida em soro glicosado a 5% de modo a produzir uma concentração não superior a 10 mg por 100 mL. A administração IV da anfotericina B convencional deve ser feita em infusão lenta, em um período de três a seis horas, a fim de se evitar os efeitos colaterais decorrentes da toxicidade aguda da droga. Entretanto, o fármaco tem sido também administrado em infusão rápida, em duas horas sem ser observado agravamento dos efeitos adversos. Por outro lado, alguns autores recomendam o seu emprego em infusão contínua, visando diminuir a toxicidade. As apresentações lipossomal e lipídio complexa da anfotericina B, habitualmente, são administradas em infusão IV durante 60 minutos. A administração rápida não pode, porém, ser realizada em pacientes com função renal alterada, pois nessa circunstância o paciente é incapaz de eliminar o súbito aporte de potássio, decorrente da liberação desse íon, pelas células lesadas pelo antibiótico, ocorrendo hiperpotassemia abrupta e risco de morte por fibrilação ventricular.

Nos casos de meningoencefalites por fungos, considerando a baixa difusão da anfotericina B através da barreira hematoencefálica, pode ser necessária, nos casos que não respondem à administração IV, a suplementação do fármaco administrado por via intratecal, por punção lombar ou cisternal. Ou, de modo mais apropriado, por via intraventricular, por meio da inserção de um cateter ligado ao reservatório de Ommaya ou de Rickham.

Difusão e Metabolismo

A anfotericina B é organodepositária, permanecendo na circulação em níveis terapêuticos por 48 horas e sendo detectada no soro em níveis baixos por vários dias após sua administração. Em seguida à injeção intravenosa do produto convencional, o deoxicolato separa-se do antibiótico e este liga-se às proteínas do soro em mais de 95%. Rapidamente, a droga distribui-se pelos tecidos orgânicos, depositando-se no fígado, ossos e outros órgãos, provavelmente ligada às membranas celulares ricas em colesterol. Sua meia-vida sérica é de 15 dias. Esse antibiótico penetra no interior das células, o que justifica sua ação contra o *Histoplasma capsulatum*, parasita intracelular. Entretanto, a anfotericina B não alcança concentração adequada em coágulos sanguíneos e de fibrina, o que explica sua pequena eficácia no tratamento da endocardite por fungos.

A anfotericina B alcança concentração nos líquidos pleural, peritoneal, articular e pericárdico correspondente a cerca de dois terços da existente no sangue. Não atravessa bem a barreira hematoencefálica normal, atingindo no líquor a concentração correspondente a somente 1/40 da existente no sangue. Mesmo em pacientes com meningoencefalites, a concentração liquórica é pequena, o que pode tornar necessário seu uso por via intratecal nessa situação clínica, conforme mencionado acima. O fármaco atravessa a barreira placentária, atingindo concentração fetal correspondente a cerca da metade da presente no sangue materno. Não dá concentrações no líquido amniótico. Sua concentração no humor vítreo, humor aquoso, secreção brônquica e parótida corresponde a 25% da presente no sangue.

A anfotericina B permanece por longo tempo armazenada no organismo, principalmente no fígado, pulmões, baço e rins, onde sofre degradação lenta. A droga pode ser detectada nos rins até um ano após sua administração intravenosa.

Excreção

A via principal de eliminação da anfotericina B são os rins. Entretanto, somente 5% de uma dose única administrada são eliminados nas primeiras 24 horas e 40% nos sete dias seguintes. Cerca de 20% da dose são eliminados por via biliar. Embora a excreção seja pequena e lenta, a droga concentra-se na urina e na bile. A insuficiência hepática e a insuficiência renal não causam retenção importante do fármaco, pouco influenciando nos níveis sanguíneos. A hemodiálise também não afeta de maneira significativa os níveis circulantes desse antibiótico. Dessa maneira, em pacientes com insuficiência hepática ou renal não é necessário proceder a ajustes na dose ou no intervalo da administração da anfotericina B.

Interações Medicamentosas

A anfotericina B só pode ser dissolvida em água destilada e utilizada em solução glicosada a 5%. Qualquer adição de eletrólitos (sais de sódio, potássio ou cálcio) às soluções do antibiótico causa sua precipitação.

Esse antibiótico exerce ação sinérgica com a flucitosina contra *Candida albicans* e *Cryptococcus neoformans*, o que permite a redução da dosagem da anfotericina B e, consequentemente, diminui a sua nefrotoxicidade. Essa associação tem sido usada também nas infecções por *Aspergillus* com resultados inconstantes. Embora o efeito sinérgico contra *Candida* esteja bem estabelecido, a associação das drogas pode falhar na endocardite por esse fungo, devido à baixa concentração que atingem nas vegetações. A associação da anfotericina B com a flucitosina é particularmente indicada nas meningoencefalites por *C. neoformans*. Mas, no Brasil, atualmente (2019), a dispensação de flucitosina só é possível em farmácias de manipulação.

A anfotericina B provoca entre seus efeitos adversos hipopotassemia importante. Devido a isso, pode facilitar a intoxicação pelos digitálicos. A hipopotassemia pode também ser agravada e contribuir para o desenvolvimento de insuficiência cardíaca em pacientes utilizando corticosteroides, os quais promovem depleção de potássio e retenção de sódio. Ainda, a hipopotassemia que se segue ao uso prolongado da anfotericina B pode aumentar o efeito de relaxantes musculares curariformes. Além disso, a hipopotassemia pode ser agravada pelo uso concomitante da carbenicilina. Essas alterações exigem prudência e vigilância no uso dessas associações, com determinações do nível de potássio sanguíneo e suplementação desse íon. Cuidado especial deve ser tomado nos pacientes em uso de diuréticos depletores de potássio e de inibidores da anidrase carbônica, pelo risco de grave hipopotassemia.

A anfotericina B pode aumentar a toxicidade renal dos antibióticos aminoglicosídeos, da cisplatina e da ciclosporina. Por outro lado, a administração concomitante da pentamidina por via IV pode acelerar o surgimento de insuficiência renal em pacientes medicados com a anfotericina B.

Indicações Clínicas e Doses

A anfotericina B está indicada no Brasil principalmente para o tratamento de formas graves de micoses sistêmicas endêmicas, como paracoccidioidomicose, histoplasmose, coccidioidomicose e algumas micoses de importação, como blastomicose (blastomicose norte-americana) e takaricomicose (peniciliose marnefey). Contudo, na atualidade, as principais indicações das diferentes formulações de anfotericina B são: neurocriptococose, mucormicose, fusariose e leishmanioses intolerantes ou refratárias à terapêutica com antimoniais. As formas invasivas causadas por *Candida*, *Aspergillus*, *Pseudalescheria* e *Fusarium* devem ser tratadas com equinocandinas ou novos derivados triazólicos (voriconazol e isavuconazol). O emprego de anfotericina B nessas micoses só se justifica atualmente na indisponibilidade desses fármacos. É indicada ainda na terapêutica de meningites e infecções sistêmicas por amebas de vida livre e por algas do gênero *Prototheca*.

Seu emprego na paracoccidioidomicose está indicado em pacientes graves, com a forma generalizada da micose (forma infantojuvenil) ou na forma meningoencefálica, considerando a ação mais rápida e fungicida contra o *Paracoccidioides* spp. Nas formas leves ou moderadas de paracoccidioidomicose, o tratamento de escolha é o itraconazol, e alternativamente, o cotrimoxazol (trimetoprim-sulfametoxazol).

Na neurocriptococose, a anfotericina B tem indicação precisa na terapêutica de indução, utilizada de preferência em associação com a 5-fluorocitosina (5Fc), que, infelizmente, não se encontra disponível no Brasil, em 2019. Na falta da 5Fc, a anfotericina B pode ser associada ao fluconazol para tratamento dessa neuromicose. Nas formas pulmonares sintomáticas ou com lesões radiológicas múltiplas, os triazóis são adequados ao tratamento. Na meningoencefalite criptocócica em pacientes com Aids a terapêutica deve ser mantida até que ocorra a negativação de culturas para o fungo no líquor. Em seguida, para se evitar recaídas, é necessário o tratamento supressivo continuado, com a administração da anfotericina B na dose habitual uma vez por semana. O fluconazol constitui alternativa terapêutica nas infecções pelo *Cryptococcus* spp. nos casos de moderada gravidade, mas não tem a mesma eficácia da anfotericina B. Esse triazol é também recomendado na terapêutica supressiva, visando a profilaxia das recaídas da meningite criptocócica enquanto o paciente estiver com CD4 abaixo de 200 células/mm^3.

Embora a esporotricose deva ser tratada preferencialmente com itraconazol ou alternativamente com terbinafina ou solução saturada de iodeto de potássio, as formas disseminadas da doença podem requerer a utilização de anfotericina B, principalmente em pacientes imunossuprimidos. Desde o final da década de 1990, o Brasil experimenta um surto de esporotricose de transmissão felina, causada pelo *Sporothrix brasiliensis*, que acometeu milhares de gatos e humanos, além de cães. Esse surto continua expandindo-se, tendo já atingido países limítrofes como Argentina, Paraguai e Bolívia. Casos de esporotricose disseminada, incluindo pacientes com fungemia, meningoencefalite etc., têm sido registrados e tratados com as diferentes formulações de anfotericina B. Na terapêutica das leishmanioses, os medicamentos de eleição são os antimoniais pentavalentes, ficando a anfotericina B como droga de reserva para casos resistentes. Em pacientes com meningites e sinusites por amebas de vida livre (*Naegleria*, *Acanthamoeba*) e nas infecções pelas algas prototecas, a anfotericina B convencional é utilizada nas doses e com os cuidados habituais, recomendando-se não ser a dose total inferior a 1.500 mg. Na prototecose, após o uso da anfotericina B, o tratamento pode ser complementado com o emprego do itraconazol 200 mg uma ou duas vezes ao dia durante dois meses.

Em pacientes granulocitopênicos febris, que permanecem com febre apesar do uso de antimicrobianos e antibacterianos por mais de cinco dias, está indicada a associação empírica de apresentações lipídicas da anfotericina B, pela possibilidade de infecção fúngica.

Em qualquer indicação, a anfotericina B convencional é utilizada por via IV, dissolvida em soro glicosado a 5%, em infusão gota a gota, de maneira lenta, recomendando-se um mínimo de três horas para a aplicação diária da droga. Eventualmente, a infusão IV da anfotericina B pode ser realizada em duas horas, após ter sido avaliada a tolerabilidade do paciente e atingida a dose diária plena. Deve-se tomar medidas adicionais para evitar as reações ao emprego da droga, referidas a seguir. Habitualmente, avalia-se a tolerância individual, começando o esquema de tratamento com a dose de 0,25 mg/kg/dia e elevando-se a dose nos dias subsequentes até atingir 1 mg/kg/dia. A dose diluída em soro glicosado não deve ultrapassar a concentração de 10 mg/100 mL. Dependendo da gravidade do caso, o antibiótico será aplicado diariamente ou em dias alternados. Recomenda-se preparar a solução na hora de iniciar a aplicação, não sendo necessário proteger o frasco de soro contra a exposição da luz quando a infusão demorar menos de seis horas. Para indivíduos adultos, a dose diária estabelecida da anfotericina B convencional é de 50 mg.

A fim de se evitar os paraefeitos irritantes e tóxicos do fármaco e melhorar sua tolerabilidade é recomendado administrar ao paciente adulto, 30 minutos antes de iniciar a infusão, um a dois comprimidos de aspirina (ou paracetamol ou dipirona) ou uma ampola IV de dipirona e meia ampola IV ou um comprimido de um anti-histamínico, habitualmente prometazina (Fenergan®). Além disso, tem sido utilizada, com bons resultados, a administração de 50 mg de hidrocortisona por via IV meia hora antes da administração do antibiótico ou a administração conjunta do corticoide, por meio de um tubo em Y ou por meio de uma agulha no mesmo equipo de solução do antibiótico, de uma outra solução glicosada contendo 100 mg de hidrocortisona. Tal prática visa à "lavagem" da veia em intervalos regulares (meia hora da solução de anfotericina B intercalada com 10 minutos da solução com o corticoide) para evitar a irritação e a flebite causadas pela droga. É também usual a adição de 1.000 unidades de heparina à solução da anfotericina B. Observe-se que a anfotericina B não deve ser diluída em soluções salinas, nem se deve adicionar eletrólitos à solução glicosada, pois o antibiótico precipita, tornando-se inadequado à terapêutica. A adição de heparina ou hidrocortisona não afeta a estabilidade da droga.

Nos pacientes que apresentam calafrios e tremores intensos durante a infusão da droga, é indicado o uso de 25 a 50 mg (0,5 a 1 mg/kg/dose) de meperidina por via IV. Naqueles que sempre apresentam a reação ao receber o medicamento está indicado o uso da meperidina antes da infusão. Nos casos com reação intensa refratária à meperidina indica-se a injeção intravenosa de dantrolene em doses de 10 a 50 mg. Crianças receberão doses proporcionais.

Para o emprego intratecal (por via lombar, cisternal ou ventricular) da anfotericina B, recomenda-se iniciar com a dose, por vez, de 0,05 mg, passando a 0,1 mg e aumentar progressivamente até atingir 0,5 mg. Aconselha-se diluir o antibiótico em pelo menos 2,5 mL de água destilada e ao injetar a solução no canal raquiano ou no ventrículo diluir mais a solução com o líquido cefalorraquidiano aspirado. Como já mencionado, a droga pode ser administrada por via intraventricular por meio da instalação de um reservatório subcutâneo. A administração da anfotericina B por via intratecal só é recomentada para casos de elevada gravidade e não responsivos à terapêutica por via IV. Nesses casos associa-se via intratecal com a via IV. Para a administração intracavitária ou em outros locais (peritônio, bexiga, articulação) é recomendada a dose, a cada aplicação, de 5 a 15 mg. A duração do tratamento é variável, recomendando-se um mínimo de cinco dias. Nos casos de ceratomicoses, a lavagem da córnea com uma solução de anfotericina B na concentração de 1 a 1,5 mg/mL proporciona bons resultados. É recomendado que nas primeiras 48 a 72 horas a solução da anfotericina B seja aplicada topicamente de 1/1 hora, passando gradualmente a aplicações quatro vezes ao dia, mantida pelo menos por um mês. Para as infecções micóticas intraoculares recomenda-se a administração da anfotericina B no humor vítreo na dose de 0,005 mg, podendo ser repetida 24 horas após, juntamente a vitrectomia parcial.

Para prevenir a infecção pulmonar ou invasiva por *Aspergillus* em pacientes neutropênicos submetidos a quimioterapia imunossupressora para doenças hematológicas malignas e em transplantados de medula, a anfotericina B pode ser administrada sob forma inalatória em doses de 10 mg dissolvidos em água destilada, duas vezes ao dia, enquanto durar a neutropenia. Em transplantados de pulmão tem sido recomendada por um ano após o transplante. A indicação da anfotericina B na aspergilose atualmente é substituída pelo posaconazol.

A anfotericina B formulada em lipossomas e a apresentação ABCL são também administradas por via IV diluídas em soro glicosado e infundidas por um período de 60 a 90 minutos. A dose inicial é de 0,5 a 1 mg/kg/dia, progressivamente aumentada para a dose de 3 mg/kg/dia. No entanto, cientistas europeus não observaram vantagem no uso da anfotericina B lipossomal em doses mais elevadas que 1 mg/kg/dia no tratamento da aspergilose invasiva. Ademais, o uso de doses elevadas aumenta o custo do tratamento.

O tempo de tratamento é variável com o agente agressor, a resposta individual, a gravidade e a localização da infecção. Em grande número de casos, o tratamento é realizado por 6 a 12 semanas, sendo empregada a dose total, em adultos, de 1,5 a 2 g. Na paracoccidioidomicose ou na meningite criptocócica em pacientes com imunodeficiências, a recaída é frequente, obrigando a novos cursos de terapêutica. Nesses casos, para a avaliação das consequências renais da toxicidade, deve-se fazer a somação acumulativa das doses anteriormente administradas. Nas leishmanioses, a dose total recomendada situa-se entre 1,5 e 3,5 g.

A anfotericina B não é teratogênica. No entanto, atravessa a placenta e atinge concentração terapêutica nos tecidos fetais, podendo causar elevação transitória da creatinina no feto e no recém-nascido. Não se conhece a eliminação da droga pelo leite materno, mas, caso ocorra, não deve causar prejuízo ao lactente, devido à degradação que sofre no estômago. Em pacientes com insuficiência renal leve e moderada ou hepática não há a necessidade de ajustes na dose, pois a anfotericina B é organodepositária. Anfotericina B deoxicolato é contraindicada em insuficiência renal grave, assim como em pacientes críticos ou em transplantados de órgãos sólidos.

Efeitos Colaterais

A anfotericina B é um dos antibióticos que mais causam efeitos colaterais, os quais se manifestam com regularidade nos pacientes que a utilizam. A anfotericina B convencional é altamente irritante para o endotélio vascular, sendo a flebite um paraefeito frequente. Procura-se diminuir esse efeito irritante fazendo a droga escoar lentamente e praticando-se lavagens periódicas da veia com uma outra solução sem a droga, além de usar corticoides. Junto com a flebite, a maioria dos doentes queixa-se de mal-estar, cefaleia, calafrios e apresentam febre durante a infusão IV do antibiótico. Tais reações são menos frequentes com a administração prévia de aspirina ou outro antipirético e um anti-histamínico e com o uso prévio ou concomitante de hidrocortisona. Náuseas, vômitos, diarreia e erupções cutâneas podem ocorrer, embora sejam menos frequentes. Recentemente, Gigliotti *et al.* demonstraram que a febre e os calafrios provocados pelo uso da anfotericina B são decorrentes da produção de prostaglandina E2, mostrando-se o antibiótico um potente indutor da síntese dessa prostaglandina pelas células mononucleares. Esses autores mostraram, ainda, que as substâncias inibidoras da síntese de prostaglandinas, como o ibuprofeno, são capazes de reduzir acentuadamente a ocorrência dessas reações se administradas previamente (30 minutos) à infusão do antibiótico. É possível que a febre, calafrios e tremores também sejam decorrentes da liberação do fator de necrose tumoral e de citocinas de monócitos lesados pela droga. As apresentações lipídicas da anfotericina B são menos irritantes para o endotélio e são logo absorvidas pelo sistema reticuloendotelial; dessa maneira é menor a ocorrência de flebites e manifestações gerais.

A toxicidade da anfotericina B manifesta-se para vários órgãos, notadamente o aparelho renal, as hemácias e o coração. Esse fármaco lesa a membrana citoplasmática da célula miocárdica, podendo causar morte por parada cardíaca se injetado rapidamente por via IV. Com seu uso prolongado, podem ocorrer hipotensão arterial, arritmias e alterações eletrocardiográficas indicativas de miocardite tóxica. Anemia normocítica e normocrômica é frequente com o uso continuado do medicamento, e é devida principalmente à redução na produção de eritropoietina pelo rim; mas, pode ser decorrente de hemólise. Leucopenia e plaquetopenia são raras. Reações anafiláticas são muito incomuns. Alterações hepáticas, com elevação de transaminases séricas, foram descritas nas primeiras publicações sobre a droga, mas atualmente sabe-se que são muito raros os distúrbios hepáticos atribuídos à anfotericina B.

A hipopotassemia é um efeito adverso frequente, instalando-se em quase todos os pacientes em uso prolongado da anfotericina B. Embora não suficientemente esclarecido, o seu provável mecanismo deve-se à permeabilidade aumentada das células, que perdem o potássio intracelular para o sangue, ocorrendo sua perda pela urina devido à diminuição da capacidade de concentração renal. Isso ocorre em resultado do aumento da permeabilidade das membranas das células tubulares renais, causado pela ação tóxica direta da droga sobre as membranas celulares. Hipomagnesemia pode também sobrevir. Pacientes em uso de anfotericina B devem receber dieta rica em potássio e suplementação de potássio se os níveis forem progressivamente baixos.

A principal ação tóxica da anfotericina B está relacionada com o rim. A droga provoca intensa constrição vascular renal, responsável pela redução do fluxo sanguíneo, com consequente diminuição da filtração glomerular e alterações degenerativas e regenerativas dos túbulos proximal e distal, diminuição da capacidade de concentração renal e calcificação intratubular e intersticial. Há espessamento da membrana basal tubular, com obstrução luminal por detritos necróticos e é observada vacuolização na túnica média das artérias e arteríolas. Os glomérulos são em seguida alterados, havendo espessamento e fragmentação da membrana basal, hipercelularidade, fibrose, hialinização e calcificação. Essas lesões aparecem mais nos limites corticomedulares, sendo pouco frequentes abaixo da cápsula renal. A nefrocalcinose permanece por longos anos após a retirada da droga.

Em decorrência das lesões vasculares, tubulares e glomerulares ocorre aumento da ureia e da creatinina plasmáticas, diminuição da depuração da creatinina, hipopotassemia, deficiência na excreção de ácidos e acidose tubular renal. Há proteinúria e cilindrúria, diminuição da densidade urinária e alcalinização da urina. Os efeitos tóxicos para o rim são somativos com as várias séries de tratamento, sendo em geral reversíveis quando se usa dose total somativa inferior a 7 g. Dose total superior a esse limite pode levar à insuficiência renal irreversível. O uso de bicarbonato de sódio junto com o emprego da anfotericina B reduz a intensidade da nefrotoxicidade desse antibiótico.

A administração da anfotericina B por via intratecal provoca frequentes efeitos adversos, manifestados por cefaleia, vômitos, parestesias, radiculite, dor no local da injeção. Por tal motivo, essa via de administração é restrita a casos graves, refratários à terapia convencional por via IV.

Verifica-se, com isso, a necessidade do bom acompanhamento do paciente em uso da anfotericina B, realizando-se exames repetidos da concentração de ureia e creatinina sanguíneas, hemogramas, dosagens de eletrólitos, particularmente do potássio sanguíneo, eletrocardiogramas e exame de urina. Tão logo seja possível, deve-se suspender o medicamento, mas é recomendado que se utilize dose total mínima de tratamento de 1 g da droga.

O emprego da anfotericina B sob a forma lipossomal ou em complexo lipídico acompanha-se de efeitos colaterais menos intensos, sendo essas apresentações menos nefrotóxicas que a anfotericina B convencional.

Apresentação Comercial

Para uso IV, são disponíveis no Brasil as apresentações da anfotericina B na fórmula convencional (com deoxicolato), em lipossomas e em complexo lipídico. Em outros países é disponível uma apresentação oral da anfotericina B, sob a forma de suspensão, para o tratamento da candidíase oral. A droga também existe em creme vaginal associada com tetraciclinas.

A anfotericina B faz parte da RENAME na fórmula convencional, apresentada em frascos contendo 50 mg do pó amarelo para solução, e é disponível em hospitais governamentais. A forma convencional é comercializada na especialidade farmacêutica Anforicin B® (Cristalia) em frascos com 50 mg do pó para solução. A anfotericina B formulada em lipossomas é comercializada no medicamento AmBisome® (United Medical), apresentada em frascos com 50 mg. A anfotericina B em complexo lipídico é comercializada sob a marca Abelcet® (Teva), apresentada em frascos com 100 mg.

ANTIBIÓTICOS ANTIFÚNGICOS NÃO POLIÊNICOS

Nesse grupo situam-se alguns antibióticos de uso tópico, que serão discutidos adiante; a griseofulvina, antigo antimicrobiano utilizado em dermatomicoses e atualmente de uso mais restrito, superado pelos azóis antifúngicos; e as equinocandinas, potentes antibióticos particularmente ativos no tratamento de micoses invasivas.

Equinocandinas

Equinocandinas são antibióticos lipopeptídicos obtidos originariamente de fungos da espécie *Aspergillus nidulans* var. *echinulatus*, que agem inibindo a síntese da glucana da parede celular dos fungos. As drogas inibem especificamente a glucana-sintase, a enzima que forma o polímero da glucana. Sem a presença desse componente essencial da parede celular de fungos patogênicos e não patogênicos, ocorre a entrada de água pela parede defeituosa e consequente lise osmótica. As equinocandinas são conhecidas como as penicilinas dos fungos, por causarem a morte do microrganismo por lise osmótica. Estudos realizados a seguir mostraram que substâncias dessa classe podem ser obtidas por via semissintética e que outros fungos podem produzir substâncias análogas às equinocandinas (mulundocandinas, papulacandinas, pneumocandinas), com estrutura química lipopeptídica e ação antifúngica por inibir a glucana. Essas substâncias são inseridas, na atualidade, na classe das equinocandinas.

As equinocandinas têm atividade antifúngica contra espécies de *Candida*, *Torulopsis*, *Aspergillus* e *Histoplasma*, mas não têm ação contra *Cryptococcus*, *Fusarium*, nem agem sobre as formas tissulares do *P. brasiliensis*. As drogas atualmente disponíveis não são ativas contra o *Pneumocystis carinii*, mas compostos sintetizados mais recentemente vêm mostrando essa atividade. Vários antibióticos dessa classe foram descobertos ou sintetizados, mas somente três receberam aprovação pela FDA (Food and Drug Administration), dos Estados Unidos, para uso clínico: a caspofungina, a micafungina e a anidulafungina. Todas as equinocandinas estão disponíveis no Brasil, sendo a anidulafungina comercializada também como medicamento genérico. Atualmente, há estudos publicados demostrando que as três equinocandinas podem ser utilizadas em pacientes pediátricos, inclusive em neonatos.

As principais indicações das três equinocandinas são as diversas formas de candidíases invasivas, exceto em formas meningoencefálicas, oculares e endocárdicas, em que as formulações lipídicas de anfotericina B ou o voriconazol e, talvez, o isavuconazol possam ser utilizados.

Caspofungina

A caspofungina é uma equinocandina semissintética introduzida em 1994, solúvel em água, utilizada na clínica sobretudo para o tratamento de infecções por *Candida* e *Aspergillus*, inclusive com ação sobre as estirpes que se mostram resistentes a outros antifúngicos. Como outras equinocandinas, a caspofungina exerce ação fungicida por inibir a enzima glucana-sintase, dessa maneira impedindo a formação da glucana e rompendo a integridade da parede celular dos fungos sensíveis.

A droga não é absorvida por via oral, e é administrada por via IV sob a forma de acetato. Liga-se em 80% a 96% às proteínas séricas e tem meia-vida circulante de 9 a 10 horas. É metabolizada no fígado, adrenais e baço e sua eliminação se dá por via biliar durante vários dias sob a forma de metabólitos, ocorrendo mínima eliminação renal. A caspofungina não é dialisável e em pacientes com insuficiência renal não há necessidade de ajustes na administração. Entretanto, nos pacientes com insuficiência hepática grave, a dose diária deve ser reduzida em 50%. A caspofungina não atinge concentração no líquor, mas passa a barreira placentária. Não há informações sobre sua segurança na gestante.

A tolerabilidade da caspofungina é boa e são mínimos os efeitos adversos, manifestados por cefaleia, febre, flebite, exantema cutâneo por liberação de histamina. A irritação no local da infusão IV, com sinais de flebite, pode ser observada em até 20% dos enfermos. Quadros de hemólise e hepatotoxicidade são observados com o emprego de doses elevadas e em pacientes com hepatopatias graves mantidos com a dose usual.

Substâncias indutoras do metabolismo hepático (efavirenz, fenitoína, carbamazepina, dexametasona) provocam pequena diminuição do nível sérico da caspofungina. Por isso, em pacientes que utilizam esses medicamentos, é recomendado o aumento da sua dose diária para 70 mg em adultos. Não há interações farmacocinéticas com a anfotericina B e os azóis antifúngicos. A droga não é recomendada em pacientes sob terapia com ciclosporina, devido à somação de hepatotoxicidade.

Esse antifúngico pode ser uma alternativa para tratamento da aspergilose pulmonar e invasiva de seres humanos, devendo ser administrado por via IV na dose inicial de 70 mg e em seguida 50 mg em dose única diária. Outras indicações são a candidíase sistêmica e a histoplasmose por fungos resistentes ou em pacientes com contraindicações para os antibióticos poliênicos ou aos derivados azólicos. Poucos trabalhos publicados relatam a eficácia da caspofungina em osteomielite, endocardite e meningite por *Candida*. O futuro desse antibiótico está direcionado para o sinergismo com a anfotericina B e com os azóis antifúngicos, considerando que têm mecanismos de ação diferentes, para o tratamento de infecções fúngicas invasivas, sobretudo em pacientes imunocomprometidos. A dose em pessoas obesas é a mesma do adulto acima de 40 kg.

A caspofungina é disponível no Brasil na especialidade farmacêutica Cancidas® (Merck Sharp Dohme), em frascos-ampola com 70 mg e 50 mg. Uma vez reconstituída, pode ser adicionada a solução salina ou Ringer lactato e administrada por via IV, lentamente, em infusão durante uma hora. A caspofungina é incompatível com soluções de glicose.

Micafungina

É uma equinocandina que apresenta propriedades antifúngicas, mecanismo de ação e farmacocinética similar às da caspofungina. Foi aprovada pela FDA, dos Estados Unidos, para o tratamento de infecções sistêmicas por *Candida albicans* e espécies de *Candida*, principalmente em pacientes imunocomprometidos (transplantados hematológicos). Já disponível no mercado nacional, tendo MIC menor que a da caspofungina e com ação para todas as espécies de cândida e para a maioria das cepas de *Aspergillus*. É administrada em dose única por via IV em infusão por uma hora na dose de 1 mg/kg/dia (50 mg em adultos) para infecções por *C. albicans* e de 2 mg/kg/dia (100 mg em adultos) para as causadas por *Candida* não *albicans*. É muito bem tolerada. Não necessita ajuste de dose na insuficiência renal. Reações tóxicas são raras; as mais comuns são: diarreia, náuseas, vômitos, cefaleia, hipocalemia e trombocitopenia. Pode ocorrer também exantema cutâneo, prurido e eritema facial (vasodilatação). A ocorrência de flebite é menor que com a caspofungina. Não deve ser utilizada em pessoas com hipersensibilidade à micafungina ou a qualquer dos seus componentes.

Como foram observadas lesões e neoplasia hepáticas em ratos que receberam micafungina por período longo, o paciente deve ser acompanhado clinicamente e com provas de função hepática periódicas para a identificação precoce de alterações orgânicas, que podem resultar em possível suspensão da droga. Não se recomenda o uso da micafungina nos pacientes com hepatopatia prévia (fibrose hepática avançada, cirrose, hepatite viral, deficiência enzimática congênita) ou naqueles em terapia com drogas hepatotóxicas ou genotóxicas. Na gravidez, o uso desse antifúngico só é indicado se absolutamente necessário. No paciente em uso de sirolimus, nifedipina ou itraconazol, ao introduzir a micafungina deve-se monitorizar os efeitos tóxicos das drogas citadas anteriormente e, se necessário, reduzir suas doses ou substituí-las. Há necessidade de cuidados especiais nos pacientes previamente com hemólise, anemia hemolítica ou insuficiência renal. A micafungina apresenta sinergismo com derivados azólicos como o voriconazol e com a anfotericina B.

As principais indicações clínicas da micafungina são: candidemia (candidíase disseminada aguda, peritonite por cândida, abscesso por cândida); candidíase esofágica; profilaxia da infecção por cândida principalmente em pacientes hemotransplantados. Entretanto, o uso profilático de micafungina e outras equinocandinas pode ocasionar emergência de resistência de *C. glabrata*. Nos Estados Unidos, cerca de 14% de *C. glabrata* são resistentes a equinocandinas. Não está bem estudada e comprovada a ação da micafungina nos pacientes com: endocardite, osteomielite e meningite por *Candida*. Na aspergilose invasiva refratária à terapêutica convencional, há evidência clínica de controle da infecção com o uso da micafungina. Queiroz-Telles *et al.* empregaram a micafungina em pacientes pediátricos, inclusive prematuros, com candidíase sistêmica, obtendo bons resultados, similares à anfotericina B lipossomal, não havendo efeitos adversos e com melhor tolerabilidade.

Anidulafungina

É uma equinocandina que apresenta propriedades antifúngicas, mecanismo de ação e farmacocinética similar às da caspofungina e micafungina, sendo derivada de um antibiótico produzido pelo *Aspergillus nidulans* (equinocandina B que tem a cadeia lateral substituída por outra de origem sintética; essa modificação estrutural trouxe um aumento na atividade antifúngica). Tem atividade contra *Candida* spp. e *Aspergillus* spp., inclusive naqueles fungos com resistência ao fluconazol e ao itraconazol.

A anidulafungina não é absorvida por via oral, devendo ser administrada por via IV. Sofre metabolização por proteases e peptidases humanas e, dessa maneira, não acumula nos pacientes com insuficiência hepática ou renal. Sua meia-vida é longa, permitindo a administração em dose única diária. A tolerabilidade desse novo antifúngico é boa, referindo-se como principal efeito adverso diarreia, náuseas e vômitos. A administração rápida pode causar congestão facial, náusea e dispneia.

A anidulafungina é indicada para o tratamento da candidíase esofágica e peritonial e da candidíase sistêmica em pacientes não neutropênicos. O tratamento é composto por uma dose de ataque de 200 mg no primeiro dia, seguida por dose de manutenção de 100 mg ao dia até seu final.

Esse fármaco é disponível no Brasil na especialidade farmacêutica Ecalta® (Pfizer), em frascos-ampola com 100 mg, para ser administrado por via intravenosa em dose única diária, diluída em frascos contendo cloreto de sódio para infusão 9 mg/mL (0,9%) ou glicose para infusão 50 mg/mL (5%). Encontra-se também disponível sob a forma de medicamento genérico.

Resumindo, as equinocandinas (caspofungina, micafungina e anidulafungina) têm as seguintes características: disponibilidade para uso venoso; atividade fungicida para cândida; meia-vida prolongada, proporcionando uma dose diária; metabolização independente do citocromo P450; interação medicamentosa. O custo de anidulafungina e da micafungina não é elevado.

Recentemente, uma nova formulação de equinocandina para uso oral foi desenvolvida pelo laboratório Cidara, Estados Unidos: a rezafungina. Esse fármaco é derivado da anidulafungina e apresenta atividade antimicrobiana similar a outras equinocandinas. Sua longa meia-vida plasmática permite que seja administrada duas vezes por semana, trazendo grande vantagem para tratamento de infecções graves por *Candida* spp.

Rezafungina

A rezafungina é uma equinocandina com longo tempo de ação, ativa contra diferentes estirpes de *Candida albicans* e não *albicans*.

Griseofulvina

A griseofulvina é um antibiótico antifúngico não poliênico específico para o tratamento das dermatofitoses causadas por *Trichophyton*, *Epidermophyton* e *Microsporum*. A droga tem a propriedade de se depositar nas células queratinizadas da pele, cabelo e unhas, exercendo sua atividade fungistática sobre os dermatófitos que parasitam essas estruturas. Não tem qualquer ação contra os agentes da histoplasmose, cromomicose e de outras micoses profundas, exceto o *Sporotrichum schenkii*, agente da esporotricose. No particular desta micose, o tratamento de eleição é feito com o itraconazol.

A griseofulvina exerce efeito fungistático, em particular contra os dermatófitos. Sua ação contra os fungos quitinosos tem sido atribuída à inibição da síntese do material da parede celular das hifas. Entretanto, a droga também inibe a síntese de ácidos nucleicos e impede a replicação do cromossomo. A griseofulvina só age em fungos em processo reprodutivo e tem sido observado que interfere, desorganizando, no sistema de microtúbulos do fuso mitótico. O fármaco também lesa o sistema de microtúbulos de transporte do citoplasma para a periferia da célula, com isso impedindo a transferência de material constituinte da formação das hifas em crescimento.

Além de sua ação antimicótica, a griseofulvina exerce uma ação anti-inflamatória e age sobre a musculatura lisa das artérias coronarianas, provocando seu relaxamento, aumento do fluxo sanguíneo coronariano e acentuada melhora em pacientes com episódios de angina *pectoris*, conforme relatos de De Pasquale *et al.* e Rubin *et al.*

É administrada por via oral, sendo absorvida e depositando-se nos tecidos queratinizados. Seu coeficiente de absorção depende do grau de sua trituração e do teor de gordura na dieta. Bem pulverizado e administrado junto com alimentos com gorduras, esse antifúngico é bem absorvido. A griseofulvina é apresentada no Brasil em comprimidos com microcristais. Tal apresentação permite sua administração em uma tomada diária, de preferência junto a alimentos. Distribui-se por vários tecidos e órgãos, concentrando-se no fígado e sendo eliminada pela urina e fezes. Embora não se reconheça atividade teratogênica, é recomendado que a griseofulvina não seja administrada a gestantes.

A griseofulvina interfere com a ação de anticoagulantes orais, diminuindo sua eficácia. Esse efeito resulta da indução de enzimas microssomais pelo antibiótico, aumentando o metabolismo dos anticoagulantes. Provavelmente, essa é também a razão para a reação do tipo causada pelo disulfiram (Antabuse®), com taquicardia, congestão, mal-estar, observados em pacientes que tomam a griseofulvina e ingerem bebidas alcoólicas. Esse antifúngico interfere com a ação dos anticoncepcionais orais, diminuindo sua ação e trazendo o risco da gravidez indesejada. O fenobarbital interfere, diminuindo, na concentração da griseofulvina.

A indicação da griseofulvina está no tratamento das tinhas causadas pelo *Trichophyton*, *Epidermophyton* e *Microsporum*. Alcança altas concentrações no cabelo, o que explica sua excelente atividade nas tinhas do couro cabeludo. Seu efeito nas onicomicoses é menos brilhante. Em geral, as infecções nesses apêndices são muito abreviadas se paralelamente ao uso do antibiótico se procede ao corte dos cabelos e retirada das unhas infectadas. É utilizada na dose de 20 a 30 mg/kg/dia, empregando-se em geral 1 g/dia para adultos. Ao se utilizar a forma microcristalizada ou ultrafina, recomenda-se a metade da dose referida. O tempo de duração da terapêutica varia com a localização e extensão da infecção, recomendando-se o uso do antibiótico no mínimo por quatro a seis semanas.

Os efeitos colaterais mais comuns com o uso da griseofulvina são cefaleia, náuseas e vômitos. Manifestações alérgicas e fotodermatite são referidas com alguma frequência. Ocasionalmente, essa substância pode causar insônia, confusão mental e dificuldade para a realização de tarefas rotineiras. Devido à sua elevada concentração hepática, existe a possibilidade de manifestações tóxicas para esse órgão, recomendando-se exames para observar a função da célula hepática. Por isso, é contraindicado em pacientes com insuficiência hepática. Esse fármaco foi incriminado como inibidor da espermatogênese e como desencadeador de porfiria.

A griseofulvina é comercializada na especialidade farmacêutica de referência Sporostatin® (Schering Plough), formulada em comprimidos com 500 mg.

AZÓIS ANTIFÚNGICOS

Denomina-se azol um composto químico heterocíclico aromático com cinco átomos no qual átomos de carbono são substituídos por átomos de nitrogênio. Essas substâncias podem conter outros átomos além de nitrogênio, como, por exemplo, os tiazóis, que contêm enxofre, ou os oxazóis, que contêm oxigênio. De acordo com o número de átomos de nitrogênio, podem ser diazóis, triazóis, tetrazóis. Os imidazóis são quimicamente 1,3-diazóis.

O interesse pelos azóis como substâncias antifúngicas teve início em 1944, quando Wooley descobriu que o benzimidazol apresentava propriedades antimicóticas. Pesquisas subsequentes conduziram à obtenção de vários derivados imidazólicos com ação antifúngica, destacando-se o clotrimazol, o miconazol, o econazol, o tioconazol e outros, que, apesar da boa atividade antimicótica *in vitro*, ficaram limitados à terapêutica das micoses superficiais, não sendo de valor para as micoses profundas. Isso foi devido à sua pequena absorção por via oral e à elevada lipofilia e intensa metabolização que sofrem no organismo humano, o que resulta em baixos níveis sanguíneos e tissulares. O cetoconazol, também um derivado imidazólico, representou um avanço na terapêutica das micoses sistêmicas, por apresentar atividade antimicótica ampla, ser absorvido por via oral, ser menos lipofílico e capaz de manter níveis sanguíneos mais elevados. Entretanto, o cetoconazol é também metabolizado no fígado e sua ação inibitória sobre a enzima citocromo P450, envolvida na síntese de esteróis, é pouco específica, agindo não só sobre as células fúngicas, mas, também, inibindo a síntese de estrogênios e testosterona no homem. Além disso, não pode ser administrado por via parenteral devido à sua pequena solubilidade na água.

A descoberta de derivados triazólicos antifúngicos constituiu-se em notável progresso na terapêutica antimicrobiana, visto que os novos agentes antifúngicos apresentam amplo espectro de ação, absorção por via oral e parenteral, manutenção de níveis séricos e tissulares elevados e constantes, além de maior especificidade sobre os fungos patogênicos. Dentre as substâncias triazólicas em uso clínico, situam-se o fluconazol, o itraconazol, o voriconazol, o posaconazol e o isavuconazol.

Os azóis antifúngicos exercem ação fungicida por alterarem a permeabilidade da membrana citoplasmática dos fungos sensíveis, que passam a perder cátions, proteínas e outros elementos vitais, ocorrendo, por fim, o rompimento da membrana. Essa ação decorre de sua inibição seletiva à enzima 14-α-lanosterol demetilase, responsável pela conversão de lanosterol em ergosterol, dessa maneira inibindo a síntese de ergosterol da membrana fúngica. Essa enzima pertence ao sistema citocromo p450 (CYP51), que atua na síntese e degradação dos ácidos graxos e esteroides endógenos nas células animais, vegetais e seres unicelulares, e é codificada pelo gene ERG11. Ao contrário das células de mamíferos, que têm o colesterol como principal esterol da membrana, nos fungos o ergosterol é o elemento principal e a inibição de sua formação a partir do precursor, o lanosterol, resulta em alterações na construção e funcionamento da membrana celular micótica. A ação dos azóis sobre a membrana é variável de acordo com o fungo e a dose do medicamento.

Além desse mecanismo de ação, os derivados azólicos alteram a síntese de triglicerídeos e fosfolipídios e, em alta concentração, provocam a morte celular por causarem acúmulo de água oxigenada ao bloquearem enzimas peroxidativas.

Resistência ao azóis antifúngicos vem sendo descrita com maior frequência e resulta de três mecanismos principais: efluxo, mediado por bombas de efluxo que em geral causam resistência cruzada entre os vários azóis; mutação do gene ERG11, causando a produção da enzima lanosterol demetilase modificada com diminuição da afinidade pelos azóis; superprodução do gene ERG11 ou superexpressão desse gene provocando a diminuição da sensibilidade do fungo aos azóis.

IMIDAZÓIS ANTIFÚNGICOS

Cetoconazol

O cetoconazol é o único imidazol utilizado no tratamento de infecções sistêmicas por fungos sensíveis. Com a descoberta do triazóis, de ação mais potente e menores efeitos adversos, entrou em desuso no tratamento de micoses invasivas e atualmente está indicado principalmente em dermatomicoses e em dermatite seborreica. O cetoconazol apresenta amplo espectro de ação contra fungos, introduzido para uso clínico em 1978, mostrando-se ativo contra os dermatófitos (*Tricophyton*, *Epidermophyton*, *Microsporum*), Pityrosporum ovale, *Malas-*

sezia furfur, *Candida albicans*, *Cryptococcus neoformans*, *Histoplasma capsulatum*, *Coccidioides immitis*, *Blastomyces dermatitidis*, *Pseudallescheria boydii* e *Paracoccidioides brasiliensis*.

O fármaco é rapidamente absorvido por via oral, variando a absorção com o estado da acidez gástrica, sendo maior em pH igual ou inferior a 2. Dessa maneira, sua absorção é menor em indivíduos idosos, em pessoas submetidas a gastrectomia e em pacientes com Aids, que têm deficiente secreção ácida gástrica. Nesses casos, recomenda-se a administração do cetoconazol junto com suco de limão ou de laranja. Além disso, a absorção por via oral é prejudicada pela ingestão de alimentos ricos em carboidratos e aumenta com a alimentação rica em gorduras. Atinge níveis séricos máximos em duas a quatro horas e mantém concentrações ativas no sangue por mais de 11 horas. Não é administrado por via parenteral por ser pouco solúvel em água. O cetoconazol apresenta eficácia em administração por via oral no tratamento da candidíase oral, esofagiana, cutânea e vulvovaginal, nas dermatofitoses e pitiríase versicolor. Não é eficaz na candidíase vesical, pois não atinge concentrações úteis na urina. No tratamento da histoplasmose, da esporotricose e da paracoccidioidomicose, o fármaco foi superado pelo fluconazol e pelo itraconazol. Na atualidade, sua principal indicação é na dermatite seborreica causada pelo *Pityrosporum ovale*, aplicado sob a forma de xampus.

Por via oral, o cetoconazol é administrado em dose única diária e a dose máxima recomendada é de 400 mg/dia. Na candidíase vaginal é recomendado na dose de 400 mg ao dia, durante cinco dias. Na candidíase esofágica e oral em pacientes com Aids é usado na dose de 200 a 400 mg ao dia, por um período mínimo de dez dias. Nas dermatofitoses, a dose de 200 mg/dia deve ser mantida por duas a oito semanas nos casos de envolvimento da pele e pelos. Na pitiríase versicolor, é recomendado na dose de 200 mg por dia, durante dez dias, repetindo-se o tratamento posteriormente, se necessário. Já nas onicomicoses e na candidíase cutânea crônica, o tratamento deve ser mantido por seis a oito meses e por 12 meses, respectivamente. Na dermatite seborreica a apresentação em xampu é utilizada duas vezes por semana durante duas a quatro semanas.

O cetoconazol é habitualmente bem tolerado. Em alguns pacientes pode provocar náuseas, vômitos, desconforto abdominal, tonteiras, cefaleia, alopecia, diminuição da libido, erupção maculopapular, diarreia e prurido intenso e generalizado. Em tratamentos prolongados ou com doses mais elevadas foram registradas alterações hepáticas caracterizadas por elevação de transaminases, diminuição da atividade de protrombina e aumento da fosfatase alcalina e das bilirrubinas no sangue. Esse medicamento é contraindicado em pacientes com insuficiência hepática aguda ou crônica.

Devido à sua ação inibitória sobre as enzimas do citocromo P450 do homem, necessárias à síntese dos hormônios esteroides das glândulas suprarrenais e das gônadas, o cetoconazol reduz a resposta androgênica adrenal e inibe a síntese de testosterona no homem, podendo causar ginecomastia.

Estudos realizados em ratas prenhes mostraram uma ação teratogênica do cetoconazol, observando-se sindactilia e oligodactilia nas crias. Não há registro de lesões semelhantes em seres humanos, mas, com os conhecimentos atuais, recomenda-se não utilizar a droga em gestantes. Seu uso em nutrizes acompanha-se da excreção para o leite; por esse motivo, a mulher sob tratamento com o cetoconazol não deve amamentar.

O cetoconazol faz parte da RENAME, disponível sob a forma de xampu para o tratamento da dermatite seborreica. É comercializado em apresentação genérica (Cetoconazol®) em formulações de comprimidos com 200 mg, xampu e creme dermatológico.

TRIAZÓIS ANTIFÚNGICOS

O fluconazol e o itraconazol são os triazóis antifúngicos que inicialmente apresentaram espectro de ação contra fungos filamentosos e leveduras e farmacocinética e farmacodinâmica favoráveis no homem, possibilitando exercerem atividade antifúngica sistêmica, com mínimos efeitos adversos. Entretanto, sua atividade contra *Aspergillus* e outros fungos oportunistas é deficiente, o que estimulou a descoberta de novos derivados com espectro de ação mais amplo. Em vista disso, o fluconazol e o itraconazol são chamados triazóis antifúngicos de primeira geração e os triazóis desenvolvidos a seguir, com maior atividade antifúngica, são denominados triazóis de segunda geração, e compreendem o voriconazol, o posaconazol, o isavuconazol e, mais recentemente, o albaconazol e o ravuconazol

Triazóis de primeira Geração

Fluconazol

Caracteres Gerais. Espectro de Ação. Farmacocinética

O fluconazol é uma substância antimicótica introduzida em 1982 para uso clínico, que apresenta dois núcleos triazólicos na molécula, por isso denominado um agente antifúngico bis-triazólico, e contém dois átomos de flúor. Apresenta amplo espectro de ação contra os fungos patogênicos, mostrando-se ativo *in vitro* e *in vivo* contra *Candida albicans, C tropicalis, C. glabrata* e outras espécies de *Candida, Cryptococcus neoformans, Histoplasma capsulatum, Coccidioides immitis, Paracoccidioides brasiliensis, Aspergillus, Microsporum, Trichophyton* e *Malassezia furfur*. O mecanismo de ação do fluconazol é semelhante ao de outros azóis, inibindo a enzima citocromo P450 dos fungos, responsável pela síntese do ergosterol da membrana citoplasmática desses parasitas. Como consequência, ocorre a perda da permeabilidade seletiva da membrana, que fica defeituosa e se rompe, bem como são alteradas enzimas ligadas às membranas. Diferentemente do cetoconazol, a ação molecular do fluconazol é bastante específica contra o citocromo P450 dos fungos, exercendo ação mínima sobre a enzima correspondente das células humanas e de outros mamíferos. Dessa maneira, tem menor toxicidade e menor influência sobre a síntese de testosterona, estradiol e outros esteroides do homem.

O fluconazol é uma substância facilmente solúvel na água, o que permite sua administração por via oral e parenteral. É absorvido rápida e quase completamente por via oral e sua biodisponibilidade é praticamente igual à da administração por via IV, próxima de 100%. Os alimentos não interferem em sua absorção, mas a cimetidina a reduz em cerca de 20%, o que não tem maior significado clínico. Os antiácidos contendo hidróxido de alumínio e magnésio não interferem na absorção do fluconazol. Esse antifúngico atinge elevada concentração no fígado, intestino, baço, rins, cérebro, pele, olho, vagina, secreção brônquica e saliva. Atravessa a barreira hematoencefálica, provocando níveis no líquor correspondentes a cerca de 50% da concentração sanguínea em indivíduos sãos e de 70% a 90% em pacientes com meningite. A ampla distribuição do fluconazol está relacionada com sua baixa ligação às proteínas séricas, de somente 12%. Sua meia-vida sanguínea é prolongada, de 24 horas, o mesmo ocorrendo no líquido cefalorraquidiano. O fluconazol é muito pouco metabolizado, eliminando-se por via renal, predominantemente como droga inalterada, o que exige o ajuste da dose em pacientes com insuficiência renal.

Indicações Clínicas e Doses

O fluconazol é eficaz, em dose única diária, no tratamento de dermatomicoses (candidíase, tinhas, pitiríase versicolor), da candidíase oral, esofagiana e vulvovaginal. A emergência de *Candida* não *albicans* ao fluconazol tem limitado sua utilização em candidíases invasivas às espécies sensíveis ao fármaco. A maioria das *Candida krusei, glabrata* e *auris* são pouco sensíveis ao fluconazol. Outras, como *C. tropicalis* podem ter sensibilidade intermediária. Nas candidíases invasivas e candidemia, o fluconazol geralmente é empregado após o descalonamento do tratamento iniciado com uma equinocandina, caso a espécie de *Candida* seja sensível ao fármaco. Por sua boa penetração no SNC, o fluconazol pode ser indicado como terapêutica de manutenção na neurocriptococose e na meningite por *Coccidioides* spp. É administrado na dose única diária de 400 mg em adultos (6 a 12 mg/kg/dia, em crianças), por via oral ou IV, durante 30 dias. Se, ao final desse prazo, a cultura do líquor for negativa para o fungo, o fluconazol será mantido na dose diária de 400 mg até a recuperação clínica do enfermo, em geral completando seis a dez semanas de tratamento. Nos pacientes com Aids, a seguir, é instituída a dose de 200 mg/dia em tratamento de manutenção supressiva. Nos casos em que a cultura permanece positiva ou se ocorrer a piora clínica do doente nesse período, a terapêutica deve ser reconsiderada, passando-se ao uso da anfotericina B. Os dados disponíveis na literatura médica indicam que doses mais elevadas do fluconazol, de até 800 mg/dia, não proporcionam melhor resposta terapêutica que a obtida com o emprego da dose usual de 400 mg/dia. Quando se associa a flucitosina com o fluconazol para a terapêutica da criptococose meníngea, a dose recomendada em adultos é de 400 mg de fluconazol e 150 mg/kg/dia de flucitosina.

A anfotericina B deverá ser mantida pelo menos durante duas semanas ou até que as culturas do líquor sejam negativas para o fungo, quando então se poderá passar para a terapêutica com 400 mg do fluconazol completando dez semanas e, a seguir, em pacientes com Aids, à terapia supressiva.

O fluconazol constitui medicamento de eleição para a terapêutica supressiva na prevenção da recaída da meningite criptocócica em pacientes com Aids, e deve ser mantido até que ocorra a recuperação imunológica do paciente com a terapia antirretroviral (ver capítulo sobre uso profilático de antimicrobianos). Alternativamente, a terapêutica de manutenção pode ser realizada com a anfotericina B em doses semanais. Há estudos que revelam que a associação da flucitosina com o fluconazol melhora a eficácia do fluconazol em pacientes com meningite criptocócica.

O fluconazol também está indicado na meningite por *Histoplasma capsulatum* e na causada por *Coccidioides immitis*. Nessas indicações é utilizado na dose única diária de 400 mg em adultos (6 mg/kg/dia, em crianças). Na meningite por *Coccidioides immitis* o fluconazol é mantido na dose de 200 a 400 mg/dia, em adultos, por seis meses a um ano.

Em pacientes com infecção fúngica invasiva, incluindo a histoplasmose disseminada e a candidíase sistêmica, o fluconazol é recomendado na dose diária, em adultos, de 200 a 400 mg mantida por tempo variável. Nos pacientes com endocardite por espécies de *Candida* deve se empregar as formulações lipídicas de anfotericina B, e o descalonamento para fluconazol, nas doses de 200 a 400 mg/dia por cerca de dois meses; após a melhora clínica, a droga é utilizada na dose de 100 mg/dia, provavelmente por toda a vida do indivíduo.

O fluconazol é administrado na dose única diária de 100 a 200 mg em adultos, por via oral, no tratamento de dermatomicoses e da candidíase orofaríngea e vulvovaginal por tempo variável de 5 a 20 dias. Na candidíase vulvovaginal a droga também pode ser utilizada na dose única de 150 mg, referindo-se índice de cura de 80%. Em crianças com tínea *capitis*, a administração do fluconazol em dose semanal de 8 mg/kg apresenta elevada eficácia, com efeitos adversos pouco frequentes e melhor adesão ao tratamento.

Em infecções oculares (endoftalmites, uveítes) por cândidas, o voriconazol é mais indicado e, alternativamente, o fluconazol, na dose de 400 mg/dia, durante um ano. Contudo, a droga só é eficaz no tratamento de endoftalmites relacionadas com o implante de lente intraocular se o implante for retirado. Caso contrário, a regra é a recaída da infecção fúngica ao se suspender o medicamento.

A administração profilática do fluconazol na dose de 400 mg/dia em pacientes submetidos a transplante de medula óssea reduz a incidência de infecções fúngicas no período de imunodepressão. A administração da droga é recomendada até o retorno para 1.000 na contagem de neutrófilos/mm^3 de sangue.

Devido à sua excelente absorção por via oral, o fluconazol pode ser administrado por essa via, mesmo para o tratamento das infecções fúngicas sistêmicas graves, na dependência da aceitação pelo paciente. A via IV será reservada para a terapêutica inicial dos casos de maior gravidade, ou em pacientes com vômitos intensos, devendo-se passar à via oral logo que possível, sem haver alteração na dose administrada.

Em pacientes com insuficiência renal moderada, com *clearance* da creatinina (CC) entre 21 e 50 mL/min, a dose do fluconazol deve ser reduzida à metade ou o intervalo entre as doses deve ser alongado para 48 horas. Nos casos com insuficiência renal grave, com CC abaixo de 20 mL/min, a dose diária deve ser reduzida a 1/3 da dose normal ou o intervalo entre as doses normais deve ser de 72 horas. O fluconazol é retirado por hemodiálise, recomendando-se uma dose plena após o processo dialítico.

Em crianças o fluconazol é utilizado na dose de 2 mg/kg/dia para infecções superficiais por *Candida* e dermatófitos e na dose de 3 a 6 mg/kg/dia em infecções sistêmicas por *Candida* e *Cryptococcus*. Nas infecções do sistema nervoso a dose infantil é de 6 a 12 mg/kg/dia, em dose única diária, seja por via oral ou IV.

Efeitos Adversos. Interações

O fluconazol apresenta efeitos adversos em cerca de 8% dos pacientes, manifestados por náuseas, cefaleia, vômitos e dor abdominal de pequena intensidade. Em alguns enfermos tem sido observada a elevação transitória das transaminases sanguíneas, regredindo com a continuação da terapêutica. A droga provoca ligeira elevação da concentração sérica da ciclosporina, da fenitoína, da tolbutamida e da varfarina. A rifampicina reduz a sua concentração sanguínea, diminuindo sua eficácia na criptococose. O fluconazol interage com a terfenadina com o risco de arritmias.

Apresentação Comercial

O fluconazol faz parte da RENAME e é disponível na rede pública de atendimento à saúde. É comercializado no Brasil em apresentação genérica (Fluconazol®), em cápsulas, solução oral e em solução injetável para uso intravenoso. É disponível comercialmente na especialidade farmacêutica de referência Zoltec® (Pfizer) e em vários medicamentos similares, em diferentes formulações: cápsulas com 50 mg, 100 mg e 150 mg; suspensão oral 50 mg/5 mL e 200 mg/5 mL; solução injetável 100 mL c/200 mg para infusão IV.

Itraconazol

Caracteres Gerais. Espectro de Ação. Farmacocinética

O itraconazol é um derivado triazólico antifúngico comunicado em 1983, que em sua fórmula química apresenta também dois núcleos triazólicos, mas, diferentemente do fluconazol, contém dois átomos de cloro. Apresenta amplo espectro de ação contra os fungos patogênicos para o homem, semelhante ao fluconazol. Entretanto, mostra-se bastante ativo contra espécies de *Aspergillus* e de *Scedosporium apiosmermum* (*Pseudallescheria boydii*), fungos patogênicos oportunistas usualmente resistentes à anfotericina B. Pode haver resistência cruzada entre o itraconazol e o fluconazol; no entanto, estirpes de *C. albicans* resistentes ao fluconazol podem se mostrar sensíveis ao itraconazol. Essa substância é também ativa *in vitro* e *in vivo* contra o *Trypanosoma cruzi*. Da mesma maneira que o fluconazol, o itraconazol exerce ação específica sobre o citocromo P450 dos fungos, causando alteração e rompimento da membrana citoplasmática desses microrganismos, sem afetar o sistema enzimático do homem, nas doses terapêuticas.

O itraconazol é pouco solúvel em água, mas é absorvido por via oral quando formulado em polietilenoglicol. Devido à sua pequena hidrossolubilidade e elevada lipofilia, até recentemente não era disponível uma formulação para uso parenteral. Mais recentemente, porém, foi disponibilizada uma apresentação do itraconazol para uso intravenoso. A biodisponibilidade do itraconazol apresentado em cápsulas após administração por via oral em jejum é de 40% e junto com os alimentos pode chegar a 100%. Portanto, o itraconazol é mais bem absorvido por via oral quando administrado com alimentos e para seu melhor aproveitamento deve ser ingerido junto ou logo após uma refeição, com sucos cítricos. A absorção do itraconazol em solução oral é maior e mais constante. Os antiácidos e betabloqueadores reduzem a absorção da droga. Liga-se às proteínas plasmáticas em 99% e deposita-se nos tecidos da pele, mucosas e no fígado. Concentra-se na epiderme, epitélio vaginal, unhas e secreções sebáceas, persistindo longo tempo nesses tecidos e secreções. Sua penetração pela barreira hematoencefálica é mínima, mesmo em pacientes com meningites. No entanto, atinge concentração terapêutica no tecido cerebral. É amplamente metabolizado no fígado, originando-se metabólitos inativos que são eliminados pela bile e fezes. Somente pequena porção é eliminada pelos rins como droga inalterada, não havendo a necessidade de qualquer ajuste na dosagem em pacientes com insuficiência renal ou em diálise peritoneal ou hemodiálise.

Indicações Clínicas e Doses

O itraconazol administrado por via oral mostra-se eficaz no tratamento da pitiríase versicolor, dermatofitoses, onicomicoses por fungos não dermatófitos, candidíase oral, vaginal e mucocutânea crônica. Tem indicação precisa na terapêutica de micoses endêmicas de implantação, como a esporotricose, cromoblastomicose e eumicetomas, assim como em micoses sistêmicas endêmicas, como a paracoccidioidomicose, histoplasmose e cocciodioidomicose. O itraconazol também está indicado em formas crônicas da aspergilose pulmonar. Sua baixa concentração no líquor, sistema urinário e globo ocular, contraindica o uso de itraconazol nas infecções fúngicas nesses sítios orgânicos.

Na pitiríase versicolor, o itraconazol é utilizado na dose de 100 mg de 12/12 horas durante cinco dias, enquanto nas tíneas do corpo essa dose é prolongada por 15 dias e na onicomicose pelo menos por seis meses. Na candidíase vulvovaginal, a droga é recomendada na dose única de 400 mg, fracionada em duas tomadas com intervalo de 12/12 horas.

O itraconazol é eficaz na terapêutica da esporotricose cutânea, linfangítica e sistêmica na dose de 100 a 200 mg/dia, nas formas viscerais dessa micose e em pacientes infectados pelo HIV o itraconazol tem preferência em relação ao uso dos iodetos ou à anfotericina B, à mercê de sua maior eficácia e menor incidência de efeitos adversos. O tratamento é prolongado, durante oito meses a dois anos.

Em pacientes com histoplasmose pulmonar aguda, disseminada e cerebral, o itraconazol é recomendado em dose inicial de 600 mg/dia, fracionada em três tomadas, mantida por três dias e em seguida 400 mg/dia, fracionada de 12/12 h. Em pacientes com histoplasmose pulmonar crônica o itraconazol é a droga, recomendada na dose de 200 a 400 mg/dia mantida por 12 a 24 meses.

O itraconazol é o tratamento de escolha na cromoblastomicose; entretanto, os resultados dependem da gravidade das lesões. Pode também ser utilizado em formas iniciais de eumicetomas, com resposta favorável, dependendo do agente etiológico. Geralmente, o fungo mais responsivo ao itraconazol é o *Scedosporium apiospermum*, na dose de 200 mg de 12/12 horas.

O itraconazol é bastante ativo contra o *P. brasiliensis* e de acordo com o Consenso Brasileiro em paracoccidioidomicose, de 2017, é o tratamento de escolha nas formas leves e moderadas da doença, na dose de 200 mg diários, por 8 a 12 meses. A duração do tratamento é significativamente menor, se comparada à do cotrimoxazol. Tem efeitos adversos mínimos, é bem tolerado, não causa interferência com o metabolismo endócrino e é baixa a incidência de recaídas. Atualmente o itraconazol é parte do RENAME e é distribuído pelo Ministério da Saúde na maioria dos estados brasileiros. O itraconazol já foi utilizado na dose de 400 mg/dia em paciente com neuroparacoccidioidomicose, com bom resultado.

O itraconazol constitui um dos medicamentos indicados no tratamento da aspergilose. Em pacientes imunocomprometidos com aspergilose invasiva, a droga apresenta resultados favoráveis utilizada na dose inicial de 600 mg/dia, durante quatro dias, seguida da dose de 400 mg/dia durante um tempo médio de 100 dias. Em casos de aspergilose cerebral, o itraconazol foi utilizado na dose diária de 800 mg durante cinco meses, seguida da dose de 400 mg/dia durante mais quatro meses. As infecções por esse fungo são tratadas também pela anfotericina B e o voriconazol.

O itraconazol tem sido recomendado também na prevenção de infecções fúngicas em pacientes neutropênicos, empregado na dose de 100 mg duas vezes ao dia.

Em crianças, a dose do itraconazol é de 4 mg/kg/dia.

Efeitos Adversos. Interações

O itraconazol é, em geral, bem tolerado, sendo referidos efeitos adversos em 5% a 8% dos pacientes, principalmente náuseas, tonteiras, cefaleia e dor abdominal. Raramente, pode causar elevação de transaminases séricas e leucopenia. Esse antifúngico não deve ser administrado a gestantes, devido ao risco de causar lesões teratogênicas no concepto. O itraconazol interage com a rifampicina e a fenitoína, as quais reduzem seus níveis plasmáticos, não devendo ser utilizado em pacientes em uso desses fármacos. Por outro lado, o itraconazol aumenta a concentração sérica da ciclosporina e, consequentemente, a sua toxicidade renal. Ademais, o itraconazol provoca aumento da concentração sérica da tolbutamida, astemizol, terfenadina e varfarina, podendo ocorrer efeitos tóxicos dessas drogas, sendo recomendável realizar ajustes nas suas doses ou evitar o seu uso. Já referimos que os antiácidos e os betabloqueadores diminuem a absorção oral do itraconazol.

Apresentação Comercial

O itraconazol é comercializado no Brasil em cápsulas com 100 mg em apresentação genérica (Itraconazol®), na especialidade farmacêutica de referência Sporanox® (Janssen Cilag) e em vários medicamentos similares. Uma formulação para uso por via IV com 200 mg de itraconazol e uma formulação em suspensão oral com 10 mg/mL são comercializadas em alguns países.

Triazóis de segunda Geração

O voriconazol, o primeiro triazol de segunda geração disponível para emprego na clínica, representou um progresso na terapêutica antifúngica como opção para o tratamento da aspergilose invasiva e infecções por fungos oportunistas em pacientes comprometidos em sua imunidade, especialmente doentes hematológicos e transplantados. Presentemente, é o único dessa geração disponível para uso clínico. O posaconazol é o segundo triazol de terceira geração com perspectivas de lançamento na terapêutica, sobretudo para o tratamento de infecções fúngicas graves, invasivas, causadas por *Candida* e zigomicetos. O ravuconazol, com amplo espectro de ação antifúngica encontra-se em experimentação clínica.

Atualmente temos no Brasil três representantes dos triazólicos de segunda geração: voriconazol e isavuconazol, disponíveis em comprimidos e solução venosa, e o posaconazol, disponível apenas em solução oral. Voriconazol e isavuconazol são considerados o tratamento de escolha para pacientes com aspergilose invasiva e, também, como boas opções para fusariose invasiva. Posaconazol está indicado para profilaxia antifúngica em pacientes onco-hematológicos, incluindo transplantados de células-tronco hematopoiéticas. Posaconazol está disponível em alguns países em formulação de cápsulas de liberação prolongada e solução venosa, ambas com melhores propriedades farmacocinéticas, farmacodinâmicas e tolerabilidade que a solução oral. Há dois triazólicos em fase avançada de pesquisa clínica que, em breve, deverão ser comercializados, o subaconazol, de longa meia-vida plasmática, e o fosravuconazol.

Voriconazol

Caracteres Gerais. Espectro de Ação. Farmacocinética

O voriconazol é um derivado do fluconazol apresentado em 1995, que tem ação fungicida sobre os fungos sensíveis agindo de maneira similar à dos demais azóis antifúngicos. É disponível para uso clínico e é indicado principalmente para o tratamento da aspergilose invasiva, podendo também ser usado na candidíase esofagiana e sistêmica resistente a outros antimicrobianos, e infecções por *Scedosporium apiospermum* (*Pseudalescheria boydii*) e *Fusarium* sp. Caracteriza-se por seu espectro de ação amplo, agindo em pequenas concentrações contra espécies de *Candida*, *Aspergillus* e *Penicillium*, bem como sobre *Cryptococcus* spp., *Histoplasma capsulatum*, *Coccidioides immitis*, *Paracoccidioides brasiliensis* e os dermatófitos. Contudo, seu custo no tratamento dessas micoses endêmicas é mais elevado que o itraconazol. Esse antimicótico não tem boa ação contra *Sporothrix* spp. e, portanto, tem pouco valor na esporotricose, mas mostrou atividade contra *Prototheca wickerhamii*, uma alga que eventualmente causa infecção em humanos.

O voriconazol é absorvido por via oral, com uma biodisponibilidade superior a 80%. Alcança níveis sanguíneos elevados, sua meia-vida sérica é de seis horas e sua ligação proteica de 65%. Distribui-se pelos líquidos e tecidos orgânicos, atingindo concentração terapêutica no sistema nervoso central duas vezes superior à da concentração sanguínea e no líquido cefalorraquidiano (50% da concentração sanguínea). Atinge elevada concentração no humor vítreo e humor aquoso, o que permite o seu uso no tratamento de endoftalmites fúngicas. Sofre metabolização hepática pelo sistema citocromo P450, podendo haver interações com outros fármacos; cerca de 80% da dose administrada é eliminada na urina sob a forma de metabólitos inativos (Tabela 29.2). Apesar do amplo espectro, voriconazol caracteriza-se por apresentar níveis plasmáticos erráticos e imprevisíveis, o que torna imprescindível sua monitorização sérica em pacientes com infecções fúngicas graves.

Indicações Clínicas e Doses

A principal indicação clínica de voriconazol é em formas invasivas de aspergilose, incluindo aspergilose pulmonar, cerebral e disseminada. Pode também ser empregado com tratamento alternativo de candidíases invasivas por espécies sensíveis, na fusariose ocular e meningite *Scedosporium apiospermum*, mas não em infecções por *Lomentospora* (*Scedosporium*) *prolificans*. Na paracoccidioidomicose crônica, Queiroz-Telles *et al.* obtiveram 100% de cura com o voriconazol por via oral, na dose inicial de 400 mg de 12/12 horas no primeiro dia e 200 mg de 12/12 horas nos dias subsequentes, em adultos com peso superior a 40 kg, administrada durante a média de seis meses. É possível que o voriconazol tenha eficácia em infecções por algas (prototecoses).

Por sua boa penetração no SNC, voriconazol pode ser empregado em pacientes com neuromicoses, incluindo criptococose por *C. neoformans* e *C. gattii* e, também, em feohifomicose cerebral. Em micoses sistêmicas endêmicas, voriconazol oral ou venoso pode ser empregado como segunda opção em paracoccidioidomicose, histoplasmose ou coccidioidomicose e, também, em terapia empírica de pacientes com neutropenia febril persistente. Nos casos de maior gravidade, como as infecções fúngicas do sistema nervoso, a droga é utilizada por via IV na

Tabela 29.2
Azóis Antifúngicos – Farmacocinética, Toxicidade

PARÂMETROS	CETOCONAZOL	ITRACONAZOL	FLUCONAZOL	VORICONAZOL	POSACONAZOL
Biodisponibilidade oral	75%	70%	80%	90%	
Absorção oral e alimento	↓ Meio alcalino ↓ Carboidratos ↑ Gorduras, alimentos	↑ Alimentos 100%	Sem interferência	Sem interferência	↑ Alimentos lipídios
Meia-vida plasmática	10 h	19 h	24 h	6 h	5 h
Ligação proteica	99%	99%	11%	60%	98%
Líquor (em relação ao plasma)	↓ 10%	↓ 1%	50-90%	50% SNC 2 × plasma	Baixa
Eliminação renal	↓ 5%	↓ 1%	↑ 80%	↓ 5%	14%
Eliminação biliar	Inativado	Inativado	2%	Inativado	77%
Remoção diálise peritoneal	Não	Não	Não	Não	Não
Remoção hemodiálise	Não	Não	Sim	Não?	Não
↓ Libido, impotência Ginecomastia ↓ Menstruação	Presente	Ausente	Ausente	Ausente	Ausente
Contraindicação na gravidez e lactação	Sim	Sim	Sim	Sim	Sim
Hepatite medicamentosa	Frequente	Rara	Rara	Potencial	Rara
Alteração visual	Não	Não	Não	Frequente	Rara

dose inicial de 6 mg/kg repetida 12 horas após e em seguida 4 mg/kg de 12/12 horas. Após a melhora do enfermo o voriconazol pode ser utilizado por via oral na dose de 200 a 400 mg a cada 12 horas.

Efeitos Adversos. Interações

Como ocorre com outros azóis, o voriconazol apresenta importante interação com várias substâncias, em particular com a fenitoína, ciclosporina e a rifampicina e a rifabutina. Esses medicamentos diminuem o nível sérico do voriconazol por causarem indução das enzimas do citocromo P450, que metabolizam o voriconazol. Ao contrário, o uso concomitante do voriconazol com eritromicina, ritonavir e omeprazol aumenta o nível sérico do voriconazol. Por outro lado, o voriconazol aumenta o nível sérico da ciclosporina e da varfarina (Tabela 29.3).

Efeitos colaterais são observados com alguma frequência com o emprego do voriconazol em seres humanos, seja para a esfera digestiva, com náuseas, vômitos, dor abdominal, ou queixas de alteração na visão.

Tabela 29.3
Azóis Antifúngicos – Interações Medicamentosas

PARÂMETROS	CETOCONAZOL	ITRACONAZOL	FLUCONAZOL	VORICONAZOL	POSACONAZOL
↓ Absorção do Azol					
Antiácidos	+	+	–	+	+
Bloqueador H_2	+	+	–	+	+
↓ Plasmática do Azol					
Isoniazida	+	–	–	+	+
Fenitoína	+	+	–	+	+
Rifampicina	+	+	+	+	+
↑ Plasmática de Outras Drogas					
Ciclosporina	+	+	+	+	+
Digoxina	+	+	–	–	+
Fenitoína	+	+	+	+	+
Tobutamida	+	+	+	+	+
Terfenadina	+	+	+	+	+
Astemizol	+	+	–	+	+
Varfarina	+	+	+	+	+
Carbamazepina	+	+	+	+	+

Essas queixas são relatadas em até 30% dos enfermos, que referem visão turva, mudança da visão colorida, diminuição da acuidade visual e fotofobia, surgindo cerca de 30 minutos após a ingestão da droga e durando por mais 30 minutos. Esses efeitos são transitórios, aparecem em geral na primeira semana de tratamento, são reversíveis com a suspensão do medicamento e se devem a alterações provocadas pela droga na retina. Não se sabe a consequência dessas alterações em longo prazo de uso do medicamento. Anormalidades da função hepática ocorrem em cerca de 13% dos enfermos, e são mais graves e precoces com o uso de doses mais elevadas e podem ser demonstradas por elevação de transaminases e de fosfatase alcalina. Há relatos de hepatite tóxica, com icterícia, insuficiência hepática aguda e morte com o uso do voriconazol.

Apresentação Comercial

O voriconazol é disponível comercialmente no Brasil na especialidade farmacêutica Vfend® (Pfizer), em ampolas e cápsulas com 200 mg e em comprimidos com 50 mg e, também, em vários produtos farmacêuticos similares e genéricos.

Posaconazol

Caracteres Gerais. Espectro de Ação. Farmacocinética

O posaconazol é um derivado triazólico resultante de aperfeiçoamento molecular de itraconazol. Seu mecanismo de ação é o mesmo dos demais azóis antifúngicos, descrito anteriormente. Esse fármaco atua sobre numerosos gêneros de fungos, como *Candida* (*albicans*, *glabrata*, *parapsilosis*, *tropicalis*, *krusei*, *lusitaniae*) *Aspergillus* (*fumigatus*, *terreus*, *flarus*, *niger*), *Cryptococcus*, *Coccidioides immitis*, *Fonsecaea pedrosoi* e espécies de *Fusarium*, além de outros fungos que eventualmente mostram resistência ao fluconazol.

A principal indicação clínica do posaconazol é na profilaxia de doenças fúngicas invasivas em pacientes neutropênicos com neoplasias hematológicas e também com transplantados de células-tronco hematopoiéticas que apresentem doença do enxerto contra o hospedeiro. Há vários relatos de eficácia de posaconazol em micoses invasivas e endêmicas refratárias ao tratamento convencional. Com relação à resistência, foram identificados isolados clínicos com sensibilidade reduzida ao posaconazol. O mecanismo dessa resistência está na aquisição de alterações no CYP51.

O posaconazol atua também sobre o *Trypanosoma cruzi* e é mais eficiente que o benzonidazol. Por tal motivo, sua ação é possível na doença de Chagas, tanto na fase aguda quanto na crônica, encontrando-se a droga em estudos de fase III em pacientes com a forma indeterminada da doença.

O posaconazol é insolúvel em água e, por isso, é administrado somente por via oral, com absorção lenta (média de cinco horas) e não afetada pela acidez gástrica. A absorção desse fármaco é cerca de 2,6 vezes superior quando administrado com uma refeição não lipídica ou com um suplemento nutricional (14 gramas de lipídios) e quatro vezes superior quando administrado com uma refeição com elevado teor de lipídios (~ 50 gramas de lipídios), comparativamente com a obtida em jejum. Por isso, o posaconazol deve ser administrado concomitantemente com alimentos ou com suplemento nutricional. A distribuição do posaconazol é linear; após, uma dose única ou doses múltiplas de até 800 mg com uma refeição de alto teor lipídico. Não se observou aumento adicional do nível sanguíneo de posaconazol com dose superior a 800 mg por dia em doentes e voluntários saudáveis. Esse antifúngico apresenta forte ligação às proteínas séricas (> 98%), predominantemente à albumina sérica. Está bem distribuído no organismo, tendo boa penetração em todos os tecidos, inclusive os periféricos. Tem baixa concentração no líquor cefalorraqueano.

O posaconazol é metabolizado no fígado por glucoronidação enzimática, originando metabólitos circulantes. É eliminado lentamente, predominantemente por via biliar, encontrando-se nas fezes 77% da dose administrada. A depuração renal é de 14%. Por tal motivo, não há a necessidade de ajustes de dose na administração da droga em pacientes com insuficiência renal. O posaconazol não é removido pela hemodiálise. Esse antifúngico foi utilizado em poucos pacientes com insuficiência hepática e observou-se aumento da meia-vida plasmática do posaconazol e alteração na função hepática. A prudência e a monitorização sistemática das provas de função hepática deverão nortear o uso desse fármaco nas hepatopatias.

O uso do posaconazol nas crianças, na gravidez e na nutriz:

- Nas crianças: a segurança e eficácia desse antifúngico nas crianças e adolescentes com menos de 18 anos de idade não está estabelecida. Consequentemente, não se recomenda o uso de posaconazol em pacientes com menos de 18 anos de idade.
- Na gravidez (droga categoria C) e aleitamento: em modelos animais houve toxicidade no processo reprodutivo e desconhece-se tais riscos no ser humano. O posaconazol não pode ser utilizado durante a gravidez, exceto nos casos em que os benefícios para a mãe sejam claramente superiores aos riscos para o feto. As mulheres em risco de engravidar têm indicação de utilizar método contraceptivo eficaz durante o tratamento. O posaconazol é excretado no leite de fêmeas de rato em aleitamento. A excreção de posaconazol no leite humano ainda não foi devidamente investigada; por isso o aleitamento deverá ser interrompido quando se inicia esse medicamento.

Indicações Clínicas e Doses

O posaconazol está indicado:

a) *O tratamento das seguintes infecções fúngicas invasivas no paciente adulto:*
- Aspergilose invasiva, em doentes com doença refratária à anfotericina B ou ao itraconazol ou em intolerância a esses medicamentos.
- Fusariose, em doentes com doença refratária à anfotericina B ou com intolerância a este antibiótico.
- Cromoblastomicose e micetoma em doentes com doença refratária ao itraconazol ou em intolerância a itraconazol.
- Coccidioidomicose em doentes com doença refratária à anfotericina B, ao itraconazol e ao fluconazol ou intolerância a esses medicamentos.

Por doença refratária entende-se a progressão da infecção ou estacionamento do quadro clínico sem melhora após um período mínimo de sete dias de administração prévia de doses terapêuticas de antifúngico específico e eficaz.

b) *Na profilaxia de infecções fúngicas invasivas:*
- Leucemia mieloide aguda, síndrome mielodisplásica em quimioterapia e em remissão-indução com neutropenia prolongada (alto risco de desenvolver infecções fúngicas invasivas).
- Receptores de transplante progenitor hematopoiético (TPH) com doses altas de imunossupressores para se evitar a doença enxerto/hospedeiro (alto risco de desenvolver infecções fúngicas invasivas).

Antes do início do posaconazol, avaliar as seguintes funções orgânicas:
- Hepática: hepatograma.
- Cardiológica: eletro e ecocardiograma. Esse fármaco deve ter uso cuidadoso nos pacientes com distúrbios pró-arrítmicos, como: prolongamento congênito ou adquirido do intervalo QTc, cardiomiopatia, em especial em presença de insuficiência cardíaca, bradicardia sinusal, arritmias sintomáticas preexistentes e administração simultânea com medicamentos que prolonguem, reconhecidamente, o intervalo QTc: substratos do CYP3A4: terfenadina, astemizol, cisaprida, pimozida, halofantrina ou quinidina; e de derivados estatínicos (inibidores da hidroximetil-glutaril coenzima A): sinvastatina, lovastatina, atorvastatina.
- Hidreletrolítica do sangue: em especial envolvendo os níveis de potássio, magnésio ou cálcio, que devem ser monitorizados e corrigidos conforme necessário, antes e durante o tratamento com posaconazol.

O posiconazol é apresentado em suspensão para uso oral, contendo 40 mg/mL. É utilizado nas infecções fúngicas sistêmicas na dose de 400 mg (10 mL) duas vezes ao dia, junto com uma refeição. Nos doentes que não conseguem tolerar uma refeição ou um suplemento nutricional, deve ser administrado na dose de 200 mg (5 mL) quatro vezes por dia. Na candidíase orofaringena, é empregado na dose de 100 mg, duas vezes ao dia no primeiro dia e após 100 mg, uma vez por dia por 13 dias seguidos.

Na profilaxia de infecção fúngica sistêmica, é utilizado na dose de 200 mg três vezes ao dia, enquanto permanecer a neutropenia e a imunossupressão.

A duração do tratamento da infecção fúngica fundamenta-se na gravidade da doença subjacente, na recuperação do estado imunitário e na resposta clínica.

O uso do posaconazol em pacientes com comorbidades:
- *Na insuficiência renal:* não se recomenda qualquer ajuste posológico, porque sua eliminação é basicamente biliar. O posaconazol não é removido pela hemodiálise.
- *Na insuficiência hepática:* esse antifúngico foi utilizado em poucos pacientes com insuficiência hepática e

observou-se aumento da meia-vida plasmática do posaconazol e alteração na função hepática. A prudência e a monitorização sistemática das provas de função hepática deverão nortear o uso desse fármaco nas hepatopatias.

O uso do posaconazol nas crianças, na gravidez e na nutriz:

- *Nas crianças:* a segurança e eficácia desse antifúngico nas crianças e adolescentes com menos de 18 anos de idade não estão estabelecidas. Consequentemente, não se recomenda o uso de posaconazol em pacientes com menos de 18 anos de idade.
- *Na gravidez (droga categoria C) e aleitamento:* em modelos animais houve toxicidade no processo reprodutivo e desconhece-se tais riscos no ser humano. O posaconazol não pode ser utilizado durante a gravidez, exceto nos casos em que os benefícios para a mãe sejam claramente superiores aos riscos para o feto. As mulheres em risco de engravidar têm indicação de utilizar método contraceptivo eficaz durante o tratamento. O posaconazol é excretado no leite de fêmeas de rato em aleitamento. A excreção de posaconazol no leite humano ainda não foi devidamente investigada; por isso o aleitamento deverá ser interrompido quando se inicia esse medicamento.

Efeitos Adversos. Interações

O posaconazol é contraindicado em:

- Hipersensibilidade ao fármaco ou qualquer dos excipientes.
- Administração simultânea com alcaloides ergotamínicos (aumenta nível de ergotamina no sangue, reduzindo o fluxo sanguíneo e dano tecidual).
- Administração simultânea com substratos do CYP3A4: terfenadina, astemizol, cisaprida, pimozida, halofantrina ou quinidina; e de derivados estatínicos (inibidores da hidroximetil-glutaril coenzima A): sinvastatina, lovastatina, atorvastatina, que leva a aumento da concentração plasmática dessas drogas e provoca prolongamento do intervalo QTc com alteração eletrocardiográfica, arritmia cardíaca, bradicardia sinusal e insuficiência cardíaca.

O posaconazol é um inibidor do sistema CYP3A4 e só deve ser associado a outros medicamentos que são metabolizados por esse sistema em circunstâncias específicas em que os benefícios para o doente suplantem os riscos.

Drogas que diminuem os níveis sanguíneos do posaconazol:

- Antibacterianos: rifampicina, rifabutina (indutor do CYP3A4).
- Anticonvulsivantes: fenitoína, carbamazepina, fenobarbital, primidona (a fenitoína aumenta a eliminação do posaconazol em quase duas vezes, diminuindo sua concentração sanguínea).
- Cimetidina, ranitidina e antagonistas de bomba de prótons: não se recomenda o uso concomitante com o posaconazol pela diminuição da acidez gástrica (ainda não existem estudos sobre a biodisponibilidade).

O posaconazol aumenta os níveis sanguíneos de outros medicamentos:

- Alcaloides da vinca (vincristina, vinblastina): aumento da concentração sanguínea desses alcaloides, exigindo monitorização constante e ajuste posológico (risco de neurotoxicidade).
- Ciclosporina: o posaconazol diminui a excreção e provoca aumento do nível sanguíneo da ciclosporina, com risco de nefrotoxicidade (monitorização constante com ajuste da dose ou suspensão do posaconazol).
- Tacrolimus e sirolimus: há aumento significativo da concentração plasmática desses imunomoduladores pelo posaconazol. A dose tem que ser re-

duzida a um terço (monitorização dos níveis sanguíneos de tracolimus para ajuste da dose ou suspensão do posaconazol).

- Agentes antirretrovíricos: o posaconazol promove aumento do nível plasmático de inibidores de proteases e de inibidores da transcriptase reversa, recomendando-se monitorização sistemática para ajuste da dose ou suspensão do posaconazol.
- Benzodiazepínicos (alprazolam, midazolam e triazolam): há aumento significativo dos níveis plasmáticos desses fármacos, sendo necessário ajuste posológico nos pacientes em uso de posaconazol.
- Bloqueadores do canal do cálcio (diltizem, verapamil, nifedipina, nisoldipina): aumento dos níveis plasmáticos desses fármacos, necessitando ajuste posológico.
- Digoxina: aumento nos níveis plasmáticos de digoxina levando à intoxicação digitálica. Deve-se ajustar a pologia ou suspensão do posaconazol
- Sulfonilureias: aumento do nível plasmático da sulfonilureia com hipoglicemia. Ajuste posológico.

Efeitos Colaterais

As reações adversas mais frequentes com o posaconazol são náuseas (96%) e cefaleia (8%). O fármaco causa, também, vômitos, dor abdominal, diarreia, erupção cutânea, visão turva, tremores, hipertensão arterial anorexia, fadiga. Em menos de 1% dos pacientes pode causar efeitos colaterais graves como *torsades de pointes*, síndrome hemolítica urêmica, trombocitopenia trombótica, aumento de creatinina, alanina-aminotransferase, aspartatoaminotransferase e fosfatase alcalina e hipocalcemia e hipomagnesemia O posaconazol contém aproximadamente 7 g de glicose quando administrado na dose 400 mg duas vezes por dia. Os doentes que sofrem de intolerância a glicose-galactose não devem utilizá-lo.

Apresentação Comercial

O posaconazol foi lançado no Brasil com o nome NOXAFIL® (Schering), apresentado em suspensão oral contendo 40 mg/mL.

Isavuconazol

Isavuconazol é o mais recente derivado triazólico, aprovado pelo Food and Drug Administration (FDA), nos Estados Unidos, em 2015, e lançado no Brasil em 2019. Trata se de uma pró-droga, o sulfato de isavuconazônio, que ao ser administrado por via venosa ou oral, sofre uma clivagem por estearases séricas, transformando-se em uma molécula menor, o isavuconazol, que é a droga ativa. Como outros derivados triazólicos de segunda geração, isavuconazol possui amplo espectro de ação antifúngica, atuando inclusive em Mucorales, agentes de mucormicose. Atua contra todos os fungos dimórficos, leveduras sensíveis a azólicos e possui como indicações de bula a aspergilose invasiva e a mucormicose.

Seu mecanismo de ação é similar aos dos demais triazólicos, inibindo 14-α-desmetilase dependente de CYP450, fundamental na transformação do lanosterol em ergosterol e que é codificada por ERG11. Sob a ação de isavuconazol, os agentes sensíveis apresentam alterações da membrana citoplasmática incompatíveis com o seu desenvolvimento. Embora ativo contra *Aspergillus*, *Mucorales*, fungos dimórficos, *Cryptococcus* spp., algumas espécies de *Candida*, como *C. krusei* e *C. glabrata*, podem apresentar menor sensibilidade resultante de mecanismo de resistência cruzada entre os triazólicos. Isavuconazol difere dos demais triazólicos, por causar menos eventos adversos que voriconazol e posaconazol. Também, possui menos interações medicamentosas e apresenta perfil farmacológico mais linear, não necessitando de determinações de níveis plasmáticos como voriconazol e posaconazol. Outra característica é que isavuconazol pode ser administrado oralmente sem a necessidade de alimentos. Um estudo comparativo duplo-cego randomizado, publicado em 2016, avaliou a eficácia e a segurança de isavuconazol comparado a voriconazol, em pacientes com aspergilose invasiva. Os resultados revelaram que isavuconazol foi tão eficaz quanto voriconazol em aspergilose invasiva, porém com maior tolerabilidade e menos eventos adversos.

Indicações Clínicas e Doses

Isavuconazol é administrado por via oral e intravenosa. Cada cápsula contém o equivalente a 100 mg de isavuconazol e pode ser administrada sem alimentos, ao contrário de posaconazol e voriconazol. A dose inicial recomendada é de duas cápsulas (200 mg) a cada oito horas durante 48 horas (seis doses), seguida da dose de manutenção de 200 mg, uma vez ao dia. A solução venosa contém 200 mg de isavuconazol e é administrada no mesmo esquema da apresentação oral, isto é, seis doses iniciais em 48 horas, seguidas de uma dose uma vez ao dia.

Isavuconazol está indicado em aspergilose invasiva, mucormicose e candidíase sensível a azólicos. Em um estudo aberto, não randomizado, envolvendo um pequeno número de pacientes, isavuconazol, mostrou-se eficaz na terapêutica de pacientes com paracoccidioidomicose, histoplasmose, coccidioidomicose, blastomicose e criptococose por *C. neoformans* e *C. gattii*. Por não utilizar a ciclodextrina como diluente da solução venosa, isavuconazol, pode ser administrado a pacientes com grave insuficiência renal. Sua administração a pacientes com insuficiência hepática também se mostrou segura.

Apresentação Comercial

Isavuconazol foi lançado no Brasil com o nome Cresemba® (Biotoscana), apresentado em cápsulas contendo 186 mg de sulfato de isavuconazônio ou 100 mg de isavuconazol e em pó para reconstituição com cloreto de sódio e solução glicosada, resultando em frascos para administração intravenosa, contendo 372 mg de sulfato de isavuconazônio, equivalentes a 200 mg de isavuconazol.

OUTROS QUIMIOTERÁPICOS ANTIFÚNGICOS DE AÇÃO SISTÊMICA

Além dos antibióticos e dos triazóis antifúngicos, vários outros medicamentos são disponíveis para o tratamento de micoses superficiais e profundas. Alguns têm aplicação também em doenças bacterianas ou protozoárias, como é o caso da associação do sulfametoxazol + trimetoprima (cotrimoxazol), da eflornitina e da atovaquona, discutidas em outros capítulos. Na terapêutica da pneumocistose, o medicamento de eleição é o cotrimoxazol e alternativamente a pentamidina e a atovaquona, apresentadas no capítulo sobre drogas usadas no tratamento de protozooses, e a clindamicina + primaquina, referidas nos respectivos capítulos. Nesse segmento apresentaremos antifúngicos de ação sistêmica não apresentados nos capítulos referidos.

5-Flucitosina

A flucitosina, também conhecida como fluorcitosina e 5-fluorcitosina, é uma pirimidina fluorada análoga à citosina introduzida na terapêutica humana em 1968. Tem potente atividade contra leveduras dos gêneros *Candida*, *Cryptococcus* e *Torulopsis*, podendo exercer ação antifúngica contra o *Aspergillus fumigatus*, *Phialophora* e *Cladosporium*, dependendo da sensibilidade da cepa infectante. Não tem qualquer atividade contra *Histoplasma*, *Blastomyces*, *Paracoccidioides* e *Coccidioides*. Seu mecanismo de ação está relacionado ao metabolismo dos ácidos nucleicos e das proteínas. A flucitosina, após absorção pelo fungo, é transformada em 5-fluorouracil, que por ação enzimática é fosforilado e incorporado ao ARN. O ARN defeituoso assim formado fica impedido de participar da síntese proteica normal que é, então, bloqueada, provocando a ação fungistática da droga. É possível que a flucitosina também bloqueie a síntese do ADN, explicando sua ação fungicida. A droga é absorvida por via oral, difundindo-se facilmente para o líquido cefalorraquidiano. É excretada por via renal, na maior parte sob forma ativa.

A flucitosina está indicada no tratamento da criptococose e da candidíase sistêmica e da cromomicose. Entretanto, é comum a emergência de mutantes resistentes com a continuação do tratamento. Devido a essa possibilidade, a droga habitualmente é empregada em associação com outras drogas antifúngicas, com as quais apresenta sinergismo de ação. No tratamento da candidíase sistêmica e da criptococose, é associada com a anfotericina B; no tratamento da cromomicose é utilizada em associação com o itraconazol ou o tiabendazol. Qualquer que seja sua indicação, a flucitosina é administrada por via oral na dose de 150 a 200 mg/kg/dia (4 a 6 g/dia, em adultos), fracionada de 6/6 horas.

A flucitosina é, em geral, bem tolerada, podendo ocorrer náuseas, vômitos, diarreia, sonolência e cefaleia em alguns pacientes. Seus efeitos colaterais mais graves incluem anemia, leucopenia e trombocitopenia, por depressão medular, podendo ocorrer, ainda, elevação de transaminases séricas, reações exantemáticas e confusão mental. A droga deve ser evitada em gestantes. Seu uso em pacientes com insuficiência renal deve ser de preferência monitorizado, devido ao acúmulo de concentrações tóxicas. Caso isso não seja possível, o ajuste empírico da administração é feito pela depuração da creatinina, aumentando-se o intervalo da administração para 12 horas quando a depuração situar-se entre 40 e 25 mL/min; para 24 horas, quando a depuração for de 25 a 12 mL/min; e para 48 horas quando a depuração for inferior a 12 mL/min. Nos pacientes em diálise recomenda-se a aplicação de uma dose adicional de 20 mg/kg após a diálise.

A flucitosina faz parte da RENAME e deveria ser disponível em centros governamentais de atenção à saúde. Já foi comercializada na especialidade farmacêutica Ancotil® (Roche), em comprimidos com 500 mg, mas sua produção foi interrompida. Na atualidade o medicamento só está disponível em farmácias de manipulação.

Terbinafina

A terbinafina é um quimioterápico antimicótico descoberto em 1984 com ação fungicida, inibindo a síntese do ergosterol da membrana citoplasmática dos fungos sensíveis e provocando o acúmulo do esqualeno (o precursor do lanosterol) no interior da célula. É ativo sobre os dermatófitos (*Tricophyton*, *Epidermophyton*) e a *Malassezia furfur*, mas é pequena sua ação contra as espécies de *Candida*. A terbinafina é absorvida por via oral, com biodisponibilidade de cerca de 70%. Liga-se às proteínas séricas em 99%. É intensamente metabolizada, eliminando-se após três dias em 80% pela urina, na maior parte sob a forma de metabólitos inativos. Deposita-se nos tecidos gordurosos e na pele.

A terbinafina está indicada no tratamento das dermatofitoses (tinhas das mãos, pés, corpo, crural), da pitiríase versicolor e das onicomicoses, utilizada por via oral e tópica. Pode ser utilizada na terapêutica da candidíase cutânea sob forma tópica. É especialmente indicada no tratamento de onicomicoses, utilizada por via oral na dose de 125 mg de 12/12 horas ou 250 mg em dose única diária, durante seis meses. Nos pacientes com tinhas das mãos, pés e corpo, a droga é ativa na dose de 250 mg/dia durante duas a quatro semanas. O tratamento por uso tópico é também eficaz nas dermatofitoses e candidíase cutânea e na pitiríase versicolor. Sua tolerância é boa, eventualmente ocorrendo queixas de náuseas, plenitude gástrica, anorexia, com o uso oral. A terbinafina é comercializada em apresentação genérica (Cloridrato de Terbinafina®) e na especialidade farmacêutica de referência Lamisil® (Novartis), apresentada em comprimidos com 125 mg e 250 mg, e em *spray*, gel, solução, creme para uso tópico e esmalte para o tratamento de onicomicoses.

Iodetos

Os iodetos de potássio e de sódio foram substâncias utilizadas no passado no tratamento da sífilis e no início deste século passaram a ser empregados na terapia da esporotricose. Esta continua, até hoje, a ser a principal indicação dessas substâncias na quimioterapia, mostrando-se ativa, também, na ficomicose subcutânea causada por *Basidiobolus haptosporus* ou entomoftoromicose, uma rara micose descrita na África e Ásia. Não está esclarecido o mecanismo da ação dos iodetos nessas micoses, pois não têm ação sobre os fungos *in vitro*.

O iodeto de potássio é o mais comumente empregado. É absorvido por via oral, distribuindo-se amplamente pelo espaço extracelular. A droga exerce uma ação regressiva em lesões granulomatosas. Sua utilização na esporotricose provoca regressão das lesões linfático-tegumentares, constituindo uma das drogas de escolha para essa forma clínica da micose. Nas formas raras de esporotricose disseminada prefere-se o uso do itraconazol ou da anfotericina B.

O iodeto de potássio é administrado por via oral em solução saturada contendo 1 g por mL. A dose inicial em adultos é de 1 mL três vezes ao dia, administrada junto com água, sucos ou outros veículos por ter paladar desagradável. Progressivamente, a dose é aumentada até alcançar 9 mL ou 12 mL por dia. O tratamento é mantido por seis semanas ou mais. Os pacientes podem queixar-se de sintomas de iodismo: gosto estranho na boca, náuseas, desconforto abdominal, lacrimejamento, espirros, diarreia, erupções acneiformes. É comum o aumento das parótidas. Esses efeitos colaterais podem ser minimizados pela redução da dose ou suspensão temporária do medicamento. A prescrição de iodetos deve ser formulada para a preparação em farmácias de manipulação.

ANTIFÚNGICOS DE AÇÃO TÓPICA

ANTIBIÓTICOS DE USO TÓPICO

Nistatina

A nistatina ou fungicidina é um antibiótico poliênico descoberto em 1950, extraído de culturas do *Streptomyces noursei*, pouco solúvel em água e seu espectro de ação mostra elevada atividade contra leveduras. Na prática clínica a nistatina só é utilizada para o tratamento da candidíase superficial, da pele e mucosas (inclusive esofágica, intestinal e vaginal), pois não é absorvida por via oral e por via IM e IV é muito tóxica, causando hemólise e necrose e abscessos frios nos locais da injeção. Isso se deve à imediata ligação da nistatina aos esteróis das membranas das hemácias e células tissulares, causando sua destruição. Sendo assim, só é empregada em uso tópico ou por via oral para ter um efeito superficial na mucosa bucal e digestiva. Uma apresentação da nistatina incorporada a lipossomas foi descontinuada.

A nistatina é indicada e é altamente eficaz no tratamento da candidíase oral, administrada sob a forma de suspensão, em bochechos. Na candidíase vaginal é empregada sob a forma de óvulos ou cremes vaginais e na candidíase cutânea e periungueal e na ceratite por *Candida* sob a forma de cremes, loções e pomadas. Não é indicada na candidíase pulmonar, urinária ou de outras localizações sistêmicas, devido aos problemas tóxicos decorrentes de sua administração por via parenteral. Nessas eventualidades a droga de escolha é a anfotericina B ou um azol antifúngico ou a caspofungina.

Na candidíase oral e esofagiana a nistatina convencional é usada em adultos na dose de 500.000 U, sob a forma de suspensão, quatro vezes ao dia, sendo importante permanecer com medicamento na boca e bochechar por dois a cinco minutos, seguido de sua deglutição. Na candidíase vaginal são utilizados comprimidos ou cremes vaginais uma ou duas vezes ao dia e nas formas cutâneas empregam-se cremes, pomadas e loções três vezes ao dia.

A nistatina praticamente não causa efeitos colaterais com o uso oral ou tópico, podendo ocasionalmente ocorrer quadros de dermatite atópica ou vômitos e diarreia. Muitos pacientes não toleram o sabor das repetidas doses da suspensão oral da droga.

A nistatina faz parte da RENAME e é disponível comercialmente em apresentações genéricas (Nistatina®), em formulações de suspensão oral e creme vaginal, e na especialidade farmacêutica de referência Micostatin® (Bristol-Myers Squibb).

Natamicina (ou Pimaricina)

A natamicina ou pimaricina é um antifúngico poliênico natural derivado da fermentação de *Streptomyces natalensis*, não absorvível por via oral e utilizado, na atualidade, como aditivo alimentar, principalmente na preservação de queijos e embutidos, por ser altamente eficaz na inibição de mofos e leveduras. O fármaco mostra atividade contra espécies de *Candida*, *Aspergillus* e *Fusarium*. Em medicina humana, a pimaricina é utilizada no tratamento de vaginites por *Candida* e em blefarites conjuntivites e queratites causadas por organismos suscetíveis, incluindo *Fusarium solani*. No tratamento de ceratites fúngicas, esse fármaco tem melhor atividade e menores efeitos adversos que o voriconazol em colírio. A pimaricina não é disponível em apresentações comerciais no Brasil, para a medicina humana.

Mepartricina

A partricina é também um antibiótico poliênico comunicado em 1970, ativo contra leveduras dos gêneros *Candida* e contra o protozoário *Trichomonas vaginalis*, além de agir sobre outros fungos. Seu derivado éster-metílico, conhecido como metil-partricina ou mepartricina mostra potência antimicrobiana maior e menor toxicidade que a substância original e é a usada na clínica. A mepartricina é insolúvel na água, e não é absorvida por via oral.

No Brasil, a mepartricina é atualmente apresentada somente em creme vaginal associada com tetracilcina Tricangine® (Ache) para o tratamento inespecífico de vaginites.

AZÓIS DE USO TÓPICO

O cetoconazol foi o primeiro imidazol de uso clínico que mostrou ação terapêutica sistêmica e tópica em diferentes micoses. Seu emprego atualmente está em desuso, mas pesquisas subsequentes conduziram à obtenção de vários derivados imidazólicos com ação antifúngica, destacando-se o clotrimazol, o miconazol, o econazol, o tioconazol e outros, que, apesar da boa atividade antimicótica *in vitro*, ficaram limitados à terapêutica das micoses superficiais, não sendo de valor para as micoses profundas. Isso foi devido à sua pequena absorção por via oral e à elevada lipofilia e intensa metabolização que sofrem no organismo humano, o que resulta em baixos níveis sanguíneos e tissulares. Recentemente, associou-se a essa galeria um triazol de ação tópica, o terconazol.

Miconazol

O miconazol foi introduzido na terapêutica em 1969 e tem amplo espectro de ação antifúngica, mostrando-se ativo contra os dermatófitos (*Trichophyton*, *Epidermophyton*, *Microsporum*), *Candida albicans*, *Malassezia furfur*, *Coccidioides*, *Aspergillus*, *Cryptococcus neoformans* e *Paracoccidioides brasiliensis*. Seu mecanismo de ação é semelhante ao do cetoconazol. É apresentado sob a forma de nitrato.

O miconazol é absorvido por via oral de modo irregular, provocando níveis séricos baixos, sendo controversa sua aplicabilidade prática para uso sistêmico, devido às suas características farmacológicas e tóxicas pouco favoráveis. Por via IV provoca flebites, febre, calafrios, anemia, leucopenia, trombocitopenia e arritmias cardíacas, referindo-se, também, elevação de transaminases e do colesterol séricos e hiponatremia.

Por todos esses motivos, o miconazol é usado somente em aplicação tópica na pele e mucosas sob a forma de cremes, loções e pós para uso tópico no tratamento da candidíase vaginal e cutânea, das tinhas dos pés, barba, corpo, unhas e crural, do eritrasma e da pitiríase versicolor. Na candidíase vaginal é aplicado sob a forma de creme vaginal, diariamente, por cinco a sete dias. Nas tinhas dos pés, mãos, corpo, barba e crural, bem como na candidíase cutânea e na pitiríase versicolor é aplicado sob a forma de cremes e soluções duas a três vezes ao dia, durante sete a dez dias. O pó de uso tópico deve ser colocado nos pés em pacientes com micose interdigital que necessitam usar meias e sapatos. O gel oral é utilizado principalmente em pacientes com Aids que apresentam candidíase bucal, em aplicações duas ou três vezes ao dia durante sete a dez dias.

O nitrato de miconazol consta da RENAME e é disponível na rede pública de atenção à saúde em apresentações de uso tópico. É comercializado em apresentação genérica (Miconazol®, Nitrato de Miconazol®), na forma de creme e loção dermatológicos, creme vaginal e pó para uso tópico, e nas especialidades farmacêuticas de referência Daktarin® (Janssen Cilag) em forma de loção cremosa tópica e gel oral, Gino-Daktarin® (Janssen Cilag) em forma de creme vaginal, e Vodol® (União Química) em creme dermatológico e pó de uso tópico. É também disponível em medicamentos similares em várias formas farmacêuticas.

Clotrimazol

O clotrimazol foi comunicado em 1969, mostrando-se ativo contra os dermatófitos, *Candida albicans*, *Malassezia furfur* e outros fungos. Só tem utilidade para o tratamento tópico de micoses superficiais, pois é inadequado para uso sistêmico. Após sua absorção oral formam-se enzimas hepáticas que o inativam rapidamente, diminuindo sua concentração sérica e, consequentemente, sua eficácia terapêutica. Além disso, a droga por via oral causa efeitos colaterais frequentes, manifestados por náuseas, vômitos, diarreia e, por vezes, alucinações, delírios e desorientação. Em uso tópico, o clotrimazol é bem tolerado, não causando irritação local. Seu mecanismo de ação antimicótico é semelhante ao do cetoconazol.

O clotrimazol é apresentado em cremes e comprimidos vaginais para o tratamento da candidíase genital feminina e em cremes e soluções para o tratamento de dermatomicoses causadas por dermatófitos (*Tricophyton*, *Epidermophyton*, *Microsporum*), da candidíase cutânea e na pitiríase versicolor. Na candidíase vaginal é aplicado sob a forma de creme vaginal, diariamente, por cinco a sete dias. Nas tinhas dos pés, mãos, corpo, barba e crural, bem como na candidíase cutânea e na pitiríase versicolor é aplicado sob a forma de cremes, soluções e *spray*, duas a três vezes ao dia, durante sete a dez dias. É comercializado em apresentação genérica (Clotrimazol®) em forma de creme vaginal e creme dermatológico e nas especialidades farmacêuticas de referência Canesten® (Bayer), em forma de creme dermatológico, solução tópica em *spray* e pó, e Gino-Canesten® (Bayer) em comprimido e creme vaginal. É também disponível em vários medicamentos similares.

Econazol, Isoconazol, Sertaconazol, Tioconazol e Oxiconazol

Esses imidazóis mostram-se ativos contra dermatófitos, leveduras e outros fungos, mas sua aplicação prática é limitada às micoses superficiais. São utilizados sob a forma de cremes e loções cremosas no tratamento tópico de dermatofitoses (tinhas), candidíase cutânea, vaginal e intertriginosa e pitiríase versicolor, segundo esquemas referidos para o clotrimazol e miconazol. São disponíveis comercialmente no Brasil nas especialidades farmacêuticas:

- Econazol = Micostyl® (Stiefel), Limpele® (Dovalle), em creme e loção dermatológicos.
- Isoconazol = Isoconazol nitrato® genérico, em creme dermatológico; Icaden® (Schering), em creme, *spray* e loção dermatológicos; Gino-Icaden® (Schering), em óvulos e creme vaginal e em medicamentos similares.
- Sertaconazol = Zalain® (Searle), em creme e pó dermatológicos, solução para uso tópico em *spray* e xampu; Gino-Zalain® (Searle), em creme vaginal.
- Tioconazol = Tioconazol® genérico, em creme, pó e loção dermatológicos; Tralen® (Pfizer), em creme, pó e loção dermatológicos; Gino-Tralen® (Pfizer), em óvulos e creme vaginal; e medicamentos similares com o tioconazol isolado ou associado com tinidazol.

- Oxiconazol = Oxiconazol nitrato® genérico em creme e loção dermatológicos; Oceral® (Roche) em creme e loção dermatológicos; e medicamentos similares.

Terconazol

Além do voriconazol, posaconazol e ravuconazol vários novos triazóis foram sintetizados e submetidos a estudos visando o tratamento de infecções fúngicas, que, entretanto, mostraram-se com elevada toxicidade. O terconazol pertence a esse grupo e é disponível no Brasil sob a forma de creme para o tratamento da candidíase vulvovaginal, em aplicações diárias durante cinco dias, ou em óvulos vaginais (Gyno-Fungix® – Janssen).

OUTROS ANTIFÚNGICOS TÓPICOS

Tolnaftato

O tolnaftato é um derivado do ácido tiocarbâmico sintetizado em 1960, constituindo-se no primeiro composto químico sintético com ação antifúngica para uso tópico. Exerce sua ação antimicótica por interferir na síntese de ácidos graxos que compõem a membrana celular lipídica dos fungos. A substância não é solúvel em água, só podendo ser aplicada topicamente. É solúvel em solventes orgânicos, como o polietileno-glicol. O tolnaftato é ativo somente contra os fungos dermatófitos (*Tricophyton, Epidermophyton, Microsporum*) e a *Malassezia furfur*. Não tem ação contra bactérias nem leveduras e, portanto, é inativo contra as espécies de *Candida*.

O tolnaftato mostra-se eficaz no tratamento das tinhas do corpo, pés e mãos e da pitiríase versicolor. Não é eficaz nas onicomicoses. É empregado em aplicações duas ou três vezes ao dia por um prazo mínimo de uma semana, dependendo a duração do tratamento da involução micológica das lesões. A droga é apresentada em cremes e pomadas associada a betametasona e outras substâncias em apresentação genérica (Betametasona + Tolnaftato + Gentamicina + Clioquinol) e em outros medicamentos (Quadriderm®, Quadrilon® etc.).

Tolciclato

O tolciclato é um outro antimicótico derivado do ácido tiocarbâmico, introduzido em 1974, ativo contra fungos dermatófitos, exercendo ação fungistática. Tem ação ainda sobre fungos saprófitos ocasionalmente envolvidos em micoses superficiais, como *Fusarium, Aspergillus* e *Penicillium*, bem como sobre a *Malassezia furfur*. É indicado no tratamento tópico das tinhas dos pés, mãos, corpo, crural e da pitiríase versicolor, empregado em aplicações tópicas três vezes ao dia por um prazo variável de no mínimo duas semanas. O uso local do tolciclato é bem tolerado. Os efeitos colaterais são pouco frequentes e manifestam-se por ardor, prurido, eritema e eczema local. O tolciclato é apresentado em loção, creme e em pó dermatológico (Tolmicol® – Pfizer/Pharmacia).

Ciclopirox Olamina

O ciclopirox olamina é um agente antifúngico de amplo espectro de ação pertencente à classe química das hidroxipiridonas. Apresenta ação contra os fungos prevalentes nas micoses superficiais, agindo contra os dermatófitos, *Malassezia furfur* e sobre espécies de *Candida*. Apresenta boa penetração na pele quando utilizado sob a forma de creme ou solução a 1%, e é eficaz na terapêutica das dermatomicoses em aplicação tópica duas vezes ao dia por períodos de duas a quatro semanas. É também usado no tratamento da candidíase vaginal em aplicação tópica e sob a forma de esmalte de unha para as onicomicoses. O ciclopirox é comercializado no Brasil nas especialidades farmacêuticas de referência (Loprox® – Aventis), sob a forma de solução e creme de uso tópico dermatológico e esmalte para unhas, e (Gino-Loprox® – Aventis), em creme vaginal, e em medicamentos similares.

Amorolfina

A amorolfina é um antifúngico da classe de medicamentos morfolínicos, com ação fungistática tópica, sendo ineficaz por via sistêmica devido a seu rápido metabolismo. É indicada no tratamento das dermatofitoses, candidíase cutaneomucosa e pitiríase versicolor em uso tópico sob a forma de cremes, soluções e óvulos vaginais. No Brasil, a amorolfina é apresentada sob a forma de creme, para o tratamento tópico de dermatomicoses em aplicações diárias, e sob a forma de esmalte, para o tratamento de onicomicoses, em aplicações semanais (Loceryl® – Galderma).

OUTRAS SUBSTÂNCIAS COM AÇÃO ANTIFÚNGICA TÓPICA

O **sulfeto de selênio** é uma substância de ação queratolítica que facilita a descamação das células queratinizadas do epitélio córneo. É utilizado na terapia da dermatite seborreica e da pitiríase versicolor em soluções a 2,5% sob a forma de xampu, aplicado na pele e couro cabeludo com fricções suaves durante três a cinco minutos, lavando-se o local a seguir. A medicação é usada diariamente durante cerca de uma semana, e é recomendável manter o seu uso uma ou duas vezes por semana. É comercializado no Brasil na especialidade de referência Selsun Ouro® – Abbott e outros medicamentos.

O **ácido salicílico** e o **ácido benzoico** são substâncias antissépticas fracas, com ação queratolítica e antisseborreica provocando a descamação e remoção da camada córnea da pele. Dessa maneira, expõem a camada basal da pele e tornam mais útil a ação de medicamentos aplicados topicamente. Têm indicação em quadros dermatológicos com hiperqueratose e são utilizados na quimioterapia de micoses superficiais em associação com drogas antimicóticas. O ácido benzoico por si só tem ação antifúngica, podendo ser encontrado em cremes, pomadas e soluções a 3% ou 10% com indicação em dermatofitoses. Entretanto, sua principal utilização é na preservação de alimentos devido à sua atividade bacteriostática e fungistática e a ser desprovido de sabor. A formulação de soluções alcoólicas contendo juntos o ácido salicílico a 4% e o ácido benzoico a 4% é de utilidade no tratamento adjuvante da pitiríase versicolor.

O **hipossulfito de sódio** a 20% ou 30% é também eficaz no tratamento da pitiríase versicolor, devendo ser aplicado topicamente na pele duas vezes ao dia durante três ou quatro semanas. O medicamento deve ser formulado, tendo baixo custo, mas tem a desvantagem do cheiro desagradável.

O **hipoclorito de sódio** é também um antisséptico fraco que age sobre microrganismos pela liberação do cloro. Sua solução a 0,5% constitui o líquido de Dakin, utilizado no curativo de ferimentos. Essa substância está atualmente superada, devido à pequena eficácia e por provocar a dissolução do coágulo sanguíneo, além de poder causar efeitos tóxicos se absorvida por ferimentos extensos. A solução a 5,2% de hipoclorito de sódio com pequena porção de hidróxido de sódio constitui a água sanitária, usada como desinfetante.

O **cobre** é um mineral com ação bactericida conhecida desde a Antiguidade, agindo especialmente sobre os estafilococos. O sulfato de cobre e o sulfato de zinco são substâncias antimicrobianas, adstringentes e desodorizantes. A solução aquosa com sulfato de cobre a 1,0 g/L, sulfato de zinco a 4,0 g/L, tintura de açafrão com 1,0 g/L e álcool canforado a 10,0 g/L constitui a *água de Dalibour*, inventada por Jaques Dalibour, cirurgião do exército de Luís XIV, e utilizada sob a forma de compressas e banhos no tratamento de feridas e eczemas infectados, infecções fúngicas agudas e piodermites.

O **ácido undecilênico**, o **ácido propiônico** e o **ácido caproico** são ácidos graxos que exercem ação fungistática sobre dermatófitos, principalmente o primeiro. São empregados no tratamento tópico de micoses superficiais da pele em apresentações contendo outras substâncias associadas. No tratamento de *tinea pedis*, essas drogas provocam a melhora do processo inflamatório, mas a infecção fúngica persiste apesar do tratamento prolongado. Não têm valor no tratamento da *tinea capitis*. Igualmente, no tratamento do herpes simples labial, o ácido undecilênico é de pequeno valor, não diminuindo o tempo de cicatrização, exceto se for aplicado localmente no início dos pródromos da recorrência da lesão.

O **permanganato de potássio** é um agente oxidante que atua como antisséptico pela liberação do oxigênio, havendo oxidação de enzimas celulares. A ação se faz não só sobre microrganismos como também sobre as células do hospedeiro. O permanganato de potássio exerce ação antifúngica e antibacteriana, tendo como principal indicação atual o tratamento de lesões dermatológicas úmidas, sejam feridas infectadas, lesões ulceradas, eczemas e vesículas e bolhas de causa bacteriana, micótica, viral ou alérgica. É utilizado sob a forma de compressas ou banhos das lesões em concentrações a 1/10.000 ou 1/30.000, durante 20 a 30 minutos, duas a três vezes ao dia. O permanganato de potássio é apresentado em pastilhas com 0,1 ou 0,2 g ou em pó em pequenos envelopes contendo 0,1 g, devendo-se proceder à diluição no momento do uso. Assim, para se obter a diluição 1/30.000, dissolve-se um envelope em três litros de água.

A *violeta de genciana* é um corante com ação tóxica celular utilizado no passado por via oral na terapêutica de estrongiloidíase, enterobíase e clonorquíase e por via tópica em feridas com infecções bacterianas. É ainda recomendada na profilaxia da transmissão da doença de Chagas, adicionada a sangue para transfusão em situações de risco, na paroníquia por cândida na concentração de 1% a 2% em álcool a 70 °C e em algumas feridas cutâneas úmidas contaminadas por fungos, em solução aquosa a 1% ou 2%. O uso sucessivo da violeta de genciana produz irritação local e dificulta a regeneração tissular, provavelmente por interferência na formação do colágeno. Outro paraefeito na utilização desse corante na pele e na mucosa é uma pigmentação azul duradoura que pode mascarar a evolução da infecção.

BIBLIOGRAFIA

Antifúngicos em Geral

Aids Info. Guidelines for the Prevention and Treatment of Opportunistic Infections Among HIV-Exposed and HIV-Infected Children. Disponível em: https://aidsinfo.nih.gov/guidelines. Acessado em 9 nov 2018.

American Academic of Pediatrics. Red Book: 2018-2021 Report of the Committee on Infectious Diseases. 31 ed. Itasca, IL: American Academy of Pediatrics; 2018. p. 938-55.

American Academy of Pediatrics. Antifungal Drugs for Systemic Fungal Infections. In: Kimberlin DW (ed.). Redbook; 2018.

Boucher HW, et al. Newer systemic antifungal agents. Pharmacokinetics, safety and efficacy. Drugs. 2004; 64:1997-2019.

Brasil, Ministério da Saúde. Protocolo Clínico e Diretrizes Terapêuticas para Manejo da Infecção pelo HIV em Crianças e Adolescentes. Relatório de Recomendações. Conitec SUS (Comissão Nacional de Incorporação Tecnológica no SUS); 2017 jul.

Halton K, et al. Invasive fungal infections: management. Clin Pharm. 2011; 3:177-82.

Kneale M, et al. Global access to antifungal therapy and its variable cost J antimicrobial. Chemotherapy. 2016; 71:3599-606.

Lewis RE. Current concepts on antifungal pharmacology. Mayo Clin Proc. 2011; 86:805-17. d/mcp.2011.0247. oi:10.4065

McInerny K (ed.). American Academy of Pediatrics Care. 2 ed. Elk Grove Village, IL: American Academy of Pediatrics; 2018.

Nett JE, Andes DR. Antifungal agents. Spectrum of activity, pharmacology, and clinical indications. Infec Dis Clin N Am. 2015; 30:51-83.

Perfect J. The antifungal pipeline: a reality check. Nature Rev. 2017; 16:603-16.

Pilmis B, et al. Antifungal drugs during pregnancy: An updated review. Antimicrob Chemother. 2015; 70: 14-22.

Pitman SK, et al. Addressing current medical needs in invasive fungal infection prevention and treatment with new antifungal agents, strategies and formulations. Expert Opin. Emerg Drugs. 2011; 16:559-86.

Scorzoni L, et al. Antifungal therapy: New advances in the understanding and treatment of mycosis. Front Microbiol. 2017; 8:36. doi: 10.3389/fmicb.2017.00036.

Spemovasilis N, Kofteridis DP. Preexisting liver disease and toxicity of antifungals. J Fungi. 2018; 4:2-22.

Stultz S, et al. Variability in antifungal utilization among neonatal, pediatric, and adult inpatients in academic medical centers throughout the United States of America. BMC Infect Dis. 2018; 18:2-9.

Thompson II GR, et al. Overview of antifungal agents. Clin Chest Med. 2009; 30:203-15.

Turel O. Newer antifungal agents. Special focus in invasive pediatric infections. Expert Rev Anti Infect Ther. 2011; 9:325-38.

Valerio M, et al. Antifungal stewardship in a tertiary-care institution: a bedside intervention. Clin Microbiol. 2015; 21:492.e2-492.e9.

Wiederhold NP. Antifungal resistance: current trends and future strategies combat. Infect Drug Resist. 2017; 10:249-59.

Anfotericina B

Alvarez-Uria G, et al. Safety and tolerability of intrathecal liposomal amphotericin B (*Ambisome*) for cryptococcal meningitis: a retrospective study in HIV-infected patients. Ther Adv Infect Dis. 2018; 5:77-81.

Bhode PV, et al. Open label, randomised, comparative phase III safety and efficacy study with conventional amphotericin B and liposomal amphotericin B in patients with systemic fungal infection. J Assoc Physicians India. 2002; 50:662-70.

Borba HHL, et al. Cost-effectiveness of amphotericin B formulations in the treatment of systemic fungal infections. Mycoses. 2018; 61:754-63.

Brajtburg J, et al. Amphotericin B: current understanding of mechanisms of

Butler WT. Pharmacology, toxicity and therapeutic usefulness of amphotericin B. JAMA. 1966; 195:371-5.

Cannon JP, et al. A prospective and retrospective analysis of the nephrotoxicity and efficacy of lipid-based amphotericin B formulations. Pharmacotherapy. 2001; 21:1107-14.

Chan JC, et al. Visceral protothecosis. Successful antifungal therapy. Rev Infect Dis. 1990; 12:802-7.

Consenso em Criptococose. Relatório Técnico. Rev Soc Bras Med Trop. 2008; 41:524-44.

Cornely OA, et al. Is there a role for polyenes in treating invasive mycoses? Cur Opin Infect Dis. 2006; 19:565-70.

Croft SL, et al. Liposomal amphotericin B in the treatment of visceral leishmaniasis. J Antimicrob Chemother. 1991; 28(Suppl B):111-8.

Dean JL, et al. Use of amphotericin B during pregnancy. Clin Infect Dis. 1994; 18:364-8.

Falci DR, Pasqualotto AC. Anfotericina B: Uma revisão sobre suas diferentes formulações, efeitos adversos e toxicidade. Clin Biomed Res. 2015; 35(2):65-82.

Farmakiotis D, et al. The safety of amphotericin B lipid complex in patients with prior severe intolerance to liposomal amphotericin B. Clin Infec Dis. 2013; 56:701-3.

Gallis HA, et al. Amphotericin B: 30 years of clinical experience. Rev Infect Dis. 1990; 12:308-29.

Grazziotin LR, Moreira LB. Comparative effectiveness and safety between amphotericin B lipid formulations: A systematic review. In J Technol Assess Health Care. 2018; 34:343-51.

Klepser M. The value of amphotericin B in the treatment of fungal infections. J Crit Care. 2011; 26:225.e1-10. doi:10.1016/j.jcrc.2010.08.005.

Lass-Flori C, et al. Disseminated infection with *Prototheca zopfii* after unrelated stem cell transplantation for leukemia. J Clin Microbiol. 2004; 42:4907-8.

Lemke A, et al. Amphotericin B. Appl Microbiol Biotechnol. 2005; 68:151-62.

Mehta J, et al. Comparative efficacy of amphotericin B Lipid Complex and Liposomal Amphotericin B for the treatment of Invasive fungal infections in HSCT recipients and other Immunocompromised patient populations with hematologic malignancies: A critical review. Open Transplant J. 2011; 5:23-9.

Nachega JB, et al. Successful treatment of *Acanthamoeba* rhinosinusitis in a patient with AIDS. AIDS Patient Care STDs. 2005; 19:621-5.

Tiphine M, et al. Amphotericin B and its new formulations: pharmacologic characteristics, clinical efficacy, and tolerability. Transpl Infect Dis. 1999; 1:273-83.

Ullmann AJ, et al. Prospective study of amphotericin B formulations in immunocompromised patients in 4 European Countries. Clin Infect Dis. 2006; 43(4): e29-38.

Vargas-Zepeda J, et al. Successful treatment of *Naegleria fowleri* meningoencephalitis by using intravenous amphotericin B, fluconazole and rifampicin. Arch Med Res. 2005; 36:83-6.

Walsh TJ, et al. Amphotericin B lipid complex for invasive fungal infections: analysis of safety and efficacy in 556 cases. Clin Infect Dis. 1998; 26:1383-96.

Equinocandinas

Geral

Aruanno M, et al. Echinocandins for the treatment off invasive *Aspergillus*: from laboratory to beside. Antimicrob Agents Chemother. 2019; 63(8). pii: e00399-19. doi:10.1128/AAC.00399-19.

Bennett JE. Echinocandins for candidemia in adults without neutropenia. N Engl J Med. 2006; 355:1154-9.

Clancy CJ, Nguyen MH. Emergence of *Candida auris*. An international call to arms. Clin Infect Dis. 2017; 64:141-3.

Denning DW. Echinocandin antifungal drugs. Lancet. 2003; 362:1142-451.

Feldmesser M, et al. The effect of echinocandin analogue caspofungin on cell wall glucan synthesis by *Cryptococcus neoformans*. J Infect Dis. 2000; 182:1791-5

Long J. New antifungal agents. Additions to the existing armamentarium (Part 1). Pharmacotherapy Update. 2003 mai/jun; 6(3):1-5.

Mukherjee PK, et al. Echinocandins: are they all the same? J Chemot. 2011; 23:319-25.

Pappas PG, et al. Clinical practice guideline for the management of candidiasis. 2016 Update by the Infectious Diseases Society of America. Clin Infect Dis. 2016; 62(4):e-1-50.

Perlin D. Mechanisms of echinocandins antifungal drug resistance. Ann N York Acad Scienc. 2015; 1354:1-11. doi:10.1111/nyas.1283.

Slenker AL, et al. Two hundred and eleven cases of Candida osteomyelitis: 17 case reports and a review of the literature. Diagn Microbiol Infect Dis. 2012; 73:89-93.

Tissot F, et al. ECIL-6 guidelines for the treatment of invasive candidiasis, aspergillosis and mucormycosis in leukemia and hematopoietic stem cell transplant patients. Haematologica. 2017; 102:435-43.

Walsh IJ. Echinocandins – an advance in the primary treatment of invasive candidiase. N Engl J Med. 2002; 347:2070-2.

Caspofungina

Bacak V, et al. *Candida albicans* endocarditis treatment with caspofungin in an HIV-infected patient--case report and review of literature. J Infect. 2006; 53:e11-4.

Fisher BT, et al. Effect of caspofungin vs fluconazole prophylaxis on invasive fungal disease among children and young adults with acute myeloid leukemia: A randomized clinical trial. JAMA. 2019; 322:1673-81.

Groll AH, Walsh TJ. Caspofungin: pharmacology, safety and therapeutic potential in superficial and invasive fungal infections. Expert Opin Investig Drugs. 2001; 10:1545-58.

Hoang A. Caspofungin acetate: an antifungal agent. Am J Health Pharm. 2001; 58:1206-14.

Jans J, et al. Favorable outcome of neonatal cerebrospinal fluid shunt-associated *Candida* meningitis with caspofungin. Antimicrob Agents Chemother. 2013; 57:2391-3.

Keating GM, Figgitt D. Caspofungin: a review of its use in oesophageal candidiasis, invasive candidiasis and invasive aspergillosis. Drugs. 2003; 63:2235-63.

Keating GM, Jarvis B. Caspofungin. Drugs. 2001; 61: 1130-1.

Kim J, et al. A randomized, double-blind trial investigating the efficacy of caspofungin versus amphotericin B deoxycholate in the treatment of invasive candidiasis in neonates and infants younger than 3 months of age. J Antimicrob Chemother. 2020; 75:215-20. doi: 10.1093/jac/dkz398.

Li H, et al. Successful treatment of severe Pneumocystis pneumonia in an immunosuppressed patient using caspofungin combined with clindamycin: a case report and literature review. BMC Pulm Med. 2016; 16(1):144.

McCormack PL, Perry CM. Caspofungin: a review of its use in the treatment of fungal infections. Drugs. 2005; 65:2049-68.

Nevez G, Le Gal S. Caspofungin and *Pneumocystis* pneumonia: it is time to go ahead. Antimicrob Agents Chemother. 2019; 63(10). pii: e01296-19.

Anidulafungina

Chang HC, et al. *Pneumocystis jirovecii* pneumonia in a human immunodeficiency virus-infected patient with G6PD deficiency-successful treatment with anidulafungin. Eur Rev Med Pharmacol Sci. 2018; 22:8961-4.

de la Torre P, et al. Anidulafungin: a novel echinocandin for candida infections. Future Microbial. 2008; 3:593-601.

Del Palacio E. Anidulafungin, a new echinocandin for the treatment of mycosis. Rev Iberamer Micol. 2008 25; (2):74-77.

Gobernardo M, Cantón E. Anidulafungin. Rev Esp Quimioter. 2008; 21(2):99-114.

Pfaller MA. Anidulafungin: an echinocandin antifungal. Expert Opin Investig Drugs. 2004; 13:1183-97.

Reboli AG, et al. Anidulafungin versus fluconazole for invasive candidiasis. N Engl J Med. 2007; 356:2472-82.

Vasquez JA, et al. A phase 2, open-label study of the safety and efficacy of intravenous anidulafungin as a treatment for azole-refractory mucosal candidiasis. J Acquir Immune Defic Syndr. 2008; 48:304-9.

Micafungina

Carter NJ, Keating GM. Micafungin: a review of its use in the prophylaxis and treatment of invasive Candida infections in pediatric patients. Paediatr Drugs. 2009; 11:271-91.

Chandrasekar PH, Sobel JD. Micafungina: a new echinocandin. Clin Infect Dis. 2006; 42:1171-8.

Cross SA, et al. Micafungin: a review of its use in adults for the treatment of invasive and oesophageal candidiasis, and as prophylaxis against *Candida* infections. Drugs. 2008; 68:2225-55.

Gastine S, et al. Pharmacokinetics of Micafungin in Critically Ill Patients. Sci Rep. 2019; 9(1):17741. doi: 10.1038/s41598-019-53093-6.

Pffeifer CD, et al. Breakthrough invasive candidiasis in patients on micafungin. J Clin Microbiol. 2010; 48:2373-80.

Queiroz-Telles, et al. Micafungin versus liposomal amphotericin B for pediatric patients with invasive candidiasis: substudy of a randomized double-blind trial. Pediatr Infect Dis J. 2008; 27:820-6.

Rezafungina

Arendrup MC, et al. EUCAST Reference testing of rezafungin susceptibility and impact of choice of plastic plates. Antimicrob Agents Chemother. 2019; 63(9). pii: e00659-19. doi: 10.1128/AAC.00659-19.

Miesel L, et al. Rezafungin treatment in mouse models of invasive candidiasis and aspergillosis: Insights on the PK/PD pharmacometrics of rezafungin efficacy. Pharmacol Res Perspect. 2019; 7(6):e00546. doi: 10.1002/prp2.546.

Sofjan AK, et al. Rezafungin (CD101), a next-generation echinocandin: A systematic literature review and assessment of possible place in therapy. J Glob Antimicrob Resist. 2018; 14:58-64.

Tóth Z, et al. In vitro activity of rezafungin against common and rare Candida species and Saccharomyces cerevisiae. J Antimicrob Chemother. 2019; 74:3505-10.

Wiederhold NP, et al. Rezafungin (CD101) demonstrates potent in vitro activity against Aspergillus, including azole-resistant Aspergillus fumigatus isolates and cryptic species. J Antimicrob Chemother. 2018; 73:3063-7.

Griseofulvina

Bar J, et al. Griseofulvin vs terbinafine for paediatric tinea capitis: When and for how long. Mycoses. 2019; 62:949-53.

Crounse RG. Human pharmacology of griseofulvin: the effect of fat intake on gastrointestinal absorption. J Invest Dermatol. 1961; 37:529-33.

De Pasquale NP, et al. The treatment of angina pectoris with griseofulvin. JAMA. 1963; 184:421-2.

Epstein WL, et al. Griseofulvin levels in stratum corneum. Arch Dermatol. 1972; 106:344-8.

Goldman L. Griseofulvin. Med Clin North Am. 1970; 54:1339-45.

Gupta AK, et al. Meta-analysis: griseofulvin efficacy in the treatment of tinea capitis. J Drugs Dermatol. 2008; 7:369-72.

Shemer A, et al. Treatment of tinea capitis – griseofulvin versus fluconazole – a comparative study. J Dtsch Dermatol Ges. 2013; 11:737-41, 737-42.

Sorrentino L et al. Antiinflamatory properties of griseofulvin. Agents Actions 1977; 7:157-62.

Antifúngicos Azólicos

Geral

Bodey GP. Azole antifungal agents. Clin Infect Dis; 1992; 14(Suppl 1):S161-9.

Borges M. Mechanism of action of antifungal drugs, with epecial reference to the imidazole derivatives. Rev Infect Dis. 1980; 2:520-34.

Boucher HW, et al. Newer systemic antifungal agents: pharmacokinetics, safety and efficacy. Drugs. 2004; 64:1997-2020.

Como JA, Dismukes WE. Oral azole drugs as systemic antifungal therapy. N Engl J Med. 1994; 330:263-72.

Drouhet E, Dupont B. Evolution of antifungal agents: past, present and future. Rev Infect Dis. 1987; 9(Suppl 1):S4-14.

Ghannoum MA, Hossain MA. New investigational antifungal agents for treating invasive fungal infections. Expert Opin Investig Drugs. 2000; 9:1797-813.

Kale P, Johnson LB. Second-generation azole antifungal agents. Drugs Today (Barc). 2005; 41:91-105.

Klepser ME, et al. Novel triazole antifungal agents. Expert Opin Investig Drugs. 2000; 9:593-605.

Lyman CR, Walsh TJ. Systemically administered antifungal agents. Drugs. 1992; 44:9-35.

Maertens JA. History of the development of azole derivatives. Clin Microbiol Infect. 2004; 10(Suppl 1):1-10.

Peyton LB, et al. Triazole antifungals: a review. Drugs Today (Barc). 2015; 51(12):705-16.

Vandeputte P, et al. Antifungal resistance and new strategies to control fungal infections. Int J Microbiol. 2012; 2012:713687.

Warnock DW. Antifungal drugs. Curr Opin Infect Dis. 1990; 3:765-9.

Imidazóis Antifúngicos de Ação Sistêmica

Cetoconazol

Borelly D, et al. Ketoconazole an oral antifungal. Postgrad Med J. 1979; 55:657-61.

Del Negro G. Ketoconazole in paracoccidioidomycosis. A long-term therapy study with prolonged follow up. Rev Inst Med Trop São Paulo. 1982; 24:27-39.

Grillo BM. Tratamento da candidíase vulvovaginal com ketoconazole. J Bras Ginecol. 1983; 93:107-9.

Negroni R, et al. Ketoconazole in the treatment of paracoccidioidomycosis and histoplasmosis. Rev Infect Dis. 1980; 2:643-9.

Restrepo A, et al. Ketoconazole: a new drug for the treatment of paracoccidioidomycosis. Rev Infect Dis. 1980; 2:633-42.

Santos MF, et al. Tratamento da leishmaniose tegumentar americana pelo ketoconazol. An Bras Dermatol. 1988; 63:443-6.

Triazóis

Fluconazol

Arndt C, et al. Fluconazole penetration into cerebrospinal fluid. J Infect Dis. 1988; 157:178-80.

Boulos M. Tratamento pelo fluconazol de pacientes imunocomprometidos com graves infecções fúngicas. Rev Inst Med Trop São Paulo. 1993; 35:81-7.

Brammer KW, et al. Pharmacokinetics and tissue penetration of fluconazole in humans. Rev Infect Dis. 1990; 12(Suppl 3):S318-26.

Flannery MT, et al. Fluconazole in the treatment of hepatosplenic candidiasis. Arch Intern Med. 1992; 152:406-8.

Galgiani JN. Fluconazole, a new antifungal agent. Ann Intern Med. 1990; 113:177-9.

Grant SM, Clissold SP. Fluconazole: a review. Drugs. 1990; 39:877-916.

Gupta AK, et al. Once weekly fluconazole is effective in children in the treatment of tinea capitis: a prospective, multicenter study. Br J Dermatol. 2000; 142: 965-8.

Larsen RA, et al. Fluconazole combined with flucytosine for treatment of cryptococcal meningitis in patients with AIDS. Clin Infect Dis. 1994; 19:741-5.

Nguyen MH, et al. The changing face of candidemia: emergence of non-*Candida albicans* species and antifungal resistance. Am J Med. 1996; 100:617-23.

Pfaller MA, et al. Results from the ARTEMIS DISK Global Antifungal Surveillance Study, 1997 to 2007: a 10.5-year analysis of susceptibilities of *Candida* Species to fluconazole and voriconazole as determined by CLSI standardized disk diffusion. J Clin Microbiol. 2010; 48:1366-77.

Novelli V, Holzel H. Safety and tolerability of fluconazole in children. Antimicrob Agents Chemother. 1999; 43:1955-60.

Robinson PA, et al. Fluconazole for life-threatening fungal infections in patients who cannot be treated with conventional antifungal agents. Rev Infect Dis. 1990; 12 (Suppl3):S349-63.

Saag MS, et al. Comparison of amphotericin B with fluconazole in the treatment of acute AIDS-associated cryptococcal meningitis. N Engl J Med. 1992; 326:83-9.

Schwarze R, et al. Administration of fluconazole in children below 1 year of age. Mycoses. 1999; 42:3-16.

Thorpe JE, et al. Effect of oral antacid administration on the pharmacokinetics of oral fluconazole. Antimicrob Agents Chemother. 1990; 34:2032-3.

Itraconazol

Amato VS, et al. Use of itraconazole in the treatment of mucocutaneous leishmaniasis: a pilot study. Int J Infect Dis. 2000; 4:153-7.

Borges SR, et al. Itraconazole vs. trimethoprim-sulfamethoxazole: A comparative cohort study of 200 patients with paracoccidioidomycosis. Med Mycol. 2014; 52:303-10.

Brumer E, et al. Paracoccidioidomycosis: an update. Clin Microbiol Rev. 1993; 6:89-117.

Cauwenbergh G, et al. Itraconazole in the treatment of human mycoses: review of three years of clinical experience. Rev Infect Dis. 1987; 9(Suppl 1):S146-52.

Cavalcante RS, et al. Comparison between itraconazole and cotrimoxazole in the treatment of paracoccidiodomycosis. PLoS Negl Trop Dis. 2014; 8:e2793.

de Lima Barros MB, et al. Treatment of cutaneous sporotrichosis with itraconazole—Study of 645 patients. Clin Infect Dis. 2011; 52:e200-e206.

Dupont B. Itraconazole therapy in aspergillosis: study in 49 patients. J Am Acad Dermatol. 1990; 23:607-14.

Feola D, Rapp RP. Effect of food intake on the bioavailability of itraconazole. Clin Infect Dis. 1997; 25:344-5.

Gallardo-Quesada S, et al. Hepatotoxicity associated with itraconazole. Int J Dermatol. 1995; 34:589.

Grant SM, Clissold SP. Itraconazole. A review. Drugs. 1989; 37:310-44.

Hay RJ, et al. (ed.). First International Symposium on Itraconazole. Rev Infect Dis. 1987; 9(Suppl 1):S1-152.

Negroni R, Arechavala AI. Itraconazole: pharmacokinetics and indications. Arch Med Res. 1993; 24:387-93.

Nucci M, et al. A double-blind, randomized, placebo-controlled trial of itraconazole capsules as antifungal prophylaxis for neutropenic patients. Clin Infect Dis. 2000; 30:300-5.

Queiroz-Telles F, et al. Itraconazole in the treatment of chromoblastomycosis due to *Fonsecaea pedrosoi*. Int J Dermatol. 1992; 31:805-12.

Queiroz-Telles F, et al. Sporotrichosis in immunocompromised hosts. J Fungi (Basel). 2019; 5(1):pii: E8. doi: 10.3390/jof5010008.

Restrepo A, et al. Itraconazole in the treatment of paracoccidioidomycosis: a preliminary report. Rev Infect Dis. 1987; 9(Suppl 1):S51-6.

Saag MS, Dismukes WE. Azole antifungal agents: emphasis on new triazoles. Antimicrob Agents Chemother. 1988; 32:1-8.

Van Cutsem J. Itraconazole and therapy of fungal infections. Curr Probl Dermatol. 1996; 24:194-202.

Van Cutsem J, et al. Itraconazole, a new triazole that is orally active in aspergillosis. Antimicrob Agents Chemother. 1984; 26:527-34.

Voriconazol

Gothard P, Rogers TR. Voriconazole for serious fungal infections. Int J Clin Pract. 2004; 58:74-80.

Hariprasad SM, et al. Determination of vitreous, aqueous, and plasma concentration of orally administered voriconazole in humans. Arch Ophthalmol. 2004; 122:42-7.

Klepser ME, et al. Novel triazole antifungal agents. Expert Opin Investig Drugs. 2000; 9:593-605.

Kofla G, Ruhnke M. Voriconazole: review of a broad spectrum triazole antifungal agent. Expert Opin Pharmacother. 2005; 6:1215-29.

Linares MJ, et al. In vitro activity of voriconazole against *Prototheca wickerhamii*: comparative evaluation of sensititre and NCCLS M27-A2 methods of detection. J Clin Microbiol. 2005; 43:2520-2.

Mondon P, et al. Heteroresistance to fluconazole and voriconazole in *Cryptococcus neoformans*. Antimicrob Agents Chemother. 1999; 43:1856-61.

Nesky MA, et al. *Pseudallescheria boydii* brain abscess succesfully treated with voriconazole and surgical drainage: case report and literature review of central nervous system pseudallescheriasis. Clin Infect Dis. 2000; 31:673-7.

Nguyen MH, Yu CY. Voriconazole against fluconazole-susceptible and resistant candida isolates: in-vitro efficacy compared with that of itraconazole and ketoconazole. J Antimicrob Chemother. 1998; 42:253-6.

Pascual A, et al. Voriconazole therapeutic drug monitoring in patients with invasive mycoses improves efficacy and safety outcomes. Clin Infect Dis. 2008; 46:201-11.

Poza G, et al. Meningitis caused by *Pseudallescheria boydii* treated with voriconazole. Clin Infect Dis. 2000; 30:981-2.

Queiroz-Telle F, et al. An open-label comparative study of oral voriconazole and itraconazole for long-term treatment of paracoccidioidomycosis. Clin Infect Dis. 2007; 45:1462-9.

Reis A, et al. Successful treatment of ocular invasive mould infection (fusariosis) with the new antifungal agent voriconazole. Br J Ophtalmol. 2000; 84:932-42.

Sabo JA, Abel-Rahman SM. Voriconazole: a new triazole antifungal. Ann Pharmacother. 2000; 34:1032-43.

Ullmann AJ, et al. Diagnosis and management of *Aspergillus* diseases: executive summary of the 2017 ESCMID-ECMM-ERS guideline. Clin Microbiol Infect. 2018:24(Suppl 1):e1-e38. doi: 10.1016/j.cmi.2018.01.002.

Vehreschild JJ, et al. Treatment of invasive fungal infections in clinical practice: a multicenter survey on customary dosing, treatment indications, efficacy and safety of voriconazole. Int H Haematol. 2008; 87:126-31.

Watt K, et al. Triazole use in the nursery: fluconazole, voriconazole, posaconazole, and ravuconazole. Curr Drug Metab. 2013; 14:193-202.

Posaconasol

Alexander BD, et al. Posaconazole as salvage therapy in patients with invasive fungal infections after solid organ transplant. Transplantation. 2008; 86:791-6.

Barchiesi F, et al. Interactions of posaconazole and flucytosine against *Cryptococcus neoformans*. Antimicrob Agents Chemother. 2001; 45:1355-9.

Cornely DA, et al. Posacoconazole vs fluconazole or itraconazole prophylaxis in patients with neutropenia. N Engl J Med. 2007; 356:348-59.

Cornely DA, et al. Phase 3 pharmacokinetics and safety study of posaconazole tablet in patients at risk for invasive fungal infection [LB2966]. In Proceedings of the European Congress of Clinical Microbiology and Infectious Diseases, Berlin, Germany; 2013 abr.

Greenberg RN, et al. Posaconazole as salvage therapy for zygomycosis. Antimicrob Agents Chemother. 2006; 50:126-33.

Hachem RY, et al. Posaconazole as salvage treatment of invasive fungal infections in patients with underlying renal impairment. J Antimicrob Chemother. 2008; 62:1386-91.

Keating GM. Posaconazole. Drugs. 2005; 65:1553-67.

Nagappan V, Deresinski S. Reviews of anti-infective agents: Posaconazole: A broad-spectrum triazole antifungal agent. Clin Infect Dis. 2007; 45:1610-7.

Negroni R, et al. Tratamento com posaconazol de casos de cromoblastomicose e micetoma maduromicótico resistentes a outros antifúngicos. Rev Inst Med Trop São Paulo. 2005; 47:339-46.

Oliver AC, et al. Posaconazole vs fluconazole or itraconazole prophylaxis in patients with neutropenia. N Engl J Med. 2007; 356:348-59.

Pitisuttihum P, et al. Activity of posaconazole in the treatment of central nervous system fungal infections. J Antimicrob Chemother. 2005; 56:745-55.

Ruppin mJ, et al. Posaconazole concentrations in the central nervous system. J Antimicrob Chemother. 2008; 62:1468-70.

Torres HA, et al. Posaconazole: a broad-spectrum triazole antifungal. Lancet Infect Dis. 2005; 5:775-85.

Ullmann AJ, et al. Posaconazole or fluconzaole for profilaxis in severe graft-versus-host disease. N Engl J Med. 2007; 356(4):335-47.

Watt K, et al. Triazole use in the nursery: fluconazole, voriconazole, posaconazole, and ravuconazole. Curr Drug Metab. 2013; 14:193-202.

Isavuconazol

Cornely OA, et al. Global guideline for the diagnosis and management of mucormycosis: an initiative of the European Confederation of Medical Mycology in cooperation with the Mycoses Study Group Education and Research Consortium. Lancet Infec Dis. 2019; 19(12):e405-e421.

Falci DR, Pasqualotto AC. Profile of isavuconazole and its potential in the treatment of severe invasive fungal infections. Infect Drug Resist. 2013; 6:163-74.

Jović Z, et al. Clinical pharmacokinetics of second-generation triazoles for the treatment of invasive aspergillosis and candidiasis. Eur J Drug Metab Pharmacokinet. 2019; 44:139-57.

Kowanda L, et al. Isavuconazonium sulfate: A new agent for the treatment of invasive Aspergillosis and invasive Mucormycosis. Expert Rev Clin Pharmacol. 2016; 9:887-97.

Kullberg BJ, et al. Isavuconazole versus caspofungin in the treatment of candidemia and other Invasive Candida infections: The ACTIVE Trial. Clin Infect Dis. 2019; 68:1981-9.

Li J, et al. Role of new antifungal agents in the treatment of invasive fungal infections in transplant recipients: Isavuconazole and new posaconazole formulations. J Fungi. 2015; 1(3):345-66.

Maertens JA, et al. Isavuconazole versus voriconazole for primary treatment of invasive mould disease caused by *Aspergillus* and other filamentous fungi (SECURE): a phase 3, randomised-controlled, non-inferiority trial. Lancet. 2016; 387:760-9.

Marty FM, et al. Isavuconazole treatment for mucormycosis: a single-arm open-label trial and case-control analysis. Lancet Infect Dis. 2016; 16:828-37.

Pasqualotto AC, et al. Novel triazole antifungal drugs focus on isavuconazole, ravuconazole and albaconazole. Curr Opin Investig Drugs. 2010; 2:165-74.

Thompson III GR, Rendon A, Santos RR, Queiroz-Telles F, et al. Isavuconazole treatment of *Cryptococcus* and dimorphic mycosis. Clin Infect Dis. 2016; 61: 357-62.

SUBA-itraconazol

Abuhelwa AY, et al. Population pharmacokinetic modeling of itraconazole and hydroxyitraconazole for oral SUBAitraconazole and Sporanox capsule formulations in healthy subjects in fed and fasted states. Antimicrob Agents Chemother. 2015; 59: 5681-96.

Lindsay J, et al. Serum levels, safety and tolerability of new formulation SUBA-itraconazole prophylaxis in patients with haematological malignancy or undergoing allogeneic stem cell transplantation. J Antimicrob Chemother. 2017; 72:3414-9.

Nield B, et al. Clinical experience with new formulation SUBA-itraconazole for prophylaxis in patients undergoing stem cell transplantation or treatment for haematological malignancies. J Antimicrob Chemother. 2019; 74:3049-55.

Ravuconazol

Arikan S, Rex JH. Ravuconazole. Curr Opin Investig Drugs. 2002; 3:555-61.

Cuenca-Estrella M, et al. In vitro activity of ravuconazole against 923 clinical isolates of nondermatophyte filamentous fungi. Antimicrob Agents Chemother. 2005; 49:5136-8.

Diniz LF, et al. Effects of ravuconazole treatment on parasite load and immune response in dogs experimentally infected with Trypanosoma cruzi. Antimicrob Agents Chemother. 2010; 54:2979-86.

Pasqualotto AC, et al. Novel triazole antifungal drugs focus on isavuconazole, ravuconazole and albaconazole. Curr Opin Investig Drugs. 2010; 2:165-74.

Yamazumi T, et al. In vitro activities of ravuconazole (BMS-207147) against 541 clinical isolates of *Cryptococcus neoformans*. Antimicrob Agents Chemother. 2000; 44:2883-6.

Watt K, et al. Triazole use in the nursery: fluconazole, voriconazole, posaconazole, and ravuconazole. Curr Drug Metab. 2013; 14:193-202.

Albaconazol

Arechavala AI, et al. Identificacion y sensibilidad frente a fluconazol y albaconazol de 100 cepas de levaduras aisladas de flujo vaginal. Rev Iberoam Micol. 2007; 24:305-8.

Bartroli J, Merlos M. Overview of albaconazole. Eur Infect Dis. 2011; 5:88-91.

Garau M, Pereiro M, Jr, del Palacio A. In vitro susceptibilities of Malassezia species to a new triazole, albaconazole (UR-9825), and other antifungal compounds. Antimicrob Agents Chemother. 2003; 47:2342-4.

Morera-López Y, et al. *Cryptococcus gattii*: in vitro susceptibility to the new antifungal albaconazole versus fluconazole and voriconazole. Med Mycol. 2005; 43:505-10.

van Rossem K, Lowe JA. A Phase 1, randomized, open-label crossover study to evaluate the safety and pharmacokinetics of 400 mg albaconazole administered to healthy participants as a tablet formulation versus a capsule formulation. Clin Pharmacol. 2013; 5:23-31.

Flucitosina

Bennett JE, et al. A comparison of amphotericin B alone and combined with flucytosine in the treatment of cryptococcal meningitis. N Engl J Med. 1979; 301:126-31.

De Clercq D, et al. Traitment de la chromomicose par l'association 5-fluorocytosine et thiabendazole. Ann Soc Belg Med Trop. 1985; 65:95-7.

Fass RJ, Perkins RL. 5-flurocytosine in the treatment of cryptococcal and candida mycoses. Ann Intern Med. 1971; 74:535-9.

Kauffman CA, Frame PT. Bone-marrow toxicity associated with 5-fluorocytosine therapy. Antimicrob Agents Chemother. 1977; 11:244-7.

Molloy SF, et al. Antifungal combinations for treatment of cryptococcal meningitis in Africa. N Engl J Med. 2018; 378:1004-17.

Mourad A, Perfect J. The war on cryptococcosis: A review of the antifungal
arsenal. Mem Inst Oswaldo Cruz. 2018; 113(7):e170391. doi: 10.1590/0074-02760170391.

Schonebeck J, et al. Pharmacokinetics studies on the oral antimycotic agent 5-fluorocytosine in individuals with normal and impaired kidney function. Chemotherapy. 1973; 18:321-36.

Stamm AM, et al. Toxicity of amphotericin B plus flucytosine in 194 patients with cryptococcal meningitis. Am J Med. 1987; 83:236-42.

Utz JP. Flucytosine. N Engl J Med. 1972; 28:777-8.

Utz JP. Therapy of cryptococcosis with a combination of flucytosine and amphotericin B. J Infect Dis. 1975; 132:368-73.

Terbinafina

Bonifaz A, et al. Treatment of chromoblastomycosis with terbinafine: experience with four cases. J Dermatol Treat. 2005; 16:47-51.

Chapman SW, et al. Comparative evaluation of the efficacy and safety of two doses of terbinafine (500 and 1000 mg day(-1)) in the treatment of cutaneous or lymphocutaneous sporotrichosis. Mycoses. 2004; 47:62-8.

Esterre P, et al. A multicenter trial of terbinafine in patients with chromoblastomycosis: effects on clinical and biological criteria. J Dermatol Treat. 1998; 9(Suppl1):S29-34.

Goodfield MJ, et al. Treatment of dermatophyte infection of the finger and toe-nails with terbinafine, an orally active fungicidal agent. Br J Dermatol. 1989; 121:753-7.

Jensen JC. Clinical pharmacokinetics of terbinafine. Clin Exp Dermatol. 1989; 14:110-3.

Kagawa S. Clinical efficacy of terbinafine in 629 japanese patients with dermatomycosis. Clin Exp Dermatol. 1989; 14:114-5.

Melloni P, et al. New antifungal agents. Europ J Med Chem Chim Therap. 1974; 9:26-31.

Ryder NS. The mechanism of action of terbinafine. Clin Exper Dermatol. 1989; 14:98-100.

Savin R. Successful treatment of chronic tinea pedis with terbinafine. Clin Exper Dermatol. 1989; 14:116-9.

Sprenger AB, et al. A week of oral terbinafine pulse regimen every three months to treat all dermatophyte onychomycosis. J Fungi (Basel). 2019; 5(3). pii: E82. doi: 10.3390/jof5030082.

Zaias NJ, Serrano L. Successful treatment of finger *Trichophyton rubrum* onychomycosis with oral terbinafine. Clin Exp Dermatol. 1989; 14:20-3.

Iodetos

Cabezas C, et al. Treatment of cutaneous sporotrichosis with one daily dose of potassium iodide. Pediatr Infect Dis J. 1996; 15:352-4.

Kauffman CA, et al. Practice guidelines for the management of patients with sporotrichosis: 2007 update by the Infectious Diseases Society of America. Clin Infect Dis. 2007; 45:1255-65.

Habt-Gabr E, Walsh W. Cutaneous sporotrichosis: the old iodide treatment remains effective. Clin Microbiol Infect. 2000; 6:53-5.

Macedo PM, et al. New posology of potassium iodide for the treatment of cutaneous sporotrichosis: study of efficacy and safety in 102 patients. J Eur Acad Dermatol Venereol. 2015; 29:719-24.

Quimioterápicos Antifúngicos de Ação Tópica
Antibióticos: Nistatina, Metil-partricina, Natamicina (Pimaricina)

Abujamra Jr O, et al. Tratamento da monilíase vaginal pelo laurilsulfato sódico de metil-partricina. J Bras Ginec. 1980; 90:163-6.

Bruzzese T, et al. Partricin methyl ester, a semisynthetic polyene antibiotic. Experientia. 1972; 28:1515-6.

Dalhoff AA, Levy SB. Does use of the polyene natamycin as a food preservative jeopardise the clinical efficacy of amphotericin B? A word of concern. Int J Antimicrob Agents. 2015; 45:564-7.

de Boer E, Stolk-Horsthuis M. Sensitivity to Natamycin (Pimaricin) of fungi isolated in cheese warehouses. J Food Prot. 1977; 40:533-6.

Eggimann P, et al. Oral nystatin as antifungal prophylaxis in critically ill patients: an old SDD tool to be renewed? Intensive Care Med. 2005; 31:1466-8.

Kayder HL, et al. The use of nystatin in the treatment of vaginal candidiasis in pregnancy. Am J Obstet Gynecol. 1957:74:167-9.

Middleton RS. The effect of nystatin on the growth of *Candida albicans* during short term tetracycline therapy. Br J Clin Pract. 1967; 21:179-81.

Pace HR, et al. Nystatin in the treatment of monilial and nonmonilial vaginitis. JAMA. 1956; 162:266-71.

Qiu S, et al. Natamycin in the treatment of fungal keratitis: a systematic reviewand meta-analysis. Int J Ophthalmol. 2015 jun; 8(3):597-602.

Retamal J, et al. Natamycin versus voriconazole for fungal keratitis. Medwave. 2018; 18(8):e7388. doi: 10.5867/medwave.2018.08.7387.

Azóis Antifúngicos de Uso Tópico: Clotrimazol, Miconazol, Terconazol e Outros

Bakos L, et al. Eficácia e tolerância do econazole em micoses superficiais. Rev Bras Med. 1984; 41:279-82.

Bolla PK, et al. Clotrimazole loaded Ufosomes for topical delivery: formulation development and in-vitro studies. Molecules. 2019; 24(17). pii: E3139.

Carrillo-Munoz AJ, et al. Sertaconazole: updated review of a topical antifungal agent. Expert Rev Anti Infect Ther. 2005; 3:333-42

Castro LCM, et al. Nitrato de isoconazol em micoses superficiais: estudo multicêntrico. Anais Bras Dermatol. 1988; 63:327-32.

Crowley PD, Gallagher HC. Clotrimazole as a pharmaceutical: past, present and future. J Appl Microbiol. 2014; 117:611-7.

Edelman DA, Grant S. One-day therapy for vaginal candidiasis. A review. J Reprod Med. 1999; 44:543-7.

Fonseca AM, et al. Terconazol creme 0,8% – tratamento da candidíase vaginal em 5 dias. Rev Bras Med. 1988; 45:124.

Jevons S, et al. Antifungal activity of tioconazole, a new imidazole derivative. Antimicrob Agents Chemother. 1979; 15:597-602.

Hernandes Molina JM, et al. In vitro activity of cloconazole, sulconazole, butoconazole, isoconazole, fenticonazole and five other antifungal agents against clinical isolates of *Candida albicans* and *Candida sp.* Mycopathologia. 1992; 118:15-21.

Palacin C, et al. Sertaconazole: pharmacology of a gynecological antifungal agent. Int J Gynaecol Obstet. 2000; 71(Suppl 1):S37-46.

Sampaio S, et al. Estudo multicêntrico com tioconazol no tratamento da tinea corporis, cruris ou pedis. Rev Bras Med. 1987; 44:19-23.

Waitz JA, et al. Chemotherapeutic evaluation of clotrimazole. Appl Microbiol. 1971; 22:891-8.

Young GL, Jewell D. Topical treatment for vaginal candidiasis in pregnancy. Cochrane Database Syst Rev. 2000; (2):CD000225.

Zhang LW, et al. Efficacy and safety of miconazole for oral candidiasis: a systematic review and meta-analysis. Oral Dis. 2016; 22:185-95.

Zhou X, et al. The efficacy and safety of clotrimazole vaginal tablet vs. oral fluconazole in treating severe vulvovaginal candidiasis. Mycoses. 2016; 59:419-28.

Outros Antifúngicos de Ação Tópica

Amato Neto V, Mellone O. Estudo sobre a eficácia da violeta de genciana na profilaxia da transmissão da doença de Chagas em bancos de sangue. Hospital (Rio). 1959; 55:343-6.

Azulay RD, Santiago CM. Resultado do tratamento das micoses superficiais pelo tolciclato. Rev Bras Clin Terap. 1977; 6:275-7.

Bagatell FK, et al. Evaluation of a new antifungal cream ciclopirox olamina 1% in the treatment of cutaneous candidosis. Clin Therap. 1985; 8:41-4.

Battistini F, et al. The treatment of dermatophytoses of the glabrous skin: a comparison of undecylenic acid and its salt versus tolnaftate. Int J Dermatol. 1983; 22:388-9.

Bogaerth H, et al. Multicentre double-blind clinical trials of ciclopirox olamine cream 1% in the treatment of tinea corporis and tinea cruris. J Int Med Res. 1986; 14:210-6.

Chandra S, et al. A randomized, double-blind study of amorolfine 5% nail lacquer with oral fluconazole compared with oral fluconazole alone in the treatment of fingernail onychomycosis. Indian J Dermatol. 2019; 64:253-60.

Charney P, et al. Tolnaftate as a prophylactic agent for tinea pedis. Int J Dermatol. 1973; 12:179-85.

Corbett CE, Mauri AC. Estudo geral dos antissépticos e desinfetantes. In: Corbett CE. Elementos de Farmacodinâmica. São Paulo: Procienx; 1964. p. 721.

Cucé LC, et al. Tolciclate versus miconazole, a double-blind trial in patients with dermatomycosis. J Int Med Res. 1980; 8:144-7.

Cullen SI, et al. Treatment of tinea versicolor with a new antifungal agent ciclopirox olamine cream 1%. Clin Ther. 1985; 7:574-83.

Intini C, et al. Multicentre clinical study with tolciclate in the local treatment of skin mycoses in 1083 patients. Pharmatherapeutica. 1980; 2:439-49.

Kezutyte T, et al. Study of tolnaftate release from fatty acids containing ointment and penetration into human skin ex vivo. Acta Pol Pharm. 2011; 68:965-73.

Schalka S, et al. Comparative clinical evaluation of efficacy and safety of a formulation containing ciclopirox 8% in the form of a therapeutic nail lacquer in two different posologies for the treatment of onychomycosis of the toes. An Bras Dermatol. 2012; 87:19-25.

Schaller M, et al. Patient-reported outcomes from two randomised studies comparing once-weekly application of amorolfine 5% nail lacquer to other methods of topical treatment in distal and lateral subungual onychomycosis. Mycoses. 2017; 60:800-7.

Tabara K, et al. Amorolfine vs. ciclopirox – lacquers for the treatment of onychomycosis. Postepy Dermatol Alergol. 2015; 32:40-5.

Zaug M, Bergstraesser M. Amorolfine in the treatment of onychomycosis and dermatomycosis. Clin Exper Dermatolol. 1992; 17(Suppl 1):61-70.

CAPÍTULO 30

Fármacos Antivirais

As substâncias que agem contra os vírus podem ser classificadas de acordo com seu efeito sobre o vírus e o hospedeiro, com sua estrutura química, seu mecanismo de ação sobre o vírus e o tipo de vírus sobre os quais atuam. De acordo com o efeito sobre os vírus, as substâncias antivirais podem ser divididas em duas categorias: as que inativam diretamente os vírus (drogas virucidas) e as que inibem a replicação viral (drogas virustáticas). Ademais, existem substâncias que estimulam a resposta imunitária do hospedeiro (levamisol, isoprinosina) e as que, produzidas pelo hospedeiro, exercem ação inibitória sobre os vírus (interferon, imunoglobulinas).

As drogas virucidas têm limitada utilidade na prática clínica, pois ao destruírem os vírus provocam também a morte da célula que estão parasitando. São exemplos, o clorofórmio, o éter, a podofilina, o ácido tricloroacético. Destes, somente a podofilina e o ácido tricloroacético são ainda usados na terapia local de verrugas e do condiloma acuminado, doenças causadas por *Papillomavirus*. Por sua ação cáustica e antimitótica, essas substâncias aplicadas localmente destroem as células infectadas, causando a morte do vírus e da célula que o abriga. Seu uso deve ser realizado com cuidado, diretamente sobre a lesão, com proteção das áreas vizinhas, para evitar a lesão das células normais. Alguns processos físicos, como a inativação fotodinâmica, a crioterapia e a eletrocirurgia podem ser utilizados com a mesma finalidade.

As drogas virustáticas são as que inibem a replicação viral nas células do hospedeiro. Considerando que ao exercerem sua ação sobre o vírus podem também atuar sobre as células infectadas e não infectadas, causando sua lesão tóxica ou provocando sua multiplicação, poucas são as substâncias que têm aplicação na prática clínica. Contudo, as drogas antivirais em uso clínico são basicamente virustáticas e atuam principalmente em três fases da multiplicação viral: inibindo a penetração do vírus na célula; inibindo competitivamente a replicação do genoma viral; inibindo enzimas estruturais do vírus. Nesse último grupo, situam-se várias drogas antirretrovirais atualmente em uso clínico (inibidores da transcriptase reversa e da protease), conforme discutido no próximo capítulo. As substâncias que inibem a penetração dos vírus na célula têm sobretudo atividade profilática, sendo representadas especialmente pela amantadina e algumas novas droga antirretrovirais. As substâncias que inibem a replicação do genoma viral constituem um extenso grupo de drogas antivirais, e compreendem os nucleosídeos antivirais. Deve-se considerar que as substâncias antivirais que agem inibindo a replicação dos vírus não atuam sobre os vírus em estado latente e que a reprodução viral pode voltar a ocorrer quando tais substâncias são retiradas.

Neste capítulo, apresentaremos as substâncias com ação antiviral de acordo com o grupo de vírus sobre o qual atuam, e classificando-as de acordo com sua característica química, enfatizando para cada grupo de substâncias seu mecanismo de ação e os vírus específicos sobre os quais atuam. Considerando a importância e a diversidade de drogas atualmente existentes, as substâncias com ação contra os retrovírus e contra os vírus das hepatites serão discutidas em capítulos à parte.

DROGAS ATIVAS CONTRA VÍRUS DO GRUPO HERPES

Os herpes-vírus pertencem à família de vírus denominada Herpesviridae e são causa de várias doenças com quadros clínicos e gravidade variável. Nessa família situam-se os *Simplexvirus*, causadores do herpes simples 1 e 2 (HHV-1 e 2), os *Varicellovirus*, (HHV-3) causadores da varicela e do herpes-zóster, o vírus de Epstein-Barr (*Lymphocryptovirus*, HHV-4), causador da mononucleose infecciosa, o citomegalovírus (HHV-5), os vírus causadores do exantema súbito, da fadiga crônica e outras síndromes virais (herpes-vírus 6 e 7), e o *Rhadinovirus* (HHV-8), causador do sarcoma de Kaposi. É o grupo de vírus sobre os quais existe maior número de substâncias com ação antiviral, distribuídas nas seguintes categorias químicas.

NUCLEOSÍDEOS ANTIVIRAIS PIRIMIDÍNICOS

Nucleosídeos são compostos formados por uma base nitrogenada purínica ou pirimidínica ligada a uma pentose. A ligação de um nucleosídeo com o ácido fosfórico forma um nucleotídeo e a união de vários nucleotídeos forma os ácidos nucleicos. Considerando que os vírus são constituídos por partículas de ácidos nucleicos, foram desenvolvidos estudos no sentido de se descobrirem nucleosídeos com estrutura semelhante à dos existentes nos vírus e que, agindo por mecanismo competitivo, pudessem inibir a replicação do genoma viral e ser utilizados na terapia antiviral. Várias dessas substâncias foram descobertas, algumas tendo por base um núcleo pirimidínico e outras um núcleo purínico.

Os nucleosídeos antivirais derivados da pirimidina podem ser divididos em quatro grupos, a saber: nucleosídeos halogenados, nucleosídeos arabinosídeos, nucleosídeos análogos com ação antirretroviral e outros nucleosídeos pirimidínicos.

Nucleosídeos Pirimidínicos Halogenados

São substâncias análogas da timidina, capazes de inibir, *in vitro*, a replicação dos vírus formados por ADN, por competirem com a timidina na formação desse ácido nucleico. Dessa maneira, o ADN formado é defeituoso, dando-se a inibição viral. Sua ação antiviral depende da transformação que sofrem no interior da partícula viral, sofrendo fosforilação por meio de uma timidinaquinase do vírus, que as transforma em substâncias ativas na ADN-polimerase viral. A atividade antiviral desses nucleosídeos ocorre pela especificidade de ação das quinases virais. Apesar dessa especificidade, são drogas tóxicas, por agirem da mesma forma no ADN celular, provocando diminuição da multiplicação das células do hospedeiro. A esse grupo de drogas pertencem a idoxuridina, a trifluridina, a brivudina, a sorivudina e outros análogos.

Idoxuridina (IDU)

A idoxuridina ou iododeoxiuridina ou IDU é uma pirimidina iodada ativa *in vitro* contra os vírus do tipo ADN, agentes da varíola, vacínia, herpes simples 1, varicela-zóster, citomegalia e polioma. Tem pequena ação contra o herpes-vírus simples tipo 2. A droga é potencialmente mutagênica. Por tais motivos, não é mais recomendada para uso sistêmico.

A idoxuridina é de valor comprovado no tratamento tópico da ceratoconjuntivite herpética, mas seu emprego no herpes labial recorrente e no herpes-zóster mostrou-se desprovido de valor. É pouco eficaz no herpes genital. A droga é disponível em nosso meio sob a forma de solução para uso tópico na especialidade farmacêutica Herpesine® (Nikkho), para aplicações a cada duas ou quatro horas.

Trifluridina (TFT) e Outros Halogenados

A trifluorotimidina, também conhecida como trifluridina e TFT, é um nucleosídeo fluorado que mostrou propriedades antivirais e tóxicas semelhantes à idoxuridina. Seu valor prático é no tratamento tópico da infecção ocular herpética, mas a droga tem sido usada, com bons resultados, no tratamento tópico do herpes simples mucocutâneo resistente ao aciclovir. Não é mais disponível no Brasil. A sorivudina, a brivudina e outros derivados halogenados não são disponíveis no Brasil.

Nucleosídeos Pirimidínicos Arabinosídeos

Os nucleosídeos arabinosídeos são antimetabólitos que mostram atividade contra os vírus ADN, por inibirem a ADN-polimerase. Da mesma maneira que os nucleosídeos pirimidínicos halogenados, por meio da timidinaquinase são convertidos no interior das células a derivados trifosforilados, que constituem a forma ativa da substância. Por sua ação na ADN-polimerase, podem inibir também o ADN das células do hospedeiro, especialmente as células neoplásicas. Sua ação antiviral e antineoplásica está provavelmente relacionada à maior sensibilidade da enzima das partículas virais e células tumorais que as células normais. Dentre essas drogas, a citarabina é a mais antiga do grupo e da qual existe maior experiência clínica. Novos nucleosídeos com atividade contra os vírus do grupo herpes e hepatite B foram recentemente sintetizados e encontram-se em estudos sobre a possibilidade de seu uso clínico.

Citarabina

A citarabina, também chamada Ara-C ou citosina-arabinosídeo, é um análogo da citosina-desoxirribosídeo, com propriedades antivirais *in vitro* semelhantes às da idoxuridina e da vidarabina. Após sua introdução no organismo é rapidamente inativada, desaparecendo do sangue cerca de 15 minutos após sua injeção IV. Sua utilidade clínica em viroses sistêmicas é discutível, havendo mesmo relatos de ação nociva em pacientes com zóster disseminado; mas, apresenta algum valor em uso tópico na ceratoconjuntivite herpética. O recente emprego da citarabina em pacientes com Aids apresentando leucoencefalopatia multifocal progressiva, uma infecção pelo vírus JC, um papovavírus, não revelou eficácia terapêutica. É um medicamento tóxico, causando depressão medular e imunitária e lesões hepática e gastrointestinal. Devido à sua baixa eficácia clínica e à sua toxicidade, a citarabina não é mais recomendada na terapêutica antiviral. Essa droga é disponível no Brasil na especialidade farmacêutica Aracytin® (Pfizer Pharmacia) e em produtos similares em ampolas com 100 mg para uso como citostático.

Nucleosídeos Pirimidínicos com Ação Antirretroviral

Alguns nucleosídeos pirimidínicos apresentam atividade contra os retrovírus. São eles: zidovudina, lamivudina, estavudina e emtricitabina. Suas características serão discutidas no capítulo sobre drogas antirretrovirais (Capítulo 31).

NUCLEOSÍDEOS ANTIVIRAIS PURÍNICOS

A ação antiviral dos nucleosídeos purínicos é mais complexa que a dos nucleosídeos pirimidínicos. Sua atividade contra os vírus parece depender da fosforilação intracelular de nucleosídeo a nucleotídeo di ou trifosfato, o qual poderia inibir a síntese do ARN ou a atividade da ADN-polimerase e da ribonucleotídeo-redutase ou, ainda, inibir o ADN viral por incorporar-se a ele. Os nucleosídeos purínicos com ação antiviral são análogos da adenina, análogos da guanosina e análogos da inosina.

Nucleosídeos Análogos da Adenina

Vidarabina

Também conhecida como adenina-arabinosídeo, Ara-A e Vira-A, a vidarabina é um análogo da adenina-desoxirribosídeo, desenvolvida inicialmente como droga antileucêmica. É ativa *in vitro* contra os herpes-vírus simples, citomegalia, varicela-zóster, vacínia e varíola. Atua inibindo enzimas fundamentais na síntese do ADN. A droga parece agir em outras enzimas celulares, contribuindo para sua toxicidade para o hospedeiro. É recomendada no tratamento da encefalite herpética, do herpes mucocutâneo grave e na varicela e no zóster grave, na dose de 15 mg/kg/dia, administrada por via IV em dose única diária em gotejamento lento durante 12 horas. Não é comercializada no Brasil.

Remdesivir

Remdesivir é uma pró-droga análoga da adenina que no organismo se transforma em seu metabólito trifosfato, com atividade inibitória de ARN-polimerase de vários vírus ARN. O fármaco mostra atividade antiviral contra Ebola, Marburg, Lassa, Sincicial Respiratório e vários tipos de Coronavírus, inclusive MERS-Cov e o 2019-nCoV e outros vírus ARN, mas é inativo contra os retrovírus. Sua indicação principal tem sido no tratamento de infecção pelo vírus Ebola, mas o remdesivir é um fármaco candidato ao tratamento da recente eclosão de infecção respiratória pelo novo coronavírus originado da China e difundido em vários países da Ásia, Europa e América do Norte.

Estudos em andamento revelam eficácia de remdesivir na infecção por diferentes tipos do vírus Ebola. Recentes trabalhos estudam a atividade desse novo antiviral isolado ou associado com cloroquina ou lopinavir/ritonavir na infecção pelo 2019-nCoV.

Nucleosídos Análogos da Guanosina

Aciclovir

O aciclovir ou acicloguanosina é um derivado purínico análogo da guanosina ativo *in vitro* contra os vírus constituídos por ADN, incluindo o herpes simples 1 e 2, hepatite B, varicela-zóster e o vírus Epstein-Barr, mas na prática clínica tem ação específica contra os vírus do herpes simples 1 e 2 e contra o vírus varicela-zóster. É pouco ativo contra o vírus citomegálico. Para agir como um inibidor da síntese do ADN viral, o aciclovir deve ser fosforilado a um derivado monofosfato por meio de uma timidinaquinase viral. Essa enzima é 3 milhões de vezes mais ativa na fosforilação do aciclovir que as timidinaquinases celulares, o que explica a atividade antiviral específica da droga comparada com seus efeitos sobre células não infectadas. O monofosfato de aciclovir é posteriormente transformado em trifosfato por meio de quinases celulares. O trifosfato de aciclovir é um inibidor competitivo da deoxiguanosina e inibe a polimerase viral, bloqueando a replicação do vírus sensível ao impedir o alongamento da cadeia de ADN.

Embora continue a ser um quimioterápico altamente eficaz nas infecções pelos herpes-vírus simples e varicela-zóster, vem sendo descrita, com mais frequência, a resistência dos herpes-vírus simples ao aciclovir, sobretudo em pacientes com Aids submetidos previamente à terapêutica com esta droga. A resistência tem sido mais usual em pacientes com herpes simples mucocutâneo e é observada mesmo com o emprego de altas doses do medicamento, que se mostram incapazes de reverter o quadro clínico ou evitar o agravamento das lesões. A resistência é devida a mutações nos genes que codificam a timidinaquinase ou a ADN-polimerase, resultando em enzimas modificadas ou na ausência da timidinaquinase. A alternativa terapêutica consiste no uso do ganciclovir (nem sempre eficaz nesses casos) ou do foscarnet. Fato notável na prática clínica é a observação da manutenção da melhora clínica com o retorno ao uso do aciclovir após o paciente ter sido medicado com o foscarnet. Nesses casos, a terapêutica de manutenção usualmente exige o emprego de altas doses do aciclovir (800 mg três a cinco vezes ao dia). O aciclovir é administrado por via intravenosa, oral e em uso tópico. Distribui-se pelos líquidos e tecidos orgânicos, atingindo concentração no sistema nervoso central. Atravessa a barreira placentária atingindo concentração no feto. É mínima sua passagem para o leite materno, não havendo restrição de seu uso na nutriz. Nos pacientes com insuficiência renal, a droga sofre acúmulo, sendo recomendado em doentes com insuficiência renal grave ajustes na sua administração (ver Capítulo 8).

O aciclovir é uma droga de notável utilidade clínica no tratamento das infecções herpéticas, na varicela e no zóster, apresentando alta seletividade de ação contra os vírus e baixa toxicidade para o homem, uma vez que sua ação sobre a ADN-polimerase de células não infectadas por vírus é muito pequena. A droga está indicada nas infecções herpéticas genitais e orolabiais primárias e recorrentes, na encefalite herpética e na infecção pelo vírus varicela-zóster, particularmente em pacientes imunocomprometidos. Na encefalite herpética o aciclovir é tão eficaz quanto a vidarabina, mas não é superior. No entanto, é atualmente a droga de escolha por seus efeitos adversos menos frequentes e menos graves. É também útil na ceratoconjuntivite herpética e nas infecções herpéticas anorretais e perianais. A droga vem sendo utilizada em casos de mononucleose aguda grave e na mononucleose crônica associada com pneumonite intersticial.

No herpes labial recorrente em pacientes imunocompetentes, a aplicação tópica do aciclovir, sob a forma de creme dermatológico a 5%, ao surgirem os primeiros sinais da infecção promove o abortamento das lesões ou sua regressão mais rápida. A droga é utilizada aplicando-se uma camada fina do creme nas lesões, cinco vezes ao dia, a cada quatro horas, durante cinco a dez dias. Nos pacientes com ceratite herpética o emprego da pomada oftálmica de aciclovir costuma ser eficaz, da mesma maneira que a droga por via oral. Na retinite necrotizante pelo herpes-vírus, a terapêutica por via IV é a apropriada, por ser mais eficaz. Também nos casos de encefalite herpética e de herpes disseminado em recém-nascidos ou em pacientes imunocomprometidos a terapêutica com o aciclovir por via IV é a de escolha. Nessas situações a droga é usada na dose de 10 mg/kg a cada oito horas, dissolvendo-se a dose de adultos em 50 mL de solução salina (ou volume correspondente nos casos de infecção em crianças) e administrando-se o medicamento gota a gota pelo prazo de 30 a 60 minutos.

Nos pacientes com herpes genital primário, o aciclovir pode ser aplicado por via tópica, oral ou IV, dependendo da gravidade. Nas lesões iniciais, o uso tópico do creme dermatológico cinco vezes ao dia durante cinco a dez dias frequentemente proporciona a regressão das lesões. Nos casos recorrentes ou mais persistentes pode ser necessário o uso do aciclovir por via oral na dose de 200 mg a cada quatro horas, cinco vezes ao dia (omitindo-se a tomada durante o sono noturno), durante cinco a dez dias. Nos casos de maior gravidade, que requeiram hospitalização, a droga é administrada por via IV, na dose de 5 mg/kg a cada oito horas, durante dez dias. Se o paciente apresenta seis ou mais episódios de recorrência durante o ano, está indicado o tratamento supressivo do herpes genital recorrente na dose de 400 mg duas vezes ao dia durante seis meses a um ano. O uso da dose supressiva será instituído após o tratamento do episódio agudo. Essa conduta é também recomendada para pacientes com Aids com herpes simples mucocutâneo que apresentam recorrências. Eventualmente, doses maiores (400 a 800 mg a cada quatro ou seis ou oito horas) poderão ser necessárias no paciente com Aids, para evitar a recorrência de lesões herpéticas na mucosa oral.

O aciclovir já foi utilizado como profilático da infecção pelo citomegalovírus em pacientes a serem submetidos a transplantes de órgãos. Entretanto, o ganciclovir e o valganciclovir têm maior eficácia nessa indicação.

Nos pacientes imunocomprometidos que apresentam varicela ou herpes-zóster o aciclovir apresenta alta eficácia, usado na dose de 10 mg/kg a cada oito horas por via IV durante sete a dez dias. Também nos pacientes imunocompetentes que apresentam herpes-zóster o aciclovir por via oral na dose de 600 a 800 mg cinco vezes ao dia, durante sete a dez dias, diminui o surgimento de novas lesões, provoca a rápida involução das lesões já estabelecidas e reduz a duração da neuralgia pós-herpética. Nos casos de encefalite e pneumonite pelo vírus varicela-zóster, a droga deve ser usada por via IV, durante sete a dez dias, na dose de 10 mg/kg a cada oito horas, sempre se dissolvendo a dose em 50 mL (ou volume equivalente em lactentes) de solução fisiológica de cloreto de sódio, administrada gota a gota pelo prazo de 30 a 60 minutos.

A administração do aciclovir em crianças que entraram em contato íntimo com um caso de varicela tem efeito profilático, mesmo quando administrado no período de incubação tardio, isto é, nove dias após a exposição. Utilizada na dose de 40 mg/kg/dia, fracionada em quatro tomadas, durante cinco dias, a droga evita o surgimento da doença na maioria dos casos, sendo observado em cerca 60% a conversão sorológica.

Mais recentemente, o aciclovir vem sendo indicado para o tratamento de pacientes com mononucleose infecciosa aguda grave, em dose de 10 mg/kg a cada oito horas por via IV. Com esse esquema terapêutico, a droga provoca redução na duração da febre, da faringite e das manifestações gerais, embora não modifique a evolução das alterações laboratoriais. Administrado por via oral o aciclovir não se mostra eficaz na mononucleose infecciosa.

Nos pacientes com insuficiência renal, a administração do aciclovir por via IV deve ser ajustada, de acordo com o grau da insuficiência renal (ver Capítulo 9). Nos pacientes em hemodiálise, deve ser administrada uma dose suplementar correspondente a 60% da dose normal, após o procedimento dialítico. A droga não é dialisável por diálise peritoneal.

O aciclovir é uma droga bem tolerada e sua toxicidade é rara em doses terapêuticas. Em uso tópico, o medicamento pode causar sensação transitória de queimação. Por via oral, alguns pacientes queixam-se de náuseas, vômitos, cefaleia e diarreia. Por via intravenosa, a droga pode causar irritação local e formação de flebites. Outros efeitos adversos menos comuns incluem cefaleia, náuseas, hipertensão arterial, hematúria e cristalização da substância nas vias urinárias quando administrada de modo rápido. Alguns pacientes podem apresentar manifestações neurotóxicas, com letargia, tremores, confusão mental, delírio, alucinações e convulsões. Tais manifestações são muito raras, sendo mais observadas com o emprego de altas doses ou em pacientes com insuficiência renal e nos transplantados, bem como com o uso simultâneo de metotrexato ou interferon. Têm sido descritas elevação transitória de ureia, creatinina e transaminases séricas e leucopenia e anemia.

O aciclovir não é teratogênico nem mutagênico e pode ser usado na gestante, sendo, mesmo, recomendado na grávida com infecção herpética estabelecida no momento do parto, com a finalidade de prevenir a infecção herpética neonatal. A droga é utilizada em recém-nascidos e lactentes mantendo a mesma eficácia e efeitos adversos de indivíduos adultos.

O aciclovir faz parte da RENAME e é disponível em centros de atendimento à saúde no Brasil. É comercializado em produto genérico (Aciclovir®) e na especialidade farmacêutica de referência Zovirax® (GlaxoSmithKline) e em medicamentos similares em formulação de comprimidos com 200 mg, frasco-ampola com 250 mg; e em pomada oftalmológica e creme dermatológico. A apresentação injetável contém o aciclovir sob a forma de sal sódico, contendo 26 mg de íon sódio em cada frasco de 250 mg do medicamento.

Pró-drogas do Aciclovir. Valaciclovir

Devido à pequena absorção do aciclovir por via oral, foram desenvolvidas pró-drogas que apresentam essa absorção aumentada, permitindo o alcance de concentrações sanguíneas mais elevadas que o aciclovir ao serem administradas por via oral. Essas pró-drogas são bem absorvidas por via oral, proporcionando níveis séricos do aciclovir cerca de cinco vezes superior que o aciclovir convencional, utilizados na mesma dosagem.

O valaciclovir é o éster l-valil do aciclovir, desenvolvido para a administração por via oral. Trata-se de uma pró-droga do aciclovir, que após administração e absorção por via oral sofre rápida dissociação na parede intestinal e no fígado, sob a ação de enzimas hidrolíticas, liberando o aciclovir na corrente circulatória.

O valaciclovir está indicado para o tratamento do herpes-zóster, na dose de 1 g, três vezes ao dia, durante sete dias. Seu emprego reduz a ocorrência e diminui a duração da neuralgia pós-herpética. Também tem indicação na terapêutica por via oral de infecções por herpes-vírus simples localizadas na pele e mucosas, incluindo o herpes genital. Nessas infecções, é indicado na dose de 500 mg duas vezes ao dia, mantido por cinco a dez dias. O valaciclovir pode, também, ser indicado para a terapêutica supressiva do herpes-vírus simples em pacientes imunodeficientes e na profilaxia do herpes genital recorrente, utilizado na dose de 500 mg em dose única diária por tempo prolongado.

O valaciclovir é bem tolerado, sendo pouco frequentes queixas de tonteira, cefaleia, prurido, rinite, náusea, dor abdominal, diarreia e sonolência. Raramente foram descritas neutropenia e alterações de transaminases. Não se observou toxicidade renal, nem cristalúria com a experimentação com o valaciclovir em seres humanos, mesmo em pacientes imunodeficientes. O valaciclovir é disponível para uso clínico no Brasil na especialidade farmacêutica Valtrex® (Glaxo-SmithKline), em cápsulas com 500 mg.

Penciclovir e Fanciclovir

O penciclovir é um análogo acíclico da guanosina que apresenta espectro de ação antiviral, estrutura e metabolismo semelhantes ao aciclovir. Tem ação contra os herpes-vírus simples 1 e 2, varicela-zóster e Epstein-Barr. É pequena sua ação contra o vírus citomegálico. Da mesma maneira que o aciclovir, sofre fosforilação por uma enzima timidinaquinase viral e em seguida nova fosforilação pelo hospedeiro, formando-se o trifosfato de penciclovir, que é a substância ativa na inibição do ADN viral. Diferentemente do aciclovir, o penciclovir tem uma meia-vida intracelular prolongada e mantém elevada concentração no interior da célula, inibindo a replicação dos herpes-vírus em menor tempo de tratamento.

O penciclovir tem pequena biodisponibilidade por via oral (somente 3%), como ocorre com o aciclovir, e só é utilizado por via parenteral ou tópica. Por via parenteral, o penciclovir administrado na dose de 10 mg/kg/dia, fracionada de 12/12 horas, revela eficácia similar ao aciclovir utilizado na dose de 15 mg/kg/dia, fracionado de 8/8 horas, no tratamento do herpes simples em pacientes imunocomprometidos. Para contornar a pequena biodisponibilidade oral do penciclovir foi sintetizada uma pró-droga do penciclovir, um éster denominado fanciclovir. Após sua absorção, sofre a ação de estearases situadas na parede intestinal, sangue e fígado, liberando-se o penciclovir na corrente circulatória. Sua biodisponibilidade por via oral é de 77%, não sofrendo a interferência dos alimentos em sua absorção. O penciclovir é eliminado por via urinária, na maior parte sem sofrer metabolização. Em pacientes com insuficiência renal moderada, com *clearance* da creatinina (CC) entre 30 e 60 mL/min, as doses do fanciclovir devem ser administradas a cada 12 horas. Nos pacientes com insuficiência renal grave, com CC abaixo de 30 mL/min, o intervalo entre as doses deve ser de 24 horas. A hemodiálise remove o penciclovir, devendo ser administrada uma nova dose após o processo dialítico.

O fanciclovir é indicado no tratamento do herpes-zóster na dose de 250 mg a 500 mg, três vezes ao dia, durante sete dias. Quando esse esquema é administrado nas primeiras 48 horas de aparecimento da erupção, a droga promove notável redução na duração da neuralgia herpética. No herpes genital primário, o fanciclovir é utilizado com bons resultados na dose de 250 mg três vezes ao dia, durante cinco dias. Em pacientes com herpes genital recorrente a dose de 250 mg duas vezes ao dia, durante cinco dias, é capaz de acelerar a cura das lesões. A droga também é eficaz no tratamento do herpes orolabial na dose de 250 mg duas vezes ao dia. Em pacientes com herpes recorrente tem sido recomendado o emprego supressivo da droga durante quatro meses.

O fanciclovir apresenta boa tolerância, mas provoca cefaleia de discreta a moderada intensidade em cerca de 19% dos pacientes. Raramente pode causar náuseas, vômitos, diarreia, insônia. A droga é licenciada no Brasil para o tratamento do herpes-zóster e do herpes simples labial e genital na especialidade farmacêutica de referência Famvir® (Novartis), em comprimidos com 125 mg e 250 mg. É também disponível na especialidade farmacêutica Penvir® (Sigma) em comprimidos com 125 mg e 500 mg.

Ganciclovir

O ganciclovir é um nucleosídeo análogo da guanosina com estrutura similar ao aciclovir, ativo contra os vírus do grupo herpes, tendo ação 30 vezes maior que o aciclovir contra o vírus citomegálico. Para exercer sua ação antiviral o ganciclovir necessita ser fosforilado a monofosfato; porém, diferentemente do aciclovir, a fosforilação do ganciclovir não é dependente de timidinaquinases virais, pois nas células infectadas pelo citomegalovírus, que não possui essa enzima, a fosforilação se faz por uma enzima celular, a deoxiguanosina-quinase. O monofosfato de ganciclovir é em seguida metabolizado a trifosfato de ganciclovir, o qual competitivamente inibe a ligação da deoxiguanosina com a ADN-polimerase, bloqueando o alongamento do ADN e a replicação viral. O ganciclovir é 100 vezes mais ativo sobre as polimerases virais que sobre as enzimas de células não infectadas, o que explica sua baixa toxicidade para as células de mamíferos quando usado em doses terapêuticas.

O ganciclovir é ativo contra os herpesvírus simples 1 e 2, varicela-zóster, Epstein-Barr e vírus citomegálico. Cepas do citomegalovírus resistentes à ação do ganciclovir vêm sendo descritas em resultado de mutações do vírus. Alguns desses mutantes com ADN-polimerase modificada mostram resistência cruzada com o cidofovir e o foscarnet.

A administração do ganciclovir se faz por via IV e oral, mas sua absorção por via oral é muito pequena (4% a 9%), e é necessário o emprego de doses elevadas para ser atingido nível sérico ativo contra os vírus. Esse antiviral atravessa a barreira placentária, atingindo concentração no feto e no líquido amniótico, e também atinge concentração no leite materno. Esta última característica farmacocinética não tem relevância maior, pois é pequena a absorção oral pelo lactente; no entanto, os fabricantes recomendam a suspensão da amamentação nas nutrizes que necessitam receber esse fármaco. A farmacocinética do ganciclovir em recém-nascidos é similar à de pessoas adultas.

Administrado por via oral, o ganciclovir elimina-se majoritariamente (85%) por via fecal, somente sendo excretado por via renal em 5%, como droga ativa. Mas em pacientes com insuficiência renal é indicado fazer ajustes na administração devido à sua toxicidade (ver Capítulo 8). A hemodiálise reduz a concentração do ganciclovir em 50%; por tal motivo, após a sessão dialítica o paciente deve receber uma dose de 1,25 mg/kg.

O ganciclovir pode também ser administrado por via intraocular para o tratamento da retinite citomegálica. A injeção direta no humor vítreo uma ou duas vezes por semana, além do desconforto e inconveniente das repetidas injeções, acompanha-se de elevado risco de descolamento da retina, hemorragia e endoftalmite. Por isso, foi desenvolvida uma formulação de liberação lenta aplicada como um implante ocular que mantém a concentração da droga no humor vítreo por seis a oito meses.

O ganciclovir é indicado no tratamento e profilaxia de infecções pelos vírus citomegálico, especialmente em pacientes submetidos a transplantes e em pacientes com Aids. Como ocorre com outros nucleosídeos antivirais, o ganciclovir atua sobre infecções agudas, ativas, mas não na infecção latente pelo vírus. Sendo assim, em pacientes imunocomprometidos é comum a recaída do processo infeccioso causado pelo citomegalovírus após a suspensão da droga. Particularmente, é o que ocorre em pacientes com Aids, motivo pelo qual se recomenda a manutenção da terapêutica supressiva até que o paciente recupere sua imunidade com o uso de drogas antirretrovirais.

O ganciclovir é ativo na retinite, esofagite, colite, gastrite e hepatite causadas pelo citomegalovírus, sendo especialmente notável sua eficácia nos quadros de retinite citomegálica. É menor sua eficácia na pneumonia e na encefalite causada por esse vírus. É usado na dose de 5 mg/kg a cada 12 horas, por via IV, diluído em 100 mL (ou quantidade correspondente para doses em crianças) de solução salina ou solução glicosada a 5% e administrado gota a gota durante uma hora. O tratamento é mantido por 14 a 30 dias. Nos pacientes imunocomprometidos, é estabelecido um regime de manutenção, com uma injeção IV em dose diária única de 5 mg/kg durante cinco a sete dias da semana, até que recupere suas células CD4 para nível superior a $200/mm^3$. A apresentação oral é indicada como uma alternativa para o tratamento de manutenção da retinite citomegálica em pacientes imunocomprometidos, após a melhoria com a terapia inicial por via IV. A dose recomendada é de 1 g de 8/8 horas (3 g/dia), mas é acompanhada de recaídas frequentes; doses mais elevadas, de 4,5 g a 6 g por dia, em adultos, oferecem melhor resultado na prevenção de recaídas da retinite citomegálica. Deve-se enfatizar a importância da tomada do medicamento junto com uma alimentação. Se, durante o tratamento de manutenção, o paciente apresentar recaída da lesão retiniana, é necessário retornar à administração intravenosa da droga. Apesar da menor toxicidade do ganciclovir oral, a principal dificuldade de sua utilização, além do custo, é a grande quantidade de comprimidos (12 ou mais) que o paciente tem que tomar, junto com a medicação de seu regime terapêutico.

Para a terapêutica da retinite citomegálica, o implante intraocular é colocado no interior do olho por meio de uma cirurgia de curta duração, realizada habitualmente em ambulatório, com anestesia local. Essa modalidade de tratamento é dispendiosa, exige a cirurgia oftálmica a cada seis a oito meses, pode ser causa de complicações oculares, como endoftalmite e descolamento da retina, pode acompanhar-se de retinite contralateral e não evita a localização do vírus em outras partes do organismo. Por outro lado, facilita a manutenção da terapia supressiva, uma vez que o paciente fica desobrigado de receber diariamente o ganciclovir por via IV ou oral. Ademais, tem a vantagem de evitar a toxicidade sistêmica do ganciclovir.

Nos pacientes com Aids que apresentam encefalite ou neurite causadas pelo citomegalovírus e que já receberam tratamento com o ganciclovir, deve-se considerar o uso associado do ganciclovir com o foscarnet. Essa associação também está indicada nos casos de pneumonite pelo vírus. Não existem dados sobre a eficácia do ganciclovir por via oral nessas localizações do vírus citomegálico.

Em pacientes transplantados de fígado, rim, pulmão, coração, medula óssea e pâncreas, o ganciclovir está indicado na prevenção da doença citomegálica. É administrado na dose de 5 mg/kg a cada 12 horas, por via IV, iniciando no dia do transplante e mantido nessa dose por duas semanas. Em seguida, a dose de 5 mg/kg é administrada uma vez ao dia durante cinco dias da semana até 100 a 120 dias após o transplante.

A tolerabilidade ao ganciclovir em geral é boa, registrando-se eventualmente queixas de náuseas, vômitos e cefaleia com sua administração. Entretanto, é uma droga mielotóxica e pode causar depressão medular com anemia, neutropenia e trombocitopenia. Com a manutenção de doses mais elevadas provoca atrofia gastrointestinal e manifestações neurotóxicas, com desorientação e psicoses. Foram descritas convulsões em pacientes recebendo simultaneamente o imipeném. A droga inibe a espermatogênese. A toxicidade hematológica do ganciclovir é potencializada pela zidovudina, não sendo recomendado o emprego concomitante dessas drogas. A dapsona, o cotrimoxazol, a flucitosina, a pentamidina e o trimetrexato também potencializam o efeito tóxico medular do ganciclovir, sendo necessário o acompanhamento hematológico dos pacientes em uso dessas drogas associadas. Associado com a didanosina, o ganciclovir tem sua concentração reduzida e ocorre elevação do nível sérico da didanosina, com correspondente aumento da toxicidade dessa droga e diminuição da eficácia do ganciclovir.

O ganciclovir tem propriedades mutagênicas, causando alterações cromossômicas em células de mamíferos, e tem potencialidade carcinogênica. A droga é embriotóxica e teratogênica para animais de laboratório, causando fenda palatina, anoftalmia, microftalmia, hidrocefalia, aplasia de pâncreas e rins e outras anomalias. Por tal motivo é contraindicada em gestantes e nutrizes. No entanto, não se conhece a potencialidade tóxica do ganciclovir para o feto humano. Relatos do emprego da droga em gestantes com infecção grave pelo citomegalovírus não mostraram efeitos adversos para o concepto.

O ganciclovir não é recomendado em pacientes neutropênicos e com trombocitopenia inferiores a 500 células/mm^3 e 25.000/mm^3, respectivamente. Devido ao seu efeito citotóxico e potencial ação teratogênica, mutagênica e carcinogênica, expondo o profissional que manipula sua preparação e administração, recomenda-se que a reconstituição do ganciclovir para injeção IV seja feita em local apropriado e por técnico protegido com luvas, máscara, óculos e avental de manga longa. Luvas são também recomendadas para o técnico que administrar a medicação.

O ganciclovir consta da RENAME e é disponível no Brasil na rede pública de atendimento à saúde. É comercializado em formulação para uso IV na apresentação genérica Ganciclovir sódico®, e na especialidade farmacêutica de referência Cymevene® (Roche) e em produtos similares em frascos-ampola com 250 mg e 500 mg. As apresentações para uso por via oral e o implante ocular não são disponíveis no Brasil.

Pró-droga do Ganciclovir. Valganciclovir

O valganciclovir é o éster valina do ganciclovir, uma pró-droga do ganciclovir que apresenta biodisponibilidade por via oral de 60%. Sua absorção por via oral possibilita a obtenção de níveis séricos de ganciclovir próximos dos obtidos com a droga por via IV. Sua absorção é maior ao ser administrado com alimentos, com boa tolerância. Esse novo derivado é indicado no tratamento da retinite causada pelo citomegalovírus na dose de 900 mg a cada 12 horas, por via oral, com alimentos, durante 21 dias. Em indivíduos com Aids é indicada a terapêutica de manutenção, com a dose diária única de 900 mg, sempre com alimentos, até a recuperação do estado imunitário do paciente. O valganciclovir vem sendo utilizado, também, na profilaxia da infecção pelo citomegalovírus em pacientes transplantados, com eficácia similar à apresentação IV e com facilidade de administração (ver Capítulo 10). O valganciclovir é disponível para uso clínico no Brasil na especialidade farmacêutica Valcyte® (Roche) em comprimidos com 450 mg.

Ribavirina

A ribavirina tem atividade contra vírus ARN e ADN, mas sua passagem pela barreira hematoencefálica é pequena. Contudo, a permeabilidade à droga para o sistema nervoso é maior quando há inflamação das meninges e do encéfalo. Vários vírus mostram sensibilidade *in vitro* à ribavirina (hantavírus, herpes simples, influenza A e B, sarampo, caxumba, sincicial respiratório, varicela e outros), mas a indicação principal é no tratamento da hepatite B associada com interferon e da hepatite C associada com outras drogas anti-hepatite. A ribavirina é absorvida por via oral e após ser metabolizada é eliminada pelos rins. Particularidades de seu emprego serão discutidas no Capítulo 32, sobre fármacos ativos contra vírus de hepatites.

Outros Análogos da Guanosina

O entecavir é um análogo da guanina com ação contra o vírus da hepatite B, e será discutido no Capítulo 32, sobre fármacos ativos contra vírus de hepatites. O abacavir, com atividade contra o vírus da imunodeficiência humana, será discutido no capítulo sobre drogas antirretrovirais.

Nucleosídeos Análogos da Inosina

Entre os nucleosídeos análogos da inosina com ação antiviral situam-se a didanosina e a isoprinosina. A didanosina será discutida no capítulo sobre as drogas antirretrovirais e a isoprinosina não é mais comercializada no Brasil.

NUCLEOTÍDEOS ANTIVIRAIS

Conforme já discutido, a ligação de um nucleosídeo com o ácido fosfórico forma um nucleotídeo e a união de vários nucleotídeos forma os ácidos nucleicos. Portanto, os nucleotídeos são nucleosídeos fosfonados e é com essa denominação que é conhecida uma importante classe de antivirais que têm uma de suas cadeias abertas, constituindo os nucleosídeos acíclicos fosfonados ou nucleotídeos acíclicos.

Nucleotídeos Acíclicos (Nucleosídeos Acíclicos Fosfonados)

Os nucleosídeos acíclicos fosfonados constituem uma nova classe de nucleosídeos com ação antiviral, sendo ativos contra amplo espectro de vírus, incluindo herpes, pox, adeno, papovavírus e, mesmo, retrovírus. Além de sua ampla ação antiviral, os nucleosídeos acíclicos fosfonados caracterizam-se por sua atividade potente e prolongada, demonstrada *in vivo* em modelos animais e no homem. Substâncias dessa classe de antivirais já se encontram disponíveis para uso clínico. São o cidofovir, o adefovir e o tenofovir. Este último, por sua ação sobre os vírus da imunodeficiência humana, será discutido no Capítulo 28, sobre drogas antirretrovirais.

Cidofovir

O cidofovir é um nucleotídeo análogo da citidina, que apresenta potente atividade contra o vírus citomegálico e outros herpesvírus, adenovírus, papilomavírus, hepatite B e poliomavírus. No entanto, sua indicação na prática clínica é dirigida principalmente para a infecção por citomegalovírus. Sob a ação de enzimas celulares, o cidofovir transforma-se no difosfato de cidofovir, seu metabólito ativo. Este fármaco pode mostrar-se ativo contra estirpes do vírus citomegálico que se mostrem resistentes ao ganciclovir e ao foscarnet.

Esse antiviral é pouco absorvido por via oral, necessitando ser administrado por via IV para sua ação nos tecidos. O cidofovir é nefrotóxico, podendo causar lesões nas células tubulares. Essa ação tóxica é dose-dependente e é diminuída pelo uso concomitante de probenecida. Contudo, o emprego desse antiviral deve ser acompanhado com exames repetidos da função renal, recomendando-se a dosagem da ureia e creatinina pelo menos a cada 15 dias e exames seriados do sedimento e determinação de proteína na urina. A droga é contraindicada em pacientes com insuficiência renal. Neutropenia (15% dos casos), neuropatia periférica, distúrbios gastrointestinais e erupção maculopapular podem ocorrer pelo uso da probenecida.

O cidofovir pode também ser injetado intravítreo no tratamento da retinite citomegálica; no entanto, pode ser causa de uveíte grave e causar hipotonia ocular em até 4% dos enfermos utilizando a dose de 20 mcg. A redução da dose diminui este paraefeito, mas também diminui a eficácia do tratamento.

O cidofovir é utilizado em pacientes com retinite pelo citomegalovírus, mostrando-se a alternativa terapêutica nos que apresentam intolerância ou falha terapêutica com o ganciclovir e o foscarnet. Bons resultados são obtidos com o emprego da dose de 5 mg/kg dissolvida em solução salina a 0,9% (100 mL em adultos), via IV gota a gota durante uma hora, administrada uma vez por semana, durante duas semanas (indução). Em seguida, o medicamento é administrado na dose de 5 mg/kg a cada 15 dias (manutenção). O uso concomitante de probenecida por via oral (2 g três horas antes da infusão intravenosa e mais duas doses de 1 g, duas horas e seis horas após a infusão da droga) diminui a nefrotoxicidade, manifestada por proteinúria (em até 23% dos casos) e elevação de creatinina sanguínea. É recomendável hidratação forçada do paciente medicado com o cidofovir intravenoso, pela administração de um litro de solução salina infundida uma ou duas horas antes de receber a droga.

Uma recente apresentação tópica do cidofovir a 3%, em dermovan, um veículo com propilenoglicol, vem sendo utilizada com sucesso no tratamento do molusco contagioso em pacientes com Aids. A preparação deve ser mantida em refrigerador e é aplicada nas lesões uma vez ao dia, cinco dias da semana, durante oito semanas.

Nos pacientes que apresentam elevação da concentração da creatinina em 0,3 ou 0,4 mg% acima do seu nível prévio, a dose do cidofovir deve ser reduzida para 3 mg/kg. Se a elevação for superior a 0,5 mg%, o medicamento deve ser suspenso. É indicada a dosagem da creatinina 48 horas antes do paciente ser medicado com esse antiviral.

O cidofovir mostrou propriedades embriotóxicas em animais, não se conhecendo sua ação em fetos humanos. A droga não é recomendada a gestantes, exceto se o benefício de sua administração justificar os riscos desse uso. Em nutrizes é recomendável suspender a amamentação.

O cidofovir encontra-se disponível nos Estados Unidos e na Europa com o nome de fantasia Vistide® (Gilead Sciences), em ampolas para uso IV com 5 mL contendo 375 mg, indicado no tratamento da retinite pelo citomegalovírus. É previsto seu lançamento comercial no Brasil.

Adefovir

O adefovir é um nucleotídeo análogo da adenosina, que apresenta atividade contra o citomegalovírus, os herpes-vírus e outros vírus constituídos por ADN, mas que vem sendo utilizado principalmente na terapia da infecção pelo vírus da hepatite B. Suas características serão discutidas adiante, junto com as drogas ativas contra os vírus da hepatite.

Outras Drogas Ativas contra o Herpes-vírus

Foscarnet

O foscarnet (ou foscarneto) é o sal trissódico do ácido fosfonofórmico, apresentando atividade antiviral contra os vírus do grupo herpes e os retrovírus. A droga tem o potencial de quelar íons metálicos divalentes, como o cálcio e magnésio, para formar compostos estáveis quimicamente. O foscarnet age como um inibidor da ADN-polimerase dos herpes-vírus simples 1 e 2 e do citomegalovírus e inibe a transcriptase reversa do HIV (vírus da imunodeficiência humana). Nas doses terapêuticas, a droga pouco interfere na ADN polimerase celular, daí sua baixa toxicidade para o homem. O foscarnet não necessita ativação de timidinaquinases ou outras enzimas, mostrando-se ativo mesmo contra cepas mutantes de herpes-vírus deficientes em timidinaquinase. Dessa maneira, o foscarnet pode mostrar-se ativo contra estirpes do vírus citomegálico e herpes-vírus simples resistentes ao ganciclovir e aciclovir, respectivamente.

Esse antiviral é pouco absorvido por via oral (menos de 20% da dose). É utilizado por via tópica no tratamento do herpes labial e genital e mostra-se eficaz por via IV em infecções herpéticas prolongadas em pacientes com Aids e na retinite por citomegalovírus (CMV). A droga não tem boa eficácia na pneumonite, nem na gastroenterite pelo CMV. O foscarnet foi ensaiado em pacientes com Aids e o complexo relacionado com a Aids, tendo sido verificado em vários pacientes a negativação da viremia pelo HIV. A dificuldade prática dessa indicação do foscarnet é a necessidade de seu uso por via IV.

Em pacientes com Aids e retinite pelo citomegalovírus, o foscarnet é utilizado na dose de 60 mg/kg repetida a cada oito horas por via IV durante 14 dias. Alguns estudos mostram eficácia semelhante quando administrado na dose de 90 mg/kg a cada 12 horas. Em seguida é usado em tratamento de manutenção na dose diária de 60 a 90 mg/kg durante os sete dias da semana. Em infecções graves pelo herpes-vírus simples resistente ao aciclovir ou quando existe contraindicação ao uso deste antiviral, o foscarnet tem sido utilizado na dose de 40 a 60 mg/kg por dose, repetido a cada oito horas, por via IV, durante 16 a 30 dias. Em seguida o paciente deve permanecer em terapêutica de manutenção com o aciclovir ou o foscarnet. A administração do foscarnet por via intravenosa pode ser feita em veia central ou periférica, em gotejamento lento durante pelo menos uma hora. Ao ser administrado por uma veia periférica recomenda-se a instalação de um tubo em Y e a perfusão concomitante de meio litro (em adultos) de soro glicosado a 5% ou solução de cloreto de sódio a 9%, a fim de evitar a irritação local da veia e minimizar a nefrotoxicidade.

Os efeitos adversos observados com o uso do foscarnet manifestam-se por cefaleia, alucinações, tremores, lassidão, náuseas, vômitos, anemia e convulsões. Leucopenia é rara. Devido à ação química, a droga eliminada pela urina provoca com alguma frequência irritação da glande e pênis ou da vulva, manifestada por ardência e até formação de ulceração. Por tal motivo, recomenda-se lavar o órgão genital com água após a micção. É frequente a ocorrência de hipocalcemia nos pacientes que utilizam doses superiores a 90 mg/kg/dose. Esse efeito pode causar tremores, crises de hipertonia muscular (tetania), parestesias, convulsões e arritmia, especialmente se a administração da dose é feita de modo rápido. Hipofosfatemia e hipomagnesemia são também observados. Habitualmente, essas alterações respondem à administração dos íons por via oral, sendo recomendada a administração preventiva de cálcio durante o uso do foscarnet (o correspondente a 1,0 g/dia de cálcio ionizável em adultos). Nos pacientes que apresentam tetania, está indicada a administração de gluconato de cálcio por via IV (10 mL de gluconato de cálcio a 10%). Uma apresentação lipossomal do foscarnet encontra-se em avaliação clínica, tendo sido observado que impede a hipocalcemia e a hipofosfatemia.

O foscarnet é nefrotóxico, surgindo lesão renal importante em 20% a 50% dos pacientes, com lesão tubular aguda, caracterizada por elevação da creatininemia, proteinúria discreta e sedimento urinário pouco alterado. A lesão renal retorna à normalidade após duas a quatro semanas da interrupção da droga e pode ser diminuída pela hidratação forçada do paciente no pré-tratamento e durante o uso da droga. A infusão de soro fisiológico (solução salina) em doses diárias de dois a três litros juntamente com a administração do foscarnet reduz a ocorrência e a gravidade da lesão renal. Os pacientes em uso desse antiviral devem realizar dosagem de ureia, creatinina, cálcio, potássio, fósforo e magnésio duas vezes por semana e hemograma semanalmente. Alguns pacientes apresentam vômitos intensos, de difícil controle, podendo ser necessária a suspensão da droga.

Em pacientes com insuficiência renal, a dose do foscarnet deve ser ajustada. A bula do produto recomenda que em indivíduos com *clearance* da creatinina (CC) superior a 1,5 mL/kg/min a dose por tomada seja a normal (60 mg/kg/dose, repetida de 8/8 horas; ou 90 mg/kg/dose repetida a cada 12 horas). Quando o CC situar-se em 1,0 mL/kg/min a dose por vez será de 40 mg/kg, a cada oito horas, ou 70 mg/kg a cada 12 horas; se o CC for de 0,7 mL/kg/min a dose por vez será de 30 mg/kg, a cada oito horas, ou 60 mg/kg a cada 12 horas; e quando o CC for de 0,5 mL/kg/min a dose por vez será de 20 mg/kg, a cada oito horas, ou 55 mg/kg a cada 12 horas. A hemodiálise retira 50% da dose do medicamento, sendo recomendada uma nova dose de 60 mg/kg após cada diálise.

O foscarnet está liberado para uso clínico na terapêutica da retinite citomegálica e do herpes simples refratário ao aciclovir. É apresentado comercialmente com o nome Foscavir® (AstraZeneca), sob a forma de sal sódico para uso IV, já preparado na diluição de 24 mg/mL em frascos com 250 mL (6,0 g). No Brasil, é disponível nos centros de atendimento a pacientes com infecção pelo vírus da imunodeficiência humana (HIV) e Aids.

Fomivirsen

O fomivirsen é um nucleotídeo fosforotioato que mostra atividade inibitória sobre o vírus citomegálico (CMV), impedindo sua multiplicação por meio de um mecanismo genético, diferenciado das drogas antivirais disponíveis contra esse vírus. O fármaco é 30 vezes mais potente contra o CMV que o ganciclovir e é ativo contra os vírus que se mostram resistentes a esse nucleosídeo. Não há resistência cruzada entre o fomivirsen e os nucleosídeos antivirais.

Administrado por via IV, o fomivirsen não atinge concentração ativa contra o CMV situado na retina, e, portanto, é desprovido de valor por essa via na terapia da retinite causada pelo vírus. Por isso, o fomivirsen foi formulado para a administração intravítreo, permanecendo com ação local contra o CMV por cerca de 10 dias, eliminando-se do olho por difusão sistêmica e metabolização enzimática.

O fomivirsen é indicado no tratamento local da retinite causada pelo citomegalovírus em pacientes infectados pelo HIV que não possam receber o tratamento com nucleosídeos antivirais ou em enfermos que o vírus tenha demonstrado resistência a essas drogas. Não tem ação na retinite no olho contralateral, e é necessária a injeção intravítrea nos dois olhos se houver o comprometimento bilateral.

O tratamento é realizado em uma fase de indução, na qual o medicamento é injetado intravítreo na dose de 330 mcg (0,05 mL) no primeiro dia e duas semanas após; e uma fase de manutenção, na qual a dose referida é injetada uma vez a cada quatro semanas. A droga pode causar efeitos adversos locais em até 25% dos enfermos, sob a forma de inflamação intraocular (irite, vitreíte), e mais comuns no período de indução. Nesses casos está indicado o uso de corticosteroides tópicos. Diminuição da acuidade visual, aumento da pressão intraocular, hemorragia conjuntival e retiniana, alteração de visão de cores, fotofobia, opacidade do vítreo, maculopatia e outras complicações oculares podem ocorrer.

O fomivirsen foi licenciado nos Estados Unidos para o tratamento da retinite causada pelo citomegalovírus, sob o nome Vitravene® (Novartis). Pode ser disponível em nosso país por meio de empresas distribuidoras de medicamentos, apresentado em ampolas com 0,25 mL contendo 6,6 mg/mL.

DROGAS ATIVAS CONTRA VÍRUS RESPIRATÓRIOS

Serão apresentadas aqui as substâncias antivirais que têm ação sobre o vírus influenza. A ribavirina, que tem atividade sobre o vírus sincicial respiratório será discutida a seguir, junto com as drogas ativas contra os vírus da hepatite.

DROGAS ATIVAS CONTRA O VÍRUS *INFLUENZA*

Inibidores da Penetração do Vírus

Amantadina, Tromantadina e Rimantadina

A amantadina ou adamantanamina é uma amina com estrutura simétrica, que apresenta propriedade de inibir o vírus da influenza A, *in vitro* e *in vivo*. Em altas concentrações, impossíveis de serem utilizadas na clínica, exerce efeito inibidor também sobre os vírus influenza B, parainfluenza, rubéola e sincicial respiratório. A droga não tem ação virucida e seu mecanismo de ação é o de interferir na penetração do vírus na célula do hospedeiro ao se ligar à proteína M2 do vírus.

O cloridrato de amantadina é bem absorvido por via oral, eliminando-se por via urinária lentamente, sem sofrer metabolização. A droga provoca efeitos secundários manifestados por insônia, tremores, zumbidos, excitabilidade, ataxia e confusão mental. Em pacientes com insuficiência renal, determina confusão mental grave, alucinações, depressão, convulsões, letargia e coma, devendo ter sua dose reduzida. Eventualmente, relatam-se náuseas e vômitos com o seu uso. É teratogênica para animais de laboratório, sendo contraindicada na gestante.

A amantadina está indicada sobretudo na profilaxia da gripe pelo vírus influenza A em épocas de epidemias, sendo controvertida sua ação terapêutica uma vez estabelecida a infecção viral. É possível, porém, que exerça algum efeito benéfico se administrada precocemente ao início da sintomatologia. Seu uso é particularmente indicado em pessoas idosas e crianças e em pacientes imunocomprometidos, embora seja menor a eficácia nesse último grupo de indivíduos. O medicamento é administrado profilaticamente na dose, em adultos, de 200 mg/dia, em uma única tomada diária pela manhã durante cinco a seis semanas. Para crianças a dose é de 4 a 8 mg/kg/dia. Para uso terapêutico a dose é de 200 mg/dia, em dose única ou fracionada de 12/12 horas, mantida por três a cinco dias. Em pacientes idosos é prudente utilizar a dose de 100 mg/dia; nos enfermos adultos com insuficiência renal leve, moderada e grave, a dose de 100 mg deve ser administrada a cada dois, três e sete dias, respectivamente. O cloridrato de amantadina é disponível no Brasil na especialidade farmacêutica Mantidan® (Eurofarma), em comprimidos com 100 mg.

A rimantadina é um composto relacionado com a amantadina e também utilizada sob a forma de cloridrato. Seu espectro de ação é o mesmo da droga anterior, verificando-se que em altas doses é ativa não só sobre o vírus da influenza A (gripe), como também sobre os influenza B, parainfluenza e sincicial respiratório. Na prática clínica, contudo, somente é ativo contra os vírus da influenza A. Não é comercializada no Brasil.

A tromantadina é um derivado da amantadina com potente atividade contra os herpes-vírus simples tipo 1, mas desprovida de ação contra os herpes-vírus simples tipo 2. É utilizada em aplicação tópica sob a forma de gel no tratamento do herpes labial. Mostra eficácia similar ao uso tópico do aciclovir, acelerando a regressão do prurido e das lesões vesiculares, especialmente com o seu emprego logo ao início das manifestações do herpes. É empregada localmente em aplicações do gel três a cinco vezes ao dia. A droga pode causar alergia de contato e lesões eczematosas em cerca de 5% dos pacientes que a utilizam. A tromantadina é comercializada no Brasil sob a forma de gel, na especialidade farmacêutica Herpex® (Pfizer Pharmacia).

Inibidores de Neuraminidase

Zanamivir e Oseltamivir

Os vírus *Influenza* A e B são os causadores da gripe humana. O vírus *Influenza* A pode, eventualmente, sofrer alterações drásticas em sua composição antigênica e produzir um novo subtipo com alto potencial patogênico, para a qual as populações humanas não teriam nenhuma imunidade prévia. Essas grandes alterações antigênicas podem ocorrer quando estão presentes condições favoráveis, que envolvem o contato entre seres humanos, aves domésticas (Influenza aviária ou "gripe do frango") e porcos (Influenza suína), possibilitando infecções simultâneas (coinfecção) e a troca de material genético entre subtipos do vírus *Influenza* A de origem humana e animal.

Os vírus influenza têm em sua estrutura superficial espículos constituídos por glicoproteínas com atividade de hemaglutinina e de neuraminidase (ou sialidase). A hemaglutinina promove a ligação do vírus a receptores contendo ácido siálico (ácido N-acetilneuramínico) presentes na superfície das células do trato respiratório. Essa proteína é o principal alvo dos anticorpos (e, portanto, das vacinas contra a gripe), mas é muito variável com as cepas do vírus. A neuraminidase rompe o ácido siálico. Após a penetração dos vírus e sua replicação, as novas partículas virais resultantes da multiplicação nas células ficam recobertas de ácido siálico e, se assim permanecessem, a hemaglutinina faria com que aglutinassem na parede da célula e entre si. Se isso ocorresse, o vírus não poderia infectar novas células. Isso não acontece porque a neuraminidase rompe o ácido siálico, facilitando a liberação das novas partículas virais da célula do hospedeiro e impede a agregação dos vírus entre si. Além disso, a enzima evita a inativação do vírus pelo muco respiratório e facilita a disseminação do vírus pela árvore respiratória. A neuraminidase é, portanto, fundamental para a sobrevivência e difusão dos vírus da influenza.

Ao contrário da hemaglutinina, a neuraminidase é bastante estável e conserva sua sequência de proteínas nas diferentes estirpes do vírus da influenza. Esse fato tem importância porque possibilita que drogas que mimetizem o ácido siálico possam inibir competitivamente a neuraminidase de vários mutantes dos vírus da influenza A e B. Foi com base nessa observação que foram desenvolvidas substâncias análogas do ácido siálico que inibem a neuraminidase viral. A droga inicialmente produzida não tinha especificidade de ação contra a enzima dos vírus; logo, porém, surgiram substâncias com ação específica contra a neuraminidase viral, o zanamivir e o oseltamivir.

O zanamivir foi o primeiro inibidor da neuraminidase introduzido para o tratamento e a profilaxia da infecção pelos vírus influenza. Diferentemente da amantadina e da rimantadina, o zanamivir inibe o crescimento e disseminação tanto dos vírus da influenza A como da B e é ativo contra diferentes estirpes do vírus que sofreram mutação em sua hemaglutinina. O zanamivir não é absorvido por via oral e por via IV é rapidamente eliminado por via renal, não mantendo concentração nos tecidos. A tolerabilidade do zanamivir é considerada boa, ocorrendo efeitos adversos em alguns pacientes, manifestados por tosse, náuseas, vômitos, cefaleia, broncoespasmo, congestão nasal e sinusite.

O zanamivir é indicado no tratamento e profilaxia da infecção pelos vírus da influenza A e B, administrado sob a forma de inalação oral por meio de um aparelho apropriado denominado "Diskhaler" que libera a dose de 10 mg. Na profilaxia da gripe, em períodos de surtos ou epidemias, é feita uma inalação uma vez ao dia durante quatro semanas, indicado sobretudo em idosos e em crianças com alterações imunitárias. No tratamento da gripe, a droga é administrada na dose de 10 mg (em duas inalações de 5 mg), adultos e crianças acima de 12 anos de idade, duas vezes ao dia, durante cinco dias. O zanamivir e disponível no Brasil, na especialidade farmacêutica Relenza® (BMS), apresentado em inaladores (diskhaler) contendo 5 mg/dose.

O oseltamivir é também um inibidor da neuraminidase. Trata-se de uma pródroga com elevada biodisponibilidade oral do oseltamivir carboxilato, um composto carboxílico com potente atividade inibitória sobre os vírus da influenza e conhecido inicialmente pelas siglas GS 4071 e RO 64-0802, O GS 4071 age como competidor da neuraminidase dos vírus da influenza A e B, apresentando potência inibitória três a seis vezes maior que o zanamivir. Sua ação ocorre mesmo nos vírus da influenza mutantes, sem causar alterações imunogênicas nas partículas virais.

O oseltamivir foi desenvolvido como pró-droga para melhorar o perfil farmacocinético da substância original. Após a absorção, o oseltamivir é convertido por meio de enzimas hepáticas. Os alimentos não interferem de maneira significativa na absorção do oseltamivir. Distribui-se pelos tecidos orgânicos, atingindo elevada concentração no tecido pulmonar, traqueia, ouvido médio, mucosa respiratória e fígado. Mantém concentração nas vias respiratórias por 24 horas, apresentando nível no tecido pulmonar 30 vezes maior que o do plasma após esse prazo. Não alcança concentração no sistema nervoso central. Elimina-se por via renal como droga ativa. Em pacientes com insuficiência renal grave, com *clearance* da creatinina inferior a 30 mL/min, é recomendada a redução da dose do oseltamivir. Não provoca interações com outros fármacos, exceto com a probenecida, que aumenta sua concentração e tempo de circulação por interferir na secreção tubular. No entanto, essa interação não tem maior significado clínico.

O oseltamivir é indicado no tratamento e profilaxia da gripe causada pelos vírus da influenza A e B. A droga reduz as manifestações clínicas da gripe em até dois dias, sobretudo se administrada até 60 horas após o início da sintomatologia. Ademais, reduz a ocorrência de complicações da gripe, manifestadas por bronquite, sinusite e pneumonia. É recomendado na dose de 75 mg duas vezes ao dia durante cinco dias, em pacientes acima de 12 anos de idade. Em crianças com menos de 15 kg, a dose por vez é de 30 mg, tomada duas vezes ao dia; nas com o peso entre 16 e 23 kg, a dose por vez é de 45 mg; nas com 24 a 60 kg, a dose é de 60 mg de 12/12 horas; e nas com peso acima de 40 kg, a dose é similar à do adulto. Ainda não existem dados disponíveis sobre a segurança e eficácia da droga em gestantes e nutrizes. Nos pacientes com insuficiência renal grave, a dose deve ser reduzida para 75 mg em dose única diária por cinco dias.

A introdução de um vírus da influenza modificado em uma região onde os indivíduos sejam suscetíveis pode desencadear uma epidemia, principalmente se as condições forem favoráveis. Até o momento, não foram relatados casos em seres humanos da influenza aviária, mas o oseltamivir foi indicado para o tratamento desta, caso ocorra.

Utilizado em contactantes intradomiciliares de casos de influenza, o oseltamivir exerce efeito preventivo em cerca de 89% dos casos. Como profilático, a dose é de 75 mg uma vez ao dia, durante sete dias.

A tolerabilidade do oseltamivir é considerada boa, não sendo uma droga tóxica. Alguns pacientes referem distúrbios gastrointestinais, com náuseas, vômitos e diarreia. A ingestão do medicamento junto com alimentos reduz a ocorrência desses paraefeitos. Esse antiviral é disponível no Brasil na especialidade farmacêutica Tamiflu® (Roche) em comprimidos com 75 mg de fosfato de oseltamivir.

Inibidores de RNA-polimerase

Recentemente, vários novos antivirais ativos contra vírus ARN, por atuarem como inibidores da RNA-polimerase, vêm sendo ensaiados em diferentes viroses, considerando o seu amplo espectro de ação. As substâncias desse grupo possuem atividade contra várias famílias de vírus, incluindo buniavírus, arenavírus, paramixovírus, coronavírus, flavivírus, filovírus, hantavírus e flebovírus. Pertencem a esse grupo os fármacos remdesivir, favipiravir, galidesivir, brincidofovir e outros em fase inicial de estudo. Os três primeiros citados encontram-se em fase adiantada de experimentação, especialmente visando o combate aos coronavírus.

Remdesivir

Remdesivir é uma pró-droga análoga da adenina que no organismo se transforma em seu metabolito trifosfato, com atividade inibitória de ARN-polimerase de vários vírus ARN. O fármaco mostra atividade antiviral contra Ebola, Marburg, Lassa, sincicial respiratório e vários tipos de coronavírus, inclusive MERS-CoV e outros vírus ARN, mas é inativo contra os retrovírus. Sua indicação principal tem sido no tratamento de infecção pelo vírus Ebola, mas o remdesivir é um fármaco candidato ao tratamento da recente eclosão de infecção respiratória pelo novo coronavírus SARS-CoV-2 originado da China e difundido em vários países da Ásia, Europa, Oceania e Américas.

Estudos em animais revelaram que, após a administração intravenosa de remdesivir, a droga é convertida na forma ativa de trifosfato no interior de células mononucleares circulantes e se mantém ativa com meia-vida de 14 horas no meio intracelular. A eficácia de remdesivir na infecção por diferentes tipos do vírus Ebola e a recente eclosão da Covid-19 conduziram a estudos em andamento sobre a atividade desse novo antiviral isolado ou associado com cloroquina ou lopinavir/ritonavir nessa infecção. Remdesivir vem sendo ensaiado por via intravenosa na dose inicial de 200 mg no primeiro dia, seguido de dose de 100 mg uma vez ao dia durante nove dias.

Favipiravir

O favipiravir é uma substância que inibe seletivamente a RNA-polimerase, RNA-dependente, de ampla gama de vírus ARN (RNA), com isso inibindo sua replicação. O fármaco atua contra vírus influenza, incluindo H1N1, influenza aviária (H2N2) e febre de Hong Kong (H3N2), a qual causou a morte estimada de 1 a 3 milhões de pessoas em 1968. Além de sua ação anti-influenza, favipiravir inibe outros vírus ARN (ou RNA) como arenavírus (Machypo, Junin), flebovírus (febre do Vale do Rift), flavivírus (febre amarela), Ebola e coronavírus. Favipiravir administrado por via oral atinge elevada concentração no epitélio pulmonar e é recomendada isoladamente ou associada com oseltamivir no tratamento de pacientes com influenza. Esse antiviral tem demonstrado eficácia em pacientes infectados com vírus Ebola no continente africano, reduzindo a mortalidade por essa infecção.

O favipirir foi ensaiado em pacientes infectados com Covid-19 mostrando redução da duração da febre e da tosse, mas somente se utilizado nos estágios iniciais da doença. Provavelmente, também reduz a ocorrência de casos de maior gravidade, com pneumonia. O fármaco é comercializado no Japão, com o nome de marca Avigan. A dose administrada por via oral é de 1.800 mg duas vezes ao dia nos primeiro dias e em seguida, 800 mg de 12/12 horas durante mais quatro dias.

O favipiravir é contraindicado em gestantes e mulheres em aleitamento porque pode causar embriopatia e teratogenia em estudos em animais. A droga é, em geral, bem tolerada, mas pode causar aumento de níveis de ácido úrico, com cuidados em pacientes com gota e insuficiência renal. Alguns pacientes queixam-se de diarreia e pode ocorrer elevação assintomática de transaminases.

Galidesivir

O galidesivir é um derivado pirimidínico que mostra atividade inibidora da replicação de vírus ARN. *In vitro* mostra ampla ação antiviral contra diferentes famílias de vírus ARN, incluindo filovírus, togavírus, buniavírus, arenavírus, coronavíru e flavivírus. Os estudos mais avançados referem-se às infecções por vírus Marburg e febre amarela. Contudo, o fármaco é candidato para o tratamento de infecções por coronavírus causador da síndrome respiratória do Oriente Médio.

O galidesivir é administrado por via intravenosa, com boa tolerância em seres humanos.

DROGAS UTILIZADAS NO TRATAMENTO DA RAIVA

A raiva era considerada uma doença inexoravelmente fatal uma vez manifestada clinicamente. O tratamento dos enfermos se constituía em cuidados higiênicos, ambiente tranquilo, oxigenação, hidratação e sedação. Alguns relatos na literatura médica de recuperação de pacientes foram motivos de dúvidas, considerando a pouca clareza das informações. Contudo, a sobrevivência e a recuperação de uma paciente com raiva humana comprovada, atendida no Medical College of Wisconsin, Millwaukee, Estados Unidos, em 2005, modificou o prognóstico dessa doença (Willoughby Jr. *et al.*).

O tratamento instituído fundamentou-se em manter a paciente viva até o surgimento de resposta imune à própria infecção viral, não tendo sido aplicada vacina nem soro antirrábicos. A enferma foi mantida sob cuidados intensivos, em coma induzido com midazolam, quetamina, benzodiazepínicos e barbitúricos, e a administração dos antivirais ribavirina e amantadina.

A amantadina é ativa *in vitro* contra o vírus rábico, e suas características foram apresentadas no item sobre drogas ativas contra vírus respiratórios. A ribavirina foi referida entre os derivados da guanosina.

A paciente que recebeu o tratamento pela equipe de Willoughby Jr. *et al.* recuperou-se com sequelas neurológicas, que em grande parte regrediram com o acompanhamento médico, fisioterápico e psicológico. O protocolo de atendimento a pacientes com raiva, agora denominado Millwaukee, foi aplicado em 2008 em uma criança com raiva atendida em Recife, Pernambuco, havendo a recuperação do paciente (Brasil, Ministério da Saúde, 2008), mas com graves sequelas motoras. A primeira cura da raiva humana no Brasil levou o Ministério da Saúde a reunir especialistas no assunto que elaboraram um protocolo brasileiro para orientar a condução clínica de atendimento a pacientes com suspeita de raiva e que foi denominado Protocolo de Recife.

O Protocolo de Tratamento da Raiva Humana no Brasil é disponível na internet: http://bvsms.saude.gov.br/bvs/publicacoes/protocolo_tratamento_raiva_humana.pdf, e fundamenta-se no protocolo de Millwaukee, com modificações que incluem o uso somente de amantadina (não recomenda ribavirina).

Na atualidade, vários pacientes foram submetidos ao Protocolo Millwaukee (Recife), havendo sucesso na recuperação de alguns, com sequelas neurológicas de diferentes magnitudes. O valor desse protocolo é contestado por alguns autores, pois falha na maioria dos pacientes em que foi empregado e há relatos de recuperação de casos de raiva submetidos a cuidados intensivos, sempre com sequelas neurológicas.

OUTRAS DROGAS ANTIVIRAIS

Inúmeras substâncias foram e vêm sendo sintetizadas com finalidade da terapêutica antiviral, mas poucas demonstram utilidade na prática médica devido à sua toxicidade ou farmacocinética desfavorável. Entre as drogas que surgiram com perspectivas de uso clínico, situam-se o pleconaril e o pirodavir.

O pleconaril é um derivado oxadiazólico que apresenta amplo espectro de ação contra os picornavírus, interrompendo o ciclo desse vírus por ligar-se a depressões hidrofóbicas do capsídeo viral, inibindo sua ligação às células e impedindo a replicação do vírus. Tem atividade contra os picornavírus, agindo em baixas concentrações contra os vírus Coxsackie e Echo, e os rinovírus. A administração do pleconaril por via oral é realizada em formulação sólida em cápsulas ou em comprimidos gelatinosos e em formulação líquida em solução ou suspensão. Sua biodisponibilidade por via oral é suficiente para combater os enterovírus e rinovírus, aumentado significativamente ao ser administrado com alimentos. Distribui-se pelos líquidos e tecidos orgânicos, atingindo elevada concentração no fígado, epitélio nasal e cérebro. Elimina-se por via fecal e urinária. Sua meia-vida sérica é de cerca de seis horas.

O pleconaril vem sendo utilizado em pacientes com infecções graves causadas por enterovírus, especialmente em pacientes imunocomprometidos e em recém-nascidos, havendo o registro de sucesso terapêutico com mínimos efeitos adversos. Em pacientes com meningoencefalite causada por enterovírus, o pleconaril reduziu o tempo de duração da doença em 58%, reduzindo também as queixas apresentadas pelos pacientes. Em adultos e crianças maiores, é administrado na dose inicial de 400 mg e em seguida 200 mg de 8/8 h ou 12/12 horas, por via oral. Em crianças, incluindo neonatos, a dose recomendada é de 5 mg/kg a cada 8 ou 12 horas. O plecoraril também reduz a duração da sintomatologia do resfriado comum causado por rinovírus. A tolerabilidade desse antiviral é excelente, podendo ocorrer queixas de náuseas, vômitos e cefaleia em pequeno número de enfermos. O pleconaril está em processo de licenciamento para uso clínico, sobretudo dirigido para a terapia de infecções graves por enterovírus.

O pirodavir é uma fenil-piridazinamina ativa contra picornavírus, exercendo sua ação por se ligar ao capsídeo viral e dessa forma inibindo a ligação do vírus à célula. Tem notável potência contra os rinovírus, inibindo a replicação viral em pequenas concentrações. Não é absorvido adequadamente por via oral. Utilizado sob a forma de aerossol em aplicações seis vezes ao dia, o pirodavir provocou discreta melhoria dos sintomas do resfriado, mas não encurtou o período da doença. A administração local da droga é acompanhada de efeitos adversos frequentes, manifestados por ressecamento da mucosa nasal, paladar desagradável e sangramento nasal. Aguardam-se novos estudos clínicos sobre a eficácia e tolerabilidade desse fármaco ou de análogos com melhor biodisponibilidade.

BIBLIOGRAFIA

Antivirais em Geral

Aldighieri FC, Ferreira EI. Quimioterápicos antivirais. Rev Bras Med. 1994; 51:1413-24.

Hayden FG. Antiviral drugs (other than antiretrovirals). In: Mandell GL, et al. Principles and Practice of Infectious Diseases. 5 ed. Philadelphia: Churchill Livingstone; 2000. p. 460.

Laufer DS, Starr SE. Resistance to antivirals. Pediatr Clin North Am. 1995; 42:583-99.

Reines DE, Gross PA. Antiviral agents. Med Clin North Am. 1988; 72:691-715.

Viana IG. Quimioterapia das infecções virais. J Bras Med. 1984; 47:93-122.

Weinstein L, Chang TW. The chemotherapy of viral infections. N Engl J Med. 1973; 289:725-30.

Idoxuridina, Citarabina,Vidarabina

Aronson MD, et al. Vidarabine therapy for severe herpesvirus infection. JAMA. 1976; 235:1339-42.

Barros M. Tratamento tópico de herpes simples com o uso do idoxuridine. Rev Bras Clin Terap. 1981; 10:774-6.

Hall CD, et al. Failure of cytarabine in progressive multifocal leukoencephalopathy associated with human immunodeficiency virus infection. N Engl J Med. 1998; 338:1345-51.

Moreno S, et al. Cytarabine therapy for progressive multifocal leukoencephalopathy in patients with AIDS. Clin Infect Dis. 1996; 23:1066-8.

Nascimento R. O tratamento do herpes simples pelo idoxuridine e seu mecanismo de ação. Ambito Hospitalar. 1995; 6(71):55-8.

Ross AH, et al. Toxicity of adenine-arabinosine in humans. J Infect Dis. 1976; 133(Suppl A):192-6.

Aciclovir e Pró-drogas: Valaciclovir

Beutner KR, et al. Valaciclovir compared with acyclovir for improved therapy for herpes zoster in immunocompetent adults. Antimicrob Agents Chemother. 1995; 39:1546-53.

Lin TY, et al. Oral acyclovir prophylaxis of varicella after intimate contact. Pediatr Infect Dis J 1997; 16:1162-65.

Ormond D, Goa K. Valaciclovir: a review. Drugs. 2000; 59:1317-40.

Patel R, et al. Valaciclovir for the suppression of recurrent genital HSV infection. Genitourin Med. 1997; 73:105-9.

Reitano M, et al. Valaciclovir for the suppression of recurrent genital herpes simplex virus infection: a large-scale dose range-finding study. J Infect Dis. 1998; 178:603-10.

Sozen E, et al. Comparison of efficacy of oral valacyclovir and topical acyclovir in the treatment of herpes simplex keratitis: a randomized clinical trial. Chemotherapy. 2006; 52:29-31.

Stone KM, et al. Pregnancy outcomes following systemic prenatal acyclovir exposure: Conclusions from the international acyclovir pregnancy registry, 1984-1999. Birth Defects Res A Clin Mol Teratol. 2004; 70:201-7.

Taddio A, et al. Acyclovir excretion in human breast milk. Ann Pharmacother. 1994; 28:585-7.

Whitley RJ, et al. Acyclovir: a decade later. N Engl J Med. 1992; 327:782-9.

Whitley RJ, Lakeman F. Herpes simplex virus infections of the central nervous system: therapeutic and diagnostic considerations. Clin Infect Dis. 1995; 20:414-20.

Penciclovir e Fanciclovir

Cirelli R, et al. Famciclovir: review of clinical efficacy and safety. Antiviral Res. 1996; 29:141-51.

Gill KS, Wood MJ. The clinical pharmacokinetics of famciclovir. Clin Pharmacokinet. 1996; 31:1-8.

Goldani Z. Treatment of severe infectious mononucleosis

with famciclovir. J Infect. 2002; 44:92-3.
Goo B, et al. Sequential development of herpes zoster duplex unilateralis during oral famciclovir treatment. J Dermatol. 2005; 32:933-4.
Perry CM, Wagstaff AJ. Famciclovir: a review. Drugs. 1995; 50:396-415.
Romanowski B, et al. Efficacy and safety of famciclovir for treating mucocutaneous herpes simplex infection in HIV-infected individuals. AIDS. 2000; 14:1211-7.
Sacks SL, et al. Patient-initiated, twice-daily oral famciclovir for early recurrent genital herpes. JAMA. 1996; 276:44-9.
Tyring S, et al. Famciclovir for the treatment of acute herpes zoster: effects on acute disease and postherpetic neuralgia. Ann Intern Med. 1995; 123:a89-96.
Tyring SK, et al. Oral famciclovir for the suppression of recurrent genital herpes: the combined data from two randomized controlled trials. J Cutan Med Surg. 2003; 7:449-54.

Ganciclovir, Valganciclovir

Chang M, et al. Ganciclovir implant in the treatment of cytomegalovirus retinitis. Expert Rev Med Devices. 2001; 2:421-7.
Drew WL, et al. Oral ganciclovir as maintenance treatment for cytomegalovirus retinitis in patients with AIDS. N Engl J Med. 1995; 33:615-20.
Faulds D, Heel RC. Ganciclovir: a review. Drugs. 1990; 39:597-638.
Fellay J, et al. Treatment of cytomegalovirus infection or disease in solid organ transplant recipients with valganciclovir. Am J Transplant. 2005; 5:1781-2.
Funch DP, et al. Ganciclovir and acyclovir reduce the risk of post-transplant lymphoproliferative disorder in renal transplant recipients. Am J Transplant. 2005; 5:2894-900.
Jain A, et al. Does valganciclovir hydrochloride (valcyte) provide effective prophylaxis against cytomegalovirus infection in liver transplant recipients? Transplant Proc. 2005; 37:3182-6.
Hoffman VF, Skiest DJ. Therapeutic development in cytomegalovirus retinitis. Expert Opin Investig Drugs. 2000; 9:207-20.
Humar A, et al. A trial of valganciclovir prophylaxis for cytomegalovirus prevention in lung transplant recipients. Am J Transplant. 2005; 5:1462-8.
Muccioli C, Belfort R. Treatment of cytomegalovirus retinitis with an intraocular sustained-release ganciclovir implant. Braz J Med Biol Res. 2000; 33:779-89.
Pescovitz MD, et al. Valganciclovir results in improved oral absorption of ganciclovir in liver transplant recipients. Antimicrob Agents Chemother. 2000; 44:2811-5.
Polsky B, et al. Intravitreal ganciclovir salvage therapy for cytomegalovirus reitinitis in AIDS: AIDS clinical trials group protocol 085. Int J Infect Dis. 1996; 1:70-4.
Razonable RR, et al. Management of CMV infection and disease in transplant patients. Herpes. 2004; 11:77-86.
Sai IG, Patel R. New strategies for prevention and therapy of cytomegalovirus infection and disease in solid-organ transplant recipients. Clin Microbiol Rev. 2000; 13:83-121.
The Oral Ganciclovir European and Australian Cooperative Study Group. Intravenous versus oral ganciclovir: efficacy and safety in the prevention of cytomegalovirus retinitis in AIDS. AIDS. 1995; 9:471-7.
Zandberg M, et al. Initial cytomegalovirus prophylaxis with ganciclovir: no guarantee for prevention of late serious manifestations of CMV after solid organ transplantation. Neth J Med. 2005; 63:408-12.

Cidofovir

Christensen ND, et al. In vivo anti-papillomavirus activity of nucleoside analogues including cidofovir on CRPV-induced rabbit papillomas. Antivral Res. 2000; 48:131-42.
Hoffman VF, Skiest DJ. Therapeutic development in cytomegalovirus retinitis. Expert Opin Investig Drugs. 2000; 9:207-20.
Lalezari JP. Cidofovir: a new therapy for cytomegalovirus retinitis. J Acquir Immune Defic Syndr Hum Retrovirol. 1997; 14(Suppl 1):S22-2.
Lalezari JP, et al. Intravenous cidofovir for peripheral cytomegalovirus retinitis in patients with AIDS. Ann Intern Med. 1997; 126:257-63.
Lalezari JP, et al. Randomized, controlled study of the safety and efficacy of intravenous cidofovir for the treatment of relapsing cytomegalovirus retinitis in patients with AIDS. J Acquir Immune Defic Syndr Hum Retrovirol. 1998; 17:339-44.
Sadler M, et al. Successful treatment of cytomegalovirus encephalitis in an AIDS patient using cidofovir. AIDS. 1997; 11:1293-4.
Toro JR, et al. Topical cidofovir: a novel treatment of recalcitrant mollucum contagiosum in children infected with human immunodeficiency virus 1. Arch Dermatol. 2000; 136:983-5.
Tseng AL, et al. Iritis associated with intravenous cidofovir. Ann Pharmacother. 1999; 33:167-71.

Amantadina, Rimantadina

Brasil. Ministério da Saúde. Secretaria de Vigilância em Saúde. Tratamento de caso de raiva humana em Floresta, Pernambuco. Nota Técnica COVEV/CGDT/DEVEP/ SVS/MS de 11 de novembro de 2008. Disponível em: http://portal.saude.gov.br/portal/arquivos/pdf/nota_tecnica_raiva_humana_11_08.pdf. Acessado em dez 2008.
Caumont AS, et al. Amantadine and memantine induce the expression of the glial cell line-derived neurotrophic factor in C6 glioma cells. Neurosci Lett. 2005 nov.
Council of Drugs. The amantadine controversy. JAMA. 1967; 201:372-3.
Fleming DM. Managing influenza: amantadine, rimantadine and beyond. Int J Clin Pract. 2001; 55:189-95.
Hughes S, et al. Amantadine to enhance readiness for rehabilitation following severe traumatic brain injury. Brain Inj. 2005; 19:1197-206.
Jackson AC. Human Rabies: a 2016 Update. Curr Infect Dis Rep. 2016; 18(11):38.

Pereira da Silva-Junior F, et al. Amantadine reduces the duration of levodopa-induced dyskinesia: a randomized, double-blind, placebo-controlled study. Parkinsonism Relat Disord. 2005; 11:449-52.

Togo Y, et al. Evaluation of therapeutic efficacy of amantadine in patients with naturally occurring A2 influenza. JAMA. 1970; 211:1149-56.

Willoughby Jr RE, et al. Survival after treatment of rabies with induction of coma. N Engl J Med. 2005; 352:2508-14.

Zanamivir e Oseltamivir

Ambrozaitis A, et al. Inhaled Zanamivir Versus Placebo for the Prevention of Influenza Outbreaks in an Unvaccinated Long-term Care Population. J Am Med Dir Assoc. 2005; 6:367-74.

Burger RA, et al. Immunological effects of the orally administered neuraminidase inhibitor oseltamivir in influenza virus-infected and uninfected mice. Immunopharmacology. 2000; 47:45-52.

Hayden FG, et al. Oral oseltamivir in human experimental influenza B infection. Antivir Ther. 2000; 5:205-13.

Hedrick JA, et al. Zanamivir for treatment of symptomatic influenza A and B infection in children five to twelve years of age: a randomized controlled study. Pediatr Infect Dis J. 2000; 19:410-7.

Laver WG, et al. Disarming flu viruses. Sci Am. 1999; 280:78-87.

Lee W, et al. Discovery and development of GS 4104 (oseltamivir): an orally active influenza neuraminidase inhibitor. Curr Med Chem. 2000; 7:663-72.

Leneva IA, et al. The neuraminidase inhibitor GS4104 (oseltamivir phosphate) is efficacious against A/Hong Kong/156/97(H5N1) and A/Hong Kong/1074/99 (H9N2) influenza virus. Antiviral Res. 2000; 48:101-15.

Moscona A. Oseltamivir resistance--disabling our influenza defenses. N Engl J Med. 2005; 353:2633-6.

Nicholson KG, et al. Efficacy and safety of oseltamivir in treatment of acute influenza: a randomized controlled trial. Lancet. 2000; 355:1845-50.

Oxford J. Oseltamivir in the management of influenza. Expert Opin Pharmacother. 2005; 6:2493-500.

Foscarnet

Alla P, et al. Myeloradiculite a cytomegalovirus au cours d'une grossesse. Rev Med Interne. 1999; 20:514-6.

Breton G, et al. Acyclovir-resistant herpes zoster in human immunodeficiency virus-infected patients: results of foscarnet therapy. Clin Infect Dis. 1998; 27:1525-7.

Dieterich DT, et al. Treatment of gastrointestinal cytomegalovirus infection with twice-daily foscarnet: a pilot study. Antimicrob Agents Chemother. 1997; 41:1226-30.

Fillet AM, et al. Foscarnet-resistant multidermatomal zoster in a patient with AIDS. Clin Infect Dis. 1995; 21:1348-9.

Khurana RN, et al. Intravenous foscarnet in the management of acyclovir-resistant herpes simplex virus type 2 in acute retinal necrosis in children. Med Sci Monit. 2005; 11:CS75-8.

Nigro G, et al. Foscarnet therapy for congenital cytomegalovirus liver fibrosis following prenatal ascites. J Matern Fetal Neonatal Med. 2004; 15:325-9.

Popp A, et al. Foscarnet treatment of genital infection due to acyclovir-resistant herpes simplex virus type 2 in a pregnant patient with AIDS: case report. Clin Infect Dis. 1999; 29:937-8.

Fomivirsen

Bochot A, et al. Intravitreal administration of antisense oligonucleotide: potential of liposomal delivery. Prog Retin Eye Res. 2000; 9:131-47.

De Smet MD, et al. Fomivirsen – a phosphorothioate oligonucleotide for the treatment of CMV retinitis. Ocul Immunol Inflamm. 1999; 7:189-98.

Galderisi U, et al. Antisense oligonucleotides as therapeutic agents. J Cell Physiol. 1999; 181:251-7.

Perry CM, Balfour JA. Fomivirsen. Drugs. 1999; 57:375-80.

Ribavirina

Araujo M, et al. Estudo controlado e randomizado empregando a ribavirina no tratamento da hepatite C crônica. Gastrent Endosc Digest. 1995; 14:138.

Barry M, et al. Treatment of a laboratory-acquired Sabiá virus infection. N Engl J Med. 1995; 333:294-6.

Brillanti S, et al. Combination antiviral therapy with ribavirin and interferon alfa in interferon alfa relapsers and non-responders: Italian experience. J Hepatol. 1995; 23(Suppl):13-5.

Davis GL, et al. Interferon alfa-2b alone or in combination with ribavirin for the treatment of relapse of chronic hepatitis C. N Engl J Med. 1998; 339:1493-9.

Felipe M, et al. A prospective and randomized study using ribavirin as monotherapy for the treatment of naive patients with chronic hepatitis C. Braz J Infect Dis. 2000; 4:183-91.

Iwasaki Y, et al. Limitation of combination therapy of interferon and ribavirin for older patients with chronic hepatitis C. Hepatology. 2006; 43:54-63.

Lai MY. Firstline treatment for hepatitis C: combination interferon/ribavirin versus interferon monotherapy. J Gastroenterol Hepatol. 2000; 15(Suppl):E130-3.

Rockstroh JK, et al. Management of hepatitis C/HIV coinfection. Curr Opin Infect Dis. 2006; 19:8-13.

Willoughby Jr RE, et al. Survival after treatment of rabies with induction of coma. N Engl J Med. 2005; 352:2508-14.

Inibidores de RNA-polimerase

Agostini ML, et al. Coronavirus susceptibility to the antiviral remdesivir (GS-5734) Is mediated by the viral polymerase and the proofreading exoribonuclease. mBio. 2018; 9(2). pii: e00221-18. doi: 10.1128/mBio.00221-18.

BioCryst Pharmaceuticals. Galidesivir. Disponível em: https://adisinsight.springer.com/drugs/800041815. Acessado em 21 mar 2020.

Bluth J. BioCryst completes phase 1 clinical trial of galidesivir. Disponível em: https://www.globenewswire.com/news-release/2019/05/09/1821410/0/en/BioCryst-Completes-Phase-1-Clinical-Trial-of-Galidesivir.html. Acessado em 21 mar 2020.

Cao B. Severe 2019-nCoV Remdesivir RCT. Disponível em: https://clinicaltrials.gov/ct2/show/NCT04257656. Acessado em 21 fev 2020.

Cao B, Wang H. Mild/Moderate 2019-nCoV Remdesivir RCT. Disponível em: https://clinicaltrials.gov/ct2/show/NCT04252664#contactlocation. Acessado em 21 mar 2020.

Furuta Y, et al. Favipiravir (T-705), a novel viral RNA polymerase inhibitor. Antiviral Res. 2013; 100:446-54.

Hayden FG, Shindo N. Influenza virus polymerase inhibitors in clinical development. Curr Opin Infect Dis. 2019; 32:176-86.

Ko WC, et al. Arguments in favour of remdesivir for treating SARS-CoV-2 infections. Int J Antimicrob Agents. 2020 Mar 6:105933. doi: 10.1016/j.ijantimicag.2020.105933.

Martinez MA· Compounds with therapeutic potential against novel respiratory 2019 coronavirus. Antimicrob Agents Chemother. 2020 Mar 9. pii: AAC.00399-20. doi: 10.1128/AAC.00399-20.

Sheahan TP, et al. Comparative therapeutic efficacy of remdesivir and combination lopinavir, ritonavir, and interferon beta against MERS-CoV. Nat Commun. 2020 Jan; 11(1):222. doi: 10.1038/s41467-019-13940-6.

Shiraki K, Daikoku T. Favipiravir, an anti-influenza drug against life-threatening RNA virus infections. Pharmacol Therap; 2020. Disponível em: https://doi.org/10.1016/j.pharmthera.2020.107512.

Watababe S, et al. China says Japan-developed drug Avigan works against coronavirus. In: Nikkey Asian Review. 2010 mar.

Wang M, et al. Remdesivir and chloroquine effectively inhibit the recently emerged novel coronavirus (2019-nCoV) in vitro. Cell Res; 2020. Disponível em: https://doi.org/10.1038/s41422-020-0282-0.

Warren TK, et al. Therapeutic efficacy of the small molecule GS-5734 against Ebola Virus in Rhesus Monkeys. Nature. 2016; 531:381-5.

Drogas Utilizadas no Tratamento da Raiva

Aramburo A, et al. Failure of the Milwaukee protocol in a child with rabies. Clin Infect Dis. 2011; 53:572-4.

Brasil. Ministério da Saúde. Secretaria de Vigilância em Saúde. Tratamento de caso de raiva humana em Floresta, Pernambuco. Nota Técnica COVEV/CGDT/DEVEP/ SVS/MS de 11 de novembro de 2008. Disponível em: http://portal.saude.gov.br/portal/arquivos/pdf/nota_tecnica_raiva_humana_11_08.pdf. Acessado em dez 2008.

Brasil. Ministério da Saúde. Protocolo de Tratamento da Raiva Humana no Brasil. MS, Brasília; 2011. Disponível em: http://bvsms.saude.gov.br/bvs/publicacoes/protocolo_tratamento_raiva_humana.pdf. Acessado em jun 2012.

Council of Drugs. The amantadine controversy. JAMA. 1967; 201:372-3.

de Souza A, Madhusudana SN. Survival from rabies encephalitis. J Neurol Sci. 2014; 339(1-2):8-14.

Governo do Estado do Amazonas. Secretaria de Estado da Saúde. Amazonas registra o segundo caso de sobrevivência por raiva humana no Brasil. Disponível em: http://www.saude.am.gov.br/visualizar-noticia.php?id=3048. Acessado em ago 2019.

Jackson AC. Human Rabies: a 2016 Update. Curr Infect Dis Rep. 2016; 18(11):38.

Manoj S, et al. Recovery from rabies, a universally fatal disease. Mil Med Re. 2016; 3:21.

Nigg AJ, Walker PL. Overview, prevention, and treatment of rabies. Pharmacotherapy 2009; 29:1182-95.

Willoughby Jr RE, et al. Survival after treatment of rabies with induction of coma. N Engl J Med 2005; 352:2508-14.

Outros Antivirais

Abzug MJ, et al. Double-blind placebo-controlled trial of pleconaril in infants with enterovirus meningitis. Pediatr Infect Dis J. 2003; 22:335-41.

Aradottir F, et al. Severe neonatal enteroviral hepatitis treated with pleconaril. Pediatr Infect Dis J. 2001; 20:457-9.

Bauer S, et al. Severe Coxsackie virus B infection in preterm newborns treated with pleconaril. Eur J Pediatr. 2002; 161:491-3.

Florea NR, et al. Pleconaril, a novel antipicornaviral agent. Pharmacotherapy. 2003; 23:339-48.

Hayden FG, et al. Intranasal pirodavir (R77,975) treatment of rhinovirus colds. Antimicrob Agents Chemother. 1995; 39:290-4.

Hayden FG, et al. Oral pleconaril treatment of picornavirus-associated viral respiratory illness in adults: efficacy and tolerability in phase II clinical trials. Antivir Ther. 2002; 7:53-65.

Pevear DC, et al. Relationship of pleconaril susceptibility and clinical outcomes in treatment of common colds caused by rhinoviruses. Antimicrob Agents Chemother. 2005; 49:4492-9.

Fármacos Antirretrovirais

CAPÍTULO 31

INTRODUÇÃO

Os retrovírus, *Retroviridae*, constituem uma grande e diversa família de vírus ARN que utilizam um engenhoso mecanismo para a sua replicação celular, transcrevendo o ARN viral em ADN, com subsequente integração no genoma celular do hospedeiro. Os retrovírus de importância como causa de doença em seres humanos são os lentivírus (HIV-1 e HIV-2), os oncovírus (HTLV-I e HTLV-II), e o vírus humano endógeno (HERV-K). São conhecidos outros retrovírus, mas sem implicação em doenças nos homens. Entre eles, o vírus da imunodeficiência dos símios (SIV), o vírus da leucemia dos felinos (FeLV) e o vírus da imunodeficiência bovina (BLV). O SIV tem sido utilizado como modelo de imunodeficiência em animais.

Os primeiros retrovírus humanos identificados foram os vírus linfotrópicos das células-T humanas-I e II (HTLV-I e HTLV-II), descritos em 1979 e 1981, respectivamente. Em 1983, foi identificado o vírus da imunodeficiência humana (HIV), na época descrito como o HTLV-III, então o terceiro retrovírus humano. Cepas do HIV são classificadas em dois tipos, HIV-1 e HIV-2 (identificado em 1986), que, por sua vez, são divididos em grupos, subgrupos, subtipos e formas recombinantes.

A infecção pelo HIV-2 é endêmica na África Ocidental e, atualmente, é responsável por epidemias localizadas no continente americano (com casos já relatados no Brasil e Estados Unidos), Índia e em alguns países europeus (como Portugal, França e Espanha), onde tem prevalência relativamente maior. Compartilha com o HIV-1 a organização estrutural e genômica, as vias de transmissão e o ciclo de replicação, mas difere em história evolutiva, patogênese, epidemiologia e algoritmos de tratamento. Tem fase assintomática mais longa e progressão mais lenta para Aids que a infecção pelo HIV-1, mas uma vez instalada a imunodeficiência, apresenta maior mortalidade. Outrossim, alguns antirretrovirais são intrinsecamente ineficazes, quais sejam, todos os inibidores de transcriptase reversa não nucleosídeos disponíveis no momento, muitos inibidores de protease (nelfinavir, ritonavir, indinavir, fosamprenavir, atazanavir, tipranavir) e o inibidor de fusão enfuvirtida e, além disso, a resistência aos antirretrovirais ocorre mais rapidamente, mesmo com carga viral (CV) indetectável. Apenas três inibidores de protease estão recomendados para tratamento: saquinavir, lopinavir e darunavir escolhidos sob orientação de teste de resistência. Os inibidores de integrase raltegravir e dolutegravir mostram-se eficazes. Os antagonistas do correceptor CCR5 são uma opção terapêutica, dificultada pela necessidade de teste de tropismo viral para o HIV-2, o que dificulta ainda mais o tratamento. No Brasil, recomenda-se iniciar o tratamento da infecção pelo HIV-2 com dois inibidores de transcriptase reversa análogos de nucleosídeos/nucleotídeos (tenofovir e lamivudina) associados a um inibidor de protease (reforçado com ritonavir) eficaz (darunavir/ritonavir) ou, alternativamente, um inibidor de integrase (dolutegravir). O monitoramento da infecção pelo HIV-2 torna-se mais difícil pela indisponibilidade de exame padronizado de CV, recomendando-se que tratamentos de resgate nas falhas virológica, imunológica ou clínica sejam instituídos após consulta a um especialista na abordagem da infecção pelo HIV-2.

A infecção pelo HIV-1 é a que predomina no Brasil e no mundo e o tratamento antirretroviral tratado neste capítulo se refere a ela.

O HIV infecta as células que apresentam um receptor glicopeptídico em sua superfície conhecido como molécula CD4. Essas células são, sobretudo, os linfócitos CD4 (linfócito T4 ou T-auxiliares ou T-*helper*) e macrófagos. A molécula CD4 é o receptor no qual o vírus se liga à célula, mediando a invasão celular. Além da molécula CD4, conhecem-se atualmente outras moléculas que funcionam como correceptores para o HIV (moléculas CXCR4 e CCR5), e que têm importância na patogenia da síndrome de imunodeficiência adquirida (Aids), pois facilitam a penetração do vírus. Em resultado do parasitismo dessas células imunes ocorre, em tempo variável, o desenvolvimento de uma imunodeficiência. O HIV pertence à subfamília lentivírus dos retrovírus humanos. Como todos os outros retrovírus, o HIV é um vírus ARN, caracterizando-se pela presença de uma enzima, a **transcriptase reversa**, que converte o ARN viral em ADN (fenômeno chamado transcrição), após a fusão a uma célula com receptor CD4. A cópia de ADN assim produzida comporta-se como um pró-vírus e migra para o núcleo da célula infectada, sendo integrada ao genoma da célula do hospedeiro, fazendo parte do seu código genético. Essa integração se faz por ação de outra enzima viral denominada **integrase**. A partir daí, o ADN viral é, então, copiado em ARN-m, que serve para dois propósitos: ser o material genético para novas partículas virais e servir de molde para a formação de várias poliproteínas virais. Estas necessitam ser divididas para originar as adequadas proteínas do vírus, o que é feito por outra enzima viral, a **protease**. Entre as proteínas formadas, situam-se as que constituem o genoma viral, a transcriptase reversa, a integrase e a própria protease. Em seguida, ocorre a montagem do vírus e, subsequentemente, a gemulação. Nessa série de eventos, essas três enzimas virais podem ser alvo de ação de substâncias inibidoras, com isso interferindo na formação do HIV.

Com base no mecanismo de replicação viral, desenvolveram-se as drogas antirretrovirais. Inicialmente, no final da década de 1980, surgiram os inibidores da transcriptase reversa análogos de nucleosídeos (ITRN). Fazem parte desse grupo a zidovudina, a zalcitabina, a didanosina, a estavudina, a lamivudina, o abacavir e a entricitabina. De 1996 em diante, novas classes de drogas antirretrovirais tornaram-se disponíveis para uso clínico; inicialmente, os inibidores da protease (IP), os inibidores da transcriptase reversa não nucleosídeos (ITRNN) e os inibidores da transcriptase reversa análogos de nucleotídeos (ITRNt). Ao primeiro grupo (IP) pertencem as drogas saquinavir, ritonavir, indinavir, nelfinavir, fosamprenavir, lopinavir, atazanavir, darunavir e tipranavir. Ao grupo dos ITRNN, fazem parte a nevirapina, delavirdina, efavirenz, etravirina e rilpivirina; e, no grupo dos ITRNt, são disponíveis o tenofovir disoproxil fumarato (TDF) e sua pró-droga, o tenofovir alafenamida fumarato (TAF). Posteriormente, surgiram os inibidores de fusão, que bloqueiam a ligação do vírus com a molécula CD4, dos quais é utilizada a enfuvirtida (T20) e, mais recentemente, os inibidores da integrase (INI), representados pelo raltegravir, elvitegravir, dolutegravir, bictegravir, e os inibidores de entrada antagonistas de correceptores, o maraviroque e o vicriviroc, este ainda em fase de estudo, que bloqueiam os correceptores CCR5. Recentemente, foi aprovado para uso o ibalizumab, anticorpo monoclonal humanizado, classificado como inibidor pós-adesão dirigido por CD4.

Novos antirretrovirais encontram-se em estudo, com diferentes mecanismos de ação: fostemsavir, inibidor de entrada através de ligação à gp 120 em fase III de estudo clínico; GSK2838232, inibidor de maturação, em estudo clínico de fase II (outros inibidores de maturação MPC4326/bevirimat e GSK3532795/BMS955176 tiveram estudo descontinuado em 2010 e 2016, respectivamente). Acrescente-se o PRO140, anticorpo monoclonal humanizado direcionado para o correceptor CCR5 em estudos de fase IIb/III e GS-CA1, um inibidor de capsídeo em estudos de fase I, que tem mostrado alta potência antiviral *in vitro*, inaugurando nova classe de antirretrovirais. Regimes de duração longa que requeiram administração menos frequente a fim de melhorar a adesão ao tratamento também se encontram em estudo, sendo destaque a associação cabotegravir, um inibidor de integrase, com rilpivirina, um inibidor de transcriptase reversa não nucleosídeo, para uso intramuscular, em estudos de fase III.

Atualmente, na terapêutica inicial da infecção pelo HIV são mais utilizadas as drogas inibidoras da transcriptase reversa (nucleosídeos, não nucleosídeos e nucleotídeos), que inibem a replicação viral, ao ser inibida a transformação do vírus de ARN para ADN; os inibidores de integrase, que inibem a integração do ADN complementar ao genoma da célula do hospedeiro; e os inibidores da protease, que impedem a formação de proteínas adequadas no final da fase de replicação do vírus, causando a produção de partículas virais defectivas. Inibidores de entrada e de fusão geralmente são reservados para esquemas de resgate. Usualmente, os esquemas para início de tratamento utilizam dois inibidores da transcriptase reversa ITRN/ITRNt associados a um inibidor de integrase (INI) ou inibidor de transcriptase reversa não nucleosídeo (ITRNN) ou um inibidor de protease (IP) associado a um potenciador farmacocinético, que pode ser o ritonavir ou o cobicistat, dependendo da droga escolhida.

A zidovudina (AZT ou ZDV), foi o primeiro medicamento licenciado para o tratamento de pacientes com infecção pelo vírus da imunodeficiência humana, provocando o prolongamento da sobrevida dos pacientes, redução no número de infecções oportunistas e melhora no sistema imune comprometido. Contudo, o seu uso isolado, ocasionou a seleção de mutantes resistentes do vírus, com o surgimento de resistência a essa substância, abandonando-se a prática de monoterapia com zidovudina para tratamento de pacientes infectados pelo HIV. A descoberta dos inibidores de protease e dos inibidores de transcriptase reversa não nucleosídeos levou a uma nova estratégia no combate à infecção pelo HIV nos pacientes com manifestação clínica e naqueles assintomáticos com alterações imunitárias. Tal estratégia consiste no uso combinado de drogas com ação contra o vírus, tendo por objetivo a redução do surgimento de mutantes virais resistentes às drogas antivirais e o incremento da eficácia contra o HIV.

O uso combinado de drogas antirretrovirais, além da administração rotineira de profilaxias primárias e secundárias e o diagnóstico precoce das infecções oportunistas, causou uma grande queda da letalidade e da morbidade associadas à infecção pelo HIV, maior sobrevivência dos pacientes com Aids e melhora de sua qualidade de vida. Entretanto, em função da maior sobrevida, complicações decorrentes do uso crônico da terapia antirretroviral (TARV) foram se tornando mais evidentes, como a síndrome metabólica e a lipodistrofia, conhecidos fatores de risco para diabetes melito II e doenças cardiovasculares, principalmente ligadas ao uso de inibidores de transcriptase reversa análogos de nucleosídeos e inibidores de protease.

A intolerância às drogas prescritas, o aumento de efeitos adversos, a necessidade de rigidez na tomada das drogas, a multiplicidade de medicamentos eventualmente prescritos foram e ainda são fatores que, muitas vezes, levam ao uso irregular das drogas antirretrovirais. Isso traz, como consequência, a ausência de melhora do enfermo, a ocorrência de infecções oportunistas potencialmente letais e a emergência de vírus resistentes, dificultando a programação de esquemas terapêuticos eficazes. Em particular, as alterações bioquímicas e corpóreas da terapia antirretroviral, como a lipodistrofia, as alterações do metabolismo do colesterol e dos triglicerídeos, a hiperglicemia, a acidose lática, entre outras, são fatores que dificultam a adesão dos enfermos à tomada regular dos medicamentos. Em função disso, ao longo do tempo, muitas drogas antirretrovirais tiveram seu uso restringido, abolido ou, até mesmo, deixaram de ser fabricadas.

Outro fator de complexidade no uso da terapêutica antirretroviral são as interações medicamentosas dos vários fármacos atualmente disponíveis. Tais interações devem sempre ser levadas em consideração pelo médico ao prescrever os antirretrovirais, tendo em vista que podem afetar a eficácia dos medicamentos e acompanhar-se de efeitos adversos. Encontram-se disponíveis, na internet, sites que facilitam essas consultas e até disponibilizam aplicativos, como, por exemplo, https://www.drugs.com e https://aidsinfo.nih.gov/drugs.

Na atualidade, recomenda-se o uso da TARV para todos os indivíduos infectados pelo HIV, independentemente do valor da contagem dos linfócitos CD4, com o objetivo de reduzir a morbidade e a mortalidade associadas a essa infecção assim como a sua transmissão, devendo-se informar ao paciente sobre os riscos e benefícios da terapia e que a TARV não deverá ser interrompida. O protocolo brasileiro lista algumas condições em que o tratamento deverá ser priorizado: pacientes sintomáticos (apresentando imunodeficiência moderada ou avançada, nefropatia associada ao HIV, alterações neurológicas atribuídas ao HIV e cardiomiopatia associada ao HIV), pacientes com contagem de linfócitos CD4 < 350 células/mm^3, gestantes, pacientes padecentes de tuberculose ativa, pacientes coinfectados com hepatite B e C e pacientes com risco cardiovascular elevado (escore de Framingham acima de 20%). Com relação aos "controladores de elite", pacientes assim chamados por manterem níveis plasmáticos de CV do HIV abaixo do nível de quantificação mesmo sem uso da TARV durante anos, o protocolo brasileiro não recomenda o atraso no início do tratamento com a finalidade de observar se o paciente com diagnóstico inicial será um controlador de elite tendo em vista que replicação viral do HIV e ativação imune anormalmente alta ocorrem nessa condição.

Assim sendo, com a indicação cada vez mais precoce para seu início, a TARV, atualmente, se baseia na combinação de drogas que permita o controle potente da replicação viral, menor possibilidade de desenvolvimento de resistência do HIV e maior adesão do paciente, quer por meio de menores efeitos adversos, quer pela menor quantidade de comprimidos/cápsulas ingeridos diariamente. A elaboração pela indústria farmacêutica de coformulações em muito colabora com esse objetivo.

No Brasil, a TARV inicial deve ser constituída por dois ITRN/ITRNt associados a uma outra classe de antirretrovirais (INI, ITRNN ou IP associado ao ritonavir, este como potenciador farmacocinético), escolhidos de acordo com o paciente a ser medicado: adulto, criança/adolescente ou gestante. Essa mesma diretriz também está presente nos *guidelines* dos Estados Unidos. No entanto, vários estudos têm sido desenvolvidos no intuito de reduzir toxicidade e, potencialmente, o custo do tratamento antirretroviral preconizado, utilizando terapia dupla tanto para início de terapêutica quanto para manutenção da supressão viral em pacientes com contraindicações para uso de ITRs, como TDF ou ABC, o que poderá, no futuro, trazer mudanças no tratamento da infecção pelo HIV-1.

Nos casos de falha terapêutica, caracterizada pela persistência de detecção do RNA do HIV no sangue após seis meses de início da TARV, o teste de genotipagem deve ser realizado para efetuar a troca. Genotipagem pré-tratamento está indicada para pessoas que tenham se infectado com parceiro (atual ou pregresso) em uso de TARV, gestantes e crianças infectadas pelo HIV e pacientes coinfectados com HIV e tuberculose, ressaltando-se que não se deve postergar o início de TARV aguardando o resultado da genotipagem. O exame de genotipagem do HIV está disponível no Sistema Único de Saúde (SUS) na Rede Nacional de Genotipagem (Renageno).

Em função da grande complexidade que envolve a terapêutica antirretroviral, existem protocolos/*guidelines* nacionais e internacionais que orientam sobre as melhores combinações de drogas de acordo com os resultados de estudos científicos multicêntricos. Esses protocolos são atualizados regularmente e estão disponíveis pela internet. Desde 2013, o Ministério da Saúde do Brasil passou a adotar protocolos clínicos e diretrizes terapêuticas (PCDT) relativos à infecção pelo HIV em crianças/adolescentes e adultos, às profilaxias pré e pós-exposição ao vírus e à transmissão vertical do HIV, que devem ser seguidos para que haja dispensação da medicação pelo SUS. Todos esses protocolos estão disponíveis no site http://www.aids.gov.br/biblioteca.

A profilaxia pré-exposição (PrEP) consiste no uso de antirretrovirais para reduzir o risco de adquirir a infecção pelo HIV, sendo altamente eficaz quando usada corretamente, e tem sido ofertada para grupos selecionados de pessoas consideradas em posição de maior vulnerabilidade, quais sejam, gays e outros homens que fazem sexo com homens, pessoas trans (expressam gênero diferente do sexo definido ao nascimento), profissionais do sexo e parcerias hétero ou homossexuais sorodiscordantes para o HIV. A profilaxia pós-exposição (PEP) destina-se a acidentes ocupacionais com material biológico e exposições sexuais desprotegidas, consentidas ou não, em que haja risco de infecção pelo HIV, abordando também o risco para hepatites e outras infecções sexualmente transmissíveis.

Neste capítulo, discutiremos as substâncias com atividade antirretroviral, com maior foco naquelas que são mais utilizadas nos dias atuais para tratamento e profilaxia da infecção pelo vírus da imunodeficiência humana. As drogas serão apresentadas de acordo com suas atividades no ciclo da reprodução do HIV na célula humana e sua constituição química. Também serão brevemente sinalizadas novas drogas que estão em estudos clínicos mundiais, promissoras para uso em futuro próximo.

INIBIDORES DA TRANSCRIPTASE REVERSA (ITR)

Por ação das drogas inibidoras da transcriptase reversa, ocorre a inibição da replicação viral, ao ser inibida a transformação do vírus da imunodeficiência humana de ARN para ADN. As drogas com essa ação podem ser análogas de nucleosídeos (ITRN), não nucleosídeos (ITRNN) e análogas de nucleotídeos (ITRNt).

Inibidores de transcriptase reversa estão associados à toxicidade mitocondrial. A lamivudina, a entricitabina, o abacavir e o tenofovir são os ITRs menos propensos a essa alteração.

Com relação a resistência viral, o HIV-1 diminui a sensibilidade aos ITRNs, análogos de nucleosídeos e nucleotídeos, basicamente por dois tipos de mutações: as mutações discriminatórias e as mutações do análogo da timidina (TAM). As mutações discriminatórias M184V/I (selecionada pelo uso de 3TC/FTC), K65R (selecionada por TDF, ABC, d4T, ddI e raramente 3TC) e L74V/I estão associadas a aumento da suscetibilidade do HIV-1 a AZT. A mutação K65R quando combinada com Q151M não aumenta a suscetibilidade do HIV-1 a AZT. As TAMs são selecionadas pelo uso de AZT e d4T e ocorrem em dois padrões distintos que se sobrepõem, de tal modo que TAMs 1 (M41L, L210W e T215Y) provocam níveis mais elevados de resistência a AZT, d4T, TDF, ddI e ABC que as TAMs 2 (D67N, K70R, T215F e K219Q/E). O desenvolvimento da mutação discriminatória M184V na maioria das falhas virológicas bloqueia os efeitos das TAMs na suscetibilidade a AZT, d4T e TDF, mas se associa a reduções posteriores na suscetibilidade a ABC e ddI. A associação M41L e T215Y confere alto grau de resistência a AZT e d4T e resistência de grau baixo a intermediário a ABC, ddI e TDF. A mutação D67N reduz a suscetibilidade primariamente a AZT e d4T, mas se associada a outras TAMs também reduz a suscetibilidade a ABC, ddI e TDF. A mutação L210W associada a M41L e T215Y confere alto nível de resistência a AZT e d4T e intermediário a alto para ABC, ddI e TDF. As mutações M41L, D67N K70R, L210W, T215Y/F e K21Q/E reduzem a suscetibilidade aos ITRNs com exceção da 3TC e FTC, que, em realidade, revertem a magnitude da resistência e devem ser prescritos com TDF e AZT na presença de TAMs. Ainda com relação à resistência aos ITRNs, a presença do complexo de inserção 69 (tipicamente T69S substituído pela inserção de dois ou mais aminoácidos S-S, S-A, S-G etc.) associa-se com resistência a todos os inibidores de transcriptase reversa, análogos de nucleosídeos e nucleotídeos aprovados pelo FDA dos Estados Unidos quando também estiverem presentes uma ou mais TAMs nos códons 41, 210 ou 215.

A resistência do HIV-1 aos ITRNN será discutida quando forem abordadas as drogas dessa classe.

INIBIDORES DA TRANSCRIPTASE REVERSA ANÁLOGOS DE NUCLEOSÍDEOS (ITRN)

Nucleosídeo é uma substância composta por dois elementos: uma base purínica ou pirimidínica e um açúcar (uma pentose). Quando o composto contém também ácido fosfórico constitui-se um nucleotídeo e o conjunto de nucleotídeos forma os ácidos nucleicos. Nos ácidos ribonucleicos (ARN), o açúcar é a ribose; nos ácidos desoxirribonucleicos (ADN), o açúcar é a desoxirribose.

As substâncias inibidoras da transcriptase reversa análogas de nucleosídeos têm atividade antirretroviral por agirem competitivamente com os nucleosídeos naturais que formam o vírus, na ligação com a enzima. Em sua forma ativa, fosforilada, essas substâncias interrompem a constituição da partícula viral, porque a enzima as incorpora à cadeia de ADN em crescimento, em lugar do nucleosídeo natural. As substâncias análogas de nucleosídeos inibidoras da transcriptase reversa geralmente têm atividade contra os vírus HIV-1, HIV-2 e podem agir em outros vírus, como o da hepatite B, o Epstein-Barr e outros vírus Herpes. Fazem parte desse grupo a zidovudina (AZT ou ZDV), a zalcitabina (ddC), a didanosina (ddI), a estavudina (d4T), a lamivudina (3TC), o abacavir (ABC) e a entricitabina FTC). Mais de 90% dos pacientes em terapia antirretroviral nos Estados Unidos tomam ou tomaram esquemas contendo entricitabina ou lamivudina. A zalcitabina há muito tempo foi retirada de uso por sua ação pouco potente e a estavudina foi descontinuada devido aos efeitos adversos frequentes e graves (lipodistrofia, distúrbio de metabolismo lipídico, risco cardiovascular), mantendo-se apenas a apresentação em solução oral para uso em crianças no Brasil.

Zidovudina (AZT; ZDV)

A zidovudina foi o primeiro antirretroviral desenvolvido e aprovado pelo FDA em 1987. Inicialmente, era conhecida como azidotimidina e atualmente pelas siglas AZT e ZDV, correspondendo à 3'-azido-2',3'-dideoxitimidina. É um nucleosídeo pirimidínico análogo da timidina que, em sua forma natural, é inativo contra os vírus da imunodeficiência humana tipos 1 e 2. Contudo, após sua administração e penetração nas células infectadas ou não pelos vírus, a droga é fosforilada em três etapas por meio de enzimas (quinases) celulares, formando-se um derivado trifosfato que é a substância ativa. O trifosfato de zidovudina inibe a ADN-polimerase das células e dos vírus, sendo particularmente ativa contra a transcriptase reversa do HIV, a qual é cerca de 100 vezes mais sensível à inibição pelo fármaco que as ADN-polimerases celulares. Por sua analogia estrutural com a timidina, o fosfato de AZT age como um substrato alternativo e é utilizado de maneira errônea pela transcriptase reversa, sendo incorporado à cadeia do ADN viral em lugar da timidina. Em resultado dessas ações, fica interrompida a replicação da cadeia do ADN viral.

Além de sua ação antiviral, a AZT pode agir sobre as polimerases de células do hospedeiro, causando efeitos tóxicos, em particular, as células germinativas do sistema hematopoiético são mais sensíveis, podendo resultar em anemia e neutropenia com o uso prolongado da droga. A zidovudina apresenta também ação bactericida contra bactérias gram-negativas da família das enterobactérias, mas não tem ação contra os germes gram-positivos, bactérias anaeróbias, fungos, micobactérias e pseudomonas. Também não age contra *Toxoplasma* spp. e *Pneumocystis* spp., mas tem alguma ação sobre *Giardia* spp. Contra os vírus que infectam o homem, o AZT, além de agir contra o HIV-1, inibe, também, o HIV-2 e o vírus Epstein-Barr, o que se deve à seletiva sensibilidade da transcriptase reversa desses vírus à substância. A AZT faz parte do protocolo de tratamento do adulto com leucemia/linfoma associado ao vírus HTLV-1 no Brasil desde 2016.

A zidovudina é bem absorvida por via oral, tendo biodisponibilidade de 63% ao ser administrada em jejum. Os alimentos interferem em sua absorção, retardando e reduzindo os níveis séricos. Em pacientes com diarreia, a absorção por via oral da zidovudina não é prejudicada. Esse fármaco é também administrado por via intravenosa, sobretudo durante o trabalho de parto em gestantes infectadas pelo HIV. Pode, também, ser administrada por via retal, utilizando-se a solução para uso intravenoso. Penetra no interior das células, inclusive nos linfócitos, exercendo ação antiviral no meio intracelular. Atravessa a barreira hematoencefálica, atingindo concentração no líquido cefalorraquidiano correspondente a 50% a 60% do nível sanguíneo. Dessa maneira, a droga atinge concentração útil no local de replicação do HIV no sistema nervoso central.

A AZT é metabolizada no fígado e sofre interações com vários medicamentos. Por isso, deve-se ter precauções na sua administração em pacientes com insuficiência hepática ou junto com drogas que também sofrem glicurono-conjugação, como sulfonamidas, cloranfenicol, anti-inflamatórios não hormonais e analgésicos narcóticos. Nessas situações, a meia-vida da zidovudina pode ser prolongada e ocorrer acúmulo tóxico se não se promoverem ajustes na dose ou no intervalo de sua administração. Ao contrário, o uso concomitante da zidovudina com a rifampicina pode diminuir a concentração e meia-vida da zidovudina, devido à atividade indutora de enzimas microssomais hepáticas pela rifampicina. Também foi observado efeito antagônico da combinação da AZT com a estavudina. A zidovudina não deve ser utilizada com a estavudina devido ao antagonismo demonstrado *in vitro* e *in vivo*.

Em pacientes com insuficiência renal, a posologia da AZT não sofre alterações. Em crianças prematuras, a vida média da zidovudina é prolongada, devido à diminuição de sua depuração, recomendando-se redução na dose a ser administrada a esses pacientes. Em pacientes com alterações neurológicas devidas ao HIV, a AZT tem proporcionado melhoras em quadros de demência e de neuropatia periférica.

A zidovudina atravessa a placenta e dá concentração fetal similar à materna. A droga mostrou-se capaz de reduzir a transmissão materno-fetal do vírus da imunodeficiência humana, de 25,5% para 8,3%, ao ser administrada a gestantes infectadas e ainda é utilizada na profilaxia da transmissão vertical. Em alguns ensaios clínicos randomizados, foi observado que, com a associação da zidovudina à lamivudina, a taxa de transmissão vertical pode ser reduzida para 2%, porém acarreta maior possibilidade de o vírus apresentar mutações e, consequentemente, resistência.

A maioria das crianças nascidas de mães que estavam em uso da zidovudina não apresenta manifestações clínicas de gravidade relacionadas ao uso da droga (anemia não é rara nessas crianças, mas é reversível). Contudo, existem relatos de alterações no ADN mitocondrial de crianças nascidas de mães que usaram a AZT, com o desenvolvimento de encefalomielopatia, alterações psicomotoras e visuais, anemia e hiperlactatemia. Por tal motivo, o emprego da zidovudina na gestante, visando à prevenção da transmissão materno-fetal, deve ser evitado no primeiro trimestre da gestação, indicando-se o início da profilaxia a partir da 14ª semana. A maioria dos especialistas recomenda, porém, que a droga deva ser continuada nas que se encontravam em seu uso terapêutico ao engravidar.

A zidovudina é uma droga tóxica e pode causar efeitos adversos graves, em especial depressão medular. Recomenda-se evitar o uso desse medicamento em casos de anemia (Hb < 10 g/dL) e/ou neutropenia (neutrófilos < 1.000 células/mm^3). Em pacientes com anemia secundária à infecção pelo HIV, o uso do AZT pode reverter esse quadro laboratorial; porém, os índices hematimétricos devem ser monitorizados até a estabilização da anemia. Anemia e neutropenia ocorrem em 16% a 25% dos pacientes sob tratamento, sendo mais frequentes em pessoas que já apresentaram contagem reduzida de hemácias e neutrófilos, baixo número de linfócitos CD4 e carência de vitamina B12. Com o uso de doses menores da droga, a necessidade de transfusões diminuiu, pois a anemia é menos grave. Hipoplasia de medula pode desenvolver-se com a continuação do tratamento, podendo ser reversível ou não. O uso concomitante de acetaminofen aumenta o risco de granulocitopenia. Também o uso combinado da AZT com o ganciclovir em pacientes com citomegalovirose frequentemente se acompanha de aumento da toxicidade hematológica de ambas as drogas (anemia, neutropenia). O mesmo ocorre com o emprego da flucitosina, em pacientes com candidíase ou criptococose e com a ribavirina no tratamento dos pacientes coinfectados com o vírus da hepatite C. Além dos efeitos hematológicos, a zidovudina pode causar cefaleia, tonteira, insônia, náuseas e miopatias com alguma frequência. Porém, geralmente, esses efeitos são transitórios e melhoram a partir do segundo mês da terapia. São também referidas reações decorrentes de neurotoxicidade, manifestadas por confusão mental, agitação psicomotora e convulsões. Outro efeito adverso do AZT é a lipoatrofia. As causas são multifatoriais e de difícil manejo, podendo comprometer a adesão à terapia. Ademais, é descrito um quadro, raro, de acidose lática acompanhada de hepatomegalia e esteatose, potencialmente fatal.

A zidovudina é, atualmente, recomendada para adultos na dose de 300 mg, de 12/12 horas como alternativa em casos de intolerância ao tenofovir (TDF). Sua administração deve ser realizada com o estômago vazio ou com alimentos com baixo teor de gordura. Em crianças e adolescentes, o teste de genotipagem pré-tratamento sempre está indicado, recomendando-se não atrasar o início do tratamento antirretroviral enquanto se aguarda o resultado. A AZT compõe o esquema preferencial em crianças na faixa etária de 14 dias a 3 meses de vida, sendo droga alternativa nas várias faixas etárias até a adolescência. Uma vez determinado o uso da AZT para início do tratamento, a dose deve ser compatível com a idade e/ou peso corporal. Pode ser calculada também com base na superfície corporal. Para os recém-nascidos, as doses são determinadas pela idade gestacional no nascimento e tempo de vida após este, como se segue: **a) idade gestacional ≥ 35 semanas:** do nascimento a 4 semanas de vida – 4 mg/kg VO 12/12 h; > 4 semanas – 12 mg/kg VO de 12/12 h; **b) idade gestacional entre 30 e 35 semanas:** do nascimento a 2 semanas de vida – 2 mg/kg VO de 12/12 h; de 2 a 6-8 semanas – 3 mg/kg VO de 12/12 h; acima de 6-8 semanas – 12 mg/kg VO de 12/12 h; **c) idade gestacional < 30 semanas:** do nascimento a 4 semanas de vida – 2 mg/kg VO de 12/12 h; de 4 a 8-10 semanas – 3 mg/kg VO de 12/12 h; acima de 8-10 semanas – 12 mg/kg VO de 12/12 h. Após 4 semanas de vida até < 18 anos de idade, a AZT pode ser prescrita com base na superfície corporal (240 mg/m^2 VO de 12/12 h ou 160 mg/m^2 VO de 8/8 h) ou no peso corporal (de 4 a < 9 kg – 12 mg/kg VO de 12/12 h ou 8 mg/kg VO de 8/8 h; 9 a < 30 kg – 9 mg/kg VO de 12/12 h ou 6 mg/kg VO de 8/8 h; ≥ 30 kg – 300 mg VO de 12/12 h ou 200 mg VO de 8/8 h). Em nenhuma situação a dose total diária preconizada para o adulto pode ser ultrapassada.

Gestantes infectadas pelo HIV têm indicação de iniciar tratamento antirretroviral, a partir da 14ª semana de gestação, independentemente da contagem de linfócitos TCD4, devendo ser realizado teste de genotipagem pré-tratamento. A AZT durante a gestação só é usada quando há contraindicação ao uso do tenofovir. No entanto, a AZT injetável deve ser administrada a todas as gestantes, como parte da profilaxia da transmissão vertical do HIV, durante o início do trabalho de parto ou, pelo menos, três horas antes da cesariana eletiva até o clampeamento do cordão umbilical, constituindo exceção apenas as grávidas que apresentem carga viral indetectável de forma sustentável e documentada após 34 semanas de gestação. Os antirretrovirais que foram prescritos durante o curso da gravidez devem ser mantidos durante o trabalho de parto ou no dia da cesárea programada nos seus horários habituais independentemente da indicação de uso da AZT. A dose preconizada para infusão na primeira hora (dose de ataque) é 2 mg/kg de peso corporal, seguido de dose de manutenção de 1 mg/kg em infusão contínua, diluindo-se a AZT injetável em soro glicosado 5%, tomando cuidado para que a concentração da solução não exceda 4 mg/mL. Quando a AZT injetável não está disponível, no momento do parto, em caráter excepcional, pode-se utilizar AZT 300 mg VO no começo do trabalho de parto ou na admissão, seguida de 300 mg a cada três horas até o clampeamento do cordão umbilical, ainda que se saiba que não se pode garantir níveis séricos adequados da droga no momento oportuno.

Recém-nascidos expostos ao HIV devem iniciar zidovudina profilática nas primeiras 4 horas de vida, preferentemente ainda na sala de parto, logo após os cuidados imediatos, até 48 h após o nascimento, para melhor eficácia da profilaxia, devendo ser mantida por quatro semanas. Indicação de quimioprofilaxia após 48 horas do nascimento deve ser discutida caso a caso. Se a gestante usou antirretrovirais durante o pré-natal e no periparto, alcançando carga viral (CV) < 1.000 cópias/mL (documentada) no terceiro trimestre, o recém-nascido (RN) deverá receber AZT por via oral, em intervalos de 12 h, com doses de acordo com sua idade gestacional (≥ 35 semanas: 4 mg/kg/dose; entre 30 e 35 semanas: 2 mg/kg/dose por 14 dias e, a partir deste período, 3 mg/kg/dose; < 30 semanas: 2 mg/kg/dose). Na impossibilidade de administração por via oral da AZT, esta pode ser utilizada por via intravenosa, com doses de acordo com a idade gestacional do RN, em intervalos de 12 horas (≥ 35 semanas: 3 mg/kg/dose; entre 30 e 35 semanas: 1,5 mg/kg/dose por 14 dias e, a partir deste período, 2,3 mg/kg/dose; < 30 semanas: 1,5 mg/kg/dose). Se a gestante não fez uso de antirretroviral, mesmo que tenha usado AZT no periparto; se usou antirretroviral, mas não atingiu a meta de CV < 1.000 cópias/mL no terceiro trimestre (documentado) ou tem o valor da CV desconhecido; se tem histórico de má adesão ao tratamento antirretroviral mesmo com CV < 1.000 cópias/mL no terceiro trimestre (documentado); se apresenta infecção sexualmente transmissível, especialmente sífilis, ou se é uma parturiente com teste rápido reagente para o HIV no momento do parto, a zidovudina deverá ser feita de acordo com a idade gestacional, descrita anteriormente, associada a nevirapina, por via oral, de acordo com o peso do RN ao nascer (> 2 kg: 12 mg/dose = 1,2 mL; entre 1,5 e 2 kg: 8 mg/dose = 0,8 mL; < 1,5 kg: não usar nevirapina). A nevirapina deverá ser administrada em três doses: a primeira até 48 h de vida; a segunda 48 h depois da primeira; e a terceira 96 h após a segunda dose. Deve-se avaliar a colocação de sonda nasoenteral no RN que tenha indicação de usar nevirapina e não esteja deglutindo, tendo em vista que não há disponibilidade desse medicamento para uso intravenoso.

A zidovudina faz parte da RENAME/2020 e está disponível no Brasil na rede de atendimento governamental à saúde em cápsulas com 100 mg, em solução oral com 10 mg/mL, em solução injetável com 10 mg/mL e em associação à lamivudina, como comprimido, na dose fixa de 300 mg de zidovudina e 150 mg de lamivudina. Esse antirretroviral é também disponível comercialmente associado à lamivudina na especialidade farmacêutica de referência Biovir® (GlaxoSmithKline Brasil Ltda.)

Estavudina (d4T)

A estavudina, conhecida pela sigla d4T, é um nucleosídeo pirimidínico análogo da timidina, correspondendo à 2',3'-dideoxi--2'-3'-dideidrotimidina. Seu mecanismo de ação é similar ao da zidovudina. É bem absorvida quando administrada por via oral, com biodisponibilidade de 64%. Não sofre interferência dos alimentos na absorção e é estável em meio ácido, alcançando máximas concentrações plasmáticas dentro de 60 minutos após a ingestão da dose. Sua meia-vida intracelular é de 3 a 3,5 horas. Atinge concentração terapêutica no sistema nervoso. É menos mielotóxica que a AZT, embora os pacientes possam apresentar macrocitose sem anemia significativa. Por outro lado, é neurotóxica, podendo causar neuropatia periférica.

Apresenta efeito sinérgico *in vitro* com a didanosina, zalcitabina e lamivudina e efeito antagônico com a zidovudina. Por esse motivo, não deve ser usada em associação com a AZT. Também não deve ser utilizada em associação com a didanosina, pois pode ocorrer potencialização na neuropatia periférica causada pelas drogas. Como outros inibidores da transcriptase reversa análogos de nucleosídeos, pode também inibir a ação da DNA polimerase-g mitocondrial, levando a casos graves de acidose lática e esteatose hepática. Esse, provavelmente, também é o mecanismo desencadeante da neuropatia periférica. Nos pacientes que apresentarem elevação rápida das aminotransferases, a droga deverá ser suspensa. Dano hepático preexistente, sexo feminino, idade avançada, obesidade, uso de bebida alcoólica e terapia concomitante com didanosina, ribavirina e tenofovir parecem aumentar o risco de acidose lática em pacientes que tomam estavudina. Uso concomitante de didanosina e/ou hidroxiureia com estavudina pode aumentar o risco de hepatotoxicidade ou pancreatite, potencialmente fatal.

A estavudina atravessa a barreira placentária, mas deve ser evitado seu uso em gestantes e em nutrizes, pois são desconhecidos, até o momento, os seus efeitos no feto e no lactente.

A dose da estavudina para os pacientes com mais de 60 kg de peso corporal é de 40 mg a cada 12 horas e nos pacientes com menos de 60 kg é de 30 mg a cada 12 horas. A Organização Mundial da Saúde (OMS) recomenda a dose de 30 mg, 12/12 h, mesmo para os pacientes com mais de 60 kg, por ter a mesma eficácia e o menor risco de eventos adversos. Os pacientes pediátricos com menos de 30 kg devem fazer uso de 1 mg/kg a cada 12 horas, e os que tiverem mais de 30 kg e menos de 60 kg devem fazer uso de 30 mg a cada 12 horas. Para recém-nascidos até os 13 dias de idade, a dose recomendada é 0,5 mg/kg de 12/12 h. Nos casos de insuficiência renal, a dose deve ser ajustada quando o paciente apresentar *clearance* de creatinina ≤ 50 mL/min, como se segue: pacientes com peso ≥ 60 kg – com *clearance* entre 26-50 mL/min, 20 mg a cada 12 h e com *clearance* entre 10-25 mL/min, 20 mg a cada 24 h; pacientes com peso < 60 kg – com *clearance* entre 26-50 mL/min, 15 mg a cada 12 h e com *clearance* entre 10-25 mL/min, 15 mg a cada 24 h. Administrar a dose após a hemodiálise e nos demais dias no mesmo horário do dia. Não há dados suficientes para recomendar ajustes nos pacientes pediátricos com insuficiência renal.

A estavudina é bem tolerada quando administrada por via oral, podendo o paciente apresentar cefaleia, dor abdominal e astenia. O principal efeito colateral é a neuropatia periférica, que acomete 15% a 20% dos casos, especialmente os pacientes em fase avançada de infecção pelo HIV, quando a dose é superior a 2 mg/kg/dia e quando associado à didanosina. A neuropatia é tempo e dose-dependente e é caracterizada pelo aparecimento de parestesias, principalmente por sensação de formigamento e dormência nos pés e nas mãos, podendo chegar à dificuldade de locomoção. É reversível com a interrupção da terapia, em tempo que pode ser prolongado. Após a resolução dos sintomas, a droga pode ser reiniciada com a metade da dose anterior. Pancreatite ocorre em 1% a 2% dos pacientes, especialmente nos que estiverem em uso de didanosina. Os efeitos colaterais mais graves são a acidose lática e a esteatose hepática. Os pacientes que apresentam elevação do ácido lático devem ter a medicação interrompida. A administração de tiamina pode reverter o quadro de esteatose hepática. Também pode ocorrer a presença de lipoatrofia e lipodistrofia.

Alguns casos já foram relatados de acidose lática e de pancreatite em mulheres grávidas ou no pós-parto em uso de didanosina e estavudina. Desses, três casos foram fatais. Portanto, o uso da estavudina deve ser evitado, sendo essa droga a última opção na escolha do uso dos análogos. A associação didanosina/estavudina não é mais usada para virgens de terapia ou resgate. No passado, alguns autores justificavam o seu uso em gestantes somente quando o benefício fosse claramente superior ao risco. Face às novas opções terapêuticas, nos dias atuais, tal justificativa não procede mais.

O uso de estavudina tem sido progressivamente reduzido na última década, por orientação da OMS, em função de sua toxicidade. Seu uso não é mais recomendado nos Estados Unidos. Atualmente, no Brasil, não é recomendado seu uso em nenhum PCDT de Manejo da Infecção pelo HIV. A partir da nota técnica nº 196/2013 emitida pelo Ministério da Saúde, a estavudina passou a não ser mais recomendada como opção de ITRN para início de terapia devido à existência de outras opções terapêuticas com melhor perfil de toxicidade. Segundo a mesma nota técnica, somente a apresentação pediátrica da medicação (pó para solução oral 1 mg/mL) foi mantida, justificada pela escassez de outras opções terapêuticas para essa faixa etária à época. Apesar dessa apresentação constar da RENAME/2020 como disponível nos centros governamentais de atendimento aos pacientes com infecção pelo HIV, na nota informativa nº 43/2019 emitida pelo Ministério da Saúde, ela não mais estará disponível no arsenal terapêutico de antirretrovirais para tratamento de HIV/Aids em definitivo.

Em estudos de fase IIb, encontra-se a droga censavudine (OBP-601), semelhante em estrutura química à estavudina, mas cujos estudos *in vitro* apontaram para a possibilidade de apresentar maior efetividade e menos efeitos tóxicos, estando seu *pipeline* disponível para consulta em https://www.oncolys.com/en/pipeline/obp-601.html.

Lamivudina (3TC)

A lamivudina, conhecida pela sigla 3TC, é a 2',3'-dideoxi-3-tiacitidina, um análogo da zidovudina que apresenta atividade antirretroviral e contra o vírus da hepatite B (HBV). Esse antirretroviral inibe a transcriptase reversa dos HIV-1 e 2, por meio do seu metabólito ativo. Em combinação com a zidovudina apresenta efeito sinérgico ou aditivo.

A droga inibe a replicação do HBV, reduzindo o dano hepático nos pacientes portadores de hepatite B crônica com replicação viral e doença hepática compensada, incluindo os pacientes HbeAg negativos. Também pode suprimir a replicação viral do HBV nos pacientes transplantados e nos pacientes coinfectados com o HIV. A lamivudina administrada a gestantes com hepatite B previne a transmissão materno-fetal do vírus, reduz a ocorrência de complicações na gestação e não ocasiona efeitos adversos para o feto e a criança. Seu uso em gestantes infectadas pelo HIV não ocasionou toxicidade no concepto. No entanto, a lamivudina tem fraca barreira genética, com fácil surgimento de resistência, não se recomendando seu uso para tratamento da infecção pelo HBV. Além disso, apresenta possibilidade de resistência cruzada com entecavir, droga potente para tratamento da infecção pelo HBV e com baixas taxas de resistência. Recomenda-se que, em pacientes coinfectados, o tenofovir, droga também potente e com baixa taxa de resistência do HBV, deva estruturar o tratamento antirretroviral de pacientes coinfectados HIV/HBV.

Casos de acidose lática e hepatomegalia grave com esteatose têm sido relatados com uso de lamivudina, sendo a maioria dos casos em mulheres, recomendando-se suspendê-la em qualquer paciente com quadro clínico-laboratorial sugestivo de acidose lática ou hepatotoxicidade acentuada, o que inclui hepatomegalia e esteatose, mesmo sem elevações acentuadas das transaminases.

Com relação a mutações de resistência, a M84V/I, selecionada pelo uso de 3TC/FTC, mas também por ABC e ddI, reduz a sensibilidade do HIV-1 a 3TC e FTC em > 100 vezes e, paradoxalmente, aumenta a suscetibilidade, e lentifica a emergência de resistência, do HIV-1 a AZT, d4T e TDF. No Brasil, o Ministério da Saúde recomenda que a lamivudina seja mantida nos esquemas antirretrovirais mesmo na presença de resistência pela presença da mutação M84V/I, já que sua presença aumenta a atividade inibitória da zidovudina e do tenofovir, podendo reverter parcialmente a resistência a esses medicamentos. Adicionalmente, essa mutação tem impacto favorável no *fitness* viral. Portanto, mesmo na presença dessa mutação, a lamivudina deve ser mantida no esquema de resgate com AZT e TDF, ainda que por outro lado, possa prejudicar a resposta ao abacavir e, possivelmente, à didanosina, nos esquemas de resgate. A mutação K65R raramente é selecionada por 3TC, reduzindo a suscetibilidade do HIV-1 a 3TC e FTC em torno de dez vezes, considerado de nível baixo a intermediário, já que, isoladamente, não é suficiente para eliminar a atividade do 3TC e FTC.

Desde 2017, para os casos em início de tratamento, o esquema inicial preferentemente recomendado, no Brasil, é a associação de dois inibidores de transcriptase reversa (ITRN/ITRNt) – lamivudina e tenofovir – associados ao inibidor de integrase (INI) – dolutegravir, excetuando-se gestantes e coinfectados TB-HIV. A posologia para os pacientes adultos com infecção pelo HIV é de 150 mg a cada 12 horas, ou 300 mg, em dose única diária. A posologia dos pacientes pediátricos com 30 dias a < 12 anos, é de 4 mg/kg a cada 12 horas, não excedendo a dose máxima diária de 300 mg; em crianças ≥ 12 anos, a mesma dose dos adultos e nos neonatos, de 2 mg/kg a cada 12 horas. Nos pacientes adultos e adolescentes com peso corporal ≥ 25 kg, com alteração da função renal, a dose de lamivudina deve ser reajustada de acordo com o *clearance* de creatinina, em doses únicas diárias, como se segue: ≥ 50 mL/min – sem necessidade de ajuste; entre 30 e 49 mL/min – 150 mg; entre 15 e 29 mL/min – 150 mg na primeira dose e depois, 100 mg; entre 5 e 14 mL/min – 150 mg na primeira dose e depois, 50 mg; e < 5 mL/min – 50 mg na primeira dose e depois, 25 mg/dia. Não são necessárias doses adicionais após hemodiálise de rotina (quatro horas) ou diálise peritoneal. Não há necessidade de reajuste da dose nos pacientes com insuficiência hepática.

A lamivudina foi aprovada pelo FDA (Estados Unidos) na apresentação de comprimidos com 150 e 300 mg da droga, solução oral na concentração de 10 mg/mL (Epivir®) e nas coformulações em doses fixas combinadas: AZT/3TC (Combivir®), ABC/3TC (Epzicom®), ABC/DTG/3TC (Triumeq®) e ABC/3TC/AZT (Trizivir®). No Brasil, a lamivudina consta da RENAME/2020 e está disponível nos centros governamentais de atendimento a pacientes com infecção pelo HIV, apresentada em comprimidos com 150 mg ou em solução oral contendo 10 mg/mL. É comercializada em apresentação genérica (Lamivudina®) e na especialidade farmacêutica de referência Epivir® (GlaxoSmithKline Brasil Ltda.). A lamivudina é também disponível em associação com a zidovudina em um mesmo comprimido, conforme referido no item sobre a zidovudina, em coformulação lamivudina (300 mg), tenofovir (300 mg) e efavirenz (600 mg) e em coformulação lamivudina (300 mg) e tenofovir (300 mg), todos disponíveis no programa brasileiro de tratamento da infecção pelo HIV.

Didanosina (ddI)

A didanosina, conhecida pela sigla ddI, constituída pela dideoxinosina, é um nucleosídeo purínico análogo da inosina. Para exercer sua ação virustática sobre os retrovírus, essa droga deve sofrer transformação intracelular, sendo convertida a uma molécula trifosforilada, o trifosfato de 2',3'-dideoxiadenosina (ddATP), metabólito que inibe a replicação do HIV por meio da inibição da transcriptase reversa. A didanosina age sobre o HIV tanto em linfócitos T como em monócitos, distinguindo-se por manter atividade intracelular prolongada.

A absorção da didanosina é melhor se ingerida com o estômago vazio, quando sua biodisponibilidade absoluta pode chegar a 42%. Se sua ingestão for realizada com alimentos, a absorção sofrerá um decréscimo de 50%. O ideal é que a didanosina seja ingerida 60 minutos antes ou duas horas após qualquer alimentação, para que seja alcançada a concentração plasmática ativa contra os HIV. A meia-vida plasmática da ddI é de aproximadamente uma hora e meia; entretanto, a prolongada meia-vida intracelular da sua forma ativa, o trifosfato, entre 8 e 24 horas, torna possível a administração da didanosina em duas tomadas ao dia ou, mesmo, em dose única diária.

Em decorrência do tampão utilizado para melhorar sua absorção, a didanosina não pode ser administrada concomitantemente com outras drogas; entre elas as fluoroquinolonas, tetraciclinas, dapsona, cetoconazol, itraconazol, delavirdina, indinavir e nelfinavir, devendo essas drogas ser administradas duas horas antes da didanosina. Há aumento da concentração da didanosina na administração conjunta com ganciclovir, alopurinol e tenofovir e diminuição com metadona. Não se recomenda o uso de tenofovir disoproxil fumarato com didanosina (aumento da concentração do ddI, graves toxicidades associadas, falência virológica precoce e resistência); mas, se forem coadministrados, a dose do ddI deve ser ajustada para 250 mg/dia para adultos com peso corporal ≥ 60 kg e depuração de creatinina de pelo menos 60 mL/min ou 200 mg/dia para aqueles que tenham os mesmos valores de depuração de creatinina, mas peso corporal < 60 kg, não existindo valores estabelecidos de reajuste quando a depuração de creatinina for menor que 60 mL/min. É contraindicado o uso de didanosina com estavudina, alopurinol ou ribavirina, por ter sido observado aumento do risco de toxicidade, com quadros clínicos graves.

A didanosina tem pequena penetração no sistema nervoso central, alcançando no líquor somente 20% da concentração plasmática, motivo pelo qual é pequena a eficácia da substância em pacientes com manifestações neuropsiquiátricas resultantes da infecção cerebral pelo HIV. É metabolizada parcialmente no fígado, eliminando-se por via renal, por filtração glomerular e secreção tubular, como droga ativa somente 20% da dose administrada por via oral e cerca de 55% da dose administrada por via intravenosa.

A dose da didanosina, por via oral, em pacientes com mais de 60 kg é de 200 mg a cada 12 horas ou 400 mg em dose única diária, e nos pacientes com menos de 60 kg é de 125 mg a cada 12 horas ou 250 mg em dose única diária. Para a administração em dose única diária deve-se respeitar a dose diária total de acordo com o peso do paciente. As doses pediátricas são baseadas na idade e na superfície corporal, como se segue: 2 semanas a 8 meses de idade – 100 mg/m^2 de 12/12 h; acima de 8 meses – 120 mg/m^2 de 12/12 h, não excedendo a dose recomendada para adultos. A droga deve ser administrada duas horas após ou 60 minutos antes das refeições. A dose da didanosina nos pacientes com insuficiência renal deve ser ajustada de acordo com a depuração de creatinina. Nos pacientes com peso corporal ≥ 60 kg com depuração de creatinina entre 30 e 59 mL/min, a dose deve ser reduzida para 200 mg/dia ou 100 mg de 12/12 h e nos com < 60 kg, 150 mg/dia ou 75 mg de 12/12 h; com depuração de creatinina entre 10 e 29 mL/min, a dose total não deve ultrapassar 150 mg/dia nos pacientes com peso superior a 60 kg e 100 mg/dia nos pacientes com peso inferior a 60 kg. Nos enfermos com depuração da creatinina menor que 10 mL/min, a dose não deve ultrapassar 100 mg/dia nos com peso superior a 60 kg, ou 75 mg/dia, nos com peso inferior a 60 kg. Nos pacientes em diálise peritoneal, a dose deve ser administrada preferencialmente após a diálise, não sendo necessário dose suplementar após a hemodiálise.

No final do ano 2000, foi licenciada uma nova formulação da ddI, a ddI entérica (ddI EC), em comprimidos revestidos para facilitar a absorção do medicamento sem que fosse necessário um jejum tão rigoroso, ainda que ingerida com o estômago vazio, disponível em cápsulas de 250 mg e 400 mg para uso em dose única diária. As doses recomendadas, nessa formulação, para uso adulto e pediátrico baseiam-se no peso corporal, como se segue: 20 a < 25 kg – 200 mg/dia; 25 a < 60 kg – 250 mg/dia e ≥ 60 kg – 400 mg/dia. Observa-se que, para crianças com menos de 20 kg de peso corporal, assim como para as que não consigam engolir cápsulas, está indicada a apresentação em pó para solução oral, sendo recomendado intervalos de 12/12 h para melhor absorção. A dose da didanosina entérica nos pacientes com insuficiência renal deve ser ajustada de acordo com a depuração de creatinina, como se segue: se estiver entre 30 e 59 mL/min, ajustar para 200 mg/dia para pacientes com ≥ 60 kg de peso corporal e 125 mg/dia para os com < 60 kg; se estiver entre 10 e 29 mL/min, ajustar para 125 mg/dia independentemente do peso corporal; se for < 10 mL/min, ajustar para 125 mg/dia somente nos pacientes com ≥ 60 kg de peso corporal por não haver descrição de ajuste possível para paciente com < 60 kg, orientando-se, então a troca de apresentação da medicação.

Não existem estudos bem controlados, que assegurem claramente o uso de ddI na gestação, não sendo seu uso recomendado.

A toxicidade mais grave relacionada com o uso da didanosina é a pancreatite. Cerca de 20% dos pacientes em uso de ddI podem apresentar elevações dos níveis séricos da amilase e cerca de 7% podem apresentar pancreatite clínica, tendendo a ocorrer mais tardiamente com o uso do medicamento. Pode apresentar-se de forma branda até fatal. Deve-se interromper permanentemente o uso da didanosina após um episódio de pancreatite. Pacientes com história de alcoolismo e pancreatite prévia não devem fazer uso da didanosina. Pacientes com insuficiência renal têm maior risco de desenvolver pancreatite se não for feito ajuste de dose de didanosina, já que a frequência da pancreatite se relaciona com a dose.

A didanosina, assim como os outros análogos do nucleosídeo, é um inibidor da ADN-polimerase-g, a enzima responsável pela síntese de ADN mitocondrial. Essa toxicidade mitocondrial pode resultar em acidose lática, lipoatrofia, esteatose hepática e outros efeitos colaterais, como a própria pancreatite e a neuropatia periférica. A acidose lática é caracterizada por fadiga, mialgia, elevação da aldolase sérica e elevação do ácido lático sérico. Deve-se interromper o uso das medicações caso haja suspeição clínica de acidose lática.

A toxicidade mais frequente é a neuropatia periférica (dose e tempo-dependente), acometendo cerca de 5% a 20% dos pacientes em uso de 400 mg/dia de ddI. Pode manifestar-se como dormência, formigamento ou dor nas mãos e pés, ocorrendo principalmente em pacientes com doença avançada, em pacientes com história de neuropatia e em pacientes em tratamento com medicamentos neurotóxicos. Tende a ocorrer após a 10ª semana de uso da droga, sendo reversível com sua suspensão. Podem ocorrer, ainda, diarreia, irritabilidade, insônia, náuseas, vômitos, cefaleia e alterações laboratoriais, como hiperuricemia, hipertrigliceridemia, elevações das transaminases e alterações da glicemia. Casos de hipertensão porta não cirrótica associados ao uso de didanosina, confirmados por biópsia hepática, sem evidência de hepatite viral, iniciando-se meses a anos depois do início da medicação, foram relatados. Neurite óptica e alterações retinianas também já foram relatados. A resistência à didanosina durante a monoterapia ou terapia dupla foi associada à presença da mutação L74V no gene da transcriptase reversa.

Em 2016, o Ministério da Saúde comunicou, na nota informativa nº 246/2016, que as apresentações em cápsula de ddI de liberação entérica haviam sido retiradas do protocolo de tratamento brasileiro, quer pela toxicidade da droga, quer pela dificuldade de comodidade posológica. Desde então, a didanosina permaneceria para dispensação apenas na apresentação em pó para uso pediátrico com finalidade de resgate terapêutico das crianças que já usaram outros medicamentos da mesma classe. Na nota informativa nº 37/2017, o Ministério da Saúde orientou a substituição da apresentação do ddI em pó para solução oral por outras opções, alegando dificuldades na produção do medicamento, no Brasil, por falta da matéria-prima.

Apesar da didanosina constar da RENAME/2020 como disponível nos centros governamentais de atendimento a pacientes com infecção pelo HIV, na apresentação de pó para solução oral com 4 g, a ddI não consta mais do formulário para dispensação de antirretrovirais do Ministério da Saúde nos dias atuais.

Abacavir (ABC)

O abacavir, conhecido pela sigla ABC, é um nucleosídeo purínico análogo da guanosina. O abacavir tem uma fosforilação enzimática única, produzindo a sua forma ativa, o trifosfato carboxílico de guanosina. Dessa forma, o abacavir não compete com a fosforilação intracelular dos outros inibidores da transcriptase reversa. É por meio da sua forma ativa que o abacavir inibe a transcriptase reversa do HIV-1, resultando no término da cadeia de ADN e na interrupção do ciclo de replicação viral.

O abacavir é bem absorvido por via oral, com biodisponibilidade de 83%, não sendo afetada a absorção pelos alimentos. Assim como os outros análogos de nucleosídeos, o abacavir é um inibidor da ADN-polimerase-g, a enzima responsável pela síntese de ADN mitocondrial. Essa toxicidade mitocondrial pode resultar em acidose lática, esteatose hepática e em outros efeitos colaterais, como miopatias, pancreatite e neuropatia periférica, mas esses quadros não são frequentes. É excretado na urina em maior parte sob a forma de metabólitos e somente 2% na forma inalterada da droga.

O abacavir é bem tolerado, sendo incomuns efeitos colaterais que levem à interrupção da droga. Os efeitos colaterais mais comuns são cefaleia, náuseas, vômitos, mal-estar e fadiga. O efeito colateral mais grave é a reação de hipersensibilidade, que pode ocorrer em 5-8% dos pacientes não gestantes. A reação de hipersensibilidade é caracterizada pelo aparecimento de febre (80%), exantema cutâneo (70%), sintomas gastrointestinais (50%), mialgia, cefaleia e, mais recentemente, foram descritos sintomas respiratórios, mimetizando um quadro gripal. Geralmente, ocorre nas primeiras seis semanas de tratamento. A reação de hipersensibilidade tende a desaparecer em 24-48 horas após a interrupção do tratamento, o que normalmente não ocorre com as infecções respiratórias, podendo ser esta uma maneira de se realizar o diagnóstico diferencial. Não existe achado laboratorial característico, mas se pode observar linfopenia, elevações das transaminases, principalmente a ALT, e da CPK. Uma vez diagnosticada a reação de hipersensibilidade ao abacavir, a droga deve ser suspensa e não mais reintroduzida. Alguns casos de óbito foram descritos com a reintrodução do abacavir após diagnóstico da síndrome de hipersensibilidade. O teste HLA B*5701 deve ser realizado antes de ser iniciado o uso da droga. Com o resultado do teste negativo, a possibilidade do paciente desenvolver reações adversas por hipersensibilidade é menor que 1%. O Ministério da Saúde disponibiliza o exame de tipificação do alelo HLA-B*5701 por meio de formulário próprio padronizado, que pode ser acessado em http://www.aids.gov.br/pt-br/pub/2018/formulario-para-solicitacao-de-tipificacao-do-alelo-hla-b5701.

Casos de acidose lática e de esteatose hepática nos pacientes em terapia com abacavir também têm sido descritos, sendo a maioria deles relatados em mulheres. Sexo feminino e obesidade são fatores de risco, demandando suspensão da medicação nos casos suspeitos em que achados clínicos e laboratoriais de acidose lática ou hepatotoxicidade acentuada (hepatomegalia e esteatose) estejam presentes, mesmo na ausência de elevações marcadas das transaminases.

No ano de 2008, foram publicados trabalhos observacionais de ensaios clínicos (D.A.D. e SMART) relatando uma provável relação do abacavir com o aumento do risco de infarto agudo do miocárdio em uso recente da droga (com menos de seis meses de uso) e elevação do nível sérico de fatores inflamatórios como interleucina-6 e proteína C reativa. Estudo de coorte publicado em 2016, envolvendo 8.154 pacientes concluiu que o ABC foi associado a um risco de doença cardiovascular duas vezes maior que não pôde ser explicado por disfunção renal ou outros fatores de risco. Contudo, outros trabalhos randomizados (HEAT) não confirmaram esses dados, assim como uma meta-análise do FDA dos Estados Unidos de 26 ensaios clínicos randomizados e análises de ensaios clínicos envolvendo grande número de pacientes. Nenhum consenso foi alcançado sobre a associação entre o uso de ABC e o risco de IAM ou o mecanismo para tal associação, até o momento. Alguns estudos apontam como hipótese para essa associação a descoberta de que o abacavir promoveria aderência de plaquetas a células endoteliais, o primeiro passo para a formação de trombos, mas não produziria ativação plaquetária diretamente. Desse modo, as células endoteliais seriam o principal alvo do abacavir nessa interação, gerando manifestações de inflamação vascular. No entanto, os próprios autores indicam a necessidade de mais estudos para elucidar o problema. Assim sendo, orienta-se, como precaução, considerar risco de doença coronariana quando for prescrever o ABC e promover ações para modificar os conhecidos fatores de risco, como hipertensão, dislipidemia, diabetes melito e tabagismo.

O abacavir está indicado na terapia antirretroviral, em associação com outros inibidores da transcriptase reversa, observando-se efeito sinérgico, *in vitro*, com zidovudina, nevirapina e amprenavir. Observou-se, também *in vitro*, efeito aditivo e/ou sinérgico nas combinações com lamivudina e didanosina e atividade aditiva com os inibidores da protease. A dose recomendada é de 300 mg a cada 12 horas ou 600 mg em dose única diária para os adultos e de 8 mg/kg, duas vezes ao dia, ou 16 mg/kg de peso corporal, em dose única diária, para crianças de ≥ 3 meses a < 12 anos de idade, respeitando a dose máxima de 600 mg/dia. Para crianças ≥ 12 anos, com peso corporal ≥ 25 kg, a dose recomendada é a mesma do adulto. O abacavir pode ser utilizado, associado à lamivudina, na grávida, quando houver contraindicação ao uso de tenofovir, por não haver relato de teratogenicidade em humanos, desde que a gestante tenha teste HLA*B5701 negativo.

As mutações de resistência K65R, L74V, Y115F e M184V/I, surgidas na transcriptase reversa, descritas para o abacavir por meio de análise genotípica de isolados selecionados de HIV-1 em cultura celular e recuperadas de pacientes tratados com ABC, mostraram diminuição na suscetibilidade do HIV-1 ao ABC e resistência cruzada a didanosina, entricitabina, lamivudina e tenofovir. Muitas substituições de mutações do análogo da timidina (TAM: M41L, D67N, K70R, L210W, T215Y/F, K219E/R/H/Q/N) estão associadas a uma redução progressiva de suscetibilidade do HIV-1 ao abacavir.

O abacavir faz parte da RENAME/2020 e está disponível nos centros governamentais de atendimento a pacientes com infecção pelo HIV na apresentação de comprimidos com 300 mg e solução oral com 20 mg/mL. É comercializado sob a forma de sulfato de abacavir na especialidade farmacêutica de referência Ziagenavir® (GlaxoSmithKline Brasil) em comprimidos com 300 mg e em solução oral com 20 mg/mL; coformulado com a lamivudina em um único comprimido contendo 600 mg de abacavir associado a 300 mg de lamivudina, disponível sob o nome comercial de Kivexa® (GlaxoSmithKline

Brasil) e coformulado com lamivudina e dolutegravir em um único comprimido contendo 600 mg de abacavir associado a 300 mg de lamivudina e 50 mg de dolutegravir disponível sob o nome comercial de Triumeq® (GlaxoSmithKline Brasil).

Entricitabina (FTC)

A entricitabina, conhecida pela sigla FTC, é um nucleosídeo análogo da citosina, constituído pela dideoxifluoro-tiacitidina. Tem atividade contra o HIV e o vírus da hepatite B. Aprovada em 2003 para administração em dose única, logo se tornou um ano depois, ao ser coformulada com tenofovir em dose fixa combinada, componente de terapia de primeira linha quando usada com uma terceira droga antiviral, nos Estados Unidos, e acabou ganhando enorme aceitação quando, em 2006, a coformulação em dose fixa combinada com tenofovir e efavirenz, para uso em dose única, mostrou-se eficaz e atraente para facilitar a adesão ao tratamento, um marco na terapia antirretroviral. É uma droga muito parecida com a lamivudina, porém cerca de dez vezes mais potente que este antirretroviral. Assim como ocorre com os outros ITRNs, precisa sofrer um processo de fosforilação intracelular para a formação do seu metabólito ativo, o trifosfato de FTC. É bem absorvida por via oral, não havendo restrições em relação aos alimentos. É apresentada sob a forma de cápsulas de 200 mg e solução oral com concentração de 10 mg/mL e deve ser prescrita em uma única tomada diária. Em pacientes pediátricos, as doses recomendadas são: 0-3 meses de idade – 3 mg/kg de peso; > 3 meses até 17 anos – 6 mg/kg peso até 240 mg (24 mL) podendo ser utilizadas as cápsulas com 200 mg se a criança tiver peso corporal maior que 33 kg e conseguir deglutir a cápsula intacta. Para adultos ≥ 18 anos de idade a dose única diária é de uma cápsula de 200 mg ou 240 mg (24 mL) da solução oral. Seu uso em gestantes mostrou alta transferência da droga para o feto e nenhuma evidência de teratogenicidade até o momento.

Em caso de insuficiência renal, a dose da entricitabina deve ser reajustada de acordo com o *clearance* de creatinina, como se segue: ≥ 50 mL/min – manter a dose preconizada; 30-49 mL/min – uma cápsula de 200 mg a cada 48 h ou 12 mL (120 mg) da solução a cada 24 h; 15-29 mL/min – uma cápsula de 200 mg a cada 72 h ou 8 mL (80 mg) da solução a cada 24 h; < 15 mL/min ou paciente em hemodiálise – uma cápsula de 200 mg a cada 96 h ou 6 mL (60 mg) da solução a cada 24 h, observando-se que se a dose recair sobre o dia em que o paciente fará hemodiálise, a dose de entricitabina deverá ser feita após o procedimento. Ainda não são conhecidas interações medicamentosas clinicamente significantes. Devido às semelhanças farmacológicas entre FTC e 3TC deve-se estar atento para não utilizar FTC concomitantemente com formulações que contenham 3TC e vice-versa.

A FTC/200 mg coformulada com TDF/300 mg, em dose fixa combinada, na dose de um comprimido ao dia, tem sido utilizada como profilaxia pré-exposição de risco a infecção pelo HIV-1 (PrEP). Raramente foi observada seleção de resistência a FTC ou TDF se a profilaxia não foi iniciada inadvertidamente durante infecção aguda não diagnosticada. A coformulação FTC200/TDF300 para PrEP não deve ser iniciada se sinais e sintomas de infecção aguda pelo HIV estiverem presentes. Se tais sintomas forem recentes (< 30 dias) e houver suspeita de exposição tempo-compatível, o início da PrEP deverá ser adiado por pelo menos 30 dias para esclarecimento diagnóstico.

Os efeitos adversos mais comuns com a entricitabina são cefaleia, diarreia, náusea, e exantema, que raramente são graves: somente 1% dos participantes dos ensaios clínicos teve que interromper a medicação. Foi também observada alteração da coloração da pele, especialmente hiperpigmentação das regiões palmares, plantares ou de ambas, geralmente assintomática. Hiperpigmentação da pele foi observada muito comumente nos pacientes pediátricos nos ensaios clínicos. Casos de acidose lática e hepatomegalia grave com esteatose, alguns fatais, já foram relatados com entricitabina, isoladamente ou em combinação com outros antirretrovirais, requerendo suspensão da droga.

O uso de FTC como parte de esquema antirretroviral está associado com potente supressão de replicação de HBV. Em um ensaio clínico, após um ano, a frequência de resistência genotípica (12%) foi bem inferior àquela geralmente encontrada com o uso de lamivudina para o tratamento de infecção pelo vírus da hepatite B. Grave exacerbação aguda pode ocorrer em pacientes coinfectados HBV/HIV se FTC for descontinuado, devendo os pacientes coinfectados ter a função hepática monitorizada de perto. Recomenda-se que os pacientes sejam testados para infecção pelo HBV antes de iniciar FTC.

A entricitabina foi aprovada pelo FDA (Estados Unidos) na apresentação de cápsulas com 200 mg e solução oral com 10 mg/mL no produto Emtriva® (Gilead Sciences) e em várias coformulações com doses fixas combinadas: FTC/TDF/EFV (Atripla®), FTC/TDF/RPV (Complera®), FTC/TAF (Descovy®), FTC/RPV/TAF (Odefsey®), FTC/EVG/cob/TAF (Genvoya®), FTC/EVG/cob/TDF (Strilbid®) e FTC/TDF (Truvada®). A entricitabina faz parte da RENAME/2020 e está disponível, no Brasil, nos centros governamentais de atendimento a pacientes com infecção pelo HIV na apresentação coformulada com tenofovir 300 mg e entricitabina 200 mg para uso na profilaxia pré-exposição. Também é comercializado como Truvada® (United Medical).

INIBIDORES NUCLEOTÍDEOS DA TRANSCRIPTASE REVERSA (ITRNT)

Nucleotídeos são substâncias complexas formadas por uma base purínica ou pirimidínica, ácido fosfórico e um açúcar e são a base de formação dos ácidos nucleicos. Atualmente, os únicos inibidores nucleotídeos da transcriptase reversa utilizados na terapia antirretroviral são o tenofovir diproxil fumarato (TDF) e o tenofovir alafenamida fumarato (TAF), este aprovado pelo FDA dos Estados Unidos para tratamento da infecção pelo HIV apresentado em coformulações com outros antirretrovirais em dose fixa. O TAF tem menos toxicidades óssea e renal que o TDF, enquanto o TDF está associado a níveis lipídicos mais baixos. Não foram encontrados padrões diferentes de resistência viral entre TDF e TAF.

Tenofovir Disoproxil Fumarato (TDF)

O tenofovir, conhecido pela sigla TDF, é um derivado da adenina representante da classe dos nucleotídeos antivirais que mostra atividade antirretroviral. Tem atividade também contra o citomegalovírus, vírus da hepatite B, Epstein-Barr e outros vírus; no entanto, destaca-se por sua marcada e seletiva atividade contra o HIV. Devido a sua pequena biodisponibilidade por via oral, é empregado sob a forma de uma pró-droga, o éster disoproxil fumarato, que é mais bem absorvido quando administrado junto a uma alimentação rica em gordura. Entretanto, a alimentação comum não interfere na absorção da droga. É eliminado por via renal, parcialmente metabolizado.

A dose preconizada para adultos é de 300 mg, em uma única tomada ao dia, com ou sem alimentos. No Brasil, o TDF participa do esquema preferencial para início de tratamento em crianças acima de 12 anos e é droga alternativa para crianças entre 3 e 12 anos, acima de 35 kg de peso corporal. A dose preconizada para crianças entre 2 e 12 anos é de 8 mg/kg/dose ao dia e para crianças acima de 12 anos e/ou ≥ 35 kg de peso corporal é de 300 mg ao dia. Em associação com a lamivudina, compõe o esquema preferencial para tratamento da grávida, tendo em vista que não foram observados defeitos congênitos em incidência maior em comparação com a população em geral, associado ao fato de ser bem tolerado durante a gestação. No entanto, pelo risco de toxicidade renal e lesão renal aguda e síndrome de Fanconi associados ao uso do TDF, este não deve ser iniciado se houver doença renal prévia, taxa de filtração glomerular menor que 60 mL/min ou insuficiência renal. O TDF coformulado com FTC na dose fixa, respectivamente, de 300 mg/200 mg, VO, uma vez ao dia, em uso continuado, é utilizado como profilaxia pré -exposição (PrEP) de risco ao HIV para pessoas com maior risco de infecção pelo HIV, assim definidas no programa brasileiro: homens que se relacionam com outros homens sexualmente e/ou afetivamente, homens e mulheres transgêneros, transexuais, travestis, profissionais do sexo e parcerias sorodiscordantes para o HIV. Recomenda-se uso do TDF + FTC cerca de sete dias antes de ter relações anais e aproximadamente 20 dias antes de ter relações vaginais. Isso se deve a diferenças de concentração da medicação nos referidos tecidos. Cuidados devem ser dados aos pacientes portadores crônicos do vírus da hepatite B, já que a interrupção da droga combinada pode ter efeito rebote na replicação do vírus. O TDF também compõe o esquema de profilaxia pós-exposição (PEP) de risco ao HIV (exposições sexuais, consentidas ou não, desprotegidas e exposições dos profissionais de saúde com material biológico), prescrito em coformulação com a lamivudina e associado ao dolutegravir na dose de 50 mg, por via oral, uma vez ao dia, utilizado por 28 dias.

O protocolo brasileiro de prevenção de transmissão vertical de hepatites virais preconiza a prescrição de TDF para gestantes anti-HIV não reagentes que possuam HbsAg e HBeAg reagentes detectados no acompanhamento pré-natal, devendo ser iniciado a partir do terceiro trimestre da gestação (28ª a 32ª semanas) e mantido no pós-parto. Gestantes com HbsAg reagente e HbeAg não reagente deverão realizar a determinação dos níveis de carga viral do HBV (CV-HBV) de modo imediato e repeti-la no final do segundo trimestre da gestação para que a terapia profilática com TDF possa ser realizada entre a 28ª e a 32ª semana de gestação. Recomenda, ainda, o acompanhamento conjunto com especialista da rede de referência para tratamento das hepatites virais e monitorização das enzimas hepáticas durante o uso da profilaxia com TDF pelo risco de acidose lática e esteatose hepática. As enzimas hepáticas deverão ser monitorizadas mensalmente durante os primeiros seis meses após a descontinuação do TDF a fim de diagnosticar possível reativação viral com exacerbação da doença hepática materna. O TDF de 300 mg pode ser prescrito para gestantes anti-HIV não reagentes portadoras de hepatite B por meio de formulário específico disponível pela internet (Nota Informativa 35/2019-CGIST/.DCCI/SVS/MS).

As mutações K65R e K70E na transcriptase reversa mostraram redução de suscetibilidade do HIV-1 ao tenofovir e resistência cruzada com entricitabina e lamivudina. Em estudos, não se mostrou redução da resposta virológica ao tenofovir quando o HIV-1 apresentava a mutação M184V. A resistência ao tenofovir pode ser parcialmente revertida pela presença da mutação M184V associada à lamivudina, sendo recomendado a associação de lamivudina ou entricitabina ao TDF.

O uso de tenofovir em combinação com didanosina (ddI) associa-se com elevação dos níveis séricos da ddI em até 60%, o que, teoricamente, pode aumentar o risco de pancreatite e outros efeitos adversos. Por isso, a dose da ddI deve ser reduzida para 250 mg/dia para pacientes com peso acima de 60 kg. A associação do tenofovir com o atazanavir baixa os níveis séricos do atazanavir; por isso, esse inibidor da protease deve ser usado com dose de 300 mg/dia junto com o ritonavir 100 mg/dia nesses casos. A tolerância é excelente. Não está relacionada à toxicidade mitocondrial, não sendo associada à lipodistrofia. Os efeitos colaterais mais comuns são náuseas, vômitos, diarreia e flatulência. Trabalhos demonstram um risco, porém não elevado (< 1%), de toxicidade renal, síndrome de Fanconi e diminuição da densidade óssea.

Nos casos de toxicidade tubular proximal ligada ao TDF (síndrome de Fanconi), a recomendação é descontinuar o TDF. O diagnóstico é feito clinicamente, sendo caracterizado tipicamente com a presença de hipofosfatemia, glicosúria, proteinúria e aumento da creatinina sérica, não sendo necessário realização de biópsia. Esta estaria indicada nos casos com apresentações atípicas, comorbidades e em situações em que as opções terapêuticas são limitadas e há necessidade de diagnóstico de certeza. Além da disfunção tubular proximal, o TDF também pode estar associado a diminuição da taxa de filtração glomerular. A dose do TDF deve ser reajustada de acordo com o *clearance* de creatinina. Se o *clearance* for maior que 50 mL/min, a dose é a habitual, de 300 mg diariamente. Se o *clearance* for entre 30 e 49 mL/min, 300 mg a cada 48 h. Caso o *clearance* seja entre 10 e 29 mL/min, 300 mg cada 72-96 h. Pacientes em hemodiálise: 300 mg cada sete dias ou após aproximadamente 12 h de diálise (geralmente uma vez por semana, admitindo-se três sessões semanais com quatro horas de duração). Para pacientes não hemodialisados com *clearance* de creatinina abaixo de 10 mL/min, não há dose definida. Deve-se também ter em mente que os potenciadores farmacológicos ritonavir e cobicistat aumentam a concentração plasmática do TDF, que também pode aumentar quando houver uso concomitante de ledispavir/sofosbuvir para tratamento de hepatite C, com ou sem associação IP/r.

Tendo em vista que, dentre os inibidores da transcriptase reversa, o tenofovir disoproxil fumarato é o mais frequentemente associado a nefrotoxicidade, recomenda-se que a depuração de creatinina seja avaliada em todos os pacientes candidatos ao uso de TDF e, de acordo com a clínica, durante a terapia. Naqueles com risco de disfunção renal (história clínica de nefropatias primárias, coinfecção por HCV e HBV, idosos, negros, portadores de diabetes, hipertensão arterial, usuários de medicamentos potencialmente nefrotóxicos como os anti-inflamatórios não esteroides), recomenda-se que, além da estimativa do *clearance* de creatinina, também sejam avaliados fósforo sérico, glicose na urina e proteinúria antes de iniciar e periodicamente durante o tratamento com TDF. Pacientes com doença renal preexistente devem usar preferentemente um esquema com menor nefrotoxicidade, evitando o uso de TDF.

Em estudos clínicos realizados em adultos infectados pelo HIV-1, mostraram-se reduções ligeiramente maiores na densidade mineral óssea associadas ao uso do TDF e, em crianças infectadas pelo HIV-1, um ganho de densidade mineral óssea menor, quando comparadas com o grupo-controle. Casos de osteomalácia têm sido relatados, na literatura, associados com tubulopatia renal proximal e uso de TDF. A perda crônica de fosfato se torna o fator mais importante para o desenvolvimento de osteomalácia, dor óssea e fraturas. Sendo assim, avaliação da densidade mineral óssea deve ser considerada em adultos e crianças que tenham histórico de fraturas patológicas ou fatores de risco para osteoporose ou perda óssea.

Ainda com relação à toxicidade atribuída ao TDF, em razão da existência de casos fatais relatados, recomenda-se a sua suspensão em pacientes que desenvolvam sintomas ou achados laboratoriais sugestivos de acidose lática ou hepatotoxicidade acentuada, especialmente hepatomegalia e esteatose, mesmo na ausência de marcada elevação das transaminases.

O tenofovir consta do RENAME/2020 e está disponível em centros governamentais de atendimento a pacientes infectados pelo HIV, apresentado em comprimidos com 300 mg, em coformulação em um único comprimido com 300 mg de tenofovir e 200 mg de entricitabina, em coformulação com 300 mg de tenofovir e 300 mg de lamivudina e em coformulação em um único comprimido com 300 mg de tenofovir, 300 mg de lamivudina e 600 mg de efavirenz. É comercializado sob o nome Viread® (Gilead-United Medical), na apresentação de 300 mg de tenofovir, coformulado com a entricitabina em um único comprimido contendo 300 mg de tenofovir associado a 200 mg de entricitabina, comercializado sob o nome Truvada® (Gilead) e coformulado em um único comprimido com 300 mg de tenofovir, 200 mg de entricitabina e 600 mg de efavirenz sob o nome de Atripla® (Bristol-Meyers-Squibb).

Tenofovir Alafenamida Fumarato

O tenofovir alafenamida (TAF) é uma pró-droga do tenofovir criada para sofrer conversão para tenofovir dentro das células, predominantemente alcançando concentrações mais elevadas dos metabólitos ativos nas células mononucleares do sangue periférico e menores exposições ao tenofovir plasmático que o TDF, com o objetivo de diminuir a incidência de efeitos adversos observados com o uso do TDF (insuficiência renal, tubulopatia renal proximal, osteomalácia, diminuição da densidade mineral óssea). Tem atividade *in vitro* e *in vivo* contra o vírus da hepatite B, de tal modo que a descontinuação do seu uso em pacientes coinfectados HIV/HBV pode provocar exacerbação aguda grave da hepatite. Estudos de fase III, comparativos entre TAF e TDF, têm mostrado mesma eficácia virológica, segurança e melhora da função renal e da densidade mineral óssea com o uso de TAF.

O FDA dos Estados Unidos aprovou para uso clínico na infecção pelo HIV cinco coformulações com doses fixas combinadas disponíveis comercialmente: elvitegravir 150 mg/cobicistat 150 mg/entricitabina 200 mg/tenofovir alafenamida 10 mg (Genvoya®, em 2015), entricitabina 200 mg/rilpivirina 25 mg/tenofovir alafenamida 25 mg (Odefsey®, em 2016), entricitabina 200 mg/tenofovir alafenamida 25 mg (Descovy®, em 2015) e bictegravir 50 mg/entricitabina 200 mg/tenofovir alafenamide 25 mg (Biktarvy®, em 2018) e darunavir 800 mg/cobicistat 150 mg/entricitabina 200 mg/tenofovir alafenamida 10 mg (Symtuza®, em 2018). A associação entricitabina 200 mg/tenofovir alafenamida 25 mg (Descovy®) foi aprovada para uso na prevenção pré-exposição ao HIV (PrEP). Como medicamento independente, com o nome comercial de Vemlidy®, foi aprovado para tratamento da infecção crônica pelo HBV. O tenofovir alafenamida não está disponível para uso no Brasil até o momento.

INIBIDORES DA TRANSCRIPTASE REVERSA NÃO NUCLEOSÍDEOS (ITRNN)

As substâncias inibidoras da transcriptase reversa não constituídas por nucleosídeos têm composição química diversa e, ao contrário das ITRNs, agem de modo direto e não competitivo, interagindo com a enzima e causando sua inativação. Tais substâncias agem em seu estado natural, não necessitando ser fosforilada, e são específicas contra a transcriptase reversa do HIV-1, não agindo contra o HIV-2 ou o vírus da hepatite B.

As drogas desse grupo disponíveis para uso clínico são os ITRNN de primeira geração, a nevirapina e o efavirenz, e os de segunda geração, a etravirina e a rilpivirina, esta última ainda não disponível para uso clínico no Brasil. A delavirdina, ITRNN de primeira geração, foi descontinuada por ter atividade pouco potente e necessitar ser administrada três vezes ao dia. Em estudos de fase IIIb está em teste a droga dapivirina, ITRNN para uso tópico em forma de anel intravaginal, para profilaxia pré-exposição sexual (PrEP) com uso mensal.

Esquemas estruturados com ITRNN, particularmente com efavirenz, possuem melhor perfil de toxicidade, maior comodidade posológica, maiores taxas de adesão ao tratamento em longo prazo, elevada potência de inibição da replicação viral, maior efetividade e maior durabilidade da supressão viral, quando comparados a esquemas estruturados com inibidores da protease.

A limitação do uso de ITRNN de primeira geração é a baixa barreira genética para resistência: a presença de resistência a uma droga desse grupo confere alto índice de resistência para as demais. Comparativamente aos ITRNNs de segunda geração, enquanto uma única mutação é suficiente para afetar a resposta virológica aos ITRNN de primeira geração, o perfil de resistência da etravirina é mais complexo e pode ser utilizado um escore genotípico ponderado para previsão da resposta virológica. Além disso, a mutação associada aos ITRNNs mais prevalente, a K103N, sozinha não afeta a resposta à etravirina. A rilpivirina é ativa contra cepas do HIV-1 que abrigam mutações que afetam os ITRNNs de primeira geração e, em pacientes virgens de tratamento, mostrou-se tão eficaz e segura quanto o EFV; no entanto, observou-se maior frequência de falha na supressão virológica nos pacientes com carga viral muito elevada (> 100.000 cópias/mL). Não há evidência da utilidade de EFV, NVP e RPV em pacientes com diagnóstico de resistência aos ITRNNs. Dados nacionais do Sistema de Controle de Exames de Genotipagem (Sisgeno) mostraram, em 2016, que a prevalência de mutações de resistência primária aos ITRNN tem aumentado.

Nevirapina (NVP)

A nevirapina, conhecida pela sigla NVP, é um inibidor específico, não competitivo da enzima transcriptase reversa do HIV-1. Liga-se diretamente aos radicais de tirosina, acarretando uma ruptura do sítio catalítico da enzima, bloqueando sua atividade sobre a polimerase de ADN dependente de ADN e ARN. Não compete com os trifosfatos nucleosídeos e, também, não inibe a ADN-polimerase humana (ADN-polimerases α, β, γ e δ).

A NVP é rapidamente absorvida após sua administração por via oral, e tem a biodisponibilidade de 93%. Pode ser administrada com ou sem alimentos e também não apresenta interferência em sua absorção com antiácidos. Atravessa a barreira placentária e estudos revelaram que a administração de 200 mg de nevirapina no trabalho de parto, seguida de dose única no recém-nascido, foi capaz de reduzir a transmissão vertical do HIV-1. Uma única dose desse fármaco em neonatos é capaz de manter níveis séricos por até uma semana, mas a resistência à nevirapina ocorre rapidamente quando utilizada como monoterapia, podendo surgir até mesmo com uma única dose, como foi evidenciado em um ensaio clínico com gestantes em Uganda.

Estudos de resistência viral *in vitro* mostraram que o tempo de seleção para mutações de resistência é menor para NVP que para EFV, sugerindo que a barreira genética *in vitro* da NVP é menor que a do EFV. Também foi observado que a barreira genética da ETR é maior que a dos ITRNN de primeira geração. Tratamentos que contenham EFV ou NVP poderão apresentar rapidamente resistência viral caso a replicação viral não seja completamente suprimida e apenas uma mutação será capaz de induzir alto grau de resistência a todas as drogas dessa classe em função da sua baixa barreira genética. São descritas como mutações, clinicamente significativas, associadas à resistência à NVP com níveis mais elevados de redução na suscetibilidade ou na resposta virológica aos ITRNNs relevantes: K101E/P, K103N/S, V106A/M, Y181C/I/V, Y188L/C/H, G190A/S/E e M230/L.

A nevirapina geralmente é bem tolerada, sendo o exantema o efeito colateral mais comum, podendo acometer até 25% dos pacientes. Ele pode ser leve, moderado e grave, incluindo síndrome de Stevens-Johnson, ocorrendo mais comumente nas seis primeiras semanas. Nos casos de exantema leve ou moderado, a dose da nevirapina não deve ser escalonada, ou seja, não se deve progredir para dose plena, até que ocorra resolução do quadro cutâneo. Nos casos graves ou moderados com manifestações sistêmicas, comprometimento das mucosas ou ocorrência de linfadenopatias, a nevirapina deve ser interrompida e não mais utilizada. Não se recomenda o uso de prednisona para prevenir erupções cutâneas associadas a nevirapina, tendo em vista a observação de aumento na incidência e gravidade da erupção cutânea, em um ensaio clínico em que 40 mg de prednisona foram administrados nos 14 dias iniciais da administração da NVP.

Pode ocorrer reação de hipersensibilidade e ela pode ser cruzada com outros inibidores da transcriptase reversa não análogos de nucleosídeo. Podem ocorrer desde elevações transitórias da ALT e AST até quadros de insuficiência hepática grave e já foram relatados alguns casos de hepatite fulminante com evolução para óbito. É comum ocorrer aumento sérico isolado da γ-GT sem que isso indique a interrupção do uso da nevirapina.

Em decorrência desses casos, é necessária a monitorização das enzimas hepáticas nas primeiras 18 semanas de terapia. Embora a hepatotoxicidade possa ocorrer em qualquer paciente, mulheres e indivíduos com valores de células CD4 elevados têm maior risco de hepatotoxicidade. Portanto, a nevirapina deve ser usada com cuidado em mulheres com células CD4 acima de $250/mm^3$ e homens com células CD4 acima de $400/mm^3$. Os efeitos colaterais evidenciados nos pacientes pediátricos não foram diferentes dos adultos, com exceção da granulocitopenia que foi mais comum nos pediátricos que também estavam em uso de ZDV. Em pacientes pediátricos, a incidência de erupção cutânea relatada chegou a 21%.

A nevirapina reduz os níveis séricos dos inibidores da protease, principalmente indinavir e saquinavir. Como o saquinavir tem baixa biodisponibilidade, não se recomenda a associação nevirapina/saquinavir. Não há a necessidade de alterar as doses do nelfinavir e do fosamprenavir/ritonavir quando associados à nevirapina. No entanto, é necessário ajustar a dose do lopinavir/ritonavir quando associado à nevirapina. O cetoconazol tem seu nível sérico reduzido em até 63% e a nevirapina tem seu nível sérico elevado em até 30% quando administrados concomitantemente.

O FDA dos Estados Unidos recomenda cautela quando houver necessidade de se utilizar NVP concomitantemente com rifabutina pelo risco de toxicidade da rifabutina, já que o uso da NVP aumenta seus níveis séricos moderadamente; e não recomenda o uso associado de NVP com rifampicina em razão desta reduzir os níveis plasmáticos de NVP, comprometendo sua eficácia medicamentosa. Está contraindicado o uso de derivados da *Hypericum perforatum* (erva-de-são-joão), com a nevirapina, pois essa erva diminui consideravelmente os níveis séricos da droga. A nevirapina reduz a eficácia de contraceptivos orais.

O uso de nevirapina é contraindicado para pacientes com dano hepático moderado ou grave (Child-Pugh Classe B ou C) e para profilaxia pós-exposição em situações de risco para infecção pelo HIV.

A dose recomendada da nevirapina, para adultos, é de 200 mg/dia por 14 dias, seguida de 200 mg de 12/12 h. Esse escalonamento reduz a incidência de exantema cutâneo. Caso surja erupção cutânea, não deve haver progressão de dose até que a alteração se resolva, em um máximo de 28 dias; após, deve-se procurar um esquema alternativo. A dose preconizada para crianças de 2 meses a 8 anos de idade é de 4 mg/kg uma vez ao dia, por duas semanas, seguidos de 7 mg/kg, fracionada duas vezes ao dia. Nos pacientes acima de 8 anos, 4 mg/kg por duas semanas uma vez ao dia, seguidos de 4 mg/kg duas vezes ao dia, não excedendo 400 mg/dia. A droga com formulação de liberação lenta, para administração em dose única diária, aprovada pelo FDA em 2011, com o nome comercial de Viramune XR®, não é disponível no Brasil. O período de escalonamento inicial de 14 dias deve ser seguido antes de iniciar o Viramune XR®, a menos que o paciente já esteja em uso da nevirapina e tenha realizado o escalonamento inicial anteriormente.

No Brasil, a NVP constitui droga alternativa no esquema antirretroviral para início de tratamento em crianças de 14 dias a 3 anos de idade (nos primeiros 14 dias, a dose preconizada é de 200 mg/m^2 em dose única diária, e, a seguir, 200 mg/m^2 de 12/12 h, nunca excedendo a dose máxima de 200 mg 12/12 h), já que o EFV não tem indicação nessa faixa etária. Em razão da maioria das crianças infectadas pelo HIV, por meio de transmissão vertical, apresentarem altas taxas de resistência viral transmitida para AZT e NVP, torna-se necessária a realização de teste de genotipagem pré-tratamento a fim de ajustar o esquema, precocemente, se necessário.

A nevirapina consta da RENAME/2020 e está disponível nos centros governamentais de atendimento a pacientes com infecção pelo HIV em comprimidos com 200 mg e em suspensão oral com 10 mg/mL. Esse antirretroviral é também disponível comercialmente na especialidade farmacêutica de referência Viramune® (Boehringer Ingelheim), nas mesmas apresentações farmacêuticas.

Delavirdina (DLV)

A delavirdina, conhecida pela sigla DLV, foi o segundo inibidor não nucleosídeo da transcriptase reversa licenciado para uso clínico. Sua atividade é similar à da nevirapina e, como esta, só age no HIV-1.

Da mesma forma que a nevirapina, o desenvolvimento de resistência acontece rapidamente após a sua utilização como monoterapia. As resistências associadas à delavirdina são K103N, principalmente, e Y181C, P236L, V106M e Y188L.

A delavirdina apresenta uma boa absorção oral e é mais bem absorvida em pH ácido. O uso de antiácidos e de bloqueadores da bomba de prótons interfere com a sua absorção. Caso haja o uso concomitante da didanosina, esta deve ser administrada pelo menos uma hora após a administração da delavirdina. Os alimentos não interferem na sua absorção.

A sua eficácia é maior quando utilizada em associação com os inibidores nucleosídeos da transcriptase reversa e em indivíduos que não estejam em fase avançada de doença. A dose utilizada é de 400 mg a cada oito horas, podendo os comprimidos do medicamento ser ingeridos inteiros ou dissolvidos em água ou outros líquidos.

O principal efeito colateral da delavirdina, assim como com a nevirapina, é o exantema cutâneo. Este pode acometer até 18% dos pacientes nas primeiras três semanas de uso. Na sua maioria ele é maculopapular, pouco pruriginoso e, em alguns casos, confluente. Na maioria dos casos o exantema é transitório, ocorrendo sua resolução completa com a continuação do tratamento. Em cerca de 3% dos pacientes que apresentam o exantema, há necessidade de interrupção do uso da medicação. A alteração laboratorial mais observada é a elevação das aminotransferases. Não é conhecida a segurança do uso da delavirdina em gestantes e nutrizes.

A delavirdina não é mais disponível nos Estados Unidos e não consta da lista da RENAME/2020. Comercializada na especialidade farmacêutica Rescriptor® (ViiV Healthcare Company) em comprimidos com 100 mg e 200 mg, teve, em maio de 2017, o anúncio do seu fabricante de que sua produção seria descontinuada e que seus estoques deveriam terminar em outubro de 2018.

Efavirenz (EFV)

O efavirenz, conhecido inicialmente pela sigla DMP 266 e atualmente pela sigla EFV, é um inibidor não nucleosídeo da transcriptase reversa do HIV-1 de primeira geração. Sua atuação se dá pela inibição não competitiva da transcriptase reversa do HIV-1. Não tem ação na transcriptase reversa do HIV-2 e não inibe as ADN-polimerases humanas alfa, beta, gama e delta. Foi o primeiro ITRNN a ser liberado para uso em dose única diária.

A resistência ao efavirenz parece ocorrer mais lentamente que com a nevirapina. A resistência habitualmente é cruzada entre as drogas da mesma classe e, assim, os vírus resistentes à nevirapina e à delavirdina também serão resistentes ao efavirenz por baixa barreira genética dessas drogas. A etravirina é a droga que tem melhor barreira genética entre os não análogos. Algumas mutações isoladas podem conferir alta resistência ao efavirenz. São elas L100I, K101P, K103N/S, V106M, V108I, Y181C/I, Y188L, G190S/A, P225H e M230L. Em função da resistência cruzada que permeia os ITRNN e o intenso uso do EFV ao longo dos anos, algumas observações merecem ser feitas. A mutação L101I, selecionada *in vivo* e *in vitro* por exposição a EFV, ETR e RPV, é extremamente rara e, possivelmente, também está associada a redução de suscetibilidade a ETR e RPV. A K101P reduz a suscetibilidade a NVP, EFV e RPV em torno de 50 vezes e a ETR em torno de cinco vezes. A K103N é selecionada em pacientes em uso de EFV e NVP, reduzindo a suscetibilidade a essas drogas em torno de 20 e 50 vezes, respectivamente, e a K103S, também selecionada do mesmo modo, usualmente ocorre em pacientes que já apresentavam a K103N, causando resistência, de nível intermediário a alto, a essas drogas. A V106M é particularmente comum em HIV-1 subtipo C e reduz em torno de 30 vezes a suscetibilidade a NVP e EFV. A V108I reduz a suscetibilidade a EFV e NVP, mas não parece reduzir a suscetibilidade a ETR ou RPV. A Y181C/I, selecionada *in vitro* por NVP, EFV, ETR e RPV e *in vivo* primariamente por NVP, ETR e RPV, foi associada a uma redução da resposta ao EFV em pacientes com falha a NVP. Y188L, selecionada por NVP e EFV, confere alto grau de resistência a essas drogas (> 50 vezes) e também está associada a redução de suscetiblidade a RPV em torno de cinco vezes, mas mínima redução de suscetibilidade a ETR. A G190S promove diminuição de suscetibilidade a EFV e NVP em torno de 50 vezes e a G190A, em torno de 5-10 vezes e > 50 vezes, respectivamente, a essas drogas, mas não parecem reduzir a suscetibilidade a ETR ou RPV na ausência de outra mutação de resistência associada. A P225H usualmente ocorre com a K103N, reduzindo a suscetibilidade a EFV e NVP em torno de 50 vezes. A mutação M230L é selecionada em pacientes expostos a EFV, NVP e RPV e *in vitro* a ETR, sendo incomum, mas capaz de conferir resistência de grau intermediário a elevado para cada ITRNN.

O efavirenz é absorvido por via oral, com biodisponibilidade de 40% a 45%. Não sofre interferência dos alimentos na sua absorção. Entretanto, alimentos ricos em gordura podem elevar a concentração sérica do efavirenz, agravando, desse modo, os efeitos colaterais no sistema nervoso central.

A longa vida do efavirenz permite a manutenção da supressão da replicação viral caso ocorra irregularidade no horário da tomada de doses. Porém, pode haver maior risco de falha quando há perda de doses.

Por ser metabolizado pelo CYP450, o efavirenz pode interferir com inúmeras drogas. Algumas, como o astemizol, a cisaprida, o midazolan, o triazolan e os derivados da ergotamina não devem ser utilizadas concomitantemente com o efavirenz, pelo risco de eventos adversos graves. O lopinavir/ritonavir deve ter a sua dose aumentada para três comprimidos (cada comprimido de lopinavir/ritonavir com 200/50 mg), duas vezes ao dia, na associação com o efavirenz ou com a nevirapina.

A rifampicina diminui em até 20% a concentração plasmática do efavirenz. Entretanto, os estudos demonstram que não é necessário ajuste no uso com rifampicina.

Com relação aos antivirais que agem diretamente no tratamento da hepatite C crônica, a combinação de paritaprevir, ritonavir, ombitasvir e dasabuvir, coletivamente referidas como regime tridimensional (3D), não é recomendada para uso concomitante com EFV por resultar em aumento das enzimas hepáticas. Também não é recomendado o uso de EFV com simeprevir por possível diminuição da eficácia terapêutica do simeprevir. Desse modo, com esquemas de tratamento antirretroviral contendo EFV, ledispavir/sofosbuvir em doses fixas combinadas têm a preferência.

A droga atravessa a barreira placentária, alcançando concentração fetal similar à concentração plasmática materna. Mostrou ser segura para uso na gestante, incluindo o primeiro trimestre de gestação, mas o Ministério da Saúde recomenda que seja droga alternativa no tratamento da grávida em razão da demonstração de uma taxa global de mutações de resistência ligadas aos ITRNN de aproximadamente 8%, o que excede o limite de segurança, estabelecido pela OMS, de 5%. Assim sendo, o uso do EFV nas grávidas brasileiras deve estar associado a um resultado de genotipagem pré-tratamento que evidencie atividade da droga.

Como o seu metabolismo é hepático, se houver a necessidade de sua administração em pacientes com hepatopatias, preconiza-se o seu uso com monitorização das aminotransferases. Menos de 1% da droga inalterada é eliminado na urina. Com base nesses dados, provavelmente não há necessidade de ajuste de dose na insuficiência renal.

O efavirenz geralmente é bem tolerado, sendo o principal efeito colateral relacionado às manifestações neurológicas. Tonteira, sensação de sonhos vívidos, sono interrompido, pesadelo e insônia são comuns. Essas alterações podem ser minimizadas se o efavirenz for ingerido imediatamente antes de dormir. Esses sintomas tendem a desaparecer após as primeiras duas a quatro semanas de uso e não podem ser correlacionados com surgimento futuro de sintomas psiquiátricos. Desordens psiquiátricas graves como depressão e psicose também podem ocorrer. A indicação do efavirenz deve ser avaliada criteriosamente em pessoas com depressão ou que necessitam ficar em vigília durante a noite. Os efeitos adversos neurológicos podem ser exacerbados com o uso concomitante do álcool.

Outra alteração muito frequente é o exantema maculopapular, mais frequente em crianças. Farmacodermia grave é rara, acometendo menos de 1% dos pacientes. O exantema geralmente acontece na segunda semana, desaparecendo em uma semana. O uso de anti-histamínico, tipo loratadina, pode minimizar esse evento. Os achados laboratoriais mais frequentes são as elevações das aminotransferases, que são mais comuns em pacientes portadores de hepatite crônica pelo HBV e HCV. Outra alteração laboratorial frequente é a hipercolesterolemia. Recomenda-se uso de drogas alternativas ao EFV para pacientes em uso de drogas capazes de provocar *torsade de pointes*.

A dose do efavirenz para um adulto com mais de 40 kg é de 600 mg/dia. Esse antirretroviral só é recomendado para os pacientes pediátricos maiores de 3 anos de idade e com mais de 10 kg. Entre 10 e 15 kg, 15 e 20 kg, 20 e 25 kg, 25 e 32,5 kg e 32,5 e 40 kg, a dose do efavirenz deve ser de 200, 250, 300, 350 e 400 mg, respectivamente.

O efavirenz consta da RENAME/2020 e está disponível pelo programa de tratamento dos portadores de infecção pelo HIV, sendo encontrado em centros governamentais de atendimento à saúde em cápsulas com 200 mg, comprimidos com 600 mg, solução oral com 30 mg/mL e coformulado na apresentação de comprimidos com 600 mg de efavirenz, 300 mg de tenofovir e 300 mg de lamivudina. É comercializado na especialidade farmacêutica de referência Stocrin® (Merck Sharp Dohme), apresentado em comprimidos com 600 mg e solução oral com 30 mg/mL.

Etravirina (ETR)

A etravirina, inicialmente conhecida como TMC 125, considerada ITRNN de segunda geração, foi aprovada pelo FDA (Estados Unidos), em janeiro de 2008, com atividade contra o vírus HIV-1 resistente aos ITRNNs e de alta barreira genética ao desenvolvimento de resistência. Desde então, vários estudos clínicos de grande porte documentaram o benefício do uso de etravirina na TARV de pacientes com falha virológica a múltiplos fármacos, principalmente aos ITRNN de primeira geração. A etravirina deve ser evitada após falha de TARV contendo rilpivirina, outro ITRNN de segunda geração.

Membro de uma nova família de compostos diarilpirimidina (DAPY), a etravirina se liga a um encaixe estreito, próximo ao sítio ativo da transcriptase reversa. É uma molécula flexível e compacta, capaz de se ligar com diferentes conformações, conferindo uma barreira genética maior à resistência quando se compara a ETR aos demais ITRNNs de primeira geração já que mutações múltiplas serão requeridas para que haja declínio na suscetibilidade do HIV-1 à ETR enquanto, caracteristicamente, apenas uma mutação (p. ex., K103N) será necessária para conferir alto nível de resistência aos ITRNNs de primeira geração.

O desenvolvimento da resistência à etravirina ocorre mais lentamente *in vitro* que ao efavirenz ou à nevirapina. Além disso, a resistência à etravirina requer a presença de combinações de mutações. Presença de K103N sozinha não afeta a resposta do HIV-1 à ETR. Análises anteriores dos ensaios clínicos de Fase III DUET-1 e DUET-2 consolidados identificaram 17 mutações associadas à resistência (RAMs) à ETR (V90I, A98G, L100I, K101E/H/P, V106I, E138A, V179D/F/T, Y181C/I/V, G190A/S e M230L). Recentemente, estudos sugeriram que a mutação E138K também reduz a suscetibilidade à etravirina, quando associada a outras mutações. São descritas como mutações simples, clinicamente significativas, associadas à resistência à ETR com níveis mais elevados de redução na suscetibilidade ou na resposta virológica aos ITRNNs relevantes: L100I, K101P e Y181C/I/V. Algumas combinações de mutações são descritas como capazes de conferir níveis mais elevados de resistência a ETR, bastando o HIV-1 possuir qualquer uma delas: V179F + Y181C, V179F + Y181I ou V179F + Y181C + F227C. A genotipagem pode subestimar a resistência à etravirina pela baixa sensibilidade a mutações selecionadas no passado.

Nos ensaios clínicos randomizados DUET 1 e 2, foram avaliados os eventos adversos mais comuns (> 10%) de qualquer intensidade: exantema e náuseas, seguidos de diarreia, dores abdominais, vômitos, fadiga, neuropatia periférica, cefaleia e hipertensão. A maioria dos episódios de erupção cutânea teve intensidade de leve a moderada, ocorrendo tipicamente em um tempo médio entre 11 e 14 dias, em mulheres, majoritariamente, e teve resolução espontânea com a continuidade da ETR, na maioria dos casos. Os eventos graves, como a síndrome de Stevens-Johnson, eritema multiforme, reações graves de hipersensibilidade, ocorreram em menos de 0,1% dos casos. Os estudos não mostraram diferença na incidência de erupção cutânea entre os pacientes com história prévia de *rash* cutâneo com nevirapina e efavirenz e os pacientes sem história. Nos casos de erupção cutânea grave, a ETR deve ser suspensa permanentemente. Apesar do perfil de segurança da ETR, vários relatos de reações cutâneas graves resultando em reação de hipersensibilidade e insuficiência hepática já foram relatados. A taxa de eventos adversos relacionados ao sistema nervoso central é menor quando comparados ao efavirenz.

Deve ser usada com precaução nos indivíduos com insuficiência hepática grave (escore Child-Pugh classe C), pois a farmacocinética não foi avaliada nesses pacientes.

Em termos de interações medicamentosas, a etravirina não deve ser coadministrada com: tipranavir/ritonavir, fosamprenavir/ritonavir (ambos podem precisar de ajuste na posologia, ainda não definido), inibidores da protease sem ritonavir, e com outros não análogos de nucleosídeos. Também seu uso não deve ser feito com carbamazepina, fenobarbital, fenitoína, rifampicina, rifabutina ou produtos que contenham *Hypericum perforatum* (erva-de-são-joão). Seu uso com o lopinavir/ritonavir deve ser feito com cautela.

No Brasil, desde 2010, o Ministério da Saúde disponibiliza a ETR, podendo ser prescrita em condições de falha virológica mediante realização de genotipagem. O uso da ETR está indicado para compor esquemas de resgate quando o inibidor de protease associado ao ritonavir como potenciador farmacocinético e o inibidor de integrase são considerados insuficientes para garantir a supressão viral, nos casos em que houve falhas múltiplas; sendo assim, é antirretroviral de uso restrito. Nessa situação, a sensibilidade à ETR deve ser plena e deve haver resistência ou contraindicação aos ITRNN de primeira geração (EFV e NVP). Nas situações em que haja falta de opções terapêuticas para compor o esquema de resgate, pode ser utilizada nos casos em que apresente sensibilidade intermediária no teste de genotipagem. Sua prescrição deverá ser autorizada pela Câmara Técnica, por meio de formulário específico.

A dose preconizada para adultos é 200 mg por via oral de 12/12 h após alimentação. Não há dados suficientes para avaliar a teratogenicidade em seres humanos, apesar de não haver evidência de teratogenicidade em animais, não sendo, portanto, recomendada para uso durante a gravidez. Nessa situação, só poderia ser usada se o benefício potencial da droga justificasse o risco potencial para o feto. A ETR não está liberada para uso em crianças < 6 anos. A dose indicada para a faixa etária compreendida entre 6 e

< 18 anos (com peso corporal ≥ 16 kg), baseia-se no peso corporal como se segue: 16 a < 20 kg – 100 mg VO de 12/12 h; 20 a < 25 kg – 125 mg VO de 12/12 h; 25 a < 30 kg – 150 mg VO de 12/12 h; ≥ 30 kg = 200 mg VO de 12/12 h, nunca excedendo a dose do adulto e sempre após alimentação. Os comprimidos podem ser diluídos em um copo d'água, caso não se consiga tomá-los inteiros, devendo ser ingeridos imediatamente.

A ETR consta da RENAME/2020 e está disponível nos centros governamentais de tratamento dos portadores de infecção pelo HIV na forma de comprimidos com 100 e 200 mg da droga por unidade. É comercializada com o nome de Intelence® (Janssen Brasil) nas mesmas apresentações farmacêuticas.

Rilpivirina (RPV)

A rilpivirina, conhecida pela sigla RPV, é um inibidor da transcriptase reversa não nucleosídeo de segunda geração. Seu uso é indicado, nos Estados Unidos, combinado com outros agentes antirretrovirais, para tratamento da infecção pelo HIV-1 em pacientes a partir de 12 anos de idade e com peso corporal ≥ 35 kg, virgens de terapia e com carga viral ≤ 100.000 cópias/mL, já que se observou maior frequência de falha virológica em indivíduos com carga viral acima deste valor.

É utilizada na dose de 25 mg uma vez ao dia sempre com alimentos. Não deve ser administrada associada a inibidores da bomba de prótons e deve haver intervalo entre a administração da rilpivirina e antagonistas dos receptores H2 e antiácidos. Pacientes em uso de rifabutina devem ter a dose de RPV dobrada durante o tratamento, retornando à dose-padrão preconizada ao seu término. Com relação aos antivirais que agem diretamente no tratamento da hepatite C crônica, a combinação de paritaprevir, ritonavir, ombitasvir e dasabuvir, coletivamente referidas como regime tridimensional (3D), não é recomendada para uso concomitante com RPV por resultar em aumento em torno de duas vezes na concentração da RPV, aumentando o risco de prolongamento do intervalo QT.

Os ensaios clínicos randomizados ECHO e THRIVE compararam as associações de ITRNs com efavirenz e a rilpivirina. A rilpivirina foi aprovada na fase III desses estudos. Os resultados mostraram que a redução da carga viral foi semelhante para a rilpivirina e o efavirenz. Já a falência decorrente de efeitos adversos foi maior nas associações com efavirenz. Com relação à etravirina, estudos mostram que ocorre em 90% dos casos associação cruzada entre a resistência da rilpivirna e essa droga.

A rilpivirina possui atividade *in vitro* contra formas variantes do HIV que possuem mutações comuns aos ITRNNs. Entretanto, não há estudos do uso dessa droga em pacientes com vírus resistentes aos ITRNNs. As mutações de resistência associadas ao uso da rilpivirina são K101E/P, E138A/G/K/Q/R, V179L, Y181C/I/V, H221Y, F227C, M230I/L, Y188L e L100I. Algumas combinações de mutações foram fortemente associadas com suscetibilidade reduzida a RPV: L100I + K103N/S e L100I + K103R + V179D, no entanto, não se observou redução na suscetibilidade à RPV quando tais mutações se apresentaram como mutações únicas.

As reações adversas mais comumente relatadas em pacientes que utilizaram rilpivirina foram depressão, insônia, cefaleia e exantema.

Associação de rilpivirina de ação prolongada (Rilpivirina LA) e cabotegravir, também de ação prolongada, por via intramuscular, encontra-se em estudos de fase III para tratamento da infecção pelo HIV.

A rilpivirina ainda não está disponível para uso clínico no Brasil. Nos Estados Unidos, está disponível como droga única (Edurant®) e compondo coformulações com dose fixa combinada, para uso clínico: Odefsey® (FTC/RPV/TAF), Complera® (FTC/RPV/TDF) e Juluca® (DTG/RPV)

Doravirina (DOR)

A doravirina, conhecida pela sigla DOR, é um ITRNN aprovada para uso pelo FDA dos Estados Unidos em 2018. Seu uso é indicado em combinação com outros agentes antirretrovirais, para pacientes virgens de TARV ou como substituto em esquemas terapêuticos em indivíduos virologicamente suprimidos (CV-HIV < 50 cópias/mL), de modo sustentado sem história de falha terapêutica e sem substituições prévias associadas com resistência a DOR. Esse ITRNN é apresentado como comprimidos simples com 100 mg ou coformulada em dose fixa combinada com lamivudina 300 mg e tenofovir diproxil fumarato 300 mg. A DOR é administrada em dose única diária com ou sem alimentos em pacientes adultos, devendo ter sua dose ajustada para um comprimido de 12/12 h quando rifabutina estiver sendo prescrita.

Doravirina mostra atividade *in vitro* contra o HIV-1 do tipo selvagem e mutantes resistentes aos ITRNN com mutações comuns que incluem K103N, E138K, Y181C e G190A e é capaz de selecionar mutações nas posições 106, 108, 227 e 234, mas geralmente há necessidade de haver mais de uma mutação para que ocorra níveis substanciais de resistência. As mutações V106A, Y188L (também selecionadas *in vivo*) e M230L estão associadas a uma redução de suscetibilidade do HIV-1 a DOR em torno de dez vezes ou mais e a mutação G190E (verificada em um isolado clínico) foi associada com redução da suscetibilidade em torno de 20 vezes. Combinações duplas ou triplas da mutação V106A com F227L, L234I e I90A também estão associadas a substancial resistência do HIV-1 a DOR.

As reações adversas mais comuns (incidência maior ou igual a 5%, todos os graus) são náusea, tontura, cefaleia, fadiga, diarreia, dor abdominal e pesadelos, sendo também descritos episódios de nasofaringite. Seu uso é contraindicado com medicamentos fortes indutores do citocromo P450(CYP)3A pelo risco de diminuição plasmática da DOR, como, por exemplo, anticonvulsivantes, rifampicina, rifapentina, erva-de-são-joão (*Hypericum perforatum*). Esse medicamento ainda não está disponível no Brasil.

INIBIDORES DA PROTEASE (IP)

A protease do HIV-1 é fundamental para a formação das proteínas que formam o próprio genoma viral e as demais proteínas do vírus. A inibição da protease leva à geração de partículas virais imaturas e defectivas, não infecciosas, e à subsequente interrupção da disseminação do HIV. Surgiram, então, substâncias que são complementares no sítio ativo da protease viral, causando a inibição competitiva da enzima. São os chamados inibidores da protease cuja origem é fundamentada no substrato da enzima.

A maioria dos IPs em uso clínico são peptideomiméticos, isto é, simulam peptídeos em sua estrutura e, frequentemente, têm por base dipeptídeos com ligações amida, como hidroximetileno, aminometileno, ácido fosfínico, difluorocetona, etilaminocarbonila (indinavir) e hidroxietilamina (saquinavir, amprenavir). O tipranavir é classificado como um IP não peptidomimético, possuindo um anel de di-hidropirona como suporte central e foi projetado para estabilizar a ligação por meio de melhores interações nas principais regiões do sítio ativo da protease.

Todos os inibidores da protease são metabolizados por isoenzimas do citocromo P450, principalmente pela CYP3A4, e as interações medicamentosas envolvendo essa classe de drogas ocorrem como resultado de indução ou inibição dessa isoenzima. Todos os IPs são fortes inibidores da CYP3A4 de tal modo que a coadministração com substratos da CYP3A4 ou outros inibidores estará contraindicada ou necessitará de ajuste de dose. Entre os medicamentos com relato de graves interações medicamentosas com uso concomitante com IPs contraindicados, estão amiodarona, derivados da ergotamina, sinvastatina, lovastatina, lomitapida (exceto tipranavir/ritonavir), midazolam e quinidina.

Entre os hipolipemiantes orais, a rosuvastatina pode ser utilizada, tomando-se o cuidado de começar com doses menores, paulatina e cuidadosamente aumentadas, até a menor dose efetiva, não ultrapassando o limite diário estabelecido para cada droga como 10 mg para atazanavir/cobicistate, atazanavir/ritonavir e lopinavir/ritonavir e 20 mg para darunavir/cobicistate, lembrando que para darunavir/ritonavir deve-se usar o critério da menor dose efetiva, monitorizando efeitos colaterais da rosuvastatina já que não há descrição de limite diário. A atorvastatina não pode ser coadministrada com atazanavir/cobicistate e tipranavir/ritonavir, podendo ser usada concomitantemente com darunavir/ritonavir, darunavir/cobicistate e lopinavir/ritonavir com os mesmos cuidados da rosuvastatina, não excedendo a dose limite diária de 20 mg. A pitavastatina pode ser coadministrada com todos os IPs, sem necessidade de ajuste de dose

A rifampicina é um indutor potente das enzimas hepáticas CYP 450 (principalmente 3A e 2C), P-glicoproteína (P-gp) e uridina difosfato glucoronosiltransferase (UGT) 1A1 e a rifabutina é substrato e indutora da CYP3A4. Assim sendo, o uso da rifampicina não é recomendado para pacientes em uso de IPs, reforçados ou não com RTV, e a rifabutina, por ser um indutor mais fraco da CYP3A4, torna-se uma alternativa à rifampicina em pacientes em uso de esquemas com IP, observando-se, geralmente, necessidade de ajuste posológico. A dose recomendada de rifabutina para tratamento de tuberculose em coinfectados em uso de IP/r é de 150 mg/dia.

Os esquemas estruturados em IP/r têm a vantagem de maior barreira genética de resistência e são a base do manejo da falha terapêutica. Para que se desenvolva resistência a um IP/r há necessidade de um número maior de mutações que para o desenvolvimento de resistência a um ITRNN.

O primeiro inibidor de protease aprovado pelo FDA dos Estados Unidos para uso clínico foi o saquinavir, embora sua biodisponibilidade por via oral seja pequena. Posteriormente, foram introduzidos o indinavir, o ritonavir, o nelfinavir, o amprenavir, fosamprenavir, o lopinavir, o atazanavir, o tipranavir e o darunavir. O fosamprenavir é uma pró-droga do amprenavir com melhor biodisponibilidade oral que acabou por substituir o amprenavir no uso clínico. O indinavir e o nelfinavir não são mais recomendados para uso clínico nos Estados Unidos e não constam mais no programa brasileiro.

Saquinavir

O saquinavir, conhecido pela sigla SQV, é um derivado da hidroxietilamina. Só deve ser usado em combinação com inibidores nucleosídeos da transcriptase reversa, sempre associado ao ritonavir, com quem apresenta efeito sinérgico, uma vez que o ritonavir aumenta a concentração sérica do saquinavir. Não se recomenda o uso de cobicistat, inibidor da CYP3A, associado ao saquinavir em substituição ao ritonavir.

A biodisponibilidade do saquinavir nas formulações primitivas, em cápsula gelatinosa dura (*hard-gel capsule* – HGC) é de aproximadamente 4% devido a sua baixa absorção e à rápida metabolização hepática. Já em cápsula gelatinosa macia (*soft-gel capsule* – SGC) apresenta uma biodisponibilidade muito superior à original, promovendo concentração plasmática da droga oito a dez vezes maior. O saquinavir deve ser administrado sempre com alimentos, preferencialmente gordurosos, para aumentar a sua absorção.

O saquinavir é um potente e altamente seletivo inibidor da protease do HIV. É por meio da sua ligação ao sítio ativo da protease do HIV e da inibição do processo pós-translacional que esse fármaco impede a maturação das partículas virais.

O saquinavir é rapidamente e extensivamente metabolizado na sua primeira passagem pelo fígado, predominantemente pelo sistema de isoenzimas do citocromo P450 e, principalmente, pela CYP3A4. A principal via de eliminação do saquinavir é biliar, e cerca de 88% da droga são eliminados nas fezes. Somente 1% é eliminado na urina na sua forma inalterada. Dessa forma, a dose do saquinavir não precisa ser corrigida nos pacientes com insuficiência renal, à exceção dos pacientes com grave lesão renal cuja prescrição deve ser muito cautelosa. Deve-se ter muito cuidado com o seu uso nos pacientes com insuficiência hepática ou nos portadores de hepatite crônica, sendo contraindicado o uso de SQV/r nos pacientes com grave lesão hepática.

Deve ser usado com cautela em pacientes com doenças cardíacas em razão da observação de prolongamento dos intervalos QT e PR durante o seu uso em estudo com voluntários saudáveis e é contraindicado em pacientes com bloqueio atrioventricular que não tenham marca-passo implantado. Do mesmo modo, deve ser usado com cuidado na população geriátrica. Não deve ser prescrito em pacientes com menos de 16 anos de idade.

O saquinavir é o inibidor da protease que apresenta o menor poder de inibição do CYP3A4; mesmo assim, deve-se ter muito cuidado com a administração do saquinavir com outras drogas que também sofrem metabolização pela CYP3A4. O saquinavir não pode ser administrado concomitantemente com a rifampicina, pelo risco aumentado de hepatotoxicidade. Midazolam, cisaprida, derivados da ergotamina e o triazolam não podem ser administrados com o saquinavir pelo risco de eventos adversos graves. A associação saquinavir/efavirenz não deve ser utilizada, pois o efavirenz diminui em até 60% a AUC do saquinavir. Derivados de erva-de-são-joão também não devem ser administrados com o saquinavir.

O saquinavir combinado com o ritonavir deve ser administrado duas vezes ao dia. A dose recomendada é de 1.000 mg de saquinavir associado com 100 mg de ritonavir, ambos duas vezes ao dia. Não se recomenda o uso do SQV sem o ritonavir como potenciador farmacocinético; do mesmo modo que não se recomenda administração continuada de SQV/r após perda de supressão viral, já que isso pode aumentar a probabilidade de resistência cruzada a outros IPs.

O saquinavir, em geral, é bem tolerado. Manifestações gastrointestinais são mais frequentes e diarreia, náusea, desconforto abdominal, dispepsia, flatulência, vômitos e dor abdominal são as reações mais comuns. As alterações metabólicas mais encontradas são o diabetes, a hipercolesterolemia e a hipertrigliceridemia. Assim como os outros inibidores da protease, o saquinavir tem sido descrito como responsável pela lipodistrofia. Isso ocorre devido a diversos fatores, sendo o mais importante a redução da captação da glicose mediada por insulina, alterando a função do glicotransportador GLUT 4, provocando a resistência à insulina. As alterações laboratoriais mais frequentes são: elevações das transaminases, do colesterol, dos triglicerídeos e da CPK.

Administrado no segundo e no terceiro trimestres da gestação, o saquinavir não é encontrado no sangue fetal, nem causou efeitos adversos para o feto. Contudo, não é conhecida sua segurança no início da gestação. Seu uso não é recomendado na grávida e só se justifica se o possível benefício justificar o risco potencial para o feto.

O saquinavir sob a forma mesilato consta da RENAME/2020 em cápsulas moles contendo 200 mg. No entanto, em 2016, o Ministério da Saúde emitiu nota informativa (nº 56/2016 – CGLOG/DDAHV/SVS/MS) comunicando a retirada do SQV 200 mg do elenco de medicamentos antirretrovirais do SUS. Seu uso não se encontra recomendado em nenhum dos atuais Protocolos Clínicos e Diretrizes Terapêuticas (PCDT) para Manejo da Infecção pelo HIV. É comercializado, no Brasil, sob o nome Svir® (Cristália) em cápsulas moles com 200 mg. A apresentação em cápsulas moles deve ser armazenada em geladeira, entre 2 e 8 °C, na embalagem original fechada e, depois de aberta, pode ser guardada em temperatura ambiente por três meses.

Ritonavir (RTV)

O ritonavir, conhecido pela sigla RTV, é um inibidor da protease utilizado como adjuvante farmacológico que proporciona níveis séricos mais elevados e estáveis dos outros inibidores da protease.

Essa droga tem o componente hidroximetiletileno em sua fórmula, é bem absorvida por via oral com biodisponibilidade de 70%, como ocorre com outros inibidores da protease, e é metabolizada pelo sistema de isoenzimas do citocromo P450, principalmente a CYP3A4. Com isso, ocorrem inúmeras interações medicamentosas. Algumas drogas podem elevar a concentração sérica do ritonavir, como a claritromicina e o fluconazol, e outras diminuem a sua concentração sérica, como a rifampicina e alguns anticonvulsivantes. O ritonavir pode induzir o metabolismo de algumas drogas, diminuindo dessa maneira a concentração sérica desses medicamentos, como os contraceptivos orais, teofilina, atovaquona e alguns analgésicos, como codeína, morfina e naproxeno. O ritonavir pode, também, inibir o metabolismo de algumas drogas, nesse caso promovendo o aumento de sua concentração e podendo causar eventos adversos graves, como ocorre com alguns antiarrítmicos (amiodarona e quinidina), cisaprida, derivados da ergotamina e alguns benzodiazepínicos (midazolan e triazolan). Por esse mesmo mecanismo, o ritonavir pode elevar a concentração sérica dos inibidores da protease, itraconazol, bloqueadores dos canais de cálcio, carbamazepina, varfarina, entre outros. Por ser o inibidor de protease com maior poder de inibição do citocromo P450, o ritonavir tem sido utilizado, em pequenas doses, como um grande potencializador (*booster*) dos outros inibidores da protease. Drogas que antes eram utilizadas a cada oito horas podem ser utilizadas a cada 12 horas, quando associadas ao ritonavir.

O ritonavir é extensamente metabolizado. Cerca de 34% da droga são encontrados na sua forma natural nas fezes e 3% são encontrados na urina. Por esse motivo, não é necessário ajuste de dose na insuficiência renal. Nenhum ajuste é recomendado em pacientes com dano hepático leve a moderado (Child-Pugh classe A e B), no entanto, o RTV não foi estudado em pacientes com grave lesão hepática (Child-Pugh classe C), não sendo, portanto, recomendado nesses casos.

Os efeitos colaterais do ritonavir mais comuns, sozinho ou associado a outros antirretrovirais, estão relacionados com o trato gastrointestinal. Náuseas, vômitos e diarreia podem acometer cerca de 50% dos pacientes. Outros efeitos colaterais, menos frequentes, são fraqueza, parestesias circumorais e periféricas, alteração do paladar e cefaleia. Essas alterações parecem acometer, em maior grau, os indivíduos em fase avançada de doença. O uso de RTV sozinho ou associado a saquinavir resultou em aumento significativo do colesterol total e triglicerídeos.

Não é mais recomendado empregar o ritonavir como o único inibidor da protease no esquema antirretroviral em função da pouca tolerabilidade e efeitos adversos em longo prazo observados com sua dose plena (600 mg duas vezes ao dia para adultos). Por ser um medicamento com alta capacidade de inibir o metabolismo de algumas drogas, especialmente os inibidores da protease, o ritonavir tem sido utilizado para aumentar a concentração sérica desses medicamentos, modificando sua posologia para 100 a 200 mg, atuando, desse modo, como um potenciador farmacocinético.

O ritonavir é utilizado em associação com saquinavir, fosamprenavir, atazanavir, tipranavir, darunavir e já vem coformulado nos comprimidos de lopinavir.

A solução oral do RTV contém aproximadamente 43% de etanol e aproximadamente 27% de propilenoglicol, não sendo recomendado durante a gestação já que não existe nenhum nível seguro conhecido de exposição ao etanol durante a gravidez. Quando há necessidade de utilizar a solução oral do RTV em pacientes com nutrição enteral recomenda-se o uso de cateteres de alimentação de silicone ou policloreto de vinila (PVC) e não de poliuretano, em função da possível incompatibilidade dos compostos.

O ritonavir faz parte da RENAME/2020 e é disponível na rede pública de atendimento a pacientes com infecção pelo HIV nas apresentações de comprimidos com 100 mg e solução oral com 80 mg/mL. É comercializado na especialidade farmacêutica de referência Norvir® (AbbVie) nas mesmas apresentações e como pó para suspensão oral com 100 mg do RTV.

Indinavir (IDV)

O indinavir, conhecido pela sigla IDV, é um inibidor da protease do HIV que apresenta em sua fórmula o grupamento hidrodimetiletilamino-carbonila. Como os demais inibidores da protease, inibe a replicação viral por meio da sua ligação ao sítio ativo da protease do HIV. Foi demonstrado, *in vitro*, efeito antiviral aditivo ou sinérgico quando o indinavir foi associado a outros agentes antirretrovirais, como o adefovir, a didanosina e a estavudina. Ação antagonista *in vitro* foi observada na associação com o nelfinavir e o saquinavir.

O indinavir é rapidamente absorvido após administração oral em jejum. Sua concentração plasmática é reduzida em até 70% quando administrado com alimentos ricos em gordura, carboidratos ou proteínas. Entretanto, quando associado com doses baixas de ritonavir, a farmacocinética do indinavir não sofre interferência dos alimentos. Além disso, a administração concomitante de ritonavir aumenta a concentração plasmática do indinavir, sendo possível sua administração duas vezes ao dia e não a cada oito horas.

Dos inibidores de protease, o indinavir é o que apresenta maior penetração no SNC e é metabolizado pelas enzimas CYP3A4 do citocromo P450. Apresenta eliminação renal em torno de 19%, sendo 11% na sua forma inalterada. Nas fezes, pode-se encontrar cerca de 47% dos metabólitos do indinavir. Nos pacientes com insuficiência hepática leve ou moderada e com sinais clínicos de cirrose, a dose do indinavir deve ser ajustada.

O indinavir não deve ser administrado concomitantemente com a terfenadina, o astemizole, a cisaprida, o triazolan, o midazolan, os alcaloides do ergot, a sinvastatina e a lovastatina.

A dose do indinavir recomendada é de 800 mg (cada comprimido tem 400 mg) associado ao ritonavir de 100 mg a cada 12 horas com alimento. Estudos sugerem que, mesmo havendo interação com o efavirenz, ao se usar essa droga e o indinavir associado com o ritonavir, pode ser mantida a dose-padrão do efavirenz e as doses utilizadas do indinavir e do ritonavir (800 mg/100 mg, de 12/12 horas). Ainda resta como opção, utilizar o IDV na dose de 800 mg de 8/8 h com necessidade de jejum uma hora antes e duas horas depois da alimentação.

O indinavir, assim como todos os outros inibidores da protease, está associado a diversos eventos adversos. Os mais frequentes são náusea, dor abdominal, vômitos, cefaleia, astenia/fadiga. O principal evento adverso do indinavir é a nefrolitíase, que pode ocorrer em até 10% dos pacientes, sendo a frequência cumulativa substancialmente maior em pacientes pediátricos (29%). Até 67% dos pacientes tratados com IDV têm cristalúria assintomática, que pode ser vista no exame de urina como cristais birrefringentes compostos pela droga, que se mostra insolúvel em pH urinário fisiologicamente normal. A nefrolitíase/urolitíase pode estar acompanhada de hematúria e, normalmente, não está associada com disfunção renal. Entretanto, têm sido descritos casos de nefrite intersticial com o indinavir e de insuficiência renal aguda e pielonefrite com ou sem bacteriemia. O uso de RTV associado não elimina o risco de nefrolitíase. A hiperbilirrubinemia indireta parece ser específica do indinavir, podendo ocorrer em até 14% dos indivíduos. Pode ocorrer isoladamente ou associada à elevação das transaminases em, aproximadamente, 1% dos casos. O indinavir, assim como todos os inibidores da protease, está associado ao desenvolvimento da lipodistrofia, que é caracterizada pela distribuição anormal da gordura corporal. Esse evento adverso pode ocorrer em até 30% dos pacientes em uso de indinavir e é mais comum depois da 28ª semana de tratamento.

As alterações laboratoriais mais comumente encontradas com o indinavir são a elevação dos triglicerídeos séricos e a elevação do colesterol total e trombocitopenia. Outros eventos adversos relacionados com o indinavir são anemia hemolítica e trombose venosa profunda. Como o indinavir pode causar nefrolitíase, recomenda-se ingerir grandes quantidades de líquidos, geralmente superiores a 1,5 litro diariamente. Alguns pesquisadores recomendam ingestão maior, diariamente, principalmente nas situações de perdas hídricas maiores (calor acentuado, sudorese ou diarreia, por exemplo). Não se recomenda o uso do IDV para gestantes e menores de 18 anos.

O IDV não é mais recomendado para uso nos Estados Unidos. Na nota técnica nº 196/2013 do Ministério da Saúde, houve a recomendação de substituição do IDV por outra opção de tratamento. O indinavir não consta da RENAME/2020.

Nelfinavir (NFV)

O nelfinavir, ou NFV é um inibidor da protease não peptídico que age como os demais do grupo. Inibe a protease de maneira competitiva, interferindo com a formação de partículas virais maduras em células agudas e cronicamente infectadas pelo HIV. Tem efeito sinérgico antiviral, quando associado com zidovudina e lamivudina e zalcitabina, e efeito aditivo quando associado com a estavudina e a didanosina. Também tem efeito sinérgico quando associado ao ritonavir. A associação do nelfinavir com os inibidores da transcriptase reversa mostrou-se capaz de reduzir a replicação do HIV em alguns reservatórios compartimentais, incluindo líquido cefalorraquidiano, sêmen e mucosa cérvico-vaginal.

Variantes do HIV resistentes ao nelfinavir foram identificadas em pacientes que tiveram falência na terapia antirretroviral com esquemas contendo essa droga. Foi observado que essas cepas apresentavam a mutação D30N, selecionada por seu uso e causadora de alta resistência ao NFV, sem resistência cruzada para os demais IPs, ou a mutação L90M, que leva à resistência cruzada a outros inibidores da protease, sabidamente SQV, IDV, LPV, ATV e FPV. Outras mutações de resistência descritas com níveis elevados de resistência fenotípica e/ou forte evidência clínica de interferência na terapia com IPs são G48V/M, V82A/F/T/S, I84V e N88D/S.

O nelfinavir, assim como os outros inibidores da protease, é metabolizado pelo sistema de isoenzimas do citocromo P450, no qual é convertido no seu metabólito mais ativo, o M8, cuja atividade contra o HIV-1 *in vitro* é semelhante à do fármaco original.

Como os outros inibidores da protease, o nelfinavir inibe a CYP3A4 e, dessa forma, interfere e com o metabolismo de inúmeras drogas, e é contraindicado o seu uso com astemizol, cisaprida, triazolam, sinvastatina e lovastatina, pelo risco de eventos adversos graves. O uso concomitante com outras drogas, como os bloqueadores dos canais de cálcio, o sildenafil e a rifabutina, deve ser cauteloso e com a dose dessas drogas reduzida. Os inibidores da CYP3A4, rifampicina e fenitoína, diminuem a concentração sérica do nelfinavir.

O nelfinavir é bem absorvido por via oral, apresentando biodisponibilidade de 70% a 80% quando administrado junto a alimentos. Sua meia-vida é de 3½ a 5 horas, sofrendo metabolização hepática, com mínima eliminação renal. Dessa forma, não há a necessidade de ajustes em pacientes com insuficiência renal. Ao contrário, seu uso em pacientes com hepatopatia grave deve ser acompanhado com cuidado, e, se possível, evitado se o paciente estiver em uso de drogas hepatotóxicas.

O nelfinavir é geralmente bem tolerado e a proporção de pacientes que descontinuam o uso do medicamento nos estudos clínicos, por eventos adversos, é de 4%. O evento adverso mais comum associado com o tratamento com o nelfinavir é a diarreia, que acomete até 30% dos pacientes, mas a loperamida tem se mostrado benéfica. Alterações metabólicas, como hipercolesterolemia, hipertrigliceridemia e diabetes, bem como a lipodistrofia, têm sido associadas ao uso do nelfinavir, assim como ocorre com outros inibidores da protease. Outros eventos adversos, como náuseas, vômitos, flatulência, *rash* cutâneo, dor abdominal e astenia, também têm sido descritos com o uso da droga. As alterações laboratoriais mais comuns são redução da hemoglobina, neutropenia, linfopenia e elevação das aminotransferases e creatinoquinases.

A posologia recomendada é de 750 mg, três vezes ao dia, com alimentos ou de 1.250 mg, duas vezes, ao dia, com alimentos. Para os pacientes que apresentam dificuldade de engolir os comprimidos, estes podem ser dissolvidos em água e ingeridos com alimentos ou triturados, misturando-os à comida. Para crianças de 2 a 13 anos de idade, a dose recomendada é de 20-30 mg/kg, três vezes ao dia.

Até junho de 2007, o NFV foi indicado para uso em gestantes em função da sua tolerabilidade e segurança. A partir dessa data, em função do risco de teratogenia, decorrente da contaminação do NFV, no seu processo de fabricação, com mesilato de etila (EMS), substância sabidamente teratogênica e mutagênica em animais, o FDA dos Estados Unidos orientou a suspensão do seu uso em gestantes. Nos dias atuais, na falta de estudos adequados e bem controlados sobre o uso de NFV na gestação, não se recomenda o seu uso em gestantes, ainda que os problemas relativos à produção do NFV tenham sido equacionados.

No Brasil, o nelfinavir fazia parte da RENAME sob a forma de mesilato de nelfinavir e era disponível em centros governamentais de atenção ao paciente infectado pelo HIV, apresentado em comprimidos com 250 mg. Era também comercializado na especialidade farmacêutica de referência Viracept® (Roche), em comprimidos com igual dose. Defeitos nos lotes de fabricação do nelfinavir, em junho de 2007, fizeram com que a droga fosse retirada do mercado nacional e mundial, devido à presença de altos níveis de EMS, substância genotóxica, associada a taxas aumentadas de neoplasias em modelos animais. Tendo sido o processo de produção revisto e padrões de segurança obtidos, o NFV voltou a ser comercializado. Estudo publicado em 2016, delineado para investigar a associação entre o uso do NFV pelos pacientes HIV+, no período de 01/01/2004 a 01/02/2014, e o risco de câncer, não encontrou aumento da incidência de neoplasias, associadas ou não à infecção pelo HIV, nessa população. O NFV não é mais recomendado para compor o tratamento antirretroviral nos Estados Unidos e seu uso tem decrescido mundialmente, alegando-se melhores opções terapêuticas. No entanto, paradoxalmente, ensaios clínicos têm sido realizados para avaliar o uso do NFV como coadjuvante terapêutico em pacientes não infectados pelo HIV com mieloma múltiplo, leucemia, câncer de mama, próstata, reto, entre outros, com muitos resultados promissores. Em estudos *in vitro*, o NFV demonstrou suprimir a replicação do herpes-vírus humano 8 (HHV-8), associado ao sarcoma de Kaposi.

Fosamprenavir (FPV)

O fosamprenavir, conhecido pela sigla FPV, é uma pró-droga do amprenavir, um derivado da hidroxietilamina, que apresenta propriedades inibitórias da protease do HIV. O fosamprenavir é um éster fosfato do amprenavir que substituiu a droga original por ser mais bem absorvido por via oral, com isso reduzindo o número e o tamanho das cápsulas a serem administradas, o que era um obstáculo ao uso do amprenavir.

O fosamprenavir apresenta uma meia-vida prolongada, de cerca de nove horas, o que favorece o seu uso em duas tomadas diárias. Assim como os outros inibidores da protease, o fosamprenavir também é metabolizado pelo sistema de isoenzimas do citocromo P450, principalmente a CYP3A4. Por tal motivo, a droga não deve ser associada com cisaprida, terfenadina, astemizol, derivados da ergotamina, rifampicina, derivados de *Hypericum perforatum* (erva-de-são-joão), midazolam, entre outros. Algumas dessas drogas, como o midazolam e a cisaprida, podem ter seus efeitos potencializados, levando a eventos adversos bastante graves. O fosamprenavir é geralmente bem tolerado, não tendo restrições alimentares, nem hídricas para o seu uso. Os principais efeitos colaterais estão relacionados com o trato gastrointestinal, sendo náuseas, vômitos e diarreia os mais comuns. Outro efeito colateral comum é o exantema cutâneo. Deve ser usado com cautela em pacientes com alergia a sulfonamidas já que há uma porção sulfonamida em sua composição e não se sabe ao certo o potencial que existe para alergia cruzada entre derivados de sulfonamida e o FPV. Fosamprenavir associado ao ritonavir (FPV/r) pode causar aumento de colesterol e triglicerídeos, além de aumentar o risco de desenvolvimento ou agravamento de elevação de transaminases em pacientes com hepatite B ou C previamente diagnosticadas. É desconhecida sua segurança em gestante; mas alterações teratogênicas foram observadas em roedores.

A dose usual é de 1.400 mg a cada 12 horas para indivíduos com mais de 50 kg, sendo dois comprimidos por dia associados a 100 mg de ritonavir a cada 12 horas. Podem ser utilizados dois comprimidos de fosamprenavir juntos com dois comprimidos de ritonavir, uma vez ao dia, apenas para virgens de terapia antirretroviral. Mas, preferencialmente, no início da terapia e obrigatoriamente em situações de resgate, a dose preconizada é de 700 mg de fosamprenavir com 100 mg de ritonavir, duas vezes por dia.

As mutações de resistência ao FPV associadas com os maiores níveis de resistência fenotípica e/ou mais fortes evidências clínicas de interferência com terapia bem-sucedida com IPs são V32I, I47V/A, I50V, I54L/M, L76V, V82F, I84V.

O protocolo brasileiro recomenda o uso de FPV associado a RTV somente para crianças e adolescentes em situações de resgate, a partir de 2 anos de idade. As doses preconizadas são: 2 a < 3 anos de idade (11 kg a < 15 kg peso corporal): FPV 30 mg/kg + RTV 3 mg/kg; 3 a < 6 anos de idade (15 kg a < 20 kg de peso corporal): 23 mg/kg + RTV 3 mg/kg; ≥ 6 anos de idade (≥ 20 kg peso corporal) FPV 18 mg/kg + RTV 3 mg/kg, não devendo a dose máxima exceder a dose do adulto e devendo ser administrado com alimentos.

Em 2016, o Ministério da Saúde emitiu nota informativa (nº 246/2016) recomendando a substituição do fosamprenavir pelo darunavir, em associação ao ritonavir, anunciando a retirada da formulação em cápsulas de 700 mg da RENAME/2017, mantendo apenas a apresentação de suspensão oral com 50 mg/mL. Ainda que essa apresentação conste da RENAME/2020, em 2019, o Ministério da Saúde emitiu nova nota informativa (nº 112/2019-CGAHV/DCI/SVS/MS) comunicando a exclusão do FSV em suspensão oral do arsenal terapêutico de antirretrovirais. O fosamprenavir está disponível comercialmente na especialidade farmacêutica Telzir® (GlaxoSmithKline Brasil) em cápsulas contendo 700 mg da substância e suspensão oral com 50 mg/mL.

Lopinavir/Ritonavir (LPV/r)

O lopinavir, conhecido pela sigla LPV, é um inibidor da protease que impede a divisão da Gag-Pol poliproteína, resultando na formação de partículas virais imaturas e não infecciosas. Inibe a protease do HIV-1, incluindo a de cepas resistentes ao ritonavir.

O lopinavir é mais bem absorvido quando administrado com alimentos. A coadministração do lopinavir com o ritonavir aumenta a curva de concentração plasmática do lopinavir acima de 100 vezes. Por isso, a formulação farmacêutica para uso clínico contém a associação das duas drogas.

O lopinavir/r é metabolizado pelo sistema de enzimas do citocromo P450, principalmente pela isoenzima CYP3A4. Com a coformulação lopinavir/ritonavir, o lopinavir/r tem seu nível sérico aumentado por meio da inibição do CYP3A4 pelo ritonavir. Cerca de 3% do lopinavir/r são eliminados na urina na sua forma inalterada. Logo, deve-se ter cautela no seu uso em pacientes com insuficiência hepática, já que o seu metabolismo e sua eliminação são feitos pelo fígado.

Ocorre interferência na concentração plasmática do lopinavir/r quando administrado concomitantemente com algumas drogas que interferem com o seu metabolismo. O uso concomitante com propafenona, astemizol, terfenadina, derivados do ergot, cisaprida, preparados à base de *Hypericum perforatum* (erva-de-são-joão), pimozida, midazolan e triazolan está contraindicado devido ao risco de efeitos adversos graves. A rifampicina pode diminuir a concentração plasmática do lopinavir/r. Já a rifabutina deve ser administrada na dose de 150 mg, três vezes por semana. A didanosina deve ser administrada uma hora antes ou duas horas depois do lopinavir/r. Quando for associado ao efavirenz ou à nevirapina, o lopinavir/r deve ter sua dose aumentada para quatro cápsulas a cada 12 horas. O uso concomitante de lopinavir/r e da atorvastatina e a sinvastatina deve ser evitado, pois o lopinavir/r eleva a concentração plasmática dessas drogas, podendo potencializar os efeitos adversos, como miopatia, incluindo rabdomiólise. O lopinavir/r aumenta a concentração sérica do cetoconazol, do itraconazol, dos bloqueadores dos canais de cálcio e do sildenafil, e neste último a dose deve ser reajustada para 25 mg. Como a solução oral do lopinavir/r contém álcool, podem ocorrer reações do tipo dissulfiram se o paciente receber drogas imidazólicas ou triazóis. Nos casos em que o paciente esteja sendo alimentado por cateter nasoenteral e necessite utilizar a solução oral de LPV/r, devem ser utilizados tubos de alimentaçao de silicone ou cloreto de polivinil (PVC), evitando-se o uso de poliuretano, em função do etanol e propilenoglicol componentes da solução de LPV/r.

A diarreia é o principal efeito adverso do lopinavir/r, podendo ocorrer em até 14% dos pacientes. Ela pode ser manejada com adequações de dieta e medicamentos sintomáticos, como a loperamida. Outros efeitos adversos comumente relatados são náusea, dor abdominal, vômitos, cefaleia e astenia. A lipodistrofia também pode ocorrer com o uso desse inibidor da protease. Edema inflamatório de membros inferiores relacionado ao uso da droga já foi descrito. As alterações laboratoriais mais descritas são hiperglicemia, hipertrigliceridemia, elevação da AST e da ALT, hipercolesterolemia e elevação da amilase, principalmente se associado à didanosina e à estavudina.

A dose recomendada para adultos é LPV 400 mg + RTV 100 mg a cada 12 horas ou LPV 800 mg + RTV 200 mg uma vez ao dia, fazendo-se a ressalva de que o esquema de dose única não está indicado para pacientes com três ou mais mutações associadas ao LPV/r que sabidamente afetam a resposta virológica da HIV-1 (L10F/I/R/V, K20M/N/R, L24I, L33F, M36I, I47V, G48V, I54L/T/V, V82A/C/F/S/T e I84V), mulheres grávidas ou pacientes em uso de EFV, NVP, FPV, NFV, carbamazepina, fenitoína ou fenobarbital. O uso concomitante de EFV ou NVP exige aumento da dose para LPV 500 mg + RTV 125 mg em duas tomadas ao dia.

Além das mutações citadas anteriormente, cabe ressaltar que a combinação de 47A/V com V32I associa-se com alto nível de resistência. Ainda que 150V seja selecionada *in vivo* apenas ocasionalmente, tem impacto importante na suscetibilidade do HIV-1 ao LPV/r. As mutações M46L, I54V, L76V e V82A são frequentemente observadas em pacientes infectados pelo subtipo C do HIV-1 em uso de LPV/r.

No protocolo brasileiro, o LPV/r está indicado apenas para esquemas de resgate terapêutico de primeira falha em adultos.

Para crianças com idade entre 14 dias e 12 meses, a dose recomendada é LPV 300 mg/RTV 75 mg por m^2 de superfície corporal de 12/12 h (o que corresponderia, aproximadamente, a LPV 16 mg/RTV 4 mg por kg de peso corporal duas vezes ao dia). Acima de 12 meses a 18 anos, a dose recomendada é de LPV 12 mg/RTV 3 mg por kg de peso corporal, duas vezes ao dia se o peso for de 7 a 15 kg. Se o peso for maior que 15 kg e menor que 40 kg, a dose deve ser de LPV 10 mg/RTV 2,5 mg por kg de peso corporal duas vezes ao dia. Essas doses correspondem a LPV 230 mg/RTV 57,5 mg por m^2 de superfície corporal. Quando for associado ao efavirenz e à nevirapina, a dose, a cada tomada, do lopinavir/ritonavir deve ser reajustada para LPV 13 mg/RTV 3,25 mg por kg de peso corporal nas crianças com 7 a 15 kg e LPV 11 mg/RTV 2,75 mg por kg de peso corporal nas com 15 a 40 kg, não se devendo ultrapassar a dose do adulto e não se utilizando dose única diária. Essas doses correspondem a LPV 300 mg/RTV 75 mg por m^2 de superfície corporal por dose duas vezes ao dia e também são as doses preferenciais para pacientes não virgens de tratamento que poderiam albergar vírus com sensibilidade diminuída ao LPV/r. No protocolo brasileiro de tratamento de crianças e adolescentes, o LPV/r é indicado para início de tratamento em crianças de 14 dias de vida a 2 anos de idade e para compor esquemas de resgate terapêutico.

O lopinavir em associação com o ritonavir em concentrações fixas consta da RENAME/2020 com as seguintes apresentações: comprimidos com 200 mg de lopinavir + 50 mg de ritonavir, comprimidos com 100 mg de lopinavir + 25 mg de ritonavir e solução oral com 80 mg/mL + 20 mg/mL. É comercializado na especialidade farmacêutica de referência sob o nome Kaletra® (AbbVie) nas mesmas apresentações. Os comprimidos não necessitam de refrigeração, no entanto, se a solução oral não for refrigerada deve ser usada dentro de dois meses.

Atazanavir (ATV)

O atazanavir, conhecido pela sigla ATV, é um inibidor da protease licenciado pelo FDA, em junho de 2003, para uso clínico. O atazanavir inibe a protease do HIV-1, incluindo a de cepas resistentes ao ritonavir. É mais bem absorvido quando administrado com alimentos. É um substrato da isoenzima CYP3A4 do citocromo P450. Logo, podem ser alteradas as concentrações séricas de drogas metabolizadas por essa via, como rifabutina, claritromicina, agentes redutores de lipídios e outros. Também está contraindicado o uso do omeprazol associado ao atazanavir. Do mesmo modo, drogas que induzem ou inibem a ação dessa isoenzima podem causar alterações significativas dos níveis séricos do atazanavir. Enquanto o efavirenz e o tenofovir diminuem os níveis séricos do atazanavir, o ritonavir os aumenta.

Os efeitos colaterais mais observados são icterícia (em até 10% dos indivíduos, raramente levando à interrupção do tratamento). A ocorrência desse sintoma pode afetar a imagem e a autoestima do paciente, devendo, portanto, ser cuidadosamente avaliada e considerada a suspensão do medicamento quando houver desconforto para o paciente. Náusea e diarreia também são comuns com o uso do atazanavir.

As alterações laboratoriais mais frequentes incluem hiperbilirrubinemia e elevação de enzimas hepáticas (AST e ALT). Ao contrário dos demais inibidores da protease, não há aumento significativo de colesterol total, fração LDL e de triglicerídeos. O atazanavir não tem efeito sobre o bloqueio do glicotransportador GLUT 4 para o uso da glicose pela célula, sendo, portanto, uma boa opção para pacientes com dislipidemias, coronariopatias e diabetes (sempre avaliando a resistência viral antes).

O risco de nefrolitíase com ATV pode ser maior que com qualquer outro IP comumente utilizado, e tem sido observada diminuição da filtração glomerular em vários estudos. Concentrações elevadas de atazanavir têm sido detectadas na urina e, em alguns relatos, os cálculos renais são compostos quase totalmente por atazanavir, sendo apontados como possíveis fatores de risco para nefrolitíase: duração da terapia com atazanavir, doença renal crônica, hiperbilirrubinemia e história de urolitíase. Em razão dos relatos de doença renal crônica com o uso de ATV associado ou não ao RTV, recomenda-se monitorização da função renal antes de sua prescrição e durante o tratamento, interrompendo seu uso em pacientes com doença renal progressiva, considerando outras opções se houver elevado risco para doença renal ou doença renal preexistente. Seu uso não é recomendado em pacientes não virgens de tratamento com doença renal avançada em hemodiálise. Há também relatos de nefro e colelitíase.

Com relação ao sistema cardiovascular, já foram descritos, com uso do ATV, bloqueios atrioventriculares de segundo e terceiro graus, bloqueios de ramo esquerdo e prolongamento do intervalo QTc, orientando-se monitorização eletrocardiográfica em pacientes com doença preexistente do sistema de condução cardíaco.

A resistência ao atazanavir, quando usado por pacientes previamente virgens de tratamento, geralmente ocorre pelo surgimento da mutação I50L, que não confere resistência aos demais inibidores de protease. Por outro lado, a presença de mutações que conferem resistência a outros inibidores de protease reduz a sensibilidade ao atazanavir, sendo importante evitar o seu uso em terapias de resgate em pacientes que já usaram vários inibidores de protease. O atazanavir tem uma barreira genética menor em comparação aos outros inibidores de protease (exceto nelfinavir). As mutações associadas com níveis mais elevados de resistência fenotípica e/ou evidência clínica para interferência com terapia baseada em IPs, além da I50L, são I84V e N88S.

A dose habitual, em adultos, é de 300 mg/dia associado com 100 mg/dia de ritonavir, como adjuvante farmacológico, tomados uma única vez ao dia para virgens de terapia antirretroviral e em situações de resgate. Estudos demonstram que o uso do atazanavir 400 mg/dia sem o ritonavir não confere boa eficácia em longo prazo; por isso, sua prescrição sem o adjuvante farmacológico restringe-se a pacientes virgens de tratamento e intolerantes ao ritonavir, que tenham ≥ 13 anos de idade e pelo menos 40 kg de peso corporal. Em pacientes virgens de tratamento, com uso concomitante de efavirenz, a dose preconizada é ATV 400 mg/dia associada a 100 mg/dia de RTV. O ensaio clínico randomizado CASTLE demonstrou, em pacientes virgens de tratamento antirretroviral, que atazanavir/ritonavir, administrado uma vez ao dia, mostrou-se não inferior a lopinavir/ritonavir, administrado duas vezes ao dia, no controle da infecção pelo HIV, com a vantagem de observar-se melhor perfil lipídico e menos eventos adversos gastrointestinais.

O ATV associado ao RTV (ATV/r) é o inibidor de protease de escolha na impossibilidade do uso de inibidor de integrase durante a gestação em função de alta potência de supressão viral e perfil de segurança na gravidez. Nos protocolos brasileiros de tratamento da infecção pelo HIV em adultos e crianças e adolescentes, o ATV/r é referido como opção na classe dos inibidores de protease para resgate de primeira falha e, especificamente em crianças, nas acima de 6 anos de idade.

O ATV não é recomendado para uso em crianças com menos de 3 meses de idade pelo risco de kernicterus. Pode ser utilizado em crianças maiores de 3 meses de idade com mais de 5 kg de peso. A apresentação em pó para solução oral contém fenilalanina que pode ser prejudicial para portadores de fenilcetonúria. As doses recomendadas baseiam-se no peso corporal: 5 kg a < 15 kg – 200 mg de ATV em pó para solução oral associado a RTV 80 mg da solução oral e > 15 kg a < 25 kg – 250 mg de ATV em pó para solução oral associado a RTV 80 mg. Em crianças de 6 anos de idade a < 18 anos, as doses também se correlacionam com o peso corporal, sendo usada a apresentação em cápsulas: ≥ 15 a < 35 kg – ATV 200 mg associado a RTV 100 mg e ≥ 35 kg – ATV 300 mg associado a RTV 100 mg.

O atazanavir faz parte da RENAME/2020 constando como disponível na rede pública de atendimento a pacientes com infecção pelo HIV na apresentação de cápsulas com 200 e 300 mg. No entanto, na nota informativa nº 1/2020-CGAHV/.DCCI/SVS/MS, o Ministério da Saúde comunicou que a apresentação de cápsulas de 200 mg será excluída do arsenal terapêutico, registrando, adicionalmente, que o último lote do medicamento tem validade até agosto de 2020. O ATV é comercializado sob o nome Reyataz® (Brystol-Myers Squibb) em cápsulas contendo 300 mg, 200 mg ou 150 mg do medicamento e em pó para solução oral. A apresentação em pó para solução oral não é disponível no Brasil.

Darunavir (DRV)

O darunavir ou DRV é um inibidor de protease de segunda geração, basicamente indicado para compor tratamentos de resgate em pacientes adultos previamente expostos a tratamento com outros inibidores de protease, recomendando-se a coadministração sempre de um potenciador farmacocinético, que pode ser o ritonavir ou o cobicistat, e a realização de teste de genotipagem para avaliar a suscetibilidade do HIV-1 à droga.

O darunavir liga-se predominantemente à alfa 1-glicoproteína ácida, e, em menor extensão, à albumina, tendo alta ligação proteica por curtas pontes de hidrogênio. É um inibidor da protease não peptídico que se fixa mais tempo na protease e é mais difícil de ser retirado. Confere, portanto, *in vitro*, um aparecimento bem mais lento de mutações de resistência pelo HIV, se comparado aos outros IPs, conferindo à droga uma barreira genética mais alta. Esse antirretroviral contém um radical sulfonamida; por isso, deve ser usado com cautela nos pacientes com alergia a esse componente. Foi relatado, durante os estudos, uma baixa prevalência de erupção cutânea grave, incluindo eritema multiforme e síndrome de Stevens-Johnson. O *rash* cutâneo tem melhor resposta com corticoideterapia em dose baixa anti-inflamatória que com o uso de anti-histamínicos. As reações adversas mais relatadas (> 2%) foram diarreia, vômitos, lipodistrofia, hipertrigliceridemia e cefaleia. O darunavir provocou alterações no metabolismo da glicose e dos lipídios, porém de maneira mais discreta, semelhante à magnitude do atazanavir. Há também relato de nasofaringite.

Com relação às interações medicamentosas, ambos darunavir e ritonavir são inibidores do citocromo P450. A coadministração do darunavir/ritonavir com medicamentos metabolizados principalmente pela CYP3A4 pode resultar em concentrações plasmáticas mais elevadas de tais medicamentos, o que pode aumentar ou prolongar seus efeitos terapêuticos e eventos adversos. Não deve ser coadministrado com medicamentos como o astemizol, terfenadina, midazolam, triazolam, cisaprida, pimozida e alcaloides do ergot como a ergotamina, di-hidroergotamina, ergonovina e metilergonovina, entre outros.

A rifampicina é um potente indutor do metabolismo do citocromo P450. O darunavir não deve ser utilizado em combinação com a rifampicina e com produtos contendo erva-de-são-joão (*Hypericum perforatum*), pois a coadministração pode causar reduções significantes nas concentrações plasmáticas de darunavir e resultar em perda do seu efeito terapêutico. Não se recomenda a administração concomitante de rifabutina com DRV/r às custas de aumento da concentração plasmática da rifabutina, que deverá ter sua dose usual reduzida em pelo menos 75% (considerar máximo de 150 mg em dias alternados) caso necessite ser prescrita.

O DRV/r não deve ser utilizado em pacientes com grave prejuízo da função hepática, mas não requer ajustes em pacientes com leve ou moderada alteração. Os pacientes com hepatite B ou C não apresentaram maior incidência de eventos adversos com o uso do darunavir nos estudos, mas são pacientes que têm maior risco de eventos adversos hepáticos graves. Quando ocorrerem essas situações, a descontinuação ou a interrupção do tratamento com DRV/r deve ser considerada. Seu uso é contraindicado em pacientes com grave dano hepático (Child-Pugh classe C). Não é necessário ajustes de doses em pacientes com insuficiência renal.

O grupo D:A:D (*Data Collection on Adverse Events of Anti-HIV Drugs*) encontrou, em seu banco de dados envolvendo inibidores de protease e eventos de doença cardiovascular (DCV), em 35.711 pacientes, durante 7 anos de acompanhamento, que a exposição ao DRV/r foi associada a um aumento de 59% no risco de DCV comparado com o não uso do darunavir no esquema de tratamento, não havendo alteração do percentual após o ajuste para os níveis lipídicos. Em contraste, não foi observado aumento estatisticamente significativo no risco de DCV associado ao uso de atazanavir. Por serem achados derivados de estudos observacionais, os próprios autores consideraram que estudos mais aprofundados devam ser realizados para esclarecimento.

Estudos *in vitro* e *in vivo* demonstraram a alta potência virológica do darunavir contra cepas do HIV selvagens e resistentes a IPs provenientes de isolados clínicos. Em combinação com o ritonavir como potenciador farmacocinético provou ser muito eficaz no tratamento de pacientes experimentados com resistência a múltiplas drogas.

Para que haja resistência ao darunavir, clinicamente significativa, torna-se necessário que ocorram muitas mutações no gene da protease para que se produza uma redução na suscetibilidade fenotípica à droga. A suscetibilidade fenotípica avalia a atividade do antirretroviral *in vitro*, utilizando como padrão de avaliação a quantidade de droga necessária para inibir a replicação do HIV traduzida como fold change, que representa a variação da concentração do antirretroviral capaz de inibir a replicação viral comparada ao que seria necessário para inibir o vírus selvagem. Onze mutações associadas ao DRV (RAMs), que ocorrem em dez posições da protease, são reconhecidas pela International Antiviral Society (IAS) dos Estados Unidos, das quais seis são consideradas mutações principais (I47V, I50V, I54L, I54M, L76V e I84V) e cinco, substituições de aminoácidos menores ou secundárias (V11I, V32I, L33F, T74P e I89V). Mutações principais ou primárias ocorrem dentro do sítio de ligação da protease e têm maior impacto na suscetibilidade viral ao IP. Mutações secundárias ocorrem fora do sítio de ligação ativa da protease e, tipicamente, surgem após o desenvolvimento das primárias, aumentando o grau de resistência aos IPs, e, geralmente, são compensatórias, restaurando a atividade da protease ou revertendo defeitos de aptidão viral produzidos por mutações primárias.

As mutações para darunavir foram descritas nos estudos POWER 1, 2 e 3, desenhados para avaliar a eficácia do DRV no tratamento de pacientes experimentados, incluindo os que tinham mutações de base para o DRV. Observou-se, na 24ª semana, que a sensibilidade inicial ao DRV foi forte preditor da resposta virológica: alteração ≤ 10 vezes (*fold change*), resultou em queda da CV de 2,08 log10 cópias/mL (50% atingiram CV indetectável); alteração de 10 a 40 vezes, queda de 1,08 log10 cópias/mL (25% atingiram CV indetectável) e alteração de 40 vezes, queda de 0,76 log10 cópias/mL (13% atingiram CV indetectável). As mutações tiveram impacto na suscetibilidade fenotípica, correlacionando-se o número de mutações observadas no início dos estudos com o percentual de indivíduos que conseguiram atingir CV indetectável: sem mutações – 64%, uma mutação – 50%, duas mutações – 42%, três mutações – 22% e quatro mutações – 10%. Os estudos DUET avaliaram a associação de DRV/r com etravirina, evidenciando benefício no percentual de indivíduos que conseguiram obter CV indetectável e dos que conseguiram mais de um log10 de diminuição da CV, o que reforça a recomendação do uso de pelo menos duas drogas ativas na TARV, especialmente nessa população altamente experimentada.

Algumas mutações da protease têm sido associadas a aumento de suscetibilidade viral a outros IPs, sendo detectadas em estudos de resistência fenotípica e parecendo estar associadas com atividade medicamentosa aumentada, sugerindo-se que tais mutações possam ser consideradas na seleção de esquemas de tratamento de resgate em pacientes experimentados, em que pese sempre a preferência por esquemas de resgate com três agentes totalmente ativos para que seja alcançada a supressão virológica. Em estudo realizado com pacientes com falha virológica com esquemas com IPs, que iniciaram esquema com DRV/r, algumas mutações foram correlacionadas com melhoria nas taxas de resposta virológica em oito semanas: K20T, E34D, I64L (secundária para ATV), V82A (primária para IDV/r e LPV/r e secundária para ATV, FSP, NFV e SQV), I85V (secundária para ATV) e I93L (secundária para ATV).

A dose recomendada para adultos virgens de tratamento ou experimentados, mas sem mutações para o DRV, é de 800 mg de DRV + 100 mg de RTV uma vez ao dia. Para os pacientes previamente experimentados com uma ou mais mutações de resistência ao DRV, a dose é de 600 mg DRV + 100 mg RTV duas vezes ao dia. As tomadas devem ser sempre com alimento. Seu uso só está recomendado para crianças maiores de 3 anos de idade com peso corporal mínimo de 10 kg. Crianças com peso corporal compreendido entre 10 e 15 kg devem receber doses de acordo com o peso corporal utilizando a suspensão oral. A partir de 15 kg de peso corporal, considera-se que a criança possa ser medicada com a suspensão oral ou com comprimidos. Para cálculo da dose recomendada, além do peso corporal, também é levado em consideração se a criança já é experimentada no tratamento antirretroviral e se possui mutações de resistência ao DRV no teste de genotipagem. Para crianças virgens de tratamento ou experimentadas, mas sem mutações de resistência ao DRV, com peso corporal ≥ 10 kg e < 15 kg, a dose recomendada é DRV 35 mg/kg peso + RTV 7 mg/kg e para as que pesam de 15 kg a 40 kg, as doses recomendadas são: ≥ 15 e < 30 kg – DRV 600 mg + RTV 100 mg; ≥ 30 e < 40 kg – DRV 675 mg + RTV 100 mg; ≥ 40 kg – DRV 800 mg + RTV 100 mg, uma vez ao dia, com alimento, em qualquer uma das situações. Para as crianças já experimentadas no tratamento e com pelo menos uma das mutações ao DRV previamente descritas, com peso corporal ≥ 10 kg e < 15 kg, a dose recomendada é DRV 20 mg/kg + RTV 3 mg/kg e para as que pesam de 15 kg a 40 kg, as doses recomendadas são: ≥ 15 e < 30 kg – DRV 375 mg + RTV 48 mg; ≥ 30 e < 40 kg – DRV 450 mg + RTV 75 mg; ≥ 40 kg – DRV 600 mg + RTV 100 mg, duas vezes ao dia, com alimento, em qualquer uma das situações. A bula do medicamento dispõe de tabelas facilitadoras para administração das doses por comprimidos ou solução oral.

A dose recomendada para grávidas é de 600 mg DRV + 100 mg RTV duas vezes ao dia com alimentos, considerando-se o uso de 800 mg DRV + 100 mg RTV uma vez ao dia apenas para as grávidas que já utilizavam esse esquema terapêutico previamente à gestação, que estejam virologicamente suprimidas (HIV-1 RNA < 50 cópias/mL) e apresentem a possibilidade de comprometimento da tolerabilidade ou adesão com a mudança para 600 mg DRV + 100 mg RTV duas vezes ao dia.

No programa brasileiro de tratamento da infecção pelo HIV em adultos, o DRV é considerado antirretroviral de uso restrito, liberado mediante preenchimento de formulário específico disponível na internet, recomendando-se a realização do teste de genotipagem. O DRV associado ao ritonavir (DRV/r), na dose de 600 mg associada a 100 mg de RTV em duas tomadas diárias, está indicado como opção terapêutica para compor a TARV nos casos de primeira falha virológica, quando houver contraindicação, intolerância ou toxicidade comprovada ao ATV/r. Também pode compor esquemas de resgate após múltiplas falhas, sendo o IP/r preferencial quando houver mutações na protease, em função de sua alta barreira genética e boa tolerância. Recomenda-se que na presença de mutações de resistência ao darunavir, o DRV/r seja usado sempre em duas doses diárias e não coadministrado com rifampicina. Nas grávidas em início de TARV, na impossibilidade de uso do inibidor de integrase, pode ser utilizado como IP/r alternativo nos casos de contraindicação ao uso do ATV/r. O protocolo brasileiro recomenda o uso de DRV/r como resgate terapêutico em crianças com mais de 6 anos de idade, devendo constar os seguintes perfis no teste de genotipagem: (1) atividade plena a DRV/r e resistência intermediária ou completa ao LPV/r e FPV/r ou (2) resistência intermediária a DRV/r e ausência de outro IP/r com atividade plena. As doses para crianças são prescritas de acordo com o peso corporal, como se segue: 20 a < 30 kg – 375 mg 2 ×/dia, 30 a < 40 kg – 450 mg 2 ×/dia e ≥ 40 kg – 600 mg 2 ×/dia, anotando-se que em todas as doses preconizadas deve-se associar RTV na dose de 100 mg também 2 ×/dia.

O darunavir faz parte da RENAME/2020 e é disponível na rede pública de atendimento a pacientes com infecção pelo HIV na apresentação de comprimidos com 75 mg, 150 mg, 300 mg e 600 mg. É comercializado sob o nome Prezista® (Janssen-Cilag), nas mesmas apresentações e na apresentação de suspensão oral com 100 mg/mL, que não é disponível no Brasil.

Tipranavir (TPV)

O tipranavir, conhecido pela sigla TPV, é um inibidor da protease do HIV de segunda geração derivado da di-hidropirona. Tem ação contra cepas virais resistentes aos outros inibidores da protease. Representa uma alternativa dentro da classe dos IPs, caso o DRV/r se mostre menos ativo que este no teste de genotipagem. É a primeira droga de uma nova classe de inibidores da protease não peptídicos com potente atividade inibitória contra HIV-1 e contra HIV-2 em culturas de células.

Coadministrado com o RTV, como potenciador farmacocinético, é indicado para composição de esquema antirretroviral de pacientes experimentados e infectados com cepas de HIV resistentes a mais de um IP, não devendo ser usado em pacientes virgens de tratamento.

O tipranavir é um potente indutor da isoenzima 3A4 do citocromo P450, necessitando de administração conjunta com ritonavir. O TPV apresenta muitas interações medicamentosas e não deve ser coadministrado com ETR e com outros IPs. Bons resultados foram obtidos em adultos com o emprego da dose de 500 mg do TPV associada com 200 mg ritonavir administrada duas vezes ao dia. Essa dose provocou menor alteração dos níveis de transaminases que doses mais elevadas. Sinvastatina, lovastatina e atorvastatina não devem ser usadas concomitantemente com TPV/r. A rosuvastatina pode ser coadministrada sem necessidade de ajuste de dose e a lomitapida pode ser coadministrada desde que iniciada com a dose mais baixa possível, aumentada cuidadosa e progressivamente, até alcançar a menor dose eficaz, não excedendo 30 mg/dia. Rifampicina e erva-de-são-joão (*Hypericum perforatum*) diminuem os níveis de TPR em torno de 80%, não tendo seu uso recomendado concomitantemente. Com relação aos antivirais que agem diretamente no tratamento da hepatite C crônica, não se recomenda o uso concomitante de qualquer IP/r com simeprevir por acarretar aumento importante da concentração do simeprevir, e do TPR/r com sofosbuvir e ledispavir por ocasionar diminuição da concentração do sofosbuvir e do ledispavir.

Os ensaios clínicos randomizados RESIST foram dois estudos de fase III, paralelos, com pacientes experimentados nas três classes de antirretrovirais, uso prévio de mais de 2 IPs e resistência documentada na protease com mais de uma mutação principal. Em ambos os estudos, o desfecho primário era redução maior que 1 $\log_{10}$ na carga viral em relação ao basal, em 24 semanas. A proporção de pacientes que atingiram esse desfecho foi significativamente maior no grupo que utilizou TPV/r quando comparado ao grupo que utilizou os demais IP/r.

Para que ocorra resistência do HIV-1 ao tipranavir, há necessidade de numerosas mutações (> 8 mutações associadas ao TPV). As mutações de resistência principais descritas são: V32I, L33F, M46I/L, I47V/A, I54V/A/M, V82T/L e I84V. Destas, as que são correlacionadas com níveis de resistência fenotípica mais elevados e/ou com a evidência clínica mais forte para interferir com o sucesso da terapia com TPV são V82T (selecionada por ATV, IDV, LPV e TPV, reduz suscetibilidade a esses IPs) e V82L (incomum, selecionada primariamente por TPV, reduzindo suscetibilidade a TPV, mas com efeitos em relação aos outros IPs não bem caracterizados). A partir da análise de dados de ensaios clínicos envolvendo uso de TPV no tratamento de pacientes experimentados, houve a criação de um sistema de escore para avaliação da suscetibilidade do HIV-1 a TPV, sendo atribuídos pesos a determinadas mutações, como se segue: T74P, V82L/T,

N83D e I47V (+4); Q58E e I84V (+3); M36I, K43T e I54A/M/V (+2); L10V. E33F e M46L (+1); L24I e L76V (-2); I50L/V (-4) e I54L (-6). Mutações ponderadas positivas estão associadas a suscetibilidade reduzida e as de escore negativo estão associadas a atividade aumentada com TPV/r. A interpretação da soma dos escores se dá como se segue: ≤ 3 – cepas suscetíveis; escores > 3 e ≤ 10 – cepas parcialmente suscetíveis e ≥ 11 – resistentes.

Os principais eventos adversos associados são náusea, vômito, diarreia, fadiga, exantema cutâneo, alterações lipídicas (aumentos de colesterol e triglicerídeos) e cefaleia.

Contudo, o tipranavir pode causar efeitos adversos mais graves que outros antirretrovirais, incluindo hemorragia intracraniana, hepatite e diabetes melito. Portanto, esse medicamento deve ser usado com cautela em pacientes com risco de sangramento, disfunção hepática e coinfectados com o vírus da hepatite B ou C TPV/r é contraindicado em pacientes com dano hepático moderado ou grave (Child-Pugh classe B ou C respectivamente).

Assim como o DRV e o FPV, o TPV contém um radical de sulfonamida e deve ser utilizado com cuidado em pacientes com alergia a medicamentos com essa composição química.

A dose preconizada para adultos é TPV 500 mg + RTV 200 mg duas vezes ao dia. Não deve ser prescrito para crianças menores de 2 anos de idade. As doses para pacientes > 2 anos a 18 anos de idade baseiam-se no peso ou superfície corporal, não excedendo a dose do adulto, como se segue: 14 mg/kg TPV + 6 mg/kg RTV ou 375 mg/m^2 TPV + 150 mg/m^2 RTV duas vezes ao dia. Nos casos de intolerância ou toxicidade, pode-se considerar a diminuição da dose para 12 mg/kg TPV + 5 mg/kg RTV ou 290 mg/m^2 TPV + 115 mg/m^2 RTV duas vezes ao dia, desde que o HIV não seja resistente a múltiplos inibidores de protease. Em razão da não existência de estudos bem controlados em grávidas, TPV/r somente deve ser usado durante a gestação se o benefício potencial justificar o risco potencial para o feto.

No programa brasileiro de tratamento da infecção pelo HIV, o TPV/r é antirretroviral de uso restrito, indicado para esquemas de resgate após múltiplas falhas, em adultos, nas situações de resistência ao DRV/r com suscetibilidade ao TPV/r, não devendo ser utilizado com etravirina e com dolutegravir, em casos de mutação na integrase. Torna-se necessário para sua dispensação pelo SUS o preenchimento de formulário específico para antirretrovirais de uso restrito, disponível na internet, assim como a realização do teste de genotipagem. Também é opção para terapia de resgate em crianças acima de 2 anos de idade desde que apresentem teste de genotipagem recente com atividade plena e LPV/r e FPV/r com resistência intermediária ou completa.

O tipranavir faz parte da RENAME/2020 e é disponível na rede pública de atendimento a pacientes com infecção pelo HIV na apresentação de cápsula mole com 250 mg da droga e solução oral com 100 mg/mL. É comercializado no Brasil nas mesmas apresentações com o nome de Elodius® (Boehringer Ingelheim). Em setembro de 2019, o Ministério da Saúde emitiu nota informativa (nº 112/2019-CGAHV/.DCCI/SVS/MS) comunicando a exclusão do tipranavir solução oral 100 mg/mL do arsenal terapêutico brasileiro de antirretrovirais para tratamento do HIV/Aids.

INIBIDORES DA INTEGRASE (INI)

A integrase é uma enzima do HIV que integra o material genético viral no ADN cromossômico das células humanas, uma das etapas fundamentais da patogênese da Aids. Os estudos sobre drogas capazes de inibir a integrase do HIV, dessa maneira impedindo a replicação viral, desenvolveram-se ao longo de muitos anos, mas somente no século 21 a indústria farmacêutica conseguiu sintetizar formulações adequadas para entrar nos estudos clínicos. Inicialmente, os inibidores de integrase (INIs), também chamados de inibidores de transferência, foram utilizados para resgate de tratamento em pacientes com múltiplas falhas virológicas. Evolutivamente, em função de características bioquímicas, potência, uso conveniente e seguro, dificuldade da integrase para selecionar mutação de resistência em pacientes virgens de tratamento, além de melhor perfil de toxicidade, pouca alteração lipídica e pouca associação com danos em coração, rins ou fígado, os INIs passaram a ser eleitos para início de tratamento da infecção pelo HIV na maioria das pessoas com infecção pelo HIV-1.

Considera-se que regimes que contenham INI sejam altamente eficazes com poucos efeitos adversos e com poucas interações medicamentosas associadas ao CYP3A4 (raltegravir e dolutegravir). São drogas melhor toleradas que os inibidores de protease com menos descontinuação de tratamento em vários estudos comparativos.

Os inibidores da integrase em uso clínico, na atualidade, são o raltegravir, o elvitegravir (INIs de primeira geração), o dolutegravir e o bictegravir (INIs de segunda geração). O raltegravir foi o primeiro inibidor da integrase aprovado nos Estados Unidos em 2007. O elvitegravir foi aprovado, em 2012, para uso na coformulação cobicistate/elvitegravir/entricibabina/tenofovir. O dolutegravir foi aprovado para uso em 2013. Em 2018, o FDA dos Estados Unidos aprovou o bictegravir para início de tratamento da infecção pelo HIV, na coformulação bictegravir/tenofovir alafenamida/entricitabina em dose fixa combinada. Ainda em estudos de Fase III se encontra o cabotegravir tanto para tratamento quanto para profilaxia da infecção pelo HIV-1. Os INIs disponíveis para uso, no Brasil, são o raltegravir e o dolutegravir até o momento.

Raltegravir (RAL)

O raltegravir, conhecido pela sigla RAL, inibe a ação da atividade catalítica da enzima integrase, facilitando o resgate de pacientes que utilizaram outros medicamentos. Tem potente atividade *in vitro*, sendo ativo contra o HIV-1 resistente a múltiplas drogas. O HIV resistente ao raltegravir permanece sensível a outros antirretrovirais. O raltegravir tem uma ação sinérgica *in vitro* com todos os outros antirretrovirais testados.

Os ensaios clínicos randomizados BENCHMRK 1 e 2 comprovaram a eficácia e segurança desse medicamento, que foi aprovado pelo FDA dos Estados Unidos em 2007.

O estudo STARTMRK foi o primeiro estudo clínico a mostrar a superioridade de um INI para iniciar tratamento antirretroviral ao comprovar eficácia terapêutica do RAL comparável ao EFV com menores efeitos adversos e alterações lipídicas. O estudo SPIRAL mostrou que, em pacientes com supressão virológica sustentada em tratamento antirretroviral com inibidor de protease potencializado com ritonavir (IP/r), a troca do IP/r por raltegravir foi não inferior quanto à eficácia terapêutica e resultou em melhor perfil lipídico na 48ª semana. Sua administração pode ser feita em troca do uso da enfuvirtida (T20) em pacientes experimentados, com carga viral indetectável por mais de seis meses. Essa mudança mostrou boa eficácia do inibidor da integrase, sendo uma opção para minimizar os efeitos colaterais e o custo do medicamento injetável.

O RAL é um medicamento geralmente bem tolerado, que, em situações de resgate, quando combinado com enfuvirtida e/ou darunavir, resultou em mais de 90% dos pacientes alcançando valores de HIV-RNA < 400 cópias/mL.

Com relação à segurança do medicamento, a maior parte dos eventos adversos foi classificada como leve a moderada. Os eventos adversos mais relatados foram relacionados ao trato gastrointestinal, como distensão abdominal por flatulências, leves dores abdominais. Os eventos adversos de intensidade moderada a grave mais comuns foram insônia, cefaleia, vertigens, náusea e fadiga. Não houve alteração de perfil lipídico e o medicamento foi muito bem tolerado. Já foram descritas, com o uso do raltegravir, elevações da creatinoquinase, ocorrência de miopatia e rabdomiólise com insuficiência renal, trombocitopenia, diarreia, insuficiência hepática em pacientes com doença hepática subjacente e ataxia cerebelar. Não é necessário ajuste de dose do RAL em pacientes com dano hepático leve a moderado (Child--Pugh A e B). Não há necessidade de ajuste posológico em pacientes com qualquer grau de insuficiência renal e desconhece-se o quanto o RAL é dialisável.

O RAL apresenta barreira genética superior quando comparado aos ITRNN, mas não aos IP/r e ao DTG. Mutações da integrase em vias genéticas distintas, não exclusivas, associam-se a falha do RAL, incluindo uma mutação em Q148H/K/R, N155H ou Y143R/H/C (mutação incomum) e uma ou mais mutações menores adicionais, como se segue: 1) Via Q148H/K/R associada às mutações menores L74M mais E138A ou E138K ou G140S, sendo este último o padrão mais comum, conferindo ainda a maior perda de suscetibilidade a medicamentos; 2) Via N155H associada a L74M, E92Q, T97A, E92Q mais T97A, Y143H, G163K/R, V151I ou D232N. A mutação E92Q é capaz de reduzir a suscetibilidade ao elvitegravir em mais de 20 vezes e causar resistência cruzada limitada ao RAL. Mutantes N155H tendem a surgir precocemente, sendo substituídos gradualmente durante o tratamento continuado com RAL por vírus com maior resistência, geralmente com as mutações G140S mais Q148H/R/K. Resistência cruzada com os demais inibidores de integrase tem sido observada: substituições no aminoácido Y143 conferem maior resistência do HIV-1 ao raltegravir que ao elvitegravir e o contrário ocorre com alterações no E92Q; substituições no aminoácido Q148, juntamente com uma ou mais substituições de resistência ao RAL, também podem conferir resistência clinicamente significativa ao dolutegravir. Em estudo realizado em um paciente em TARV com RAL, em falha virológica, cujo teste-padrão de genotipagem não identificou mutações de resistência ao INI, observou-se que a combinação de mutações L74F/V75I conferiu resistência aos INIs de primeira geração (raltegravir e elvitegravir) e, quando associada às mutações N155H e G140S/148H aumentou a resistência aos INIs de segunda geração (dolutegravir e cabotegravir).

O RAL pode ser utilizado para pacientes adultos e pediátricos com peso corporal mínimo de 2 kg. Pode ser tomado com ou sem alimento. A dose recomendada para adultos é 400 mg duas vezes ao dia, mesmo com uso concomitante de rifampicina. As doses preconizadas para crianças entre 2 e < 12 anos de idade são feitas de acordo com o peso corporal: 14 a < 20 kg – 100 mg de 12/12 h; 20 a < 28 kg – 150 mg de 12/12 h; 28 a < 40 kg – 200 mg de 12/12 h e ≥ 40 kg – 300 mg de 12/12 h. Para crianças ≥ 12 anos, a dose é 400 mg de 12/12 h.

O protocolo brasileiro de tratamento da infecção pelo HIV em adultos indica o uso de RAL no esquema inicial preferencial para coinfectados com tuberculose com um ou mais critérios de gravidade, quais sejam, contagem de linfócitos CD4 menor que 100 células/mm^3, presença de outra infecção oportunista, necessidade de internação hospitalar/doença grave e tuberculose disseminada, orientando troca para dolutegravir após término de tratamento em até três meses.

Na transmissão vertical, o protocolo brasileiro, indica o RAL para compor o esquema antirretroviral preferencial para início de tratamento nas grávidas, juntamente com TDF e 3TC. Para crianças, o protocolo brasileiro indica o RAL para compor o tratamento antirretroviral na faixa etária de 2 a 12 anos e, a partir daí, o dolutegravir. O RAL pode ser utilizado também em esquemas de resgate após múltiplas falhas, utilizando-se, para esse fim, o teste de genotipagem para avaliar a suscetibilidade do HIV à droga.

O raltegravir faz parte da RENAME/2020 e é disponível na rede pública de atendimento a pacientes com infecção pelo HIV na apresentação de comprimidos mastigáveis com 100 mg e comprimidos revestidos com 400 mg. É comercializado no Brasil na especialidade farmacêutica Isentress® (Merck Sharp & Dohme) apresentado como comprimidos revestidos com 400 mg e comprimidos mastigáveis com 25 e 100 mg. Os comprimidos mastigáveis contêm fenilalanina na sua composição.

Dolutegravir (DTG)

O dolutegravir, conhecido pela sigla DTG, é considerado um INI de segunda geração com elevada barreira genética para mutações de resistência, grande potência contra o HIV-1 e perfil farmacológico que permite dose única diária, com poucos efeitos adversos.

O DTG está indicado para compor a TARV inicial devido a sua alta barreira à resistência e a inexistência de identificação de resistência transmitida até o momento. A partir dos resultados dos estudos GEMINI-1 e GEMINI-2 (eficácia do regime DTG/3TC semelhante a DTG/TDF/FTC) o *guideline* dos Estados Unidos adicionou o esquema DTG/3TC como possível para tratamento antirretroviral inicial, excetuando-se os pacientes que tenham carga viral acima de 500.000 cópias/mL, os coinfectados com HBV ou os que devam iniciar TARV antes que os resultados dos testes de resistência genotípica do HIV-1 para transcriptase reversa ou HBV estejam disponíveis. A monoterapia com DTG não é recomendada devido a altas taxas de falha virológica e desenvolvimento de resistência. Resistência de alto nível ao DTG depende da existência de várias mutações na integrase do HIV-1. As mutações Q148H/R e G140S em combinação com as mutações L74I/M, E92Q, T97A, E138A/K, G140A ou N155H presentes em vírus resistentes ao RAL e EVG estão associadas com suscetibilidade reduzida ao DTG de 5 a 20 vezes assim como supressão virológica reduzida nesses pacientes. No protocolo brasileiro de tratamento antirretroviral em adultos, o DTG é o INI de escolha para início de tratamento antirretroviral, associado a TDF e 3TC, na dose de 50 mg ao dia. Ainda segundo o mesmo protocolo, o DTG deve substituir o RAL contido em esquemas em curso, com exceção de coinfectados TB-HIV com quadros graves, gestantes e crianças < 12 anos, pacientes em esquema de resgate contendo ETR sem IP/r e pacientes em uso de anticonvulsivantes cuja troca ou suspensão não seja possível. Para pacientes cujo HIV-1 apresente resistência ao RAL comprovada por genotipagem ou cujos esquemas terapêuticos possuam EFV ou TPR/r, o DTG deve ser prescrito com dose dobrada (50 mg 2 ×/dia).

O DTG é o INI recomendado para compor o TARV inicial em crianças > 12 anos de idade e/ou com ≥ 40 kg de peso corporal na dose de 50 mg ao dia. Nos Estados Unidos, onde há disponibilidade de comprimidos com 10 mg e 25 mg, crianças com peso corporal entre 30 e < 40 kg podem ser medicadas com 35 mg de DTG em dose única diária no esquema antirretroviral escolhido.

Não há dados suficientes para uso de DTG durante a gravidez com segurança. Em maio de 2018, o U.S. Department of Health and Human Services emitiu alerta sobre o uso do DTG em grávidas, em função do relato de risco aumentado de defeitos no tubo neural de crianças nascidas de mulheres em TARV com DTG à época da concepção (0,9% × 0,1% em crianças nascidas de mães em TARV sem DTG). Desde então, recomenda-se, além de aconselhamento para uso de métodos contraceptivos eficazes, realização de teste de gravidez antes do início de DTG em adolescentes e mulheres adultas com potencial para engravidar, com o objetivo de evitar o uso da medicação no momento da concepção até o primeiro trimestre da gravidez pelo risco de ocorrer defeitos no tubo neural do feto. Segundo o protocolo brasileiro, mulheres que durante a gestação utilizaram raltegravir e apresentam indicação de troca por DTG após o término da gestação, só deverão fazê-la se a possibilidade de nova gravidez for descartada, se não houver possibilidade de engravidar em definitivo ou se a paciente estiver em uso de método contraceptivo eficaz, preferentemente os que não necessitem de adesão (DIU ou implantes anticoncepcionais).

O DTG não é recomendado para uso concomitante com fenitoína, fenobarbital, carbamazepina/oxicarbamazepina, dofetilida e pilsicainida. Antiácidos contendo cátions polivalentes e suplementos de cálcio ou ferro devem ser tomados seis horas antes ou duas horas depois do DTG, ressalvando-se que os suplementos de cálcio e ferro podem ser tomados junto com o DTG quando acompanhados de alimentos.

O DTG aumenta a concentração plasmática da metformina, mas sua dose não deve ser alterada e, sim, deve-se monitorizar o uso da metformina (dose máxima 1 g/dia) para controle do diabetes.

As reações adversas mais comumente observadas são cefaleia e insônia de intensidade moderada a grave, orientando-se, nos casos de insônia, administrar o DTG pela manhã. Em estudo realizado com pacientes ambulatoriais, na Alemanha, entre 2007 e 2016, em uso de inibidores de integrase (RAL, EVG e DTG), foi observado maior percentual de eventos adversos neuropsiquiátricos (frequentemente insônia, distúrbios do sono, tonteira e parestesia dolorosa) nos pacientes que usavam DTG, levando à interrupção do seu uso, principalmente por idosos e mulheres.

O DTG diminui a secreção tubular de creatinina sem afetar a filtração glomerular, podendo ser observado aumento da creatinina sérica nas primeiras quatro semanas de tratamento. O DTG não tem uso contraindicado nos casos de insuficiência renal e não há indicação de ajuste de dose.

Toxicidade hepática (aumento de transaminases, hepatite e insuficiência hepática aguda) já foram relatados com uso do dolutegravir compondo esquemas terapêuticos em pacientes sem doença hepática preexistente ou fatores de risco identificáveis. Aumento das transaminases consistente com a síndrome de reconstituição imune ou reativação da doença foi observado em alguns indivíduos com hepatite B e/ou C no início do tratamento com DTG, particularmente quando a terapia para hepatite foi suspensa. Lesão hepática com necessidade de transplante já foi relatada com a coformulação DTG/ABC/3TC. Recomenda-se, assim, monitorização de possível hepatotoxicidade com uso de DTG.

O dolutegravir faz parte da RENAME/ 2020 e é disponível na rede pública de atendimento a pacientes com infecção pelo HIV na apresentação de comprimidos com 50 mg. É comercializado no Brasil na especialidade farmacêutica Tivicay® (GlaxoSmithKline) apresentado como comprimidos revestidos com 50 mg e na especialidade farmacêutica Triumeq® (GlaxoSmithKline) coformulado com abacavir 600 mg e lamivudina 300 mg.

Elvitegravir (EVG)

O elvitegravir ou EVG é um inibidor da integrase aprovado para uso clínico na formulação de comprimidos com 85 mg e 150 mg e como parte das coformulações elvitegravir/cobicistate/entricitabina/tenofovir disoproxil (EVG/COBI/FTC/TDF), em 2012, e elvitegravir/cobicistate/entricitabina/tenofovir alafenamida (EVG/COBI/FTC/TAF) em 2015. Em fevereiro de 2017, o elvitegravir como droga não coformulada foi retirado espontaneamente do mercado americano pelo laboratório Gilead com alegação de baixo consumo nessa forma de apresentação, garantindo a manutenção do medicamento nas coformulações aprovadas.

Elvitegravir é bem tolerado, porém quando comparado ao efavirenz, houve aumento de sintomas como náuseas e diminuição de sintomas como distúrbios do sono, lipotimia e exantema. Com relação ao perfil lipídico, houve menor elevação do colesterol quando comparado ao efavirenz e menor aumento dos triglicerídeos quando comparado a associação atazanavir com ritonavir. O cobicistate contido nas coformulações produz elevações da creatinina sérica devido à inibição da secreção tubular da creatinina sem afetar a filtração glomerular, o que ocorre tipicamente dentro de duas semanas após início da terapia, sendo reversível após sua descontinuação. Uma elevação > 0,4 mg/mL na creatinina basal confirmada requer monitorização rigorosa.

A frequência de falha virológica do EVG foi semelhante em estudos que compararam os inibidores da integrase com os ITRNNs. As mutações de resistência associadas ao EVG, clinicamente significativas, mais comuns são T66A/I/K, E92Q, G118R, E138K/A/T, G140S/A/C, S147G, Q148H/R/K, N155H e R263K, das quais T66A/I/K, E92Q, G140S/A/C, S147G, Q148H/R/K e N155H são as que mais se associam com os níveis mais elevados de redução de suscetibilidade. A mutação R263K pode ser selecionada *in vivo* durante o tratamento com DTG e RAL, reduzindo em duas a cinco vezes a suscetibilidade do HIV-1 a DTG, ETG e RAL, anotando-se que essa mesma mutação foi também selecionada *in vitro* com bictegravir e cabotegravir.

A coformulação EVG/COBI/FTC/TDF assim como a coformulação EVG/COBI/FTC/TAF estão indicadas em pacientes adultos e pediátricos virgens de tratamento antirretroviral ou para substituir regimes em uso de pacientes virologicamente suprimidos (ARN do HIV-1 < 50 cópias/mL), desde que estáveis por pelo menos seis meses sem histórico de falha do tratamento e sem substituições associadas à resistência aos antirretrovirais contidos na coformulação individualmente. A coformulação EVG/COBI/FTC/TDF pode ser usada em crianças ≥ 12 anos e com mais de 35 kg e a coformulação EVG/COBI/FTC/TAF pode ser prescrita para crianças com pelo menos 25 kg de peso corporal. As coformulações EVG/COBI/FTC/TDF não foi aprovada para tratamento da infecção crônica pelo vírus da hepatite B (HBV) do mesmo modo que sua eficácia e segurança não foi estabelecida em coinfectados HIV-HBV já que graves exacerbações agudas têm sido relatadas com a descontinuação da entricitabina ou do tenofovir disoproxil de tal modo que pacientes coinfectados HIV-HBV devem ter monitoramento clínico e laboratorial por muitos meses quando a medicação é descontinuada. As mesmas recomendações também são válidas para a coformulação EVG/COBI/FTC/TAF. Assim sendo, a testagem para infecção pelo HBV deve ser realizada antes da prescrição da medicação.

O EVG não é disponível no Brasil.

Cabotegravir (CAB)

Cabotegravir ou CAB é um inibidor de integrase do HIV-1, análogo do dolutegravir, que está sendo desenvolvido tanto para tratamento quanto para prevenção da infecção pelo HIV-1. Assim como o dolutegravir, tem formulação oral. Por apresentar meia-vida longa, pode ser formulado como nanopartículas para uso por via intramuscular ou subcutânea em intervalos longos, permitindo tratamento parenteral com ação prolongada para prevenção ou tratamento da infecção pelo HIV. Estudos farmacocinéticos iniciais em humanos mostraram níveis terapêuticos adequados com a administração intramuscular com intervalos de quatro a oito semanas.

Seu uso na profilaxia pré-exposição tem sido estudado como droga única de uso parenteral intramuscular, no intuito de evitar a toxicidade associada ao inibidor de transcriptase reversa, fornecer mais opções medicamentosas e melhorar a adesão à profilaxia ao tornar desnecessário o uso de medicação oral diariamente. As mesmas vantagens podem ser observadas com o seu uso para tratamento da infecção pelo HIV. Nesse caso, os estudos realizados associam o cabotegravir de longa ação com a rilpivirina também de longa ação, em uso parenteral ou oral, como terapia antirretroviral de manutenção, uma vez que os pacientes estejam virologicamente suprimidos. Após administração oral, tem meia-vida de eliminação em torno de 40 dias, baixa solubilidade em água e alta potência. Não induz ou inibe as enzimas do citocromo P450 (CYP) ou UGT *in vitro* e antecipa-se que o cabotegravir possa ter poucas interações medicamentosas. Assim como o dolutegravir, o cabotegravir tem alta barreira genética à resistência viral. Os estudos com o cabotegravir tanto para tratamento quanto para a profilaxia da infecção pelo HIV estão, atualmente, em fase III.

INIBIDORES DE ENTRADA (IE)

A entrada do HIV-1 nas células-alvo envolve a ligação viral da glicoproteína de superfície do HIV-1 (gp 120), com o receptor CD4, o envolvimento do correceptor (CCR5 ou CXCR4) e a fusão das membranas com envolvimento da glicoproteína transmembrana do HIV-1 (gp 41). Desse modo, a gp 120, a gp 41, os correceptores e até mesmo o receptor CD4 são alvos importantes para o desenvolvimento de drogas inibidoras de entrada do HIV-1, existindo, na atualidade, drogas em uso e em estudo.

Inibidores de Fusão gp 41

Inibidores de fusão constituem uma classe de antirretrovirais que tem por fundamento impedir a infecção do linfócito CD4 pelo HIV, por meio da inibição da ligação do vírus com a célula não infectada, impedindo, portanto, a fusão das membranas celular e viral. Tem como mecanismo de ação ligar-se especificamente à glicoproteína gp 41 do HIV-1 fora da célula. Somente a enfuvirtida é disponível para uso clínico. Encontra-se em estudo de fase II a droga sifuvirtide.

Enfuvirtida (T20/ENF)

Enfuvirtida, conhecida pela sigla T20 ou ENF, é um peptídeo sintético de 36 aminoácidos lineares, apresentado sob a forma de pó liofilizado branco ou acinzentado para ser aplicado por via subcutânea. Cada frasco apresenta 108 mg de enfuvirtida, para ser usado na concentração de 90 mg/mL.

Antes do preparo, os frascos podem ser mantidos em temperatura ambiente. Para a reconstituição, devem ser adicionados 1,1 mL de água estéril para obter-se o volume final de 1 mL para a aplicação. Antes de aplicar, o frasco deve sofrer leves batidas durante dez segundos e depois ser gentilmente rodado entre as mãos para retirar espumas e bolhas. Coloca-se o frasco na posição vertical e, em seguida, deve-se aguardar até que todo o pó se misture, o que pode levar até 45 minutos. As aplicações devem ser feitas por via subcutânea a cada 12 horas em locais diferentes – no abdome, na face anterior da coxa ou superior do braço. Uma vez reconstituído, deve ser aplicado imediatamente ou mantido em refrigeração no dispositivo original, devendo ser utilizado dentro de 24 horas.

Em adultos, a dose recomendada é 90 mg (1 mL) duas vezes ao dia, independentemente do peso corporal. Nos pacientes pediátricos (6 a 16 anos de idade) a dose recomendada é de 2 mg/kg duas vezes ao dia até no máximo 90 mg duas vezes ao dia.

Esse medicamento tem a sua indicação restrita. Só deve ser usado em terapias de resgate em que, pelo exame prévio de genotipagem, se demonstre que há a presença de, no mínimo, duas ou três drogas ativas.

No Brasil, o uso permanece reservado para pacientes sem outras opções que permitam estruturar esquemas potentes de resgate. Se o T20 for usado como a única droga ativa na combinação, o vírus desenvolve resistência rapidamente. As mutações associadas ao uso da enfurvirtida são G36D/S, I37V, V38A/M/E, Q39R, Q40H, N42T e N43D. Não há resistência cruzada com os outros antirretrovirais, por terem mecanismos de ação diferentes.

Os efeitos adversos mais comuns são as reações no local da aplicação, como dor, eritema, equimose, prurido, enduração, nódulos e cistos. Por não haver estudos em seres humanos, enfuvirtida só deve ser usado em gestantes se for imprescindível. Estudos de farmacocinética não foram conduzidos em populações com insuficiência hepática, nem renal. Até o momento, não foram descritas interações clinicamente significativas com outras drogas, incluindo rifampicina e outros antirretrovirais. Nos ensaios clínicos de fase III foi observada uma incidência maior de pneumonia bacteriana nos pacientes tratados com ENF em comparação com o grupo-controle, recomendando-se, então, que pacientes com fatores de risco para pneumonia (contagem de linfócitos CD4 baixa, alta carga viral inicial, uso de drogas injetáveis, tabagismo e história de doença pulmonar prévia) sejam cuidadosamente monitorizados.

Pela dificuldade na adesão com medicamento injetável e o seu custo muito elevado, alguns trabalhos, como o ensaio clínico randomizado CHEER, demonstram em situações de resgate, com carga viral indetectável por mais de seis meses de uso de enfuvirtida associada com um esquema de base otimizado, que a eficácia do esquema antirretroviral não é afetada em curto prazo ao se realizar a troca da enfuvirtida por outro antirretroviral de classe nova ainda não utilizado pelo paciente, como o raltegravir, um inibidor de integrase. Resultados semelhantes também foram encontrados no ensaio clínico randomizado EASIER.

Portanto, o Ministério da Saúde orienta a substituição da enfurvirtida pelo raltegravir em esquemas de resgate em razão da toxicidade, dificuldades na aplicação e eventos adversos relacionados.

A enfuvirtida faz parte da RENAME/2020 e é disponível na rede pública de atendimento a pacientes com infecção pelo HIV na apresentação de frasco-ampola contendo 108 mg (90 mg/mL após reconstituição). É comercializada no Brasil na especialidade farmacêutica Fuzeon® (Roche) em frascos-ampola contendo 108 mg.

Antagonistas de Correceptores

Outros alvos terapêuticos utilizados no tratamento e na profilaxia da infecção pelo HIV são as betaquimiocinas CCR5 e CXCR4 ou fusina, correceptores responsáveis pela entrada do vírus na célula. As substâncias capazes de bloquear essas estruturas são capazes de impedir, por competição pelo seu receptor, a entrada viral e a produção de novos vírus. No entanto, os receptores de quimiocinas estão envolvidos em vários processos fisiológicos no ser humano assim como na fisiopatologia de doenças autoimunes e neoplasias, o que faz esse alvo terapêutico não ser livre de riscos, tornando-se necessário o desenvolvimento de drogas que atuem inibindo os correceptores sem interferir com sua atividade fisiológica. Não existem drogas antagonistas do correceptor CXCR4 para uso clínico na atualidade: a droga AMD-070 teve seu estudo descontinuado. Apenas o antagonista de CCR5 maraviroque está disponível para uso clínico no tratamento da infecção pelo HIV, até o momento, e está em fase II de estudo para sua utilização como profilaxia pré-exposição por via oral e também para uso tópico (estudos em fase I). O vicriviroc, também antagonista do correceptor CCR5, teve estudo desenhado para avaliação de tratamento da infecção pelo HIV por via oral descontinuado em 2010 (observou-se rebote viral com o tratamento continuado e aumento de malignidades em pacientes previamente tratados) e, atualmente, está em estudo de fase I como anel microbiocida para prevenção da transmissão pelo HIV em mulheres. O aplaviroc, antagonista do CCR5 derivado da espirodicetopiperazina, causou hepatotoxicidade grave em pacientes infectados em ensaios clínicos de fase II, sendo também descontinuado. São drogas antagonistas de CCR5 em estudo atualmente: PRO-140 (Leronlimab), anticorpo monoclonal humanizado (estudos de fase IIb/III), cenicriviroc, antagonista CCR2/CCR5 para uso via oral com longa meia-vida, também estudado para tratamento de distúrbios neurocognitivos associados ao HIV-1 (estudos fase IIb) e mDAPTA (Adaptavir), forma monomérica reformulada do peptídeo T (composto sintético derivado da região gp 120 V-2 do HIV) estaria em estudos de Fase II.

Maraviroque (MVC)

O maraviroque, conhecido pela sigla MVC, é o primeiro antagonista de correceptor CCR5 licenciado para o tratamento da infecção pelo HIV-1 com tropismo exclusivo para o referido correceptor não sendo, portanto, recomendado para pacientes com infecção pelo HIV-1 com duplo tropismo (CCR5 e CXCR4).

O MVC liga-se ao correceptor CCR5 da superfície da célula humana, impedindo a entrada do vírus com tropismo R5 penetrar na célula. O tropismo é determinado pela sequência de aminoácidos na alça V3 e outras regiões variáveis da gp 120 do envelope viral. Os vírus com tropismo R5 (vírus R5) predominam no início da infecção e em qualquer forma de transmissão do HIV, por motivos não totalmente esclarecidos. Com o tempo da infecção, vão emergindo vírus com tropismo duplo e, mais raramente, vírus com tropismo exclusivo para correceptor CXCR4 (vírus X4). Um vírus com tropismo R5 não se transforma em vírus com tropismo duplo ou X4. Os vírus com tropismo X4 são indutores de sincício e estão relacionados à progressão mais rápida da doença e o declínio de CD4. Ainda que haja relatos documentados, principalmente *in vitro*, de mutações de resistência ao MVC que permitem a ligação da gp 120 do HIV-1 a um correceptor R5 ligado ao inibidor, o mecanismo mais comum de falha viral durante o tratamento com inibidores de R5 é a expansão dos vírus X4 preexistentes, intrinsecamente resistentes aos inibidores de R5, presentes em níveis menores que o limite de detecção do teste de tropismo utilizado.

Testes de tropismo, fenotípicos ou genotípicos, devem ser realizados para descartar que os pacientes estejam infectados com variantes X4 antes de usar o MVC.

Os testes fenotípicos podem ser convencionais (Trofile™) ou mais sensíveis (teste ESTA). Os testes fenotípicos foram utilizados nos estudos de registro do maraviroque (MOTIVATE 1 e 2) e apresentam grande complexidade técnica e elevado custo. O teste ESTA (*Enhanced* Trofile™ *HIV Correceptor Tropism Assay*), disponível desde 2008, aumentou a sensibilidade para captar populações minoritárias de tropismo duplo, X4 ou populações mistas. O teste consegue captar a presença dessas populações de vírus se elas forem presentes em mais de 0,3% da população viral do paciente. Se o resultado do teste demonstrar que só há a presença de vírus com tropismo R5 (pelo correceptor CCR5), o maraviroque poderá, então, ser incluído em um esquema de resgate em combinação com outras drogas, de acordo com testes de genotipagem. Pode ocorrer perda imprevisível da atividade antes do uso, uma vez que pode ocorrer mudança de tropismo entre a coleta do exame e o início do medicamento.

Os testes genotípicos (genotropismo) analisam proteínas do envelope do HIV-1 por amplificação e sequenciamento da alça V3 da gp 120 já que existem certas diferenças quantitativas entre as sequências de envelopes virais R5 e X4, utilizando um algoritmo para análise final do tropismo; possuem metodologia e custo mais acessíveis com liberação mais rápida dos resultados, mas parecem não alcançar alta sensibilidade.

O maraviroque foi estudado em populações virgens de terapia antirretroviral no ensaio clínico MERIT e em pacientes muito experimentados nos ensaios clínicos MOTIVATE 1 e 2, o que permitiu a sua aprovação pelo FDA em 2007. Mesmo que o ensaio clínico randomizado MERIT, que comparou o uso do MVC *versus* efavirenz com lamivudina/zidovudina no regime de base otimizado em pacientes virgens de terapia antirretroviral, tenha demonstrado bons resultados, principalmente pelo perfil lipídico do paciente ter sido mais favorável no braço do maraviroque, o uso desse medicamento, atualmente, só é liberado para situações de resgate. O MVC não deve ser utilizado como a única droga sensível, mas apenas quando há outros antirretrovirais com sensibilidade plena ou parcial para serem combinados.

Com relação à segurança da droga, os ensaios clínicos randomizados MOTIVATE 1 e 2 e MERIT não demonstraram diferença significativa dos efeitos colaterais do medicamento comparados aos outros antirretrovirais, principalmente em relação às neoplasias. Pode-se observar uma tendência maior às infecções do trato respiratório superior, como sinusite e faringite, e não houve mudança no perfil lipídico dos pacientes. Os eventos adversos relacionados ao sistema nervoso central foram mais significativos nos pacientes em uso do efavirenz. Existem relatos de pacientes que estavam em uso de maraviroque e apresentaram sintomas mais exuberantes quando se infectaram pelo vírus do Oeste do Nilo (*West Nile virus*). Ainda são desconhecidas quais seriam as consequências em pacientes usando maraviroque que se infectassem pelos vírus da dengue ou o da febre amarela, pelo bloqueio dos receptores de quimiocina CCR5.

O maraviroque deve ser administrado com ou sem alimentos. A sua dose dependerá dos medicamentos em uso concomitante. Se o paciente estiver em uso de um medicamento que tenha a presença de um inibidor de CYP3A4, como, por exemplo, inibidores da protease com ou sem ritonavir (exceto tipranavir), delavirdina, cetoconazol, itraconazol, claritromicina, telitromicina, a dose deve ser reduzida para comprimidos de 150 mg a cada 12 horas. Caso haja no esquema um indutor de CYP3A4 (sem que tenha um inibidor da mesma isoenzima), como, por exemplo, efavirenz, etravirina ou rifampicina, a dose dobra para dois comprimidos de 300 mg a cada 12 horas. Em casos de insuficiência renal, reajustar a dose se em uso de IP, delavirdina e claritromicina. Se pacientes com grave acometimento renal ou doença renal terminal que estejam recebendo maraviroque, sem indutores ou inibidores de CYP3A4 concomitantemente, apresentarem hipotensão postural, a dose de maraviroque deve ser reduzida de 300 mg de 12/12 h para 150 mg de 12/12 h. O maraviroque pode ser utilizado em crianças ≥ 2 anos de idade e com pelo menos 10 kg de peso corporal, devendo a dose do medicamento basear-se no peso e medicações de uso concomitante, como previamente relatado, não excedendo a dose indicada para os adultos. É contraindicado em pacientes pediátricos com insuficiência renal grave ou doença renal terminal em hemodiálise regular que estejam usando inibidores potentes do CYP3A4.

Não se conhece a segurança do uso do maraviroque em gestantes. Nas infecções pelos vírus das hepatites B e C, são poucos os dados disponíveis, por isso, é necessário ter cautela. Nos casos de insuficiência hepática não é necessário de reajuste, mas se deve ter cuidado já que o maraviroque tem metabolismo principalmente hepático.

Alguns autores têm estudado o uso do maraviroque como um agente intensificador da terapia combinada em pacientes padecentes de desordens neurocognitivas associadas ao HIV, partindo da premissa de que a replicação do HIV dentro do sistema nervoso central depende de interações com o CCR5, obtendo resultados inicialmente animadores que necessitam ser replicados em estudos maiores segundo os próprios autores.

No programa brasileiro de tratamento da infecção pelo HIV, o MVC é antirretroviral de uso restrito, recomendado para compor esquema de resgate quando DRV/r, DTG e ETR são considerados insuficientes para garantir a supressão viral, desde que tenha sido realizado teste de genotropismo, nos últimos seis meses, que evidencie presença exclusiva de vírus R5. Pode ser usado em esquemas de resgate, após falha terapêutica confirmada, em crianças acima de 6 anos de idade. O MVC pode ser coadministrado com rifampicina, sem necessidade de ajuste de dose dependendo da composição restante do esquema antirretroviral.

O maraviroque faz parte da RENAME/2020 e é disponível na rede pública de atendimento a pacientes com infecção pelo HIV na apresentação de comprimidos com 150 mg. É comercializado no Brasil na especialidade farmacêutica Celsentri® (Glaxo-SmithKline) apresentado como comprimidos revestidos com 150 mg e 300 mg.

INIBIDORES DO HIV-1 PÓS-INSERÇÃO DIRIGIDA POR CD4

A despeito do benefício do tratamento antirretroviral disponível na atualidade, ainda causam preocupação à comunidade científica os numerosos efeitos adversos e o crescente surgimento de resistência viral, o que tem provocado a busca de novas estratégias de tratamento focando no desenvolvimento de drogas com uma alta barreira genética à resistência e baixa toxicidade. Anticorpos monoclonais (mAbs) constituem uma nova classe medicamentosa com resultados encorajadores no tratamento de neoplasias, de doenças autoimunes e, mais recentemente, da infecção pelo HIV. Fisiologicamente, o receptor CD4 interage diretamente com as principais moléculas do complexo de histocompatibilidade de classe II (MHC II) na superfície das células apresentadoras de antígeno, modulando a resposta imune adaptativa. Anticorpos monoclonais (mAB) anti-CD4 têm demonstrado bloquear a infecção pelo HIV-1, tanto se ligando ao domínio CD4 D1 (mAB 15A7) quanto ao CD4 D2 (Ibalizumab), prevenindo a ligação CD4-gp 120. Por apresentarem ação antiviral, ausência de toxicidade significativa, bom perfil de resistência, sinergismo com outras classes de antirretrovirais e habilidade para restaurar as respostas das células CD4, o uso de anticorpos monoclonais anti-CD4 se torna muito vantajoso no tratamento antirretroviral. Segundo alguns autores, tais anticorpos monoclonais, de modo geral, apresentam uma nítida superioridade sobre outros anticorpos específicos para o HIV já que, além de seus efeitos não imunossupressores, potentes e de maior alcance contra a infecção viral, não sofreriam mecanismos de evasão imunológica no sistema imunológico humano, podendo transformar-se, no futuro, na escolha terapêutica para tratamento da infecção pelo HIV-1. Na atualidade, somente o Ibalizumab foi aprovado para uso pelo FDA dos Estados Unidos. É considerado, até o momento, o mais eficaz dos anticorpos monoclonais dirigidos à molécula CD4.

Ibalizumab (IBA)

Em 2018, foi aprovado pelo FDA dos Estados Unidos, sendo o primeiro inibidor pós-inserção dirigida por CD4 liberado para tratamento da infecção pelo HIV-1. Por ligar-se principalmente ao segundo domínio do receptor CD4, longe dos principais locais de ligação da molécula do complexo de histocompatibilidade II, impede a infecção pelo HIV sem alterar a função imunológica normal da célula. O Ibalizumab, conhecido com o nome comercial de Trogarzo® (Frontage Laboratories), é um anticorpo monoclonal (IgG4) humanizado, não imunossupressor, com potencial para imunogenicidade. Apresenta sinergismo quando combinado com inibidores da gp 120 e o inibidor de fusão enfuvirtide. Encontra indicação de uso para tratamento de adultos, multiexperimentados, com infecção pelo HIV-1 resistente a múltiplos fármacos, com falha terapêutica comprovada com o esquema em uso. Administrado por via venosa, tem dose de ataque de 2.000 mg seguida de doses de manutenção de 800 mg administradas a cada 15 dias, diluídas em soro fisiológico para infusão. As reações adversas mais comumente relatadas foram diarreia, tonteiras, náuseas e erupções cutâneas. Ainda não há estudos de segurança para uso em crianças, gestantes e idosos. Não há relatos de resistência cruzada com antagonistas do correceptor CCR5, inibidores de fusão gp 41, inibidores da integrase, da transcriptase (nucleosídeos, nucleotídeos, não nucleosídeos e inibidores da protease) e mostra-se ativo contra o HIV-1 resistente a todos os antirretrovirais em uso e com tropismo R5, X4 e duplo. Ibalizumab não é disponível para uso no Brasil.

INIBIDORES DE FIXAÇÃO DA gp 120

Constituem um novo grupo de drogas ainda em estudo. Os inibidores de fixação da gp 120 bloqueiam a entrada do HIV-1 na célula ao se ligarem à gp 120 na superfície externa do vírus, interferindo na sua ligação com o receptor CD4 do hospedeiro. Por se ligarem diretamente ao HIV-1 e não ao receptor celular, mostram-se ativos independentemente do tropismo viral.

Fostemsavir

O fostemsavir (FTR) pertence a esse grupo de medicamentos e está em estudo de fase III. É uma pró-droga para uso via oral que, ao ser absorvida, transforma-se na forma ativa, o temsavir (TMR). Efeitos colaterais relatados com maior frequência foram cefaleia, náuseas, vômitos, diarreia, fadiga e astenia. Fostemsavir e temsavir não são indutores nem inibidores das principais enzimas CYP, mas o temsavir é metabolizado em parte pelo citocromo CYP3A4. Quando administrado com TDF, ATV/r, DRV/r, ETR, RTV, RAL e rifabutina, não se observou necessidade de ajuste de dose do fostemsavir.

BIBLIOGRAFIA

Al-Assar O, et al. The radiosensitizing effects of nelfinavir on pancreatic cancer with or without pancreatic stellate cells. Radiotherapy and Oncology. 2016; 119(2):300-5. Disponível em: https://www.ncbi.nlm.nih.gov/pubmed/27247056.

Alvarez A, et al. Abacavir induces platelet-endothelium interactions by interfering with purinergic signaling: A step from inflammation to thrombosis. Antiviral Res. 2017 mai; 141:179-85. Disponível em: https://www.ncbi.nlm.nih.gov/pubmed/28263802.

Alvarez A, et al. Cardiovascular toxicity of abacavir: a clinical controversy in need of a pharmacological explanation. AIDS. 2017; 31(13):1781-95. Disponível em: https://journals.lww.com/aidsonline/Abstract/2017/08240.

Andrews CD, Heneine W. Cabotegravir long-acting for HIV-1 prevention. Curr Opin HIV AIDS. 2015; 10(4):258-63. Disponível em: http://www.natap.org/2015/HIV/Cabotegravir_long_acting_for_HIV_1_prevention.10.pdf.

Arastéh K, et al. Short Communication. Efficacy and safety of darunavir/ritonavir in treatment-experienced HIV type-1 patients in the POWER 1, 2 and 3 trials at week 96. Antiviral Ther. 2009; 14:859-64. Disponível em: https://www.intmedpress.com/serveFile.cfm?sUID=c0fd4bb2-b8cc-4aa8-b020-0564b80b2bf2.

Atwine D, et al. Phamacokinetics of efavirenz in patients on antituberculosis treatment in high HIV and tuberculosis burden countries: a systematic review. Br J Clin Pharmacol. 2018; 20(35):30. Disponível em: http://hdl.handle.net/10144/619092.

Ball C, et al. Is there a role for maraviroc to treat HIV-associated central nervous system white matter disease? AIDS. 2016 jan; 30(2):334-6. Disponível em: https://journals.lww.com/aidsonline/Fulltext/2016/01140.

Barnhart M. Long-Acting HIV Treatment and Prevention: Closer to the Threshold. Glob Health Sci Pract. 2017; 5(2):182-7. Disponível em: https://www.ncbi.nlm.nih.gov/pmc/articles/PMC5487081/pdf/182.pdf.

Barreiro P, et al. Comparison of the efficacy, safety and predictive value of HIV genotyping using distinct ritonavir-boosted protease inhibitors. J Antimicr Agents. 2002; 20(6):438-43. Disponível em: https://doi.org/10.1016/S0924-8579(02)00250-9.

Baxter JD, et al. An Update on HIV-1 Protease Inhibitor Resistance. J AIDS Clin Res. 2016; 7(6):581-8. Disponível em: https://pdfs.semanticscholar.org/0e21/180d4de5b4a88b8956c7e24b93d0b930f0a3.pdf.

Befeler AS, Di Bisceglie AM. Hepatitis B. Infect Dis Clin North Am. 2000; 14:617-32. Disponível em: https://www.ncbi.nlm.nih.gov/pubmed/10987113.

Berg C, et al. Biased small-molecule ligands for selective inhibition of HIV-1 cell entry via CCR5. Pharmacol Res Perspect. 2016; 4(6):1-14. Disponível em: https://bpspubs.onlinelibrary.wiley.com/doi/pdf/10.1002/prp2.262.

Besse A, et al. Carfilzomib resistance due to ABCB1/MDR1 overexpression is overcome by nelfinavir and lopinavir in multiple myeloma. Leukemia. 2018; 32:391-401. Disponível em: https://www.nature.com/articles/leu2017212.

Boettiger DC, et al. Is Nelfinavir Exposure Associated with Cancer Incidence in HIV-positive individuals? AIDS. 2016; 30(10):1629-37. Disponível em: https://www.ncbi.nlm.nih.gov/pmc/articles/PMC4889546.

Bouzidi KE, et al. HIV-1 drug resistance mutations emerging on darunavir therapy in PI-naive and –experienced patients in the UK. J Antimicrob Chemother. 2016; 71:3487-94. Disponível em: https://www.ncbi.nlm.nih.gov/pmc/articles/PMC5181398.

Brasil. Ministério da Saúde. Secretaria de Vigilância em Saúde. Departamento de Vigilância, Prevenção e Controle das Infecções Sexualmente Transmissíveis, do HIV/Aids e das Hepatites Virais. Protocolo Clínico e Diretrizes Terapêuticas para Manejo da Infecção pelo HIV em adultos; 2018. Disponível em: http://www.aids.gov.br/pcdt.

Brasil. Ministério da Saúde. Secretaria de Vigilância em Saúde. Departamento de Vigilância, Prevenção e Controle das Infecções Sexualmente Transmissíveis, do HIV/Aids e das Hepatites Virais. Protocolo Clínico e Diretrizes Terapêuticas para Prevenção da Transmissão Vertical de HIV, Sífilis e Hepatites Virais; 2019. Disponível em: http://www.aids.gov.br/pcdt.

Brasil. Ministério da Saúde. Secretaria de Vigilância em Saúde. Departamento de Vigilância, Prevenção e Controle das Infecções Sexualmente Transmissíveis, do HIV/Aids e das Hepatites Virais. Protocolo Clínico e Diretrizes Terapêuticas para Manejo da Infecção pelo HIV em Crianças e Adolescentes; 2019. Disponível em: http://www.aids.gov.br/pcdt.

Brasil. Ministério da Saúde. Secretaria de Vigilância em Saúde. Departamento de Vigilância, Prevenção e Controle das Infecções Sexualmente Transmissíveis, do HIV/Aids e das Hepatites Virais. Protocolo Clínico e Diretrizes Terapêuticas para Profilaxia Pós-Exposição (PEP) de risco à infecção pelo HIV, IST e Hepatites Virais; 2018. Disponível em: http://www.aids.gov.br/pcdt.

Brasil. Ministério da Saúde. Secretaria de Vigilância em Saúde. Departamento de Vigilância, Prevenção e Controle das Infecções Sexualmente Transmissíveis, do HIV/Aids e das Hepatites Virais. Protocolo Clínico e Diretrizes Terapêuticas para Profilaxia Pré-Exposição (PrEP) de risco à infecção pelo HIV; 2018. Disponível em: http://www.aids.gov.br/pcdt.

Brasil. Ministério da Saúde. Secretaria de Vigilância em Saúde. Departamento de Vigilância, Prevenção e Controle das Infecções Sexualmente Transmissíveis, do HIV/Aids e das Hepatites Virais. Protocolo de uso da zidovudina para tratamento do adulto com leucemia/linfoma associado ao vírus HTLV-1.2016. Disponível em: http://www.aids.gov.br/pcdt.

Brasil. Ministério da Saúde. Secretaria de Vigilância em Saúde. Departamento de Vigilância, Prevenção e Controle das Infecções Sexualmente Transmissíveis, do HIV/Aids e das Hepatites Virais. Protocolo Clínico e Diretrizes Terapêuticas para Hepatite B e Coinfecções; 2017. Disponível em: http://www.aids.gov.br/pcdt.

Brasil. Ministério da Saúde. Secretaria de Ciência, Tecnologia e Insumos Estratégicos. Departamento de Gestão e Incorporação de Tecnologias em Saúde. Relatório de Recomendação da Comissão Nacional de Incorporação de Tecnologias no SUS – CONITEC 14: Maraviroque para pacientes em terapia antirretroviral; 2012. Disponível em: http://conitec.gov.br/images/Incorporados/Maraviroque-AIDS-final.pdf.

Boyd MA, et al. Indinavir/ritonavir 800/100 mg bid and efavirenz 600 mg qd in patients failing treatment with combination nucleoside reverse transcriptase inhibitors: 96-week outcomes of HIV-NAT 009. HIV Med. 2005; 6:410-20 Disponível em: https://onlinelibrary.wiley.com/doi/pdf/10.1111/j.1468-1293.2005.00327.x.

Burger DM, et al. A retrospective, cohort-based survey of patients using twice-daily indinavir plus ritonavir combinations: pharmacokinetics, safety and efficacy. J Acquir Immune Defic Syndr. 2001; 6:218-24. Disponível em: https://europepmc.org/abstract/med/11242194.

Cahn P, et al. Dual therapy with lopinavir and ritonavir plus lamivudine versus triple therapy with lopinavir and ritonavir plus two nucleoside reverse transcriptase inhibitors in antiretroviral-therapy-naive adults with HIV-1 infection: 48 week results of the randomised, open label, non-inferiority GARDEL trial. Lancet Infect Dis. 2014; 14:572-80. Disponível em: https://www.sciencedirect.com/science/article/pii/S1473309914707364.

Campbell-Yesufu OT et Gandhi RT. Update on Human Immunodeficiency Virus (HIV)-2 Infection. CID. 2011; 52(6):780-7. Disponível em: https://doi.org/10.1093/cid/ciq248.

Cao P, et al. The improved efficacy of Sifuvirtide compared with enfuvirtide might be related to its selectivity for the rigid biomembrane, as determined through surface plasmon resonance. PLoS ONE. 2017; 12(2):e0171567. Disponível em: http://doi.org/10.1371/journal.pone.01711567.

Carr A. HIV protease inhibitor-related lipodistrophy syndrome. Clin Infect Dis. 2000; 30(Suppl 2):S135-42. Disponível em: https://academic.oup.com/cid/article/30/Supplement_2/S135/372084.

Carroll A, Brew B. HIV-associated neurocognitive disorders: recent advances in pathogenesis, biomarkers, and treatment (version 1; referees: 4 approved). F1000Research. 2017; 6(F1000Faculty Rev):312. Disponível em: http://dx.doi.org/10.12688/f1000research.10651.1.

Centers for Disease Control and Prevention. Managing Drug Interaction in the Treatment of HIV-Related Tuberculosis. Disponível em: http://www.cdc.gov/tb/publications/guidelines/hiv_aids.htm. Acessado em 14 jun 2018.

Centers for Disease Control and Prevention (CDC). Serious adverse events attributed to nevirapine regimens for postexposure prophylaxis after exposures-worldwide, 1997-2000. MMWR Morb Mortal Wkly Rep. 2001; 49(51-51):1153-6. Disponível em: https://www.ncbi.nlm.nih.gov/pubmed/11198946.

Chakravarty G, et al. Nelfinavir targets multiple drug resistance mechanisms to increase the efficacy of doxorubicin in MCF-7/Dox breast cancer cells. Biochimie. 2016; 124:53-64. Disponível em: https://www.ncbi.nlm.nih.gov/pubmed/26844637.

Chapman TM, et al. Fosamprenavir. A Review of its Use in the Management of Antiretroviral Therapy-Naïve Patients with HIV Infection. Drugs. 2004; 64(18):2101-24. Disponível em: https://link.springer.com/article/10.2165/00003495-200464180-00014.

Chesna LK, Fellner C. Promising HIV Treatment in Late-Stage Clinical Development. Pharm Ther. 2017 out; 42(10):647-9. Disponível em: https://www.ncbi.nlm.nih.gov/pmc/articles/PMC5614417.

Clotet B, et al. Efficacy and safety of darunavir-ritonavir at 48-week in treatment experienced patients with HIV-1 infection in Power 1 and 2. Lancet. 2007; 369:1169-78. Disponível em: https://www.thelancet.com/article/S0140-6736(07)60497-8.

Clutter DS, et al. HIV-1 Drug Resistance and Resistance Testing. Infec Genet Evol. 2016; 46:292-307. Disponível em: https://hivdb.stanford.edu/pages/pdf/Clutter.2016.InfectGE.pdf.

Cocohoba J, Dong BJ. Raltegravir: the first HIV integrase inhibitor. Clin Ther. 2008; 30(10):1747-65. Disponível em: https://www.ncbi.nlm.nih.gov/pubmed/19014832.

Coffey S. UCSF/HIV InSite. Indinavir. Disponível em: hivinsite.ucsf.edu/InSite?page=ar-03-03. Acessado em 16 jun 2018.

Cohen CJ, et al. Rilpivirine versus efavirenz with two background nucleoside or nucleotide reverse transcriptase inhibitors in treatment-naïve adults infected with HIV-1 (THRIVE): a phase 3, randomized, non-inferiority trial. Lancet. 2011; 378(9787):229-37. Disponível em: https://www.sciencedirect.com/science/article/pii/S0140673611609835.

Collins S. GSK discontinues development of maturation inhibitor BMS-955176; 2016 nov. Disponível em: http://i-base.info/htb/30865.

Collins S. HIV Pipeline 2017: summary version. New drugs in development. Htb supplement: 2017; 18(2):1-14. Disponível em: http://i-base.info/htb/31883.

Collins S. Understanding etravirine susceptibility: new weighted genotype score and phenotypic cut-offs. Disponível em: http://i-base.info/htb/600.

Croom KF, Keam SJ. Tipranavir: a ritonavir-boosted protease inhibitor. Drugs. 2005; 65(12):1669-79. Disponível em: https://link.springer.com/article/10.2165/00003495-200565120-00005.

Croxtall JD. Etravirine: a review of its use in the management of treatment-experienced patients with HIV-1 infection. Drugs. 2012; 72(6):847-69. Disponível em: https://www.ncbi.nlm.nih.gov/pubmed/22512366.

Cruciani M, et al. Abacavir use and cardiovascular disease events: a meta-analysis of published and unpublished data. AIDS. 2011; 25(16):1993-2004. Disponível em: https://www.ncbi.nlm.nih.gov/books/NBK84892.

Currier JS, Havlir DV. CROI 2017: Complications and Comorbidities of HIV Disease and Its Treatment. Top Antivir Med. 2017; 25(2):77-83. Disponível em: https://www.ncbi.nlm.nih.gov/pmc/articles/PMC5677045.

Cvetkovic RS, Goa KL. Lopinavir/Ritonavir. A Review of its Use in the Management of HIV Infection. Drugs. 2003; 63(8):769-802. Disponível em: https://link.springer.com/article/10.2165/00003495-200363080-00004.

Daar ES. Novel approaches to HIV therapy. F1000Research. 2017; 759:1-7. Disponível em: https://www.ncbi.nlm.nih.gov/pmc/articles/PMC5464215.

De Clerq E, Li G. Approved Antiviral Drugs over the Past 50 Years. Clin Microbiol Rev. 2016; 29:695-747. Disponível em: http://cmr.asm.org/content/29/3/695.

Deeks ED, Keating GM. Etravirine. Drugs. 2008; 68(16):2357-72. Disponível em: https://link.springer.com/article/10.2165/0003495-200868160-00007.

Diaz RS. Potência e barreira genética dos medicamentos e esquemas antirretrovirais. BJID. 2016; 2(3):70-81. Disponível em: http://www.bjid.org.br/pt-pdf-X2177511716559681.

Dick TB, et al. A Clinician's Guide to Drug-Drug Interactions with Direct-Acting Antiviral Agents for the Treatment of Hepatitis C Viral Infection. Hepatology. 2016; 63:634-43. Disponível em: https://www.ncbi.nlm.nih.gov/pubmed/26033675.

Driessen C, et al. The HIV Protease Inhibitor Nelfinavir in Combination with Bortezomib and Dexamethasone (NVd) Has Excellent Activity in Patients with Advanced, Proteasome Inhibitor-Refractory Multiple Myeloma: A Multicenter Phase II Trial (SAKK 39/13). Blood. 2016; 128(22):487. Disponível em: http://www.bloodjournal.org/content/128/22/487?sso-checked=true.

Eron JJ, et al. Efficacy and safety of raltegravir for treatment of HIV for 5 years in the BENCHMRK studies: final results of two randomised, placebo-controlled trials. Lancet Infect Dis. 2013; 13:587-96. Disponível em: https://www.sciencedirect.com/science/article/pii/S1473309913700938.

Faulds D, Brogden RN. Didanosine. A Review of its Antiviral Activity, Pharmacokinetic Properties and Therapeutic Potential in Human Immunodeficiency Virus Infection. Drugs. 1992; 44(1):94-116. Disponível em: https://link.springer.com/article/10.2165/00003495-199244010-00008.

Fenton C, Perry CM. Darunavir: in the treatment of HIV-1 infection. Drugs. 2007; 67(18):2791-801. Disponível em: https://www.ncbi.nlm.nih.gov/pubmed/18062724.

Figgitt DP, Plosker. Saquinavir soft-gel capsule. An updated review of its use in the management of HIV infection. Drugs. 2000; 60:481-516. Disponível em: https://link.springer.com/article/10.2165/00003495-200060020-00016.

Fletcher CV, et al. Pharmacologic characteristics of indinavir, didanosine and stavudine in human immunodeficiency virus-infected children receiving combination therapy. Antimicrob Agents Chemother. 2000; 44(4):1029-34. Disponível em: http://aac.asm.org/content/44/4/1029.short.

Fogler J, et al. Clinicians' Knowledge of 2007 Food and Drug Administration to Discontinue Nelfinavir Use During Pregnancy. J Int Assoc Phys in AIDS Care. 2009; 8(4):249-52. Disponível em: http://journals.sagepub.com/doi/abs/10.1177/1545109709337034.

Fogo AB, et al. AJKD Atlas of Renal Pathology: Indinavir Nephrotoxicity. Am J Kidney Dis. 2017; 69(1):e3. Disponível em: https://www.ajkd.org/article/S0272-6386(16)30593-5/fulltext.

Frampton JE, et al. Emtricitabine: a review of its use in the manegement of HIV infection. Drugs. 2005; 65(10):1427-48. Disponível em: https://link.springer.com/article/10.2165/00003495-200565100-00008.

Gallien S, et al. Efficacy and safety of raltegravir in treatment-experienced HIV-1-infected patients switching from enfuvirtide-based regimens: 48 weeks results of the randomized EASIER ANRS 138 trial. J Antimicrob Chemother. 2011; 66:2099-106. Disponível em: https://academic.oup.com/jac/article/66/9/2099/770887.

Gates TM, et al. Maraviroc-intensified combined antiretroviral therapy improves cognition in virally supressed HIV-associated neurocognitive disorder. AIDS. 2016; 30(4):591-600. Disponível em: https://journals.lww.com/aidsonline/Fulltext/2016/02200.

Gazzard BG. Efavirenz in the management of HIV infection. Int Clin Pract. 1999; 53(1):60-4. Disponível em: https://www.ncbi.nlm.nih.gov/pubmed/10344069.

Gerber JG. Using Pharmacokinetics to optimize antiretroviral drug-drug interactions in the treatment of human immunodeficiency virus infection. Clin Infect Dis. 2000; 39(Suppl 2):S123-9. Disponível em: https://academic.oup.com/cid/article/30/Supplement_2/S123/371450.

Giambenedetto SD, et al. Treatment simplification to atazanavir/ritonavir + lamivudine versus maintenance of atazanavir/ritonavir + two NRTIs in virologically suppressed HIV-1 infected patients: 48 week results from a randomized trial (ATLAS-M). J Antimicrob Chemother. 2017; 72:1163-71. Disponível em: https://academic.oup.com/jac/article/72/4/1163/2907782.

Grant MT, et al. Ureteral Obstruction Due to Radiolucent Atazanavir Ureteral Stones. J Endourol Case Rep. 2017; 3(1):152-4. Disponível em: https://www.ncbi.nlm.nih.gov/pmc/articles/PMC5665548.

Guo Y, et al. Synthesis and Anti-HIV-1 of Stapled HIV-1 Fusion Inhibitors. Chin J Org Chem. 2018; 38(5):1267-70. Disponível em: http://manu19.magtech.com.cn/Jwk_yjhx/EN/volumn/home.shtml.

Haas DW, et al. Comparative studies of two-times-daily versus three-times-daily indinavir in combination with zidovudine and lamivudine. AIDS. 2000; 14(13):1973-8. Disponível em: https://journals.lww.com/aidsonline/Fulltext/2000/09080.

Hanna GJ, Hirsch MS. Antiretroviral therapy of human immunodeficiency virus infection. In: Mandel GL, et al. Mandel, Douglas, and Bennett's Principles and Practice of Infectious Diseases. 5 ed. Philadelphia: Churchill Livingstone; 2000. p. 1479.

Hanna GJ, et al. Patterns of resistance mutations selected by treatment of human immunodeficiency virus Type 1 infection with zidovudine, didanosine and nevirapine. J Infect Dis. 2000; 181(3):904-11. Disponível em: https://academic.oup.com/jid/article/181/3/904/912415.

Harrigan PR, et al. Resistance profile of the human immunodeficiency virus type 1 reverse transcriptase inhibitor abacavir (1592U89) after monotherapy and combination therapy. J Infect Dis. 2000; 181(3):912-20. Disponível em: https://academic.oup.com/jid/article/181/3/912/912523.

Harris M. Nephrotoxicity associated with antiretroviral therapy in HIV-infected patients. Expert Opin Drug Saf. 2008; 7(4):389-400. Disponível em: https://www.tandfonline.com/doi/abs/10.1517/14740338.7.4.389.

Havlir DV, O'Marro SD. Atazanavir: New Option for Treatment of HIV Infection. CID. 2004; 38:1599-604. Disponível em: https://academic.oup.com/cid/article/38/11/1599/285426.

Hertogs K, et al. A novel human immunodeficiency virus type 1 reverse transcriptase mutational pattern confers phenotypic lamivudine resistance in the absence of mutation 184V. Antimicrob Agents Chemother. 2000; 44(3):568-73. Disponível em: https://www.ncbi.nlm.nih.gov/pmc/articles/PMC89727.

Hill EJ, et al. Clinical Trial of Oral Nelfinavir Before and During Radiation Therapy for Advanced Rectal Cancer. Clin Cancer Res. 2016; 22(8):1922-31. Disponível em: http://clincancerres.aacrjournals.org/content/clincanres/22/8/1922.full.pdf.

Hirsch MA. Azidothymidine. J Infect Dis. 1988; 157:427-31. Disponível em: https://www.jstor.org/stable/30136643?seq=1#page_scan_tab_contents.

Hoffmann C, et al. Higher Rates of Neuropsychiatric Adverse Events Leading to Dolutegravir Discontinuation in Women and Older Patients. HIV Medicine. 2017; 18(1):56-63. Disponível em: www.medscape.com/viewarticle/873541_print.

Hughes PJ, et al. Protese Inhibitors for Patients With HIV-1 Infection – A Comparative Overview. P&T. 2011; 36(6):332-6; 341-5. Disponível em: https://www.ncbi.nlm.nih.gov/pmc/articles/PMC3138376.

Hughes W, et al. Safety and single-dose pharmacokinetics of abacavir (1592U89) in human immunodeficiency virus type-1-infected children. Antimicrob Agents Chemother. 1999; 43(3):609-15. Disponível em: http://aac.asm.org/content/43/3/609.short.

Hurst M, et al. Lopinavir. Drugs. 2000; 60(6):1371-81. Disponível em: https://www.scholars.northwestern.edu/en/publications/lopinavir.

Iacob SA, Iacob DG. Ibalizumab Targeting CD4 Receptors, An Emerging Molecule in HIV Therapy. Front Microbiol. 2017; 8:2323. Disponível em: https://www.frontiersin.org/articles/10.3389/fmicb.2017.02323/full.

Imaz A, Podzamczer D. The role of Rilpivirine in Clinical Practice: Strenghts and Weakness of the New Non-nucleoside Reverse Transcriptase Inhibitor for HIV Therapy. AIDS Rev. 2012; 14:268-78. Disponível em: https://www.ncbi.nlm.nih.gov/pubmed/23258301.

Jackson JB, et al. Identification of the K103N resistance mutation in Ugandan women receiving nevirapine to prevent HIV-1 vertical transmission. AIDS. 2000; 14(11):F111-5. Disponível em: https://journals.lww.com/aidsonline/Fulltext/2000/07280.

James CW, et al. Tenofovir-related nephotoxicity: case report and review of the literature. Pharmacotherapy. 2004; 24(3):415-8. Disponível em: https://onlinelibrary.wiley.com/doi/abs/10.1592/phco.24.4.415.33182.

Jayaweera DT, et al. Etravirine: the renaissance of non-nucleoside reverse transcriptase inhibitors. Expert Opin Pharmacother. 2008; 9(17):3083-94. Disponível em: https://www.tandfonline.com/doi/abs/10.1517/14656560802489569.

Jemsek JG, et al. Body fat and other metabolic effects of atazanavir and efavirenz, each administered in combination with zidovudine plus lamivudine, in antiretroviral naïve-HIV-infected patients. Clin Infect Dis. 2006; 42:273-80. Disponível em: https://academic.oup.com/cid/article/42/2/273/444141.

Johnson LB, Saravolatz LD. Etravirine, a Next-Generation Nonnucleoside Reverse-Transcriptase Inhibitor. CID. 2009; 48:1123-8. Disponível em: https://www.ncbi.nlm.nih.gov/pubmed/19275497.

Johri S, et al. Steatosis-lactic acidosis syndrome associated with stavudine and lamivudine therapy. AIDS. 2000; 14(9):1286-7. Disponível em: https://journals.lww.com/aidsonline/Fulltext/2000/06160.

Jones J, et al. CROI 2017: Advances in Antiretroviral Therapy. Top Antivir Med. 2017; 25(2):51-67. Disponível em: https://www.ncbi.nlm.nih.gov/pmc/articles/PMC5677043.

Jones SP, et al. Assessment of Adipokine expression and mitochondrial toxicity in HIV patients with lipoatrophy on stavudine- and zidovudine-containing regimens. J Acquir Immune Defic Syndr. 2005; 40:565-72. Disponível em: https://journals.lww.com/jaids/Fulltext/2005/12150.

Joob B, Wiwanitkit V. Indinavir and atazanavir: comparison of predicted property by chemoinformatics technique and implication on renal problem in HIV infected patients. J Nephropharmacol. 2017; 6(1):21-2. Disponível em: https://www.ncbi.nlm.nih.gov/pmc/articles/PMC5295654.

Kandula VR, et al. Tipranavir: a novel second-generation nonpeptidic protease inhibitor. Expert Rev Anti Infect Ther. 2005; 3(1):8-21. Disponível em: https://www.tandfonline.com/doi/abs/10.1586/14787210.3.1.9.

Katlama C, et al. The role of abacavir in antiretroviral therapy-experienced patients: results from a randomized, double-blind trial. AIDS. 2000; 14(7):781-9. Disponível em: https://journals.lww.com/aidsonline/Fulltext/2000/05050.

Kaul S, et al. Effects of food on the bioavailability of stavudine in subjects with human immunodeficiency virus infection. Antimicrob Agents Chemother. 1998; 42(9):2295-8. Disponível em: http://aac.asm.org/content/42/9/2295.short.

Kazatchkine MD, et al. Didanosine dosed once daily is equivalent to twice daily dosing for patients on double or triple combination of antiretroviral therapy. J Acquir Immune Defic Syndr. 2000; 24(5):418-24. Disponível em:___https://europepmc.org/abstract/med/11035612.

Kirchhoff F. HIV Life Cycle: Overview. Encyclopedia of AIDS. 2013; doi: 10.1007/978-1-4614-96106_60-1. Disponível em: https://www.researchgate.net/publication/278689737.

Knoll BM, et al. Etravirine. Drugs Today (Barc). 2008; 44(1):23-33. Disponível em: https://www.ncbi.nlm.nih.gov/pubmed/18301801.

Lascar RM, Benn P. Role of darunavir in the management of HIV infection. HIV/AIDS Res Palliat Care. 2009; 1:31-9. Disponível em: https://www.ncbi.nlm.nih.gov/pmc/articles/PMC3218677.

Lascaux AS, et al. Inflammatory oedema of the legs: a new side-effect of lopinavir. AIDS. 2001; 15(6):819. Disponível em: https://journals.lww.com/aidsonline/fulltext/2001/04130.

Lazzarin A. Enfuvirtide: the first HIV fusion inhibitor. Expert Opin Pharmacother. 2005; 6(3):453-64. Disponível em: https://www.tandfonline.com/doi/abs/10.1517/14656566.6.3.453.

Lefebvre E, Schiffer CA. Resilience to Resistance of HIV-1 Protease Inhibitors: Profile of Darunavir. AIDS Rev. 2008; 10(3):131-42. Disponível em: https://www.ncbi.nlm.nih.gov/pmc/articles/PMC2699666.

Lewis W. Nucleoside reverse transcriptase inhibitors, mitochondrial DNA and AIDS therapy. Antivir Ther. 2005; 10(Suppl2):M13-27. Disponível em: https://europepmc.org/abstract/med/16152703.

Llibre JM, et al. Efficacy, safety, and tolerability of dolutegravir-rilpivirine for maintance of virological suppression in adults with HIV-1: phase 3, randomized, non-inferiority SWORD-1 and SWORD-2 studies. Lancet. 2018; 391(10123):839-49. Disponível em: https://www.sciencedirect.com/science/article/pii/S0140673617330957.

Liedtke MD, et al. Long-term efficacy and safety of raltegravir in the management of HIV infection. Infect and Drug Res. 2014; 7:73-84. Disponível em: https://www.ncbi.nlm.nih.gov/pmc/articles/PMC3965364.

Lim JK, Murphy PM. Chemokine Control of West Nile Virus Infection. Exp Cell Res. 2011; 317(5):569-74. Disponível em: https://www.ncbi.nlm.nih.gov/pmc/articles/PMC3050559.

Lin NH, Kuritzkes DR. Tropism Testing in the Clinical Management of HIV-1 Infection. Curr Opin HIV AIDS. 2009; 4(6):481-7. Disponível em: https://www.ncbi.nlm.nih.gov/pmc/articles/PMC2874683.

Liotta DC, Painter GR. Discovery and Development of the Anti-Human Immunodeficiency Virus Drug, Emtricitabine (Emtriva, FTC). Acc Chem Res. 2016; 49(10):2091-8. Disponível em: https://www.ncbi.nlm.nih.gov/pmc/articles/PMC5777139.

Lonergan JT, et al. Hyperlactatemia and hepatic abnormalities in human immunodeficiency virus-infected patients receiving nucleoside analogue combination regimens. Clin Infect Dis. 2000; 31:162-6. Disponível em: https://academic.oup.com/cid/article/31/1/162/318545.

Lopez-Aldeguer J, et al. New targets and new drugs in the treatment of HIV. Enferm Infecc Microbiol Clin. 2005; 23(suppl 2):33-40. Disponível em: https://pdfs.semanticscholar.org/1bad/a87df9e4a35062450135a-96d621fb5add82f.pdf.

Lundgreen J, et al. Use of nucleoside reverse transcriptase inhibitors and risk of myocardial infarction in HIV-infected patients enrolled in the SMART study. Mexico City: XVII International Aids Conference; 2008. Disponível em: http://www.aids2008.org/Pag/Abstracts.aspx?SID=291&AID=16113.

Lv Z, et al. HIV protease inhibitors: a review of molecular selectivity and toxicity. HIV/AIDS Res Palliat Care. 2015; 7:95-104. Disponível em: https://www.ncbi.nlm.nih.gov/pmc/articles/PMC4396582/pdf/hiv-7-095.pdf.

MacArthur RD, Novak RM. Maraviroc: The first of a New Class of Antiretroviral Agents. CID. 2008; 47(2):236-41. Disponível em: https://academic.oup.com/cid/article/47/2/236/358070.

Maggiolo F, et al. Lamivudine/dolutegravir dual therapy in HIV-infected, virologically suppressed patients. BMC Infectious Diseases. 2017; 17:215-21. Disponível em: https://bmcinfectdis.biomedcentral.com/articles/10.1186/s12879-017-2311-2.

Mallal SA, et al. Contribution of nucleoside analogue reverse transcriptase inhibitors to subcutaneous fat wasting in patients with HIV infection. AIDS. 2000; 14:1309-16. Disponível: https://journals.lww.com/aidsonline/Fulltext/2000/07070.

Manosuthi W, et al. Efavirenz 600 mgay versus efavirenz 800 mgday in HIV-infected patients with tuberculosis receiving rifampicin: 48 weeks results. AIDS. 2006; 20:131-32. Disponível em: https://journals.lww.com/aidsonline/fulltext/2006/01020.

Marcus JL, et al. Use of Abacavir and Risk of Cardiovascular Disease Among HIV-Infected Individuals. J Acquir Immune Defic Syndr. 2016; 71(4):413-9. Disponível em: https://www.ncbi.nlm.nih.gov/pubmed/26536316.

Margolis AM, et al. A Review of the Toxicity of HIV Medications. J Med Toxicol. 2014; 10:26-39. Disponível em: https://www.ncbi.nlm.nih.gov/pmc/articles/PMC3951641.

Margolis DA, Boffito M. Long-acting antiviral agents for HIV treatment. Curr Opin HIV AIDS. 2015; 10(4):246-52. Disponível em: https://www.ncbi.nlm.nih.gov/pmc/articles/PMC5638428.

Markham A. Ibalizumab: First Global Approval. Drugs (published on-line); 2018 abr. Disponível em: http://doi.org/10.1007/s40265-018-0907-5.

Martin A, et al. Predicting and diagnosing abacavir and nevirapine drug hypersensitivity: from bedside to bench and back again. Pharmacogenomics. 2006; 7(1):15-23. Disponível em: https://www.futuremedicine.com/doi/abs/10.2217/14622416.7.1.15.

Martinez E, et al. Substitution of raltegravir for ritonavir-boosted protease inhibitors in HIV-infected patients: the SPIRAL study. AIDS. 2010; 24(11):1697-707. Disponível em: https://journals.lww.com/aidsonline/Fulltext/2010/07170.

Martins AR. Characterization of HIV-2 susceptibility to protease and entry inhibitors and identification of envelope determinants of coreceptor usage, cell tropism and antibody neutralization. Tese de Doutorado em Farmácia, especialidade Microbiologia, Universidade de Lisboa; 2018. Disponível em: http://hdl.handle.net/10451/32315.

Masia M, et al. Severe toxicity associated with the combination of tenofovir and didanosine: case report and review. Int J STD AIDS. 2005; 16(9):646-8. Disponível em: https://www.researchgate.net/publication/7586607.

Mastrapasqua S, et al. Obstructive Uropathy Secondary to Antiretroviral Agents. Urol Nephrol Open Acess J. 2017; 5(2)00163. doi: 10.15406/unoaj.2017.05.00163.

Max B, Sherer R. Management of the Adverse Effects of Antiretroviral Therapy and Medication Adherence. Clin Infect Dis. 2000; 30(suppl 2):S96-116. Disponível em: https://academic.oup.com/cid/article/30/Supplement_2/S96/373948.

Medrano J, et al. Risk for immune-mediated liver reactions by nevirapine revisited. AIDS Rev. 2008; 10(2):110-5. Disponível em: https://www.researchgate.net/publication/5237901_Risk_for_immune-mediated_liver_reactions_by_nevirapine_revisited.

Medscape, drugs&diseases. Delavirdine (Discontinued). Disponível em: https://reference.medscape.com/drug/rescriptor-delavirdine-342607. Acessado em mai 2018.

Meier V, et al. The HIV protease inhibitor, nelfinavir, as novel therapeutic approach for the treatment of refractory pediatric leukemia. Onco Targets Ther. 2017; 10:2581-93. Disponível em: https://www.ncbi.nlm.nih.gov/pmc/articles/PMC5440076.

Meyn RE, et al. Everything Old is New Again: Using Nelfinavir to Radiosensitize Rectal Cancer. Clin Cancer Res. 2016; 22(8):1834-6. Disponível em: https://www.ncbi.nlm.nih.gov/pubmed/26920893.

Milburn J, Jones R, Levy JB. Renal effects of novel antiretroviral drugs. Nephrol Dial Transplant. 2017; 32(3):434-9. Disponível em: https://www.ncbi.nlm.nih.gov/pmc/articles/PMC5837523.

Miller CD, et al. Rilpivirine: a new addition to the anti-HIV armamentarium. Drugs Today (Barc). 2011; 47(1):5-15. Disponível em: https://europepmc.org/abstract/med/21373646.

Miller KD, et al. Visceral abdominal-fat accumation associated with use os indinavir. Lancet. 1998; 351:871-5. Disponível em: https://www.sciencedirect.com/science/article/pii/S0140673697115185.

Mills A, et al. Switching from tenofovir disoproxil fumarate to tenofovir alafenamide in antiretroviral regimens for virologically suppressed adults with HIV-1 infection: a randomised, active-controlled, multicentre, open-label, phase 3, non-inferiority study. Lancet Infect Dis. 2016; 16(1):43-52. Disponível em: https://www.sciencedirect.com/science/article/pii/S1473309915003485.

Molina JM, et al. Once-daily atazanavir/ritonavir versus twice-daily lopinavir/ritonavir, each in combination with tenofovir and emtricitabine, for management of antiretroviral-naive HIV-1-infected patients: 48 week efficacy and safety results of the CASTLE study. Lancet. 2008; 372(9639):646-55. doi: 10.1016/S0140-6736(08)61081-8. Disponível em: https://www.ncbi.nlm.nih.gov/pubmed/18722869.

Molina JM, et al. Rilpivirine versus efavirenz with tenofovir and emtricitabine in treatment-naïve adults infected with HIV-1 (ECHO): a phase 3 randomised doubleblind active-controlled trial. Lancet. 2011; 378(9787):238-46. Disponível em: https://www.sciencedirect.com/science/article/pii/S0140673611609367.

Mokrzycki MH, et al. Lactic acidosis associated with stavudine administration: a report of five cases. Clin Infect Dis. 2000; 30(1):198-200. Disponível em: https://academic.oup.com/cid/article/30/1/198/321413.

Morris A, et al. Current issues in critical care of the human immunodeficiency virus-infected patient. Crit Care Med. 2006; 34:42-9. Disponível em: https://journals.lww.com/ccmjournal/Abstract/2006/01000.

Moyle GJ, et al. Epidemiology and predictive factor for chemoine receptor use in HIV-1 infection. J Infect Dis. 2005; 191:866-72. https://academic.oup.com/jid/article/191/6/866/808045.

Nabha L, et al. Etravirine Induced Severe Hypersensitivity Reaction and Fulminant Hepatitis: A case Report and Review of the Literature. J AIDS Clin Res. 2012; S2:005. Disponível em: http://dx.doi.org/10.4172/2155-6113.S2-005.

Nan C, et al. Abacavir Use and Risk for Myocardial Infarction and Cardiovascular Events: Pooled Analysis of Data from Clinical Trials. Open Forum Infect Dis. 2018. Disponível em: http://academic.oup.com/ofid/article-abstract/5/5/ofy086/4979590.

National Center for Biotechnology Information. PubChem Compound Database. Amprenavir. Disponível em: https://pubchem.ncbi.nlm.nih.gov/compound/amprenavir#section=Top. Acessado em abr 2018.

National Center for Biotechnology Information. PubChen Compound Database. Stavudine. Disponível em: https://pubchem.ncbi.nlm.nih.gov/compound/stavudine#section=Top. Acessado em mai 2018.

Nelson M, Schiavone M. Emtricitabine (FTC) for the treatment of HIV infection. Int J Clin Pract. 2004; 41(5):504-10. Disponível em: https://onlinelibrary.wiley.com/doi/abs/10.1111/j.1368-5031.2004.00100.x.

NIH. State-of-the-art conference on azidothymidine therapy for early HIV infection. Am J Med. 1990; 89:335-44.

Nunes EP. Terapia antirretroviral e função renal. BJID. 2016; 2(3):82-90. Disponível em: http://www.bjid.org.br/pt-pdf-X217751171655969X.

Nyamweya S, et al. Comparing HIV-1 and HIV-2 infection: Lessons for viral immunopathogenesis. Rev Med Virol. 2013; 23(4):221-40. Disponível em: https://doi.org/10.1002/rmv.1739.

Nzuza S, et al. Highly Active Antiretroviral Therapy-Associated Metabolic Syndrome and Lipodystrophy: Pathophysiology and Current Therapeutic Interventions. J Endocrinol Metab. 2017; 7(4):103-16. Disponível em: https://doi.org/10.14740/jem364w.

Orkin C, et al. Switching from tenofovir disoproxil fumarate to tenofovir alafenamide coformulated with rilpivirine and emtricitabine in virally suppressed adults with HIV-1 infection: a randomized, double-blind, multicentre, phase 3b, non-inferiority study. Lancet HIV. 2017; 4(5):e190-e200. Disponível em: https://www.sciencedirect.com/science/article/pii/S2352301817300310.

Orrick JJ, Steinhart CR. Atazanavir. Ann Pharmacother. 2004; 38(10):1664-74. Disponível em: https://www.ncbi.nlm.nih.gov/pubmed/15353575.

Panel on Antiretroviral Guidelines for Adults and Adolescents. Guidelines for the Use of Antiretroviral Agents in Adults and Adolescents Living with HIV. Department of Health and Human Services. Disponível em: http://www.aidsinfo.nih.gov/ContentFiles/AdultandAdolescentGL.pdf. Acessado em abr 2018 e fev 2020.

Panel on Antiretroviral Therapy and Medical Management of Children Living with HIV. Guidelines for the Use of Antiretroviral Agents in Pediatric HIV Infection. Department of Health and Human Services. Disponível em: http://aidsinfo.nih.gov/contentfiles/lvguidelines/pediatricguidelines.pdf. Acessado em mar 2018

Panhard X, et al. Population pharmacokinetic analysis for nelfinavir and its metabokite M8 in virologically controlled HIV-infected patients on HAART. Br J Clin Pharmacol. 2005; 60(4):390-403. Disponível em: https://bpspubs.onlinelibrary.wiley.com/doi/abs/10.1111/j.1365-2125.2005.02456.x.

Paredes R, Clotet B. Clinical management of HIV-1 resistance. Antiviral Res. 2010; 85(1):245-65. Disponível em: https://www.ncbi.nlm.nih.gov/pubmed/19808056.

Parikh U, Mellors JW. Should We Fear Resistance from Tenofovir/Emtricitabine PrEP? Curr Opin HIV AIDS. 2016; 11(1):49-55. Disponível em: https://www.ncbi.nlm.nih.gov/pmc/articles/PMC4970748.

Perrone C. Antiviral hepatitis and antiretroviral drug interactions. J Hepatol. 2006; 44(suppl 1):S119-25.

Perry CM. Maraviroc: a review of its use in the management of CCR5-tropicHIV-1 infection. Drugs. 2010; 70(9):1189-213. Disponível em: https://link.springer.com/article/10.2165/11203940-000000000-00000.

Perry RC, et al. Ritonavir, triglycerides and pancreatitis. Clin Infect Dis. 1999; 28:161-2.

Perry CM, et al. Nelfinavir: a review of its use in the management of HIV infection. Drugs. 2005; 65(15):2209-44. Disponível em: https://www.ncbi.nlm.nih.gov/m/pubmed/16225378.

Perry CM, Faulds D. Lamivudine. A Review of its Antiviral Activity, Pharmacokinetic Properties and Therapeutic Efficacy in the Management of HIV Infection. Drugs. 1997; 53(4):657-80. Disponível em: https://www.ncbi.nlm.nih.gov/pubmed/9098665.

Phillips EJ. Genetic Screening to Prevent Abacavir Hypersensitivity Reaction: Are We There Yet? Clin Infect Dis. 2006; 43(1):103-5. Disponível em: https://academic.oup.com/cid/article/43/1/103/307858.

Pilero PJ. Atazanavir: A novel once-daily protease inhibitor. Drugs Today (Barc). 2004; 40(11):901-12. Disponível em: https://www.ncbi.nlm.nih.gov/pubmed/15645003.

Piscitelli SC, et al. Drug interactions in patients infected with human immunodeficiency virus. Clin Infect Dis. 1996; 23:685-93. Disponível em: https://academic.oup.com/cid/article/23/4/685/289675.

Poirier MC, et al. Long-term mitochondrial toxicity in HIV-uninfected infants born to HIV-infected mothers. J Acquir Immune Defic Syndr. 2003; 33:175-83. Disponível em: https://europepmc.org/abstract/med/12794551.

Poveda E, et al. Enfuvirtide, the first fusion inhibitor to treat HIV infection. AIDS Rev. 2005; 7(3):139-47. Disponível em: https://europepmc.org/abstract/med/16302461.

Rachlis A, et al. Effectiveness of step-wise interventions plan for managing nelfinavir-associated diarrhea: a pilot study. HIV Clin Trials. 2005; 6(4):203-12. Disponível em: https://www.tandfonline.com/doi/abs/10.1310/hct.2005.6.4.004.

Rodrigues WM, et al. Short Communication: Effectiveness at 48 Weeks of Switching from Enfuvirtide to Raltegravir in Virologically Supressed Multidrug-Resistant HIV Type 1-Infected Patients in Brazilian Cohort. AIDS Res and Human Retroviruses. 2014; 30(2). Disponível em: https://www.liebertpub.com/doi/abs/10.1089/aid.2013.0084.

Ruedy J, et al. Zidovudine for early human immunodeficiency virus infection: who, when and how. Ann Intern Med. 1990; 112:721-3. Disponível em: http://annals.org/aim/article-abstract/703865.

Rusconi S, et al. Long-acting agents for HIV infection: biological aspects, role in treatment and prevention, and patient's perspective. New Microbiologica. 2017; 40(2):75-9. Disponível em: https://pdfs.semanticscholar.org/99f1/b6fd7434d3c31f0b2781046c-4516700d47d8.pdf.

Sanford M. Rilpivirine. Drugs. 2012; 72(4):525-41. Disponível em: https://www.ncbi.nlm.nih.gov/pubmed/22356290.

Saravolatz LD, Saag MS. Emtricitabine, a new antiretroviral agent with activity against HIV and hepatitis B virus. Clin Infect Dis. 2006; 42(1):126-31. Disponível em: https://academic.oup.com/cid/article/42/1/126/393512.

Sax PE. Single-dose nevirapine during pregnancy. AIDS Clin Care. 1999; 11:84-5. Disponível em: https://www.ncbi.nlm.nih.gov/pubmed/11366708.

Schafer JJ, Short WR. Rilpivirine, a novel non-nucleoside reverse transcriptase inhibitor for the management of HIV-1 infection: a systematic review. Antiviral Therap. 2012; 17:1495-502. Disponível em: https://www.intmedpress.com/serveFile.cfm?sUID=648056fa-c2f5-4d25-bf39-1680e75c314b.

Schrijvers R, et al. Rilpivirine: a step forward in tailores HIV treatment. Lancet. 2011; 378:201-3. Disponível em: https://www.sigmaaldrich.com/catalog/papers/21763920.

Schrijvers R. Etravirine for the treatment of HIV/AIDS. Expert Opin Prarmacother. 2013; 14(8):1087-96. Disponível em: https://doi.org/10.1517/14656566.2013.787411.

Scott LJ, Perry CM. Delavirdine. A review of its use in HIV Infection. Drugs. 2000; 60(6):1411-44. Disponível em: https://www.ncbi.nlm.nih.gov/pubmed/11152019.

Seminari E, et al. Etravirine for the treatment of HIV infection. Expert Rev Anti Infect Ther. 2008; 6(4):427-33. Disponível em: https://www.ncbi.nlm.nih.gov/pubmed/18662109.

Shihab HM, et al. Bilateral pedal edema in an HIV patient: lopinavir/ritonavir containing treatment regimen as a potential cause? J Infect Dev Ctries. 2009; 3(5):405-7. Disponível em: https://www.researchgate.net/publication/26817186.

Singh H, et al. Nevirapine induced Stevens-Johnson syndrome in an HIV infected patient. Indian J Pharmacol. 2011; 43(1):84-6. Disponível em: https://www.ncbi.nlm.nih.gov/pmc/articles/PMC3062132.

Sprinz E. Uso de inibifdores da Integrase como agentes de primeira linha no tratamento da infecção pelo HIV. BJID. 2016; 2(4):99-106. Disponível em:_http://www.bjid.org.br/pt-pdf-X2177511716574464.

Stanford University. HIV Drug Resistance Database. NNRTI Resistance Notes. Major Non-Nucleoside RT inhibitor (NNRTI) Resistance Mutations. Disponível em: https://hivdb.stanford.edu/dr-summary/resistance-notes/NNRTI. Acessado em 5 jun 2018.

Stanford University. HIV Drug Resistance Database. PI Resistance Notes. Major Protease Inhibitor (PI) Resistance Mutations. Disponível em: https://hivdb.stanford.edu/dr-summary/resistance-notes/PI. Acessado em 5 jun 2018.

Stanford University. HIV Drug Resistance Database. INSTI Resistance Notes. Major Integrase Inhibitor (INI) Resistance Mutations. Disponível em: https://hivdb.stanford.edu/dr-summary/resistance-notes/INI. Acessado em 5 jun 2018.

Stanford University. HIV Drug Resistance Database. NNRTI Resistance Notes.Major Nucleoside RT inhibitor (NRTI) Resistance Mutations. Disponível em: https://hivdb.stanford.edu/dr-summary/resistance-notes/NRTI. Acessado em 5 jun 2018.

Streeck H, Rockstroh JK. Review of tipranavir in the treatment of drug-resistant HIV. Ther and Clin Risk Manag. 2007; 3(4):641-51. Disponível em: https://www.ncbi.nlm.nih.gov/pmc/articles/PMC2374948.

Sued O, et al. Dual Therapy with Darunavir/Ritonavir plus Lamivudinae for HIV-1 Treatment Initiation: Week 24 Results of the Randomized ANDES Study. 9, IAS, Paris, France, July 23-26, 2017. Abstract MOAB0106. Disponível em: http://www.natap.org/2017/IAS/IAS_13.htm.

Su GG, et al. Efficacy and safety of lamivudine treatment for chronic hepatitis B in pregnancy. World J Gastroenterol. 2004; 10(6):910-2. Disponível em: https://www.ncbi.nlm.nih.gov/pmc/articles/PMC4727003.

Swainston Harrison T, Scott LJ. Atazanavir: a review of its use in the management of HIV infection. Drugs. 2005; 65(16):2309-36. Disponível em: https://www.ncbi.nlm.nih.gov/pubmed/16266202.

Tchounga B, et al. Mortality and survival patterns of people living with HIV-2. Curr Opin HIV AIDS. 2016; 11(5):537-44. Disponível em: https://www.ncbi.nlm.nih.gov/pmc/articles/PMC5055442.

Teeranaipong P, et al. Role of Rilpivirine and Etravirine in Efavirenz and Nevirapine-Based Regimens Failure in a Resource-Limited Country: A Cross-Sectional Study. PLoS ONE. 2016; 11(4):e0154221. Disponível em: http://journals.plos.org/plosone/article?id=10.1371/journal.pone.0154221.

Tovo PA, et al. Zidovudine administration during pregnancy and mitochondrial disease in the offspring. Antivir Ther. 2005; 10:697-9. Disponível em: https://www.ncbi.nlm.nih.gov/pubmed/16218167.

Towner W, et al. Virologic outcomes of changing enfuvirtide to raltegravir in HIV-1 patients well controlled on an enfuvirtide based regimen: 24-week results of the CHEER study. J Acquir Immune Defic Syndr. 2009; 51(4):367-73. Disponível em: https://journals.lww.com/jaids/Fulltext/2009/08010.

Tremblay CL. Combating HIV resistance – focus on darunavir. Ther Clin Risk Manag. 2008; 4(4):759-66. Disponível em: https://www.ncbi.nlm.nih.gov/pmc/articles/PMC2621389.

Treviño A, et al. Drug resistance mutations in patients infected with HIV-2 living in Spain. J Antimicrob Chemother. 2011; 66:1484-8. Disponível em: https://doi:10.1093/jac/dkr164.

Trottier B, et al. Safety of enfuvirtide in combination with an optimized background of antiretrovirals in treatment-experienced HIV-1-infected adults over 48 weeks. J Acquir Immune Defic Syndr. 2005; 40(4):413-21. Disponível em: https://journals.lww.com/jaids/Fulltext/2005/12010.

Tupinambas U, et al. HIV-1 genotypes related to failure of nelfinavir as the first protease inhibitor treatment. Braz J Infect Dis. 2005; 9(4):324-9. Disponível em: http://www.scielo.br/scielo.php?pid=S1413-86702005000400009&script=sci_arttext&tlng=es.

U.S. Department of Health and Human Services. AIDSinfo. Drugs. Disponível em: https://aidsinfo.nih.gov/drugs. Acessado em mar-jun 2018, fev 2020.

U.S. Department of Health and Human Services. AIDSinfo. Maturation Inhibitor GSK 3532795. Disponível em: http://i-base.info/htb/30865. Acessado em abr 2018.

U.S. Department of Health and Human Services. AIDSinfo. Maturation Inhibitor GSK 2838232. Disponível em: https://clinicaltrials.gov/ct2/show/NCT03045861. Acessado em abr 2018.

U.S. Department of Health and Human Services. AIDSinfo. Statement on Potencial Safety Signal in Infants Born to Women Taking Dolutegravir from the HHS Antiretroviral Guideline Panels. Disponível em: https://aidsinfo.nih.gov/news. Acessado em mai 2018.

Vangelista L, Vento S. The Expanding Therapeutic Perspective of CCR5 Blockade. Front Immunol. 2018; 8:1981. Disponível em: https://www.frontiersin.org/articles/10.3389/fimmu.2017.01981/full.

Viganò A, et al. Pharmacotherapy Update: Treatment of HIV Infection with Darunavir. Clin Med Insights Therap. 2010; 2:137-53. Disponível em: http://journals.sagepub.com/doi/full/10.4137/CMT.S1101.

Vingerhoets J, et al. An update of the list of NNRTI mutations associated with decreased virologic response to etravirine. Bridgetown, Barbados: XVI International HIV Drug Resistance Workshop (IHDRW); 2007. Abstract 3212-16. Disponível em: https://hivdb.stanford.edu/pages/pdf/ETR_poster_Vingerhoets_2008.pdf.

Vingerhoets J, et al. Resistance profile of etravirine: combined analysis of baseline genotipypic and phenotypic data from the randomized, controlled Phase III clinical studies. AIDS. 2010; 24(4):503-14. Disponível em: https://journals.lww.com/aidsonline/Fulltext/2010/02200.

Wade NA, et al. Pharmacokinetics and safety of stavudine in HIV-infected pregnant women and their infants: Pediatric AIDS Clinical Trials Group Protocol 332. J Infect Dis. 2004; 190(12):2167-74. Disponível em: https://academic.oup.com/jid/article/190/12/ 2167/864108.

Wills T, Vega V. Elvitegravir: a once-daily inhibitor of HIV-1 integrase. Expert Opin Invest Drugs. 2012; 21(3):395-401. Disponível em: https://www.tandfonline.com/doi/abs/10.1517/13543784.2012.658914.

Walmsley S, Christian MD. The role of lopinavir/ritonavir (Kaletra®) in the management of HIV infected adults. Expert Rev Anti-infect Ther. 2003; 1(3):389-401. Disponível em: https://www.tandfonline.com/doi/abs/10.1586/14787210.1.3.389.

Wang H, et al. The efficacy and safety of tenofovir alafenamide versus tenofovir disoproxil fumarate in antiretroviral regimens for HIV-1 therapy. Meta-analysis. Medicine. 2016; 95(41):e5146. Disponível em: https://www.ncbi.nlm.nih.gov/pmc/articles/PMC5072973.

Weinkove R, et al. Zidovudine-induced pure red cell aplasia presenting after 4 years of therapy. AIDS. 2005; 19:2046-7. Disponível em: https://journals.lww.com/aidsonline/Fulltext/2005/11180.

Wensing AM, et al. 2017 Update of the Drug Resistance Mutations in HIV-1. IAS-USA. Top Antivir Med. 2016 dec; 24(4):132-41. Disponível em: https://www.ncbi.nlm.nih.gov/pmc/articles/PMC5677049.

Wensing AM, et al. 2019 Update of the Drug ResistanceMutations in HIV-1. IAS-USA. Top Antivir Med. 2019 set; 27(3):111-21. Disponível em: https://www.ncbi.nlm.nih.gov/pubmed/31634862.

Whitfield T, et al. Profile of cabotegravir and its potential in the treatment and prevention of HIV-1 infection: evidence to date. HIV/AIDS Res Palliat Care. 2016; 8:157-64. Disponível em: https://www.ncbi.nlm.nih.gov/pmc/articles/PMC5074732/pdf/hiv-8-157.pdf.

Wilson JM, et al. ARCII: A phase II trial of the HIV protease inhibitor nelfinavir in combination with chemoradiation for locally advanced inoperable pancreatic cancer. Radiother Oncol. 2016; 119(2):306-11. Disponível em: https://www.ncbi.nlm.nih.gov/pubmed/27117177.

Wire MB, et al. Fosamprenavir. Clinical Pharmacokinetics and Drug Interactions of the Amprenavir Prodrug. Clin Pharmacokinetics. 2006; 45(2):137-68. Disponível em: https://link.springer.com/article/10.2165/00003088-200645020-00002.

Wyatt CM. Kidney Disease and HIV Infection. Top Antivir Med. 2017; 25(1):13-6. Disponível em: https://www.ncbi.nlm.nih.gov/pmc/articles/PMC5677039.

Yuan R, et al. Anti-CD4: An Alternative Way to Inhibit HIV Infection. J HIV Retrovirus. 2016; 2:1. Disponível em: http://hiv.imedpub.com.

Yuen GJ, et al. A Review of the Pharmacokinetics of Abacavir. Clin Pharmacolkinetics. 2008; 47(6):351-71. Disponível em https://link.springer.com/article/10.2165/00003088-200847060-00001.

Zembower TR, et al. Severe rhabdomyolisis associated with raltegravir use. AIDS. 2008; 22:1382-4. Disponível em: https://journals.lww.com/aidsonline/fulltext/2008/07110.

Zhang X. Anti-retroviral drugs: current state and development in the next decade. APSB. 2018; 8(2):131-6. Disponível em: https://www.ncbi.nlm.nih.gov/pmc/articles/PMC5925449/pdf/main.pdf.

Zhang Z, et al. Antiviral Therapy by HIV-1 Broadly Neutralizing and Inhibitory Antibodies. Int J Mol Sci. 2016; 17(11):1901. Disponível em www.mdpi.com/1422-0067/17/11/1901/htm.

Zimmermann AE, et al. Tenofovir-associated acute and chronic kidney disease: a case of multiple drug interactions. Clin Infect Dis. 2006; 42:283-90. Disponível em: https://academic.oup.com/cid/article/42/2/283/444293.

Fármacos Ativos contra os Vírus das Hepatites

CAPÍTULO 32

Hepatite significa inflamação do fígado e pode ocorrer por diferentes agentes etiológicos, seja por substâncias químicas ou por diferentes agentes infecciosos. A expressão "hepatites virais" é classicamente atribuída aos vírus hepatotrópicos designados pelas letras A, B, C, D e E que, apesar das semelhanças clínicas entre eles, diferem nos diferentes aspectos epidemiológicos, imunopatogênicos, evolutivos, diagnósticos e terapêuticos.

As hepatites pelo vírus B (HBV – *hepatitis B virus*), vírus C (HCV – *hepatitis C virus*) e vírus D ou delta (HDV – *hepatitis D virus*) são as hepatites virais mais abordadas terapeuticamente, isso devido ao potencial de cronificação, elevada morbimortalidade determinada por esses vírus e a existência de medicamentos para tratamento. As hepatites A e E não têm tratamento específico.

Apesar de apresentarem semelhança clínica no desenvolvimento da doença, o HBV e o HCV diferem em suas características morfológicas, estruturais e no ciclo de replicação, o que determina a necessidade de serem abordados em separado, principalmente no contexto do tratamento. A hepatite D é dependente da infecção pelo vírus B e será apresentada em um tópico dentro da hepatite B.

As substâncias que serão descritas para o tratamento das hepatites virais mencionadas acima, podem ter atividade contra os diferentes vírus das hepatites, contra outros vírus e, eventualmente, podem ter outras indicações clínicas.

HEPATITE B

Apesar de existir uma vacina preventiva contra o HBV há mais de 30 anos, a hepatite B continua sendo um problema global de saúde pública. Estima-se que cerca de 240 milhões de pessoas sejam portadoras crônicas do vírus. É a principal causa de cirrose e câncer de fígado no mundo, contabilizando mais de 750.000 mortes por ano.

A hepatite B crônica (HBC), definida como a persistência do vírus ou a presença do HBsAg (antígeno de superfície do vírus da hepatite B) reagente por mais de seis meses, ocorre em percentuais diferentes dependendo do momento da infecção. Aproximadamente 5% a 10% dos indivíduos adultos infectados tornam-se portadores crônicos do HBV. Na transmissão materno-infantil é o momento em que ocorre a maior chance de cronificação (70% a 90%) e nos primeiros cinco anos da infância a chance de cronificação é de 20% a 50%. Cerca de 20% a 25% dos casos crônicos de hepatite B que apresentam replicação do vírus evoluem para doença hepática avançada.

VÍRUS DA HEPATITE B (HBV)

O HBV é um vírus DNA pertencente à família *Hepadnaviridae*. Os vírus dessa família têm características em comum, como fita dupla incompleta e replicação do genoma viral pela enzima transcriptase reversa. No entanto, apenas no gênero *Orthohepadnavirus* estão os vírus que infectam mamíferos, sendo que o HBV tem a característica de infectar humanos e outros primatas superiores não humanos; porém, isso é menos frequente. É considerado um vírus oncogênico e apresenta dez genótipos, classificados de A até J.

A partícula viral infecciosa do HBV tem, aproximadamente, 42 nm e inclui um nucleocapsídeo proteico (HBcAg) de aproximadamente 27 nm. A partícula viral é envolta por um envelope lipoproteico originado da última célula infectada pelo vírus, contendo as três formas do antígeno de superfície viral (HBsAg). Ainda dentro da partícula, está presente a enzima DNA polimerase viral, que irá completar o genoma do vírus durante a infecção.

O genoma do HBV é composto por uma molécula de DNA parcialmente duplicada de, aproximadamente, 3.200 pares de bases (3,2 kb). O genoma viral possui quatro fases de leitura aberta (ORF – *open reading frame*) para a produção das proteínas virais: capsídeo, envelope, DNA polimerase e proteína regulatória X. A tradução do produto da ORF que codifica a proteína de envelope pode produzir as três formas dessa proteína: pequena (pré-S1), média (pré-S2) e grande (S). As três formas da proteína de envelope do vírus da hepatite B dão origem ao antígeno "s" do vírus da hepatite B (HBsAg). A ORF da proteína de capsídeo pode ser traduzida tanto na região pré-core (Pré-C) quanto na região do capsídeo (ou core). Os produtos de Pré-C são processados no retículo endoplasmático e um dos produtos de processamento é secretado pela célula, dando origem ao antígeno "e" do vírus da hepatite B (HBeAg).

Ciclo de Vida do HBV

O HBV primeiramente se liga, com baixa afinidade, aos proteoglicanos de sulfato de heparina nos hepatócitos. Subsequentemente, o lipopeptídeo pré-S1 da grande proteína do envelope se liga ao seu receptor de maior afinidade no hepatócito, o polipeptídeo cotransportador de taurocolato de sódio (NCTP), que é transportador de ácidos biliares. Em seguida, o vírus entra no citoplasma por endocitose.

Após a remoção do envelope dentro do citoplasma, o nucleocapsídeo contendo o genoma viral vai para o núcleo do hepatócito onde o DNA relaxado é convertido em DNA circular covalentemente fechado (cccDNA – *covalently closed circular DNA*). Em menor quantidade, o HBV-DNA é integrado ao cromossomo do hospedeiro. O cccDNA do HBV é estável dentro dos hepatócitos e atua como modelo para a produção de RNA mensageiro (mRNA) mediada pela polimerase II do hospedeiro. Em média, são encontradas de uma a cinco cópias de cccDNA por hepatócito infectado. Isso inclui o RNA pré-genômico que serve de modelo para a replicação completa do genoma e codifica a polimerase viral, que é uma transcriptase reversa, bem como a proteína do núcleo viral (HBcAg).

Quando as moléculas do envelope do HBV estão presentes em quantidade suficiente, os nucleocapsídeos são direcionados para a via secretória e para a amplificação do cccDNA. Os virions maduros podem sair das células pelos exossomos, podem infectar outros hepatócitos ou serem redirecionados para o núcleo com a finalidade de reabastecer o *pool* de cccDNA. Curiosamente, o antígeno de superfície (HBsAg) é sintetizado em excesso, ou seja, em quantidade muito maior que a necessária para fins de envelopamento do vírus. Essa situação, muito provavelmente, supera qualquer benefício da resposta anti-HBs, causando imunotolerância.

Tratamento da Hepatite B

O objetivo principal do tratamento é reduzir o risco de progressão da doença hepática e de seus desfechos primários, especificamente a cirrose, o carcinoma hepatocelular (CHC) e o óbito.

A terapia antiviral geralmente não é necessária para pacientes com hepatite B aguda sintomática porque a maioria dos adultos imunocompetentes com hepatite B aguda recuperam-se espontaneamente. Porém, estudos com pequenas séries de casos comparados ou não a controles históricos sem tratamento, mostraram que o tratamento melhora a sobrevida de pacientes com infecção grave ou insuficiência hepática aguda.

No atual Protocolo Clínico e Diretrizes Terapêuticas para Hepatite B e Coinfecções do Ministério da Saúde (PCDT 2017), apenas os pacientes com hepatite B aguda grave, caracterizada por coagulopatia ou curso prolongado, devem ser tratados com antivirais análogos de nucleos(t)ídeos (ANs) e considerados para transplante hepático. O entecavir e tenofovir são os ANs indicados nesse cenário e serão descritos adiante. O interferon-alfa é contraindicado devido aos riscos de agravamento da hepatite e aos eventos adversos frequentes.

A hepatite B crônica (HBC) é uma doença dinâmica e indivíduos com HCB podem passar por diferentes fases clínicas, com níveis variáveis de atividade sérica de aminotransferases (ALT), de carga viral do HBV (HBV-DNA) e de antígenos do HBV. Devido a evolução do conhecimento sobre a doença e disponibilidade de novos medicamentos, mudanças vem ocorrendo na indicação do tratamento e na escolha dos antivirais. Sendo assim, para tratar a hepatite B é de suma importância que se siga as orientações atualizadas vigentes, encontradas em protocolos de tratamento. Seja no nacional (PCDT HBV 2017) ou nos internacionais (European Association for the Study of the Liver – EASL HBV 2017 e American Association for the Study of Liver Disease – AASLD HBV 2018).

As publicações recentes recomendam que decisões sobre o tratamento e conduta terapêutica para a hepatite B sejam baseadas nos seguintes fatores: características individuais e familiares (histórico de CHC, comorbidades e gestação); quadro clinico apresentado; perfil sorológico (HBeAg); elevação dos níveis de ALT, quando excluídas outras causas; níveis de HBV-DNA; e histologia hepática, quando disponível.

Segundo os últimos protocolos de tratamento PCDT 2017, EASL 2017 e AASLD 2018, o tratamento está indicado nas seguintes situações:

1) Critérios de inclusão para tratamento da hepatite B sem agente Delta:
   - Paciente com **HBeAg reagente/positivo**:
     - ALT duas vezes o limite superior da normalidade (LSN).
     - Adulto maior de 30 anos.
   - Paciente com **HBeAg não reagente/negativo:**
     - HBV-DNA > 2.000 UI/mL e ALT > duas vezes o LSN.
2) Outros critérios de inclusão para tratamento independentemente dos resultados de HBeAg, HBV-DNA e ALT para hepatite B sem agente Delta:
   - História familiar de CHC.
   - Manifestações extra-hepáticas com acometimento motor incapacitante, artrite, vasculites, glomerulonefrite e poliarterite nodosa, coinfecção HIV/HBV ou HCV/HBV.
   - Hepatite aguda grave (coagulopatias ou icterícia por mais de 14 dias).
   - Reativação de hepatite B crônica.
   - Cirrose/insuficiência hepática.
   - Biópsia hepática com METAVIR ≥ A2F2 ou elastografia hepática > 7,0 kPa.
   - Prevenção de reativação viral em pacientes que irão receber terapia imunossupressora (IMSS) ou quimioterapia (QT).

Para o correto tratamento da hepatite B, é necessário identificar a presença de situações que possam alterar o curso da doença e conhecer as definições de cura no contexto da infecção pelo HBV.

A cura do HBV pode ser definida de duas maneiras:

- Cura "completa" ou "esterilizante", quando ocorre a eliminação de todos os intermediários virais de replicação, incluindo o HBsAg e o cccDNA das células infectadas; ou
- Cura "funcional" que é a não detecção do HBV-DNA sérico e a perda do HBsAg, com a persistência do cccDNA e de sequências virais integradas no cromossomo do hospedeiro.

A cura funcional do HBV é o que geralmente ocorre espontaneamente em mais de 90% dos adultos expostos ao vírus. Nos cronicamente infectados, com o tratamento existente atualmente, uma pequena proporção de pacientes perde o HBsAg circulante e o HBV-DNA, mas persistem com o cccDNA. A permanência do cccDNA no núcleo do hepatócito funciona como um reservatório. Com a suspensão do tratamento, pode ocorrer reativação da infecção com o reaparecimento do HBV-DNA circulante e/ou do HBsAg.

O resultado ideal do tratamento seria a erradicação do HBsAg, o que não é possível com a terapia atual. Sendo assim, os desfechos esperados com o tratamento disponível até o momento são:

- Supressão virológica (levando à remissão bioquímica e melhora histológica).
- Soroconversão do HBeAg para anti-HBe ou perda do HBeAg.
- Não detecção do HBV-DNA.

Substâncias Ativas contra o Vírus da Hepatite B

Atualmente, existem duas classes de substâncias antivirais aprovadas para o tratamento de pacientes com hepatite B crônica: os interferons-alfa, que são imunomoduladores com efeito antiviral, antiproliferativo e antifibrótico, e os análogos de nucleos(t)ídeos (ANs ou NUCs), antivirais com ação na transcriptase reversa do HBV.

Interferons-Alfa (IFNs-α)

Os interferons são citocinas que atuam no HBV por dois mecanismos: por ação antiviral direta, inibindo a síntese do DNA viral, e por ação imunomoduladora, que se expressa pelo aumento dos antígenos de histocompatibilidade de classe I na membrana dos hepatócitos e pela estimulação da atividade dos linfócitos T auxiliares e *natural killer*.

São dois IFNs-α convencionais, o IFN-α-2a e o IFN-α-2b. Apresentam farmacocinética desfavorável, implicando na administração semanal de várias injeções por via subcutânea (SC) e por um período de tempo prolongado (6 a 12 meses).

A adição de moléculas de polietilenoglicóis (PEG), polímeros seguros, atóxicos e inertes que podem ser agregados a proteínas biologicamente ativas em um processo conhecido como peguilação, melhorou as propriedades farmacológicas desejáveis das proteínas terapêuticas, pois protegem a proteína, no caso o IFN, sem alterar a atividade intrínseca da molécula. Algumas vantagens foram adquiridas com a peguilação, como a melhora da meia-vida da molécula original, em razão de um reduzido *clearance* renal e uma maior proteção à proteólise, conseguindo-se assim a administração de uma dose semanal.

No tratamento da HBC, os IFNs-α mais usados são os interferons peguilados-alfa-2a ou 2b (PegIFNs-α-2a ou 2b). A experiência de utilização dos PegIFNs-α são equivalentes em pacientes virgens de tratamento, e até hoje não se mostrou superioridade de um em detrimento do outro. Para a utilização dos PegIFNs-α deve-se observar as indicações, contraindicações e potenciais eventos adversos.

Os PegIFNs-α estão indicados para tratamento de portadores do HBV com HBeAg reagente e devem ser administrados por 48 semanas. Apresentam vantagens de uso por não desenvolverem resistência, ter um tempo finito de tratamento e potencial de contenção imunomediada do HBV com oportunidade de obter resposta virológica sustentada após suspensão do tratamento e com chance de perda do HBsAg nos pacientes que alcançarem e mantiverem níveis não detectáveis do HBV-DNA. Nos pacientes não respondedores, existe ainda a possibilidade de tratamento com antivirais orais, com resposta similar aos virgens de tratamento.

Por outro lado, com relação aos PegIFNs-α, as principais desvantagens relacionam-se aos frequentes eventos adversos (sintomas semelhantes ao resfriado, depressão, irritabilidade, citopenias) e por ser de uso injetável, o que limita o uso por períodos prolongados.

São contraindicações ao tratamento com PegIFNs-α: consumo atual de álcool ou drogas, cardiopatia grave, disfunção tireoidiana não controlada, distúrbios psiquiátricos não tratados, neoplasia recente, insuficiência hepática, exacerbação aguda de hepatite viral, transplante (exceto transplante hepático), doenças autoimunes e gravidez.

Pacientes que engravidarem ou desenvolverem depressão, descompensação cardíaca, disfunção tireoidiana grave ou diabetes de difícil controle devem ter o tratamento interrompido e serem avaliados por especialistas. Pacientes com plaquetopenia merecem conduta individualizada, com suspensão obrigatória do tratamento quando os índices de plaquetas atingirem valores inferiores a 30.000/mm^3.

Os PegIFNs-α são comercializados em duas apresentações:

- PegIFN-α-2a 40 kDa (Pegasys® Roche), disponibilizado em seringa preenchida com 180 mcg em 0,5 mL. Deverão ser aplicados 180 mcg/semana por via subcutânea (SC).
- PegIFN-α-2b 12 kDa (Pegintron® Merck), disponibilizado em frasco-ampola com pó liofilizado para solução injetável e deverá ser reconstituído para uso. Existem frascos com 80 mcg/0,5 mL, 100 mcg/0,5 mL e 120 mcg/0,5 mL. Serão aplicados 1,5 mcg/kg/semana por via SC.

Análogos de Nucleos(t)ídeos (ANs)

São antivirais análogos dos núcleos(t)ídeos naturais que inibem a trancriptase reversa do HBV e alguns também possuem ação contra o HIV. Como vantagens, apresentam boa tolerância e potente efeito antiviral, além da formulação para uso por via oral. Como desvantagens: duração do tratamento indefinida, há risco de desenvolvimento de resistência e baixas taxas de soroconversão do HBsAg.

Nucleosídeos

Lamivudina

A lamivudina foi o primeiro análogo nucleosídeo utilizado no tratamento da HBC. Aprovado em 1998, o fármaco é utilizado por via oral na dose de 100 a 150 mg/dia dependendo da formulação empregada, mas 100 mg/dia é o suficiente para o tratamento da HBC.

Em pacientes HBeAg positivos, um ano de uso da lamivudina resultou em melhora histológica (52% dos casos), queda do HBV-DNA sérico (44% dos casos), soroconversão HBeAg/anti-HBe (17% dos casos) e normalização da ALT (41% dos casos). Se o fármaco for suspenso antes da soroconversão, todos os pacientes recidivam, com retorno da replicação viral. Portanto, tratamento em longo prazo é necessário na maioria dos pacientes, porém, o HBV desenvolve, com certa frequência, resistência à lamivudina no decorrer do tempo.

A incidência de resistência do HBV à lamivudina (no lócus YMDD da polimerase viral) aumenta com a duração da terapia, sendo 14% no primeiro ano e 70% no quinto ano de uso. A resistência à lamivudina durante o tratamento pode ser detectada pelo aumento da carga viral (subida de 1 log10 depois da queda inicial), elevação da ALT e surgimento de sintomas clínicos em alguns pacientes; nestes, a elevação das aminotransferases pode ser intensa e grave, levando ao comprometimento da função de síntese do órgão e à descompensação da doença. Fatores preditivos de resistência à lamivudina incluem altos níveis de DNA pré-tratamento, sexo masculino e elevado índice de massa corporal.

Diante desses fatos, a lamivudina tornou-se um antiviral de uso limitado para o HBV. Está indicada apenas para uso profilático, por tempo inferior a quatro meses e quando não tiver disponibilidade de outro AN. Por outro lado, é bem tolerada e possui excelente perfil de segurança.

A lamivudina é muito utilizada para compor os esquemas de tratamento para o

HIV. Suas características farmacológicas e efeitos adversos foram descritos no capítulo de antirretrovirais, onde essas informações poderão ser consultadas.

Entecavir

O entecavir é o mais potente inibidor da DNA polimerase do HBV; no organismo humano, é fosforilado em trifosfato (composto ativo) pelas cinases celulares. É um análogo da guanosina, absorvido por via oral com elevada biodisponibilidade e tem meia-vida prolongada (60 horas). Em 2005, foi aprovado para o tratamento da HBC por sua ação sobre o vírus e por apresentar baixo potencial de desenvolver resistência.

É utilizado na dose de 0,5 mg/dia, por via oral; na dose de 1 mg/dia é ativo também em cepas resistentes à lamivudina (mutantes YMDD). Nos pacientes HBeAg positivos, 48 semanas de tratamento com entecavir, comparado com a lamivudina (100 mg/dia), resultou em significativa melhora histológica (72% *vs.* 62%), redução significativa do HBV-DNA (-6,9 *vs.* -5,4 log10), não detectabilidade do HBV-DNA sérico mais frequente (67% *vs.* 36%) e normalização da ALT (68% *vs.* 60%); os índices de soroconversão HBeAg/anti-HBe foram praticamente iguais para ambos antivirais (21% *vs.* 18%); esses resultados foram mantidos após 96 semanas de terapia, resultando em significativo índice de não detectabilidade do HBV-DNA sérico (80%) e elevado índice de soroconversão HBeAg/anti-HBe (31%). Em pacientes com hepatite crônica HBeAg negativo, o tratamento com entecavir por 48 semanas resultou também, quando comparado à lamivudina (100 mg/dia), em considerável melhora histológica (70% *vs.* 61%), redução do HBV-DNA sérico (-5,0 *vs.* -4,5 log10) e não detectabilidade do HBV-DNA na grande maioria dos casos (90% *vs.* 72%). A normalização da ALT ocorreu em cerca de 80% dos doentes tratados, embora não tenha havido diferença na melhora da fibrose, à biópsia hepática, quando comparado com a lamivudina. Nenhuma mutação de resistência foi detectada nas semanas 48 e 96 de tratamento em ambos os grupos de pacientes HBeAg positivos e negativos.

O entecavir está aprovado para uso em adultos, é categoria de risco C na gravidez e não está indicado para uso em gestantes sem acompanhamento médico. A segurança e eficácia do entecavir em pacientes com menos de 16 anos de idade não foram estabelecidas. No tratamento da hepatite B crônica é recomendado em dose única diária para adultos 0,5 mg (virgens de tratamento) e 1 mg (para cirróticos e pacientes com resistência à lamivudina) e deve ser ingerido fora da alimentação (uma hora antes ou duas horas depois). Para a prescrição da dosagem apropriada na população pediátrica, estão disponíveis entecavir solução oral ou entecavir 0,5 mg comprimidos revestidos.

A decisão de tratar doentes pediátricos deve ser baseada na consideração cuidadosa das necessidades individuais do doente e com referência às normas de orientação atuais de tratamento pediátrico, incluindo o valor da informação histológica basal. Os benefícios da supressão viral em longo prazo com a terapêutica continuada têm que ser pesados com o risco do tratamento prolongado, incluindo o aparecimento de HBV resistente.

Eventos adversos registrados incluem náusea, vômito, diarreia, cefaleia, fadiga e tontura. Há relatos de alopecia e reação anafilactoide. O entecavir foi lançado com o nome Baraclude® (Bristol-Myers Squibb) em comprimidos com 0,5 mg e 1 mg, e solução de uso oral com 0,25 mg/5 mL.

Telbivudina

A telbivudina é análogo da L-deoxitimidina, apresenta atividade potente, seletiva e específica sobre os hepaDNAvírus, bloqueando rapidamente a replicação viral. Foi aprovada, em 2006, para tratamento da infecção crônica pelo HBV. A dose utilizada é de 600 mg/dia via oral e apresenta raros eventos adversos (elevação da creatinoquinase, miopatia, acidose lática e neuropatia periférica). Apesar da potente atividade antiviral, apresenta baixa barreira genética (de resistência) e passou a ser considerada como tratamento de segunda linha. A telbivudina não está mais indicada no protocolo brasileiro.

Nucleotídeos

Adefovir

O adefovir dipivoxila, aprovado em 2002, é um pró-fármaco oral do adefovir, um análogo fosfonato nucleotídeo acíclico de monofosfato de adenosina, que é ativamente transportado para as células de mamíferos, onde é convertido por enzimas receptoras para adefovir difosfato. O adefovir difosfato inibe as polimerases virais competindo pela ligação direta com o substrato natural (trifosfato de desoxiadenosina) e, após incorporação ao DNA viral, causa a eliminação da cadeia de DNA. O adefovir difosfato inibe seletivamente as polimerases do DNA do HBV. Tem uma meia-vida intracelular de 12 a 36 horas em linfócitos ativados e em repouso.

Apresenta boa biodisponibilidade. A coadministração de 10 mg de adefovir dipivoxila com alimentos não afetou a exposição sistêmica ao adefovir e é distribuído para a maioria dos tecidos, com as concentrações mais altas ocorrendo nos rins, fígado e tecidos intestinais. A ligação com as proteínas séricas humanas é ≤ 4%. O adefovir apresenta baixo potencial para interações mediadas por enzimas do citocromo P450 (CYP450).

A farmacocinética do adefovir foi similar em pacientes de ambos os sexos. Estudos farmacocinéticos não foram conduzidos em idosos ou em crianças.

O adefovir é eliminado por via renal, por uma combinação de filtração glomerular e secreção tubular ativa. Após a administração repetida de 10 mg de adefovir dipivoxila, 45% da dose são recuperados como adefovir na urina durante 24 horas. Recomenda-se que o intervalo de administração de adefovir dipivoxila 10 mg seja modificado em pacientes com *clearance* de creatinina < 50 mL/min ou em pacientes que já estejam em estágio terminal de doença renal e que requeiram diálise.

O adefovir dipivoxil apresenta notável atividade contra o HBV, possivelmente maior que a lamivudina, acompanhado de boa tolerabilidade. Seu emprego não modifica o curso clínico da hepatite aguda, mas demonstra eficácia na hepatite B crônica. O fármaco é recomendado na dose diária de 10 mg, em dose única, para adultos e administrado por via oral com ou sem alimentos. Em ensaios com diferentes doses, o adefovir dipivoxila foi capaz de suprimir a replicação do HBV e possibilitar a soroconversão com formação de anti-HBe em número expressivo de enfermos. O tratamento é prolongado por não menos que um ano. O adefovir dipivoxil mostrou atividade contra o HBV resistente à lamivudina. O adefovir dipivoxila é disponível no Brasil na especialidade farmacêutica Hepsera® (GlaxoSmithKline) em comprimidos com 10 mg.

Duas mutações (rtN236T e rtA181V) no domínio da transcriptase reversa do HBV estão associadas com resistência ao adefovir. Devido à baixa barreira genética e disponibilidade de outros antivirais mais potentes para o tratamento da HBC, o uso de adefovir não é mais recomendado para o tratamento da infecção pelo HBV e foi retirado do último PCDT.

Tenofovir Desoproxila

O fumarato de tenofovir desoproxila (TDF), um pró-fármaco do tenofovir, é um diéster fosfonato do nucleosídeo acíclico (nucleotídeo) análogo da adenosina monofosfato. O fumarato de tenofovir desoproxila requer uma hidrólise inicial do diéster para conversão na substância ativa, tenofovir, e fosforilações subsequentes por enzimas celulares para formar tenofovir difosfato, o metabólito ativo. O tenofovir difosfato inibe a atividade da transcriptase reversa do HIV-1 e da polimerase do HBV competindo com o substrato natural desoxiadenosina 5'-trifosfato e, após incorporação ao DNA, causa a terminação da cadeia do DNA. O tenofovir difosfato é um fraco inibidor das polimerases α e β do DNA dos mamíferos e da polimerase γ do DNA mitocondrial.

O tenofovir desoproxila foi aprovado em 2008 para uso no tratamento da HBC, é bem absorvido por via oral, mas melhor absorvido quando administrado com alimentação rica em gordura. *In vitro*, a ligação do tenofovir às proteínas séricas ou plasmáticas humanas foi inferior a 0,7% e 7,2%, respectivamente, no intervalo de concentração de 0,01 a 25 μg/mL.

O tenofovir é excretado essencialmente pelo rim, por filtração glomerular e secreção tubular ativa. Outros compostos que também são eliminados pelos rins podem competir com o tenofovir pela eliminação. Insuficiência renal, incluindo casos de insuficiência renal aguda, e síndrome de Fanconi (lesão tubular renal com hipofosfatemia grave) foram relatados em associação com o uso do tenofovir. Recomenda-se o cálculo do *clearance* de creatinina em todos os pacientes antes do início do tratamento e, quando clinicamente adequado, durante o tratamento. Deve ser realizado o monitoramento rotineiro do *clearance* de creatinina e fósforo sérico em pacientes com risco de insuficiência renal, incluindo os pacientes que sofreram previamente eventos renais durante o tratamento com o adefovir dipivoxil. Recomenda-se o ajuste do intervalo entre as doses do tenofovir e o constante monitoramento da função renal em todos os pacientes cujo *clearance* de creatinina seja < 50 mL/min ou em pacientes com doença renal em estágio final que requerem diálise.

A farmacocinética do tenofovir é idêntica nos sexos masculino e feminino. Não foram efetuados estudos farmacocinéticos em crianças (< 18 anos) e em idosos (> 65 anos). Não houve alteração substancial na farmacocinética do tenofovir em pacientes com insuficiência hepática comparado com pacientes normais. Não houve necessidade de alteração da dose do tenofovir nos pacientes com insuficiência hepática.

É categoria B na gravidez, mas não deve ser utilizado por mulheres grávidas sem orientação médica. Não apresenta contraindicação por faixa etária. Entretanto, a eficácia, a segurança e os demais efeitos em pacientes menores de 18 anos de idade ainda não estão completamente estabelecidos. O uso de tenofovir em pacientes portadores de cirrose hepática deve ser realizado com cautela. Quando possível, o tenofovir deve ser substituído por entecavir.

Todos os pacientes que apresentam os critérios de inclusão de tratamento são candidatos à terapia com tenofovir. Esse medicamento constitui a primeira linha de tratamento para a hepatite B crônica. Apresenta elevada potência de supressão viral e alta barreira genética de resistência contra as mutações do HBV. Embora bem tolerado, o tenofovir está associado a toxicidade renal e a desmineralização óssea, particularmente no tratamento de pessoas vivendo com HIV/AIDS e doença renal pregressa. Seu uso está contraindicado em pacientes com doença renal crônica, osteoporose e outras doenças do metabolismo ósseo, além de pacientes portadores de coinfecção HIV/HCV em terapia antirretroviral com didanosina. Pacientes portadores de cirrose hepática apresentaram melhora clínica e histológica com o uso de tenofovir em cinco anos de terapia; entretanto, recomenda-se cautela na escolha desse tratamento.

A resistência ao tenofovir não foi descrita até o momento. A descontinuação da terapia com tenofovir pode estar associada a exacerbações graves e agudas da hepatite. Para a suspensão, deve-se seguir os critérios vigentes e monitorizar cuidadosamente os pacientes, tanto clínica como laboratorialmente. Em pacientes com doença ou cirrose hepática avançada, a interrupção do tratamento não é recomendada, já que a exacerbação da hepatite após o tratamento pode levar a descompensação hepática.

O tenofovir está disponível no Brasil na especialidade farmacêutica Viread® (Gilead) em comprimidos com 300 mg. Para o tratamento do HIV existem outras apresentações, incluindo coformulações. Para maiores informações sobre o uso como antirretroviral, consultar o capítulo específico.

Tenofovir Alafenamida

Embora ainda não registrado no Brasil, em abril de 2017, o tenofovir alafenamida (TAF) foi adicionado à lista de terapias de primeira linha recomendadas para HBC. O TAF tem farmacologia semelhante ao fumarato de tenofovir disoproxila (TDF), com maior entrega celular aos hepatócitos, mas com menor exposição sistêmica.

Em dois ensaios clínicos principais, o TAF não foi inferior ao TDF para atingir níveis de HBV-DNA inferiores a 29 UI/mL. Os pacientes tratados com TAF tiveram reduções significativamente menores na densidade mineral óssea (DMO) no quadril e coluna em pacientes HBeAg reagentes e HBeAg não reagentes, e menores aumentos médios na creatinina sérica, embora a diferença tenha sido estatisticamente significativa em pacientes HBeAg reagentes. Pacientes tratados com TDF por 96 semanas e depois trocados para TAF tiveram melhoras nas avaliações renais e na DMO em apenas 24 semanas após a troca.

Com evidências claras de estudos importantes mostrando que o TAF é seguro, tolerável e não inferior ao TDF, sua recomendação como terapia de primeira linha é apropriada. Um acompanhamento em longo prazo será necessário para determinar se as diferenças nos eventos adversos ósseos e renais observados com o TAF em comparação com o TDF serão clinicamente relevantes.

Os principais eventos adversos relatados nos dois estudos internacionais de Fase 3 que envolveram 1.632 pacientes (Estudos 108 e 110) e que levaram a aprovação do TAF foram cefaleia, dor abdominal, fadiga, tosse, náusea e dor nas costas. Esses mesmos efeitos adversos ocorreram em taxas semelhantes nos pacientes que receberam tenofovir.

A dose aprovada de TAF é de 25 mg por via oral uma vez ao dia, sem necessidade de ajuste da dose, a menos que a depuração da creatinina seja < 15 mL/min. É comercializado na especialidade farmacêutica como Vemlidy®, para uso em adultos e adolescentes com pelo menos 35 kg. Não foi registrado na ANVISA.

Opções Futuras de Tratamento para o HBV

Os tratamentos atuais com nucleos(t)ídeos orais como o entecavir ou tenofovir proporcionam supressão sustentada da replicação do HBV e benefício clínico na maioria das pessoas infectadas com o HBV. No entanto, o rebote do HBV geralmente ocorre após a descontinuação da medicação devido à persistência dos reservatórios genômicos do HBV como o cccDNA epissômico e o HBV-DNA cromossômico integrado.

O advento das terapias curativas para hepatite C renovou o entusiasmo pela cura da infecção pelo HBV, que vai além da supressão viral. Como na infecção pelo HIV, a não detecção da viremia com o uso de antivirais não é suficiente para evitar completamente as complicações clínicas na hepatite B crônica. Em outras palavras: a inflamação crônica e a persistente ativação imune na infecção não controlada pelo HBV pode estar associada ao envelhecimento acelerado, imitando o que já foi relatado para infecções por HIV ou HCV. Portanto, a expressão de proteínas do HBV e fenômenos inflamatórios devem ser completamente interrompidos se o vírus não puder ser erradicado.

A cura completa do HBV se tornou um grande desafio. O único sucesso no desenvolvimento de medicamentos teve como alvo a polimerase do HBV (HBpol). A HBpol é um proteína multidomínio com proteína terminal (TP), espaçador, transcriptase reversa (TR) e subdomínios de ribonuclease H (RNAseH). Dessa maneira, até agora, apenas os medicamentos destinados às atividades de TR (ou seja, *priming* e polimerização) foram desenvolvidos e não atingem a cura esperada.

Atualmente, os desenvolvedores de novas moléculas estão mais inclinados a desenhar moléculas antivirais de ação direta (DAAs), porque atuam basicamente no ciclo de replicação dos vírus e são menos propensos a eventos adversos. Essas moléculas inibem atividades enzimáticas ou funções proteicas virais. Por outro lado, substâncias que se destinam a inibir uma função da célula hospedeira envolvida no ciclo de vida do vírus apresentam maior potencial para levar a mais efeitos indesejáveis.

Após a descoberta do NCTP (principal receptor celular do HBV, já mencionado no ciclo de vida), sistemas mais confiáveis de cultura celular estão sendo desenvolvidos, permitindo uma melhor compreensão sobre o ciclo de vida do HBV. Novos fármacos com alvo em etapas distintas do processo de infecção do HBV nos hepatócitos estão sendo testados, incluindo inibidores de entrada viral, novos inibidores da polimerase, inibidores de montagem dos capsídeos, bloqueadores de liberação do vírus e disruptores da formação e transcrição do cccDNA. Em conjunto com estes antivirais, agentes que aumentam a resposta imune específica anti-HBV, incluindo agonistas de *Toll-Like Receptor* (TLR), inibidores de *checkpoint* e vacinas terapêuticas, estão sendo desenvolvidos e testados para preencher a lacuna existente entre apenas a supressão viral e a extinção do vírus.

Espera-se que a combinação da terapia antiviral com a imunomoduladora elimine ou inative funcionalmente os reservatórios genômicos e aumente ou ative a resposta imune contra o HBV para que a "cura definitiva" da infecção crônica pelo HBV possa ser alcançada.

Novo Arsenal Terapêutico para o HBV

A seguir, serão citadas algumas substâncias e seus respectivos mecanismos de ação. Essas substâncias estão sendo estudadas em fases diferentes de ensaios clínicos e são consideradas promissoras para o futuro terapêutico da hepatite B.

- **Antivirais com ação no ciclo de vida do HBV:**
  - Inibidor de entrada: myrcludex.
  - Inibidores da polimerase: CMX-157, AGX-1009, besifovir, lagociclovir.
  - Bloqueadores do capsídeo: GLS-4, NVR 3-778.
  - Inibidores de liberação: Rep-2139, Rep-2165.
  - Clivagem do cccDNA (edição genética): CRISPR/Cas9, TALENS, ZFNs.
  - Inibidores de transcrição (interferência no RNA): ARC-520, ARC-521.
- **Imunomoduladores com ação na resposta imune do hospedeiro:**
  - Imunidade inata: GS-9620, Birinapant.
  - Imunidade adaptativa: vacinas terapêuticas (GS-4774), células T projetadas.

Algumas das novas substâncias acima apresentadas estão sendo testadas no tratamento da hepatite D, e serão mencionadas adiante como opções futuras para o tratamento da hepatite D.

HEPATITE D

A hepatite Delta (HD) é considerada a hepatite viral de maior morbimortalidade, de manejo clínico mais complexo entre as hepatites virais e é causada pelo vírus da hepatite D (HDV, anteriormente conhecido como agente Delta). A HD pode apresentar-se como infecção assintomática, sintomática ou de formas graves. As características exclusivas desse agente infeccioso, a escassez de estudos epidemiológicos e de ensaios clínicos randomizados, além da ausência de terapias eficazes, prejudicam a construção de efetivas políticas públicas de saúde. Até o momento, conta-se com a imunização para hepatite B como principal forma de prevenção da doença e com o PegINF como principal recurso terapêutico.

Os portadores crônicos inativos do vírus B são reservatórios importantes para a disseminação do HDV em áreas de alta endemicidade de infecção pelo HBV. A infecção pelo HDV pode ser simultânea ou posterior à infecção pelo HBV. Denomina-se a infecção simultânea de coinfecção, e a infecção secundária de superinfecção.

VÍRUS DA HEPATITE D (HDV)

O HDV é um vírus defectivo satélite do HBV. É o único membro da família *Deltavi-*

ridae, gênero *Deltavirus*, sendo considerado um vírus similar aos viroides, vírus de RNA que infectam plantas. O virion é composto por uma partícula esférica de, aproximadamente, 36 nm de diâmetro, que apresenta, em sua porção mais externa, um envelope bilipídico contendo as três formas do HBsAg, do qual o HDV depende para conseguir infectar novas células. O nucleocapsídeo é composto por uma molécula de RNA circular de fita simples (em formato de "rodo" ou "bastonete") que contém 1.679 nucleotídeos e, aproximadamente, 200 cópias do antígeno do HDV (HDVAg) por genoma. A única proteína codificada pelo genoma viral é o HDVAg. A estrutura do genoma viral, bem como sua composição nucleotídica, permite relacionar o HDV com os viroides vegetais. O RNA viral é uma ribozima, ou seja, uma molécula de ácido nucleico com capacidade catalítica.

Ciclo de Vida do HDV

O virion se liga ao hepatócito por interação entre a forma grande (*large*-L) do HBsAg (L-HBsAg) e um receptor de membrana ainda não identificado; o material genético viral é então desnudado no citoplasma da célula. A ribonucleoproteína G viral é direcionada ao núcleo, onde é transcrita na forma de RNA antigenômico, que é o molde para a replicação de novas transcrições do RNA circular viral. Os RNA mensageiros produzidos são transportados ao retículo endoplasmático, onde são traduzidos sob a forma de novas moléculas do HDVAg, as quais retornam ao núcleo e se associam às novas transcrições do RNA viral para formar novos complexos ribonucleoproteicos. Os complexos são exportados para o citoplasma e se associam às proteínas de envelope do HBV presentes no complexo de Golgi, formando novas partículas virais, que são exocitadas pela via trans-Golgi.

Tratamento da Hepatite D

O objetivo principal do tratamento é o controle do dano hepático independentemente do desfecho. O resultado mais desejável da terapia é a resposta virológica completa, definida como perda do HBsAg, associada a supressão sustentada do HDV-RNA. Porém, com um ano de tratamento isso raramente ocorre e um tratamento mais prolongado pode aumentar a perda do HBsAg.

Em um estudo com uso de IFN por até cinco anos, resultou na perda do HBsAg em 3 de 13 pacientes (23%). A resposta virológica precoce é definida pela perda do HDV-RNA após 24 semanas de tratamento e está associada a uma maior probabilidade de resposta sustentada. Nesse mesmo tempo, a incapacidade de alcançar a redução de, pelo menos, 2 log/mL foi associada a < 5% de chance de resposta sustentada após o tratamento.

Atualmente, não existe medicamento aprovado para coinfecção aguda ou crônica da hepatite B/D, mas, nos ensaios, o PegIFN mostrou-se um pouco eficaz. Ao estimular o sistema imunológico, cerca de 25-30% dos pacientes são capazes de suprimir a carga viral da hepatite D com injeções semanais ao longo de 48 semanas. Pesquisas recentes mostram taxas mais altas de eficácia com tratamento prolongado com interferon após um ano, mas pode ser difícil para os pacientes continuarem devido ao impacto físico e mental do interferon no organismo. Medicamentos antivirais comprovadamente eficazes contra hepatite B são, às vezes, prescritos junto com a terapia com interferon para pacientes com alta carga viral de hepatite B, mas estes não têm efeito sobre a hepatite D. É urgente que mais opções de tratamento sejam desenvolvidas para os milhões de pacientes com hepatite B/D que aguardam ansiosamente.

A boa notícia é que, com o renovado interesse científico, oito novos medicamentos estão atualmente em desenvolvimento e oferecem esperança para mais opções de tratamento nos próximos anos. Dois fármacos receberam designações especiais da Food and Drug Administration (FDA) e um da Agência Europeia de Medicamentos (EMA), abrindo caminho para o aumento de recursos e financiamento para o desenvolvimento dos mesmos. Devido aos recentes avanços, o futuro parece promissor, e dentro de alguns anos é provável que haja mais opções de tratamento disponíveis.

Opções Futuras de Tratamento para o HDV

Interferon Peguilado-lambda

O interferon peguilado-lambda (Peg-IFN-λ) é um IFN tipo III de primeira classe, bem caracterizado, de estágio tardio, que estimula a resposta imune mediada por células que são críticas para o desenvolvimento da proteção do hospedeiro durante infecções virais. A FDA designou essa substância como "*orphan drug*", um *status* especial conferido para algumas substâncias ou produtos. O patrocinador de uma *orphan drug* recebe vários incentivos para acelerar o processo de desenvolvimento.

Myrcludex B

O myrcludex B é uma das substâncias acima citadas como opção terapêutica para o HBV. É um "inibidor de entrada" e impede a entrada do vírus nos hepatócitos. Apresenta atividade contra o HBV e pode também impedir a infecção pelo HDV. Um estudo recente mostrou que o myrcludex B associado ao Peg-INF reduz a carga viral do HDV. Devido aos resultados desse estudo, a EMA concedeu o título de "elegibilidade PRIME" para incentivar o desenvolvimento do medicamento.

Ezetimiba

O ezetimiba é utilizado para reduzir o colesterol sérico, mas está sendo estudado para avaliar sua eficácia contra a hepatite D. Ele possui características farmacofóricas que podem parar o NCTP (receptor necessário para entrada do HBV e HDV no hepatócito).

Lonafarniba

O lonafarniba tem como alvo a proteína do processo de montagem do vírus, impedindo a produção de novas partículas virais. Em um atual ensaio clínico, o lonafarniba associado ao ritonavir mostrou-se promissor na redução da carga viral do HDV. A FDA concedeu *status* de *fast-track* à classe desse medicamento porque vem se mostrando seguro desde o desenvolvimento para utilização no tratamento do câncer.

Rep 2139

Esse composto é conhecido como um "polímero anfipático de ácido nucleico" (NAP). Ele impede a liberação do antígeno de superfície da hepatite B (HBsAg) pelos hepatócitos infectados e também está sendo avaliado para o vírus da hepatite D em combinação com PegIFN.

GI-18000

GI-18000 Tarmogen está sendo estudado por ser eficaz para provocar a resposta imune de células T contra células infectadas com o HDV. A estratégia é identificar alvos moleculares que distinguem células doentes de células normais. Uma vez o sistema imunológico ativado seletivamente, atingirá e eliminará apenas as células doentes.

HEPATITE C

A infecção pelo vírus da hepatite C (HCV) é uma das principais causas de doença hepática crônica, com aproximadamente 71 milhões de indivíduos cronicamente infectados em todo o mundo. Os cuidados clínicos para pacientes com doença hepática relacionada ao HCV avançaram consideravelmente graças a um melhor entendimento da fisiopatologia da doença e devido à evolução dos procedimentos diagnósticos, da terapia e da prevenção.

A história natural em longo prazo da infecção pelo HCV é altamente variável. A lesão hepática varia desde alterações histológicas mínimas até fibrose extensa e cirrose, com ou sem o desenvolvimento do carcinoma hepatocelular (CHC). Dos milhões de indivíduos cronicamente infectados em todo o mundo, muitos desconhecem sua infecção, com variações importantes de acordo com a área geográfica. Durante as duas últimas décadas, a evolução do tratamento determinou a possibilidade de cura de uma doença crônica com elevada morbimortalidade.

VÍRUS DA HEPATITE C (HCV)

Os avanços da biologia molecular proporcionaram a identificação do HCV que ocorreu em 1989. O HCV pertence ao gênero *Hepacivirus* da família *Flaviviridae*, é um vírus constituído por RNA de fita simples, com polaridade positiva, possui envelope e seu genoma tem aproximadamente 9.600 nucleotídeos. Estes estão organizados em uma região aberta de leitura (*open reading frame* – ORF) que codifica uma poliproteína viral de aproximadamente 3.000 aminoácidos que será clivada e dará origem às proteínas estruturais (core, E1 e E2) e não estruturais (p7, NS2, NS3, NS4A, NS4B, NS5A e NS5B). Nos extremos dessa ORF encontram-se regiões não codificadas (*non-translated region* – NTR), 5'NTR e 3'NTR, que têm uma importante função na regulação da ativação e replicação viral.

A transmissão ocorre principalmente por via parenteral. São consideradas populações de risco acrescido: indivíduos que receberam transfusão de sangue e/ou hemoderivados antes de 1993, pessoas que compartilham material para uso de drogas injetáveis, inaláveis, tatuagem, *piercing* ou que apresentam outras formas de exposição percutânea. A transmissão sexual pode ocorrer principalmente em pessoas com múltiplos parceiros e com prática sexual de risco acrescido (sem uso de preservativo). A transmissão perinatal é possível e ocorre quase sempre no momento do parto ou logo após. A transmissão intrauterina é incomum. A média de infecção em crianças nascidas de mães HCV positivas é de aproximadamente 6% e havendo coinfecção com HIV sobe para 17%. A transmissão pode estar associada ao genótipo e carga viral elevada do HCV. Apesar da possibilidade de transmissão pelo aleitamento materno (partículas virais foram demonstradas no colostro e leite materno), não há até agora evidências conclusivas de aumento do risco à transmissão, exceto na ocorrência de fissuras ou sangramento nos mamilos.

A diversidade genômica do HCV é representada por sete genótipos filogeneticamente distintos, que diferem de 30% a 35% entre si. A variabilidade do HCV está associada à baixa fidelidade da enzima RNA polimerase RNA-dependente e à alta taxa de replicação viral, que facilita a adaptação do vírus ao hospedeiro. Estudos mostram que os genótipos 1, 2 e 3 possuem distribuição mundial, já os genótipos 4 a 7 apresentam uma dispersão em áreas mais restritas.

O genótipo 1 é o mais prevalente em todo o mundo e é responsável por 46% de todas as infecções pelo HCV, seguido pelo genótipo 3 (30%). O mesmo se observa no Brasil, com pequenas variações na proporção de prevalência desses genótipos. O genótipo 2 é frequente na região Centro-Oeste (11% dos casos), enquanto o genótipo 3 é mais comumente detectado na região Sul (43%).

Entre os genótipos foram reportados mais de 100 subtipos, os quais se diferenciam entre si de 20% até 25% no seu genoma. Os subtipos são identificados pelas letras do alfabeto (a, b, c,...). Nessa classificação, os subtipos 1a, 1b, 2c e 3a são os de maior prevalência global, sendo representados em todos os continentes do mundo. Os subtipos 1b, 2a e 2b são mais prevalentes em grupos pertencentes a populações com idade mais avançada e estão em sua maioria ligados à transfusão de sangue.

Ciclo de Vida do HCV

O modo de entrada do HCV na célula não está completamente elucidado, mas é um processo complexo que requer a ação coordenada de diversas proteínas do hospedeiro, incluindo as glicosaminoglicanas (GAG), o receptor de lipoproteína de baixa densidade (*low-density lipoprotein receptor*

– LDLR), o receptor de lipoproteína de alta densidade SR-BI (*scavenger receptor class B type I* – SR-BI), CD81 e duas proteínas de junção, a claudina-1 (CLDN1) e a ocludina (OCLN). É provável que o virion utilize esses fatores de forma sequencial. Um grupo de receptores é, provavelmente, responsável por mediar interações iniciais de baixa afinidade, necessárias à entrada do HCV. A proteína de envelope (E2) se liga à CD81. Em seguida, eventos de sinalização são necessários para o recrutamento da CLDN1. O receptor do fator de crescimento epidérmico (*epidermal growth factor receptor* – EGFR) e o receptor de efrina A2 (*ephrin type-A receptor 2* – EphA2) modulam a associação CD81-CLDN1. Após a ligação CD81-CLDN1, o complexo HCV--receptor interage com a OCLN e é internalizado nas junções celulares, via endocitose mediada por clatrina. O desencapsidamento ocorre em endossomos acidificados.

A poliproteína do HCV é traduzida na membrana do retículo endoplasmático rugoso, com a fita positiva de RNA servindo de molde. A tradução é iniciada de maneira independente do *cap*, por meio do sítio de entrada do ribossomo interno (*internal ribosome entry sites* – IRES) localizado na 5'NTR. É produzida uma poliproteína precursora de, aproximadamente, 3.000 aminoácidos, que é posteriormente processada por proteases celulares (p. ex., peptidases de sinal) e virais (NS2 e NS3) para gerar as dez proteínas virais: core, E1 e E2, p7, NS2, NS3, NS4A, NS4B, NS5A e NS5B.

O genoma viral é replicado pela NS5B; a proteína NS5A tem papel regulatório na replicação do vírus e a proteína NS3 possui uma porção com função de helicase, que também é importante para a replicação do genoma viral. Finalmente, a NS4B, que é uma proteína com papel significativo no rearranjo de membranas da célula, forma a chamada "teia membranosa" (ou complexo de replicação) que dá suporte e compartimentaliza a replicação do HCV. Esse complexo se associa a proteínas virais, componentes celulares do hospedeiro e fitas nascentes de RNA.

Os estágios tardios do ciclo do HCV não estão completamente elucidados. No entanto, sabe-se que a montagem e a liberação da partícula são processos firmemente regulados com a síntese de lipídios da célula hospedeira. Após a clivagem pelas proteases celulares, a proteína do core se realoca na membrana do retículo endoplasmático em gotículas de lipídios. Acredita-se que o RNA viral é conduzido ao core pela NS5B, além de ocorrer uma interação com a NS5A. A interação NS5A-core aciona a formação do nucleocapsídeo. Os capsídeos recém-formados brotam do lúmen do retículo endoplasmático em um processo ligado à síntese de lipoproteínas de muito baixa densidade (*very low density lipoprotein* – VLDL). Dessa maneira, o brotamento depende da síntese de VLDL e requer diversas enzimas do hospedeiro.

Tratamento da Hepatite C

Os antivirais de ação direta (DAAs) transformaram o cenário de tratamento do HCV e foram eles que determinaram a grande chance de clareamento do vírus. Atualmente, todos os indivíduos com infecção pelo HCV devem ser considerados para tratamento, incluindo os virgens de tratamento e aqueles que não conseguiram atingir resposta virológica sustentada (RVS) após o tratamento anterior.

Sendo assim, o objetivo principal do tratamento do HCV é a cura da infecção, isto é, obter RVS definida como a não detecção do HCV 12 semanas (RVS12) ou 24 semanas (RVS24) após o término do tratamento. A RVS corresponde à cura da infecção pelo HCV, com chance muito baixa de recaída tardia. A RVS é geralmente associada à normalização das enzimas hepáticas e à melhora ou desaparecimento da necrose inflamatória e da fibrose hepática em pacientes sem cirrose.

Pacientes com fibrose avançada (escore METAVIR F3) ou cirrose (escore METAVIR F4) permanecem em risco de complicações potencialmente fatais. No entanto, a fibrose hepática pode regredir e o risco de complicações, como o desenvolvimento de hipertensão portal e insuficiência hepática, é reduzido após uma RVS.

Dados recentes sugerem que o risco do desenvolvimento de carcinoma hepatocelular e da mortalidade relacionada ao fígado é significativamente reduzido, mas não eliminado. Quando comparados os pacientes com cirrose que eliminam o HCV com aqueles não tratados e com resposta virológica não sustentada, especialmente na presença de cofatores de morbidade hepática, como a síndrome metabólica, consumo nocivo de álcool e/ou infecção concomitante pelo vírus da hepatite B, isto pode ser bem caracterizado. O HCV também está associado a inúmeras manifestações extra-hepáticas e a eliminação do vírus induz a reversão da maioria delas com redução de todas as causas de mortalidade.

As duas formas de hepatite C, tanto a aguda quanto a crônica, podem ser tratadas. O tratamento é seguido conforme as orientações disponibilizadas em protocolos clínicos de tratamento. Esses documentos para orientação com relação aos medicamentos disponíveis e esquemas terapêuticos para o tratamento da hepatite C, seja aguda ou crônica, foram elaborados e sofrem atualizações periódicas. Os mais utilizados são o guia europeu da European Association for the Study of the Liver (EASL), o guia americano da American Association for the Study of Liver Diseases (AASLD) e o brasileiro denominado Protocolo Clínico e Diretrizes Terapêuticas (PCDT) para Hepatite C e Coinfecções.

O protocolo brasileiro traz alternativas terapêuticas para o tratamento da hepatite C, com registro no Brasil e que são incorporadas ao Sistema Único de Saúde (SUS) por apresentarem alta efetividade terapêutica. Porém, a análise da oferta dos esquemas terapêuticos no SUS é baseada em uma análise de custo-minimização, ou seja, priorização das alternativas que implicam em menor impacto financeiro ao sistema, sem deixar de garantir o acesso a terapias seguras e eficazes às pessoas com hepatite C. O PCDT determina as condições de uso de todas as tecnologias incorporadas no SUS para o tratamento da hepatite C e o Ministério da Saúde (MS) emite recomendações, por meio de Nota Técnica específica, sobre quais tecnologias estarão disponíveis no SUS, de acordo com as indicações do PCDT publicado e o critério de custo-minimização.

Hepatite C Aguda

A maioria dos pacientes com hepatite C aguda é assintomática, mas espera-se alta taxa de cronicidade (50% a 90%). Nos casos sintomáticos de hepatite C aguda, sobretudo nos ictéricos, o clareamento viral espontâneo pode ocorrer em 15% a 40% dos casos. A eliminação viral espontânea ocorre mais frequentemente nas primeiras 12 semanas após o início da infecção. O objetivo do tratamento da infecção aguda pelo HCV é reduzir o risco de progressão para hepatite crônica. A detecção precoce da infecção aguda, sintomática ou não, vem sendo considerada como uma importante medida de saúde pública no controle da disseminação da infecção por esse vírus. Os tratamentos sempre devem ser considerados nos casos de hepatite C aguda, sendo necessário um esforço contínuo para diagnosticá-la o mais precocemente possível.

Em grupos populacionais com maior vulnerabilidade para a aquisição da infecção aguda pelo HCV – particularmente, homens que fazem sexo com homens e pacientes coinfectados pelo HIV, a avaliação periódica (no mínimo anual) está indicada para o diagnóstico precoce da infecção. Vários esquemas terapêuticos têm sido propostos para o tratamento da hepatite C aguda. Independentemente do esquema utilizado, verificam-se elevadas taxas de RVS.

O tratamento atual da hepatite C aguda utiliza DAAs associados ou não à ribavirina, dependendo do genótipo. Essa indicação ocorre para indivíduos adultos, maiores de 12 anos ou indivíduos com mais de 35 kg. Indivíduos entre 3 e 11 anos e com peso inferior a 35 kg, ainda deverão usar interferon peguilado associado à ribavirina.

Hepatite C Crônica

A hepatite crônica pelo HCV é uma doença de caráter insidioso e se caracteriza por um processo inflamatório persistente. Em média, 20% dos portadores crônicos evoluem para cirrose ao longo do tempo. Uma vez estabelecido o diagnóstico de cirrose hepática, o risco anual para o surgimento de carcinoma hepatocelular é de 1% a 5%. O risco anual de descompensação hepática é de 3% a 6%. Após um primeiro episódio de descompensação hepática, o risco de óbito, nos 12 meses seguintes, é de 15% a 20%.

No Brasil, estima-se que a prevalência de pessoas sororreagentes (com anti-HCV positivo) seja de aproximadamente 0,7%, o que corresponde a aproximadamente um milhão de pessoas sororreagentes para o HCV. Desses casos, estima-se que 657.000 sejam virêmicos e que realmente necessitem de tratamento. Ressalta-se que a prevalência de 0,7% é referente à população geral compreendida na faixa etária de 15 a 69 anos, até o ano de 2016.

Deverão ser tratados todos os pacientes com infecção crônica pelo HCV, virgens de tratamento ou tratados com esquemas terapêuticos anteriores com interferon e ribavirina, que estejam dispostos a serem tratados e que não apresentam contraindicações ao tratamento.

O tratamento deverá ser considerado sem demora para pacientes com fibrose significativa (escore METAVIR F2 ou F3) ou cirrose (escore METAVIR F4), incluindo cirrose descompensada; pacientes com manifestações extra-hepáticas clinicamente significativas (vasculite sintomática associada à crioglobulinemia mista relacionada ao HCV, nefropatia relacionada a imunocomplexos circulantes do HCV e linfoma não Hodgkin de células B); pacientes com recorrência de HCV após transplante hepático; doentes em risco de rápida evolução da doença hepática devido a comorbidades (receptores de transplante de órgãos sólidos não hepáticos ou de medula óssea, coinfecção com HBV e diabetes); e indivíduos com alto risco de transmissão do HCV (como usuários de droga injetável, homens que fazem sexo com homens com práticas sexuais de alto risco, mulheres em idade fértil que desejam engravidar, pacientes em hemodiálise e indivíduos encarcerados). Usuários de droga injetável e homens que fazem sexo com homens com práticas sexuais de alto risco devem estar cientes do risco de reinfecção e devem aplicar medidas preventivas após o tratamento bem-sucedido.

A seguir, serão apresentadas as substâncias usadas no tratamento da hepatite C. Algumas já não são mais indicadas e estão fora dos protocolos acima mencionados, mas foram abordadas para a compreensão da evolução do tratamento da hepatite C. A retirada de determinadas substâncias dos protocolos ocorreu devido ao desenvolvimento de novas substâncias, com melhor potência antiviral, por apresentarem melhor comodidade posológica e por apresentarem menos eventos adversos. Outras substâncias nem entraram em protocolos, mas serviram como prova de conceito e foram fundamentais para o desenvolvimento de novas substâncias dentro de um determinado grupo.

Substâncias Ativas contra os Vírus da Hepatite C

Interferons-alfa (IFNs-α)

Embora os interferons já tenham sido mencionados na seção sobre hepatite B, é bastante relevante mencioná-los com detalhes inerentes ao tratamento do HCV.

O interferon-alfa (IFN-α) foi a primeira substância utilizada no tratamento do HCV. Apresenta um mecanismo duplo de ação, atuando como imunomodulador e antiviral. A imunomodulação implica na ativação de macrófagos, células *natural killer* (NK), linfócitos T citotóxicos e na produção de anticorpos, o que resulta no aumento da resposta imunológica do hospedeiro ao vírus.

Como no tratamento do HBV, a formulação peguilada do interferon (PegIFN) passou a ser a de escolha com relação ao interferon convencional no tratamento do HCV. Porém, mesmo com a chegada do PegIFN, o mesmo não se tornou o medicamento ideal para o tratamento da hepatite C, devido aos inúmeros eventos adversos, presença de contraindicações, ter formulação injetável e tempo prolongado de tratamento. Sendo assim, a comunidade científica se empenhou para o desenvolvimento de medicamentos que pudessem ser usados em esquemas livres de PegIFN.

Ribavirina

A ribavirina é um nucleosídeo sintético análogo da guanosina. Apresenta amplo espectro de ação antiviral, mostrando-se ativa tanto sobre vírus DNA como sobre vírus RNA, incluindo mixovírus, paramixovírus, arenavírus, retrovírus, herpesvírus, poxvírus, flavivírus e adenovírus. Tem como mecanismo de ação a inibição da síntese de proteínas, do RNA e DNA virais. É inicialmente fosforilada a derivados mono, di e trifosfatos por enzimas da célula hospedeira. Inibe a RNA-polimerase do vírus influenza sem inibir a mesma enzima nas células e no vírus da vaccínia produz a formação de partículas virais incompletas. A ribavirina é particularmente ativa contra o vírus sincicial respiratório, e é capaz de inibir o HCV e a replicação do HIV em culturas de linfócitos.

A ribavirina é absorvida por via oral, distribuindo-se pelo organismo e sofrendo concentração nas hemácias. Atravessa pouco a barreira hematoencefálica, sendo baixa sua concentração liquórica. Por via oral, também é baixa sua concentração nas secreções das vias respiratórias e, por isso, a substância é empregada sob a forma de aerossol para o tratamento da infecção causada pelo vírus sincicial respiratório. Sofre metabolização intracelular e é eliminada com seus metabólitos na urina.

Atualmente, a indicação aprovada da ribavirina restringe-se ao tratamento da febre de Lassa, por via oral ou IV, da infecção pelo vírus sincicial respiratório em crianças, sob a forma de aerossol, e na hepatite C crônica em associação com antivirais de ação direta. Estudos clínicos vêm demonstrando resultados promissores em pacientes com febres hemorrágicas causadas por arbovírus e em pacientes com pneumonite pelo vírus do sarampo.

Em pacientes com sarampo grave com pneumonite, a ribavirina é recomendada por via intravenosa na dose inicial de 35 mg/kg/dia durante dois dias e, em seguida, 20 mg/kg/dia, fracionadas de 8/8 horas, durante uma semana.

Na febre de Lassa, uma infecção causada por arenavírus que ocorre na África, a ribavirina é recomendada por via oral na dose inicial, em adultos, de 2 g, seguida de 1 g por dia, dividida em três ou quatro tomadas, durante 10 dias. Por via intravenosa, administra-se a dose inicial de 2 g seguida de 1 g a cada seis horas durante quatro dias e depois 1 g a cada oito horas por mais seis dias. A ribavirina já foi utilizada com bom resultado em infecção acidental pelo vírus sabiá, também um arenavírus, administrada por via intravenosa, na dose inicial de 30 mg/kg, seguida da dose de 15 mg/kg a cada seis horas durante quatro dias, e depois na dose de 7,5 mg/kg três vezes ao dia, por mais seis dias.

No tratamento de infecções pelo vírus sincicial respiratório, a ribavirina é utilizada em aerossol, preferencialmente por meio de máscara de oxigênio, na diluição de 20 mg/mL. Para esta indicação, a substância é apresentada em frascos com 100 mL contendo 6 g, para ser diluída em 200 mL de água destilada, dando a concentração final de 20 mg/mL. O aerossol de ribavirina deve ser aplicado por 12 a 18 horas por dia, durante três a sete dias. Para a eficácia do tratamento, o emprego do fármaco deve ser feito ao início dos sintomas clínicos. Esse mesmo tratamento é recomendado para infecções pelo vírus influenza. A administração da ribavirina por via IV em pacientes transplantados que desenvolveram pneumonia pelo vírus sincicial respiratório não mostrou bons resultados e foi causa de hemólise grave em alguns pacientes.

Na hepatite C crônica, a dose é dependente do peso e do genótipo do HCV. Geralmente, são 11 mg/kg/dia ou 1 g (< 75 kg) e 1,25 g (> 75 kg) para adultos e 15 mg/kg/dia para crianças, por via oral e fracionadas em duas tomadas ao dia. Em pacientes com cirrose Child-Pugh B e C, a dose inicial de ribavirina deve ser de 500 mg ao dia, podendo ser aumentada conforme a tolerância do paciente e de acordo com a avaliação médica. A dose máxima não deve ultrapassar 11 mg/kg/dia. O tempo de tratamento vai depender do esquema de tratamento proposto.

A toxicidade da ribavirina por aerossol é pequena. Entretanto, é importante que a substância não seja administrada em ventiladores mecânicos, pois pode haver a precipitação do produto nas válvulas e na tubulação causando o mau funcionamento do aparelho. Deterioração da função pulmonar tem sido descrita com o emprego de doses elevadas por tempo prolongado. Por via oral, pode haver queixas de náuseas, vômitos e dor epigástrica. Anemia, leucopenia e elevação de transaminases séricas podem ocorrer com o uso prolongado do medicamento, e erupção maculopapular também foi descrita. A ribavirina é mutagênica e teratogênica para animais de laboratório e é contraindicada na gestação. Tanto a mulher quanto seu parceiro que estiverem em vigência de ribavirina deverão esperar seis meses após o tratamento para a concepção.

As principais interações medicamentosas ocorrem com alguns antirretrovirais inibidores da transcriptase reversa análogos de nucleosídeos como a zidovudina (associação contraindicada devido ao aumento do risco de anemia), didanosina (associação contraindicada por ocorrer aumento da exposição à didanosina e ao seu metabólito ativo; há relato de insuficiência hepática, neuropatia periférica, pancreatite e acidose lática) e estavudina (associação contraindicada devido a toxicidade mitocondrial).

A ribavirina é comercializada no Brasil sob a forma de cápsulas com 100 mg e 250 mg, e em xarope com 10 mg/mL, na especialidade farmacêutica de referência Virazole® (UCI-Farma); em cápsulas com 200 mg na especialidade farmacêutica Rebetol® (Schering-Plough) e em produtos similares. Não existe apresentação injetável desse fármaco no Brasil.

Interferon-alfa (IFN-α), Interferon Peguilado e Ribavirina

Os dois IFN-α, 2a e 2b, foram utilizados em monoterapia no início do tratamento do HCV. Estudos com vários genótipos do HCV mostraram, de forma geral, baixa eficácia na resposta à monoterapia, evidenciando uma resposta virológica sustentada em torno de 16%. Após a associação com a ribavirina (RBV), essencial para o tratamento da infecção pelo HCV, mas com mecanismo de ação ainda não determinado, elevou-se para 41% a possibilidade de RVS, considerando-se todos os genótipos. Devido aos estudos comprovando melhor eficácia da terapia combinada, a associação do IFN-α com a RBV passou, naquele momento, a ser utilizada.

Com a introdução dos PegIFN-α, estes passaram a ser também associados à RBV, porém a eficácia da terapia dupla (TD), PegIFN-α + RBV (PR), continuou não sendo a ideal. Considerando-se todos os genótipos, a TD mostrou ser melhor, mas conseguiu atingir cerca de 60% de RVS. Apenas 40% a 50% dos portadores dos genótipos 1 e 4 atingiram RVS, se comparados aos 80% dos portadores dos genótipos 2 e 3 que atingiram RVS. Isso implicou na necessidade de medicamentos mais potentes, com melhor esquema posológico, menos eventos adversos e com redução no tempo de tratamento, que chegavam a 12 meses ou mais dependendo da situação.

O interferon convencional não é mais utilizado nos esquemas de tratamento da hepatite C.

O PegIFN-α2a continua sendo disponibilizado, no PCDT 2019, apenas para o tratamento de crianças > 3 anos, na dose de 180 μg/1,73 m², por via subcutânea, uma vez por semana. O tempo de tratamento recomendado varia de acordo com o genótipo do HCV: 48 semanas para o genótipo 1 e 24 semanas para os genótipos 2 e 3.

A ribavirina também é disponibilizada no PCDT 2019, não só para uso associado ao PegIFN-α2a para tratamento de crianças, mas principalmente para uso em associação com os DAAs no tratamento de adultos.

Antivirais de Ação Direta (DAAs) contra o HCV

O retardo no avanço das pesquisas para o desenvolvimento de novos medicamentos ocorreu devido a inexistência de modelos animais adequados e da dificuldade de se conseguir a replicação do HCV em culturas de células. Só após o entendimento da organização genômica do HCV, do seu ciclo de vida, do desenvolvimento de *replicons* e de partículas virais infectantes em sistemas de cultivo em tecidos, que se tornou possível o desenho racional de agentes que podem inibir especificamente a replicação do HCV.

Os novos antivirais desenvolvidos para o tratamento da hepatite C são conhecidos como antivirais de ação direta (DAAs). Seus principais alvos de ação são a protease serina NS3/NS4A (responsável pela tradução e processamento da poliproteína viral), as proteínas NS4B/NS5A (uma proteína multifuncional que é um componente essencial do complexo de replicação do HCV) e a enzima NS5B (uma RNA polimerase RNA-dependente, responsável pela replicação do RNA).

Os medicamentos com ação nesses alvos são chamados de inibidores da protease NS3/NS4A, inibidores da NS5A e inibidores da polimerase NS5B. São identificados pelo sufixo atribuído a cada classe: "PREVIR" para os inibidores da protease, "ASVIR" para os inibidores da NS5A e "BUVIR" para os inibidores da polimerase NS5B.

Para a utilização dos DAAs, é de fundamental importância conhecer o genótipo do HCV e o subgenótipo, quando possível. Os diferentes medicamentos podem ser específicos para um determinado genótipo, podem ter atividade contra mais de um genótipo ou podem ter atividade contra todos os genótipos (pangenotípicos).

Os esquemas terapêuticos são compostos pela associação de dois ou mais medicamentos de classes diferentes, e com a chegada de novos DAAs houve a possibilidade da composição de esquemas livres de interferon. A ribavirina permanece como opção em associação aos DAAs para melhorar a RVS em alguns genótipos e determinados grupos de pacientes, principalmente os cirróticos. A indicação de um determinado esquema antiviral varia de acordo com alguns fatores: o genótipo, grau de fibrose, presença de cirrose compensada ou descompensada, presença de coinfecção com HIV e comorbidades.

Inicialmente, os fármacos foram formulados separadamente para serem usados de forma associada em esquemas terapêuticos. Com o desenvolvimento de novos fármacos, muitas vezes produzidos pelo mesmo laboratório farmacêutico, alguns medicamentos passaram a ser coformulados, ou seja, associados em um só comprimido.

Inibidores da Protease (IP) – "PREVIR"

A importância da protease serina NS3/4A para a replicação do HCV foi demonstrada em chimpanzés inoculados com HCV-RNA genômico, contendo uma mutação no sítio ativo na protease NS3. A replicação viral foi interrompida com a utilização do ciluprevir, uma molécula que estabeleceu a primeira prova de conceito que reduziu o HCV-RNA em 2-3 log10 UI/mL, durante dois dias de monoterapia. O ciluprevir passou a ser conhecido como um inibidor da protease (IP) do HCV por ter sido capaz de bloquear a serina protease NS3/4A, interrompendo a replicação viral. Seu desenvolvimento foi interrompido em ensaios clínicos de fase Ib por causa da toxicidade em animais. No entanto, a estrutura do ciluprevir foi explorada para o desenvolvimento de novos inibidores.

Os inibidores da protease foram os primeiros DAAs liberados para o tratamento do HCV. Duas principais classes de moléculas de IP anti-HCV foram desenvolvidas. O primeiro grupo é representado pelos inibidores macrocíclicos, não covalentes, como o ciluprevir. O segundo é constituído pelos inibidores lineares, covalentes reversíveis, também conhecidos como inibidores *serine-trap*.

Os primeiros IP aprovados para o tratamento do genótipo 1 do HCV foram o boceprevir (BOC) e o telaprevir (TVR), em 2011, ambos exemplos de inibidores lineares. Esses medicamentos foram considerados de primeira onda e fazem parte de primeira geração de DAAs. Não podem ser usados em monoterapia, foram usados em associação com interferon peguilado + ribavirina (PR) e apresentam baixa barreira genética. Foi observado que o genótipo 1a (HCV-1a) desenvolve resistência mais facilmente com relação ao genótipo 1b. No HCV-1a, basta a mudança de um único nucleosídeo no códon 155 para o desenvolvimento de resistência.

Esse novo esquema terapêutico para a época, conhecido como terapia tripla (TT), composto por PR e IP, atingiu resposta virológica sustentada (SVR) mais elevada, chegando a 65-75%, quando comparado com a terapia dupla de PR. Entretanto, embora a RVS tenha sido melhor com relação a PR, estava longe de ser a ideal. Além disso, apresentaram perfil desfavorável de eventos adversos como anemia, disgeusia, erupção cutânea, prurido, náuseas e diarreia com o telaprevir; fadiga, náuseas, cefaleia, pele seca e disgeusia com o boceprevir; além das interações medicamentosas com estes IP e da necessidade de *lead-in* com o boceprevir. O *lead-in* foi uma estratégia usada no tratamento com o boceprevir. Ao invés de iniciar o interferon peguilado + ribavirina + boceprevir concomitantemente, iniciava-se primeiro o PR por um mês, para a redução da carga viral e, posteriormente, associava-se o boceprevir.

A posologia do telaprevir era de dois comprimidos revestidos de 375 mg (total de 750 mg) a cada oito horas, junto com alimento. A do boceprevir, quatro cápsulas de 200 mg (total de 800 mg) de 8/8 h. A duração do tratamento poderia chegar a 12 meses. Sendo assim, só foram utilizados enquanto não apareceram novas opções terapêuticas com antivirais com maior potência e melhores perfis de segurança.

O terceiro IP liberado para uso em associação com PegIFN + RBV foi o simeprevir, e será descrito a seguir.

Simeprevir

O simeprevir é um inibidor da protease do HCV de segunda geração, aprovado pela Food and Drug Administration (FDA), em 2013, para tratamento do genótipo 1 do HCV em combinação com outros DAAs. É disponibilizado como simeprevir sódico e cada cápsula dura contém 154,4 mg de simeprevir sódico equivalente a 150 mg de simeprevir. No Brasil, era comercializado como simeprevir sódico, com a marca registrada Olysio® (Janssen-Cilag).

O simeprevir se liga extensivamente às proteínas plasmáticas (> 99,9%), principalmente à albumina e, em menor extensão, à alfa-1 glicoproteína ácida. A ligação à proteína plasmática não é alterada de forma significativa em pacientes com comprometimento renal ou hepático e é metabolizado no fígado. Experimentos *in vitro* com microssomos hepáticos humanos indicaram que o simeprevir sofre, principalmente, metabolismo oxidativo pelo sistema do citocromo P450 3A (CYP3A) hepático. O envolvimento do CYP2C8 e do CYP2C19 não podem ser excluídos. Experimentos *in vitro* em células Caco-2 humanas indicaram que o simeprevir é um substrato da glicoproteína-P (P-gp).

A eliminação do simeprevir ocorre via excreção biliar. A depuração renal representa um papel insignificante em sua eliminação. A depuração de creatinina não demonstrou influenciar seus parâmetros farmacocinéticos e, portanto, não é esperado que a insuficiência renal tenha efeito clinicamente relevante na exposição ao simeprevir e não é necessário o ajuste de dose em pacientes com insuficiência renal leve, moderada ou grave. A segurança e a eficácia do simeprevir não foram estudadas em pacientes infectados pelo HCV com insuficiência renal grave ou doença renal terminal, incluindo pacientes que necessitam de diálise. Como o simeprevir apresenta ligação alta às proteínas plasmáticas, não é provável que ele seja removido de maneira significativa pela diálise.

Não se sabe se o simeprevir ou seus metabólitos são excretados no leite humano e é categoria de risco C para uso em gestantes. Não há dose estabelecida para crianças.

Com relação aos eventos adversos, é bem tolerado e os mais comuns são prurido, náusea e *rash* (incluindo fotossensibilidade) quando em associação com interferon e ribavirina. Pode ocorrer hiperbilirrubinemia por ser inibidor dos transportadores OATP1B1 e MRP2.

A administração de substâncias que sejam indutoras moderadas ou fortes do CYP3A não é recomendada devido a possibilidade de maior ou menor exposição ao simeprevir. Várias substâncias são contraindicadas em pacientes recebendo simeprevir, incluindo anticonvulsivantes (carbamazepina, oxcarbazepina, fenobarbital e fenitoína), antibióticos (eritromicina, claritromicina, rifampicina, rifabutina, rifapentina, dentre outros), antifúngicos azólicos, dexametasona administrada sistemicamente, cisaprida, fitoterápicos (erva de São João) e antirretrovirais.

Ajuste de dose é necessário para uso associado com vários antiarrítmicos, varfarina, bloqueadores do canal de cálcio, inibidores da HMG CoA redutase e sedativos/ansiolíticos. Não há necessidade de reajuste de dose com imunossupressores como tacrolimo e ciclosporina (baseado em estudos realizados em voluntários sadios).

Quanto à possibilidade de resistência, nos pacientes com genótipo 1a, se o polimorfismo Q80K estiver presente, considera-se terapia alternativa.

A posologia é de uma cápsula de 150 mg por via oral, uma vez ao dia com alimento, por 12 semanas. Não há necessidade de ajuste de dose em insuficiência renal ou para insuficiência hepática Child-Pugh A. Não é recomendado para insuficiência hepática moderada ou grave.

O simeprevir não está mais disponível para o tratamento do HCV nos atuais protocolos.

Todos os indivíduos com hepatite C deverão ser submetidos a investigação de coinfecção pelo HBV devido a possibilidade de hepatite fulminante ou reativação da hepatite B durante ou após o tratamento com DAAs.

Há necessidade de consulta ao protocolo vigente no país para a indicação do melhor esquema de tratamento disponível. É sempre conveniente consultar as tabelas com as interações medicamentosas disponibilizadas nos protocolos de tratamento e/ou o site www.hep-druginteractions.org para coadministrar medicamentos.

Ritonavir

O ritonavir é um inibidor da protease do HIV, e já foi usado como antirretroviral, mas atualmente é utilizado apenas como potencializador farmacocinético. Suas características estão descritas no capítulo de antirretrovirais. Foi mencionado dentre os IP do HCV por ser usado, também, como um potencializador nos esquemas de tratamento da hepatite C crônica.

Outros Inibidores da Protease (IP)

Outros IP foram liberados mais recentemente: o grazoprevir, veruprevir/ritonavir (no Brasil) ou paritaprevir/ritonavir (na Europa e Estados Unidos), voxilaprevir, glecaprevir. Esses IP são para uso em esquemas terapêuticos livres de interferon e por serem coformulados, serão apresentados no tópico de medicamentos coformulados.

Inibidores da Proteína NS5A – "ASVIR"

A NS5A do HCV é uma das seis proteínas virais não estruturais que coordenam a replicação viral intracelular. Há relatos de múltiplas funções no ciclo de vida do HCV e interage com uma variedade de proteínas virais e do hospedeiro. Estudos indicam que a NS5A recruta a lipídio quinase PI4Ka para apoiar a integridade do complexo de replicação na membrana pelo aumento da concentração local do fosfatidilinositol-4-fosfato (PI(4)P).

Embora a NS5A seja necessária para a replicação do RNA viral e seja essencial para a produção de virions, ainda permanece desconhecido seu mecanismo de ação a nível molecular. Os inibidores da NS5A foram o foco de muita atenção quando emergiram como parte do primeiro tratamento curativo para infecções pelo HCV, em 2014.

A estrutura dos inibidores da NS5A é caracterizada pela simetria dimérica. Isso sugere que os inibidores da NS5A atuam nos dímeros da NS5A. Além disso, parecem atrapalhar a formação de novos complexos de replicase, resultando em uma diminuição gradual da síntese de RNA viral. Porém, esse efeito ainda não foi demonstrado em complexos previamente formados. Evidências sugerem que os inibidores da NS5A modificam a localização da NS5A dentro da célula e isto pode causar uma montagem anormal, levando a vírus malformados. Alguns estudos revelaram que a inibição da montagem viral tem um papel mais importante na redução do RNA que a redução da replicação viral.

Os inibidores da NS5A aprovados para uso no tratamento da hepatite C são: daclatasvir, ledipasvir, ombitasvir, elbasvir e velpatasvir. O único não coformulado é o daclatasvir, e será descrito a seguir. Os outros serão apresentados no tópico de medicamentos coformulados.

Daclatasvir

O daclatasvir é um inibidor da NS5A, uma proteína multifuncional que é componente essencial do complexo de replicação do HCV. Daclatasvir foi aprovado, em 2015, pela FDA, inibe a replicação do RNA viral e a montagem do virion. Dados *in vitro* e de modelagem computadorizada indicam que daclatasvir interage com a terminação N no domínio 1 da proteína, o que pode causar distorções estruturais que interferem nas funções da NS5A.

Indicado inicialmente em combinação com outros agentes para o tratamento da infecção crônica pelo HCV em pacientes adultos com infecção pelos genótipos 1 e 3, e posteriormente para todos os genótipos, virgens de tratamento ou experimentados, incluindo pacientes com cirrose compensada e descompensada, em recorrência de HCV pós-transplante hepático e em pacientes coinfectados com HCV/HIV. O tratamento e sua duração (12 a 24 semanas) dependem do genótipo do vírus e da população de paciente, e não deve ser administrado como monoterapia.

O daclatasvir é bem absorvido por via oral e apresenta maior eliminação fecal que urinária. Sua meia-vida de eliminação terminal varia de 12 a 15 horas e um *clearance* total de 4,24 L/h. Não é necessário ajuste de dose do daclatasvir em pacientes com qualquer grau de insuficiência renal.

Em estado de equilíbrio, a ligação do daclatasvir a proteínas em indivíduos infectados por HCV corresponde a aproximadamente 99% e é independente da dose na faixa posológica estudada. O daclatasvir é um inibidor da glicoproteína-P, do polipeptídeo transportador de ânions orgânicos (OATP) 1B1 e 1B3 e da proteína de resistência ao câncer de mama (BCRP), aumentando a exposição sistêmica a medicamentos que sejam substratos da P-gp, OATP 1B1 e 1B3 ou BCRP, o que poderia aumentar ou prolongar seu efeito terapêutico e os eventos adversos. *In vitro,* é um inibidor dos transportadores de captação renal, transportadores de ânions orgânicos (OAT) 1 e 3, e OCT2, mas não é esperado que tenha um efeito clínico na farmacocinética dos substratos destes transportadores. É um substrato do CYP, sendo que CYP3A4 é a principal isoforma do CYP responsável pelo metabolismo, o que determina a possibilidade de várias interações medicamentosas.

As propriedades farmacocinéticas de daclatasvir após uma dose única de 30 mg foram estudadas em indivíduos não infectados por HCV com insuficiência hepática leve (Child-Pugh A), moderada (Child-Pugh B) e grave (Child-Pugh C) em comparação com indivíduos sem insuficiência hepática. A concentração máxima (Cmáx) e a área sob a curva (AUC) de daclatasvir total (medicamento livre e ligado a proteínas) foram menores em indivíduos com insuficiência hepática; contudo, a insuficiência hepática não apresentou um efeito clinicamente significativo sobre as concentrações de daclatasvir como medicamento livre, portanto não é necessário ajuste de dose em pacientes com insuficiência hepática.

Com relação à resistência, estudos clínicos sobre o efeito dos polimorfismos na linha basal do HCV sobre a resposta ao tratamento foram conduzidos para explorar a associação entre substituições na linha basal de aminoácidos NS5A de ocorrência natural (polimorfismos) e resultado terapêutico. O impacto do polimorfismo de NS5A é específico para o esquema utilizado. Os polimorfismos de NS5A pré-tratamento, que sabidamente conferem perda da suscetibilidade ao daclatasvir, *in vitro*, foram os seguintes: genótipo 1a (M28T, Q30H/R, L31M/V, Y93H/N), genótipo 1b (L31M, Y93C/H) e genótipo 4 (L28M, L30R, M31V). Estes observados em 9/125 (7%) dos pacientes virgens de tratamento com genótipo 1a de HCV, 8/50 (16%) com genótipo 1b de HCV e 57/94 (61%) de genótipo 4. A maioria dos pacientes [5/9 (56%) para o genótipo 1a, 6/8 (75%) para o genótipo 1b e 52/57 (91%) para genótipo 4. Mesmo com esses polimorfismos associados à resistência em NS5A antes do tratamento, os pacientes obtiveram resposta virológica sustentada (RVS).

Não há dados sobre o uso de daclatasvir em gestantes. Não deve ser usado durante a gravidez ou em mulheres com potencial para engravidar que não estejam usando método contraceptivo. O uso de método contraceptivo eficaz deve ser mantido por cinco semanas após o final da terapia com daclatasvir. É categoria de risco C na gravidez e não se sabe se daclatasvir é excretado no leite humano. A população pediátrica também não foi avaliada.

O daclatasvir é contraindicado quando combinado com medicamentos que induzem de forma potente a CYP3A4 e, consequentemente, possam provocar menor exposição e perda de eficácia do daclatasvir. Há necessidade de consulta em listas de medicamentos para avaliar possíveis interações medicamentosas que possam comprometer o tratamento, principalmente quando em uso associado aos antirretrovirais. Como exemplo, quando o daclatasvir for utilizado com efavirenz a dose indicada do daclatasvir é de 90 mg/dia e quando em associação com atazanavir/ritonavir, a dose de daclatasvir deverá ser reduzida para 30 mg/dia.

As reações adversas ao daclatasvir com gravidade de, no mínimo, grau 3 reportadas com maior frequência (frequência de 1% ou maior) entre os pacientes tratados com daclatasvir foram neutropenia, anemia e linfopenia. Outras de grau moderado (em associação com PegIFN e ribavirina) foram infecções (influenza, herpes oral, sinusite, nasofaringite); distúrbios do sistema sanguíneo e linfático (anemia, neutropenia, leucopenia, linfopenia, trombocitopenia); distúrbios do metabolismo e nutrição (apetite reduzido); distúrbios psiquiátricos (insônia, depressão, ansiedade, humor deprimido, humor alterado, distúrbios do sono, labilidade emocional, falta de emoção, variações de humor e diminuição da libido). Foi observada bradicardia grave e bloqueio cardíaco em pacientes que receberam amiodarona com daclatasvir e sofosbuvir. É recomendado monitoramento rigoroso quando amiodarona é administrada com daclatasvir + sofosbuvir, com ou sem outros medicamentos que reduzem a frequência cardíaca.

O daclatasvir foi registrado no Brasil, Europa e Estados Unidos com o nome comercial Daklinza® (Bristol-Myers Squibb), em comprimidos revestidos contendo 30 mg ou 60 mg de daclatasvir, em embalagem com 28 comprimidos. A posologia recomendada é de 60 mg, uma vez ao dia, administrados por via oral com ou sem alimentos. Está indicado no PCDT 2019, mas consultas às notas técnicas deverão ser realizadas para conferir a disponibilidade do tratamento com daclatasvir.

Todos os indivíduos com hepatite C deverão ser submetidos a investigação de coinfecção pelo HBV devido a possibilidade de hepatite fulminante ou reativação da hepatite B durante ou após o tratamento com DAAs.

Há necessidade de consulta ao protocolo vigente no país para a indicação do melhor esquema de tratamento disponível. É sempre conveniente consultar as tabelas com as interações medicamentosas disponibilizadas nos protocolos de tratamento e/ou o site www.hep-druginteractions.org para coadministrar medicamentos.

Inibidores da Polimerase NS5B RNA-Dependente – "BUVIR"

A polimerase RNA-dependente do HCV, NS5B, é uma enzima viral muito importante, responsável pela replicação do HCV. A enzima da região NS5B forma um complexo com outras proteínas virais e celulares em uma região perinuclear. Dois tipos de inibidores da polimerase foram desenvolvidos: inibidores análogos de nucleos(t)ídeos e não análogos de nucleos(t)ídeos.

Os inibidores nucleos(t)ídeos (INs) mimetizam os substratos naturais da polimerase NS5B, ligam-se ao sítio ativo da enzima e atuam como terminadores de cadeia. A vantagem desses inibidores é que são capazes de inibir diferentes genótipos do HCV, possuem maior potência antiviral e maior barreira genética para o surgimento de variantes resistentes aos medicamentos. No entanto, esses inibidores podem afetar o sítio ativo das polimerases do hospedeiro, uma vez que compartilham características com diversos tipos de polimerases.

Os inibidores não nucleosídeos (INNs) se ligam a sítios alostéricos de inibição da polimerase, ou seja, fora do sítio ativo da enzima. A estrutura da polimerase do HCV apresenta configuração geral semelhante à da transcriptase reversa do HIV, em forma de mão direita e com domínios na palma, polegar e dedos. Pelo menos quatro diferentes sítios alostéricos de inibição da polimerase foram identificados, dois no polegar (INN-1 e INN-2), e dois na palma (INN-3 e INN-4). Os INN-3 e INN-4 parecem inibir o início do processo de replicação enquanto que os INN-1 e INN-2 inibem a etapa de replicação antes da etapa de elongação ser iniciada.

Um dos primeiros inibidores da polimerase NS5B a ser estudado foi um nucleotídeo análogo da uridina, a mericitabina (RG7128). Em um estudo de fase 1, no qual a mericitabina foi administrada com PegINF-α-2a e ribavirina, 85% dos pacientes portadores do HCV-1 atingiram carga viral não detectada no soro em quatro semanas de terapia tripla, comparado a 10% dos pacientes com a terapia dupla padrão (PegINF-α-2a e ribavirina).

O estudo INFORM-1 foi o primeiro estudo que avaliou o desempenho de dois antivirais orais experimentais, a mericitabina e o danoprevir (inibidor da protease), contra o HCV. Após 14 dias de tratamento, a maioria dos pacientes apresentou uma potente supressão do HCV-RNA sérico. Esse foi o primeiro estudo prova de conceito com um esquema de tratamento, sem interferon ou ribavirina, que demonstrou eficácia contra o HCV.

É importante ressaltar que várias substâncias foram e continuam sendo estudadas. Alguns estudos foram descontinuados, principalmente devido aos eventos adversos das substâncias em estudo ou porque as substâncias não se mostraram tão potentes como antivirais. Todavia, várias outras substâncias que já fizeram parte de protocolos clínicos também foram retirados e substituídos por novos medicamentos com melhor perfil terapêutico.

Os inibidores da NS5B são substâncias de elevada importância nos esquemas terapêuticos para o tratamento do HCV devido as suas características. O primeiro que será descrito é o sofosbuvir (inibidor nucleotídeo que será apresentado a seguir). O dasabuvir (inibidor não nucleosídeo da palma da polimerase NS5B) será apresentado no tópico de medicamentos coformulados.

Sofosbuvir

O sofosbuvir é um pró-fármaco nucleotídeo inibidor da polimerase NS5B RNA-dependente do HCV. Primeiro da classe a ser aprovado pela FDA, em 2013, para uso clínico. Precisa ser submetido ao metabolismo intracelular para formar o trifosfato análogo de uridina farmacologicamente ativo (GS-461203), que pode ser incorporado ao RNA do HCV pela polimerase NS5B e atua como um finalizador de cadeia. O GS-461203 não é um inibidor das polimerases do DNA e RNA humanas e tampouco é um inibidor da polimerase do RNA mitocondrial, o que demonstra ter menos eventos adversos associados. Apresenta atividade pangenotípica (genótipos 1 a 6) e é indicado para pacientes cirróticos ou não cirróticos.

Aproximadamente 80% do sofosbuvir é excretado por via renal e 15% nas fezes. A maior parte da dose recuperada na urina é o metabólito GS-331007 (78%), que é derivado da desfosforilação do nucleotídeo, enquanto apenas 3,5% são recuperados como sofosbuvir. O *clearance* renal é a principal via de eliminação para o GS-331007 com grande parte secretada ativamente. Atualmente, nenhuma dose de sofosbuvir pode ser recomendada para pacientes com insuficiência renal grave, ou seja, com taxa de filtração glomerular (eTFG) < 30 mL/min/1,73 m^2 ou em estágio de doença renal terminal devido à exposição a doses elevadas (> 20 vezes) do GS-331007. Entretanto, novas evidências estão mostrando segurança do uso de sofosbuvir em pacientes com eTFG < 30 mL/min/1,73 m^2, incluindo aqueles em hemodiálise. A exposição ao sofosbuvir não é significativamente alterada em pacientes com insuficiência renal leve, mas há aumento de duas a três vezes naqueles com insuficiência renal moderada.

O sofosbuvir é bem tolerado na administração em 12 a 24 semanas. Os eventos adversos mais comuns (> 20%) observados em combinação com a ribavirina são fadiga e cefaleia. Leves elevações de creatina quinase, amilase e lipase foram também observadas, mas sem impacto clínico.

Sofosbuvir não é metabolizado pelo citocromo P450, mas é transportado pela glicoproteína-P (P-gp). Substâncias que são potentes indutores da P-gp reduzem significativamente a concentração plasmática do sofosbuvir e podem levar a redução do efeito terapêutico. Portanto, o sofosbuvir não deverá ser administrado em associação com indutores da P-gp como a rifampicina, carbamazepina, fenitoína e erva de São João. Outra potencial interação pode ocorrer com a rifabutina, rifapentina e com a modafinila. Nenhuma interação medicamentosa significativa tem sido relatada com os antirretrovirais emtricitabina, tenofovir, rilpivirina, efavirenz, darunavir/ritonavir e raltegravir, além de não haver potencial interação medicamentosa com outros antirretrovirais.

Esquemas contendo sofosbuvir são contraindicados em pacientes em tratamento com a amiodarona devido ao risco de arritmias. Bradicardia tem sido observada depois de horas ou dias do início do DAA, e há casos em que foi observada após duas ou mais semanas do início do tratamento do HCV. O mecanismo de interação e a função do betabloqueador nesta situação ainda é incerto, mas inúmeros mecanismos envolvendo a inibição da P-gp, o deslocamento da ligação de proteínas e efeitos diretos do sofosbuvir e/ou outros DAAs nas células cardíacas ou nos canais de íons, têm sido propostos. A toxicidade provavelmente ocorre pela combinação dos mecanismos. Devido a longa meia-vida da amiodarona, é possível que ocorra interação mesmo após vários meses da interrupção. Deve-se esperar três meses após a interrupção da amiodarona para iniciar esquemas com sofosbuvir em pacientes sem marca-passo. Cardiotoxicidade vem sendo implicada em esquemas com sofosbuvir na ausência de amiodarona, mas ainda é um assunto controverso. Sendo assim, sugere-se cuidado no uso de outros antiarrítmicos sem dados de interação medicamentosa.

A suscetibilidade ao sofosbuvir é reduzida por uma substituição S282T na NS5B, mas a resistência clinicamente aparente, emergente do tratamento com esta variante ou outras (M289L, L159F, V321A, C316N, S282R), é muito rara em doentes que receberam sofosbuvir.

O sofosbuvir foi registrado no Brasil, Europa e Estados Unidos com o nome comercial Sovaldi® (Gilead Sciences), em comprimidos revestidos contendo 400 mg de sofosbuvir em embalagem com 28 comprimidos. A posologia recomendada é de 400 mg uma vez ao dia administrados por via oral com ou sem alimentos. O tempo de tratamento depende do genótipo e das associações empregadas.

Todos os indivíduos com hepatite C deverão ser submetidos a investigação de coinfecção pelo HBV devido a possibilidade de hepatite fulminante ou reativação da hepatite B durante ou após o tratamento com DAAs.

Há necessidade de consulta ao protocolo vigente no país para a indicação do melhor esquema de tratamento disponível. É sempre conveniente consultar as tabelas com as interações medicamentosas disponibilizadas nos protocolos de tratamento e/ou o site www.hep-druginteractions.org para coadministrar medicamentos.

Medicamentos Coformulados para o Tratamento da Hepatite C

Com o avanço da tecnologia farmacêutica, alguns fármacos podem ser produzidos em apresentações coformuladas, ou seja, dois ou mais fármacos podem ser associados em um único comprimido. As substâncias coformuladas apresentadas em um único comprimido não serão apresentadas dentro das classes as quais pertencem, mas de forma geral como medicamentos coformulados para o tratamento da hepatite C.

Sofosbuvir e Ledipasvir (Harvoni®)

O sofosbuvir (inibidor nucleotídeo da NS5B) e ledipasvir (inibidor da NS5A) estão disponíveis em uma combinação de dose fixa das duas substâncias. Aprovado pela FDA, em 2014, para os genótipos 1, 4, 5 e 6. Um único comprimido contém 400 mg de sofosbuvir e 90 mg de ledipasvir. A dose recomendada é de um comprimido tomado por via oral, uma vez ao dia, com ou sem alimentos.

A principal via de eliminação do ledipasvir *in natura* é a excreção biliar, e a excreção renal é responsável por aproximadamente 1% de sua eliminação. Considerando que o sofosbuvir é principalmente excretado por via renal, após a administração de sofosbuvir/ledipasvir, a mediana das meias-vidas terminais do sofosbuvir e do seu metabólito predominante (GS-331007) foram 0,5 h e 27 h, respectivamente.

Nem o sofosbuvir e nem o ledipasvir são substratos para os transportadores hepáticos, e o GS-331007 não é substrato para os transportadores renais. A exposição plasmática ao ledipasvir (área sob a curva) foi semelhante nos pacientes com função hepática normal e naqueles com insuficiência hepática grave. A análise farmacocinética em pacientes infectados pelo HCV indicou que cirrose (incluindo cirrose descompensada) não apresentou efeito clinicamente relevante na exposição ao ledipasvir. Pode ser usado em cirróticos descompensados.

Nos doentes com comprometimento renal leve a moderado, não há necessidade de ajuste de dose do sofosbuvir/ledipasvir, mas a segurança em doentes com insuficiência renal grave (eTFG < 30 mL/min/1,73 m^2) ou em estágio terminal de doença renal necessitando de diálise não foi avaliada e há evidências crescentes de risco-benefício aceitável. Porém, ainda não é recomendado para indivíduos com insuficiência renal grave (eTFG < 30 mL/min/1,73 m^2) ou com doença renal terminal. Há, atualmente, combinações de fármacos pangenotípicos que não são eliminados pelo rim e estão disponíveis para uso. Essas novas combinações são preferíveis para o tratamento de indivíduos com insuficiência renal grave em detrimento dos esquemas com sofosbuvir.

É importante observar a dinâmica dos estudos que mostram novas evidências científicas para prováveis mudanças na utilização do sofosbuvir/ledipasvir em pacientes com comprometimento renal.

Quanto às reações adversas, as mais relatadas com sofosbuvir/ledipasvir foram fadiga e cefaleia. E quaisquer interações identificadas com os medicamentos individuais serão aplicadas à combinação. As potenciais interações (limitadas) com o sofosbuvir foram descritas anteriormente. Uma vez que tanto o ledipasvir como o sofosbuvir são transportados pela P-gp intestinal e pela BCRP, quaisquer fármacos coadministrados que sejam potentes indutores da P-gp não só diminuirão as concentrações plasmáticas do sofosbuvir mas também do ledipasvir, conduzindo a um efeito terapêutico reduzido. Embora a coadministração com substâncias que inibam a P-gp e/ou a BCRP possa aumentar a exposição do sofosbuvir e do ledipasvir, as consequências clínicas são improváveis.

O ledipasvir também pode ser o autor das interações medicamentosas pela inibição da P-gp e/ou BCRP, aumentando potencialmente a absorção intestinal de substâncias coadministradas. Portanto, recomenda-se precaução com substratos da P-gp já bem estudados como a digoxina e dabigatrana. Deve-se ter cuidado também com outros fármacos que são, em parte, transportados por essas proteínas: alisquireno, anlodipina, buprenorfina, carvedilol e ciclosporina. A coadministração da amiodarona com o sofosbuvir/ledipasvir é contraindicada devido a um risco grave de bradicardia ou assistolia sintomática ou mesmo fatal (mecanismo de interação desconhecido). O uso de rosuvastatina também não é recomendado devido a potencial inibição da OATP hepática pelo ledipasvir e as interações com outras estatinas não podem ser excluídas. É importante monitorizar cuidadosamente as reações adversas relacionadas à estatina.

A solubilidade do ledipasvir diminui à medida que o pH aumenta e substâncias que aumentam o pH gástrico (antiácidos, antagonistas dos receptores H2 e inibidores da bomba de prótons) tendem a diminuir as concentrações do ledipasvir. Os antagonistas dos receptores H2 podem ser administrados simultaneamente ou em intervalos de 12 horas, numa dose que não exceda o equivalente a 40 mg de famotidina. Os inibidores da bomba de prótons podem ser administrados simultaneamente, numa dose comparável a 20 mg de omeprazol. Dados do mundo real sugeriram taxas de RVS levemente reduzidas em pacientes recebendo inibidores da bomba de prótons em altas doses, reforçando a necessidade de cautela ao tratar pacientes com estes medicamentos com sofosbuvir/ledipasvir.

O sofosbuvir/ledipasvir pode ser administrado com todos os antirretrovirais. Atenção quando um potencializador farmacocinético como o ritonavir ou o cobicistate estiver presente em um esquema antirretroviral em associação também com o tenofovir. Há aumento nas concentrações do tenofovir e o cuidado deverá ser redobrado no contexto da avaliação renal. Ideal será buscar alternativas terapêuticas disponíveis, mas se não for possível, aumentar a monitorização renal. Os níveis de tenofovir disoproxil também estão aumentados em esquemas contendo efavirenz, indicando necessidade de precaução. Com a recente aprovação do tenofovir alafenamida (TAF) e sua possível utilização, talvez seja uma alternativa para a redução da exposição ao tenofovir e consequentemente a redução do dano renal quando o TAF estiver presente no esquema terapêutico proposto.

O sofosbuvir/ledipasvir foi registrado no Brasil, Europa e Estados Unidos com o nome comercial Harvoni® (Gilead Sciences). Harvoni® é apresentado em frascos contendo 28 comprimidos revestidos. Cada comprimido revestido contém 90 mg de ledipasvir e 400 mg de sofosbuvir. Pode ser utilizado em crianças ≥ 12 anos ou com peso ≥ 35 kg.

Faz parte do PCDT 2019 e está indicado para tratamento dos genótipos 1a e 1b, associado ou não à ribavirina, nos pacientes submetidos ou não a tratamento prévio com DAAs, por um período de oito a 24 semanas. Não há dados para uso em gestantes, mas é contraindicado quando a ribavirina estiver associada.

Todos os indivíduos com hepatite C deverão ser submetidos a investigação de coinfecção pelo HBV devido a possibilidade de hepatite fulminante ou reativação da hepatite B durante ou após o tratamento com DAAs.

Há necessidade de consulta ao protocolo vigente no país para a indicação do melhor esquema de tratamento disponível. É sempre conveniente consultar as tabelas com as interações medicamentosas disponibilizadas nos protocolos de tratamento e/ou o site www.hep-druginteractions.org para coadministrar medicamentos.

Sofosbuvir e Velpatasvir (Epclusa®)

O sofosbuvir (inibidor nucleotídeo da NS5B) e velpatasvir (inibidor da NS5A) estão disponíveis em uma combinação de dose fixa dos dois medicamentos. É pangenotípico e aprovado pela FDA em 2016. Um único comprimido contém 400 mg de sofosbuvir e 100 mg de velpatasvir. A dose recomendada é de um comprimido tomado por via oral, uma vez ao dia, com ou sem alimentos.

O velpatasvir é metabolizado *in vitro* pelo CYP2B6, CYP2C8 e CYP3A4. No entanto, devido ao baixo *turnover*, a maior parte do fármaco circulante no plasma é o fármaco original. É transportado pela P-gp e BCRP e, até certo ponto, pelo polipeptídeo transportador de ânions orgânicos (OATP) 1B1. A excreção biliar é a principal via de eliminação do medicamento original.

A meia-vida mediana terminal do velpatasvir após administração de sofosbuvir/velpatasvir é de aproximadamente 15 h. A AUC do velpatasvir em indivíduos com insuficiência hepática moderada e grave é semelhante a dos indivíduos com função hepática normal. Uma análise farmacocinética populacional em indivíduos infectados pelo HCV mostrou que a cirrose (incluindo cirrose descompensada) não tem efeito clinicamente relevante na exposição ao velpatasvir.

A farmacocinética do velpatasvir foi estudada em doentes HCV negativos com grave comprometimento renal (eTFG < 30 mL/min/1,73 m^2). A AUC do velpatasvir foi 50% mais elevada, o que não foi considerado clinicamente relevante quando comparada aos indivíduos com função renal normal.

A avaliação de segurança do sofosbuvir/velpatasvir foi baseada em dados dos estudos de fase III. Cefaleia, fadiga e náusea foram os eventos adversos mais comumente relatados, e ocorreram com frequência semelhante nos pacientes tratados com placebo.

Substâncias que são potentes indutores da P-gp ou do CYP, como a rifampicina, rifabutina, carbamazepina, fenobarbital, fenitoína e erva de São João, são contraindicadas em coadministração, devido à diminuição da exposição ao sofosbuvir e/ou velpatasvir com potencial perda de eficácia. Indutores moderados da P-gp ou do CYP (como a modafinila) também podem reduzir a exposição ao velpatasvir e a associação desses fármacos com sofosbuvir/velpatasvir não é recomendada.

A princípio, substratos da P-gp, BCRP, OATP e CYP podem ser coadministrados com sofosbuvir/velpatasvir, mas é preciso cautela ao usar medicações com janela terapêutica estreita que podem ter sua exposição aumentada e com consequências clínicas relevantes. Avaliar interação medicamentosa do sofosbuvir/velpatasvir com digoxina, dabigatrana, ticagrelor, carvedilol, anlodipina, diltiazem, alisquireno, dentre outras.

Como o ledipasvir, a solubilidade do velpatasvir diminui à medida que o pH aumenta. Portanto, é importante estar ciente das recomendações relativas à coadministração de antiácidos, antagonistas dos receptores H2 e inibidores da bomba de próton. Para a maioria dos doentes, os inibidores da bomba de próton devem ser evitados durante o tratamento com sofosbuvir/velpatasvir. Se considerado necessário, o sofosbuvir/velpatasvir deve ser administrado com alimentos e tomado quatro horas antes do inibidor da bomba de próton, e a dose máxima do inibidor deverá ser equivalente a 20 mg de omeprazol.

Nos coinfectados com HIV/HCV, o sofosbuvir/velpatasvir pode ser administrado com a maioria dos antirretrovirais, com exceção dos medicamentos indutores como efavirenz, etravirina e nevirapina. O efavirenz reduz em 50% a exposição ao velpatasvir. O sofosbuvir/velpatasvir também aumenta a exposição ao tenofovir pela inibição da P-gp. O que significa que os pacientes com esquema contendo TDF precisarão ser monitorizados quanto aos eventos adversos renais.

O sofosbuvir/velpatasvir foi registrado no Brasil, Europa e Estados Unidos com o nome comercial Epclusa® (Gilead Sciences). Epclusa® é apresentado em frascos contendo 28 comprimidos revestidos. Cada comprimido revestido contém 400 mg de sofosbuvir e 100 mg de velpatasvir. Não é recomendado para pacientes com eTFG < 30 mL/min/1,73 m^2 devido a exposições mais elevadas (até 20 vezes) do metabólito predominante do sofosbuvir.

Faz parte do PCDT 2019 e está indicado para tratamento de todos os genótipos, associado ou não à ribavirina, nos pacientes submetidos ou não a tratamento prévio com DAAs, por um período de 12 a 24 semanas. Não há dados para uso em gestantes, mas é contraindicado quando a ribavirina estiver associada.

Todos os indivíduos com hepatite C deverão ser submetidos a investigação de coinfecção pelo HBV devido a possibilidade de hepatite fulminante ou reativação da hepatite B durante ou após o tratamento com DAAs.

Há necessidade de consulta ao protocolo vigente no país para a indicação do melhor esquema de tratamento disponível. É sempre conveniente consultar as tabelas com as interações medicamentosas disponibilizadas nos protocolos de tratamento e/ou o site www.hep-druginteractions.org para coadministrar medicamentos.

Sofosbuvir, Velpatasvir e Voxilaprevir (Vosevi®)

O sofosbuvir (inibidor nucleotídeo da NS5B), velpatasvir (inibidor da NS5A) e voxilaprevir (inibidor da protease) estão disponíveis em uma combinação de dose fixa dos três fármacos. Aprovado pela FDA em 2017. Um único comprimido contém 400 mg de sofosbuvir, 100 mg de velpatasvir e 100 mg de voxilaprevir. A dose recomendada é de um comprimido tomado por via oral, uma vez ao dia, com alimento.

As informações farmacocinéticas específicas relacionadas ao sofosbuvir e velpatasvir foram apresentadas individualmente nas seções anteriores. O voxilaprevir é metabolizado *in vitro* pelo CYP3A4, sendo que a maior parte no plasma é do fármaco original. O velpatasvir e o voxilaprevir são ambos inibidores da P-gp, BCRP, OATP1B1 e OATP1B3. A principal via de eliminação do voxilaprevir é a excreção biliar do medicamento original e a meia-vida mediana terminal do voxilaprevir, após administração do sofosbuvir/velpatasvir/voxilaprevir, é de aproximadamente 33 h.

A análise farmacocinética do voxilaprevir em doentes infectados pelo HCV indicou que os pacientes com cirrose compensada (Child-Pugh A) tiveram exposição 73% superior ao voxilaprevir quando comparados aos sem cirrose. A farmacocinética de uma dose do voxilaprevir também foi estudada em pacientes com insuficiência hepática moderada e grave (Child-Pugh B e C, respectivamente). Com relação aos doentes com função hepática normal, a AUC do voxilaprevir foi três e cinco vezes superior nos doentes com insuficiência hepática moderada e grave, respectivamente. Sendo assim, não é necessário ajuste da dose do sofosbuvir/velpatasvir/voxilaprevir em doentes com cirrose compensada, mas o uso não é recomendado nos pacientes com Child-Pugh B, e contraindicado nos pacientes com Child-Pugh C.

A farmacocinética do voxilaprevir foi estudada em doentes HCV negativos com comprometimento renal grave (eTFG < 30 mL/min/1,73 m^2) e comparados aos indivíduos com função renal normal. A AUC do voxilaprevir foi 71% mais elevada em indivíduos com insuficiência renal grave, mas isso não foi considerado clinicamente relevante.

Os dados de segurança do sofosbuvir/velpatasvir/voxilaprevir foram baseados em ensaios clínicos de fase II e III. Cefaleia, diarreia e náusea foram os eventos adversos mais comumente relatados. O risco de eventos adversos gastrointestinais é maior que com a combinação de sofosbuvir/velpatasvir. Como o velpatasvir e o voxilaprevir são ambos inibidores da P-gp, BCRP, OATP1B1 e OATP1B3, se houver coadministração do sofosbuvir/velpatasvir/voxilaprevir com substâncias que sejam substratos destes transportadores, poderá ocorrer aumento da exposição das comedicações.

Isso significa que são contraindicados aqueles medicamentos com eventos adversos graves associados a níveis plasmáticos elevados. Outros podem exigir ajuste de dose ou monitoramento adicional. A rosuvastatina é contraindicada devido a um aumento de 19 vezes na exposição plasmática da estatina. Como esse efeito provavelmente é mais atribuído ao transportador de BCRP, outras substâncias que são substrato da BCRP, incluindo o metotrexato, mitoxantrona, imatinibe, irinotecano, lapatinibe, sulfasalazina e topotecano, também não são recomendadas. A dabigatrana é contraindicada devido a um aumento de quase três vezes da AUC. Isso é causado tanto pelo velpatasvir como pelo voxilaprevir devido a inibição da P-gp.

Outros substratos da P-gp podem necessitar de ajuste da dose ou monitorização para exposição aumentada, incluindo a digoxina, ticagrelor, carvedilol, diltiazem e alisquireno. Precaução semelhante é necessária com relação aos inibidores da OATP1B, como a ciclosporina, uma vez que a exposição plasmática ao voxilaprevir aumenta 19 vezes. Cuidado também é relevante com os substratos da OATP1B, como o edoxabano, uma vez que se espera que a inibição do voxilaprevir aumente a exposição do inibidor do fator Xa. Nenhuma dessas combinações está indicada.

O uso concomitante de medicamentos fortes indutores da P-gp e/ou do CYP, como a rifampicina, rifabutina, erva de São João, carbamazepina, fenobarbital ou fenitoína, é contraindicado devido à diminuição da exposição do sofosbuvir/velpatasvir/voxilaprevir com potencial perda da eficácia. No entanto, existem também fármacos que são indutores moderados da P-gp ou do CYP (modafinila, efavirenz, oxcarbazepina e outros), mas podem reduzir a exposição desses DAAs e por isso, não são atualmente recomendados.

Para mulheres em idade fértil, o uso concomitante de contraceptivo oral contendo etinilestradiol é contraindicado devido ao risco de elevações de ALT. Contraceptivo contendo progestogênio é permitido. A solubilidade do velpatasvir diminui à medida que o pH aumenta. Por conseguinte, é importante estar ciente das recomendações relativas à coadministração de antiácidos, antagonistas dos receptores H2 e inibidores da bomba de prótons.

Os inibidores da bomba de prótons podem ser administrados com o sofosbuvir/velpatasvir/voxilaprevir em dose que não exceda o equivalente a 20 mg de omeprazol. Se possível, o sofosbuvir/velpatasvir/voxilaprevir deverá ser administrado com alimentos e tomado quatro horas antes do inibidor da bomba de prótons.

Nos doentes coinfectados com HIV/HCV, o sofosbuvir/velpatasvir/voxilaprevir não está indicado com os fármacos indutores como efavirenz, etravirina, nevirapina e com os inibidores da protease atazanavir/ritonavir e lopinavir/ritonavir. É necessário ter cautela com darunavir/ritonavir (duas vezes por dia), darunavir/cobicistate e atazanavir/cobicistate, uma vez que não existem dados.

O efavirenz reduz em 50% a exposição ao velpatasvir, e o atazanavir causa um aumento de quatro vezes a exposição ao voxilaprevir. O sofosbuvir/velpatasvir/voxilaprevir aumenta a exposição ao tenofovir pela inibição da P-gp, significando que os pacientes com esquema contendo TDF precisarão ser monitorizados quanto a eventos adversos renais.

O sofosbuvir/velpatasvir/voxilaprevir ainda não faz parte do PCDT 2019, mas nos protocolos da EASL 2018 e da AALSD 2018 está indicado para o tratamento de resgate dos pacientes com falha a tratamentos prévios da hepatite C crônica por todos os genótipos. Porém, é de suma importância observar as indicações específicas para cada genótipo como descrito a seguir. Deve-se avaliar a presença ou não de cirrose compensada ou descompensada e o uso prévio de inibidor da NS5A.

Indicação por genótipo (GT) e tempo de tratamento:

- Genótipo 1: indicado para o tratamento de pacientes falhados com inibidores da NS5A (incluindo inibidores da protease NS3), independentemente da presença de cirrose, durante 12 semanas para GT1a e GT1b. É contraindicado em cirrose descompensada ou com cirrose pós-transplante.
- GT1a: indicado também para o tratamento de pacientes falhados com inibidores não NS5A (incluindo inibidores da protease NS3), independentemente da presença de cirrose, durante 12 semanas. É contraindicado em cirrose descompensada ou com cirrose pós-transplante.
- GT2: indicado para o tratamento de pacientes falhados com inibidores da NS5A, durante 12 semanas. É contraindicado em cirrose descompensada ou com cirrose pós-transplante.
- GT3: indicado para o tratamento de pacientes cirróticos experimentados com PEG/RBV ou falhados aos DAAs incluindo inibidores da NS5A, independentemente da presença de cirrose, durante 12 semanas. É contraindicado em cirrose descompensada ou com cirrose pós-transplante. Acrescentar RBV aos cirróticos falhados com inibidores da NS5A.
- GT4: indicado para o tratamento de pacientes falhados com inibidores da NS5A (incluindo inibidores da protease NS3), independentemente da presença de cirrose, durante 12 semanas. É contraindicado em cirrose descompensada ou com cirrose pós-transplante.
- GT5 ou GT6: indicado para o tratamento de pacientes falhados com inibidores da NS5A (incluindo inibidores da protease NS3), independentemente da presença de cirrose, durante 12 semanas. É contraindicado em cirrose descompensada ou com cirrose pós-transplante.

O sofosbuvir/velpatasvir/voxilaprevir ainda não foi registrado no Brasil, mas na Europa e Estados Unidos foi registrado com o nome comercial Vosevi® (Gilead Sciences). O Vosevi® é apresentado em frascos contendo 28 comprimidos revestidos. Cada comprimido revestido contém 400 mg de sofosbuvir, 100 mg de velpatasvir e 100 mg de voxilaprevir. É pangenotípico e, atualmente, utilizado como medicamento de resgate terapêutico. Não é recomendado para pacientes com eTFG < 30 mL/min/1,73 m^2 ou em hemodiálise.

Todos os indivíduos com hepatite C deverão ser submetidos a investigação de coinfecção pelo HBV devido a possibilidade de hepatite fulminante ou reativação da hepatite B durante ou após o tratamento com DAAs.

Há necessidade de consulta ao protocolo vigente no país para a indicação do melhor esquema de tratamento disponível. É sempre conveniente consultar as tabelas com as interações medicamentosas disponibilizadas nos protocolos de tratamento e/ou o site www.hep-druginteractions.org para coadministrar medicamentos.

Ombitasvir, Veruprevir, Ritonavir e Dasabuvir (Viekira Pak®)

O veruprevir é um inibidor da protease NS3/4A e metabolizado principalmente pelo CYP3A4. Para reduzir essa metabolização é administrado com um potencializador farmacocinético em baixa dose, no caso, o ritonavir (descrito anteriormente). O reforço de ritornavir permite uma administração diária do veruprevir em dose menor que seria necessário. O ombitasvir é um inibidor da NS5A administrado em dose fixa combinada com veruprevir/ritonavir. A dose recomendada dessa combinação é de dois comprimidos de veruprevir/ritonavir/ombitasvir (75 mg/50 mg/12,5 mg por comprimido), tomados por via oral, uma vez ao dia, com alimentos. O dasabuvir, um inibidor não nucleosídeo da polimerase NS5B, é fornecido como comprimido separado na embalagem de Viekira Pak® e administrado em comprimidos de 250 mg, duas vezes ao dia, em combinação com veruprevir/ritonavir/ombitasvir. Aprovado pela FDA em 2014, o Viekira Pak® é usado para tratamento apenas do genótipo 1.

O medicamento combina três agentes antivirais de ação direta contra o vírus da hepatite C (HCV), com mecanismos de ação distintos e perfis de resistência não sobreponentes.

O veruprevir é excretado predominantemente nas fezes. O ombitasvir apresenta cinética linear e é predominantemente eliminado nas fezes. O dasabuvir é metabolizado no fígado e o seu metabólito predominante é eliminado, principalmente, por excreção biliar e eliminação fecal com depuração renal mínima. Resultados de estudos farmacocinéticos em insuficiência hepática mostraram que nos doentes com insuficiência hepática grave (Child-Pugh C), a AUC do veruprevir aumentou 9,5 vezes, enquanto que houve redução da AUC do ombitasvir em 54% e a do dasabuvir aumentou 3,3 vezes. Não foram realizados estudos adequados e bem controlados com veruprevir/ritonavir/ombitasvir + dasabuvir em gestantes, mas é categoria B de risco na gravidez.

Nos Child-Pugh B, há aumento na exposição do veruprevir de 62%, com diminuição do ombitasvir de 30%. Não sendo necessário ajuste de dose para doentes com comprometimento hepático leve (Child-Pugh A). A combinação veruprevir/ritonavir/ombitasvir com ou sem dasabuvir não deve ser utilizada em doentes com comprometimento hepático moderado (Child-Pugh B), ou naqueles com insuficiência hepática grave (Child-Pugh C).

Nos doentes com insuficiência renal grave (depuração da creatinina 15-29 mL/min), a AUC do veruprevir aumentou em 45%, do ritonavir 114% e do dasabuvir 50%. Atualmente, nenhum ajuste de dose é necessário para pacientes com insuficiência renal leve, moderada ou grave com o veruprevir/ritonavir/ombitasvir e dasabuvir. Também podem ser usados em situações de diálise. Os eventos adversos mais comuns notificados com veruprevir/ritonavir/ombitasvir e dasabuvir foram fadiga e náusea. Após comercialização, reações de hipersensibilidade (incluindo edema labial e de língua) foram observadas.

O veruprevir é principalmente metabolizado pelo CYP3A4, enquanto que o dasabuvir é principalmente metabolizado pelo CYP2C8 e o ombitasvir sofre hidrólise. Porém, tanto o ombitasvir como o dasabuvir podem ser metabolizados pelo CYP3A4. O veruprevir inibe a OATP1B1/B3, a P-gp e a BCRP, demonstrando que os transportadores parecem desempenhar um papel importante na distribuição desses medicamentos. O dasabuvir e o ritonavir também podem inibir a P-gp e a BCRP.

Existe uma grande possibilidade de inúmeras interações medicamentosas devido ao perfil metabólico das substâncias e da presença do ritonavir. Portanto, é muito importante avaliar interação medicamentosa em situações de coadministração de medicamentos. O ritonavir é um forte inibidor do CYP3A4, e vários medicamentos são contraindicados porque a exposição plasmática elevada levaria a eventos adversos graves, incluindo: alfuzosina, amiodarona, astemizol, terfenadina, cisaprida, derivados da ergotamina, lovastatina, sinvastatina, atorvastatina, midazolam oral, triazolam, quetiapina, quinidina, salmeterol e o sildenafil quando usado para hipertensão arterial pulmonar. Elevações transitórias de ALT de cinco vezes acima do normal foram observadas em menos de 1% dos pacientes, sendo mais frequente em mulheres que faziam uso de etinilestradiol. Sendo assim, não se recomenda o uso concomitante de medicamentos sistêmicos contendo estrógenos.

Os indutores enzimáticos que podem comprometer a eficácia virológica são igualmente contraindicados: carbamazepina, fenitoína, fenobarbital, rifampicina, erva de São João e enzalutamida. Da mesma maneira, os inibidores enzimáticos podem aumentar a exposição ao veruprevir, como os antifúngicos azólicos e alguns antibióticos macrolídeos. Além das contraindicações, é preciso ter cuidado com outras substâncias por haver necessidade de ajuste de dose, alteração no tempo de administração ou monitoramento adicional.

As interações medicamentosas precisam ser cuidadosamente consideradas no contexto da coinfecção com o HIV. O atazanavir e o darunavir devem ser tomados sem o uso de ritonavir e os outros inibidores da protease do HIV são contraindicados. A rilpivirina deve ser usada com cautela e com monitoramento por repetidos eletrocardiogramas (ECG). O efavirenz, a etravirina e a nevirapina também são contraindicados. A exposição do raltegravir e do dolutegravir pode estar aumentada, mas isso não está relacionado a questões de segurança. Os esquemas contendo cobicistate (potencializador farmacocinético) também não devem ser usados.

O veruprevir/ritonavir/ombitasvir + dasabuvir foi registrado no Brasil com o nome comercial Viekira Pak® (Abbvie). Na Europa e nos Estados Unidos, um dos seus componentes, o veruprevir, foi registrado como paritaprevir apesar do mesmo nome comercial Viekira Pak®. É apresentado em caixa com 112 comprimidos revestidos, divididos em quatro embalagens semanais, cada uma contendo sete cartelas com quatro comprimidos (dois comprimidos revestidos de veruprevir/ritonavir/ombitasvir e dois comprimidos revestidos de dasabuvir).

Atualmente, está indicado para tratamento do GT1b nos pacientes submetidos ou não a tratamento prévio com DAAs, apenas no protocolo da EASL 2018. O tempo de tratamento vai depender da presença ou não de cirrose, por um período de oito a 12 semanas.

Todos os indivíduos com hepatite C deverão ser submetidos a investigação de coinfecção pelo HBV devido a possibilidade de hepatite fulminante ou reativação da hepatite B durante ou após o tratamento com DAAs.

Há necessidade de consulta ao protocolo vigente no país para a indicação do melhor esquema de tratamento disponível. É sempre conveniente consultar as tabelas com as interações medicamentosas disponibilizadas nos protocolos de tratamento e/ou o site www.hep-druginteractions.org para coadministrar medicamentos.

Grazoprevir e Elbasvir (Zepatier®)

O grazoprevir (inibidor da protease NS3/4A) e o elbasvir (inibidor da NS5A) estão disponíveis em uma combinação de dose fixa dos dois fármacos. Administrado por via oral, um comprimido contém 100 mg de grazoprevir e 50 mg de elbasvir. O grazoprevir/elbasvir foi aprovado pela FDA, em 2016, e é indicado para o tratamento do HCV (genótipos 1 e 4) com ou sem ribavirina. A dose recomendada para adultos é de um comprimido uma vez ao dia com ou sem alimento, sendo que a eficácia e segurança não foram determinadas em menores de 18 anos.

Grazoprevir e elbasvir são parcialmente metabolizados pelo CYP3A4, mas nenhum metabólito circulante foi detectado no plasma. As principais vias de eliminação são biliar e fecal. Menos de 1% é recuperado na urina. O grazoprevir é transportado pela P-gp e OATP1B1, enquanto que o elbasvir é substrato para P-gp. Apresentam grande ligação às proteínas plasmáticas, o elbasvir (> 99,9%) e o grazoprevir (98,8%), e a meia-vida é de aproximadamente 24 h e 31 h, respectivamente.

O elbasvir e o egrazoprevir são contraindicados em pacientes com insuficiência hepática moderada Child-Pugh B e grave Child-Pugh C, porque ocorre diminuição da área sob a curva do elbasvir em cirróticos Child-Pugh A (40%), Child-Pugh B (28%) e Child-Pugh C (12%); enquanto ocorre elevação da AUC nos cirróticos expostos ao grazoprevir Child-Pugh A (70%), Child-Pugh B (cinco vezes) e Child-Pugh C (12 vezes).

Não há necessidade de ajuste de dose para insuficiência renal ou em pacientes em diálise. Nos estudos de segurança, os eventos adversos mais comumente relatados foram cefaleia e fadiga. Raros casos (0,8%) de elevado aumento dos níveis de ALT foram relatados e pouca elevação da ALT foi mais frequente em mulheres, asiáticos e pacientes idosos. Menos de 1% dos pacientes tratados com elbasvir/grazoprevir com ou sem ribavirina descontinuaram o tratamento por causa dos eventos adversos.

O elbasvir e o grazoprevir são substratos do CYP3A e da P-gp e os indutores destas proteínas, como o efavirenz, etravirina, fenitoína, carbamazepina, bosentana, modafinila e erva de São João, podem diminuir a exposição plasmática de ambos os DAAs e, por isso, são contraindicados para uso concomitante. Potentes inibidores do CYP3A (inibidores da protease e antifúngicos azólicos), também são contraindicados ou não recomendados porque podem elevar as concentrações plasmáticas.

Os inibidores da OATP1B1 (inibidores da protease do HIV, cobicistate, ciclosporina e rifampicina) também podem elevar as concentrações plasmáticas do grazoprevir. Já os antiácidos não alteram a absorção do grazoprevir/elbasvir.

É relativamente baixo o potencial do grazoprevir/elbasvir em afetar outros medicamentos. Apesar do grazoprevir ser um fraco inibidor do CYP3A e do elbasvir ser um inibidor fraco da P-gp, a exposição ao midazolam é aumentada em aproximadamente 30%.

É preciso ter cautela ao coadministrar substâncias que usam o CYP3A e a P-gp, especialmente na presença de substâncias com estreito índice terapêutico (tacrolimo, algumas estatinas, dabigatrana e ticagrelor) ou medicamentos com grandes intervalos, como a quetiapina. Pacientes com altas doses podem precisar de monitoramento adicional, redução de dose e/ou de ECG.

Os inibidores da transcriptase reversa análogos de núcleos(t)ídeos (abacavir, lamivudina, emtricitabina, tenofovir desoproxila ou alafenamida), inibidores da transcriptase reversa não análogos de núcleosídeos (rilpivirina), inibidores da integrase (raltegravir e dolutegravir) e o maraviroque (inibidor do CCR5) podem ser coadministrados com elbasvir/grazoprevir.

O grazoprevir/elbasvir é comercializado na especialidade farmacêutica Zepatier® (Merck Sharp & Dohme – MSD). Não foi incluído no PCDT 2019. Nos protocolos da EASL 2018 e AASLD 2018 está indicado para o tratamento dos genótipos 1a, 1b e 4, com várias limitações relacionadas ao uso prévio de DAAs, carga viral do HCV e presença de cirrose. Dependendo da situação, poderá ser usado por oito a 12 semanas.

Todos os indivíduos com hepatite C deverão ser submetidos a investigação de coinfecção pelo HBV devido a possibilidade de hepatite fulminante ou reativação da hepatite B durante ou após o tratamento com DAAs.

Há necessidade de consulta ao protocolo vigente no país para a indicação do melhor esquema de tratamento disponível. É sempre conveniente consultar as tabelas com as interações medicamentosas disponibilizadas nos protocolos de tratamento e/ou o site www.hep-druginteractions.org para coadministrar medicamentos.

Glecaprevir e Pibrentasvir (Mavyret®)

O glecaprevir (inibidor da protease NS3/4A) e o pibrentasvir (inibidor da NS5A) estão disponíveis em um comprimido com dose fixa combinada dos dois fármacos (glecaprevir/pibrentasvir). Apresentam atividade pangenotípica (genótipos 1 a 6). São indicados para pacientes não cirróticos ou cirróticos compensados (Child-Pugh A) e contraindicados para cirróticos Child-Pugh B e C.

Administrado por via oral, um comprimido contém 100 mg de glecaprevir e 40 mg do pibrentasvir. A dose recomendada para adultos são três comprimidos uma vez ao dia com alimento. A eficácia e segurança não foram determinadas em menores de 18 anos. A principal via de eliminação do glecaprevir/pibrentasvir é a excreção biliar e as meias-vidas do glecaprevir e pibrentasvir são de aproximadamente 6 h e 23 h, respectivamente. Nos estudos em indivíduos soronegativos para o HCV com diferentes estágios de insuficiência renal (leve, moderada, grave e estágio terminal não em diálise), constatou-se que não há necessidade de ajuste de dose para insuficiência renal, mesmo nos pacientes em hemodiálise. Não há necessidade de ajuste de dose na insuficiência hepática Child-Pugh A. Nos estudos de segurança, os eventos adversos mais comumente relatados foram cefaleia e fadiga.

Glecaprevir e pibrentasvir são inibidores da P-gp, BCRP, OATP1B1 e do OATP1B3. O glecaprevir/pibrentasvir pode aumentar a concentração das substâncias que sejam substratos da P-gp (p. ex., etexilato de dabigatrana, que é contraindicado devido ao aumento de 2,4 vezes na exposição à dabigatrana), da BCRP (p. ex., rosuvastatina que requer uma redução da dose) ou do OATP1B1/3 (p. ex., atorvastatina ou sinvastatina, que são contraindicadas).

Da mesma maneira, as concentrações do glecaprevir/pibrentasvir podem ser diminuídas por fármacos indutores da P-gp e do CYP3A, como a rifampicina, carbamazepina, erva de São João ou fenitoína, levando à redução do efeito terapêutico ou perda da resposta virológica. A coadministração é contraindicada com estes ou outros indutores potentes.

Medicações que inibam a P-gp e a BCRP podem aumentar a exposição plasmática do glecaprevir/pibrentasvir. De modo semelhante, os inibidores do OATP1B1/3, como a ciclosporina, darunavir e lopinavir, também podem aumentar as concentrações do glecaprevir. O potencial para o glecaprevir/pibrentasvir afetar outros medicamentos é relativamente baixo, mas apesar do glecaprevir ser um inibidor fraco do CYP3A há aumento de aproximadamente 27% na exposição ao midazolam.

Cautela é necessária quando coadministrar medicamentos que usam o CYP3A com substâncias que apresentam índice terapêutico estreito (p. ex., tacrolimo) ou medicamentos com grandes intervalos como a quetiapina. Pacientes com altas doses podem precisar de monitoramento adicional, redução de dose e/ou de ECG.

Para mulheres em idade fértil, a contracepção com etinilestradiol é contraindicada devido ao risco de elevação de transaminases quando em vigência de glecaprevir/pibrentasvir. A contracepção contendo progestogênio é permitida.

Semelhante a outros DAAs, a solubilidade do glecaprevir diminui à medida que o pH aumenta. A Cmax do glecaprevir diminui em média 64% quando coadministrado com 40 mg de omeprazol, mas não há recomendação para ajuste de dose. Não houve estudo para avaliar a coadministração com doses superiores a 40 mg de omeprazol, e pode ocorrer maior diminuição das concentrações de glecaprevir.

Há interação com os antirretrovirais, não só com inibidores da protease do HIV, mas também com os não análogos de nucleosídeos.

O glecaprevir/pibrentasvir é comercializado na especialidade farmacêutica como Mavyret® (produzido pela Fournier Laboratories Ireland e comercializado no Brasil pela Abbvie Farmacêutica). Faz parte do PCDT 2019 para o tratamento de todos os genótipos do HCV sem tratamento prévio com DAAs, sem cirrose ou com cirrose Child-Pugh A, por oito ou 12 semanas dependendo da situação. Várias observações são necessárias para o tratamento específico por genótipo em pacientes com uso prévio de DAAs, presença ou não de cirrose e, inclusive, com a possibilidade de associação com o sofosbuvir e a ribavirina. Portanto, o ideal é consultar o PCDT para a correta indicação do tratamento com glecaprevir/pibrentasvir.

Todos os indivíduos com hepatite C deverão ser submetidos a investigação de coinfecção pelo HBV devido a possibilidade de hepatite fulminante ou reativação da hepatite B durante ou após o tratamento com DAAs.

Há necessidade de consulta ao protocolo vigente no país para a indicação do melhor esquema de tratamento disponível. É sempre conveniente consultar as tabelas com as interações medicamentosas disponibilizadas nos protocolos de tratamento e/ou o site www.hep-druginteractions.org para coadministrar medicamentos.

Resistência aos DAAs

A história da infecção pelo HIV trouxe grandes conhecimentos científicos determinados pela enorme quantidade de estudos desenvolvidos sobre o tema. Um dos mais relevantes foi a melhor compreensão do ciclo de replicação do HIV, que propiciou o desenvolvimento de medicamentos para tratamento.

Como o HIV, o HCV é um vírus de RNA de aproximadamente 9,5 kb que se replica muito rapidamente (bilhões de vírus diariamente). A produção de cada novo vírus é realizada por uma enzima que resulta em um a três erros por ciclo de replicação, em média. Muitos desses erros não têm efeito sobre os vírus produzidos ou resultam em vírus sem capacidade de replicação. No entanto, para alguns vírus recém-produzidos, os erros de transcrição resultam em mudanças nas regiões críticas de codificação que podem, ao acaso, alterar a suscetibilidade do vírus a uma ou mais substâncias usadas para o tratamento.

O surgimento do HCV resistente aos DAAs ocorre mais frequentemente quando há exposição a níveis subterapêuticos dos medicamentos, criando assim uma pressão seletiva para que os vírus resistentes surjam como espécies dominantes. Esses vírus resistentes recém-formados têm vantagem seletiva de crescimento que lhes proporciona a replicação na presença dos antivirais. Em grupos de pacientes com infecção crônica pelo HCV, as variantes virais são portadoras de substituições associadas à resistência (*resistance-associated substitutions* – RAS) aos DAAs que podem ser detectadas antes do início da terapia antiviral. Essas substituições geralmente são chamadas de RASs basais e, particularmente, no caso de esquemas antivirais contendo inibidores da NS5A, podem impactar negativamente a resposta ao tratamento.

Vírus resistentes também podem ser selecionados em pacientes com falha aos esquemas com DAAs. Esses vírus contêm substituições que são designadas RASs emergentes do tratamento (ou selecionadas pelo tratamento). As RASs de NS5A e NS3 são frequentemente selecionadas nos pacientes com falha aos esquemas terapêuticos com inibidores da NS5A ou da NS3. Em contrapartida, as RASs de nucleotídeos NS5B são raramente detectadas (1% de falhas), mesmo após exposição a um esquema falhado com DAAs contendo um inibidor nucleotídeo. Isso acontece, provavelmente, devido a presença de uma região altamente conservada no local catalítico de ligação dos nucleotídeos. A rara ocorrência de substituições nessa região determina a condição de alta barreira genética dos nucleotídeos da NS5B. Além disso, qualquer substituição desse tipo provavelmente tornaria incompetente a replicação do vírus. Em se tratando das RASs de NS5A, o vírus mantém alta competência de replicação (*fitness* relativo) na presença dessas RASs que conferem impacto clínico. Na ausência de pressão contínua do fármaco, as quasiespecies virais dominantes permanecem por longos períodos (anos). Os vírus com RASs dos inibidores nucleotídeos da polimerase NS5B e da protease NS3 são tipicamente menos aptos e tendem a desaparecer em meses, sendo substituídos por espécies de vírus do tipo selvagem.

A magnitude do impacto negativo das RASs (tanto as de base como as selecionadas) no resultado do tratamento, varia de acordo com o esquema terapêutico empregado (medicamentos coadministrados), com fatores do paciente que reduzem a resposta ao tratamento (cirrose) e com a diminuição da potência do tratamento determinada pela presença de RASs específicas.

Diante dessas considerações, a escolha do esquema ideal de tratamento com DAAs não será determinado apenas pela realização de testes em busca de RASs. Além disso, um medicamento com perda significativa da potência na presença de uma RAS poderá ser utilizado em esquemas terapêuticos para condições clínicas específicas.

O acesso a testes confiáveis de resistência do HCV é limitado, e não há padronização das técnicas e nem da interpretação dos laudos com dados de resistência. Nenhum teste padronizado para a avaliação da resistência do HCV aos antivirais aprovados até o momento, encontra-se disponível como "*kit* diagnóstico" para comercialização.

Um *kit* que utiliza a técnica de sequenciamento (*deep sequencing*) está em estágio de desenvolvimento.

Entretanto, tratamentos altamente eficazes estão agora disponíveis para pacientes com RASs preexistentes detectadas em estudos antes do tratamento. Não há recomendação para a realização de testes de resistência do HCV para pacientes virgens de tratamento com DAAs, e as atuais recomendações da EASL sugerem esquemas de tratamento que não exijam nenhum teste de resistência antes da terapia de primeira linha.

BIBLIOGRAFIA

Hepatites B e D geral

Terrault NA, et al. AASLD guidelines for treatment of chronic hepatitis B. Hepatology. 2016; 63:261-83.

Brasil. Ministério da Saúde. Secretaria de Vigilância em Saúde. Departamento de DST, Aids e Hepatites Virais. Protocolo Clínico e Diretrizes Terapêuticas para Hepatite B e Coinfecções/Ministério da Saúde, Secretaria de Vigilância em Saúde, Departamento de DST, Aids e Hepatites Virais. – Brasília: Ministério da Saúde, 2017.

European Association for the Study of the Liver. EASL 2017 Clinical Practice Guidelines on the management of hepatitis B virus infection. J Hepatol. 2017; 67:370-98.

Liu J, et al. Advancing the regulatory path on hepatitis B virus treatment and curative research: a stakeholder's consultation. J Virus Erad. 2017; 3(1):1-6.

Lok AS, Zoulim F, Dusheiko G, Ghany MG. Hepatitis B Cure: From Discovery to Regulatory Approval. Hepatology. 2017; 66:1296-313.

Brasil. Ministério da Saúde. Secretaria de Vigilância em Saúde. Departamento de Vigilância, Prevenção e Controle das Doenças Sexualmente Transmissíveis, Aids e Hepatites Virais. Manual Técnico para o Diagnóstico das Hepatites Virais. Brasília: Ministério da Saúde, 2018.

Terrault NA, et al. Update on Prevention, Diagnosis, and Treatment of Chronic Hepatitis B: AASLD 2018 Hepatitis B Guidance. Hepatology. 2018; 67:1560-99.

Substâncias Ativas contra o Vírus da Hepatite B

Interferons-Alfa (IFNs-α)

Korenman J, et al. Long-term remission of chronic hepatitis B after alpha interferon therapy. Ann Intern Med. 1991; 114:629-34.

Lok AS, et al. Long-term follow-up of chronic hepatitis B patients treated with interferon alpha. Gastroenterology. 1993; 105:1833-8.

Niederau C, et al. Long-term follow-up of HBeAg-positive patients treated with interferon alpha for chronic hepatitis B. N Engl J Med. 1996; 334:1422-7.

Pegasys. Clinical Overview for Pegasys (PEG-INF) in Chronic Hepatitis B. Section 4.4 Efficacy Results. Research Report 1015630, June 2004. (CDS Vs 1.3).

Moucari R, et al. High rates of HBsAg seroconversion in HBeAg-positive chronic hepatitis B patients responding to interferon: a long-term follow-up study. J Hepatol. 2009; 1084-92.

Ferreira PRA, Tenore SB. Response predictors to treatment with pegylated interferon in chronic hepatitis B. Braz J Infect Dis. 2010; 14:519-25.

Análogos de Nucleos(t)ídeos (ANs)

Nucleosídeos

Lamivudina

Buti M, et al.. Two years of lamivudine therapy in anti-HBe positive patients with chronic hepatitis B. J Viral Hepat. 2004; 11:432-8.

Chang TT, et al. A comparison of entecavir and lamivudine for HBeAgpositive chronic hepatitis B. N Engl J Med. 2006; 354:1001-10.

Dienstag JL, et al. Lamivudine as initial treatment for chronic hepatitis B in the United States. N Engl J Med. 1999; 341:1256-63.

Lau DT, et al. Long-term therapy of chronic hepatitis B with lamivudine. Hepatology. 2000; 32(4 Pt 1):828-34.

Lingala S, et al. Long-term lamivudine therapy in chronic hepatitis B. Aliment Pharmacol Ther. 2016; 44(4):380-9.

Entecavir

Billich A. Entecavir (Bristol-Myers Squibb). Curr Opin Investig Drugs. 2001; 2:617-21.

Honkoop P, De Man RA . Entecavir: a potent new antiviral drg for hepatitis B. Expert Opin Investig Drugs. 2003; 12:683-8.

Colonno RJ, et al.. Entecavir resistance is rare in nucleoside naïve patients with hepatitis B. Hepatology. 2006; 44:1656-65.

Chang TT, et al. A comparison of entecavir and lamivudine for HBeAg-positive chronic hepatitis B. N Engl J Med. 2006; 354:1001-10.

Sherman M, et al. Entecavir for treatment of lamivudine -refractory, HBeAgpositive chronic hepatitis B. Gastroenterology. 2006; 130:2039-49.

Yao G. Entecavir is a potent anti-HBV drug superior to lamivudine: Experience from clinical trials in China. J Antimicrob Chemother. 2007; 60:201-5.

Sherman M, et al. Entecavir therapy for llamivudine-refractory chronic hepatitis B: Improved virologic, biochemical, and serology outcomes through 96 weeks. Hepatology. 2008; 48:99-108.

Chen CH, et al. Association between level of hepatitis B surface antigen and relapse after entecavir therapy for chronic HBV infection. Clin Gastroenterol Hepatol. 2015; 13:1984-92.

Telbivudina

Chan HLY. A randomized trial of telbivudine (LDT) vs adefovir for HbeAg positive chronic hepatitis B re-

sults of the primary week 24 analysis. J Hepatol. 2006; 44:524-25.
Lai CL, et al. A dose-finding study of once-daily oral telbivudine in HBeAg-positive patients with chronic hepatitis B virus infection. Hepatology. 2004; 40:719-26.
Lui YY, Chan HL. Treatment of chronic hepatitis B: focus on telbivudine. Expert Rev Anti Infect Ther. 2009; 7:259-68.

Nucleotídeos

Adefovir

De Clerck F. Perspectives for the treatment of hepatitis B virus infection. Int J Antimicrob Agents. 1999; 12:81-95.
Dando TM, Plosker GL. Adefovir dipivoxil: a review of its use in chronic hepatitis B. Drugs. 2003; 63:2215-34.
Farrell GC. Clinical potential of emerging new agents in hepatitis B. Drugs. 2000; 60:701-10.
Gilson RJ, et al. A placebo-controlled phase I/II study of adefovir dipivoxil in patients with chronic hepatitis B virus infection. J Viral Hepat. 1999; 6:387-95.
Kahn J, et al. Efficacy and safety of adefovir dipivoxil with antiretroviral therapy: a randomized controlled trial. JAMA. 1999; 282:305-12.
Lampertico P, et al. Adefovir rapidly suppresses hepatitis B in HBeAg-negative patient developing genotypic resistance to lamivudine. Hepatology. 2005; 42:1414-9.
Perrillo R, et al. Adefovir dipivoxil for the treatment of lamivudine-resistant hepatitis B mutants. Hepatology. 2000; 32:129-34.
Rosenberg PM, Dienstag JL. Therapy with nucleoside analogues for hepatitis B virus infection. Clin Liver Dis. 1999; 3:349-61.
Thio CL. Treatment of lamivudine-resistant hepatitis B in HIV-infected persons: Is adefovir dipivoxil the answer? J Hepatol. 2006; 44:1-3.

Tenofovir Desoproxila

Buti M, et al. Seven-Year efficacy and safety of Ttreatment with tenofovir disoproxil fumarate for chronic hepatitis B virus infection. Dig Dis Sci. 2015; 60:1457-64.
Heathcote EJ, et al. Three-year efficacy and safety of tenofovir disoproxil fumarate treatment for chronic hepatitis B. Gastroenterology. 2011; 140:132-43.
Marcellin P, et al. Tenofovir disoproxil fumarate versus adefovir dipivoxil for chronic hepatitis B. N Engl J Med. 2008; 359:2442-55.

Tenofovir Alafenamida

Abdul Basit S, et al. Tenofovir alafenamide for the treatment of chronic hepatitis B virus infection. Expert Rev Clin Pharmacol. 2017; 10:707-16.
Hsu YC, et al. Tenofovir alafenamide as compared to tenofovir disoproxil fumarate in the management of chronic hepatitis B with recent trends in patient demographics. Expert Rev Gastroenterol Hepatol. 2017; 11:999-1008.
Ogawa E, et al. Tenofovir alafenamide in the treatment of chronic hepatitis B: design, development, and place in therapy. Drug Des Devel Ther. 2017; 11:3197-204.

Opções Futuras de Tratamento para o HBV e HDV

Durantel D, Zoulim F. New antiviral targets for innovative treatment concepts for hepatitis B virus and hepatitis delta virus. J Hepatol. 2016; 64(1 Suppl):S117-S131.
Soriano V, et al. New antivirals for the treatment of chronic hepatitis B. Expert Opinion Investigat Drugs. 2017; 26:843-51.
Mak LY, et al. Novel developments of hepatitis B: treatment goals, agents and monitoring tools. Expert Rev Clin Pharmacol. 2019; 12:109-20.

Hepatite C Geral

AASLD/IDSA HCV Guidance Panel (American Association for the Study of Liver Disease and Infectious Disease Society of America). Hepatitis C guidance: AASLD-IDSA recommendations for testing, managing, and treating adults infected with hepatitis C virus. Hepatology. 2015; 62:932-54.
AASLD/IDSA. (American Association for the Study of Liver Disease and Infectious Disease Society of America). Recommendations for Testing, Managing, and Treating Hepatitis C. [On-line], AASLD/IDSA. 2016; 1-234.
AASLD/IDSA. (American Association for the Study of Liver Disease and Infectious Disease Society of America). HCV Guidance: Recommendations for Testing, Managing, and Treating Hepatitis C. [On-line], AASLD/IDSA. 2017; p. 247.
AASLD/IDSA. (American Association for the Study of Liver Disease and Infectious Disease Society of America). HCV Guidance 2018 Update: Recommendations for Testing, Managing, and Treating Hepatitis C. Clin Infect Dis. 2018; 67:1477-92.
Brasil. Ministério da Saúde. Secretaria de Vigilância em Saúde. Departamento de Vigilância, Prevenção e Controle das Doenças Sexualmente Transmissíveis, Aids e Hepatites Virais. Manual Técnico para o Diagnóstico das Hepatites Virais. Brasília: Ministério da Saúde, 2018.
Brasil. Ministério da Saúde. Secretaria de Vigilância em Saúde. Departamento de Vigilância, Prevenção e Controle das Infecções Sexualmente Transmissíveis, do HIV/Aids e das Hepatites Virais. Protocolo Clínico e Diretrizes Terapêuticas para Hepatite C e Coinfecções. Brasília: Ministério da Saúde, 2019.
Christopher J, et al. The hepatitis C virus-induced membranous web and associated nuclear transport machinery limit access of pattern recognition receptors to viral replication sites. PLOS Pathogens. 2016; 12(2):e1005428.
European Association for the Study of the Liver. EASL Clinical Practice Guidelines. Management of hepatitis C virus infection, European Association for the Study of the Liver. J Hepatol. 2014; 60:392-420.
European Association for the Study of the Liver. EASL Recommendations on Treatment of Hepatitis C 2018. J Hepatol. 2018; 69:461-511.
Moradpour D, Penin F. Hepatitis C virus proteins: from structure to function. Curr Top Microbiol Immunol. 2013; 369:113-42.

AASLD/IDSA. (American Association for the Study of Liver Disease and Infectious Disease Society of America). HCV Resistance Primer. HCV Guidance: Recommendations for Testing, Managing, and Treating Hepatitis C 2014-2018. In: https://www.hcvguidelines.org/sites/default/files/full-guidance-pdf/HCVGuidance_May_24_2018b.pdf

Substâncias Ativas contra os Vírus da Hepatite C

Interferons-Alfa (IFNs-α)

DePamphilis J. Final Clinical Study Report (Protocol NV15495). A phase II/III open-label, randomized, multicenter, parallel-group study evaluating the safety and efficacy of Peginterferon alfa-2a (Ro 25-8310) vs Roferon-A in the treatment of patients with chronic hepatitis C with cirrhosis. Research Report N-181406, February 29, 2000, 3.2 Efficacy results; p 77 (CDS Vs 1.0).

European Association for the Study of the Liver. EASL Clinical Guidelines: Management of hepatitis C virus infection. J Hepatol. 2011; 55:245-64.

Ghany MG, et al. An update on treatment of genotype 1 chronic hepatitis C virus infection: 2011 practice guideline by the American Association for the Study of Liver Diseases. Hepatology. 2011; 54:1433-44.

Ribavirina

Araújo M, et al. Estudo controlado e randomizado empregando a ribavirina no tratamento da hepatite C crônica. Gastrent Endosc Digest. 1995; 14:138.

Barry M, et al. Treatmen of a laboratory acquired sabiá virus infection. N Engl J Med. 1995; 333:294-96.

Brasil. Ministério da Saúde. Secretaria de Vigilância em Saúde. Tratamento de caso de raiva humana em Floresta, Pernambuco. Nota Técnica COVEV/CGDT/DEVEP/SVS/MS de 11 de novembro de 2008. Disponível na Internet em: http://portal.saude.gov.br/portal/arquivos/pdf/nota_tecnica_raiva_humana_11_08.pdf. Acessado em dezembro 2008.

Brillanti S, et al. Combination antiviral therapy with ribavirin and interferon alfa in interferon alfa relapsers and non-responders: Italian experience. J Hepatol. 1995; 23(Suppl):13-5.

Davis GL, et al. Interferon alfa-2b alone or in combination with ribavirin for the treatmen of relapse of chronic hepatitis C. N Engl J Med. 1998; 339:1493-9.

Delic D, et al. Treatment of anicteric acute hepatitis C with peginterferon alpha-2a plus ribavirin. Vojnosanit Pregl. 2005; 62:865-8.

Di Bisceglie AM, et al. Ribavirin as therapy of chronic hepatitis C. Ann Intern Med. 1995; 123:897-903.

Felipe M, et al. A prospective and randomized study using ribavirin as monotherapy for the treatment of naive patients with chronic hepatitis C. Braz J Infect Dis. 2000; 4:183-91.

Iwasaki Y, et al. Limitation of combination therapy of interferon and ribavirin for older patients with chronic hepatitis C. Hepatology. 2006; 43:54-63.

Lai MY. Firstline treatment for hepatitis C: combination interferon/ribavirin versus interferon monotherapy. J Gastorenterol Hepatol. 2000; 15(Suppl):E130-33.

Rockstroh JK, et al. Management of hepatitis C/HIV coinfection. Curr Opin Infect Dis. 2006; 19:8-13.

Inibidores da Protease do HCV – "PREVIR"

American Association for the Study of Liver Diseases. AASLD Practice Guidelines: Recommendations for Testing, Managing and Treating Hepatitis C [Internet]. AASLD; 2014. Disponível em: www.aasld.org.

AASLD/IDSA (American Association for the Study of Liver Disease and Infectious Disease Society of America). HCV Guidance 2018 Update: Recommendations for Testing, Managing, and Treating Hepatitis C. Clin Infect Dis. 2018; 67:1477-92.

Brasil. Ministério da Saúde. Secretaria de Vigilância em Saúde. Departamento de DST, Aids e Hepatites Virais. Suplemento 1. Protocolo Clínico e Diretrizes Terapêuticas (PDCT) para Hepatite Viral C e Coinfecções – Genótipo 1 do HCV e fibrose avançada. Brasília; Ministério da Saúde. 2013; 26 p.

Brasil. Ministério da Saúde. Secretaria de Vigilância em Saúde. Departamento de Vigilância, Prevenção e Controle das Infecções Sexualmente Transmissíveis, do HIV/Aids e das Hepatites Virais. Protocolo Clínico e Diretrizes Terapêuticas para Hepatite C e Coinfecções. Brasília: Ministério da Saúde, 2019.

Dore GJ, et al. Efficacy and safety of ombitasvir/paritaprevir/r and dasabuvir compared to IFN containing regimens in genotype 1 HCV patients: the MALACHITE-I/II trials. J Hepatol. 2016; 64:19-28.

European Association for the Study of the Liver. EASL Clinical Guidelines: Management of hepatitis C virus infection. J Hepatol. 2011; 55:245-64.

EASL Recommendations on Treatment of Hepatitis C 2018. J Hepatol. 2018; 69:461-511.

Feld JJ. Treatment of HCV with ABT-450/r-ombitasvir and dasabuvir with ribavirin. N Engl J Med. 2014; 24:1594-603.

Janssen-Cilag Farmacêutica Ltda. Olysio (Simeprevir) – Bula do profissional de saúde aprovada pela ANVISA [Internet]. 2018.

Keef E. Future treatment of chronic hepatitis C. Antivir Ther. 2007; 12:1015-25.

The European Association for the Study of the Liver. Clinical Practice Guidelines: Management of hepatitis C virus infection [Internet]. EASLD; 2014. Disponível em: www.easl.eu.

Soriano V, Abrão P. Novos tratamentos e resistência no tratamento da hepatite C. In: Paulo Abrão e Vicent Soriano. Edição para o Brasil: Permanyer. 2010; 87-103.

Wakita T, et al. Production of infectious hepatitis C virus in tissue culture from a cloned viral genome. Nat Med. 2005; 11:791-6.

Inibidores da Proteína NS5A – "ASVIR"

AASLD/IDSA (American Association for the Study of Liver Disease and Infectious Disease Society of America). HCV Guidance 2018 Update: Recommendations for Testing, Managing, and Treating Hepatitis C. Clin Infect Dis. 2018; 67:1477-92.

Ahmed M, et al. A Comprehensive Computational Analysis for the Binding Modes of Hepatitis C Virus NS5A Inhibitors: The Question of Symmetry. ACS Infect Dis. 2016; 2:872-81.

Belema M, et al. Discovery and development of hepatitis C virus NS5A replication complex inhibitors. J Medicl Chem. 2014; 57:1643-72.

Bristol-Myers Squibb Farmacêutica S.A. DAKLINZA (daclatasvir) – Bula do profissional de saúde aprovada pela ANVISA [Internet]. 2018. Disponível em: http://www.anvisa.gov.br/datavisa/fila_bula/index.asp.

European Association for the Study of the Liver. EASL Recommendations on treatment of hepatitis C 2018. J Hepat. 2018; 69:461-511.

Gane EJ, et al. Efficacy of ledipasvir and sofosbuvir, with or without ribavirin, for 12 weeks in patients with HCV genotype 3 or 6 infection. Gastroenterology. 2015; 149:1454-61.

Lambert SM, et al. The crystal structure of NS5A domain 1 from genotype 1a reveals new clues to the mechanism of action for dimeric HCV inhibitors. Protein Science. 2014; 23:723-34.

Lim SG, et al. Safety and efficacy of sofosbuvir/velpatasvir in a genotype 1–6 HCV-infected population from Singapore, Malaysia, Thailand, and Vietnam: results from a Phase 3 clinical trial. Hepatology. 2017; 66:586A.

Masaki T, et al. Involvement of Hepatitis C Virus NS5A Hyperphosphorylation Mediated by Casein Kinase I – in Infectious Virus Production. J Virol. 2014; 88:7541-55.

Reghellin V, et al. NS5A Inhibitors Impair NS5A-Phosphatidylinositol 4-Kinase III Complex Formation and Cause a Decrease of Phosphatidylinositol 4-Phosphate and Cholesterol Levels in Hepatitis C Virus-Associated Membranes. Antimicrob Agents Chemother. 2014; 58:7128-40.

Inibidores da Polimerase NS5B Rna-Dependente – "BUVIR"

AASLD/IDSA (American Association for the Study of Liver Disease and Infectious Disease Society of America). HCV Guidance 2018 Update: Recommendations for Testing, Managing, and Treating Hepatitis C. Clin Infect Dis. 2018; 67:1477-92.

Kumar S, Jacobson IM. Antiviral therapy with nucleotide polymerase inhibitors for chronic hepatitis C. J Hepatol. 2014; 61(1 Suppl):S91-7.

Desnoyer A, et al. Pharmacokinetics, safety and efficacy of a full dose sofosbuvir based regimen given daily in hemodialysis patients with chronic hepatitis C. J Hepatol. 2016; 65:40-7.

European Association for the Study of the Liver. EASL Recommendations on Treatment of Hepatitis C 2018. J Hepatol. 2018; 69:461-511.

Gilead Sciences Farmacêutica do Brasil Ltda. SOVALDI (sofosbuvir) – Bula do profissional de saúde aprovada pela ANVISA [Internet]. 2018. Disponível em: http://www.anvisa.gov.br/datavisa/fila_bula/index.asp.

Jensen DM, et al. Safety and Efficacy of Sofosbuvir-Containing Regimens for Hepatitis C: Real-World Experience in a Diverse, Longitudinal Observational Cohort. 65th Annual Meeting of the American Association for the Study of Liver Diseases Boston, MA; 2014.

Membreno FE, et al. The HCV NS5B nucleoside and non-nucleoside inhibitors. Clin Liver Dis. 2011; 15:611-26.

Medicamentos Coformulados para o Tratamento da Hepatite C

AASLD/IDSA (American Association for the Study of Liver Disease and Infectious Disease Society of America). HCV Guidance 2018 Update: Recommendations for Testing, Managing, and Treating Hepatitis C. Clin Infect Dis. 2018; 67:1477-92.

Archer M, et al. Update: New Hepatitis C Combination Agents (PDF). Utah Department of Health. Retrieved 8 September; 2016.

European Association for the Study of the Liver. EASL Recommendations on Treatment of Hepatitis C 2018. J Hepatol. 2018; 69:461-511.

Outros Antibióticos e Quimioterápicos

CAPÍTULO 33

ANTIBIÓTICOS

POLIMIXINAS

As polimixinas são antibióticos polipeptídeos extraídos de culturas de bactérias do gênero *Bacillus*. Vários componentes do grupo foram isolados e denominados com letras do alfabeto, mas a maioria é tóxica para uso clínico. Somente as polimixinas B e E têm aplicação prática; esta última é identificada com a colistina ou colimicina.

As polimixinas são bactericidas, e o seu mecanismo de ação consiste em interferência na permeabilidade seletiva da membrana celular. Esses antibióticos ligam-se aos constituintes lipoproteicos da membrana e destroem sua barreira osmótica seletiva, da mesma maneira como fazem certos detergentes. Com a permeabilidade seletiva alterada e, provavelmente, com as alterações provocadas na respiração celular, a bactéria perde a vitalidade. Essas ações são observadas principalmente sobre as bactérias gram-negativas, devido ao maior conteúdo lipídico desses germes. A sensibilidade dos microrganismos às polimixinas aumenta com o maior conteúdo em fosfolipídios de sua membrana citoplasmática. Esse fato explica a quase uniforme sensibilidade da *P. aeruginosa* a esses antibióticos, devido à riqueza de fosfolipídios dessa bactéria. Essa é também a causa da alta neurotoxicidade das polimixinas, devido à sua interação com os neurônios, que são ricos em lipídios. Existe resistência cruzada entre as polimixinas.

As polimixinas são caracterizadas do ponto de vista antimicrobiano pela sua ação contra bacilos gram-negativos. Não têm atividade sobre os microrganismos gram-positivos e sua ação contra os fungos é desprezível. Não são absorvíveis por via oral, necessitando seu emprego por via parenteral para se obter um efeito sistêmico.

As polimixinas B e E apresentam o mesmo espectro antimicrobiano e têm características farmacológicas bastante semelhantes. As duas drogas diferem pela sua constituição química e por suas propriedades tóxicas, julgando-se que a polimixina E seja menos lesiva que a polimixina B.

A ação antimicrobiana das polimixinas pode ser bloqueada por cálcio e magnésio, seja pela reação química desses íons com as drogas, seja pela fixação dos cátions a receptores da parede celular. Esse fato pode ter importância na composição de meios de cultura para a realização do antibiograma.

Polimixina B

Caracteres Gerais. Espectro de Ação

A polimixina foi descoberta, em 1949, a partir de culturas de bactérias da espécie *Bacillus polymyxa*. É usada clinicamente sob a forma de sulfato. Até o meio da década de 1960 era, juntamente com a colistina, a droga de escolha para o tratamento das infecções pela *Pseudomonas aeruginosa*. Com a introdução de novas drogas antipseudomonas, como, por exemplo, a ticarcilina, a ceftazidima e a gentamicina, muito menos tóxicas, a polimixina B tornou-se obsoleta.

Atualmente, porém, esta polimixina e a colistina voltaram a interessar os clínicos e cirurgiões, devido ao progressivo isolamento, sobretudo em hospitais, de microrganismos gram-negativos com resistência aos demais antimicrobianos disponíveis para a prática clínica.

O espectro de ação da polimixina B inclui as bactérias *Pseudomonas aeruginosa*, *Acinetobacter baumannii*, *Enterobacter*, *Klebsiella*, *Escherichia*, *Haemophilus*, *Salmonella*, *Shigella*, *Pasteurella* e *Vibrio*. O antibiótico não apresenta ação contra *Proteus*, *Serratia*, *Neisseria*, *Brucella*, *Burkholderia*, *Providencia* e *Edwardsiella*. Embora vários gêneros bacterianos apresentem sensibilidade à polimixina B, sua grande indicação é dirigida para as infecções por *P. aeruginosa* e *Acinetobacter baumannii* multirresistentes. Apesar de sua boa ação demonstrada *in vitro* contra os germes gram-negativos, a atividade *in vivo* da polimixina B é menor, especialmente contra *P. aeruginosa*, provavelmente devido à ação antagônica da concentração fisiológica do cálcio do sangue. Além disso, as polimixinas também se ligam a constituintes do pus e exsudatos (polifosfatos, membranas celulares), reduzindo-se sua ação antimicrobiana. Contudo, o índice de cura alcançado com essa droga no tratamento de infecções por *Pseudomonas aeruginosa* e *Acinetobacter baumannii* multidroga-resistentes situa-se em torno de 70% a 80%.

Afora sua atividade antibiótica, a polimixina B e outras polimixinas são capazes de neutralizar a ação de endotoxinas e prevenir a coagulação intravascular disseminada, a reação de Schwartzman, a trombocitopenia, a acidose e o choque. Essa ação provavelmente resulta da ligação desses antibióticos a receptores de membrana aos quais se fixam as endotoxinas, ou decorre da inativação das toxinas por ligarem-se ao antibiótico. Existem indicações de que a polimixina possa ser um valioso adjuvante na terapia das sepses por bacilos gram-negativos, devido a essa ação neutralizadora de endotoxinas.

A polimixina B é formulada em unidades e em miligramas, correspondendo 1 mg a 10.000 U.

Farmacocinética

A polimixina B não é absorvida por via oral em adultos, podendo ter alguma absorção entérica em recém-nascidos. Por via oral, pode ser utilizada em infecções intestinais causadas por *Pseudomonas aeruginosa* e *Escherichia coli*. A droga é utilizada em aplicação tópica, sob a forma de colírios, pomadas e soluções auriculares e nasais.

Por IM e IV, a polimixina B atinge rapidamente concentração sanguínea, eliminando-se ao final de 6 a 12 horas. Sua vida-média no soro varia de 4 a 6 horas. A droga difunde-se em cavidades serosas e é absorvida quando aplicada na cavidade peritoneal. Não atravessa a barreira meníngea, nem passa para o humor aquoso, mesmo quando tais órgãos estão inflamados. Sua eliminação por via renal é mínima (inferior a 1% da dose administrada), eliminando-se por mecanismos extrarrenais. Atravessa a barreira placentária, atingindo concentração no feto e no líquido amniótico superior a 20% da presente no sangue materno.

As polimixinas fixam-se a membranas celulares do organismo, permanecendo em concentrações nos tecidos por tempo mais prolongado que no sangue. Dessa maneira, esses fármacos são organodepositários, ligando-se principalmente a músculos, coração, fígado e pulmões por cerca de 72 horas. A polimixina B liga-se às proteínas do soro em cerca de 70%.

Interações Medicamentosas

As polimixinas potencializam e têm potencializada a ação nefrotóxica pelos aminoglicosídeos. Devido à sua ação bloqueadora neuromuscular, potencializam o efeito dos relaxantes musculares cirúrgicos, devendo-se estar atento para a paralisia respiratória pós-anestésica quando esses medicamentos são usados no doente cirúrgico.

Sinergismo de ação pode ser observado entre as polimixinas e os antibióticos beta-lactâmicos, a rifampicina e a associação sulfametoxazol com trimetoprima.

Indicações Clínicas e Doses

A polimixina B está indicada principalmente no ambiente hospitalar, no tratamento de pneumonias, sepses, pielonefrites e outras infecções causadas por *P. aeruginosa*, *Acinetobacter baumannii* e outros bacilos gram-negativos que se mostram resistentes a outros antibióticos ativos. É utilizada por via IM na dose de 1,5 a 3 mg/kg/dia (15.000 a 30.000 U/kg/dia), fracionando-se a dose de 12/12 horas. A droga pode ser utilizada por via IV, devendo ser dissolvida em soro glicosado e aplicada gota a gota na veia, seja de maneira contínua, ou em gotejamento por período de uma ou duas horas a cada 12 horas. Nas meningoencefalites por *P. aeruginosa* é aplicada por via intrarraquiana na dose de 5 mg em adultos (2 mg em crianças), uma vez ao dia, diariamente, por três a quatro dias e depois em dias alternados, mantida por mais duas semanas após as culturas do líquor ficarem negativas. Atualmente, com a introdução de novos agentes antipseudomonas, essa administração é pouco empregada.

Em pacientes com pneumonias hospitalares causadas por bacilos gram-negativos multirresistentes, a polimixina B pode ser utilizada sob a forma de aerossol, na dose de 500.000 U de 12/12 horas, juntamente com um agonista beta-2 (salbutamol, fenoterol e outros). Eventualmente, em pacientes com infecções graves por *Pseudomonas aeruginosa* e por *Acinetobacter baumannii*, a associação da polimixina B com a rifampicina (10 mg/kg a cada 12 horas) tem efeito sinérgico propiciando melhor índice de cura.

A polimixina B deve ter sua dose reduzida nos pacientes com insuficiência renal, evitando-se assim o acúmulo tóxico. Em pacientes com oligúria (30% do normal), a droga é utilizada na dose de 2,5 mg/kg no primeiro dia e, a seguir, 1 mg/kg/dia a cada dois ou três dias; em pacientes com anúria, o intervalo dessa dose será de cinco a sete dias. A hemodiálise não remove a droga do sangue, mas a diálise peritoneal retira cerca de 1 mg por hora.

O uso tópico da polimixina B é indicado na otite externa e em infecções da conjuntiva ocular e da córnea, e na profilaxia de infecções urinárias quando necessária a cateterização uretral. O uso tópico da polimixina B sob a forma de gotas auriculares não deve ser realizado em pacientes com ruptura da membrana timpânica, devido ao risco de lesão direta do órgão auditivo. Por via oral, nas infecções por *E. coli* enteropatogênica, a polimixina B é usada na dose de 15 a 20 mg/kg/dia, dividida de 8/8 horas.

Efeitos Adversos

A polimixina B é nefrotóxica e neurotóxica. A frequência da nefrotoxicidade tem sido revista, estimando-se que seja menor que se admitia no passado, situando-se em 15% dos casos. Contudo, aumenta nos pacientes idosos e nos com lesão renal prévia. Manifesta-se clinicamente por proteinúria, cilindrúria, hematúria, uremia e oligúria. É reversível se a dose é diminuída ou se a droga é suspensa às primeiras manifestações do problema tóxico. A neurotoxicidade se manifesta por parestesias, tonteiras, fraqueza muscular, ataxia, sensação de formigamento ao redor da boca (parestesia circum-oral) e distúrbios da sensibilidade. Esses efeitos tóxicos estão relacionados à dose utilizada, estando quase sempre presentes quando a concentração sérica é superior a 5 mcg/mL. A neurotoxicidade pode manifestar-se por bloqueio neuromuscular e causar apneia, sobretudo quando usada por via intraperitoneal em pacientes submetidos à anestesia. Os efeitos tóxicos são mais frequentes em indivíduos obesos; por isso, a dose do antibiótico deve ser calculada de acordo com o peso ideal e não pelo peso real do enfermo, considerando que a droga é muito lipofílica.

Como todos os antibióticos, a polimixina B pode causar fenômenos alérgicos (erupções, urticária, febre) e superinfecções, embora tais ocorrências não sejam comuns. A droga é muito irritante, provocando dor de certa intensidade ao nível da injeção intramuscular na maioria dos pacientes. A polimixina pode causar hiponatremia, hipocloremia e hipocalemia.

Disponibilidade da Droga

A polimixina B é comercializada em apresentação genérica (Sulfato de Polimixina B®), em frasco-ampola com 500 mg. É disponível em medicamentos para uso tópico sob a forma de colírios e pomadas oftalmológicas, soluções otológicas, cremes ginecológicos em associação com outros antibióticos tópicos e corticoides.

Colistina

A colistina, ou colimicina, é identificada com a polimixina E, descoberta em 1950 a partir de culturas do *Bacillus colistinus*. É apresentada sob a forma de sulfato e de metanossulfonato, conhecido como colistimetato; este é referido como um sal menos tóxico que o sulfato e preferido para a administração por via parenteral. A colistina apresenta o mesmo espectro de ação e as mesmas indicações clínicas da polimixina B. É usada por via IM ou IV nas infecções sistêmicas, pois não é absorvida por via oral. Sua vida-média no soro varia de 1,5 a 8 horas. Distribui-se de maneira semelhante à polimixina B, e é também pobre sua passagem para o líquor. Atravessa a placenta, dando concentração no feto semelhante à materna. Não é detectada no líquido amniótico. Pequena quantidade (18%) é eliminada no leite materno. É excretada por via renal. O colistimetato liga-se às proteínas do soro em menos de 10%.

Quando possível, a colistina é usada em preferência à polimixina B, devido ao seu menor efeito irritante no local da injeção, bem como aos efeitos tóxicos sistêmicos serem menos intensos, embora presentes na maioria dos pacientes que a utilizam. Os paraefeitos são os mesmos vistos para a polimixina B.

Devido ao seu efeito altamente irritante, o sulfato de colistina é mais recomendado para uso tópico ou por via oral para o tratamento de infecções intestinais por bacilos gram-negativos. Atualmente, o sulfato de colistina também vem sendo utilizado, em associação com a gentamicina ou a tobramicina e mais a anfotericina B ou a nistatina, por via oral, para promover a descontaminação seletiva do tubo digestivo em pacientes com neutropenia ou aqueles admitidos em unidades de tratamento intensivo, conforme mencionado no capítulo sobre o uso profilático dos antibióticos.

O colistimetato, como sal sódico, é o mais empregado por via sistêmica, com melhor tolerabilidade em injeções intramusculares. Essa droga não tem atividade antimicrobiana, mas sofre hidrólise nos tecidos, liberando a colistina ativa. Quando administrado por via intravenosa rápida, o colistimetato pode não produzir níveis adequados de colistina livre nos tecidos, porque sua eliminação renal pode ocorrer antes de ter havido sua hidrólise. O colistimetato não deve ser administrado por via intratecal por conter timerosal e outras substâncias irritantes químicas.

O colistimetato é apresentado em diversos países em ampolas contendo 150 mg de base de colistina. Cada 1 mg de colistimetato sódico corresponde a 12.500 UI. É recomendado na dose de 4 a 6 mg/kg/dia, por via IM ou IV, fracionada a cada oito ou 12 horas. Por via oral, nas enterites, o sulfato de colistina é administrado na dose de 3 a 5 mg/kg/dia, fracionada de 6/6 ou 8/8 horas. Essa droga não deve ser administrada a recém-nascidos por via oral, devido à sua maior absorção pela mucosa digestiva nestas crianças. Em pacientes com meningite e ventriculite causadas por *Pseudomonas aeruginosa* ou *Acinetobacter baumannii* resistentes às carbapenemas, o colistimetato pode ser administrado por via intraventricular na dose de 5 mg a cada 12 horas, diluídos em 5 mL de solução salina. Antes da injeção da droga, devem ser removidos 5 mL de líquor.

Da mesma maneira que a polimixina B, o colistimetato pode ser administrado sob a forma de aerossol (30 mg a cada 12 horas) em pacientes com infecções respiratórias baixas causadas por bacilos gram-negativos multirresistentes e, por via IV, associado com rifampicina nas infecções sistêmicas pelos mesmos tipos de microrganismos.

Para a descontaminação seletiva do intestino, pode ser utilizada a associação de sulfato de colistina (2 milhões de unidades) com tobramicina (80 mg) ou gentamicina (80 mg) e mais anfotericina B (500 mg) ou nistatina (2 milhões de U), por via oral, a cada 4 ou 6 horas. Além da via oral, nesta indicação emprega-se uma pasta contendo os mesmos antibióticos na concentração a 2% nas mucosas da boca, nariz, faringe, ânus e vagina, repetida quatro vezes ao dia.

A colistina já foi apresentada em nosso país para uso sistêmico sob a forma de sulfato, associado a um anestésico local, e para uso oral, sob a forma de sulfato puro. Atualmente, sua produção foi suspensa, e não está mais disponível em produtos comerciais. O colistimetato é fabricado no exterior, podendo ser obtido por meio de empresas de importação de medicamentos. Para seu emprego por via oral ou em pasta junto a outros antimicrobianos para a descontaminação seletiva do intestino, o medicamento deve ser formulado para o preparo em drogarias de manipulação.

DERIVADOS DO ÁCIDO FOSFÔNICO

Essa é a classe de antibióticos originais, com características químicas específicas, sem partilhar similaridade com outras drogas. A fosfomicina é o representante da classe em uso clínico, da qual foi obtido um análogo, a fosmidomicina, desprovido de valor na prática clínica.

Fosfomicina

Caracteres Gerais. Mecanismo e Espectro de Ação

A fosfomicina, ou fosfonomicina, foi descoberta a partir de culturas de uma cepa do *Streptomyces fradiae* e introduzida em 1969. O conhecimento de sua estrutura química permitiu que a droga pudesse ser obtida por síntese laboratorial, método que é atualmente empregado para a sua produção. É apresentada sob a forma de sal cálcico, para uso por via oral, e como sal dissódico, para emprego por via parenteral. Cada 1 g da fosfomicina sódica contém 14,5 mEq (0,33 g) de sódio. Posteriormente, foi desenvolvida a fosfomicina trometamol, um novo sal da fosfomicina resultante de sua ligação com a trometamina e que apresenta melhor absorção por via oral que o sal cálcico.

A fosfomicina é um antibiótico de ação bactericida sobre os microrganismos sensíveis. Sua atividade resulta da inibição da síntese da parede celular dos germes em reprodução, provocando sua lise osmótica. Em nível molecular, sabe-se que a droga inibe um dos primeiros estágios da síntese do peptidoglicano da parede bacteriana, interagindo competitivamente com a enzima piruvil-transferase, à qual se liga e inibe irreversivelmente. Essa enzima é responsável pela formação do nucleotídeo derivado do ácido murâmico que constitui a parede celular. Devido a ser um análogo estrutural do fosfoenilpiruvato, a fosfomicina liga-se à enzima, bloqueando dessa maneira o início da síntese da parede celular. Para poder exercer sua atividade no interior da célula, a fosfomicina é transportada através das membranas celulares por um mecanismo de transporte que envolve a participação de glicerofosfatos ou de hexosefosfatos. A lise bacteriana com a fosfomicina é bastante rápida, observando-se esferoplastos e células lisadas com a exposição dos microrganismos ao antibiótico durante 30 minutos.

A fosfomicina é ativa sobre as bactérias gram-positivas e gram-negativas, porém de maneira não uniforme. Entre os cocos gram-positivos é bastante ativa contra estafilococos, inclusive os produtores de penicilinase, mas tem pequena potência antimicrobiana contra os estreptococos dos grupos A e B e pneumococos. Não age contra o enterococo, nem contra o bacilo diftérico. Também não é ativa contra os microrganismos anaeróbios. Sua ação contra neissérias só é observada em concentrações elevadas. Com relação aos bacilos gram-negativos, a fosfomicina é ativa contra as enterobactérias dos gêneros *Escherichia*, *Salmonella*, *Shigella* e *Citrobacter*. Apresenta atividade variável contra os *Proteus* indol-positivos, *Klebsiella* e *Serratia*. É bastante ativa contra o *Haemophilus influenzae*. Contra a *Pseudomonas aeruginosa* a atividade é variável de acordo com a cepa isolada. Não tem ação contra clamídias, micoplasmas, micobactérias e brucelas.

Resistência

A resistência adquirida à fosfomicina é principalmente de natureza cromossômica, resultante do fenômeno da mutação. Os mutantes resistentes apresentam alterações no sistema de transporte para a droga. A resistência mutacional se manifesta com alguma frequência no curso da terapêutica com esse antibiótico. Mais recentemente, foi evidenciada a possibilidade de resistência adquirida por meio de plasmídios em algumas cepas de *Serratia* e de *E. coli*. O mecanismo bioquímico dessa resistência possivelmente se deve à destruição enzimática da droga.

Farmacocinética e Metabolismo

Absorção

A fosfomicina sob a forma de sal de cálcio é utilizada para a administração por via oral. No entanto, a absorção por esta via é pequena, e corresponde a cerca de 1/3 da dose administrada, apresentando uma biodisponibilidade de 30% a 40%. Sob a forma de fosfomicina trometamol, a absorção por via oral é maior, e a biodisponibilidade atinge cerca de 50%. Os alimentos interferem significativamente na absorção da fosfomicina trometamol, reduzindo a concentração sérica em cerca de 50% comparativamente à administração em jejum. Pelo exposto, verifica-se que a administração da fosfomicina por via oral resulta em níveis séricos baixos, insuficientes para a droga agir contra diversos microrganismos causadores de infecção sistêmica, e só é útil para o tratamento de infecções urinárias e de gastroenterocolites agudas.

Difusão e Metabolismo

Devido ao seu pequeno peso molecular e alta solubilidade, bem como ao fato de não se ligar às proteínas do sangue, a fosfomicina difunde-se amplamente pelos líquidos e tecidos orgânicos, com uma meia-vida plasmática de aproximadamente 2 horas. Administrada por via parenteral, atinge elevadas concentrações nas secreções brônquicas, bile, pus, líquido pleural, urina e linfa. Concentra-se adequadamente na próstata, ossos e humor aquoso. Atravessa a barreira placentária, dando concentrações terapêuticas no feto e no líquido amniótico, semelhantes às existentes no sangue materno. Difunde-se facilmente pela barreira hematoencefálica, atingindo concentrações no líquor mesmo na ausência de inflamação meníngea. Em pacientes com meningoencefalites, os níveis no líquido cefalorraquidiano correspondem a 20% a 50% dos existentes no sangue. Pequena quantidade, cerca de 7% da concentração sanguínea, aparece no leite materno. Quando administrada por via oral, a droga provoca elevada concentração nas fezes, uma vez que 50% a 70% da dose não são absorvidos. A fosfomicina não é metabolizada, eliminando-se por via renal sob forma natural, ativa.

Excreção

A excreção da fosfomicina é realizada principalmente por via urinária, por filtração glomerular. Cerca de 85% da dose administrada por via parenteral elimina-se em 12 horas. A droga atinge elevada concentração na urina, mesmo quando administrada por via oral, sobretudo sob a forma da fosfomicina trometamol. Este sal é capaz de manter níveis urinários ativos por cerca de 48 horas, o que justifica sua eficácia em dose única, na terapêutica de infecções urinárias causadas por germes sensíveis.

Nos pacientes com insuficiência renal, a administração do fármaco por via intravenosa deve ser ajustada de acordo com o grau da insuficiência. A fosfomicina é dialisável por hemodiálise e diálise peritoneal em 70% a 80%.

Interações Medicamentosas

A fosfomicina tem ação sinérgica com os antibióticos penicilínicos e cefalosporínicos e com os aminoglicosídeos e o cloranfenicol. Seu emprego por via intravenosa associado com a oxacilina tem sido recomendado na terapêutica de meningites estafilocócicas. A associação com a gentamicina e outros aminoglicosídeos ativos é indicada nas infecções por *Pseudomonas aeruginosa*. Nas infecções sistêmicas por *Salmonella*, a droga pode ser utilizada em associação com o cloranfenicol ou a ampicilina. Esse uso associado não só tem efeito sinérgico contra os microrganismos, como retarda o surgimento de resistência à fosfomicina. A fosfomicina é compatível no mesmo frasco de solução com ampicilina, carbenicilina, cefalotina, cloranfenicol, tianfenicol, gentamicina e heparina.

Indicações Clínicas e Doses

A fosfomicina injetável constitui uma opção medicamentosa para o tratamento de infecções estafilocócicas e por bacilos gram-negativos. Tem sido utilizada com resultados satisfatórios em infecções urinárias, pulmonares e intestinais, osteomielites, meningoencefalites e sepses causadas por microrganismos sensíveis. Sua principal indicação são as infecções estafilocócicas, especialmen te as meningoencefalites, artrites e osteomielites causadas por este patógeno, e as meningites causadas por bacilos gram-negativos, em especial as causadas por coliformes e salmonelas. Pode ser útil em associação com a gentamicina ou a amicacina no tratamento de infecções por *Pseudomonas aeruginosa*. Considerando sua atividade sinérgica com outros antimicrobianos e a rapidez com que são selecionados germes resistentes à sua ação, a fosfomicina é, em geral, recomendada em associação com outros antibióticos ativos contra o microrganismo infectante.

Por via parenteral, a fosfomicina é usada na dose de 100 a 200 mg/kg/dia, preferencialmente por via IV diluídos em solução glicosada a 5%, fracionada de 4/4 ou 6/6 horas. Não se recomenda a administração por via IM devido à alta osmolaridade da apresentação injetável. Também não se recomenda a dissolução da fosfomicina intravenosa em solução salina, a fim de evitar a sobrecarga de sódio, tendo em vista que o medicamento é formulado sob a forma de sal sódico com 14,5 mEq de sódio por grama. Em adultos, com infecções agudas graves, como as sepses, meningites, endocardites e osteomielites, a fosfomicina é utilizada em doses de 12 a 16 g por dia, fracionadas a cada 4 ou 6 horas. Nos recém-nascidos, a dose é de 200 mg/kg/dia, fracionada a cada 8 horas. Na uretrite gonocócica aguda, é empregada em quatro doses de 2 g administradas por IM ou IV com intervalos de 8 horas.

A fosfomicina é habitualmente eficaz na terapêutica de infecções urinárias, mesmo com o uso por via oral. Nessa indicação, a apresentação da fosfomicina trometamol mostra-se eficaz em mais de 95% das infecções urinárias baixas não complicadas na dose única de 3 g (cerca de 6 g do sal) por via oral, administrada preferencialmente fora da alimentação. Por via oral, esse fármaco é também útil no tratamento de gastroenterocolites agudas causadas por *E. coli*, salmonelas e shigelas.

Por via oral, no tratamento de infecções intestinais, a fosfomicina é empregada na dose de 100 mg/kg/dia, fracionada de 6/6 ou 8/8 horas. Adultos, em geral, recebem de 3 a 4 g diários, fracionados em três ou quatro tomadas.

A fosfomicina trometamol mostra-se eficaz no tratamento de prostatites agudas e crônicas, causadas por *Escherichia coli*, inclusive as resistentes a outros antimicrobianos. Vários esquemas de tratamento têm sido utilizados nos casos de prostatite crônica, havendo relato de sucesso de cura prescrevendo a dose de 3 g diariamente por 10 dias; em seguida, a cada 48 horas durante 3 meses e, depois, uma vez por semana durante 9 meses.

Efeitos Adversos

A fosfomicina não é uma substância tóxica, nem mostrou propriedades teratogênicas. Por via oral, é muito bem tolerada, podendo causar diarreia nos tratamentos prolongados. Por via IM, é muito dolorosa, motivo pelo qual a apresentação comercial contém um anestésico local. Para uso IV, as soluções de fosfomicina aplicadas em gotejamento lento são bem toleradas. Podem ocorrer flebites e dor quando se injeta o antibiótico diretamente na veia. Deve-se lembrar que o medicamento contém 14,5 mEq de sódio em cada grama, podendo causar hipernatremia. Em pacientes cardíacos pode determinar edema e elevação da tensão arterial. Por ser um ácido fraco, a fosfomicina pode agir ao nível do rim aumentando a eliminação de potássio e causando hipopotassemia. Fenômenos alérgicos são muito raros com o uso desse antibiótico.

Disponibilidade da Droga

A fosfomicina já foi apresentada no Brasil em cápsulas, suspensão para uso oral e ampolas para uso IV. Essas apresentações deixaram de ser produzidas no Brasil, mas são disponíveis em outros países. Atualmente, este antibiótico só está disponível no país sob a forma de fosfomicina trometamol na especialidade farmacêutica Monuril® (Zambon), em envelopes contendo 3 g do antibiótico em pó, para o tratamento de infecções urinárias baixas não complicadas.

PLEUROMUTILINAS

Lefamulina

Em 1947, Robbins *et al.*, da Universidade de Colúmbia, Estados Unidos, verificaram que fungos da espécie *Pleurotus griseus* produziam uma substância com atividade antimicrobiana contra *Staphylococcus aureus*, a qual denominaram pleurotina. Estudos conduzidos a seguir revelaram substâncias semissintéticas derivadas da pleurotina, que constituíram a classe das pleuromutilinas, das quais a lefamulina é a primeira a ser utilizada para o tratamento de infecções sistêmicas em humanos. Esse fármaco inibe seletivamente a síntese da proteína ribossomal, por ligar-se às peptidiltransferases, que se traduz pela baixa possibilidade de resistência cruzada com outros antimicrobianos.

A lefamulina apresenta atividade contra bactérias mais frequentemente causadoras de pneumonia adquirida na comunidade, incluindo *Streptococcus pneumoniae*, *Haemophilus influenzae*, *Mycoplasma pneumoniae*, *Legionella pneumophila* e *Chlamydophila pneumoniae.* O fármaco apresenta, ainda, atividade contra *Staphylococcus aureus* (incluindo as cepas resistentes à meticilina, vancomicina intermediária e heterogênea) e *Enterococcus faecium* resistente à vancomicina. Lefamulin também se mostrou ativo contra *Neisseria gonorrhoeae* multirresistente e *Mycoplasma genitalium.*

Esse novo antibiótico concentra-se no pulmão ao ser administrado por via oral e por via intravenosa, e vem mostrando atividade terapêutica em pneumonias comunitárias comparável à da moxifloxacina ou da linezolida. Por via IV, a dose é de 150 mg duas vezes ao dia, administrada em uma hora, ou por via oral, na dose de 600 mg duas vezes ao dia.

ANTIBIÓTICOS DE AÇÃO TÓPICA

Tirotricina

A tirotricina é um antibiótico complexo, polipeptídico, isolado de culturas do *Bacillus brevis* em 1939. É formada por dois grupos de substâncias, tirocidinas e gramicidinas, as últimas com maior atividade antibacteriana. Tem ação bactericida sobre os cocos gram-positivos e gram-negativos. Seu mecanismo de ação bactericida resulta de alteração na membrana citoplasmática das células, criando canais que levam à perda de íons e à rápida morte celular. Não sofre absorção oral. Por via parenteral é nefrotóxica, miocardiotóxica e hemolítica. A ação tóxica resulta de sua ligação às células orgânicas causando a mesma alteração observada nas células bacterianas.

Devido à sua elevada toxicidade, a tirotricina é utilizada somente em aplicação tópica, sob a forma de colírios, pomadas e cremes, no tratamento de conjuntivites bacterianas, piodermites e feridas infectadas. Devido à sua notável atividade contra *Staphylococcus aureus*, mesmo os resistentes à meticilina e à mupirocina, a tirotricina em aplicação tópica pode ser um agente adequado para o combate e a prevenção da colonização da pele e mucosas por este microrganismo. Em uso tópico, provoca poucos efeitos colaterais, caracterizados por irritação local e problemas alérgicos. A tirotricina está disponível em vários medicamentos para uso tópico, associada a outros fármacos.

Bacitracina

A bacitracina é, também, um antibiótico complexo formado por vários componentes denominados por letras do alfabeto, sendo a mais ativa a bacitracina A. É obtida de culturas de *Bacillus licheniformis* e sua descoberta foi comunicada em 1945. É um antibiótico bactericida, ativo essencialmente contra cocos e bacilos gram-positivos e cocos gram-negativos. É ativa, inclusive contra os estafilococos oxacilinorresistentes e os enterococos e clostrídios, e mostra-se eficaz no combate à *Entamoeba histolytica*. É dosada em unidades internacionais, correspondendo cada 1 mg a 30 a 50 UI. Não é absorvida por via oral, e por via parenteral é altamente nefrotóxica. A bacitracina já foi utilizada por via oral na terapêutica da colite amebiana e por via parenteral no tratamento de infecções sistêmicas. Entretanto, devido à sua nefrotoxicidade, só é empregada atualmente por via tópica, sob a forma de pomadas e cremes, no tratamento de piodermites, feridas e úlceras da pele infectadas, conjuntivites e otite externa e na erradicação do estafilococo em portadores nasais. Os efeitos colaterais possíveis de ocorrer com o uso local são sobretudo de natureza alérgica, já que a droga é pouco irritante em aplicação tópica. Como para a tirotricina, vários produtos comerciais apresentam a bacitracina associada para uso tópico.

Fucidina

A fucidina é o sal sódico do ácido fusídico, antibiótico descrito em 1962, produzido a partir de culturas do *Fusidium coccineum*. O ácido fusídico tem uma estrutura esteroide, mas não exerce ação esteroide no homem. É pouco solúvel na água, mas a fucidina, seu sal sódico, é bastante solúvel, e é a forma empregada em terapêutica humana. A droga é ativa somente contra os bactérias gram-positivas e neissérias. Sua maior utilidade consiste no combate ao estafilococo, pois é ativa mesmo contra os estafilococos resistentes à penicilina. Entretanto, seu uso provoca o desenvolvimento rápido de cepas de estafilococos resistentes a ela. Tem ação bactericida.

A fucidina (fusidato de sódio) é absorvida por via oral, e esta é a principal via de sua administração. Ocasionalmente, é empregada por via IV. Neste caso, o medicamento deve ser diluído em solução salina; não deve ser diluído em solução glicosada por ser incompatível em solução ácida. Distribui-se pelos tecidos e líquidos orgânicos, mas não atravessa a barreira hemoliquórica normal. Em pacientes com meningite, níveis terapêuticos podem ser alcançados no líquor. Sua eliminação é predominantemente biliar, sendo insignificante a excreção urinária. Não acumula em pacientes com insuficiência renal. A diálise peritoneal não interfere em sua concentração sanguínea.

A fucidina é um medicamento indicado principalmente em infecções estafilocócicas determinadas por exemplares resistentes à penicilina. A dose recomendada é de 20 a 40 mg/kg/dia, fracionada de 8/8 horas, por via oral. O uso parenteral deve ser evitado, pois por via IM causa intensa irritação local e necrose muscular, e por via IV provoca hemólise e trombose se injetada diretamente. Nos casos graves, em que é necessário seu uso por via parenteral, a fucidina é administrada por via IV diluída em 250 ou 500 mL de solução salina e aplicada em gotejamento lento por duas a quatro horas.

A fucidina é utilizada sob a forma tópica em pomadas e soluções para o tratamento de feridas infectadas e conjuntivites purulentas. É também indicada na profilaxia de infecções oculares pós-cirurgia e na profilaxia de infecções após cirurgias ortopédicas adicionada ao cimento ortopédico.

Os paraefeitos por via oral manifestam-se por vômitos, dor abdominal e diarreia. Pode causar, também, tonteiras, cefaleia e visão turva. A fucidina só é comercializada no Brasil para uso tópico, nas infecções piogênicas da pele (impetigo, foliculites, feridas e queimaduras infectadas, eritrasma), em pomada a 2% no medicamento Verutex® (Roche).

Fusafungina

A fusafungina é um antibiótico produzido por uma cepa do *Fusarium lateritium*. Tem atividade bactericida sobre bactérias gram-positivas, apresentando propriedades antiinflamatória e vasoconstritora. Tem sido utilizada sob a forma de aerossol, cremes e soluções para uso local. É apresentada, no Brasil, em aerossol para uso em infecções das vias aéreas superiores, incluindo faringites, amigdalites e laringites, em quatro aplicações diárias (Locabiotal® – Servier).

Mupirocina

A mupirocina é uma substância produzida naturalmente pela *Pseudomonas fluorescens* e denominada, inicialmente, ácido pseudomônico. Mostra-se ativa contra bactérias gram-positivas, incluindo os estafilococos meticilina-resistentes. Ademais, é bastante ativa contra hemófilos, neissérias, *Moraxella catarrhalis* e *Bordetella pertussis*. Tem ação bacteriostática por inibir a síntese proteica e a síntese de ARN. Em elevadas concentrações, como as obtidas na apresentação tópica, pode exercer um efeito bactericida. A droga é bem absorvida por vias oral e parenteral, mas não mantém concentrações ativas no sangue e nos tecidos, por ser rápida e completamente metabolizada a produtos inativos.

A mupirocina é utilizada sob apresentação tópica em forma de creme a 2%, indicada no tratamento de feridas e úlceras infectadas e do impetigo, e na erradicação de estafilococos em portadores desses germes nas narinas. Nessa indicação, porém, não oferece vantagens sobre a bacitracina, que é igualmente ativa, bem tolerada e tem a vantagem do menor custo. Deve-se registrar o progressivo isolamento de estafilococos que se mostram resistentes à mupirocina. Este antibiótico é comercializado no Brasil sob a forma de creme com o nome Bactroban® (SmithKline-Beecham), devendo ser utilizado localmente duas ou três vezes ao dia.

QUIMIOTERÁPICOS

DERIVADOS DO NITROFURANO

Os nitrofuranos, ou derivados do 5-nitrofurfural, são substâncias que apresentam propriedades antibacterianas e contra certos protozoários e fungos. Exercem atividade bacteriostática sobre bactérias gram-positivas e gram-negativas, devendo-se seu mecanismo de ação à inibição da acetilcoenzima A e de outras enzimas envolvidas no metabolismo aeróbio e anaeróbio da glicose. Também interferem na síntese das proteínas por alterarem a síntese de ARN mensageiros. Em concentrações mais elevadas exercem efeito bactericida, provavelmente por causarem alterações no ADN. Além de sua ação antibacteriana, alguns nitrofuranos apresentam atividade contra protozoários, incluindo o *Trypanosoma cruzi*, *T. gambiense*, *T. rhodesiense*, *Giardia lamblia* e *Trichomonas vaginalis*, e contra fungos, especialmente a *Candida albicans*.

Atualmente, os nitrofurânicos têm valor terapêutico limitado na medicina humana, devido ao surgimento de drogas mais ativas e com menor toxicidade, já que podem provocar principalmente polineurites e alterações hematológicas. São também inibidores da espermatogênese no homem devido à alteração que provocam no ADN. Os seguintes nitrofuranos podem ser usados na quimioterapia antiinfecciosa:

Nitrofurazona ou Nitrofural

A nitrofurazona foi o primeiro derivado nitrofurânico introduzido na prática médica, em 1946, observando-se que seu emprego na terapêutica sistêmica de infecções acompanhava-se de efeitos tóxicos graves. É rapidamente absorvida pelo tubo digestivo, sofrendo metabolização nos tecidos. Foi utilizada, por via oral, no tratamento de infecções bacterianas e na terapêutica da doença de Chagas, abandonando-se sua aplicação nessas indicações devido à elevada frequência de efeitos adversos, principalmente anorexia, emagrecimento, erupções cutâneas, agitação, insônia e polineurite grave, persistente por longo tempo, mesmo após a suspensão da droga. Além disso, na doença de Chagas, os resultados foram pouco convincentes quanto à cura parasitológica. Seu uso atual, por via oral, está restrito à doença do sono (tripanossomíase africana) em casos resistentes à terapêutica com o melarsoprol.

No Brasil, a nitrofurazona só é utilizada para o tratamento tópico de feridas e lesões infectadas da pele e das mucosas. Sua atividade antibacteriana tem efeito mesmo na presença de pus e sangue nos tecidos. É comercializada na especialidade farmacêutica de referência, Furacin® (Schering-Plough), em pomada dermatológica e solução tópica e em medicamentos similares.

Furazolidona

A furazolidona exerce atividade sobre bactérias gram-positivas, enterobactérias, vibrião colérico, *Helicobacter pylori* e protozoários das espécies *Trichomonas vaginalis*, *Giardia lamblia*, *Entamoeba histolytica*, *Balantidium coli* e *Isospora*. Foi também ensaiada no tratamento da doença de Chagas com resultados medíocres, e sua ação sobre a *Candida albicans* é modesta. Seu valor na criptosporidiose em pacientes com Aids não está estabelecido. A droga é absorvida por via oral, mas é rapidamente degradada ao nível dos tecidos, de tal modo que somente 5% da dose administrada aparecem na urina. Não há relatos de resistência do *H. pylori* a este nitrofurano. Devido à sua baixa concentração nos tecidos, a furazolidona falha na terapêutica da leishmaniose tegumentar, apesar de mostrar atividade antileishmaniótica *in vitro*.

A furazolidona é utilizada por via oral no tratamento de infecções intestinais por *Salmonella*, *Shigella* e *Escherichia coli*, bem como na infecção pelo *Helicobacter pylori* e na giardíase, isosporíase e balantidíase. Constitui uma alternativa para o tratamento da cólera, especialmente quando o vibrião colérico é resistente às tetraciclinas. É ativa na tricomoníase vaginal em uso tópico. Na infecção pelo *H. pylori*, é utilizada em associação com outras substâncias (bismuto, claritromicina, metronidazol, omeprazol) na dose de 200 mg três vezes ao dia, por via oral. Na cólera, é empregada em adultos na dose de 100 mg de 6/6 horas, durante três dias. Em crianças, a dose é de 5 mg/kg/dia. Na giardíase e balantidíase é ainda empregada na dose de 7 mg/kg/dia, com dose máxima diária de 400 mg, fracionada em duas, três ou quatro tomadas, durante sete dias.

O uso da furazolidona pode acompanhar-se de efeitos adversos manifestados por náuseas, vômitos, tonteiras, anorexia. Em doses mais elevadas causa polineurites. A droga não deve ser administrada juntamente com bebidas alcoólicas pois causa reações potencialmente graves: congestão facial, cefaleia pulsátil, náusea, vômitos intensos, sensação de mal-estar, alterações respiratórias, tonteiras e, eventualmente, arritmia cardíaca e choque.

Existe uma especialidade farmacêutica em comprimidos com 200 mg e em suspensão com 50 mg/5 mL (Giarlan® – UCI-Farma).

Nitrofurantoína

A nitrofurantoína é um derivado nitrofuránico ativo contra *Escherichia coli*, *Staphylococcus saprophyticus* e *Enterococcus faecalis*, principais bactérias causadoras de infecção urinária comunitária e hospitalar, mas não é ativa contra *Proteus*, *Pseudomonas aeruginosa*, *Enterobacter* e *Klebsiella*. Exerce ação bacteriostática por inibir a síntese de ARN mensageiro, interrompendo a síntese proteica. Essa ação resulta da redução do fármaco por enzimas produzidas por germes sensíveis, formando-se produtos intermediários que constituem a forma ativa desse quimioterápico. Em concentrações elevadas e em meio ácido, como obtidas na bexiga, tem ação bactericida, por inibir a acetil-coenzima A, com isso diminuindo o metabolismo da glicose, e por romper o ADN bacteriano, levando à morte do microrganismo por inibir a respiração celular. Ademais, é capaz de lesar a membrana citoplasmática, alterando sua permeabilidade.

Esse fármaco é absorvido por via oral, com biodisponibilidade de 90%, mas não atinge concentrações terapêuticas no plasma e nos tecidos por ser rapidamente eliminada pelas vias renal e biliar. Administrada sob a forma microcristalina, a nitrofurantoína é absorvida e eliminada de maneira mais rápida; por tal motivo, é preferível empregar a forma macrocristalina, que tem absorção mais lenta, possibilitando espaçar mais o intervalo de doses, e diminui os efeitos adversos para o aparelho digestório. A nitrofurantoína é metabolizada pelo fígado em cerca de 66%, eliminando-se 30% sob forma natural por via renal. A eliminação renal se dá por filtração glomerular e excreção tubular, sendo reabsorvida em parte. Sua ação terapêutica somente ocorre ao nível da bexiga, onde atinge elevada concentração (50 a 250 mcg/mL) e por sua atividade maior em meio ácido. Em pacientes com insuficiência renal, com creatinina sanguínea abaixo de 40 mL/min, não há concentração urinária desse quimioterápico.

A nitrofurantoína está indicada no tratamento das cistites não complicadas causadas por germes sensíveis, recomendando-se não alcalinizar a urina para sua melhor eficácia. É, também, uma das opções para a profilaxia de longa duração da cistite recorrente.

Na atualidade, esse quimioterápico é apresentado sob a forma de macrocristais, que favorecem sua absorção e concentração urinária. É empregado por via oral na dose, em adultos, de 100 mg administrada a cada 6 horas, durante cinco dias. Em crianças, a dose é de 5 a 10 mg/kg/dia, fracionada em quatro tomadas diárias. Na profilaxia da infecção urinária recorrente, é recomendada em dose única diária de 100 mg, em adultos, durante tempo prolongado, em geral, acima de um ano.

Náuseas, vômitos e diarreia podem ocorrer com o uso da nitrofurantoína, mas não são habituais e são contornados pela sua administração junto a alimentos. A apresentação da substância em macrocristais provoca menos efeitos colaterais digestórios. Eventualmente, pode causar reações alérgicas que surgem como erupções, febre e eosinofilia, que regridem com a suspensão do medicamento, ou provocar anemia megaloblástica, anemia hemolítica, icterícia colestática e sintomas neurológicos como cefaleia, tonteiras, nistagmo e polineurites. A droga cora a urina em marrom.

Raramente, alterações parenquimatosas pulmonares têm sido associadas à terapia com a nitrofurantoína, apresentando-se sob uma forma aguda, a mais comum, que surge horas ou poucos dias após o início do tratamento, e uma forma crônica, que aparece após meses ou anos de uso contínuo do fármaco. A forma aguda, provavelmente, resulta de um processo de hipersensibilidade à droga e, em geral, manifesta-se por um quadro de pneumonia eosinofílica, com febre, tosse não produtiva, dispnéia e, por vezes, com derrame pleural erupção urticariforme e artralgias. A forma crônica tem início insidioso e, provavelmente, é devida à lesão pulmonar causada por oxidantes relacionados ao medicamento. Sua manifestação clínica é polimorfa, com pneumonite eosinofílica, fibrose pulmonar, bronquiolite, hemorragia alveolar e pneumonite não específica. O tratamento dessas complicações baseia-se no uso de corticosteróides e fisioterapia respiratória.

Em que pesem esses efeitos adversos, que são raros, a nitrofurantoína é um dos medicamento mais recomendados e utilizados na terapia da cistite comunitária em mulheres jovens e idosas, homens, crianças e gestantes, inclusive nos pacientes com diabetes e nos com comprometimento imune, por apresentar elevada eficácia (acima de 90% de cura), mínima resistência bacteriana, boa tolerabilidade, facilidade do uso oral, reduzida toxicidade e baixo custo.

Não há contraindicação de seu uso em gestantes. No entanto, deve ser evitada na gestante próximo ao parto, pois se descrevem casos de anemia hemolítica neonatal com seu emprego ao final da gestação. Em pacientes com insuficiência renal é recomendável suspender o seu uso para evitar seus efeitos neurotóxicos periféricos, considerando que a redução da dose pode não provocar níveis terapêuticos na urina. Esse fármaco é contraindicado em crianças recém-nascidas.

A nitrofurantoína é comercializada na especialidade farmacêutica de referência Macrodantina® (Mantecorp), apresentada na forma macrocristalina em cápsulas com 100 mg, e em produtos similares.

NITROTIAZÓIS

Tiazóis são substâncias químicas com estrutura química similar ao imidazóis, apresentando a substituição do átomo de nitrogênio na posição 1 por enxofre. Nos 5-nitrotiazóis, à semelhança dos 5-nitroimidazóis, um radical nitroso está situado na posição 5 do núcleo central. Nesta classe de substâncias, foi sintetizada a nitazoxanida, que apresenta propriedades antimicrobianas e antiparasitárias.

Nitazoxanida

A nitazoxanida (NTZ) foi sintetizada em 1975 e caracteriza-se por sua atividade contra protozoários e helmintos que infectam o homem. A droga e seu metabólito, a tizoxanida, atuam sobre os protozoários *Isospora, Cryptosporidium,* microsporídeos, *Entamoeba histolytica* e *Giardia lamblia.* Age também em cestódeos, como a *T. saginata* e *H. nana*, e nos geo-helmintos intestinais (ancilostomídeos, áscaris, estrongiloides, oxiúros e trichuris); e a *Fasciola hepatica.* A nitazoxanida e a tizoxanida não têm ação potente contra as bactérias aeróbias, mas são ativas contra os anaeróbios, agindo contra *Bacteroides, Fusobacterium, Prevotella, Peptostreptococcus, Clostridium* em baixas concentrações. Tem boa atividade contra o *Clostridium difficile* e o *Helicobacter pylori.*

Embora já conhecida há longo tempo, por sua ação anti-helmíntica, só recentemente o interesse pela nitazoxanida foi despertado, considerando sua ação sobre o *Cryptosporidium parvum* e a possibilidade de sua utilização em pacientes com Aids e diarreia por este protozoário. Ademais, este quimioterápico pode ser de valor na prática clínica devido à sua atividade sobre o *Helicobacter pylori*; e à elevada sensibilidade mostrada pelo *Clostridium difficile* à sua ação.

Mais recentemente, foi verificado que a nitazoxanida é capaz de reduzir, em pelo menos um dia, o tempo de duração da diarreia provocada por *Rotavirus*, provavelmente por uma ação citoprotetora contra a infecção viral. Esse efeito da nitazoxanida é comparável ao obtido com o emprego de probióticos (*Lactobacillus* GG, *Saccharomyces boulardii, Bifidobacterium*). Estudos realizados revelam, também, a ação antiviral da nitazoxanida contra os vírus das hepatites B e C, o que levou à elaboração de protocolos para a pesquisa clínica com a droga em enfermos com hepatite C.

A nitazoxanida é absorvida por via oral e rapidamente metabolizada a tizoxanida e outros metabólitos por meio de estearases plasmáticas. A tizoxanida tem meia-vida plasmática de 1 1/2 hora e liga-se às proteínas do plasma em 98%. A eliminação das substâncias se faz por via renal (cerca de 1/3) e por via fecal (cerca de 2/3).

Estudos em seres humanos revelaram que a nitazoxanida e seu metabólito ativo são efetivos no tratamento de parasitoses intestinais, com índices de cura de 70% a 100%. Exerce ação terapêutica em pacientes com Aids com diarreia causada por microsporídeos, *Cryptosporidium parvum* e por *Isospora belli.* Este novo quimioterápico encontra-se em estudos sobre sua eficácia e segurança no tratamento da infecção pelo *H. pylori* e como uma alternativa na terapêutica da colite pseudomembranosa causada pelo *C. difficile*.

No tratamento da infecção por *Taenia saginata* e por *Hymenolepis nana*, a nitazoxanida é utilizada por via oral na dose única de 25 mg/kg e 50 mg/kg, respectivamente. Em pacientes infectados por *E. histolytica*, *Giardia lamblia*, *Isospora belli*, *Blastocystis hominis*, *Ascaris lumbricoides*, *Enterobius vermicularis* e *Trichuris trichiura* a dose recomendada é de 7,5 mg/kg/dose (500 mg em adultos e 200 mg em crianças abaixo de 12 anos de idade) de 12/12 horas durante três dias consecutivos. Em pacientes com Aids e diarreia por *Cryptosporidium* e microsporídeos é utilizada na dose de 500 mg de 12/12 horas por 14 dias. Não foram observados efeitos tóxicos hematológicos ou hepáticos, e a droga foi bem tolerada. Alguns pacientes apresentam vômitos e dor abdominal de intensidade variável.

A nitazoxanida está disponível no Brasil com o nome Annita® (Farmoquímica) em comprimidos com 500 mg e em pó para solução oral contendo 20 mg/mL.

OUTROS QUIMIOTERÁPICOS SISTÊMICOS

Zoliflodacina

A zoliflodacina é um quimioterápico recente pertencente à nova classe de antimicrobianos espiropirimidinetriona, com ação bactericida contra bactérias atípicas e fastidiosas (que exigem nutrientes especiais para o crescimento). O fármaco vem sendo avaliado especialmente no tratamento da infecção por *Neisseria gonorrhoeae* resistente a quinolonas e à ceftriaxona. É absorvido por via oral e elimina-se por via fecal e urinária. Proporcionou índices de cura acima de 95% em pacientes com uretrite e retite gonocócica administrado por via oral na dose de 2 g. Sua eficácia é baixa em enfermos com faringite gonocócica. Queixas gastrointestinais são seus efeitos adversos mais frequentes. Esse antimicrobiano já foi submetido à experimentação clínica e aguarda lançamento comercial.

OUTROS QUIMIOTERÁPICOS TÓPICOS

A associação do ácido salicílico com o ácido acético glacial tem ação queratolítica e é empregada em formulações para uso tópico na remoção de calosidades e de verrugas.

O ácido acético é também uma substância bactericida, mostrando-se especialmente ativa contra *Pseudomonas aeruginosa*. Devido a essa ação antibacteriana, o ácido acético é utilizado na concentração a 1% ou 2% no curativo de queimaduras e de lesões necróticas infectadas, e pode também ser utilizado em lesões cavitárias drenadas. A solução de ácido acético a 1% é, ainda, usada na assepsia de axilas, virilhas e outras dobras da pele em pacientes com imunodeficiências, visando a profilaxia de infecções por bacilos gram-negativos.

Soluções de ácido bórico são frequentemente utilizadas como antisséptico, especialmente nas mucosas oral, ocular e vaginal. Entretanto, essa substância tem atividade antimicrobiana pouco potente e, mesmo em alta concentração, sua ação é somente bacteriostática. A ingestão do ácido bórico ou sua aplicação em feridas extensas por tempo prolongado pode causar intoxicação, manifestada por vômitos, diarreia, hipotermia, erupções cutâneas bolhosas e, mesmo, hipotensão arterial e insuficiência renal. Devido à sua fraca ação antimicrobiana e ao risco de intoxicação, sobretudo se ingerida por crianças, o ácido bórico tem restrições de uso e, atualmente, é ainda empregado no tratamento tópico de conjuntivites em solução a 2%, conhecida como água boricada. Essa solução pode, também, ser utilizada na limpeza de exsudatos de feridas infectadas.

O hipoclorito de sódio é também um antisséptico fraco, que age contra microrganismo pela liberação de cloro. Sua solução a 0,5% constitui o líquido de Dakin, utilizado no curativo de ferimentos, atualmente pouco utilizado por sua pouca eficácia. Contudo, a solução de hipoclorito de sódio a 5,2 g%, com pequena quantidade de hidróxido de sódio, conhecida como água sanitária, é utilizada como desinfetante de roupas, objetos e ambiente.

BIBLIOGRAFIA

Polimixinas

Arnold TM, et al. Polymyxin antibiotics for gram-negative infections. Am J Health Syst Pharm. 2007; 64:819-26.

Bassetti M, et al. Colistin and rifampicin in the treatment of multidrug-resistant Acinetobacter baumannii infections. J Antimicrob Chemother. 2008; 61:417-20.

Brochet MS, et al. Comparative efficacy of two doses of nebulized colistimethate in the eradication of *Pseudomonas aeruginosa* in children with cystic fibrosis. Can Respir J. 2007; 14:473-79.

Evans ME, et al. Polymyxin B sulfate and colistin: old antibiotics for emerging multiresistant gram-negative bacteria. Ann Pharmacother. 1999; 33:960-67.

Falagas ME, et al. The use of intravenous and aerosolized polymyxins for the treatment of infections in critically ill patients: a review of the recent literature. Clin Med Res. 2006; 4:138-46.

Falagas ME, et al. Resistance to polymyxins. Drug Resistance Updates. 2010; 13:132-38.

Fernandes-Viladrich P, et al. Successful treatment of ventriculitis due to carbapenem-resistant *Acinetobacter baumannii* with intraventricular colistin sulfomehtate sodium. Clin Infect Dis. 1999; 28:916-17.

Flynn PM, et al. Polymyxin B moderates acidosis and hypotension in established experimental gram-negative septicemia. J Infect Dis. 1987; 156:706-12.

Gales AC, et al. Contemporary activity of colistin and polymyxin B against a worldwide collection of gram-negative pathogens: results from the SENTRY Antimicrobial Surveillance Program (2006-09). J Antimicrob Chemother. 2011; 66:2070-74.

Goodwin NJ. Colistin and sodiun colistimethate. Med Clin North Am. 1970; 54:1267-76.

Jimenez-Mejias ME, et al. Cerebrospinal fluid penetration and pharmacokinetic/pharmacodynamic parameters of intravenously administered colistin in a case of multidrug-resistant *Acinetobacter baumannii* meningitis. Eur J Clin Microbiol Infect. 2002; 21(3):212-14.

Ko KS, et al. High rates of resistance to colistin and polymyxin B in subgroups of Acinetobacter baumannii isolates from Korea. J Antimicrob Chemother. 2007; 60(5)1163-67.

Landman D, et al. Polymixyns revisited. Clin Microbiol Rev. 2008; 21:449-65.

Levin AS, et al. Intravenous colistin as therapy for nosocomial infections caused by multidrug-resistant *Pseudomonas aeruginosa* and *Acinetobacter baumannii*. Clin Infect Dis. 1999; 28:1008-11.

Nord NM, Hoeprich PD. Polymyxin B and colistin – a critical comparison. N Engl J Med. 1964; 270: 1030-35.

Ouderkirk JP, et al. Polymyxin B nephrotoxicity and efficacy against nosocomial infections caused by multiresistant gram-negative bacteria. Antimicrob Agents Chemother. 2004; 47(8):2659-62.

Pereira GH, et al. Salvage treatment of pneumonia and initial treatment of tracheobronchitis caused by multidrug-resistant gram-negative bacilli with inhaled polymyxin B. Diagn Microbiol Infect Dis. 2007; 58(2):235-40.

Petersdorf RG, Plorde JJ. Colistin – a reappraisal. JAMA. 1963; 183:123-25.

Petrosillo E, et al. Colistin monotherapy vs. combination therapy: evidence from microbiological, animal and clinical studies. Clin Microbiol Infect. 2008; 14(9):816-27.

Pohlmann G. Respiratory arrest associated with intravenous administration of polymyxin B sulfate. JAMA. 1966; 196:167-69.

Taylor G. Colimycin. Practitioner. 1963; 190:538-43.

Urban C, et al. Polymyxin B-resistant *Acinetobacter baumannii* clinical isolate susceptible to recombinant BPI_{21} and cecropin P1. Antimicrob Agents Chemother. 2001; 45:994-95.

Zavascky AP, et al. Pharmacokinetics of intravenous polymyxin B in critically ill patients. Clin Infect Dis. 2008; 47(10):1298-304.

Fosfomicina e Análogo

Almeida F, et al. Chronic prostatitis caused by extended-spectrum β-lactamase-producing *Escherichia coli* managed using oral fosfomycin-A case report. IDCases. 2019; 15:e00493.

Baquero F, et al. Enteropathogenic *Escherichia coli* gastroenterites in premature infants and children treated with fosfomycin. Arch Dis Child. 1975; 50:367-72.

Bergan T. Degree of absorption, pharmacokinetics of fosfomycin trometamol and duration of urinary antibacterial activity. Infection. 1990; 18(Suppl.2):S60-64.

Bergogne-Bérézin E, et al. Trometamol-fosfomycin (Monuril) bioavailability and food-drug interaction. Eur Urol. 1987; 13(Suppl. 1):64-68.

Duez JM, et al. Associations entre la fosfomycine et l'oxacilline ou le cefotaxime chez le staphylocoques méthicilline-résistantes et les entérocoques. Pathol Biol (Paris). 1983; 31:515-18.

Grassi GG. Fosfomycin trometamol: historical background and clinical development. Infection. 1990; 18(Suppl.2):S57-59.

Kahan FM, et al. Mechanism of action of fosfomycin. Ann N Y Acad Sci. 1974; 235:364-86.

Michalopoulos AS, et al. The revival of fosfomycin. Int J Infect Dis. 2011; 15(11):e732-9.

Ribeiro RM, et al. Tratamento em dose única de infecção do trato urinário baixo não complicada – estudo randomizado com fosfomicina trometamol e amoxicilina. J Bras Ginecol. 1992; 102:47-49.

Sirot J, et al. Diffusion de la fosfomycine dans le tissu osseux chez l'homme. Pathol Biol (Paris). 1983; 31:522-24.

Zhanel GG, et al. Oral fosfomycin for the treatment of acute and chronic bacterial prostatitis caused by multidrug-resistant *Escherichia coli*. Can J Infect Dis Med Microbiol. 2018; 1404-813.

Lefamulina

Dillon C, et al. Lefamulin: a promising new pleuromutilin antibiotic in the pipeline. Expert Rev Anti Infect Ther. 2019; 17:5-15.

File TM Jr, et al. Efficacy and safety of IV-to-Oral lefamulin, a pleuromutilin antibiotic, for treatment of community-acquired bacterial pneumonia: The Phase 3 LEAP 1 Trial. Clin Infect Dis; 2019.

Paukner S, et al. *In vitro* activity of lefamulin against sexually transmitted bacterial pathogens. Antimicrob Agents Chemother. 2018; 62(5). pii: e02380-17.

Paukner S, et al. Antibacterial activity of lefamulin against pathogens most commonly causing community-acquired bacterial pneumonia: SENTRY Antimicrobial Surveillance Program (2015-2016). Antimicrob Agents Chemother. 2019; 63(4). pii: e02161-18.

Robbins WJ, et al. Antibiotic Substances from Basidiomycetes: I. Pleurotus griseus. Proc Natl Acad Sci USA. 1947; 33:171-76.

Veve MP, Wagner JL. Lefamulin: Review of a promising novel pleuromutilin antibiotic. Pharmacotherapy. 2018; 38:935-46.

Tirotricina, Bacitracina e Fusafungina

Baum KF, et al. Topical antibiotics in chronic sickle cell leg ulcers. Trans R Soc Trop Med Hyg. 1987; 81:847-49.

Butugan O, et al. O uso da fusafungina em otorrinolaringologia. Folha Med (Br). 1982; 84:225-28.

Derzavis JL, et al. Topical bacitracin therapy of pyogenic dermatoses. JAMA. 1949; 141:191-92.

Jawetz E. Polymixin, neomycin and bacitracin. Antibiotic Monographs nº 5. New York: Medical Encyclopedia Inc. 1956; 95 p.

Kanof NB. Bacitracina e tirotricina. Clin Med Am. 1970; 1281.

Kretschmar M, et al. Bactericidal activity of tyrothricin against methicillin-resistant *Staphylococcus aureus* with reduced susceptibility to mupirocin. Eur J Clin Microbiol Infect Dis. 1996; 15:261-63.

Meleney FL, Johnson B. Bacitracin therapy. JAMA. 1947; 133:675-80.

Portman M. Fusafungina: um antibiótico com propriedades antiinflamatórias para infecções das vias aéreas superiores. Clinica e Terap. 1977; 6:446.

Fucidina

Barber M, Waterwurth PM. Antibacterial activity in vitro of fucidin. Lancet. 1962; 1:931.

Ersoz G, et al. Addition of fusidic acid impregnated bone cement to systemic teicoplanin therapy in the treatment of rat osteomyelitis. J Chemother. 2004; 16:51-5.

Godtfredsen WO, et al. Fucidin: a new orally active antibiotic. Lancet. 1962; 1:928.

Lofoco G. Fusidic acid vs ofloxacin prophylaxis before cataract surgery. Eur J Ophthalmol. 2005; 15:718-21.

Machado-Pinto J. Uso da pomada de fusidato de sódio a 2% nas infecções piogênicas da pele. Folha Med (Br.). 1985; 91:435-38.

Portugal F. Características do fusidato de sódio a 2% para uso tópico. Folha Med (Br.). 1986; 92(4):293-95.

Rietveld RP, et al. The treatment of acute infectious conjunctivitis with fusidic acid: a randomised controlled trial. Br J Gen Pract. 2005; 55:924-30.

Wrigh GL, Harper J. Fusidic acid. In: Kagan BM. Antimicrobial Therapy. 2 ed. Philadelphia: Sauders. 1974; p. 143.

Mupirocina

Casewell MW, George RH (ed.). Mupirocin: recent microbiological and clinical findings. J Hosp Infect. 1991; 19(Suppl B):1-57.

Chapnick EK, et al. Eradicating methicillin-resistant *Staphylococcus aureus*. JAMA. 1992; 267:1612.

Cookson BD. Mupirocin resistance in staphilococci. J Antimicrob Chemother. 1990; 25:497-503.

Harbarth S, et al. Randomized, placebo-controlled, double-blind trial to evaluate the efficacy of mupirocin for eradicating carriage of methicillin-resistant *Staphylococcus aureus*. Antimicrob Agents Chemother. 1999; 43:1412-16.

Leski TA, et al. Outbreak of mupirocin-resistant *Staphylococcus aureus* in a hospital in Warsaw, Poland, due to plasmid transmission and clonal spread of several strains. J Clin Microbiol. 1999; 37:2781-88.

Reagan DR, et al. Elimination of coincident *Staphylococcus aureus* nasal and hand carriage with intranasal application of mupirocin calcium ointment. Ann Intern Med. 1991; 114:101-05.

Nitrofuranos

Almeida NA Jr, et al. O tratamento da giardíase pela furazolidona. Hospital. 1962; 62:1037-40.

Aranza JR, et al. Quinolonas, Sulfamidas, Trimetoprim, Cotrimoxazol, Nitrofurantoína. In: Florez J, et al. Farmacología Humana. 5 ed. Barcelona: Masson. 2008; 1145-57.

Boainain E, Rassi A. Terapêutica etiológica da doença de Chagas. Arq Bras Cardiol. 1979; 32:395-99.

Carbonera D, et al. Mechanism of nitrofurantoin toxicity and oxidative stress in mitochondria. Biochim Biophys Acta. 1988; 936:139-47.

Chamberlain RE. Propriedades quimioterápicas dos importantes nitrofuranos. J Quimother Antimicrob. 1976; 2:325-36.

Coelho LGV, et al. Consenso nacional sobre *H. pylori* e afecções associadas. Gastrenterol Endosc Digest. 1996; 15:53-58.

Corragio MJ, et al. Nitrofuratoin toxicity in children. Pediat Infect Dis J. 1989; 8:163-66.

Ferreira FSC, Rocha LAC. Tripanossomíase africana. In: Veronesi R. Doenças Infecciosas e Parasitárias. 7 ed. Rio de Janeiro: Guanabara-Koogan. 1982; p. 713.

Franco JMM, et al. *Helicobacter pylori*: erradicação em curto prazo com esquema Belo Horizonte modficado. GED – Gastrenterol Endosc Digest. 1994; 13:81-84.

Gardner TB, Hill DR. Treatment of giardiasis. Clin Microbiol Rev. 2001; 14:114-128.

Goodwin CS. Antimicrobial treatment of *Helicobacter pylori* infection. Clin Infect Dis. 2007; 25:1023-26.

Martins RR, et al. Pneumonia eosinofílica crônica secundária ao uso prolongado de nitrofurantoína: achados da tomografia computadorizada de alta resolução do tórax. J Bras Pneumol. 2008; 34:181-84.

Narcisi EM, Secor WE. In vitro effect of tinidazole and furazolidone on metronidazole-resistant *Trichomonas vaginalis*. Antimicrob Agents Chemother. 1996; 40:1121-25.

Robertson DHH. Chemotherapy of african trypanosomiasis. Practitioner. 1962; 188:80-83.

Rubenstein CJ. Peripheral polyneuropathy caused by nitrofurantoin. JAMA. 1964; 187:647-49.

Sandegren L, et al. Nitrofurantoin resistance mechanism and fitness cost in *Escherichia coli*. J Antimicrob Chemother. 2008; 62:495-503.

Stewart BL, Rowe HJ. Nitrofurantoin in treatment of urinary tract infectious. JAMA. 1956; 160:1221-23.

Strauss WG, Griffin LM. Nitrofurantoin pneumonia. JAMA. 1967; 199:765-66.

Toole JF, Parrish ML. Nitrofurantoin polypneuropathy. Neurology. 1973; 23:554-59.

Nitazoxanida

Bicard-Sée A, et al. Successful treatment with nitazoxanide of *Enterocytozoon bieneusi* microsporidiosis in a patient with AIDS. Antimicrob Agents Chemother. 2000; 44:167-68.

Broekhuysen J, et al. Nitazoxanide: phamacokinetics and metabolism in man. Int J Clin Pharmacol Ther. 2000; 38:387-94.

Doumbo O, et al. Nitazoxanide in the treatment of cryptosporidial diarrhea and other intestinal parasitic infections associated with acquired immunodeficiency syndrome in tropical Africa. Am J Trop Med Hyg. 1887; 56:637-39.

Mégraud F, et al. Nitazoxanide, a potential drug for eradication of *Helicobacter pylori* with no cross-resistance to metronidazole. Antimicrob Agents Chemother. 1998; 42:2836-40.

Romero Cabello R, et al. Nitazoxanide for the treatment of intestinal protozoan and helminthic infections in Mexico. Trans R Soc Trop Med Hyg. 1997; 91:701-03.

Rossignol JF, Maisonneuve H. Nitazoxanide in the treatment of *Taenia saginata* and *Hymenolepis nana* infection. Am J Trop Med Hyg. 1984; 33:511-12.

Rossignol JF, et al. Effect of nitazoxanide in persistent diarrhea and enteritis associated with *Blastocystis hominis*. Clin Gastroenterol Hepatol. 2005; 3:987-91.

Rossignol JF, et al. A double-blind placebo-controlled study of nitazoxanide in the treatment of cryptosporidial diarrhoea in AIDS patients in Mexico. Trans R Soc Trop Med Hyg. 1998; 92:663-66.

Rossignol JF, et al. Effect of nitazoxanide for treatment of severe rotavirus diarrhoea: randomised double-blind placebo-controlled trial. Lancet. 2006; 368:124-29.

Stockis A, et al. Pharmacokinetics of nitazoxanide after single oral dose administration in 6 healthy volunteers. Int J Clin Pharmacol Ther. 1996; 34:349-51.

Zoliflodacina

Bradford PA, et al. Zoliflodacin: An oral spiropyrimidinetrione antibiotic for the treatment of *Neisseria gonorrheae*, including multi-drug-resistant isolates. ACS Infect Dis. 2020; 6:1332-45.

Jacobson S, et al. High *in vitro* susceptibility to the first-in-class spiropyrimidinetrione zoliflodacin among consecutive clinical *Neisseria gonorrhoeae* isolates from Thailand (2018) and South Africa (2015-2017). Antimicrob Agents Chemother. 2019; 63(12):e01479-19. doi: 10.1128/AAC.01479-19.

O'Donnell J, e al. Single-dose pharmacokinetics, excretion, and metabolism of zoliflodacin, a novel spiropyrimidinetrione antibiotic, in healthy volunteers. Antimicrob Agents Chemother. 2018; 63(1):e01808-18. doi: 10.1128/AAC.01808-18.

Taylor SN, et al. Single-dose Zoliflodacin (ETX0914) for treatment of urogenital gonorrhea. N Engl J Med. 2018; 379:1835-45.

Tabela de Uso dos Principais Antibacterianos e Antifúngicos Disponíveis no Brasil

APÊNDICE 1

Tabela A1.1
Principais Antibacterianos e Antifúngicos em Uso Clínico no Brasil

Antimicrobiano	Via de Administração, Dose e Fracionamento			Concentração			Efeitos Colaterais Principais
	Oral	IM	IV	Urina	Bile	Líquor	
Amicacina	–	15 mg/kg/dia, 12/12 h	Idem	Sim	Sim	Não	Oto- e nefrotóxico
Amoxicilina	30 a 50 mg/kg/dia, 8/8 h Adultos 500 mg 8/8 h	–	–	Sim	Sim	–	Hipersensibilidade
Amoxicilina + clavulanato	30 a 50 mg/kg/dia, em amoxicilina, 8/8 h	–	30 a 100 mg/kg/dia, 6/6 h ou 8/8 h	Sim	Sim	Adequada (via IV)	Hipersensibilidade, diarreia
Amoxicilina + sulbactam	30 a 50 mg/kg/dia, em amoxicilina 8/8 h	–	Idem 8/8 h	Sim	Sim	Adequada (via IV)	Hipersensibilidade
Ampicilina	50 a 100 mg/kg/dia, 6/6 h Adultos 500 mg 8/8 h	50 a 300 mg/kg/dia, 6/6 h	50 a 300 mg/kg/dia, 6/6 h	Sim	Sim	Adequada (via IV)	Hipersensibilidade
Ampicilina + sulbactam	–	–	50 a 150 mg/kg/dia, em ampicilina, 6/6 h	Sim	Sim	Sim	Hipersensibilidade
Anfotericina B convencional	–	–	0,5 a 1 mg/kg/dia, dose única diária	Sim	Não	Pouco	Flebite, febre, anemia, hipopotassemia Nefro- e cardiotóxico
Anfotericina B lipídica	–	–	3 a 5 mg/kg/dia dose única diária	Sim	Não	Sim	Toxicidade menor que a convencional
Anidulafungina	–	–	100 mg/dia	Sim	–	–	–
Axetil cefuroxima	Adulto, 250 a 500 mg Criança, 125 a 250 mg Por dose, a cada 12 h	–	–	Sim	Pouco	Não	Hipersensibilidade
Azitromicina	10 mg/kg 1º dia; 5 mg/kg a seguir, dose única diária	–	10 mg/kg/dia, dose única diária	Pouco	Sim	Não	Intolerância digestiva

Continua

Tabela A1.1 (cont.)
Principais Antibacterianos e Antifúngicos em Uso Clínico no Brasil

Antimicrobiano	Via de Administração, Dose e Fracionamento			Concentração			Efeitos Colaterais Principais
	Oral	IM	IV	Urina	Bile	Líquor	
Aztreonam	–	–	50 a 100 mg/kg/dia, 8/8 h ou 12/12 h	Sim	Sim	Adequada	Hipersensibilidade
Bacitracina	–	Uso tópico		–	–	–	Em uso sistêmico, muito nefrotóxico
Bedaquilina	400 mg/dia, 2 semanas; depois 200 mg, 3×/ semana, 22 semanas			–	–	–	Arritmias Hepatotóxico
Capreomicina	–	Adultos, 1 g/dia	Idem	Sim	Sim	Não	Oto- e nefrotóxico
Carbenicilina	–	–	100 a 500 mg/kg/dia, 1/1 h ou 2/2 h ou 4/4 h	Sim	Sim	Pouco	Hipersensibilidade
Caspofungina	–	–	50 a 70 mg/dia, em adultos	Não	Sim	Pouco	Flebite, hemólise, hepatotóxico
Cefaclor	15 a 30 mg/kg/dia, 6/6 h ou 8/8 h Adultos 500 mg 8/8 h	–	–	Sim	Pouco	Não	Hipersensibilidade
Cefadroxil	15 a 30 mg/kg/dia, 8/8 h ou 12/12 h Adultos 500 mg 8/8 h	–	–	Sim	Pouco	Não	Hipersensibilidade
Cefalexina	30 a 40 mg/kg/dia, 6/6 h Adultos 500 mg 6/6 h	–	–	Sim	Não	Não	Hipersensibilidade
Cefalotina	–	–	50 a 200 mg/kg/dia, 4/4 h ou 6/6 h	Sim	Não	Não	Hipersensibilidade

Continua

Tabela A1.1 (cont.)
Principais Antibacterianos e Antifúngicos em Uso Clínico no Brasil

Antimicrobiano	Via de Administração, Dose e Fracionamento			Concentração			Efeitos Colaterais Principais
	Oral	IM	IV	Urina	Bile	Líquor	
Cefazolina	–	–	30 a 100 mg/kg/dia, 6/6 h ou 8/8 h	Sim	Não	Não	Hipersensibilidade
Cefepima	–	–	50 a 150 mg/kg/dia, 8/8 h ou 12/12 h	Sim	Sim	Sim	Hipersensibilidade
Cefotaxima	–	–	50 a 100 mg/kg/dia, 4/4 h ou 6/6 h	Sim	Pouco	Adequada	Hipersensibilidade
Cefoxitina	–	–	100 a 200 mg/kg/dia, 6/6 h	Sim	Sim	Não	Hipersensibilidade
Ceftarolina	–	–	600 mg/kg/dia, 12/12 h	Sim	Pouco	?	–
Ceftazidima	–	–	60 a 200 mg/kg/dia, 8/8 h ou 12/12 h	Sim	Pouco	Adequada	Hipersensibilidade
Ceftazidima/avibactam	–	–	2,5 g, cada 8 h, adultos	Sim	Pouco	?	Hipersensibilidade
Ceftolozona/tazobactam	–	–	1,5 g cada 8 h, adultos	Sim	?	?	–
Ceftriaxona	–	50 mg/kg/dia, 12/12 h ou 24/24 h	50 a 100 mg/kg/dia, 12/12 h ou 24/24 h	Sim	Sim	Adequada	Hipersensibilidade
Cefuroxima	–	–	50 a 100 mg/kg/dia, 6/6 h ou 8/8 h	Sim	Pouco	Não	Hipersensibilidade
Cetoconazol	5 a 10 mg/kg/dia, dose única diária Adultos 200 a 400 mg/dia	–	–	Não	Sim	Não	Intolerância digestiva

Continua

Tabela A1.1 (cont.)
Principais Antibacterianos e Antifúngicos em Uso Clínico no Brasil

Antimicrobiano	Via de Administração, Dose e Fracionamento			Concentração			Efeitos Colaterais Principais
	Oral	IM	IV	Urina	Bile	Líquor	
Cicloserina	250 mg, 2 ou 3 vezes/dia, em adultos	–	–	Sim	Não	Sim	Neurotóxico
Ciprofloxacino	500 a 750 mg, 12/12 h, em adultos	–	200 a 400 mg, 12/12 h, em adultos	Sim	Sim	Sim	Neurotoxicidade
Claritromicina	15 mg/kg/dia, 12/12 h ou 24/24 h Adultos 500 mg 12/12 h ou 1 g/dia	–	15 mg/kg/dia, 12/12 h ou 24/24 h	Sim	Pouco	Não	Intolerância digestiva
Clindamicina	15 a 40 mg/kg/dia, 6/6 h ou 8/8 h Adultos 300 a 600 mg, 8/8 h	20 a 50 mg/kg/dia, 6/6 h ou 8/8 h	Idem	Sim	Sim	Pouco	Diarreia
Cloranfenicol	50 a 100 mg/kg/dia, 6/6 h Adultos 500 mg a 1 g, 6/6 h	Idem	Idem	Sim	Sim	Adequada	Hematotóxico
Colistina	–	–	50.000 U/kg/dia, 8/8 h ou 12/12 h	Sim	Não	Não	Oto- e nefrotóxico
Dalbavancina	–	–	1.500 mg, dose única	Sim	Pouco	Não	Nefrotoxicidade
Doxiciclina	4 mg/kg/dia 1º dia, 2 mg/kg a seguir, dose única diária Adultos 100 mg 12/12 h	–	–	Sim	Sim	Pouco	Ver tetraciclina
Eritromicina	30 a 40 mg/kg/dia, 6/6 h Adultos 500 mg 6/6 h	–	–	Não	Sim	Não	Intolerância digestiva

Continua

Tabela A1.1 (cont.)
Principais Antibacterianos e Antifúngicos em Uso Clínico no Brasil

Antimicrobiano	Via de Administração, Dose e Fracionamento			Concentração			Efeitos Colaterais Principais
	Oral	IM	IV	Urina	Bile	Líquor	
Eritromicina estolato	20 a 30 mgkg/dia, 8/8 h Adultos 500 mg 88 h	–	–	Não	Sim	Não	Intolerância digestiva Hepatotoxicidade
Ertapeném	–	15 mg/kg, 12/12 h Adultos 1 g, 24/24 h	Idem	Sim	Sim	Adequada	Hipersensibilidade
Espectinomicina	–	2 a 4 g, dose única, em adultos	–	Sim	Não	Não	Nefrotóxico
Espiramicina	30 a 40 mg/kg/dia, 6/6 h ou 8/8 h Adultos 500 mg 6/6 h	–	–	Não	Sim	Não	Intolerância digestiva
Estreptomicina	–	20 a 30 mg/kg/dia, 12/12 h ou 24/24 h	Idem	Sim	Sim	Pouco	Oto- e nefrotóxico
Etambutol	15 a 25 mg/kg/dia, dose única/dia, máximo 1,2 g	–	–	Sim	Sim	Sim	Alteração visual
Etionamida	Tuberculose – 750 mg/dia Hanseníase – 250 mg/dia	–	–	Sim	Sim	Sim	Neurotóxico Hepatotóxico
Etofamida	Adultos 500 mg, 12/12 h	–	–	–	–	–	–
Fluconazol	100 a 400 mg/dia, em adultos	–	Idem	Sim	Sim	Sim	Intolerância digestiva
Fosfomicina trometamol	3 g, dose única para cistite em adultos	–	–	Sim	–	–	Náusea (raro)

Continua

Tabela A1.1 (cont.)
Principais Antibacterianos e Antifúngicos em Uso Clínico no Brasil

Antimicrobiano	Via de Administração, Dose e Fracionamento			Concentração			Efeitos Colaterais Principais
	Oral	IM	IV	Urina	Bile	Líquor	
Fucidina	–	Uso tópico					
Furazolidona	5 a 10 mg/kg/dia, 8/8 h ou 12/12 h Adultos 200 a 400 mg, 8/8 h	–	–	Não	Não	Não	Intolerância digestiva
Gentamicina	–	3 a 5 mg/kg/dia, 12/12 h ou 24/24 h	Idem	Sim	Sim	Não	Oto- e nefrotóxico
Griseofulvina	20 a 30 mg/kg/dia, 12/12 h ou 24/24 h Adultos 1 g/dia	–	–	Sim	Sim	Não	Confusão mental Intolerância digestiva
Imipeném/cilastatina	–	–	30 a 60 mg/kg/dia, 6/6 h	Sim	Sim	Adequada	Hipersensibilidade
Imipeném/cilastatina/ relebactam	–	–	1,25 mg (500 mg imipeném + 500 mg cilastatina + 250 mg relebactam), 6/6 h	Sim	Pouco	?	Convulsão
Itraconazol	100 a 600 mg/dia, em adultos	–	Idem	Não	Sim	Pouco	Intolerância digestiva
Ivermectina	100 a 200 mcg/kg, dose única Adultos 6 a 12 mg	–	–	Não	Pouco	Não	Alergia à morte de vermes
Isoniazida	10 mg/kg/dia, máximo 400 mg, dose única/dia	Idem	–	Sim	Sim	Sim	Hepatotóxico
Levofloxacino	250 a 750 mg/dia, dose única diária, em adultos	–	Idem	Sim	Sim	Sim	Neurotoxicidade

Continua

Tabela A1.1 (cont.)
Principais Antibacterianos e Antifúngicos em Uso Clínico no Brasil

Antimicrobiano	Via de Administração, Dose e Fracionamento			Concentração			Efeitos Colaterais Principais
	Oral	IM	IV	Urina	Bile	Líquor	
Lincomicina	30 a 50 mg/kg/dia, 6/6 h	10 a 20 mg/kg/dia, 12/12 h	30 a 50 mg/kg/dia, 12/12 h ou gota/gota	Sim	Sim	Não	Intolerância digestiva
Linezolida	20 mg/kg/dia, 12/12 h Adultos 600 mg 12/12 h	–	Idem	Sim	Sim	Pouco	Hematotoxicidade
Meropeném	–	–	30 a 100 mg/kg/dia, 8/8 h	Sim	Sim	Adequada	Hipersensibilidade
Metronidazol (em infecções por anaeróbios)	15 mg/kg, 1ª dose; em seguida, 7,5 mg/kg/dose, 6/6 h ou 8/8 h	–	Idem	Sim	Sim	Sim	Neuropatia Alteração do paladar
Metronidazol (outras indicações)	Dose variável com a indicação clínica	–	Idem	–	–	–	–
Micafungina	–	–	1 a 2 mg/kg/dia, dose única diária	Pouco	Sim	Não	–
Miconazol	–	Uso tópico	–	–	–	–	Muito tóxico por via sistêmica
Minociclina	4 mg/kg, ª dose; em seguida, 2 mg/kg, 12/12 h	–	–	Sim	Sim	Não	Tonteira ver Tetraciclina
Moxifloxacino	400 mg/dia, dose única diária, em adultos	–	–	Sim	Sim	Sim	Neurotoxicidade
Mupirocina	–	Uso tópico		–	–	–	Irritação local

Continua

Tabela A1.1 (cont.)
Principais Antibacterianos e Antifúngicos em Uso Clínico no Brasil

Antimicrobiano	Via de Administração, Dose e Fracionamento			Concentração			Efeitos Colaterais Principais
	Oral	IM	IV	Urina	Bile	Líquor	
Neomicina	–	Uso tópico		–	–	–	Por via parenteral, é nefro- e neurotóxico
Netilmicina	–	Uso tópico	–	–	–	–	–
Nistatina	100.000 a 500.000 U, 4 a 6 vezes ao dia	Uso tópico		–	–	–	Por via parenteral, é altamente tóxico
Nitazoxanida	Adultos 500 mg, 12/12 h Crianças 200 mg, 12/12 h						
Nitrofurantoína	5 a 10 mg/kg/dia, 6/6 h Adultos 100 mg, 6/6 h	–	–	Sim	Não	Não	Intolerância digestiva
Norfloxacino	400 mg, 12/12 h, em adultos	–	–	Sim	Não	Não	Intolerância digestiva
Ofloxacino	400 mg, 12/12 h, em adultos	–	Idem	Sim	Sim	Sim	Neurotoxicidade
Oritavancina	–	–	1.200 mg, dose única	Sim	Pouco	Não	Nefrotoxicidade
Oxacilina	–	Idem	50 a 200 mg/kg/dia, 4/4 h ou 6/6 h	Sim	Sim	Adequada	Hipersensibilidade
Penicilina G cristalina	–	–	50.000 a 500.000 U/kg/dia, 4/4 h	Sim	Sim	Adequada	Hipersensibilidade

Continua

Tabela A1.1 (cont.)
Principais Antibacterianos e Antifúngicos em Uso Clínico no Brasil

Antimicrobiano	Via de Administração, Dose e Fracionamento			Concentração			Efeitos Colaterais Principais
	Oral	IM	IV	Urina	Bile	Líquor	
Penicilina G procaína	–	300.000 U, 12/12 h	–	Sim	Não	Não	Hipersensibilidade
Penicilina G benzatina	–	Variável	–	Sim	Não	Não	Hipersensibilidade
Penicilina V	30 a 50 mg/kg/dia, 6/6 h	–	–	Sim	Pouco	Não	Hipersensiblidade
Pirazinamida	35 mg/kg/dia, máximo 2 g/dia, dose única/dia	–	–	Sim	Sim	Sim	Hepatotóxico
Polimixina B	–	1,5 a 3 mg/kg/dia ou 15.000 a 30.000 U/kg/dia, 8/8 h ou 12/12 h	Idem	Sim	Não	Não	Oto- e nefrotóxico
Posaconazol	400 mg, 2×/dia	–	–	Pouco	Sim	Não	–
Quinupristina/ dalfopristina	–	–	7,5 mg/kg/dose, 8/8 h ou 12/12 h	Não	Sim	Não	Flebite
Rifabutina	300 a 600 mg/dia, em adultos	–	–	Não	Sim	Sim	Hepatotoxicidade
Rifampicina	10 a 20 mg/kg/dia, 12/12 h. Na tuberculose e na hanseníase, 10 mg/kg, dose única diária	–	–	Sim	Sim	Adequada	Hepatotoxicidade
Rifocina M	–	10 mg/kg/dia, 8/8 h ou 12/12 h	–	Sim	Sim	Não	Dor local

Continua

Tabela A1.1 (cont.)
Principais Antibacterianos e Antifúngicos em Uso Clínico no Brasil

Antimicrobiano	Via de Administração, Dose e Fracionamento			Concentração			Efeitos Colaterais Principais
	Oral	IM	IV	Urina	Bile	Líquor	
Rifocina SV	–	10 a 30 mg/kg/dia, 8/8 h idem	Idem	Sim	Sim	Não	Dor local
Roxitromicina	5 mg/kg/dia, 12/12 h ou dose única	–	–	Não	Sim	Não	Intolerância digestiva
Soframicina	Uso tópico			–	–	–	Por via parenteral, é altamente tóxico
Sulfadiazina	75 a 100 mg/kg/dia, 6/6 h Adulto 500 mg, 6/6 h	–	–	Sim	Sim	Sim	Hepatotoxicidade Hipersensibilidade
Sulfametoxazol + trimetoprima	20 a 100 mg/kg/dia, em sulfametoxazol, 12/12 h Adulto = dose variável com a doença	–	Idem	Sim	Sim	Sim	Hepatotoxicidade Hipersensibilidade
Tafenoquina	300 mg, dose única	–	–	–	–	–	Anemia hemolítica
Teclozan	Adultos 1,5 g dose única	–	–	–	–	–	–
Tedizolida	200 mg/dia	–	200 mg/dia	Sim	?	?	–
Teicoplanina	–	Dose inicial por 2 a 4 dias, 12 a 18 mg/kg/dia, 12/12 h. Em seguida, 6 a 9 mg/kg/dia, dose única diária	Idem	Sim	Não	Não	Oto- e nefrotóxico
Terbinafina	250 mg/dia, em adultos	–	–	Não	Não	Não	Intolerância digestiva

Continua

Tabela A1.1 (cont.)
Principais Antibacterianos e Antifúngicos em Uso Clínico no Brasil

Antimicrobiano	Via de Administração, Dose e Fracionamento			Concentração			Efeitos Colaterais Principais
	Oral	IM	IV	Urina	Bile	Líquor	
Tetraciclina	20 a 40 mg/kg/dia, 6/6 h Adulto 500 mg, 6/6 h	–	–	Sim	Sim	Não	Intolerância digestiva Hepatotoxicidade Fototoxicidade
Tianfenicol	30 a 50 mg/kg/dia, 6/6 h ou 8/8 h Adulto 500 mg, 6/6 h	20 a 30 mg/kg/dia, 6/6 h ou 8/8 h	Idem	Sim	Sim	Adequada	Intolerância digestiva
Ticarcilina + ác. clavulânico	–	–	200 a 300 mg/kg/dia, em ticarcilina, 4/4 h ou 6/6 h	Sim	Sim	Pouco	Hipersensibilidade
Tigeciclina	–	–	50 mg, de 12/12 h	Sim	Sim	Não	Intolerância digestiva
Tobramicina	–	Uso tópico	–	Sim	Sim	Não	Oto- e nefrotoxicidade
Vancomicina	–	–	40 a 50 mg/kg/dia, 6/6 h ou 12/12 h	Sim	Não	Pouco	Oto- e nefrotoxicidade Flebite
Voriconazol	8 mg/kg/dia, 12/12 h	–	8 mg/kg/dia, 12/12 h	Não	Não	Sim	Alteração da visão

Opções de Terapêuticas para Infecções Microbianas e Parasitárias

APÊNDICE 2

Tabela A2.1
Opções de Terapêuticas para Infecções Microbianas e Parasitárias

Tipo de Infecção	Drogas de Primeira Escolha	Drogas de Segunda Escolha
	A – HELMINTÍASES	
Ancilostomíase	Mebendazol ou albendazol	Nitazoxanida ou pirantel
Angiostrongilíase Abdominal (*A. costaricensis*) Meníngea (*A. cantonensis*)	Sintomático	–
Anisaquíase (infecção por *Anisakis sp.*)	Remoção endoscópica	Tiabendazol + cirurgia
Ascaridíase	Levamisol, mebendazol ou albendazol	Pirantel ou piperazina ou ivermectina ou nitazoxanida
Bacroftose	ver Filariose	–
Capilaríase Intestinal (*C. philippinensis*) Hepática (*C. hepatica*)	 Mebendazol ou albendazol Tiabendazol	 Tiabendazol Albendazol
Cenurose (infecção por larva de *Multiceps multiceps*)	Cirurgia	–
Cisticercose (infecção por larva de *T. solium*)	Praziquantel Albendazol	Cirurgia
Cisto hidático	ver Hidatidose	–
Clonorquíase (infecção por *Clonorchis sinensis*)	Praziquantel	Albendazol Cirurgia biliar, se necessário
Dicroceliíase (infecção hepática por *Dicrocoelium dendriticum*)	Cloroquina	–
Difilobotríase (infecção por *Diphyllobothrium latum*)	Praziquantel	–

Continua

Tabela A2.1 (cont.)
Opções de Terapêuticas para Infecções Microbianas e Parasitárias

Tipo de Infecção	Drogas de Primeira Escolha	Drogas de Segunda Escolha
	A – HELMINTÍASES	
Dipilidíase (infecção por *Dipylidium caninum*)	Praziquantel	
Dirofilaríase	ver Filariose	–
Distomíase	ver Paragonimíase	–
Dracunculíase (ou Dracontíase)	ver Filariose	–
Equinococose	ver Hidatidose	
Equinostomíase (infecção por *Echinostoma sp.*)	Praziquantel	Cloroquina
Enterobíase	Pirvínio (pamoato) ou mebendazol ou albendazol	Piperazina ou pirantel ou ivermectina ou nitazoxanida
Esparganose (infecção por larvas de *Spirometra sp.* e *Diphyllobotrium sp.*)	Cirurgia	–
Esquistossomose mansônica	Praziquantel	Oxamniquina
Esquistossomose hematóbia	Praziquantel	Metrifonato ou niridazol
Esquistossomose japônica	Praziquantel	Niridazol ou antimoniais trivalentes
Esquistossomose por *S. mekongi* e *S. intercalatum*	Praziquantel	–
Estrongiloidíase	Cambendazol ou ivermectina	Tiabendazol ou albendazol
Fasciolíase (infecção por *Fasciola hepatica*)	Nitazoxanidal	Praziquantel
Fasciolopsíase (infecção por *Fasciolopsis buski*)	Nitazoxanida	Praziquantel
Filarioses		
Infecção por *W. bancrofti*, *Brugia malayi*, *Loa loa*	Ivermectina	Dietilcarbamazina
Infecção por *O. volvulus*	Ivermectina	Dietilcarbamazina ou mebendazol + levamisol
Infecção por *Dracunculus medinensis* (dracunculíase)	Metronidazol	Tiabendazol
Infecção por *Dirofilaria immitis* e *D. tenuis*	Cirurgia	–
Infecção por *Mansonella ozzardi* (mansonelose)	Sintomático ivermectina	–
Infecção por *Mansonella perstans* e *M. streptocerca*	Ivermectina ou mebendazol	Dietilcarbamazina

Continua

Tabela A2.1 (cont.)
Opções de Terapêuticas para Infecções Microbianas e Parasitárias

Tipo de Infecção	Drogas de Primeira Escolha	Drogas de Segunda Escolha
	A – HELMINTÍASES	
Gnatostomíase (infecção por larvas de *Gnatostoma spinigerum*)	ver Larva *migrans* visceral	–
Heterofíase (infecção por *H. heterophyes*)	Praziquantel	Hexilresorcinol ou niclosamida ou befênio ou tetracloretileno
Hidatidose (cisto hidático – infecção por larva de *Echinococcus sp.*)	Albendazol	Mebendazol ou praziquantel Cirurgia com esterilização do cisto com formol ou cetrimide ou iodo ou solução hipertônica
Himenolepíase	Praziquantel	Albendazol ou nitazoxanida
Lagoquilascaríase (infecção por *Lagoquilascaris minor*)	Ivermectina	Cambendazol ou tiabendazol
Larva *migrans* cutânea	Ivermectina	Tiabendazol ou albendazol
Larva *migrans* visceral (toxocaríase, gnatostomíase, e infecção por outras larvas errantes)	Albendazol ou tiabendazol	Dietilcarbamazina
Loíase	ver Filariose	
Mansonelose	ver Filariose	
Metagonimíase (infecção por *Metagonimus yokogawai*)	Praziquantel	Tetracloretileno
Oncocercose	ver Filariose	
Opistorquíase (infecção por *Opistorchis viverrini*)	Praziquantel	Cloroquina ou emetina
Oxiuríase	ver Enterobíase	–
Paragonimíase (infecção por *Paragonimus sp.*)	Praziquantel	Cloroquina
Teníase	Praziquantel ou nitazoxanida	Albendazol ou mebendazol
Toxocaríase	ver Larva *migrans* visceral	
Tricostrongilíase (infecção por *Trichostrongylus sp.*)	Pirantel (pamoato) ou albendazol	Tiabendazol ou piperazina
Tricuríase	Pirantel ou mebendazol ou nitazoxanida	Albendazol ou ivermectina
Triquinelose	Tiabendazol	Mebendazol

Continua

Tabela A2.1 (cont.)
Opções de Terapêuticas para Infecções Microbianas e Parasitárias

Tipo de Infecção	Drogas de Primeira Escolha	Drogas de Segunda Escolha
	B – PROTOZOOSES	
Amebíase		
Intestinal assintomática ou oligossintomática	Teclozan ou etofamida	Secnidazol ou tinidazol ou metronidazol
Intestinal disentérica. Ameboma. Amebíase extraintestinal	Metronidazol ou tinidazol ou secnidazol ou nimorazol	Cloroquina
Meningite amebiana por amebas de vida livre (*Acanthamoeba sp.*, *Naegleria sp.)*	Anfotericina B	
Babesiose	Quinina + clindamicina	Pentamidina
Balantidíase	Nimorazol ou tinidazol ou secnidazol ou metronidazol	Teclozan ou tetraciclinas
Criptosporidíase	Nitazoxanida	Roxitromicina ou azitromicina
Doença de Chagas	Benznidazol	Nifurtimox
Doença do Sono	ver Tripanossomíase africana	
Giardíase	Secnidazol ou metronidazol ou nimorazol ou tinidazol	Nitazoxanida ou furazolidona
Isosporíase	Nitazoxanida	Sulfametoxazol + trimetoprima ou furazolidona
Leishmaniose tegumentar, cutânea e visceral	Antimoniato de N-metilglucamina ou Antimônio-gliconato de sódio	Anfotericina B ou pentamidina
Malária: *Plasmodium vivax* e *P. ovale*	Cloroquina + primaquina	Artemisinina + lumefantrina Quinina + clindamicina
Malária: *Plasmodium falciparum*	Artemeter + lumefantrina Artesunato + mefloquina	Quinina + tetraciclina Casos graves: Artemeter + Clindamicina Quinina + Clindamicina
Microsporidiose	Albendazol	Metronidazol
Toxoplasmose		
Ganglionar sintomática	Sulfametoxazol + trimetoprima	Espiramicina
Aguda na gestante	Sulfadiazina + pirimetamina ou Clindamicina + pirimetamina (no final da gestação)	Espiramicina (se não houver infecção fetal)
Congênita	Sulfadiazina + pirimetamina	–
No imunocomprometido	Sulfadiazina + pirimetamina	Clindamicina + pirimetamina ou Claritromicina + pirimetamina
Uveíte	Sulfadiazina + pirimetamina	Clindamicina + pirimetamina
Tripanossomíase africana		
Fase inicial (hemolinfática)	Suramina ou eflornitina	Pentamidina
Fase tardia (neurológica)	Melarsoprol	Eflornitina ou triparsamida + suramina
Tripanossomíase americana	ver Doença de Chagas	

Continua

Tabela A2.1 (cont.)
Opções de Terapêuticas para Infecções Microbianas e Parasitárias

Tipo de Infecção	Drogas de Primeira Escolha	Drogas de Segunda Escolha
	C – MICOSES	
Absidia (Infecção por)	Ver Mucormicose	
Aspergilose	Itraconazol	Anfotericina B Voriconazol
Blastomicose norte-americana	Anfotericina B	Itraconazol
Candidíase Sistêmica Oral Esofagiana Cutânea Vaginal Onicomicose	 Anfotericina B + flucitosina Nistatina ou miconazol Fluconazol ou itraconazoll Nistatina ou cetoconazol Miconazol ou clotrimazol Itraconazol	 Fluconazol ou itraconazol Itraconazol ou fluconazol Anfotericina B Itraconazol ou fluconazol Fluconazol ou itraconazol Fluconazol
Coccidioidomicose	Anfotericina B	Cetoconazol ou fluconazol
Cromomicose	Itraconazol ou Itraconazol + flucitosina	Anfotericina B + flucitosina
Dermatofitoses Tinhas do corpo, mãos, pés, crural, barba e cabelo	 Clotrimazol ou miconazol ou tolciclato ou tolnaftato ou griseofulvina ou cetoconazol	 Itraconazol ou fluconazol ou terbinafina
Doença de Jorge Lobo	Cirurgia	–
Esporotricose	Itraconazol	Iodeto de potássio
Histoplasmose	Anfotericina B	Cetoconazol ou itraconazol ou fluconazol
Micetoma maduro micótico	Cirurgia + anfotericina B	Iodeto de potássio
Nocardiose	Sulfametoxazol + trimetoprima	–
Onicomicose Por *Candida* Por dermatófitos	 Itraconazol Terbinafina ou itraconazol	 Fluconazol Griseofulvina ou ciclopirox Olamina
Paracoccidioidomicose	Sulfametoxazol + trimetoprima ou itraconazol ou cetoconazol	Anfotericina B
Pneumocistose	Sulfametoxazol + trimetoprima	Pentamidina ou clindamicina + primaquina ou dapsona + pirimetamina ou atovaquona ou trimetrexato
Pitiríase versicolor	Terbinafina ou cetoconazol	Miconazol ou itraconazol ou sulfeto de selênio ou tolnaftato
Tinhas	Ver Dermatofitoses	

Continua

Tabela A2.1 (cont.)
Opções de Terapêuticas para Infecções Microbianas e Parasitárias

Tipo de Infecção	Drogas de Primeira Escolha	Drogas de Segunda Escolha
	D – INFECÇÕES BACTERIANAS ESPECÍFICAS	
Actinomicose	Penicilina G ou amoxicilina	Tetraciclinas ou eritromicina ou clindamicina
Bartonelose	Penicilina G	Eritromicina ou rifampicina ou cloranfenicol
Bouba	Penicilina G	Tetraciclinas ou eritromicina
Brucelose	Tetraciclinas (doxicilina) + rifampicina	Estreptomicina + tetraciclina ou sulfametoxazol + trimetoprima + estreptomicina
Cancro mole	Azitromicina ou tianfenicol ou ceftriaxona	Sulfametoxazol + trimetoprima ou tetraciclinas (doxiciclina) ou ciprofloxacino
Carbúnculo	Penicilina G ou Doxiciclina	Amoxicilina, ciprofloxacino
Cólera	Tetraciclinas (doxiciclina)	Eritromicina ou sulfametoxazol + trimetoprima
Coqueluche	Eritromicina	Azitromicina ou claritromicina
Difteria	Eritromicina	Penicilina G ou claritromicina
Doença da arranhadura do gato	Azitromicina	Sulfametoxazol + trimetoprima ou tetraciclinas (doxiciclina)
Doença meningocócica	Penicilina G ou ampicilina	Ceftriaxona ou cloranfenicol
Donovanose	Tetraciclinas (doxiciclina) ou azitromicina	Ciprofloxacino ou eritromicina ou tianfenicol
Febre tifoide	Cetriaxona ou ciprofloxacino ou levofloxacino	Cloranfenicol
Gonorreia	Ceftriaxona	Ciprofloxacino
Hanseníase	Rifampicina + dapsona + clofazimina	Rifampicina + ofloxacino + minociclina
Legionelose	Azitromicina ou claritromicina	Levofloxacino ou moxifloxacino
Leptospirose	Penicilina G	Ampicilina ou tetraciclinas
Linfogranuloma venéreo	Azitromicina	Tianfenicol ou sulfametoxazol + trimetoprima ou tetraciclinas (doxiciclina)
Listeriose	Ampicilina	Penicilina G ou sulfametoxazol + trimetoprima ou rifampicina

Continua

Tabela A2.1 (cont.)
Opções de Terapêuticas para Infecções Microbianas e Parasitárias

Tipo de Infecção	Drogas de Primeira Escolha	Drogas de Segunda Escolha
	D – INFECÇÕES BACTERIANAS ESPECÍFICAS	
Meningococcemia	ver Doença meningocócica	
Peste	Tetraciclinas (doxiciclina) ou estreptomicina	Cloranfenicol
Pinta	Penicilina G	Tetraciclinas
Sífilis	Penicilina G	Eritromicina ou tetraciclinas ou azitromicina ou tianfenicol
Tétano	Penicilina G	Tetraciclinas
Tracoma	Azitromicina Pomada de tetraciclina	Tetraciclinas ou eritromicina
Tuberculose	Rifampicina + pirazinamida + isoniazida + etambutol	Estreptomicina + etambutol + levofloxacino
	E – VIROSES	
Citomegalia	Ganciclovir	Foscarnet ou cidofovir
Hepatite B	Ver Capítulo 32, Fármacos Ativos contra os Vírus das Hepatites	–
Hepatite C	Ver Capítulo 32, Fármacos Ativos contra os Vírus das Hepatites	–
Herpes simples		
Ceratoconjuntivite	Aciclovir	Trifluridina ou idoxuridina
Labial	Aciclovir	Fanciclovir ou valaciclovir
Genital	Aciclovir	Fanciclovir ou valaciclovir
Neonatal	Aciclovir	Vidarabina
Encefalite	Aciclovir	Vidarabina
Imunodeficiência humana	Ver Capítulo 31, Drogas Antirretrovirais	–
Influenza	Zanamivir ou oseltamivir	Amantadina
Sincicial respiratório	Vidarabina	–
Varicela-zóster	Aciclovir	Vidarabina

Índice Remissivo

A

Abacavir, 177, 661
7-ACA, *ver* Ácido 7-aminocefalosporânico
Acicloguanosina, 626
Aciclovir, 626
Acidente vascular, 179
Ácido
  acético, 1
  7-aminocefalosporânico, 10
  6-aminopenicilânico, 10
  aminosalicílico, 121
  benzoico, 613
  bórico, 764
  caproico, 613
  clavulânico, 172, 269
  fólico, 35, 74
  folínico, 35
  fosfônico, derivados do, 755
  fusídico (*ver* Fucidina)
  N-acetilmurâmico, 26
  nalidíxico, 463
  para-aminossalicílico, 493
  paraaminobenzoico, 35
  pipemídico, 463
  propiônico, 613
  salicílico, 613
  undecilênico, 613
Acinetobacter baumannii, 87
Actinomicose, 442
Actinospectacina, *ver* Espectinomicina
Adamantanamina, 637
Adefovir, 634, 717
Adenina-arabinosídeo, 626
Adesinas, 37
ADN-girase, 36, 73
ADN-polimerase, 36
Aerossol (antimicrobianos em), 141
Afinidade de antibióticos, 29
Agranulocitose (e antimicrobianos), 418, 451
Água
  boricada, 764
  de Dalibour, 613
  oxigenada, 2
  sanitária, *ver* Hipoclorito de sódio
Albendazol, 559
Alcaloides, 529
  da quina, 529
  do ergot, 123
Álcool, 124
Aleitamento (e antimicrobianos), 188
Alergia a antimicrobianos, 249
Algas (infecção por), 15
Alimentos (e antibióticos orais), 119
Amantadina, 637, 641
Ameba de vida livre, 524
Amebíase, 501
Amicacina, 342
Aminoálcoois, derivados de, 544
Aminociclitóis, 14
Aminofilina, 124
Aminoglicosídeo(s), 117, 121, 172, 179, 187, 188, 193, 325, 337, 255
Aminoglicosídeo-acetiltransferases, 65
Aminoglicosídeo-fosfotransferases, 64
Aminoglicosídeo-nucleotidiltransferases, 65
Aminopenicilinas, 255
4-Aminoquinoleínas, 535
8-Aminoquinoleínas, 533
Aminosidina, 345
Amitiozona, *ver* Tiacetazona
Amodiaquina, 4, 537
Amorolfina, 613
Amoxicilina, 116, 255, 258
Amoxicilina/ácido clavulânico, 271
Amoxicilina/sulbactam, 275
Ampicilina, 116, 255
Ampicilina/sulbactam, 275
Amprenavir, 177
Análogos da guanosina, 633
Anemia por antibióticos, 109
Anestésicos gerais, 124
Anfenicóis, 413
Anfotericina B, 118, 132, 174, 178, 580
Anidulafungina, 591
Ansamicina, *ver* Rifabutina
Antabuse (efeito dos antimicrobianos), 124, 131
Antagonismo microbiano, 4

Antagonistas de correceptores, 697
Anti-helmínticos, 4, 568
Antiácidos e antibióticos orais, 126
Antiadesinas, 37
Antibiograma, 19
qualitativo, 21, 22
quantitativo, 20, 21
Antibiose, 4
Antibióticos, 751
anti-helmínticos, *ver* Drogas anti-helmínticas
antifúngicos, 579
não poliênicos, 588
antimicobactérias, 485
antineoplásicos, 8
antiprotozoários, *ver* Fármacos antiprotozoários
bactericidas, 36
bacteriostáticos, 13
beta-lactâmicos, 29
classificação dos, 13-16
conceitos, 7
concentração
bactericida mínima, 46
inibitória mínima, 17
intracelular, 145, 289, 368, 407
subinibitória, 36
de ação tópica, 758
de uso tópico, 609
efeitos adversos, 105
hidrofílicos, 67
imunidade, 9
macrolídeos, 34
mecanismo de ação, 25
microrganismos produtores, 9
na gravidez, 180
na hepatopatia grave, 170, 173
na insuficiência renal, 153
na lactação, 188
naturais, 9, 13
no obeso, 190, 192
no paciente idoso, 177
no recém-nascido, 189
origem, 9
poliênicos, 580
que alteram a permeabilidade da membrana citoplasmática, 31
que inibem a síntese da parede celular, 28
que inibem topoisomerases, 36
que interferem na síntese proteica bacteriana, 33
semissintéticos, 13
sintéticos, 13
uso
em aerossol, 141
intracavitário, 141
intracisternal, 289
intramuscular, 105, 141
intrarraquiano, 141
intravenoso, 106, 141
intraventricular, 141
oral, 105, 141
profilático, 203
retal, 141
tópico, 141
Antibioticoterapia (noções gerais), 5
Anticoagulantes orais, 123
Anticódon, 32
Anticoncepcionais, 124
Antifúngicos
de ação sistêmica, 579
de ação tópica, 609, 612
mecanismos de ação dos, 574
Antimaláricos (*ver* Farmácos antimaláricos)
Antimicobactérias, 485
Antimicrobiano(s)
ação farmacodinâmica dos, 144
biodisponibilidade, 141
critérios para o uso racional dos, 137
custo, 149
distribuição dos, 143
e metabolismo hepático, 171
efeitos adversos, 105, 148
eliminação dos, 146
em pacientes com hepatopatia grave, 170
em situações especiais, 153
emprego, 140
estudo dos, introdução ao, 1-10
histórico, 1
indicação, 137
interações farmacêuticas dos, 125
mecanismo(s)
bioquímicos da resistência aos, 59
de ação, 25
na gravidez, 180
na lactação, 188
no leite, 188
no recém-nascido, 189
no(s) paciente(s) com
hepatopatia grave, 170
idoso, 177
insuficiência renal, 153
obeso, 190, 192
por via
intramuscular, 142
intravenosa, 142
oral, 141
parenteral, 142
que inibem a síntese de ácidos nucleicos, 34
que interferem na
permeabilidade da membrana citoplasmática, 30
replicação do ADN-cromossômico, 36
síntese da parede celular, 26
síntese proteica, 31

resistência por alteração da permeabilidade aos, 67
tópicos, 141
uso
na insuficiência renal, 153
profilático, 203
utilização, 139
Antimoniais, 508
Antimoniato de N-metilglucamina, 509
Antiprotozoários, *ver* Fármacos antiprotozoários
Antirretrovirais, 189, 647
Antissépticos, 613
Antivirais, 641, 623
de ação direta contra o HCV, 729
6-APA, *ver* Ácido 6-aminopenicilânico
Aparelho
gastrointestinal, 109
renal (efeitos tóxicos), 108
Apendicectomia, 230
Ara-A, *ver* Vidarabina
Ara-C, *ver* Citarabina
Arabinosídeos, *ver* Nucleosídeos
Arbecacina, 347
Arsenicais, 517
Arsobal, *ver* Melarsoprol
Arteeter, 543
Arteflene, 543
Artemeter, 541
Artemisinina, 540
derivados da, 2, 539
Artesunato, 541
Artrópodes (antibióticos contra), 565
Aspidium, *ver* Extrato de feto macho
Associação de antibióticos, 140
ácido clavulânico com beta-lactâmicos, 271
sulbactam com beta-lactâmicos, 275
Atazanavir, 684
Atovaquona, 521
e proguanil, associação de 547
Aureomicina, *ver* Tetraciclinas
Autolisinas, 29
Automatização (antibiograma), 20
Avermectinas, 565
Avibactam, 279
Avoparcina, 359
Axetilcefuroxima, 293
Azalídeos, 381, 393
Azidotimidina, *ver* Zidovudina
Azitromicina, 393
Azlocilina, 252
Azóis
antifúngicos, 592
de uso tópico, 610
AZT, *ver* Zidovudina
Aztreonam, 320
Azulfidina, 441

B

Bacilos gram-negativos não fermentadores da glicose, 87
Bacitracina, 759
Bactérias
anaeróbias, 61
atípicas, 88
defectivas, 52
gram-negativas, 15, 55
gram-positivas, 15, 61
Bactericidas, 36
Bacteriófagos, 46
BAL, *ver* Dimercaprol
Barbitúricos, 124
Bebidas alcoólicas, 124
Bedaquilina, 495
Benflumetol, 547
Benzilpenicilina, *ver* Penicilina G
Benzimidazóis, 555
Benznidazol, 515
Beta-lactamases, 63
Beta-lactâmicos, 14, 268
Biapeném, 319
Bile (eliminação biliar de antibióticos), 127
Bilirrubina, 123
Biodisponibilidade, 141
Biotransformação de antibióticos, 127, 128
Bis-hidroxicumarina, 123
Bismuto, 88
Blastomicose, 374, 512
Bloqueadores
beta-adrenérgicos, 124
neuromusculares por antibióticos, 124
Bromocriptina, 124
Brucelose, 442
Burkholderia cepacia, 87

C

Cabeça e pescoço (cirurgia da), 229
Cabotegravir, 695
Cambendazol, 557
Cancro mole, 442
Cancroide, 442
Candidíase vaginal, 446
Capreomicina, 485
Carbamazepina, 124
Carbapenemas, 178, 188, 313
Carbapenemases, 62
Carbenicilina, 260
Carboxipenicilinas, 260
Cardiovascular (cirurgia, profilaxia), 223
Caspofungina, 589
Cefaclor, 295
Cefadroxila, 291
Cefalexina, 291
Cefaloridina, 117
Cefalosporina(s), 116, 172, 178, 188, 287

de primeira geração, 288, 291
de quarta geração, 305
de quinta geração, 306
de segunda geração, 293
de terceira geração, 297, 298, 302
siderófora, 308
Cefalotina, 116, 117, 288
Cefamicinas, 14, 287
Cefazolina, 288
Cefepima, 305
Cefiderocol, 308
Cefixima, 298
Cefoperazona/sulbactam, 276
Cefotaxima, 298
Cefoxitina, 296
Cefpiroma/ácido clavulânico, 273
Cefpiroma/tazobactam, 278
Cefprozila, 293
Ceftarolina fosamila, 306
Ceftarolina/avibactam, 280
Ceftazidima, 302
Ceftazidima/avibactam, 279
Ceftobiprole medocaril, 307
Ceftolozana, 304
Ceftolozana/tazobactam, 278
Ceftriaxona, 117, 172, 300
Cefuroxima, 293
Cesariana (antibióticos na), 225
Cetoconazol, 121, 176, 610
Cetolídeos, 381, 396
Cetromicina, 396
Chinghaosu, 539
Ciclopirox olamina, 612
Cicloserina, 486
Ciclosporina A, 124
Cidofovir, 633
Cilastatina, 316
Cinchonismo, 530, 532
Ciprofloxacino, 466
Cirrose e uso de antibióticos, 170, 174
Cirurgia (profilaxia)
antibióticos profiláticos, 219
cardiovascular, 223
contaminadas (profilaxia), 228
da vesícula biliar, 228
de esôfago, estômago e duodeno, 227
do íleo, colo e reto, 229
ginecológica por via abdominal, 225
infectadas, 231
limpas, 223
oftálmica, 227
oncológica, 233
ortopédica, 223
otorrinolaringológicas e da cabeça e pescoço, 229
plástica, 224
potencialmente contaminadas, 227
pulmonar, 225
Cistoscopia (uso de antibióticos), 232
Citarabina, 625
Citocromo P450, 127
Citomegalia, *ver* Citomegalovirose
Citomegalovirose, 217
Citosina-arabinosídeo, 625
Clamídias, 15
Claritromicina, 119, 391
Clinafloxacino, 473
Clindamicina, 119, 174, 179, 405
Clofazimina, 494
Clonorquíase, 537, 565
Cloranfenicol, 118, 173, 179, 188, 413
Cloroquina, 535
Clorpropamida, 122
Clortetraciclina, *ver* Tetraciclinas
Clotrimazol, 611
Cloxacilina, 252
Cobre, 613
Colangiografia endoscópica
(e antibióticos), 232
Cólera, 443
Colírio de antibióticos, 227, 342
Colistina, 754
Colite
pseudomembranosa, 109
ulcerativa, 446
Colo (cirurgia e antibióticos), 229
Compatibilidade, 55
Concentração
bactericida mínima, 20, 46
inibitória mínima, 17, 20
subinibitória, 36
Conjugação, 54
Conjuntivites, 441
Contaminada (cirurgia - profilaxia), 228
Coqueluche, 208
Coração, 109
cirurgia
profilaxia, 223
e antibióticos, *ver* Miocardiotoxicidade
Corticosteroides, 124
Cotrimoxazol, 215, 448
Craniotomia (profilaxia), 224
Crescimento e antibióticos, 20, 21
Criptococose, 217
Criptosporidiose, 446
Cristal violeta, *ver* Violeta de genciana
Critérios para o uso
profilático de antibióticos, 203
racional dos antimicrobianos, 137
Curarizante (efeitos dos antibióticos), 131
Curetagem (e antibióticos), 225

D

Daclatasvir, 732
Dakin (líquido de), 613

Dalbavancina, 359
Dalfopristina, 14
Dalibour (água de), 613
Dano colateral e superinfecção, 110
Dapsona, 52, 215
Daptomicina, 360
Daraprim®, *ver* Pirimetamina
Darunavir, 686
Dasabuvir, 741
Deidropeptidase renal, 316
Delafloxacino, 472
Delamanida, 496
Delavirdina, 670
Depressão medular (por antimicrobianos), 34
Dermatite herpetiforme de Duhring-Brocq, 446
Descontaminação seletiva, 210
Desfluoroquinolonas, 473
Desnutrição (e antimicrobianos), 142, 205
Desrepressão (e antibióticos), 46
Di-hidroestreptomicina, 336
Diabetes, 179
Diamidinas aromáticas, 510
Diaminopirimidinas, 35, 433
Diarreia, 8, 109, 179, 446
Dicloroacetamida (derivados), 507
Dicloxacilina, 130
Didanosina, 122, 177, 658
Dietilcarbamazina, 554
Difenil-hidantoína, 123
Difluorometilornitina, 519
Difteria, 209
Digitálicos, 122, 123, 124
Dimercaprol, 517
Dipeptidase renal e imipeném, 314
Diritromicina, 14
Discrasias sanguíneas (por
  antimicrobianos), 109
Doença de Chagas, 515
Dolutegravir, 693
Donovanose, 442
Doravirina, 674
Doripeném, 318
Dose de antimicrobianos, 147
  em recém-nascidos, 191
  insuficiência renal, 155
  na hepatopatia grave, 171
Doxiciclina, 118
Drogas
  antiamebianas, 501
  antifólicas, 433
  antigiárdia, 501
  antituberculosas, 189
  contra
    herpes-vírus, 634
    vírus influenza, 637
    vírus do grupo herpes, 624
    vírus respiratórios, 636
  no tratamento
    da raiva, 640
    da toxoplasmose e da pneumocistose, 520
    das tripanossomíases, 515
Duodeno (cirurgia e antibióticos), 227
Duração da terapêutica antimicrobiana, 148

E

E-teste, 20
Econazol, 611
Efavirenz, 177, 670
Efeitos
  adversos
    devido à interação com outros
      medicamentos, 111
    dos antimicrobianos, 105
    irritativos, 105
    metabólicos e imunológicos, 109
    por hipersensibilidade do hospedeiro, 106
    tóxicos, 107
  pós-antibiótico, 37, 38, 143
Eflornitina, 519
Efluxo, 53, 59
Elbasvir, 743
Eliminação dos antimicrobianos, 146
Elvitegravir, 694
Emetina, 2
Endocardite (profilaxia antibiótica), 206, 443
Enfuvirtida, 696
Entecavir, 633, 716
Enterobactérias, 86
Enterococo, 83
Enterocolite pseudomembranosa, 352
Entricitabina, 663
Enxofre
  coloidal, 455
  precipitado, 455
  sublimado, 455
Enzima(s)
  ADN-girase, 36, 73
  ARN-polimerase, 73
  adeniltransferase, 329
  autolíticas, 27
  beta-lactamases, 63
  carboxipeptidases, 29
  cefalosporinases, 63
  endopeptidase, 29
  exonuclease, 36
  inativadoras
    de aminoglicosídeos, 64
    do cloranfenicol, 66
    da fosfomicina, 60, 66
  induzidas, 296, 298
  integrase, 648, 690
  microssomais, 592, 653
  na síntese
    da parede celular, 26, 28

do ADN cromossômico, 31
proteica, 33
nitrorredutase, 414
nucleotidiltransferases, 329
penicilinases, 61, 63
proteases, 110
topoisomerases, 36, 460
transcriptase reversa, 623
Eperozolida, 479
Epidemias em berçários, 212
Episiotomia (profilaxia antibiótica), 233
Epstein-Barr, vírus, 629
Equinocandinas, 588
Ergosterol (ação de antibióticos), 574, 578
Ergotamina, 123
Erisipela (profilaxia antibiótica), 148
Eritromicina, 118, 121, 173, 187, 381
Ertapeném, 318
Esferoplasto, 30, 47
Esôfago (cirurgia e antibióticos), 227
Espaço periplásmico, 27, 28
Espectinomicina, 346
Espectro de ação, 13
Espermatogênese (e antibióticos), 592
Espiramicina, 173, 387
Esplenectomia (profilaxia antibiótica), 212
Estabilidade de antimicrobianos, 125
Estafilococos, 76
Estavudina, 177, 656
Estibogliconato de sódio, 508
Estômago (cirurgia e profilaxia antibiótica), 227
Estreptococos, 79
Estreptograminas, 67, 381, 397
Estreptomicina, 337
Etambutol, 134, 175, 189, 491
Etilclordifene, 507
Etionamida, 76, 134, 489
Etofamida, 507
Etravirina, 672
Ezetimiba, 722

F

Fanciclovir, 629
Fanconi, *ver* Síndrome de
Farmacocinética dos antimicrobianos, 126
Farmacodinâmica dos antimicrobianos, 130
Fármacos
anti-helmínticos, 553
antifúngicos, 573
antimaláricos, 529
antiprotozoários, 501
ativos contra micobactérias, 485
ativos contra vírus das hepatites, 711
Fator
de transferência de resistência, 51
F (fertilidade), 50
R, 51
Favipiravir, 640
Febre
reumática (profilaxia), 205
tifoide, 443
Fenilimidazóis, 561
Fenol, 2
Fenoximetilpenicilina, 252
Feridas traumáticas (profilaxia antibiótica), 228, 231
Ferroquina, 548
Feto
antimicrobianos no, 146, 148
macho (extrato de), 553
Ficina, 553
Fígado (e antibióticos), 108
Figueira brava, 553
Filicina, 553
Fímbrias, 37, 54
Fissura labiopalatina (cirurgia e antibióticos), 225, 229
Flor de enxofre, *ver* Enxofre sublimado
Flora bacteriana (alterações), *ver* Microbiota endógena
Flucitosina, 176
5-Flucitosina, 75, 607
Fluconazol, 121, 122, 132, 176, 595
Fluoroquinolonas, 36, 122, 473
Fluotano halotano, 124
Fomivirsen, 636
Formas L, 26
Fosamprenavir, 681
Foscarnet, 634, 635
Fosfolipídios, 514
Fosfomicina, 27, 66, 172, 755
Fostemsavir, 700
Framicetina, 347
Fratura (profilaxia antibiótica), 231
Fucidina, 759
Fungicida (antimicrobianos), 25
Fungidicina, *ver* Nistatina
Furazolidona, 761
Fusafungina, 760
Fusidato de sódio, *ver* Fucidina

G

Gabromicina, *ver* Aminosidina
Galidesivir, 640
Ganciclovir, 176, 630, 632
Gastroduodenal (cirurgia e antibióticos), 227
Gastrostomia (profilaxia antibiótica), 232
Gatifloxacino, 461, 468
Gemifloxacino, 470
Gentamicina, 117, 339
GI-18000, 722
Glecaprevir, 744
Glicilciclinas, 423, 429
Gliconato pentavalente de sódio e antimônio, 508

Glicopeptídeos, 187, 188, 351, 352
Glucantime®, 509
Gluconato de antimônio e sódio, 508
Gonococo, 84
Granuloma inguinal, 442
Gravidez e antimicrobianos, 180
Grazoprevir, 743
Griseofulvina, 120, 174, 179, 591

H

Haemophilus influenzae, 85
Haloacetamida, 507
Halofantrina, 544
Helicobacter pylori, 88
Hemólise por antibióticos, 106
Hemorragia por antibióticos, 106
Hepatite(s), 711
  B, 711
  C 722
  D, 720
Hepatopatias e uso de antimicrobiano, 170
Hepatotoxicidade de antimicrobianos, 108
Herpes-vírus, 634
Herxheimer (reação de), 112
Hidrofilia dos antibióticos, 49
Hidroxinaftoquinonas, 521
Hipercolesterolemia (ação de antibióticos), 345
Hiperpotassemia por antibióticos, 178
Hipersensibilidade a
  antimicrobianos, 106
  penicilinas, 249
Hipoclorito de sódio, 613
Hipoglicemia (por antibióticos), 112
Hipopotassemia por antibióticos, 132
Hipossulfito de sódio, 455, 613
Hipovitaminose por antibióticos, 110
Histerectomia (profilaxia antibiótica), 228
Humor vítreo (antibióticos no), 145

I

Iatrogenia por antimicrobianos, 105
Ibalizumab, 700
Iclaprim, 433, 437
Ictiossulfato de amônio, 455
Idoso (uso de antimicrobianos), 177
Idoxuridina, 624
Íleo (cirurgia e antibióticos), 229
Imidazol(óis)
  antifúngicos, 593
  derivados do, 555
Imipemida, *ver* Imipeném
Imipeném, 314
Imipeném/cilastatina, 314
Imipeném/cilastatina/relebactam, 281
Impermeabilidade (nas bactérias), 29, 30
Inativação
  dos antibióticos, 7, 10
  enzimática
    de antibióticos beta-lactâmicos, 60
    do cloranfenicol, 66
    dos aminoglicosídeos, 64
Incompatibilidade dos antibióticos, 125
Indinavir, 679
Indiscriminado, *ver* Uso indiscriminado
Indução enzimática, 57
Infecção(ões)
  de feridas e queimados, 447
  de próteses vasculares, 206
  em pacientes
    admitidos em unidades de tratamento intensivo, 211
    neutropênicos, 210
  em transplantes de órgãos, 225
  estafilocócicas e meningocócicas, 443
  pelo *Pneumocystis jiroveci*, 445
  pelo *Pneumocystis jiroveci* em pacientes imunocomprometidos, 214
  por amebas de vida livre, 524
  por *Babesia*, 523
  por *Balantidium coli*, 524
  por *Blastocystis hominis*, 523
  por coccídeos intestinais, 523
  por *Cyclospora cayetanensis*, 446
  por *Mycobacterium avium*, 446
  por *Salmonella* e *Shigella*, 443
  por *Stenotrophomonas maltophilia*, 443
  por *Trichomonas*, 523
  respiratórias, 443
  sexualmente transmissíveis, 209
  urinária(s), 442
    recorrente, 213
Inibição
  de adesinas, 36
  de enzimas microssomais, 129
Inibidores
  da penetração do vírus, 637
  da polimerase NS5B RNA-dependente, "BUVIR", 734
  da protease, 177, 675, 729, 731
  da proteína NS5A, "ASVIR", 731
  da transcriptase reversa, 651
    análogos de nucleosídeos, 652
    não nucleosídeos, 667
  de beta-lactamase, 172, 267
  de beta-lactâmicos, 268
    beta-lactâmicos, 268
    não beta-lactâmicos, 279
  de entrada, 695
  de fixação da GP120, 700
  de fusão GP41, 696
  de neuraminidase, 637
  de RNA-polimerase, 639
  do HIV-1 pós-inserção dirigida por CD4, 699
  nucleotídeos da transcriptase reversa, 664

Interações
de antimicrobianos
com drogas antituberculosas, 132
com medicamentos em solução, 125
indutores enzimáticos, 127, 129
medicamentosas, 115
na absorção, 126
no metabolismo hepático, 127
no processo de eliminação, 130
no transporte sanguíneo, 126
farmacocinéticas dos antimicrobianos, 126
farmacodinâmicas dos antimicrobianos, 130
Interferon peguilado e ribavirina, 728
Interferon peguilado-lambda, 722
Interferons-alfa, 714, 726, 728
Intestino (cirurgia e antibióticos), 229
Intracavitário (uso de antibióticos), 141
Intracelular (microrganismos e antimicrobianos), 141
Intramuscular (uso de antimicrobianos), 141
Intrarraquiano (uso de antimicrobianos), 141
Intravenoso (uso de antimicrobianos), 141
Intraventricular (uso de antimicrobianos), 141
Iodeto(s), 608
de potássio, 609
Ipecacuanha, 2
Iproniazida, 487
Isavuconazol, 606
Isoconazol, 611
Isoniazida, 76, 121, 123, 124, 133, 175, 179, 189, 487
Isosporíase, 445
Isoxazolilpenicilinas, 253
Itraconazol, 121, 122, 176, 597
Ivermectina, 566

K

Kernicterus, 127

L

Lactação, uso de antimicrobianos, 188
Lamivudina, 177, 657, 715
Laxativos e antimicrobianos, 142, 229
Ledipasvir, 736
Leishmanioses, 508
Leite, antibióticos no, 188
Leptospirose (profilaxia), 213
Levamisol, 561
Levofloxacino, 468
Lincomicina, 119, 174, 179, 403
Lincosamidas, 67, 119, 188, 403
Linezolida, 117, 479
Linfogranuloma venéreo, 442
Lipofilia dos antibióticos, 193
Lipopeptídeos, 351, 360
Líquido
amniótico (concentração de antimicrobianos), 180
cefalorraquidiano (concentração de antimicrobianos), 144
de Dakin, 613, 764 (v. tb. Hipoclorito de sódio)
Lomefloxacino, 128, 461, 463
Lonafarniba, 722
Lopinavir, 682
Lumefantrina, 547

M

Má absorção e antimicrobianos, 109
Macrolídeos, 118, 180, 188, 381
Malária (profilaxia antibiótica), 214, 445
Malformações fetais e antimicrobianos, 187
Maraviroque, 697
Mebendazol, 557
Mefloquina, 189, 538
Meglumina, *ver* "Glucantime"
Mel (ação antimicrobiana), 1
B, *ver* Melarsoprol
Melarsen, 517
Melarsoprol, 517
Melioidose, 442
Membrana
amniótica (ruptura e antibióticos), 208
citoplasmática, 30, 72
externa, 26, 29
interna, 30
Meningocócica (infecção, profilaxia), 209
Meningococo, 85
Mepartricina, 610
Meropeném, 117, 317
Meropeném/vaborbactam, 281
Meticilina, 16
resistente, 53
Metilglucamina, *ver* "Glucantime"
Metilpartricina, 574
Método
de difusão, 20, 21
de diluição, 20
Metodologias do antibiograma, 20
Metotrexato, 123
Metronidazol, 75, 120, 175, 189, 502
Micafungina, 590
Micobactérias, 88
atípicas, 89
Miconazol, 610
Microbiota endógena e antimicrobianos, 221
Miltefosina, 514
Minociclina, *ver* Tetraciclinas
Miocardiotoxicidade dos antimicrobianos, 109
Modificação
do sistema metabólico ativo para a droga e síntese de vias metabólicas alternativas, 74
enzimática
da fosfomicina, 66
de macrolídeos, 67

Monobactâmicos, 188, 313, 320
Mordeduras (profilaxia antibiótica), 210
Morfazinamida, 491
Moxifloxacino, 471
Mupirocina, 760
Mutação, 51
Myrcludex B, 722

N

N-acetilglucosamina, 27
N-acetilmurâmico, 27
N-formimidoiltienamicina, *ver* Imipeném
N-metilglucamina, *ver* Glucantime®
Naegleria fawleri, *ver* Ameba de vida livre
Nafcilina, 253
Natamicina, 610
Nelfinavir, 680
Neomicina, 344
Netilmicina, 347
Neuraminidase (inibidores), 637
Neurites por antimicrobianos, 107
Neurocirurgia (profilaxia antibiótica), 224
Neutropênico (profilaxia no paciente), 210
Nevirapina, 177, 668
Nifurtimox, 516
Nimorazol, 506
Nistatina, 14, 609
Nitazoxanida, 763
Nitrimidazina, 506
Nitrofural, 761
Nitrofuranos (derivados), 760
Nitrofurantoína, 121, 187, 189, 761
Nitrofurazona, 761
Nitrofurfurilidene, *ver* Nifurtimox
5-Nitroimidazóis, 502
Nitrotiazóis, 763
Nocardiose, 442
Norfloxacino, 464
Novobiocina, 121
Novos fármacos antituberculose, 495
Nucleoproteínas, 32
Nucleosídeos, 715
  acíclicos fosfonados, 633
  análogos
    da adenina, 626
    da guanosina, 626
    da inosina, 633
  antivirais
    pirimidínicos, 624
    purínicos, 625
  pirimidínicos
    arabinosídeos, 625
    com ação antirretroviral, 625
    halogenados, 624
Nucleotídeos, 717
  acíclicos, 633
  antivirais, 633

O

Obesidade e antibióticos, 190
Ofloxacino, 465
Oftalmia neonatal (profilaxia antibiótica), 210
Oftalmologia (cirurgia, profilaxia), 227
Óleo de quenopódio, *ver* Quenopódio
Ombitasvir, 741
Oral (administração de antimicrobianos), 141
Oritavancina, 359
Ortopédica (cirurgia e antibióticos), 223
Oseltamivir, 637
Otorrinolaringológica (cirurgia e antibióticos), 229
Oxacilina, 253
Oxamniquina, 562
Oxazolidinonas, 479, 482
Oxiconazol, 611
Oxitetraciclina, *ver* Tetraciclinas

P

Pamoato de
  pirantel, 568
  pirvínio, 568
Pancreatite por antimicrobianos, 233
Panipeném, 319
Papulacandinas, 588
Paracoccidioidomicose, 446
Parede celular bacteriana, 26
Paromomicina, 345
Parto (profilaxia antibiótica), 232
Partricina, 610
Pazufloxacino, 473
Pediculose, 446
Pefloxacino, 126, 128
Penciclovir, 629
Peném, penema, 313
Penicilina(s), 41, 116, 178, 188, 237, 238
  antiestafilocócicas, 253
  G, 4, 116, 238, 240
    potássica, 116
  naturais, 240
  semissintéticas, 252
  V, 116, 252
Pentamidina, 176, 216, 511
Pentostan®, 508, 509
Peptidil-transferase, 33
Peptidoglicano, 27
Permanganato de potássio, 614
Permeabilidade
  da membrana, 25, 30
    externa, 29
    seletiva, 30
Persistência, 47
Pescoço (cirurgia, profilaxia), 229
Peso (aumento e antibióticos), 190
Peste, 213, 442
Pibrentasvir, 744

Pimaricina, 610
Piolho (ação de antimicrobianos), 446
Piperacilina, 262
Piperacilina/tazobactam, 277
Piperazina, 4
derivados da, 553
Pirantel, 568
Pirazinamida, 76, 134, 175, 490
Pirazinoisoquinoleínas, 562
Pirimetamina, 189, 433, 434
Pirodavir, 642
Pirvínio, 568
Placenta (e passagem de antibióticos), 180
Plasmídios, 49
Plástica (cirurgia e profilaxia), 224
Plazomicina, 347
Pleconaril, 641
Pleuromutilinas, 758
Pneumocandinas, 588
Pneumocistose, 520
Pneumococo, 79
Poliênicos, 13
Polimerização, 28
Polimixina
B, 751
E, *ver* Colistina
Polimixina, 118, 172, 751
Poros, 27, 29
Pós-antibiótico (efeito), 37, 143
Posaconazol, 602
Praziquantel, 563
Primaquina, 4, 533
Pró-droga, 10
Probenecida, 244
Probiótico, 8
Procaína, 243
Procedimentos instrumentais diagnósticos e terapêuticos, 232
Produção de antibióticos, 9
Profilaxia antibiótica, 203
de infecções em pacientes neutropênicos, 444
em cirurgia, 221
contaminadas, 228
limpas, 223
potencialmente contaminadas, 227
em medicina cirúrgica, 219
em medicina clínica, 205
secundária de outras infecções oportunistas no paciente infectado pelo vírus da imunodeficiência humana, 218
Propranolol, 124
Prostatectomia, 228
Prostatites, 443
Protease, 648
Proteínas ligadoras de penicilinas, 70
Próteses vasculares (infecção e profilaxia), 206
Protionamida, 489
Protozooses, 523
Prulifloxacino, 472
Pseudomonas aeruginosa, 87
Pulmonar (cirurgia e profilaxia), 225
Punica, *ver* Romãzeira
PZA, *ver* Pirazinamida

Q

Qinghaosu, *ver* Chinghaosu
Quadros diarreicos crônicos inespecíficos, 446
Queimaduras (uso de antibióticos), 232
Quenopódio, 553
Quimioterapia
da doença de Chagas, 515
da tripanossomíase africana, 517
Quimioterápicos, 751, 760
antifúngicos de ação sistêmica, 607
ativos contra micobactérias, 487
no tratamento das leishmanioses, 508
sistêmicos, 764
tópicos, 764
Quina, alcaloides da, 529
Quinidina, 124
Quinina, 2, 529
Quinoleínicos (derivados), 533, 562
Quinoleíno-metanóis, 538
Quinolonas, 121, 172, 180, 187, 189, 459, 495
de primeira geração, 462
de quarta geração, 471
de segunda geração, 463
de terceira geração, 468
Quinupristina/dalfopristina, 397, 398

R

Raiva, 640
Raltegravir, 691
Ranbezolida, 482
Ravuconazol, 599
Razupeném, 319
Reação de Herxheimer, 112
Recém-nascido (antibióticos em), 189
Receptor da droga, 70
Relebactam, 281
Remdesivir, 626, 639
Rep 2139, 722
Replicação do cromossomo, 25
Resistência, 44
adquirida, 45, 49
aos DAAS, 745
bacteriana, 41
cruzada, 45
induzida, 57
mecanismos de aquisição de, 49
medidas de combate à, 90
natural, 44, 48
nos principais grupos bacterianos, 76
por inativação enzimática do antimicrobiano, 59

por mutação ou cromossômica, 51
transferível, 53
Retal (uso de antibióticos), 141
Retirada ativa da droga do meio intracelular, 69
Reto (cirurgia e antibióticos), 229
Rezafungina, 591
Ribavirina, 632, 727
Ribossomo, 32, 71
Rifabutina, 377
Rifamicina, 174, 365
Rifamida, 366
Rifampicina, 119, 133, 179, 189, 367
Rilpivirina, 674
Rim (insuficiência renal e uso de antimicrobianos), 153-169
Rimantadina, 637
Riquétsias, 88
Ritonavir, 677, 731, 741
Romã, 1
Romãzeira, 553
Rosoxacino, 463
Roxitromicina, 390
Ruptura de membrana amniótica (profilaxia), 208

S

Sabão, 2
Sais do arsênio, 517
Santa Maria, erva, *ver* Quenopódio
Saquinavir, 676
Sarampo, 633
Secnidazol, 189, 506
Semissintéticos (antibióticos), 13
Sertaconazol, 611
Simeprevir, 730
Síndrome
cinzenta, 188, 419
de Fanconi, 108, 429
de imunodeficiência adquirida (Aids), 648
do bebê cinzento, *ver* Síndrome cinzenta
do homem vermelho, 112, 358
do pescoço vermelho, 112
gripal da rifampicina, 376
Sinergismo, 245
Sinergistinas, 397
Síntese
de ácidos nucléicos, 34
protéica, 34
Sintéticos (antibióticos), 13
Sistema(s)
de transporte na célula, 68
hematopoiético e antibióticos, 109
nervoso e antibióticos, 107
Sitafloxacino, 473
Situações especiais (uso de antimicrobianos), 153
Sofosbuvir, 734, 736
Sofosbuvir, velpatasvir, 738
Sofosbuvir, velpatasvir e voxilaprevir, 739
Soframicina, 347
Solitromicina, 396
Stenotrophomonas maltophilia, 87
Subinibitória (concentração), 36
Substâncias com ação antifúngica tópica, 613
Sulbactam, 172, 273
Sulfadiazina, 4, 439, 447
argêntica, 441
com pirimetamina, 215
de prata, 441, 449
Sulfadoxina, 441, 449
Sulfamerazina, 4
Sulfametazina, 440, 444
Sulfametoxazol, 4, 440
Sulfametoxazol/trimetoprima, 120, 121
Sulfamidocrisoidina, 3
Sulfas, 74, *ver* Sulfonamidas
Sulfassalazina, 441, 449
Sulfatiazol, 4
Sulfeto(s), 455
de selênio, 613
Sulfonamidas, 3, 35, 120, 121, 175, 179, 188, 433, 438
Sulfonas, 433, 438, 453
Sulfurados (derivados), 453, 455
Sulfúricos (derivados), 438
Superinfecção, 111
Suramina, 518
Surdez e antibióticos, 105, 173
Sutezolida, 483

T

Tafenoquina, 534
Tartarato
de antimônio e potássio, 3
emético, 3
Tazobactam, 172, 276
Tebipeném, 319
Tecidos (distribuição de antimicrobianos), 143
Teclozan, 507
Tedizolida, 482
Teicoplanina, 172, 356
Telavancina, 359
Telbivudina, 716
Telitromicina, 396
Tenofovir
alafenamida, 719
fumarato, 667
desoproxila, 717
disoproxil fumarato, 664
Teofilina, 124
Terapia antirretroviral, 649
Terbinafina, 608
Terconazol, 612
Terfenadina, 124
Terizidona, 486
Terramicina, *ver* Tetraciclinas
Testes de sensibilidade aos antimicrobianos, 19
Tétano (profilaxia antibiótica), 208
Tetraciclinas, 34, 118, 120, 132, 172, 179, 187, 188, 423
Tetramisol, 561

Tiabendazol, 555
Tiacetazona, 492
Tianfenicol, 413, 419
Ticarcilina, 260
Ticarcilina/ácido clavulânico, 273
Tienamicina, 314
Tigeciclina, 429
Tinidazol, 189, 505
Tioconazol, 611
Tiossulfatos, 455
Tipranavir, 689
Tirotricina, 758
Tobramicina, 346
Tolbutamida, 122
Tolciclato, 612
Tolerância, 46
Tolnaftato, 612
Tomopeném, 319
Tópico (uso de antimicrobianos), 141
Topoisomerases, 36
Torezolida, 482
Toxoplasmose, 444, 520
em pacientes imunocomprometidos, 216
Tracoma, 441
Transcriptase reversa, 648
Transdução, 53
Transferase ribossômica, 32
Transferência de resistência, 51
Transformação, 53
Transglicosilação, 28
Translocação, 33
Transplante de órgãos (cirurgia, profilaxia), 210, 225
Transposição, 56
Transpóson, 56
Tratamento intensivo (profilaxia antimicrobiana), 211
Traumatismos recentes (profilaxia antibiótica), 231
Triazóis antifúngicos, 594, 607
  de primeira geração, 595
  de segunda geração, 599
Triclabendazol, 561
Trifluridina, 625
Trimetoprima, 74, 121, 175, 433, 435
Trimetrexato, 521, 522
Tripanossomíase, 515
  africana, 517
Triparsamida, 518
Tromantadina, 637
Trovafloxacino, 473
Tuberculose (profilaxia antibiótica), 210

U

Ureidopenicilinas, 262
Uretra (cirurgia, profilaxia), 228
Uretrite
  gonocócica, 443
  não gonocócica, 443
Urológica (cirurgia e profilaxia), 228
Uso
  de antibióticos no recém-nascido, 189
  indiscriminado de antibióticos, 219
  profilático dos antibióticos
    benefícios e vantagens do, 204
    critérios para o, 205
    riscos e desvantagens do, 204
    profilático dos antimicrobianos, 146
Uveíte por toxoplasmose, *ver* Toxoplasmose

V

Vaborbactam, 281
Vaginose bacteriana, 446
Valaciclovir, 629
Valganciclovir, 632
Vancomicina, 117, 172, 352
  receptor da, 71
Varfarina, 123
Variotina, 14
Veruprevir, 741
Vesícula biliar (cirurgia e antibióticos), 169
Veterinária (uso de antibióticos em), 92
Vias de administração, 105
Vidarabina, 626
Vinho, 1
Violeta
  de genciana, 614
  de metila, *ver* Violeta de genciana
Viomicina, 486
Vira-A, *ver* Vidarabina
Virazole, *ver* Ribavirina
Viroses (drogas), *ver* Antivirais
Vírus
  da hepatite B, 711
  da hepatite D, 720
  da imunodeficiência adquirida, 132
  influenza, 637
  respiratórios, 636
Voriconazol, 600

Z

Zalcitabina, 132
Zanamivir, 637
Zidebactam, zidebactam/cefepima, 282
Zidovudina, 122, 176, 187, 649, 652